Spezielle pathologische Anatomie

Ein Lehr- und Nachschlagewerk

Begründet von Wilhelm Doerr und Erwin Uehlinger

Band 13/II

AF167832

Herausgegeben von
Professor Dr. Dres. h.c. Wilhelm Doerr, Heidelberg
Professor Dr. Gerhard Seifert, Hamburg

Pathologie des Nervensystems II

Entwicklungsstörungen
Chemische und physikalische
Krankheitsursachen

Von

H. Berlet · H. Noetzel · G. Quadbeck
W. Schlote · H.P. Schmitt · G. Ule

Redigiert von

G. Ule

Mit 281 Abbildungen
in 522 Einzeldarstellungen

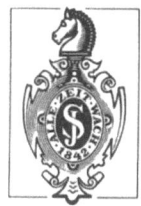

Springer-Verlag Berlin Heidelberg New York 1983

Professor Dr. Günter Ule
Direktor des Instituts für Neuropathologie der Universität
Im Neuenheimer Feld 220–221
6900 Heidelberg 1

CIP-Kurztitelaufnahme der Deutschen Bibliothek

Spezielle pathologische Anatomie: e. Lehr- u. Nachschlagewerk / begr. von Wilhelm Doerr u. Erwin
Uehlinger. Hrsg. von Wilhelm Doerr; Gerhard Seifert. – Berlin; Heidelberg; New York: Springer
Teilw. begr. von Erwin Uehlinger u. Wilhelm Doerr
NE: Uehlinger, Erwin [Begr.]; Doerr, Wilhelm [Hrsg.]
Bd. 13. → Pathologie des Nervensystems
Pathologie des Nervensystems / red. von G. Ule. – Berlin; Heidelberg; New York: Springer (Spezielle patholo-
gische Anatomie; Bd. 13)
NE: Ule, Günter [Red.]
2. Entwicklungsstörungen, chemische und physikalische Krankheitsursachen / von H. Berlet ... – 1983.

ISBN 978-3-642-51155-4   ISBN 978-3-642-51154-7 (eBook)
DOI 10.1007/978-3-642-51154-7

NE: Berlet, Hans [Mitverf.]

2122/3130-543210

Vorbemerkung

Über zwei Jahre sind seit dem Erscheinen des 1. Teilbandes *Nervensystem* im Rahmen dieser *Speziellen pathologischen Anatomie* vergangen. Wie schon bei Band 13/I waren auch bei dem jetzt vorgelegten 2. Teilband nicht unerhebliche Schwierigkeiten zu überwinden, die seine Fertigstellung verzögerten. Er sollte ursprünglich mit den „sonstigen" physikalischen Krankheitsursachen (H.P. SCHMITT) die von F. UNTERHARNSCHEIDT bearbeitete Neurotraumatologie enthalten. Durch ein folgenschweres Mißgeschick ging jedoch nicht nur das druckfertige Manuskript dieses Beitrages verloren sondern auch das dazugehörige Bildmaterial mit sämtlichen Negativen, so daß dieses Kapitel erst in einem späteren Teilband erscheinen kann.

Es mußte daher umdisponiert werden. Von der Thematik her bot sich das für später vorgesehene Kapitel Chemische Krankheitsursachen und Nervensystem an, das schließlich auch vorgezogen werden konnte, nachdem zunächst G. QUADBECK und dann H. BERLET hierfür die Federführung übernahmen.

Dem Abschnitt Entwicklungsstörungen und Schäden des reifenden Gehirns (H. NOETZEL) konnte eine Einführung in die Entwicklung des Nervensystems (W. SCHLOTE) vorangestellt werden. In ihr werden nicht nur die für das Verständnis der verschiedenen Mißbildungen wichtigen Phasen der Organogenese, der Differenzierung und der Synaptogenese erörtert, sondern auch Fragen der Spezifität neuronaler Kontaktbildung und der interneuronalen trophischen Beziehungen angesprochen, die bei embryo-fetalen Schäden und Syndromen mit psychomotorischer Retardierung ein zunehmendes Interesse gewinnen.

So wurde trotz aller Widrigkeiten die thematische Zusammensetzung auch dieses 2. Teilbandes mit der Darstellung der Hirnentwicklung und ihrer Störungen sowie der exogenen Noxen chemischer und physikalischer Art mit ihren Auswirkungen auf das Nervensystem dennoch in sich geschlossen und ausgewogen.

Heidelberg, November 1982   G. ULE

Mitarbeiterverzeichnis

BERLET, H., Prof. Dr.

Institut für Pathochemie und
Allgemeine Neurochemie der Universität
Im Neuenheimer Feld 220–221
6900 Heidelberg 1

NOETZEL, H., Prof. Dr.

Josef-Fritz-Straße 34
7800 Freiburg i. Br.

QUADBECK, G.,
Prof. Dr. Dr. rer. nat.

Mühltalstraße 139
6900 Heidelberg 1

SCHLOTE, W., Prof. Dr.

Pathologisches Institut der Universität,
Abteilung mit Lehrstuhl für
submikroskopische Pathologie und
Neuropathologie
Liebermeisterstraße 8
7400 Tübingen 1

SCHMITT, H.P., Prof. Dr.

Institut für Neuropathologie
der Universität
Im Neuenheimer Feld 220–221
6900 Heidelberg 1

ULE, G. Prof. Dr.

Institut für Neuropathologie
der Universität
Im Neuenheimer Feld 220–221
6900 Heidelberg 1

Inhaltsverzeichnis

Erstes Kapitel

Entwicklung des Nervensystems

Von W. SCHLOTE

Mit 87 Abbildungen und 5 Tabellen

Zweites Kapitel

Entwicklungsstörungen und Schäden des reifenden Gehirns

Von H. NOETZEL

Mit 39 Abbildungen

Drittes Kapitel

**Chemische Krankheitsursachen und Nervensystem
Exogene Intoxikationen**

Von H. BERLET, G. QUADBECK und G. ULE

Mit 81 Abbildungen

Die toxischen Stoffgruppen

Viertes Kapitel

Die physikalischen Schäden des ZNS und seiner Hüllen

Von H.P. SCHMITT

Mit 74 Abbildungen und 13 Tabellen

Erstes Kapitel

Entwicklung des Nervensystems

Von W. Schlote

Vorbemerkung

Die Darstellung der Entwicklungsabläufe im Nervensystem und der später gesondert abzuhandelnden Alternsveränderungen zielt auf *allgemeine,* morphologisch erfaßbare entwicklungs- und involutionsbiologische Vorgänge an Geweben und Zellen ab, wobei eine Beschränkung auf wesentliche Veränderungen geboten war. Auf unterschiedliches Verhalten einzelner Abschnitte des zentralen und peripheren Nervensystems konnte nur beispielhaft eingegangen werden. Vollständigkeit anzustreben, war nicht mit dem Umfang des vorliegenden Beitrags vereinbar. In den Kapiteln zur Entwicklung wird die gestaltliche Entfaltung der einzelnen Hirnteile jeweils nur kurz erwähnt. Ihre Kenntnis wird i. allg. vorausgesetzt; auf die instruktiven Darstellungen von Hamilton et al. (1962), Dogdeson (1962) und von Mitchell (1971) sei verwiesen.

Entwicklung und Altern sind Aufbau- und Umbauperioden, die in den biochemisch, molekularbiologisch und morphologisch stabilisierten Zustand des ausgereiften Organs einmünden bzw. auf ihn folgen. Die Darstellung wird zeigen, daß die Grenzen fließend sind, daß die Periode der biologischen Homoistase vergleichsweise kurz ist. Je nach dem, welche Kriterien angelegt werden, kann sogar die Ansicht vertreten werden, die Reifungsperiode werde unmittelbar von den lebenszeitkorrelierten Alternsveränderungen abgelöst. Eine definitiv postmitotische Zelle wie die Nervenzelle würde danach in dem Augenblick zu altern beginnen, in dem sie den Zustand vollständiger Reife erreicht hat. Auf die Problematik dieser Periodenabgrenzung, die im Nervensystem besondere Bedeutung hat, wird eingegangen.

Von besonderem Interesse aus der Sicht des Neuropathologen sind Vorgänge im *physiologisch-pathologischen Grenzbereich,* die sowohl während der Entwicklung als auch im Verlauf des Alterns bei jedem Menschen vorkommen. Der Neuropathologe ist häufig mit der Frage konfrontiert, ob er entwicklungs- bzw. altersbedingte Variationen der Gewebs- oder Zellstruktur vor sich hat oder einen pathologischen Prozeß. Klinische Korrelate fehlen bei derartigen Grenzbereichsveränderungen meist, nicht selten sind die morphologischen Veränderungen aber doch ein Indiz für gestörte oder verzögerte Entwicklung oder für ein pathologisch verlaufendes Altern. Die Beurteilung derartiger, nur histologisch erfaßbarer Veränderungen am Nervensystem gehört zu den schwierigsten Aufgaben in der Neuropathologie; nicht nur, weil sie besonders große Erfahrung voraussetzt, sondern auch, weil auf diesem Gebiet bisher breit angelegte, systematische Untersuchungen fehlen. Auf die am häufigsten auftretenden Gewebsalterationen dieser Art wird eingegangen.

A. Einführung

Ein erheblicher Teil der Erkenntnisse über die Entwicklungsabläufe im Nervensystem stammt von Untersuchungen an Tieren. Bei jeder Bewertung von an Tieren gemachten Beobachtungen stellt sich die Frage nach der Vergleichbarkeit der Entwicklungsperioden bei Mensch und Tier. Die Entwicklung des Nervensystems verläuft bei allen Wirbeltieren grundsätzlich gleichartig, die endgültige Gestaltung der 5 phylogenetisch und ontogenetisch voneinander unterscheidbaren Abschnitte des Gehirns (Telenzephalon, Dienzephalon, Mesenzephalon, Metenzephalon, Myelenzephalon) ist aber sehr verschieden. Beschränkt man den Vergleich auf die Säugetiere, dann bieten sich trotz unterschiedlicher Größenverhältnisse der Hirnteile zueinander doch so weitgehende Übereinstimmungen in Entwicklung und Aufbau, daß ein Vergleich möglich und eine Bezugsetzung zu den Vorgängen im menschlichen Gehirn erlaubt erscheint. Es ist dann allerdings erforderlich, Kriterien zur Inbezugsetzung von Entwicklungsperioden und -zeitpunkten zu finden. Einzelparameter haben sich hierzu als ungeeignet erwiesen. Ein verläßliches Kriterium ist die *Zunahme des Hirngewichts*. Teilt man nach HIMWICH (1973) die Periode zwischen Konzeption und Erreichen des maximalen Hirngewichts bei jeder Spezies in 20 gleiche Zeitabschnitte und trägt die Zunahme des Hirngewichts in Prozent der Gewichtszahl des maximalen Hirngewichts ein, dann lassen sich trotz der außerordentlich verschiedenen absoluten Dauer dieses Zeitraumes die einzelnen Entwicklungsperioden aufeinander beziehen (Abb. 1). Die kurzen Entwicklungszeiträume des Gehirns bei kleinen Säugetieren erscheinen dabei zeitlich gestreckt. Führt man das gleiche Verfahren für andere Parameter durch, z.B. Gehalt an DNS-P (Abb. 2), Transmittergehalt (Abb. 3), Einbaurate radioaktiv markierter Vorstufen des Protein- und Lipidstoffwechsels, dann ergeben sich bemerkenswerte Beziehungen zu den Hirngewichtskurven. Anfang und Ende der parallel verlaufenden steilen Abschnitte der Kurven, die *die Periode der raschen, schubartigen Hirnentwicklung* bei jeder Spezies anzeigen, können unmittelbar aufeinander bezogen werden. Bringt man diese steilen Kurvenabschnitte zur Deckung, dann ist ein zeitliches Bezugssystem gegeben, das die Entwicklung des Gehirns verschiedener Säugetierspezies und des Menschen vergleichbar macht. Der Geburtstermin liegt dabei an sehr unterschiedlicher Stelle und signalisiert damit die grundsätzlich relativ geringe Bedeutung dieses Ereignisses für den genetisch gesteuerten Teil der Hirnentwicklung. Das Gehirn der Maus hat bei der Geburt 20%, das des Rhesusaffen 60%, das des Menschen 30% des maximalen Gewichts erreicht. Aus den Kurvenverläufen läßt sich ablesen, ob der wesentliche Teil der Hirnentwicklung bei der einzelnen Spezies vor oder nach der Geburt liegt. Der Einfluß der Umwelt auf den postnatalen Abschnitt der Hirnentwicklung kann umso bedeutender werden, je größer der Abschnitt der Reifungsperiode ist, der sich nach der Geburt vollzieht (BONDY u. MARGOLIS 1971).

Vergleicht man die Entwicklungsperioden beim Menschen und einigen Säugetieren, dann fällt die Ähnlichkeit der *Position des Geburtstermins in bezug auf die Entwicklung* bei Mensch, Rhesusaffe, Hund und Meerschweinchen auf: die Periode des schubartigen Hirnwachstums liegt bei Mensch und Meerschwein-

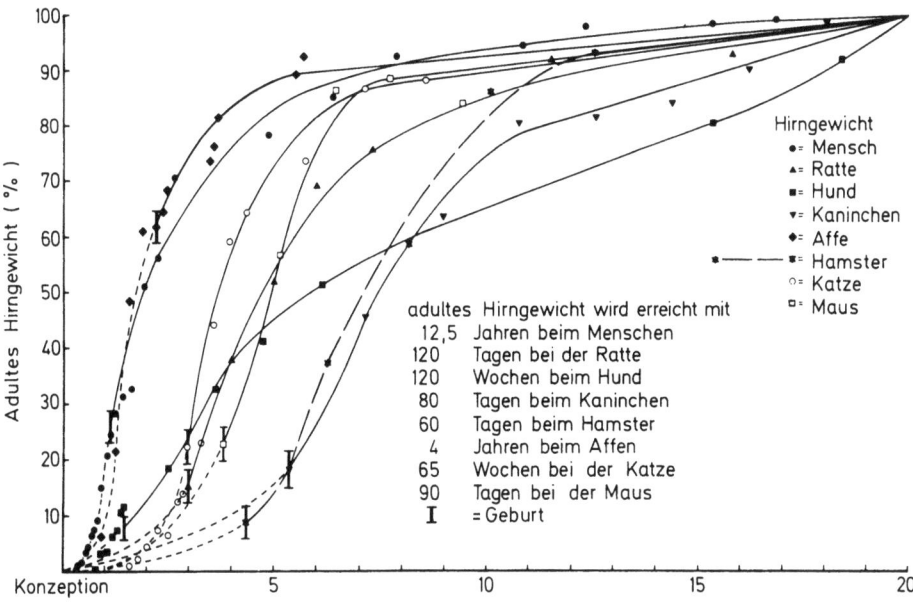

Abb. 1. Wachstum des Gehirns bei verschiedenen Spezies, ausgedrückt in Prozent des Gewichts des ausgereiften Gehirns (Ordinate). Zeitraum zwischen Konzeption und Erreichen des maximalen Hirngewichts ist in 20 Abschnitte gleicher Länge unterteilt (Abzsisse). (HIMWICH 1973)

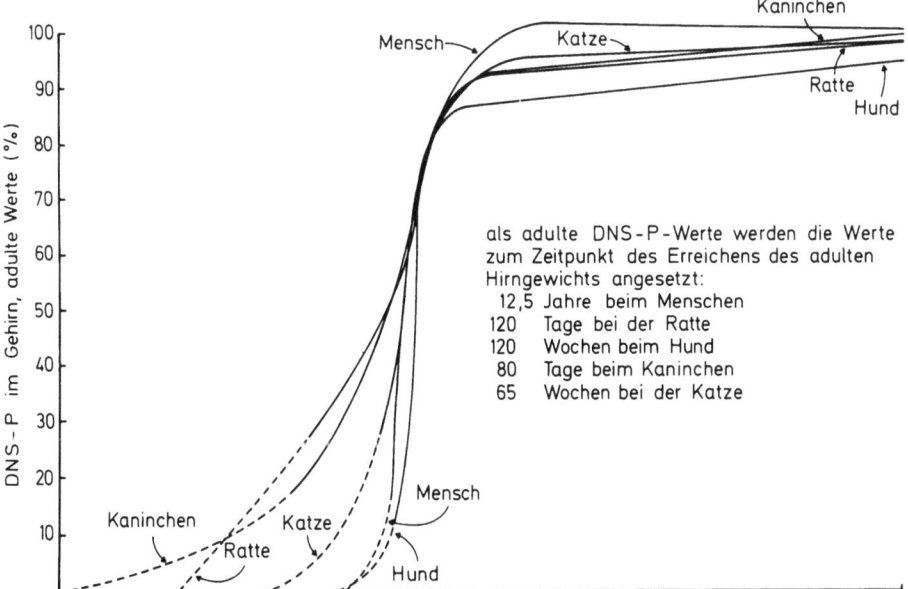

Abb. 2. Perioden langsamer und rascher Zunahme des DNS-Phosphors bei verschiedenen Spezies, ausgedrückt in Prozent des im ausgereiften Gehirn erreichten Wertes. Die Abschnitte steilen Kurvenanstiegs sind durch Horizontalverschiebung der Kurven zur Deckung gebracht. (HIMWICH 1973)

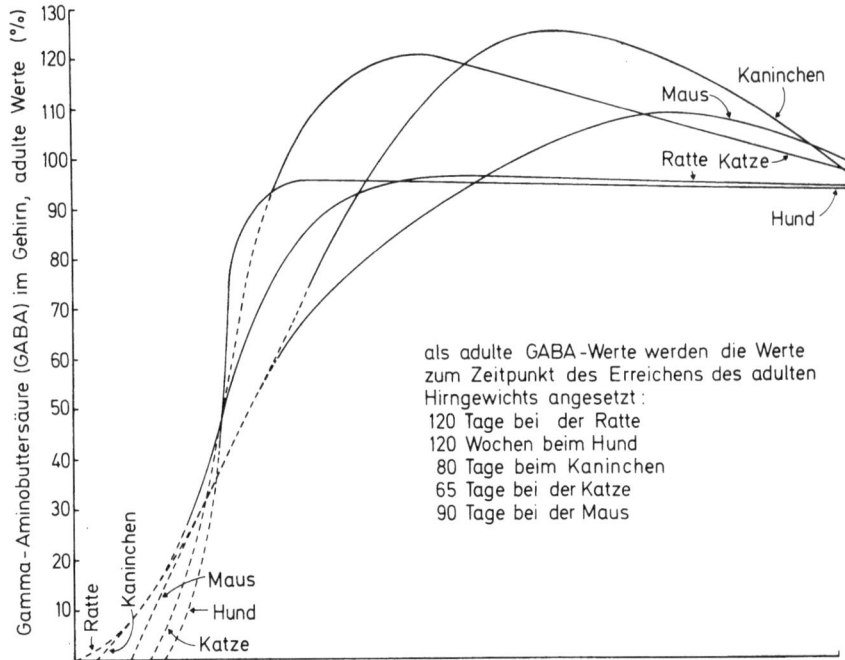

Abb. 3. Perioden langsamen und steilen Anstiegs der Konzentration von Gamma-Amino-
buttersäure im Hirngewebe verschiedener Spezies, ausgedrückt in Prozent der im ausgereiften Gehirn erreichten Werte. Die Abschnitte steilen Kurvenanstiegs sind durch Horizontalverschiebung der Kurven zur Deckung gebracht. (HIMWICH 1973)

chen etwa im letzten Viertel der Embryonalentwicklung, während sie sich bei
der Ratte in der 2. und 3. postnatalen Woche befindet. Bei Mensch, Hund
und Meerschweinchen ist die Periode des schubartigen Hirnwachstums im we-
sentlichen also vor der Geburt verlaufen, bei Ratte und Maus hat sie bei der
Geburt gerade erst begonnen. Beim Rhesusaffen liegt im Vergleich zum
Menschen, die Periode des schubartigen Hirnwachstums etwas früher, das Gehirn ist also zum Zeitpunkt der Geburt relativ ausgereifter als das des Menschen
(Abb. 4). Auch beim *Alternsprozeß* ergeben sich Parallelen zwischen Menschen-,
Meerschweinchen- und Hundegehirn: vom Zeitpunkt der Reifung bis zum
Lebensende nimmt das Hirngewicht um 8% bzw. 10% bzw. 13% ab, während
das Gehirn von Ratte und Maus im gleichen Zeitraum geringfügig, das Gehirn
von Kaninchen und Hamster deutlich an Gewicht *zunimmt* (HIMWICH 1973).
Diese Speziesunterschiede und -ähnlichkeiten sind zu berücksichtigen, wenn le-
benszeitbezogene Daten, die bei Tieren gewonnen wurden, in ihrer Bedeutung
für den Menschen beurteilt werden sollen.

Nach DAVISON und DOBBING (1968) wird der Entwicklungs-, Reifungs- und
Alternsprozeß des Nervensystems in 4 Stadien eingeteilt, die auch unserer Darstellung zugrunde gelegt werden:

1. Periode der Organogenese und Periode der Nervenzellteilung. Sie erstreckt
sich von der Konzeption bis zur Bildung der endgültigen Anzahl der Nervenzel-

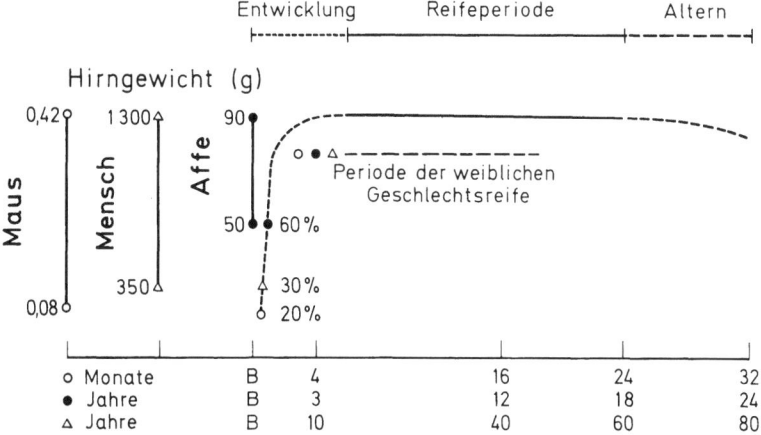

Abb. 4. Postnatale Änderung des Hirngewichts, bezogen auf den Zeitraum der weiblichen Geschlechtsreife. Vergleich zwischen Mensch, Rhesusaffe und Maus (C 57 BL/10). Bei der Maus hat das Gehirn zum Zeitpunkt der Geburt 20% seines maximalen Gewichts erreicht, beim Menschen 30%, beim Rhesusaffen 60%. (J.M. ORDY u. O.A. SCHEIJDE 1973)

len. Schädigungen in dieser Periode durch Röntgenbestrahlung, Virusinfektion, Medikamente, Avitaminose, Mangelernährung führen zu makroskopisch sichtbaren Gestaltveränderungen und Fehlbildungen des Organs. Aufbau und Gestalt des reifen Organs sind vom ungestörten Ablauf dieser frühen Periode abhängig.

2a. Periode des schubartigen Hirnwachstums. Sie erstreckt sich vom Zeitpunkt der Entstehung der endgültigen Anzahl der Nervenzellen über die Periode des Aussprossens der Nervenzellfortsätze (Axon- und Dendritenwachstum), die Bildung der interneuronalen Verbindungen (Synapsen) und die Vermehrung der Gliazellen bis zum Abschluß der Periode der *raschen* Myelinisierung. Diese Periode ist gekennzeichnet durch beginnende organspezifische Leistungen der Zelle, die sich in rapiden biochemischen Veränderungen des Hirngewebes und der Funktionsaufnahme der Zellen ausdrücken, z.B. erste Zeichen elektrischer Aktivität der Nervenzellen. In diesem Zeitraum liegt auch die „kritische Periode" FLEXNERs (1955), in der geringfügige exogene Störungen zu einschneidenden Schädigungen und Ablenkung der Entwicklung führen können (s. S. 134).

2b. Periode des abschließenden Hirnwachstums mit terminaler Längen- und Dickenzunahme der Nervenzellfortsätze, vor allem der Axone, und mit der Periode der langsamen, abschließenden Myelinisierung. Das maximale Hirngewicht wird erreicht.

3. Periode des reifen, ausgewachsenen Organs

4. Periode der regressiven, senilen Veränderungen

Nach Ablauf der Periode 1 ist die *Zahl der Nervenzellen* mit Ausnahme kleiner Schaltzellen (Mikroneurone, ALTMAN u. DAS 1970; ALTMAN 1963; KREUTZBERG u. DAS 1972) festgelegt. Das Ende dieser ersten Periode liegt beim

Menschen etwa in der 25. Fetalwoche, (beim Meerschweinchen am 45. Fetaltag, bei Ratten am 3. Tag nach der Geburt). Dieser Zeitpunkt ist durch das nahezu vollständige Sistieren der Zellteilungen im Bereich der meisten Matrixzonen definiert. Das Ende der Periode 2a fällt beim Menschen etwa mit dem Geburtstermin zusammen, läßt sich wegen der zeitlich verschobenen Reifung einzelner Abschnitte des Nervensystems, besonders des Gehirns (Heterochronie der Entwicklung der Gehirnstrukturen, SPATZ 1925, 1966) aber nicht genau angeben. Der Übergang der Periode 2b zu Periode 3 erfolgt ebenfalls graduell. Der Abschluß der Hirnreifung läßt sich nicht übereinstimmend angeben, da er vom angelegten Kriterium abhängt. Benutzt man das *Erreichen des maximalen Hirngewichts* als Kriterium, dann endet die Periode 2b etwa mit dem 12.–13. Lebensjahr. Legt man Vorgänge auf zellulärer Ebene zugrunde, reicht die Periode deutlich weiter. Die Differenzierung und damit Ausbildung der Nervenzellen als Zellindividuen ist beim Menschen zwar bereits mit dem 8. Embryonalmonat abgeschlossen, die Bildung von Zellfortsätzen und von interneuronalen Synapsen erfolgt aber bis in das Jugendalter hinein. Geht man davon aus, daß Neuriten erst dann bemarkt werden, wenn synaptische Verknüpfungen mit vorgeschalteten Neuronen hergestellt sind (KARLSSON 1967), dann kann man den Abschluß der Hirnentwicklung mit dem *Abschluß der Markreifung* gleichsetzen. Beim Menschen ist die Markreifung in den meisten Hirngebieten um das 10.–12. Lebensjahr abgeschlossen (FLECHSIG 1920); in den Integrations- und Assoziationszentren der Großhirnrinde kann sie aber noch bis an das Ende der 2. Lebensdekade fortschreiten (YAKOVLEV u. LECOURS 1967). Dies ist zugleich ein indirekter Hinweis auf die Bildung zusätzlicher intrakortikaler Synapsen noch innerhalb dieses späten Zeitraums. Man ist berechtigt, anzunehmen, daß das Ausmaß der Synapsenbildung in dieser spätesten Phase der Hirnentwicklung von Art und Umfang der Umweltreize und -einflüsse, aber auch von einer angeborenen und erworbenen Fähigkeit und Bereitschaft, diese Umweltreize aufzunehmen und zu verarbeiten, wesentlich abhängt (VALVERDE 1967, 1971; AKERT 1973).

B. Körpergewicht und Hirngewicht

Das Verhältnis zwischen Körpergewicht und Hirngewicht nimmt beim Menschen vom Zeitpunkt der Geburt bis zum Zeitpunkt der Ausreifung definiert durch Erreichen des maximalen Hirngewichts, erheblich ab. Es bleibt beim Erwachsenen dann relativ konstant. Mit dem durchschnittlichen geringeren Körpergewicht ist auch das durchschnittlich geringere Hirngewicht bei Frauen erklärbar. Die Beziehungen zwischen Körpergewicht und Hirngewicht sind in den Tabellen von RÖSSLE und ROULET (1932) und in den neueren, ausführlichen Mitteilungen von KHANG-CHENG HO et al. (1980a, b) wiedergegeben. Weitere tabellarische Zusammenstellungen siehe bei BLINKOV und GLEZER (1968).

Beim Vergleich der Hirngewichte verschiedener Lebensalter nach Abschluß der Reifung ist die Akzeleration zu beachten (CORSELLIS 1978). Sie führt dazu, daß das Hirngewicht der jetzt alten Individuen nicht mit dem jugendlicher Individuen verglichen werden kann, da diese ein relativ höheres Hirngewicht erreichen als die jetzt alten Individuen als Jugendliche hatten. Ein solcher unkorrigierter Vergleich würde zur Feststellung einer relativ viel zu starken Abnahme des Hirngewichts im Alter führen. Man darf also die Hirngewichte jetzt Verstorbener alter Individuen nicht mit den Hirngewichten jetzt jugendlicher Verstorbener in Bezug setzen, wenn man den durchschnittlichen Gewichtsverlust während des Alternsprozesses erfassen will.

Im Vergleich zwischen verschiedenen Spezies ist die Körpergewichts-Hirngewicht-Relation nur von begrenztem Wert. Beim Menschen und bei der Maus beträgt das Hirngewicht 2,5% des Körpergewichts, beim Delphin 2,6%, beim Totenkopfaffen 8,3%. Das Wachstum der einzelnen Hirnteile und die Gewichtsverhältnisse der Hirnteile zueinander während der Reifung sind von DUNN (1921) untersucht worden. Das *Rückenmark* erfährt seinen Wachstumsschub wesentlich später als das Gehirn und folgt damit mehr dem Wachstum des Körpers als ganzem. Die Wachstumsperiode dauert beim Rückenmark länger, da sie an das Längenwachstum des Körpers gebunden ist. Die *gewebliche* Reifung erfolgt im Rückenmark dagegen eindeutig früher als im Gehirn (s. S. 49).

C. Entwicklung der Großhirnhemisphären

Eine Gliederung des Neuralrohrs des menschlichen Embryos in längsverlaufende Zonen wurde von HIS (1904) vorgeschlagen. Nach erfolgtem Schluß besteht das Neuralrohr aus zwei dicken Seitenwänden, die durch zwei dünne basale und dorsale Verbindungsstreifen miteinander zusammenhängen. Die ventralen Teile der beiden dicken Seitenwände werden nach HIS als *Grundplatte,* die dorsalen Teile als *Flügelplatte* bezeichnet. Der basale Verbindungsstreifen wird *Bodenplatte* genannt, der dorsale Verbindungsstreifen *Deckplatte.* Aus den Flügelplatten gehen Groß- und Kleinhirnhemisphären, Thalami und Teile des Mittelhirns hervor (Abb. 31).

I. Keimepithel. Zellbildung und Zellauswanderung

Als Beispiel für die Vorgänge bei der Entstehung eines hoch organisierten Hirnteils aus den Keimzellen des Neuralrohrs soll die Entwicklung der *Hemisphärenwand des Großhirns* verfolgt werden, auf die übrigen Hirnteile wird anschließend kurz eingegangen. Die ältesten detaillierten Untersuchungen an normalen menschlichen Embryonen stammen von HIS (1904). Die Großhirnhemisphären entwickeln sich wesentlich später als die tiefer gelegenen Abschnitte des Gehirns. Die Hemisphärenwand bleibt bis zum Ende des 2. Monats sehr dünn (Abb. 5). Sie besteht aus der kernreichen *Innenplatte (Matrix),* der nach außen anschließenden Zwischenschicht oder Zwischenzone, von KAHLE (1969) als Differenzierungszone bezeichnet, in der sich später die Nervenzellen ansam-

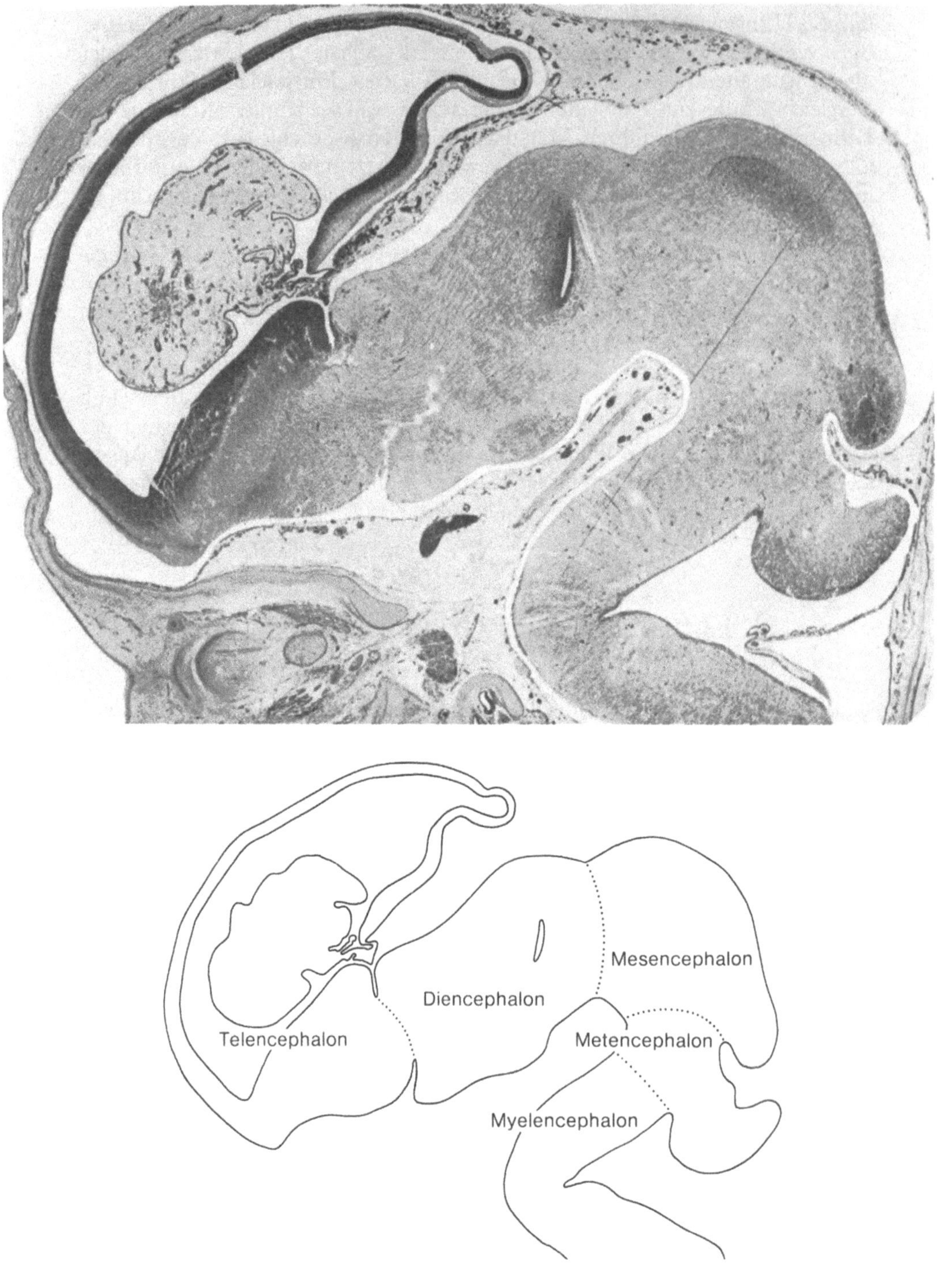

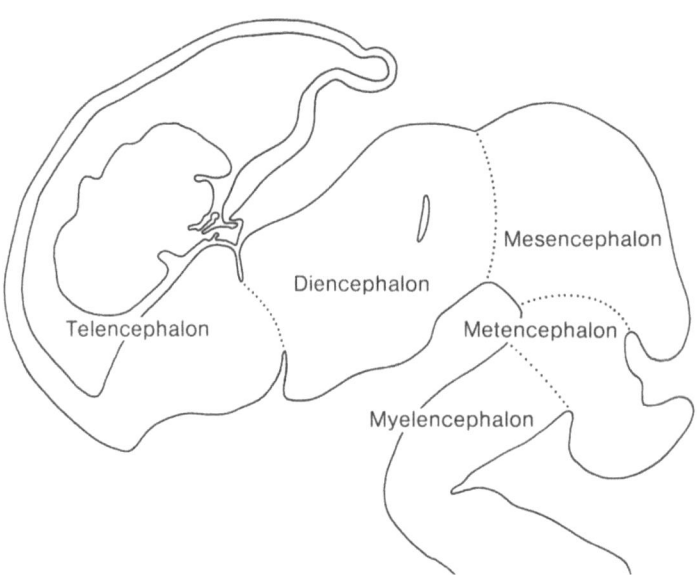

Abb. 5. Parasagittalschnitt durch das Gehirn eines menschlichen Embryos von 30 mm SSL, etwa 10 Wochen alt. Von links nach rechts Telencephalon, Diencephalon, Mesencephalon, Metencephalon und Myelencephalon. Voluminöser telencephaler Plexus chorioideus. (HIS 1904, Seite 165)

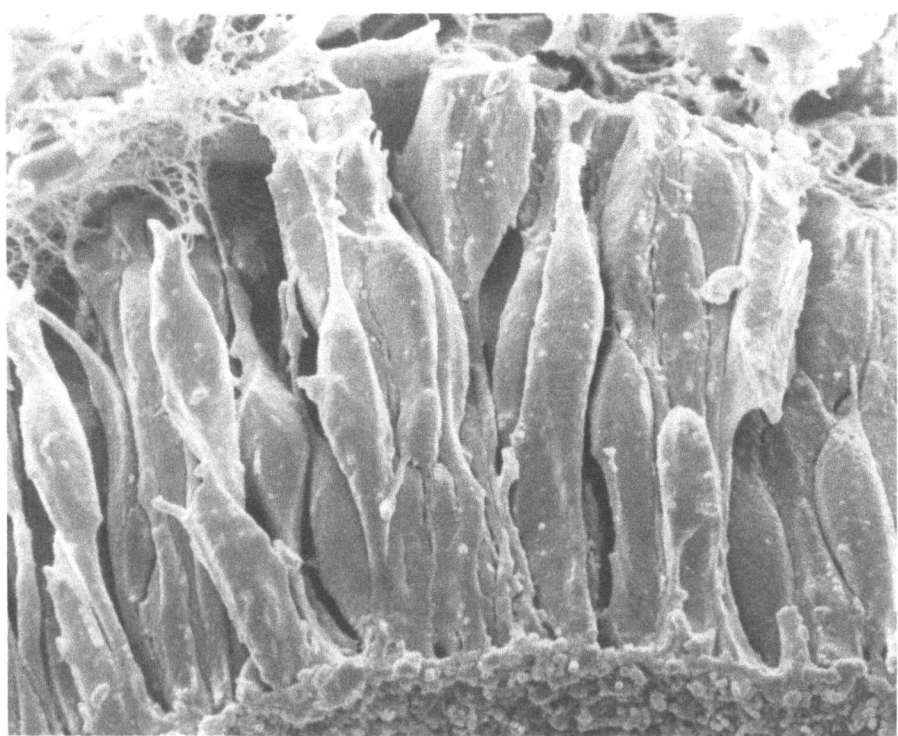

Abb. 6. Neuralrohr der frontalen Region vom Telencephalon eines Mäuseembryos ($10^1/_2$ Tage alt). Oben Membrana limitans externa, unten M.l. interna. Die meisten Keim-zellen erstrecken sich von der inneren bis zur äußeren Grenzmembran. Gefrierbruchtech-nik. Rasterelektronenmikroskopische Aufnahme. 4000:1. (Dr. W. Tetzlaff, Bochum)

meln und die Großhirnrinde und andere Nervenzellkerngebiete bilden. Auf die Zwischenschicht, die locker verteilte Zellkörper enthält, folgt nach außen der kernfreie Randschleier (Randschicht) (Abb. 7, 8).

In der Matrixzone sind die Zellkerne der *Keimzellen* (Synonyma: *Matrixzellen, Neuroepithelzellen, Germinativzellen*) radiär orientiert, die Kerne der Zwischenschicht sind radiär oder tangential zum Lumen ausgerichtet. Nur die innerste, an die Membrana limitans interna bzw. an das Lumen des Neuralroh-res, des späteren Hirnventrikels anschließende 3–4 μ breite Schicht der Matrix-zone enthält die Keimzellen im engeren Sinne, die teilungsfähig sind. Nur hier finden sich Mitosefiguren. Die Zellteilung erfolgt senkrecht zum Verlauf der Membrana limitans interna, eine Tochterzelle wandert jeweils nach außen ab, die andere bleibt als Keimzelle am Lumen liegen. Die abwandernde Tochterzelle bleibt durch einen Zellfortsatz mit dem Lumen verbunden (Abb. 6). Die Vor-gänge im einzelnen sind auf der Grundlage der Untersuchungen von W. His (1888, 1904; Ramon y Cajal 1890, 1891, 1894, 1906, 1909–1911, 1929) und Schäfer (1897) in den letzten Jahrzehnten erneut untersucht, im wesentlichen bestätigt und ihre Kenntnis erheblich erweitert worden durch Fujita (1962, 1967, 1976), Sidman et al. (1959), Sidman und Rakic (1974), Kahle (1969),

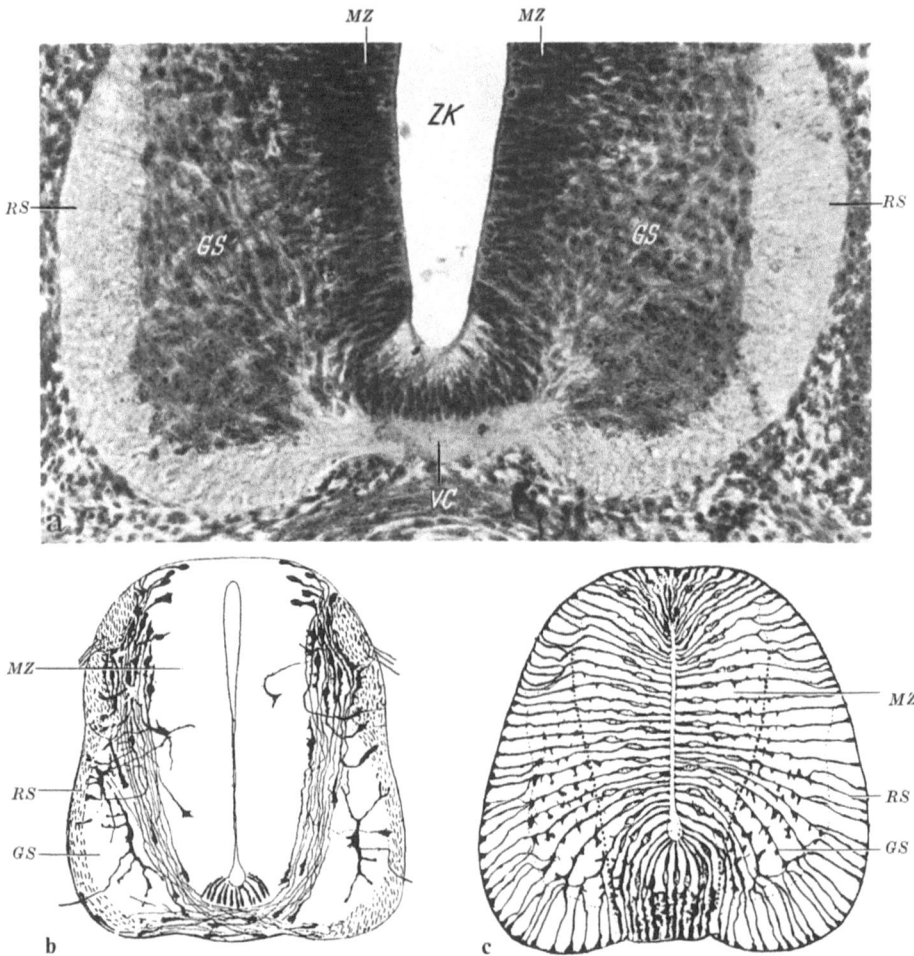

Abb. 7a–c. Querschnitte durch das Rückenmark von Hühnerembryonen. **a** $5^1/_2$ Tage alter Embryo. Dreigliederung in Matrix (*MZ*), graue Substanz (*GS*) und den peripheren kernfreien Randschleier (*RS*). *VC*, Ventrale Kommissur; *ZK*, Zentralkanal (WECHSLER 1966). **b** Golgi-Imprägnation des Rückenmarks zur Darstellung der Neuroblasten und embryonalen Axone, 4 Tage alter Embryo (CAJAL 1952). **c** Anordnung der polaren Glioblasten und ihrer Fortsätze in den Matrixzonen, der grauen Substanz und dem Randschleier. 5 Tage alter Embryo. (CAJAL 1952)

CONEL (1939–63), JACOBSON (1970), RABINOVIC (1974). Das Konzept eines synzytialen Zusammenhangs des Neuralepithels und des aus ihm entstehenden Zellnetzwerkes („Neurospongium", HIS 1904) mußte aufgegeben werden. Elektronenmikroskopische Untersuchungen (Abb. 9) haben gezeigt, daß die Zellen sämtlich durch vollständige Plasmamembranen voneinander getrennt sind (GRUNER 1974). Allerdings finden sich in der Matrixzone regelmäßig Kontakt-

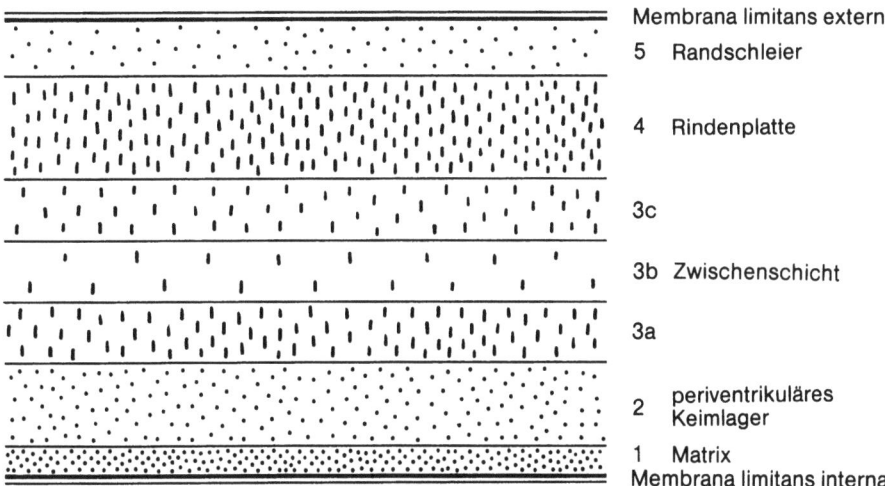

Membrana limitans externa
5   Randschleier

4   Rindenplatte

3c

3b Zwischenschicht

3a

2   periventrikuläres
    Keimlager
1   Matrix
Membrana limitans interna

Abb. 8. Zellaufbau der Wand des primitiven Telencephalons des Menschen im 3.–4. Fetalmonat. *1*, Matrix (ventrikuläre und superfizielle Keimschichten); *2*, subependymäre Zellplatte, beim Erwachsenen persistierend als sog. periventrikuläres Keimlager. Reservoir undifferenzierter Zellen, die auswandern und ausreifen können; *3*, Zwischenschicht (Schwärmzone, Migrationszone) mit *a* innerem Abschnitt (zellreich, proliferierend), *b* mittlerem Abschnitt (zellarm, spätere Rinden-Mark-Grenze) und *c* äußerem Abschnitt (zellreich, proliferierend, Rindenanlage); *4*, Rindenplatte (Nervenzellen nach beendeter Migration); *5*, Randschleier (gliöses Gewebe, später Molekularschicht der Rinde)

zonen zwischen den Zellen (Schlußleisten), die nach neueren Untersuchungen als Porenverbindungen (*gap junctions*) identifiziert sind und die Zellen funktionell und metabolisch verknüpfen. Sie lassen einen unmittelbaren Austausch von niedermolekularen Signal- oder Steuermolekülen (messenger molecules) zu und stellen daneben eine elektrisch leitende Verbindung zwischen den verknüpften Zellen (*low electric resistance junction*) dar (ITO u. LOEWENSTEIN 1969). Damit wird ein Austausch von Informationen zwischen den Zellen ermöglicht, der wahrscheinlich vorwiegend im Dienst der Regulierung der Zellteilung steht. Diese interzellulären Kontaktzonen sind auch im Gehirn des Neugeborenen noch nachweisbar (Abb. 84), gehen jedoch während der Reifung der Nervenzellen verloren und sind im ausgereiften Primatengehirn nicht mehr vorhanden.

Die Entstehung von Nerven- und Gliazellen aus der Matrixschicht folgt einem zeitlich genau festgelegten Plan, die Zellen sind bereits nach der Teilung hinsichtlich ihres Zielorts und ihres Zelltyps determiniert. Die nach der Teilung der Keimzellen auswandernden Tochterzellen sind zunächst *Neuroblasten* (HIS 1904). Diese Bezeichnung ist allerdings nicht treffend, da die Zellen keine „Blasten" mehr sind, sie haben die Teilungsfähigkeit bereits verloren, führen – mit wenigen Ausnahmen (Purkinje-Zellen des Kleinhirns s.u.) – keine DNS-Synthese mehr durch, d.h. sie bauen kein H3-Thymidin mehr ein (FUJITA 1967; KORR 1980). Diese Zellen besitzen lediglich die Fähigkeit, zu wandern und auszureifen.

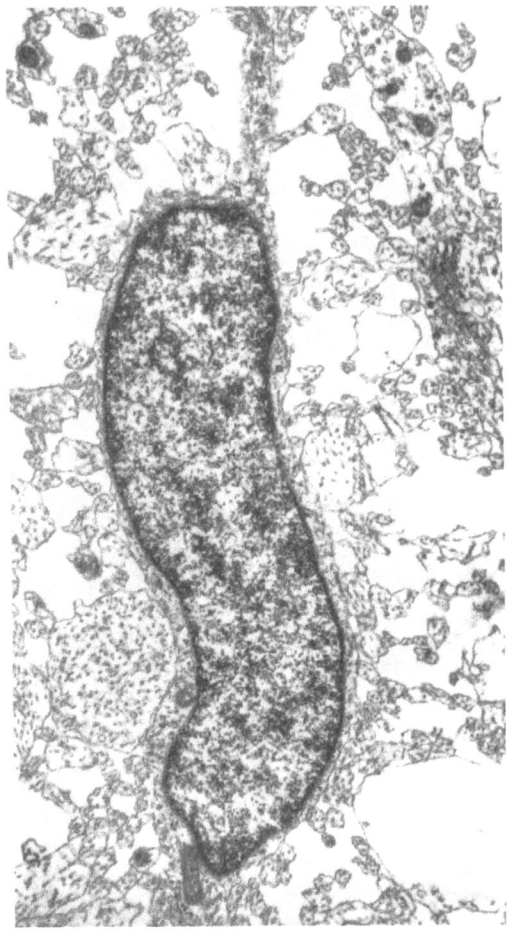

Abb. 9. Migrierender Neuroblast aus der Zwischenschicht eines 5 Monate alten menschlichen Feten. Elektronenmikroskopische Aufnahme, 3600:1. (J.E. GRUNER, 1974)

Sie sollten daher *reifende Nervenzellen* oder Neurozyten genannt werden. Diese Nervenzellvorläufer besitzen einen großen, hellen ovalen Kern und reichlich undifferenziertes, an freien Ribosomen reiches Zytoplasma (Abb. 9). Erst anschließend entstehen *Glioblasten* (*Spongioblasten* nach HIS 1904), die einen kleineren, rundlichen, chromatinreicheren Kern und wenig Zellplasma besitzen. Sie wandern zunächst nur aus, bleiben in der Zwischenschicht liegen und beginnen erst später, sich zu teilen und auszureifen (Abb. 10).

Die Beschränkung der Zellteilungsfiguren auf die lumenseitige Zone des Neuralrohrs gilt nur für Säugetiere und Vögel. Bei Amphibien und Fischen kommen Mitosen von Neuroblasten – die hier ihren Namen zu recht tragen – auch noch entfernt vom Neuralrohr vor. In sehr sorgfältigen Untersuchungen konnte SAUER (1935–1937) zeigen, daß die Limitierung der Zellteilungsfiguren auf die Innenzone der Matrix bei Säugetieren und Vögeln lediglich die *Position des*

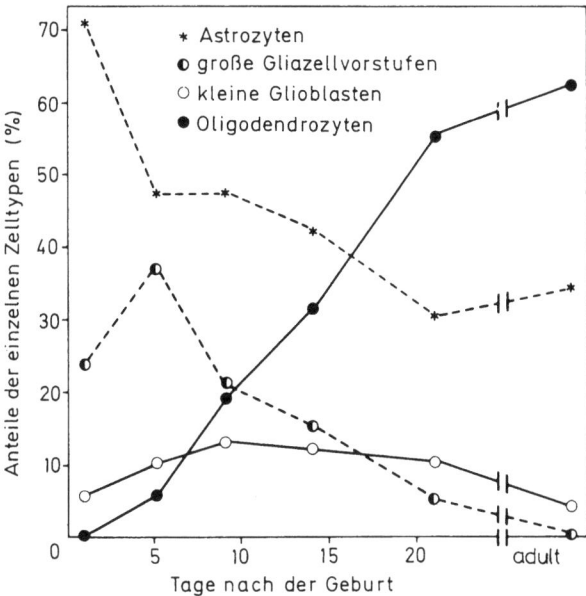

Abb. 10. Relative Anteile der Gliazellen und ihrer Vorläufer nach elektronenmikroskopischen Untersuchungen am N. opticus von Ratten kurz nach der Geburt und im reifen Gehirn, 57 Tage postnatal (*rechts*). (J.E. VAUGHN 1969)

Zellkerns anzeigt, der in dem Stadium des Zellteilungszyklus, in dem die Mitosefigur entsteht (Metaphase), lumenwärts liegt; in den übrigen Phasen führt der Zellkern Bewegungen senkrecht zur Membrana limitans interna durch (Abb. 11). Während der Prophase gelangen die Zellkerne an das Lumen, sind 6 h nach Beginn des H_3-Thymidin-Einbaus dort angekommen, bleiben in der Metaphase nahe am Lumen liegen und verlieren hierbei die plasmatische Verbindung mit der Membrana limitans externa; die gesamte Zelle zieht sich also lumenwärts zusammen. Nach der Zellteilung wandern die Kerne wieder auswärts, die Zellfortsätze gewinnen wieder Anschluß an die äußere Oberfläche. Die DNS-Synthese beginnt dann wieder, während der Kern in der Außenzone liegt. Im Laufe der frühen Organogenese verliert immer häufiger eine der beiden Tochterzellen nach der Zellteilung die Verbindung mit der Membrana limitans interna, löst sich von hier endgültig ab und wandert auswärts. Sie ist dann eine definitiv *postmitotische, reifende Nervenzelle*. Diese Zellen befinden sich im Stadium der finalen DNS-Synthese, sie bleiben bei Applikation von 3H-Thymidin vor der letzten Teilung unbegrenzt markiert (SIDMAN 1959). Die Generationszeit einer Matrixzelle beträgt im Neuralrohr von 11 Tage alten Mäusefeten im Bereich der Großhirnrindenanlage 10,5 h. Im einzelnen dauert die S-Phase 5,4 h, die G_2-Phase 1,15 h, die M-Phase 1,32 h, die G_1-Phase 2,74 h. (JACOBSON 1970). *Die Generationszeiten nehmen während der Embryogenese allmählich zu* (KORR 1980, Abb. 12). Beim Menschen sind sie grundsätzlich länger, zudem sind die Keimzellen beim Menschen zur Produktion einer viel größeren Zellzahl befähigt als z.B. bei der Maus. Bei allen Wirbeltieren produzieren die

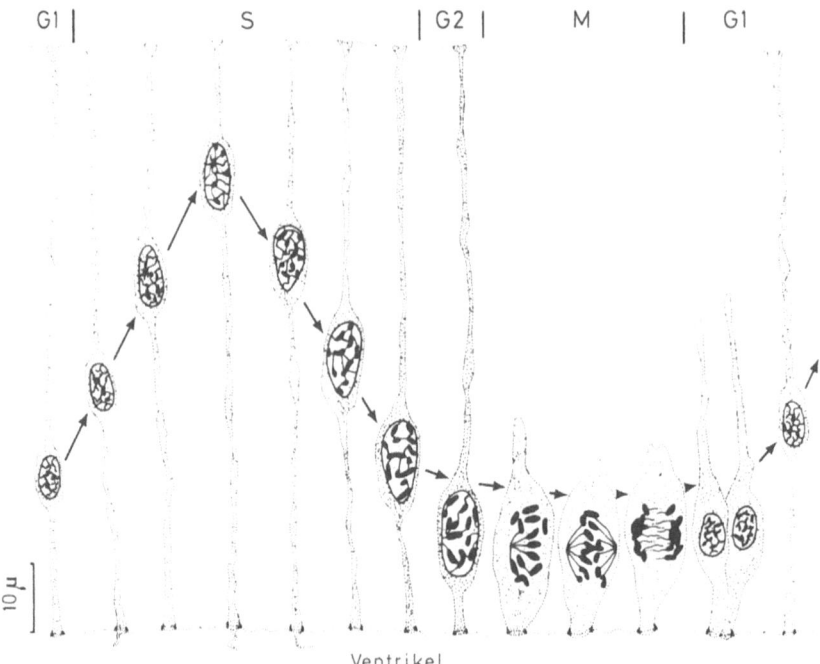

Abb. 11. Neuralrohr eines Hühnerembryos, Ausschnitt. Intermitotische Wanderung des Zellkerns einer neuroepithelialen Keimzelle in etwa $^1/_2$ stündigen Abständen. Migration zunächst in Richtung auf die Lamina limitans externa (*oben*), dann zurück zur Lamina limitans interna (*unten*). (F.C. Sauer 1935)

Matrixzellen Neuroblasten und Glioblasten im Überschuß, so daß eine größere Zahl neuroektodermaler Zellen aus dem Keimlager auswandert und auch ausreift, als definitiv erhalten bleibt. Die endgültige Nervenzellzahl wird überwiegend über die Kontaktbildung mit nachgeschalteten Zellelementen und den peripheren Endorganen geregelt, überzählige Zellen degenerieren (physiologischer Zelltod s. S. 79).

Die Generationszeit der *Glioblasten* ist viel länger als die der Nervenzellen: für die Gliazelle der Großhirnrinde bei der neugeborenen Maus 64 h. Die Glioblasten teilen sich im Unterschied zu den Nervenzellen fern von der periventrikulären Keimzone weiter. Ob aus einer Matrixzelle entweder nur reifende Nervenzellen oder nur Glioblasten entstehen können, oder ob die einzelne Matrixzelle in *zeitlicher* Abfolge determiniert ist und im Anschluß an die Bildung von Nervenzellen Gliazellen produziert, ist noch unbekannt. Im Rückenmark ist die Gliazellbildung nach autoradiographischen Untersuchungen von Langman et al. (1971) besonders scharf zeitlich gegen die Nervenzellbildung abgesetzt; erst wenn sämtliche Nervenzellen entstanden sind, erfolgt die Gliazellbildung. Dies läßt auf eine *zeitliche Determiniertheit der Matrixzellen* in dem oben angeführten Sinne schließen. Nach der Zellteilung sind anfangs die am Lumen des Neuralrohrs verbleibenden Matrixzellen stets kleiner als die auswandernden Tochterzellen. Allmählich nähern sich die Matrixzellen in ihrer Größe den Toch-

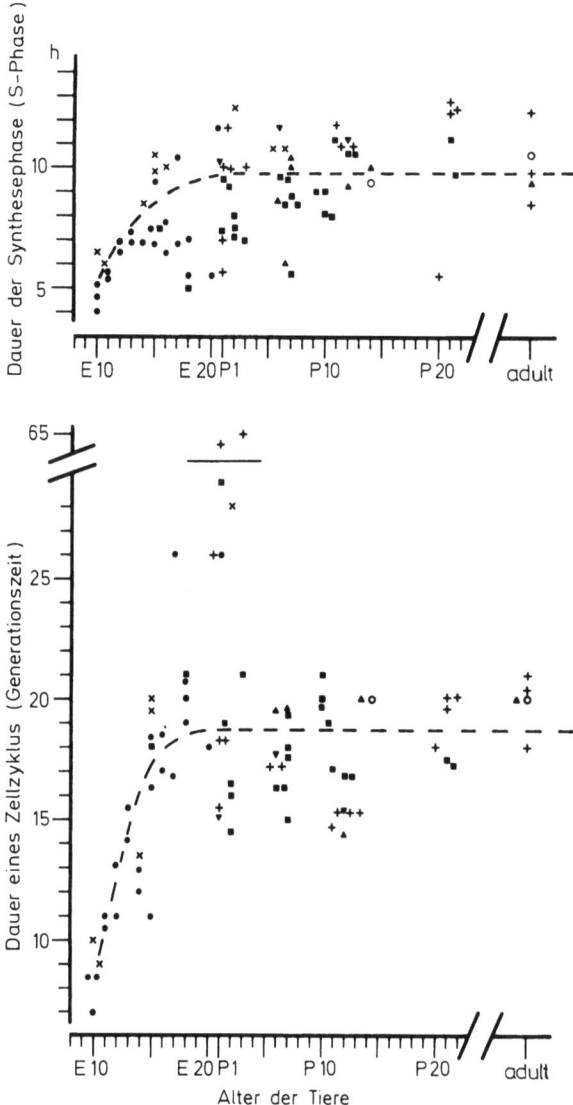

Abb. 12. Zeitdauer von S-Phase (*oben*) und Generationszeit (*unten*) verschiedener Zellarten im Gehirn von Ratte und Maus als Funktion des Lebensalters der Tiere. ● Ventrikelzellen des Neuralrohres; × Matrixzellen der Retina; ■ Zellen in der äußeren Körnerschicht des Cerebellums; + Zellen in der subependymären Schicht des II. Ventrikels; ▲ Astrozyten und Oligodendrozyten; o Endothelzellen. *E*, Tage postconzeptionem; *P*, Tage nach der Geburt (KORR 1980)

terzellen, bis aus einer Keimzelle zwei reifende Nervenzellen oder Glioblasten entstehen. Eine beträchtliche Anzahl von Matrixzellen bleibt definitiv am Lumenrand liegen und reift zu *Ependym- und Plexusepithelzellen* aus. Die später über der Matrixzone sich bildende subependymäre Zellplatte (GLOBUS u. KUHLENBECK 1944), die auch als periventrikuläres Keimlager bezeichnet wird (KAHLE

1969), ist noch beim Erwachsenen zu Zellteilungen fähig (LEWIS 1968). Aus ihr können *Mikroneurone* und Gliazellen entstehen (SMART 1961), die durch die Marksubstanz in die Rinde einwandern (ALTMAN 1966). Die an Matrix und Keimlager anschließende Zwischenschicht ist mit dem Neurospongium (HIS 1904) identisch, das in der Frühphase von den Fortsätzen der Keimzellen, reifenden Nervenzellen und Glioblasten erfüllt ist, später die Migrationszone und abschließend das Marklager bildet. In der Außenzone ordnet sich frühzeitig eine einfache Lage von Glioblasten parallel zur Oberfläche und bildet eine schmale Zellschicht, die von der Membrana limitans externa überdeckt wird. Die Membranae limitantes entsprechen ultrastrukturell Basalmembranen.

Die Frage, ob jede einzelne Keimzelle des Neuralrohrs multipotent ist und wann diese Eigenschaft gegebenenfalls verloren geht, läßt sich noch nicht eindeutig beantworten. Untersuchungen nach Röntgenbestrahlung von Mäuseembryonen (HICKS 1959 zit. nach JACOBSON 1970) zeigen, daß *die meisten Keimzellen* der prospektiven Retina zunächst *pluripotent* sind. Wenn die Röntgenbestrahlung am 15. Embryonaltag erfolgt, wird aus den überlebenden Zellen eine dünne, normal gebaute vollständige Retina gebildet. Bei Bestrahlung zwischen dem 15. und 19. Tag produzieren die Keimzellen nur noch große Ganglienzellen, amakrine Zellen, bipolare Zellen, Horizontalzellen und Rezeptorzellen; ein regelmäßiger Schichtenbau der Retina kommt aber nicht mehr zustande. Bei Bestrahlung am 23. Tag – unmittelbar vor der Geburt – gehen nur mehr Rezeptorzellen, einige Horizontalzellen und Bipolarzellen aus den Keimzellen hervor. Bei Bestrahlung am 4. und 5. Tag nach der Geburt entstehen nur noch Rezeptorzellen. Diese Ergebnisse beweisen eine *zeitlich programmierte Einschränkung der zunächst vorhandenen Pluripotenz der Keimzellen.* In einer bestimmten Reihenfolge ist die Fähigkeit zur Bildung bestimmter Zelltypen aus den Keimzellen festgelegt. In der Retina entstehen die großen Ganglienzellen in der Frühphase der Teilungsperiode des retinalen Keimzellenlagers; sie können später von den Keimzellen nicht mehr gebildet werden. Die kleineren Schaltzellen werden in der mittleren Phase gebildet, die Sinneszellen in der Endphase. Die gleiche Regel gilt für die Bildung der verschiedenen Nervenzelltypen der Groß- und Kleinhirnrinde, der Stammganglien und des Rückenmarks. Zuerst entstehen die großen Nervenzellen, die lange Axone bilden, dann werden die mittelgroßen, dann die kleinen Nervenzellen (Schaltzellen) gebildet. Die *großen Nervenzellen* (z.B. die Pyramidenzellen in der Großhirnrinde) differenzieren sich daher auch früher, sie sind *früher ausgereift* (CALEY 1971) und sie treten früher in den Alterungsprozeß ein als die kleinen Nervenzellen. In der Großhirnrinde läßt sich diese Regel beim Vergleich zwischen Pyramidenzellen und Körnerzellen zeigen (SCHLOTE 1975).

Bereits bei der Entstehung einer definitiv postmitotischen, von nun an reifenden Nervenzelle aus der Keimzelle ist außer dem terminalen Zelltyp *auch der definitive Zielort festgelegt,* an den die Zelle wandert. Verschiedene Abschnitte der Matrixzone sind bezüglich der Bildung der aus ihnen entstehenden Hirnteile determiniert. *Die Matrix besteht also aus einem Zellmosaik,* obwohl Unterschiede zwischen den Zellen morphologisch nicht erkennbar sind (C.O. JACOBSON 1959, 1964; CORNER 1963, 1964). Die exakte zeitliche Abfolge der Histogenese der einzelnen Hirngebiete ist für die Ausbildung der normalen anatomischen Beziehungen zwischen den Nervenzellen von ausschlaggebender Bedeutung. Funktionell zusammengehörige Nervenzellgruppen stammen häufig aus heterotopen Keimzonenarealen, wie z.B. im optischen System (Nervenzellen der Retina, des Corpus geniculatum laterale, der Lamina quadrigemina, der Sehrinde). Wenn das zeitliche Programm nicht eingehalten wird, können die synaptischen Schaltverbindungen der Neuronenkette nicht hergestellt werden. Bei der Organisation des Gewebsverbandes in seiner endgültigen Textur sind jedoch, soweit heute hierüber Aussagen möglich sind, Freiheitsgrade gegeben: Zellzahl, Anordnung und Verlauf der Zellfortsätze, Zahl der Verzweigungen und Anzahl der Synapsen sind nicht vollständig determiniert. Hierfür reicht die genetische Information, über die das Genom der einzelnen Nervenzelle verfügt, nicht aus. AKERT (1973) nimmt an, daß außer einer genetisch im wesentlichen programmierten Zahl von Nervenzellen und Synapsen in einem gegebenen Hirngebiet ein weiteres Kontingent von Zellfortsätzen und Synapsen entstehen kann, das zu seiner Bildung der für die Spezies üblichen funktionellen Beanspruchung (Milieufaktoren) bedarf. Fehlt der obligate Umweltreiz während der Entwicklung, bleibt die Zahl der Zellen und Synapsen reduziert. Zusätzlich nimmt AKERT an, daß auch Synapsen entstehen können, die weder genetisch determiniert noch funktionell evoziert sind, sondern nach dem Zufallsprinzip entstehen.

II. Entstehung der Großhirnrinde

Die Auswanderung von Zellen aus der telenzephalen Matrix durch die Zwischenschicht markiert den Beginn der *Bildung der Großhirnrinde*. Die *Anfänge* dieser Rindenbildung beobachtete HIS (1904) *bei menschlichen Embryonen von 29 mm Scheitel-Steiß-Länge (SSL), also am Ende des 2. Monats (Abb. 13).* Die Dickenzunahme des Hemisphärenmantels erfolgt vorwiegend in der Zwischenschicht, von der sich nun die Rindenschicht oder Rindenplatte (primäre Rinde nach STARCK 1962) abgrenzt, in der sich die Perikarya der Nervenzellen ansammeln (Abb. 14). Die in ihr angelangten Zellen lassen bereits in diesem frühen Stadium einen nach innen gerichteten dünnen axonalen Fortsatz und den nach außen gerichteten Dendritenausläufer erkennen; sie sind hierdurch als reifende Nervenzellen charakterisiert (Abb. 15). In Rückenmark und Medulla oblongata ist bei den auswandernden Nervenzellen der axonale Fortsatz nach auswärts gerichtet. Die bipolare Organisation der Zellgestalt und -funktion ist also in diesem frühen Stadium bereits erkennbar.

Anfang des *3. Fetalmonats* finden sich beim Menschen in der Zwischenschicht bereits bogenförmig verlaufende, von den Nervenzellen der Rindenplatte stammende Nervenfaserbündel als Anlage der inneren Kapsel. Über der Rindenschicht liegt ein engmaschiger Randschleier. Nach Erschöpfung der Zellteilungskapazität der Matrix (Matrixaufbrauch nach SPATZ 1925) finden hier keine Zellteilungen mehr statt. Nach RICHTER (1965, 1966, zit. nach KAHLE) erfolgt der Matrixaufbrauch in Hirnstamm und Zwischenhirn bereits im Verlauf des 3. Monats, während im Endhirn auch bei Neugeborenen die Matrix noch nicht völlig erschöpft ist (*heterochrone Entwicklung der Hirnteile*, SPATZ 1925 und 1949).

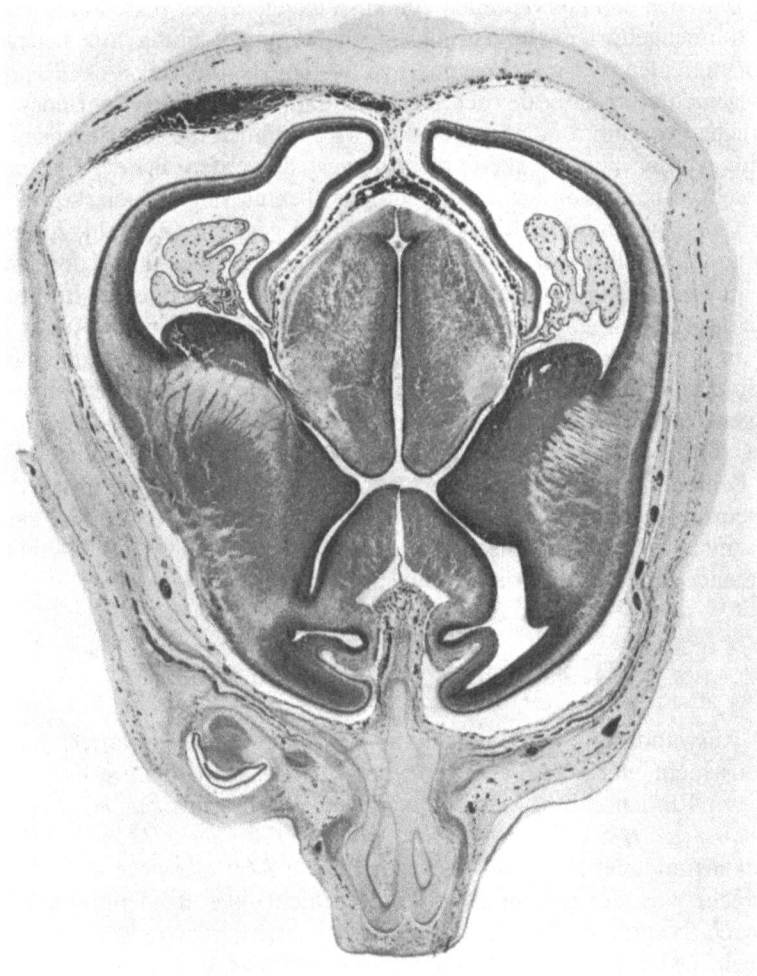

Abb. 13. Horizontalschnitt durch das Vorderhirn eines 11 Wochen alten menschlichen Embryos. *Oben:* hinterer Abschnitt der telencephalen Rinde mit Ventrikel und Plexus chorioideus. *Mitte:* Diencephalon mit Ventrikelspalt. *Unten:* vorderer Abschnitt des Telencephalons. Die Streifenhügel (Neostriata) ragen in das Ventrikellumen vor. (HIS 1904, Fig. 41)

Die Reifung (Differenzierung) der Nervenzellen beginnt bereits *während* ihrer Wanderung durch die Zwischenschicht. In der Mitte des 3. Embryonalmonats ist die Differenzierung der in der Rindenschicht angelangten Nervenzellen weit fortgeschritten; sie lassen sich von den noch in der Zwischenschicht liegenden, unausgereiften Nervenzellen durch Größe, Gestalt und Plasmachromatingehalt unterscheiden. Die Zellkerne sind jetzt nicht mehr langgestreckt, sondern rundlich, die axonalen Fortsätze verlaufen als Fäden verschiedener Länge aus der primären Rinde in die Zwischenschicht hinein. Die in diesem Stadium in der Hemisphärenwand verlaufenden Faserbündel gehören zur *inneren Kapsel* und

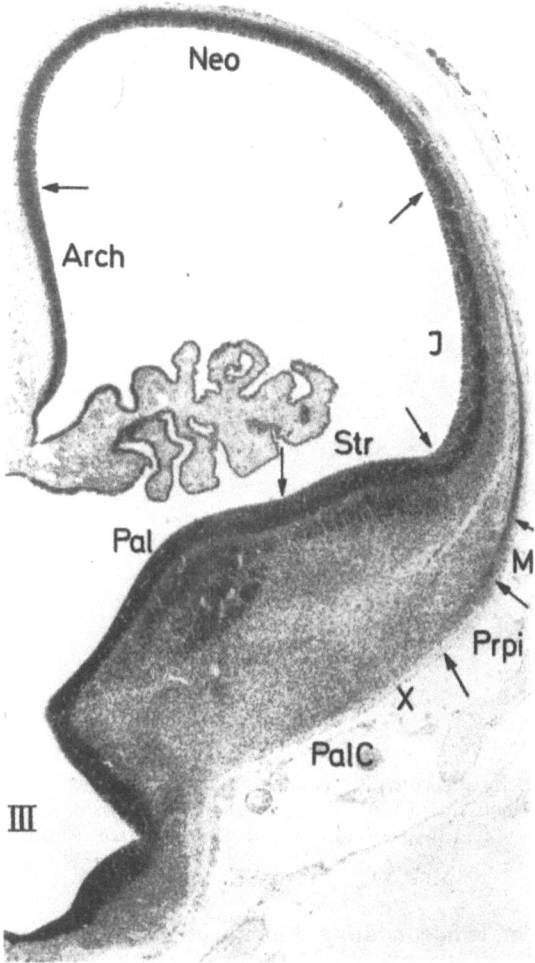

Abb. 14. Schnitt durch das Vorderhirn eines menschlichen Embryos von 28 mm SSL (4. Monat) in Höhe des Foramen interventriculare. *A*, Archipallium; *Neo*, Neopallium; *I*, Inselabschnitt; *Neo*, Neopallium; *Pal*, Palaeocortex; *Prpi*, Präpiriforme Rinde; *Str*, Striatumabschnitt; *III*, dritter Ventrikel. (Kahle 1969)

zum *thalamo-kortikalen Projektionssystem*, sie sind in die Hemisphärenwand hineingewachsen (sog. *ektogene Fasern*). Von ihnen sind die Faserzüge zu unterscheiden, die innerhalb der Rindenplatte entstehen und senkrecht gegen die Zwischenschicht verlaufen (sog. *autochthone Fasern*).

Das enge Maschenwerk des *Randschleiers*, der nach elektronenmikroskopischen Untersuchungen (Wechsler 1966) aus einem Flechtwerk von Nerven- und Gliazellfortsätzen, dem *reifenden Neuropil* besteht, der späteren Molekularschicht, hindert die Perikarya der Nervenzellen am weiteren Auswandern und führt zu ihrer schichtförmigen Ansammlung vor dieser Barriere, während ihre Spitzenfortsätze (apikale Dendriten) in großer Zahl in sie eindringen.

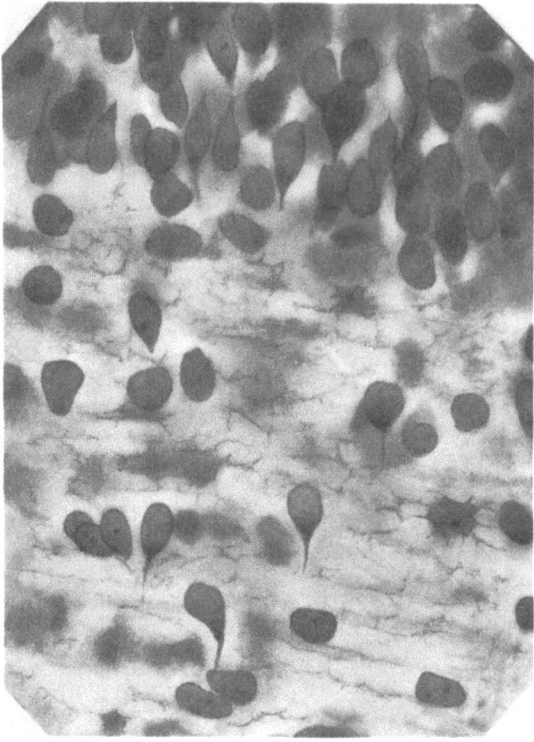

Abb. 15. Hemisphärenwand eines 11 Wochen alten menschlichen Embryos. Grenze zwischen äußerer Zwischenschicht (*unten*) und Rindenplatte (*oben*). In der Zwischenschicht radiär ausgerichtete Neuroblasten mit abwärts gerichtetem Axonfortsatz. (HIS 1904, Fig. 66)

Der Prozeß der Rindenbildung durch Auswanderung nimmt nach KAHLE (1969) beim Menschen die Zeit bis etwa zum 6. Monat ein. Die *basale Hemisphärenwand* besitzt zum *Ende des 2. Monats* eine Rindenschicht von *8 Kernhöhen,* in der *Mitte des 3. Monats* sind es *18 Kernhöhen.* Innerhalb eines halben Monats erfolgt also eine Zunahme um 10 Kernhöhen, die Zunahme der Rindenbesiedlung um eine Zellschicht dauert demnach beim menschlichen Embryo etwa $1^1/_2$ Tage (HIS 1904).

Während der Rindenbildung ist die gesamte Zwischenschicht unter der Rindenplatte, das spätere Marklager des Großhirns, von wandernden Zellen erfüllt. Die Matrixzone und der anschließende zelldichte Teil der Zwischenschicht werden in diesem Zeitraum im Bereich des gesamten Ventrikelsystems und des Zentralkanals des Rückenmarks als *zentrales Höhlengrau* bezeichnet (MEYNERT 1872). Das *Corpus striatum* ragt zunächst nur in Form eines verbreiterten Anteils des Keimlagers (Ganglienhügel) in das Lumen des Seitenventrikels vor, von ihm wandern ebenfalls Zellen in die Rindenplatte (Inselrinde) aus. Mit dem Einwachsen und der Formierung der Capsula interna zu Beginn des 3. Monats scheidet sich ein zelldichter Bezirk als eigentlicher Linsenkern von der Matrix ab, dessen Zellelemente dann nicht weiter wandern. Die äußere Hälfte der ge-

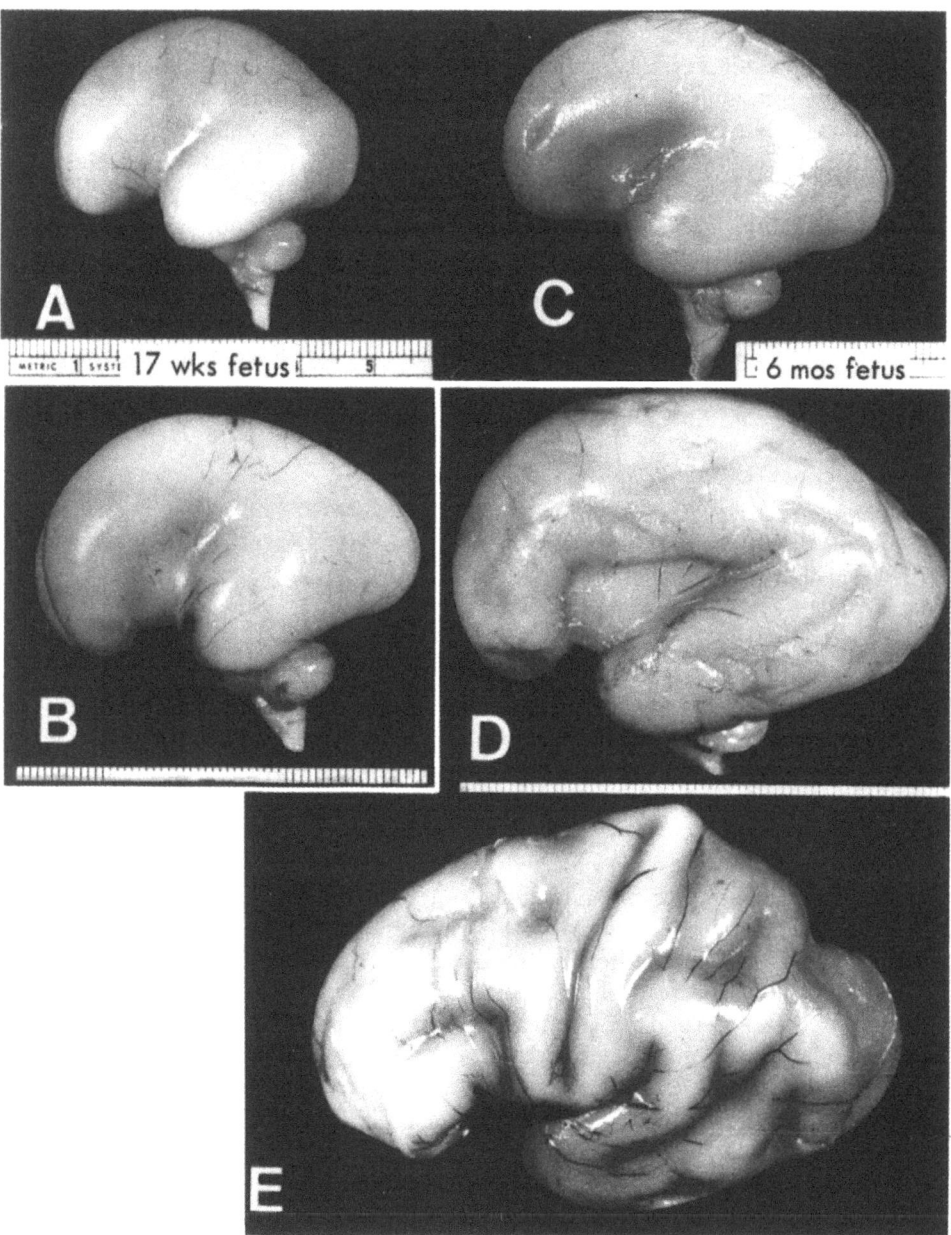

Abb. 16 A–E. Gehirne menschlicher Feten, nahezu normale Größe. **A** 17 Wochen alt, **B** 20 Wochen alt, **C** 26 Wochen alt (6 Monate), **D** 7 Monate alt, **E** 8 Monate alt (Sulcus centralis!). (F. IKUTA et al. 1979)

samten Zwischenschicht ist im 3. Monat von Radiärfasern (Axone der reifenden Pyramidenzellen) durchzogen, die Differenzierung der Rinde in ärmere und zellreichere Schichten beginnt, von basal nach dorsal zunehmend. Zugleich nimmt die radiäre Streifung in der inneren Zone der primären Rinde und der Zwischenschicht in ihrer Ausprägung immer mehr zu. Sie ist ein Vorstadium der späteren vertikalen Gliederung der Großhirnrinde in Zellsäulen, die im reifen Gehirn Funktionseinheiten darstellen, histologisch aber nicht mehr auffallen (s. S. 130).

Im *4. Fetalmonat* beträgt bei einer SSL von 12 mm die Wanddicke der Hemisphären des menschlichen Gehirns bereits 4–5 mm (HIS 1904). Die weiten telenzephalen Seitenventrikel verengen sich jetzt, die zunächst voluminösen Plexus choreoidei werden kleiner. Das Gehirn ist jetzt in seiner endgültigen Gestalt in allen wesentlichen Teilen entwickelt. Balken und vordere Kommissur sind ausgebildet. Stirn- und Schläfenlappen sind durch die breit klaffende Fossa lateralis Sylvii geschieden (Abb. 16). Die Hemispärenwand besteht jetzt aus 8 Schichten (HIS 1904):

1. Matrix („Höhlengrau")
2. innere radiär gestreifte Schicht
3. innere Übergangsschicht
4. äußere radiär gestreifte Schicht
5. äußere Übergangsschicht
6. zellarme, breite Zwischenschicht
7. Schicht der Rindenpyramidenzellen
8. Randschleier.

Die Breite der Matrix beträgt etwa 0,2 mm. Die Schichten 2.–5., die dem späteren Marklager entsprechen, sind 1,6 mm breit, die Zwischenschicht 1,4 mm, Rindenschicht und Randschleier sind zusammen 0,8 mm breit, gemessen an Paraffinschnitten.

Die *primäre Rinde* zeigt eine teils radiäre, teils horizontale Streifung. Die horizontale Streifung ist besonders im Frontallappen deutlich. Dort folgt unter der Rinde eine weitere schichtartige Formation von Zellen (Unterschicht „z" nach JACOB 1936), die spätere Lamina VI der Hirnrinde. Die breite zellarme Zwischenschicht, die von zahlreichen Radiärfasern und radiär gestellten Zelleibern durchsetzt ist und an deren Stelle sich später die *Rinden-Mark-Grenze* bildet, schwankt in ihrer Breite erheblich. Wo die Rinde sich einsenkt und die Bildung von Windungstälern beginnt, verschmälert sich die Zwischenschicht bis auf die Hälfte, während sie im Bereich der Windungskuppen ihre maximale Breite erreicht.

An der Außenfläche der Hemisphärenwand sind beim *4 Monate* alten Feten deutlich die erstmals von RETZIUS (1896) beschriebenen halbkugeligen, länglichen bis walzenförmigen oder warzen- und pilzförmigen, bis 1 mm breiten herdförmigen Expansionen der Rindenschicht in den Randschleier hinein (sog. *Hirnwarzen*) nachweisbar. Sie sind auch makroskopisch sichtbar, wenn die Meninx mit dem an ihm haftenden zellarmen Randschleier abgezogen wird und die Rindenschicht frei liegt (Abb. 17). Im Schnittbild weichen die Nervenzellen am Übergang zu den Warzen fächerförmig auseinander. Untersuchungen von JACOB (1936, 1940) haben Beziehungen dieser lokalen Expansionen zu den späteren Hirnwindungen ergeben. Dagegen sieht KAHLE (1969, S. 78) die Retziusschen

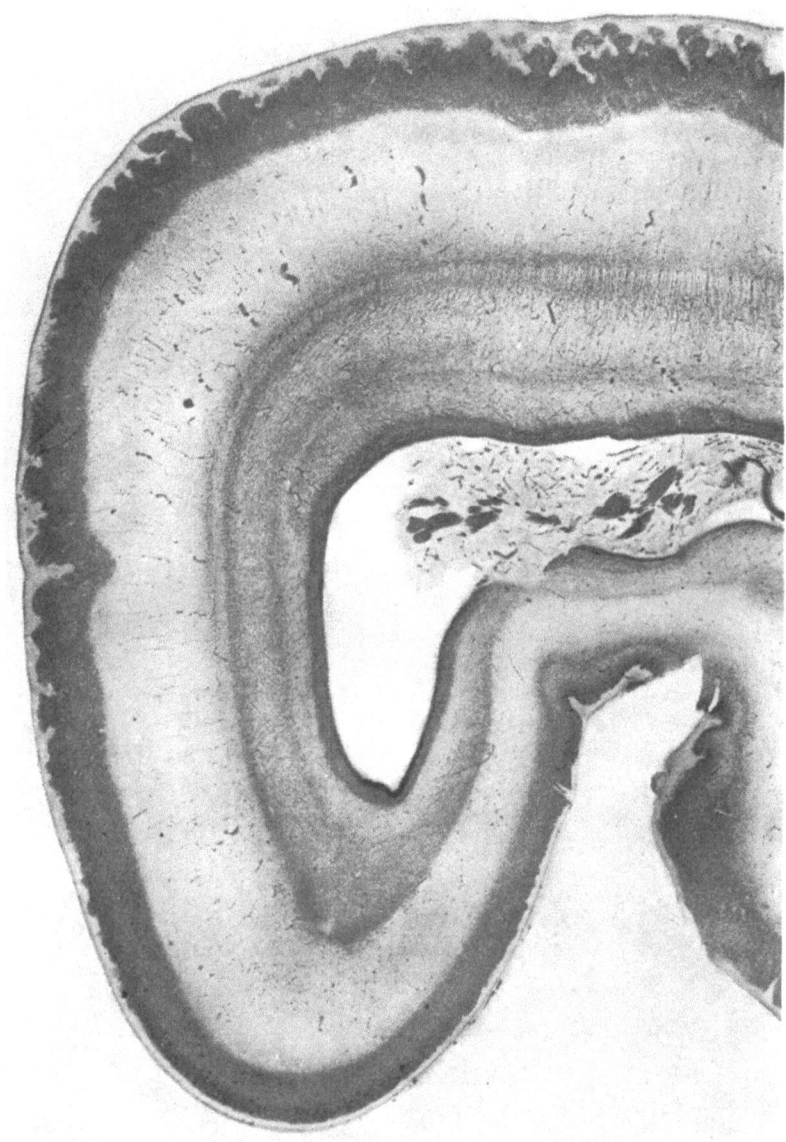

Abb. 17. Schnitt durch den Hinterhauptslappen eines menschlichen Feten von 120 mm SSL, Ende 4. Monat. Pilzartige Formationen des Zellmaterials an der Rindenoberfläche, überdeckt vom Randschleier. (HIS 1904, Fig. 75)

Hirnwarzen als Fixationsartefakte an, eine Ansicht, die bisher von anderer Seite nicht bestätigt wurde. SCHULZE und BRAAK (1978) fassen die Hirnwarzen als umschriebene Migrationsstörungen auf. Am reifen Gehirn können Hirnwarzen als Hemmungsmißbildungen restieren. JACOB (1940) fand sie in 20%, SCHULZE und BRAAK (1978) in 26% ihres Materials (Abb. 18).

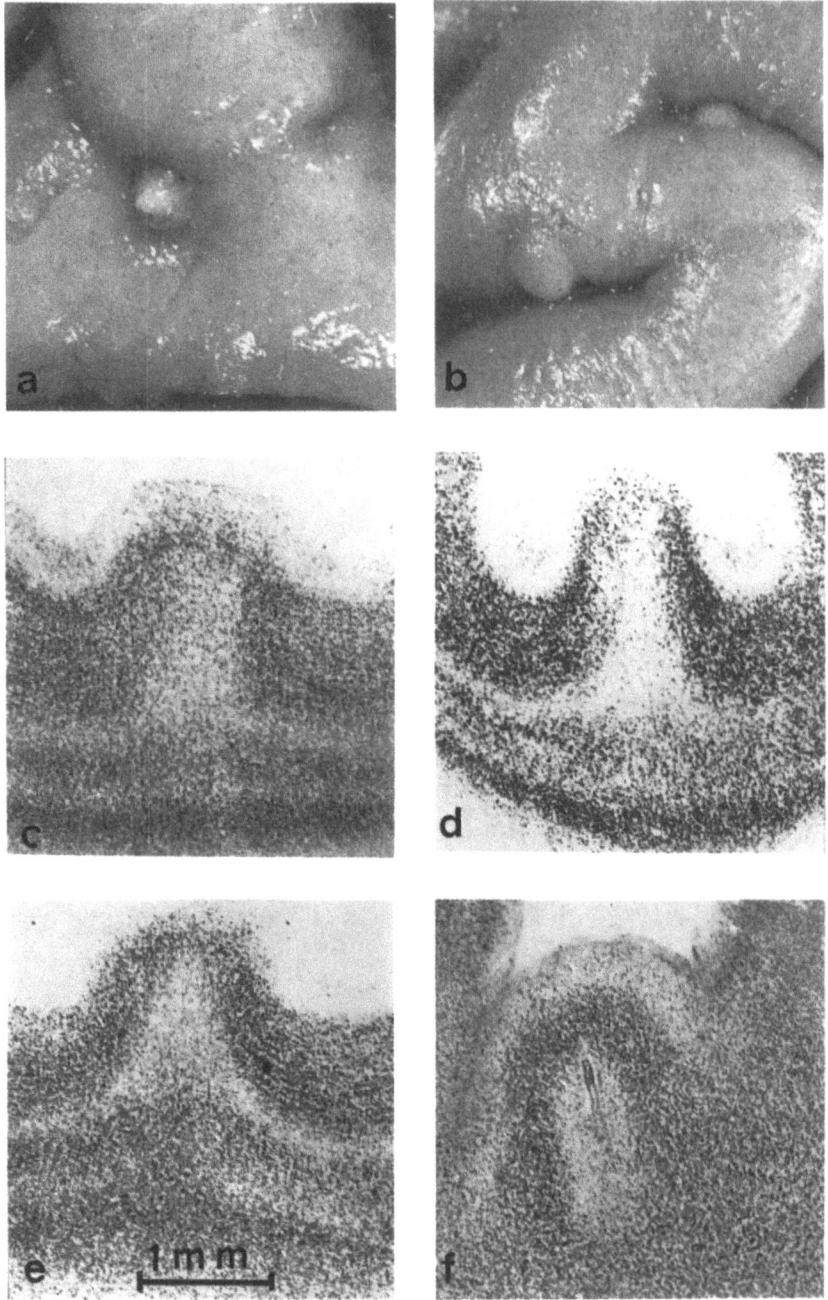

Abb. 18a–f. Hirnwarzen auf der Großhirnoberfläche beim Menschen. **a** Gyrus frontalis superior. **b** Gyrus frontalis inferior. **c–e** Schnitte senkrecht zur Oberfläche durch Hirnwarzen. **f** Horizontalschnitt durch eine Hirnwarze mit Anschnitt eines zentralen Gefäßes. (SCHULZE u. BRAAK 1978)

Im *4. Fetalmonat* verdickt sich durch weitere Zunahme der Zwischenschicht und damit der Marksubstanz die dorsale Wand der Großhirnhemisphären, die hierdurch ihren blasigen Charakter verliert. Der Ventrikelraum ist jetzt nicht mehr ein rundlicher, der Gestalt der blasigen Hemisphärenwand entsprechender Hohlraum, er erhält seine endgültige Gestalt. Durch eine Rotation von Hemisphärenteilen nach vorn und besonders heftige Zellproliferation bilden sich die Stirnlappen, mit ihnen entstehen die Vorderhörner des Seitenventrikels. Die Matrixschicht befindet sich im gesamten Telenzephalon noch immer in einem Zustand intensiver Zellbildung und -auswanderung, die im lateralen Abschnitt der Hemisphären, dem späteren Neokortex, viel ausgeprägter ist als im medialen Abschnitt, dem späteren Allokortex. Hierdurch entsteht vor allem im Neokortex ein breites Keimlager über der Matrixschicht (Abb. 30). Intensive Zellauswanderung ist stets an einer unscharfen Grenze zwischen Matrix und Keimlager erkennbar.

Im Allokortex gliedert sich die Rinde bereits jetzt in einzelne Felder, auch im Neokortex lassen sich Strukturdifferenzen zwischen einzelnen Rindenabschnitten nachweisen. Die *erste eindeutige Sechsschichtung der Rinde,* die *im 4. Fetalmonat* erfolgt, findet sich im *frontopolaren* Teil der Hemisphären. Deutlich ist über der gesamten Hemisphärenoberfläche zu diesem Zeitpunkt eine *Lamina granularis superficialis* (superfizielle Körnerschicht des Großhirns) erkennbar, die als äußerste Schicht neuroektodermaler Zellen die Grenze zur Meninx bildet. Sie entsteht nach RANKE (1910) zwischen dem 4. und 5. Fetalmonat, bleibt stets wesentlich schmaler als die superfizielle Körperschicht des Kleinhirns, zeigt streckenweise Unterbrechungen und ist bei Geburt bis auf Reste verschwunden (JACOB et al. 1973). Früh ausdifferenziert ist im Neokortex außer dem frontopolaren Gebiet die *Inselrinde,* die aus der Inselmatrix zwischen Striatum- und Neokortex-Matrix im lateralen Ventrikelwinkel hervorgeht.

Im *5. Fetalmonat* hebt sich im *Allokortex* die Matrix deutlich von der Zwischenschicht ab als Anzeichen der nahezu beendeten Zellauswanderung (Matrixaufbrauch). Das Keimlager, das an die Matrix anschließt, ist hier stets schmaler als im Neokortex und im Ganglienhügel. Im Allokortex findet also der Matrixaufbrauch ohne eine vorangehende Phase der massiven Proliferation und Migration statt. Die Zahl der Teilungsschritte ist hier geringer (KAHLE 1969), sie ist, dies wird hieran deutlich, in den einzelnen Abschnitten der Hemisphärenmatrix genetisch festgelegt.

Auch im *Neokortex* finden sich im 5. Fetalmonat erste Anzeichen eines Matrixaufbrauchs, und zwar zuerst in dem in ihrer Proliferation und Migration am weitesten fortgeschrittenen Hemisphärengebiet, der Inselrinde. In geringem zeitlichen Abstand folgt die Zentralregion. Die Herstellung einer Rindenfelderkarte ist bereits jetzt möglich (Abb. 19). Vordere und hintere Zentralregion sind bereits vor dem Auftreten der Zentralfurche aufgrund verschiedener Zelldichte und Rindenbreite unterscheidbar (Abb. 20).

Die Hirnoberfläche zeigt im 5. Fetalmonat noch keine Furchen, die Inselregion ist aber bereits teilweise in die Tiefe verlagert (Supprimierung, SPATZ 1966), die Überdeckung durch benachbarte Teile des Frontallappens (Operkularisierung) beginnt.

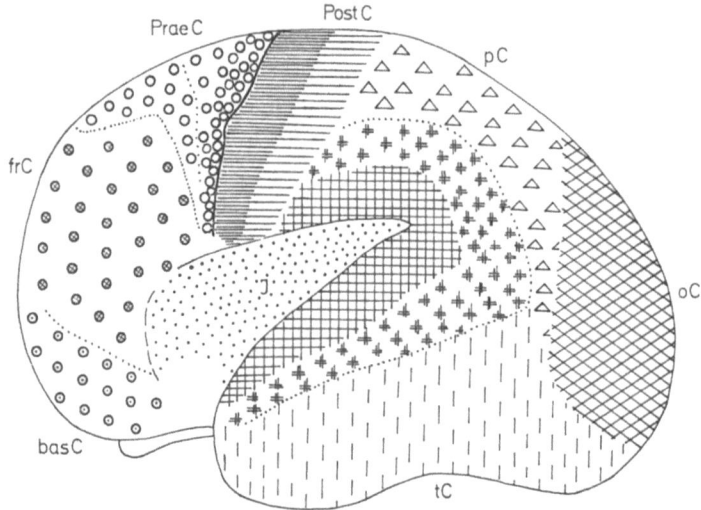

Abb. 19. Differenzierbare Rindenfelder im Gehirn eines menschlichen Feten von 154 mm
SSL (4. Monat) ✿, Präzentralregion; ≡, Postzentralregion; ✦, inneres periinsuläres Segment; ♯, äußeres periinsuläres Segment; *basC*, basaler Cortex; *frC*, frontaler Cortex;
I, Insel; *oC*, occipitaler Cortex; *Postc*, Postzentralregion; *Praec*, Praecentralregion; *PC*,
parietaler Cortex; *tC*, temporaler Cortex. (KAHLE 1969)

Die teilweise erheblichen Reifungsdifferenzen der einzelnen Teile der Großhirnrinde (*Heterochronie der Rindendifferenzierung,* SPATZ 1949) folgen bestimmten Entwicklungslinien (Abb. 21). Dabei entsteht nicht jeweils primär das
Bild des einheitlichen 6schichtigen Rindengrundtyps, wie BRODMANN (1909) an-
nahm, sondern es treten verschiedene Übergangsstrukturen auf. So zeigt sich
im 5. Fetalmonat in der vorderen Zentralregion eine gleichförmige Verteilung
der Nervenzellen, im Frontallappen überwiegt eine horizontale Streifung, im
Parietallappen eine radiäre Streifung (Abb. 20). Im frontopolaren Gebiet findet
sich im 5. Fetalmonat eine noch ungeschichtete, sehr zelldichte Rinde (basaler
frontaler Neokortex SPATZ), die erst relativ spät ausreift. Die *arealen Unterschiede* der Rindendifferenzierung, die von Zellgröße, Zellanordnung und vom
Typ der Fortsatzbildung abhängen (O. VOGT 1906), *entstehen zwischen 5. und
7. Fetalmonat.*

Während des *6. Fetalmonats* endet die Migration in den Großhirnhemisphären, der Matrixaufbruch hat jetzt auch in weiten Bereichen des Neokortex
begonnen, zunächst im Okzipitallappen (Area striata). Im *Ammonshorn* als Teil
des Allokortex findet man anstelle der Matrixzellen bereits *embryonales Ependym,* von ihm getrennt einen schmalen zellreichen Keimlager-Streifen.

An der Hirnoberfläche ist der Sulcus centralis entstanden. In der vorderen
Zentralwindung sind jetzt die Betzschen Riesenzellen nachweisbar. Sehr deutlich
ist das erwähnte *Reifungsgefälle der Großhirnrinde* erkennbar (Abb. 21), das
von der vorderen Zentralregion in Richtung auf den Frontalpol und auf die
Basis des Frontallappens verläuft. In diesen Richtungen erscheint die Großhirnrinde graduell immer zelldichter, schmaler, die Nervenzellen erscheinen kleiner

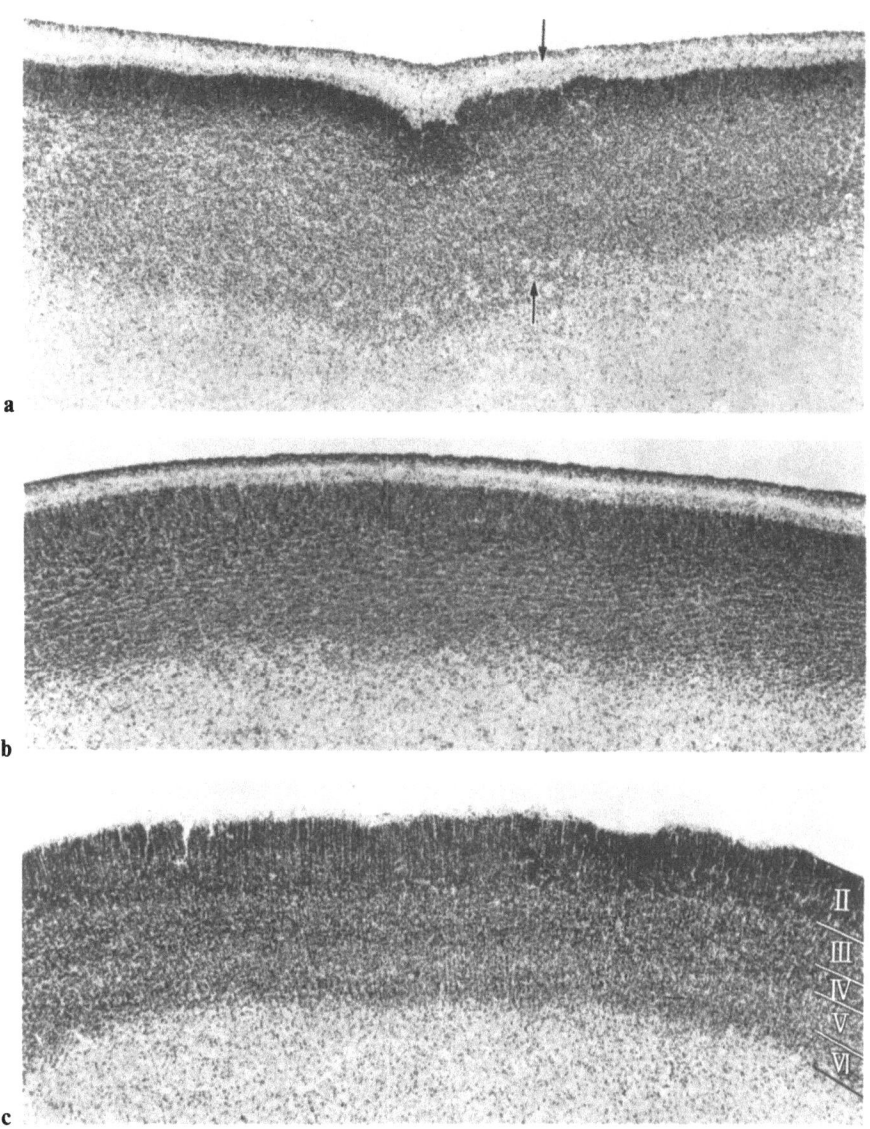

Abb. 20a–c. Differierende Zellanordnungen in der Großhirnrinde eines Feten von 154 mm SSL (4. Monat). **a** Rinde des Gyrus praecentralis. **b** Stirnhirnrinde mit feiner Horizontalstreifung. **c** Rinde des Gyrus postcentralis (Sechsschichtung mit breiter äußerer Körnerschicht, 1. Rindenschicht abgerissen). 34:1. (KAHLE 1969)

und unreifer (O. VOGT 1906; SANIDES 1962). Zunehmendes Auseinanderrücken der Nervenzellen durch Bildung des Fortsatzgeflechts zwischen ihnen (zunehmender Grau-Zell-Koeffizient nach HAUG u. REBHAN 1956) bedeutet also zunehmende Ausreifung der Rinde. In der Area striata ist im 6. Fetalmonat die Verdoppelung der 4. Rindenschicht durch Bildung des zellarmen Vicq d'Azyrschen Zwischenstreifens IVc erfolgt.

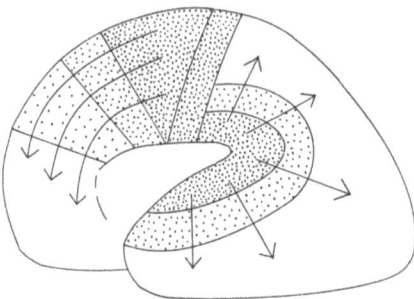

Abb. 21. Schematische Darstellung des Reifungsgefälles im Neocortex. Von der frühdifferenzierten Präzentralregion schreitet die Reifung der Rinde in fronto-basaler Richtung voran. Hinter der Zentralregion erfaßt der Differenzierungsprozeß, von der Inselrinde ausgehend, die umliegenden Areale. (KAHLE 1969)

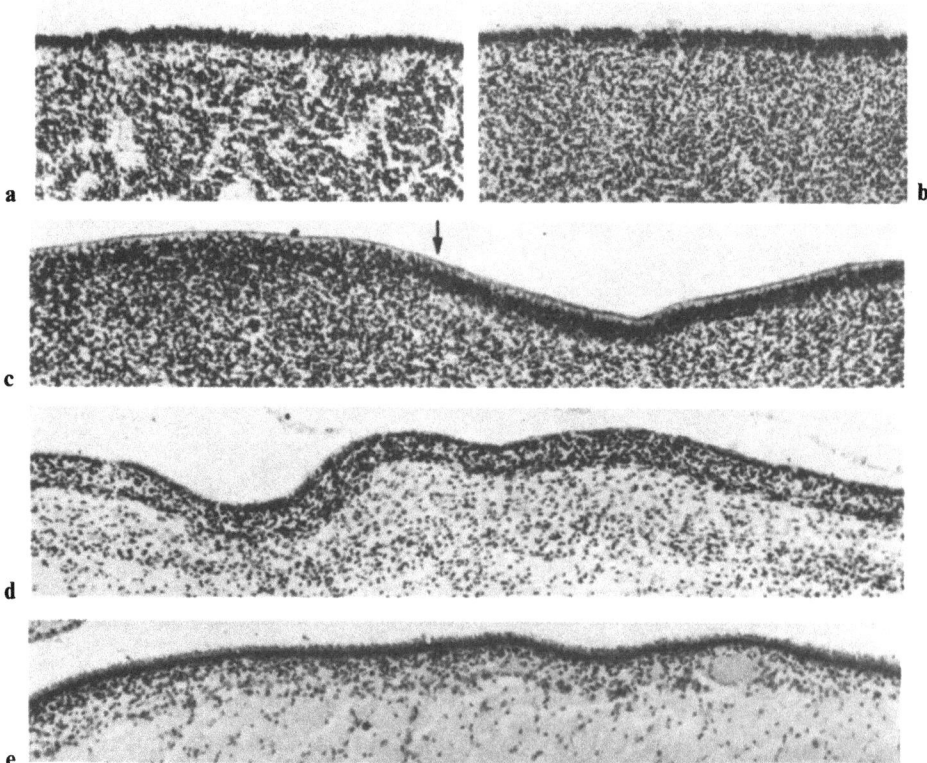

Abb. 22a–e. Ventrikelwand eines Feten aus dem 7. Monat. **a** Palaeocorticaler Abschnitt. **b** Striatumabschnitt. **c** Grenze des Neopallium (*linke Bildhälfte*) zum Inselabschnitt (*rechts*). Im neopallialen Abschnitt herrscht noch Migration vor, die Inselmatrix dagegen ist aufgebraucht. **d** Wand des Calcar avis. **e** Archicortex (Hippocampus). Nissl-Färbung, 100:1. (KAHLE 1969)

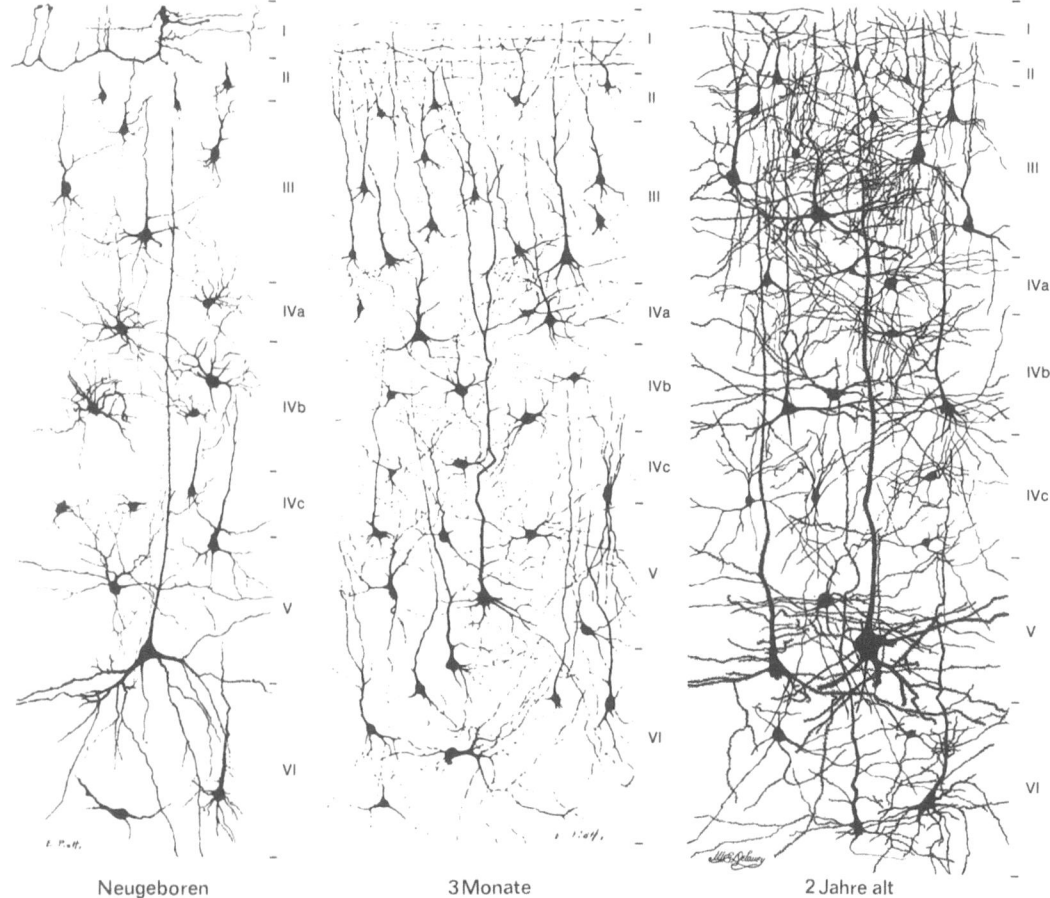

Neugeboren 3 Monate 2 Jahre alt

Abb. 23. Fortschreitende Verzweigung der Dendriten in der Sehrinde des Menschen beim Neugeborenen, bei 3 Monate alten und bei 2 Jahre alten Kindern. Die unterschiedliche Rindenbreite wurde durch veränderten Maßstab abgeglichen. Golgi-Methode. (CONEL 1959)

Im *7. Fetalmonat* ist eine Zellauswanderung aus der Matrixschicht nur noch in den dorsalen und lateralen Wänden der Hemisphären nachweisbar. In den übrigen Abschnitten finden sich verschiedene Stadien des Matrixaufbruchs (Abb. 22). Die endgültigen Strukturunterschiede des periventrikulären Gewebes treten jetzt bereits deutlich hervor. Im kaudalen Striatumabschnitt findet sich beispielsweise bereits Ependym, während in rostalen Abschnitten (Caudatumkopf) die Migration aus der Matrix noch in Gang ist (Schwärmzone). In den meisten Rindenfeldern überwiegt jetzt die radiäre Streifung gegenüber der Horizontalgliederung.

Während des *8. Fetalmonats* findet man nur noch an der Ventrikelwand des Vorderhorns und einem Teil des parietalen Abschnitts des Ventrikelsystems geringe Zellauswanderung, hier ist die Abgrenzung der Matrixzone von der Zwischenschicht noch unscharf (Schwärmzone). Das Ependym der Ventrikelwände besteht sonst bereits überall aus einem scharf abgegrenzten Streifen. Im 7. und 8. Fetalmonat treten also innerhalb der primären Hirnrinde die Differenzierungsvorgänge schon gegenüber den Proliferations- und Migrationsvorgängen in den Vordergrund. Die superfizielle Körnerschicht des Großhirns hat sich bis auf Reste zurückgebildet. Die Rindenfelder entsprechen bereits den Verhältnissen beim Erwachsenen. Innerhalb der Hirnrinde reifen die innersten Schichten, die zuerst entstanden sind, früher aus als die äußeren Schichten, deren Zellen später ausgewandert und durch die inneren Schichten hindurchgelangt sind. Bereits NISSL (1908) stellte diese interlaminären Reifungsunterschiede an der Hirnrinde des Kaninchens fest. Ausführliche Darstellungen der Entwicklung und Reifung der Nervenzellen und ihrer Fortsätze in der Großhirnrinde aufgrund von Silberimprägnationen und von Kresylviolettpräparaten stammen von CONEL (1939–1963), der Gehirne von Neugeborenen und von Kindern bis zum 8. Lebensjahr untersuchte (Abb. 23). Eine ähnliche Studie an Gehirnen im 8. Fetalmonat hat RABINOVICZ (1964) vorgelegt.

III. Feinere Biogenese der Rindenstruktur

Besonders eingehend sind die Vorgänge während der Zellauswanderung und -differenzierung der Nerven- und Gliazellen von SIDMAN und RAKIC (1974), M. JACOBSON (1978) und DE LONG (1970) untersucht worden. Nach den Ergebnissen dieser Studien an Ratten und Affen bilden beim Aufbau der Groß- und Kleinhirnrinde die radiär orientierten Zelleiber und -fortsätze der Matrixzellen und der Glioblasten Leitschienen beim Auswandern der nur etwa 200 μm langen jungen postmitotischen Nervenzellen (Abb. 24). Sie überbrücken anfangs die gesamte Breite der Hemisphärenwand von Grenzmembran zu Grenzmembran (eine Strecke von 3 mm).

RAKIC konnte diese Funktion der Glioblasten im Großhirn (1974) und im Kleinhirn (1981) von Affen nachweisen. Die meisten vom Ventrikellumen bis zur pialen Oberfläche ausgespannten Gliazellen sind, wie autoradiographische Untersuchungen von SCHMECHEL und RAKIC (1979), ebenfalls an Affen, ergaben, während der Periode der maximalen Nervenzellproliferation und -migration vorübergehend teilungsunfähig und behalten daher diese Position bei. Jeweils mehrere Nervenzellen folgen bei ihrer Wanderung dem gleichen Weg, ohne sich von der Vielzahl der Fortsätze schon vor ihnen ausgewanderter und sich differenzierender Nervenzellen behindern zu lassen. Sie folgen also vermutlich selektiv den Gliazellfortsätzen, später auch den Zelleibern auswandernder Nervenzellen auf der gleichen Strecke. Auf diese Weise entsteht eine säulenförmige Ansammlung von Nervenzellen in der primitiven Rinde. Nach der frühen Periode der Bildung der Rindenplatte, in die zunächst reifende Nervenzellen und Glioblasten simultan einwandern, werden in der folgenden Periode der Schichtenbildung die inneren, danach die äußeren Schichten aufgebaut. Dieses *Innen-außen-Prinzip der zeitlichen Abfolge des Schichtenaufbaus* (Abb. 25) ist durch autoradiographische Untersuchungen bei Affen und Mäusen eindeutig belegt und mehrfach bestätigt worden (ANGEVINE u. SIDMAN 1961; CAVINESS u. SIDMAN 1973). Die in die Rindenplatte einwandernden Zellen bewegen sich stets an

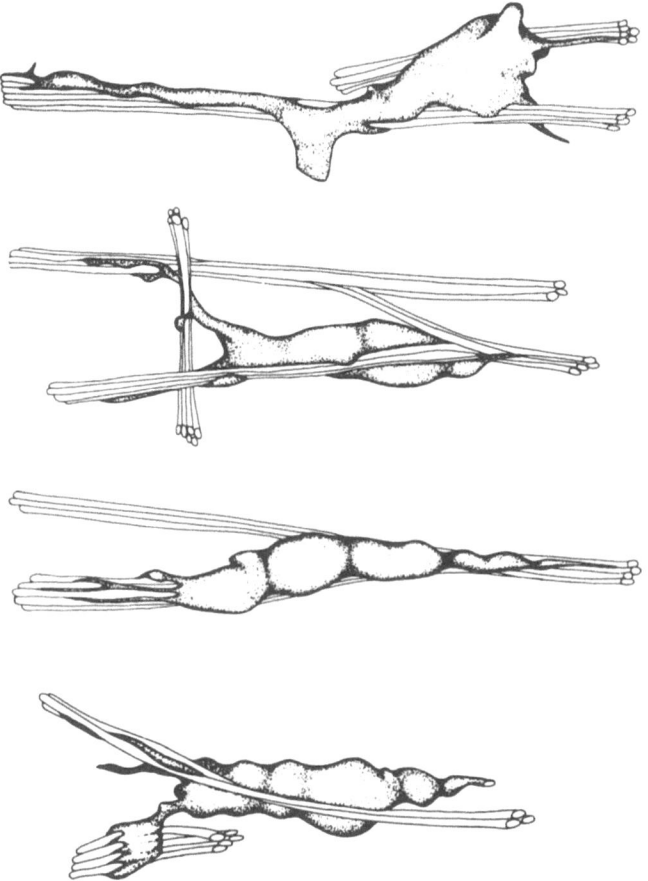

Abb. 24. Rekonstruktion der Migration von Nervenzellen aus der Hirnrinde eines Affen nach elektronenmikroskopischen Serienschnitten. Nervenzellen wandern (im Bild von links nach rechts) entlang radiär angeordneter gebündelter Gliafortsätze. (RACIC et al. 1974)

den bereits dort angekommenen vorbei und bauen die nächst-äußere Zellschicht auf, so daß die äußeren, obersten Rindenschichten aus den zuletzt eingewanderten Zellen bestehen. Die entsprechende Abfolge zeigt sich auch bei der Ausreifung der Zellen, also bei der Größenzunahme der Perikarya bis zur endgültigen Größe und Gestalt und bei der Fortsatzbildung in Golgi-Präparaten (MARIN-PADILLA 1970, POLIJAKOW 1979).

Bereits im 4. Fetalmonat treten oberhalb und unterhalb der primären Rinde, also in Randschleier und Zwischenschicht, die ersten axodendritischen Synapsen auf, die zwischen Horizontalfaseraxonen der in die Hemisphärenwand einstrahlenden afferenten Fasersysteme (aus dem Thalamus oder aus dem telenzephalen Ganglienhügel) und den Dendriten der in die Rinde gelangten Pyramidenzellen gebildet werden (MOLLIVER et al. 1973). Es besteht Anlaß zu der Vermutung, daß diese frühen synaptischen Kontakte (Abb. 26) die migrierenden Nervenzellen bei ihrer Wanderung hemmen und den endgültigen Standort dieser Zellen

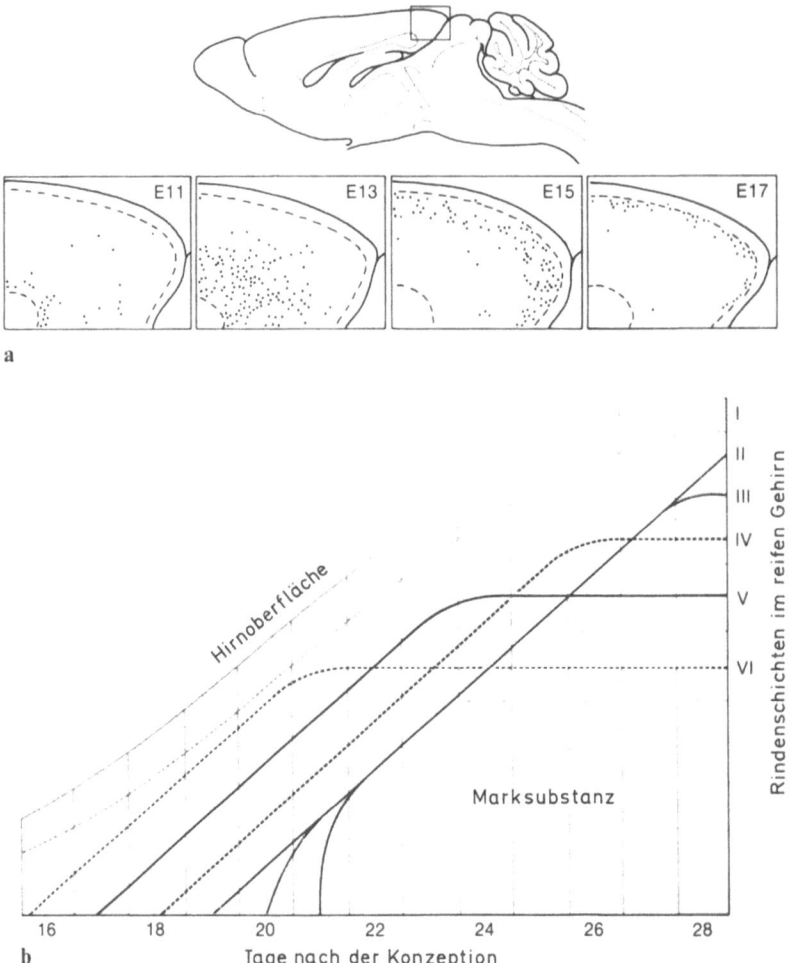

Abb. 25 a, b. Innen-außen-Prinzip der Entwicklung der Hirnrinde am Beispiel des Gehirns der Maus. **a** Zeichnung nach Autoradiographie: Position markierter Nervenzellen bei 4 verschiedenen Mäusen, die am 11., 13., 15. und 17. Embryonaltag Injektionen von ^{3}H-Thymidin erhielten. Die Punkte zeigen die Position der Nervenzellen am 10. Tag nach der Geburt. Angeline and Sidman, 1961. **b** Entstehungszeitpunkt von Nervenzellen in der Keimschicht und ihre Zielorte in der Hirnrinde, bestimmt mittels Markierung mit ^{3}H-Thymidin. (BERRY et al. 1964)

innerhalb der Rindenschichten mitbestimmen (LEVI-MONTALCINI 1964; DAS 1970). Auch später behalten die afferenten Verbindungen der Nervenzellen einen wesentlichen Einfluß auf die vollständige Ausreifung und die Erhaltung der Nervenzellen (COWAN 1970). Befunde an Mäusestämmen mit hereditären Mikrofehlbildungen des Zentralnervensystems und Verhaltensstörungen haben gezeigt, daß bei Fehlen afferenter Axone die normale Schichtenfolge sogar umgekehrt werden kann (Reeler-Mutante), d.h. die Rindenschichten werden von oben nach unten statt von unten nach oben aufgebaut (CAVINESS u. SIDMAN 1973).

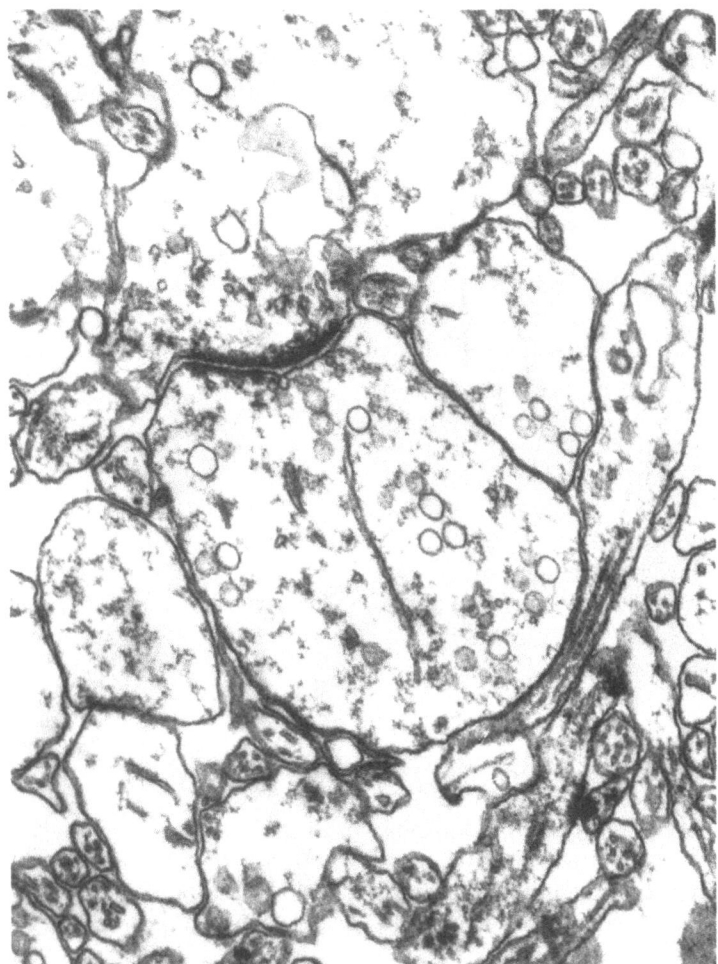

Abb. 26. Reifende axodendritische Synapse in der Großhirnrinde eines 7 Monate alten Frühgeborenen. (GRUNER 1974)

Wie bereits CAJAL (1929) beobachtet hat, geht die Bildung axodendritischer Synapsen der Herstellung axosomatischer Synapsen voran. Bei neugeborenen Katzen kommen im Neocortex fast nur axodendritische Synapsen vor, die axosomatischen beginnen am Ende der ersten Lebenswoche aufzutreten (PAPPAS 1966), dagegen sind in dem früher reifenden Allokortex bereits bei der Geburt beide Synapsentypen anzutreffen. Da die axodendritischen Synapsen überwiegend exzitatorische, die axosomatischen überwiegend inhibitorische Funktion haben, läßt sich aus der zeitlichen Abfolge ihres Auftretens auf den steuernden, differenzierenden Einfluß inhibitorischer Synapsen schließen (CREUTZFELDT et al. 1960). Auch im extrapyramidal-motorischen System überwiegt zunächst die ungesteuerte Aktivität des Pallidums (das Neugeborene als „Pallidumwesen", FOERSTER 1913), bevor die inhibitorischen strio-pallidären Neurone über axosomatische Synapsen den Bewegungsüberschuß steuern und begrenzen.

IV. Gestaltveränderungen des Großhirns

Die endgültige Gestalt des Großhirns kommt durch Massenverschiebungen der Hirnteile gegeneinander zustande, vor allem durch Verlagerung der Zentralregion von rostral in Richtung nach kaudal durch zunehmendes Wachstum der frontobasalen und -polaren Hirnteile zwischen 5. und 8. Fetalmonat, verbunden mit einer Rotation der Hemisphärenblase in rostraler und kaudaler Richtung um die Inselregion herum unter Bildung der Frontal- und Temporallappen (JACOB 1911; SPATZ 1949).

Diese Gestaltveränderungen werden letztlich ausgelöst durch die genetisch determinierte *heterochrone Zellproliferation der einzelnen Matrixabschnitte,* die zeitlich versetzte Wachstumsschübe der einzelnen Teile der Hemisphäre auslöst. Daher führen Störungen der Proliferation und Migration in der Frühphase der Entwicklung zu Gestaltveränderungen des gesamten Gehirns. Andere Formveränderungen kommen passiv zustande. So werden beim Überwachsen der Großhirnhemisphären über Kleinhirn und Vierhügelplatte tiefe Mulden in die Unterfläche der Großhirnhemisphären geprägt. Der Wachstumsdruck des Kleinhirns bedingt ein Ausweichen der kaudalwärts gerichteten Ausdehnung der Großhirnhemisphären, die das Kleinhirn überlagern. Form und Größe der Hinterhörner des Seitenventrikels sind daher variabel, häufig sind sie asymmetrisch ausgebildet im Unterschied zu den meist symmetrischen anderen Abschnitten der Seitenventrikel.

V. Entstehung der Kommissurensysteme

Von den 3 die beiden Hemisphären verbindenden Kommissurensystemen entsteht als erstes in der Mitte des 3. Fetalmonats die *Commissura anterior,* die die lateralen Abschnitte des primitiven Telenzephalon (Palaeokortex) verbindet. Sie geht aus der in der rostralen Wand des noch unpaaren Telenzephalons gelegenen Kommissurenplatte (HOCHSTETTER 1929; MINGAZZINI 1922; ROSENTHAL-WISSKIRCHEN 1967) hervor. Dorsal hiervon entstehen gegen Ende des 3. Fetalmonats unabhängig, aber ebenfalls aus der Kommissurenplatte, die *Commissura fornicis,* die die medialen Wandabschnitte des primitiven Telenzephalons (Archikortex) verbindet, und das *Corpus callosum* (GOLDSTEIN 1903; RAKIC und YAKOVLEFF 1968), das die neokortikalen Teile der Großhirnhemisphären reziprok verknüpft. Schon in diesem frühen Zeitraum wachsen axonale Nervenzellfortsätze von den Pyramidenzellen einer Hemisphäre durch diese Platten in die andere (Abb. 27). Im *Septum pellucidum,* das im gleichen Zeitraum über dem phylogenetisch älteren, basal gelegenen dickwandigen „Septum" (mit den Septumkernen) als mittlere Trennwand des Seitenventrikels entsteht (BROCKHAUS 1941), können sich zahlreiche kleine Spalträume bilden, deren Vereinigung ein Cavum septum pellucidi ergibt (SOLCHER 1968). Ähnliche zystische Spalträume, meist symmetrisch bilateral ausgebildet können auch im Striatum, in der Wand des 3. und 4. Ventrikels und im Thalamus gefunden werden (SOLCHER 1968), und sind möglicherweise Ausdruck physiologischer embryonaler Zellnekrobiosen (SAUNDERS 1966).

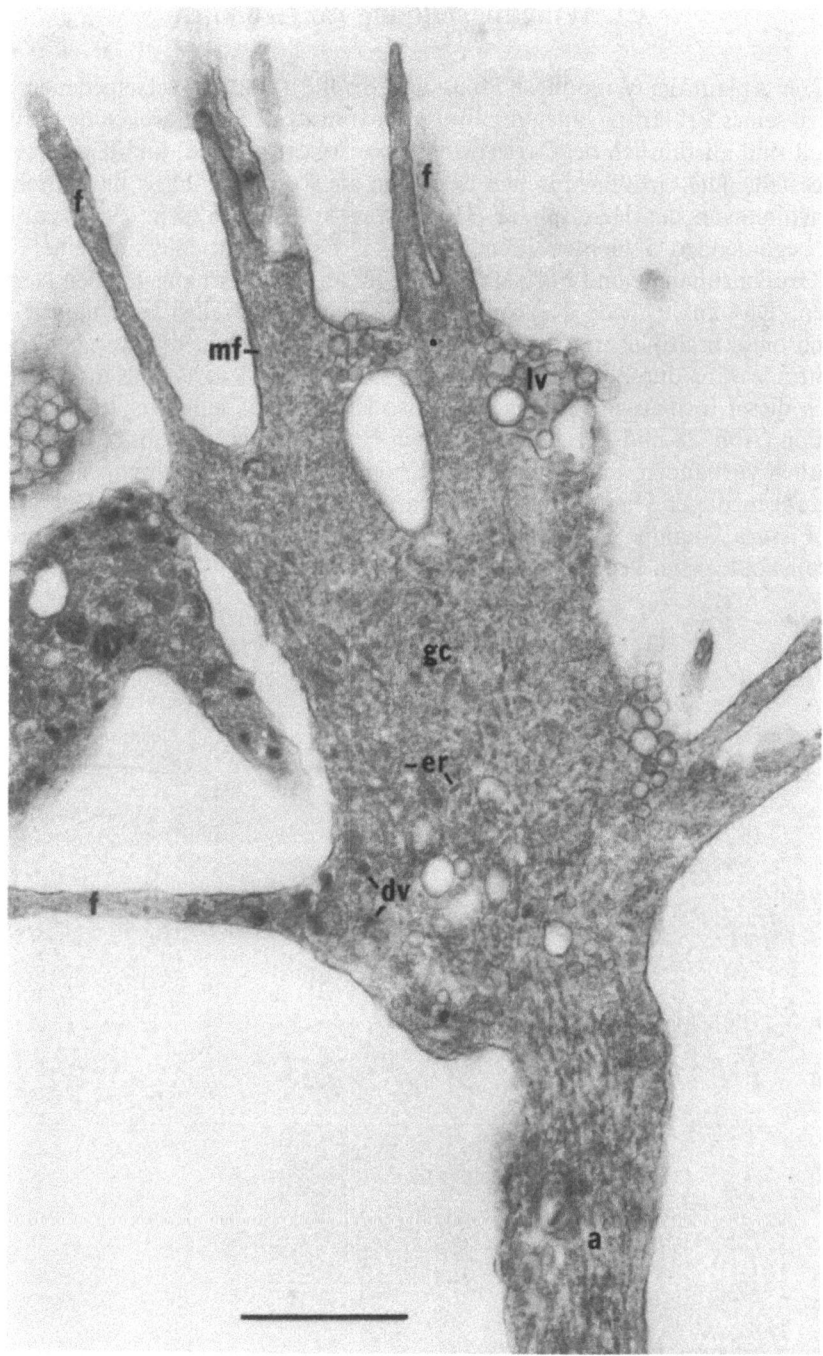

Abb. 27. Wachstumskonus eines Axons (*a*) in der Gewebekultur (Rückenmark neugeborener Ratten) mit Filopodien (*f*), Mikrofilamenten (*mf*), endoplasmatischem Reticulum (*er*), hellen Bläschen (*lv*) und dunklen Bläschen (*dv*). Elektronenmikroskopische Aufnahme, 23000:1. (Pfenninger u. Rees 1976)

VI. Windungsbildung im Großhirn

Der Ablauf der Windungsbildung im Großhirn und die verschiedenen Thesen zu seiner Erklärung, auch die Frage der transitorischen Furchen der Frühfetalzeit sind ausführlich bei OSTERTAG (1956), SOLCHER (1968) und KAHLE (1969) dargestellt. Die Großhirnfurchen entstehen als Resultat lokaler umschriebener Vorwölbungen der Hemisphäre (HOCHSTETTER 1929; STARCK 1965) zur Zeit der beginnenden Schichtenbildung im 4.–5. Fetalmonat. Sie sind eine Folge der Größenzunahme und Fortsatzbildung der an ihrem Ort angelangten Nervenzellen. Das entstehende Neuropil schiebt die Nervenzellen auseinander, der durch diese multiplizierte Expansion entstehende ungeheure Raumbedarf der Hirnrinde wird durch die Einsenkung von Teilen der Rinde nach innen erfüllt. Auch dieser formative Vorgang kann also letztlich auf zellulärer Ebene erklärt werden (Abb. 28 und 29). Die konstanten Hauptfurchen sind im 8. Fetalmonat sämtlich vorhanden, im 9. Monat entstehen nur noch Verzweigungen und Verbindungen dieser Hauptfurchen (die variablen Sekundärfurchen). Der Grund der Fissura lateralis (SYLVII) mit der Inselregion ist noch beim Neugeborenen unvollständig vom Frontallappen bedeckt (Abb. 16).

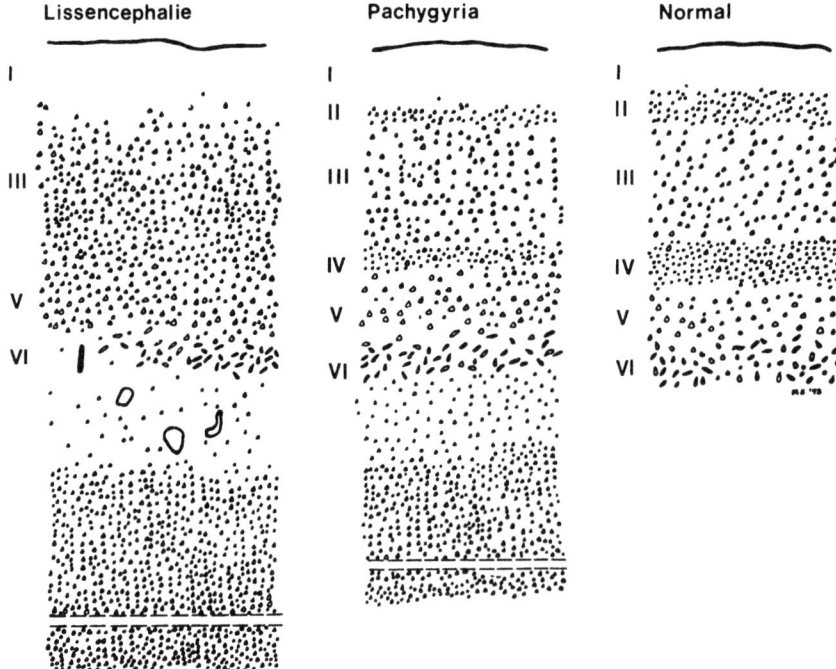

Abb. 28. Atypischer Aufbau der Großhirnrinde bei Rindenfehlbildungen als Folge von Migrationsstörungen. Pachygyrie (*mitte*), Lissencephalie (*links*), normale Großhirnrinde (*rechts*). (STEWART et al. 1975)

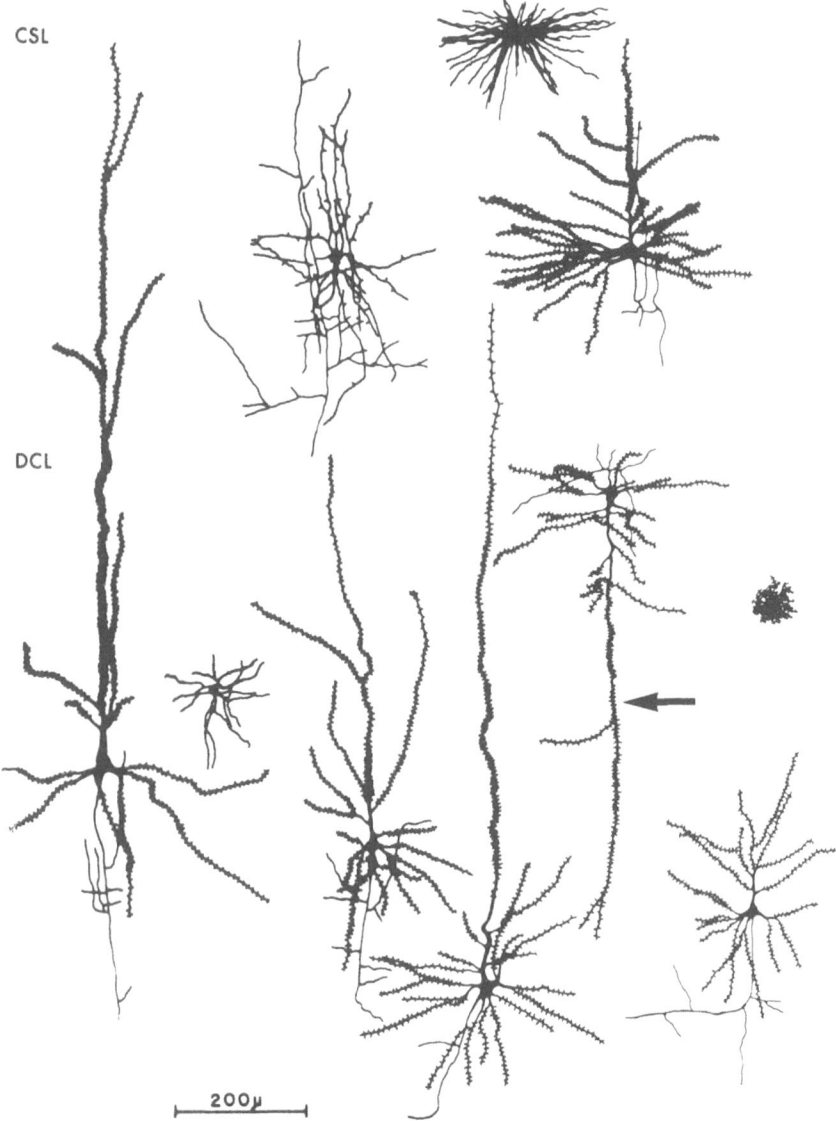

Abb. 29. Heterotope Nervenzellen bei Lissencephalie. Obwohl die Zellen ihren Zielort nicht erreicht haben, differenzieren sie sich, bilden Axone und Dendriten. Umgekehrt orientierte Nervenzelle (*Pfeil*). Zeichnungen nach Golgi-Praparaten. (WILLIAMS et al. 1975)

VII. Entstehung des Ammonshorns

Die mediale Wand des primitiven Telenzephalons (Archikortex, das spätere Ammonshorn) und die laterale Wand des primitiven Telenzephalons (Palaeokortex, das spätere Trigonum olfactorium) sowie der laterale Ganglienhügel (Stria-

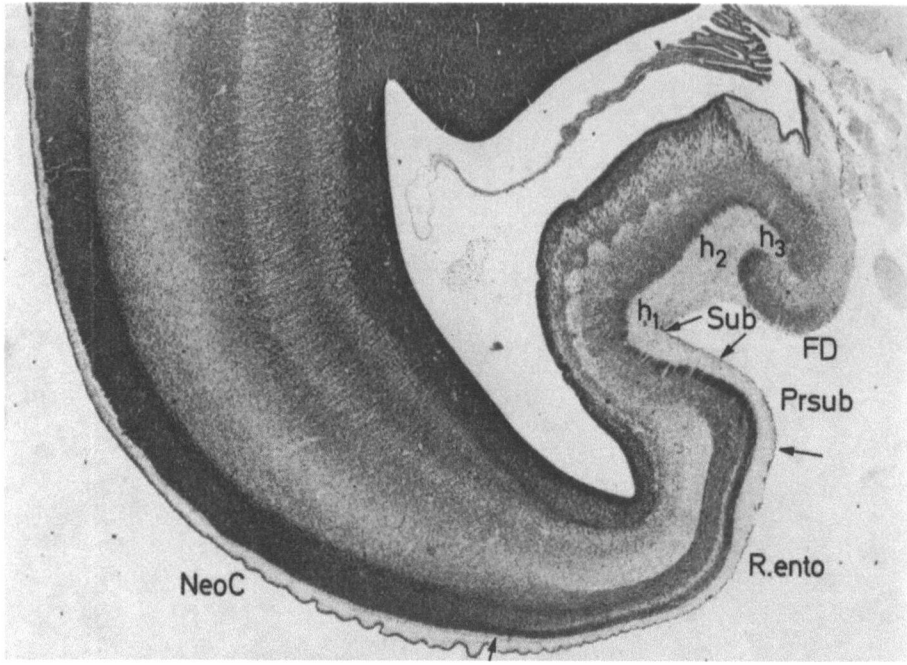

Abb. 30. Schnitt durch den Temporallappen eines Embryos von 120 mm SSl. Nissl-Färbung, 14:1. *FD,* Fascia dentata, h 1 bis h 3 Hippocampusfelder; *NeoC,* Neocortex (Rindenplatte); *R. ento,* Regio entorhinalis; *Sub,* Subiculum; *Prsub,* Präsubiculum. Beachte
die schmale periventrikuläre Zellschicht im Bereich des Hippocampus und das breite
Keimlager im neopallialen Abschnitt der Ventrikelwand. (KAHLE 1969)

tumanlage) und die Inselrinde entstehen etwa gleichzeitig (Abb. 30). Der Neokortex, der später zwischen lateraler und medialer Wand des primitiven Telenzephalon entsteht, überwächst diese Abschnitte. In Archi- und Paläokortex (zusammen Allokortex), erreichen Zellproliferation und -migration nie das Ausmaß
der Zellvermehrung in Inselrinde-, Striatum- und Neokortexanlage, auch nehmen diese Perioden hier wesentlich kürzere Zeit ein. Die quantitativ geringere
Ausbildung dieser phylogenetisch alten Teile des Telenzephalons ist also durch
die Begrenzung der Zellteilungsschritte genetisch festgelegt. In dem *unter* dem
Balken gelegenen Teil des Archikortex, dem Ammonshorn, läßt sich bei Embryonen von 45 mm SSL die erste Einrollung der Rinde feststellen. Das Zellband
des Gyrus dentatus ist zu diesem Zeitpunkt bereits abgrenzbar. Im 4. Fetalmonat
ist die Einrollung abgeschlossen, im 5. Monat setzt im Ammonshorn bereits
der Matrixaufbruch ein, die Differenzierung und Ausreifung der Zellen eilt
im Ammonshorn jetzt derjenigen im Neokortex deutlich voraus. Dagegen bilden
sich die *über* dem Balken gelegenen Anteile des Archikortex vom 5. Fetalmonat
an bis auf geringe Reste (Induseum griseum) wieder zurück.

D. Stammganglien

In dem aus dem Ganglienhügel entstehenden *Striatum* kann man einen früh sich entwickelnden (Putamen) von einem später sich entwickelnden Abschnitt (Nucleus caudataus; die Cauda entsteht vor dem Caput nuclei caudati) unterscheiden. Hier besteht also ein Reifungsgefälle innerhalb eines einheitlichen Kerngebiets. Diese *caudal-orale Reifungsverzögerung* zeigt sich nicht nur in der Entstehung, sondern auch bei der Differenzierung der Nervenzellen, der Fortsatzbildung und der Myelinisierung (KODAMA 1927); die Reifungsdifferenz beträgt bis zu 6 Monaten: die ersten Markscheiden finden sich in der Cauda nuclei caudati im 5. Monat post partum, die letzten Markscheiden im Caput

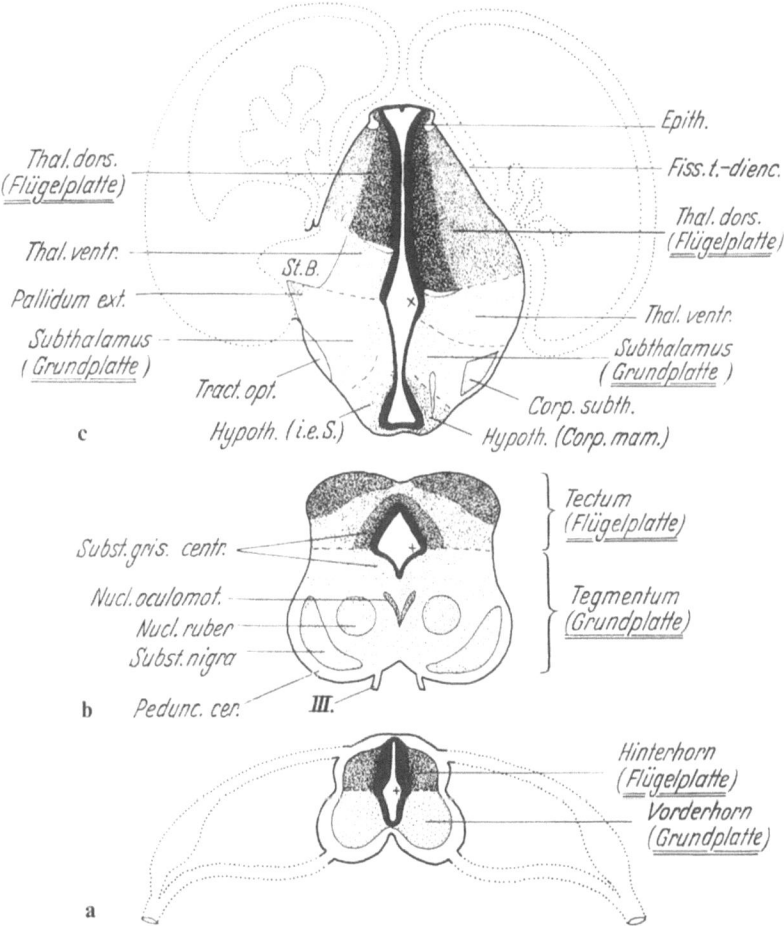

Abb. 31 a–c. Flügelplatten- und Grundplattengebiete im Querschnitt durch Rückenmark (**a**), Mittelhirn (**b**) und Zwischenhirn (**c**, linke Hälfte weiter rostral als rechte), beim Menschen, dritter Fetalmonat. Grundplatte locker, Flügelplatte dichter punktiert, Matrix schwarz. (RICHTER 1965)

nuclei caudati im 11. Monat post partum. Ein mächtiges Keimlager bleibt im Bereich des Ganglienhügels getrennt von der zum Ependym umgewandelten Matrix erhalten und persistiert über die Geburt hinaus. In ihm finden weiter Zellteilungen statt; dabei handelt es sich teilweise um einen „toten Kreislauf" von Zellbildung und -degeneration, teilweise um Bildung von Gliazellen, die ausreifen (NOETZEL u. SIEPMANN 1965). Dies gilt aber nur für niedere Säugetiere (Maus); bei den Primaten finden in den „Keimlagern" nach der Geburt keine Zellteilungen mehr statt (NOETZEL u. ROX 1964).

Der Hauptteil des *Thalamus,* der *Globus pallidus* und der *Nucleus subthalamicus* (LUYSI) werden etwa von der 6. Fetalwoche an aus der dienzephalen periventrikulären Matrix (Abb. 31) der Wand des 3. Ventrikels gebildet (SPATZ 1925). Das äußere Pallidumsegment wird in der 10.–11. Fetalwoche an das entstehende Striatum herangelagert, das innere Pallidumsegment 3 Wochen später. Diese frühen Massenverschiebungen im Stammgangliengebiet, die durch die stürmische Entwicklung der Großhirnhemisphären bedingt sind (RICHTER 1965), führen zur Entstehung des späteren Linsenkerns als topographische Einheit des telenzephalen Putamens und des dienzephalen Pallidums.

Äußeres und inneres Pallidumglied entwickeln sich dabei aus verschiedenen Abschnitten der „subthalamischen Zelleiste" und zeigen auch später Unterschiede in der Dichte und zytologischen Differenzierung ihrer Neurone (RICHTER 1965) sowie im Auftreten des auf das äußere Pallidum beschränkten sog. Pallidumfettes. Diese ontogenetisch festgelegten Differenzen der Zytoarchitektonik und Chemoarchitektonik spiegeln sich auch in einer unterschiedlichen Pathoklise der beiden Pallidumglieder wider, z.B. bei der torpide verlaufenden Degeneration des äußeren Pallidumgliedes mit Bielschowsky-Körperchen (ULE u. VOLK 1975).

E. Hirnstamm

Im Hirnstamm sind nach SOLCHER (1968) die Nervenzellen der motorischen Hirnnervenkerne IV–XII schon bei Feten von 13 cm Scheitel-Fersen-Länge (SFL), d.h. etwa 10 cm SSL (15. Fetalwoche) ausgereift, wie die vollständige Ausbildung der Nisslschollen in den Zellen zeigt. Der Nucleus nervi III folgt etwas später. In den Kerngebieten von Mes- und Metenzephalon sowie Dienzephalon einschließlich Pallidum erfolgt die vollständige Ausreifung der Nervenzellen bereits innerhalb der Frühfetalzeit (vom Ende des 3. bis Ende des 6. Fetalmonats, GOERTLER 1962; RICHTER 1965; SOLCHER 1968). So ist z.B. die Zelldifferenzierung im Nucleus niger und ruber bei Feten von 12 cm SSL, die Differenzierung der Nervenzellen in Thalamus und Corpus subthalamicum bei Feten von 14 cm SSL abgeschlossen, also wesentlich früher als in den Großhirnhemisphären, in denen die Zellreifung erst in der Spätfetalperiode beginnt (ausgenommen die Nervenzellen des Allokortex, besonders des Ammonshorns, die sich relativ früh differenzieren). Relativ spät reifen im Metenzephalon die Nervenzellen der Brückenkerne (SOLCHER 1968). Ein erst postnatal einsetzender Reifungsschritt im Hirnstammgebiet ist das Auftreten von *Neuromelanin* in der

Substantia nigra (18. Monat) im *Locus coeruleus* (20. Monat) und in der *Ala cinerea* der Rautengrube (23. Monat). Dieser Reifungsschritt, der Beziehungen zur Lipopigmentbildung in anderen Nervenzellkerngebieten hat, signalisiert den Zeitpunkt vollständiger funktioneller Aktivität und Integrität der betreffenden Nervenzellen. WINDLE (1970) hat die frühe Entwicklung der Kerngebiete im Hirnstamm des Menschen zusammenfassend dargestellt.

F. Plexus choreoideus

Der Plexus choreoideus besteht in der 2. Hälfte des 3. Fetalmonats aus einem mehrreihigen Zylinderepithel, das bindegewebige Stroma gleicht dem leptomeningealen Mesenchym und ist zu diesem Zeitpunkt ein Ort intensiver Blutbildung (ARIENS KAPPERS 1958). Anschließend reduziert sich das Epithel zu einer einreihigen Zellschicht, transitorisch treten in den basalen Teilen der Plexuszellen große, von Glykogen erfüllte Vakuolen auf, die im 6. Fetalmonat verschwinden und beim Neugeborenen fehlen (SOLCHER 1968). Die zunächst sehr voluminösen Plexus choreoidei (Abb. 32) füllen die Ventrikelräume in der Frühfetalzeit fast vollständig aus, später nehmen sie relativ erheblich an Größe ab und sind in ihrer endgültigen Gestalt im Verhältnis zum Ventrikellumen relativ klein. In der Frühfetalzeit hat SOLCHER (1968) Plexusblutungen und intrazerebrale, meist intrakorticale Blutungen bei der größten Zahl der von ihm

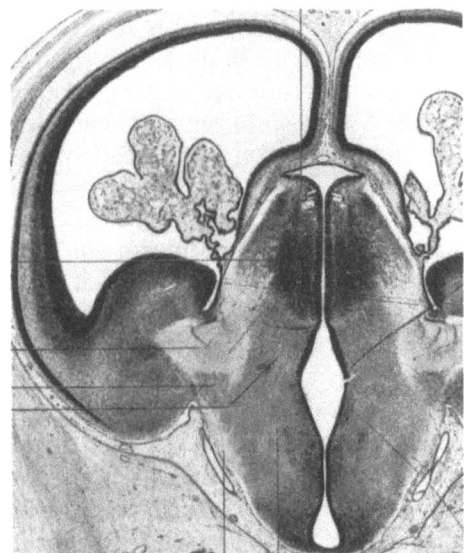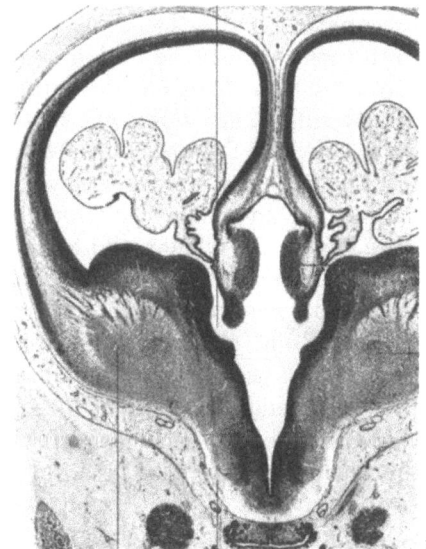

a   b

Abb. 32a, b. Endhirn, Zwischenhirn und Mittelhirn im Frontalschnitt durch das Gehirn eines Embryos von 37 mm SSL, etwa 10 Wochen alt. **a** Schnitt in Höhe Hypothalamus. Pallidum als Zwischenhirnteil deutlich getrennt von dem lateral angrenzenden Putamen. **b** Schnitt in Höhe des Foramen interventriculare. Pallidum hier in engem Kontakt mit dem Putamen. 13:1. (RICHTER 1965)

untersuchten Feten nach Fehlgeburten gefunden. Die Entstehung dieser *früh-fetalen Blutungen,* die in der Spätfetalzeit nur selten angetroffen werden, ist unklar. Wenn sie überlebt werden, können Gewebsschäden und Defekte entstehen, die später fälschlich als Folge geburtstraumatischer Einwirkungen (perinataler Hirnschaden) gedeutet werden könnten. Perinatal ausgelöste Blutungen finden sich im Unterschied zu den frühfetalen überwiegend im Stammgangliengebiet und im Drainagegebiet der Venae terminales (NOETZEL u. JERUSALEM 1965).

G. Kleinhirn

Das Kleinhirn entsteht aus den Flügelplatten und den rhombischen Lippen des Metenzephalons (Teil des Rhombenzephalons). Die Entwicklung des Kleinhirns wurde seit den grundlegenden Untersuchungen von HOCHSTETTER (1929), MARBURG (1924) und JAKOB (1928) in jüngerer Zeit erneut eingehend mit den Methoden der Zellforschung untersucht, da der sehr regelmäßige, gleichförmige Aufbau der Kleinhirnrinde hierfür ein besonders geeignetes Modell darstellt (FRIEDE 1973). Die Ergebnisse wurden zusammenfassend von SIDMAN und RAKIC (1974) mitgeteilt (Abb. 33). Im Kleinhirn sind beim 3–8 Wochen alten Feten eine *ventrikuläre,* eine *intermediäre* und eine *marginale Matrix* unterscheidbar (RAKIC u. SIDMAN 1970). In der 9.–10. Fetalwoche wandern die Purkinje-Zellen aus der ventrikulären Matrix in die primäre Kleinhirnrinde aus, befinden sich in der 13. Fetalwoche sämtlich an Ort und Stelle, sind aber noch nicht ausgereift. Ein primärer, kurzer Dendritenbaum ist ausgebildet. Zwischen der 16. und 25. Fetalwoche nehmen die Purkinje-Zellen an Größe zu, die in die Kleinhirnrinde einwachsenden afferenten Kletterfasern bilden mit Dornfortsätzen der Perikarya der Purkinje-Zellen *transiente axo-somatische Synapsen,* folgen aber dann den auswachsenden Dendriten distalwärts und bilden dort axo-dendritische Synapsen. Die Perikarya werden jetzt von den Ausläufern der Korbzellaxone besetzt, die hier die endgültigen axo-somatischen Synapsen („Körbe") bilden. Dieser Vorgang bei der Bildung und Rückbildung transienter Synapsen wird von SIDMAN und RAKIC (1974) als synaptische Reorganisation bezeichnet, er spielt beim Aufbau der Rindenstruktur eine wichtige formative, funktionell aber nicht aufgeklärte Rolle. Ob ähnliche transiente Synapsen auch in der Großhirnrinde auftreten, ist bisher nicht bekannt.

In den kaudalen und lateralen Anteilen des Daches des 4. Ventrikels, wo ependymäre und piale Hirnoberfläche zusammentreffen, findet sich eine breite subventrikuläre Matrix. Diese Matrixgebiete im Bereich der sog. *rhombischen Lippe* (Abb. 34), die den Ependymkeilen von SCHAPER (1897) entsprechen, sind von der 10.–14. Fetalwoche an sehr stark ausgebildet. Von hier aus entsteht von der 10.–11. Fetalwoche an, überwiegend zwischen dem 4. und 5. Fetalmonat, die superfizielle Matrixschicht des Kleinhirns und des Hirnstamms durch Auswanderung oder Verschiebung von Matrixzellen aus diesem Gebiet über die Kleinhirn- und Hirnstammoberfläche (Abb. 35). Die subventrikuläre Matrix der rhombischen Lippe persistiert noch, wenn an anderen Stellen des Kleinhirns

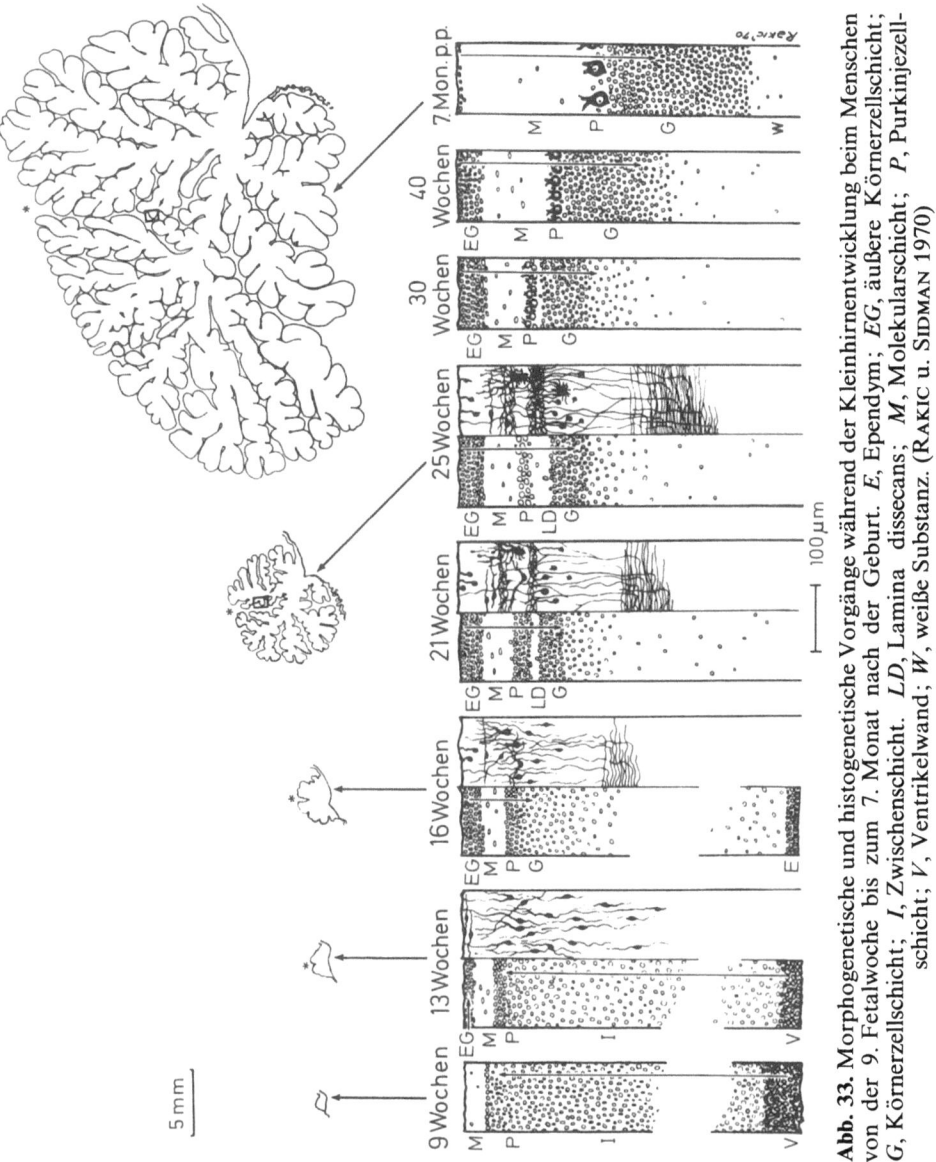

Abb. 33. Morphogenetische und histogenetische Vorgänge während der Kleinhirnentwicklung beim Menschen von der 9. Fetalwoche bis zum 7. Monat nach der Geburt. *E,* Ependym; *EG,* äußere Körnerzellschicht; *G,* Körnerzellschicht; *I,* Zwischenschicht. *LD,* Lamina dissecans; *M,* Molekularschicht; *P,* Purkinjezellschicht; *V,* Ventrikelwand; *W,* weiße Substanz. (RAKIC u. SIDMAN 1970)

die ventrikuläre Matrix bereits aufgebraucht ist. Aus dieser subventrikulären Matrix gelangen Keimzellen von der 10. Fetalwoche an auf die äußere Oberfläche von Kleinhirn und Hirnstamm und breiten sich dort in den folgenden Wochen gleichförmig aus, teilen sich während dieser Ausbreitung und führen in der Zeit bis zur 20.–21. Fetalwoche zur Bildung einer mehrschichtigen (6–9schichtigen) superfiziellen Matrix. Aus dieser superfiziellen Körnerschicht des Kleinhirns entstehen die Körnerzellen, vermutlich auch Sternzellen und Gliazellen der Kleinhirnrinde durch Einwanderung von außen nach innen, gegen das

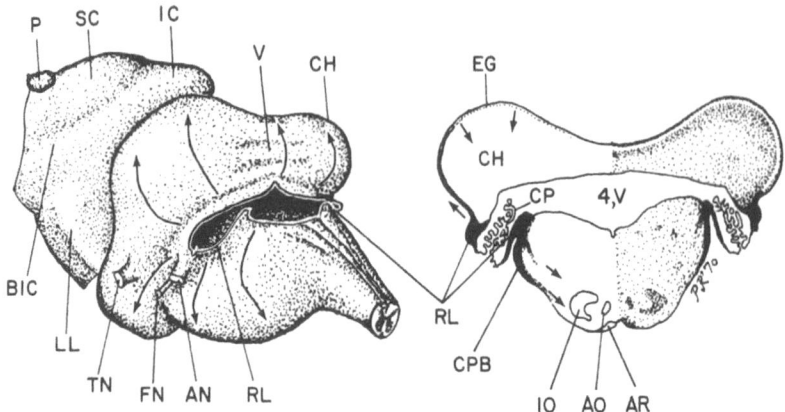

Abb. 34. Rhombencephalon und rhombische Lippe beim Menschen am Ende des 3. Fetal-monats in räumlicher Darstellung (*links*) und im Querschnitt (*rechts*). Die Pfeile zeigen die Migrationsrichtungen. *AO*, Accessorische Olive; *AR*, Nucleus arcuatus; *BIC*, Bra-chium colliculi inferioris; *CH*, Kleinhirnhemisphäre; *CP*, Plexus chorioideus; *CPB*, Cor-pus pontobulbare; *EG*, äußere Körnerschicht; *FN*, N.fascialis; *IC*, Colliculus inferior; *IO*, Oliva inferior; *LL*, Lemniscus lateralis; *P*, Glandula pinealis; *RL*, Rhombische Lippe; *SC*, Colliculus superior; *TN*, N.trigeminus; *V*, Vermis; *4V*, IV. Ventrikel. (SIDMAN u. RAKIC 1974)

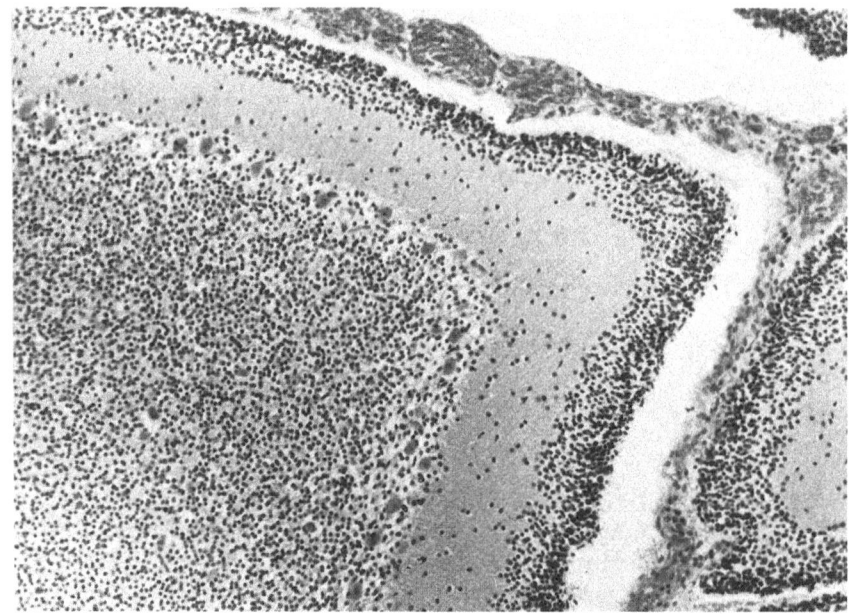

Abb. 35. Äußere Körnerschicht über dem Kleinhirn bei einem 1 Monate alten Kind (ES 136/78) mit Vitium cordis ohne Zeichen einer verzögerten Entwicklung im Zentralner-vensystem. Aufnahme Prof. Dr. J. PEIFFER, Institut f. Hirnforschung der Universität Tübingen. Kresylviolett. 180:1

Marklager. Die Körnerzellen müssen dabei durch das bereits gebildete Purkinje-Zellband in die Körnerschicht vordringen. Die *superfizielle Körnerschicht des Kleinhirns schwindet zwischen dem 9. und 13. Monat nach der Geburt,* Reste können noch bis zum 20. Monat nach der Geburt erhalten sein (FRIEDE 1975). Wird die superfizielle Matrixschicht durch Röntgenstrahlen (ALTMAN et al. 1969) oder zytotoxische Agentien (SHIMADA u. LANGMAN 1970) zerstört, solange die subventrikuläre Matrix noch aktiv ist, dann wird sie von dieser, d.h. von den lateralen Ependymkeilen wieder vollständig aufgebaut.

Die Körnerzellen ändern während ihrer Wanderung aus der superfiziellen Schicht in die endgültige Körnerschicht ihre Form von länglich-spindelig über oval nach rund, sie werden auf ihrem Weg durch die Fortsätze der bereits ausgereiften Gliazellen der Purkinje-Zellschicht (FAÑANAS-Glia) und deren faserreiche, bis an die Rindenoberfläche reichende Zellfortsätze (Bergmann-Fasern) geleitet (Abb. 24). Sie bilden während ihrer Wanderung nach rückwärts Axone, die an der Kleinhirnoberfläche als bipolare Axonverzweigungen weiter wachsen und später genau im rechten Winkel zu den Dendritenbäumen der Purkinje-Zellen liegen (Parallelfasern). In der inneren Körnerschicht angelangt, bilden die Körnerzellen 3–5 kurze Dendriten aus, die Kontakte mit den Moosfaserendigungen und Axonkollateralen der Kletterfasern eingehen.

Die Histogenese der Kleinhirnrinde ist ein ausgezeichneter Gradmesser der prä- und postnatalen Hirnentwicklung. Allgemeine Reifungsverzögerungen im Gehirn können an dem gleichförmigen Rindenaufbau im Kleinhirn leichter abgelesen werden als an der Großhirnrinde. Bereits die Breite der Molekularschicht der Kleinhirnrinde, die FRIEDE (1973) in Paraffinschnitten zwischen der 24. Fetalwoche und dem 12. Lebensmonat beim Menschen ausgemessen hat (Abb. 36) gibt Anhaltspunkte für den Reifegrad, da ihre Ausdehnung von Wachstum und Differenzierung der Dendriten der Purkinje-Zellen bestimmt wird. Während die Perikarya der Purkinje-Zellen bereits zwischen 28. und 32. Fetalwoche in der Kleinhirnrinde erscheinen, beginnt die Molekularschicht erst um die 40. Fetalwoche deutlich an Höhe zuzunehmen und erreicht zwischen 8. und 12. Lebensmonat ihre endgültige Ausdehnung.

Bei Feten von 11 cm SSL hebt sich der *Nucleus dentatus* eben als Zellansammlung aus der Zellschar des Kleinhirnmarklagers hervor, der *Nucleus olivarus inferior* der Medulla oblongata ist als dichtes Zellband erkennbar. In seiner endgültigen Form erscheint das Dentatum-Zellband bei Feten von 22 cm SSL, das Olivenzellband bei Feten von 14 cm SSL. Zwischen beiden Kerngebieten besteht also zeitlich eine Reifungsdifferenz von etwa einem Monat. Die Bildung beider Kerngebiete setzt eine genaue zeitliche Korrelation von Zellauswanderung und Zellfortsatzbildung (Axonwachstum) voraus. Bei Störung dieser Beziehung resultieren *Spindel- und Rundzelldysgenesien* (Abb. 73) in beiden Regionen (BERARD-BADIER et al. 1956) in Form von Gruppen unreifer Nerven- und Gliazellen, die ihre Migration nicht beenden und ihren Zielort nicht erreichen konnten (zelluläre Hemmungsmißbildung).

Aus der superfiziellen Körnerschicht im Gebiet das Hirnstamms entsteht auch das *Corpus ponto-bulbare* an den Seitenflächen des Hirnstamms als transientes zusätzliches superfizielles Keimlager (ESSICK 1907), aus ihm entstehen neben der Oliva inferior die Brückenkerne (TABER-PIERCE 1966). Die superfizielle

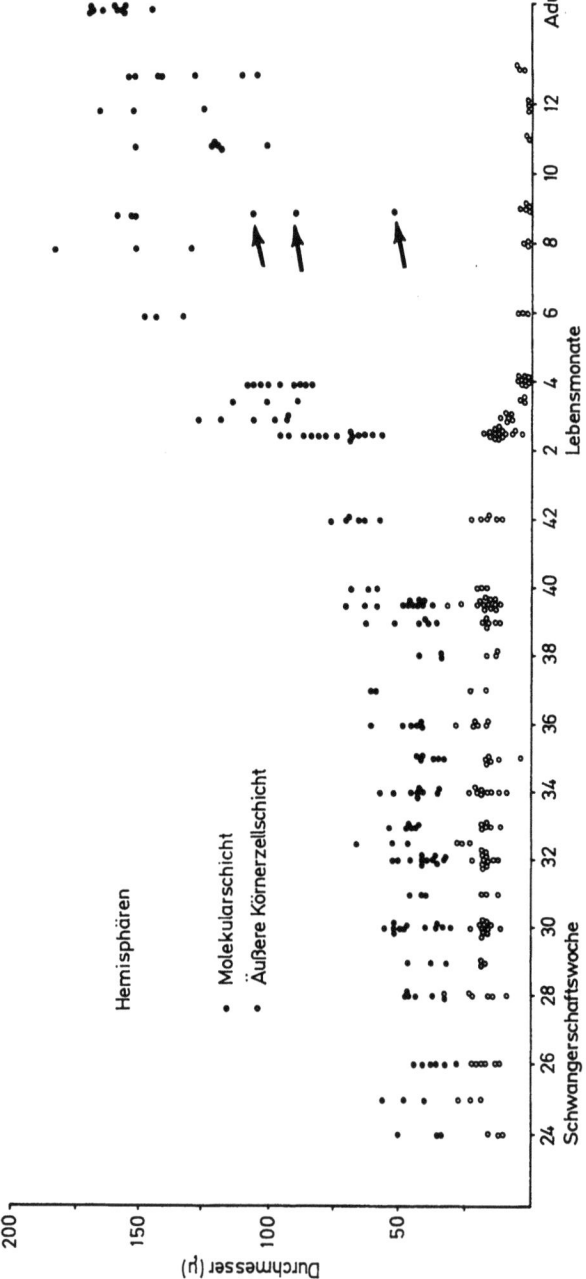

Abb. 36a. Quantitative Daten zur Entwicklung des menschlichen Kleinhirns: Dicke der Molekularschicht und der äußeren Körnerschicht über den Hemisphären des normalen menschlichen Kleinhirns. (FRIEDE 1973)

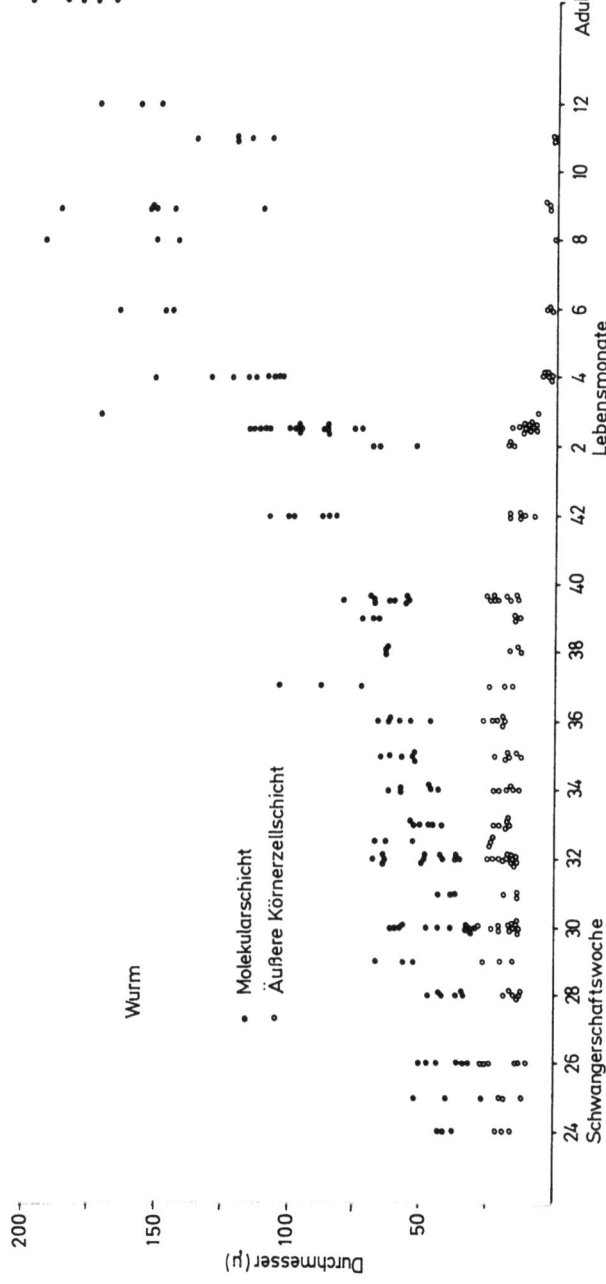

Abb. 36b. Quantitative Daten zur Entwicklung des menschlichen Kleinhirns: Dicke der Molekularschicht und der äußeren Körnerschicht im Wurmbereich des normalen menschlichen Kleinhirns. (Friede 1973)

Körnerzellschicht des Hirnstamms bildet sich bis gegen Ende des 6. Fetalmonats
zurück, Reste können aber noch bis zum Geburtstermin persistieren (JACOB
et al. 1973).

Einen Einblick in die Entwicklungsmechanik und die kausalen Beziehungen
zwischen den Vorgängen beim Aufbau der Kleinhirnrinde geben die bisher bekannten *mutanten Mäusestämme* mit genetisch bedingten zellulären Defekten
der Rindenbildung ohne grobe Fehlbildung des Zentralnervensystems. Bei der
weaver-Maus, die weberschiffchenartige Bewegungen durchführt, liegt eine Migrationsstörung und Degeneration der äußeren Körnerschicht vor. Nur wenige
Körnerzellen erreichen die innere Körnerschicht, wahrscheinlich infolge einer
Fehlbildung der Bergmann-Gliafasern (SIDMAN u. RAKIC 1974). Die Leitschienen fehlen. Auch bei den heterozygoten Mäusen wandern die Körnerzellen viel
langsamer als normalerweise abwärts. Innerhalb der Molekularschicht liegen
bleibende heterotopische Körnerzellen bilden aber in regulärer Anordnung synaptische Kontakte mit Moos- und Kletterfasern. Bei der *reeler-Maus,* die Tanz-
bewegungen durchführt, spielt eine unzureichende Migration der Purkinje-Zellen
die wesentliche Rolle. Daher liegen die meisten Purkinje-Zellen unter oder in
der Körnerschicht, haben also ihren Bestimmungsort nicht erreicht. Die Körnerzellen sind zahlenmäßig reduziert. Die Kleinhirnrinde ist insgesamt verschmälert. Die Fañanas-Gliazellen und ihre Bergmann-Fasern sind desorientiert. Die
dystropisch liegenden Purkinje-Zellen sind ausgereift, ihr Dendritenbaum ist
jedoch kleiner als normalerweise. Nur eine ganz geringe Zahl der Dornfortsätze
der Purkinjezell-Dendriten hat synaptischen Kontakt mit präsynaptischen
Axonendigungen. Zahlreiche Dornfortsätze sind von Gliazellteilen umhüllt, der
subsynaptische Apparat in ihnen ist jedoch normal ausgebildet. Seine Entstehung wird also nicht präsynaptisch induziert.

Bei der *staggerer-Maus,* die Taumelbewegungen zeigt, ist das Kleinhirn insgesamt verkleinert. Es liegt ein selektiver Verlust an Körnerzellen vor. Die äußere
Körnerschicht entwickelt sich zunächst normal, die Zellen wandern nach unten
aus. In der 2.–3. Woche nach der Geburt beginnen die Körnerzellen jedoch
zu degenerieren, gegen Ende der 3. Woche sind allmählich sämtliche Zellen
verschwunden, die Purkinje-Zellen sind kleiner als normalerweise, die Parallelfa-
serkontakte fehlen vollständig. An den Dendriten der Purkinje-Zellen entstehen
keine Dornfortsätze. Wahrscheinlich handelt es sich hier um eine primäre Störung der Differenzierung der Purkinje-Zellen, die eine synaptische Kontaktbildung zwischen den Dendriten der Purkinje-Zellen und den Parallelfasern – den
Axonen der Körnerzellen – nicht zuläßt. Die Degeneration der Körnerzellen
könnte hierauf zurückzuführen sein (retrograde transsynaptische Degeneration).

Diese Vorgänge bei der Differenzierung und beim Aufbau der Groß- und
Kleinhirnrinde zeigen die erhebliche Bedeutung der Zell-Kontaktbildung und
der Oberflächenerkennung für die Steuerung der Zellvermehrung und der Wanderung der Zellen an den für sie vorgesehenen Ort. Die Bildung des hochorgani-
sierten Gewebsverbandes in seiner definitiven Struktur ist an diese Orientierung
gebunden.

H. Rückenmark und peripheres Nervensystem

Das Rückenmark entwickelt sich aus dem kaudalen, *chordalen*, (das Noto-chord begleitenden) *Abschnitt* des Neuralrohrs. Der aus dem Lumen des Neural-rohrs entstehende Zentralkanal, der zunächst weit ist und längsovale Gestalt hat, wird mit zunehmender Entwicklung in dem Maße enger, in dem die Zell-dichte in seiner Wand zunimmt. Auf die das Lumen begrenzende Matrixzone folgen eine Intermediärzone (Schwärmzone), aus der die grauen Kerne des Rük-kenmarkes entstehen und der Randschleier, die spätere Marksubstanz (Abb. 37). Aus den Zellen der Intermediärzone gehen lateral beiderseits zelldichte dorsale Zellplatten (*Flügelplatten*, Laminae alares) und ventrale Zellplatten (*Grundplat-ten*, Laminae basalis) hervor, die dorsal und ventral durch dünne Gewebsstreifen (*Deckplatte* und *Bodenplatte*) verbunden sind (vgl. S. 7). Aus den Grundplatten entstehen die efferenten, motorischen Kerngebiete, aus den Flügelplatten die afferenten sensiblen. Aufgrund dieser topografischen Gliederung lassen sich be-reits in der 5. Fetalwoche im Rückenmark die Bereiche der efferenten und afferenten Neuronensysteme unterscheiden. Auswachsende Axone der reifenden Vorderhornzellen bilden die Vorderwurzeln. Aus den Spinalganglien und den

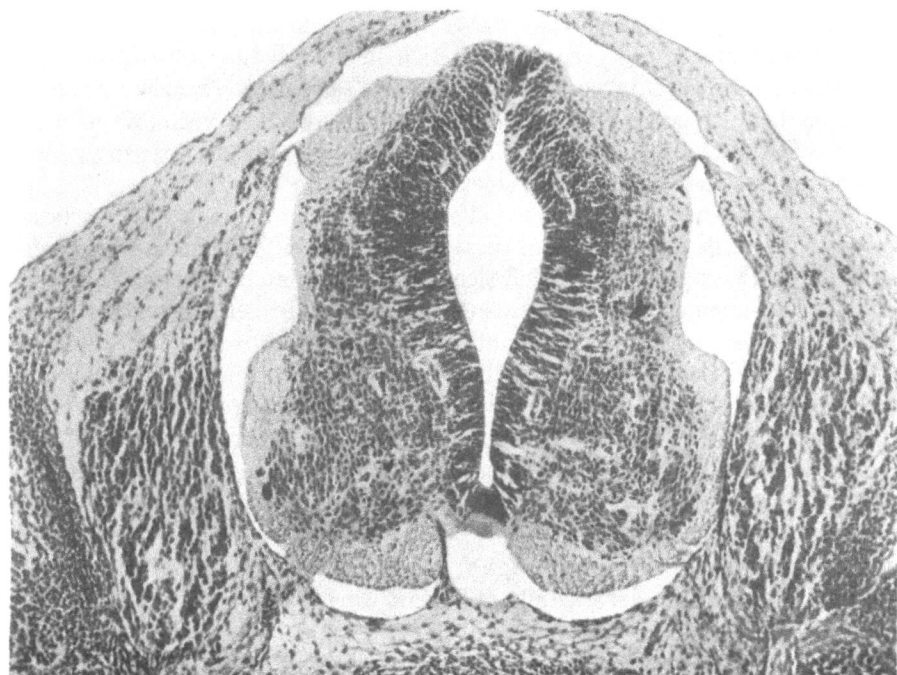

Abb. 37. Querschnitt durch Rückenmark und Spinalganglien eines menschlichen Em-bryos, Ende der 5. Woche. Zentralkanal umgeben von zellreicher Innenplatte (Keim-schicht), zellreicher Mantelschicht (Neuroblasten) und zellarmem Randschleier. Aus den Ganglien auswachsende sensible Wurzelfasern treten als dünne Bündel in die Hinter-stränge ein. Zellreiches Hüllmesenchym. (HIS 1904, Fig. 15)

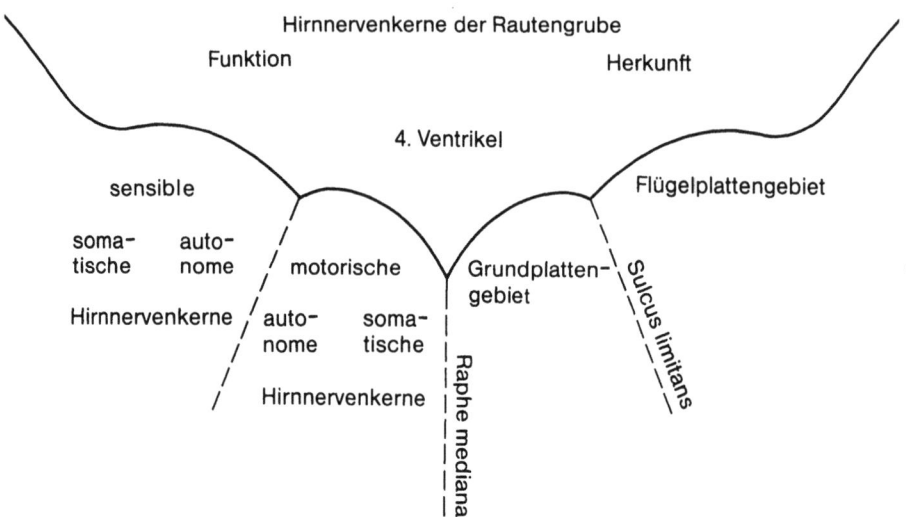

Abb. 38. Embryonale Flügelplatten- und Grundplattenbereiche im Querschnitt durch die Medulla oblongata eines Erwachsenen. Die motorischen und die sensorischen Kerne sind durch den deutlich persistierenden Sulcus limitans getrennt

Hirnnervenganglien wachsen Axone in das Rückenmark ein und bilden die Hinterwurzeln. Die peripheren Teile dieser Axone bilden die peripheren Nerven (s.u.). Eine ähnliche Gliederung findet sich in der Medulla oblongata. Auch hier sind ventralwärts motorische, dorsalwärts sensible Kerngebiete zu unterscheiden, deutlich getrennt durch einen Sulcus limitans, der auch im reifen Zustand auf Querschnitten durch die Medulla oblongata noch die Grenze zwischen Grundplatten- und Flügelplattengebiet markiert (Abb. 38).

Die efferenten und afferenten Zellgruppen des autonomen Systems liegen beiderseits jeweils angrenzend an diesen Sulcus, die efferenten und afferenten somatischen Kerngebiete schließen sich medial- und lateralwärts an. Zwischen den beiden efferenten Kerngebieten und zwischen den beiden afferenten Kerngebieten treten Kerne auf, die den embryonalen Kiemenbogenbereich autonom-motorisch innervierten (die motorischen Kerne des V., VII. und X. Hirnnerven).

Aus den Flügelplatten entstehen im Rhombenzephalon (Myel- und Metenzephalon) auch die sog. *rhombischen Lippen* (Abb. 34), deren Matrixzellen die Quelle der Brückenkerne, der unteren Olivenkerne, der Nuclei arcuati, der Substantia reticularis und von Teilen des Kleinhirns sind. Das Bodenplattengebiet der Medulla oblongata und der Brücke wird im 4. Embryonalmonat von absteigenden corticospinalen Fasern erreicht, die sich zwischen den Brückenkernen verteilen und in Höhe der Medulla oblongata die Pyramiden bilden. Etwa zum gleichen Zeitpunkt durchlaufen aufsteigende Fasern den Randschleier des Rückenmarks nahe der Flügelplatten (Hinterstränge und Kleinhirnseitenstränge) und erreichen Großhirn und Kleinhirn. Die *Markreifung der Fasersysteme* des Rückenmarks beginnt beim Menschen im 4. Monat. Zunächst werden die kurzen vorderen segmentalen Kommissuren- und Assoziationsfasern bemarkt, sie sind strukturelles Korrelat früher reflektorischer Bewegungsabläufe beim Embryo (MINKOWSKI 1928). Im 6. Monat folgen Hinterwurzeln und Hinterstränge, im

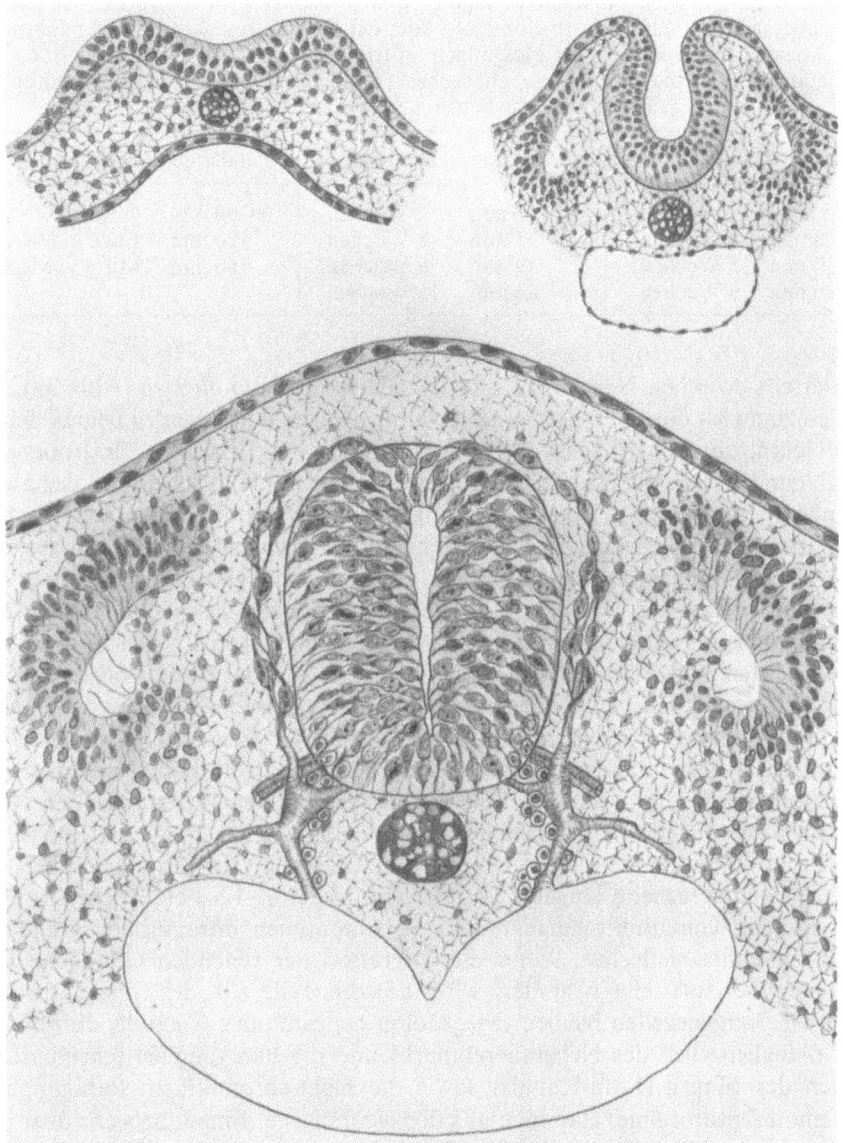

Abb. 39. Entwicklungsschritte vom Neuralepithel (*links oben*) über Neuralrinne (*rechts oben*) zum Neuralrohr (*unten*, bei einem 3 Tage alten Hühnerembryo) mit auswandernden Neuroblasten, intersegmentalen Arterien und den im Schnitt semizirkulär konfigurierten Neuralleisten. (H. MEI LIU 1981)

7. Monat Tractus spinothalamicus und spinocerebellaris. In der Pyramidenbahn und in den extrapyramidalen Bahnen setzt die Markreifung kurz vor der Geburt ein und ist hier erst im 2. Lebensjahr abgeschlossen.

Bevor sich das Neuralrohr schließt, verdicken sich an seiner dorsalen Fläche die Ränder der *Neuralrinne*. Aus diesen Rändern entstehen in der 4. Fetalwoche

Tabelle 1. Beziehungen zwischen Fetallänge und Fetalalter beim Menschen. Fetalalter berechnet nach der letzten stattgefundenen oder der ersten ausgebliebenen Regelblutung. Die Angaben beziehen sich auf Messungen an frischen, unfixierten Feten. Bis Ende der 7. Fetalwoche ist die Nackenlinie angegeben (Beckenende bis Nackenkrümmung), ab 8. Fetalmonat die Scheitel-Steiß-Länge. (HIS 1904)

Fetallänge	Fetalalter	Fetallänge	Fetalalter	Fetallänge	Fetalalter
4 mm	3 Wochen	17–19 mm	7 Wochen	60–90 mm	4. Monat
5– 8 mm	4 Wochen	20–22 mm	8 Wochen	120 mm	Ende 4. Monat
9–10 mm	5 Wochen	29 mm	8 Wochen	160 mm	Mitte 5. Monat
12–16 mm	6 Wochen	42 mm	11 Wochen		

beiderseits zwischen Neuralrohr und Ektoderm die *Neuralleisten* (Abb. 39). Sie bilden zunächst dorso-, später ventrolateral gelegene Zellsäulen zu beiden Seiten des Neuralrohres (MITCHELL 1971). Aus den Matrixzellen des Neuralrohrs *und der Neuralleisten* entstehen die peripheren Teile des somatischen und des autonomen Nervensystems. Das Neuralrohr ist Quelle der efferenten somatischen und autonomen Neurone, die aus reifenden Nervenzellen der Grundplatte entstehen. Die Spinalganglienzellen und die Hirnnervenganglienzellen entstehen aus den Matrixzellen der Neuralleisten. Die Hirnnervenganglien nehmen eine Sonderstellung ein, sie entstehen zum überwiegenden Teil aus Verdickungen der Neuralleisten (sog. Plakoden) im *prächordalen Bereich* des Neuralrohrs (STARCK 1962). Die reifenden Ganglienzellen produzieren in der 6.–8. Fetalwoche pseudounipolare, nach kurzem Verlauf sich teilende bipolare Axone, deren einer Ast in das Rückenmark einwächst und die Hinterwurzeln bildet, während der andere peripherwärts wächst und die Spinalnerven bildet. Weitere aus den Neuralleisten stammende Neuroblasten wandern entlang der auswachsenden *Spinalnerven* in die Peripherie und bilden die sympathischen Grenzstrangganglien sowie, nach entsprechend längerer Wanderung, in der 8.–12. Fetalwoche die prävertebralen Sympathikusganglien und die autonomen intramuralen Ganglien und Nervenfasergeflechte. Wenn die Migration der reifenden Ganglienzellen verzögert verläuft oder behindert wird, können Teile z.B. des Intestinaltrakts frei von Ganglienzellen bleiben (Megacolon congenitum). Auch die chromaffinen Ganglienzellen des Nebennierenmarks und die Paraganglien (chromaffine Zellen des Magen-Darm-Kanals) sowie die nicht-chromaffinen Paraganglien (Chemorezeptororgane) stammen aus der Neuralleiste. Eine Übersicht über die Bildungen der Neuralleiste gibt Tabelle 3.

Im 2. Fetalmonat sind die *Spinalganglien* als Ansammlungen reifender Nervenzellen neben dem Rückenmark sichtbar, deren Umfang zu diesem Zeitpunkt etwa dem Rückenmarksquerschnitt entspricht; sie nehmen also im Verhältnis zum Rückenmark mehr Raum ein als im ausgereiften Zustand. Am Ende des 3. Fetalmonats sind die *Spinalganglienzellen* bereits weitgehend ausgereift und deutlich von den Mantelzellen zu unterscheiden. Die reifenden Ganglienzellen in den sympathischen *vertebralen und prävertebralen Ganglien* sind im 2. Fetalmonat in Streifen- oder Rosettenform angeordnet, die zentrale zellfreie Räume umgrenzen; in diese Räume wachsen ihre Axone hinein (Abb. 40). Im 4. und 5. Monat sind derartige Rosettenformationen besonders deutlich ausgeprägt,

Tabelle 2. Durchschnittliche Hirngewichte von frühgeborenen und reifen Kindern bis zum Ende des 1. Lebensjahres, aus den Jahren 1946 bis 1955. (Fälle mit krankhaften Veränderungen wie entzündlichen Prozessen, Tumoren, Hydrocephalus, Fehlbildungen, Traumen, Ödem wurden ausgeschlossen). (KOLB 1956)

Alter	M Gehirn- gewicht g	Zahl der Fälle	σ Mittlere Abweichung von M g	m Mittlerer Fehler g	M + m	M − m
Frühgeburten (männlich)						
Mens VII	146,9	22	± 26,2	± 5,59	152,49	141,31
Mens VIII	240,2	22	± 10,46	± 2,23	242,43	237,97
Mens IX	311,8	14	± 24,61	± 6,58	318,38	305,22
Reife Kinder (männlich)						
1. Woche	379,54	22	± 68,86	± 14,62	394,16	364,92
2. Woche	425,0	8	± 90,87	± 31,40	456,40	393,60
3. Woche	446,6	9	± 64,42	± 21,48	468,08	425,12
1. Monat	463,30	26	± 52,32	± 10,26	473,56	453,04
2. Monat	567,9	50	± 50,87	± 7,19	575,09	560,71
3. Monat	588,4	29	± 50,83	± 9,44	597,84	678,96
4. Monat	667,4	19	± 40,94	± 10,59	677,99	656,81
5. Monat	640,0	9	± 83,52	± 27,86	667,86	612,14
6. Monat	790,0	16	± 48,72	± 12,10	802,10	777,90
7. Monat	785,0	13	± 69,53	± 19,28	804,28	765,72
8. Monat	807,5	8	± 45,90	± 16,23	823,73	791,27
9. Monat	830,0	6	± 30,98	± 12,65	842,65	817,35
10. Monat	925,0	4	± 54,40	± 25,16	950,16	899,84
11. Monat	946,7	3	± 25,16	± 12,95	959,65	933,75
12. Monat	920,0	9	± 53,85	± 17,95	937,95	902,05
Frühgeburten (weiblich)						
Mens VII	155,90	14	± 23,78	± 6,15	162,05	149,75
Mens VIII	227,40	17	± 25,29	± 6,13	233,53	221,27
Mens IX	248,00	10	± 25,73	± 8,13	256,13	239,87
Reife Kinder (weiblich)						
1. Woche	366,00	15	± 51,10	± 13,19	379,19	352,81
2. Woche	408,30	6	± 37,68	± 15,40	423,70	392,90
3. Woche	382,80	7	± 64,42	± 22,70	405,50	360,10
1. Monat	457,10	21	± 58,22	± 12,70	469,80	444,40
2. Monat	487,80	20	± 52,62	± 11,77	499,57	476,03
3. Monat	574,10	28	± 55,92	± 10,56	584,66	563,54
4. Monat	588,90	18	± 46,19	± 10,94	599,84	577,96
5. Monat	635,00	12	± 23,93	± 6,91	641,91	628,09
6. Monat	760,00	15	± 55,93	± 14,44	774,44	745,56
7. Monat	674,00	5	± 66,55	± 26,53	700,53	647,47
8. Monat	840,00	7	± 23,80	± 8,99	848,99	831,01
9. Monat	827,50	8	± 44,80	± 15,84	843,34	811,66
10. Monat	888,30	6	± 44,08	± 17,99	906,29	870,31
11. Monat	862,80	7	± 71,88	± 27,17	889,97	835,63
12. Monat	882,50	8	± 61,81	± 21,85	904,35	860,65

Tabelle 3. Produkte der Neuralleiste. (LE DOURARIN et al. 1980)

Neuronale Zellen

Peripheres Nervensystem

Sensible Ganglien

Ganglienzellen der Facialiswurzel, oberer Abschnitt des N. glossopharyngicus, Ganglion jugulare des vagus, ein Teil der Ganglienzellen des Ganglion gasseri; andere Nervenzellen dieser Ganglien stammen aus den Plakoden des prächordalen Neuralrohrs)

Spinalganglien

Autonome Ganglien

Stützzellen

Schwann'sche Zellen und Hüllzellen der peripheren Nerven (Endo-, Peri- und Epineurium)

Satellitenzellen (Mantelzellen) der Spinalganglien, der autonomen Ganglien und der sensiblen Ganglien des V., VII., IX. und X. Hirnnerven.

Satellitenzellen (Mantelzellen) der Ganglien des N. facialis (VII) N. acusticus (VIII), N. petrosus (XI) und des Ganglion nodosum (X). Alle Nervenzellen dieser Ganglien stammen aus den Plakoden des prächordalen Neuralrohrs.

Pigmentzellen

Melanocyten der Haut, der Mesenterien, der inneren Organe, der Leptomeningen und Melanophoren der Iris

Endokrine und Paraendokrine Zellen

Paraganglien: Chromaffine Ganglienzellen des Nebennierenmarks und des Magen-Darm-Kanals

Calcitonin-produzierende Zellen

Typ I und Typ II-Zellen des Glomus caroticum

Mesektoderm

Leptomeninx

Knochen und Knorpel des Gesichts und der Wirbelbögen

Haut des Gesichts und der vorderen Teile des Halses

Bindegewebe der Speicheldrüse, der Schilddrüse und der Nebenschilddrüsen (außer: Endothel der Blutgefäße dieser Drüsen)

Fibroblasten, Stroma und Endothelbelag der Cornea

Bindegewebe des Thymus (außer: Endothel der Blutgefäße)
Glatte Muskelzellen und Bindegewebe der großen Arterien des Aortenbogens

M. ciliaris

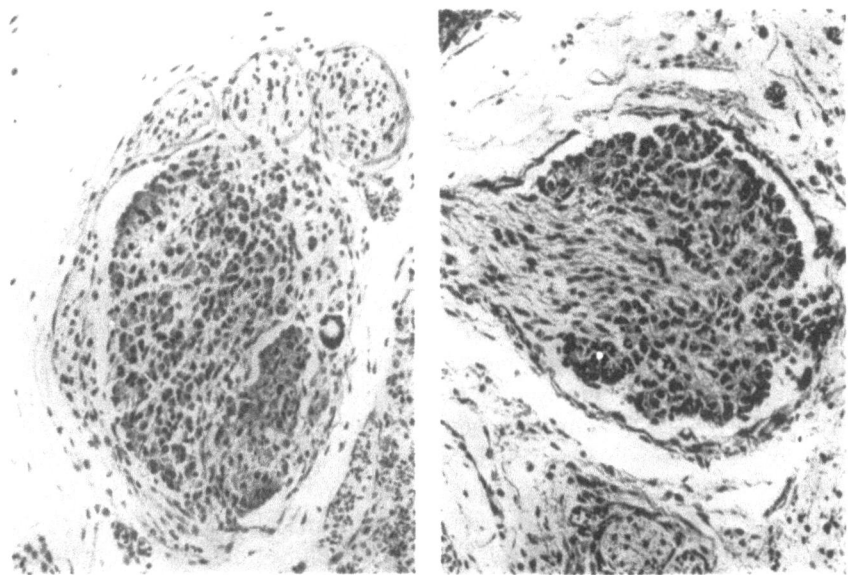

Abb. 40. Menschlicher Embryo, 19. Woche. Retroperitoneale Sympathicusganglien mit Neuroblasten und Nervenfaserbündeln. Zellarme Zonen im Zentrum der Ganglien während der normalen Reifung. 180:1. (R.A. WILLIS 1962)

mit zunehmender Reifung der Ganglienzellen und mit dem Auswachsen der Axone aus den Ganglien werden sie aufgelöst, können aber noch bis zur Geburt persistieren.

Die Spinalwurzeln sind beim Menschen in der 6. Fetalwoche bereits gut ausgebildet (Abb. 37), in der 8. Fetalwoche finden sich bereits zahlreiche Nervenfaserbündel in den Extremitäten. Die Markbildung beginnt an den *peripheren Nerven* nach den elektronenmikroskopischen Untersuchungen von DAVISON und PETERS (1970) am N. ischiadicus des Menschen im 4.–5. Monat, proximo-distalwärts fortschreitend (SPEIDEL 1964), sie ist lichtmikroskopisch im 3. Lebensjahr beendet (LANGWORTHY 1933); nach elektronenmikroskopischen Untersuchungen dauert sie bis in das 7. Lebensjahr hinein (SCHRÖDER 1978). Motorische Endplatten werden erstmals in der 20. Fetalwoche gefunden (Zunge), in den Extremitäten treten die meisten motorischen Endplatten in der 26.–28. Woche auf, im Bereich der Hände und Füße entstehen sie erst kurz vor der Geburt (WILLIS 1962). Die Skelettmuskelzellen entwickeln sich *unabhängig* von der relativ spät einsetzenden Innervation. Die Muskelzellen sind aber *nach* der Kontaktbildung mit den Neuronen abhängig von deren trophischem Einfluß (s. S. 76). Koordinierte, gerichtete Bewegungen sind bei Feten für die Mutter ab 5. Monat bemerkbar, jedoch erfolgen langsame unkoordinierte Bewegungen bereits viel früher, sie sind an menschlichen Feten außerhalb des Mutterleibes bereits im 2.–3. Fetalmonat zu beobachten (MINKOWSKI 1920–28, COGHILL 1929; LANGWORTHY 1933; WINDLE 1941), zu einem Zeitpunkt also, zu dem Nervenfasern teilweise bereits die Muskulatur erreicht haben, motorische Endplatten aber noch nicht ausgebildet sind.

Die *Schwannschen Zellen* sind ebenfalls Abkömmlinge der Neuralleiste, sie wandern mit den auswachsenden Nervenfasern in die Peripherie. Ihre Anwesenheit ist aber für die Ausbreitung und Erhaltung der Nervenfasern nicht notwendig; Vorderwurzeln und motorische Nerven entwickeln sich im Experiment auch nach Entfernung der Neuralleisten, ohne Schwannsche Zellen (HILBER 1943). Dies stimmt überein mit Ergebnissen von WEINBERG und SPENCER (1979), die zeigen konnten, daß die Schwannschen Zellen *von den Axonen* Signale für die Myelinisierung erhalten, daß also eine trophische, aktivierende Wirkung vom Axon auf die Schwannsche Zelle ausgeht, nicht umgekehrt. Die proximo-distale Wanderung der Schwannschen Zellen aus der Neuralleiste wurde von SPEIDEL (1964) auch in vivo beobachtet, sie erfolgt in den Nervenfasern der Schwanzabschnitte von Kaulquappen mit einer Geschwindigkeit von 40–90 µm pro Tag, bei Säugetieren wurden in regenerierenden Nerven 300 µm pro Tag errechnet (REXED 1944, 1945). Die Schwannschen Zellen teilen sich während ihrer Auswanderung im peripheren Nervensystem weiter, solange das Axonwachstum fortschreitet (PETERS u. MUIR 1959; ASBURY 1967). Erst nach Abschluß der Myelinisierung sistiert die mitotische Aktivität der Schwannschen Zellen. Zugleich mit der Markreifung (s. S. 87) erfolgt eine Zunahme der Axondurchmesser (Abb. 41), das *Histogramm* der Faserquerschnittsgrößen im peripheren Nerven, das bei der Geburt noch unimodal ist (NYSTRÖM u. SKOGLUND 1965), *wird mit dem 7. Lebensmonat bimodal* (GUTRECHT u. DYCK 1970). Das Volumen des endoneuralen, bindegewebigen Raums zwischen den markhaltigen Nervenfasern ist beim Neugeborenen relativ hoch. Im N. suralis des Menschen beträgt im 2. Lebensmonat der Anteil des Endoneuriums an der Fläche des Nervenquerschnitts z.B. 75% (REIHER 1979), daher erscheinen periphere Nerven in diesem Lebensalter relativ bindegewebsreich. Im Lauf des 1. Lebensjahres sinkt der Flächenanteil des endoneuralen Raumes auf etwa 60% zugunsten der markhaltigen Nervenfasern, deren Flächenanteil (Axondurchmesser und Markscheidenfläche) entsprechend wächst. Die rapide Zunahme des Durchmessers der Markfasern in den ersten 4 Lebensjahren ist auch an der abnehmenden Anzahl der Fasern pro Meßfläche ablesbar; sie beträgt im 1. Lebensmonat je nach Präparationsmethode 20000 (DYCK et al. 1968) bis 23000 (REIHER 1979) Fasern pro mm² Meßfläche, im 4./5. Lebensjahr nur noch 14000–15000 Fasern pro mm². Danach bleibt die Anzahl der Fasern pro Meßfläche im N. suralis unverändert (Abb. 41).

Während der Markreifung nehmen mit dem Längenwachstum des Körpers die Internodienlänge und damit auch die Nervenleitgeschwindigkeit zu (SAUNDERS u. WHITTERIDGE 1947; RIDGE 1967). Die Nervenleitgeschwindigkeit bleibt daher – bezogen auf die Gesamtlänge der Nervenfaser – während des Längenwachstums etwa konstant.

Angeborene selektive Störungen der Myelogenese im peripheren Nervensystem sind selten beobachtet worden; bei nahezu vollständigem Fehlen der Markscheiden, von KARCH und URICH (1975) als infantile Polyneuropathie mit defekter Myelinisierung beschrieben, treten schwere periphere Lähmungen und Sensibilitätsstörungen auf. Ähnliche Fälle wurden von LYON (1969) und von ASBURY

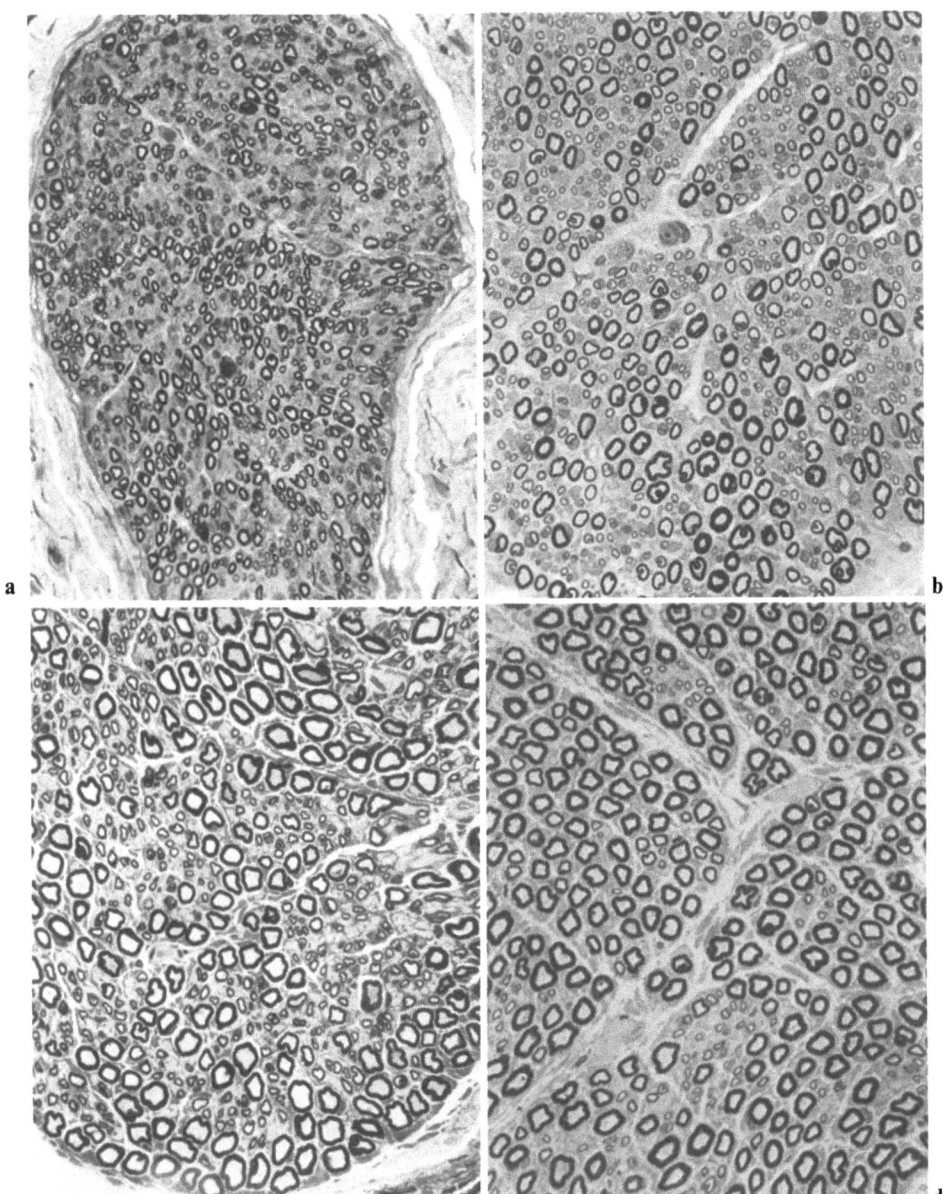

Abb. 41a–d. Gewebsreifung im N.suralis von Kindern. Die Biopsien erfolgten unter Verdacht auf neurodegenerative Erkrankung, der sich nicht bestätigte. **a** 1 Monat alt: noch unimodales Kaliberspektrum der markhaltigen Nervenfasern (Bi 215/2). **b** 9 Monate alt: bereits angedeutet bimodales Kaliberspektrum (Bi 939/80). **c** $1^1/_2$ Jahre alt: bimodales Kaliberspektrum (Bi 680/79). **d** $4^1/_2$ Jahre alt: bimodales Spektrum, jetzt dichtere Lagerung der markhaltigen Nervenfasern pro Querschnittsfläche (Bi 775/79). Fixierung in phosphatgepuffertem Formaldehyd, Nachfixierung mit Osmiumtetroxid, Aralditeinbettung, Semidünnschnitte 1 μm. Färbung mit Toluidinblau. 416:1

und JOHNSON (1978) mitgeteilt; Beziehungen dieser Störung zur Krankheits-
gruppe der hereditären motorisch-sensorischen Neuropathien („neurale Muskelatrophie") werden diskutiert. Auch bei Myelinisationsstörungen überwiegend
des Zentralnervensystems (dysgenetische Formen der Pelizaeus-Merzbacher-
Gruppe, WATANABE et al. 1973) können eine verzögerte Markbildung und verminderte Zahl markhaltiger Nervenfasern im peripheren Nervensystem nachgewiesen werden, allerdings bisher nur mit morphometrischer Methodik (REIHER
1979).

J. Retina und Nervus opticus

   Retina und Nervus opticus entstehen als Teile des Zwischenhirns in der
4. Fetalwoche in Form paariger ventrolateraler Ausstülpungen der dienzephalen
Wand. In der 5. Fetalwoche haben sie sich zu Augenbläschen und Augenblasenstiel entwickelt, die von einem Ausläufer des 3. Ventrikels durchzogen sind
und bis unter das Ektoderm vorgelagert werden. Während der 5. Fetalwoche
verdickt sich das Ektoderm über dem Augenbläschen, ein Teil schnürt sich
als Linsenbläschen ab, zugleich stülpt sich die obere äußere Schicht der Augen-
blasen-Matrix nach innen ein und legt sich über die innere. Es entsteht der
doppelwandige Augenbecher. Die äußere Schicht des Augenbechers besteht aus
Epithel, in der 6.–7. Fetalwoche entsteht in ihm Pigment. In der 8. Fetalwoche

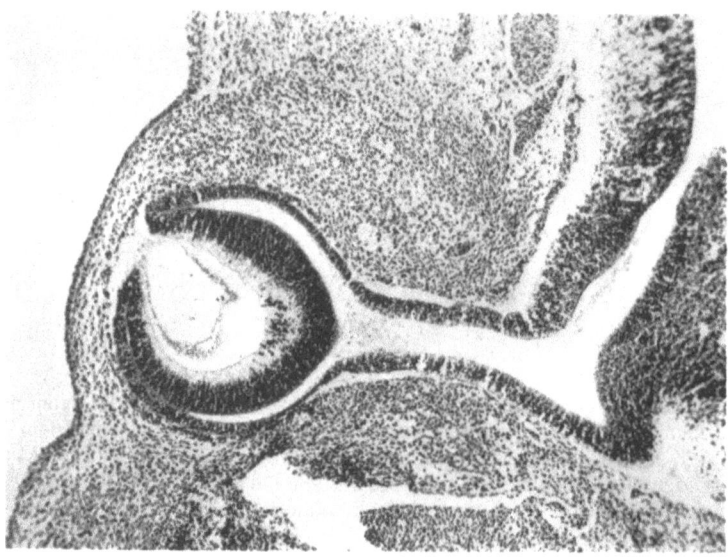

Abb. 42. Menschlicher Embryo, 6. Woche. Schnitt durch Augenblasen und Augenblasenstiel. Kommunikation des Lumens des Augenblasenstiels mit dem diencephalen Ventrikellumen (*rechts*). 60:1. (R.A. WILLIS 1962)

ist die Pigmentbildung in der Retina abgeschlossen, dauert aber in der Choreoidea weiter an. *Die innere Schicht des Augenbechers entwickelt sich zur Retina.* Während des 2. Fetalmonats differenziert sich diese in 3 Zonen: Matrix, Differenzierungsschicht und Randschleier, die mit den entsprechenden Schichten der Wand des Zwischenhirns korrespondieren. Die aus der Matrix auswandernden Zellen entwickeln sich in der 8. Fetalwoche zu den Schaltzellen der inneren Körnerschicht (bipolare Nervenzellen) und zu den Ganglienzellen. Nach Abschluß der Zellteilung reifen die Matrixzellen zu den Sinneszellen (Stäbchen und Zapfen) aus.

Die Axone der Ganglienzellen beginnen von der 8. Fetalwoche an am Glaskörperrand entlang und in den gliösen Augenblasenstiel hineinzuwachsen. *Der Augenblasenstiel entwickelt sich damit zum Sehnerven.* Die beiden Schichten des

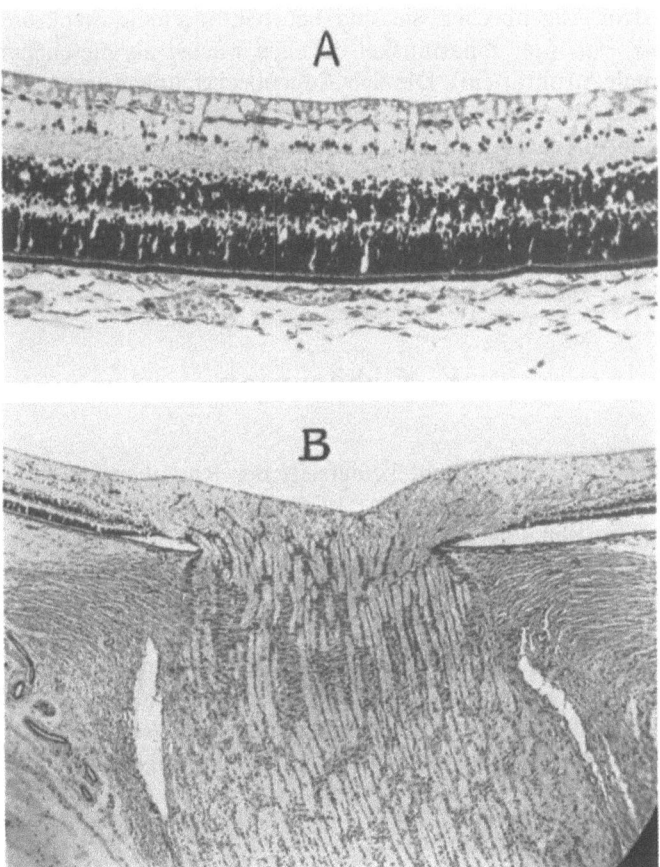

Abb. 43 A, B. Menschlicher Fet, 27. Woche, Schnitte durch Retina und N. opticus. **A** alle Schichten der Retina sind entwickelt, die Chorioidea noch pigmentfrei. 125:1. **B** Sehnerv und Sehnervenpapille. Reichlich interfaszikuläre Glia im Bereich der Lamina cribriformis. Die Markreifung im Sehnerven hat noch nicht begonnen. 40:1. (R.A. WILLIS 1962)

Augenbechers (Abb. 42) sind bis zur 6. Fetalwoche durch den spaltförmigen periretinalen Raum getrennt, der mit dem Recessus opticus des 3. Ventrikels in Kontinuität steht. In der Mitte des 2. Fetalmonats obliteriert dieser Spaltraum bis auf die beiden Enden, die erst in der Folgezeit, am Ende des 2. Fetalmonats verschwinden. Dieser Vorgang führt zur flächenhaften Verbindung zwischen Pigmentepithel und den Matrixzellen bzw. den reifenden Stäbchen und Zapfen. In einer Höhlenbildung am peripheren Ende des Augenblasenstiels treten die Vasa centrales retinae zum Bulbus hin. Der Sehnervenstamm ist von Bindegewebe umgeben und scharf von ihm getrennt. Die Trennungslinie besteht aus einer inneren Membrana limitans externa (gliöses Gewebe) und einer äußeren Membrana limitans meningea, die von dem umgebenden Mesenchym stammt. Der feine perineurale Spaltraum endet blind am Bulbus oculi, seine virtuelle Fortsetzung ist der Spaltraum zwischen Pigmentepithel und Choreoidea. Zum Gehirn öffnet er sich in den Raum zwischen Hirnoberfläche und Pia mater. Erst im 2. Fetalmonat entstehen *Ziliarkörper* und *Iris* durch weitere Zellteilungen aus dem Augenbecher, sie sind neuroektodermale Strukturen, ebenso der *Musculus iridis* (der Ziliarmuskel dagegen wächst als mesenchymale bzw. mesektodermale Struktur ein). Die den Augenbecher umgebenden Mesenchymlagen bilden die Choreoidea und die mesodermalen Teile des Ziliarkörpers und der Iris; sie entsprechen den Leptomeningen des Gehirns. Die Sklera und die fibrösen Teile der Cornea entsprechen der Dura mater. In der 27. Fetalwoche sind alle wesentlichen Strukturen von Retina und Nervus opticus ausgebildet (Abb. 43). Die Myelinisierung der Optikusfasern beginnt jedoch erst kurz vor Geburt (His 1904).

K. Gehörorgan

In der 4. Fetalwoche entsteht beiderseits des Rhombenzephalons aus dem Ektoderm das Ohrbläschen (Otozyste). In der gleichen Woche wandern reifende Nervenzellen aus den Plakoden der Neuralleiste des Rhombenzephalons aus bis zur Otozyste. In der 5. Fetalwoche gliedern sich Otozyste und die an seiner Wand angelangten Nervenzellen in einen dorsalen und ventralen Abschnitt. Aus dem dorsalen Abschnitt entstehen Bogengänge und Ganglion vestibulare, aus dem ventralen Cochlea und Ganglion spirale. Aus den Ganglienzellen wachsen zentrale Axone in die Otozyste ein und nehmen Kontakt mit den dort reifenden Sinneszellen auf, zentrale Axonabschnitte wachsen in das Rhombenzephalon ein und entwickeln sich zum VII. und VIII. Hirnnerven.

L. Geruchsorgan

Am Ende der 4. Fetalwoche entstehen im Ektoderm unter dem Telenzephalon paarige herdförmige Verdickungen (Riechplatten) die sich in der 5. Fetalwo-

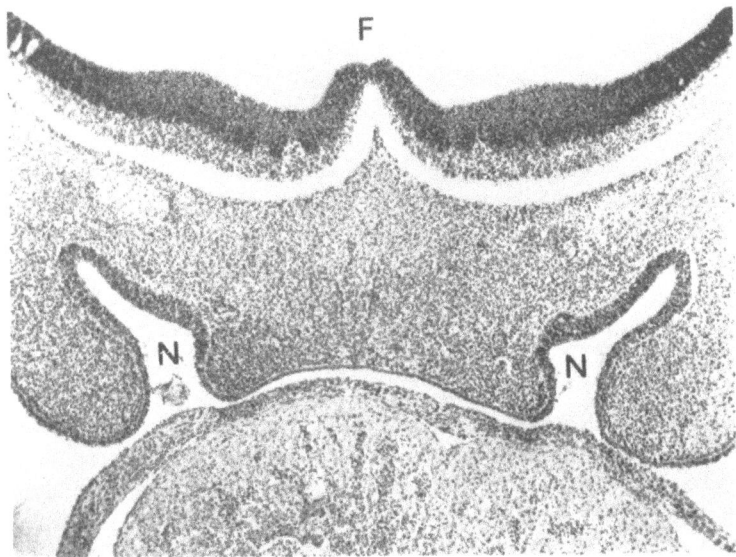

Abb. 44. Menschlicher Embryo, 6. Woche. Schnitt durch die Wand des Vorderhirns (*F*), darunter Mesenchym und Epithelüberzug des Stirnfortsatzes und symmetrische Riech-gruben (*N*) als Anlage des Riechepithels. Unten Herzanlage. 48:1. (R.A. WILLIS 1962)

che einsenken und durch das Mesenchym des späteren Nasenskeletts in Richtung auf die telenzephale Matrix vorwachsen. In der 6. Fetalwoche ist dieser Prozeß abgeschlossen (Abb. 44). Aus den Epithelzellen der Riechplatten, den späteren Riechsinneszellen, wachsen in der 6.–7. Woche Axone gegen die Wand des Telen-zephalons vor. *Die Riechsinneszellen* sind also – im Unterschied zu den Sinneszel-len der übrigen Sinnesorgane – zugleich *Nervenzellen*. Den Axonen entgegen stülpen sich aus dem Boden des Telenzephalons beiderseits Wandabschnitte vor (embryonale Riechhirnausladung), die auch Ventrikellumina besitzen (em-bryonaler Recessus olfactorius des Seitenventrikels), diese Ventrikelabschnitte verkleben im 3. Fetalmonat. Der Kontaktbereich zwischen Axonen der Riechsin-neszellen und telenzephaler Riechhirnausladung entwickelt sich zu den Bulbi olfactorii. Als Nebenprodukt entsteht aus den embryonalen Riechplatten das paarige *vomero-nasale Organ* (JACOBSON). Es besteht aus Ansammlungen von Sinnesepithelzellen, die ebenfalls zunächst axonale Verbindungen zum Telenze-phalon entwickeln. Paarige Kanäle führen von dem Organ durch den harten Gaumen in die Mundhöhle (embryonaler Nasen-Rachen-Gang). Das vomero-nasale Organ erreicht im 5. Embryonalmonat seine volle Ausbildung, es schwin-det danach und ist beim Neugeborenen normalerweise nicht mehr nachweisbar. Reste können aber persistieren und auch noch beim Erwachsenen gefunden werden (ROPER-HALL 1944). Nicht selten werden auch die oberen Abschnitte des embryonalen Nasen-Rachen-Gangs noch beim Neugeborenen als blinde, von Flimmerepithel ausgekleidete Zysten hinter den mittleren Schneidezähnen in der Maxilla gefunden.

M. Hypophyse

Die epithelialen (adenohypophysären) Teile der Hypophyse stammen aus der Rathkeschen Tasche, die aus dem Ektoderm der Mundhöhle in der 4. Fetalwoche hervorgeht. Sie hinterläßt während ihres Vorwachsens gegen die Schädelbasis den embryonalen Schädel-Rachen-Gang, der sich in der 9.–10. Fetalwoche zurückbildet. Sein bukkales Ende bleibt jedoch als „Rachenhypophyse" in der Rachenwand noch einige Wochen erhalten, Reste können beim Neugeborenen als Epithelzellnester persistieren. Aus dem Boden der Rathkeschen Tasche entsteht an der Schädelbasis die Adenohypophyse mit Vorderlappen, Zwischenlappen und der hirnwärts gelegenen, das Hypophysenfortadersystem enthaltenden Pars tuberalis. In der Umgebung des Vorderlappens und des Infundibulums können Reste der Rathkeschen Tasche als Epithelzellnester persistieren. Das embryonale Lumen der Rathkeschen Tasche ist beim Neugeborenen in der Regel noch als Spalt zwischen Vorderlappen und Zwischenlappen erhalten, der in der Folgezeit obliteriert oder in Form zystischer Hohlräume bestehen bleiben kann. In der 5. Fetalwoche vereinigt sich die Adenohypophysenanlage mit einem basalen Wandabschnitt des Zwischenhirns, aus dem die Neurohypophyse hervorgeht.

N. Fortsatzwachstum und Spezifität der neuronalen Kontaktbildung

I. Axonwachstum

Bereits während der Migration der Nervenzellen aus der Matrix in die Rindenplatte beginnen die Axone, aus dem Zellkörper auszuwachsen (Abb. 15). Sie dringen – im Telenzephalon – entgegen der Richtung der Zellauswanderung in die Zwischenschicht, das spätere Marklager, vor. Die Bildung des Axons ist im Genom der Zelle festgelegt, sein Längenwachstum erfolgt ebenfalls weitgehend unabhängig von Milieufaktoren, auch in vitro, falls die nutritiven Voraussetzungen gegeben sind (Abb. 27).

Die *Wachstumsgeschwindigkeit* regenerierender Axone bei Säugetieren beträgt 2–3 mm/Tag, etwa mit der gleichen Geschwindigkeit (1–2 mm/Tag) erfolgt der langsame axonale Transport aus dem Perikaryon stammender Proteine (WEISS u. HISCOE 1948). Die Wachstumsrichtung und die synaptische Kontaktbildung der Axone wird von 2 Mechanismen bestimmt, deren Wirkungsanteile nicht leicht voneinander abgrenzbar sind: von *unspezifischen* mechanischen Oberflächenkontakten und von *spezifischen* neuromolekularen *Signalen,* die möglicherweise ebenfalls durch Oberflächenkontakte vermittelt werden. Bereits im Beginn des Axonwachstums sind spezifische Signale wirksam; aberrierende Axone der retinalen Ganglienzellen, die ausnahmsweise nicht, wie die Mehrzahl der Fasern, zentralwärts gegen die Papille, sondern peripherwärts wachsen, keh-

ren nach kurzer Strecke um (CAJAL 1929). Axone von ausnahmsweise „auf
dem Kopf" stehenden Pyramidenzellen der Großhirnrinde wachsen zunächst
gegen die Hirnoberfläche vor, kehren aber ebenfalls nach kurzem Verlauf um
und wachsen entgegengesetzt, in normaler Richtung auf das Marklager weiter
(van der LOOS 1965). Dies ist mit mechanischen Faktoren allein nicht zu erklären. Mechanische Faktoren beeinflussen die Axone aber zweifellos während
ihres Längenwachstums, beispielsweise beim Entlangwachsen an Grenzflächen
(Blutgefäße, Basalmembranen, längsgerichtete Bindegewebszüge, Muskelfasern)
und bei der Aufzweigung vor Hindernissen, die umgangen werden, wie in Lä-
sionsgebieten (LAMPERT u. CRESSMAN 1964). Diese rein mechanischen Kräfte
haben aber nur relativ geringe Bedeutung für die Steuerung des Axons auf
seinem Weg zum Zielgebiet. Die entscheidenden Signale sind die neuronspezi-
fischen.

Vom gerichteten Wachstum der Axone und der Dendriten und von ihrer
zeitlich determinierten Ankunft und Ausbreitung im Zielgebiet hängt es ab,
ob sich synaptische Kontakte zwischen den „richtigen" Neuronensystemen bilden können. Das Längenwachstum der Axone ist zeitlich gesteuert. Die Axone
der Nervenzellen des Corpus geniculatum laterale der Ratte sind bereits am
18. Fetaltag in der Intermediärzone unter der Sehrinde angelangt. Zu diesem
Zeitpunkt migrieren die Nervenzellen der späteren 4. Rindenschicht durch diese
Zone. Die Axone der Geniculatumneurone wachsen dann nur langsam weiter
vor und erreichen erst am 4. postnatalen Tag die 4. Schicht, in der sie sich
am 6.–8. postnatalen Tag stark verzweigen. Erst in diesem Zeitraum entstehen
die endgültigen Synapsen (LUND u. MUSTARI 1977). Eine en-passant-Synapsenbildung während der Migration kann nicht völlig ausgeschlossen werden. Während der Embryonalperiode nimmt die Transportrate von Proteinen und Glykoproteinen, die mit dem schnellen axonalen Stofftransportsystem befördert werden, ständig zu, wie Untersuchungen an Hühnerembryonen mit ^{3}H-Prolin und
^{3}H-Fucose am optischen System ergaben (GREMO u. MARCHISIO 1975). Ein besonders steiler Anstieg der Menge transportierter Moleküle erfolgt zwischen
dem 13. und 15. Tag (Glykoproteine) bzw. zwischen dem 14. und 18. Tag
(Proteine); dies ist der Zeitraum, in dem die Hauptmenge der Synapsen im
Tectum opticum entsteht (LA VAIL and COWAN 1971). In der Zeit zwischen
dem Schlüpfen der Tiere und dem 22. Lebenstag nimmt die Transportrate rapid
ab und erreicht ein Niveau, das nahezu demjenigen vor dem rapiden Anstieg
entspricht. Vermutlich haben die axonal transportierten Proteine und Glykoproteine Bedeutung für die molekularen Mechanismen während der spezifischen
interneuronalen Erkennung und Kontaktbildung, die von Proteinen und Glykoproteinen der synapsenbildenden Zelloberflächen gesteuert werden und damit
die Morphogenese der neuronalen Verschaltungen steuern (RAHMANN 1979).
Die Verteilung der transportierten Glykoproteine, die sich am 18. Tag im Tectum opticum ansammeln, entspricht autoradiographisch exakt der Verteilung
der Synapsen zwischen den Opticusfasern und den nachgeschalteten Tectumzel-
len. Somit ist die Periode, in der die Tiere die ersten visuellen Reize empfangen
und verarbeiten, mit einem Sinken der Transportrate verknüpft, d.h. die Lern-
vorgänge, die in diesem Stadium beginnen, setzen die Existenz des Hauptteils
der Synapsen voraus.

Die Geschwindigkeit des langsamen axonalen Transports (Axoplasma-Massentransport) verläuft bei jungen Tieren rascher als bei Erwachsenen, wobei die SCa-Fraktion (Tubulin und Neurofilament-Proteine) langsamer als die SCb-Fraktion (Actin) transportiert wird. In Übereinstimmung hiermit ist auch die Regenerationsgeschwindigkeit (Längenwachstum nach Axonschädigung) bei jungen Tieren höher als bei reifen (BLACK u. LASEK 1979).

II. Synapsenbildung

Die Kontaktbildung im Zielgebiet ist durch neuronale Signale determiniert. Die Orte der Kontaktbildung können durch vorangehende Spezialisierung der postsynaptischen Zellmembranen vorgeprägt sein, wie dies für die Dendriten der Purkinje-Zellen nachgewiesen ist (ALTMAN 1971). Sie können aber, z.B. in vitro, auch nach dem Oberflächenkontakt zwischen Axon und Dendriten an beliebiger Stelle entstehen (REES et al. 1976). Es gibt Anhaltspunkte dafür, daß die Rezeptorprotein-Moleküle der postsynaptischen Membran nach erfolgtem Oberflächenkontakt zwischen Axon und Dendrit tangentiale Bewegungen innerhalb der Membran durchführen, sich gruppenförmig anordnen und erst dann funktionell als Rezeptoren aktiv werden (ANDERSON u. COHEN 1977). Die Kohlenhydratgruppen der *Glykoproteide der Membranoberflächen* spielen bei diesem Erkennungsvorgang vermutlich eine ausschlaggebende Rolle (PFENNINGER u. MAYLIE-PFENNINGER 1976; SCHACHNER 1979). Es werden verschiedene Mechanismen diskutiert, die den Erkennungsvorgang einleiten, z.B. Blockierung oder enzymatisch-spezifische Freilegung von Oberflächenmolekülen (RUTISHAUSER et al. 1976), oder bewegliche bivalente Moleküle, die sowohl prä- wie auch postsynaptische Membranproteine binden (LUND 1978; BARONDES 1976).

Die vom Wachstumskegel der Axone ausgehenden Fortsätze (Abb. 80) tasten die Zelloberflächen, mit denen sie in Berührung gelangen, pseudopodienartig ab, erkennen Zielzellen und bilden Synapsen, oder ziehen sich wieder zurück und wachsen weiter. Es ist anzunehmen, daß die Oberflächenproteine der Zielzellenmembranen die spezifische Information enthalten. Es gelang bereits, im Kleinhirn, ein für Purkinje-Zellen spezifisches Membranprotein „p 400" zu isolieren (MIKOSHIBA u. CHANGEUX 1977; MALLERT et al. 1976). In molekularen Differenzen im Bau der Glykoproteide der Zelloberflächen liegen vermutlich spezifische Signale für die Bildung von interneuronalen Kontakten verschlüsselt vor (PFENNINGER u. MAYLIE-PFENNINGER 1976). Beim Auswachsen gemischter Nerven in Zielgebiete wie z.B. beim Vorwachsen des aus Teilen des N. trigeminus, facialis, hypoglossus und glossopharyngicus bestehenden Nerven in die Zunge oder beim Auswachsen der aus motorischen, sensiblen und vegetativen Fasern bestehenden Spinalnerven in die Körperperipherie können die einzelnen Fasern nur aufgrund spezifischer Oberflächenkontakte ihre Zielzellen finden. Derartige Signale steuern auch die Kreuzung von Fasern auf die Gegenseite; die Axone der Nervenzellen des Nucleus cochlearis wachsen an den Nervenzellen der ipsilateralen medialen Trapezkörper und der oberen Olive vorbei, nehmen aber mit den gleichen Nervenzellen der kontralateralen Seite synaptischen Kontakt auf; mög-

licherweise aufgrund einer zeitlich geordneten Bildung spezifischer Oberflächen-
signale an den nachgeschalteten Neuronen (BULLOCK 1977).

III. Spezifität der Kontaktbildung

Unter pathologischen und auch unter experimentellen Bedingungen kann
die *Spezifität der Kontaktbildung* aufgehoben sein, wie die tierexperimentelle
Kreuzinnervation „langsamer" und „schneller" Muskeln zeigt; die Axone bilden
mit den ihnen bisher fremden Muskelfasern synaptische Kontakte und modifizieren den Muskelstoffwechsel entsprechend ihrer spezifischen trophischen Wirkung (CLOSE 1972; BULLER et al. 1969). Nach Läsionen im Terminalgebiet von
Axonen können freiwerdende postsynaptische Orte von den Axonen „fremder"
Fasersysteme besetzt werden, welche funktionell aktive Synapsen bilden (*„reaktive Synaptogenese"* COTMAN u. NADLER 1978; „synaptische Plastizität", TSUKA-
HARA 1974; NAKAMURA et al. 1974). Regenerierende Axone im Rückenmark
können durch vorzeitige „falsche" en-passant-Synapsenbildung gebunden und
am Weiterwachsen in ihr Zielgebiet gehindert werden (BERNSTEIN u. BERNSTEIN
1973). Untersuchungen an heterotopen Nervenzellgruppen bei Migrationshemmung zeigen, daß am falschen Ort liegenbleibende Nervenzellen synaptische
Kontakte mit fremden Fasersystemen aufnehmen können. Auch nach Läsionen
können bei jungen Individuen durch reaktive Synaptogenese anomale Schaltverbindungen entstehen, wie tierexperimentelle Untersuchungen von LUND et al.
(1973) am optischen System und von LYNCH et al. (1973, 1976) am Hippocampus
gezeigt haben. Kommissuren- und Assoziationsfasern der Commissura fornicis
bilden nach Läsionen der Area entorhinalis bei adulten Ratten synaptische Kontakte nur mit den proximalen Abschnitten der Dendriten der Körnerzellen
(15–20% der Höhe der Molekularschicht), mit denen sie auch normalerweise
in synaptischer Verbindung stehen. Dagegen führt die gleiche Läsion unmittelbar nach der Geburt zu einer Axonsprossung und Synapsenbildung über nahezu
den gesamten Dendritenbaum (über bis zu 80% der Höhe der Molekularschicht); die Assoziationsfasern verteilen sich mit ihren neuen Schaltverbindungen sogar über die gesamte Höhe der Molekularschicht und damit des Dendritenbaums (Abb. 50). Im *unreifen ZNS* werden also nach Läsionen synaptische
Kontakte mit Zellen hergestellt, die von den regenerierenden Fasersystemen
normalerweise nicht innerviert werden. Im *ausgereiften Gewebe* findet die reaktive Synaptogenese im allgemeinen nur dort statt, wo das unterbrochene Fasersystem auch vorher Schaltstellen bildete (LYNCH et al. 1976). Es ist anzunehmen,
daß *Fehlverdrahtungen* dieser Art auch im Gefolge minimaler cerebraler Schädigungen beim Menschen auftreten und eine Rolle bei Verhaltensstörungen im
Rahmen des Syndroms der sog. minimalen cerebralen Dysfunktion spielen
(PRECHTL 1978).

Die Spezifität der synaptischen Kontaktbildung zwischen bestimmten Neuronen entwickelt sich während der Ontogenese. Bei Affen sind am 78. Fetaltag
z.B. die Optikusaxone noch nicht spezifisch für die Kontaktbildung mit den
homologen Schichten des Corpus geniculatum laterale programmiert. Erst am

124. Tag läßt sich eine spezifische Affinität nachweisen (Rakic 1976). Wird bei Hamstern kurz nach der Geburt ein Colliculus superior entfernt, wachsen die Optikusfasern weiter und knüpfen synaptische Kontakte mit dem Nucleus lateralis posterior, einem dem Colliculus superior nachgeschalteten Kerngebiet des optischen Systems. Sie überspringen also gleichsam die erste, fehlende Schaltstelle. Außerdem können die Optikusfasern auch Synapsen mit dem Nucleus geniculatus medialis bilden, der zur Hörbahn gehört, allerdings nur dann, wenn dessen normale Afferenzen vorher experimentell unterbrochen wurden, die postsynaptischen Kontaktstellen also frei sind (Schneider et al. 1975; Schneider u. Ihaveri 1974; Kalil u. Schneider 1975). Ähnliche Ergebnisse wurden an den Olfaktoriusfasern nach Inzisionen an der Hirnbasis erhalten; die Fasern wachsen in Bezirke der fronto-basalen Hirnrinde ein, die sie normalerweise nicht erreichen.

Fehlende oder unvollständige Spezifität der neuro-neuronalen (und neuro-muskulären) Kontaktbildung während der Ontogenese bedeutet zugleich „Plastizität", d.h. Modifizierbarkeit der Herstellung neuronaler Kontakte (Cotman 1978). Eine derartige Variabilität der Herstellung neuronaler Kontakte ist in dem beschriebenen Ausmaß nur in der Reifungsperiode möglich, weil das Längenwachstum der Axone in diesem Zeitraum noch nicht durch das dichte Gewebsgefüge behindert ist, das das Zentralnervensystem im reifen Zustand kennzeichnet. Die Axone können also noch auf „Umwegen" über längere Strecken in fremdes Terrain vorwachsen. Im reifen Gewebsverband beschränken sich nach Läsionen Axonwachstum und Synapsenneubildung auf das Terminalgebiet *(kollaterale Axonsprossung)*. Auch die Aktivität dieser Sprossungs- und Synaptierungsvorgänge im Terminalgebiet der Axone kann mit dem Lebensalter zurückgehen: Wird bei Katzen in der ersten postnatalen Woche ein Auge entfernt, kommt es zu einer schweren transneuronalen Atrophie der nachgeschalteten Zellen im Corpus geniculatum laterale; vom Rand des Bezirks sprossen Axone in Richtung auf die atrophischen Nervenzellen ein, wodurch zahlreiche atrophierte Zellen wieder zu normaler Größe heranwachsen. Bereits bei Entfernung des Auges am 14. postnatalen Tag sind aber derartige Axonsprossungen von den normalen zu den deafferenzierten Schichten des Corpus geniculatum laterale nicht mehr möglich (Hickey 1975). In anderen Hirngebieten ist dagegen kollaterale Axonsprossung und Synaptierung deafferenzierter Gebiete noch bei adulten Tieren nachgewiesen, z.B. im Nucleus ruber und im Ammonshorn (Nakamura et al. 1974).

IV. Stabilisierung der für spezifische Kontaktbildung notwendigen Information

Der Vorgang erfolgt relativ unabhängig von funktionellen Einflüssen. Dies geht aus den Experimenten von Sperry (1944) hervor, der an Fröschen (adulte Tiere) nach Durchtrennung des Sehnerven und Drehung des Auges die Topographie der Synapsenbildung der regenerierten Optikusaxone im Tectum opticum untersuchte. Er stellte fest, daß die Retinaneurone trotz ihrer um 180° versetzten

Position mit den gleichen Tectumneuronen Verbindung aufgenommen hatten wie vorher. Entsprechend erfolgte auch die Antwort auf visuelle Reize, d.h. als Reaktion auf von oben angebotene optische Reize (Fliege) senkten die Tiere den Kopf. GAZE (1959) bestätigte diese Erhaltung der retino-tectalen Beziehungen nach Bulbusdrehung mit neurophysiologischen Methoden. Die Retinaneurone müssen also individuelle Kennzeichen tragen, die das einzelne Neuron nur mit bestimmten postsynaptischen Neuronen in Kontakt treten läßt (SPERRY 1944). Dies ist der höchstmögliche Grad der Spezifität, da er auf den einzelnen Neuronentyp bezogen ist, er wird erst im adulten Zustand erreicht und ist gleichbedeutend mit einer weitgehenden Einschränkung der Plastizität bei der Herstellung neuro-neuronaler Verbindungen.

Mit diesem experimentellen Modell konnte auch der Zeitpunkt ermittelt werden, zu dem diese Einschränkung erfolgt. SZEKELY (1954) und JACOBSON (1968a, b) fanden, ebenfalls bei Fröschen, daß eine *Stabilisierung der positionellen Information* ("fixed polarity", "stabilized polarity"), d.h. die Stabilisierung der Information, die die einzelne Zelle über ihre Lage in der Tetina und damit über den oder die Orte synaptischer Kontaktbildung im Tektum erhält, in einem Entwicklungsstadium erfolgt, in dem weniger als 500 der endgültigen Zahl von 100000 Ganglienzellen in der Retina ihr postmitotisches Stadium erreicht haben. Zugleich mit der Stabilisierung der positionellen Information verschwinden interzelluläre Kontaktzonen, die die Zellen einer neuronalen Population wie die Ganglienzellen der Retina in der frühen Entwicklungsperiode gegenseitig in Verbindung halten. Diese interzellulären Kontakte *(gap junctions)* verhindern durch spezifische Hemmwirkung möglicherweise in der frühen Entwicklungsperiode eine individuelle zellspezifische Differenzierung, zu der auch die Stabilisierung der positionellen Information in der einzelnen Zelle gehört (DICKSON u. CRONLY-DILLON 1972). Diese Vermutung wurde von HUNT und JACOBSON (1973), sowie JACOBSON (1976) in eindrucksvollen Experimenten bestätigt: wird das Auge eines Frosches im Embryonalstadium 22, d.h. vor der Stabilisierung der positionellen Information, entfernt, einige Tage in vitro gehalten und dann einem älteren Tier reimplantiert, dann verhalten sich die Retinaneurone dort hinsichtlich ihrer Position und ihrer Kontaktbildung in der Retina so, wie zum Zeitpunkt der Entnahme bei dem unreifen Tier, d.h. die Information muß latent bereits vorhanden sein. Wird das Auge aber 6 h vor der Entnahme in situ um 180° gedreht, dann erhalten die Neurone bereits die neue, dieser Drehung entsprechende positionelle Information und behalten sie bis zur Reimplantation bei. *Im noch nicht stabilisierten Zustand kann die positionelle Information also noch rasch geändert werden.* Dies läßt sich auch zeigen, indem z.B. ein Auge vor der Stabilisierung, im Embryonalstadium 24–25 entnommen 4–6 h in vitro gehalten und einem anderen, ebenso alten Tier eingesetzt wird: seine positionelle Information paßt sich derjenigen des Empfängertiers an. Wird es bei der Reimplantation um 180° gedreht, knüpft es dennoch normale Verbindungen im Tektum d.h. die positionelle Information der Retinaneurone wird geändert. Wird aber während der Haltung in vitro ein iontophoretisch wirkender Stoff (X 537 A) zugesetzt, der die interzellulären Kontakte löst, also die Zellen entkoppelt, dann wird die positionelle Information, die zum Zeitpunkt der Entnahme des Auges vorlag, stabilisiert. Die Zellen behalten ihre positionelle Information dann auch nach

Reimplantation bei und schließen unabhängig von der Position des Auges im Empfängertier synaptische Verbindungen nur mit den ihnen aufgrund spezifischer Kennzeichnung zugehörigen Neuronen des Tectums. Auf welchem molekularbiologischen Substrat diese spezifische Kennzeichnung beruht, ist noch völlig unklar. Inwieweit diese Ergebnisse, die an Kaltblütern erhoben wurden, auf Säugetiere übertragbar sind, bleibt ebenfalls offen.

V. Dendriten

Die Dendriten entstehen wesentlich später als die Axone. Während die Axone bereits während der Zellwanderung auswachsen, beginnt die Bildung der Dendriten im wesentlichen nach Abschluß der Migration, also am endgültigen Ort. Im 4. Fetalmonat besitzen die Pyramidenzellen der Großhirnrinde des Menschen *primäre Dendriten* (MARIN-PADILLA 1971) die in den folgenden Monaten ihre endgültige Gestalt erhalten. Die Bildung, Ausdehnung und Verzweigung der Dendriten ist zelltypisch. Sie entstehen auch in vitro unter völlig veränderten Bedingungen in dieser determinierten Ausprägung (PRIVAT 1975), und zwar relativ unabhängig von afferenten Kontakten. Dies gilt auch für die Bildung ihrer Oberflächendifferenzierungen wie z.B. der Dornfortsätze der Purkinje-Zellen, die im Kleinhirn der Weaver-Maus auch in Abwesenheit der afferenten Nervenfasern entstehen (HIRANO u. DEMBITZER 1973).

Postsynaptische Kontakte, also efferente Verbindungen des Neurons zu nachgeschalteten Zellen, können Auslöser für ihre Dendritenbildung sein; die Dendriten der motorischen Vorderhornzellen des Rückenmarks wachsen erst aus, wenn neuromuskuläre Synapsen entstanden sind (CAJAL 1909–1911; BARRON 1946; HAMBURGER u. KEEFE 1944).

Ausbreitung der Axone und Bildung der Dendritenbäume im Zielgebiet sind zeitlich so aufeinander abgestimmt, daß Axone eines bestimmten Zelltyps jeweils überwiegend auf Dendriten eines anderen Zelltyps treffen und mit ihm in synaptischen Kontakt treten. Die einzelnen Pyramidenzellen der 5. Rindenschicht der Area striata von Ratten bilden z.B. Dendritenbäume nur jeweils in bestimmten (oberen) Rindenschichten; so können nur Axone, die sich in diesen Schichten verzweigen, mit ihnen Kontakt aufnehmen (LUND u. BOOTHE 1975; LUND et al. 1975). Vermutlich ist dieses zeitlich-räumliche Programm auch Voraussetzung für die endgültige Ausbildung der Dendritengestalt, die zugleich aber auch von der Herstellung afferenter Kontakte abhängt. Die einzelnen Stadien und die morphologischen Besonderheiten der Dendritenreifung wurden von MOREST (1969), HINDS u. HINDS (1972), Skoff u. HAMBURGER (1974) und LUND (1977) beschrieben. Die Dendritenspitzen besitzen Endkolben, von denen feine, fingerförmige Fortsätze (Filopodien) ausgehen.

Wie die Pyramidenzellen der Großhirnrinde bilden auch die Purkinje-Zellen zunächst primordiale, primäre Dendriten (BERRY u. BRADLEY 1976), deren Ausrichtung im Raum noch nicht die spätere Orientierung zeigt. Sie besitzen transiente Synapsen, die später wieder gelöst werden; dabei werden große Teile des primären Dendritenbaumes abgebaut (CAJAL 1909–1911). Andere Nervenzellen, wie z.B. die Pyramidenzellen in der Sehrinde (RUIZ-MARCOS u. VALVERDE 1969) bilden *Dornfortsätze im Überschuß*. Bei der Maus wird die maximale Zahl der Dornfortsätze dieser Zellen am 19. postnatalen Tag erreicht und in den anschließenden 30 Tagen wieder erheblich reduziert. Bei Affen ist die Höchstzahl der Dendritendornfortsätze zwischen der 5. und 8. Woche erreicht, die anschließende Abnahme ihrer Zahl erfolgt bis zum 9. Monat (BOOTHE u. LUND 1976). Es besteht die Möglichkeit, daß diese Reduktion lediglich ein in Richtung minus verschobenes Gleichgewicht zwischen ständigem Auf- und Abbau von Dornfortsätzen ist, d.h. im letzten Teil der Dendritenentwicklung werden mehr Dornfortsätze ab- als aufgebaut (BROWN et al. 1976). Vermutlich ist mit diesem Auf- und Abbau von Strukturen der Dendriten auch ein *Auf- und Abbau von Synapsen* verbunden (CRAGG 1975). Für die Bildung der neuromuskulären Synapsen ist dies erwiesen (BROWN et al. 1976). Außerdem wird das Ausmaß des Abbaues von Dornfortsätzen und Synapsen durch funktionelle Einflüsse gebremst; sind diese Einflüsse zu gering, wird mehr abgebaut. Die zelltypische, volle Ausreifung des Dendritenbaumes und die Synapsenbildung erfolgen also nur, wenn die afferenten Axone in genügender Zahl mit den Dendriten Kontakt aufnehmen *und* wenn die funktionellen Reize über diese Systeme bestimmte Schwellenwerte übersteigen. Es ist wichtig, diese beiden die Dendritenreifung steuernden Faktoren zu trennen; der erste ist zwar die Voraussetzung für den zweiten, beide können aber unabhängig voneinander gestört sein. Eine große Zahl von Publikationen liegt über die Folge solcher Störungen vor. Eine ausführliche Übersicht gibt LUND (1978). Als Beispiele für Störungen der *ersten* Art seien genannt anormale, plumpe Entwicklung der Dendriten der Purkinje-Zellen bei Fehlen der Parallelfasern (Axone der Körnerzellen) infolge fehlender Körnerzellmigra-

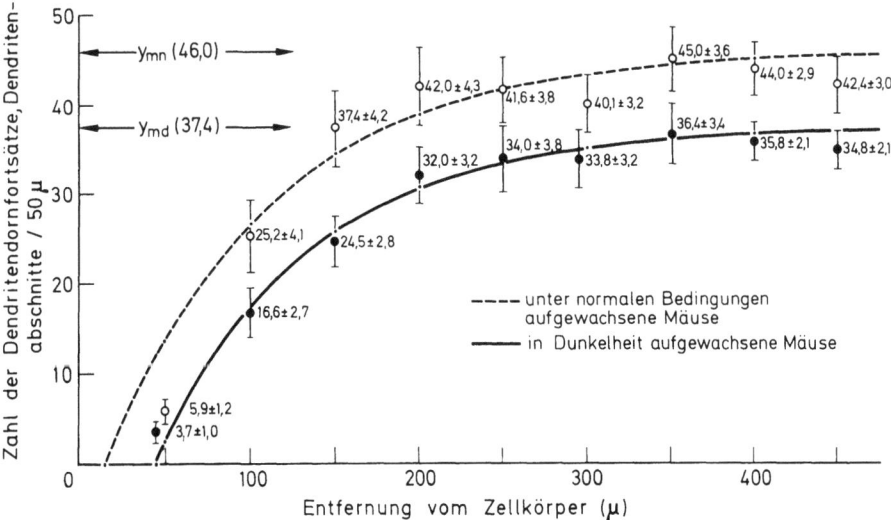

Abb. 45. Wirkung visueller Deprivation auf die postnatale Entwicklung der apikalen Dendriten der Nervenzellen in der Sehrinde der Katze. Verminderte Anzahl der synapsenbildenden Dornfortsätze der Dendriten bei Dunkelaufzucht (*untere Kurve*), gegenüber Kontrolltieren (*obere Kurve*). (VALVERDE 1967)

tion nach Röntgenbestrahlung, Applikation von Zytostatika oder nach Virusinfektion in utero. Für Störungen der *zweiten* genannten Art seien angeführt
die Folgen verschiedener Formen visueller Deprivation auf die Entwicklung
der Dendriten der Zellen des visuellen Systems: kürzere und weniger Dendriten
der Sternzellen in der 4. Rindenschicht bei Katzen (KOHLEMANN u. RIESEN 1963)
und bei Mäusen in Dunkelaufzucht (BORGES u. BERRY 1976), verminderte Zahl
der Dornfortsätze (Abb. 45) der Pyramidenzellen in der Area striata bei Dunkelaufzucht von Mäusen (VALVERDE 1967).

VI. Funktionelle Einflüsse

Bei Fehlen ausreichender funktioneller Reize während der Entwicklung sind
alle Glieder der an der Übermittlung der Impulse beteiligten neuronalen Systeme
betroffen. Fehlende Reize bedeuten Fehlen transneuronaler Einflüsse innerhalb
der Neuronenkette. Sie führt zu Hypo- bis Atrophie oder numerischer Minderung der Zellzahl. Diese Wirkung ist z.B. im optischen System an den nachgeschalteten Neuronen deutlicher als an den vorgeschalteten abzulesen, d.h. bei
Fehlen optischer Reize kommt es zu einer in der Retina geringen, im Corpus
geniculatum laterale mäßigen, in der Sehrinde am stärksten ausgeprägten Atrophie der Nervenzellen (s.u.).

Bei Katzen, die in Dunkelheit aufgezogen werden, erfolgt eine Volumenmin-
derung der Sehrinde um 9%, eine Minderung der Synapsenzahl um 30% (CRAGG
1975b), auch die Zahl der Synapsenbläschen in den axodendritischen Synapsen
der Sehrinde wird bei Kaninchen nach Dunkelaufzucht vermindert gefunden
(VRENSEN u. DE GROOT 1974). Diese Daten zeigen, daß die neuronalen Strukturen nur dann ihre volle Ausbildung erreichen, wenn die sinneskanalspezifischen
Reize ein – bisher allerdings nicht definierbares – Schwellenniveau übersteigen.
Bei *Kindern mit gestörter oder verzögerter Entwicklung,* jedoch normalem Karyo-
typ, wurde die Zahl der Dendritendornfortsätze vermindert gefunden (HUTTEN-
LOCHER 1974; PURPURA 1974), ohne daß entschieden werden konnte, ob im
Einzelfall nur die adäquate Stimulation fehlte oder ob die Anomalie auf einer
genetischen Störung der Zellreifung beruhte. Genetisch fixierte Störungen der
Dendritenentwicklung kommen z.B. bei *Trisomie X* und bei dem *Patau-Syndrom*
(Trisomie D, 12–15) (MARIN-PADILLA 1972) vor (Abb. 46). Fest steht, daß die
schwersten und am längsten dauernden *funktionell* ausgelösten Störungen eines
neuronalen Systems in einem Zeitraum stattfinden, in dem das System die
Hauptmenge der Synapsen bereits aufgebaut hat und in dem die Verarbeitung
der funktionsspezifischen Reize beginnt. Bei Katzen findet z.B. im Corpus geniculatum laterale ein enormer Zuwachs von axodendritischen Synapsen in dem
Zeitraum statt, in dem die Tiere die Augen öffnen (5.–10. Tag nach der Geburt)
(KARLSSON 1967, Abb. 47); eine nachhaltige Störung der Sehfunktion läßt sich
aber erst ab der 4. Lebenswoche auslösen, also in der Zeit der funktionellen
Musterbildung im visuellen System (JOHNS et al. 1979). HUBEL und WIESEL
(1970) bezeichnen diesen Zeitraum als *kritische Periode,* da in ihm das von
der Synapsenbildung in der Sehrinde abhängige, autoradiographisch nachweis-

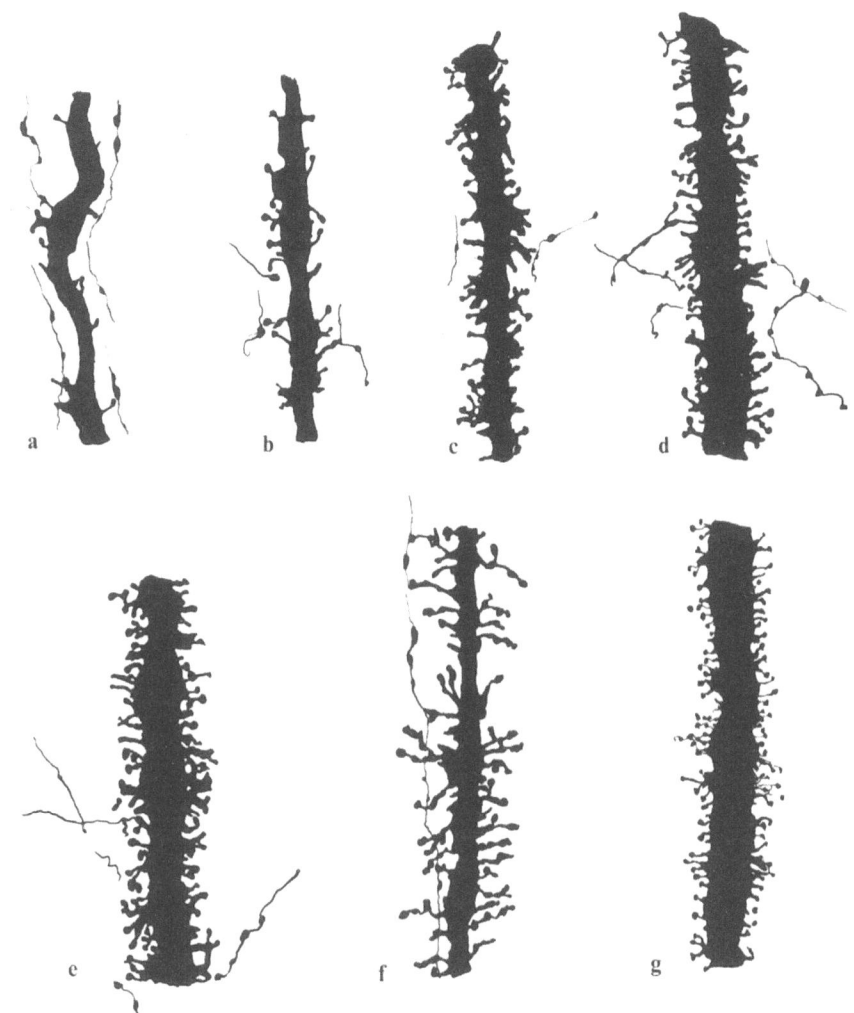

Abb. 46a–g. Apikale Dendriten großer Pyramidenzellen der 5. Rindenschicht in der Groß-hirnrinde des Menschen bei genetisch fixierten Entwicklungsstörungen. **a** normaler Fet, 5. Monat. **b** normaler Fet, 7. Monat. **c** bei Geburt. **d** 2 Monate nach der Geburt. **e** 8 Monate nach der Geburt. **f** Patau-Syndrom, Neugeborenes. **g** mongoloides Kind, 18 Monate nach der Geburt. Zeichnungen nach Golgi-Präparaten. (MARIN-PADILLA 1972)

bare Streifenmuster aktiver Zellen in der Sehrinde entsteht und da dieses Strei-fenmuster in dieser Periode bei monoculärer Deprivation unterdrückt wird (vgl. auch BLAKEMORE 1974; BARLOW 1975; DANIELS u. PETTIGREW 1976).

Bei *Aufzucht in totaler Dunkelheit* ist eine Minderung oder ein Verlust der Zellen, die auf spezifische Sehreize antworten, nachgewiesen worden; es gibt dann nur Zellen, die auf relativ grobe, unspezifische Reize reagieren, und viele Neurone, die überhaupt nicht auf Sehreize antworten (SINGER u. TRETTER 1976). In der Hirnrinde ist nach Aufzucht in totaler Dunkelheit die Zahl der Dornfort-sätze der Dendriten vermindert (VALVERDE 1967), die Pyramidenzellen der Seh-

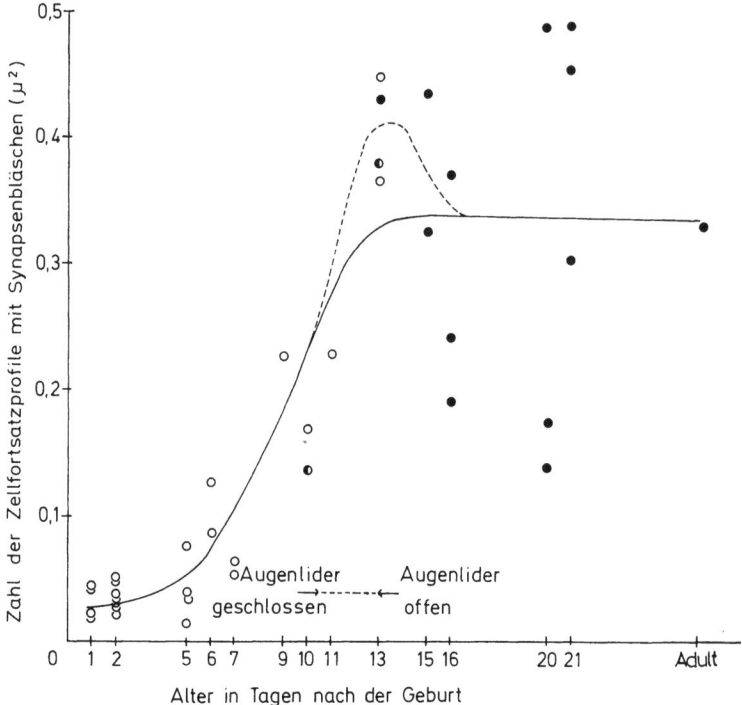

Abb. 47. Steuerung der Synapsenzahl im Corpus geniculatum laterale der Katze durch visuelle Reize während der normalen postnatalen Entwicklung. Die Zahl der präsynaptischen, von Synapsenbläschen erfüllten Nervenendigungen nimmt vom 1.–21. postnatalen Tag um etwa das 10fache zu. Steiler Anstieg der Synapsenzahl pro Schnittfläche zwischen 5. und 13. Tag (Kurventeil --- gibt die Werte am 13. Tag wieder). Die Markscheidenbildung an den zugehörigen Axonabschnitten der Opticusfasern im C.g.l. beginnt am 13. Tag, wenn der größte Teil der Synapsen gebildet ist (*dunkle Kreise*). (KARLSSON 1967)

rinde sind atrophisch (FITKOVA u. HASSLER 1969), die Zahl der Synapsen herabgesetzt (BOOTHE u. LUND 1976). Auch im Corpus geniculatum laterale sind die Nervenzellen atrophisch (LUND 1978). Vermutlich handelt es sich dabei um eine über die Atrophie der Nervenzellen der Sehrinde ausgelöste retrograde transneuronale Atrophie. Eine retrograde transneuronale Atrophie der Ganglienzellen und der bipolaren Nervenzellen der Retina findet in unterschiedlichem Grade statt (CHOW 1973). Die Gründe für diese Variabilität sind unbekannt.

Unter den Bedingungen visueller Deprivation während der Entwicklung kommt es zu funktionellen Abweichungen bei der Reizverarbeitung in Abhängigkeit von der Art der *Deformation der Sinnesreize* in den gestörten Schaltzentren. Katzen, die während der Aufzucht ausschließlich vertikal gestreifte Muster sehen, beantworten später nur Reize, die ebenfalls diese Ausrichtung zeigen. Kehrt man die visuellen Reize vor Ablauf von 5 Wochen nach der Geburt um, dann erweist sich auch später die Reizantwort der Nervenzellen als umgekehrt. Dieser Zeitraum wird als kritische Periode für die direktionale Selektivität (Richtungsabhängigkeit der Reizantwort) bezeichnet (DAW u. WYATT 1976).

Werden Katzen in einem „Planetarium" unter der Wirkung von Punktlichtquellen aufgezogen, antworten sie später nur auf Punktreize, nicht auf lineare visuelle Reize (PETTIGREW u. FREEMAN 1979). Ob diese Deviation der Funktion von anatomischen Veränderungen begleitet ist, ist bisher nicht bekannt. Sehr eindrucksvoll ist die Wirkung adäquater Stimulierung auf die Hirnentwicklung im olfaktorischen System bei Kaninchen von MEISANI (1978) demonstriert worden: bei Fehlen olfaktorischer Reize während der Individualentwicklung bleibt der gesamte Bulbus olfactorius klein (hypoplastisch). Die Ergebnisse verdeutlichen Grad und Art des Einflusses von Umweltreizen auf die Funktion und Struktur des abhängigen neuronalen Systems. Die volle Kapazität und der volle Differenzierungsgrad der neuronalen Strukturen und ihrer Funktion werden nur erreicht, wenn während der Entwicklungsperiode Umweltreize *in einer der späteren Umwelt adäquaten Weise* auf die Sinnessysteme einwirken. Ähnliche Abhängigkeiten sind auch für die nicht unmittelbar an die Sinnesorgane angeschlossenen Hirngebiete zu vermuten. Die Störbarkeit der Sprachentwicklung während der Kindheit hat LENNEBERG (1967) untersucht.

Tiere, die in einer reizarmen Umwelt aufwachsen, haben im Vergleich mit Tieren, die in einer an Umweltreizen und Spielmöglichkeiten reichen Umwelt heranwachsen, eine schmalere Hirnrinde. Die Zahl der Dendritenverzweigungen der Pyramidenzellen in der Großhirnrinde ist geringer, vermutlich ist auch die Synapsenzahl dementsprechend reduziert (DIAMOND et al. 1966; GREENOUGH 1976). Diese Effekte sind, soweit bisher bekannt, irreversibel. Sie sind aber auch bei Mangelernährung und ungenügender hormoneller Stimulation (z.B. Hypothyreose) beobachtet worden und, falls sie in der kritischen Periode ausgelöst werden, ebenfalls irreversibel (s. S. 136, 137)

Aus morphometrischen elektronenmikroskopischen Untersuchungen der Dendriten- und Synapsenentwicklung in der Sehrinde bei Meerschweinchen (AL-MUT SCHÜZ 1981) bei totaler visueller Deprivation geht aber zweifelsfrei hervor, daß der weitaus *überwiegende* Teil der Morphogenese der Dendriten und der Bildung axodendritischer Schaltverbindungen unabhängig von Umweltreizen hergestellt wird. Die Ausbildung prä- und postsynaptischer Strukturen ist überwiegend genetisch fixiert (HIRANO 1979). Synapsenbildung erfolgt auch in der Zellkultur, auch ohne jede funktionelle Reizung (MOREL et al. 1971). Mit diesem genetisch programmierten Anteil der Synapsen wird aber nur ein relativ grobes visuelles Erfassen der Umwelt möglich. Die differenzierte Ausreifung, die an die Ausbildung von zusätzlichen, funktionsspezifischen synaptischen Schaltverbindungen, an die Bahnung und Hemmung im Bereich dieser Schaltstellen und an die Rückbildung im Überschuß entstandener Schaltverbindungen gebunden ist, erfolgt in der kritischen Periode, d.h. in der Periode erster Berührung mit den spezifischen Sinnesreizen bzw. den für das System adäquaten Reizen. Von Art und Stärke dieser Reize hängt es ab, welches *Strukturmuster* die entstehenden Schaltverbindungen bilden; später kann dieses Muster nicht oder zumindest nur noch geringfügig revidiert werden.

RUIZ-MARCOS et al. (1979) konnten darüber hinaus beweisen, daß die neuronale Differenzierung in Projektionszentren wie dem Sehzentrum nicht nur durch die Art und Stärke des funktionsadäquaten Reizes, sondern auch durch funktionsfremde Faktoren wie z.B. motorische Aktivität während der Periode der

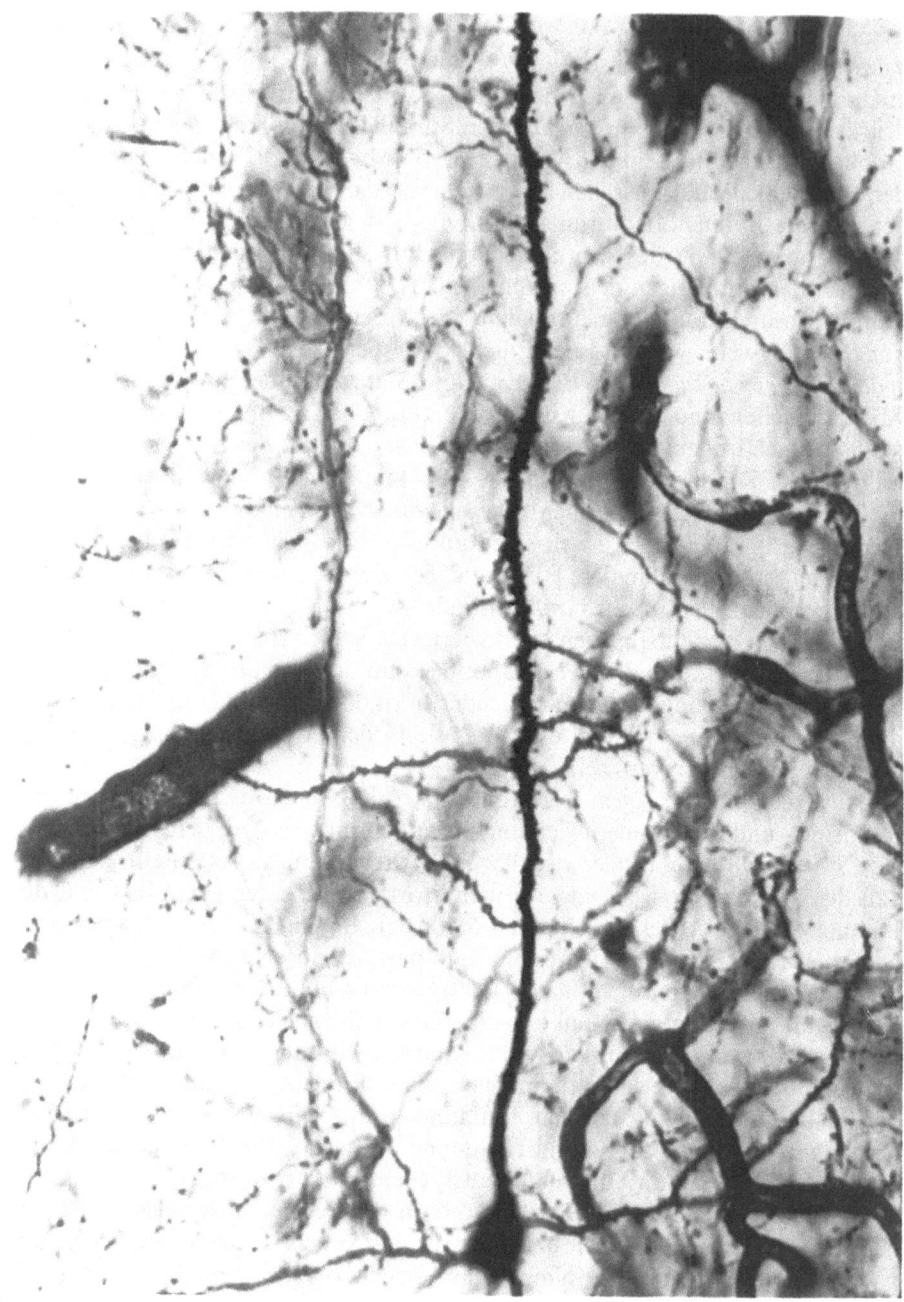

a

Abb. 48a, b. Pyramidenzelle in der 5. Schicht der Sehrinde 90 Tage alter Katzen. Golgi-Präparate. **a** Aufzucht unter normalen Bedingungen (Helligkeit und Bewegungsfreiheit). **b** Aufzucht bei normaler Helligkeit, jedoch behinderter Bewegungsfreiheit (enge Käfige): Zahl der Dornfortsätze der Dendriten stark vermindert. 256:1. (RUIZ-MARCOS et al. 1979)

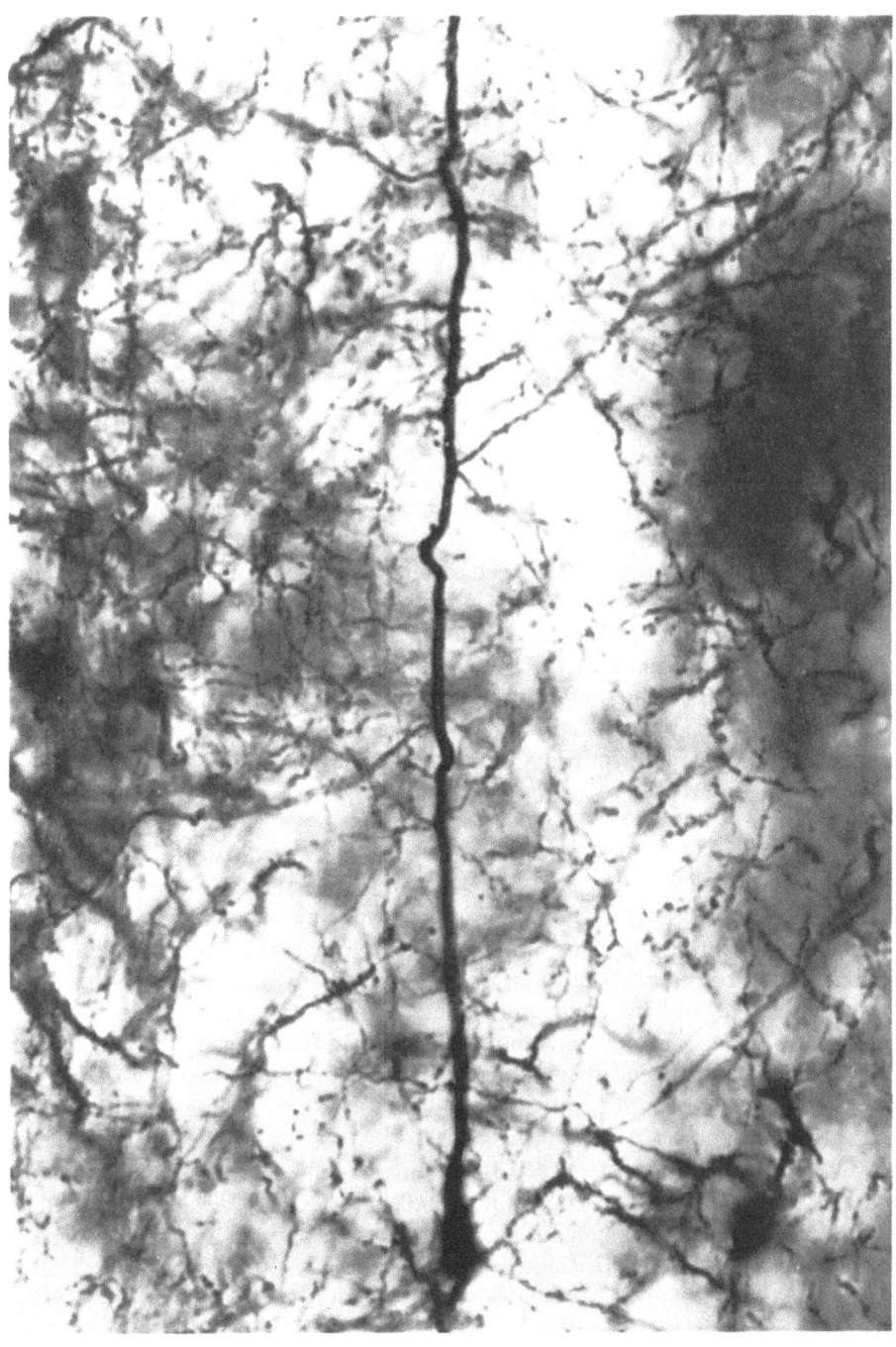

b

Reifung des Systems beeinflußt wird. Bei Dunkelaufzucht bilden Ratten eine reduzierte Zahl von Dornfortsätzen der Dendriten von Nervenzellen in der Sehrinde im Vergleich mit Kontrolltieren. Wird die Dunkelaufzucht mit motorischer Behinderung (enge Käfige) kombiniert, findet man reduzierte Dornfortsatz-Zahlen sowohl in der Sehrinde wie im willkürmotorischen Rindengebiet. Die Wirkung motorischer Behinderung auf die Dendritendifferenzierung in der Sehrinde „maskiert" dabei die *nur* durch Dunkelaufzucht ausgelöste Störung: die Zahl der Dendriten-Dornfortsätze in der Sehrinde ist bei Aufzucht der Tiere mit motorischer Behinderung auf ein konstantes Maß reduziert, unabhängig davon, ob die Tiere mit oder ohne visuelle Deprivation aufwuchsen, zwischen diesen beiden Gruppen fand sich statistisch kein signifikanter Unterschied (Abb. 48).

Die Frage, auf welche Weise diese überwiegend postnatal wirksamen zusätzlichen Faktoren neben dem genetisch fixierten Programm die Hirnentwicklung so nachhaltig formativ beeinflussen (Impulsmuster?, trophische Stoffe?, Zellstoffwechsel?), ist bisher nicht bekannt. Fest steht, daß die der Nervenzelle zur Verfügung stehende genetische Information *nicht* ausreicht, um die Gestaltung des Dendritenbaums und seiner Verzweigungen und die Zahl der axodendritischen Schaltverbindungen definitiv zu steuern (BRINDLEY 1969). Hier beginnt das Feld der umweltabhängigen Plastizität zentraler und peripherer neuronaler Strukturausprägung und ihrer individuellen Variationen. Die morphologische Sichtbarmachung derartiger Variationen und die Unterscheidung zwischen individuellen und krankhaften Abweichungen gelingt bisher nur im Tierexperiment; beim Menschen befindet sich dieses neurologisch, psychiatrisch, neuropsychologisch und klinisch-genetisch bedeutsame Forschungsgebiet erst im Beginn seiner Entwicklung (s. Syndrom der minimalen zerebralen Dysfunktion, S. 146).

VII. Transneuronale trophische Wirkungen

Ist die synaptische Verbindung zwischen zwei Neuronen oder zwischen Neuronen und nicht-neuronalen Effektor- oder Rezeptorzellen hergestellt, dann hängt die weitere normale Entwicklung des Zellsystems von metabolischen Wirkungen der vor- auf die nachgeschaltete Zelle und umgekehrt ab. Die *anterograde trophische Wirkung* (metabolische Beeinflussung) einer Nervenzelle auf eine nachgeschaltete Zelle beginnt sofort nach der Synapsenbildung. Sie ist besonders eingehend bei der Entwicklung der Innervation quergestreifter Skelettmuskelzellen studiert worden (ZACKS 1973), wo sie zur Typendifferenzierung der Muskelfasern führt (CLOSE 1972). Die Störung dieser trophischen Beziehung wirkt sich im unreifen oder jungen neuronalen System stärker aus als im reifen. Junge Nervenzellen reagieren auf Deafferenzierung wesentlich empfindlicher mit einer transneuronalen anterograden Degeneration als Nervenzellen im reifen System (TORVIK 1956; MATTHEWS et al. 1960; DE LONG u. SIDMAN 1962). Transneuronale trophische Störungen spielen eine entscheidende Rolle bei der Entwicklung und Differenzierung anatomisch und funktionell verknüpfter neuronaler Systeme. Eindrucksvoll läßt sich dies am Beispiel der kongenitalen Anophthalmie beim Menschen zeigen (MOSKOVITZ u. NOBACK 1962; TREFF 1971). Die fehlende Ausstülpung des Augenbläschens aus der lateralen Wand des fetalen, diencephalen Teils des Vorderhirns führt zur kongenitalen Anophthalmie

(MANN 1967) und damit zum Fehlen aller Strukturen, die sich aus dem Augenbläschen entwickeln: Bulbi oculi, Retina, Nervi optici, Chiasma opticum, Tractus opticus. Schwere selektive Hemmungsmißbildungen (korrelative Entwicklungsstörungen, s. S. 124) in den nachgeschalteten Strukturen Corpus geniculatum laterale, Tectum opticum, zentrale Sehbahn und Sehrinde sind die Folge. Da die diesen Strukturen benachbarten diencephalen und telencephalen Hirnteile in den beobachteten Fällen nur gering oder überhaupt nicht in ihrer Entwicklung gestört werden (TREFF 1971), muß das Fehlen einer spezifischen induktiven transneuronalen Wirkung des vorgeschalteten auf das nachgeschaltete Neuronensystem als Erklärung für diese Hemmungsmißbildung angesehen werden. Da Reifung und Differenzierung der dem optischen Vorderhirnsystem nachgeschalteten Strukturen erst während des 5.–7. Fetalmonat erfolgen, scheiden auch funktionelle Einflüsse als Erklärung aus. Es muß sich um einen trophischen, morphogenetischen Faktor handeln, den bereits STARCK (1962) unter dem Begriff Epigenese dem genetisch fixierten Programm, der sog. Präformation, gegenüber gestellt hat.

Erfolgt dagegen eine Schädigung der retinalen Neurone erst bei der Geburt, z.B. durch unilaterale Enukleation bei Mäusen unmittelbar postnatal (VALVERDE 1968) dann wird nur noch die feinere Differenzierung der Zellen gestört. In der Sehrinde ist 48 Tage später bei diesen Tieren die Anordnung der Dendriten der Stammzellen verändert, die Dendritenbäume erstrecken sich aus der 4. Rindenschicht, in der sie sich normalerweise ausdehnen, in andere Schichten (Abb. 49); sie „suchen" offenbar Verbindungen mit anderen Axonen, nachdem die Erregungsübertragung über die normalen Afferenzen gestört bzw. unterbrochen ist.

Auch eine Abhängigkeit des nachgeschalteten vom vorgeschalteten Neuron bzw. Schaltelement während der Entwicklung ist bekannt und experimentell bewiesen. Wenn z.B. in sympathischen Ganglienzellen des Ganglion cervicale superior nach der Synapsenbildung mit den Effektorzellen (Glandula submaxillaris) die retrograde Zufuhr des für die Zelldifferenzierung notwendigen, aus diesen Effektorzellen stammenden Nervenwachstumsfaktors (NGF) aussetzt, gehen die Ganglienzellen zugrunde (HENDRY u. CAMPBELL 1976). Wird der Wegfall von NGF durch Axotomie in der Zellkultur ausgelöst, kann der Zelltod durch nachträgliche Applikation von NGF an die Faserstümpfe verhindert werden. Nach dem 21. postnatalen Tag sind die Zellen von der NGF-Zufuhr unabhängig geworden. Es ist anzunehmen, daß *retrograde interneuronale trophische Einflüsse* auch in anderen Teilen des Nervensystems während der Entwicklung wirksam sind und neuronale Systeme vorübergehend in trophische Abhängigkeit versetzen. Diese Abhängigkeit trägt offenbar zur morphologischen und funktionellen Stabilisierung der Glieder des betreffenden neuronalen Systems bei.

Vermutlich ist die rascher und heftiger verlaufende *Degeneration der Nervenzelle nach Axondurchtrennung* bei jungen Individuen, die bereits von GUDDEN (1869) beobachtete, ebenfalls auf die Abhängigkeit des Perikaryons von retrograd transportierten, aus dem gleichen oder dem nachgeschalteten Neuron stammenden trophischen Substanzen zurückzuführen. Neuere Untersuchungen haben die Beobachtung von GUDDENS bestätigt. PRESTIGE (1967a, b) fand, daß motorische Vorderhornzellen von jungen Fröschen innerhalb von Stunden nach der Axotomie degenerieren, wogegen bei erwachsenen Tieren die chromatolyti-

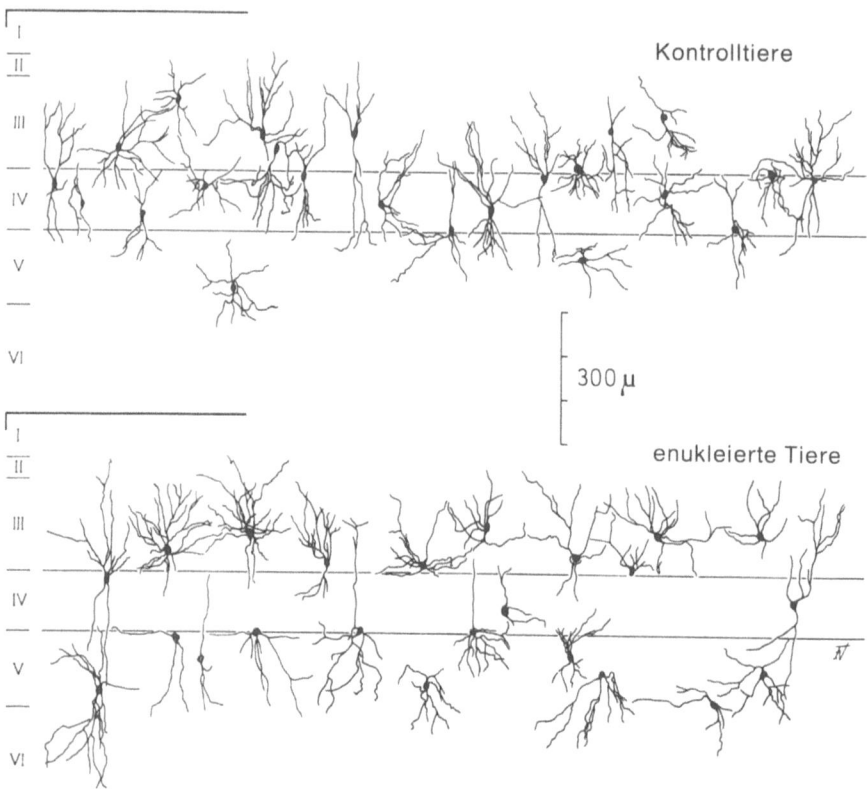

Abb. 49. Transneuronale Veränderungen in der Sehrinde von Mäusen bei Fehlen afferenter Verbindungen während der postnatalen Entwicklung. Bei den normalen Tieren (*oben*) 48 Tage nach der Geburt gleichförmige Verteilung der Dendriten in den Rindenschichten 3–5. Bei nach Geburt enucleierten Tieren (*unten*) 48 Tage nach der Geburt atypische Position der Dendritenbäume, die die 4. Rindenschicht meiden; sie orientieren sich nach oben oder unten. Zeichnung nach Golgi-Präparaten. (VALVERDE 1968)

sche Reaktion Wochen oder Monate nach der Durchtrennung auftritt; er postulierte einen „Erhaltungsfaktor", der aus den nachgeschalteten Zellen stammt und den junge Neurone in höherem Maße benötigen oder in geringerer Quantität auf Vorrat haben. Es könnte aber auch ein unterschiedliches Erfordernis dieses Faktors vorliegen. ROMANES (1946) konnte am Rückenmark neugeborener Kaninchen zeigen, daß die Nervenzellen, die zuerst im Vorderhorn erscheinen (ventraler Abschnitt) als erste resistent gegenüber einer Degeneration nach Axotomie werden und auch als erste ihre Axone myelinisieren. Vermutlich ist der transneuronale retrograde (somatopetale) Transport von Makromolekülen innerhalb des Axons von Bedeutung für die metabolische Abhängigkeit unreifer Neurone von dem nachgeschalteten, peripheren Zellelement. OLSSON und KRISTENSSON (1979) haben die bisher vorliegenden Untersuchungen zum Problem der transneuronalen trophischen Wirkung zwischen Nervenzellen, Rezeptor- und Effektorzellen zusammengestellt und kritisch diskutiert. Weitere Angaben finden sich bei JACOBSON (1970), BULLOCK (1977), BARONDES (1976) und LUND (1978).

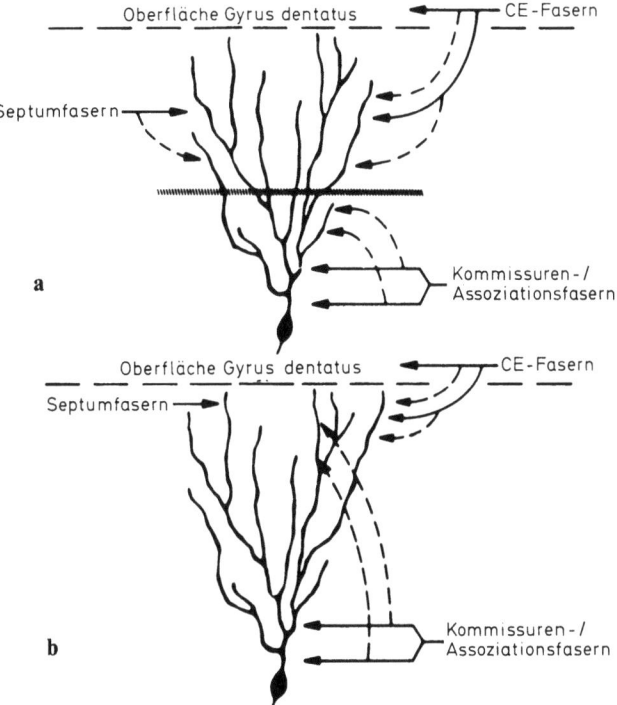

Abb. 50a, b. Reaktive Synaptogenese. Reinnervation der Nervenzellen des Gyrus dentatus im Ammonshorn nach experimenteller Deafferenzierung. **a** bei erwachsenen Ratten. Axonregenerate der Kommissuren und Assoziationsfasern innervieren die unteren Dendritenabschnitte, der obere Dendritenbaum wird von Septumfasern und entorhinalen Fasern (*Ce*) erreicht. **b** bei jungen Ratten wird, abweichend von der normalen Verschaltung, nahezu der gesamte Dendritenbaum von den Kommissuren- und Assoziationsfasern reinnerviert (Fehlverdrahtung). (COTMAN u. LYNCH 1976)

O. Zelltod während der Embryogenese

Nach Untersuchungen von GLUCKSMAN (1951) und PRESTIGE (1972) spielt Zelluntergang während der Ontogenese in Rückenmark, Hirnstamm, in den Spinalganglien, im Tectum opticum und in der Retina bei Säugetieren eine erhebliche Rolle, die bisher ungenügend beachtet wurde. Der Zelltod ist ein gesetzmäßiger Vorgang, ohne den die reguläre geometrische Entwicklung des reifenden Nervensystems nicht möglich ist. Er kommt bereits in frühen Entwicklungsstadien vor. In migrierenden Zellpopulationen wird er durch nachfolgende Zellen maskiert und ist daher schwer nachweisbar. PRESTIGE (1974) hat berechnet, daß bereits 1% degenerierende Zellen in einem Schnittpräparat bedeutet, daß 8% der Zellpopulation pro Tag zerfallen, wenn die Zeitdauer des Zerfallsprozesses bis zum Verschwinden der Zelle mit 3 h angesetzt wird (HUGHES 1961). In allen bisher quantitativ untersuchten reifenden Nervenzellpopulationen war ein Zelluntergang nachweisbar. Dies läßt darauf schließen, daß während der Entwicklung das Prinzip der *Zellproduktion im Überschuß* gilt, wobei vermutlich in einer Art Wiederholung des populationsgenetischen Ausleseprozesses auf zellulärer Ebene nur die Zellen, die sich durch synaptische Kontaktbildung und den mit dieser Kontaktbildung einsetzenden retrograd-transneuronalen Stofftransport einen metabolischen Selektionsvorteil verschaffen, überleben. Hieraus folgt zugleich, daß die Zahl der überlebenden Zellen von der Zahl der postsynaptischen Kontaktstellen abhängt, die zur Verfügung stehen.

Im *Rückenmark* z.B. kann die wesentlich höhere Zahl motorischer Vorderhornzellen im Hals- und Lumbalmark gegenüber dem Thorakalmark damit erklärt werden, daß dort wesentlich weniger Zellen zerfallen, da in den Zielgebieten mehr postsynaptische Kontaktstellen zur Verfügung stehen (Skelettmuskulatur der Extremitäten). Bietet man einer Nervenzellpopulation experimentell mehr postsynaptische Kontaktstellen an als sie unter physiologischen Bedingungen zu erwarten hat, dann überlebt auch eine größere Zahl von Nervenzellen (SHIEH 1951). Damit ist ein Regulationsprinzip bei der Bildung der endgültigen Zahl der Nervenzellen gegeben (HAMBURGER u. LEVI-MONTALCINI 1949). Offen ist die Frage, ob eine bestimmte minimale Zahl von Nervenzellen auch ohne synaptische Kontaktbildung überleben würde; hierfür sprechen Experimente von PRESTIGE (1967). Offen bleibt auch bisher, ob der Zellüberschuß eine funktionelle Bedeutung hat, d.h. ob die Zellen, die entstehen, im Verlauf der Entwicklung aber wieder zerfallen, vorübergehend eine Funktion ausüben können.

Im *Lumbalmark* von Fröschen zerfallen etwa 75% der entstandenen motorischen Vorderhornzellen unter dem Bild der Zellschrumpfung (Pyknose) wieder, um etwa den gleichen Betrag sinkt die Zahl der Axone in den Vorderwurzeln (PRESTIGE u. WILSON 1972). Hieraus folgt, daß die zugrundegehenden Zellen bereits Axone gebildet hatten, daß aber das fehlende Zustandekommen synaptischer Kontakte im Zielgebiet den Tod dieser Zellen zur Folge hatte. Das Maximum der Zahl pyknotischer Zellen fällt zusammen mit dem Zeitraum, in dem die Zahl der lebenden Zellen am steilsten abfällt und eine Wanderung der Zellen an andere Orte nicht mehr vorkommt; zu dieser Zeit kann der Zellverlust daher eindeutig mit dem Zelltod und nicht mit der Migration der Zellen aus dem Meßbereich heraus erklärt werden (Abb. 51).

Im *Nucleus trochlearis* des Hühnchens werden etwa 1400 Nervenzellen gebildet: nur etwa die Hälfte der Zellen findet synaptische Kontakte am N. obliquus superior, dem einzigen Muskel, der von diesen Nervenzellen innerviert wird. Die übrigen Zellen degenerieren (COWAN u. WENGER 1967), und zwar überwiegend zwischen dem 9. und 17. Inkubationstag. Nach dem Schlüpfen findet kein Zelltod mehr statt. Die Entwicklung der Nervenzellen dieses Kerngebiets beim Hühnchen ist auch von DUNNEBACKE (1953) genau untersucht worden, allerdings ohne quantitative Auswertung, es wurde daher auch der Zelltod übersehen. Die Axone erreichen den Muskel am 5. Inkubationstag, am gleichen Tag liegt auch die Höchstzahl der Zellkörper im Kerngebiet vor, das Dendritenwachstum beginnt. Die Zellkörper nehmen in den nächsten Tagen an Größe zu.

Eine quantitative Studie zum physiologischen Zelltod der Körnerzellen im *Kleinhirn* von Ratten nach ihrer Einwanderung aus der superfiziellen Matrix durch die Molekularschicht in Abhängigkeit von der synaptisschen Kontaktbil-

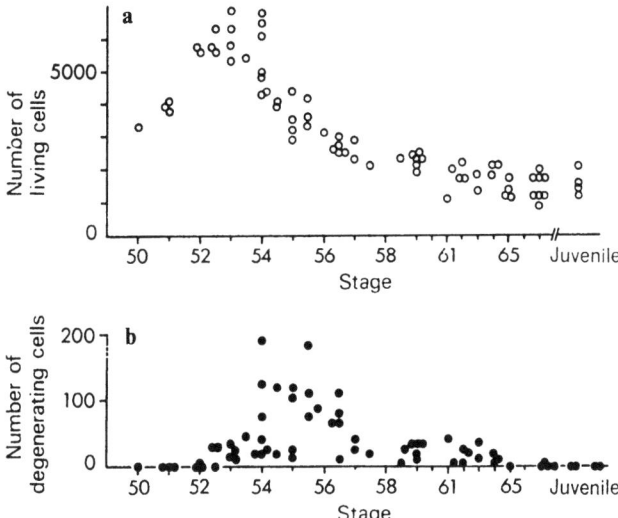

Abb. 51a, b. Physiologischer Zelltod im Vorderhorn des Lendenmarks des Frosches. Zahl lebender, intakter (**a**) und degenerierender (**b**) motorischer Vorderhornzellen in verschiedenen Entwicklungsstadien. Nach initialem Anstieg der Zellzahl durch Einwanderung erfolgt Verlust von etwa $^3/_4$ der Zellen durch Zelltod während der Gewebsreifung (**a**). In diesem Zeitabschnitt entsprechender Anstieg der Zahl degenerierender Nervenzellen (**b**). (PRESTIGE 1974)

dung mit Purkinjezelldendriten stammt von LEWIS et al. (1976). Der Einfluß postnataler Hyperthyreose auf die Anzahl degenerierender Körnerzellen wurde von RABIE et al. (1980) untersucht. Wenn die endgültige Nervenzellzahl durch die Zahl der verfügbaren postsynaptischen Orte und damit durch die Herstellung synaptischer Kontakte reguliert wird, muß vom nachgeschalteten Neuron eine Wirkung auf das vorgeschaltete ausgehen und dessen physiologischen Zelltod verhindern. Da funktionelle Faktoren in den hier entscheidenden frühen Entwicklungsabschnitten, z.B. bei der Kontaktbildung von *Motoneuronen* mit Skelettmuskelzellen vermutlich ausscheiden, ist ein retrograder trophischer Faktor anzunehmen. Erste Hinweise auf die Exsistenz eines solchen Faktors fanden BENNETT et al. (1980), sie ließen einen Extrakt aus embryonalen Skelettmuskelzellen (Myotuben) auf dissoziierte motorische Vorderhornzellen von Hühnerembryonen einwirken. Im Vergleich mit Kontrollkulturen blieb in diesen Kulturen eine größere Anzahl von Nervenzellen erhalten.

P. Entwicklung der Glia

Die Gliazellen wurden von VIRCHOW (1846) entdeckt, ihre verschiedenen Typen *Astroglia*, *Oligodendroglia* und *Mikroglia* sind in ihrer gestaltlichen Ausprägung von CAJAL (1909) und VON DEL RIO HORTEGA (1931, 1932) mit den

Metallimprägnationsmethoden in vollendeter Form dargestellt worden. Astrozyten und Oligodendrozyten sind neuroektodermaler Herkunft. Die über mehrere Jahrzehnte umstrittene Frage nach der neuroektodermalen (METZ u. SPATZ 1924; PRUIJS 1927; RYDBERG 1932) oder mesodermalen (KERSHMAN 1939; HORTEGA 1932) Abstammung der Mikroglia ist in ausgedehnten, sorgfältigen experimentellen autoradiographischen und elektronenmikroskopischen Untersuchungen in den letzten Jahren geklärt worden. (VAUGHN u. PETERS 1967, 1968; FUJITA u. KITAMURA 1976, OEHMICHEN et al. 1979). Danach steht fest, daß ein nichtmesenchymaler, nicht-hämatogener, vermutlich also dem Neuroektoderm entstammender mikrogliöser Zelltyp existiert, den VAUGHN und PETERS als „dritten Neurogliatyp" bezeichnen und der im wesentlichen dem sog. ruhenden, in den Strukturverband des Zentralnervensystems integrierten Mikrogliatyp entspricht. *Daneben* befinden sich im Zentralnervensystem unter normalen und – deutlich vermehrt – unter pathologischen Bedingungen – Mikrogliazellen, die nach ihrer Herkunft *mononukleären Makrophagen* entsprechen, die deren Funktionen übernehmen und die nach ihrer Einwanderung in das Nervengewebe entweder wieder in die Blutbahn zurückkehren oder in der Leptomeninx oder im Gefäßmesenchym liegen bleiben können in Analogie zum Verhalten mononukleärer Makrophagen in anderen Organen, die als Histiozyten – ruhende Bindegewebszellen – ortsständig werden (FUJITA u. KITAMURA 1976; OEHMICHEN 1978; KRUGER u. MAXWELL 1966).

Auf die Entstehung der Gliazellen aus dem Keimepithel wurde auf S. 12 und 14 eingegangen.

Die Differenzierung der Gliazellen wurde von VAUGHN und PETERS (1968) am Nervus opticus der Ratte eingehend studiert. Der Sehnervenstiel als Vorläufer des Nervus opticus besitzt ein Lumen, das mit dem Augenbecher und dem III. Ventrikel verbunden und von Keimepithel ausgekleidet ist. Aus diesem Keimepithel entstehen nur Gliazellen. Am 16.–18. Fetaltag verschwindet bei der Ratte das Lumen des Sehnervenstiels, an seiner Stelle finden sich undifferenzierte intermitotische Gliazellen, die sich in den nächsten Tagen weiter teilen und ausreifen. Die bei Teilung dieser undifferenzierten Zellen entstehenden Tochterzellen werden von VAUGHN und PETERS als *„kleine Glioblasten"* bezeichnet, sie sind die Stammzellen für Astrozyten und Oligodendrozyten (Abb. 10). Es sind schmale, längliche Zellkörper, die zunächst überwiegend freie Ribosomen und im Zuge ihrer Differenzierung lange enge granuläre endoplasmatische Zisternen entwickeln; die Zellkerne sind rundlich oder oval, sie enthalten relativ reichlich Heterochromatin am Kernrand. Diese Zellen entsprechen sehr wahrscheinlich den von HIS (1904) beschriebenen *Spongioblasten*. Die Bezeichnung Spongioblast geht auf das Myelospongium (HIS 1904) zurück (s. S. 10).

Die kleinen Glioblasten reifen zunächst zu etwas größeren Glioblasten, schließlich entweder zu jungen Astrozyten oder zu Oligodendrozyten heran. Sie sind vermutlich bereits in einer der beiden Differenzierungsrichtungen determiniert. Junge reifende *Astrozyten* erscheinen zeitlich vor jungen Oligodendrozyten im Nervus opticus; sie stellen bei der Ratte am 1. postnatalen Tag etwa 70% aller Neurogliazellen dar. Ihre Zahl nimmt absolut weiter zu, relativ aber ab, in dem Maße, in dem, etwa vom 5. postnatalen Tag an, junge Oligodendrozyten auftreten. Die Differenzierung des Organellenmusters der Astrozyten ist vom Auswachsen von Fortsätzen begleitet, die sich senkrecht zum Verlauf der

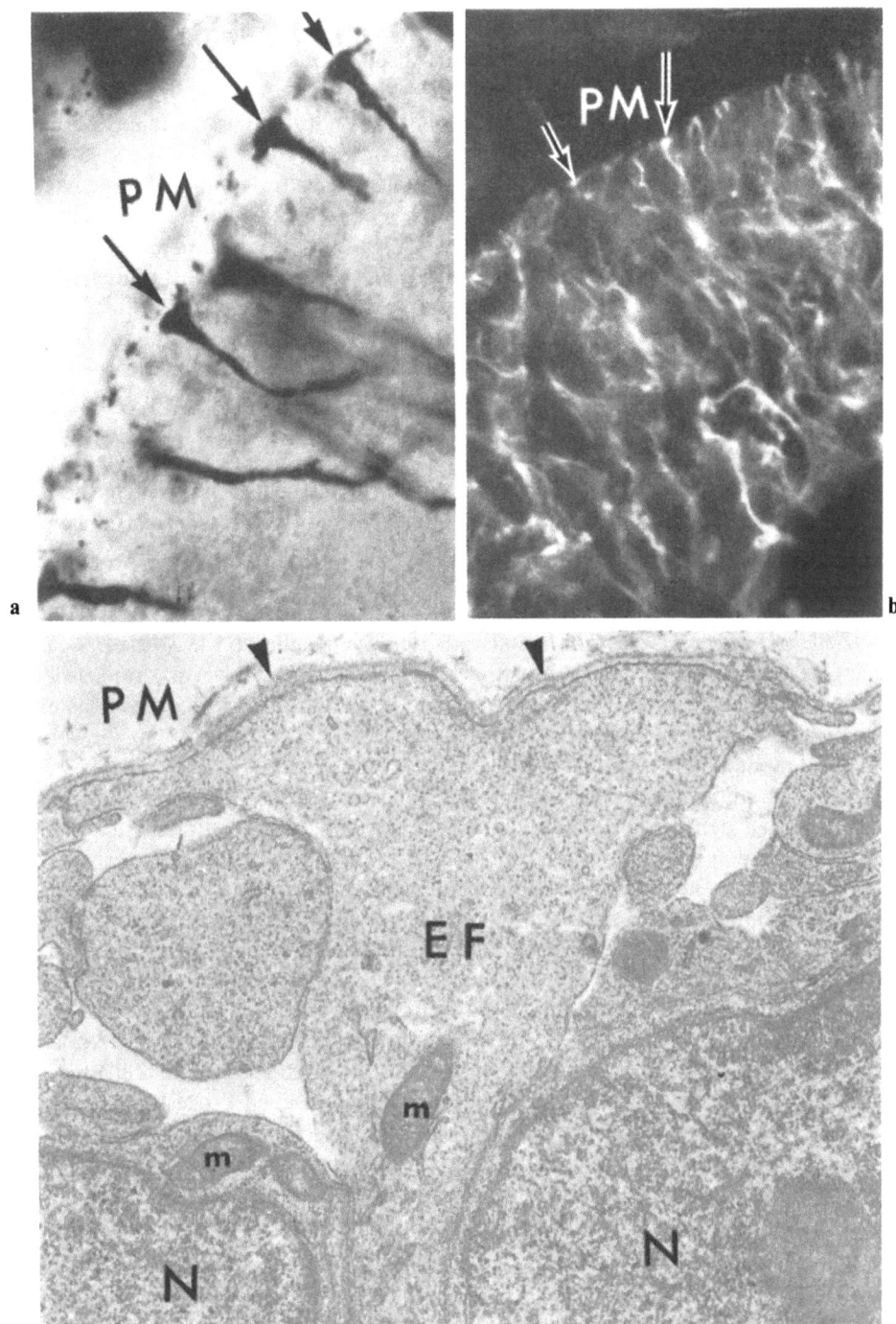

Abb. 52a–c. Entwicklung der Astrozyten (Bergmann-Glia) in der Kleinhirnrinde menschlicher Feten, 17. Woche. **a** Gliafasern in der Molekularschicht mit Endplatten an der Pia inserierend. Golgi-Cox. 768:1. **b** Immunfluoreszenzmikroskopische Darstellung von gliofibrillärem Protein (*GFA*) in den Bergmannfasern. 460:1. **c** Elektronenmikroskopische Aufnahme einer astrozytären Endplatte (*EF*) mit Mitochondrien (*m*). Basalmembran der Pia mater (*PM*). Kerne unreifer Nervenzellen (*N*). 22400. (Choi u. Lapham 1980)

Optikusfasern ausdehnen und diese bündelweise umfassen. Auffallend ist während der Zellreifung die Abnahme der 23 nm-Mikrotubuli bei Zunahme der 8–9 nm-Mikrofilamente (Gliafilamente), die die Zellfortsätze ausfüllen („Gliafasern").

Oligodendrozyten nehmen im Nervus opticus der Ratte schon 2–4 Tage nach ihrem ersten Auftreten am 5. postnatalen Tag etwa 20% der totalen Gliazellpopulation ein, im reifen Optikus erreichen sie 60%. Sie besitzen meist runde Zellkerne und rundliche oder leicht ovale Zelleiber. Vom 7. postnatalen Tag an, kurz vor Beginn der Myelinisierung der Optikusfasern, nehmen die Zellen an Größe zu und bilden relativ – im Verhältnis zu den ausgereiften Zellen – dicke Fortsätze aus. Der Organellenreichtum in Zelleib und Zellfortsätzen nimmt erheblich zu, vor allem granuläres endoplasmatisches Retikulum, Golgifelder und Mitochondrien. Im Kern nimmt der Anteil locker verteilten Euchromatins zu, die Nukleoli sind voluminös. Diese „aktiven" Oligodendrozyten entsprechen der Myelinisationsglia (ROBACK u. SCHERER 1935), sie besitzen lichtmikroskopisch einen intensiv basophilen, meist einseitig neben dem Kern liegenden Plasmaleib. Nach Abschluß der Myelinisierung entwickeln sich diese Zellen zurück zu ruhenden kleinen Oligodendrozyten mit dünneren Fortsätzen, hohem Heterochromatinanteil und kleinem Nucleolus.

Zellen, die den *Mikrogliazellen* als „drittem Neurogliatyp" (VAUGHN u. PETERS) im ausgereiften Gewebe entsprechen, lassen sich im Nervus opticus der Ratte schon $15^1/_2$ Tage nach der Konzeption in Gestalt kleiner Glioblasten nachweisen, zu einem Zeitpunkt, zu dem Blutgefäße noch nicht in das Gewebe eingetreten sind. Dies spricht für ihre neuroektodermale Abkunft. Die Zellen zeigen keine unmittelbaren lokalen Verbindungen zur Membrana limitans gliae und damit zu den Meningen oder zu den Blutgefäßen. Sie befinden sich stets auf der neuralen Seite der Membran. VAUGHN und PETERS (1971) nehmen an, daß die Zellen während der Gewebsreifung sich relativ wenig weiter differenzieren und auch im reifen Zentralnervensystem teilungs- und differenzierungsfähig bleiben. Aus ihnen können bei Mäusen und Ratten und anderen kleinen Nagern während des ganzen Lebens reife Gliazellen entstehen; die Erneuerung der Gliazellpopulation erfolgt bei diesen Tieren kontinuierlich (NOETZEL u. ROX 1964; DALTON et al. 1968; LEWIS 1968); bei den Primaten geschieht dies nur noch in verschwindend geringem Ausmaß (NOETZEL u. ROX 1964). Die Zellen des „dritten Neurogliazelltyps" können aber bei pathologischen Prozessen wie z.B. bei der Wallerschen Faserdegeneration an der Phagozytose und Abräumung zerfallenden Gewebes teilnehmen und sind dann von eingewanderten hämatogenen, mononukleären Makrophagen nicht zu unterscheiden. Sie werden deshalb auch als *multipotente Glia* bezeichnet und entsprechen, wie bereits angeführt, der „ruhenden Mikroglia" (PHILLIPS 1973), die in den grauen und weißen Strukturen des Zentralnervensystems angetroffen wird. In der Hirnrinde variiert ihre Zahl pro Gewebseinheit speziesabhängig erheblich. Während sie bei Maus und Ratte relativ selten auftritt, ist ihre Zahl bei Kaninchen groß; auch beim Menschen treten die Zellen in der Hirnrinde in relativ großer Zahl auf, sie sind beim Erwachsenen gleichförmig über alle Rindenschichten verteilt (A.H. SCHRÖDER 1935). In allen Teilen des Telencephalons bleiben die „kleinen Glioblasten" (sive dritter Neurogliatyp, sive multipotente Glia, sive neuroektodermale Mikroglia) Bestandteil der subependymären Zellplatten (BLAKEMORE 1969; CAMMERMEYER 1965), die bei den kleinen Nagern als Quellen gliösen Zellnachschubs fungieren (KERSHMAN 1939).

Während die *mesenchymale Zytogenese* der Makrophagen bzw. *der aktiven, progressiven Mikrogliazellen* aus Blutgefäßen und Leptomeninx im Bereich der Tela chorioidea durch del RIO HORTEGA (1932) und erneut durch ANDERSEN und MATTHIESSEN (1966) am fetalen Zentralnervensystem belegt ist, ließ sich die *ektodermale Genese der „ruhenden" Mikroglia*, d.h. ihre Abkunft bzw. Identität mit Glioblasten durch zytokinetische (autoradiographische) Methoden bisher nur indirekt, per exclusionem zeigen: OEHMICHEN et al. (1979) fanden weder nach radioaktiver Markierung noch in enzymhistochemischen Untersuchungen noch nach Markierung mit hochspezifischen anti-Monozyten-Seren Anhaltspunkte für eine Abkunft dieser Zellen von mononukleären Makrophagen, d.h. von hämatogenen Monozyten oder Lymphozyten, progressiven (aktivierten) Mikrogliazellen, perivaskulären Zellen, freien Zellen des Subarachnoidalraums, subarachnoidalen Makrophagen oder Epiplexuszellen. Dies stützt die Annahme ihrer ektodermalen Abkunft. Die neueren Konzepte zur Mikroglia-Cytogenese werden von FUJITA und KITAMURA (1976) sowie OEHMICHEN (1978) eingehend diskutiert.

Eine aussichtsreiche Methode zur Klärung der Herkunft und Identität von Gliazellen ist die Markierung mit spezifischen Antiseren. So konnten CHOI und LAPHAM (1980) bereits bei 17 Wochen alten menschlichen Feten mit Antikörpern gegen gliofibrilläres Protein durch indirekte Immunfluoreszenz die astrozytäre Natur der Bergmann-Fasern der epithelialen Gliazellen in der Purkinjezellschicht der Kleinhirnrinde zweifelsfrei nachweisen und damit zeigen, daß diese Zellen und ihre Fortsätze bereits voll entwickelt sind, *bevor* die Neuroblasten aus der superfiziellen Matrix durch die Molekularschicht zu migrieren beginnen, daß sie also nicht selbst Abkömmlinge dieser Matrix sein können (Abb. 52). Sie können dann, wie die Untersuchungen von RAKIC und SIDMAN (s. S. 30) gezeigt haben, als Leitbahnen für die einwandernden Neuroblasten dienen.

Tabelle 4. Charakteristische Entwicklungsschritte bei der Morphogenese des menschlichen Zentralnervensystems. (OSTERTAG 1956, modifiziert)

Alter	Länge (SSL)	Beschreibung
3. Woche	3,2 mm (16 Urwirbel)	Schluß des Neuralrohres bis auf Neuroporus anterior und posterior. Bereits deutliche Gliederung des Gehirns in 3 Bläschen.
	3,2 mm (20 Urwirbel)	Neuroporus anterior geschlossen.
	etwa 3,0 mm (25 Urwirbel)	Neuroporus posterior geschlossen.
3.–4. Woche	5,0 mm	Vollständiger Schluß des Neuralrohrs. Scheitelbeuge spitzwinklig. Nackenbeuge vorhanden.
		Wölbung der Seitenränder des Endhirns (Anlage der Hemisphärenbläschen).

Tabelle 4. (Fortsetzung)

Alter	Länge (SSL)	Beschreibung
4. Woche	6,0 mm	Am Endhirn treten Stirn- und Scheitelhöcker hervor. Rhombencephalon erkennbar, Augen erkennbar.
	7,5 mm	5-Bläschen-Stadium des Gehirns. Scheidung in rechte und linke Hemisphäre durch Längsfissur.
Ende der 4. Woche	(40 Urwirbel)	Chorda umwachsen. Anlage der Wirbelsäule vollendet. Entwicklung der Wirbelsäule beendet, alle 40 Urwirbel vorhanden.
5. Woche		Ausstülpung des Riechlappens aus Stirnlappen; Vereinigung des vorderen und hinteren Hypophysenanteils.
Ende des 1., Anfang des 2. Monats	10,5 mm	Differenzierung des Endhirns im unpaaren Anteil: Wände der vorderen und unteren Partie des 3. Ventrikels.
Anfang des 2. Monats		Anlage des Striatum. Abteilung der Neuralleiste. Erste Bildung von Knorpelspangen im Bereich der Wirbelsäule.
6. Woche	12 mm	Die drei primären Hirnbeugen sind vorhanden. Epiphysenanlage erkennbar. Meningen eben unterscheidbar. Segmentale Anordnung der sympathischen Ganglien.
7. Woche	17 mm	Auswachsen der Endhirnhemisphären. Thalamus und Striatum in den Ventrikelraum vorspringend. Verwachsung von Infundibulum und Rathkescher Tasche.
8. Woche	29–30 mm	Ventraler Teil des Zentralkanals des Rückenmarks weit, dorsaler Teil bereits eingeengt. Erstes Auftreten von Nervenzellen in der Rindenplatte des Endhirns.
2. Monat		Verwachsung des Hemisphärenbläschen mit den beiden Enden des Zwischenhirns. Erste schichtförmige Nervenzellanordnungen in der Rindenplatte (über dem Striatum, spätere Inselrinde).
Ende des 2. Monats		Starke Entwicklung der Plexus choreoidei, die die mittleren und unteren Abschnitte der Seitenventrikel nahezu ausfüllen.
11. Woche	42 mm	Rückenmark zeigt definitiven inneren Aufbau. Zellmigration in vollem Gang.
Anfang des 3. Monats		Balkenstrahlung als heller Streifen erkennbar. Auftreten der primären Fissuren: Fissura hippocampi, parietooccipitalis und calcarina.
3. Monat		Auftreten der Fissura collateralis an der Innenfläche des Temporallappens. Beginnende Bildung des Occipitalpols. Entstehung von Fornix und Septum pellucidum. Kleinhirnwurm hebt sich ab.
12 Wochen	56 mm	Gehirn in allen Teilen angelegt, Ende der formativen Phase. Am Rückenmark entstehen cervicale und lumbale Anschwellung. Cauda equina und Filum terminale sind erkennbar.
3.–4. Monat	60–90 mm	Anlage des Bulbus olfactorius. Enge Verbindung der Hemisphärenblasen untereinander durch Commissurenfasern.

Tabelle 4. (Fortsetzung)

Alter	Länge (SSL)	Beschreibung
16. Woche	112 mm	Endhirnhemisphären überwachsen den größten Teil des Stammhirns. Corpora quadrigemina erkennbar. Massenzunahme des Kleinhirns. Entstehung der definitiven Oberflächenfaltung des Kleinhirns.
4. Monat		Bildung des Sinus rectus durch Vorwachsen der Tentoriumanlage. Beginn der sog. organogenetischen Phase der Hirnentwicklung (innere Ausgestaltung der angelegten Teile). Ausbildung der Wirbelbogen beendet. Balken in Genu, Rostrum und Splenium gegliedert.
3.–5. Monat		Entstehung der Fossa sylvii und der Insel. Auftreten der Foraminae Luschkae und Magendi. Eindringen von Gefäßen aus der Pia in das Hirngewebe. Auftreten der superfiziellen Körnerschicht des Großhirns.
4. u. 5. Monat		Cajal'sche Horizontalzellen im Randschleier des Telencephalons.
5. Monat		Kommissurensystem vollständig ausgebildet. Beginnende Myelinisation im Rückenmark. Streckung des Gehirns.
Mitte des 5. Monats	160 mm	Definitive Faltung der Kleinhirnrinde im Bereich der Hemisphären.
5.–6. Monat	etwa 250 mm	Emporrücken des Rückenmarkendes in den Bereich des 3. Lendenwirbels durch Wachstumsdifferenz zwischen Wirbelsäule und Rückenmark.
6. Monat	etwa 300 mm	Gliederung der Hirnrinde, 6-Schichtung. Rückbildung der Cajal'schen Horizontalzellen. Beginn der Windungsbildung im Großhirn, zuerst im Bereich des Sulcus centralis und Sulcus cinguli.
Ende des 6. Monats		Fortschreitende Windungsbildung bei Verkleinerung der Ventrikelräume und Verdickung der Hemisphärenwand.
7. Monat	etwa 350 mm	Pyramidenzellen in der Hirnrinde nahezu ausgereift. Perivasculäre und subventriculäre Keimbezirke bilden sich zurück. Superfizielle Körnerschicht des Kleinhirns beginnt sich zurückzubilden.
9. Monat		Insel vollständig bedeckt.
9. Monat	450–500 mm	Beginnende Myelinisation im Großhirn.

Q. Markscheidenbildung (Markreifung)

Die Markscheidenbildung ist ein Spiegelbild der neuronalen Entwicklung; früh entstehende, und früh ausreifende Neuronensysteme (Tabelle 5) werden auch früh myelinisiert (FLECHSIG 1920). Das Auftreten von Markscheiden zeigt darüberhinaus die „funktionelle Reifung" des betreffenden Systems an, da sie

Tabelle 5. Reihenfolge des Auftretens von Nervenfaserzügen (Neuritenbündeln) im Zentralnervensystem des Menschen nach Schnittserien (Molybdänhämatoxylinfärbung) bei Embryonen bzw. Feten zwischen Ende des 1. Monats und Mitte des 5. Monats. Bis zum Ende des 2. Monats ist die Nackenlänge angegeben, ab Anfang 3. Monat die Scheitel-Steiß-Länge. (His 1904)

Fetallänge in mm (bis Ende 2. Monat Nackenlänge, ab Anfang 3. Monat Scheitel-Steiß-Länge)	1. Mon. Ende	2. Monat Anfang		2. Monat Mitte					2. Monat Ende				3. Monat					4. Monat			5. Mon. Mitte
Scheitel-Steiß-Länge	6,9	10,2	10,9	13,8	15,5	15,7	16	17	17,8	18,5	19 (?)	22	29	35	46	50	56	60	83	120	160
Tractus spinalis N. trigemini	+	+	+	+	+	+	+	+	+	+	+	+	+	+	+	+	+	+	+	+	+
Tractus solitarius	+	+	+	+	+	+	+	+	+	+	+	+	+	+	+	+	+	+	+	+	+
Fasc. longitudinalis medialis	+	+	+	+	+	+	+	+	+	+	+	+	+	+	+	+	+	+	+	+	+
Fasc. mamillo-tegmentalis	–	–	+	+	+	+	+	+	+	+	+	+	+	+	+	+	+	+	+	+	+
N. olfactorius u. Striae olf. med.	–	–	+	+	+	+	+	+	+	+	+	+	+	+	+	+	+	+	+	+	+
Commissura posterior	–	–	+	+	+	+	+	+	+	+	+	+	+	+	+	+	+	+	+	+	+
Fasc. retroflexus Meynert	–	–	+	+	+	+	+	+	+	+	+	+	+	+	+	+	+	+	+	+	+
Lemniscus medialis (Anfangsteil)	–	–	–	–	–	–	+	+	+	+	+	+	+	+	+	+	+	+	+	+	+
Lemniscus medialis, Anschluß an das Mittelhirn	–	–	–	–	–	–	+	+	+	+	+	+	+	+	+	+	+	+	+	+	+
Gekreuzte Olivenfasern	–	–	–	–	–	–	–	–	–	–	–	–	+	+	+	+	+	+	+	+	+
Stammbündel des Thalamus	–	–	–	–	–	–	+	+	+	+	+	+	+	+	+	+	+	+	+	+	+
Lamina medullaris thalami	–	–	–	–	–	–	+	+	+	+	+	+	+	+	+	+	+	+	+	+	+
Nervus opticus, Chiasma und Tractus opticus	–	–	–	–	–	–	–	–	+	+	+	+	+	+	+	+	+	+	+	+	+
Corpus restiforme	–	–	–	–	–	–	–	–	–	–	–	+	+	+	+	+	+	+	+	+	+
Capsula interna	–	–	–	–	–	–	–	–	–	–	–	+	+	+	+	+	+	+	+	+	+
Commissura anterior	–	–	–	–	–	–	–	–	–	–	–	–	–	–	+	+	+	+	+	+	+
Columna fornicis	–	–	–	–	–	–	–	–	–	–	–	–	–	–	–	+	+	+	+	+	+
Corpus fornicis	–	–	–	–	–	–	–	–	–	–	–	–	–	–	–	–	+	+	+	+	+
Corpus callosum, Anfangsteil	–	–	–	–	–	–	–	–	–	–	–	–	–	–	–	–	–	+	+	+	+
Corpus callosum, Hauptteil	–	–	–	–	–	–	–	–	–	–	–	–	–	–	–	–	–	–	+	+	+
Brückenfasern	–	–	–	–	–	–	–	–	–	–	–	–	–	–	–	–	–	–	–	+	+
Pyramidenbahn	–	–	–	–	–	–	–	–	–	–	–	–	–	–	–	–	–	–	–	+	+

synaptische Kontaktbildung des Neurons mit einem nachgeschalteten Neuron voraussetzt. KARLSSON (1967) zeigte elektronenmikroskopisch, daß in der zentralen Sehbahn von Katzen erst dann Markscheiden auftreten, wenn die vorgeschalteten Sehnervenfasern synaptischen Kontakt mit den Sehbahnneuronen aufgenommen haben. So sind beispielsweise im Corpus geniculatum laterale der Katze zum Zeitpunkt der Geburt 25 Synapsen/1000 μm² Schnittfläche entstanden. Ihre Zahl nimmt im Laufe der ersten 21 Tage nach der Geburt um das 10fache zu, wobei der steilste Anstieg der Zahl zwischen dem 5. und 10. Tag liegt (Abb. 47). Dies ist gerade jene Zeitspanne, bevor die Tiere die Augen öffnen. Erst *nach* diesem Zeitpunkt, etwa vom 13. Tag an, werden an den zur Sehrinde führenden Fasern Markscheiden gebildet. Es ist zu vermuten, daß synaptische Kontaktbildung im nachgeschalteten Neuron zur Bildung eines Faktors führt, der die Gliazellen zur Myelinbildung veranlaßt; diese Vermutung konnte neuerdings bestätigt werden (s.u.). Die Bedeutung sinnesspezifischer Reize für die Markscheidenbildung im zugehörigen Fasersystem ist auch beim Menschen evident: in Sehnerven von Frühgeborenen, die einige Wochen gelebt haben, sind Markscheiden nachweisbar, in Sehnerven von Totgeburten gleichen Alters fehlen Markscheiden (FLECHSIG 1920).

Der Ablauf der Markscheidenbildung im Nervensystem des Menschen ist sehr genau bekannt, die grundlegenden Untersuchungen stammen von FLECHSIG (1876, 1920). Darstellungen aus neuerer Zeit mit katalogmäßiger Übersicht über die Markreifung der einzelnen Hirnstrukturen stammen von YAKOVLEV und LECOURS (1967) RIGGS und ROHRKE (1969). Eine Übersicht über Entstehung (Abb. 53) und chemische Reifung der Markscheiden im peripheren und zentralen Nervensystem gaben DAVISON und PETERS (1970). Die *Markreifung beginnt beim Menschen in der 14. Fetalwoche* im Bereich der Vorder- und Hinterwurzelfasern des Rückenmarks, den meisten Hirnnerven, und aufsteigenden Bahnen im Rückenmark (vgl. S. 50, 51). In den folgenden Wochen schließen sich weitere Bahnen im Rückenmark an, dazu die oberen und unteren Kleinhirnstiele, die mediale Schleife, die Fasern des N. cochlearis und die sensiblen Trigeminusfasern. Erst kurz *vor* der Geburt beginnt die Markscheidenbildung in Nervus und Tractus opticus und in der Pyramidenbahn, kurz *nach* der Geburt in den Brückenfasern (Brückenarme des Kleinhirns), der zentralen Seh- und Hörstrahlung, und der Formatio reticularis. Innerhalb des 1. Lebensjahres folgen die Nervenfasern im Striatum, in den nichtspezifischen Thalamuskernen, in Fornix, Cingulum und Balken. Von besonders langer Dauer ist der Prozeß der Markreifung im Thalamus (die letzten Markfasern entstehen im 7. Lebensjahr), in der Substantia reticularis und in den großen Kommissuren (bis etwa zum 10. Lebensjahr) und innerhalb der Großhirnrinde, vor allem im Bereich der Assoziationszentren. Hier schreitet die Markreifung bis gegen Ende der 2. Lebensdekade fort. Nach Untersuchungen von KAES (1907) ist die Markreifung in den äußeren Schichten der Großhirnrinde erst etwa mit dem 25. Lebensjahr abgeschlossen.

Obwohl die Myelinbildung insgesamt vom Rückenmark über die kaudalen zu den rostralen Hirnabschnitten fortschreitet, „springt" sie im einzelnen in ihrem zeitlichen Ablauf erheblich. Hierdurch wird deutlich, daß die funktionelle Reifung der Strukturen innerhalb des Nervensystems einem eigenen, genetisch festgelegten Muster folgt. Die *Heterochronie der Markreifung spiegelt die Funk-*

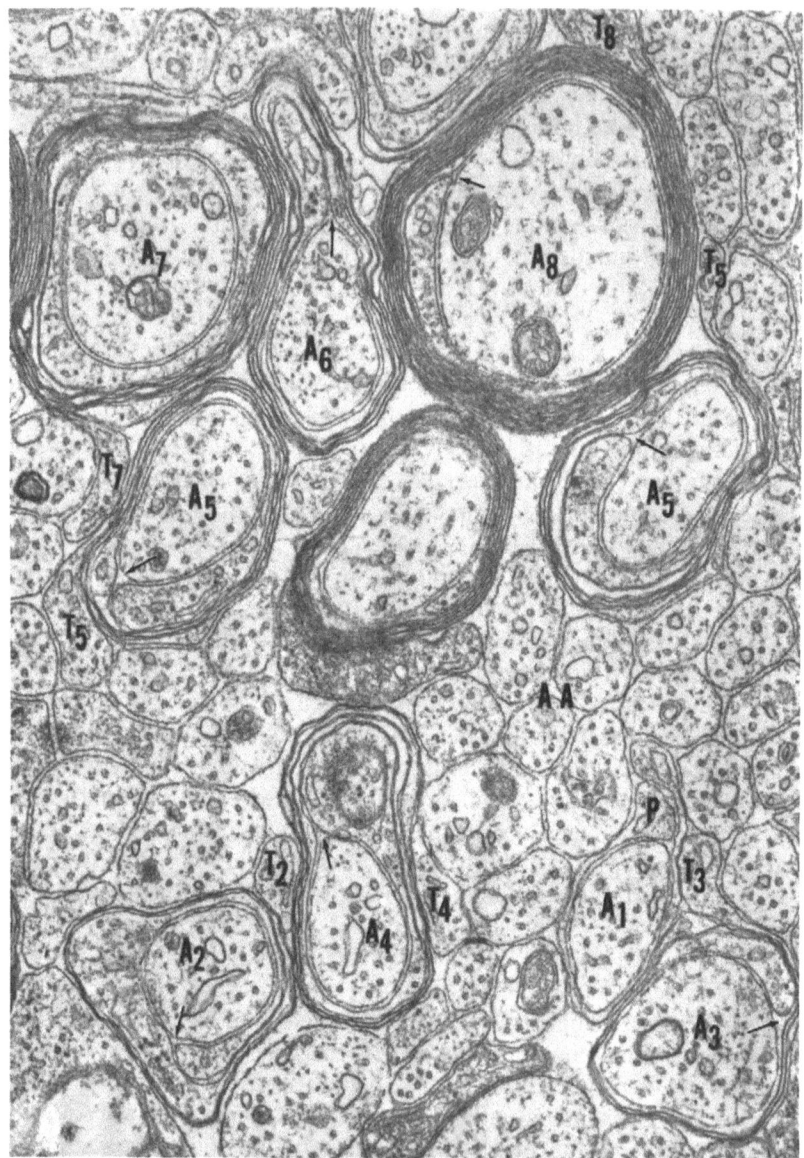

Abb. 53. Markreifung im Sehnerven der Ratte, 15. Tag nach der Geburt. Die meisten Fasern sind noch unbemarkt (AA). Initialstadien der Myelinisierung (A_1 bis A_8). Weiter fortgeschrittene Myelinisierung bei A_4 bis A_8, myelinisierende Zellfortsätze der Oligodendroglia (sog. Gliazungen) bei T_4 bis T_8. Elektronenmikroskopische Aufnahme, 44000:1.
(Davison u. Peters 1970)

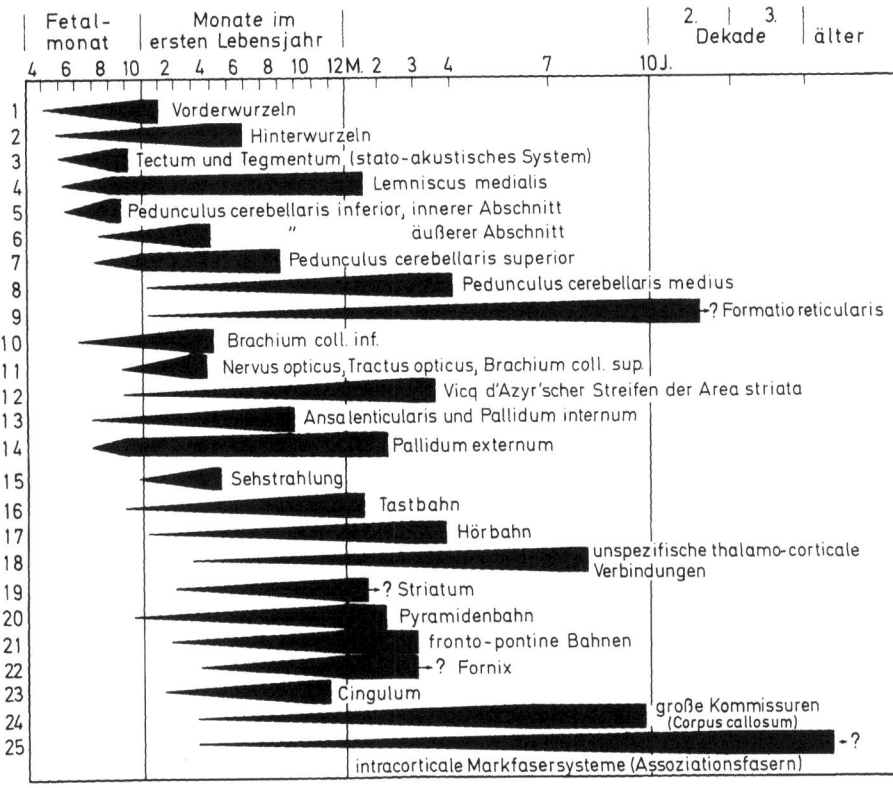

| Fetal-monat | Monate im ersten Lebensjahr | | 2. 3. Dekade | älter |

Abb. 54. Markreifung der Fasersysteme im Zentralnervensystem des Menschen. Länge und Breite der schwarzen Streifen zeigen die Intensität der Anfärbung des Systems im Schnittpräparat bei Markscheidenfärbung an. Geschätzt durch Vergleich von fetalen, postnatalen und reifen Gehirnen. (Yakovlev u. Lecours 1967)

tionsaufnahme neuronaler Systeme im Rahmen der Funktionsentwicklung des Gesamtorganismus *wider* (Abb. 54). Als Beispiel sei das Voraneilen der Markreifung im N. vestibularis genannt (Flechsig 1920), der eine frühe funktionelle Aktivität des Gleichgewichtsorgans anzeigt, ausgelöst durch Lageänderungen des Körpers bereits während der fetalen Entwicklung. Der N. vestibularis ist bei menschlichen Feten von 150–160 mm SSL bemarkt, während der N. cochlearis auch bei Feten von 270 mm SSL noch keine Markscheiden enthält.

In den Großhirnhemisphären finden sich bis zum 10. Fetalmonat lichtmikroskopisch keine Markscheiden. Im Striatum erscheinen die Markfasern, die diesem Hirnteil das typische gestreifte Aussehen verleihen, im 3. postnatalen Monat. Bis zum Ende des 1. Lebensjahres bleibt die Markfaserung des Striatums relativ locker, erst im 3.–4. Lebensjahr wird die endgültige, typische Anordnung der Markfasern in dicht gebündelten Streifen erreicht. In der Capsula externa treten Markscheiden im 7. postnatalen Monat auf. Sehr geeignet als *Gradmesser der Markreifung* ist die *Capsula interna,* hier finden sich die ersten Markmäntel lichtmikroskopisch im 9. Fetalmonat im Bereich zwischen Nucleus caudatus

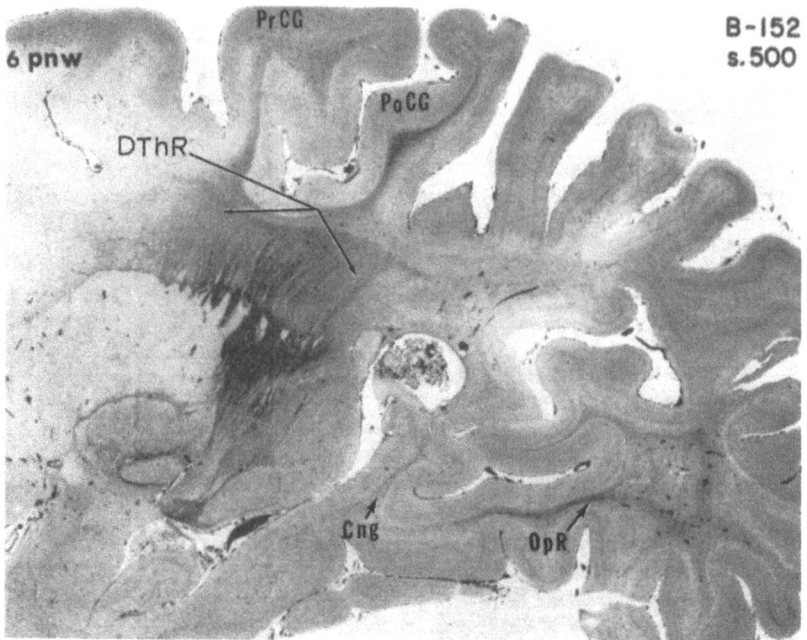

Abb. 55. Teil der Großhirnhemisphäre eines normalen Kindes, 6 Wochen nach der Geburt, Sagittalschnitt (paramedian). Fortgeschrittene Markreifung im dorsalen corticothalamischen Projektionssystem (*DThR*), Gyrus postcentralis (*PoCG*) und in der Sehstrahlung (*OpR*). Beginnende Markscheidenbildung im Gyrus praecentralis (*PrCG*) und Cingulum (*Cng*). Frontales, parietales und temporales Marklager noch kaum bemarkt. Markscheidenfärbung nach Loyez. 2:1. (YAKOVLEV u. LECOURS 1967)

und Thalamus. Zwischen 9. Fetal- und 4. postnatalen Monat findet die Markreifung im retrolenticulären Bereich, zwischen 4. und 8. postnatalen Monat im Bereich Putamen-Caudatum der inneren Kapsel statt (Abb. 56).

In der *Großhirnrinde* beginnt die Markreifung nach der Geburt, im Gyrus präcentralis treten Markscheiden innerhalb des 1. Lebensmonats auf (Abb. 55). Die Markscheiden der thalamo-kortikalen Fasern reifen früher als die der kortikofugalen Fasern. Die kortiko-bulbären und kortiko-spinalen Fasern der Capsula interna reifen erst bis zum 8. Lebensmonat langsam aus, die Markreifung dieses Teils der Pyramidenbahn ist zeitlich eng verknüpft mit derjenigen der spezifischen thalamo-kortikalen Verbindungen aus dem ventro-dorsalen Thalamusbereich. Die Reifung dieser Fasern geht derjenigen der Pyramidenbahn voran. Die *Pyramidenbahn* ist zuerst im Bereich der Brücke myelinisiert, und zwar etwa im 10. Fetalmonat (YAKOVLEV u. LECOURS). Die Bemarkung breitet sich von hier aus rostralwärts auf die Crura cerebri und die Capsula interna aus, kaudalwärts zu den Pyramiden. Erst im 1. postnatalen Monat erreicht die Markreifung die vordere Zentralwindung und damit die den Axonen zugehörigen Perikarya. In Höhe der Pyramiden erreicht die Myelinisation im 1. Lebensjahr ihre endgültige Reife. Die kortiko-pontinen Fasern innerhalb der Capsula interna, die in der Brücke zum Kleinhirn umschalten, reifen am spätesten. Die Myelinisierung beginnt hier im 2. postnatalen Monat und erreicht erst zwischen

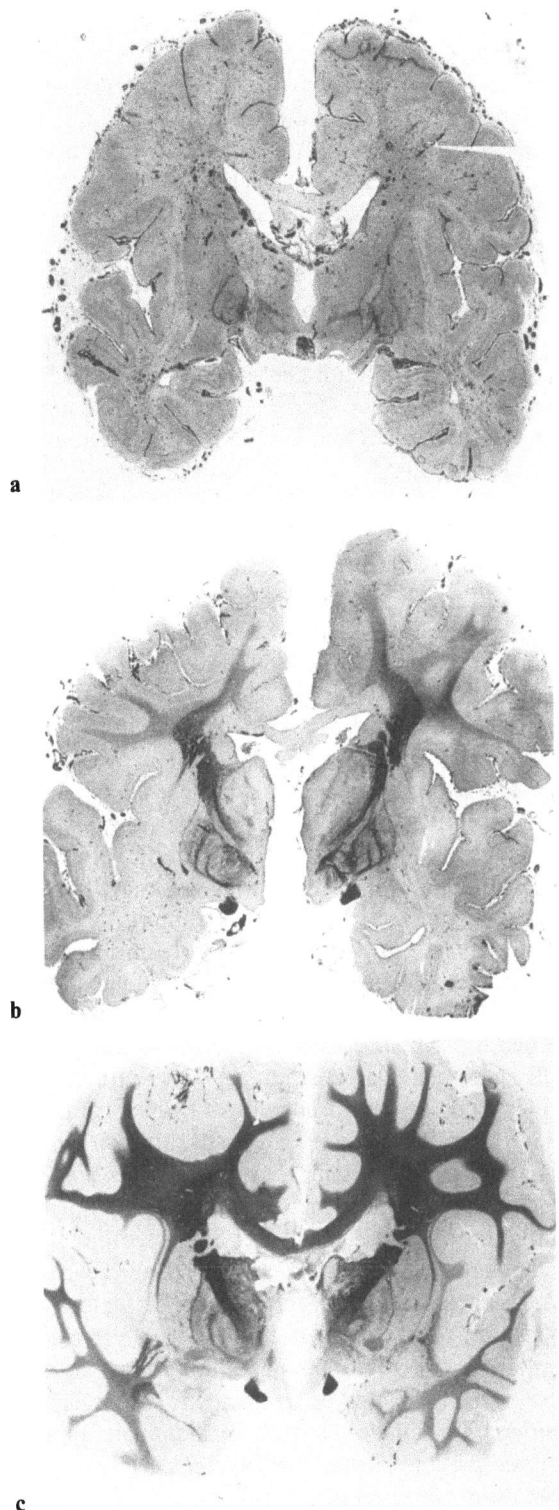

Abb. 56 a–c. Markreifungsstadien in den Großhirnhemisphären des menschlichen Gehirns. **a** 20 Minuten post partum. **b** 9 Wochen alt. **c** 4 Monate alt. Markscheidenfärbung. (JACOB 1976)

1. und 2. Lebensjahr ihr Endstadium. Die Reifung dieser Fasern korreliert zeitlich mit derjenigen der unspezifischen thalamo-kortikalen Fasern aus den mediodorsalen Thalamuskernen und dem Pulvinar.

Zur Prüfung der Markreifung am Gehirn des Neugeborenen und während der ersten Lebensjahre unterscheiden YAKOVLEV und LECOURS (1967) *drei Zonen* unterschiedlicher, zeitlich aufeinander folgender Markreifung: eine *mediale,* vor allem Ammonshorn, Hypothalamus, mediale Thalamuskerne und Fornix umfassende Zone, eine *paramediane* Zone, die den Gyrus hippocampi, Inselrinde, Gyrus cinguli, zentrale Thalamuskerne, Pallidum, Striatum und Claustrum umfaßt und eine *supralimbische* Zone, die den Hauptanteil des Großhirnmarklagers im frontalen, parietalen und temporalen Bereich erfaßt. Die unmittelbar an limbische Strukturen angrenzenden Bezirke (Gyrus hippocampi, Nachbarschaft der Inselrinde, Rinde über dem Gyrus cinguli an den Medianflächen des Großhirns) sind früher markreif als die übrigen neocorticalen Bezirke. Die Autoren korrelieren diesen zeitlich abgestuften Markreifungsprozeß mit der schichtförmig verlaufenden Zellauswanderung in der frühen Fetalperiode. Sie kommen zu dem Ergebnis, daß Bezirke mit früher Zellteilungsaktivität, früher Migration und frühem Matrixaufbrauch zugleich Gebiete mit früher Markreifung sind. Am Beispiel des Allocortex läßt sich dies deutlich zeigen (s. S. 25, 38). Dagegen dauert in Gebieten mit später neuronaler Differenzierung wie dem Neocortex auch die Markreifung am längsten. Die Markbildung im Bereich der Projektionsbahnen geht der Markreifung von Assoziationsbahnen und -fasern voran.

Die genannten Daten und Zeitpunkte, die den Untersuchungen von YAKOVLEV und LECOURS (1967) entnommen sind, basieren auf lichtmikroskopischer Technik (Markscheidenfärbung an Celloidinschnitten). Es ist anzunehmen, daß Anfangs- und Endpunkte der angegebenen Myelinisationsperioden in Wirklichkeit weiter voneinander entfernt liegen, weil die ersten Anfänge der Myelinbildung und auch die letzten entstehenden Myelinlamellen lichtmikroskopisch nicht erfaßbar sind. Dies ist nur an Hand elektronenmikroskopischer Aufnahmen mit morphometrischer Technik möglich (HAUG et al. 1976). Im peripheren Nervensystem des Menschen ist der Abschluß der Markreifung bei lichtmikroskopischer Untersuchung z.B. mit dem 2.–3. Lebensjahr erreicht, elektronenmikroskopisch läßt sich nach Untersuchungen von SCHRÖDER et al. (1978) die Markscheidenbildung noch bis zum Ende des 14. Lebensjahres verfolgen.

Die Myelinbildung ist das Resultat einer spezifischen *Interaktion zwischen axonalem Zellfortsatz* der Nervenzelle *und myelinbildender Zelle.* Die Axone übermitteln den Schwannschen Zellen bzw. den Oligodendrozyten ein Signal, das sie zur Myelinbildung veranlaßt; ob dieses Signal durch Oberflächenkontakt oder humoral weitergeben wird, steht nicht fest. Der Beweis für das axonale Primat bei der Markscheidenbildung stammt aus Untersuchungen von WEINBERG und SPENCER (1979) und AGUAYO et al. (1976), die einen markhaltigen Nerven durchtrennten und den proximalen Stumpf mit dem peripheren Abschnitt eines bisher marklosen Nerven verbanden; die regenerierenden Axone veranlaßten die in diesem distalen Abschnitt befindlichen Schwannschen Zellen, die bisher kein Myelin gebildet hatten, zur Myelinisierung.

Der Durchmesser der markhaltigen Fasern nimmt während der Ontogenese kontinuierlich zu, wie Untersuchungen von BERNSTEIN (1966) an der Ratte ge-

zeigt haben, zugleich nimmt die Länge der Internodien zu und die Leitgeschwindigkeit erhöht sich; die Zeit zwischen Bildung und Ankunft des Signals auf
der während des Längenwachstums des Körpers immer länger werdenden
Strecke zwischen Initialsegment des Axons und Synapse wird auf diese Weise
bei zunehmender Nervenleitungsgeschwindigkeit vermutlich konstant gehalten.
Das Axon bestimmt auch die Dicke der entstehenden Markscheide; mit zunehmendem Axondurchmesser wächst während der Reifung die Markscheidendicke
(FRIEDE u. SAMORAJSKI 1968; FRIEDE 1975). Die Zunahme des Axondurchmessers wiederum ist abhängig von der Größenzunahme des Perikaryons der Nervenzelle. Myelinisiert werden nur Axone, die einen Mindestdurchmesser erreichen, der im peripheren Nervensystem etwa 1 µm, im Zentralnervensystem etwa
0,5 µm beträgt (PETERS u. MUIR 1959). Das Verhältnis zwischen Axon- und
Markscheidenvolumen, das an der reifen markhaltigen Nervenfaser erreicht
wird, ist verhältnismäßig konstant; in Nervenfaserquerschnitten nimmt die
Markscheide etwa die gleiche Fläche ein wie das Axon, die Fläche des Axons
geteilt durch die Gesamtfläche des Faserquerschnitts ergibt daher den Quotienten $q = 0,5$ (REIHER 1979). Der Quotient ist bei kleinkalibrigen Fasern etwas
kleiner, sie besitzen *relativ* dickere Markscheiden als die großkalibrigen Fasern.
    Mit der zunehmenden Längenausdehnung und dem zunehmenden Durch-
messer der markhaltigen Nervenfasern während der Reifung nehmen die interstitiellen Räume relativ an Volumen ab. Im peripheren Nervensystem zeigt sich
dies in einer Abnahme der von endoneuralem Bindegewebe eingenommenen
Fläche, im Zentralnervensystem an der abnehmenden Gliazelldichte in reifenden
Markfasersystemen. Eine sehr sorgfältige quantitative Studie zur *postnatalen
Entwicklung des Tractus cortico-spinalis* des Menschen in Höhe der Pyramiden
stammt von HEIDER (1967). Der Autor untersuchte die Gliazelldichte bei 21
Säuglingen und Kindern zwischen Geburt und 12. Lebensjahr. Er differenzierte
allerdings nicht zwischen Astrozyten und Oligodendrozyten. Er stellte fest, daß
die Gliazelldichte zwischen Geburt und Beginn des 2. Lebensjahres um etwa
$^1/_4$ abnimmt, von diesem Zeitpunkt bis zum 12. Lebensjahr erfolgt eine Minderung der Gliazelldichte wiederum um etwa $^1/_4$. Die Gliazellzahl in Pyramidenhöhe, bestimmt an Paraffinschnitten, kann daher indirekt zur Beurteilung der
Faserreifung herangezogen werden (Abb. 57). Die relative Abnahme der Gliazellzahl beruht sowohl auf der Zunahme des Axondurchmessers und der Markscheidenbildung als auch am zunehmenden Auftreten interstitieller Gliazellfortsätze, die die Zellkörper auseinanderschieben. Faserhaltige Gliazellfortsätze sind
bei der Geburt vereinzelt nachweisbar, sie nehmen während des 1. Lebensjahres
zu; um den 14. Monat bilden sie Septen, die die markhaltigen Fasern bündelför-
mig unterteilen. In der Pyramide des Neugeborenen finden sich nur wenige,
dünne Markscheiden. In den ersten Lebensmonaten nimmt deren Zahl zu, vom
7. Monat an nimmt auch ihre Dicke zu, erst im 4. Lebensjahr ist die Myelinbildung in Pyramidenhöhe abgeschlossen und entspricht etwa dem Zustand beim
Erwachsenen.
    Ein Maß für die Markreifung ist damit auch die Abnahme der Zahl der
Nervenfasern pro Flächeneinheit während der Entwicklung, die in dem Maß
erfolgt, in dem Axondurchmesser und Myelindicke zunehmen und damit dickere
Markfasern im Kaliberspektrum auftreten. Die absolute Faserzahl bleibt im

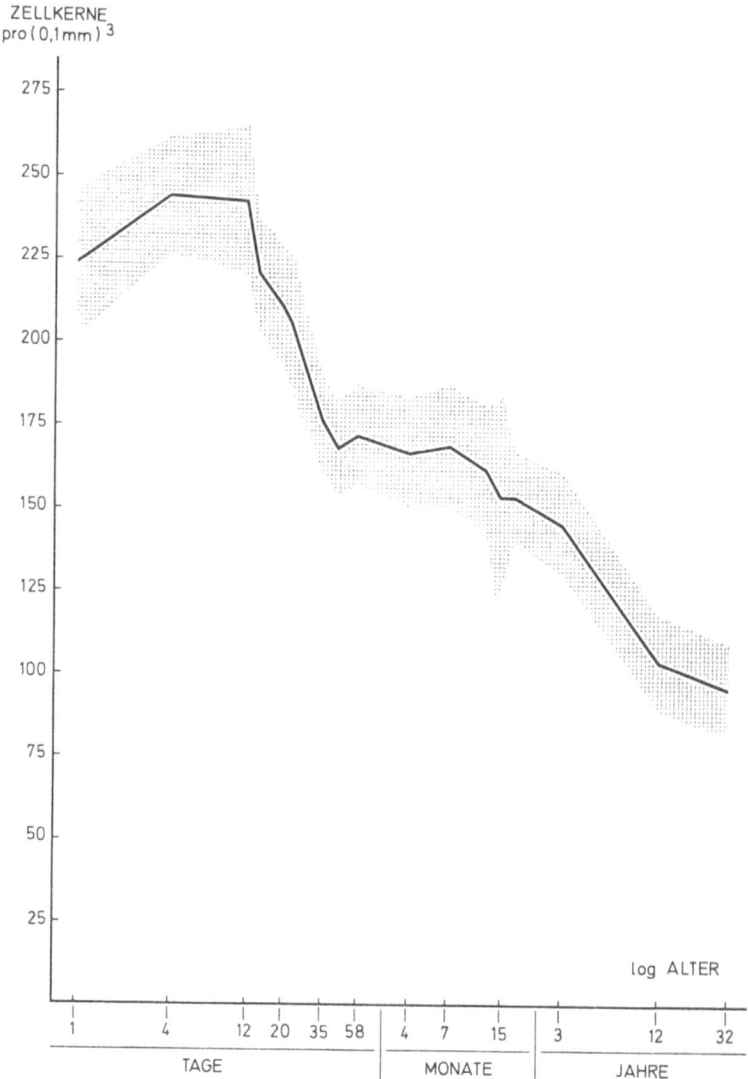

Abb. 57. Anzahl der Gliazellkerne pro Volumeneinheit in der Pyramide verschieden alter Kinder und Erwachsener. Ordinate: Anzahl der Kerne in einem Würfel mit der Kanten-länge 0,1 mm. Abszisse: log. des Alters. Die Verbindungslinie zwischen den Mittelwerten ist ausgezogen, der Bereich des dreifachen mittleren Fehlers kariert. (HEIDER 1967)

gegebenen Fasersystem, dessen Fläche während der Entwicklung zunimmt, von der Geburt bis zum Abschluß der Entwicklung gleich, wie BERNSTEIN (1966) am Tractus cortico-spinalis der Ratte zeigte. Frühere Mitteilungen anderer Autoren über eine Zunahme der Faserzahl während der Entwicklung (BOUGHTON 1906; DUNN 1921) hielten statistischen Nachprüfungen nicht stand. Es ist also davon auszugehen, daß die Zahl der Nervenfasern in den langen Bahnen bei Säugetieren mit der Geburt festliegt.

R. Myelinisationsgliose und lipidhaltige Gliazellen

Die rasche Phase der Myelinbildung ist ein metabolisch hochaktiver Prozeß, verbunden mit einer Zunahme der Durchblutung der Marksubstanz, die in diesem Zeitraum auf höhere Werte ansteigt als im ausgereiften Marklager. KEN-NEDY et al. (1970) haben dies mit ^{14}C-markiertem Aminopyrin während der postnatalen Entwicklung des Gehirns von Hunden zeigen können. Dem Beginn der Myelinbildung geht in jedem Fasersystem eine exzessive Vermehrung von Oligodendrozyten voraus, die licht- und elektronenmikroskopisch den Aspekt intensiv proteinsynthetisierender Zellen bieten. Sie sind im Kresylviolettpräparat gekennzeichnet durch einen paranukleär einseitig ausgebildeten, deutlich basophilen Plasmaleib (*Myelinisationsglia,* Abb. 58). Diese Zellen sind meist begleitet von Zellen mit langgestreckten ovalen Kernen, sog. *makrogliösen Stäbchenzellen,* einem besonderen, nur während der Myelogenese auftretenden Astrozytentyp, der den Glioblasten nahe steht. Die Kenntnis dieser beiden Zelltypen geht auf die detaillierten Untersuchungen von ROBACK und SCHERER (1935) an 50 menschlichen Gehirnen zwischen 5. Fetalmonat und dem Ende des 1. Lebensjahres zurück. Ihr gemeinsames Auftreten läßt auf enge funktionelle Beziehungen

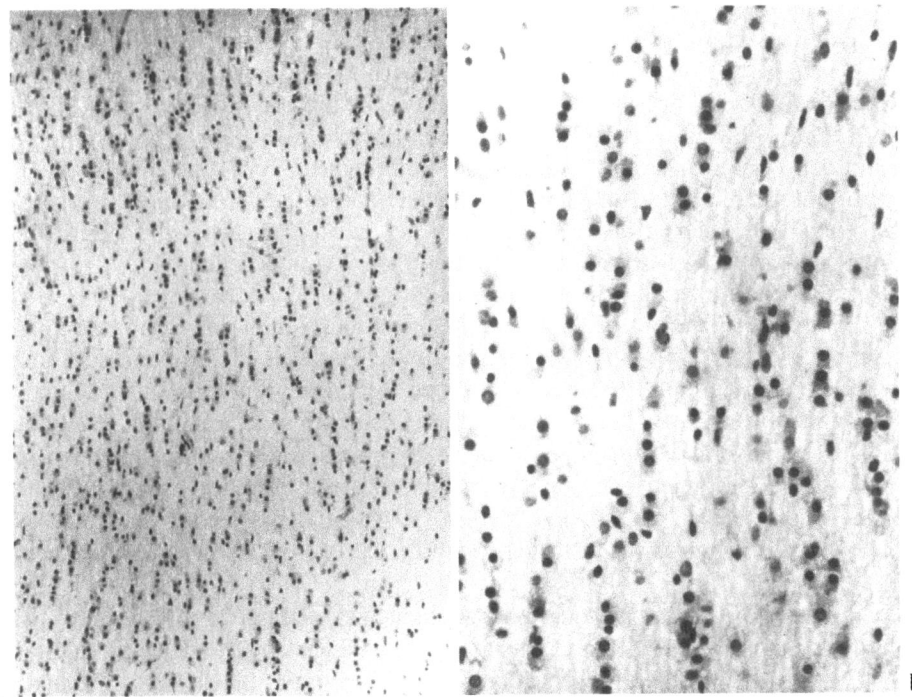

a   b

Abb. 58a, b. Myelinisationsgliose im parietalen Großhirnmarklager eines Neugeborenen (ES 375/76, Institut für Hirnforschung der Universität Tübingen). Astrozytäre, sog. makrogliöse Stäbchenzellen und aktive, myelinisierende Oligodendroglia mit einseitig orientiertem, tiefbasophilem Zelleib. Kresylviolett, **a** 180:1, **b** 450:1

zwischen dem astrogliösen und dem oligodendrogliösen, myelinbildenden Zellsystem während der Markreifung schließen. Für derartige Beziehungen gibt es auch Hinweise aus den Vorgängen bei Markbildungsstörungen, z.B. an Mäusemutanten (SKOFF 1976), aber auch bei menschlichen Entmarkungskrankheiten, wie z.B. der megalencephalen Leukodystrophie (Morbus Alexander), bei der eine schwere Myelinisierungsstörung im Rahmen einer Dysplasie und Hyperplasie des astrozytären Zellsystems auftritt. Die Myelinisationsglia wandelt sich nach Abschluß der Myelinbildung in die oligodendrozytäre Ruheform um, die Zellen teilen sich überwiegend nicht mehr (SMART u. LEBLOND 1961). Zum Zeitpunkt der maximalen Myelinisationsgliose bietet die Marksubstanz ein Bild, das zu Fehldeutungen in Richtung einer entzündlichen Erkrankung („kongenitale Encephalitis und Myelitis" nach VIRCHOW 1867) oder sogar eines Glioms Anlaß geben kann. Die diffuse Verteilung der Zellen und der Nachweis der typischen basophilen Myelinisationsglia lassen eine Unterscheidung von pathologischen Prozessen aber meist zu.

Schwieriger ist die Frage nach der Bedeutung von *fettpositiven Gliazellen* in der unreifen Marksubstanz des Gehirns und Rückenmarks von Früh- und Neugeborenen zu beantworten. Sie wurden früher als physiologische Vorstufe der Myelinbildung gedeutet (TUTHILL 1938; MICKEL u. GILLES 1964). Die fettpositiven Gliazellen werden nur in noch nicht bemarkten, kurz vor der Myelinbildung stehenden Bezirken gefunden, also dort, wo die Myelinisationsgliose bereits in Gang ist. Die Autoren, die diese Veränderung als Vorstufe der Myelinbildung auffassen, mußten aber den Nachweis schuldig bleiben, ob die Myelinisierung in den betreffenden Bezirken auch wirklich in Gang gekommen wäre. Auch die Tatsache, daß die Menge fettpositiver Zellen von Markbezirk zu Markbezirk und von Fall zu Fall wechselt, spricht gegen ein obligates Durchgangsstadium der Myelinbildung. Bei sorgfältiger kombinierter licht- und elektronmikroskopischer Untersuchung der Myelogenese von Säugetieren konnten derartige, von Fetttropfen erfüllte Gliazellen bisher *nicht* nachgewiesen werden; die myelinbildenden Zellen speichern während der Markscheidenbildung Lipide *nicht* in korpuskulärer Form (DAVISON u. PETERS 1970; HILDEBRAND 1971).

FRIEDE stellte fest (1975), daß bei Neugeborenen und einige Monate alten Kindern in über 80% der Fälle fettpositive Gliazellen in der Marksubstanz gefunden werden, daß die Häufigkeit dieser Zellen bei Kindern, die 5 Monate und älter sind, wieder abnimmt und daß bei diesen Kindern auch keine Folge- oder Residualveränderungen an deren Stelle gefunden werden. Beziehungen zu klinischen Symptomen oder zu Krankheitsprozessen irgendwelcher Art ließen sich nicht herstellen. LEESH und AVORD (1974) fanden fettpositive Gliazellen bei nahezu allen perinatal verstorbenen Kindern ab der 25. Schwangerschaftswoche.

In einer ausführlichen Studie untersuchten JELLINGER et al. (1971) die Frage der fettpositiven Gliazellen an Gehirnen in 215 Fällen zwischen Geburt (darunter Frühgeburten) und 8. Lebensjahr. Sie trafen in dieser Studie die pathogenetisch wichtige *Unterscheidung zwischen lipidhaltigen Gliazellen* (tropfige Lipidbeladung der Zelle) *und Fettkörnchenzellen* (Gitterzellen). In der Zeit zwischen Geburt und 3.–4. Lebensmonat fanden die Autoren in fast allen Fällen lipidhaltige Gliazellen im telencephalen Marklager, lokal unabhängig von Blutgefäßen,

und unabhängig von der Grundkrankheit und der Todesursache. Diese mit
Neutralfett in Tropfenform beladenen Gliazellen werden von den Autoren der
Myelinisationsglia zugeordnet, die nachgewiesenen Lipidtropfen als Myelinlipide aufgefaßt. Bemerkenswerterweise waren diese gefäßunabhängigen *lipidhaltigen Gliazellen* nach dem 4.–5. Lebensmonat, also nach dem Auftreten von Markscheiden, in deutlich geringerer Zahl nachweisbar und nach dem 6. Monat nicht
mehr im telencephalen Mark auffindbar. Unabhängig von diesen Zellen traten
in allen Fällen zwischen der 5. Lebenswoche und 36. Lebensmonat *Fettkörnchenzellen* auf, die vorwiegend perivasculär, meist perivenös, akzentuiert waren, vor
allem im Bereich des subkorticalen Markes, vereinzelt auch im tiefen Mark und
in der Capsula interna. Der Höhepunkt des Auftretens dieser Zellen lag im
3.–6. Lebensmonat. Die Tatsache, daß diese perivasculären Fettkörnchenzellen
im 1. Monat nach der Geburt, also in einem Zeitraum, in dem die Myelinbildung
im Großhirnmarklager noch nicht in Gang ist, in keinem Fall nachgewiesen
werden konnten, wird von den Autoren als Hinweis auf eine Funktion im Zuge
der Myelinisierung aufgefaßt. Es wird vermutet, daß während der Myelinisierung im Überschuß auftretende Lipide auf diese Weise abgebaut und abgeräumt
werden. Die Autoren wollen aber nicht ausschließen, daß das gleiche Phänomen
Zeichen einer Schädigung der hochempfindlichen myelinisierenden Oligodendrozyten sein könnte. Bemerkenswert bleibt die Tatsache, daß die Zellen sowohl
bei Frühgeburten als auch bei termingemäß Geborenen und sowohl bei Totgeburten wie bei Kindern, die einige Wochen oder Monate nach der Geburt starben, vorgefunden wurden. Bemerkenswert bleibt weiter die zeitliche Korrelation
einer Zunahme dieser perivaskulären Fettkörnchenzellen mit dem Verschwinden
der der Myelinisationsglia zugerechneten lipidhaltigen gliösen Zellen im telencephalen Marklager. Die Annahme, Fettkörnchenzellen könnten an der Beseitigung überschüssiger Myelinlipide beteiligt sein, die bereits WOHLWILL (1921)
ausgesprochen hatte, wird damit gestützt. Die erhebliche Menge dieser Zellen
in manchen Fällen müßte allerdings mit zusätzlichen schädigenden Faktoren
erklärt werden.

Die Beobachtungen von JELLINGER et al. (1971) decken sich nicht völlig mit
den eingehenden Untersuchungen von SCHMIDT (1965) über geburtstraumatische
Hirnschäden und Auftreten sudanophiler Fettkörnchenzellen bei Kleinkindern.
SCHMIDT fand diese Zellen ebenfalls vorwiegend im zentralen Marklager, mit
Akzentuierung im parieto-occipitalen Mark entlang der Wand der Seitenventrikel und im Abflußgebiet der inneren Hirnvenen, oft symmetrisch, aber auch
herdförmig perivaskulär. Von den von ihm untersuchten *Frühgeborenen* wiesen
50,3% der Fälle derartige Zellanhäufungen auf, bei den *reifgeborenen Kindern*
nur *12,9%*. 8 von 29 Kindern mit perivaskulären Fettkörnchenzellen im zentralen Marklager waren zwischen dem 8. und 30. Lebenstag gestorben. Dies bedeutet, daß die von JELLINGER et al. frühestens in der 5. Woche beobachteten Veränderungen doch auch schon früher auftreten können, also nicht nur im Sinne
einer Abräumfunktion im Verlauf der Myelinisierung, sondern auch als Signal
für eine Schädigung gedeutet werden können. Hierfür spricht auch, daß diese
Zellanhäufungen öfter bei Frühgeborenen als bei Reifgeborenen auftraten und
daß sie bei den Frühgeborenen häufig gemeinsam mit Keimlagerblutungen und
mit Blutungen im Abflußgebiet der inneren Hirnvenen beobachtet wurden.

Zu ähnlichen Schlußfolgerungen gelangten SUMI et al. (1971). Sie fanden bei Affen nach Schnittentbindung *keine* Fettkörnchenzellen im Großhirnmarklager; wurde bei den Weibchen am Ende der Tragzeit der Blutdruck für 30–40 Minuten soweit gesenkt, daß die Feten nachweislich in einen hypoxischen und azidotischen Zustand gerieten, dann traten in der Marksubstanz sudanophile Fettkörnchenzellen auf. Die Autoren schließen daraus, daß *Fettkörnchenzellen im telencephalen Mark grundsätzlich als ein pathologisches Phänomen aufzufassen* sind und vermutlich eine Schädigung der gegen Sauerstoffmangel sehr empfindlichen markbildenden Gliazellen vor oder bei Beginn der Myelogenese anzeigen. Freigabe von Lipidbausteinen aus diesen Zellen oder Zerfall dieser Zellen könnte dann den Anlaß zur Bildung von Fettkörnchenzellen geben.

Dagegen ist bisher nicht auszuschließen, daß die *fettpositiven Gliazellen* als Folge einer „physiologischen Degeneration" im Überschuß gebildeter Myelinisationsglia auftreten können (vgl. S. 79). Die Beobachtungen von CHI et al. (1975) an menschlichen Früh- und Neugeborenen, die keine Zeichen einer Hirnschädigung aufwiesen, könnten hierfür sprechen; die Autoren fanden entlang der Pyramidenbahn in der 32. Gestationswoche fettpositive Zellen in Höhe des Mittelhirns, in der 36. Woche in Höhe der Brücke, in der 40. Woche in Höhe des Halsmarks, also in zeitlicher Beziehung zum Ablauf der von proximal nach distal fortschreitenden Markreifung. Die Autoren wiesen fettpositive Gliazellen außerdem im Marklager des Stirnhirns bei Affen am 7.–16. Tag postnatal bei Katzen am 10. Tag postnatal, bei Kaninchen am 6. Tag postnatal und bei Schaffeten am 125. Gestationstag nach, ohne daß diese Tiere Anzeichen einer Hirnschädigung erkennen ließen.

SCHNEIDER et al. (1976) konnten bei licht- und elektronenmikroskopischer Untersuchung *lipidpositiver Gliazellen* im Großhirnmarklager von 12 perinatal verstorbenen Kindern nachweisen, daß 69% der Astrozyten, 43,5% der nicht-klassifizierbaren Glioblasten und nur 7% der Oligodendrozyten Lipidtropfen enthielten. Bei dem weitaus überwiegenden Teil der fettpositiven Zellen handelt es sich somit um lipid-beladene *Astrozyten*. Die Astrozyten allein bildeten 51,5%, zusammen mit den nicht-klassifizierbaren, unreifen Gliazellen 96% aller lipidpositiven Gliazellen aus. Die Ansicht, es handele sich um Veränderungen im Rahmen der normalen Myelogenese, ist damit fragwürdig geworden. Auch die physiologische perinatale Degeneration von Oligodendrozyten und bereits ausgebildeten Markscheiden, die nach den tierexperimentellen Untersuchungen von HILDEBRANDT (1971) vereinzelt und disseminiert vorkommen kann, führt nicht zu derart massiven Lipidanhäufungen. Die meisten untersuchten menschlichen Gehirne stammten von Kindern, bei denen die Todesursache nicht bekannt war. Es kann angenommen werden, daß die zum Tode führenden Noxen auch Ursache der Veränderungen an dem perinatal besonders störanfälligen Zellsystem der Myelinisationsglia ist (Tabelle 6). SCHNEIDER et al. (1976) fanden in einigen Fällen Übergänge zu Gewebsnekrosen der Marksubstanz, teilweise auch Marksklerosen, also das Bild der sog. *perinatalen telenzephalen Leukoenzephalopathie* (GILLES u. MURPHY 1969). In diesen Fällen lassen sich die fettpositiven Gliazellen im Rahmen des erwiesenen Schädigungssyndroms erklären.

Insgesamt lassen die derzeit zum Problem der fettpositiven Gliazellen während der Myelogenese vorliegenden Beobachtungen vermuten, daß die Anwesen-

Tabelle 6. Gliazelltypen und Lipidvakuolen in Gliazellen des menschlichen Großhirnmarklagers während der Gewebsreifung. (SCHNEIDER, DRÖSZUS u. SPERNER 1975)

Fall	Gestorben Alter in Wochen	Überlebt (Tage)	Grundleiden	Neuropathologischer Befund (Hirngewicht)	Neuroglia	
					Zelltypen	Lipidvakuolen
1 43/112	21	$^1/_2$	Extreme Unreife (Gewicht 520 g)	Hochgradige Unreife (85 g)	Glioblast	–
2 91/189	31	28	Frühgeburt (Gewicht 1000 g)	Ausgedehnte periventrikuläre Nekrosen (150 g)	Glioblast Astroglia	+ +
3 138/290	28	96	Frühgeburt, schwere intra und postpartale Asphyxie	Mikrocephalie, Marklagersklerose (180 g)	Glioblast Astroglia Oligodendroglia?	+ + + + –
4 235/237	38	1 Std	Früh- und Mangelgeborenes	Etwa altersentsprechender Befund (315 g)	Glioblast Astroglia Oligodendroglia	+ + + (+) (?)
5 36/115	40	2	Angeborene Zwerchfellhernie resp. Insuffizienz	Hirnschwellung diffuse hypoxische Schädigung (450 g)	Glioblast Astroglia Oligodendroglia	+ + + –
6 263/384	40	20	Histocytosis X (Letterer-Siewe)	o.B. (450 g)	Glioblast Astroglia Oligodendroglia	(+) + –

heit dieser Zellen, die ja stets in noch *nicht* bemarkten Bezirken auftreten, eine besondere *Vulnerabilität der Myelinisationsglia* gegenüber exogenen perinatalen Schädigungen (Hypoxidose, Acidose, Ödem, Substratmangel) anzeigt. Die Myelinisationsglia stellt in diesem Zeitraum ein hoch differenziertes, metabolisch aktives und daher störbares Zellsystem dar, das reich an Lipidbausteinen in molekularer Form ist. Degeneration dieser Zellen gibt vermutlich Anlaß zur Bildung der mit Fettropfen beladenen Gliazellen, vorwiegend Astrozyten. Die zahlenmäßige Vermehrung der Astroglia und das relative Zurücktreten typischer Myelinisationsglia in den betroffenen Gewebsteilen stützt diese Vermutung.

S. Entwicklung der Gefäße und des neuraxialen Hüllraums

Das Neuralrohr wird von einem Plexus sinusoidaler Gefäße umgeben (externe Vaskularisation), von dem aus Gefäße in das Gewebe einsprossen (interne Vaskularisation). Der Hirnreifung entsprechend beginnt die Vaskularisation in den basalen Anteilen des Neuralrohres. Besonders deutlich ist dies im Telenzephalon, wo zunächst die Ganglienhügel, danach die basalen Anteile des Hirnmantels, dann erst die dorsalen Abschnitte vaskularisiert werden (FEENEY u. PATTERSON 1946). Besonders eingehend ist die Entwicklung des arteriellen und venösen Hirngefäßsystems vom 55 mm-SSL-Stadium bis zum Neugeborenen von PADGET (1948, 1957) untersucht worden. Die wichtigsten Ergebnisse dieser detaillierten Studien mit den von PADGET hergestellten schematischen Darstellungen des Gefäßverlaufs in den verschiedenen Entwicklungsstadien werden von RICKENBACHER (1972) übersichtlich zusammengefaßt und wiedergegeben (Abb. 59, 60). Die ersten *primitiven Gefäßplexus* treten an der basalen Oberfläche des menschlichen Gehirns bei 21–23 Tage alten Feten (3 mm SSL) auf (STREETER 1915, 1918). In diesem Stadium beginnt der Hirnkreislauf auch bereits zu funktionieren. Bei 28 Tage alten Feten (4 mm SSL) lassen sich in den primitiven Gefäßplexus bereits Arterien, Venen und Kapillaren nach Verlauf und Kaliber unterscheiden. Bei Feten von 12–20 mm SSL hat sich der Gefäßplexus in 3 Schichten gegliedert, die Schädelknochen, Dura mater und piales Bindegewebe vaskularisieren. Bei Feten von 18 mm SSL beginnt das Gefäßnetz in seiner Entwicklung der Reifung des Hirngewebes zu folgen, d.h. die vorderen Abschnitte des Gehirns (Tel- und Dienzephalon) werden später vaskularisiert als die hinteren (Rhombenzephalon).

Die Entwicklung des Gefäßnetzes geht einher mit der ständigen *Bildung und Rückbildung* zahlreicher, zunächst im Überschuß gebildeter Gefäße. Das embryonale Gefäßsystem ist also außerordentlich plastisch. Vollständig rückgebildet werden z.B. die anfänglich bestehenden Schlundbogenarterien (*branchiale Periode* der Gefäßentwicklung im Kopfbereich, im Stadium von 4–12 mm SSL, CONGDON 1922). Die Schlundbögen (Kiemenbögen), wulstförmige Verdickungen in der Wand des Schlunddarmes, enthalten das Bildungsmaterial für den Gesichtsteil des Kopfes und Teile des Halses. Die in ihnen enthaltenen 6 Paare von Schlundbogenarterien bestehen beim Menschen nie gleichzeitig nebeneinander. Die beiden ersten Paare bilden sich zurück, wenn das 3. und 4. erscheint. Die definitiven Arterien entstehen in der *postbranchialen Periode,* im Stadium von 14–40 mm SSL, ihre Ausbildung und Verzweigung ist bei 160 mm SSL (Mitte 5. Monat) abgeschlossen (Abb. 59).

Die *Arteria basilaris* tritt als erste große Hirnarterie bei 29 Tage alten Feten auf, die *A. cerebri anterior* und *A. cerebri media* sind bei 40 Tage alten Feten ausgebildet, die *A. cerebri posterior* läßt sich in ihrem endgültigen Verlauf erst bei 10–11 Wochen alten Feten identifizieren. Im 44-Tage-Stadium ist der Circulus Willisii bereits vollständig ausgebildet.

Die Bildung der definitiven *A. ophthalmica* erfolgt relativ spät im Zuge der Verlängerung des Augenbecherstiels bei Embryonen von 12–14 mm SSL. Sie entsteht aus der primitiven dorsalen Augenarterie und bildet während dieses Vorgangs einen Ast, der durch die fetale Augenspalte in den Bereich des späteren Bulbus oculi vorwächst (A. centralis retinae). Die Ursprungsstelle der A. ophthalmica verlagert sich dabei proximalwärts. Dies geschieht im Zuge der Bildung einer Reihe von Anastomosen, welche ständig von kranial nach kaudal wieder aufgelöst werden (anastomotische Verschiebung, STREETER 1918). Die primitive ventrale Augenarterie wird in dieser Phase allmählich verdünnt und vom Stamm der definitiven A. ophthalmica als A. ciliaris nasalis communis übernommen.

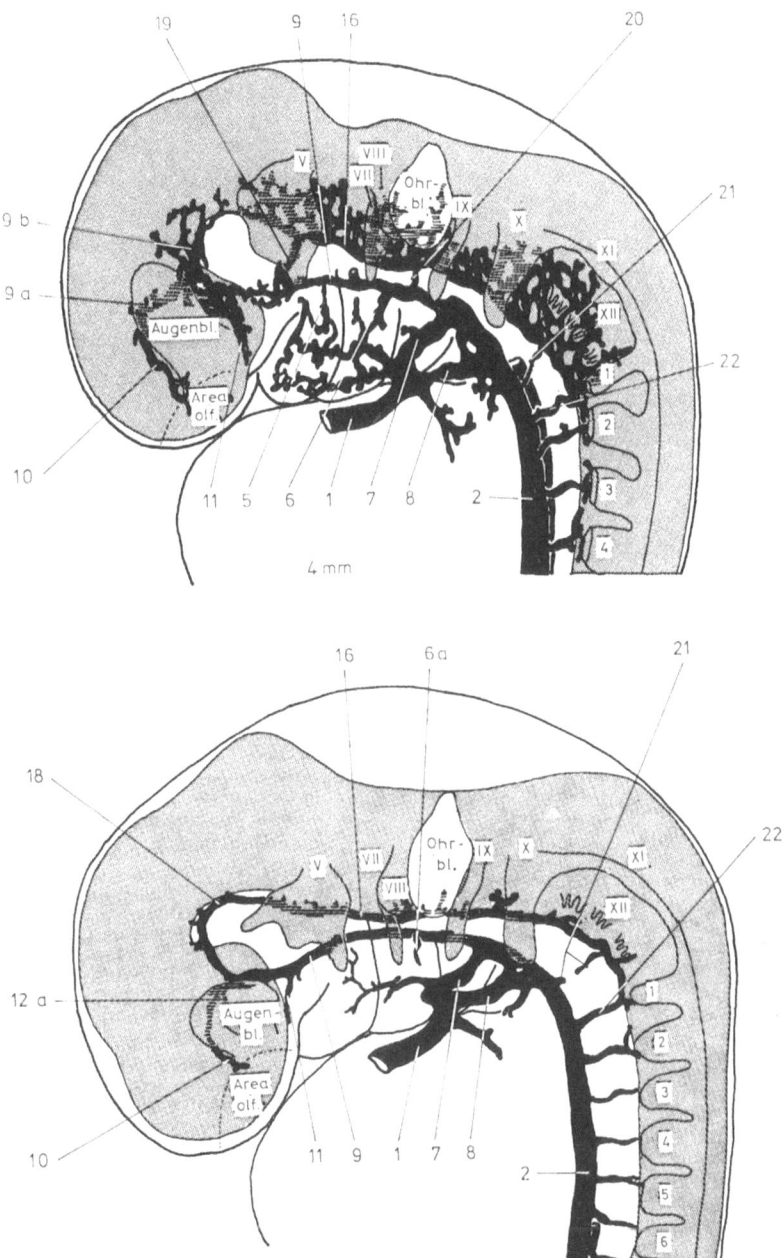

Abb. 59. Entwicklung der Hirnarterien beim Menschen, Situation im 7. Fetalmonat. (RIK-
KENBACHER 1972, nach PADGET 1948)

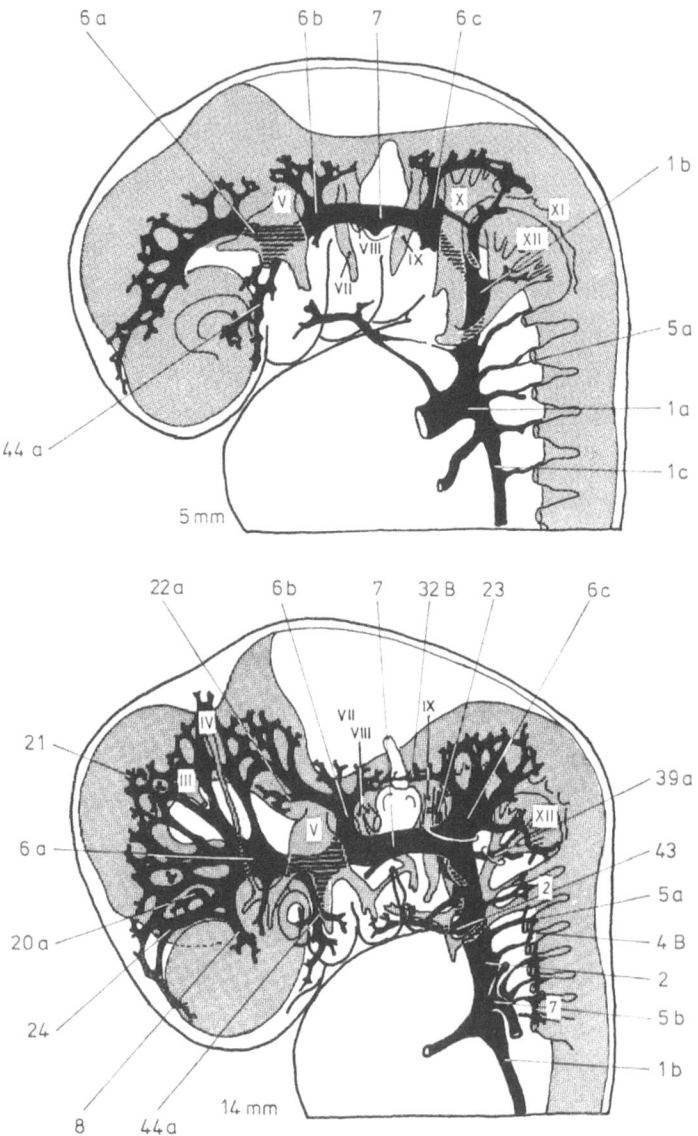

Abb. 60. Entwicklung der Hirnvenen beim Menschen, 7. Fetalmonat. (RICKENBACHER 1972, nach PADGET 1957)

Der bei 20–24 mm SSL um den Sehnerven bestehende Arterienring wird später ventral unterbrochen, dabei wechselt die A. ophthalmica von der ventralen zur dorsalen Seite des Nerven. Gleichzeitig wird der supraorbitale Abschnitt der A. stapedia, welche zur A. meningea media geworden ist, zum lacrimalen Ast der A. ophthalmica. Diese embryonale Verbindung des lacrimalen Astes der Augenarterie mit der A. meningea media kann persistieren (RICKENBACHER 1972).

Der *venöse Abfluß* erfolgt zunächst basalwärts (Basalvene nach HIS 1904).
Im 4. Fetalmonat treten dorsale Venen an der Konvexität sowie Sinus auf.
Bei Feten von 54 mm SSL ist der Sinus sagittalis superior zunächst frontal,
danach parietal aus einem Venenplexus oder durch Verschmelzung der Sinus
marginales beider Seiten entstanden. Meist mündet der Sinus sagittalis superior
einseitig in den rechten Sinus transversus, der etwa zur gleichen Zeit aus einem
tentorialen Venenplexus hervortritt. Die Asymmetrie der Verbindung beruht
auf der asymmetrischen Topographie der herzwärts ableitenden Venen. Erst
bei Feten von 80 mm SSL tritt der Sinus rectus auf, das Confluens sinuum
stellt in seiner variablen Ausprägung den Rest des embryonalen Venenplexus
dar. Erst frühestens im 80-mm-Stadium, also viel später als im arteriellen Bereich, haben die Venen ihren endgültigen Verlauf erhalten.

Im *leptomeningealen Bindegewebe* ist die Vaskularisation bereits vor Beginn
des 2. Fetalmonats sehr dicht. Persistierende plexusartige fetale Vaskularisation
der Leptomeninx mit sinusoiden Gefäßen, teilweise von kapillärem Kaliber,
kann bei Neugeborenen, selten auch beim Erwachsenen als Nebenbefund vorkommen (Abb. 63). Die Dura mater ist nicht in der Meninx primitiva enthalten,
sondern besitzt eine selbständige Anlage. Mit fortschreitender Differenzierung
der Hirnhäute kommt es zu einer Trennung der in Dura mater und Pia mater
gelegenen Gefäßplexus. Die ursprünglich zahlreichen Verbindungen werden reduziert, die verbleibenden wenigen Anastomosen werden erweitert und bilden
quer durch die Leptomeninx ziehende Venenstämme (Brückenvenen). Die eigentlichen Piavenen gehen möglicherweise aus Teilen des primitiven Kapillarnetzes der Pia mater hervor. Besonderheiten der Gefäßentwicklung in den einzelnen
Hirnabschnitten sind nachfolgend dargestellt.

I. Telenzephalon

Bei Embryonen von 6 mm SSL sind in Tel- und Dienzephalon noch keine
Gefäße zu finden. Erst bei Embryonen von 10 mm SSL, also gegen Ende der
4. Fetalwoche, sind innerhalb des Telenzephalons Gefäße nachweisbar (CRAIGIE
1955; RICKENBACHER 1972). Die Vaskularisation breitet sich dann rasch über
das gesamte Endhirn aus. Eingehende Untersuchungen zum Typ der Vaskularisierung im Großhirn bei Rinder- und Schweinefeten stammen von SCHMIDT-
LADEMANN (1980). Danach zeigt die telenzephale Rinde zu Beginn der 7. Fetalwoche bei diesen Tieren eine 3schichtige, am Ende der 7. Woche eine 5schichtige
Gefäßstruktur. Äußere Zonen mit vorwiegend longitudinalem, radiärem Gefäß-
verlauf gehen über in Zonen mit dichotomer Gefäßverzweigung bei ventrikel
wärts gerichteter Orientierung, die in unmittelbarer Nähe der Ventrikelwand
in ein grob- bis feinmaschiges Netz einmünden (Abb. 61).

Dabei entspricht die äußere Zone der longitudinal verlaufenden Gefäße dem
Randschleier, der Rindenplatte und dem äußeren Abschnitt der Zwischenschicht. Die Verzweigungszone mit nahezu ventrikelparallel verlaufenden Gefäßen liegt am Übergang zum inneren Anteil der Zwischenschicht. Diese Zone
verschiebt sich mit zunehmendem Gestationsalter ventrikelwärts. Netzförmige
Anordnung der Gefäße findet sich im Matrixbereich. LEWIS (1957) hat diese

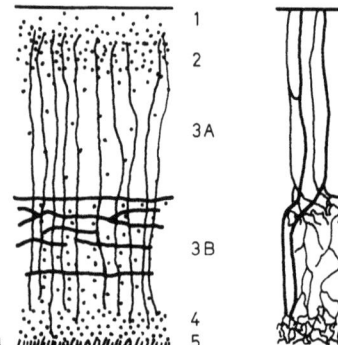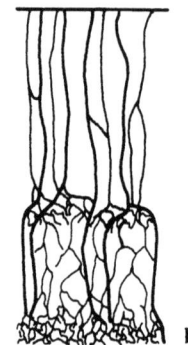

Abb. 61a, b. Schematische Darstellung der Gefäßarchitektonik im Großhirn des Kalbes, frühes Fetalstadium. **a** Zellmaterial und Nervenfasern. **b** Blutgefäße. *1* Randschleier; *2* Rindenplatte; *3A* äußere Intermediärzone; *3B* innere Intermediärzone mit horizontalen Fasern der inneren Kapsel; *4* Matrix; *5* Ependym. (SCHMIDT-LADEMANN et al. 1980)

3schichtige Angioarchitektonik im Telenzephalon während der Entwicklung auch bei Kaninchen, Ratten, Schafen, Schweinen und beim Menschen beschrieben. SAUNDERS (1960) sah derartige schichtenförmige Gliederung der Gefäßversorgung im menschlichen Telenzephalon mikroangiographisch vom 4. Monat an. Die von ihm als „Corona radiata" bezeichneten, zum Ventrikel hin verlaufenden Gefäße waren bei menschlichen Feten besonders regelmäßig zu finden. Auch VANDENBERG (1962) hat bei menschlichen Feten und Neugeborenen eine derartige kronenförmige Gefäßarchitektonik beschrieben, die aus radiär geordneten Gefäßen mit quer dazu verlaufenden konzentrischen Ringen besteht. In der Zwischenschicht, also im zukünftigen Marklager sowie periventrikulär vermehren sich die Gefäße im Laufe der Entwicklung nur wenig, dagegen nimmt die Vaskularisation in der *Rindenplatte* deutlich zu, bis im reifen Gehirn die Rinde gefäßreicher ist als das Mark (LORENTE DE NO 1928; ALTSCHUL 1939; FINLEY 1939; BILLENSTEIN 1953; STARK 1973). Das subependymale Gefäßnetz der Matrixzone bildet sich im Zuge des Matrixaufbruchs zurück und ist bereits im Gehirn des Neugeborenen nicht mehr vorhanden.

Die Gefäßentwicklung in den telenzephalen *Ganglienhügeln* verläuft unabhängig von der des dienzephalen Thalamus, der durch den Sulcus terminalis vom Colliculus ganglionaris getrennt ist (RICHTER 1965). Bei Schweinefeten beginnt die Vaskularisation in der 4. Woche, also vor der Kapillarisierung des übrigen Telenzephalons (SCHMIDT-LADEMANN 1980). Sie setzt in den lateralen Anteilen mit Gefäßsprossen ein, die von den Leptomeningen her eindringen und sich periventrikulär zu einem lockeren Netz verzweigen. Am Ende der 7. Woche sind auch die medialen Anteile von gruppenförmig verlaufenden Gefäßen durchzogen. Mit der Ausprägung der eigenen Gefäßversorgung des Nucleus caudatus aus der A. choroidea anterior in der 9. Fetalwoche stellt sich die endgültige Gefäßstruktur des Colliculus ganglionaris bei Schweinefeten dar. Die von basal eindringenden, bogenförmigen Gefäße durchziehen Claustrum, Capsula externa und Putamen, in dem sie zahlreiche Äste abgeben. In der medial gelegenen Pallidumanlage verzweigen sie sich zu einem feinen kapillären Netz.

Die Fasermassen der inneren Kapsel, die in die Zellansammlung des Colliculus ganglionaris eindringen und das Caudatum vom Putamen trennen, sind bei Schweinefeten erstmals in der 5. Woche nachweisbar (SHARP 1959). Da diese Fasern später als die Blutgefäße einwachsen, können sie im Gegensatz zu den Verhältnissen im Hirnmantel die Gefäßsprossen nicht ablenken, es entsteht daher keine ventrikelparallel orientierte Verzweigungszone. Sie drängen die präexistenten Gefäße auseinander und anastomosieren mit dem von zentrifugalen Gefäßen gebildeten Kapillarnetz des Nucleus caudatus. Auch FEENEY und PATTERSON (1946) beschreiben den ventrolateralen Beginn der Vaskularisation im basalen Telenzephalon. In frühen Stadien werden Nucleus caudatus, Putamen und Pallidum von der A. cerebri media, der Hirnmantel von der A. cerebri anterior versorgt (ABBIE 1934). Später erhalten N. caudatus und Pallidum Gefäße aus der A. choreoidea anterior.

II. Dienzephalon

Im Dienzephalon, also im Bereich des Thalamus und des Hypothalamus, beginnt die Vaskularisierung ebenfalls ventrolateral mit radiären Gefäßen, die sich subependymär verzweigen. Wie im Ganglienhügel bildet sich in der 9. Fetalwoche eine ventrikulofugale Gefäßstruktur aus, die von basalen perforierenden Gefäßen versorgt wird (SCHMIDT-LADEMANN 1978). Über ein lockeres kapilläres Netz und über Arteriolen anastomosieren die zentrifugalen mit den zentripetalen Gefäßen. Der zelldichte Thalamus ist stärker vaskularisiert als der zellärmere Hypothalamus (RICHTER 1965).

III. Mittelhirn

Im Bereich des Mittelhirns und der *Medulla oblongata* beginnt die Vaskularisation von der Basalfläche aus mit radiär zum Ventrikel orientierten Gefäßen, die sich zunächst in einem subependymalen Netz verzweigen. Später ziehen von basal kräftige zentromediale perforierende Gefäße ohne Astabgaben zum Ventrikel, den sie umgeben und feine zentripetale Äste zur fast aufgebrauchten Matrix sowie größere zentrifugale Äste abgeben. Ein zweites, kürzeres System zentromedialer perforierender Gefäße dringt im Mittelhirnbereich von dorsal her zum Aquädukt vor und anastomosiert mit den übrigen Gefäßprovinzen. Die Vierhügelregion wird später kapillarisiert als die ventralen Anteile des gleichen Stammhirnabschnitts (SCHMIDT-LADEMANN 1978). Zunächst durchziehen radiäre Rami perforantes das Tectum mesencephali. Mit der Reifung und Formung der Vierhügel bildet sich ein eigenes Gefäßnetz. Besonders zarte, geschlängelte Gefäße verlaufen zunächst bogenförmig zum Zentrum jedes der Vierhügel, dort verzweigen sie sich. Lateral von den Vierhügeln verlaufende Gefäße ziehen bogenförmig um die Lamina quadrigemina ventrikelwärts. Auch CRAIGIE (1955), FEENEY und PATTERSON (1946) und WILLIAMS (1937) beschreiben beim Hühnchen, GILLILAN (1972) beim Kaninchen die ventral einsetzende Vaskularisierung in Mesenzephalon und Rhombenzephalon.

IV. Kleinhirn

Die Kleinhirnanlage im Dach des IV. Ventrikels enthält bei Rinderfeten erst in der 8. und 9. Fetalwoche netzartige, später radiär von der Oberfläche her ventrikelwärts eindringende Gefäße (SCHMIDT-LADEMANN 1978). Beim Menschen unterscheidet GILLILAN (1972) zwei Gefäßplexus: ein kapilläres Gefäßgeflecht in der Mantelzone, das sich zwischen der 8. und 9. Fetalwoche bildet sowie einen oberflächlichen Gefäßplexus, der erst im 5. Monat auftritt und dessen Äste die Rinde radiär ohne Astabgabe durchziehen und sich im Mark verzweigen. Derartige radiäre Gefäße, die in der Marksubstanz enden, jedoch nicht die tiefen Kleinhirnkerne versorgen, beschreiben auch VANDEN-BERGH und VAN DER EECKEN (1968). Sie fanden zusätzlich zentrifugale, vom IV. Ventrikel ausgehende Gefäße, die vorwiegend zu den Kleinhirnkernen ziehen. STARK (1973) weist darauf hin, daß die Kapillardichte in der Kleinhirnrinde höher ist als in der Großhirnrinde.

V. Strukturelle Gefäßentwicklung

Der *spezifische Wandaufbau der Hirngefäße* mit deutlicher Differenzierung in Arterien und Venen läßt sich nach Untersuchungen von AREY (1963) beim Menschen erst im 4. Fetalmonat (60–90 mm SSL) nachweisen. Er ist nach RIK-KENBACHER (1972) bereits im 35–40 mm SSL-Stadium erkennbar und schreitet von den großen Gefäßen peripherwärts zu den kleineren Kalibern fort; die intrazerebralen Arteriolen erhalten als letzte ihren typischen Wandaufbau. Die Gefäßwandreifung (Abb. 62) ist erst zu Beginn des letzten Drittels der Schwangerschaft abgeschlossen, die Längenzunahme und die Zunahme der Wanddicke schreiten aber bis zum 10.–12. Lebensjahr fort. Die elastischen Fasern *zwischen* den Mediamyozyten der Arterien erscheinen erst beim Kleinkind. Herdförmige Intimaverdickungen, die als sog. fibromuskuläre Hyperplasie der Intima bei Kindern bekannt sind, treten auch im Gehirn auf. RICKENBACHER (1972) beobachtete sie bei Neugeborenen und Kleinkindern entlang der A. cerebri media, vorwiegend an der Abzweigung von kleinen Ästen. Die Elastica interna ist in diesen Bezirken aufgesplittert oder unterbrochen. Wir beobachteten derartige, aus myointimalen Zellen bestehende Polsterbildungen als Zufallsbefund auch an Arteriolen im peripheren Nervensystem bei einem 6jährigen Kind. Sie sind als transiente adaptive Reaktionen der arteriellen Gefäßwand anzusehen und haben keine pathologische Bedeutung. Die die Polster bildenden Myozyten stammen aus der Tunica media, aus der sie durch Lücken in der Membrana elastica interna in die Tunica intima einwandern. Weitere vaskuläre Atypien ohne Krankheitswert sind dystopische angiomartige Formationen dünnwandiger Gefäße, die SOLCHER (1968) bei Feten beobachtete (Abb. 63). Auch sie bilden sich vermutlich im Laufe der weiteren Organentwicklung wieder zurück.

Kapillaren treten in der Großhirnrinde des Menschen in der 4. Fetalwoche auf. Eingehende elektronenmikroskopische Beobachtungen zur strukturellen Reifung der Kapillaren beim Menschen stammen von HAUW et al. (1975). Die

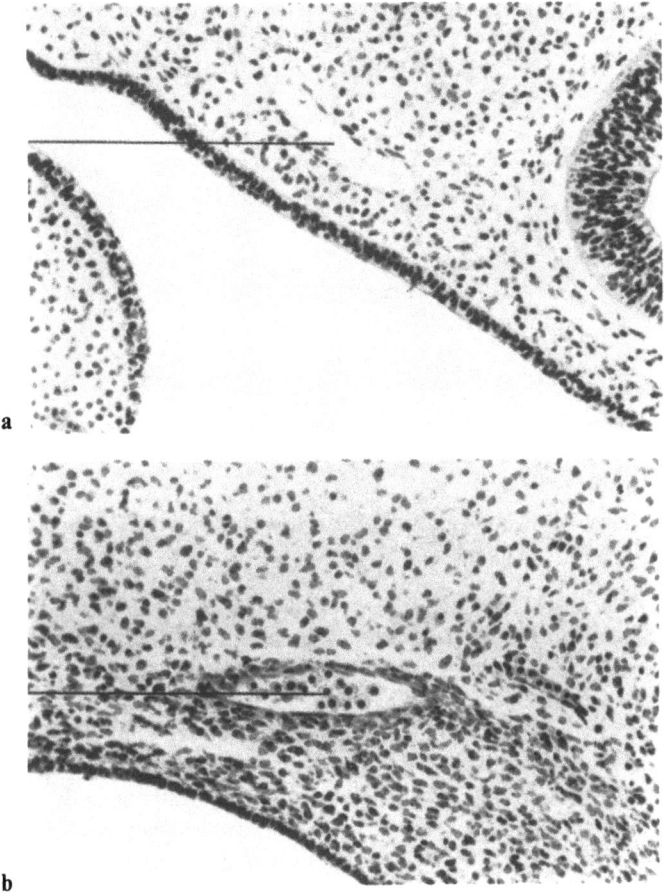

Abb. 62a, b. Wand der A carotis interna bei menschlichen Embryonen. **a** 4 mm langer Embryo: reines Endothelrohr. **b** 7 mm langer Embryo: beginnende Ausbildung des Mesenchymmantels. 120:1. (RICKENBACHER 1972)

Autoren, die Kleinhirn und Bulbus olfactorius von 12 menschlichen Feten von 25–200 mm SSL untersuchten, fanden jeweils mehrere Bautypen der Kapillaren nebeneinander in Gehirnen gleicher Entwicklungsstufen. Sie waren voneinander durch Form, Größe und Anordnung der Endothelzellen sowie vollständige oder unvollständige Ausbildung der Basalmembranen zu unterscheiden. Interzelluläre Kontaktzonen vom Typ der Zonula occludentes wurden, mit Ausnahme des frühesten Entwicklungsstadiums, konstant nachgewiesen. Perizyten traten zusammen mit den Endothelzellen bereits zu Beginn der Kapillarentwicklung auf, sie ließen sich in diesem Stadium nicht durch die Lagebeziehung zur Basalmembran, jedoch durch dichteres Zellplasma, den Mangel an filamentären Strukturen und das Fehlen interzellulärer Kontaktzonen unterscheiden.

Elektronenmikroskopisch bestehen nach den Untersuchungen von WECHSLER (1965) an Hühnerembryonen die primitiven Kapillaren aus einer Endothelzellschicht, die bereits die typischen interzellulären Kontaktzonen (*Zonulae oc-*

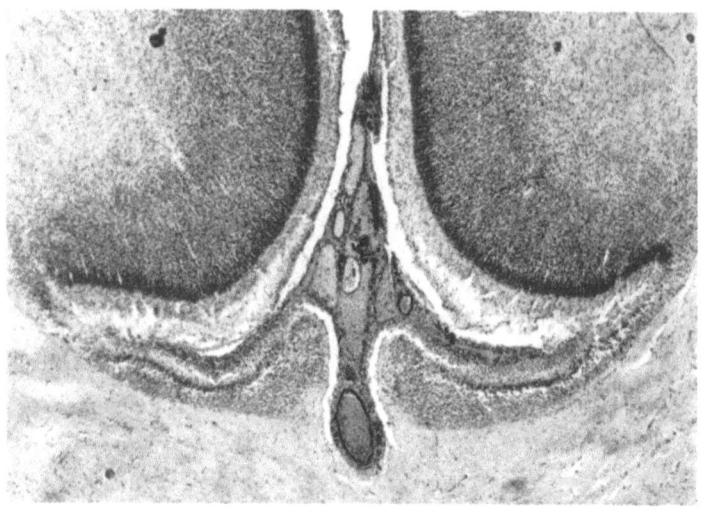

Abb. 63. Kandelaberförmige Gefäßdystopie an der Dorsalfläche des Balkens bei einem menschlichen Feten von 30 cm Länge, 6. Monat. HE 3:1. (SOLCHER 1968)

cludentes) besitzen und einer folgenden, aus wenig differenzierten Zellen bestehenden 2. Gefäßwandschicht (Abb. 64). Eine Basalmembran fehlt den primitiven Kapillaren. Die Zellen der 2. Schicht entwickeln sich später zu Perizyten, Muskelzellen oder Adventitialzellen. Am 13. Bebrütungstag sind bei Hühnchen die primitiven Gefäße fast vollständig von Gliazellfortsätzen umgeben. Die Endothelzellen sind in diesem Stadium noch voluminös, besitzen helle, blasige Zellkerne, das Zellplasma ist reich an Ribosomen, endoplasmatischem Retikulum und Mitochondrien. Auch bei Ratten bestehen die ersten kapillären Gefäße, die am 20. Fetaltag auftreten (DONAHUE u. PAPPAS 1961) zunächst nur aus Endothelzellschläuchen und einer primitiven zweiten Zellschicht. Auch hier waren die Endothelzellen von Anfang an durch *flächenhafte Kontaktzonen* verbunden. Zwischen Geburt und 14. Lebenstag verdünnten sich bei Ratten die Endothelzellen, ihr Organellengehalt nahm ab. Im Rückenmark von Ratten beobachtete PHELPS (1972) entsprechend der früheren Gewebsreifung dieses Teils des Zentralnervensystems bereits am 11. Fetaltag Kapillaren. Sie zeigten ebenfalls von Beginn an die typischen interzellulären Kontaktzonen. Am 15. Tag nach der Geburt traten Gliazellen um die Gefäße auf, die unvollständige Hüllen bildeten. Zugleich entwickelten sich die kapillären Basalmembranen (BÄR u. WOLFF 1972), die am 24. Tag noch immer diskontinuierlich und filamentär strukturiert waren und erst allmählich den homogenen Aufbau erreichten, den sie im reifen Gehirn haben. Bei menschlichen Feten konnten mit der Gefrierätztechnik bereits in der 10.–13. Fetalwoche zwischen den Endothelzellen Kontaktzonen mit dem typischen Aufbau von Zonulae occludentes nachgewiesen werden (MØLGARD u. SAUNDERS 1975).

Zur Frage der *Kapillardichte* und ihrer Änderung im Verlaufe der Hirnreifung liegen zahlreiche, miteinander recht gut übereinstimmende Angaben vor. Die Kapillarentwicklung steht in enger Beziehung zur Reifung des Hirngewebes

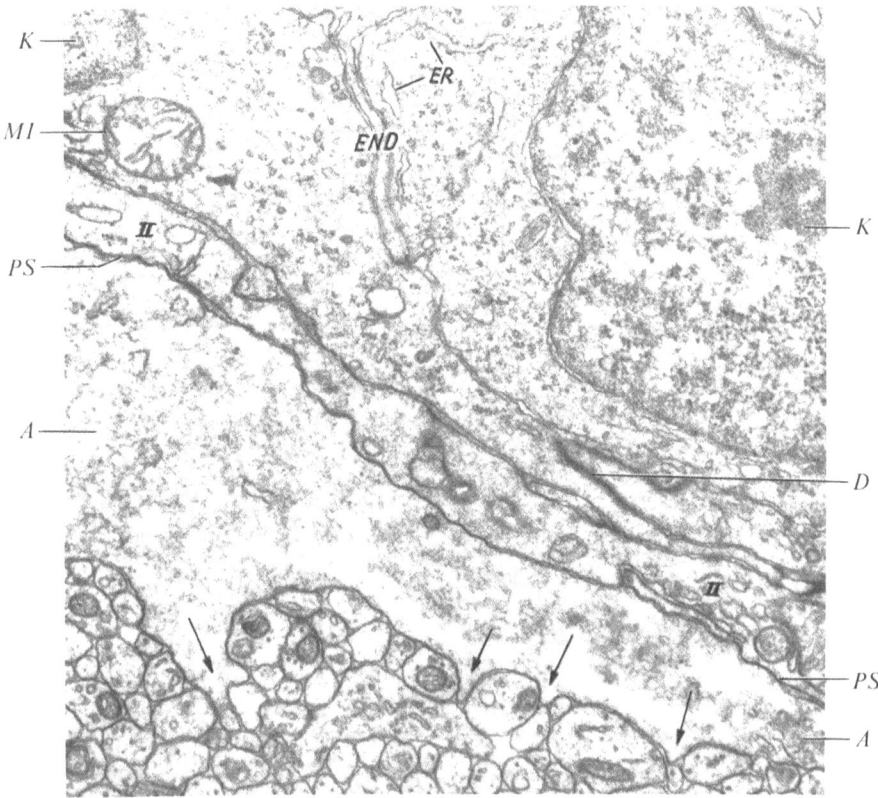

Abb. 64. Capillarentwicklung im Rückenmark von Hühnerembryonen, 13. Tag. Radiärgefäß. Endothelzellen (*END*), reicht an granulärem endoplasmatischem Retikulum (*ER*). Mitochondrien (*MI*). Zellelemente der „2. Gefäßwandschicht" (*II*). Feiner pericapillärer Spaltraum (*PS*). Noch keine Basalmembran! Pericapillärer Astrozytenfortsatz (*A*), der auch das Neuropil umhüllt (→). Elektronenmikroskopische Aufnahme, 19000:1. (WECHSLER 1965)

selbst (WILLIAMS 1937; LIERSE 1963; HORSTMANN 1959). NIEMINEVA und TERVILÄ (1953) zeigten bei menschlichen Feten eine Verdoppelung der Kapillarzahl pro mm² Hirngewebe vom 5. zum 7. Fetalmonat (Abb. 64). Nach den eingehenden Untersuchungen von DIEMER (1964, 1965) verdreifacht sich die Kapillardichte beim Menschen von der Geburt bis etwa zum 4. Lebensjahr. Dies kommt auch in der Abnahme des mittleren Kapillarabstands in diesem Zeitraum zum Ausdruck. Er beträgt in der Großhirnrinde bei der Geburt 100 μm und nimmt im 1. Lebenshalbjahr auf 75 μm ab, um das 4. Lebensjahr sind 58 μm erreicht (Abb. 65). Der Kapillarabstand in der Hirnrinde beträgt beim Erwachsenen also nur etwas mehr als die Hälfte des beim Neugeborenen gefundenen.

Die Geschwindigkeit der Kapillarvermehrung ist zudem innerhalb der Zeit bis zum Ende des 1. Lebensjahres unterschiedlich. Sie ist sowohl in der Rinde wie im Mark am höchsten während des 2. Trimenons; vermutlich läßt sich dies in der Rinde auf die diesem Zeitraum besonders rasch fortschreitende Diffe-

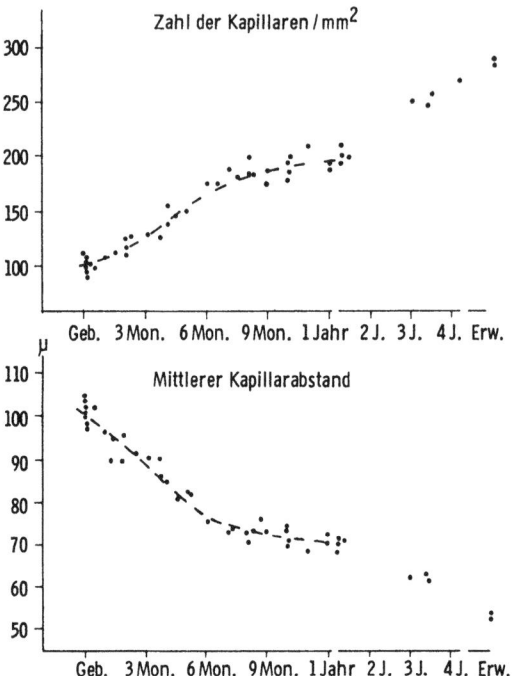

Abb. 65. Postnatale Entwicklung der Capillarabstände und der Capillardichte in der frontalen Großhirnrinde des menschlichen Gehirns zwischen Geburt und 4. Lebensjahr (WENNER 1972, nach DIEMER 1965)

renzierung der Zellfortsätze, in der Marksubstanz auf die rasch zunehmende Myelinisierung beziehen. Während die Kapillardichte in der Marksubstanz bereits mit 6 Monaten die im reifen Gehirn gefundenen Werte erreicht, ist in der Rinde dieser Zustand erst im 4. Lebensjahr erlangt. Die überwiegend am Frontalhirn gewonnenen Ergebnisse haben nach Stichproben von DIEMER (1968) wahrscheinlich auch für andere Teile der Großhirnrinde Geltung.

Die auffällig geringere Dichte des Kapillarnetzes in Rinde und Mark des Gehirns menschlicher Neugeborener läßt ebenso wie die Ergebnisse blutgasanalytischer Untersuchungen (WENNER 1972) darauf schließen, daß das Gehirn des menschlichen Neugeborenen einen *geringeren Sauerstoffbedarf* und eine *geringere Hirndurchblutung* im Vergleich mit dem Gehirn des Erwachsenen hat. Die Hirndurchblutung (ml/100 g/min) nimmt von der Geburt bis zum 7. Lebensmonat nach WENNER (1972) auf etwa 60% des Ausgangswertes zu (Abb. 66). Es muß angenommen werden, daß die relativ geringere Hirndurchblutung beim Neugeborenen den Sauerstoffbedarf des Gehirns zu diesem Zeitpunkt erfüllt. Wäre der Sauerstoffverbrauch pro 100 g Gewebe beim Neugeborenen so hoch wie beim Erwachsenen, dann würde sein Gehirn 60% des Grundumsatzes beanspruchen, da das Hirngewicht beim Neugeborenen etwa 11% des Körpergewichts beträgt (gegenüber 2% beim Erwachsenen). Die Zunahme der Durchblu-

Alter	Kapillarabstand (Hirnrinde) [10^{-4} cm]	$\triangle$ pO$_2$ (wenn pO$_2$ art = 90 mmHg) (mmHg)	O$_2$-Verbrauch (Hirnrinde) [ml/100 g/min]	arteriovenöse O$_2$-Differenz (AVD) [Vol %]	Durchblutung (Hirnrinde) [ml/100 g/min]
Neugeborene	100	65	1,4	8,0	18
3 Monate	90	61	1,7	6,1	28
6 Monate	75	56	2,5	5,3	47
12 Monate	70	58	3,0	4,7	64
Erwachsene	58	60	5,0	7,0	71

Abb. 66. Berechnung des Sauerstoffverbrauchs und der Durchblutung in der Hirnrinde des Menschen aus Capillarabständen (DIEMER 1965) und Blutgaswerten (WENNER 1967). Werte für den Erwachsenen aus OPITZ u. SCHNEIDER (1955). (Nach WENNER 1972)

tung nach der Geburt läßt sich auch experimentell mit der blutgasanalytischen ^{14}C Antipyrin-Technik zeigen, die beim Hund einen 2–3fachen Anstieg der Durchblutung zwischen Geburt und 6. Woche nach der Geburt ergab (KENNEDY et al. 1970). Dabei verhielten sich Rinde und Mark different: in der grauen Substanz war der maximale Wert etwa 6 Wochen nach der Geburt erreicht und fiel dann um einen geringen Prozentsatz auf den endgültigen Wert des reifen Gehirns zurück; in der weißen Substanz des Großhirns erzielte die Durchblutung ebenfalls nach 6 Wochen ein Maximum, fiel aber anschließend wieder nahezu auf den Wert zurück, der unmittelbar nach der Geburt gemessen wurde. Diese Durchblutungsänderung korreliert mit der hohen transienten metabolischen Aktivität in der Marksubstanz während der Markreifungsperiode.

Die relativ großen Kapillarabstände beim Neugeborenen bedeuten große Diffusionsstrecken für den Sauerstoff aus den Kapillaren zu den Zellen, die aber offensichtlich bei dem relativ geringeren Sauerstoffbedarf ausreichen. Nach Ansicht von WENNER (1972) ist dieser relativ geringe Sauerstoffbedarf des Gehirns beim Neugeborenen auch der Grund, warum junge Säuglinge eine relativ hohe Toleranz gegenüber akuten und totalen Sauerstoffmangelzuständen haben (Anoxietoleranz). Bei prolongierter, über Stunden oder Tage anhaltender Hypoxie ist dagegen das Gehirn des Säuglings wegen der größeren Diffusionsstrecken zwischen den Kapillaren stärker gefährdet als das Gehirn des Erwachsenen. Der *größeren Anoxietoleranz* des Neugeborenen steht also eine *geringere Hypoxietoleranz* gegenüber (DIEMER 1965b). Bei chronischer Hypoxie steigt allerdings die Kapillardichte an, die Kapillarabstände nehmen ab, wie SCHOLZ (1941) und DIEMER (1965c) gezeigt haben. Daher tolerieren Säuglinge mit chronischen Herzfehlern, bei denen diese Zunahme der Kapillardichte nachgewiesen ist, auch noch venöse O$_2$-Drucke von 10 mm Hg ohne Beeinträchtigung der Hirnfunktion, also Werte, die unter der sog. letalen Schwelle von 11 mm Hg liegen (WENNER 1972). Zusammenfassend kann festgestellt werden, daß beim normalen Neugeborenen der für die Strukturerhaltung der Nerven- und Gliazellen notwendige Energiebedarf (Erhaltungsumsatz) *geringer* ist als im reifen Gehirn und daß hieraus der geringere Sauerstoffbedarf und die längere Wiederbelebenszeit nach akuter Unterbrechung der Sauerstoffzufuhr zurückzuführen ist.

VI. Fragilität der unreifen Hirngefäße

Die fetalen Gefäße sind fragil, sie neigen zu Rissen und zu Diapedesisblutungen auch wenn keine pathologischen Wandveränderungen vorliegen. GOERTTLER (1961, 1962) fand bei Feten mit allgemeinen Kreislaufstörungen, die zur Abflußstauung führten, Blutungen besonders in Stammganglien, Plexus, Ventrikeln und Leptomeninx. Bei virogenen Embryopathien sah TÖNDURY (1962) Blutaustritte ebenfalls in Leptomeninx, Großhirn, Plexus, Hirnstamm und Kleinhirn. SOLCHER (1968) beobachtete bei Spontanaborten in der ersten Hälfte der Schwangerschaft (Feten von 13–38 cm Scheitel-Fuß-Länge, d.h. etwa 10–25 cm Scheitel-Steiß-Länge, d.h. 15–25 Wochen alte Feten) in 61 von 65 Fällen frische perivaskuläre mantelförmige diapedetische Blutungen und kleine Massenblutungen, deren Entstehung allerdings unklar blieb. Verschiedene ätiologische Faktoren müssen diskutiert werden (toxische Einwirkungen, Hypoxie, Virusinfektion). Die Blutungen zeigten sich vor allem in der Großhirnrinde, den Plexus (Abb. 67) und im Bereich des Balkens und periventrikulär (Abb. 68, 69). GRUNNET und SHIELDS (1975) fanden bei 114 frühgeborenen Kindern ohne Fehlbildungen und ohne Nachweis von Infektionen in 95% der Fälle zwischen 24 und 30 Wochen Gestationsalter Blutungen, die von den Keimlagern der Ventrikelwand ausgingen („germinal plate hemorrhages"), und bei 36% der Neugeborenen mit 24–26

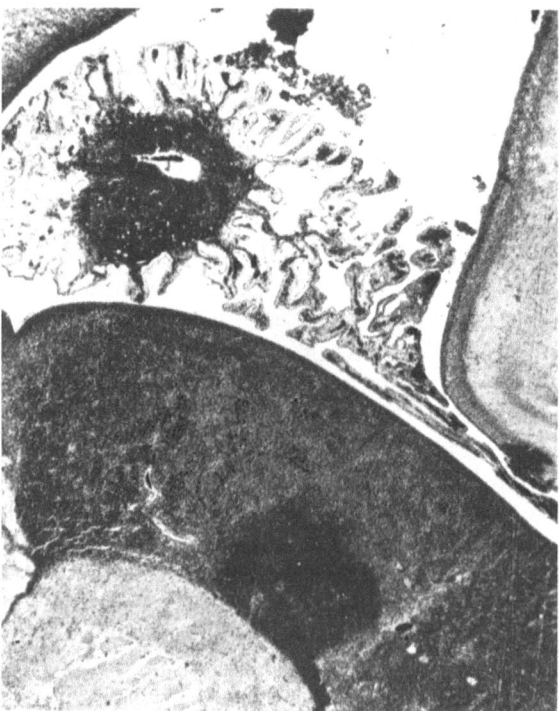

Abb. 67. Blutungen im Plexus chorioideus (1) und im periventrikulären Keimlager (2) bei einem menschlichen Feten von 18 cm Länge, etwa 17 Woche. Masson-Trichromefärbung. 20:1. (SOLCHER 1968)

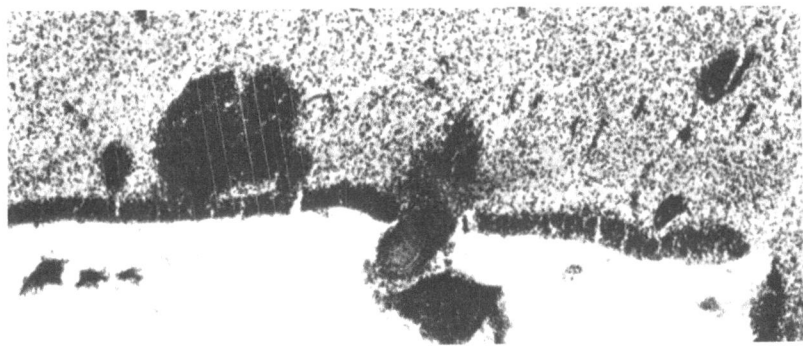

Abb. 68. Subependymäre Blutungen in der Ventrikelwand (Dach des IV. Ventrikels) eines menschlichen Feten von 13 cm Länge, etwa 14. Woche. Einbruch in das Ventrikellumen. Masson-Trichromfärbung. 70:1. (SOLCHER 1968)

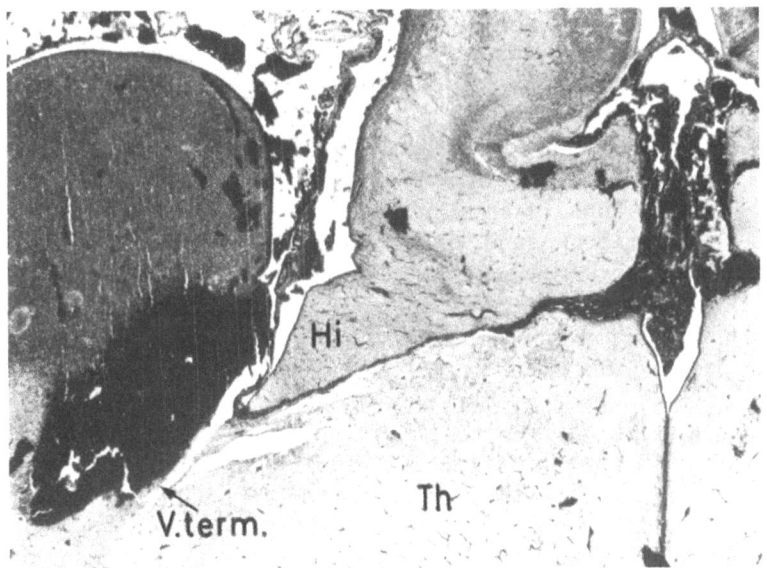

Abb. 69. Blutungen im Bereich der Vena terminalis (*V. term*) bei einem menschlichen Feten von 18 cm Länge, etwa 17. Woche. *Hi*, Hippocampus. *Th*, Thalamus. Masson-Trichromfärbung. 16:1. (SOLCHER 1968)

Wochen Gestationsalter in das benachbarte Marklager und die Stammganglien übergriffen. Kinder mit einem Gestationsalter über 36 Wochen zeigten in keinem Falle mehr derartige Blutungen. Beidseitige, symmetrische Ventrikelwandblutungen waren bei nahezu 30% der Kinder unter 32 Wochen Gestationsalter zu beobachten. Die Blutungen können vor allem mit der labilen Wandstruktur und der geringen Wanddicke der subependymären Venen in Verbindung gebracht werden. Bei einer venösen Abflußbehinderung, bei Hirnödem oder bei hypoxisch ausgelösten mikrozirkulatorischen Störungen reißen die Wände dieser unreifen Gefäße leicht ein.

VII. Entwicklung der Schrankenfunktion
der intrazerebralen Gefäße

Das Auftreten der typischen Kontaktzonen (*Zonulae occludentes*) zwischen
den Endothelzellen ist zeitlich *nicht* mit der Wirksamkeit der Blut-Hirn-Schranke
korreliert. Die Schrankenfunktion, die den Durchtritt von Ionen, wasserlös-
lichen, polaren Molekülen, anionischen Farbstoffen und Proteinmolekülen kon-
trolliert, entwickelt sich viel später als die Kontaktzonen. Die Schrankenfunktion für diese Stoffe, die in anderen Organen auch beim reifen Tier die Gefäßwände durchsetzen und sich in den extrazellulären Räumen verteilen, entsteht
im Gehirn graduell. *Die Schranke „schließt sich" bei menschlichen Feten am
Ende des 1. Trimesters der Schwangerschaft* oder bei Beginn des 2. (BRADBURY
1979), also lange vor Beginn der sog. kritischen Periode der Hirnentwicklung,
der Periode des Wachstumsschubs (DOBBING u. SANDS 1973, vgl. S. 5). Das
„Schließen der Schranke" muß auf die strukturelle und funktionelle Reifung
der Endothelzellen selbst bezogen werden, d.h. auf die allmählich erworbene
Kontrolle der transmembranösen Transportprozesse und auf die Kontrolle des
pinozytotischen Stofftransports.

WECHSLER (1965) konnte bei eben geschlüpften Hühnchen eine diffuse Anfärbung des Gehirns nach parenteraler Applikation von Evansblau nachweisen,
die bei 4 Wochen alten Tieren nicht mehr auftrat. PETERSON (1969) fand bei
Hühnchen zwischen dem 3. und 16. Bebrütungstag und nach parenteraler Gabe
von Meerrettichperoxidase eine Permeation der Proteinmoleküle in die Hirnsubstanz, elektronenmikroskopisch füllten sich die extrazellulären Fugen des Hirngewebes mit den Proteinmolekülen, sie durchsetzten jedoch nicht die Fugen
zwischen den Endothelzellen. In den folgenden Tagen nahm die Menge der
in das Hirngewebe permeierenden Peroxidase-Moleküle ab. Beim Schlüpfen
konnte nur noch intravasal Peroxidase nachgewiesen werden, die Schranke war
also jetzt für Peroxidase dicht.

In den Großhirnhemisphären von Ratten und Schafen entwickelt sich die
Blut-Hirn-Schranke für radioaktiv markierte Sucrose innerhalb einer relativ kurzen Zeitspanne (10–20 Tage); das Produkt aus Permeabilität und Oberflächen-
einheit beträgt *nach* diesem Zeitraum nur noch ein Fünftel des Wertes vor ihm.
Bei der Ratte liegt dieser Zeitraum nach der Geburt, beim Schaf etwa in der Mitte
der 150 Tage dauernden Fetalperiode (BRADBURY 1979). EVANS et al. (1974)
fanden, daß die Permeabilität von ^{14}C-Sucrose und ^{3}H-Sucrose durch die Gefäßwand, gemessen am Sucroseraum 90 min nach Infusion oder Injektion bei Schaffeten nach dem 50. Fetaltag zu sinken beginnt und bereits nach 123 Tagen
etwa den Wert erreicht hat, der im reifen Gehirn gefunden wird (Abb. 70).
REYNOLDS (1979) kalkulierte aufgrund der Penetration von Sucrose, Inulin und
jodmarkiertem Serumalbumin aus dem Blut in das Gehirn bei Schafen ein Absinken der Porengröße der Endothelzellschranke der Hirngefäße von 8 μm bei
60 Tage alten Feten auf 0,7 μm bei 125 Tage alten Feten. Dieser Zeitpunkt
des „Schließens" der Blut-Hirn-Schranke stimmt mit dem von EVANS et al.
(1974) gefundenen Zeitpunkt des erreichten minimalen Sucrose-Raums sehr gut
überein.

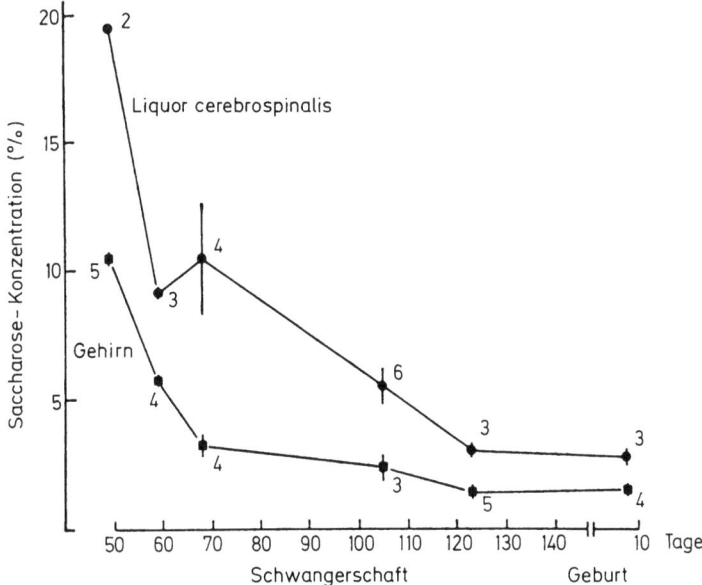

Abb. 70. Aufnahme von ^{14}C und ^{3}H-Sucrose im Gehirn (Sucroseraum) und im Liquor-raum von Schaffeten bei kontinuierlicher intravenöser Infusion. Bestimmung der Radioaktivität jeweils 90 Minuten nach Beginn des Versuchs. Vom 50. bis zum 70. Fetaltag nimmt der Anteil der in Hirngewebe und Liquor übergetretenen markierten Sucrose ab und erreicht am 123. Tag etwa die Werte, die für das ausgereifte Gehirn gelten (Geburt am 150. Tag). Ordinate: Verhältnis der spezifischen Aktivität Liquor/Blut in ml^{-1} (*obere Kurve*) bzw. Hirngewebe/Blut in g^{-1} (*untere Kurve*). (EVANS et al. 1974)

Bei Ratten untersuchten FERGUSON und WOODBURY (1969) die Verteilung von intraperitoneal applizierter ^{14}C-Sucrose und ^{14}C-Inulin jeweils 24 h nach Injektion und Durchtritt durch die Schranke in die extrazellulären Räume des Gehirns und den Liquorraum (Sucroseraum; Inulinraum). Die Blutkonzentration wird im Liquor innerhalb von 24 h von Sucrose am 3. Tag nach der Geburt erreicht, von Inulin am 4. Tag nach der Geburt. Ausgehend von diesen Kontrollwerten konnten die Autoren die graduelle Abnahme der jeweils innerhalb von 24 h im Gehirn und Liquor erreichten Konzentrationen im Laufe der weiteren Gewebsreifung verfolgen. Sie fanden zwischen dem 4. und 16. Tag nach der Geburt eine kontinuierliche Abnahme der erreichten Sucrose- und Inulinkonzentration. Nach dem 16. Tag änderten sich die Werte bis zum Abschluß der Hirnreifung nicht mehr.

Die in diesen Beobachtungen als Maßstab für die Reifung der Blut-Hirn-Schranke erfaßte Reduktion des Sucrose- und Inulinraums im Gehirn könnte durch die zunehmende Verkleinerung der extrazellulären Räume während der Reifung mitbedingt sein (Abb. 71). Auch das Verhalten der Blut-Liquor-Schranke, die in den Epithelzellen des Plexus choroideus lokalisiert ist, könnte zusätzlich eine Rolle spielen. Da aber frei diffusible Stoffe wie Sucrose und Inulin sich zwischen den extrazellulären Räumen des Gehirns und dem Liquor cerebrospinalis ins Gleichgewicht setzen und da sich die beiden Räume in den

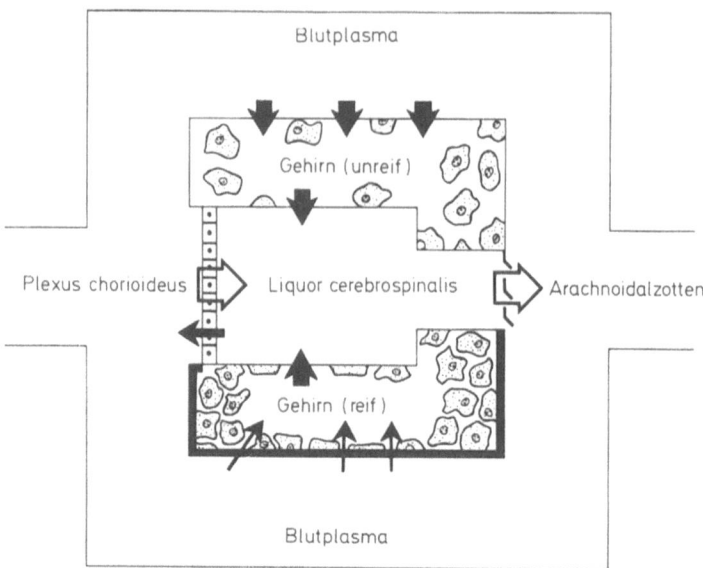

Abb. 71. Schematische Darstellung von äußerem und innerem Liquorraum, Hirngewebs-
raum und Blutplasma im unreifen (*oben*) und reifen (*unten*) Zentralnervensystem.
Schwarze Pfeile, Vordringen von experimentell applizierten Markierungsstoffen wie Inulin
und Sucrose aus dem Blutplasma in die extrazellulären Räume des Gehirns, von da
in die Liquorräume. *Weiße Pfeile,* Liquorbewegung. Die Breite der Pfeile signalisiert
die starke Linie an der Plasma-Gewebs-Grenze und zeigt die Reifung der Schranke an.
(FERGUSON u. WOODBURRY 1969)

Untersuchungen von EVANS et al. (1974) gleichsinnig verhielten, deuten die genannten Ergebnisse auf ein gleichsinniges Verhalten von Blut-Hirn-Schranke,
Liquor-Hirn-Schranke und Weite der extrazellulären Räume hin. Mit ^{35}S-Sulfat
läßt sich der Volumenanteil der extrazellulären Räume im Gehirn unmittelbar
bestimmen. Untersuchungen von BARLOFF et al. (1961) mit dieser Technik bei
jungen Katzen ergaben einen Volumenanteil des Extrazellularraums 3–7 Tage
nach der Geburt von 17%, einen Monat nach der Geburt von 14% und 2
Monate nach der Geburt von 3–4%. Diese Werte stimmen mit Messungen
der extrazellulären Räume in elektronenmikroskopischen Aufnahmen (CALEY
u. MAXWELL 1970) größenordnungsmäßig überein. Die abnehmende Ausdehnung der extrazellulären Räume während der Hirnreifung kann zur Minderung
der erreichten Endkonzentration permeierter Stoffe im Hirngewebe beitragen,
ändert jedoch an der Tatsache der Permeation nichts, d.h. am Auftreten des
untersuchten Stoffes im Hirngewebe. Die zur Untersuchung der extrazellulären
Räume verwendeten Stoffe permeieren bei jungen *und* adulten Tieren in verschiedener Menge und Zeit; sie permeieren auch im reifen Zentralnervensystem,
sind also *stets schrankengängig.* Für sie schließt sich die Schranke nicht. Die
abnehmende Menge und Verteilung schrankengängiger Moleküle im extrazellulären Raum darf also letztlich nicht mit der Reifung der Schranke gleichgesetzt
werden. Als Indikator für die Blut-Hirn-Schranke können nur Moleküle heran-

gezogen werden, die im *reifen* Zentralnervensystem das Endothel *nicht* mehr passieren (s.S. 116).

Die während der Entwicklung zunehmende Einbaurate von Vorstufen der für den Hirnstoffwechsel notwendigen Baustoffe, z.B. Aminosäuren, ist ebenfalls nicht mit einer Änderung der Schrankenfunktion gleichzusetzen, da es sich hierbei um den *entwicklungsbedingt zunehmenden Stoffbedarf* (GUROFF u. UDEN-FRIEND 1964) und um aktiven Transport durch Carriersysteme handelt, die während der Entwicklung reifen. Als Beispiel für die Entstehung von enzymgesteuerten Carriersystemen während der Zellreifung läßt sich die Na-K-ATPase der Zellmembran anführen, deren Auftreten an der Wirksamkeit spezifischer ATPase-Hemmer (Ouabain) abgelesen werden kann; Ouabain ist in der Retina von Fischen in den Neuroblasten im Bereich der marginalen Wachstumszone nicht wirksam, wohl aber in den reifen Retinaabschnitten (WOLBURG 1981).

Vermutlich ist die Aktivität der membranständigen Na-K-ATPase ein Maßstab für den aktiven transmembranösen Transport. Bei der Ratte nimmt die Aktivität dieses Enzyms in den ersten 10 Tagen nach der Geburt intensiv zu und erreicht die adulten Werte in den beiden ersten Wochen (SAMSON u. QUINN 1967; ABDEL-LATIF et al. 1970). Auch die für das reife Endothel typische Aktivität der unspezifischen Esterase (Butyrylcholinesterase) tritt bei der Ratte erst nach der Geburt auf und erreicht die endgültige Intensität und Verteilung in den ersten 21 Tagen nach der Geburt (JOO et al. 1967). Diese Zeit entspricht dem Zeitraum kurz vor bzw. bei Beginn des schubartigen Hirnwachstums bei Ratte und Maus, das bei diesen Spezies nach der Geburt, bei Meerschweinchen und Affen dagegen zwischen dem 3. und 5. Fetalmonat stattfindet.

Die als *Kernikterus* bezeichnete Anfärbung der Stammganglien beim Neugeborenen mit Gallenfarbstoffen, die früher als Zeichen einer Unreife der Schrankenfunktion angesehen wurde, ist die Folge einer toxischen Schädigung des Gehirns durch ungekoppeltes, „indirektes" Bilirubin (Bilirubinencephalopathie). Die Koppelung des Bilirubins durch Glucuronidbildung beträgt beim Neugeborenen nur etwa 10% derjenigen beim Erwachsenen, da das koppelnde Enzymsystem, die hepatische UDP-Glucuronyl-Transferase, noch nicht ausreichend zur Verfügung steht. Bei Frühgeborenen ist die Koppelungsaktivität noch niedriger. Daher ist das Risiko einer Bilirubinencephalopathie bei Frühgeborenen besonders hoch. Bei ihnen kommt es bereits bei Bilirubinwerten von weniger als 20 mg% zu einer Schädigung des Hirngewebes. Als Cofaktoren wirken Hypoxie, Acidose und Sepsis. Ungekoppeltes Bilirubin ist lipidlöslich und dringt daher durch die Bluthirnschranke in das Hirngewebe ein, soweit es nicht im Blut an Serumalbumin gebunden ist. Bei Albuminbildungsstörungen, Blutungen oder bei Freisetzung aus der Bindung durch Acidose erhöht sich die in das Gewebe eindringende Bilirubinmenge. Die Schädigung manifestiert sich vor allem in Pallidum, Nucleus subthalamicus, Amonshorn, Striatum, Thalamus, Hirnnervenkernen, untere Olive, Nucleus dendatus, Floculi des Kleinhirns, Substantia reticularis und Substantia nigra (FRIEDE 1975). Die ikterische Verfärbung dieser Gebiete ist nur am frischen Gehirn deutlich erkennbar.

Bei längerer Überlebenszeit von Kindern mit Kernikterus (länger als 3 Wochen) findet man meist nur die 3 Bezirke Pallidum, Nucleus subthalamicus und resistenter Bandteil des Amonshorns betroffen, selten auch Endblatt des

Amonshorns, Corpora mammilaria und Hirnnervenkerne. Diese postikterische Encephalopathie (HAYMAKER et al. 1961) führt im Unterschied zur Bilirubin-Encephalopathie zu einem weitgehenden Nervenzellverlust mit gliöser Defektdeckung in den betroffenen Gebieten. Im Markscheidenbild fällt eine irreguläre Anordnung der Markfasern in Pallidum und Nucleus subthalamicus auf, die mit dem unten beschriebenen (s. S. 130) Status dysmyelinisatus identisch ist und nicht als Fehlbildung, sondern als Reparationsversuch nach perinataler Hirnschädigung aufzufassen ist. Inwieweit die zum Zeitpunkt der Geburt noch nicht ausgereifte und noch nicht voll funktionstüchtige Blut-Liquor-Schranke bei der Pathogenese des Kernicterus eine Rolle spielt, ist noch umstritten. Fest steht, daß die für das Zentralnervensystem des Erwachsenen typische, relativ geringe Permeabilität für Plasmaproteine erst im Lauf des ersten Lebensjahres erreicht wird (WENZEL u. FELGENHAUER 1976). Es wäre daher möglich, daß an Albumin gebundenes Bilirubin in der Neugeborenenperiode relativ leicht die Blut-Liquor-Schranke durchsetzt und bei vermehrtem Angebot im Liquorraum und den mit diesem kommunizierenden extracellulären Räumen des Hirngewebes toxische Konzentrationen erreichen kann, ohne daß die Bindung an Albumin als solche gestört ist.

VIII. Entwicklung des Hüllraums

Während das Ventrikelsystem als ältester Teil des zentralnervösen Hohlraumsystems ektodermaler Herkunft ist (Lumen des Neuralrohrs) entsteht der Subarachnoidalraum aus der Meninx primitiva des Mesektoderms, das wahrscheinlich eine Bildung der Neuralleiste ist, (HÖRSTADIUS 1950; LE DOUARIN et al. 1980) mindestens aber von ihr in ihrer Entwicklung beeinflußt wird (s. S. 54). Erste Ansätze zu einer Hohlraumbildung innerhalb der Meninx primitiva als Korrelat des Subarachnoidalraums sind in der Wirbeltierreihe bei den Knochenfischen zu beobachten (SCHALTENBRANDT 1955). Bei den Säugetieren spielt sich dieser Vorgang in den ersten Wochen der Embryogenese ab (WEED 1938). Die ersten Abschnitte eines flüssigkeitsgefüllten *Subarachnodialraums* treten innerhalb der Meninx primitiva des Kleinhirns und des Hirnstamms auf und breiten sich von hier auf das Endhirn aus. Bei Feten von 13 mm SSL lassen sich im Bereich des Rückenmarks bereits Ekto- und Endomeninx unterscheiden, die sich in der Folgezeit zu Dura und Pia mater differenzieren. Innerhalb der Pia mater erfolgt eine Differenzierung in das hirnseitig orientierte lockere gefäßführende piale Bindegewebe und ein nach außen folgendes arachnoidales bindegewebiges Maschenwerk, das gegen die Dura mater mit einem Epithelverband (Arachnothel) abschließt. Im Kopfbereich ist diese Trennung erst ab 17 mm SSL erkennbar, sie erfolgt von der Hirnbasis nach dorsal und rostral fortschreitend. Im Bereich des *Sehnerven* differenzieren sich weiche und harte Hüllschichten nach HOCHSTETTER (1929) relativ spät, bei 104 mm SSL. Der zwischen ihnen entstehende Raum gewinnt erst bei Feten von 250 mm SSL Anschluß an den Subarachnoidalraum des Gehirns. Die Verbindung zwischen IV. Ventrikel und Subarachnoidalraum durch die *Foraminae Luschkae und Ma-*

gendii entsteht erst im 3.–4. Fetalmonat durch Rückbildung der neuroektoder-malen Gewebsteile an den entsprechenden Stellen (KARLEFORS 1924). In der Arachnoidea bleiben aus der ontogenetischen Entwicklung die zuerst von MEYER (1859) beobachteten Zellhaufen („zellige Flecken" FERNERS 1940) zurück, die mit dem Lebensalter an Zahl zunehmen können (SCHULTZ u. KNIBBE 1952) und zu Nekrosen und Verkalkungen neigen. Bei älteren Menschen können Strukturen entstehen, die histologisch Psammomkörpern gleichen und makro-skopisch das Bild einer mit Kalkplättchen übersäten Leptomeninx ergeben, vor allem im Bereich des Rückenmarks (SCHALTENBRANDT 1955).

IX. Tela choreoidea

Die Mesenchymplatte, die zwischen die beiden Hemisphären eingeschoben ist, bezeichnet HIS (1904) als primäre Hirnsichel. Sie besteht außer einem fibrö-sen Mittelblatt, der späteren Dura mater (Falx cerebri) aus beiderseits angren-zenden gefäßreichen lockeren Bindegewebsschichten, der späteren Pia mater. Dieses Stadium ist bereits bei 5–6 Wochen alten Feten erreicht. Dort, wo die primäre Hirnsichel die Oberfläche des Zwischenhirns erreicht, gabelt sie sich in zwei Schenkel, die in die Spalträume zwischen Thalamusoberfläche und Groß-hirnhemisphären vordringen. Sie stellen die Anlage der Tela choreoidea dar. Ebenso wie die primäre Hirnsichel trägt auch die Tela choreoidea eine doppelte Gefäßschicht: eine mediale, dem Thalamus zugekehrte und eine laterale, der Hemisphäre anliegende. Die mediale Schicht erhält ihre stärkste Ausbildung am Dach des 3. Ventrikels, hier entstehen die Plexus choreoidei. Kaudal hiervon setzt sich die Tela choreoidea bis zur Hirnbasis fort und schließt sich an die Pia mater der Hirnoberfläche an, indem ihre beiden Gefäßschichten in eine den Hemisphären folgende und in eine dem Hypothalamus aufliegende Schicht auseinanderweichen. Im Laufe der weiteren Entwicklung bilden sich die anfangs reichlichen Gefäßverbindungen zwischen dem inneren und äußeren Gefäßnetz und damit auch die Gefäße zwischen Tela und Plexus choreoidei bis auf wenige Äste zurück. Auch der Gefäßgehalt der Plexus choreoidei selbst nimmt im Ver-laufe des 3. Fetalmonats stark ab und besteht in der Folge nur noch aus wenigen, engen Gefäßen. Der Blutabfluß aus den Plexus choreoidei erfolgt über Gefäße, die in das dorsale Gefäßnetz des Thalamus münden und aus denen später die Vena magna galeni entsteht.

Die *Plexus choreoidei* (vgl. S. 41) treten bei Embryonen von 14 mm SSL als Einsenkungen der Hemisphärenwand auf und sind bei 15–20 mm SSL als von Meninx primitiva erfüllte, in das Lumen der Hemisphärenblasen vorsprin-gende Invaginationen deutlich sichtbar (HOCHSTETTER 1906, 1929). Sie stülpen sich vom Mittelhirndach aus in die beiden telenzephalen Seitenventrikel seitlich ein und nehmen mit zunehmender Reifung den größten Teil des Ventrikelraums ein. Erst allmählich nimmt ihre Ausdehnung relativ zur Weite der Seitenventrikel ab. Der Plexus choreoideus des IV. Ventrikels tritt bei Feten von etwa 13 mm SSL auf, er bildet zunächst eine quergestellte Falte („Velum transversum"), die in den IV. Ventrikel hineinragt und von der aus sich der Plexus entwickelt.

Tabelle 7. Teratogenetische Determinationsperioden für die wichtigsten Fehlbildungen des Zentralnervensystems beim Menschen (ZAMORANO u. CHUAQUI 1979)

Alter	Tage															Monate							
	18	22	24	26	28	29	31	33	35	37	39	41	43	45	47	Ende 2.	3.	4.	5.	6.	7.	8.	9.
Länge (SSL, mm)	1.5	2	2.5	3.5	4	6	7	9	11	14	17	21	22	25	28	25	70	120	167	215	243	285	320
			3	5		7	8	10	14	16	20	23	24	27	30	50	80	130	185	285	285	310	350
Somiten	1–3	4	13	21	30																		
		12	20	29	38																		

Malformation

Malformation																							
Amyelie und Arhaphie	—																						
Anenzephalie, Akranie			—																				
Rachischisis Spina bifida				—																			
Diplomyelie				—																			
Zyclopie und Arrhinenzephalie							—																
Enzephalozele und Kraneoschisis							—																
Zerebelläre Agenesie																			—				
Zerebelläre Hypoplasie																		—					

Agenesie des
Vermis cerebelli

Agenesis aller
Kommissuren

Agenesie und Hypo-
plasie des Balkens

Microcephalie

Hydromyelie

Agenesie der Corpora
geniculata lateralia

Syringomyelie

Heterotopien

Agyrie

Pachygyrie

Mikropolygyrie

Dandy-Walker-
Syndrom

Cavum septi pelluc.
(5. Ventrikel)

Cavum Vergae
(6. Ventrikel)

Marginale Heteroto-
pien

T. Mechanismen bei Entwicklungsstörungen

Störungen der normalen Entwicklung führen zu Fehlbildungen, deren Resultate sich im makroskopischen Maßstab manifestieren oder als Mikrofehlbildung histologisch oder nur ultrastrukturell als Störung der Zelldifferenzierung und der synaptischen Kontaktbildung darstellen. SCHOB (1935) definiert Fehlbildungen allgemein als „Abweichungen von der normalen Morphologie eines oder mehrerer Organe, die auf Änderungen der bis zur Reife sich abspielenden normalen Wachstumsvorgänge zurückzuführen sind". Störende Wirkungen in der frühen, formativen Entwicklungsphase, die etwa die ersten drei Fetalmonate umfaßt, wirken sich stärker auf die Entwicklung des Gehirns aus und führen zu schweren Bildungsstörungen wie den Schließungsfehlbildungen (Dysrhaphien). Störungen in der folgenden organognetischen Phase führen zu geringeren Fehlbildungen wie Mikropolygyrien und Heterotopien. Die Wachstumsvorgänge im Nervensystem sind nicht nur von übergeordneten (hormonellen, nutritiven, immunologischen) Faktoren abhängig, sondern sie beeinflussen sich auch gegenseitig (LAROCHE 1977). Entwicklungsstörungen in einem Hirngebiet können Störungen in einem anderen Bezirk, der in seiner Entwicklung von dem ersten Gebiet abhängig ist, zur Folge haben (*korrelative Entwicklungsstörungen*). Diese können schwer und bereits makroskopisch erkennbar sein wie die Hypoplasie der rhinenzephalen Strukturen bei angeborenem Fehlen der Bulbi olfactorii, z.B. im Rahmen des Apert-Syndroms (MAKSEM u. ROESSMANN 1979). Im allgemeinen sind sie aber nur histologisch oder auch nur ultrastrukturell erfaßbar (s.S. 137).

Bemerkenswert ist, wie weitgehend die morphologische Entwicklung eines Hirngebiets genetisch determiniert ist, d.h. daß bei epigenetischen Eingriffen in die Entwicklung funktionell und anatomisch vorgeschalteter Strukturen die Bildung der nachgeschalteten Hirngebiete ungestört verlaufen kann (s.S. 48); allgemeingültige Regeln gibt es nicht. Die Wahrscheinlichkeit einer korrelativen Störung ist aber dann größer, wenn ein Hirnteil mit einem einzigen oder wenigen nachgeschalteten neuronalen Systemen anatomisch verbunden ist (monosynaptische Verknüpfung). Dies gilt z.B. für die Umschaltung der Riechnervenfasern auf die Mitralzellen der zentralen Riechbahn im Bulbus olfactorius und erklärt die korrelative Entwicklungsstörung der rhinenzephalen Hirngebiete bei Agenesie der Bulbi olfactorii.

Einen kurz gefaßten, ausgezeichneten Überblick über die teratogenetischen Terminationsperioden, d.h. die Entstehungszeiträume der wichtigsten Fehlbildungen des Zentralnervensystem (Tabelle 7) und ihre formale Genese geben ZAMORANO und CHUAQUI (1979). Weitere Einzelheiten s. S. 173 ff.

I. Lokale Entwicklungsstörungen und Persistenz embryonaler Bildungen

1. Heterotopien

Vorkommen von einzelnen Nervenzellen oder von Inseln grauer Substanz im Marklager werden als Heterotopien bezeichnet. Sie werden als Resultat ge-

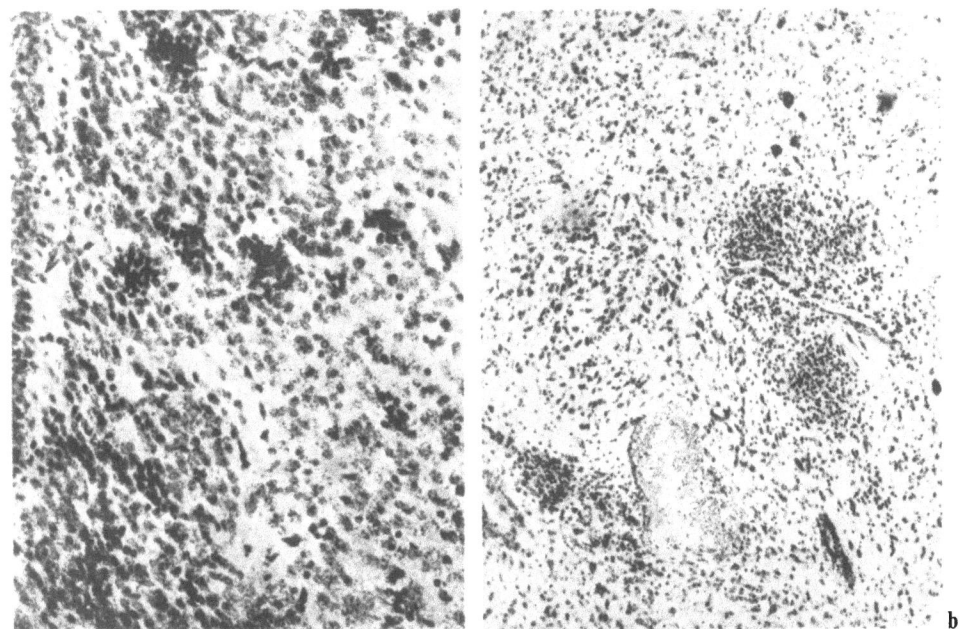

a   b

Abb. 72a, b. Keimzellhaufen im Gehirn eines 4 Tage alten Frühgeborenen (35./36. Woche). **a** Keimzellhaufen nahe dem Ventrikelependym bei noch nicht erschöpfter Matrix. **b** Keimzellhaufen im Bereich des Neostriatum. Beachte die perivaskuläre Lokalisation. **a** 180:1, **b** 40:1. (OSTERTAG 1958)

störter Zellauswanderung aufgefaßt und lassen sich auf Einwirkungen vor dem 5. Fetalmonat zurückführen, da die Wanderung der reifenden Nervenzellen durch die Zwischenschicht in die Rindenplatte mit dem 5. Monat abgeschlossen ist. In der Nähe der Ventrikelwand gelegene Heterotopien sind früher entstanden als im Bereich der Rindenmarkgrenze auftretende. Die später auftretenden Heterotopien besitzen eine größere Tendenz zur Differenzierung der in ihnen enthaltenen Zellelemente zu reifen Nervenzellen und Gliazellen und zur Bildung markhaltiger Nervenfasern als die frühentstandenen. Vorkommen, Größe und Bau von Heterotopien, und grauer Substanz werden ausführlich von SCHOB (1935), VOGT (1905) und FRIEDE (1975) beschrieben. Ob sie Krankheitswert erhalten, hängt von ihrer Ausdehnung und Häufigkeit im gegebenen Fall und von der Gestaltung ihrer Zellelemente ab. Es gibt fließende Übergänge zu Fehlbildungen mit blastomatösem Einschlag (subventrikuläre Gangliogliome bei tuberöser Sklerose). Häufig kommen Heterotopien in Verbindung mit Rindenfehlbildungen (Mikrogyrie, Agyrie) vor (CROME 1956), mit Balkenfehlbildungen (KIRSCHBAUM 1974) und mit Mikrenzephalie oder Megalenzephalie (FRIEDE 1975). Der „laminäre Typ" der Heterotopien grauer Substanz (JACOB 1936) steht in enger genetischer Beziehung zur Pachygyrie.

Mikrofehlbildungen der Rindenschichtung mit Auftreten besonders großer, dystopischer Nervenzellen beobachteten TAYLOR et al. (1971) bei Patienten mit genuiner Epilepsie. Sie erscheinen entweder dicht unter dem Rindenband oder im tiefen, periventrikulären Mark (Abb. 72). Sie treten häufig perivaskulär auf,

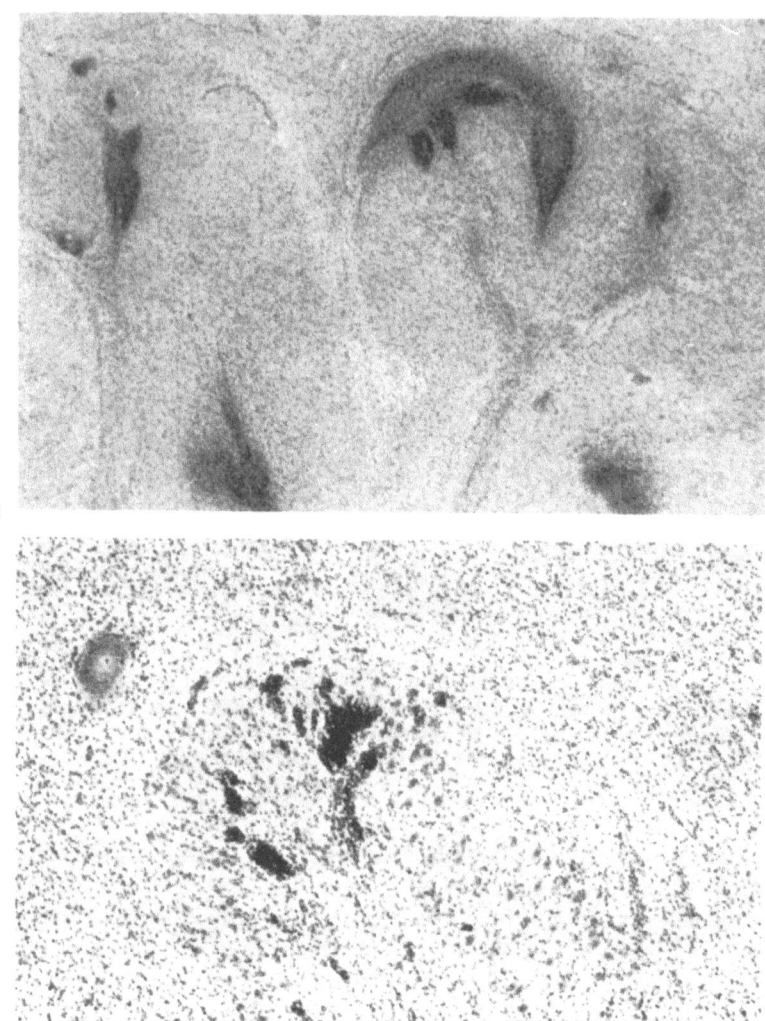

Abb. 73a, b. Keimzellhaufen, sog. Spindel- und Rundzellendysgenesien im äußeren und inneren Dentatumvlies bei 4 bzw. 5 Tage alten Frühgeborenen (Erythroblastose). **a** 20:1, **b** 40:1. (BERARD-BADIER et al. 1965)

vor allem an Gefäßverzweigungen, wo sie muffenartige oder halbmondförmige Polster bilden, die nicht selten als entzündliche Zellinfiltrate und damit als Restzustand nach abgelaufener Enzephalitis fehlinterpretiert werden. Relativ häufig trifft man auf derartige Keimzellhaufen im Mandelkern des Temporallappens. Es ist anzunehmen, daß derartige Keimzellenaggregate, die im Gehirn des Neugeborenen nahezu regelmäßig, später kaum mehr vorgefunden werden, im Laufe des 1. Lebensjahres zu Gliazellen ausreifen (GUILLERY 1911) oder zugrunde gehen. Keimzellhaufen in Form von Spindel- und Rundzellansammlungen im Gebiete des äußeren und inneren Dentatumvlieses wurden in den Gehirnen von 5 Neugeborenen im Alter zwischen 2 Tagen und 1 Monat von BERARD-BADIER et al. (1965) beschrieben. Die sehr dichten, teilweise fischzugartig angeordneten Zellansammlungen (Abb. 73) werden als persistierende Elemente der transitorischen, superfiziellen äußeren Körnerschicht des Kleinhirns aufgefaßt. Vermutlich werden sie während der Fältelung der im 3. Fetalmonat noch rundlichen, ungeformten Dentatumanlage in den Dentatumkomplex einbezogen und eingeschlossen. Die Zellen bleiben undifferenziert oder reifen zu gliösen Elementen („Spongioblasten") aus. Auch an anderen Orten werden Reste der embryonalen Körnerschicht des Kleinhirns als Keimzellhaufen oder -säume vorgefunden, vor allem im Bereich der Kleinhirnbasis (Velum medullare anterius und posterius, Nodulus; RAAF u. KERNOHAN (1944).

2. Ependymschläuche

Bei der Umbildung der Matrix in das periventrikuläre Keimlager (s.S. 15) oder das zentrale Höhlengrau (in Hirnstamm und Rückenmark) entsteht als lumenbegrenzende Schicht das Ependym. In die Marksubstanz hineinragende Ependymzapfen und -schläuche können als Überschußbildungen auftreten und persistieren. Im Rückenmark können oberflächennahe Reihen von Ependymzellen auftreten (STOLTENBURG-DIDINGER u. BIENENTREU 1981).

3. Cajalsche superfizielle Nervenzellen

In der Molekularschicht der Rinde treten während der Rindenbildung Nervenzellen als Reste der superfiziellen Körnerschicht des Großhirns (s.S. 30) auf, die normalerweise degenerieren und im Gehirn des Neugeborenen nicht mehr nachweisbar sind. Diese von CAJAL (1891, 1911) erstmalig beschriebenen, spindel- oder dreieckförmigen Zellen können aber in geringer Zahl auch erhalten bleiben, ohne daß ihnen pathologische Bedeutung beigemessen werden kann (OPPERMANN 1932). Die Zellen finden sich oft im Bereich von Hirnwarzen. Sie besitzen – als einziger Nervenzelltyp im menschlichen Gehirn – multiple Axone (FRIEDE 1975).

4. Hirnwarzen

Auf Vorkommen und Struktur der Hirnwarzen wurde bereits auf S. 22 eingegangen. Bei Auftreten von zahlreichen Hirnwarzen wird der Begriff „Status verrucosus simplex" verwendet. Er ist zu unterscheiden vom Status verrucosus deformis, der identisch mit einer Polymikrogyrie ist (FRIEDE 1975). Während Warzen einen Nebenbefund ohne pathologische Bedeutung darstellen, ist eine Polymikrogyrie stets als Fehlbildung anzusehen.

Als *leptomeningeale glioneurale Heterotopien* werden Ausstülpungen aus der Hirnrandzone in die Leptomeningen bezeichnet, die überwiegend aus gliösem Gewebe bestehen und auch durch die irreguläre Anordnung der Zellen von

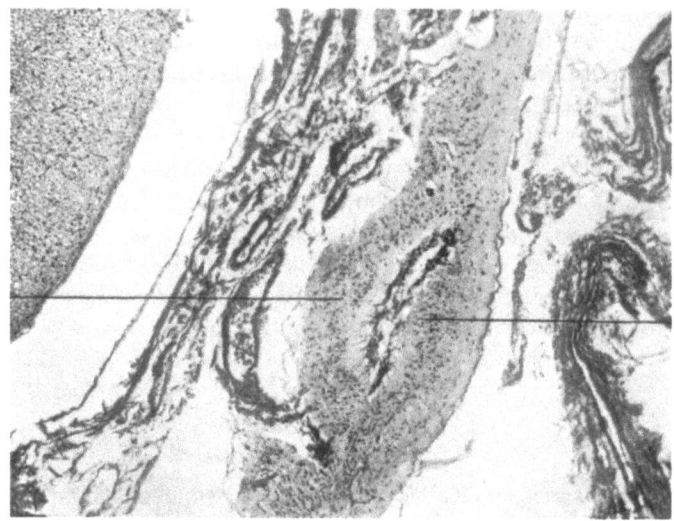

Abb. 74. Gliöse Heterotopie (Ende der beiden Linien) in der Leptomeninx des Rückenmarks beim Erwachsenen als Nebenbefund. (OSTERTAG 1956)

den Hirnwarzen zu unterscheiden sind (POPOFF u. FEIGIN 1969). Sie können
als Nebenbefund im normalen Gehirn (Abb. 74) aber auch zusammen mit anderen Entwicklungsstörungen vorkommen (BRUN 1965; HORI et al. 1980). Ähnliche Verwerfungen der Hirnrandzone können aber auch einen Restzustand
(Narbenzustand) nach Meningitiden darstellen (BLINZINGER u. HAGER 1963),
in diesen Fällen ist das Bindegewebe der weichen Hirnhäute in die Bildungen
einbezogen. Ähnliche Protrusionen der Hirnrandzone kommen auch bei Hirndruck an der Hirnbasis vor, besonders im Bereich der Kleinhirntonsillen und
des Kleinhirndaches. In derartigen eingeklemmten Bezirken kommt es nicht
selten zu hypoxischen Gewebsschädigungen mit anschließender Narbenbildung.
    Nach den Untersuchungen von COOPER und KERNOHAN (1951) sind die Prä-
dilektionsorte für subarachnoidale glioneurale Ektopien meist identisch mit den
Prädilektionsorten für persistierende äußere Keimlagerreste (Reste der superfiziellen Körnerschicht des Großhirns). Nach den Untersuchungen von JACOB
et al. (1973) werden derartige Ektopien besonders häufig an der Hirnbasis im
Bereich der Grenzzonen von Temporalrinde, Hippocampus und Inselrinde
(„Carrefour insulino-temporo-hippocampique") und am Übergang von Hippocampus und Fimbria fornicis angetroffen.
    Gliovaskuläre Dysplasien kommen in Form von symmetrischen Protrusio-
nen im unteren Abschnitt des IV. Ventrikels im Bereich der Rautengrube vor
(Abb. 75). Sie können mit einer Ependymitis granularis verwechselt werden,
sind aber durch ihren Reichtum an Kapillaren, die bilaterale Symmetrie und
das Fehlen von Ventrikelwandveränderungen an anderen Orten als Fehlbildungen identifizierbar. Wir fanden derartige Veränderungen in 4 Fällen in Gehirnen
von Erwachsenen als Nebenbefunde vor.

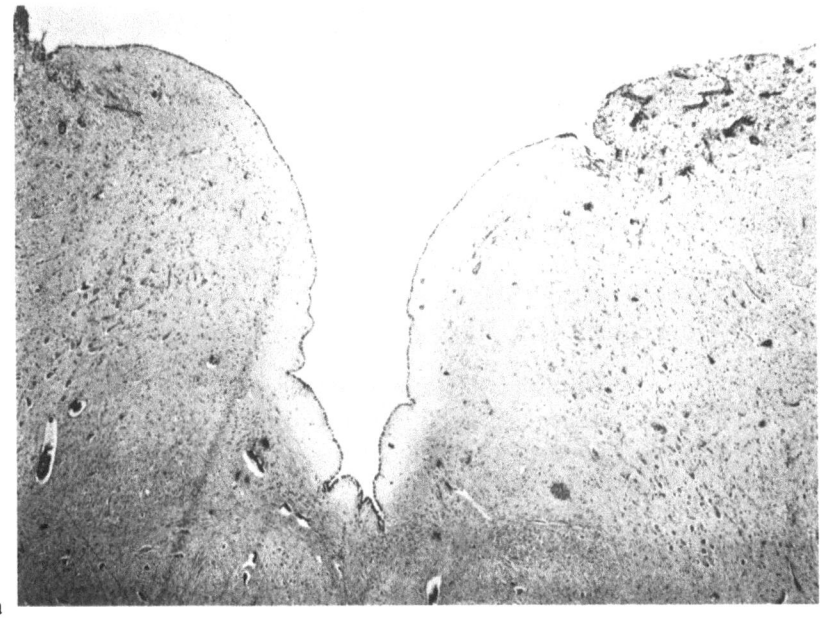

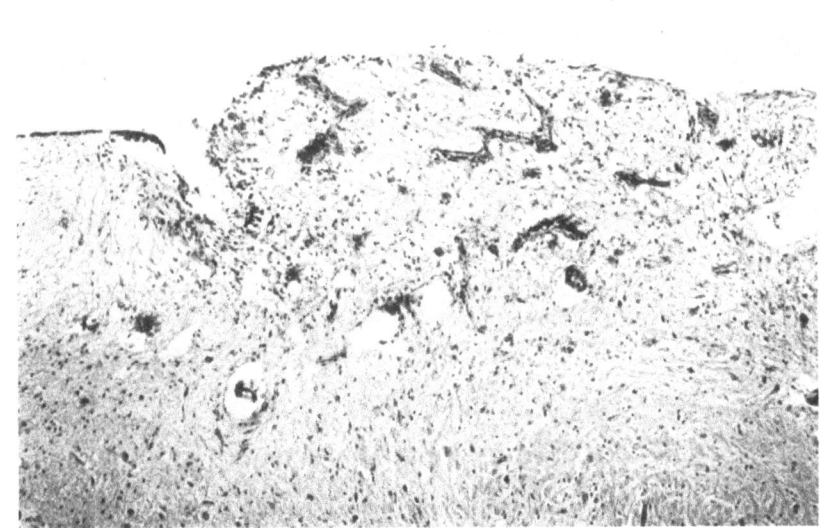

Abb. 75a, b. Symmetrische glio-vaskuläre Heterotopien beiderseits der Raphe mediana der Medulla oblongata als Nebenbefund beim Erwachsenen (ES 207/65, Institut für Hirnforschung der Universität Tübingen). **a** 32:1, **b** 80:1

5. Säulenförmige Gliederung der Hirnrinde

Eine Vertikalgliederung der Großhirnrinde in Nervenzellsäulen im Wechsel mit Markfaserbündeln stellt ein normales Stadium der fetalen Entwicklung dar, das im Gehirn des Neugeborenen persistieren kann (von BONIN u. MEHLER 1971). Derartige Säulengliederung kann Hinweis auf eine verzögerte oder pathologisch abweichende Entwicklung sein (Mongolismus) (FRIEDE 1975), bei lokaler Begrenzung aber auch einen Nebenbefund ohne pathologische Bedeutung darstellen.

6. Superfizielle Körnerschicht des Großhirns

Die von RANKE (1910) erstmals beschriebene superfizielle Körnerschicht des Großhirns, die zwischen dem 4. und 5. Fetalmonat auftritt und bereits gegen Ende des 5. Fetalmonats verschwindet, kann postnatal noch in Resten persistieren (ROBACK u. SCHERER 1935).

7. Status dysmyelinisatus und Status marmoratus

Anormale Verteilung der markhaltigen Nervenfasern in Pallidum und Nucleus subthalamicus, verbunden mit einem Verlust der Nervenzellen im Pallidum, wird als Status dysmyelinisatus bezeichnet. Klinisch korreliert diese Veränderung mit einer extrapyramidalen Rigidität. Ursache ist meist eine perinatale hypoxische Schädigung (SCHOLZ 1924) oder eine postikterische Enzephalopathie beim Neugeborenen (ZIMMERMANN u. YANNET 1935). Es handelt sich also nicht um eine Fehlbildung. Der Status dysmyelinisatus kommt nicht selten gemeinsam mit einem Status marmoratus des Striatums vor (BALTHASAR 1939), der ebenfalls als Resultat perinataler hypoxischer Schädigung mit fokalem oder diffusem Nervenzellausfall im Striatum angesehen wird. Bei der Reparation des Gewebsschadens entstehen irregulär verteilte Axonregenerate, die teilweise bemarkt werden und dem Bezirk bei Markscheidenfärbung einen marmorierten Aspekt verleihen (SCHOLZ 1924; MALAMUD 1950). Auch der Status marmoratus war ursprünglich als kongenitale Fehlbildung des Striatums angesehen worden (VOGT u. VOGT 1920, 1926).

8. Septum-pellucidum-Zysten

Zwischen beiden Blättern des Septum pellucidum finden sich beim Neugeborenen spongiöse Gewebslücken oder ein zusammenhängender Raum (Cavum septi pellucidi), der frontal zwischen den absteigenden Fornixschenkeln liegt und allmählich geschlossen wird. Er ist noch beim Neugeborenen häufig anzutreffen. Ein zweiter Hohlraum (Cavum Vergae) kann sich im hinteren Abschnitt des Septum pellucidum zwischen Splenium und absteigenden Fornixschenkeln finden. Die beiden Hohlräume können miteinander kommunizieren. Sie haben keine Verbindung zum Ventrikelraum und sind dicht von Ependym ausgekleidet. Auch das Cavum Vergae stellt ein normales Entwicklungsstadium dar, kann aber, ebenso wie das Cavum septi pellucidi, selten beim Erwachsenen persistieren. Bei Persistenz kann ein Cavum Vergae sekundär Zusammenhang mit dem Seitenventrikel gewinnen (FRIEDE 1975). Selten tritt ein ausgedehntes, zystisch erweitertes Cavum septi pellucidi oder Cavum Vergae auf, das die Seitenventrikel komprimiert und die Fornixschenkel auseinander drängt. Diese Veränderung kann als extreme Variante der normalen Entwicklung oder als forme fruste einer Entwicklung angesehen werden, die bei ihrer vollen Ausbildung zum Balkenmangelsyndrom gehört.

9. Kleinhirn

Im normalen Neugeborenengehirn werden geringe Anomalien der Kleinhirnentwicklung relativ häufig angetroffen. RORKE et al. (1968) fanden in 84% ihrer Fälle Matrixzellhaufen im Nucleus dentatus (32%), kleine Nervenzellgruppen im Marklager in der Nachbarschaft des Nucleus dentatus (58%), Rindenheterotopien im Marklager (3%) und lokale Störungen der Rindenentwicklung in Form von Zellnestern, die sich nicht schichtförmig organisiert haben, sog. Heterotaxien (14%). In etwas größerer Häufigkeit wurden Matrixzellhaufen und Rindenheterotopien im Kleinhirn bei mongoloiden Kindern gefunden. Es kann angenommen werden, daß ein Teil dieser dystopischen Zellen in den folgenden Lebensmonaten ihre Migration fortführt und an den vorbestimmten Ort gelangt, daß es sich also z.T. nur um eine Reifungsverzögerung handelt. Die Matrixzellhaufen im Nucleus dentatus (BERARD-BADIER et al. 1965) sind nach den Untersuchungen von FRIEDE (1975) nach dem 9. Lebensmonat meist verschwunden. Auf ihre Entstehungsweise, ihre prospektive Bedeutung und auf die möglichen Zusammenhänge mit Matrixresten im Cochleariskern und mit der zentralen Neurofibromatose sind JACOB et al. (1973) ausführlich eingegangen.

Die *äußere Körnerschicht* des Kleinhirns (akzessorische Matrix), die *zwischen dem 9. und 13. Monat* nach der Geburt *schwindet,* kann gelegentlich bis zum 20. postnatalen Monat persistieren (JAKOB 1928; FRIEDE 1973). Selten werden Reste noch bei Jugendlichen gefunden (BRZUSTOWITZ u. KERNOHAN 1952; KADIN et al. 1970). Bei Migrationshemmung der Körnerzellen auf ihrem Weg aus der äußeren in die innere Körnerschicht resultieren Körnerzellbänder in der Molekularschicht (WIEST u. HALLERVORDEN 1958).

Heterotopien der Kleinhirnrinde in der Marksubstanz können beim Erwachsenen als Nebenbefund auftreten, besonders im Bereich der Hemisphären. Sie kommen aber auch beim Dandy-Walker- und bei Arnold-Chiari-Syndrom vor, gehäuft werden sie bei Trisomie 13–15 angetroffen (FRIEDE 1975).

Als *fokale Dysplasien der Kleinhirnrinde* bezeichnet FRIEDE (1975) lokale Formveränderungen, die das gesamte Rindenband in umschriebenen Bereichen erfassen und damit über die als Heterotaxie bezeichneten geringen Störungen der Rindenarchitektur hinausgehen. Die Rinde ist in derartigen Dysplasiebezirken unterbrochen, umgestaltet oder inselförmig verteilt. Diese auch als Mikropolygyrie der Kleinhirnrinde bezeichneten Dysplasien kommen ebenfalls beim Neugeborenen relativ häufig vor, besonders im Bereich von Nodulus, Flocculus, Kleinhirntonsillen und Lingulae. Beim Erwachsenen werden Störungen dieser

Art in den genannten Bereichen nur selten gefunden, so daß auch sie als Zeichen einer verzögerten Entwicklung, die auf reguläre Weise zeitlich versetzt erfolgt, angesehen werden kann. In den Kleinhirnhemisphären werden lokale Dysplasien seltener angetroffen, auch hier entweder als Nebenbefund ohne pathologische Bedeutung oder als Teil einer allgemeinen Mikropolygyrie von Groß- und Kleinhirnrinde.

10. Hirnstamm

Heterotopien und Dysplasien des Nucleus olivaris inferior sind als seltener Zufallsbefund, meist bei Pacchygyrien oder Agyrie anzutreffen; sie sind auf Störungen in den ersten 3 Fetalmonaten zurückzuführen, in denen die Nervenzellen, die den unteren Olivenkern bilden, aus der rhombischen Lippe des Rhombenzephalons auswandern. Die *superfizielle Körnerschicht* des Hirnstamms (JACOB et al. 1973), die im 4.–5. Fetalmonat deutlich ausgeprägt ist und *gegen Ende des 6. Fetalmonats schwindet,* kann bis zur Geburt in Resten persistieren, besonders an den lateralen Rändern der Pedunculi cerebri, an den Ein- und Austrittszonen der Hirnnerven, vor allem V., VII., VIII. sowie im Bereich der Grenzzonen zwischen peripherem und zentralem Wurzelabschnitt. Bei Matrixpersistenz an diesen Stellen sind auch die benachbarten Subarachnoidalräume meist besonders reichlich vaskularisiert (Hypervaskularisation). Bemerkenswert sind die Verhältnisse an den Ein- und Austrittszonen der genannten Hirnnerven. Hier wird die äußere Körnerschicht durchbrochen und erscheint fragmentiert. Aus den Resten der Körnerschicht können sich Züge rund- und spindelkerniger Zellen lösen, die entlang der intramedullären Nervenabschnitte zentralwärts migrieren. Besonders deutlich läßt sich dies im Einstrahlungsgebiet des N. VIII

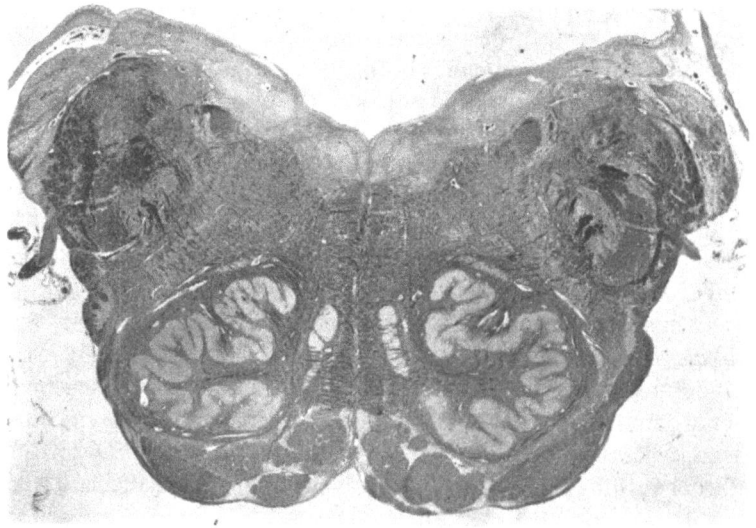

Abb. 76. Aufteilung des Tractus cortico-spinalis in Höhe der Pyramiden in zahlreiche kleine Bündel (Faszikulation) als Nebenbefund beim Erwachsenen. 6,5:1. Markscheidenfärbung. (FRIEDE 1975)

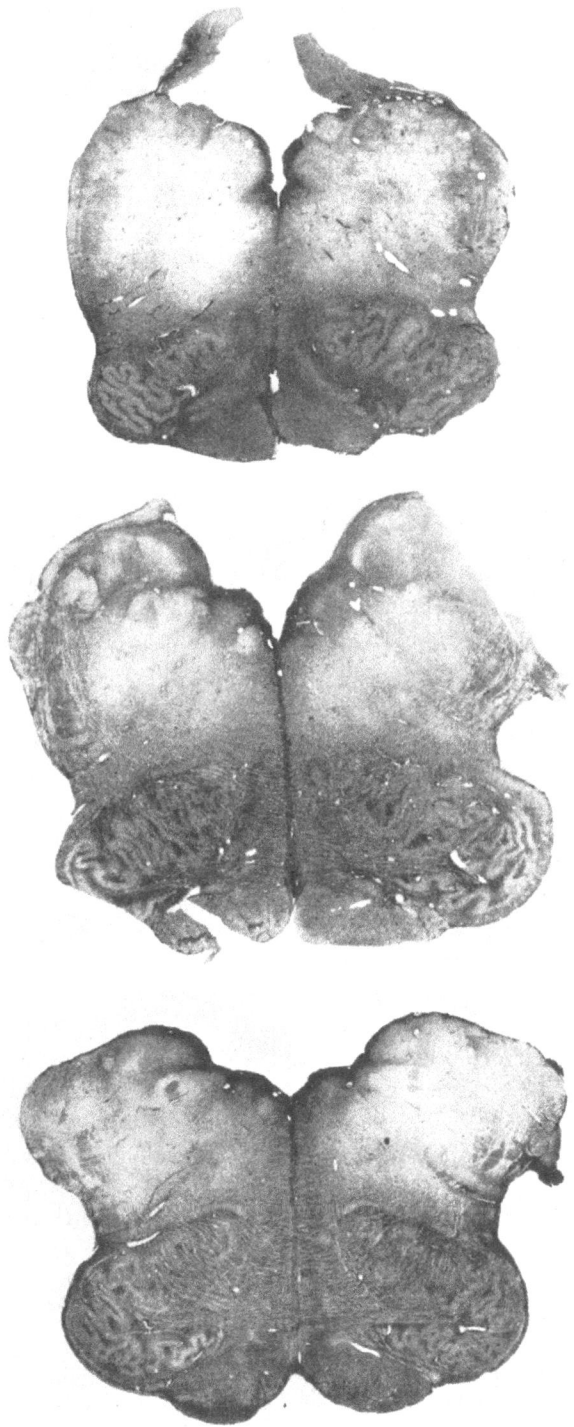

Abb. 77. Transiente Fasergliose in der Medulla oblongata beim Neugeborenen. Gliafaserfärbung (MARTIN et al. 1969)

beobachten, in dessen Nachbarschaft das Keimlager der rhombischen Lippe in die äußere Körnerschicht des Hirnstamms übergeht.

Eine eigenartige faszikuläre Anomalie der Pyramidenbahn in Pyramidenhöhe als Nebenbefund ohne funktionelle Störungen (Abb. 76) beobachtete FRIEDE (1975).

11. Transiente Fasergliosen im Hirnstamm

Auf eine vorübergehende Zunahme faserbildender Gliazellen im Hirnstamm bei Kindern vor der Geburt und nach der Geburt bis etwa zum 10. Lebensjahr haben MARTIN et al. (1969) und SOLCHER (1970, 1973) aufmerksam gemacht (Abb. 77) Derartige bei der Gliafaserfärbung auffallende Gliafaservermehrungen sind in diesen Bezirken beim Erwachsenen nicht oder nur angedeutet nachweisbar. Sie stellen möglicherweise ein physiologisches Durchgangsstadium astrozytärer Entwicklungsformen in diesem Hirngebiet dar. Die Astroglia des Hirnstamms wurde bereits von OSTERTAG (1941) als ein besonderer, „primitiver" Gliatyp aufgefaßt, der auch bei blastomatöser Transformation zu heftiger Gliafaserbildung neigt. SOLCHER (1973) fand den Schwerpunkt derartiger Fasergliosen in der unteren Olive, es folgten im Schweregrad die Pyramiden, der Brückenfuß, der Fasciculus longitudinalis dorsalis und das Kleinhirnmarklager. Bei Kindern bis zum 1. Lebensmonat wurden Fasergliosen in einem Drittel der Fälle gefunden, zwischen 1. Monat und 5. Lebensjahr waren über die Hälfte der Fälle betroffen, vom 5.–11. Lebensjahr etwa die Hälfte, zwischen 11. und 16. Lebensjahr fand sich kein Fall mit Fasergliosen im Hirnstamm mehr. Zwar erschienen die Fasergliosen prononciert bei Kindern, die an Allgemeinerkrankungen wie „Enteritis", „Dyspepsie" und „Dystrophie" gelitten hatten, jedoch fanden sich bei 7 von 16 Kindern, bei denen der Tod durch äußere Einwirkung eingetreten war und keinerlei Vorkrankheit vorlag, ebenfalls Fasergliosen im Hirnstamm.

II. Allgemeine Entwicklungsstörungen

FLEXNER (1955) postulierte aufgrund experimenteller Untersuchungen eine „kritische Periode" besonders intensiver Entwicklung des Großhirns bei Säugetieren und beim Menschen. Definiert ist diese Periode durch einen auffällig steilen Anstieg des Hirngewichts (Periode des sog. schubartigen Hirnwachstums, s. S. 5). DOBBING (1968) und DOBBING und SANDS (1973) entwickelten, ausgehend von diesen Daten, die Konzeption einer besonderen Vulnerabilität des Gehirns in dieser Periode. Zu Beginn der „kritischen Periode" sind die Nervenzellen bereits sämtlich entstanden, ihre Zahl nimmt nicht mehr zu, Wachstum und Differenzierung ihrer Fortsätze sind aber in vollem Gang, die Gliazellvermehrung und die Markreifung stehen am Anfang. Beim Menschen beginnt diese Periode im letzten Drittel der Schwangerschaft, etwa in der 30. Fetalwoche, und endet mit dem Abschluß der ersten, raschen Phase der Markreifung, im Verlaufe des 3. Lebensjahrs. In diesem Zeitraum erreicht auch der anfangs hohe Wassergehalt des fetalen Gehirns den für das reife Gehirn typischen niedrigen

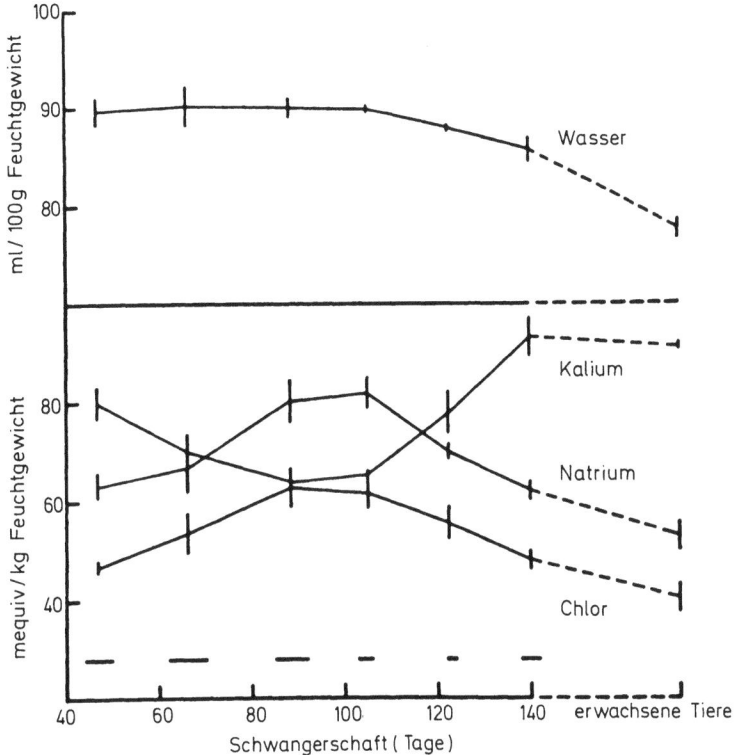

Abb. 78. Wassergehalt und Konzentration von Kalium, Natrium und Chlor in den Großhirnhemisphären von Schaffeten und erwachsenen Schafen. Der Geburtstermin liegt bei
150 Tagen. Die horizontalen Linien über der Abszisse geben die Zeitabschnitte an, in
denen die darüber angeführten Werte gewonnen wurden. (BRADBURY et al. 1972)

Wert (Abb. 78). Die zweite, langsame Phase der Markreifung, die weitere Differenzierung der Dendritenbäume der Nervenzellen und die Bildung der endgültigen Synapsenzahl dauern wesentlich länger (s. S. 5 u. 6).

DOBBING et al. nahmen aufgrund biochemischer Daten an, daß die Hirnentwicklung in der kritischen Periode nicht nur quantitativ, sondern auch qualitativ
von den Perioden vor und nach dem Wachstumsschub abweicht. Glukose wird
im Gehirn von Ratten vor der kritischen Periode, die bei diesen Tieren vom
3. Tag nach der Geburt bis zum Ende der 3. postnatalen Woche dauert, nur
zu einem geringen Teil zur Bildung von Aminosäuren verwendet, während im
reifen Gehirn dieser Anteil erheblich zugenommen hat (GAITONDE u. RICHTER
1966; COCKS et al. 1973). Ein weiterer Gradmesser für die quantitativen Veränderungen im Hirnstoffwechsel ist der Quotient der spezifischen Aktivität von
Glutamin zu Glutamat nach Injektion radioaktiv markierter Aminosäuren. Dieser Quotient ist im unreifen Gehirn kleiner als 1, nach Abschluß der kritischen
Periode größer als 1 (PATEL u. BALZS 1970; VANDENBERG 1970).

DOBBING (1968) stellte die These auf, nutritive und toxische Störungen in der kritischen Periode führten zu einer Verzögerung der Hirnentwicklung, die später, auch unter günstigen Bedingungen, nicht wieder aufgeholt werden könne. Sie führe zur Entstehung von kleineren, unterentwickelten Gehirnen oder Teilsystemen des Gehirns. Da die einzelnen Hirngebiete jeweils eigene, zeitlich mehr oder weniger stark gegeneinander verschobene Wachstumsschübe haben, könnten sie zu verschiedenen Zeitpunkten innerhalb der kritischen Periode entsprechend vulnerabel sein.

Entsprechend konnten BROWN (1966) und GRAHAM (1967) zeigen, daß Mangelernährung nach der Geburt innerhalb der kritischen Periode bei Kindern Körpergewicht und Hirngewicht im Vergleich zu normal ernährten Kindern mindert. STOCH und SMYTHE (1963, 1967) wiesen bei mangelernährten Kindern ein Defizit des Hirngewichts bis zum 11. Lebensjahr nach, LABACK und NEIDANWITSCH (1965) ein Defizit des Intelligenzquotienten bis zum 14. Jahr. Diese Beobachtungen bestätigen die Vermutungen DOBBINGS. Der Grad der Entwicklungsdefizits korreliert mit der Schwere der Mangelernährung (CRAVIOTO et al. 1966).

Nach Abschluß der kritischen Periode, beim Menschen also etwa am Ende des 3. Lebensjahres, führt Mangelernährung auch schweren Grades kaum mehr zu Änderungen des Hirngewichts oder zu biochemischen Veränderungen am Hirngewebe (DNS-, RNS-Gehalt, Protein-, Stickstoff-, Lipidgehalt). Auftretende geringe Veränderungen sind reversibel (DOBBING 1968). Der Hirnstoffwechsel hat nach diesem Zeitpunkt offenbar einen relativ stabilen, von dem Zustand in der kritischen Periode *qualitativ* verschiedenen Zustand erreicht.

Die komplizierten Beziehungen zwischen sozialer Umwelt, Ernährung, Rasse, Intelligenz und genetischer Prädisposition machen eine völlig widerspruchsfreie Beantwortung der Frage nach reversiblen und irreversiblen Entwicklungsdefiziten beim Menschen schwierig. Eindeutig läßt sich die Frage, wann und unter welchen Bedingungen irreversible Entwicklungsdefizite entstehen, nur tierexperimentell beantworten.

Ein besonders günstiges experimentelles Modell stellt die Kleinhirnentwicklung bei Ratten dar, die zu einem wesentlichen Teil nach der Geburt erfolgt und in dieser Periode beeinflußt werden kann. Die Ergebnisse lassen sich grundsätzlich auf die Verhältnisse beim Menschen übertragen, da die äußere, superfizielle Körnerschicht des Kleinhirns auch beim Kleinkind noch über das 1. Lebensjahr hinaus als akzessorische Matrix fungiert; in ihr finden noch Zellteilungen statt, von ihr aus wandern Zellen in die innere Körnerschicht ein. Für dieses Zellsystem beginnt die kritische Periode also erst um die Geburt.

Bei Ratten führen *Mangelernährung* und *Thyroxinmangel* in der frühen Fetalperiode, während die Matrixzellen sich noch teilen, also *vor* Beginn der kritischen Periode, zu einer schweren Minderung der Zellzahl in Groß- und Kleinhirn (BALAZS 1974), die anschließend wieder aufgeholt und sogar überkompensiert wird. Wahrscheinlich wirken sowohl Mangelernährung als auch Thyroxinmangel über eine Aktivitätshemmung der Thymidinkinase störend auf die DNS-Synthese ein (WEICHSEL u. DAWSON 1976). Die Mechanismen, die nach Ende der Störperiode zu einer besonders heftigen, überschießenden Zellteilungsaktivität führen, sind noch unbekannt. Ähnliche Ergebnisse erhielt man nach pränataler Applikation von Corticosteroiden bei Ratten, die durch Verlängerung der präsynthetischen G_1-Phase hemmend auf die Zellvermehrung einwirken. Die Gabe von Corticosteroiden bei Ratten in den ersten Lebenstagen und die damit ausgelöste Verzögerung der Zellteilung wird bis zum 21. postnatalen Tag beantwortet mit einer Verdoppelung der DNS-Synthese und Bildung erhöhter Zellzahlen gegenüber den Kontrolltieren (COTERELL et al. 1972). Auch nach Mangelernährung von Ratten in den ersten Lebenstagen wird am 21. Tag nach der Geburt ein höherer Mitoseindex in der periventrikulären und superfiziellen Matrix des Kleinhirns im Vergleich zu Kontrolltieren gefunden; die Zelldichte in der superfiziellen Körnerschicht des Kleinhirns ist erhöht (LEWIS et al. 1976).

Thyroxinmangel *während* der kritischen Periode der Hirnentwicklung, bei Ratten während der beiden ersten Lebenswochen, führt zu einem irreversiblen Defizit der Hirnentwicklung, verzögert den Zeitpunkt des Öffnens der Augen und mindert die Zellzahl (BALAZS 1971; BALAZS 1974; GOURDEN et al. 1973) und Zelldifferenzierung im Gehirn (NICHOLSON u. ALTMAN 1972), das Lernverhalten gegenüber Kontrolltieren ist schlechter. Biochemisch korrelieren diese Veränderungen mit einer verminderten Proteinsynthese, gemessen am Einbau von ^{3}H-Leucin (DAINAT u. REBIERE 1976). Dieses Entwicklungsdefizit kann durch gleichzeitige Gabe von Thyroxin ausgeglichen werden (REBIERE u. LEGRAND 1972). Bemerkenswerterweise führt experimenteller Thyroxin-Überschuß zwar ebenso wie Thyroxinmangel zu einer Minderung des Körpergewichts, erhöht jedoch das Hirngewicht und stimuliert die Proteinsynthese.

Minderungen der Zellzahl, die nicht wieder aufgeholt werden, und zu einer Mikrocephalie führen, geben auch fast stets zu feineren Veränderungen der Anordnung, Differenzierung, Migration und Verschaltung der Zellen Anlaß. Dabei sind primäre Wirkungen nicht immer von sekundären, transneuronalen zu unterscheiden. Beim Menschen erfolgt die Dendritenverzweigung in der Großhirnrinde überwiegend in den ersten beiden Lebensjahren (CONELL 1939–1963; Abb. 23). Ständiger Thyroxinmangel führt zu einer schweren Verzögerung der Dendritenverzweigung, des Axonwachstums und der Synapsenzahl (EAYRS 1968; LEGRAND 1971; BALAZS u. RICHTER 1973) und zu falschen Schaltverbindungen, sog. *Fehlverdrahtungen* (HAJOS et al. 1973). Die Kletterfasern behalten die primären Synapsen an den Somata der Purkinjezellen länger bei, verzögern damit die Entwicklung der Glomeruli cerebellosi und verschieben das funktionelle Gleichgewicht zwischen dem Kletterfaser-Purkinjezellen- und dem Moosfaser-Körnerzellen-Purkinjezellen Schaltweg zugunsten des ersteren. Dieser „*unreife Schaltplan*" kann persistieren und zu dauernden Koordinationsstörungen führen (EAYRS 1968).

Schädigung der superfiziellen Matrixzellen des Kleinhirns von Mäusen durch alkylierende Substanzen, z.B. *Methylazoxymethanolacetat* (MAM-Acetat) führt bei transplacentarer Gabe am 1.–4. Tag nach der Geburt zum Zerfall von bis zur Hälfte der in Teilung befindlichen Zellen. Dieser Verlust wird bis zum 17. Tag nach der Geburt durch beschleunigte Proliferation der verbliebenen Matrixzellen bis auf 20% aufgeholt (SHIMADA u. LANGMAN 1970). Die Wirkung von MAM beruht auf der metabolischen Umwandlung in Diazomethan, das als

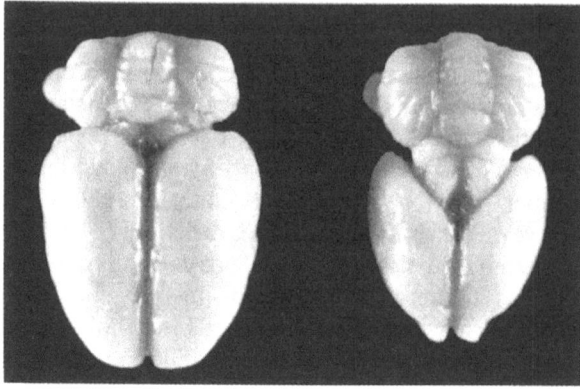

Abb. 79. Wirkung einer alkylierenden Substanz mit zytotoxischer Wirkung auf sich teilende Zellen während der Fetalperiode. Gehirne erwachsener Ratten, links Kontrolle, rechts nach Applikation von 20 mg/kg Methylacoxymethanolacetat (MAM) am 15. Fetaltag: Mikrocephalie; kleines, kurzes Vorderhirn; Vierhügelplatte liegt frei; Kleinhirn kaum betroffen. (JOHNSTON u. COYLE 1979)

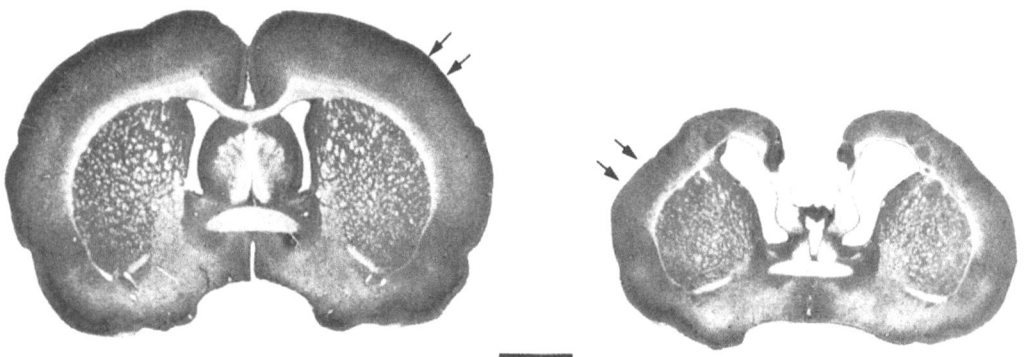

Abb. 80. Versuchsanordnung wie bei Abb. 79. Frontalschnitte durch Kontrollgehirn (*links*) und nach MAM-Applikation (*rechts*). Rinde des mikrocephalen Gehirns dünner; Neostriatum kleiner; Mittellinie dorsal nicht geschlossen; Seitenventrikel erweitert; Balkendefekt. Maßstab: 2 mm. (JOHNSTON u. COYLE 1979)

Abb. 81. Versuchsanordnung wie bei Abb. 79. Kresylviolett-gefärbte Schnittpräparate ▷ (40 µm) aus der Großhirnrinde an den in Abb. 80 mit Pfeilen bezeichneten Stellen. *Rechts* Rindenband verschmälert, Molekularschicht relativ breit mit ektopischen Nervenzellen. In der 2. Rindenschicht große Pyramidenzellen, die normalerweise in der 5. Schicht auftreten. Maßstab: 100 µm. (JOHNSTON u. COYLE 1979)

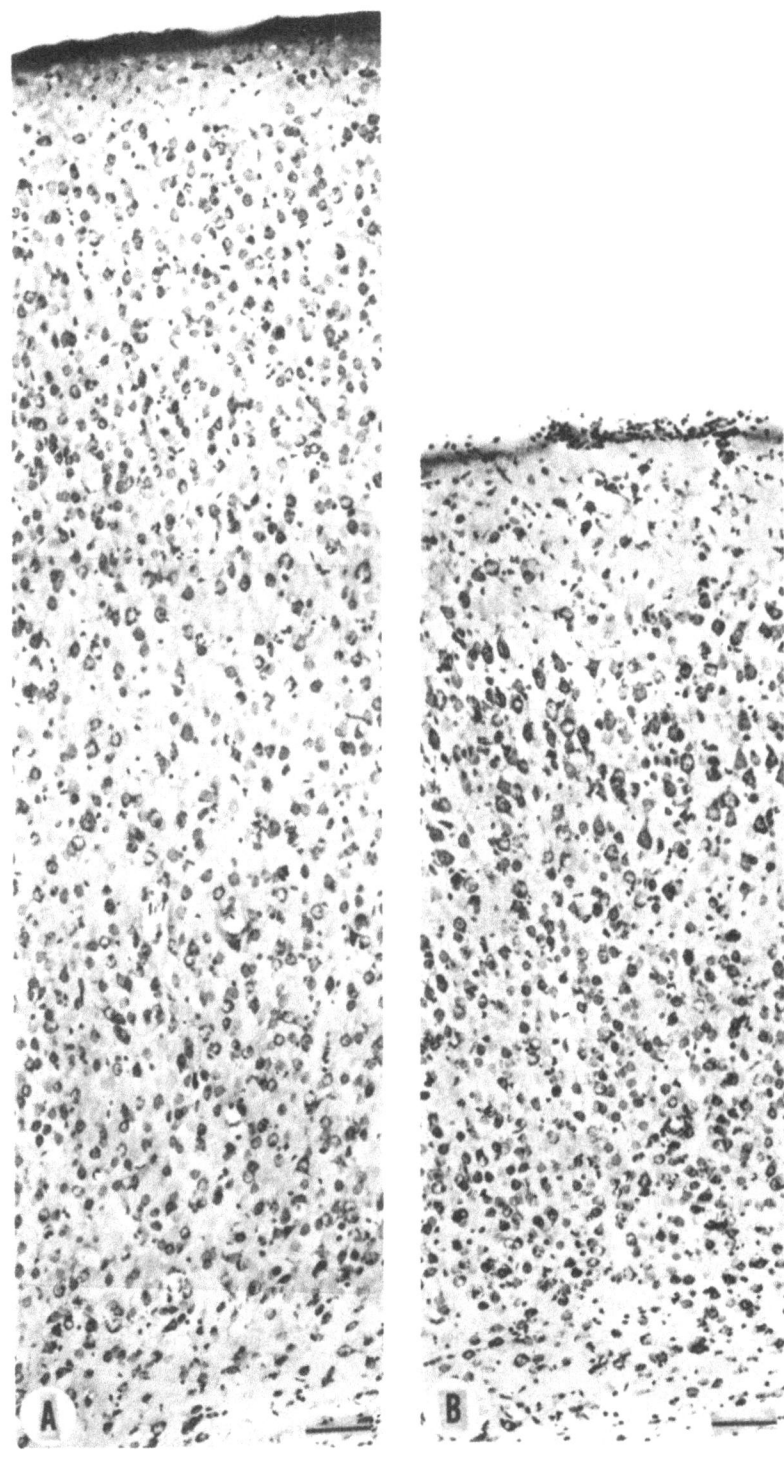

Abb. 81

alkylierende Substanz antimitotisch wirkt und in Teilung begriffene Zellen schädigt. Injektion von MAM am 15. Fetaltag führt bei Mäusen zur Mikrocephalie (SPATZ u. LAQUEUER 1968; MATSUMOTO et al. 1972), der DNS-Gehalt der Großhirnrinde ist auf 50% der Kontrollwerte reduziert, die Nervenzellzahl entsprechend vermindert.

Bei gleichem experimentellen Vorgehen untersuchten (JOHNSTON u. COYLE 1979) die Gehirne der mikrencephalen Tiere genauer (Abb. 79–81). Sie fanden die Molekularschicht der Rinde breiter als in den Kontrollen, die Schichtengliederung der Rinde war unvollständig, Pyramidenzellen und Körnerzellen traten nebeneinander auf. Die Autoren vermuten, daß in derart desorganisierter Großhirnrinde *Fehlverdrahtungen* entstehen (LYNCH 1975; PURPURA 1974). Die am frühesten sich konstituierende und ausreifende 6. Rindenschicht bot ein etwa normales Bild. Das Corpus striatum der mikrencephalen Tiere war verkleinert, die Seitenventrikel erweitert, die Marksubstanz verschmälert, die Pars frontalis des Corpus callosum fehlte. Bemerkenswerterweise war das Gewicht nur des Großhirns der mikrencephalen Tiere gegenüber den Kontrolltieren (um 53%) reduziert, nicht dagegen das des Hirnstamms. Auch das Körpergewicht der geschädigten Tiere war normal. Das Kleinhirn ließ ebenfalls keinen Gewichtsverlust erkennen, da die MAM-Applikation am 15. Fetaltag, an dem die Purkinjezellen die letzte Zellteilung durchlaufen, diese nicht mehr schädigen konnte. Röntgenbestrahlung am gleichen Fetaltag führt dagegen zu schweren Kleinhirnschäden, da ionisierende Strahlen nicht nur die in Teilung begriffenen, sondern auch postmitotische migrierende Zellen schädigen. In der Großhirnrinde der nach MAM-Applikation mikrencephalen Gehirne fanden sich bemerkenswerterweise die Endabschnitte noradrenerger Axone der Nervenzellen des Locus coeruleus in höherer Dichte als bei den Kontrolltieren, sie waren infolge der Minderung der Nervenzellzahl in der Rinde zusammengerückt. Hieraus geht hervor, daß Bildung und Differenzierung der terminalen Axonabschnitte dieses früh ausreifenden Kerngebiets des Hirnstamms relativ unabhängig von der Entwicklung der kortikalen Nervenzellen erfolgen.

Röntgenbestrahlung bei Ratten vom 13.–16. Fetaltag führt zu einem reduzierten Volumen des Neocortex und zu schweren architektonischen Störungen in der Rinde. Bestrahlung am 20. Fetaltag dagegen verursacht nur noch minimale Störungen der Rindenorganisation und Zellverlust nur in den äußeren Schichten. Der Hirnstamm bleibt in beiden Kollektiven intakt (HICKS et al. 1959). Bei einmaliger Röntgenbestrahlung am 2. Tag nach der Geburt (1000 r) erfolgt im Kleinhirn von Ratten ein Zellverlust im Bereich der superfiziellen Matrix, der vollständig reversibel ist (ALTMAN et al. 1969; EBELS 1970); werden zwischen 1. und 10. Tag nach der Geburt je 100 r verabfolgt, dann beträgt das Zelldefizit im Kleinhirn 80% (gemessen am DNS-Gehalt); zwischen dem 10. und 16. Tag nach der Geburt wird dieses Defizit fast vollständig wieder aufgeholt, es werden 70% des Zellbestandes der Kontrolltiere erreicht. Daraus folgt wieder, daß abhängig von der abnehmenden Teilungsaktivität der Matrixzellen in der postnatalen Periode auch die Reversibilität einer Schädigung der Zellpopulation geringer wird, je später die Schädigung einsetzt.

Röntgenbestrahlung von Mäusen am 11. Fetaltag mit 180 r führt zu einer Mikrozephalie, die $1^1/_2$ Jahre nach der Geburt noch nachweisbar ist und vermut-

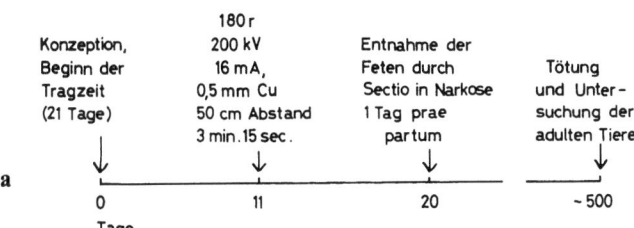

Halbseitige Röntgenbestrahlung des Uterus trächtiger
Mäuse

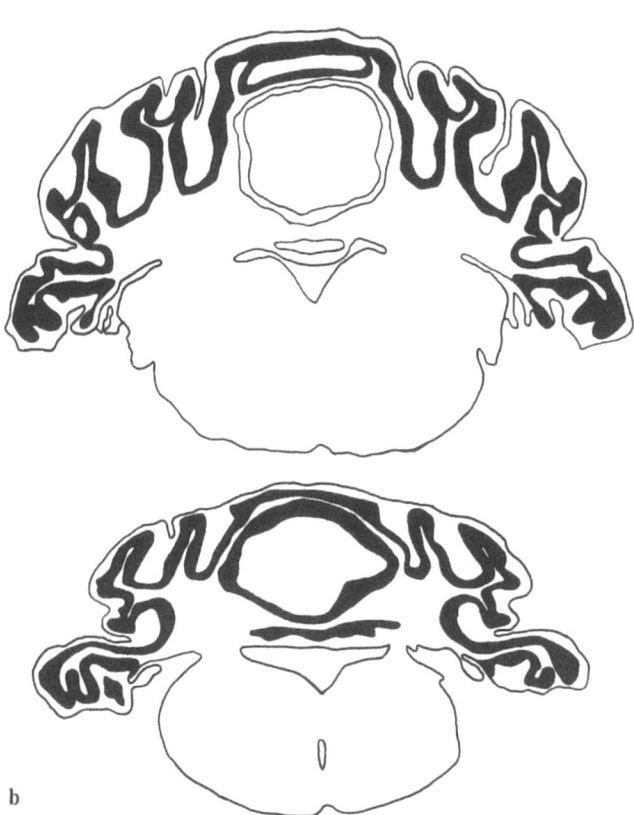

Abb. 82a, b. Wirkung iosinierender Strahlen auf die Kleinhirnentwicklung bei der Maus. Vergleich geschädigter und ungeschädigter Tiere im gleichen Versuch durch halbseitige Uterusbestrahlung (OSTERTAG 1961). **a** Versuchsablauf. **b** Zeichnungen nach Frontalschnitten durch Kleinhirn und Mittelhirn von Wurfgeschwistern. *Oben* Kontrolltier (Hirngewicht 0,61 g), *unten* bestrahltes Tier (Hirngewicht 0,42 g). (SCHLOTE 1975 unveröffentlicht)

lich nicht wieder aufgeholt wird (SCHLOTE 1975). Die Röntgenbestrahlung trifft
am 11. Fetaltag im Großhirn die ventrikulären Keimlager nach dem Höhepunkt
ihrer Teilungsaktivität, im Kleinhirn kurz vor Beginn der Teilungsaktivität. Offensichtlich verfügen die ventrikulären Matrixzellen nicht oder in geringerem
Maße die Fähigkeit, Zellverlust durch gesteigerte Teilungsaktivität auszugleichen, die für die Matrixzellen der superfiziellen Keimlager des Kleinhirns kenn-
zeichnend ist. Die Tiere zeigten eine motorische Unsicherheit, konnten sich auf
einem Seil weniger gut halten wie die Kontrolltiere, konnten auf dem Seil nicht
umdrehen. Wurden sie mit dem Kopf nach unten gehalten streckten sie die
Vorderläufe im Gegensatz zu den Kontrolltieren nicht nach unten aus. Im Rota-
tionsversuch blieben sie nach Beendigung der Rotation länger immobil als die
Kontrolltiere. Die Symptome weisen auf eine überwiegend cerebelläre Störung
hin.

In den $1^{1}/_{2}$ Jahre nach der Geburt untersuchten Gehirnen der bestrahlten
Mäuse, die gleichförmig verkleinert waren (Abb. 82), ergab die genauere Untersuchung der Kleinhirnrinde einen lückenhaften Purkinjezellenbesatz, hypotro-
phe Purkinjezellen, zahlreiche in der Körnerschicht eingeschlossene Purkinjezellen und unregelmäßige Anordnung der Dendritenbäume der Purkinjezellen in
der Molekularschicht. Elektronenmikroskopisch fanden sich in den Dendriten
der Purkinjezellen gehäuft Mitochondrien und laminäre Körper (Abb. 83), die
bei den Kontrolltieren fehlten. Diese Beobachtungen sprechen für eine Störung
der Bildung und Wanderung der Purkinjezellen aus der ventrikulären Matrix
in die Rinde und lassen eine Störung des Proteinstoffwechsels vermuten, die
sich auch auf den Stofftransport in den Dendriten auswirkt.

Eine schwere Störung der Hirnentwicklung kann durch *Alkoholabusus* der
Mutter während der Schwangerschaft ausgelöst werden. Besonders empfindlich
reagiert der Fet auf eine Alkoholintoxikation im 2. und 3. Monat (embryo-
fetales Alkoholsyndrom MAJEWSKI et al. 1976). Experimentell können nach
Äthylalkohol-Applikation auch in geringen Dosen, die noch nicht zu schweren,
makroskopisch sichtbaren Schädel- und Hirnfehlbildungen führen, bereits Entwicklungsstörungen ausgelöst werden. Wird Alkohol bei Mäusen 7 Tage vor
Beginn sowie während der Schwangerschaft appliziert (12%w/v), dann bleiben
Körpergewicht, Hirngewicht und die Größe von Hirn und Rückenmark gegenüber den Kontrolltieren zurück (VOLK 1977; VOLK u. BERLET 1978). Besonders
verzögert verläuft die Entwicklung des Kleinhirns. Die Purkinjezellen sind am
5. Tag nach der Geburt kleiner als bei den Kontrolltieren, ihr Plasmaleib ist
schmaler, ihre Dendriten spärlicher ausgebildet, die Molekularschicht ist dünner.
Besonders die präsynaptische Differenzierung der Körnerzellaxone verläuft ver-

---

Abb. 83a, b. Störung der Dendritenentwicklung im Kleinhirn von Mäusen nach Röntgen- ▷
bestrahlung am 11. Fetaltag. Versuchsanordnung wie in Abb. 82. **a** atypisches Muster
der Dendritenverzweigung in der Molekularschicht (*rechte Bildhälfte*). Semidünnschnitt,
1 μm. Toluidinblau. 460:1. **b** fokale Anhäufung von Mitochondrien und Lamellenkörpern
in einem Purkinjezelldendriten (*D*). Astrozytenfortsätze (*A*). Neuropil (*N*). Elektronenmikroskopische Aufnahme, Negativnummer 5987. 4800:1. (SCHLOTE 1975, unveröffentlicht)

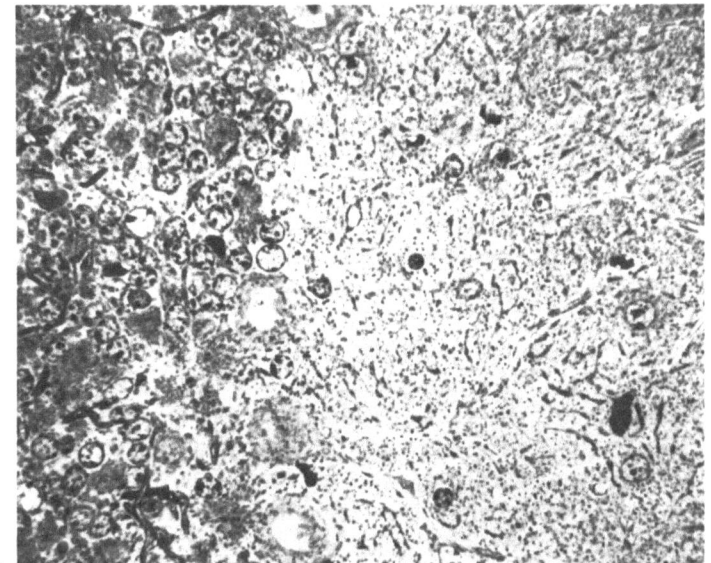

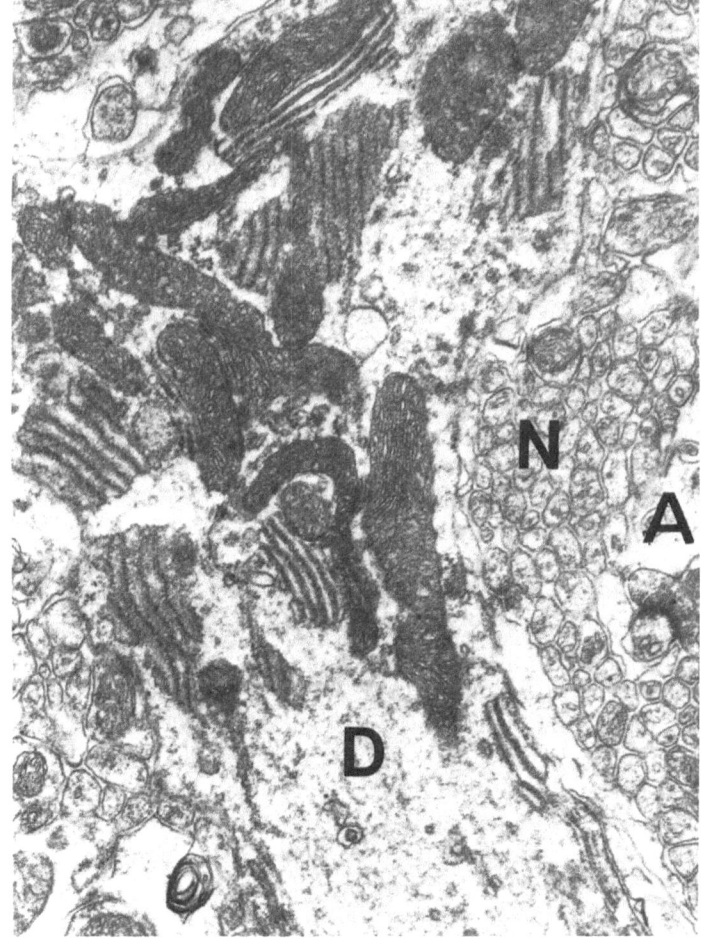

Abb. 83a, b

zögert (VOLK 1977). Die äußere Körnerschicht ist bei den geschädigten Tieren wesentlich breiter als bei den Kontrolltieren, sie enthält mehr Mitosen. Am 30. Tag nach der Geburt ist das Entwicklungsdefizit histologisch wieder aufgeholt. Bei den Kontrolltieren wurde die fehlende Alkoholzufuhr isokalorisch ausgeglichen, so daß die bei den Versuchstieren beobachteten Veränderungen eindeutig auf die Alkoholwirkung bezogen werden können. Vermutlich wirkt Intoxikation mit Äthylalkohol am fetalen Gehirn durch Störung der Proteinsynthese auf die Hirnentwicklung ein. Der Wirkungsmechanismus ist im einzelnen noch unbekannt.

Proteinmangel während der Schwangerschaft führt bei Affen zu einer Minderung der Nervenzellzahl bei Untersuchung der Tiere nach der Geburt (MANOCHA 1972). Bei Ratten wurde ebenfalls eine Minderung der Nervenzellzahl bei Mangelernährung vom 1.–21. Tag nach der Geburt gefunden, das Zelldefizit wird später *nicht* wieder ausgeglichen (WINICK u. NOBLE 1966); wurde die Mangelernährung am 9. Tag nach der Geburt abgebrochen, dann war der Zellverlust in den folgenden 9 Tagen jedoch ausgeglichen (WINICK et al. 1968). Ebenso fanden DICKERSON et al. (1966) nach postnataler Mangelernährung von Schweinen eine Reduktion des Körper- und Hirngewichts, die nicht wieder aufgeholt wurde, auch nicht unter später optimalen Ernährungsbedingungen. SMART et al. (1971) bestätigten diese Daten erneut an Ratten, die nach Abschluß der Zellteilungsperiode, also in der Periode des sog. schubförmigen Hirnwachstums in zu großen Würfen aufwuchsen und damit mangelernährt wurden. Diese Tiere waren mikrocephal, das Entwicklungsdefizit wurde nicht wieder ausgeglichen, obwohl sie später größere Freßlust zeigten als die Kontrolltiere und in kontrollierten Versuchen den Futterhebel häufiger drückten als diese. GRIFFIN et al. (1977) konnten in neueren Untersuchungen erneut zeigen und feststellen, daß ein Entwicklungsdefizit bei unterernährten Ratten dann wieder aufgeholt wird, wenn die Mangelernährung zu einem Zeitpunkt abgebrochen wird, zu dem noch teilungsfähige Keimzellen in den ventrikulären und superfiziellen Matrices vorhanden sind.

Diese Hinweise stützen nachdrücklich die These, daß die Hirnentwicklung während der Periode der Nervenzellteilungen durch Hemmung der Zellneubildung zwar störbar ist, daß aber bei Wiedereintritt normaler Bedingungen *vor* Abschluß dieser Periode der Zellverlust ausgeglichen werden kann und die Hirnentwicklung – wenn auch bei verzögertem Verlauf – allmählich sich der von Kontrolltieren anpaßt. Zu unterscheiden hiervon ist die Wirkung einer Mangelernährung innerhalb der Periode des kritischen Hirnwachstums, also *nach* der Zellteilungsperiode. Sie führt stets zu einem Entwicklungsdefizit. Je früher dieses einsetzt, desto geringer ist die Chance, es wieder aufzuholen. Relativ spät einsetzende Mangelernährung, z.B. bei Hunden in der 6. und 7. postnatalen Woche, wird wieder voll ausgeglichen (WINICK 1975), unmittelbar nach der Geburt einsetzende und über acht bis 10 Wochen andauernde Mangelernährung wird von den Hunden *nicht* wieder aufgeholt (PLATT et al. 1964). Sie führt zu schweren histologischen Veränderungen an Nervenzellen (Chromatolyse) und Markfasern, heterotoper Lagerung der Purkinjezellen und verzögerter Markreifung. Bei Affen wirkt sich Mangelernährung in den ersten Lebensmonaten in einem gestörten Lernverhalten aus (STROBEL u. ZIMMERMANN 1971) in abnormalem

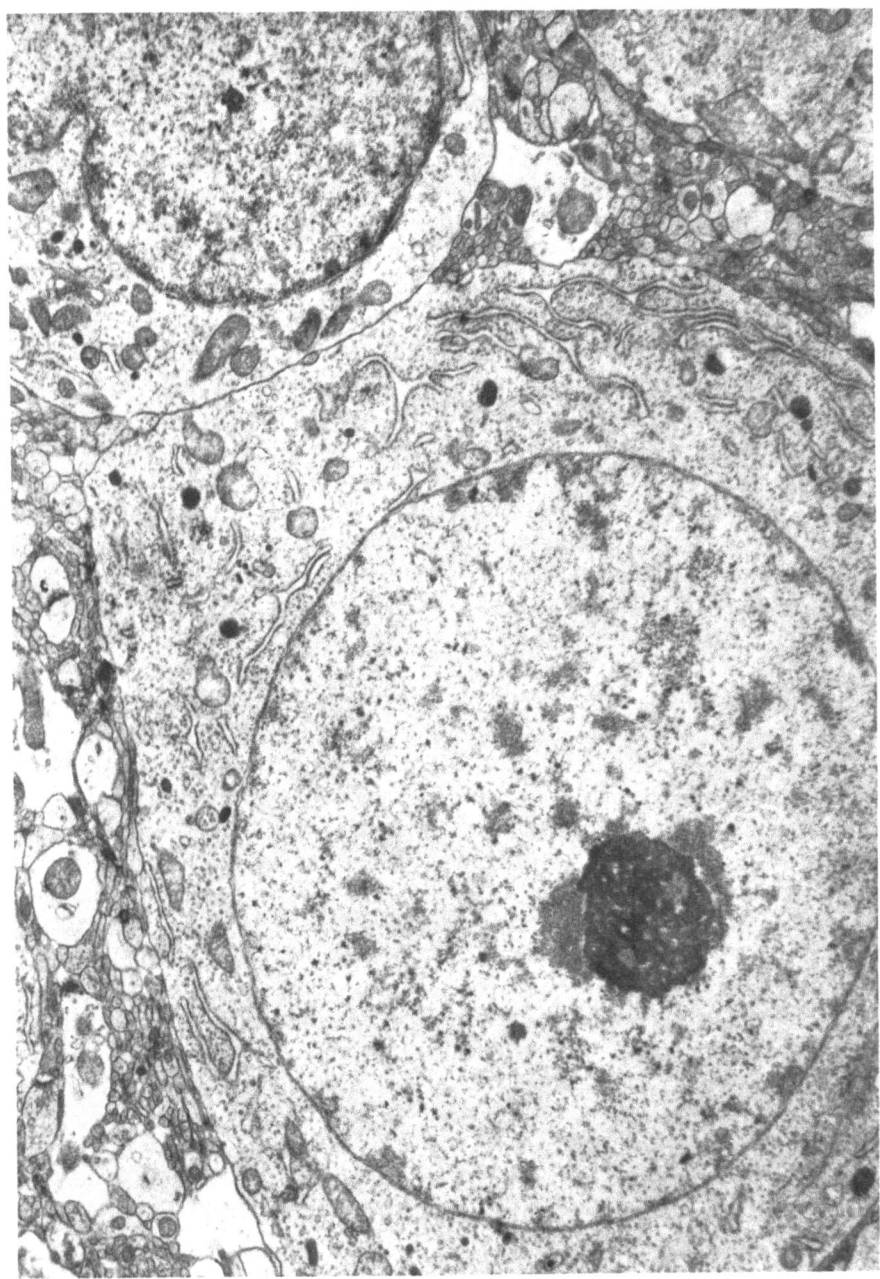

Abb. 84. Unreife Nervenzelle in der Großhirnrinde eines 4 Monate alten Kindes (bei
Verdacht auf eine neurodegenerative Erkrankung, der sich nicht bestätigte). Lockere
Anordnung der zytoplasmatischen Organellen: Ergastoplasma (Nissl-Schollen); dunkle
Zelleinschlüsse: Lysosomen. Tu 41-11. Negativnummer 7218. 7200:1

sozialen und emotionalem Verhalten (ZIMMERMANN et al. 1972) und unangepaß-
ten, überschießenden affektiven Reaktionen, verminderter motorischer Aktivität, verminderter Neugier und Fähigkeit, Aufgaben zu lösen (STROBEL u. ZIM-
MERMANN 1972). Die wenigen bisher vorliegenden Untersuchungen an Kindern,
die innerhalb des ersten Lebensjahres an Mangelernährung gestorben sind, ergaben ein reduziertes Hirngewicht und reduzierten Gehalt des Gehirns an Gesamt-
protein, Ribonukleotiden, Desoxyribonukleotiden, Gesamtcholesterin und
Phospholipiden (WINICK und NOBLE 1966, WINNIK et al. 1975). Die Nervenzellzahl war in der Großhirnrinde dieser Kinder vermindert, die Zellgröße im Vergleich mit Kontrollfällen dagegen nicht verändert.

Die Kenntnis der angeführten Verhaltensatypien und ihrer strukturellen
Korrelate als Folge allgemeiner oder örtlich begrenzter störender Einwirkungen
auf das reifende Nervensystem sind ein Schlüssel zum Verständnis perinataler
Schäden, die bei Kindern auftreten und unter der Bezeichnung *„minimale cere-
brale Dysfunktion"* (minimal brain dysfunction, MBD; KNOBLOCH u. PASAMA-
NICK 1959, BAX u. MAC KAITH 1963) zusammengefaßt werden. Bei separatem
Auftreten einzelner Störbereiche werden auch die Begriffe „leichte neurologische
Dysfunktion" (minor neurological dysfunction, TOUWEN u. PRECHTEL 1970,
TOUWEN u. KALVERBOER et al. 1973, TOUWEN 1978), Lernfähigkeitsstörung (special learning disorder, KALVERBOER 1978) und Sprachentwicklungsstörung
(linguistic retardation, STROTHER 1973, WEDELL 1973) verwendet. Die Ursachen
solcher Syndrome bleiben im Einzelfall meist unbekannt. Charakteristisch ist,
daß keine Fehlbildungen vorliegen, keine metabolischen Störungen oder Krankheitsprozesse bekannt sind. Nach den bisherigen Kenntnissen über die normale
und gestörte Entwicklung muß angenommen werden, daß derartige leichte funktionelle Abweichungen und Verhaltensänderungen in der 2. Hauptperiode der
Organentwicklung nach Dobbing (s. S. 5) entstehen, in einer Periode also, in
der die Nervenzellen bereits fast sämtlich ausgebildet sind, ihre strukturelle Reifung, Fortsatzwachstum, Synapsenbildung und Markscheidenbildung aber noch
in vollem Gang sind. Dieser Entwicklungsabschnitt läßt sich nach DOBBING
(1968) in die Perioden des schubartigen (2a) und des abschließenden Hirnwachstums (2b) unterteilen. Besonders einschneidend sind Störwirkungen in
der Periode des schubartigen Hirnwachstums, deren Ende beim Menschen um
den Geburtstermin liegt. Auch nach der Geburt laufen Reifungs- und Differenzierungsvorgänge an den Nervenzellen noch mehrere Jahre lang weiter und sind
in diesem Zeitraum störbar, wie die Entwicklung der Dendriten der Nervenzellen
zeigt (Abb. 23). Auch die interne strukturelle Ausreifung der Nervenzellen und
ihres Organellenmuster erfolgt erst nach der Geburt, wie ein Vergleich zwischen
Nervenzellen aus der Großhirnrinde von 4 Monate und 3 Jahre alten Kindern
erkennen läßt (Abb. 84, 85).

Störungen in dieser 2. Entwicklungsperiode müssen sich also vorwiegend
in lokalen oder allgemeinen Änderungen der nach einem genauen Raum-Zeit-
Plan ablaufenden Zellwanderung, Axon- und Dendritenentwicklung, Synapsenbildung und Markreifung auswirken. Von den auswachsenden Fasersystemen
werden bestimmte Zielorte nicht erreicht, Kontakte können vor Erreichen des
Zielgebiets an anderen (falschen) Zielorten hergestellt werden (s. S. 65). Die nicht
erreichten Zielorte können ebenfalls mit anderen (fremden) axonalen Systemen
synaptisch verknüpft werden (LYNCH et al. 1975). Derartige Nicht- oder Fehl-

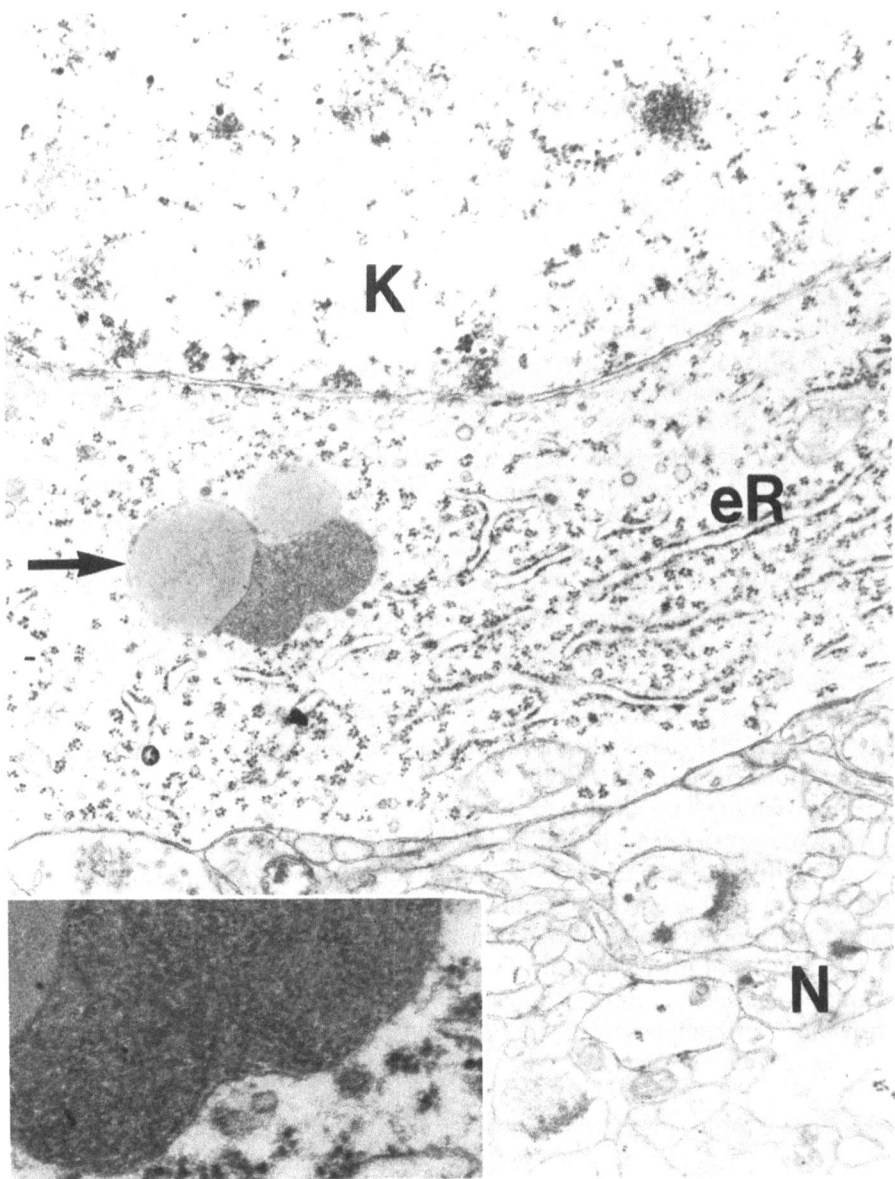

Abb. 85a, b. Typische Lipofuszinkörper (→) in einer Pyramidenzelle aus der Großhirn-rinde eines 3 Jahre alten Kindes (bei Verdacht auf eine neurodegenerative Erkrankung, der sich nicht bestätigte). *eR*, Ergastoplasma (Nissl-Schollen) in geordnetem Aufbau; *N*, Neuropil; *K*, Zellkern. **a** 4800:1. Negativnummer 6552. **b** bei stärkerer Vergrößerung fädige makromolekulare Struktur der Pigmentkomponente des Lipofuszinkörpers. 27000:1. Negativnummer 6553

verdrahtungen können zu ganz erheblichen Verhaltensänderungen führen, wie die systemartigen Nicht- oder Fehlverdrahtungen im Großhirn und im Kleinhirn von Mäusemutanten mit genetisch fehlprogrammierten neuronalen Schaltplänen zeigen (s. S. 48). Dabei können auch „unreife Schaltpläne", die bei normalen Tieren nur übergangsweise auftreten und später wieder gelöst werden, erhalten bleiben. Eine Kompensation der synaptischen Nicht- oder Fehlverknüpfung neuronaler Systeme durch benachbarte Strukturen findet bei einer solchen genetisch fehlprogrammierten Entwicklung nicht statt. Die Mäusemutanten bleiben zeitlebens in ihrem Verhalten gestört.

Anders ist die Situation nach *lokalen* Schädigungen am unreifen, aber bisher ungestört entwickelten Nervensystem. Folgen tierexperimenteller lokaler Eingriffe am Stirnhirn, am limbischen System und am extrapyramidal-motorischen System vor Abschluß der Hirnreifung sind von vielen Autoren untersucht worden; zusammenfassend hat PRECHTL (1973, 1977, 1978) hierüber mehrfach berichtet. Die Ergebnisse lassen übereinstimmend auf ein hohes Maß an Kompensationsfähigkeit (Plastizität) des unreifen Nervensystems schließen, die mit zunehmender Reifung allmählich erlischt. Je früher daher die Läsion im Verlauf der genannten 2. Entwicklungsperiode erfolgt, desto größer ist die Aussicht auf eine strukturelle und auch funktionelle Reparation des Schadens. Die reparativen Mechanismen können sowohl systemspezifisch wie systemunspezifisch wirksam werden. Nach frühen Läsionen z.B. des Tractus olfactorius bei Hamstern hängen Richtung und Ziel der anschließenden Axonregeneration davon ab, ob das Fasersystem vollständig oder unvollständig durchtrennt wurde (DEVOR 1975, 1976). Nach vollständiger Unterbrechung innervieren die regenerierenden Axone ein weites Gebiet im Vorderhirn, das normalerweise keine olfaktorischen Afferenzen erhält. Nach partiellen Läsionen erfolgt die Regeneration durch Axonkollateralen, die von den erhaltenen Fasern ausgehen und sich in ihrem Wachstum streng auf das olfaktorische Gebiet beschränken. Sie sind dort aber nicht in der Lage, alle Verbindungen wiederherzustellen. Die am weitesten entfernt gelegenen Teile des Projektionsfeldes bleiben frei.

Bei exogenen Entwicklungsstörungen, die das *gesamte* Nervensystem betreffen, also eine generelle Entwicklungshemmung auslösen, differiert die Situation hinsichtlich der kompensatorischen Mechanismen deutlich von derjenigen nach lokal begrenzten Schäden. Die Chance einer Reparation ist in diesem Fall größer, wenn die Störung zu einem relativ späten Zeitpunkt eintritt, während früh einsetzende Störungen zu irreversiblen Entwicklungsdefiziten führen können. Nach den Untersuchungen von SANCHEZ-TOSCANO et al. (1977) und RUIZ-MARCOS et al. (1980) ist z.B. die postnatale Hirnreifung bei Ratten bis zum 12.–15. Tag besonders empfindlich gegenüber Thyroxinmangel. Werden die Tiere in diesem Zeitraum thyreoidektomiert, dann läßt sich an den Pyramidenzellen der Großhirnrinde eine verminderte Zahl von Dendritendornfortsätzen (und damit vermutlich auch axo-dendritischen Synapsen) nachweisen. Die Tiere zeigen in Tests schwere Verhaltens- und Leistungsstörungen. Diese Reifungshemmung ist irreversibel, auch wenn 10–15 Tage nach der Geburt mit einer Thyroxinsubstitution begonnen wird. Entfernt man die Schilddrüse dagegen am 40. Tag nach der Geburt, dann findet sich am 90. Tag zwar die gleiche reduzierte Zahl der Dendritendornfortsätze; die Veränderungen sind jetzt jedoch teilweise reversibel,

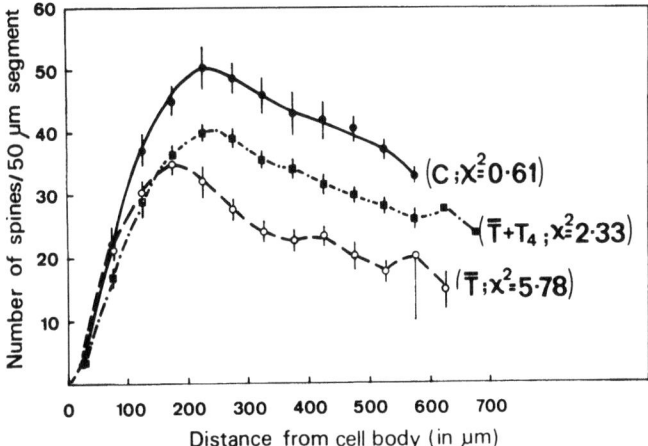

Abb. 86. Mittlere Anzahl der Dendritendornfortsätze der Pyramidenzellen in der Sehrinde (5. Rindenschicht) von Ratten, 90 Tage nach der Geburt. *Obere Kurve:* Kontrolltiere. *Untere Kurve:* am 40. Tag thyroidektomierte Tiere. *Mittlere Kurve:* am 40. Tag thyroidektomierte, vom 65. bis 90. Tag mit Thyroxin behandelte Tiere. (RUIZ-MARCOS et al. 1980)

wenn 25 Tage nach der Schilddrüsenentfernung mit einer Substitution begonnen und diese bis zum 90. Tag fortgesetzt wird. Zu diesem Zeitpunkt ist die Zahl der Dornfortsätze im Vergleich zu den nichtbehandelten Tieren erhöht (Abb. 86).

Mit derart unterschiedlichen Mechanismen muß gerechnet werden, wenn versucht wird, Verhaltensstörungen bei Kindern im Rahmen des Syndroms der minimalen cerebralen Dysfunktion auf strukturelle Korrelate zurückzuführen und die Wirksamkeit und Richtung kompensatorischer Mechanismen abzuschätzen (GROSS-SELBECK 1976, KALVERBOER et al. 1978, SCHLOTE 1977, SIEBER 1978).

Erste feinere pathomorphologische Untersuchungen an den Nervenzellen und ihren Fortsätzen im ZNS von entwicklungsgestörten Kindern sind von MARIN-PADILLA (1972, 1974), HUTTENLOCHER (1974) und von PURPURA (1975) vorgelegt worden. PURPURA untersuchte die Großhirnrinde von 70 Feten (nach Spontanabort und bei Schwangerschaftsunterbrechung), Frühgeborenen und reifgeborenen Kindern mit der Golgi-Methode. Er konnte zeigen, daß schwere metabolische oder kardiopulmonale Störungen die Entwicklung der basalen Dendriten und der perisomatischen Axongeflechte (axosomatische Synapsen) der Pyramidenzellen im Ammonshorn behindern. Bei einem 8 Monate alten Kind mit unbeeinflußbaren Krampfanfällen und verzögerter Entwicklung fehlten streckenweise die Dornfortsätze der Pyramidenzell-Dendriten im Ammonshorn, die dort normalerweise bereits in der 26. Fetalwoche anzutreffen sind. Bei einem 32 Wochen alten frühgeborenen Kind mit atypischen visuell-evozierten Hirnpotentialen (vorherrschende frühe negative Komponente) konnte Purpura ähnliche Reifungsdefizite an den Dendriten der Nervenzellen der 2., 3. und 6. Rindenschicht in der Area striata nachweisen (Abb. 87). In diesem Fall kann eine unzureichende Verschaltung der geniculo-corticalen Afferenzen in

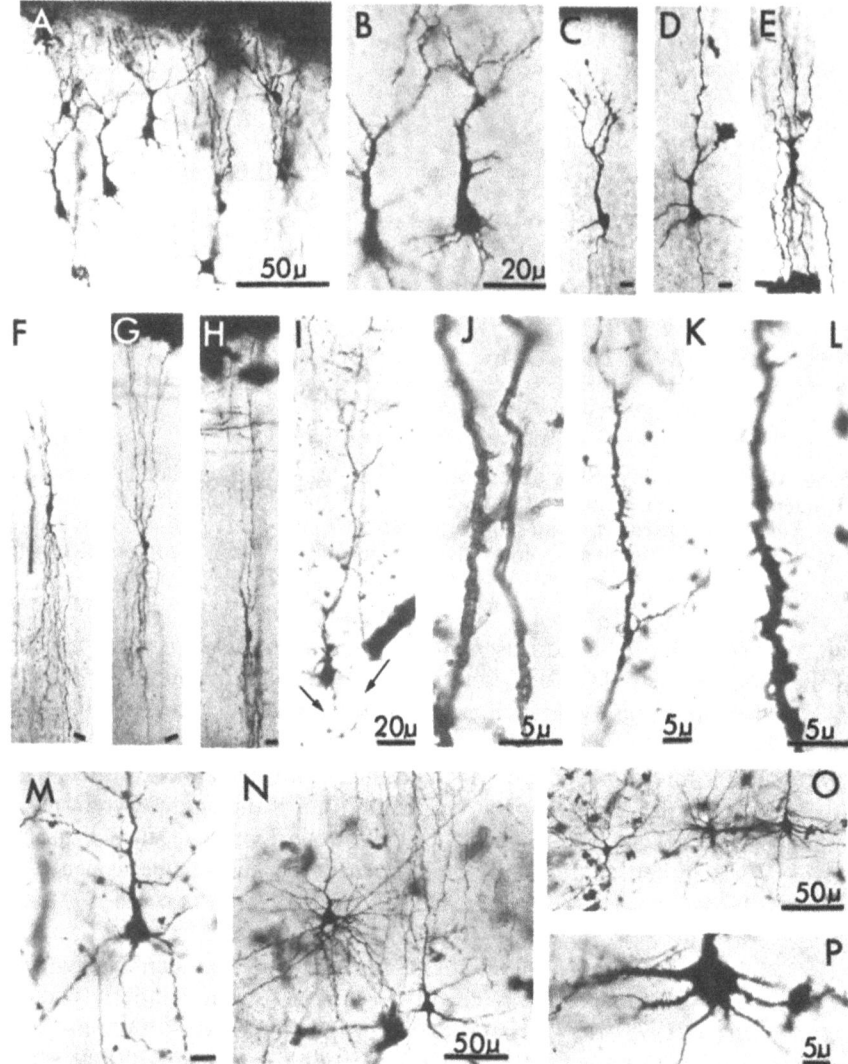

Abb. 87A–P. Nervenzellen in der Sehrinde eines 33 Wochen alten frühgeborenen Kindes (Geburt in der 29. Woche). **A–C,** kleine und mittelgroße Pyramidenzellen der 2. und 3. Rindenschicht: ungenügende Ausbildung der basalen Dendriten. **D,** Pyramidenzelle der 3. Rindenschicht mit regulär ausgebildeten basalen Dendriten. **E–H,** Nervenzellen mit bipolarem Dendritenbaum, regulär entwickelt. **I** und **H,** Nervenzelle der 6. Rindenschicht mit bogenförmig-rekurrentem Axon (*Pfeile in I*) und völlig fehlenden Dendritendornfortsätzen (**J**). **K** und **L,** Dendrit einer Pyramidenzelle aus der 5. Rindenschicht. Rudimentäre, plumpe Dendritendornfortsätze. **M,** Pyramidenzelle der 6. Rindenschicht mit normal ausgebildeten basalen Dendriten. **N** und **O,** Sternzellen und Pyramidenzellen der 5. und 6. Rindenschicht, und **P,** große Meynert'sche Nervenzelle, regulär ausgebildete Dendriten. Maßstab 10 µm, wenn nicht anders angegeben. Golgi-Methode. (Purpura 1975).

diesen Schichten als Korrelat der elektrophysiologisch erfaßten Abweichungen gegenüber altersgleichen Kontrollfällen angenommen werden.

Bei Kindern mit minimaler cerebraler Dysfunktion ist zusätzlich mit biochemischen Störungen zu rechnen, vor allem mit Störungen der Neurotransmitterbildung und -abgabe, mit Atypien der Rezeptorstrukturen und Störungen der Rezeptor-Erkennung sowie mit trophischen transneuronalen Störungen. Die Beeinflußbarkeit des Syndroms durch Pharmaka (PYCK u. BAINES 1978, GRAHAME-SMITH 1978) läßt auf derartige Mechanismen schließen. Die Ursachen dürfen also nicht nur in strukturellen Abweichungen gesucht werden.

Literatur

Abbie, A.A.: The morphology of the fore-brain arteries with special reference to the evolution of the basal ganglia. J. Anat. Physiol. **68**, 433–670 (1934)

Abdel-Latif, A.A., Smith, J.P., Ellington, E.P.: Subcellular distribution of sodium-potassium adenosine triphosphatase, acetyl choline and acetylcholesterase in the developing rat brain. Brain Res. **18**, 441–450 (1970)

Aguayo, A.J., Epps, J., Charron, L., Bray, G.M.: Multipotentiality of Schwann cells in cross-anastomosed and grafted myelinated and unmyelinated nerves: quantitative microscopy and radioautography. Brain Res. **104**, 1–20 (1976)

Akert, K.: Dynamic aspects of synaptic ultrastructure. Brain Res. **49**, 511–518 (1973)

Akert, K., Pfenninger, K., Sandri, C., Moor, H.: Freeze-etching and cytochemistry of vesicles and membrane complexes in synapses of the cns. In: Pappas, G.D. and Purpura, D.P.: Structure and function of the synapse. New York, Raven Press (1972)

Alley, K.E.: Morphogenesis of the trigeminal mesencephalic nucleus in the hamster: cytogenesis and neurone death. J. Embryol. exp. Morphol. **31**, 99–121 (1974)

Altman, J.: Autoradiographische Untersuchungen der Zellproliferation in Gehirnen von Ratten und Katzen, Anat. Rec. **145**, 573–591 (1963)

Altman, J.: Proliferation and migration of undifferentiated precursor cells in the rat during postnatal gliogenesis. Exp. Neurol. **16**, 263–278 (1966)

Altman, J.: Effects of early experience on brain morphology. In: Malnutrition, Learning and Behaviour, edited by N.S. Scrimshaw and J.E. Gordon. M.I.T. Press, Cambridge, Mass. (1968)

Altman, J.: Coated vesicles and synaptogenesis. A developmental study in the cerebellar cortex of the rat. Brain Res. **30**, 311–322 (1971)

Altman, J.: Postnatal development of the cerebellar cortex in the rat. I. The external germinal layer and the transitional molecular layer. J. comp. Neurol. **145**, 353–398 (1972)

Altman, J., Das, G.D.: Postnatal changes in the concentration and distribution of ChE in the cerebellar cortex of rats. Exp. Neurol. **28**, 11–34 (1970)

Altman, J., Anderson, W.J., Wright, K.A.: Reconstitution of the external granular layer of the cerebellar cortex in infant rats after low-level X-irradiation. Anat. Rec. **163**, 453–472 (1969)

Altschul, R.: Zur Angioarchitektonik des Gehirns. Anat. Anz. **88**, 23–34 (1939)

Alvord E.C. Jr., Kogon, M.B., Shuman, R.M.: Onset of myelination in the human nervous system. 51. Ann. Meeting of the American Ass. of Neuropathologists, 1975; J. Neuropath. exp. Neurol. **34**, 115 (1975)

Andersen, H., Matthiessen, M.E.: The histiocyte in human foetal tissues. Its morphology, cytochemistry, origin, function and fate. Z. Zellforsch. **72**, 193–211 (1966)

Anderson, M.H., Cohen, M.W.: Nerve induced and spontaneous redistribution of acetylcholine receptors on cultured muscle cells. J. Physiol. (Lond.) **268**, 757–774 (1977)

Angevine, J.B., Sidman, Jr., Sidman, R.L.: Autoradiographic study of cell migration during histogenesis of cerebral cortex in the mouse. Nature **192**, 766–768 (1961)

Appel, S.H.: Neuronal recognition and synaptogenesis, Exp. Neurol. **48**, 52–74 (1975)

Arey, L.B.: The development of peripheral blood vessels. In: Orbison, T., Smith, W. (eds.), The peripheral blood vessels, pp. 1–16. Baltimore: Williams and Wilkins 1963

Ariëns Kappers, J.: Structural and functional changes in telencephalic choroid plexus during human ontogenesis. Ciba Foundation Symposium on the cerebrospinal fluid. London: Churchill 1958

Asbury, A.K., Johnson, P.C.: Pathology of peripheral nerve. Philadelphia: W.B. Saunders Co. 1978

Asbury, A.L.: Schwann cell proliferation in developing mouse sciatic nerve. J. Cell Biol. **34**, 735–743 (1967)

Bär, T., Wolff, J.R.: The formations of capillary basement membranes during internal vascularization of the rat's cerebral cortex. Z. Zellforsch. **133**, 231–248 (1972)

Balazs, R.: Biochemical effects of thyroid hormones in the developing brain. In: D.C. Pease, ed., Cellular aspects of neural growth and differentiation. Berkeley: University of California Press, pp. 273–320 (1971)

Balazs, R.: Influence of metabolic factors on brain development. Brit. med. Bull. **30**, 126–134 (1974)

Balazs, R., Kovacs, S., Teichgraber, P., Cocks, W.A., Eayrs, J.T.: Biochemical effects of thyroid deficiency on the developing brain. J. Neurochem. **15**, 1335–1349 (1968)

Balazs, R., Richter, D.: In: Himwich, W. (ed.). Biochemistry of the developing brain, pp. 253–299. New York: Dekker 1973

Barlow, C.F., Domek, N.S., Goldberg, M.A., Roth, L.J.: Extracellular brain space measured by ^{35}S-sulphate. Arch. Neurol. **5**, 102–110 (1961)

Barlow, H.B.: Visual experience and cortical development. Nature (Lond.) **258**, 199–204 (1975)

Barnes, R.H., Cunnold, S.R., Zimmermann, R.R., Simmons, H., MacLeod, R.B., Krook, L.: Influence of nutritional deprivations in early life on learning behavior of rats as measured by performance in a water maze, J. Nutr. **89**, 399–409 (1966)

Barondes, S.H. (ed.): Neuronal recognition. London: Chapman and Hall 1976

Barron, D.H.: Observations on the early differentiation of the motor neuroblasts in the spinal cord of the chick. J. comp. Neurol. **85**, 149–169 (1946)

Bax, R., Mackeith, R.: Minimal cerebral dysfunction. Little Club Clinics in Developmental Medicine, No. 10. London: Heinemann 1963

Bennet, M.R., Lai, K., Nurcombe, V.: Identification of embryonic motoneurons in vitro: their survival is dependent on skeletal muscle. Brain. Res. **190**, 537–542 (1980)

Berard-Badier, M., Colmant, H.J., Jacob, H., Scolcher, H.: Über die Spindel- und Rundzellendysgenesien im Dentatumvlies und ihre Genese, Acta Neuropath. **5**, 243–251 (1965)

Bergh, R. van den, Eecken, H. van der: Anatomy and embryology of cerebral circulation. Progr. Brain Res. **30**, 1–25 (1968)

Bernstein, J.J.: Relationship of cortico-spinal tract growth to age and body weight in the rat. J. Comp. Neur. **127**, 207–218 (1966)

Bernstein, M.E., Bernstein, J.J.: Regeneration of axons and synaptic complex formation rostral to the site of hemisection in the spinal cord of the monkey. Int. J. Neurosci. **5**, 15–26 (1973)

Berry, M., Bradley, P.: The growth of the dendrite trees of Purkinje cells in irradiated agranular cerebellar cortex. Brain Res. **116**, 361–387 (1976)

Berry, M., Rogers, A.W., Eayrs, J.T.: The pattern and mechanisms of migration of the neuroblasts of the developing cerebral cortex. J. Anat. (London) **98**, 291–292 (1964)

Bixby, J.L., Essen, D.C. van: Regional differences in the timing of synapse elimination in skeletal muscles of the neonatal rabbit. Brain Res. **169**, 275–286 (1979)

Black, M.M., Lasek, R.J.: Slowing of the rate of axonal regneration during growth and maturation. Exp. Neurol. **63**, 108–119 (1979)

Blakemore, C.: Development of functional connexions in the mammalian visual system. Br. Med. Bull. **30**, 152–157 (1974)

Blakemore, W.F.: The ultrastructure of the subependymal plate in the rat. J. Anat. (Lond.) **104**, 423–433 (1969)

Blinkov, S.M., Glezer, I.I.: Das Zentralnervensystem in Zahlen und Tabellen. VEB Gustav Fischer Verlag Jena (1968)

Blinzinger, K., Hager, H.: Die feineren Strukturanordnungen im Bereich von Verlötungen der Leptomeninx mit der Hirnoberfläche im Gefolge entzündlicher Prozesse. Acta neuropath. (Berl.) 2, 297–301 (1963)

von Bonin, G., Mehler, W.R.: On the columnar arrangement of nerve cells in the cerebral cortex. Brain Res. 27, 1–9 (1971)

Boothe, R.G., Lund, J.S.: A quantitative study of pyramidal cell spine density in developing visual cortex of normal and ark reared macaque monkeys. Neurosci. Abstr. 2, 1103 (1976)

Bradbury, M.: The concept of a blood – brain barrier. Chichester, New York: John Wiley and Sons 1979

Bray, D., Bunge, M.B.: The growth cone in neurite extension. In: Locomotion of tissue cells. Ciba Found. Symp. 14 (1973)

Brillenstein, D.C.: The vascularity of the motor cortex of the dog. Anat. Rec. 117, 129–144 (1953)

Brindley, G.S.: Nerve net models of plausible size that perform many simple learning tasks. Proc. Roy. Soc. Lond. B 174, 173–191 (1969)

Brodmann, K.: Vergleichende Lokalisationslehre der Großhirnrinde. Leipzig: Barth 1909

Brown, J.W.: The development of the nucleus of the spinal tract of V in human fetuses of 14–21 weeks of menstrual age. J. comp. Neurol. 106, 393 (1956)

Brown, M.C., Jansen, J.K.S., van Essen, D.: Polyneural innervation of skeletal muscle in newborn rats and its elimination during maturation. J. Physiol. (Lond.) 261, 387–422 (1976)

Brown, M.J., Asbury: Schwann Cell Proliferation in developing mouse sciatic nerve. J. Neuropath. exp. Neurol. 34, 116 (1975)

Brown, R.E.: Organ weight, in malnutrition with special reference to brain weight. Develop. Med. Child Neurol. 8, 512–522 (1966)

Brun, A.: Marginal glioneural heterotopias of the c.n.s. Acta pathol microbiol. Scand. 65, 221–233 (1965)

Brzustowitz, R.J., Kernohan, J.W.: Cell rests in the region of the fourth ventricle. Arch. Neurol. (Chic.) 67, 592–602 (1952)

Buller, A.J., Mommaerts, W.F.H.M., Seraydarian, K.: Enzymatic properties of myosin in fast and slow twich muscles of the cat following cross-innervation. J. Physiol. (Lond.) 205, 581–597 (1969)

Bullock, T.: Introduction to nervous systems, W.H. Freeman and Co., San Francisco (1977)

Cajal Ramón y, S.: Sur l'origine et les ramifications des fibres nerveuses de la moelle embryonaire. Anat. Anz. 5, 111–119, 609–613, 631–639 (1890)

Cajal Ramón y, S.: Sur la structure de l'écorce cérébrale de quelques mammifères. Cellule 7, 125–176 (1891)

Cajal Ramón, y, S.: Die Retina der Wirbeltiere. Bergmann Verlag Wiesbaden (1894)

Cajal Ramón y, S.: Studien über die Hinrinde des Menschen: H5, vergleichende Strukturbeschreibung und Histogenesis der Hirnrinde. J.A. Barth, Leipzig (1906)

Cajal Ramón y, S.: Histologie du Systeme Nerveux de l'Homme et des Vertébrés, 2 vols. (L. Azoulay, trans.) (Reprinted by Institut Ramón y Cajal del C.S.I.C., Madrid 1952–1955) (1909–1911)

Cajal Ramón y, S.: Étude sur la neurogenèse de quelques vertébrés. (L. Guth, trans. Studies on vertebrate Neurogenesis, Thomas, Springfield 1960) (1929)

Caley, D.W.: Differentiation of the neural elements of the cerebral cortex in the rat. In: D.C. Pease, ed., Cellular aspects of neural growth and differentiation. Berkeley: University of California Press, pp. 73–102 (1971)

Caley, P.W., Maxwell, D.S.: Development of the blood vessels and extracellular spaces during postmaternal maturition of rat cerebral cortex. J. comp. Neurol. 138, 31–48 (1970)

Cammermeyer, J.: Histiocytes, juxtavascular mitotic cells and microglia cells during retrograde changes in the facial nucleus of rabbits of varying age. Erg. Anat. Entwicklungsgesch. **38**, 1–22 (1965)

Caviness, V.S., Sidman, R.L.: Time of origin of corresponding cell classes in the cerebral cortex of normal and reeler mutant mice: An autoradiographic analysis. J. Comp. Neurol. **148**, 141–152 (1973)

Changeux, J.P., Mikoshiba, K.: Genetic and "epigenetic" factors regulating synapse formation in vertebrate cerebellum and neuromuscular junction. Progr. Brain Res. **48**, 43–66 (1978)

Chi, J., Gilles, F., Kerr, C., Hare, C.: Sudanophilic material in the developing nervous system. J. Neuropath. exp. Neurol. **34**, 119–120 (1975)

Choi, B.H., Lapham, L.W.: Evolution of Bergmann glia in developing human fetal cerebellum: a Golgi electron microscopic and immunofluorescent study. Brain Res. **190**, 369–383 (1980)

Chow, K.L.: Neuronal changes in the visual system following visual deprivation. In: Jung, R. (ed), Handbook of sensory physiology, Vol. VIII/3A, pp. 599–627. Berlin, Heidelberg, New York, Springer 1973

Close, R.I.: Dynamic properties of mammalian skeletal muscles. Physiol. Rev. **52**, 129–197 (1972)

Cocks, J.A., Balazs, R., Johnson, A.L., Eayrs, J.: J. Neurochem. **17**, 1275 (1970), zit. n. Balazs, R., Patel, A.J.: Factors affecting the biochemical maturation of the brain. Effect of undernutrition during early life. Progr. Brain. Res. **40**, 115–128 (1973)

Coghill, G.E.: Anatomy and the problem of behavior. Cambridge: University Press 1929

Conel, J.L.: The postnatal development of the human cerebral cortex. Vol. 1–6. Cambridge, Mass.: Harvard University Press (1939–1963)

Congdon, E.D.: Transformation of the aortic arch system during the development of the human embryo. Contr. Embryol. Carneg. Inst. **14**, 47–110 (1922)

Cooper, I.S., Kernohan, J.W.: Heterotopic glial nests in the subarachnoid space: histopatholic characteristics, mode of origin, and relation to meningeal gliomas. J. Neuropath. exp. Neurol. **10**, 16–29 (1951)

Corner, M.A.: Development of the brain of Xenopus laevis after removal of parts of the neural plate. J. Exp. Zool. **153**, 301–311 (1963)

Corner, M.A.: Localization of capacities for functional development in the neural plate of Xenopus laevis. J. Comp. Neurol. **123**, 243–256 (1964)

Corsellis, J.A.N.: Post-traumatic dementia. In: Katzman, R., Terry, R.D., Bick, K.L.: Alzheimer's disease, senile dementia and related disorders, pp. 125–133. New York: Raven Press 1978

Coterell, M., Balazs, R., Johnson, A.L.: Effects of corticosteroids on the biochemical maturation of rat brain: postnatal cell formation. J. Neurochem. **19**, 2151–2167 (1972)

Cotman, C.W., Lynch, G.S.: Reactive synaptogenesis in the adult nervous system. The effects of partial deafferentiation on new synapse formation. In: H. Barondes, ed. Neuronal Recognition. London, p. 69–108 (1976)

Cotman, C.W., Nadler, J.V.: Reactive synaptogenesis in the hippocampus. In: Cotman, C.W., ed., Neuronal plasticity. New York, Raven Press, pp. 227–272 (1978)

Cowan, W.M.: Anterograde and retrograde transneuronal degneration in the central and peripheral nervous system. In: Nanta, W.J.H., Ebbeson, S.O.E. (eds.), Contemporary research methods in neuroanatomy, pp. 217–251. Berlin, Heidelberg, New York: Springer 1970

Cowan, W.M.: Development and Aging in the Nervous System. NT: Ac. Press (1973)

Cowan, W.M., Wenger, E.: Cell loss in the trochlear nucleus of the chick during normal development and after radical extirpation of the optic vesicle. J. exp. Zool. **164**, 265–280 (1967)

Cragg, B.G.: The development of synapses in the visual system of the cat, J. Comp. Neurol. **160**, 147–166 (1975)

Cragg, B.G.: Plasticity of synapses. In: R.M. Gaze and M.J. Keating, eds., Development and regeneration in the nervous system. Brit. Med. Bull. **30**, 141–144 (1974)

Cragg, B.G.: The development of synapses in Kitten visual cortex during visual deprivation. Exp. Neurol. **46**, 445–451 (1975)

Craigie, E.H.: Postnatal changes in vascularity in the cerebral cortex of the male albino rat. J. Comp. Neurol. **39**, 301–324 (1925)

Craigie, E.H.: Vascular patterns of the developing nervous system. In: Waelsch, H. (ed.): Biochemistry of the developing nervous system. New York Academic Press, p. 28–51 (1955)

Cravioto, H.: The role of Schwann cells in the development of human peripheral nerves. An electron microscopic study. J. Ultrastruct. Res. **12**, 634 (1965)

Cravioto, H.: Electron microscopic studies on the developing human nervous system. II. The optic nerves. J. Neuropathol. exp. Neurol. **24**, 166 (1965)

Cravioto, J., DeLicardi, Birch, H.G.: Nutrition, growth and neurointegrative development: An experimental and ecologic study. Paediatrics **38**, 319–372 (1966)

Crome, L.: Microgyria. J. Path. Bact. **71**, 335–352 (1956)

Cynader, M., Timney, B.N., Mitchwell, D.E.: Period of susceptibility of Kitten visual cortex to the effects of nonocular deprivation extends beyound six months of age. Brain Res **191**, 545–550 (1980)

Dainat, J. Rebière, A.: Variations in the vivo incorporation of L-(^{3}H)Leucine into the proteins of the cerebellum of normal, hypo- and hyperthyroid rats during the first ten days of postnatal life. J. of Neurochem. **26**, 935–940 (1976)

Dalton, M.M., Hommes, O.R., Leblond, C.P.: Correlation of glial proliferation with age in the mouse brain. J. Comp. Neurol. **134**, 397–400 (1968)

Das, G.D.: Experimental studies on the postnatal development of the brain. I. Cytogenesis and morphogenesis of the accessory fascia dentata following hippocampal lesions. Brain Res. **28**, 263–282 (1970)

Davison, A.N., Dobbing, J.: The developing brain. In: A. Davison and J. Dobbing, eds., Applied Neurochemistry, Oxford: Blackwell (1968)

Davison, A.N., Peters, A.: Myelination. Springfield, In: Ch.C. Thomas (1970)

Daw, N.W., Wyatt, H.J.: Kittens reared in an unidirectional environment: Evidence for a critical period. J. Physiol. (London) **257**, 155–170 (1976)

DeLong, G.R.: Histogenesis of fetal mouse isocortex and hippocampus in reaggregating cell culture. Develop. Biol. **22**, 563–583 (1970)

DeLong, G.R., Sidman, R.L.: Effects of eye removal at birth on histogenesis of the mouse superior colliculus. An autoradiographic analysis with tritiated thymidine. J. Comp. Neurol. **118**, 205–224 (1962)

Devor, M.: Neuroplasticity in the sparing or deterioration of function after early olfactory tract lesions. Science **100**, 998–1000 (1975)

Devor, M.: Neuroplasticity in the rearrangement of olfactory tract fibers after neuronatal transection in hamsters. J. comp. Neurol. **166**, 49–72 (1976)

Diamond, I., Fishman, R.A.: Development of glucose transport and metabolism in synaptic nerve endings. Neurology **22** (1972)

Diamond, M.C., Law, F., Rhodes, H., Lindner, B., Rosenzweig, M.R., Krech, D., Bennet, E.L.: Increases in cortical depth and glia numbers in rats subjected to enriched environment. J. comp. Neurol. **128**, 117–126 (1966)

Dickerson, J.W., Dobbing, J., McCane, R.A.: The effects of undernutrition of the postnatal development of the brain and cord in pigs. Proc. R. Soc. Lond., B. **166**, 396–407 (1966)

Diemer, K.: Über die Entwicklung der Gefäßversorgung des Gehirns im Säuglingsalter. Mschr. Kinderheilk. **112**, 240–242 (1964)

Diemer, K.: Der Einfluß chronischen Sauerstoffmangels auf die Capillarentwicklung im Gehirn des Säuglings. Mschr. Kinderheilk. **113**, 281–283 (1965 a)

Diemer, K.: Über die Sauerstoffdiffusion im Gehirn. II. Mitteilung. Die Sauerstoffdiffusion bei O_2-Mangelzuständen. Pflügers Arch. ges. Physiol. **285**, 109–118 (1965 b)

Diemer, K.: Zur Frage der Hypoxieempfindlichkeit des Gehirns im Säuglingsalter. Klin. Wschr. **43**, 580–581 (1965 c)

Diemer, K.: Capillarisation and oxygen supply of the brain. In: Lübbers , D.W., Luft, V.C., Thews, G., Witzleb, E. (Hrsg.), Oxygen transport in blood and tissue. Stuttgart: Thieme 1968

Dixon, J.S., Cronly-Dillon, J.R.: The fine structure of the developing retina in Xenopus laevis. J. Embryol. exp. Morphol. **28**, 659–666 (1972)

Dobbing, J.: Vulnerable periods in developing brain. In: A. Davison and J. Dobbing, eds., Applied Neurochemistry Oxford: Blackwell (1968)

Dobbing, J., Sands, J.: Timing of neuroblast multiplication in developing human brain. Nature (Lond.) **226**, 639–640 (1970)

Dobbing, J., Sands, J.: Quantitative growth and development of human brain. Anh. Dis. Childhood **48**, 757–767 (1973)

Dodgeson, M.C.H.: The growing brain. An essay in developmental neurology. Bristol: John Wright and Sons (1962)

Donahue, S., Pappas, G.D.: The fine structure of capillaries in the cerebral cortex of the rat at various stages of development. Amer J. Anat. **108**, 331–347 (1961)

Le Douarin, N.M., Smith, J., Teillet, M.-A., Le Leivre, Ch.S., Ziller, C.: The neural crest and its developmental analysis in avian embryo chimaeras. TINS, p. 39–42 (1980)

Dunn, G.A.: Extension of nerve fibers, their mutual interaction and direction of growth in tissue culture. In: Locomotion of Tissue Cells. Ciba Found. Symp. **14**, 211–232 (1973)

Dunn, H.L.: The growth of the central nervous system in the human fetus as expressed by graphic analysis and empirical formulae. J. comp. Neurol. **33**, 405–491 (1921)

Dunnebacke, T.H.: The effects of the exstirpation of the superior oblique muscle on the trochlear nucleus in the chick embryo. J. comp. Neurol. **98**, 155–177 (1953)

Dyck, P.J., Gutrecht, J.A., Baston, J.A., Karnes, W.E., Dale, A.J.: Histologic and teased fibre measurement of sural nerve in disorders of lower motor and primary sensory neurons. Proc. Mayo Clin. **43**, 81–123 (1968)

Eayrs, J.T.: In: Michael, R.P. (ed), Endocrinology and human behaviour, pp. 239–255. Oxford, London: Univ. Press 1968

Eayrs, J.T., Horn, G.: The development of cerebral cortex in hypothyroid and starved rats. Anat. Rec. **121**, 53–61 (1955)

Essick, C.R.: The corpus ponto-bulbare – a hitherto undescribed nuclear mass in the human hind brain. Am. J. Anat. **7**, 119–135 (1907)

Evans, C.A.N., Reynolds, J.M., Reynolds, M.L., Saunders, N.R., Segal, M.: The development of a blood brain barrier mechanism in foetal sheep. J. Physiol. **238**, 371–386 (1974)

Feeney, J.F., Patterson, R.L.: The development of the vascular pattern within the walls of the central nervous system of the chick embryo. J. Morph. **78**, 231–303 (1946)

Ferguson, R.K., Woodbury, D.M.: Penetration of ^{14}C-inulin and ^{14}C-sucrose into brain, cerebrospinal fluid and skeletal muscle in developing rats. Exp. Brain Res. **7**, 181–194 (1969)

Ferner, H.: Untersuchungen über die zelligen Knötchen (Epithelgranulationen) und die Kalkkugeln in den Hirnhäuten des Menschen. Z. mikr.-anat. Forschung **48**, 592 (1940)

Fifkova, E., Hassler, R.: Quantitative morphological changes in visual centers in rats after bilateral deprivation. J. comp. Neurol. **135**, 167–178 (1969)

Finley, K.H.: The capillary beds of the paraventricular and supra-optic nuclei of the hypothalamus. J. Comp. Neurol. **71**, 1–19 (1939)

Flechsig, P.: Die Leitungsbahnen im Gehirn und Rückenmark des Menschen auf Grund entwicklungsgeschichtlicher Untersuchungen. Engelmann, Leipzig (1876)

Flechsig, P.: Anatomie des menschlichen Gehirns und Rückenmarks auf myelogenetischer Grundlage, Bd. 1, Leipzig: Thieme (1920)

Flexner, L.B.: The development of the cerebral cortex: a cytological, functional and biochemical approach. Harvey Lectures **47**, 156–179 (1951–1953)

Flexner, L.B.: Enzymatic and functional patterns of the developing mammalian brain. In: Waelsch, H., ed., Biochemistry of the developing nervous system, pp. 281–294 (1955)

Foerster, O.: Berl. klin. Wschr. **1**, 1217 (1913), zit. n. Kotlarek (1973)

Friede, R.L.: Dating the development of human cerebellum. Acta neuropath. **23**, 48–58 (1973)

Friede, R.L.: Developmental neuropathology. Springer, Wien-New York (1975)

Friede, R.L., Hu, K.H.: Proximo-distal differences in myelin development in human optic fibers. Z. Zellforsch. Mikrosk. Anat. **79**, 259 (1967)

Friede, R.L., Samorajski, T.: Myelin formation in the sciatic nerve of the rat. A quantitative electron microscopic, histochemical and radioautographic study. J. Neuropath. exp. Neurol. **27**, 546–571 (1968)

Fujita, S.: Quantitative analysis of the cell proliferation and differentiation in the cortex of the postnatal mouse cerebellum J. Cell Biol. **23**, 277–287 (1967)

Fujita, S., Kitamura, T.: Origin of brain macrophages and the nature of the microglia. Progress Neuropath. Vol. III, Zimmermann, H.M. (ed.), pp. 1–50, New York: Grune and Stratton (1976)

Gaitonde, M.K., Richter, D.: Changes with age in the utilization of glucose carbon in liver and brain. J. Neurochem. **13**, 1309–1318 (1966)

Gamble, H.J.: Further electron microscopic studies of human foetal peripheral nerves. J. Anat. **100**, 487 (1966)

Gaze, R.M.: Regeneration of the optic nerve in Xenopus laevis. Quart. J. exp. Physiol. **44**, 290–308 (1959)

Gilles, F.H., Murphy, S.F.: Perinatal telencephalic leukoencephalopathy. J. Neurol. Neurosurg. Psychiat. **32**, 404 (1969)

Gillian, L.A.: Anatomy and embryology of the arterial system of the brain stem and cerebellum. In: Vincken, H., Bruyn, J. (eds.), Handbook of clinical neurology, Vol. 11, pp. 24–86. Amsterdam: North Holland 1972

Globus, J.H., Kuhlenbeck, H.: The subependymal cell plate (matrix) and its relationship to brain tumors of the ependymal type. J. Neuropathol. Exp. Neurol. **3**, 1–35 (1944)

Glucksman, A.: Cell death in normal vertebrate ontogeny, Biol. Rev. **26**, 59–89 (1951)

Goerttler, K.: Zur Pathogenese der sog. geburtstraumatischen Blutungen im Zuflußgebiet der Tentoriumvenen. Verh. dtsch. Ges. Path. **45**, 362–370 (1961)

Goerttler, K.: Die Ätiopathogenese angeborener Entwicklungsstörungen vom Standpunkt des Pathologen. Anat. Anz. **109**, Erg.-Bd., 35–69 (1962)

Goldstein, K.: Beiträge zur Entwicklung des menschlichen Gehirns. Entwicklung der großen Hirnkommissuren und die Verwachsung von Thalamus und Striatum. Anh. Anat. Physiol., Anat. Abt., Heft **1**, 29–60 (1903)

Gourden, J.J., Clos, C., Coste, C., Dainat, J, Legrand, J.: Comparative effects of hypothyroidism, hyperthyroidism and undernutrition on the protein and nucleic acid contents of the cerebellum in the young rat. J. Neurochem. **21**, 861–871 (1973)

Graham, G.G.: Effect of infantile malnutrition on growth. Fed. Proc. **26**, 139–143 (1967)

Grahame-Smith, D.G.: Animal hyperactivity syndroms: do they have any relevance to minimal brain dysfunction? In: Kalverboer, A.F., van Praag, H.M., Mendlewicz, J. (eds.), Minimal brain dysfunction: fact or fiction, Vol. 1, pp. 84–95. Basel: Karger 1978

Greenough, W.T.: Enduring brain effects of differential experience and training. In: Neural mechanisms of learning and memory, pp. 225–278, ed. by Rosenzweig, M.R., Bennet, E.L. Cambridge: M.I.T. Press 1976

Gremo, F., Marchisio, P.C.: Dynamic properties of axonal transport of proteins and glycoproteins: a study based on the effects of metaphase blocking drugs in the developing optic pathway of chick embryos. Cell Tiss. Res. **161**, 303–316 (1975)

Griffin, W.S.T., Woodward, D.J., Chanda, R.: Malnutrition and brain development: cerebellar weight, DNA, RNA, protein and histological correlations. J. of Neurochem. **28**, 1269–1279 (1977)

Groß-Selbeck, G.: Das Bild der leichten frühkindlichen Hirnschäden in der täglichen Praxis, Deutsch. Ärztebl. **2**, 57–61 (1976)

Grunnet, M.L., Shields, W.D.: The extensivness of germinal plate hemorrhage as related to gestational age at birth. J. Neuropath. exp. Neurol. **34**, 116 (1975)

Gudden, B.A.: Experimentaluntersuchungen über das peripherische und central Nerven-system. Arch. Psychiat. **2**, 693–723 (1869)

Guillery, F. (1911), zit. n. Schob, F.: Hdb. d. Geisteskrankh., hrsg. v. Bumke, O. und Foerster, O., Bd. XI, S. 782–805. Berlin: Springer 1935

Guillery, R.W., Scott, G.L., Cattanach, B.M., Deol. M.S.: Genetic mechanisms determining the central visual pathways of mice. Science **179**, 1014–1016 (1973)

Guroff, G., Udenfriend, S.: The uptake of aromatic amino acids by the brain of mature and newborn rats. In: W.A. and H.E. Himwich. The developing brain, Progr. Brain Res. **9**, 187–197 (1964)

Gutrecht, J.A., Dyck, P.J.: Quantitative teased-fiber and histologic studies of human sural nerve during postnatal development. J. comp. Neurol. **138**, 117–130 (1970)

Halpin, T.C. et al.: Megacolon congenitum. Lancet 2, p. 606 (1978)

Haltia, M.: Postnatal development of spinal anterior horn neurones in normal undernourished rats. A quantitative cytochemical study. Acta physiol. scand. Suppl. (1970)

Hamburger, V., Keefe, E.L.: The effects of peripheral factors on the proliferation and differentiation in the spinal cord of the chick embryo. J. exp. Zool. **96**, 223–242 (1944)

Hamburger, V., Levi-Montalcini, R.: Proliferation, differentiation and degeneration in the spinal ganglia of the chick under normal and experimental conditions. J. exp. Zool. **111**, 457–502 (1949)

Hamilton, W.J., Boyd, J.D., Mossmann, H.W.: Human embryology (prenatal development of form and function), Cambridge: W. Heffer + Sons (1962)

Haug, H.: Die quantitativen Zellvolumenverhältnisse der Hirnrinde. Ein Vergleich der menschlichen Ontogenese mit den Verhältnissen bei den Mammalia. In: Structure and function of the cerebral cortex, ed. by Tower, D.B., Schade, J.P. Amsterdam: Elsevier 1960

Haug, H., Kölln, M., Rast, A.: The postnatal development of myelinated nerve fibres in the visual cortex of the cat, Cell Tiss. Res. **167**, 265–288 (1976)

Hauw, J.J., Berger, B., Escourolle, R.: Electron microscopic study of developing capillaries of human brain. Acta neuropath. (Berl.) **31**, 229–242 (1975)

Hayes, P.B.: The distribution of intercellular gap junctions in the developing retina and epithelium of Xenopus laevis, Anat. Embryol. (Berl.), **150**, 99–111 (1976)

Hayes, P.B.: Intercellular gap junctions in the developing retina and epithelium of the chick, Anat. Embryol. (Berl.) **151**, 325–334 (1977)

Haymaker, W., Margoles, C., Pentschew, A., Jacob, H., Lindenberg, R., Sáenz Arroyo, L., Stochdorph, O., Stowens, D.: Pathology of Kernicterus and posticteric encephalopathy. Presentation of 87 cases, with a consideration of pathogenesis and etiology. In: Kernicterus in cerebral palsy, pp. 21–228. Springfield, Ill.: Thomas 1961

Heider, M.: Über die postnatale Entwicklung der Neuroglia in der Pyramide des Menschen. Z. Zellforsch. **79**, 459–468 (1967)

Hendry, I.A., Campbell, J.: Morphometric analysis of rat superior cervical ganglion after axotomy and nerve growth factor treatment. J. Neurocytol. **5**, 351–360 (1976)

Hickey, T.L.: Translaminar growth of axons in the kitten dorsal lateral geniculate nucleus following removal of one eye. J. comp. Neurol. **161**, 359–382 (1975)

Hicks, S.P., D'Amato, J.D., Lowe, M.J.: The development of the mammalian nervous system. I. Malformations of the brain, especially the cerebral cortex induced in rats by radiation. J. Comp. Neurol. **113**, 435–469 (1959)

Hilber, H.: Experimentelle Studien zum Schicksal des Rumpfganglienleistenmaterials. Anh. Entw.-Mech. Organ. **142**, 100–120 (1943)

Hildebrand, C.: Ultrastructural and light-microscopic studies of the developing feline spinal cord white matter. II. Cell death and myelin sheath disintegration in the early postnatal period. Acta physiol. scand. suppl. **364**, 109–144 (1971)

Himwich, W.A.: Problems in interpreting neurochemical changes occuring in developing and aging animals. In: D.H. Ford: Neurobiological aspects of maturation and aging. Progress in Brain Research, Vol. **40**, Elsevier Scientific. Publ. Comp. Amsterdam-London-New York, 13 (1973)

Hinds, J.W., Hinds, P.L.: Reconstruction of dendritic growth cones in neonatal mouse olfactory bulb. J. Neurocytol. **1**, 169–187 (1972)

Hirano, A.: On the independent development of the pre- and postsynaptic terminals. In: Zimmerman, H.M. (ed.), Progr. in Neuropath. Vol. 4, pp. 79–99. New York: Raven Press 1979

Hirano, A., Dembitzer, H.M.: Cerebellar alterations in the weaver mouse. J. Cell Biol. **56**, 478–486 (1973)

His, W.: Zur Geschichte des Gehirns sowie der centralen und peripherischen Nervenbahnen. Abhandl. d. Kgl. Sächs. Ges. Wiss. Math. Phys. Kl. **24**, 341–392, 1888

His, W.: Die Entwicklung des menschlichen Gehirns während der ersten Monate, Leipzig: S. Hirzel (1904)

Ho, Khang-cheng, Roessmann, U., Straumfjord, J.V., Monroe, G.: Analysis of brain weight. I. Adult brain weight in relation to sex, race and age. Arch. Path. Lab. Med. **104**, 635–639. II. Adult brain weight in relation to body height, weight, and surface area. Arch. Pathol. Lab. Med. **104**, 640–645 (1980)

Hochstetter, F.: Entwicklungsgeschichte des Gefäßsystems. Ergebn. Anat. Entwickl.-Gesch. **1**, 696–720 (1891)

Hochstetter, F.: Entwicklung des Venensystems der Wirbeltiere. Ergebn. Anat. Entwickl.-Gesch. **3**, 460–489 (1893)

Hochstetter, F.: Die Entwicklung des Blutgefäßsystems. In: U. Hertwig (Hrsg.) Handbuch der vergleichenden und experimentellen Entwicklungslehre der Wirbeltiere, Bd. III/2, S. 21–166, Jena: Fischer (1906)

Hochstetter, F.: Beiträge zur Entwicklungsgeschichte des menschlichen Gehirns. I. Teil, Wien Leipzig: Deuticke (1929)

Hörstadius, S.: The neural crest. London, New York: Oxford Univ. Press 1950

Hori, A., Peiffer, J., Pfeiffer, R.A., Iizuka, R.: Cerebellocortical heterotopia in dentate nucleus, and other microdysgeneses in trisomy D$_I$ (Patau) syndrome. Brain and Development, Vol. 2, No. 4, 345–352 (1980)

Horstmann, E.: Die postnatale Entwicklung der Kapillarisierung im Gehirn eines Nesthockers (Ratte) und eines Nestflüchters (Meerschweinchen). Verh. anat. Ges. (Jena) **56**, 405–409 (1959)

Hortega, Rio P. del: Histogenesis y evolucion normal; exodo y distribucion regional de la microglia. Arch. Neurobiol. **2**, 212–255 (1921)

Hortega, Rio P. del: Microglia. In: Penfield W., ed., Cytology and cellular pathology of the nervous system, Vol. 2. New York Hoeber 1932. Reprint New York Hafner, pp. 482–534 (1965)

Hubel, D.H., Wiesel, T.N.: The period of susceptibility to the physiological effects of unilateral eye closure in kittens. J. Physiol. (London) **206**, 419–436 (1970)

Hughes, A.: J. Embryol. exp. Morph. **9**, 269–284 (1961), zit. n. Prestige, M.C. (1974)

Hughes, A.F.: Cell degeneration in the larval ventral horn of Xenopus laevis (Daudin). J. Embryol. exp. Morphol. **9**, 269–284 (1961)

Humphrey, T.: Some correlations between the appearance of human fetal reflexes and the development of the nervous system. Progr. Brain Res. **4**, 93–135 (1964)

Hunt, R.K., Jacobson, M.: Specification of positional information in retinal ganglion cells of Xenopus: Assay systems for analysis of the unspecified state. Proc. Nat. Acad. Sci. USA **70**, 507–511 (1973)

Huttenlocher, P.R.: Dendritic development in neocortex of children with mental defect and with infantile spasms. Neurology **24**, 203–210 (1974)

Ikuta, F., Ohama, E., Yamazaki, K., Takeda, S., Egawa, S., Ichikawa, T.: Morphology of migrating glial cells in normal development, neoplasia and other disorders. Progr. in Neuropath., Vol. 4, ed. by Zimmerman, H.M., pp. 377–405, Raven Press, New York (1979)

Jacob, Ch.: Vom Tierhirn zum Menschenhirn. München: Lehmann 1911

Jacob, H.: Faktoren bei der Entstehung der normalen und der entwicklungsgestörten Hirnrinde. Zschr. f.d.g. Neur. und Psychiat. **155**, 1 (1936)

Jacob, H.: Neurobiologie der Lebensalter. Fortschr. Neurol. Psychiat. **44**, 618–633 (1976)

Jacob, H., Murofushi, K., Hori, A.: Entwicklungsstörungen im Bereich der transistorischen äußeren Körnerschicht des Zentralnervensystems. In: Current topics in neuropathology. 4th Danube symposium on Neuropathology, Wien, 3.–5.5.1973

Jacobson, C.-O.: The localization of the presumptive cerebral regions in the neural plate of the axolotl larva. J. Embryol. Exp. Morphol. 7, 1–21 (1959)

Jacobson, M.: Development of neuronal specificity in retinal ganglion cells of Xenopus. Dev. Biol. 17, 202–218 (1968a)

Jacobson, M.: Cessation of DNA synthesis in retinal ganglion cells correlated with the time of specification of their central connections. Dev. Biol. 17, 219–232 (1968b)

Jacobson, M.: Developmental Neurobiology. New York: Holt, Rinehart and Winston 1970

Jacobson, M.: Premature specification of the retina in embryonic Xenopus eyes treated with ionophore X537A. Science 191, 288–290 (1976)

Jacobson, M.: Developmental neurobiology, 2nd Edition, Plenum Press NY and London (1978)

Jakob, A.: Die feiner Anatomie des Kleinhirns: die Kleinhirnrinde. In: Handb. mikr. Anat. des Menschen, hrsg. v. W. Möllendorf, IV. Band. Teil 1/I, Springer 745–771 (1928)

Jellinger, K. Embryonal cell nests in human cerebellar nuclei. Z. Anat. Entwicklungsgesch. 138, 145–154 (1972)

Jellinger, K., Seitelberger, F., Kozik, M.: Perivascular accumulation of lipids in the infant human brain. Acta neuropath. (Berl.) 19, 331–342 (1971)

Johns, P.R., Rusoff, A.C., Dubin, M.W.: Postnatal neurogenesis in kittens. J. comp. Neurol. 187, 545–556 (1979)

Johnston, M.V., Coyle, J.T.: Histological and neurochemical effects of fetal treatment with methylazoxymethanol on rat neocortex in adulthood. Brain Res. 170, 135–155 (1979)

Joó, F., Varkonyi, T., Csillik, B.: Developmental alterations in the histochemical structures of brain capillaries: a histochemical contribution to the problem of the blood-brain barrier. Histochemie 9, 140–148 (1967)

Kadin, M.E., Rubinstein, L.J., Nelson, J.S.: Neonatal cerebellar medulloblastoma originating from the fetal external granular layer. J. Neuropath. exp. Neurol. 29, 583–600 (1970)

Kaes, Th.: Die Großhirnrinde des Menschen in ihren Maßen und ihrem Fasergehalt, Jena: G. Fischer (1907)

Kahle, W.: Die Entwicklung der menschlichen Großhirnhemisphäre. Springer Verlag (1969)

Kalil, R.E., Schneider, G.E.: Abnormal synaptic connections of the optic tract in the thalamus after midbrain lesions in newborn hamsters. Brain Res. 100, 690–698 (1975)

Kalverboer, A.F.: MBD: Discussion of the concept. In: Kalverboer, A.F., van Praag, H.M., Mendlewicz, J. (eds.), Minimal brain dysfunction: fact or fiction, Vol. 1, pp. 5–17. Basel: Karger 1978

Karch, S.B., Urich, H.: Infantile neuropathy with defective myelination: an autopsy study. Dev. Med. Child Neurol. 17, 504 (1975)

Karlefors, J.: Die Hirnhauträume des Kleinhirns, die Verbindungen des 4. Ventrikels mit den Subarachnoidalräumen und der Aquaeductus cochleae beim Menschen. Stockholm: P.A. Norstedt und Söhne 1924

Karlsson, U.: Postnatal development of neuronal structures in the lateral geniculate nucleus of the rat. J. Ultrastruct. Res. 17, 158–175 (1967)

Kennedy, Ch., Gilman, D., Grave, D., Jehle, J.W., Sokoloff, L.: Blood flow to white matter during maturation of the brain. In: Neurology, Minneapolis, Vol. 20, No. 6 (1970)

Kershman, J.: Genesis of microglia in the human brain. Arch. Neurol. Psychiat. (Chic.) 41, 24–50 (1939)

Killackey, H.P., Belford, G.R.: Central correlates of peripheral pattern alterations in the trigeminal systems of the rat. Brain Res. 183, 205–210 (1980)

Kirschbaum, W.: Agenesis of the corpus callosum and associated malformations. J. Neuropath. exp. Neurol. 6, 78–94 (1974)

Knobloch, H., Pasamanick, B.: Syndrome of minimal damage in infancy. J. Amer. med. Ass. **170**, 1384–1387 (1959)

Kodama, A.D.S.: Über die sogenannten Basalganglien. Morphogenetische und pathologisch-anatomische Untersuchung. Schweiz. Arch. Neurol. Psychiat. **18**, 179–185 (1926)

Kodama, S.: Über die Entwicklung des striären Systems beim Menschen. Neurol. psychiat. Abh. 1–98 (1927)

Kolb, G.: Durchschnittliche Hirngewichte von frühgeborenen und reifen Kindern bis zum Ende des 1. Lebensjahrs, Zbl. allg. Path. path. Anat. **94**, 321–322 (1956)

Korr, H.: Proliferation of different cell types in the brain. In: Adv. Anat. Embryol. Cell Biol. Heidelberg: Springer (1980)

Kotlarek, F.: Das unterschätzte Neugeborene. Der funktionelle Reifegrad der Hirnrinde des Neugeborenen. Nervenarzt **44**, 471–475 (1973)

Kruger, L., Maxwell, D.S.: Electron microscopy of oligodendrocytes in normal rat cerebellum. Amer. J. Anat. **118**, 411–435 (1966)

Lampert, P., Cressmann, M.: Axonal regeneration in the dorsal columns of the spinal cord of adults rats. Lab. Invest. Vol. 13, **8**, 825–839 (1964)

Langman, J., Shimada, M., Haden, C.: Formation and migration of neuroblasts. In: Cellular aspects of neural growth and differentiation, ed. by D.C. Pease, Los Angeles: Univ. of Calif. Press. 33–59 (1971)

Langworthy, O.R.: Development of behavior patterns and myelinization of the nervous system in the human fetus and infant. Contr. Embryol. Carneg. Instn **24**, 1–57 (1933)

Laroche, J.D.: Developmental pathology of the neonate. Amsterdam: Excerpta Medica (1977)

La Vail, J.H., Cowan, W.M.: The development of the chick optic tectum. I. Normal morphology and cytoarchitectonic development. Brain Res. **28**, 391–419 (1971)

Legrand, J.: Arch. Anat. micr. Morphol. exp. **56**, 291–308, zit. n. Dainat, J., Rebière, A.: J. Neurochem. **26**, 935–940 (1976)

Lenneberg, E.H.: Biological foundations of language. New York: Wiley 1967

Levi-Montalcini, R.: Events in the developing nervous system. In: Purpura, D.P., Schadé, J.P. (eds.), Growth and maturation of the brain, Vol. 4, pp. 1–17, 1964

Levitsky, D.A., Barnes, R.H.: Effect of malnutrition on reaction of adult rats to adversive stimuli. Nature **225**, 468–469 (1970)

Levitsky, D.A., Barnes, R.H.: Nutritional and environmental interactions in the behavioral development of the rat: long term effects. Science **176**, 68–71 (1971)

Levitt, P., Moore, R.Y.: Development of the noradrenergic innervation of the neocortex. Brain Res. **162**, 243–259 (1979)

Lewis, P.D.: A quantitative study of cell proliferation in the subependymal layer of the adult rat brain. Exp. Neurol. **20**, 203–207 (1968)

Lewis, P.D.: Cell death in the germinal layers of the postnatal rat brain. Neuropathol. Appl. Neurobiol. **1**, 21–29 (1975)

Lewis, P.D., Patel, A.J., Johnson, A.C., Bálázs, R.: Effect of thyroid deficiency on cell acquisition in the postnatal rat brain: a quantitative histological study. Brain Res. **104**, 49–62 (1976)

Lewis, O.J.: The form and development of the blood vessels of the mammalian cerebral cortex. J. Anat. (Lond.) **91**, 40–46 (1957)

Lierse, W.: Über die Beeinflussung der Hirnangioarchitektur durch die Morphogenese. Acta anat. (Basel) **53**, 1–54 (1963)

Lierse, W.: Die Kapillardichte im Wirbeltiergehirn. Acta anat. (Basel) **54**, 1–31 (1963)

Loos, H. van der: The "improperly" oriented pyramidal cell in the cerebral cortex and its possible bearing on problems of growth and cell orientation. Bull Johns Hopkins Hosp. **117**, 228–250 (1965)

Lorenté de Nó, R.: Ein Beitrag zur Kenntnis der Gefäßverteilung in der Hirnrinde. J. Psychol. Neurol. (Lpz.) **35**, 19–27 (1928)

Lorenté de Nó, R.: Studies on the structure of the cerebral cortex. J. Psychol. Neurol. (Leipzig) **45**, 381–438 (1933)

Lund, J.S., Boothe, R.G.: Interlaminar connections and pyramidal neuron organisation

162   Entwicklung des Nervensystems

in the visual cortex, area 17, of the Macaque monkey. J. comp. Neurol. **159**, 305–334 (1975)

Lund, J.S., Lund, R.D., Hendrickson, A.E., Bunt, A.H., Fuchs, A.F.: The origin of efferent pathways from the primary visual cortex, area 17, of the macaque monkey as shown by retrograde transport of horseradish peroxidase. J. comp. Neurol. **164**, 287–304 (1975)

Lund, R.D.: Development and plasticity of the brain. An introduction, Oxford Univ. Press NY (1978)

Lund, R.D., Cunningham, T.J., Lund, J.S.: Modified optic projections after unilateral eye removal in young rats. Brain, Behav., Evol. **8**, 51–72 (1973)

Lund, R.D., Mustari, M.J.: Development of the geniculocortical pathway in rats. J. comp. Neurol. **173**, 289–306 (1977)

Lynch, G.: Neuronal sprouting after hippocampal lesions. In: Buchwald, N.A., Brazier, M.A. (eds.) Brain mechanisms in mental retardation, pp. 93–99. New York: Academic Press 1975

Lynch, G., Gall, C., Rose, G., Cotman, C.: Changes in the distribution of the dentate gyrus associational system following unilateral or bilateral entorhinal lesions in the adult rat. Brain Res. **110**, 57–71 (1976)

Lynch, G.S., Stanfield, B., Cotman, C.W.: Developmental differences in postlesional axonal growth in the hippocampus. Brain Res. **59**, 155–168 (1973)

Lyon, G.: Ultrastructural study of a nerve biopsy from a case of early infantile chronic neuropathy. Acta neuropath. (Berl.) **13**, 131–144 (1969)

Majewski, F., Bierich, J., Löser, H., Michaelis, R., Leiber, B., Bettecken, F.: Zur Klinik und Pathogenese der Alkoholembryopathie. Bericht über 68 Fälle. Münch. med. Wschr. **118**, 1635–1642 (1976)

Maksem, J.A., Roessmann, U.: Apert's syndrome with central nervous system anomalies. Acta neuropath. **48**, 59–61 (1979)

Mall, F.P.: On the development of the blood vessels of the brain in the human embryo. Amer. J. Anat. **4**, 1–18 (1905)

Marin-Padilla, M.: Prenatal and postnatal ontogenesis of the human motor cortex: a Golgi study. I. The sequential development of the cortical layers. Brain Res. **23**, 167–183 (1970)

Marin-Padilla, M.: Early prenatal ontogenesis of the cerebral cortex (neocortex) of the cat (felis deomestica): A Golgi study. I. The primordial neocortical organization. Z. Anat. Entwickl.-Gesch. **134**, 117–145 (1971)

Marin-Padilla, M.: Structural abnormalities of the cerebral cortex in human chromosomal aberrations. A Golgi study. Brain Res. **44**, 625–629 (1972)

Marin-Padilla, M.: Structural organization of the cerebral cortex (motor area) in human chromosomal aberrations. A Golgi study. 1. D1 (13–15) trisomy, Patau syndrome. Brain Res. **66**, 375–391 (1974)

Martin, J.J., Guazzi, G.C., Barsy, Th.: Sur l'incidence et la signification de certaines glioses fibrillaires du tronc cérébral chez le très jeunes enfants. J.f. Hirnforschung, Bd. 11, Heft 1/2 (1969)

Matsumoto, H., Spatz, M., Laquer, G.L.: Quantitative changes with age in the DNA content of methylazoxymethanol-induced micrencephalic rat brain. J. Neurochem. **19**, 297–306 (1972)

Matthews, M.A.: A e.m. study of the relationship between axon diameter and the initiation of myelin production in the peripheral nervous system. Anat. Rec. **161**, 337 (1968)

Matthews, M.R., Cowan, W.M., Lynch, T.P.S.: Transneuronal cell degeneration in the lateral geniculate nucleus of the macaque monkey. J. Anat. (Lond.) **94**, 145–169 (1960)

Mei Liu, H.: Biology and pathology of nerve growth. New York: Academic Press 1981

Meisani, F.: Influence of early anosmia on the developing olfactory bulb. In: Progress in Brain Res. Vol. **48**, 211–230 (1978)

Metz, A., Spatz, H.: Die Hortegàschen Zellen (das sog. dritte Element), und ihre funktionelle Bedeutung. Zschr. ges. Neurol. Psychiat. **89**, 138–170 (1924)

Meyer, H.: Die Epithelgranulationen der Arachnoidea. Virchows Arch. path. Anat. **17**, 209 (1859)

Meyer, H.H.: Die Massen- und Oberflächenentwicklung des fetalen Gehirns. Virch. Arch. **300**, 202–224 (1937)

Meynert, Th.: Vom Gehirn der Säugetiere, Kap. 31. In: Stricker's Handbuch der Lehre von den Geweben. Leipzig 1872

Mickel, H.S., Gilles, F.: Changes in glial cells during human telencephalic myelogenesis, Brain **93**, 337–342 (1964)

Mikoshiba, K., Huchet, M., Changeux, J.P.: Biochemical studies on P400 protein: a cerebellar protein. In: Proc. Int. Meet. Neurochem. Soc. Copenhagen (abstract) 1977

Mingazzini, G.: Der Balken. Eine anatomische, physiologische und klinische Studie. Monogr. Neurol. Berlin: Springer 1922

Minkowski, M.: Neurobiologische Studien am menschlichen Foetus. In: Abderhalden, E. (Hrsg.), Handbuch der biologischen Arbeitsmethoden, Abt. 5, Teil 5B, Heft 5, Lieferung 253, S. 511–618, 1928

Mitchell, G.A.G.: The essentials of neuroanatomy. Churchill Livingstone, Edinburgh and London (1971)

Møllgård, K., Saunders, N.R.: Complex tight junctions of epithelial and endothelial cells in the early foetal brain. J. Neurocytol. **4**, 453–468 (1975)

Molliver, M.E., Kostović, I., van der Loos, H.: The development of synapses in the cerebral cortex of human fetus. Brain Res. **50**, 403–407 (1973)

Morest, D.K.: The growth of dendrites in the mammalian brain. Z. Anat. Entwickl.-Gesch. **128**, 290–317 (1969)

Moscona, A.A.: Cell aggregation: properties of specific cell ligands and their role in the formation of multicellular systems. Develop. Biol. **18**, 250–277 (1968)

Moskovitz, L., Noback, W.: zit. n. Treff, W.M. (1971)

Myers, F.K., Schlaepfer, W.W.: A study of the relationship between growth and myelin internodal lengths in the rat. AAN 197 (1971)

Nakamura, Y., Mizuno, N., Konishi, A., Sato, M.: Synaptic reorganisation of the red nucleus after chronic deafferentiation of cerebellorubral fibers: An electron microscopic study in the cat. Brain Res. **82**, 298–301 (1974)

Nicholson, J.L., Altman, J.: The effects of early hypo- and hyperthyroidism on the development of rat cerebellar cortex. I. Cell proliferation and differentiation. Brain Res. **44**, 13–23 (1972)

Niemineva, K., Tervilä, L.: On the capillary bed of the human fetal cerebellar hemispheres. Acta anat. (Basel) **19**, 204–209 (1953)

Nissl, F.: Experimentelle Ergebnisse zur Frage der Hirnrindenschichtung. Mschr. Psychiat. **23**, 15–47 (1908)

Noetzel, H., Rox, J.: Autoradiografische Untersuchungen über Zellteilung Zellentwicklung im Gehirn der erwachsenen Maus und des erwachsenen Rhesus-Affen nach Injektion von radioaktivem Thymidin. Acta neuropath. (Berl.) **3**, 326–342 (1964)

Noetzel, H., Jerusalem, F.: Die Hirnvenen- und Sinusthrombosen. Monogr. Ges. geb. Neurol. u. Psychiat., Bd. 106. Berlin, Heidelberg, New York: Springer 1965

Noetzel, H., Siepmann, P.: Autoradiografische Untersuchungen am Großhirn neugeborener Ratten nach Injektion von Thymidin H^3. Ein Beitrag zur Gliaentwicklung. Dt. Z. Nervenheilk. **187**, 637–659 (1965)

Nyström, B., Skoglund, S.: Calibre spectra of spinal nerves and roots in newborn man. Acta morph. neerl.-scand. **6**, 115–127 (1965)

Oehmichen, M.: Mononuclear phagocyte in the central nervous system. Origin mode of distribution, and function of progressive microglia, perivascular cells of intracerebral vessels, free subarachnoid cells, and epiplexus cells. Berlin, Heidelberg, New York: Springer 1978

Oehmichen, M., Wiethölter, H., Greves, M.: Immunological analysis of human microglia: lack of monocynetic and lymphoid membrane differentiation antigens. J. neuropath. exp. Neurol. **38**, 99–103 (1979)

Ollk, A.I., Edwards, C.: Effects of anesthetic treatment on motor neuron death in Xenopus. Brain Res. **191**, 483–488 (1980)

Olsson, T., Kristensson, K.: Uptake and retrograde axonal transport of horseradish peroxidase in normal and axotomized motor neurons during postnatal development. Neuropath. and appl. Neurobiol. 5, 377–387 (1979)

Opperman, K. (1932), zit. nach Schob, F.: Hdb. d. Geisteskr., hrsg. v. Bumke, O. und Foerster, O., Bd. XI, S. 782–805. Berlin: Springer 1935

Ordy, J.M., Schjeide, O.A.: Univariante and multivariante models for evaluating long-term changes in neurobiological development, matury and ageing. Progr. in brain research, Vol. 40, Elsevier Scientif. Publ. Comp. Amsterdam-London-New York, 25 (1973)

Ostertag, B.: Pathologie der raumfordernden Prozesse des Schädelbinnenraums. Stuttgart: F. Enke 1941

Ostertag, B.: Mißbildungen. Grundzüge der Entwicklung und Fehlentwicklung. Die formbestimmenden Faktoren. In: Lubarsch, O., Henke, F., Rössle, R., (Hrsg.) Handbuch der Speziellen pathologischen Anatomie und Histologie, Bd. 12, Teil 4: Nervensystem, S. 283–362, 1956

Ostertag, B.: Die Einzelformen der Verbildungen (einschließlich Syringomyelie). In: Lubarnh, O., Henke, F., Rössle, R. (Hrsg.), Handbuch der Speziellen pathologischen Antomie und Histologie, Bd. 12, Teil 4: Nervensystem, S. 363–601, 1956

Padget, D.H.: The development of the cranial arteries in the human embryo. Contr. Embryol. Carneg. Inst. 32, 205–261 (1948)

Padget, D.H.: The development of the cranial venous system in man, from view-point of comparative anatomy. Contr. Embryol. Carneg. Inst. 36, 79–140 (1957)

Pappas, G.D.: Electron microscopy of neural junctions involved in transmission in the central nervous system. In: Rodahl, K., Issekutz, B. (eds.), Nerve as a tissue, pp. 49–87. New York: Harper and Row 1966

Pappas, G.D., Purpura, D.P.: Electron microscopy of the immature human and feline neocortex. Progr. Brain Res. 4, 176–187 (1964)

Patel, A.J., Balazs, R.: Manifestation of metabolic compartmentation during maturation of the rat brain. J. Neurochem. 17, 955–971 (1970)

Peiper, A.: Die Eigenart der kindlichen Hirntätigkeit. Leipzig: Thieme 1949

Peters, A., Muir, A.R.: The relationship between axons and Schwann cells during development of peripheral nerves in the rat. Quart. J. exp. Physiol. 44, 117–130 (1959)

Peterson, R.G.: Vascular permeability to horseradish peroxidase in the developing chick brain. Anat. Rec. 163, 341–349 (1969)

Phelps, C.H.: The development of gliovascular relationships in the rat spinal cord. Z. Zellforsch. 128, 555–563 (1972)

Phillips, D.E.: An e.m. study of macroglia and microglia in the lateral funiculus of the developing spinal cord in the fetal monkey. Z. Zellforsch. 140, 145–167 (1973)

Platt, B.S., Heard, C.R.C., Stewart, R.J.C.: Experimental protein calorie deficiency. In: Mammalian Protein Metabolism, edited by H.R. Munro and J.B. Allison, Vol. 2, Academic Press New York (1964)

Polijakow, G.I.: Entwicklung der Neuronen der menschlichen Großhirnrinde. Leipzig: VEB G. Thieme 1979

Prechtl, H.F.R.: Minimal brain dysfunction syndrome and the plasticity of the nervous system. In: Kalverboer, A.F., van Praag, H.M., Mendlewicz, J. (eds.), Minimal brain dysfunction: fact or fiction. Adv., pp. 96–105. Basel: Karger 1978

Prestige, M.: Differentiation, degeneration, and the role of the periphery. Quantitative considerations. In: The neurosciences, second study program, ed. by F.O. Schmitt, pp. 73–82. New York: Rockefeller Univ. Press 1970

Prestige, M.C.: The control of cell number in the lumbar spinal ganglia during the development of Xenopus laevis tadpoles. J. Embryol. exp. Morph. 17, 453–471 (1967a)

Prestige, M.C.: The control of cell number in the lumber ventral horns during the development of Xenopus laevis tadpoles. J. Embryol. exp. Morph. 18, 359–378 (1967b)

Prestige, M.C.: On numbers and neurones. In: Cavanagh J.B. (ed), The brain in unclassified mental retardation. Edinburgh, London: Churchill Livingstone: 1972

Prestige, M.C., Wilson, M.A.: Brain Res. 41, 467–470 (1972), zit. n. Prestige, M.C. (1974)

Prestige, M.C.: Axon and cell numbers in the developing nervous system. In: Gaze R.M. and Keating M.J., eds., Development and regeneration in the nervous system. Brit. Med. Bull. **30**, 107–111 (1974)

Privat, A.: Postnatal gliogenesis in the mammalian brain. Int. Rev. Cytol. **40**, 281–323 (1975)

Pruijs, W.: Über Mikroglia, ihre Herkunft, Funktion und ihre Verhältnis zu anderen Gliaelementen. Z. ges. Neurol. Psychiat. **108**, 298–319 (1927)

Purpura, D.P.: Dendritic spine dysgenesis and mental retardation. Science **186**, 1126–1128 (1974)

Purpura, D.P.: Normal and aberrant neuronal development in the cerebral cortex of human fetus and young infant. In: Buchwald, Brazier: Brain mechanisms in mental retardation. Acad. Press, 141–169 (1975)

Pyck, K., Baines, P.: The influence of drugs on minimal brain dysfunction. In: Kalverboer, A.F., van Praag, H.M., Mendlewicz, J. (eds.), Minimal brain dysfunction: fact or fiction, Vol. **1**, pp. 68–83. Basel: Karger 1978

Rabinowicz, Th.: The cerebral cortex of the premature infant of the 8th month. In: D.P. Purpura and J.P. Schade: Growth and maturation of the brain. Progr. in brain research, Vol. **4**, Elsevier Publ. Comp. Amsterdam-London-New York, 39 (1964)

Rahmann, H.: The possible functional role for gangliosides in synaptic transmission and memory function. In: Matthies, H., Krug, M. and Popov, N.: Biological aspects of learning, memory formation and ontogeny of the CNS. Abhdlg. Akad. Wiss. 83–110 DDR (1979)

Rakic, P.: Neurons in rhesus monkey visual cortex: systematic relation between time of origin and eventual disposition. Science **183**, 425–427 (1974)

Rakic, P.: Prenatal genesis of connections subserving ocular dominance in the rhesus monkey. Nature (Lond.) **261**, 467–471 (1976)

Rakic, P.: Neuronal-glial interaction during brain development. Trends in Neurosciences **4** (1981)

Rakic, P., Sidmam, R.L.: Histogenesis of cortical layers in human cerebellum, particularly the lamina dissecans. J. comp. Neurol. **139**, 473–500 (1970)

Ranke, O.: Beiträge zur Kenntnis der normalen und pathologischen Hirnrindenbildung. Beitr. Anat. allg. Path. **47**, 51–124 (1910)

Rebière, A., Legrand, J.: Donnees quantitatives sur la synaptogenèse dans le cervelet du rat normal et rendu hypothroidien par le propylthiouracile. C.R. Arch. Anat. Microsc. Morphol. Exp. **61**, 105–126 (1972)

Rees, R.P., Bunge, M.B., Bunge, R.P.: Morphological changes in the neuritic growth cone and target neuron during synaptic junction development in culture. J. Cell Biol. **68**, 240–263 (1976)

Reiher, K.H.: Morphometrische Analyse peripherer Nerven bei Erkrankungen des Nervensystems im Vergleich mit Kontrollfällen. Untersuchungen an Nervus-suralis-Biopsien. Dissertation Tübingen 1979

Retzius, G.: Das Menschenhirn. Stockholm: Norstedt und Söner 1896

Rexed, B.: Contributions to the knowledge of the postnatal development of the peripheral nervous system in man. Acta Psychiat. Neurol. Suppl. **33**, 1–204 (1944)

Reynolds, J.M.: Personal communication to Bradbury, in: Bradbury, M.: The concept of a blood-brain barrier, p. 294, Chichester, New York: J. Wiley and Sons, 1979

Richter, E.: Die Entwicklung des Globus pallidus und des Corpus subthalamicum. Monogr. Gesamtgeb. Psychiat. Bd. **108**, Berlin: Springer (1965)

Rickenbacher, J.: Embryologie der Hirngefäße. In: Der Hirnkreislauf. Physiologie, Pathologie, Klinik. Hrsg. v. H. Gänshirt, Thieme: Stuttgart (1972)

Roback, H.N., Scherer, H.J.: Über die feinere Morphologie des frühkindlichen Gehirns unter besonderer Berücksichtigung der Gliaentwicklung. Virch. Arch. Anat. **294**, 365–413 (1935)

Roessle, R., Roulet, F.: Maß und Zahl in der Pathologie. Berlin: Springer 1932

Romanes, G.J.: Motor localization and the effects of nerve injury on the ventral horn cells of the spinal cord. J. Anat. (Lond.) **80**, 117–131 (1946)

Rorke, L.B., Fogelson, M.H., Riggs, H.E.: Cerebellar heterotopia in infancy. Develop. Med. Child. Neurol. **10**, 644–650 (1968)

Rosenthal-Wisskirchen, E.: Pathologisch-anatomische und klinische Beobachtungen beim Balkenmangel mit besonderer Berücksichtigung der Balkenlängsbündel. Dtsch. Z. Nervenheilk. **192**, 1–32 (1967)

Ruiz-Marcos, A., Sanchez-Toscano, F., Escobar del Rey, F., de Escobar, G.M.: Reversible morphological alterations of cortical neurons in juvenile and adult hypothyroidism in the rat. Brain Res. **185**, 91–102 (1980)

Ruiz-Marcos, A., Valverde, F.: The temporal evolution of the distribution of dendritic spines in the visual cortex of normal and dark raised mice. Exp. Brain Res. **8**, 284–294 (1969)

Ruiz-Marcos, A., Sala, J., Alvarez, R.: Effect of specific and nonspecific stimuli on the visual and motor cortex of the rat. Brain Res. **170**, 61–69 (1979)

Rutishauser, U., Thiery, J.P., Brackenburg, R., Sela, B.A., Edelmann, G.M.: Mechanisms of adhesion among cells from neural tissues of the chick embryo. Proc. nat. Acad. Sci. (Wash.) **73**, 577–581 (1976)

Rydberg, E.: Cerebral injury in newborn children consequent on birth trauma; with an inquiry into the normal and pathologic anatomy of the neuroglia. Acta path. microbiol. scand., Suppl. **10**, 1–247 (1932)

Samson, F.E., Quinn, D.J.: Na⁺-K⁺-activated ATPase in rat brain development. J. Neurochem. **14**, 421–427 (1967)

Sánchez-Toscano, F., Escobar del Rey, F., Ruiz-Marcos, A.: Measurement of the effects of hypothyreoidism on the number and distribution of spines along the apical shaft of pyramidal neurons of the rat cerebral cortex. Brain Res. **126**, 547–550 (1977)

Sanides, F.: Die Architektonik des menschlichen Stirnhirns. Heidelberg: Springer (1962)

Sauer, F.C.: Mitosis in the neural tube. J. Comp. Neurol. **62**, 377–405 (1935a)

Sauer, F.C.: The cellular structure of the neural tube. J. Comp. Neurol. **63**, 13–23 (1935b)

Sauer, F.C.: The interkinetic migration of embryonic epithelial nuclei. J. Morphol. **60**, 1–11 (1936)

Sauer, F.C.: Some factors in the morphogenesis of vertebrate embryonic epithelium. J. Morphol. **61**, 563–579 (1937)

Saunders, F.K., Whitteridge, D.: Conduction velocity and myelin thickness in regenerating nerve fibers. J. Physiol. (Lond.) **105**, 152–174 (1947)

Saunders, J.W.: Death in embryonic systems. Science **154**, 604 (1966)

Saunders, J.W. jr., Gasseling, M.T.: Saunders, L.C.: Cellular death in morphogenesis of the avian wing. Develop. Biol. **147**, 137 (1962)

Saunders, R.L.: Microangiopathy of the brain and spinal cord. In: Engström, A., Cosslett, V., Pattee, H. (eds.), X-ray microanalysis and microscopy, pp. 244–256. Amsterdam: Elsevier 1960

Schachner, M.: Cell surface antigens of the nervous system, Develop. Biol. **13**, 259–279 (1979)

Schaltenbrand, W.: Plexus und Meningen. In: Hdb. mikr. Anat. des Menschen, Bd. 4. Nervensystem, Teil 2. Berlin-Göttingen-Heidelberg: Springer 1955

Schaper, A.: Die frühesten Differenzierungsvorgänge im Centralnervensystem. Arch. Entwickl.-Mech. Org. **5**, 81–132 (1897)

Schlote, W.: Strukturmuster im Kleinhirn der Maus nach pränataler Röntgenbestrahlung. Vortrag, Med.-Naturwiss. Verein, Tübingen, 14.04.75 (unveröff.)

Schlote, W.: Lebensgeschichte des Neurons, Zbl. allg. Path. **119**, 116 (1975)

Schlote, W.: Migrationsstörungen und Verdrahtungsfehler in Neuronenketten als Ursache minimaler Hirndysfunktion. Mschr. Kinderheilk. **125**, 397 (1977)

Schmechel, D., Rakic, P.: Arrested proliferation of radial glial cells during midgestation in rhesus monkey, Nature Vol. **277**, 303–304 (1979)

Schmidt, H.: Untersuchungen zur Pathogenese und Äthiologie der geburtstraumatischen Hirnschädigung Früh- und Reifgeborener. Stuttgart: Fischer 1965

Schmidt-Lademann, S.: Mikroangiographische und histologische Untersuchungen zur Embryologie der intrazerebralen Kapillarentwicklung. Diss. Tübingen 1978

Schmidt-Lademann, S., Stoeter, P., Voigt, K.: Embryonal and fetal development of capillaries: microangiographic investigations. II. The telencephalon. Diagn. Imaging, **49**, 177–187 (1980)

Schneider, G.E., Ihaveri, S.R.: Neuroanatomical correlates of spared or altered function after early brain lesions in the newborn hamster. In: Stein, D.G., Rosen, J.J., Butters, N. (eds.), Plasticity and recovery of function in the central nervous system, pp. 65–109, New York: Academic Press 1974

Schneider, G.E., Singer, D.A., Finlay, B.L., Wilson, K.G.: Abnormal retinotectal projections in hamster with unilateral neonatal tectum lesions: topography and correlated behaviour. Anat. Rec. **181**, 472–477 (1975)

Schneider, H., Dröszus, J.U., Sperner, J.: Neurological differentiation and glial metamorphosis (Virchow) in the telencephalon of the mature infant. In: Neubert, D., Merker, HJ., edts. New Approaches to the evaluation of abnormal embryonic development. Stuttgart: G. Thieme, p. 479–488 (1975)

Schneider, H., Dröszus, J.U., Sperner, J., Schachinger, H.: Zur Ultrastruktur pathologischer Astroglia im Gehirn des Neugeborenen. Verh. dtsch. Ges. Path., 60. Tagg., S. 277–280. Stuttgart: Fischer 1976

Schneider, H., Schachinger, H., Dicht, R.: Telencephalic leucoencephalopathy in premature infants dying after prolonged artificial respiration. Report on 6 cases. Neuropädiatrie 6, 347–362 (1975)

Schob, F.: Pathologische Anatomie der in Idiotengehirnen vorkommenden Mißbildungen. In: Bumke, O., Foerster, O. (eds.), Hdb. d. Geisteskrh. **XI**, 782–805 (Springer 1935)

Scholz, W.: Zur Kenntnis des Status marmoratus. Infantile partielle Striatumsklerose. Z. Neurol. Psychiat. **88**, 355–383 (1924)

Scholz, W.: Über den Einfluß chronischen Sauerstoffmangels auf das menschliche Gehirn. Z. ges. Neurol. Psychiat. **171**, 427–450 (1941)

Schröder, A.H.: Gliaarchitektonik der menschlichen Großhirnrinde. In: Bumke, O., Foerster, O. (Hrsg.), Hdb. Neurol. Bd. 1, S. 791–825. Berlin: Springer 1935

Schröder, J.M., Bohl, J., Brodda, K.: Changes of the ratio between myelin thickness and axon diameter in the human developing sural nerve. Acta neuropath. (Berl.) **43**, 169–178 (1978)

Schüz, A.: Pränatale Reifung und postnatale Veränderungen im Cortex des Meerschweinchens: mikroskopische Auswertung eines natürlichen Deprivationsexperiments. J. Hirnforsch. **22**, 93–127 (1981)

Schultz, A., Knibbe, H.J.: Neue Erkenntnisse über die normale und pathologische Histologie der weichen Hirnhäute durch Untersuchung in Häutchenpräparaten. Frankfurt. Z. Path. **63**, I:455–471, II: 472–492 (1952)

Schulz, E., Haase, W.: Amblyopie durch optische Deprivation im frühen Kindesalter. Dtsch. Ärztebl. **48**, 3193–3196 (1979)

Schulze, K.D., Braak, H.: Hirnwarzen. Z. mikrosk.-anat. Forsch. Leipzig **92**, 609–623 (1978)

Sharp, J.A.: The junction region of cerebral hemisphere and third ventricle in mammalian embryos. J. Anat. **93**, 159–168 (1959)

Shieh, P.: J. exp. Zool. **117**, 359–395 (1951); zit. n. Prestige M.C. (1974)

Shimada, M., Langmann, J.: Repair of the external granular layer after postnatal treatment with 5-fluorodeoxyuridine. Am. J. Anat. **129**, 247–260 (1970)

Sidman, R.L., Rakic, P.: Neuronal migration, with special reference to developing human brain: A review. Brain Res., **62**, 1–35 (1973)

Sidman, R.L., Rakic, P.: Neuronal migration with special reference to the developing human brain, a review. Brain Res. **62**, 1–35 (1973)

Sidman, R.L., Rakic, R.: Neuronal migrations in human brain development. In: Pre- and postnatal development of the human brain, Vol. 13, pp. 13–43. Basel: Karger 1974

Sidman, R.L., Wessels, N.: Control of direction of growth during the elongation of neurits, Exp. Neurol. **48**, 237–251 (1975)

Sidman, R.L., Miale, I.L., Feder, N.: Cell proliferation and migration in the primitive
ependymal zone: An autoradiographic study of histogenesis in the nervous system.
Exp. Neurol. **1**, 322–333 (1959)

Sieber, M.: Das leicht hirngeschädigte und das psychoreaktiv gestörte Kind. Bern-Stutt-
gart-Wien: Hans Huber 1978

Singer, W., Tretter, F.: Receptive-field properties and neuronal connectivity in striate
and parastriate cortex of contour-deprived cats. J. Neurophysiol. **39**, 613–630 (1976)

Singer, W., Tretter, F., Cynader, M.: Organization of the cat striate cortex: A correlation
of receptive-field properties with afferent and efferent connections. J. Neurophysiol.
38, 1080–1098 (1975)

Skoff, R.P., Hamburger, V.: Fine structure of dendritic and axonal growth cones in
embryonic chick spinal cord. J. Comp. Neurol. **153**, 107–148 (1974)

Skoff, R.P., Price, D.L., Stocks, A.: Electron microscopic autoradiographic studies of
gliogenesis in rat optic nerve. 1. Cell proliferation. J. comp. Neurol. **169**, 291–312
(1976)

Smart, I.H.M.: Evidence of division and transformation to neuroglia cells in the mouse
brain as derived from radioautography after injection of thymidine-H^3. J. Comp.
Neurol. **116**, 349–367 (1961)

Smart, J.L., Dobbing, J.: Vulnerability of developing brain. II. Effects of early nutritional
deprivation on reflex ontogeny and development of behaviour in the rat. Brain Res.
28, 85–95 (1971)

Smart, I., Leblond, C.P.: Evidence for division and transformation of neuroglia cells
in the mouse brain as derived form radioautography after injection of thymidine-H^3.
J. comp. Neurol. **116**, 349–367 (1961)

Solcher, H.: Zur Neuroanatomie und Neuropathologie der Frühfetalzeit. Monogr. Gesamtgeb. Psychiat. Bd. **127**, Berlin: Springer (1968)

Solcher, H.: Fasergliosen in Kindergehirnen. Proceed. IV. Congr. Int. Neuropath. Paris:
Masson 1970

Solcher, H.: Sind Fasergliosen im Hirnstamm bei Kindern eine physiologische Erscheinung? Acta neuropath. **26**, 81–84 (1973)

Spatz, H.: Über die Entwicklungsgeschichte der basalen Ganglien des menschlichen Großhirns. Anat. Anz. **60**, Erg.heft, 54–58 (1925)

Spatz, H.: Über Gegensätzlichkeit und Verknüpfung bei der Entwicklung von Zwischenhirn und basaler Rinde. Z. Psychiatr. **125**, 166–177 (1949)

Spatz, H.: Gehirnentwicklung (Introversion-Promination) und Endocranialausguß. In:
Hassler, R. und Stephan, H.: Evolution of the forebrain, p. 136–152. Stuttgart:
Thieme (1966)

Spatz, M., Laquer, G.L.: Transplancental chemical induction of microcephaly in two
strains of rats. Proc. Soc. exp. Biol. Med. **129**, 705–710 (1968)

Speidel, C.C.: In vivo studies of myelinated nerve fibers. Int. Rev. Cytol. **16**, 173–231
(1964)

Sperry, R.W.: Optic nerve regeneration with return of vision in anurans. J. Neurophysiol.
7, 57–70 (1944)

Sperry, W.M.: The biochemistry of the brain during early development. In: Neurochemistry, edited by K.A.C. Elliot, I.H. Page and J.H. Quastel. Charles C. Thomas, Springfield, III

Starck, D.: Die Evolution des Säugetiergehirns. Wiesbaden: Steiner (1962)

Starck, D.: Embryologie. Ein Lehrbuch auf allgemein biologischer Grundlage. Stuttgart:
G. Thieme (1965)

Stark, A.: Die Kapillarentwicklung im Hühnchengehirn. Gegenbaurs morph. Jb. **119**,
14–21 (1973)

Stoch, M.B., Smythe, P.M.: Does undernutrition during infancy inhibit brain growth
and subsequent intellectual development? Arch. Dis. Childh. **38**, 546–552 (1963)

Stoch, M.B., Smythe, P.M.: The effect of undernutrition during infancy on subsequent
brain growth and intellectual development. S. Afr. med. J. **41**, 1027–1035 (1967)

Stoltenburg-Didinger, G., Bienentreu, R.: Ependymal variations in the caudal spinal
cord. Acta neuropath. (Berl.) Suppl. VII, 386–388 (1981)

Streeter, G.L.: The developmental alterations in the vascular system of the brain of the human embryo. Contr. Embryol. Carneg. Inst. **8**, 5–38 (1918)

Strobel, D.A., Zimmermann, R.R.: Manipulatory responsiveness in protein-mal nonrished monkeys. Psychonomic Sci. **24**, 19–20 (1971)

Strobel, D.A., Zimmermann, R.R.: Responsiveness of protein deficient monkeys to manipulative stimuli. Dev. Psychobiol. **5**, 291–296 (1972)

Strother, C.R.: Minimal cerebral dysfunction. A historical overview. In: De la Cruz, P., Fox, D., Roberts, H.M., Tarjan, F.W. (eds.), Minimal brain dysfunction, Vol. 205, 1973

Sumi, S.M., Alvord, E.C., Parer, J., Eng, M., Keland, K.: Accumulation of sudanophilic lipids in the cerebral white matter of premature primates: an experimental inquiry into the pathogenesis of the Virchow-Schwartz-Banker-Laroche lesion. Amer Ass. Neuropath. 1971, p. 183 (abstract)

Szekeley, G.: Zur Ausbildung der lokalen, funktionellen Spezifität der Retina. Acta morph. Acad. Sci. hung. **5**, 157–167 (1954)

Taber Pierce, E.: Histogenesis of the nuclei griseum pontis, corporis pontubulbaris and reticularis tegmenti pontis (Bechterew) in the mouse. An autoradiographic study. J. comp. Neurol. **126**, 219–239 (1966)

Taylor, D.C., Falconer, M.A., Bruton, C.J., Corsellis, J.A.N.: Focal dysplasia of the cerebral cortex in epilepsy. J. Neurol. Neurosurg. Psychiat. **34**, 369–387 (1971)

Töndury, G.: Embryopathien. Über die Wirkungsweise (Infektionsweg und Pathogenese) von Viren auf den menschlichen Keimling. Springer: Berlin (1962)

Torvik, A.E.: Transneuronal changes in the inferior olive and pontine nuclei in Kittens. J. Neuropath. exp. Neurol. **15**, 119–145 (1956)

Touwen, B.C.L., Prechtl, H.F.R.: The neurological examination of the child with minor neurological dysfunction. Clin. Dev. Med. No. 38, London: Heinemann (1970)

Touwen, B.C.L., Kalverboer, A.F.: Neurologic and behavioral assessment of children with "minimal brain dysfunction". In: Walzer, H., Wolff, B. (eds.), Minimal cerebral dysfunction in children, Vol. 5, pp. 79–94, 1973

Touwen, B.C.L.: Minimal brain dysfunction and minor neurological dysfunction. In: Kalverboer, A.F., van Praag, H.M., Mendlewicz, J. (eds.), Minimal brain dysfunction: fact or fiction, Vol. 1, pp. 55–67. Basel: Karger (1978)

Treff, W.: Zentrale Mißbildungen am visuellen System bei primärer kongenitaler Anophthalmie. Schweiz. Archiv. Neurol. Neurochirurg. Psychiat. **109**, 293–312 (1971)

Tsukahara, N., Hultborn, H., Murakami, F.: Spronting of corticorubral synapses in red nucleus neurones after destruction of the nucleus interpositus of the cerebellum. Experiental (Basel) **30**, 57–69, 1974

Tuthill, C.R.: Fat in the infant brain in relation to myelin, blood vessels and glia. Arch. Path. **25**, 336–346 (1938)

Ule, G., Volk, B.: Torpide verlaufende Degeneration des äußeren Pallidumgliedes mit Bielschowsky-Körperchen. J. Neurol. **210**, 191–198 (1975)

Valverde, F.: Apical dendritic spines of the visual cortex after light deprivation in the mouse. Exp. Brain Res. **3**, 337–352 (1967)

Valverde, F.: The Golgi method. A tool for comparative structural analyses. In: Nanta, W.J.H., Ebbeson, S.O.E.: Contemporary Research Methods in Neuroanatomy. pp. 12–31, Springer, Berlin-Heidelberg-New York (1970)

Valverde, F.: Rate and extent of recovery from dark rearing in the visual cortex of the mouse. Brain Res. **33**, 1–11 (1971)

Vaughn, J.E., Peters, A.: Electron microscopy of the early postnatal development of fibrous astrocytes. Amer. J. Anat. **121**, 131–152 (1967)

Vaughn, J.E., Peters, A.: A third neuroglial cell type: an electron microscopic study. J. comp. Neurol. **133**, 269–288 (1968)

Vaughn, J.E., Hinds, P.L., Skoff, R.P.: Electron microscopic studies of Wallerian degeneration in rat optic nerves: the multipotential glia. J. comp. Neurol. **140**, 175–206 (1970)

Vaughn, J.E., Peters, A.: The morphology and development of neuroglial cells, pp. 103–140. In: Pease, D.C. (ed.), Cellular aspects of growth and differentiation. Los Angeles: Univ. of California Press, 1971

Virchow, R.: Zur pathologischen Anatomie des Gehirns. I. Congenitale Encephalitis und Myelitis. Virch. Arch. path. Anat. **38**, 129–138 (1867)

Virchow, R.: Über das granulierte Aussehen der Wandungen der Gehirnventrikel. Allg. Z. Psychiat. **3**, 424–450 (1846)

Vitzthum, V., Sanides, F.: Entwicklungsprinzipien der menschlichen Sehrinde. In: Hassler, R., Stephan, H (eds.), Evolution of the forebrain, Stuttgart: G. Thieme, p. 435–442 (1966)

Vogt, C., Vogt, O.: Die Markreifung des Kindergehirns während der ersten vier Lebensmonate und ihre methodologische Bedeutung. In: Neurobiol. Arbeiten, Bd. 1, S. 149–264, 1904

Vogt, C., Vogt, O.: Zur Lehre der Erkrankungen des striären Systems. J. Psychiat. Neurol. **25**, 627–646 (1920)

Vogt, C., Vogt, O.: Die nosologische Stellung des Status marmoratus des Striatum. Psychiat.-neurol. Wschr. **28**, 85–87 (1926)

Vogt, H. (1905), zit. n. Schob, F.: Hdb. d. Geisteskrankheiten, hrsg. v. Bumke, O. und Foerster, O., Bd. XI, S. 782–805. Berlin: Springer 1935

Vogt, O.: Der Wert der myelogenetischen Felder der Großhirnrinde. Anat. Anz. **29**, 273–287 (1906)

Volk, B.: Verzögerte Kleinhirnentwicklung im Rahmen des „embryofetalen Alkoholsyndroms", Acta neuropath. **39**, 157–163 (1977)

Volk, B., Berlet, H.: Das embryofetale Alkoholsyndrom als experimentelles Modell. Histologische, ultrastrukturelle und biochemische Untersuchungen am Gehirn der Ratte. Zbl. allg. Path. **122**, 575 (1978)

Volpe, J.J., Adams, R.D.: Cerebro-hepato-renal syndrome of Zellweger: an inherited disorder of neuronal migration. Acta neuropath. **20**, 175–198 (1972)

Vrensen, G., de Groot, D.: The effect of dark rearing and its recovery on synaptic terminals in the visual cortex of rabbits: a quantitative electron microscopic study. Brain Res. **78**, 263–278 (1974)

Watanabe, I., Patel, V., Goebel, H.H., Siakotos, A.N., Zeman, W., DeMyer, W., Schröder Dyer, J.: Early lesion of Peizaeus-Merzbacher disease: Electron microscopic and biochemical study. J. Neuropath. exp. Neurol. **32**, 313–333 (1973)

Wechsler, W.: Die Entwicklung der Gefäße und perivasculären Gewebsräume im Zentralnervensystem von Hühnern, Z. f. Anat. u. Entwicklungsgesch. **124**, 367–395 (1965)

Wechsler, W.: Elektronenmikroskopischer Beitrag zur Nervenzelldifferenzierung und Histogenese der grauen Substanz des Rückenmarks von Hühnerembyonen. Z. f. Zellforsch. **74**, 401–422 (1966)

Wechsler, W.: Elektronenmikroskopischer Beitrag zur Histogenese der weißen Substanz des Rückenmarks von Hühnerembryonen. Z. f. Zellforsch. **74**, 232–251 (1966)

Wechsler, W.: The development and structure of peripheral nerves in vertebrates. In: Hdb. Clin. Neurology: diseases of nerves, Vol. 7, 1–39, Amsterdam: North Holland Comp. (1970)

Wedell, K.: Learning and perceptomotor disabilities in children. London: Wiley 1973

Weed, L.H.: Meninges and cerebrospinal fluid. J. Anat. **72**, 181–215 (1938)

Weichsel, M.E., Dawson, L., Dawson Jr.: Effects of hypothyroidism and undernutrition on DNA content and thymidine kinase activity during cerebellar development in the rat. J. of Neurochem. **26**, 675–681 (1976)

Weinberg, H.J., Spencer, A.: The role of the axon in the control of myelinogenesis. J. Neuropath. exp. Neurol. **34**, 116 (1975)

Weinberg, E., Spencer, P.: Studies on the control of myelinogenesis. 3. signalling of oligodendrocyte myelination by regenerating peripheral axons, Brain. Res., **162**, 273–279 (1979)

Weiss, P., Hiscoe, H.B.: Experiments on the mechanism of nerve growth. J. exp. Zool. **107**, 315–395 (1948)

Wenner, J.: Entwicklung der Kapillarisierung und der Sauerstoffversorgung des Gehirns im Säuglingsalter. In: Der Hirnkreislauf. Physiol. Path., Klinik, Hrsg. H. Gänshirt. Stuttgart: G. Thieme (1972)

Wenzel, D., Felgenbauer, K.: The development of the blood-CSF barrier after birth. Neuropäd. **7**, 175–181 (1976)

Wiest, W.D., Hallervorden, J.: Migrationshemmungen im Groß- und Kleinhirn. Dtsch. Z. Nervenheilk. **178**, 224–238 (1958)

Williams, R.G.: The development of vascularity in the hindbrain of the chick. J. comp. Neurol. **66**, 77–101 (1937)

Willis, R.A.: The borderland of embryology and pathology, Sec. edition. London: Butterworths 1962

Windle, W.F.: Development of neuronal elements in human embryos of four to seven weeks gestation, Exp. Neurol. Suppl. **5**, 44–83 (1970)

Winick, M.: Effects of malnutrition on the maturing central nervous system, Adv. in Neurol. **13**, 193–279 (1975)

Winick, M., Fish, I., Rosso, P.: Cellular recovery in rat tissues after a brief period of neonatal malnutrition. J. Nutr. **95**, 623–626 (1968)

Winick, M., Noble, A.: Cellular respruse in rats during malnutrition at various ages. J. Nutr. **89**, 300–306 (1966)

Wohlwill, F.: Zur Frage der sogenannten Encephalitis congenita (Virchow). Z. Neurol. **68**, 360–415 (1921)

Wolburg, H.: Growth and myelination of goldfish optic nerve fibers after retina regeneration and nerve crush. Z. Naturforsch. **33c**, 988–996 (1978)

Wolburg, H.: Axonal transport, degeneration and regeneration in the visual system of the goldfish. Adv. Anat. Embryol. Cell Biol., Vol. 67. Berlin-Heidelberg-New York: Springer 1981

Wood, J.G.: The effect of undernutrition on the proteins of optic and sciatic nerves during development. J. of Neurochem. **20**, 423–429 (1973)

Yakovlev, P.I., Lecours, A.R.: The myelogenetic cycles of regional maturation of the brain. In: Regional development of the brain in early life. ed. by A. Minikowski, Oxford + Edinburgh: Blackwell, p. 3–70 (1967)

Zacks, S.I.: The motor endplate. Huntington, N.Y.: R.E. Krieger (1973)

Zamorano, L., Chuaqui, B.: Teratogenetic periods for the principal malformations of the central nervous system, Virch. Arch., Path. Anat. and Histol. **384**, 1–18 (1979)

Zimmerman, H.M., Yannet, H.: Cerebral sequela of icterus gravis neonatorum and their relation to Kernicterus. Amer. J. Dis. Child. **49**, 418–430 (1935)

Zimmermann, R.R., Steere, P.O., Strobel, D.A., Hom, H.L.: Abnormal social development of protein malnourished rhesus monkeys. J. Abnorm. Psychol. **80**, 125–131 (1972)

Zweites Kapitel

Entwicklungsstörungen und Schäden des reifenden Gehirns

Von H. NOETZEL

Mit 39 Abbildungen

A. Einleitung

Entwicklungsstörungen und frühkindliche Gehirn- und Rückenmarksschäden sind Bezeichnungen für die prä- und perinatal entstandenen pathologischen Abweichungen von der Norm. Die pränatale Pathologie beginnt mit den Folgen der erblichen oder exogenen Schädigungen der genetischen Substanz (Gen- oder Punktmutationen, Chromosomenanomalien, s. auch CERVOS-NAVARRO, Bd. 13/III), den Gametopathien, umfaßt die während der Embryonal- und Fetalzeit auftretenden Entwicklungsstörungen und nähert sich am Ende der Entwicklung derjenigen der ausgereiften Organe.

Beim Gehirn ist zu berücksichtigen, daß die Reifung zur Zeit der Geburt noch nicht abgeschlossen ist, sondern weit in die Postnatalzeit hineinreicht. Neuronenreifung und Bemarkung sind noch nach der Geburt in vollem Gange. Periventrikuläre Matrixreste und die äußere Körnerschicht des Kleinhirns werden erst postnatal bis etwa zum 9. Monat abgebaut. Bei der Geburt ist die Markscheidenentwicklung, vom Rückenmark über das Stammhirn, erst bis in Höhe des Pallidums fortgeschritten (KAHLE 1951). In diesem Zusammenhang findet sich auch eine rege Teilung und Vermehrung der Glia (sog. Myelinisationsgliose). Das Corpus callosum nimmt erst nach der Geburt entscheidend an Dicke zu. Die Volumenzunahme geht mit der Vermehrung der Gliazellen einher, die erst nach dem 2. Lebensjahr abnimmt (SCHMIDT 1969). Dieser Reifungsprozeß kommt auch in der postnatalen Volumenzunahme des Gehirns zum Ausdruck, wobei das Hirngewicht bis zum Ende des 1. Lebensjahres verdoppelt und bis zum 3. Lebensjahr verdreifacht wird. Erst danach lassen sich die pathologischen Veränderungen mit denen des Erwachsenen vergleichen.

Die Entwicklungsstadien werden in folgende Abschnitte unterteilt (GOERTTLER 1957; THALHAMMER 1967):

Blasenstadium	= Primitiventwicklung	(1.–4. Woche)
Embryonalstadium	= Organogenese	(1.–4. Monat)
Fetalstadium	= Organdifferenzierung	(5.–9. Monat)
Postnatalzeit	= Reifung	(Geburt bis ca. 2 Jahre)

Diesen Entwicklungs- und Reifungsstadien lassen sich für das ZNS folgende Entwicklungsstörungen und frühkindliche Schäden zuordnen (OSTERTAG 1956; DEGENHARDT u. GRÜTER 1959; ZAMORANO u. CHUAQUI 1979; s. auch hier S.122):

Primitiventwicklung	Dysraphien, Zyklopie usw.
Organogenese	Migrationsstörungen, Heterotopien, Agyrie
Organdifferenzierung	Postmigrale Störungen, Mikrogyrien, Rindenwarzen, Beginn von reaktiven Veränderungen, Auftreten von frühkindlichen Schäden

Peri- und Postnatalzeit Frühkindliche Hirnschäden, allmähliche Annäherung an Reaktionen der Erwachsenenpathologie

Die Entwicklung der Frucht (Kyematogenese) verläuft nach einem Zeitplan, in dem die einzelnen Entwicklungsstadien nacheinander ablaufen (*teratogenetische Determinationsstadien*). Eingriffe in den Entwicklungsablauf führen zu nicht mehr korrigierbaren Entgleisungen der Entwicklung. Durch experimentalpathologische Untersuchungen wurde nachgewiesen, daß eine zu einer bestimmten Zeit der Frühentwicklung gesetzte Noxe zu phasenspezifischen charakteristischen Entwicklungsstörungen führt (STOCKARD 1909; BÜCHNER 1952; RÜBSAAMEN 1948, 1952, 1955; DEGENHARDT u. GRÜTER 1959). Dabei hat der Zeitpunkt der Schädigung Vorrang vor der Art der einwirkenden Schädigung. Unterschiedliche Noxen (Erbfaktoren, Hypoxie, Intoxikationen oder Virusinfektionen) können, sofern sie in der gleichen Entwicklungsphase einwirken, zu gleichartigen Mißbildungen führen, so daß die Art der Mißbildung oft keine Rückschlüsse auf die Pathogenese zuläßt.

Hinsichtlich der Reaktionsfähigkeit bestehen wesentliche Unterschiede zwischen Embryonal- und Fetalzeit. Im Blasten- und Embryonalstadium gesetzte Schäden führen, sofern es nicht zum Absterben der Frucht kommt, durch Störung der Zellteilung zu einem vorübergehenden Entwicklungsstillstand. Da der in diesem Zeitpunkt programmierte phasenspezifische Entwicklungsschritt nicht nachgeholt wird, schreitet die Entwicklung unter Fixierung der übersprungenen Entwicklungsphase fort. Die Folgen an Gehirn und Rückenmark sind die sog. Dysraphien, wobei das Rückenmark insgesamt oder lokal im Stadium der Medullarrinne verharrt mit den Bildern der Rachischisis bis zur Meningozele. Auch die Holoprosenzephalien beruhen auf einer Hemmung der phasenspezifischen Entwicklung, wobei hier die Entwicklungsphase des 5-Bläschen-Stadiums aus dem unpaaren 3-Bläschen-Stadium gestört wurde.

Während der Organismus bis zum Ende der Embryonalperiode lediglich mit Zelltod oder temporär mit einem Mitosestop reagieren kann, beobachtet man in der Fetalperiode (nach dem 4. Lunarmonat) schon eine leukozytäre und mesenchymale Reaktion (RÖSSLE 1923; ZOLLINGER 1945). Eine fetale Meningitis und Enzephalitis wurde von EICKE (1943) beschrieben.

An der Schwelle zwischen Embryonal- und Fetalzeit können sich Mißbildungen und entzündliche Reaktionen überschneiden. So beobachtet man bei der Zytomegalie gelegentlich eine gestörte Entwicklung mit Fehldifferenzierung der Hirnrinde und Mikrenzephalie zusammen mit Nekrosen und entzündlichen Infiltraten im Gehirn (DIETZEL 1954). Ein und derselbe Krankheitsprozeß, wie z.B. eine Rötelninfektion, führt im Embryonalstadium zu Mißbildungen, in späteren Stadien dagegen zu einer Enzephalitis.

B. Entwicklungsstörungen – Mißbildungen

Bei Störung der Entwicklung von *Rückenmark* und *Gehirn* auf dem Weg vom Stadium der Neuralrinne zum Neuralrohr entstehen vielfältige Fehlbildungen sowohl in der Anlage des Zentralnervensystems als auch im Achsenskelett.

Diese auf einer Schließungsstörung – Dysraphie – beruhenden Fehlbildungen sind, wie insbesondere die Experimentalpathologie zeigen konnte, abhängig vom jeweiligen *teratogenetischen Determinationspunkt.* Beim Menschen beginnt die Bildung des Medullarrohres aus der Medullarplatte um den 22. Tag nach der Befruchtung im Brustabschnitt und schreitet nach kranial und kaudal fort. Am Ende des 1. Embryonalmonates ist dieser Prozeß abgeschlossen. Die sich in dieser Zeit manifestierenden Mißbildungen bezeichnet man als Dysraphien. Bei den *Dysraphien* finden sich oft gleichzeitig Fehlbildungen an mehreren Orten des Nervensystems, am Wirbelskelett und an anderen Körperorganen.

In einem Kollektiv von 1000 morphologisch gesicherten Fällen infantiler Zerebralschäden beobachteten GROSS und JELLINGER (1959) bei Ausschluß des Mongolismus 22,9% Entwicklungsstörungen des Zentralnervensystems. Nach GOLDBERG und KURLAND (1973) ist das Nervensystem in einem Drittel aller kongenitalen Mißbildungen beteiligt.

I. Rückenmark

Die dorsalen Spaltbildungen werden, da hier die Wirbelbögen offen bleiben, unbeschadet der damit einhergehenden Beteiligung des Rückenmarkes als *Spina bifida* bezeichnet. Spaltbildungen mit oder ohne Beteiligung des Rückenmarkes werden in 1–6% aller Lebendgeborenen angetroffen. In Familien, in denen eine Dysraphie schon einmal aufgetreten ist, steigt die Häufigkeit bis auf 5% an (CURTIUS u. LORENZ 1933). Auf das Rückenmark bezogen unterscheidet man je nach der Schwere der Schließungsstörungen:

1. Rachischisis

Hierunter versteht man ein vollständiges oder teilweises Offenbleiben des Wirbelkanals mit oder ohne Anenzephalie. Anstelle eines Rückenmarkes findet sich über dem breit offenen und mißgebildeten Achsenskelett eine blutrot aussehende Area medullo-vasculosa mit primitiver Neuralplatte (Platyneurie), die nach einer schmalen Übergangszone (Zona epithelio-serosa) in die Haut übergeht. Über der mißgebildeten Medullarplatte, von der aus sich die Wurzelnerven verfolgen lassen, entsteht ein von Meningen und Gefäßen gebildetes Gewebe, in dem an der Basis auch Gliagewebe nachgewiesen werden kann. Vergleichbare Verbildungen führen an der Gehirnanlage zur Anenzephalie (Akranie) (s. S. 194).

2. Meningomyelozystozele

Die Meningomyelozystozele, in der Regel kombiniert mit einem Arnold-Chiari-Syndrom (s. S. 183), findet sich vorzugsweise im Dorsolumbalbereich, seltener im Nacken oder am Hinterkopf (Encephalozelen s. S. 195). Als Folge eines unvollkommenen Schlusses des Medullarrohres wölbt sich eine mit dem Zentralkanal des Rückenmarkes kommunizierende Zyste zwischen den klaffenden Wirbelbögen bis unter die Haut der Lumbalregion vor. Der mit Liquor gefüllte Celensack kann Faustgröße erreichen. Die Innenseite des meist von unbehaarter

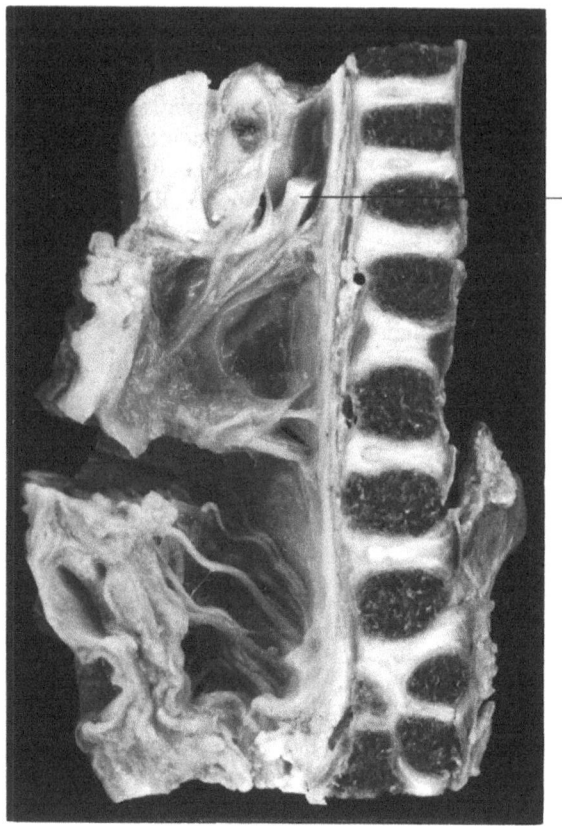

Abb. 1. Meningomyelocystocele lumbalis: Das Rückenmark (*) endet in der Area neuro-
vascularis. Von der mit der Epidermis verwachsenen Area vasculosa ausgehende Wurzelnerven durchziehen die Zyste

dünner Epidermis bedeckten Celensackes ist von den Meningen ausgekleidet.
Beim Eintritt in die Zyste endet das oberhalb deutlich erkennbare Rückenmark,
wobei eine pathologische Erweiterung des Rückenmarkes oder auch eine Spaltung des Rückenmarkes (Diastematomyelie) gefunden werden kann. Innerhalb
des zystischen Hautsackes lassen sich die von der verbildeten Rückenmarksanlage ausgehenden Wurzelnerven erkennen (Abb. 1).

Abweichend von der Deutung einer primären Schlußstörung des Medullarrohres als Ursache der Meingomyelozelen, vertreten EVRARD und CAVINESS
(1974) sowie CAVINESS und EVRARD (1975) die Ansicht, daß die Meningozelen
sekundär durch einen gesteigerten Innendruck des Liquors bei primär normal
angelegtem Rückenmark entstünden.

3. Meningozele

Bei der Meningozele liegt lediglich eine zystische Ausstülpung der Rücken-
markshäute unter die Haut bei unterbliebener Schließung der Wirbelbögen vor.
Das Rückenmark ist dabei meist normal entwickelt. Prädilektionsort ist der
Lumbosakralbereich.

4. Spina bifida occulta

Bei der Spina bifida occulta ist lediglich der Schluß der Wirbelbögen unterblieben. Bei dieser die Lumbalregion bevorzugenden Mißbildung beobachtet man lokal eine vermehrte Behaarung, eine porusartige Hauteinziehung (sog. Dermalsinus oder Mittellinienfistel), gelegentlich auch Hamartome. CURTIUS und LORENZ (1933) fanden bei einer Röntgenreihenuntersuchung in 17% aller untersuchten Fälle eine Spina bifida. Das Rückenmark selbst ist dabei meist nicht betroffen. JAMES und LASSMAN (1972) sahen in 100 wegen klinischer Symptome untersuchten Fällen 71mal fibröse Verwachsungen mit dem Rückenmark und 42mal eine Diastematomyelie.

5. Diastematomyelie

Bei der eine Verdoppelung des Rückenmarkes vortäuschenden Diastematomyelie handelt es sich in Wirklichkeit um eine mehr oder minder vollkommene Spaltung des Rückenmarkes (früher fälschlicherweise als Diplomyelie beschrieben). Auf Querschnitten durch das Rückenmark findet man auf jeder Seite bilateral symmetrisch eine halbe Schmetterlingsfigur mit je einem Vorder- und Hinterhorn und meist zwei Zentralkanälen (Abb. 2). Gelegentlich handelt es sich um eine Teilerscheinung einer lumbalen oder zervikalen Meningomyelozele.

Am Wirbelskelett beobachtet man dabei eine Verdoppelung der Wirbelkörperkerne oder in seltenen Fällen auch eine Spaltung und Gabelung der Wirbelsäule, des Spinalkanals und des Rückenmarkes. Auch Kombinationen mit anderen Skelett- und Organmißbildungen kommen vor (GIEGERICH 1940; GRUBER 1944; RÜBSAAMEN 1952; JAMES u. LASSMAN 1964).

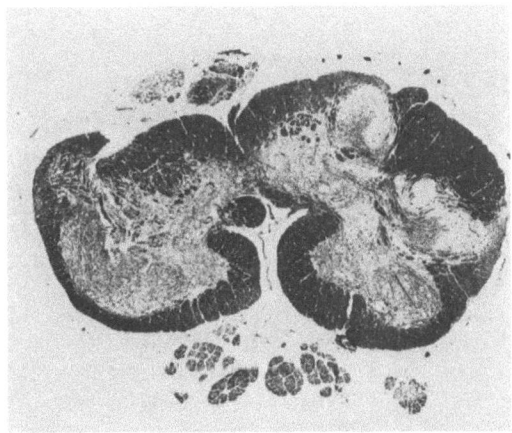

Abb. 2. Diastematomyelie: Spaltung des Rückenmarkes in 2 spiegelbildlich gleiche Hälften, auf jeder Seite ein Zentralkanal und ein Vorderhorn

Den Komplex Doppelanlage des Rückenmarkes unterteilen HORI u. Mitarb. (1982) in:
  a) *Dimyelie*, eine vollständige Doppelanlage von Rückenmark und Wirbelsäule bei *Dicephalus dibrachius.*
  b) *Diplomyelie*, ein isoliertes, meist rudimentäres, zusätzliches Rückenmark innerhalb

eines Wirbelkanals mit gemeinsamer Dura und Leptomeningen (Neugeborenes mit kardiovaskulären Mißbildungen).

c) *Diastematomyelien* unterschiedlicher Ausprägung.

6. Hydromyelie

Unter Hydromyelie versteht man eine sich über mehrere Segmente des Rückenmarkes, meist des Halsmarkes, erstreckende pathologische Erweiterung des Zentralkanals, die das umgebende Rückenmark durch einen erhöhten Innendruck komprimieren und dadurch neurologische Symptome verursachen kann (Abb. 3). Das Ependym weist dabei häufig Defekte auf, in die Gliapolster hineinragen. Die Hydromyeliehöhle kann auch von einem Gliamantel umsäumt sein und auch Kontakt zur hinteren Kommissur gewinnen.

Ein offener Zentralkanal alleine ist ein häufiger klinisch bedeutungsloser Befund (STAEMMLER 1942). Bei der Geburt ist der Zentralkanal in der Regel in seiner ganzen Ausdehnung offen. Nicht selten findet man auch Aufzweigungen und Mehrfachbildungen und sogar Ependymbreschen und leichte Gliosen. Die Lichtung des Zentralkanals obliteriert oft erst im höheren Lebensalter, z.T. mit Ausbildung einer zentralen Gliose (Stiftgliose). Der Übergang zwischen einem belanglosen Nebenbefund und einer pathologischen Erweiterung im Sinne einer Hydromyelie ist fließend.

Nach Ansicht von GAGEL et al. (1953) handelt es sich bei der Hydromyelie um eine zystische Erweiterung des Zentralkanals ohne pathogenetischen Zusammenhang mit der noch zu besprechenden Syringomyelie. Gegenteilige Beobachtungen, wonach eine Hydromyelie sehr oft mit einer Syringomyelie zusammen vorkommt, veranlaßten OSTERTAG (1956) und neuerdings GARDNER (1965) global von einer Hydro-Syringomyelie zu sprechen.

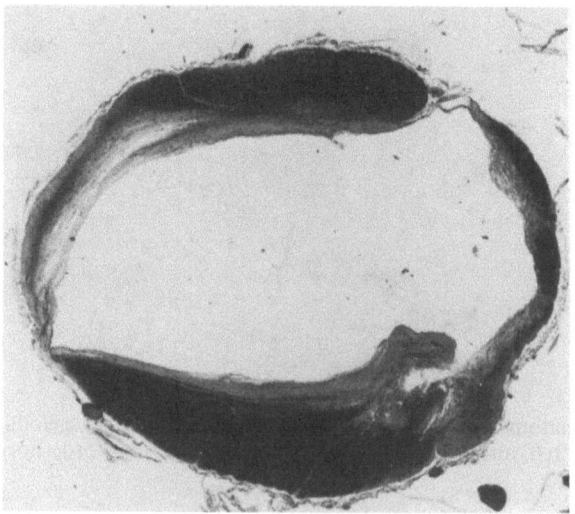

Abb. 3. Hydromyelie: Zentrale Höhlenbildung, Ependym z.T. zerstört. Schmaler, durch Myelolyse bedingter Entmarkungssaum um die Höhlenbildung (59 Jahre alt gewordene Frau, seit Jahren Schmerzen in den Fingern und Sensibilitätsstörungen). Heidenhain-Wölcke-Färbung

7. Syringomyelie

Die Bezeichnung Syringomyelie wird im klinischen Sprachgebrauch meist komplex für Höhlenbildungen im Rückenmark gebraucht, ohne Berücksichtigung der Pathogenese und des morphologischen Befundes (vgl. BARNETT et al. 1973). Andere Autoren unterscheiden zwischen primärer und sekundärer Syringomyelie, also zwischen Begleiterscheinungen und Folgen von Traumen, Tumoren, Nekrosen usw. (SOLHEID 1970). Die primäre Syringomyelie wird von OSTERTAG (1956) als eine auf dem Boden einer Dysraphie entstandene Fehlbildung mit hyperplastischen bzw. blastomatösem Einschlag definiert. Diese Deutung wird durch das oft gleichzeitige Vorkommen weiterer körperlicher Anomalien, wie Spina bifida, Zysten im Kleinhirn, Kyphosen, Trichterbrust usw., sowie von Rückenmarkstumoren unterschiedlichster Art (s. unten), gestützt.

Morphologisch ist die Syringomyelie durch Höhlenbildungen im Rückenmark, oft ohne Zusammenhang mit dem Zentralkanal, charakterisiert (Abb. 4a). Die Höhlen, umgeben von Gliosen, Mesenchymwucherungen und Entmarkungen, weisen irreguläre Formen auf. Darüber hinaus kann man Gliastifte (Abb. 4b), Nekrosen, blind endende Ependymkanälchen und verzweigte Gangsysteme finden. Beobachtet wurden auch Teratome, Lipome, Angiomatosen oder auch echte Tumoren wie Medulloblastome und Ependymome (POSER 1956). Die Frage, ob diese Neubildungen Folge der Syringomyelie oder Ursache der intramedullären Höhlenbildungen sind, ist schwer zu entscheiden. Vielfach sind sie sicher assoziierte Ereignisse.

Die Symptome treten oft erst im höheren Lebensalter in Erscheinung. Bevorzugt wird die Syringomyelie im Halsmark angetroffen.

Die Pathogenese der Syringomyelie ist bis heute noch umstritten. Warum kommt es zur Destruktion des Markes? Warum bleibt im einen Fall das Stadium einer Erweiterung des Zentralkanals bestehen bzw. warum kommt es im anderen Fall zu dem fortschreitenden destruktiven Prozeß?

STAEMMLER (1942) ist aufgrund eingehender Untersuchungen von 1170 Fällen der Ansicht, daß der Zentralkanal des Rückenmarkes auch nach Abschluß der Entwicklung noch einem ständigen Umbau unterworfen ist. Hierbei können exogene Faktoren wie Entzündungen, Traumen usw. mit eine Rolle spielen. Der Zentralkanal kann auch über größere Strecken oder vollkommen obliterieren. Dort, wo der Zentralkanal offen bleibt, kann der von den Ependymzellen produzierte Liquor durch Ependymbreschen in das Rückenmarksgewebe eindringen und zur Myelolyse führen (Abb. 4a). Nach seiner Ansicht ist die Myelolyse der Schrittmacher der Syringomyelie. Die Myelolyse führt zur Höhlenbildung im Rückenmarksgewebe, zur Gliaproliferation und zur Ausbildung des Gliawalles um die Höhlen. Durch Gliawucherungen kann der zunächst mit dem Zentralkanal in Verbindung stehende myelolytische Herd sekundär vom Zentralkanal abgeschnürt werden. Nach STAEMMLERS Ansicht ist „die Syringomyelie keine angeborene, auf Mißbildung beruhende Krankheit, sondern eine im Verlauf des Lebens erworbene Veränderung". Die Beobachtung, daß die Hydromyelie häufiger im Jugendalter vorkommt, die Syringomyelie dagegen häufiger im Erwachsenenalter, unterstützt diese Deutung.

Nach den *vorwiegend klinischen Beobachtungen* von GARDNER (1965) bestehe bei der Entstehung der Syringomyelie ein Zusammenhang mit embryona-

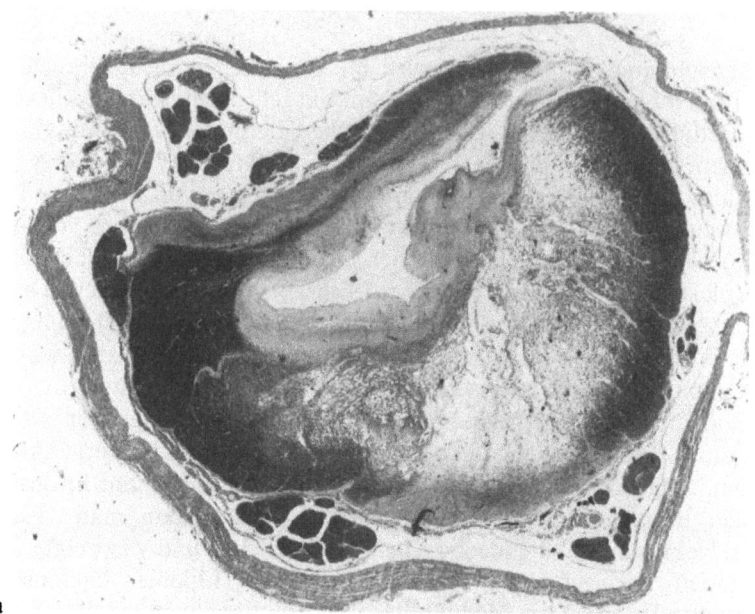

a

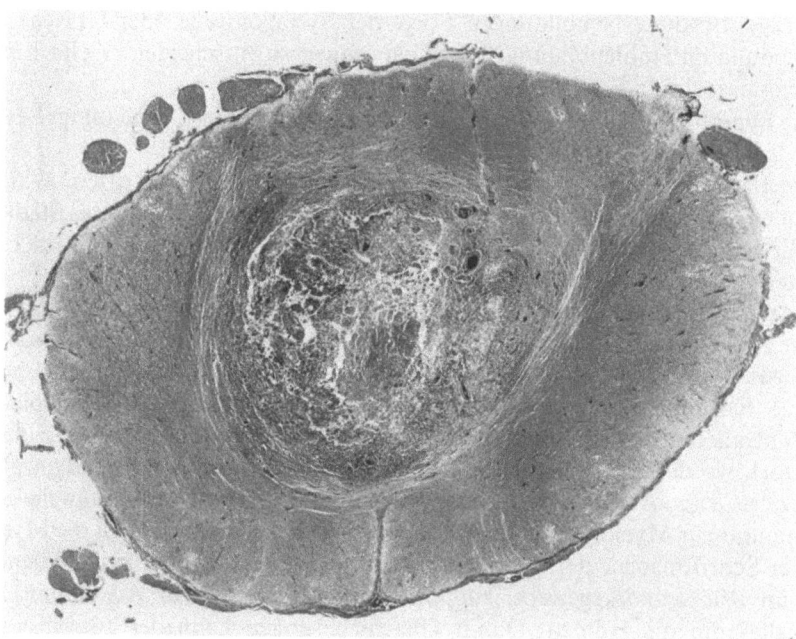

b

Abb. 4 a, b. Syringomyelie: **a** Zentrale, an einer Seite bis an die Leptomeninx reichende
Höhle, umgeben von einem Gliawall und Myelolyse (50 Jahre alt gewordener Mann
mit seit Kindheit bestehender Kyphoskoliose). Heidenhain-Wölcke-Färbung. **b** Stiftför-
mige Gliose des Rückenmarkes (C_3–C_6). Zentrale Nekrose und verödete Gefäße. Periphere Gliaproliferation mit Rosettenbildung (39 Jahre alt gewordener Mann, seit 4 Jahren
Ziehen in den Schultern und zunehmende Schwäche im rechten Arm). Kresylviolett-
Färbung

len Entwicklungsstörungen im Bereich der hinteren Schädelgrube (s. hierzu S. 184). Er fand bei der Exploration der hinteren Schädelgrube in Fällen von Syringomyelie immer eine Verlegung des Foramen Magendie. Durch Farbstoff- und Kontrastmittelinjektionen in die Hirnkammern konnte er nachweisen, daß diese Stoffe in den Zentralkanal und in die Syringomyeliehöhlen fließen. Er schließt daraus, daß Liquorabfluß und Liquorpulsation infolge der Behinderung umgeleitet werden und dort zur Erweiterung führen. Auch GARDNER deutet die außerhalb des Zentralkanals gelegenen Höhlen als Ausstülpungen oder falsche Divertikel des erweiterten und unter erhöhtem Druck stehenden Zentralka- nals und spricht deshalb ebenfalls von einer Syringohydromyelie.

8. Skelettveränderungen bei Dysraphien (Klippel-Feil, Platybasie)

Die Dysraphien wirken sich nicht nur am Zentralnervensystem, sondern auch am Achsenskelett aus. Hierauf wurde schon bei der Spina bifida und bei der Diastomatomyelie hingewiesen. Einzelheiten der schweren, nicht lebensfähi- gen Verbildungen des Nervensystems sind bei ERNST (1909) beschrieben. Bei der Enzephalorachischisis, bei der das Stadium der Neuralrinne fixiert bleibt, also Schädel und Rückenmarksanlage offen bleiben, wird auch eine Verkürzung und Verkrümmung der Wirbelsäule infolge von Wirbelaplasien, Synostosen, meist des Halses (inienzephale Akranier), beobachtet. Beim *Klippel-Feil-Syn- drom,* äußerlich gekennzeichnet durch Verkürzung oder Fehlen des Halses (l'homme sans cou), tiefreichende Haargrenze und weitere Skelett- und Organ- mißbildungen, wird die Verkürzung der Halswirbelsäule und die Bewegungsein- schränkung durch eine Entwicklungsstörung, vorwiegend der oberen Halswir- belsäule, verursacht. Dabei findet man eine Hypoplasie und Spaltbildung oder sogar eine zahlenmäßige Reduktion der Halswirbel, Atlasassimilation, Denshy- poplasie oder Blockwirbelbildungen (CARELLA 1972; GODLEWSKI 1972) (Abb. 5). Daneben werden auch Rippenanomalie, Agenesie einer Niere usw. erwähnt. Familiäres Vorkommen wurde schon von FEIL und auch von PARADIS und SAX (1972) beschrieben. Damit einhergehend kann auch eine Entwicklungsstörung der Myomere und eine Verhinderung des Deszensus der Skapula vorkommen (Sprengel-Syndrom). KIRKHAM (1969) beschrieb beim Klippel-Feil-Syndrom die Kombination mit Augenveränderungen und Taubstummheit. Am Halsmark wurden Veränderungen einer Syringohydromyelie und Nervenausfälle beobach- tet. OSTERTAG (1956) fand zwischen dem Klippel-Feil- und dem von *Sprengel beschriebenen Syndrom* keinen prinzipiellen Unterschied, wenn dort auch öfters ausgeprägte Veränderungen der unteren Halswirbelsäule und Schulterblatthoch- stand hervorgehoben werden. In einer teratogenetischen Reihe von der Anenze- phalie bis zum Klippel-Feil-Syndrom ist die *Inienzephalie* anzusiedeln. Sie be- steht im wesentlichen in einer Verkürzung des Halses mit okzipitozervikaler Zele und Fixation des Kopfes in extremer Dorsoflexion. Beim Klippel-Feil- Syndrom ist das Auftreten einer Rachischisis variabel.

Bei der *Platybasie* (basale Impression) handelt es sich um eine Hypoplasie und Verkürzung der Basis der hinteren Schädelgrube mit Abflachung der Klivus-

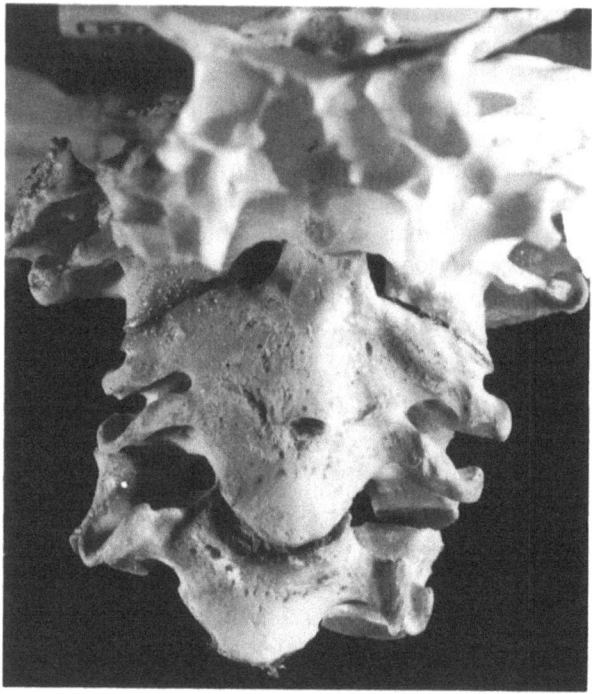

Abb. 5. Klippel-Feil-Syndrom: Blockwirbelbildung zwischen C_2 und C_3. Gleichzeitig basale Impression, Hydromyelie, Agenesie der rechten Niere und Nebenniere (38 Jahre alt gewordener Mann, seit 2 Jahren Parästhesien in den Händen)

winkelstellung und wulstartiger Vorwölbung des Randes des Foramen occipitale in die hintere Schädelgrube (nicht zu verwechseln mit den sekundären Veränderungen bei Morbus Paget, Osteochondrose usw.). PARADIS und SAX (1972) beschrieben eine familiäre basiläre Impression mit Syringomyelie und Syringobulbie bei einem Probanden einer über drei Generationen beobachteten Sippe. Häufiger wird sie in Begleitung der Arnold-Chiarischen Mißbildung und beim Dandy-Walker-Syndrom beobachtet. Mit der Hypoplasie der Schädelbasis wird auch die bei der Arnold-Chiarischen Mißbildung vorkommende Knickung der Medulla oblongata in Zusammenhang gebracht.

II. Kleinhirn, Mittelhirn und Medulla oblongata

Die unterschiedlichen Formen der Entwicklungsstörungen des Kleinhirns (Dysraphien), bekannt unter der Benennung Arnold-Chiarische Mißbildung, finden eine Erklärung in der Entwicklungsgeschichte des Kleinhirns.

Im Rhombenzephalon weitet sich etwa zwischen dem 21. und 29. Tag der Embryonalentwicklung die Lichtung des Zentralkanals zum späteren 4. Ventrikel. Die Rautengrube ist dabei nur durch eine dünne Membran, das spätere Velum medullare, überdacht. Im vorderen Anteil des Rautenhirns entwickeln sich beidseits lateral die Kleinhirnwülste, die beim Zusammentreffen in der Mittellinie den Kleinhirnwurm bilden. Aus dem kaudalen Anteil entstehen Unterwurm und Flocculus über dem Velum medullare posterius und dem Plexus des IV. Ventrikels. Anfänglich mündet der IV. Ventrikel in den Zentralkanal des Rückenmarkes. Erst im 3. Embryonalmonat öffnet sich das Velum medullare posterius zum späteren Foramen Magendie. Hierdurch entsteht erst eine für die Liquorzirkulation wichtige Verbindung zwischen innerem und äußerem Liquorraum. Mit der Öffnung des Velum medullare einhergehend kommt es zur Einrollung des Kleinhirns, so daß dann Plexus und Velum medullare posterius vom Kleinhirn verdeckt werden.

1. Arnold-Chiarische Kleinhirnmißbildung

Die Arnold-Chiarische Kleinhirnmißbildung, benannt nach den Erstbeschreibern CHIARI (1891, 1896) und ARNOLD (1894), ist häufig mit einer dorsolumbalen Myelomeningozele kombiniert. RUSSEL und DONALD (1935) beobachteten bei 10 untersuchten lumbalen Myelomeningozelen stets eine Arnold-Chiarische Kleinhirnmißbildung. DANIEL und STRICH (1958) fanden umgekehrt bei 26 Fällen von Arnold-Chiarischer Mißbildung immer eine Myelomeningozele.

CHIARI unterschied zunächst 3, später 4 Formen der Verbildung der infratentoriellen Hirnstrukturen:

1. eine Verlängerung der Tonsillen und der medialen Anteile der Lobi inferiores des Kleinhirns zu zapfenartigen in den Wirbelkanal verlagerten Fortsätzen;

2. eine Verlagerung von Teilen des Kleinhirnwurmes und des IV. Ventrikels in den Wirbelkanal;

3. die Einlagerung von Teilen des Kleinhirns in eine Spina bifida cervicalis (subokzipitale Enzephalozele);

4. eine Hypoplasie des Kleinhirns ohne Verlagerung in den Wirbelkanal.

Von diesen 4 Typen trägt nur der Typ 2 die Bezeichnung Arnold-Chiari-Syndrom.

Als Arnold-Chiarische Kleinhirnmißbildung wurden in der Folgezeit zahllose Beobachtungen mitgeteilt, die wohl den Dysraphien, nicht immer jedoch der Arnold-Chiarischen Mißbildung in der ursprünglichen Bedeutung zuzurechnen sind. Gegen die heute übliche Ausweitung dieses Begriffes wandte sich OSTERTAG (1956).

Die beim *Typ 1* beschriebene Verlängerung der Kleinhirntonsillen und medialer Anteile der Lobi inferiores zu zapfenartigen, in den Wirbelkanal verlagerten Fortsätzen hat Ähnlichkeit mit dem Kleinhirndruckkonus. FRIEDE (1975) vertritt deshalb die Ansicht, nur solche Fälle gelten zu lassen, bei denen sklerotische Veränderungen an den verlagerten Kleinhirntonsillen auf eine *chronische* Herniation ohne intrakranielle Raumforderung hinweisen.

Typ 2 wird am häufigsten beobachtet. Mehr oder minder ausgeprägt sind hierbei verbildete Anteile des Kleinhirnunterwurmes, zusammen mit dem nicht eröffneten Velum medullare posterius und dem Plexus des IV. Ventrikels, unter Ausbildung eines handschuhfingerförmigen Zapfens an der Dorsalseite der Medulla oblongata in den Wirbelkanal verlagert (Abb. 6a). Der IV. Ventrikel ist in die Länge gezogen, die Medulla oblongata an der Ventralseite bajonettförmig

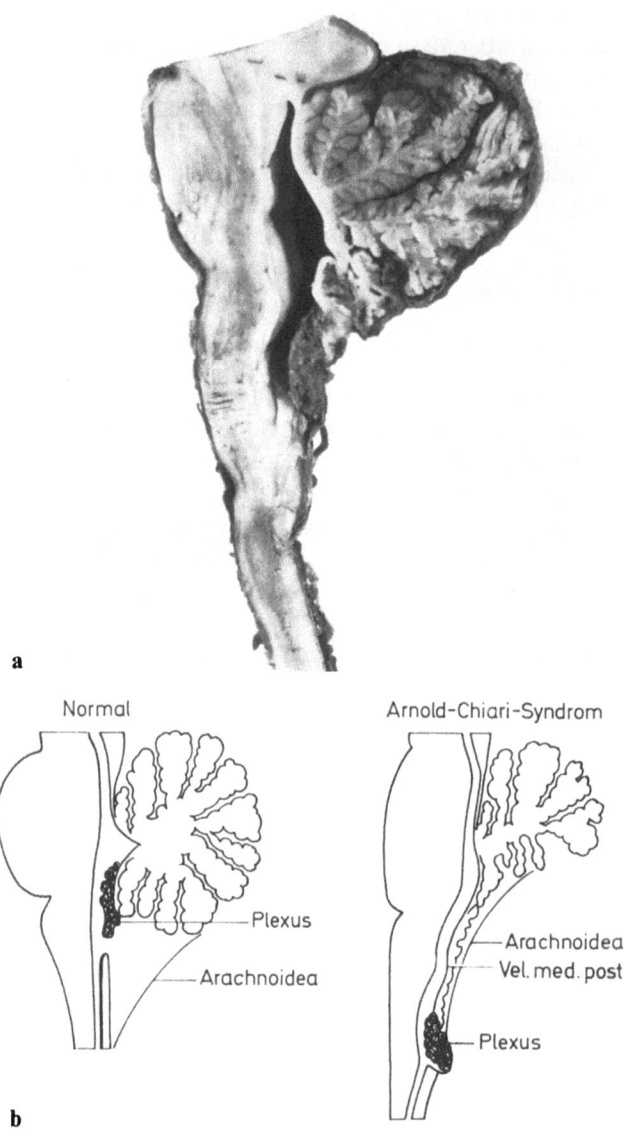

Abb. 6. a Arnold-Chiarische Kleinhirnmißbildung (Chiari Typ II): Hypoplasie des Kleinhirnunterwurmes. Verlagerung von Kleinhirnläppchen, Velum medullare posterius und
Plexus chorioideus in das Foramen occipitale magnum. Elongatio medullae oblongatae.
b Gegenüberstellung der normalen Verhältnisse und derjenigen bei der Arnold-Chiarischen Mißbildung. Ausbleiben der „Einrollung" des Kleinhirnunterwurmes und Verlagerung des Plexus ventriculi quarti an das Ende des in den Wirbelkanal verlagerten
und mißgebildeten Kleinhirnunterwurmes. (Aus Noetzel 1966)

abgeknickt (Kinking). Hierbei bildet das Velum medullare posterius zusammen
mit dem Plexus chorioideus das Dach. Während Plexus und Velum medullare
posterius unter normalen Verhältnissen vom Kleinhirn bedeckt sind, bleiben
sie bei der Arnold-Chiarischen Mißbildung am kaudalen Ende des Kleinhirns

sichtbar. Infolge der Persistenz des primären Velum medullare posterius bleibt die Verbindung zwischen innerem und äußerem Liquorraum verschlossen, so daß nur eine Verbindung zum Zentralkanal des Rückenmarkes besteht, der im Sinne einer Hydromyelie erweitert sein kann (Abb. 6b) (SANDBANK 1955; PEACH 1964; NOETZEL et al. 1966; NOETZEL 1971).

Diese Liquorpassagestörung soll nach Auffassung mancher Autoren zur Ursache des schon bei der Geburt bestehenden oder sich nach der Geburt entwickelnden Okklusionshydrozephalus (ALVORD u. MARCUSE 1962) werden. CHIARI selbst und mit ihm spätere Autoren (CAVINESS jr. 1976), sehen einen präexistenten Mißbildungshydrozephalus als Ursache der Kleinhirnverbildung und -verlagerung an. Das Kleinhirn ist vielfach deutlich hypoplastisch. Die Läppchen des Unterwurms sind mißgebildet, und die Leptomeningen sind oft außerordentlich gefäßreich.

Pathogenetisch handelt es sich also bei der Arnold-Chiarischen Kleinhirnmißbildung um eine meist zusammen mit einer Myelomeningozele vorkommende frühkindliche Entwicklungsstörung (SANDBANK 1955) und *nicht*, wie gelegentlich noch angenommen wird, um die Folge einer Traktionswirkung der lumbosakralen Myelomeningozele, derart, daß das Kleinhirn infolge der Wachstumsverschiebung durch das im Lumbalbereich fixierte Rückenmark in den Wirbelkanal hineingezogen würde.

Die Arnold-Chiarische Mißbildung kommt sporadisch vor. Es finden sich jedoch auch Angaben über familiäre Häufung und Erblichkeit (BICKERS u. ADAMS 1949; EDWARDS et al. 1961). CASE et al. (1977) beobachteten eine Trisomie 18.

Bei *Typ 3* handelt es sich um eine *Zerebellomeningozele*. Vergleichbar der Myelomeningozele der Lumbalregion wölbt sich ein Celensack zwischen Hinterhauptbein und Nacken unter die Haut vor, wobei eine Verbindung der Cele mit dem IV. Ventrikel besteht. Zwischen den Kleinhirnwülsten ist meist nur der orale Anteil des Wurmes ausgebildet. Tentorium und Clivus sind hypoplastisch; Atlas und gelegentlich auch weitere Wirbel sind nicht geschlossen. Diese in der Regel nicht lebensfähige Mißbildung kann ebenfalls mit einer lumbalen Myelomeningozele kombiniert vorkommen (JOUBERT et al. 1969).

2. Dandy-Walker-Syndrom

Das Dandy-Walker-Syndrom (okkulte Zerebellomeningozele) (DANDY 1921; WALKER 1944; NOETZEL 1947) ist gekennzeichnet durch ein Ausbleiben der Vereinigung der Kleinhirnhemisphären in der Mittellinie mit Hypoplasie des Kleinhirnwurmes und zystischer Erweiterung der Cisterna cerebello-medullaris (Abb. 7). Auch bei dieser Mißbildung ist oft, allerdings in sehr variablem Umfange (vgl. HART u. MALAMUD 1972), die Ausbildung des Foramen Magendie und der Foramina Luschkae unterblieben. Als Folge des gestörten Liquorabflusses in den äußeren Liquorraum soll sich ebenfalls ein Okklusionshydrozephalus entwickeln. Andere Autoren sprechen von einer Agenesie des Unterwurmes (JOUBERT et al. 1969). Über eine Kombination mit Heterotopien in der Kleinhirnrinde und des Nucl. dentatus (JOUBERT et al. 1969) sowie der Oliven (HANAWAY u. NETZKY 1971) hinaus finden sich Angaben über weitere Mißbildungen, wie Wolfsrachen, Fehlbildungen der Ohren und der Gehörgänge. Familiäres

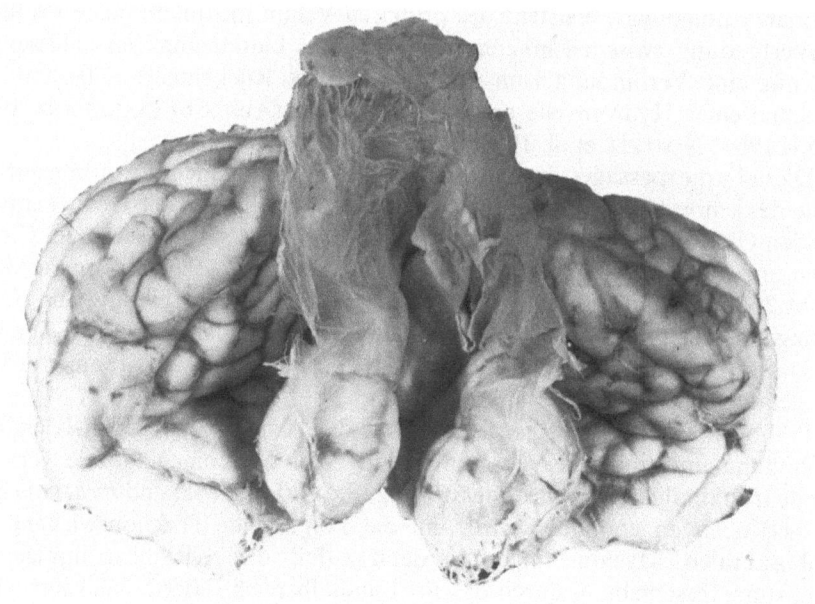

Abb. 7. Dandy-Walker-Syndrom: Zystische Erweiterung der Cisterna cerebello-medullaris bei nicht vereinten mißgebildeten Kleinhirnhemisphären (Neugeborenes, erschwerte Geburt wegen Okklusionshydrozephalus)

Vorkommen beobachteten BENDA (1954) und JOUBERT et al. (1969, sog. Joubert-Syndrom). Sie vermuteten einen autosomal rezessiven Erbgang (Trisomie 13/15), wobei sie in der gleichen Familie sowohl zerebellare Meningozelen als auch ein Dandy-Walker-Syndrom fanden. Das Dandy-Walker-Syndrom kann mit dem Leben vereinbar sein, wobei ein Hydrozephalus schon in der Kindheit zu Beschwerden führt. Die enge Beziehung zwischen Dandy-Walker und Arnold-Chiari-Syndrom demonstrierten kürzlich SMITH et al. (1977).

3. Tentorium- und Schädelanomalien bei der Arnold-Chiarischen Kleinhirnmißbildung und beim Dandy-Walker-Syndrom

Bei der *Arnold-Chiarischen Kleinhirnmißbildung* beschrieben DANIEL und STRICH (1958) eine Hypoplasie des Tentoriums mit Erweiterung des Hiatus tentorii als Ursache einer Einengung des infratentoriellen Raumes mit transtentorieller Verlagerung von Kleinhirn und Hirnstamm in den supratentoriellen Raum. Hierdurch entsteht an der Unterseite der Okzipitallappen eine Eindellung.

Zur Interpretation dieser Phänomene s. SCHMITT 1978 und SCHMITT et al. 1976; dort auch weitere Literatur.

DORAN et al. (1961) bezeichneten die beschriebene Situation der hinteren Schädelgrube als „enzephalokraniale Dysproportion" – ein Begriff, der sich in diesem Zusammenhang nicht durchgesetzt hat.

Beim *Dandy-Walker-Syndrom* ist die hintere Schädelgrube infolge der zystischen Erweiterung des IV. Ventrikels ausgeweitet (PELC et al. 1971). Damit

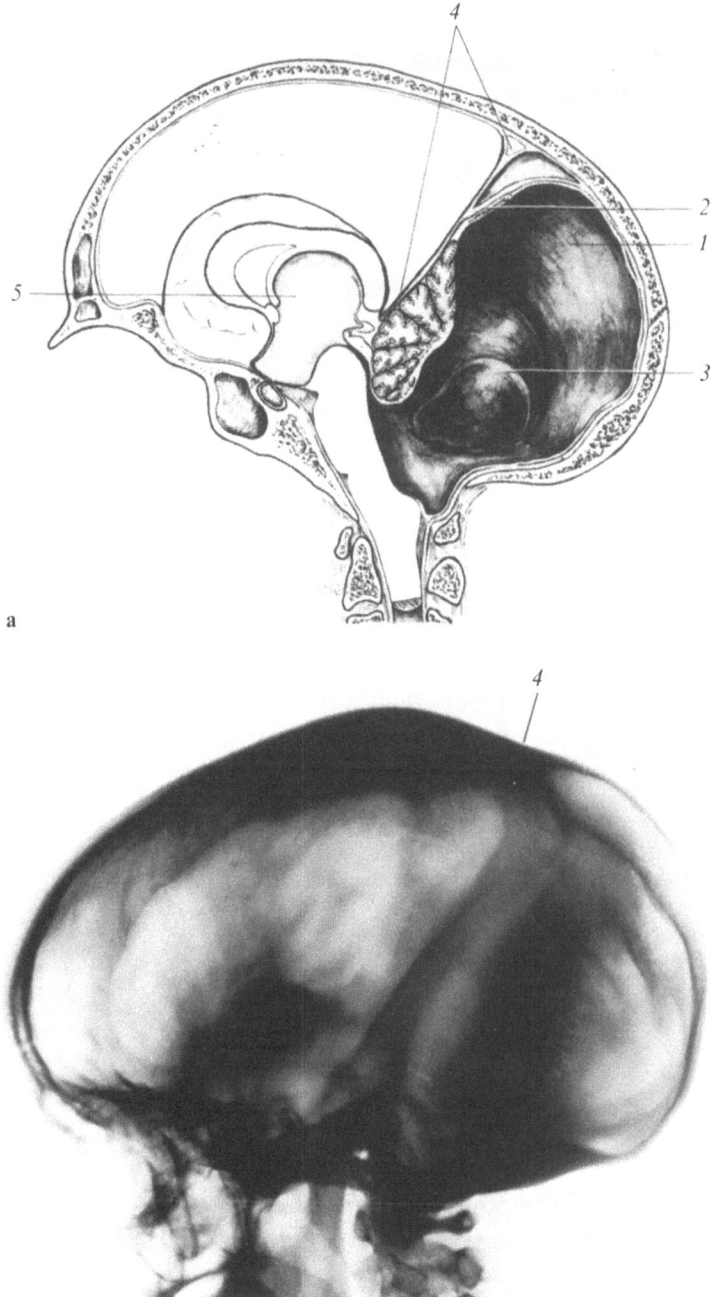

a

b

Abb. 8 a, b. Dandy-Walker-Syndrom (**a** Skizze, **b** Röntgenbild): Zystisch erweiterte Cisterna cerebello-medullaris (*1*) bei Hypoplasie des Kleinhirnunterwurmes (*2*) und nicht vereinten Kleinhirnhemisphären (*3*); Steilstellung des Tentoriums (*4*); Okklusionshydrozephalus (*5*) (20 Jahre alt gewordene Frau. Geburt wegen des großen Schädelumfanges erschwert. Seit Kindheit Kopfschmerzen und gelegentlich Erbrechen, Unsicherheit beim Gehen, hypophysäre Fettsucht). (Aus Noetzel 1947)

einhergehend kann der Sinus transversus mit dem Ansatz des Tentoriums am Schädel angehoben sein, woraus sich eine Steilstellung des Tentoriums ergibt (Abb. 8). Hierdurch wird auch das Okzipitalhirn angehoben und verdrängt (NOETZEL 1947; JOUBERT et al. 1969).

4. Kleinhirnhypoplasien und -aplasien (Chiari Typ 4)

Die dem Typ 4 von CHIARI entsprechende *Kleinhirnhypoplasie* betrifft, wie schon oben erwähnt, besonders häufig den Kleinhirnunterwurm und die Tonsillen. Sie wird auch ohne Zapfenbildung und Verlagerung in den Wirbelkanal beobachtet. In den über dem Kleinhirn gelegenen Meningen können die Gefäße vermehrt sein. Bei der Beurteilung der sehr seltenen Kleinhirnhypoplasien ist nach OSTERTAG (1956) äußerste Zurückhaltung angezeigt, da eine sekundäre Atrophie vaskulärer Entstehung nur schwer auszuschließen sei.

Eine *Aplasie* des Kleinhirns ist extrem selten. Im Fall von FYRAND (1964) scheint jedoch eine echte Kleinhirnaplasie vorzuliegen. Er beobachtete bei einem Säugling zusammen mit einer Spina bifida lumbalis eine totale Aplasie des Kleinhirns und der Brachia pontis.

5. Spaltung des Kleinhirns ohne Zystenbildung

Die vollständige Spaltung des Kleinhirns ohne Zystenbildung ist ebenfalls äußerst selten. OSTERTAG (1956) erhob diesen Befund bei seinem großen Sek-

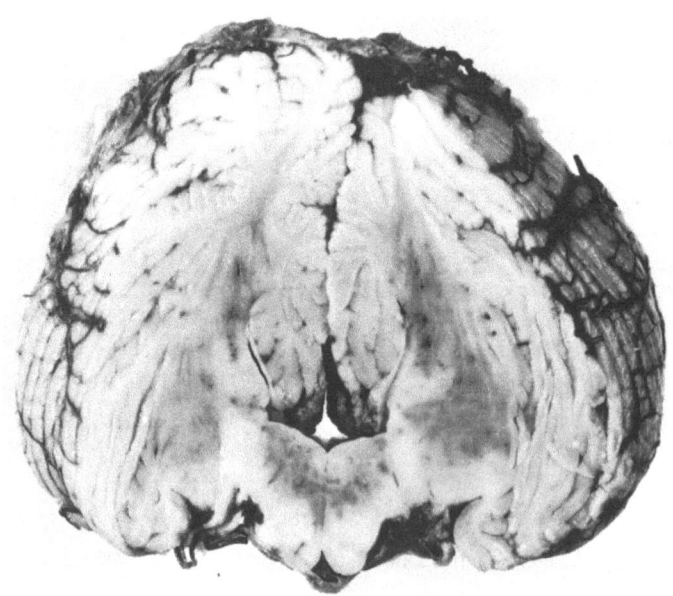

Abb. 9. Spaltbildung des Kleinhirns (kombiniert mit Agenesie des Corpus callosum, s. Abb. 15): $2^1/_2$ Jahre alt gewordener Knabe mit Debilität, Epilepsie, Strabismus divergens, Atresie des Ductus cysticus und der Gallenblase

tionsgut nur zweimal. Hierbei klaffen die bilateral angelegten Kleinhirnhemisphären bei Fehlen des unpaaren Kleinhirnwurmes. In einem eigenen Fall (Abb. 9) bestand gleichzeitig eine Balkenagenesie. Bei dem 2$^1/_2$ Jahre alt gewordenen Knaben fand man außerdem eine Atresie des Ductus thoracicus und der Gallenblase. Ferner bestand eine Trichterbrust und beidseits ein Leistenhoden.

6. Rhombenzephalosynapsis (Kleinhirn ohne Wurm)

Analog der Holoprosenzephalie (s.S. 198) mit Ausbildung eines unpaaren Ventrikelsystems und Fehlen einer Medianspalte zwischen den Großhirnhemisphären kommt auch am Kleinhirn eine mangelnde Trennung der Kleinhirnhemisphären zur Beobachtung. Bei Fehlen des Kleinhirnwurmes und des Velum medullare anterius sind die Kleinhirnhemisphären in der Mittellinie verschmolzen. Wohl als Reste des Wurmes sind die im gemeinsamen Mark gelegenen Heterotopien zu deuten. Die Nuclei dentati, die oral schon dicht nebeneinander, aber noch getrennt liegen, sind weiter kaudal zu einem mittelständigen Gebilde verschmolzen (DE MORSIER 1955; GROSS 1959) (Abb. 10). Abgesehen von weiteren Mißbildungen des Gehirns (Mitteliniendefekte) werden Herzmißbildungen, Kuchenniere usw. beobachtet. In einem eigenen Fall fanden wir die Rhombenzephalosynapsis beim Zellweger-Syndrom.

7. Heterotopien und Mikropolygyrien des Kleinhirns

Außer den Dysraphien findet man im Kleinhirn auch anlagebedingte oder exogen verursachte Differenzierungs- und Reifungsstörungen in Rinde und Mark (*Dysgenesien*), die jedoch meist ohne klinische Bedeutung sind. RORKE et al. (1968) beschrieben in 84% von 147 untersuchten Gehirnen normaler Kinder geringfügige Anomalien und Störungen der Architektur als Nebenbefunde. Experimentell gewonnene Erfahrungen sprechen dafür, daß einige dieser Veränderungen im Laufe der bei der Geburt noch nicht abgeschlossenen Entwicklung korrigiert werden können (VOLK 1977).

Abgesehen von einer mangelhaften Gyrifikation oder Agyrie des Nucl. dentatus werden auch isolierte Ganglienzellhaufen (JACOB 1965; MUROFUSHI 1974) und ferner Spindelzell- oder Rundzelldysgenesien beobachtet (BÉRARD-BADIER et al. 1965; SOLCHER 1968). *Heterotopien* finden sich vorwiegend im Mark der Kleinhirnhemisphären als irreguläre Ansammlungen von Glia- und Ganglienzellen, wobei letztere den Purkinje-Zellen weitgehend entsprechen können (Abb. 10a). Sie sind oft Teilerscheinungen weiterer Mißbildungen in Klein- und Großhirn. *Mikropolygyrien* finden sich vorzugsweise im Nodulus des Kleinhirns, aber auch in der Rinde der Kleinhirnhemisphären (Abb. 11) z.T. als Zufallsbefund, oft aber auch vergesellschaftet mit Mißbildungen des Großhirns (Holoprosenzephalie, Pachy- und Mikrogyrie). Analog der Mikropolygyrie des Großhirns sieht man hier zwischen normalen Kleinhirnläppchen zahlreiche verkümmerte Lobuli mit Ganglienzellausfällen in der Purkinje- und Körnerschicht. Außerdem beobachtet man, ebenfalls häufig als belanglosen Nebenbefund, umschriebene Mikrodysgenesien der Kleinhirnrinde mit lokaler Unterbrechung

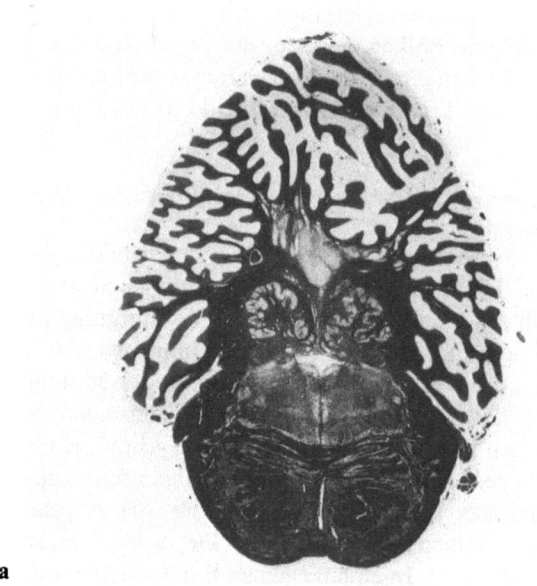

a

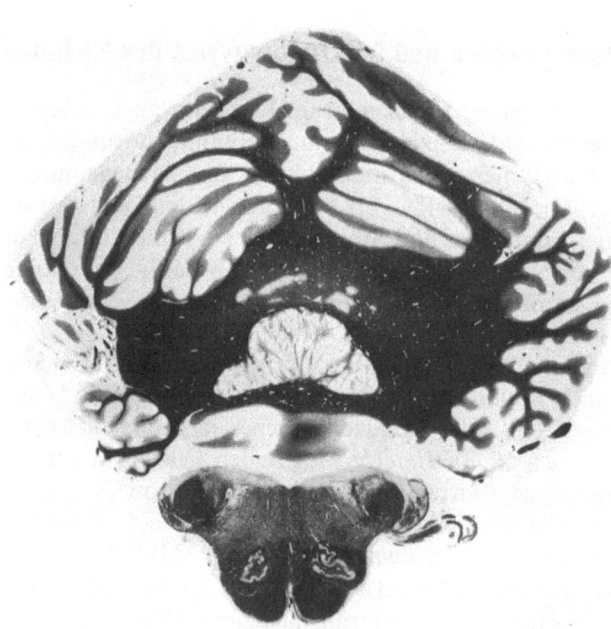

b

Abb. 10 a, b. Rhombenzephalosynapsis: Fehlen des Kleinhirnwurmes und der Incisura cerebelli. Rindenheterotopien im gemeinsamen Mark oberhalb des Nucl. dentatus. In **a** sind die Nuclei dentati noch getrennt, in **b** zu einem mittelständigen Kern verschmolzen. Hypoplasie der unteren Oliven

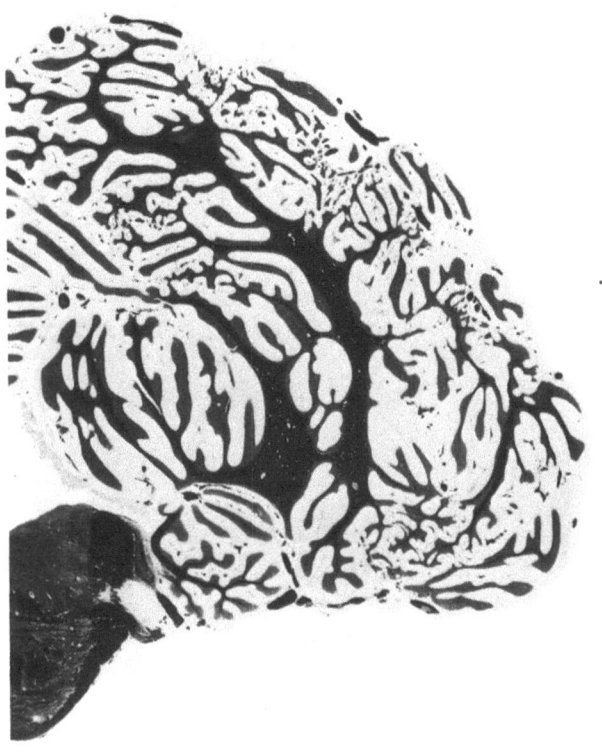

Abb. 11. Mikropolygyrie des Kleinhirns: Zahlreiche verkümmerte Kleinhirnwindungen (gleichzeitig auch Mikropolygyrie in den Großhirnhemisphären)

oder Mangelanlage der Purkinje- und Körnerzellschicht und lokaler Gliafaserproliferation. Mikrodysgenesien und Heterotopien sind oft Teilerscheinungen familiärer multifokaler Entwicklungsstörungen (OSTERTAG 1956; P.E. BECKER 1964) oder chromosomaler Anomalien (TERPLAN et al. 1970; DE LEÓN 1972; DE LEÓN et al. 1976; VOLPE u. ADAMS 1972; GULLOTTA u. REHDER 1974).

8. Aquäduktstenose und -atresie

Der Aquädukt, entwicklungsgeschichtlich ein Teil des Neuralrohres, verbindet als enge Passage den III. mit dem IV. Ventrikel. Eine auf einer Entwicklungsstörung beruhende Stenose oder Atresie des Aquäduktes kann isoliert oder in Kombination mit weiteren Entwicklungsstörungen; vorwiegend aus dem Dysraphiekomplex, beobachtet werden (COLMANT 1955; LICHTENSTEIN 1959; NOETZEL 1970). Über geschlechtsgebundene, das männliche Geschlecht treffende, Erblichkeit berichten BICKERS und ADAMS (1949) und EDWARDS et al. (1961). Der durch die Stenose verursachte Hydrozephalus der Großhirnkammern kann schon ein Geburtshindernis darstellen. Nicht selten jedoch treten Symptome

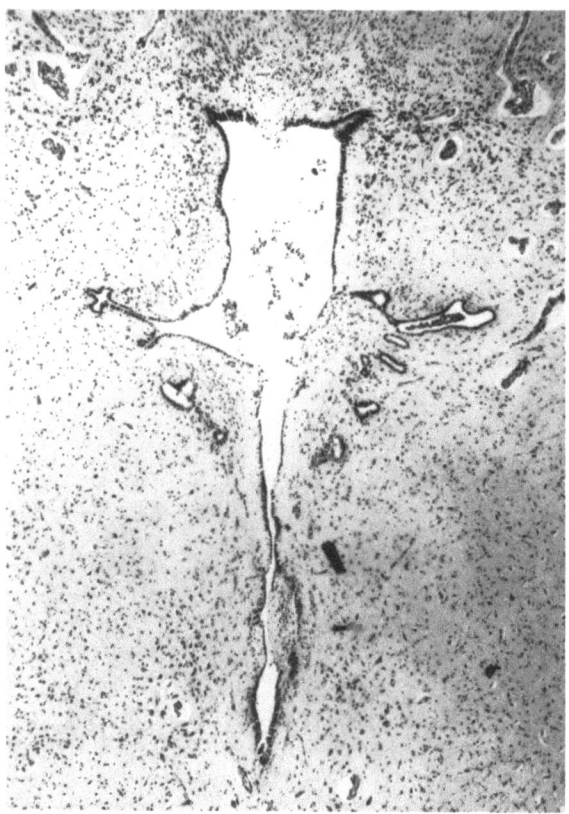

Abb. 12 a. Aquäduktstenose: Irregular geformter, stenosierter Aquädukt mit zahlreichen aberrierenden, blind endenden Ependymschläuchen (sog. Aquaeductuli). Kresylviolett-Färbung

des Hirndruckes erst im Kindesalter deutlich in Erscheinung. Gelegentlich kommt es durch Spontanperforation des Okklusionshydrozephalus im Bereich des Recessus pinealis, des Infundibulums oder an der Basis des Stirnhirns zu einem atypischen Liquorabfluß und damit zur „Spontanheilung" des Hydrozephalus (NOETZEL 1940).

Makroskopisch beobachtet man oft schon am Übergang vom III. Ventrikel in den Aquädukt eine trichterförmige Einengung der Lichtung, und im weiteren Verlauf kann der Aquädukt mit bloßem Auge nicht mehr verfolgt werden. In anderen Fällen kann eine von Ependym bedeckte Membran die Lichtung des Aquäduktes verschließen.

Histologisch gehen von der eingeengten oder obliterierten Lichtung des Aquäduktes blind endende, von Ependym ausgekleidete, irregulär verlaufende Schläuche aus (Aquaeductuli nach BECKETT et al. 1950) (Abb. 12a). In der Lichtung oder am Rande werden auch umschriebene Gliosen (Abb. 12b) oder kleine Spongioblastome angetroffen. Beschrieben wurden ferner ein Angioma teleangiektaticum und ein kleines Lipon in diesem Bereich (BECKETT et al. 1950).

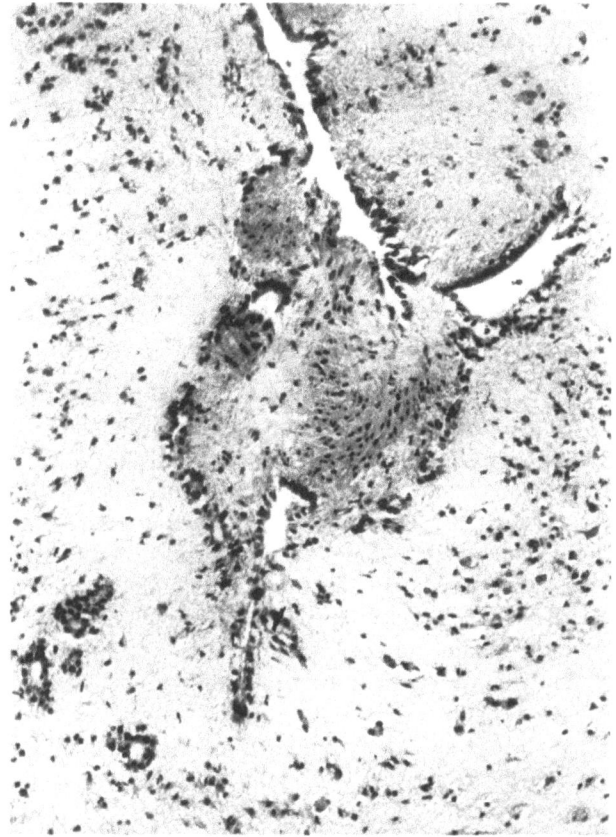

Abb. 12 b. In die Lichtung vorspringende Gliose und mehrere Aquaeductuli. Kresylviolett-Färbung

Bei Aquäduktstenose mit tiefsitzenden Ohren und fliehendem Kinn (fragliche rudimentäre Otozephalie) beschrieben SPATZ und ULLRICH (1931) eine Agenesie der Abduzenskerne mit Hypoplasie und Dysplasie der Hirnnerven III, IV und VII. Das gelegentlich gleichzeitige Vorkommen von Aquäduktstenose und Syringobulbie (OSTERTAG 1956) unterstreicht die Zugehörigkeit zu den Dysraphien. *Differentialdiagnostisch* abzugrenzen ist die erworbene Aquäduktstenose. Hierbei handelt es sich meist um die Folgen einer Ependymitis granularis nach Meningitis, die durch Einengung der Lichtung des Aquäduktes den Liquorabfluß behindert. Andere Mechanismen werden von WILLIAMS et al. (1973, 1974) diskutiert.

9. Atrophie von Brücke und Medulla oblongata

Abgesehen von der Hypoplasie und der halbseitigen Atrophie von Brücke und Medulla oblongata als Folge halbseitiger zerebraler Atrophie beobachtet man in der Medulla oblongata *Dysgenesien der Oliven* bei Dandy-Walker und Arnold-Chiarischer Mißbildung. Dabei unterbleibt die *Gyrierung* der Oliven (HANAWAY u. NETZKY 1971; JACOB 1965). Heterotopien der unteren Oliven wurden auch bei Pachy- und Agyrie des Großhirns beobachtet.

III. Großhirn

1. Dysraphien

a) Anenzephalus

Im Unterschied zum Azephalus, bei dem die Kopfanlage insgesamt fehlt, handelt es sich beim Anenzephalus (Akranius) um eine ebenfalls früh determinierte *dysraphische Entwicklungsstörung,* wobei im Extremfall das Neuralrinnenstadium in ganzer Länge erhalten bleiben kann (Kraniorachischisis). Die Dysraphie kann aber auf die Hirnschädelanlage als inkompletter (Merokranie) oder kompletter (Holoakranie) Defekt des Neurokranium beschränkt sein, so daß ein Anenzephalus bei geschlossener Rückenmarksanlage resultiert. Beim Anenzephalus findet man anstelle des Gehirns über der mißgebildeten rudimentären Grundplatte eine blutrot aussehende Area cerebro-vasculosa (Abb. 13), in der außer gefäßführendem Mesenchym noch weitverzweigte Mesenchymschläuche und Plexusgewebe nachgewiesen werden können. Die auch beim Anenzephalus meist vorhandene Anlage der Augen und Hirnnerven ist abhängig von der Anlage der Grundplatte des Gehirns. Ein Kleinhirn kann fehlen oder als hypoplastische Verbildung vorhanden sein. Infolge der Mißbildung von Zwischenhirn und Hypophyse sind die Nebennieren hypoplastisch oder nicht nachweisbar. Rückenmark und Wirbelsäule, vor allem die Halsregion, können ebenfalls dysraphische Störungen aufweisen. Als Sonderform ist die *Exenzephalie* zu nennen, bei der, etwa vergleichbar mit der Myelomeningozele, die mißgebildete Großhirnanlage subtotal extrakraniell verlagert ist, und ferner die *Merokranie* (ERNST 1909), bei der ein Teil der Schädelkalotte, mindestens jedoch der rostrale Anteil der Okzipitalschuppe angelegt ist. Die Beurteilung dieser mannigfaltigen Schädelhirnmißbildungen ist insofern erschwert und hat auch zu voneinander abweichenden Deutungen geführt, als die primäre Mißbildung durch Umbau, Nekrosen, Rückresorption, Überhäutung der Hirnreste usw. entscheidende Veränderungen erfahren kann (vgl. OSTERTAG 1956). Die Anenzephalie kann mit basalen Hirnbrüchen und Gesichtsspalten vergesellschaftet sein. Neuere zusammenfassende Darstellung siehe LEMIRE et al. (1978).

Über Erblichkeit und familiäre Häufung von Anenzephalie liegen zahlreiche ältere Untersuchungen vor (vgl. OSTERTAG 1956). In neuerer Zeit beobachteten DE GROUCHY et al. (zit. nach LENZ 1964) einen unauffälligen Mann mit einem abnorm langen und einem abnorm kurzen D-Chromosom, der zwei Kinder mit Anenzephalus und eine Tochter mit Mikrozephalie, fliehendem Unterkiefer, Spina bifida lumbalis, tiefsitzenden Ohren, Vogelgesicht und Herzfehler hatte (zit. nach LENZ 1964). Eine heriditäre Disposition wird auch von DUBOIS et al. (1973) angegeben.

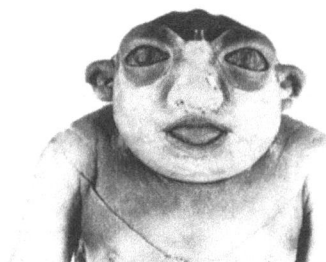

Abb. 13. Anenzephalus: Anstelle des Großhirns findet sich über der mißgebildeten Schädelbasis eine Area cerebro-vasculosa

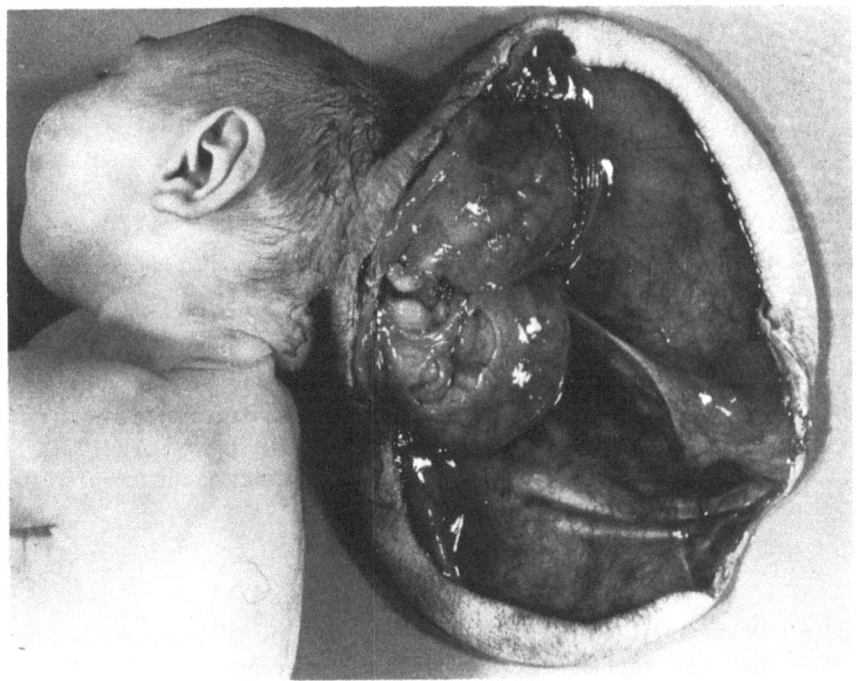

Abb. 14. Enzephalozele: Mit Haut bedeckte, eröffnete Enzephalozele am Hinterhaupt. Verlagerung von Hirnanteilen in den Celensack

b) Enzephalozelen

Bei den Enzephalozelen, vergleichbar den Dysraphien des Rückenmarkes, werden Hirnhäute mit oder ohne Anteile des Großhirns durch eine Knochenlücke unter die hernienartig vorgewölbte Haut verlagert (Abb. 14). Der Schwere der Mißbildung nach unterscheidet man Enzephalozelen bis zur Exenzephalie, Enzephalomeningo- und Meningozelen. Vorzugssitz der Enzephalozelen ist der Hinterkopf. Bei den *basalen, rostralen Enzephalozelen* wird differenziertes Hirngewebe durch eine Knochenlücke der vorderen Schädelgrube bzw. der Lamina

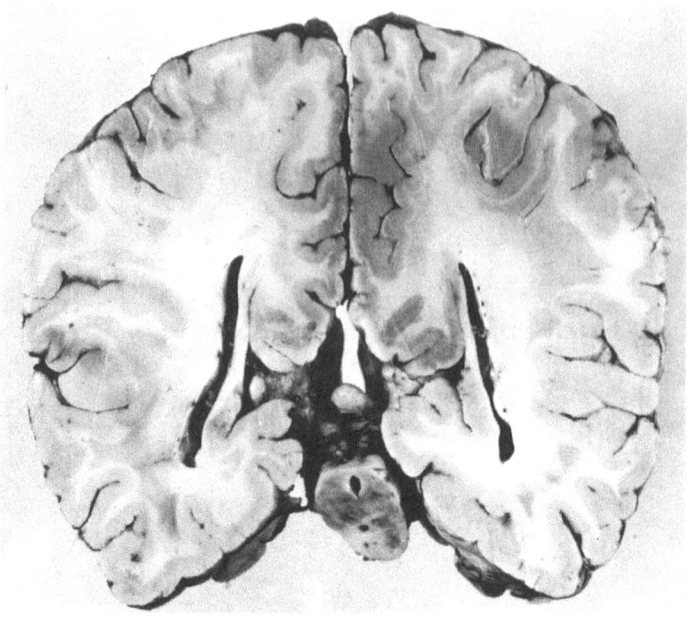

Abb. 15. Agenesie des Corpus callosum: Offene Verbindung zwischen Interhemisphärenspalt und III. Ventrikel (gleicher Fall wie in Abb. 9)

cribrosa in die Orbita oder in die Nase verlagert. Da sie als Tumoren imponieren
oder auch einen Nasenpolypen vortäuschen können, sind sie differentialdiagnostisch für die Klinik von Bedeutung (GERLACH 1964; BAUMEISTER 1972). Sie
werden als Einzelbefund, gelegentlich aber auch zusammen mit Anenzephalie,
dorsalen Enzephalozelen usw. beobachtet.

c) Balkenmangel

Den Balkenmangel (Abb. 15) (Agenesie des Corpus callosum) rechnet man
ebenfalls zu den Dysraphien. Hierfür spricht das gelegentlich gleichzeitige Vorkommen von Spaltbildungen des Kleinhirns (POSPIECH 1942) (vgl. Abb. 9) und
weiterer Mißbildungen, wie Atresie des Ductus cysticus, Hypospadie, Kryptor-
chismus, ferner das Vorkommen einer Spina bifida. Zusammen mit einem Balkenmangel beobachtet man nicht selten weitere Hirnverbildungen, wie Pachygyrie und Heterotopien oder im Medianspalt gelegene Hamartome und Lipome
(s. UNTERHARNSCHEIDT et al. 1968).

Entwicklungsgeschichtlich setzt die Ausbildung des Corpus callosum eine normale Entwicklung der Lamina terminalis, der Kommissurenplatte, die Trennung
in die beiden Großhirnhemisphären voraus. Durch einstrahlende Kommissurenfasern nimmt das Corpus callosum im Lauf der weiteren Entwicklung an Volumen zu. Beim Balkenmangel dagegen geht die Lamina terminalis unmittelbar
in das Dach des III. Ventrikels über, so daß man nach Einreißen dieser dünnen
Membran unmittelbar zwischen den auseinanderfallenden Großhirnhemisphä-

ren in den III. Ventrikel blickt. Beim univentrikulären Ventrikelsystem der Holoprosenzephalie, bei der die Trennung der Hemisphären unterbleibt, ist eine Balkenbildung nicht möglich. Man unterscheidet zwischen einem totalen und einem partiellen Balkenmangel. Beim totalen Balkenmangel fehlen die im Corpus callosum verlaufenden Kommissurenfasern. Beim *partiellen* Balkenmangel, bei dem die rostralen Anteile des Corpus callosum angelegt sind, entwickelt sich dagegen ein Balkenlängsbündel (Probst-Bündel), so daß die Kommissurenfasern über den rostralen, meist kräftig entwickelten Anteil des Corpus callosum die gegenseitige Hemisphäre erreichen. Während ein partieller Balkenmangel einen Zufallsbefund bei der Enzephalographie oder bei der Obduktion darstellt, beobachtet man in den meisten Fällen von totalem Balkenmangel und ohne Balkenlängsbündel ein untergewichtiges und mikrenzephales Gehirn und klinisch Schwachsinn und Epilepsie. Geschlechtsgebundene rezessive Erblichkeit wird von KOCH (1966) erwähnt. RENIER et al. (1973) beschrieben eine das weibliche Geschlecht betreffende Kombination von totalem Balkenmangel mit Chorioretinopathie und Beugespasmen als *Aicardi-Syndrom*.

d) Agenesie des Septum pellucidum

Eine isolierte Agenesie des Septum pellucidum ist anscheinend äußerst selten. Häufiger wird dagegen ein Fehlen als Begleiterscheinung bei Balkenmangel und Holoprosenzephalie beobachtet (Abb. 16). Durch sekundäres Einreißen als Folge eines angeborenen Okklusionshydrozephalus, z.B. bei Aquäduktstenose oder Arnold-Chiarischer Mißbildung, kann ein Septumdefekt vorgetäuscht werden. Nach VOIGT (1969) kann ein Septumdefekt nach zunächst unauffälliger Entwicklung zur Ursache einer Epilepsie werden.

e) Cavum septi pellucidi

Das Cavum septi pellucidi (Synonym: V. Ventrikel) stellt einen häufigen Zufallsbefund bei der Hirnsektion dar. SCHWIDDE (1952) beobachtete es 210mal (20,3%) bei 1033 formolfixierten Gehirnen. Es handelt sich um einen entwicklungsgeschichtlich bedingten Spaltraum zwischen den beiden das Septum pellucidum bildenden Marklamellen, die in der Regel zu einer dünnen Membran zusammenwachsen. Unterbleibt diese Verschmelzung, so entsteht ein mit Liquor gefüllter, nach hinten von den Fornices begrenzter Spaltraum zwischen den Stirnhirnkammern (Abb. 17). Größere, nicht mit den Hirnkammern kommunizierende Cava werden im Luftenzephalogramm sichtbar, da die Höhle ausgespart bleibt. Hierdurch kann ein mittelständiger raumfordernder Prozeß vorgetäuscht werden (BANNWARTH 1939; GRAHMANN u. PETERS 1964). Größere Cava septi pellucidi können durch ventilartige Verlegung der Foramina Monroi krisenhafte Hirndrucksymptome verursachen (akute Attacken von Kopfschmerz, Schwindel, Erbrechen, Krämpfe) und gelegentlich sogar Ursache eines plötzlichen Hirntodes sein (BONITZ 1969).

Die Vergrößerung eines Cavum septi pellucidi bei hirnatrophischen Prozessen und insbesondere nach stumpfen Schädeltraumen wird von CORSELLIS et al. (1973) diskutiert. Überdurchschnittlich häufiges Vorkommen eines vergrößerten Cavum septi pellucidi beobachtete er bei Gehirnen von Boxern.

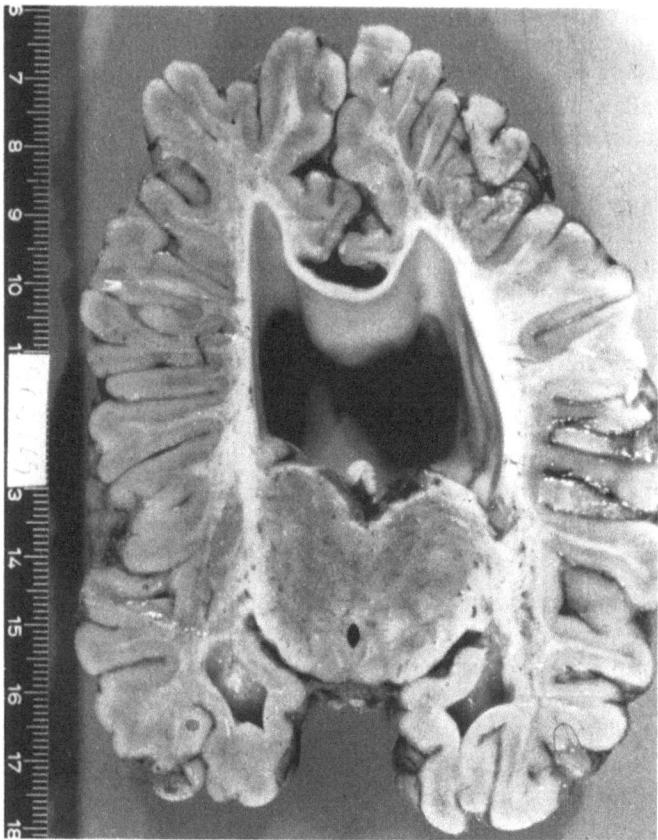

Abb. 16. Agenesie des Septum pellucidum: Kommunizierende Seitenventrikel bei fehlendem Septum pellucidum. Okklusionshydrozephalus infolge Arnold-Chiarischer Kleinhirnmißbildung

f) Cavum Vergae und Cavum veli interpositi

Das *Cavum Vergae* ist hinter den Columnae fornicis gelegen und kann sich bis zum Splenium corporis callosi erstrecken. Das Cavum Vergae ist immer mit einem Cavum septi pellucidi kombiniert, wird jedoch bei Fällen von Cava septi pellucidi nur in etwa 10% gefunden.

Beim *Cavum veli interpositi* (Synonym: Cisterna interventricularis, ZELLWE-GER 1951) handelt es sich um eine Einstülpung des Subarachnoidalraumes zwischen Fornix und Dach des III. Ventrikels (LARROCHE u. BAUDEY 1961). Inwieweit Beziehungen zu den Arachnoidalzysten der Cisterna ambiens bestehen, bleibt noch zu klären.

g) Unpaare univentrikuläre Großhirnmißbildungen = Holoprosenzephalien (Zyklopie, Arrhinenzephalie, Otozephalie)

Aus dem Neuralrohr entwickelt sich am Ende des 1. Embryonalmonats die zunächst unpaare Hirnanlage als 3-Bläschen-Stadium mit hintereinanderliegen-

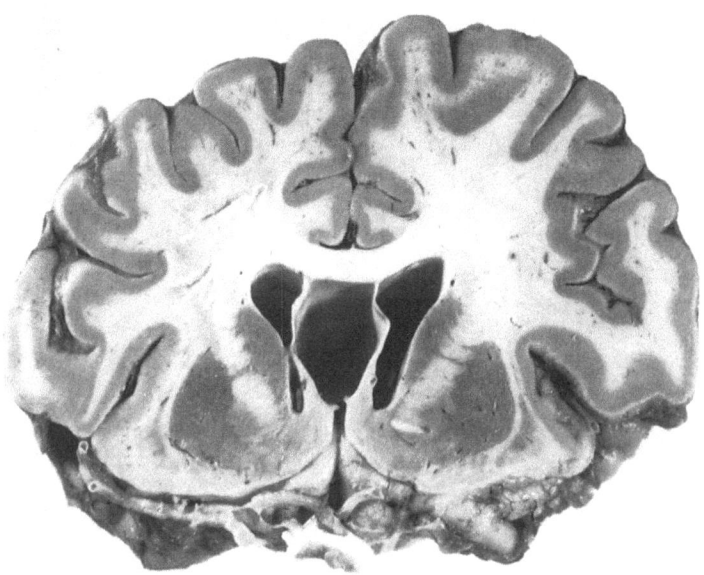

Abb. 17. Cavum septi pellucidi: Zystenbildung infolge unterbliebener Verlötung der beiden das Septum pellucidum bildenden Marklamellen (sekundäre Ausbildung eines Okklusionshydrozephalus durch funktionelle Verlegung des Foramen Monroi)

dem Pros-, Mes- und Rhombenzephalon. Diesem folgt das 5-Bläschen-Stadium, bei dem aus dem Prosenzephalon das Zwischenhirn (Dienzephalon) und das paarige Endhirn (Telenzephalon mit Augenanlagen und Riechknospen) hervorgeht.

Eine Hemmung in dieser Entwicklungsphase führt zu Gehirnmißbildungen mit vielfältigen Varianten, die auch mit Dysplasien des prächordalen Mesenchyms, also des Hirn- und Gesichtsschädels vergesellschaftet sind (kraniofaziale Mißbildungen). Abhängig von der Terminationszeit läßt sich eine teratologische Reihe aufstellen, bei der Art und Schweregrad der Verbildungen mit dem Fortschreiten der Entwicklung korrelieren. Die Häufigkeit dieser Mißbildungen wird von FRUTIGER (1969) auf 0,13% aller Geburten geschätzt. Die schweren Formen haben keine Überlebenschance.

Die ursprünglichen Bezeichnungen beziehen sich auf die äußerlich sichtbaren Verbildungen des Gesichtsschädels:

1. *Zyklopie* = mehr oder minder vollständige Verschmelzung der Augenanlage mit Fehlen der Nase bzw. Ausbildung einer unpaaren rüsselförmigen Nase oberhalb der Augenanlage (Proboscis) und hypoplastischer Mundspalte (Abb. 18, 19).

2. *Arrhinenzephalie* = paarige Augenanlage, jedoch Fehlen der Nasenanlage oder Proboscis, häufig kombiniert mit Lippenkiefergaumenspalte.

3. *Otozephalie* = Hypoplasie des Unterkiefers und der Ohranlage bis zum Fehlen des Unterkiefers, wobei die blind endenden Ohranlagen unter dem Pharynx gelegen sein können. Das Labyrinthorgan ist dabei in der Regel intakt.

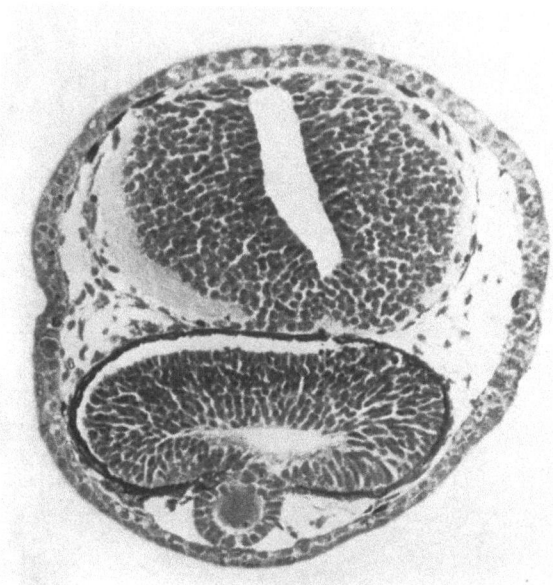

Abb. 18. Holoprosenzephalie und Zyklopie: Unpaare Hirn- und Augenlage, experimentell durch Sauerstoffmangel beim Hühnchenkeim erzeugt (RÜBSAAMEN 1948)

Die dabei vorkommenden Mißbildungen des Gehirns führten zu einer anderen Nomenklatur. In Anlehnung an die Untersuchungen von OSTERTAG (1956) über die Verbildungen bei univentrikulärem Enzephalon prägte DE MORSIER (1955) den Begriff der „Telenzephalosynapsis" und YAKOVLEV (1959) die Bezeichnung „Holotelenzephalie". Der dann von DE MYER et al. (1964) gewählte Name „Holoprosenzephalie" setzte sich jedoch eher durch und fand auch im deutschen Schrifttum Eingang (JELLINGER u. GROSS 1973).

Die *Holoprosenzephalien* werden nach dem Schweregrad unterteilt:

1. Die *alobäre* Holoprosenzephalie zeigt ein kleines, ungeteiltes monoventrikuläres Großhirn ohne Gliederung in Hirnlappen und Hemisphären sowie ohne ein Corpus callosum. Die Stammhirnkerne (Thalamus und Striatum) sind breit miteinander verschmolzen. Das agyre Großhirn zeigt Heterotopien und eine verbildete Hirnrinde. Die Riechhirnanlage fehlt. Hinzu kommen die Verschmelzung der Augenanlage (Zyklopie), Mißbildung der Nase, hypoplastische Mundspalte und weitere Organmißbildungen (JELLINGER u. MILA 1981).

2. Die *semilobäre* Holoprosenzephalie weist schon einen, allerdings unvollständigen Interhemisphärenspalt und eine rudimentäre Falx cerebri auf. Hierbei beobachtet man ein unpaares Stirnhirn (Abb. 19) und eine mehr oder weniger deutliche Teilung des Okzipital- und Schläfenhirns. Die Hirnwindungen sind oft pachygyr. Die Basalganglien sind auch hier noch breit miteinander verschmolzen. Gelegentlich, bei Fehlen des Corpus callosum, wölbt sich das Dach des III. Ventrikels blasenförmig zwischen den verkürzten, mangelhaft geteilten Großhirnhemisphären vor. Dieser Hirnbefund entspricht etwa dem äußerlichen Befund der Arrhinenzephalie.

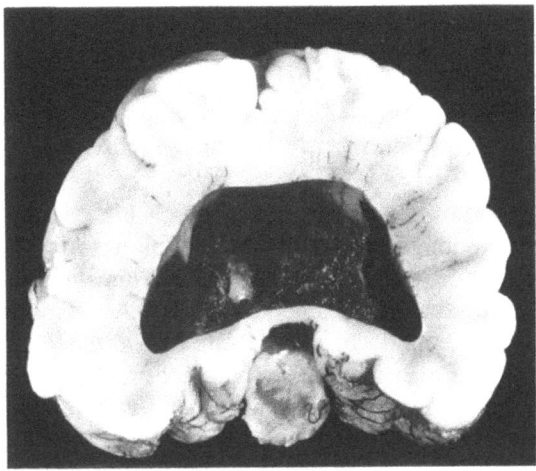

Abb. 19. Holoprosenzephalie: Univentrikuläre Holoprosenzephalie mit angedeutetem Interhemisphärenspalt (Mikrenzephalie, Mikrophthalmie, tief ansitzende Ohren; Lippenkiefergaumenspalte, Ösophagus- und Analatresie, offenes Foramen ovale). Frühgeburt (mens 8), Hirngewicht: 160 g

3. Die *lobäre* Prosenzephalie zeigt einen schon ausgebildeten Interhemisphärenspalt mit Windungsbrücken zwischen den frontalen Anteilen der Großhirnhemisphären (sog. Pseudobalken). Septum und Fornix fehlen meist. Die Riechhirnanlage kann fehlen oder ist hypoplastisch. Die Großhirnrinde ist atypisch, im Mark sieht man Heterotopien. Neuere Darstellung und Klassifikation s. PROBST 1979.

Zwischen den hier in den Grundzügen aufgeführten Formen der Holoprosenzephalie bestehen Übergänge. Nach JELLINGER und GROSS (1973) kann eine kontinuierliche Reihung von der Zyklopie bis hin zur Balkenhypoplasie durch, wenn auch seltene, Übergangsformen als gesichert gelten.

Die Entstehung der solitären oder mit weiteren Mißbildungen vergesellschafteten dorsalen Mittelliniendefekte ist wahrscheinlich polyätiologisch. Bei einem Teil wurde eine chromosomale Anomalie (Trisomie D 13/15) (KOTTE u. KUNZE 1971) darüberhinaus eine familiäre Häufung (PFITZER 1982) nachgewiesen. Andererseits lassen sich derartige Mißbildungen im Experiment durch Sauerstoffmangel in frühen Entwicklungsstufen (RÜBSAAMEN 1952), Röntgenbestrahlung usw. erzeugen.

2. Migrationsstörungen

Zu Beginn des 2. Embryonalmonats entwickelt sich an der Innenseite der bilateral symmetrischen Endhirnbläschen eine Keimschicht omnipotenter Zellen, die *Matrix*. Von ihr wandern in den folgenden Wochen Zellen aus, die sich auf dem Weg zur Hirnrinde unter Teilung in Spongioblasten und Neuroblasten differenzieren. In den phylogenetisch alten Teilen, also vom Rückenmark bis zum Zwischenhirn, ist die Matrix schon im 3.–4. Embryonalmonat aufgebraucht, während sie an den Wänden der Seitenventrikel noch länger bestehen bleibt. Noch bis über die Zeit der Geburt hinaus lassen sich Reste dieser Matrix als kleine Zellhaufen unter dem Ependym der Seitenventrikel, unter Bevorzugung des lateralen Ventrikelwinkels, beobachten (KAHLE 1951). Zum sehr komplexen Ablauf der Migration siehe POLLAKOV (1938) und SIDMAN et al. (1973).

Diese periventrikulären, z.T. perivaskulären Zellansammlungen wurden von VIRCHOW (1868) irrtümlicherweise als entzündliche Infiltrate aufgefaßt („Encephalitis interstitialis congenita").

Die ersten Hirnwindungen zeichnen sich durch Einsenkungen an der Hirnoberfläche (Primärwindungen) im 4. Embryonalmonat ab. Die Sekundärwindungen, die dem Gehirn sein charakteristisches Aussehen geben, entwickeln sich erst später. Hirnwachstum, einhergehend mit Auswanderung von Zellen der Matrix zur Hirnrinde und Differenzierung in Gliazellen und Nervenzellen, und Gyrifikation gehen also Hand in Hand. Störungen dieser Entwicklungsphase der Besiedlung der Hemisphären, ausgehend von der Matrixschicht (Migration), führen zu einer Reihe eindrucksvoller Mißbildungen, zu den Heterotopien, zu Agyrie, Pachygyrie und zu den Polymikrogyrien (vgl. hierzu auch HALLERVORDEN u. MEYER 1956).

a) Heterotopien

Hierbei handelt es sich um auf dem Weg von der Matrix zur Hirnrinde steckengebliebene Keimzellen, die dann am falschen Ort mehr oder minder vollkommen zu einer grauen Substanz ausdifferenzieren. Sie sind meist schon makroskopisch durch ihre rindenähnliche Farbe im Mark zu erkennen. Zwei Typen lassen sich hierbei unterscheiden:

1. laminäre oder girlandenförmige, in der Regel symmetrisch in beiden Hemisphären anzutreffende Heterotopien,

2. noduläre oder ballenförmige, gelegentlich auch isoliert in einer Hemisphäre anzutreffende Heterotopien.

Die *girlandenförmigen* Heterotopien finden sich als typische Begleitveränderung bei Agyrie und Pachygyrie (Abb. 20), jedoch so gut wie nie bei einer normal entwickelten Hirnrinde. Während die Heterotopien bei der Pachygyrie auf die verbildeten Rindenbezirke beschränkt sein können, finden sich Heterotopien bei der Agyrie im gesamten Großhirn. Die aus Ganglienzellen und Glia bestehenden Heterotopien beginnen nach einem schmalen periventrikulären Markstreifen, wobei myelinisierte Markstrahlen radiär in die Heterotopien einstrahlen können. Auch tangential verlaufende oder girlandenförmige Markfasern können diese heterotopen Areale durchziehen, die gelegentlich eine versenkte, im Mark gelegene zweite Hirnrinde vortäuschen.

Die *nodulären* Heterotopien findet man häufiger unmittelbar an der Ventrikelwand. Es gibt Fälle, bei denen die Hirnkammern von einem Saum solcher knötchenartigen Heterotopien umgeben sind. Prädilektionsorte sind jedoch die Ventrikelwinkel. Besonders deutlich fallen sie bei Markscheidenfärbung als scharf begrenzte helle Inseln auf (Abb. 21). In diesen Fällen sind sie, wie die laminären Heterotopien, symmetrisch in beiden Hemisphären vorhanden. Die darüber liegende Hirnrinde kann unauffällig sein. Es werden aber auch Mikrogyrien und eine hydrozephale Ventrikelerweiterung und Untergewichtigkeit des Gehirns beobachtet. Nur histologisch deutlich erkennbare Heterotopien mit rosettenförmiger Anordnung von Ganglienzellen, wohl Fehldifferenzierungen der

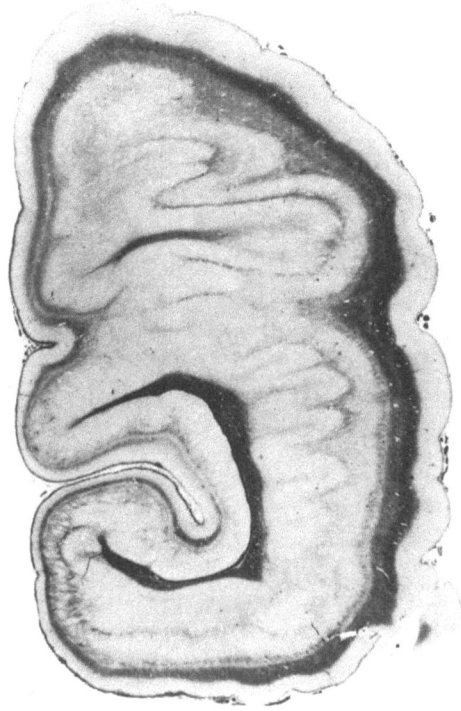

Abb. 20. Girlandenförmige Heterotopien bei Pachygyrie des Okzipitallappens (Heidenhain-Wölcke-Färbung)

Matrix, beobachtet man nicht selten als bedeutungslose Nebenbefunde. Abweichend davon werden asymmetrische Konglomerate von Heterotopien auch im Hemisphärenmark, meist unter umschriebenen mißgebildeten Rindenabschnitten gefunden, wobei sich die mißgebildeten Rindenareale tief ins Mark erstrekken (Abb. 21). Im abgebildeten Fall fand sich auf der Gegenseite eine offene Verbindung zum Ventrikelsystem im Sinne einer Porenzephalie. Nicht zuletzt kann man noduläre Heterotopien auch bei der Arrhinenzephalie in der Mittellinie beobachten, an der Stelle, wo bei Fehlen der Interhemisphärenfurche die Ausbildung des Corpus callosum unterblieb.

Umschriebene Heterotopien können einen Nebenbefund darstellen, vielfach sind sie jedoch Ursache einer Epilepsie und einer Debilität.

Ätiologisch handelt es sich oft um Einzelbefunde, die eine Aussage über die Entstehung nicht erlauben. Im Tierexperiment fand WEGNER (1969) bei Ratten nach Röntgenbestrahlung am 11. Entwicklungstag in der Matrix zahlreiche Nekrosen und Mitosestörungen, gefolgt von einer Mitoseverlangsamung und der Entstehung von Mißbildungen. Ebenfalls nach Röntgenbestrahlung beschrieben RIGGS et al. (1956) bei Ratten subkortikale Heterotopien. TERPLAN et al. (1970) beobachteten Heterotopien bei Trisomie 18 in 13 von 16 untersuchten Fällen. Subkortikale Heterotopien neben anderen Mißbildungen beschrieben VOLPE und ADAMS (1972) beim Zellweger-(zerebro-hepato-renalen) Syndrom.

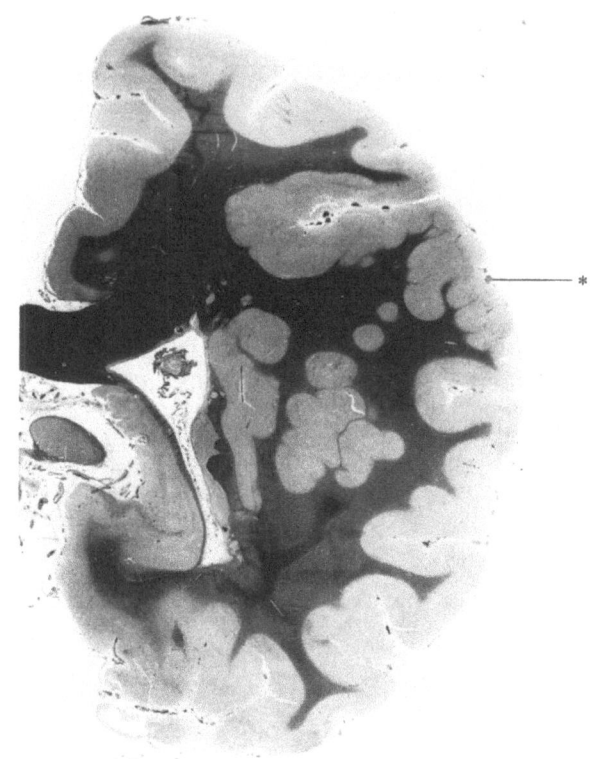

Abb. 21. Noduläre Heterotopien: Schneeballartig im Mark gelegene, bei Markscheiden-färbung helle, ganglienzellhaltige Inseln, darüber mikrogyr verbildete Großhirnwindun-gen (*), Hirngewicht: 1 260 g. ($6^{1}/_{2}$ Jahre alt gewordener tetraspastischer Idiot)

b) Agyrie

Die Agyrie geht mit Mikrenzephalie und Mikrozephalie einher. (Der Aus-druck Lissenzephalie ist zu vermeiden, da eine glatte, ungegliederte Hirnoberflä-che bei niederen Säugetieren einen normalanatomischen Befund darstellt.) Die totale oder nahezu totale Agyrie ist selten. JELLINGER und REIT (1976) fanden im Schrifttum 20 Fälle, ihre eigenen eingeschlossen.

In dem hier abgebildeten Fall (MÜNCHHOFF u. NOETZEL 1965) (Abb. 22) erscheint das 580 g schwere Gehirn (Großhirn 400 g, Kleinhirn 180 g) äußerlich, bis auf eine flach eingezogene Fossa Sylvii und einen angedeuteten Gyrus cinguli, glatt und windungslos. Auf Frontalschnitten sieht man eine Ventrikelerweite-rung und symmetrische Migrationsstörungen. Das Mark ist im Gegensatz zur breiten grauen Rindenzone schmal. Histologisch erkennt man im Markscheiden-bild aus dem Mark in die Hirnrinde einstrahlende Radiärfasern zwischen Hete-rotopien und drei unterschiedlich kräftige Tangentialfaserschichten, wie sie auch in der Rinde normaler Gehirne beobachtet werden. Im Zellbild lassen sich nur drei Schichten abgrenzen, eine Molekularschicht, eine äußere Körnerschicht und zwischen den Radiärfasern eine breite, säulenartig angeordnete Zone.

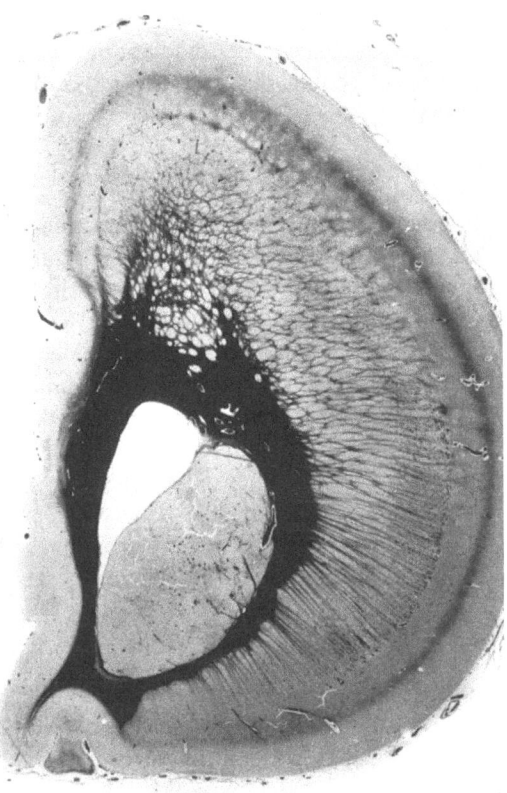

Abb. 22. Agyrie: Nahezu vollkommen windungsloses Gehirn bei symmetrischer Heterotopie. Vom schmalen Hemisphärenmark ziehen Radiärfasern durch die während der Migrationsphase liegengebliebene Heterotopie in die agyre Hirnrinde, Hirngewicht: 580 g. (Heidenhain-Wölcke-Färbung)

Das normalgewichtige Kleinhirn zeigt äußerlich und auf Schnitten meist keine Auffälligkeiten. In anderen Fällen findet man eine abnormale Gyrifikation im Nucl. dentatus und Heterotopien der Oliven. Außer den Gehirnmißbildungen werden Syndaktylie, Polydaktylie, offenes Foramen ovale und offener Ductus arteriosus Botalli, Pseudotruncus aortae, Duodenalatresie, Hypertelorismus und Mikrognathie erwähnt (JELLINGER u. RETT 1976).

Das Vorkommen bei zwei aufeinanderfolgenden Geschwistern spricht für eine familiäre Anlagestörung (MILLER 1963; REZNIK u. ALBERGA 1963). In dcn übrigen Fällen liegen zur Ätiologie keine Angaben vor.

Als Ursache der Agyrie diskutieren STEWART et al. (1975) subkortikale Nekrosen. Die Windungslosigkeit wird hier jedoch, im Unterschied zur anlagebedingten Agyrie, durch reparatorische Prozesse vorgetäuscht, wobei die Gyrifikation durch exogene Einflüsse unterdrückt wurde. Hierhin gehört die von HALLERVORDEN (1949) beschriebene Beobachtung einer Gehirnschädigung im 5. Schwangerschaftsmonat nach CO-Vergiftung der Mutter. Bei dem termingerecht geborenen Kind fand er ein windungsloses Gehirn, das im Unterschied zur

anlagebedingten Agyrie eine ulegyr vernarbte Hirnrinde und Narben in den
Stammganglien aufwies. Gleichartige Befunde können auch bei der Zytomegalie
entstehen (s. Abb. 37a), die schon im 4. Schwangerschaftsmonat wirksam werden kann (DIEZEL 1954).

c) Pachygyrie (partielle Agyrie)

Hierbei handelt es sich um eine Form der Migrationsstörung mit Mikrenzephalie, Demenz und Epilepsie, die durch plumpe Windungen, flache Windungstäler oder Agyrie einzelner Hirnareale gekennzeichnet ist. Bevorzugt sind Okzipi-
tal- und Stirnhirn betroffen (Abb. 23). In ähnlicher Weise wie bei der Agyrie
ist die Hirnrinde auch hier in den betroffenen Arealen verbreitert. Darunter
beobachtet man ebenfalls Heterotopien (s. Abb. 20) und eine Verschmälerung
des Markes, ferner Mißbildungen des Kleinhirns und der Medulla oblongata.
Histologisch erinnern die im Hemisphärenmark gelegenen, unregelmäßig angeordneten, girlandenförmigen Ganglienzellschichten an eine im Mark steckengebliebene, nicht vollendete Gyrifikation. Ätiologisch erwähnenswert ist das
Vorkommen von Pachygyrien beim Zellweger-Syndrom (VOLPE u. ADAMS 1972)
und bei sudanophiler Leukodystrophie (NORMAN u. BECKER 1974, s.a. S. 235).

d) Mikrogyrie (Mikropolygyrie)

Bei den Mikrogyrien handelt es sich um Störungen der späten Migrationsphase, zwischen dem 4. und 7. Schwangerschaftsmonat (LEVINE et al. 1974),
wobei die Hirnwindungen durch Einsenkung nochmals unterteilt werden.

Als Ursache werden sowohl endogene Faktoren – Chromosomenanomalien
(BUDKA 1978), konnatale Adrenoleukodystrophie (ULRICH et al. 1978) – als
auch exogene Einflüsse (Hypoxie, Infektionen) angeschuldigt, die in dieser Entwicklungsphase störend auf Entwicklung und Differenzierung der Hirnrinde
einwirken. Ist noch potentes Keimgewebe vorhanden, so kann der gesetzte
Schaden narbenlos überbaut werden mit dem Bild einer Mikrogyrie. Ist jedoch
die Schädigung tiefergreifend oder erfolgt sie zu einem Zeitpunkt, in dem das
Keimgewebe schon weitgehend aufgebraucht ist, so kommt es zur Ausbildung
irregulärer, drüsenschlauchartiger Einstülpungen der Hirnrinde mit Verwerfungen der Rindenschichten, die den später noch zu besprechenden Ulegyrien ähnlich sind (s. S. 215).

Eine scharfe Trennung zwischen Mikrogyrien und Ulegyrien läßt sich nicht
immer konsequent durchführen. Bei den Mikrogyrien im engeren Sinn beobachtet man vielfach über einer regelrecht durchgeführten basalen Rindenschicht
ziemlich gleichmäßig angeordnete Vorwölbungen und Einsenkungen der äußeren Rindenschichten, vergleichbar den Zinnen einer Burg (Abb. 24). Die Rindenschichten können reduziert sein. Die Markrindengrenze kann unscharf begrenzt
sein, oder es finden sich rindennahe Heterotopien. Werden sie zusammen mit
weiteren Mißbildungen gefunden, wie z.B. bei Megalenzephalie (JACOB 1956)
oder zusammen mit Balkenmangel und Enzephalozelen (OSTERTAG 1956), so
sind die Mikrogyrien als echte Entwicklungsstörungen zu werten. Weitgehend
geordnete Mikrogyrien finden sich aber auch lokalisiert im Versorgungsbebiet
der Arteria carotis und der Arteria cerebri media oder um eine Porenzephalie-

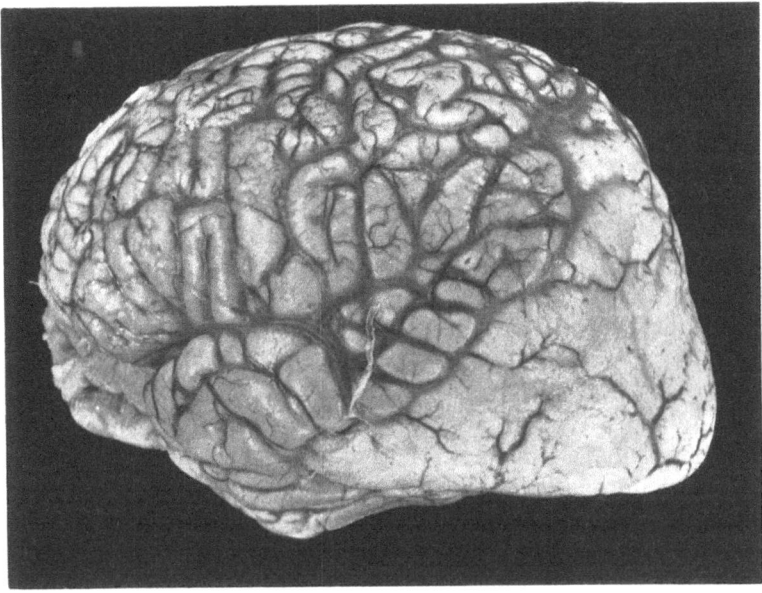

Abb. 23. Pachygyrie: Plumpe, nur oberflächlich gyrierte Windungen des Okzipitallappens

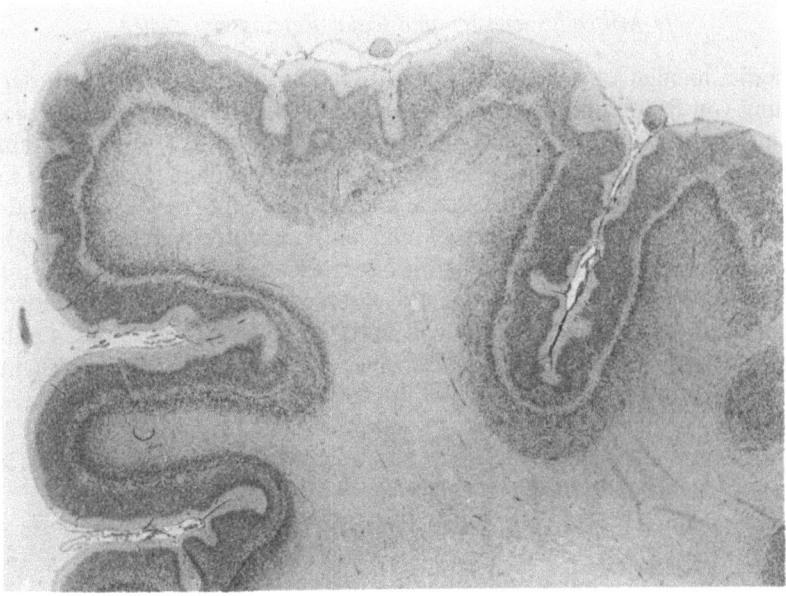

Abb. 24. Mikrogyrie: Vorwölbungen und Einsenkungen der oberen Rindenschichten über einer der Hirnwindungen entsprechenden Grundschicht. (Aus HALLERVORDEN 1953). Kresylviolett-Färbung

höhle. Dabei ist das Gehirn im Bereich der Mikrogyrien mehr oder minder deutlich eingesunken. Es kommt auch vor, daß man auf einer Seite eine Porenzephalie und auf der anderen Seite lediglich Mikrogyrien antrifft. In solchen Fällen kann man nicht mehr von Migrationsstörungen sprechen. Die „Mikrogyrie" ist hier vielmehr das Ergebnis eines postmigratorischen enzephaloklastischen Ereignisses (RICHMAN et al. 1974), wobei das primär normal angelegte Gehirn noch die Potenz besitzt, einen gesetzten Hirnschaden im Laufe der weiteren Entwicklung zu überbauen, ohne daß hierbei eine Narbe entsteht, wie sie beim ausgereiften Gehirn die Regel ist. Hier überschneiden sich also die als Entwicklungsstörung anzusprechenden Veränderungen mit den frühkindlichen Hirnschäden (s. Ulegyrie, s.S. 215).

e) Rindenwarzen

Hirnwarzenbildungen findet man nach Abziehen der Leptomeningen als kleine, halbkugelförmige oder flache, über das Rindenniveau hervorragende Vorwölbungen, in die ein Markbündel hereinragt. Hierbei handelt es sich um eine Fehlbildung der Rindenstruktur, um eine Abartigkeit innerhalb des bei normaler Entwicklung gegebenen Spielraumes (JACOB 1940), die in etwa 20% sonst normaler Gehirne gefunden wird. In einem Fall mit gehäuften Hirnrindenwarzen erwähnt JACOB eine Balkenhypoplasie. Die enge Beziehung zwischen Hirnwarzen und Störungen der subpialen Körnerzellschicht stellt BRUN (1965) heraus. Mit dem Schichtenaufbau im Warzenbereich haben sich SCHULZE u. BRAAK (1978) auseinandergesetzt.

f) Mikrodysgenesien und Cajal-Retziussche Zellen

Hierbei handelt es sich um nichtspezifische Unregelmäßigkeiten in der Abgrenzung von Rinde und Mark, um einzelne ins Mark versprengte Ganglienzellen, um unregelmäßige Abstände der Ganglienzellen in der Hirnrinde, um das Vorkommen von glomerulusartigen Anhäufungen neuroblastenähnlicher Zellen oder um parallel zur Rindenoberfläche angeordnete bipolare Zellen (Cajal-Retziussche Zellen). Diese in der Entwicklung häufig anzutreffenden Zellen schwinden in späteren Entwicklungsstadien größtenteils. Sie sind jedoch bei Epileptikern anscheinend häufiger vorhanden (SCHOLZ u. HAGER 1956). Hirnrindenwarzen und Mikrodysgenesien wurden von VEITH (1973) häufig zusammen mit weiteren Mißbildungen beobachtet. Nach seiner Ansicht sind sie deshalb nicht nur als Varianten zu werten.

3. Störungen des Massenwachstums des Gehirns – Störungen des Gehirnwachstums

a) Mikrozephalie und Mikrenzephalie

Die Kleinhirnigkeit (Mikrenzephalie) ist mit einem kleinen Schädel (Mikrozephalie) kombiniert, wobei Größe und Form des Hirnschädels von der Gehirnentwicklung abhängig sind (s.S. 236). Die Feststellung einer Untergewichtigkeit des Gehirns sagt zunächst nichts über die Entstehung aus, da die Ursachen sowohl erblich als auch erworben sein können.

Die *erblichen* Mikrenzephalien (KOCH 1963, 1967) weisen in der Regel auch entsprechende Veränderungen an Haut und inneren Organen auf. SEEMANOVA et al. (1973) beschrieben eine X-chromosomale Mikrozephalie mit Epilepsie und Tetraplegie. Auf die Erblichkeit der mit Mikrenzephalie einhergehenden Agyrien, Pachy- und Mikrogyrien, Heterotopien und Enzephalozelen wurde an den entsprechenden Stellen schon hingewiesen. Beobachtungen des älteren Schrifttums wurden von OSTERTAG (1956) erfaßt. 1972 beschrieben ROBAIN und LYON weitere 5 Fälle familiärer Mißbildungen mit Mikrenzephalie.

Ausgeprägte Fälle sind durch einen kleinen Hirnschädel mit fliehender Stirn gekennzeichnet, wobei ein Hirngewicht bis unter 500 g festgestellt wurde. Das Kleinhirn hat oft normale Größe. Die Großhirnwindungen sind dabei einfach, plump und primitiv angelegt. Die Hirnkammern können erweitert sein. Bei der histologischen Untersuchung werden Rindenverschmälerung, Störungen des Rindenaufbaues mit Verminderung des Ganglienzellbesatzes und Abweichungen in der Rindenschichtung beschrieben.

Auch bei der auf einer chromosomalen Störung (Trisomie 21) beruhenden, autosomal erblichen *mongoloiden* Idiotie (Down-Syndrom) ist das Gehirn in der Regel untergewichtig. Das nicht selten unter 1000 g wiegende Gehirn hat oft eine deutliche Kugelgestalt. Die Hirnwindungen werden als plump beschrieben. Auf eine Hypoplasie des Dienzephalon und auf eine Steilstellung der Meynertschen Hirnachse wird hingewiesen. Ferner besteht dabei eine Neigung zum frühzeitigen Auftreten einer Arteriosklerose und zu senilen Plaques und Fibrillenveränderungen wie bei der Alzheimerschen präsenilen Demenz (JERVIS 1948; SOLITARE u. LAMARCHE 1966).

Exogene, in der Entwicklungszeit erworbene Mikrenzephalien können verursacht sein durch *Infektionskrankheiten* der Mutter (Röteln, Zytomegalie, Toxoplasmose), durch Hypoxie (Kollaps der Mutter), durch *Intoxikationen* der Mutter (CO-Vergiftung, Alkoholismus usw.) oder durch *Strahlenschäden* (LEJEUNE et al. 1964) (s. S. 212).

Zum Entstehungsmechanismus der exogenen Mikrenzephalie nach Strahlenschädigung geben die Untersuchungen von WEGNER (1969) Auskunft. Nach Ganzkörperbestrahlung von Ratten am 9. Schwangerschaftstag beobachtete er akute Zelluntergänge in der Matrixschicht bei H_3-Tymidinmarkierung, bei den überlebenden Matrixzellen eine bis zu 24 Std. anhaltende Hemmung der drei Teilungsphasen und eine über 6 Tage anhaltende Mitosereduktion. Die Schädigung führte, abgesehen von einer Verschmälerung der Matrix, zu einer frühzeitigen Erschöpfung des Gewebepotentials und damit zur Ausbildung von Mikrenzephalien und zum Hydrozephalus e vacuo.

b) Megalenzephalie

Hirngewichte über 1500 g, die nicht durch krankhafte Prozesse, wie Tumoren, Ödeme usw., verfälscht sind, werden von JACOB (1956) schon als megalenzephale Fehlbildungen betrachtet. BUDKA (1978) gibt als obere Normgrenze ein Gewicht von 1800 g an. JACOB erwähnt jedoch einen Fall ohne geistige Defekte mit einem Hirngewicht von 2200 g.

Die Gehirne können makroskopisch und mikroskopisch unauffällig sein. In anderen Fällen werden jedoch eine innere Disharmonie zugunsten des Markes, eine unscharfe Abgrenzung der Hirnrinde vom Mark, Rindenfehlbildungen, Mikrogyrien (JACOB 1956; BUDKA 1978), subkortikale Heterotopien und weitere nicht signifikante Normabweichungen beschrieben. Auf dem Boden derartiger Fehlanlagen können auch diffuse Gliosen, Hamartome bzw. Neoplasmen (TOWNSEND et al. 1975) oder Ganglioneurome entstehen.

Eindrucksvoll sind Fälle mit halbseitiger oder partieller Hemisphärenvergrößerung, mit homolateralem Riesenwuchs (HALLERVORDEN 1923) oder Vergrößerung einer Gesichtshälfte (LAURENCE 1964).

Erbliches bzw. familiäres Vorkommen erwähnen JACOB (1956) und OSTERTAG (1956). Megalenzephalie bei Chromosomenanomalie ist bekannt, und zwar bei XYY (BROWN u. GUSTAVSON 1972) und bei XXY-Klinefelter-Syndrom (BUDKA 1978).

Klinisch können Megalenzephalien unauffällig sein. Häufiger besteht dabei aber Schwachsinn und Epilepsie.

4. Mißbildungen der Hirngefäße

Arterien und Venen von Gehirn und Rückenmark entwickeln sich aus einem angioblastischen Urstadium. Die Differenzierung in Arterien und Venen und die Trennung in äußere durale und in die eigentlichen meningealen Hirngefäße erfolgt zwischen der 3. und 8. Embryonalwoche (STREETER 1918). In diesem Stadium werden die Entwicklungsstörungen des zerebralen Gefäßsystems determiniert, die im Endzustand erhalten bleiben (arterio-venöse Angiome verschiedener Prägung, Gefäßwandschwächen, Aneurysmen, Hämangioblastome, Angiodysgenesien des Rückenmarkes). Meningozerebrale Angiodysgenesien bilden den Übergang zur Sturge-Weberschen Erkrankung (Näheres s. Beitrag STOCHDORPH, Gefäßgeschwülste).

In dieser Zeit entstehen auch die sehr häufigen Variationen des Circulus arteriosus Willisi und der Arteria vertebralis (vgl. KRAYENBÜHL u. YASARGIL 1957). Damit kombiniert werden auch Gefäßmißbildungen anderer Regionen, wie Transposition der großen Körpergefäße, offener Ductus Botalli und aberrierende Hirnvenen, gefunden (GOLD et al. 1964). Letztere können die Gesamtentwicklung des Gehirns stören (JELLINGER et al. 1966). In anderen Fällen führt eine Entwicklungsstörung des Circulus arteriosus mit direktem Shunt zur Vena Galeni oder mit einem dazwischengeschalteten Gefäßgeflecht zur exzessiven Ektasie der Vena magna Galeni (NOETZEL u. ZORGER 1967) (Abb. 25).

Die Mehrzahl derartiger Angiodysgenesien ist nicht lebensfähig. Sie sterben entweder an einer Blutung aus den mißgebildeten Gefäßen, am Okklusionshydrozephalus oder auch am Herzversagen infolge des arterio-venösen Shunts (WERNER u. WERNER 1968; NORMAN u. BECKER 1974).

5. Arachnoidalzysten (Arachnitis adhaesiva cystica) und Ependymzysten

Bei den allseitig vom Liquorraum abgeschlossenen, prall mit Liquor gefüllten Arachnoidalzysten handelt es sich um angeborene Differenzierungsstörungen

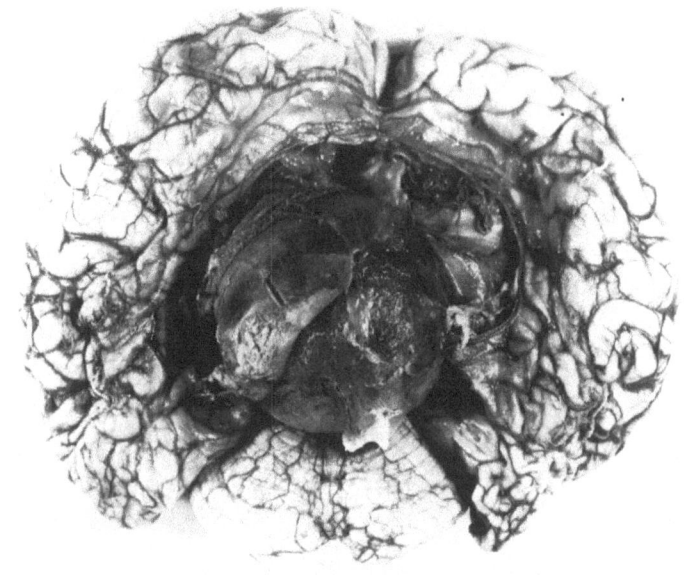

a

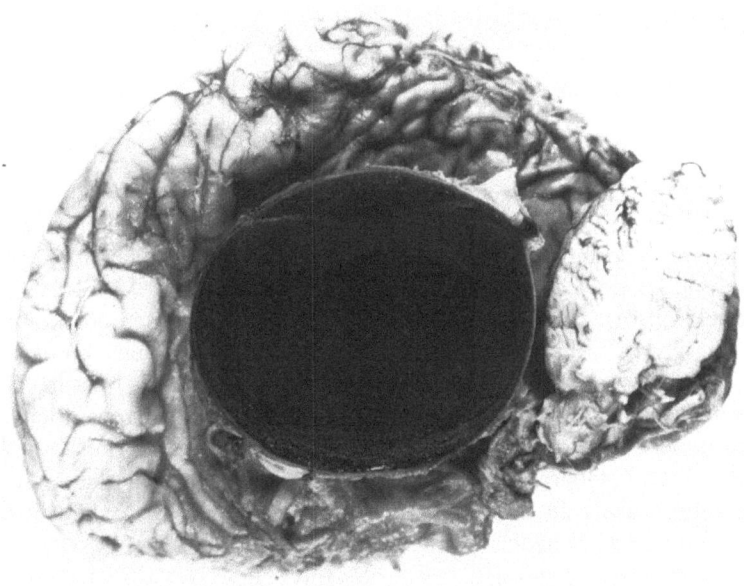

b

Abb. 25 a, b. Variköse Erweiterung der Vena magna Galeni: Tennisballgroße Ausweitung der Vena magna Galeni bei Angiodysgenesie der Hirnbasisgefäße. **a** Ansicht von hinten, **b** Sagittalschnitt. (4 Monate alt gewordener Knabe). (Aus NOETZEL und ZORGER 1967)

der Leptomeningen oder um die Folge einer durchgemachten Entzündung. Eine Entscheidung über die Genese kann oft nicht getroffen werden, zumal wenn die Zystenwand lediglich aus einer Bindegewebsmembran mit endothelialer Auskleidung besteht. In selteneren Fällen, in denen in der Zystenwand ein kubisches

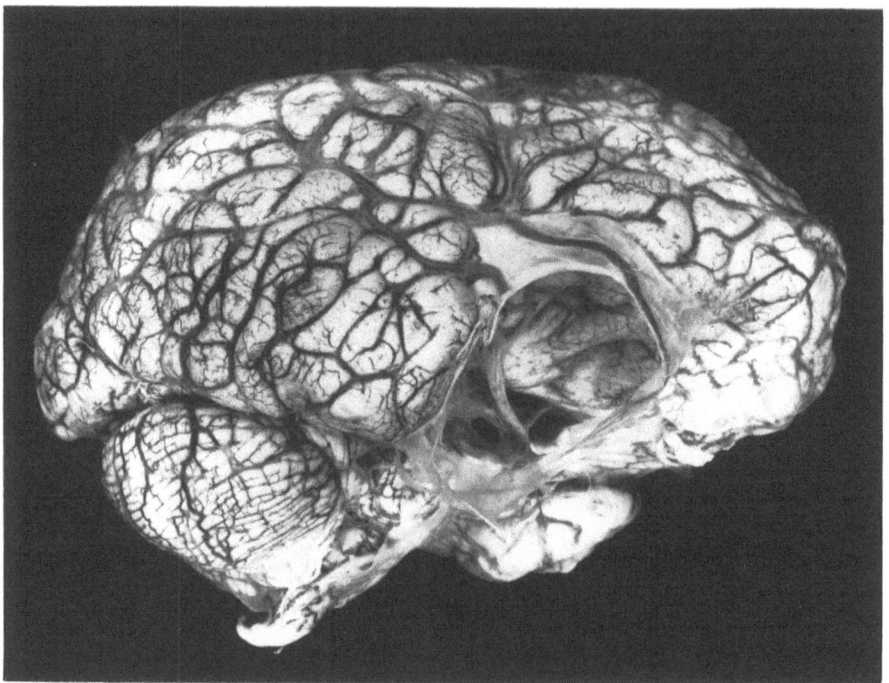

Abb. 26. Arachnoidalzyste der rechten Fissura Sylvii: In der Tiefe der eröffneten Zyste
sieht man die Inselregion. Temporalpol nach hinten verdrängt

oder ein Flimmerepithel nachgewiesen wird (ZEHNDER 1938; TANDON et al.
1972), spricht dieser Nachweis für eine Entwicklungsstörung der Leptomeningen. Kleinere, gelegentlich auch multiple Zysten stellen einen nicht seltenen
Nebenbefund bei der Gehirnsektion dar.

Prädilektionsorte sind die Zisternen mit einem gehäuften Vorkommen in
der Fissura Sylvii (Abb. 26). Zysten in der Cisterna ambiens können durch
Druck auf den Aquädukt zum Okklusionshydrozephalus führen. Größere
Arachnoidalzysten sind gelegentlich Ursache von Kopfschmerzen. Auch können
Schädeltraumen bei Zystenträgern akute Hirndrucksymptome auslösen (BROT-
CHI et al. 1974). Größere Arachnoidalzysten dellen nicht nur das Gehirn ein,
sondern führen auch zu umschriebenen Vorwölbungen des Schädels (BANN-
WARTH 1939) und zu Schädelasymmetrien (NOETZEL 1940).

C. Frühkindliche Schäden des Zentralnervensystems
(Schäden am unreifen Gehirn)

Unter den frühkindlichen Schäden werden diejenigen Folgeerscheinungen
erfaßt, die nach Abschluß der Organogenese auf das noch unreife Zentralnervensystem einwirken. Es ist die Zeit der Differenzierung und Reifung des ZNS,

die von der Fetalzeit über die Geburt hinaus bis in die Säuglingsperiode hineinreicht. Bekanntlich werden noch beim Neugeborenen Matrixreste um die Hirnkammern gefunden. Die äußere Körnerschicht des Kleinhirns schwindet erst
im Laufe der ersten 9–12 Monate. Differenzierte Oligodendrogliazellen treten
erst um den Geburtstermin in Erscheinung (SCHNEIDER et al. 1976). Im Corpus
callosum beginnt eine vermehrte Gliaproliferation im Zusammenhang mit der
Ausbildung der Kommissurenfasern erst nach der Geburt. Die Gliaproliferation
erreicht ihren Höhepunkt um das 1. Lebensjahr und klingt erst nach dem 2.
Lebensjahr langsam ab. Auch die Markreifung, vor allem des Großhirns, wird
in großen Zügen erst zu diesem Zeitpunkt abgeschlossen. Zur Zeit der Geburt
sind die Großhirnhemisphären noch weitgehend unbemarkt und unreif. Dieser
Reifungsprozeß zeigt sich auch in der Größen- und Gewichtszunahme nach
der Geburt. Das Gehirn verdoppelt sein Gewicht im 1. Lebensjahr und verdreifacht es im Laufe des 3. Lebensjahres.

Übergänge zwischen Entwicklungsstörungen und frühkindlichen Hirnschäden sind insofern gegeben, als exogen gesetzte Schäden entsprechend der jeweils
noch vorhandenen Entwicklungspotenzen überbaut werden können, wie z.B.
die Entstehung einer Mikrenzephalie und Mikrogyrie als Folge einer Strahlenschädigung, einer CO-Vergiftung der Mutter im 4. Schwangerschaftsmonat
(HALLERVORDEN 1949; BANKL u. JELLINGER 1967) oder einer in dieser Zeit intrauterin erworbenen Zytomegalie (DIEZEL 1954).

*Charakteristische morphologische Unterschiede zwischen den Reaktionen des
unreifen Gehirns und denen des Erwachsenen sind:*

1. Radikale Einschmelzung des Gewebes ohne Ausbildung einer dem Erwachsenen vergleichbaren Narbe (Porenzephalie)

2. Überbauen gesetzter Defekte durch noch vorhandenes potentes Matrixge-
webe (Mikrogyrien – Ulegyrien)

3. Hypermyelinisation durch die zur Deckung von Gewebsdefekten herange-
zogene Glia (Status marmoratus)

Diese Besonderheiten lassen gewisse Rückschlüsse auf die Zeit der Schädigung und manchmal auch auf die Pathogenese zu.

Die Bedeutung der prä- und perinatalen Hirn- und Rückenmarksschäden ist
nicht zu unterschätzen. Von 2000 Insassen der Southburry Training School,
einer Anstalt für noch irgendwie beschulbare Imbezille, war der Hirnschaden
in 904 Fällen (ca. 45%) auf pränatal einwirkende Faktoren zurückzuführen.
Nur bei 6% dieses Kollektivs war der Hirnschaden postnatal verursacht. Lediglich bei 3% war ein Tenoriumriß oder ein Geburtstrauma anzuschuldigen (THAL-
HAMMER 1971). Hieraus geht auch hervor, daß das Geburtstrauma im engeren
Sinne als Ursache von Totgeburten und auch von frühkindlichen Hirnschäden
oft zu Unrecht hervorgehoben wird. Weit wichtiger ist eine Geburtsasphyxie,
evtl. zusammen mit einer Verbrauchskoagulopathie (BLEYL u. BEIN 1970). POT-
TER schätzte das Verhältnis von Anoxie zu Geburtstrauma als Ursache zerebraler
Schäden auf 5:1 (zit. nach THALHAMMER 1971, S. 277). SORBA (1948) maß der
Asphyxie noch größere Bedeutung bei. Auch die bei Totgeburten oder bei peri-
natalen Todesfällen beobachteten Ventrikelblutungen und Subarachnoidalblutungen sind viel häufiger Folge eines asphyktischen Schocksyndroms als eines
Geburtstraumas.

Im Unterschied zu den Entwicklungsstörungen lassen die morphologischen Befunde beim unreifen Gehirn schon vielfach Rückschlüsse auf die Pathogenese zu. Unter Berücksichtigung der besonderen Reaktionen des noch unreifen Gehirns lassen sich die Befunde auch schon mit den am reifen Gehirn vorkommenden Veränderungen vergleichen. Als weiterer Unterschied zu den Entwicklungsstörungen treten bei den frühkindlichen Hirn- und Rückenmarksschäden Erbschäden zugunsten exogen ausgelöster Schäden in den Hintergrund, so daß entsprechend dem Vorgehen der speziellen Pathologie eine kausale Aufgliederung möglich wird:

1. Hypoxie und Kreislaufstörungen
2. Traumen
3. Infektionen
4. Mangelzustände, Intoxikationen und Gifte,
   Erb- und Stoffwechselerkrankungen

1. Hypoxie und Kreislaufstörungen

Für die Entstehung angeborener Hirnschäden hat die Hypoxie in utero oder in der Perinatalzeit einen vorrangigen Stellenwert. Unter den vielfältigen Möglichkeiten kommen in Frage: Kreislaufkollaps der Mutter, Kohlenmonoxydvergiftung der Mutter in suizidaler Absicht, Störungen der Plazentarfunktion (Plazentarinfarkte, vorzeitige Plazentaablösung), Nabelschnurumschlingung, Fruchtwasseraspiration, gestörte Lungenfunktion des Neonatus, Kernikterus. Bei der Hypoxie wird das Gehirn, wie auch beim reifen Gehirn, insgesamt in Mitleidenschaft gezogen, wobei die besonders sauerstoffabhängigen Ganglienzellen sowohl in der Hirnrinde als auch in den Hirnkernen oft irreparabel geschädigt werden. Als Folge der Ganglienzelluntergänge entstehen charakteristische morphologische Befunde, die wir meist erst als Endzustände erfassen: in der Hirnrinde die Ulegyrien und an den Hirnkernen den Status marmoratus und dysmyelinisatus, Sklerosen der Brücke und der Medulla oblongata. Da eine Allgemeinschädigung vorliegt, beobachtet man diese Schäden in der Regel nicht isoliert. Vielmehr findet man z.B. bei Nachweis eines Status marmoratus auch Veränderungen in anderen Hirnkernen und in der Rinde des Groß- und Kleinhirns.

Das gleiche Verteilungsmuster wird auch beim *Kernikterus* gesehen. Hier zeigt die Topik der ikterisch verfärbten Kerngebiete eine weitgehende Übereinstimmung mit den Ganglienzellausfällen bei der Hypoxie. Hinsichtlich der Pathogenese ist man heute vorwiegend der Ansicht, daß die Ganglienzellen durch den Erythrozytenzerfall und durch die hierdurch bedingte Anämie und Hypoxie geschädigt werden (JACOB 1948; MERIWETHER et al. 1955; ERBSLÖH 1957) und nicht alleine durch die Bilirubinämie.

Der intrauterine oder perinatale Sauerstoffmangel ist auch die häufigste Ursache von meist disseminierten Thrombosen. Auf ihre Bedeutung für die Entstehung frühkindlicher Hirnschäden wurde schon im älteren Schrifttum hingewiesen (Lit. bei HALLERVORDEN u. MEYER 1956). Thrombosen im Subarachnoidalraum führen zu narbigen Rindenveränderungen mit dem Bild einer Ulegyrie bzw. bei Verschluß der Arteria cerebri media zur Porenzephalie. Morphologisch

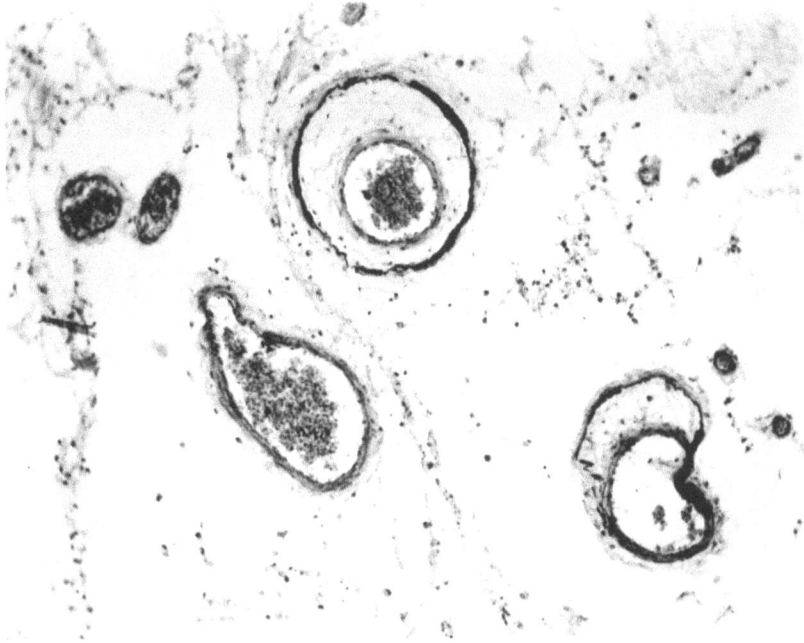

Abb. 27. Rekanalisierte Arterien im Subarachnoidalraum bei Ulegyrie: Verkalkung der Elastika über der proliferierten Intima

entsprechen Organisation und Rekanalisation der Thromben den Befunden beim Erwachsenen, wobei lediglich die Verkalkung der Elastika eine Besonderheit des Kindesalters zu sein scheint (Abb. 27). Nach neueren Untersuchungen wird die durch Hypoxie induzierte *Verbrauchskoagulopathie* mit Ausbildung intravasaler Gerinnsel für die Thrombenbildung in den Vordergrund gestellt. Auf der venösen Seite kann die Bildung intravasaler Gerinnsel Anlaß hämorrhagischer Markinfarzierungen (s. Abb. 32) und meningealer Blutungen werden. In diesen Befunden sieht man die morphologische Grundlage der „zerebralen Kinderlähmung".

a) Ulegyrie und Plaques fibromyéliniques

Die Ulegyrien (Narbenwindungen) sind durch narbig verkleinerte Windungen in Groß- und Kleinhirn charakterisiert, die oft symmetrisch, entweder im Versorgungsgebiet einer Hirnarterie oder häufiger in den Grenzgebieten benachbarter arterieller Versorgungsgebiete angetroffen werden (Abb. 28) (MEYER 1953). Wie schon bei den Mikrogyrien erwähnt wurde, ist eine Abgrenzung nicht immer sicher durchzuführen. Während es sich bei den Mikrogyrien um anlagebedingte kleine Windungen handelt, sind die Ulegyrien die Folge einer Gewebszerstörung primär normal angelegter Windungen. Ulegyre Windungen können auch in der Umgebung einer Porenzephalie angetroffen werden. DE LEON (1972) beschrieb Narbenwindungen – allerdings als in einer späten Phase der Entwicklung entstandene „Mikrogyrien" – als Folge einer frühkindlichen Pachy- und Leptomeningitis und von Hirnabszessen.

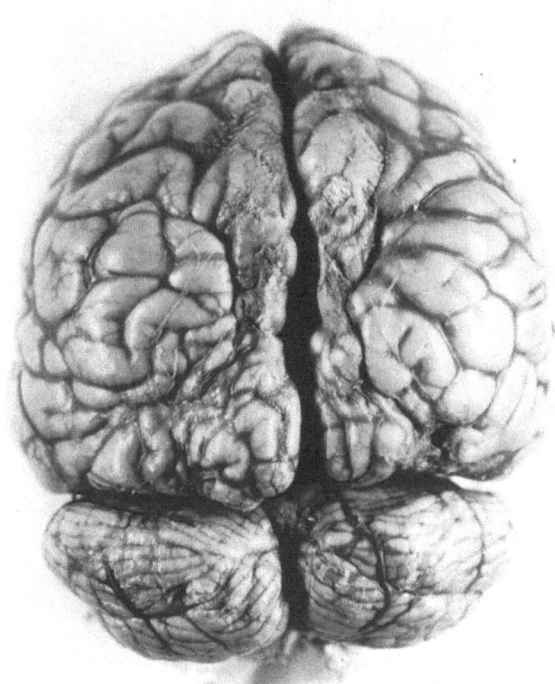

Abb. 28. Ulegyrie: Eingesunkene, narbig verkümmerte Windungen im Grenzgebiet von Arteria cerebri media, anterior und posterior (sog. Dreiländereck). (16 Jahre alt gewordenes debiles Mädchen mit epileptischen Anfällen seit Kindheit, Tod im Status epilepticus; Hirngewicht: 830 g)

Pathogenetisch kann man die in der Fetalzeit oder perinatal entstandenen Ulegyrien mit der Granularatrophie vergleichen, die am reifen Gehirn nach überlebter Hypoxie oder Leuchtgasvergiftung, aber auch bei einer Endangiitis obliterans entstehen können.

Bei *makroskopischer* Betrachtung sind die betroffenen Windungen oder Windungsareale eingesunken. Die betroffenen Windungen sind geschrumpft, sklerosiert oder ausgehöhlt. Im darunterliegenden Mark können streifige Narben bestehen. Infolge einer hierdurch bedingten Marksklerose und Atrophie beobachtet man oft eine Erweiterung der Hirnkammern. Schwer geschädigte Gehirne führen zu dem Bild einer exogen verursachten Mikrenzephalie.

Histologisch sieht man im Zellbild narbige Unterbrechungen des Rindenbandes mit drüsenschlauchartigen Einziehungen, in denen gelegentlich Inseln von Ganglienzellen angetroffen werden. Gelegentlich sind auch nur die oberen Rindenschichten zerstört. In früheren Stadien finden sich um die Rindennekrosen auch Fettkörnchenzellen.

Bei Markscheidenfärbung lassen sich in den narbigen Einziehungen myelinisierte Gliafaserzüge von den Leptomeningen durch die zerstörte Rinde bis ins Mark verfolgen. Diese werden von faserbildenden Astrocyten gebildet (BORIT u. HERNDORN 1970). Die zwischen irregulär angeordneten Ganglienzellansamm-

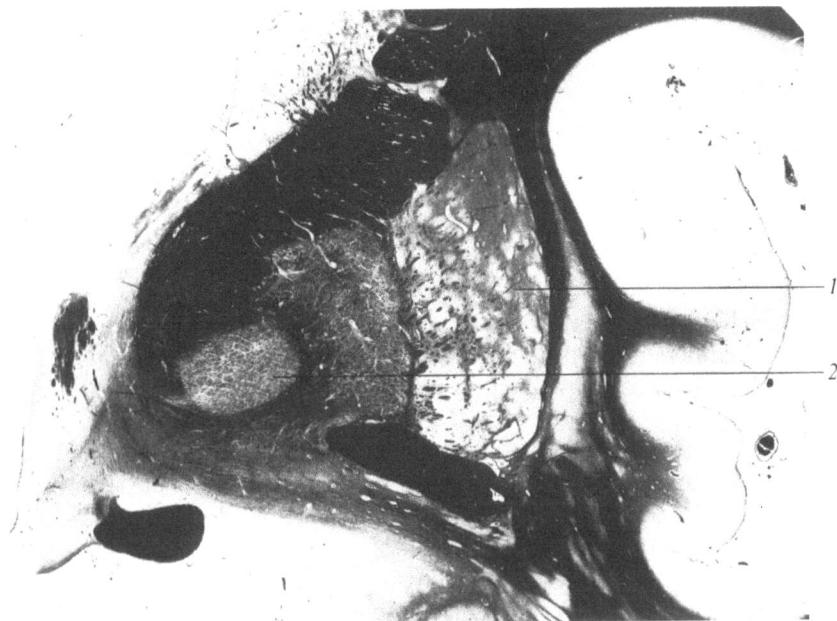

Abb. 29. Status marmoratus mit Status dysmyelinisatus: (*1*) Marmoriertes Aussehen des Striatums durch graue, vorwiegend die dorsolateralen Abschnitte des Putamens irregulär durchziehende myelinisierte Narbenzüge. (*2*) Im inneren Glied des Pallidums ein ovales Gebiet mit Markscheidenlichtung und Fasergliose

lungen angetroffenen myelinisierten Narben wurden von C. und O. Vogt als *Plaques fibromyéliniques* angesprochen. Die Hypermyelinisation der Narben ist zwar typisch für die frühkindlichen Ulegyrien, aber nicht spezifisch. Sie wird auch beim Status marmoratus und gelegentlich auch bei der Granularatrophie des reifen Gehirns beobachtet.

b) *Status marmoratus* (C. Vogt 1911)

Der Status marmoratus ist schon bei Betrachtung der Hirnscheiben mit bloßem Auge an einer wolkigen Zeichnung des Striatums, insbesondere des dorsolateralen Putamens zu erkennen. Es handelt sich um das Narbenstadium einer perinatalen hypoxischen Hirnschädigung, durch das beide Hemisphären in gleicher Weise betroffen werden. Gleichartige Veränderungen werden auch im Thalamus, im Nucl. amygdalae und gelegentlich im Claustrum angetroffen.

Histologisch läßt sich der in der Regel bilateral symmetrisch vorkommende Status marmoratus besonders eindrucksvoll durch eine Markscheiden- oder Gliafaserfärbung darstellen, wobei Gliafasern aus myelinbildenden Astrozyten das Kerngebiet an den Stellen der untergegangenen Ganglienzellen durchziehen (Abb. 29). Das Zellbild zeigt dementsprechend beträchtliche Ganglienzellausfälle. Das charakteristische marmorierte Aussehen in den Narbengebieten ent-

steht durch die zwischen erhaltenen Ganglienzellgruppen verlaufenden irregulären, myelinisierten Gliafaserzüge, die keinerlei Zusammenhang mit der normalen
Myeloarchitektonik haben. In Ausnahmefällen kann jedoch eine Myelinisierung
der Narben ausbleiben.

Topographisch besteht Übereinstimmung mit den Putamennekrosen beim Erwachsenen, die nach einem überlebten Herzstillstand vorkommen können. Hier wie dort sind
die Schäden der Kerngebiete mit Nekrosen bzw. Narben der Hirnrinde kombiniert.

c) Status dysmyelinisatus

Unter dem von C. und O. VOGT (1920) beschriebenen Status dysmyelinisatus
versteht man eine Markfaserverarmung des Pallidums mit einer im Markscheidenpräparat sichtbaren Aufhellung (Abb. 29). Histologisch findet sich außerdem
eine erhebliche Fasergliose. Im Unterschied zum Status marmoratus kommt
es in der Regel nicht zur Myelinisation der Gliafasern.

Den Status dysmyelinisatus beobachtet man selten isoliert. Häufiger ist er
begleitet von einem Status marmoratus und weiteren Ausfällen in den Stammganglien und auch von Ulegyrien. Pathogenetisch werden peri- und postnatale
Asphyxien und Kernikterus angeschuldigt. Die Ausfälle führen klinisch zur
Athétose double und zu Versteifungen mit extrapyramidalen Kontrakturen. Topistisch ist der Status dysmyelinisatus mit der Pallidumnekrose des Erwachsenen
vergleichbar.

d) Ammonshornsklerose

Bei der Ammonshornsklerose, einem häufig bei Epileptikern nachgewiesenen
Hirnbefund, handelt es sich um eine Verkleinerung und Verhärtung (Sklerose)
des Ammonshorns einer oder beider Seiten, die durch eine Ischämie beim
Krampfanfall, aber auch durch frühkindliche Hirnschäden verursacht wird und
sekundär zum Krampffokus werden kann (JANZ 1975). Schon SPIELMEYER (1933)
und SCHOLZ (1957) hoben hervor, daß die Ammonshornveränderungen kein
Reservat der Epilepsie seien, sondern auch als perinatale Hirnschäden und bei
anderen Krankheitszuständen vorkämen. MERIWETHER et al. (1955) beschrieben
Nervenzellausfälle im Ammonshorn zusammen mit solchen im Putamen (Status
marmoratus) und weiteren Gehirnveränderungen beim Kernikterus. Auch eine
geburtstraumatisch bedingte sog. Ambiensverquellung kann durch Kompression
der das Temporalhirn versorgenden Gefäße zur Ammonshornsklerose führen
(EARLE et al. 1953).

Im Initialstadium findet man im Zellband des Ammonshorns, unter Bevorzugung des Sommerschen Sektors, Ganglienzellnekrosen und Ganglienzellausfälle,
die in der Folgezeit durch eine Gliazell- und Gliafaserprofileration ersetzt werden und zur Ammonshornsklerose führen. Bei systematischen Untersuchungen
fand VEITH (1970) in 18% der Gehirne von Totgeborenen, in 33% der Gehirne
bei Tod in der Neugeborenenperiode, in 33% im Säuglingsalter und in 41%
der Gehirne im Kindesalter akute Ganglienzellnekrosen im Ammonshorn. Die
Ammonshornsklerose kann, wie häufig diskutiert wurde, auch Folge epileptischer Anfälle sein. So erzielte neuerdings FALCONER (1974) Ganglienzellnekrosen im Ammonshorn durch Krampfserien beim Pavian. Er führte diese Schädi-

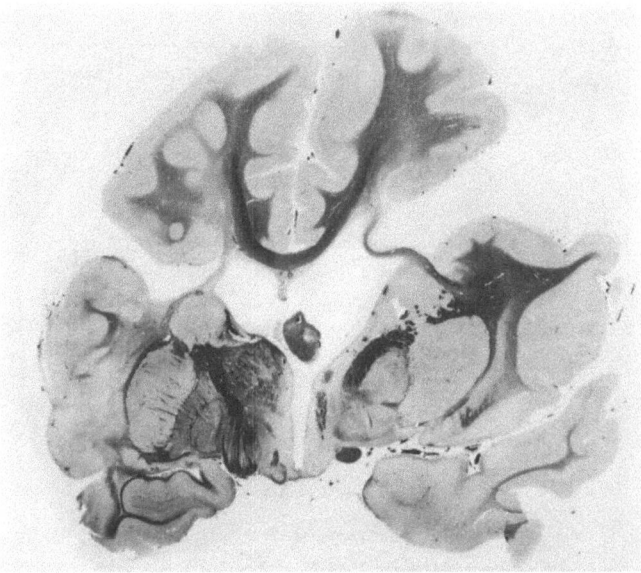

Abb. 30. Porenzephalie: Doppelseitiger Defekt im Versorgungsgebiet der Arteria cerebri media, durch einen dünnen Gliasaum von den Hirnkammern getrennt. Einstülpung der Rinde in den Porus. Einzelne ulegyre Windungen. (Präp. von Prof. HALLERVORDEN). Markscheidenfärbung (Heidenhain-Wölke)

gung auf die dabei eintretende Hypoxie mit Hyperpyrexie und Hypoglykämie zurück.

Über die erwähnten, oft mit dem Leben zu vereinbarenden Schädigungen an Hirnrinde und Basalganglien hinaus beobachteten SCHNEIDER et al. (1975, 1976) bei schweren perinatalen Asphyxien Ganglienzellnekrosen in den Kernen von *Pons, Medulla oblongata* und in der grauen Substanz des *Rückenmarkes*. Da jedoch die meisten Kinder schon im akuten Stadium sterben, bevor sich die Ganglienzellschäden manifestieren, sind derartige Beobachtungen selten. Im Überlebensfall können sie Ursache angeborener, nicht progredienter Hirnnervenparesen oder Lähmungen sein.

e) Porenzephalie

Hierunter versteht man einen vielfach symmetrisch in beiden Großhirnhemisphären nachweisbaren lochartigen Gewebsdefekt unterschiedlicher Größe. Die Pori sind von intakten, z.T. verdickten Leptomeningen bedeckt. Nach Einreißen der Leptomeningen erkennt man eine mit klarer Flüssigkeit gefüllte, glattwandige Höhle, die nicht selten mit der Hirnkammer kommuniziert (Abb. 30). In anderen Fällen trennt eine von Ventrikelependym gebildete Membran die Höhle von den erweiterten Hirnkammern.

Prädilektionsort ist die seitliche Stirn-Scheitel-Region, also eine dem Versorgungsgebiet der Arteria cerebri media entsprechende Region. Die Randzone der Pori ist oft, abhängig vom Zeitpunkt der Schädigung, von einer Zone mikro-

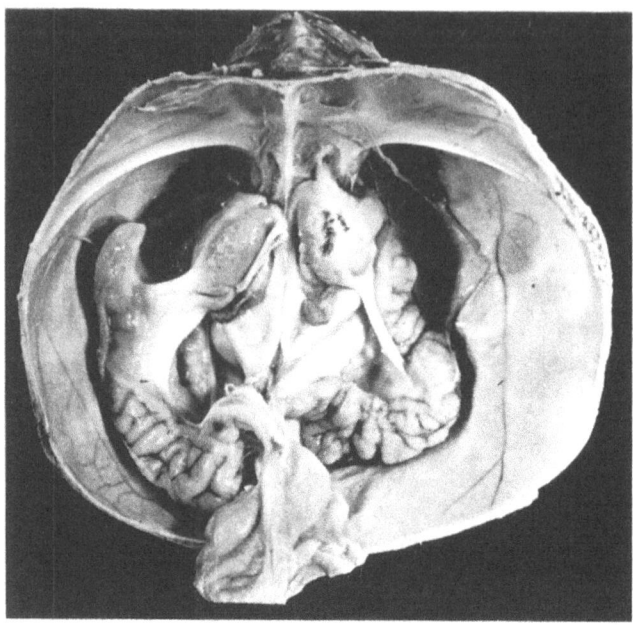

Abb. 31. Hydranenzephalie mit Ballonschädel: Blick auf die ausgeweitete Schädelbasis mit den Resten des Hirnstammes und den über das Vertebralissystem versorgten Anteilen der Okzipitallappen. Die von den inneren Karotiden gespeisten Abschnitte des Endhirnes sind eingeschmolzen (ULE 1974)

gyr oder ulegyr verkümmerter Windungen umgeben, wobei sich verbildete graue Rindenanteile bis an das Ependym erstrecken können. Für eine Entstehung in frühfetaler Zeit spricht auch das gelegentlich gleichzeitige Vorkommen von Heterotopien im Mark. Bei natal oder postnatal entstandenen Porenzephalien fehlen diese Veränderungen. Hierbei ist die Höhlenwand glatt oder schon, ähnlich dem gereinigten Infarkt des Erwachsenen, gekammert.

f) Hydranenzephalie

Die Hydranenzephalie (Blasenhirn) stellt einen Extremfall der Porenzephalie dar (LANGE-COSSACK 1944). Hierbei sind die Großhirnhemisphären in mit Flüssigkeit gefüllte Säcke umgewandelt (Abb. 31). Dabei lassen sich in der Wand der die Säcke bildenden Leptomeningen noch Reste der äußeren Rindenschichten nachweisen. Bei noch nicht abgeschlossenen Prozessen findet man an den Leptomeningen auch noch Fettkörnchenzellen, Gliainseln und proliferierte Gefäße. In der Regel bleiben Anteile der Basalganglien, basale Anteile des Okzipital- und Schläfenhirns, Brücke und Kleinhirn erhalten. Die Topographie der Ausfälle entspricht dem Irrigationsgebiet der Arteria carotis interna. Die von der Arteria vertebralis versorgten Großhirnanteile, Schläfen und Okzipitallappen bleiben verschont. Die Vermutung einer doppelseitigen Drosselung der Arteria carotis als Ursache der Hydranenzephalie findet eine Stütze in den Experimenten von H. BECKER (1949), der ein einseitiges Blasenhirn durch Unterbinden einer Karotis erzeugen konnte.

Differentialdiagnostisch ist die Hydranenzephalie von dem Okklusionshydrozephalus zu unterscheiden. Beim Okklusionshydrozephalus kann der Großhirnmantel durch intraventrikuläre Drucksteigerung bis auf wenige Millimeter zusammengepreßt werden. Doch selbst bei extremer Druckatrophie bleiben die Strukturen von Ependym, Mark und Rinde noch erkennbar.

g) *Markporenzephalien und Marknarben*

Markporenzephalien entstehen nur beim unreifen Gehirn und häufiger bei Frühgeburten als bei termingerecht Geborenen und Kleinkindern. Bei Markporenzephalien und Marknarben handelt es sich um die Folgen von Thrombosen und Abflußstörungen der inneren Hirnvenen (HALLERVORDEN u. MEYER 1956; LANG 1963; NOETZEL u. JERUSALEM 1965; SCHMIDT 1965). Diese führen in den Großhirnhemisphären über eine hämorrhagische Infarzierung (Abb. 32), nach Einschmelzung der Nekrosen, zu Höhlenbildungen im Mark beider Hemisphären, seltener nur einer Hemisphäre.

In *Frühstadien,* die bei Todesfällen in der Perinatalzeit oder bei Totgeburten nicht selten gesehen werden, beobachtet man im Hemisphärenmark gestaute Venen, Mikrothromben, perivenöse Ödeme oder kleine Nekrosen, häufig auch schon konfluierte perivenöse Blutungen oder hämorrhagische Infarzierungen mit Fettkörnchenzellen und Proliferation der Glia.

Diese Veränderungen wurden schon von VIRCHOW (1868) bei früh- und neugeborenen Kindern gesehen und von ihm als *Encephalitis interstitialis congenita* gedeutet. SIEGMUND (1955) kam unter Wertung des bis dahin vorliegenden Schrifttums zu dem Ergebnis, daß diese Veränderungen auf Zirkulationsstörungen der terminalen Strombahn, vor allem der kapillaren und der abführenden Venen beruhen. SCHWARTZ (1927, 1961) und SCHMIDT (1965), die das Geburtstrauma in den Vordergrund stellen, bringen die Hirnbefunde mit mechanischen Abflußbehinderungen der inneren Hirnvenen in ursächlichen Zusammenhang. Auch die von SCHNEIDER et al. (1975, 1976) als „telencephalic leucoencephalopathy in premature infants" nach langdauernder künstlicher Beatmung beschriebenen Befunde sind mit denen von VIRCHOW (1868), SIEGMUND (1955) u.a. vergleichbar.

Nach Gewebseinschmelzung und Resorption der Marknekrosen, wobei man in den Randzonen noch lange eine intensive Eisenpigmentspeicherung und eine Gliafaserwucherung feststellen kann, entstehen die Markporenzephalien und Marknarben. Die Markporenzephalien zeigen im Ausheilungszustand unterschiedliche Bilder. In einigen Fällen kommt es durch totale Einschmelzung des Hemisphärenmarkes zu einer glattwandigen Höhle, die sich vom Ependym der Seitenkammern bis an die Fibrae arcuatae der Hirnrinde erstrecken kann (Abb. 33). Nach Einreißen des Ependyms und Kommunikation der Höhle mit den Hirnkammern wird durch die mächtige Erweiterung der Hirnkammern ein Hydrocephalus internus vorgetäuscht. Derartige Markzerstörungen mit Erweiterung der Hirnkammern wurden schon von SIEGMUND (1955), SCHWARTZ (1927, 1961) und HALLERVORDEN (1939) erwähnt. Die Stammganglien sind, worauf

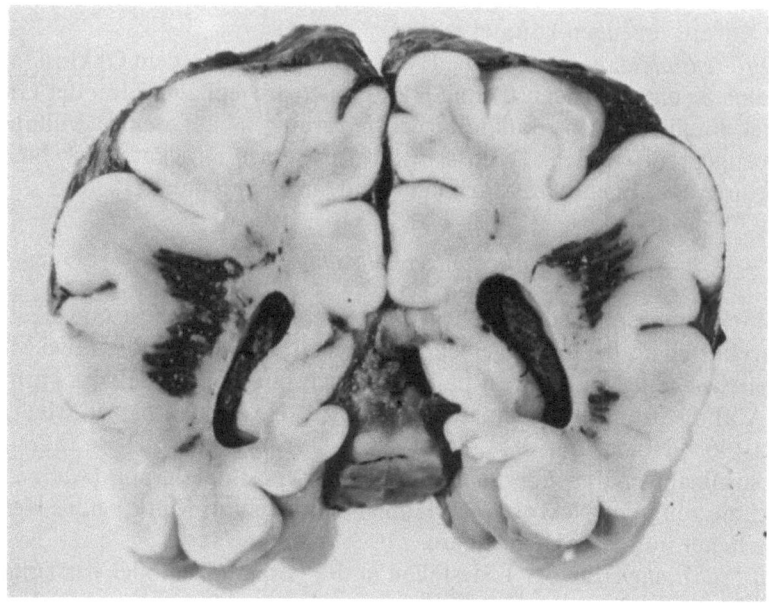

Abb. 32. Frische, nahezu symmetrische hämorrhagische Infarzierung des Hemisphären-markes (weibliche Frühgeburt, Tod am 6. Lebenstag an paralytischem Ileus). (Aus NOET-ZEL und JERUSALEM 1965)

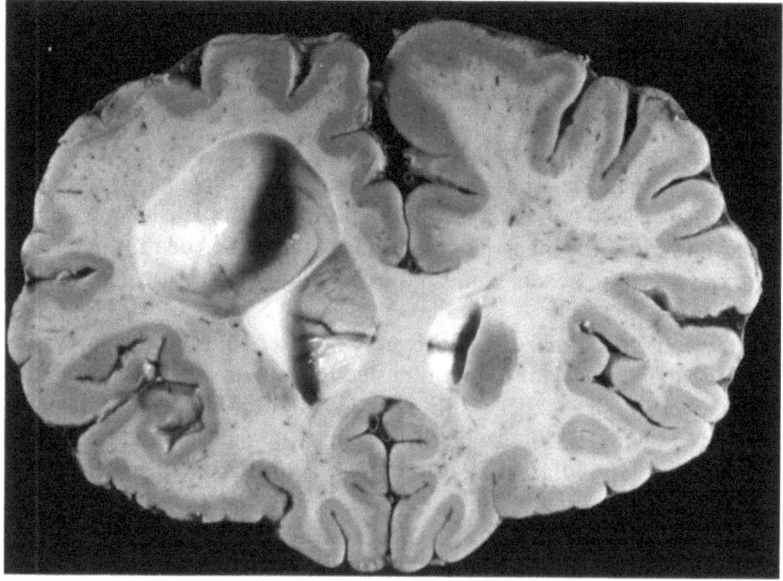

Abb. 33. Markporenzephalie: Glattwandige Höhle im linken Hemisphärenmark. Ein Ependymsaum trennt die Höhle von der Hirnkammer (57 Jahre alt gewordener Mann mit einer seit Geburt bestehenden rechtsseitigen Hemiplegie). (Aus NOETZEL und JERUSA-LEM 1965)

schon SCHWARTZ hinwies, in der Regel gut erhalten. Akute Stadien hämorrhagischer Infarzierung der Stammganglien kommen sowohl am unreifen als auch am reifen Gehirn vor, jedoch werden schwere Gehirnschäden nicht überlebt.

Differentialdiagnostisch und pathogenetisch ist die durch Markporenzephalie verursachte Ventrikelerweiterung von derjenigen des Okklusionshydrozephalus zu trennen. Während die Ventrikelerweiterung bei der Markporenzephalie durch die Markzerstörung verursacht wird, handelt es sich beim Okklusionshydrozephalus um eine Druckatrophie des Markes infolge einer intraventrikulären Liquordrucksteigerung. Auch ist das Gehirn bei der Markporenzephalie in der Regel erheblich kleiner als normal, und die Hirnwindungen klaffen, während die Hirnwindungen beim Okklusionshydrozephalus infolge des Liquorüberdruckes ausgewalzt sind und sich bei noch offenen Schädelnähten ein Wasserkopf ausbildet.

In anderen Fällen ist das Hemisphärenmark von zahlreichen, durch Gliasepten unterteilten Höhlen durchsetzt (polyzystische Markporenzephalie). Die Hirnrinde, vor allem über den oft bis an die Rinde heranreichenden Zysten, ist in der Regel verschmälert und zerstört. Durch den Druck der mit liquorähnlicher Flüssigkeit gefüllten Zysten können die Hirnwindungen eingeebnet sein oder sogar über das Rindenniveau herausragen. Die Ventrikelwand ist in der Regel erhalten. Bei den *Marknarben* durchziehen helle dünne, sich im Mark verzweigende, dem Verlauf der Markvenen folgende Narben das Hemisphärenmark. Während in Frühstadien um die Markvenen Fettkörnchenzellen nachgewiesen werden können, beobachtet man in Spätstadien in den Narben Gliafaserzüge.

Differentialdiagnose. Derartige mit Markverschmälerung einhergehende Marknarben wurden von MARIE und FOIX (1927) sowie LUMSDEN (1950) als zentrolobuläre Marksklerosen beschrieben. Sie unterscheiden sich jedoch von den auf einer Stoffwechselerkrankung beruhenden progredienten diffusen Sklerosen durch das Ausbreitungsmuster und biochemische Besonderheiten.

Die *Ätiologie* der Markporenzephalien und Marknarben kann verschiedene Ursachen haben. Abgesehen von dem von SCHWARTZ (1927, 1961) und SCHMIDT (1965) in den Vordergrund gerückten Geburtstrauma spielen bei der Entstehung der hämorrhagischen Infarzierung und Nekrosen des Hemisphärenmarkes intrauterine und perinatale Asphyxien eine wesentliche Rolle. Nicht zu unterschätzen als ursächliche Faktoren sind auch perinatale und frühkindliche Infektionen wie Enteritis, Pemphigus neonati, Otitis media und Meningitiden (HALLERVORDEN u. MEYER 1956; NOETZEL u. JERUSALEM 1965; STURM et al. 1974).

Bei der unterschiedlichen Ätiologie wurden auch ursächlich mechanische Faktoren, Beeinträchtigung des Venenabflusses mit Ausbildung von Thrombosen in der Vena magna Galeni, Gerinnungsstörungen des Blutes usw. angeschuldigt. Systematische Untersuchungen ließen dann aber erkennen, daß nicht nur eine intrauterine oder perinatale Asphyxie, sondern auch Infektionskrankheiten über einen Endotoxinschock zu generalisierten Gerinnungsstörungen mit Fibrinthromben in der Endstrombahn führen können. Wie in anderen Körperorganen (Nebenniere, Leber, Lunge, Niere usw.), führen sie auch im Gehirn zu Plasma- und Erythrodiapedese und dadurch zum Hirnödem, zur Purpura cerebri (ULE 1972) oder zu mehr lokalisierten hämorrhagischen Infarzierungen des Markes (NOETZEL u. JERUSALEM 1965), der Stammganglien oder zu symmetrischen Blutungen und Nekrosen in der Hirnrinde (NOETZEL 1973, 1974).

h) Hemisphärenatrophie und Hemiatrophia cerebri

Doppelseitige Hemisphärenatrophie und die Hemiatrophia cerebri haben mehrere Ursachen. Man beobachtet sie als Folge frühkindlich entstandener Mikro- und Ulegyrien, Porenzephalien, Marknarben und Markporenzephalien, Durahämatome (s. S. 226), angeborener Gefäßanomalien und Angiome (Sturge-Webersche Angiomatose). In ausgeprägten Fällen führt die doppelseitige Hemisphärenatrophie zur Mikrozephalie (s. B. III.3.a). Bei der Hemiatrophia cerebri werden in der Regel auch in der kontralateralen Hemisphäre geringgradige Veränderungen gesehen. Eine weitere Besonderheit ist hierbei eine gekreuzte Atrophie von Kleinhirn, Kleinhirnkernen und Pyramidenbahnen und ferner eine retrograde transneurale Thalamusatrophie (ULE 1954). Die Hemiatrophie kann auch eine Schädelasymmetrie zur Folge haben (s. Abb. 38). Die Hemisphärenatrophien führen klinisch zur Diplegia spastica infantilis bzw. zur angeborenen Halbseitenlähmung (PIA 1963).

i) Status spongiosus (spongiöse Enzephalopathie)

Beim Status spongiosus sind Rinde und Mark, allerdings in unterschiedlicher Stärke, betroffen. Von einigen Autoren wurden dagegen die Veränderungen der Hirnrinde als eigenes Krankheitsbild herausgestellt.

CHRISTENSEN und KRABBE (1949) deuteten die gestörte Architektonik mit Untergang von Ganglienzellen, schwammiger Auflockerung der Hirnrinde, proliferierter Glia und Fettspeicherung der Mikroglia als einen fortschreitenden destruktiven Prozeß und bezeichneten ihn als *Poliodystrophia cerebri progressiva infantilis*. Nach dem Erstbeschreiber (ALPERS 1931) wurden diese diffusen Rindenveränderungen als *Alpers' disease* bekannt.

HALLERVORDEN (1939) erkannte diesen Rindenveränderungen keine selbständige Bedeutung zu und verwies auf die Ähnlichkeit der Befunde bei Hirnödem und anderen Prozessen. Auch NOETZEL (1957) zweifelte an der Selbständigkeit dieses Krankheitsbildes, da die Asymmetrie des Gehirns im Fall von CHRISTENSEN und KRABBE (1949) an das Vorliegen einer Hemiatrophia cerebri denken ließ und im Fall von ALPERS (1931) Befunde auch in Thalamus und Striatum beschrieben wurden, wie sie bei Hypoxie entstehen können.

Ein Status spongiosus mit unterschiedlich starker Beteiligung von Rinde und Mark kann verschiedene Ursachen haben. Er wird beobachtet beim hämodynamischen oder toxisch ausgelösten *Hirnödem* (Geburtsasphyxie, Morbus caeruleus, Eklampsie, Hepatitis der Mutter, Bleivergiftung usw.), bei *Entzündungen* (Meningitis, Otitis media), aber auch bei sich gelegentlich schon intrauterin auswirkenden *Stoffwechselerkrankungen* (Phenylketonurie, Oxalose, Glyzinose usw. s. S. 234). Der morphologische Nachweis eines Status spongiosus alleine erlaubt somit keine Rückschlüsse auf eine bestimmte Genese. Zur Klärung der Ätiologie ist man vielmehr oft auf klinische Angaben, den Obduktionsbefund der übrigen Organe, nicht selten auch auf die Ergebnisse biochemischer und histochemischer Untersuchungen angewiesen.

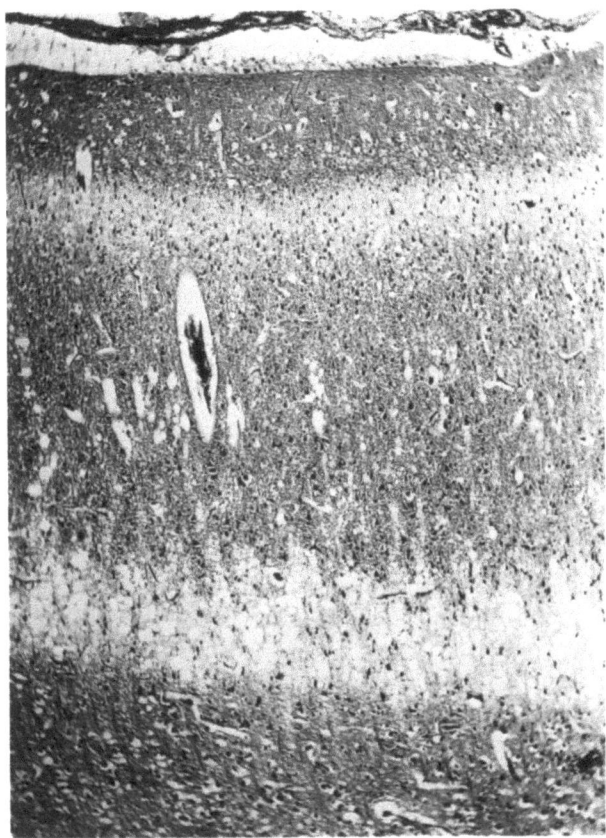

Abb. 34. Status spongiosus der Hirnrinde (sog. Alperssche Krankheit): Pseudolaminäre ödematöse Gewebsauflockerung in der 2. und 5. Schicht

Morphologisch erkennt man bei dem im akuten Stadium mit einem Hirnödem einhergehenden Status spongiosus eine schwammige Auflockerung in Mark und Rinde, ohne daß in den feinen oder auch gröberen Gewebsspalten ein färberischer Inhalt nachzuweisen ist.

In der *Großhirnrinde* variieren die Befunde, abhängig von Art und Schwere des Prozesses. Ein typischer Befund ist die auf die 2. oder 3. und 5. Rindenschicht beschränkte wabige Auflockerung der Hirnrinde, wohl bedingt durch anatomische Besonderheiten der Rindenarchitektur (Abb. 34). Diese Veränderungen können sich über mehrere Windungen hinziehen. Beim Marködem sind die Windungstäler bevorzugt. Auch beobachtet man häufig eine auffällige Auflockerung der U-Faserschicht. In der Kleinhirnrinde ist die Körnerschicht der Ort der wabigen Auflockerung, wobei die Purkinje-Zellen in die Molekularschicht abgedrängt werden. In anderen Fällen findet sich eine vorwiegend perivaskuläre Gewebsauflockerung, nicht selten kombiniert mit einem Austritt von Erythrozyten. Dieser Befund wird sowohl bei Meningitis als auch bei Hirnvenenthrombose gesehen. In wieder anderen Fällen ist die gesamte Rinde verödet, wie unter raumfordernden Durahämatomen (s. Abb. 35).

Abhängig von der Schwere der Rindenschädigung können im Endzustand lediglich einige Glia- und Bindegewebssepten zwischen Leptomeningen und angrenzendem Mark übrigbleiben. Die Windungen erscheinen dann geschrumpft, und es entsteht das Bild einer flächenhaften oder irregulären Ulegyrie.

Im *Hemisphärenmark* ist die schwammige Gewebsauflockerung von einer meist unvollständigen Entmarkung begleitet. Im akuten Stadium des Ödems sieht man eine Reaktion der Glia mit Schwellung der Astrozyten. Bei starker Ausprägung des Ödems reißen die Septen zwischen den Vakuolen ein. Durch Zusammenfließen der Ödemflüssigkeit entstehen größere Defekte mit dem Bild der Ödemnekrose. Als Endzustand resultiert eine Markschrumpfung und Marksklerose mit sekundärer Erweiterung der Hirnkammern.

Beim unreifen Gehirn werden Schweregrade erreicht, die vom Erwachsenen nicht überlebt werden.

2. Traumen

In utero ist der Fetus gegen traumatische Einflüsse optimal geschützt. Echte intrauterin erworbene traumatische Hirnschäden sind nicht bekannt. Dagegen steigen die Risiken unter der Geburt und in der Nachgeburtsperiode, wobei Zangengeburten und stumpfe Schädeltraumen die meistgenannten Ursachen sind.

a) Subdurales Hämatom

Das einseitig, meist jedoch doppelseitig vorkommende subdurale Hämatom steht an erster Stelle der perinatalen Traumafolgen. Die in frischen Stadien flächenhafte subdurale Blutung wird sehr bald von einer der Dura anhaftenden Membran umschlossen, die aus dünnen Bindegewebslagen besteht. In ihr ist Eisenpigment gespeichert. Nach Resorption des Blutes kann das Durahämatom in ein Durahydrom übergehen. Zwischen der Membran und den Leptomeningen bestehen keine oder nur geringfügige Verbindungen, so daß sich die Hämatomkapsel meist mühelos zusammen mit der Dura vom Gehirn abheben läßt. Der makroskopische und mikroskopische Befund entspricht weitgehend dem des Erwachsenen. Die meist über der Großhirnkonvexität liegenden Blutsäcke können beträchtliche Größe erreichen und hierdurch das Gehirn komprimieren.

Die *Pathogenese* der peri- oder postnatal entstandenen subduralen Hämatome, die auch als *chronische Subduralhämatome* oder als *Pachymeningiosis haemorrhagica interna* angesprochen werden, wird auch heute noch diskutiert. Beim Neugeborenen und Kleinkind geben die Vorgeschichten eindeutigere Hinweise auf die Genese als beim Erwachsenen. In einem eigenen Untersuchungsgut von 50 Fällen frühkindlicher subduraler Hämatome (KRAINIK 1974) fanden sich in der Vorgeschichte 10mal (20%) Angaben über eine vorangegangene Zangengeburt. In 8 Fällen (16%) waren postnatale Traumen (Sturz auf den Boden, Schlag gegen den Schädel) der Ausbildung des subduralen Hämatoms vorausgegangen. In den restlichen Fällen konnte ein Trauma ausgeschlossen werden. Als mögliche auslösende Ursachen werden angegeben: perinatale Asphyxie (10%), Frühgeburt (6%), Meningitis und Enzephalitis (8%), Krampfanfälle nach infektbedingter Hyperpyrexie (104), Stoffwechselstörungen (8%), hämorrhagische Diathese (2%). Bei 20% ließen sich in den Krankheitsgeschichten

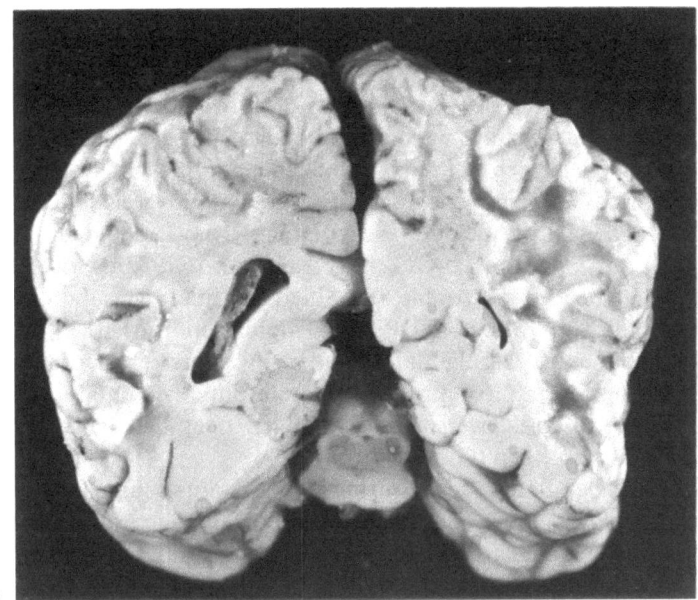

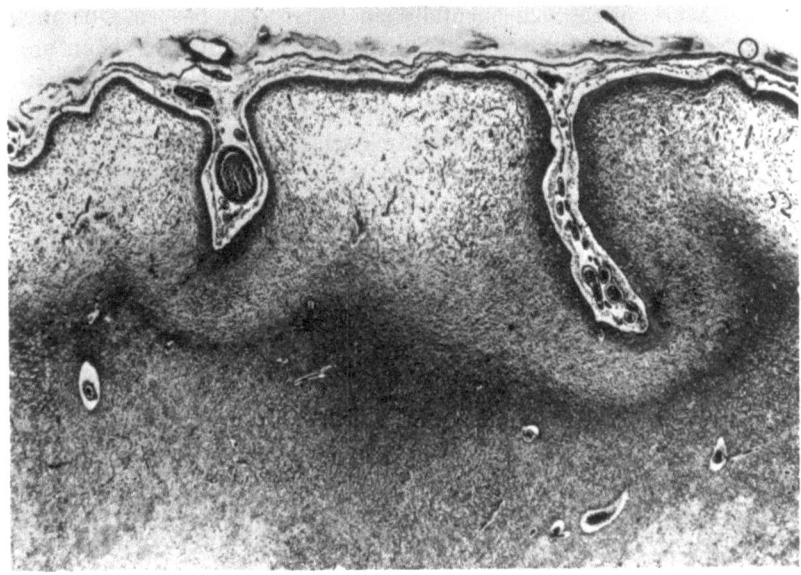

Abb. 35. a Kompressionsschäden des Gehirns unter einem doppelseitigen Durahämatom.
b Status spongiosus der Hirnrinde bei chronischen subduralem Hämatom. Bevorzugung
der Windungskuppen

keine verwertbaren Angaben ermitteln. Diese Ergebnisse stehen in Übereinstimmung mit den Befunden von JACOBI et al. (1966) und FRIEDE (1975). Als ursächliche Faktoren werden Störungen im Elektrolythaushalt, Avitaminosen und Hy-
pothrombinämie angeführt. Da die subduralen Hämatome bzw. Hydrome oft

erst nach einem zeitlichen Intervall von Wochen bis Monaten bedrohliche Hirndrucksymptome verursachen können, ist die Suche nach der Krankheitsursache
besonders erschwert.

Das *Gehirn* kann durch den Druck der raumfordernden subduralen Hämatome oft irreparabel geschädigt werden, wobei das klinische Bild einer Diplegia
spastica infantilis oder einer Hemiplegie entstehen kann. Durch den Druck der
Hämatome wird das Gehirn nicht nur eingedellt, sondern weist darüber hinaus
eine Veröderung der Hirnrinde oder sogar Nekrosen in Rinde und darunterlie-
gendem Mark auf (WOHLWILL 1921; LINDENBERG 1957; NOETZEL 1961)
(Abb. 35), gefolgt von Markatrophie und Sklerose. Einseitige subdurale Hämatome können somit zur Ursache einer Hemiatrophia cerebri werden. Im Extremfall können doppelseitige Durahämatome oder -hydrome zu einer fast vollkom-
menen Druckatrophie der Großhirnhemisphären führen, so daß nur noch spärliche Reste von Großhirngewebe und Meningen über den besser erhaltenen
Stammganglien übrigbleiben (GRIEPENTROG 1952).

Histologisch findet man in der Hirnrinde einen Status spongiosus mit Bevorzugung der Windungskuppen oder auch Nekrosen. Bei der Ausbildung können
auch in den Leptomeningen Gefäßthromben und in späteren Stadien als Zeichen der Organisation Intimaproliferationen mit Verkalkung der Elastika
(Abb. 34b) entstehen, die schon WOHLWILL (1921) aufgefallen waren. Im darunterliegenden Mark findet sich ebenfalls ein Ödem, das bis zur Ödemnekrose
gesteigert sein kann. Derart schwere Schädigungen werden nur beim unreifen
Gehirn und niemals beim Erwachsenen beobachtet. Beim Erwachsenen sieht
man zwar auch eine Kompression des Gehirns unter subduralen Hämatomen,
doch führt die hierdurch bedingte Hirndrucksteigerung vor Ausbildung schwerer
zerebraler Schäden zum Tod.

Differentialdiagnostisch sind die hier beschriebenen Veränderungen von denen der Hydranenzephalie zu unterscheiden. Während bei den subduralen Hämatomen eine Druckschädigung von außen vorliegt, handelt es sich bei der
Hydranenzephalie um eine durch Gefäßverschluß bedingte Hemisphärennekrose
im Versorgungsgebiet der Karotiden (s.S. 220).

b) Epidurales Hämatom

Epidurale Hämatome werden in seltenen Fällen, oft zusammen mit Schädelfrakturen, in der Postnatalperiode beobachtet.

c) Traumafolgen am Gehirn

Rindenprellungsherde als Folge *stumpfer Schädelhirntraumen* werden erst
nach Schluß der Schädelnähte beobachtet. Beim Kleinkind führen stumpfe
Schädeltraumen im weichen unbemarkten Gehirn zu Markzerreißungen und
Markblutungen (LINDENBERG u. FREYTAG 1969).

d) Geburtstraumatische Rückenmarksschäden

Geburtstraumatische Rückenmarksschäden treten meist als Folge einer Geburt aus Steiß-Fußlage mit manueller Exdraktion auf. Durch Dehnung der noch

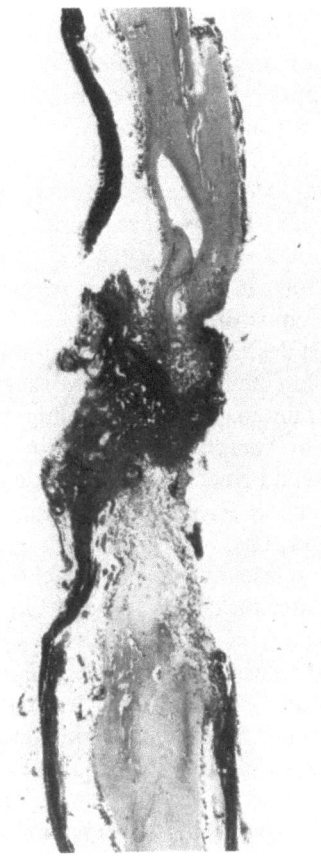

Abb. 36. Abriß des oberen Brustmarkes mit bindegewebiger Vernarbung nach manueller
Extraktion des Kindes aus Steißfußlage

sehr nachgiebigen Wirbelsäule kommt es dabei zu Einrissen oder vaskulären
Ischämien oder auch zum Abriß des Rückenmarkes, begleitet von subduralen
oder subarachnoidalen Blutungen. Bevorzugt ist das untere Hals- oder das obere
Brustmark. Kinder mit derartigen, dann gelegentlich als angeborene Muskelatrophie Werdnig-Hoffmann verkannten Schäden, können überleben (WEBER
et al. 1974). Hohe Halsmarkschäden, die bei Geburt aus extremer Gesichts-
oder Hinterhauptslage entstehen können, werden in der Regel nicht überlebt.

Bei längerer Überlebenszeit bildet sich nach Abriß des Rückenmarkes eine
derbe bindegewebige, mit der Dura verwachsene Narbe, durch die noch einzelne
Nervenfasern ziehen (Abb. 36). Oberhalb und unterhalb des Risses finden sich
im Rückenmark unregelmäßig gestaltete Höhlen, vergleichbar den Folgen einer
Hämatomyelie des Erwachsenen.

3. Infektionen

Der Keimling kann über die Plazenta hämatogen, durch Fruchtwasseraspiration bei aszendierender Eihautaffektion, unter der Geburt oder postnatal durch

direkten Kontakt (z.B. Gonorrhoe der Mutter bzw. auch durch die Muttermilch) infiziert werden. In frühen Phasen der Schwangerschaft ist der Keimling infolge der Membranfunktion der Plazenta gegen Bakterien, nicht dagegen gegen Infektionen durch Viren geschützt. Im ausgereiften Stadium der Plazenta können jedoch entzündliche Infiltrate und Granulome der Plazenta einen Übertritt anderer Krankheiterreger in den Blutkreislauf des Fetus begünstigen. Als Krankheiterreger wurden beschrieben: Viren (z.B. Poliomyelitis, Zytomegalie, Hepatisviren), Bakterien, Syphilis, Tuberkulose, Pilze, Malaria, Toxoplasmose und selbst Parasiten (FLAMM 1959; THALHAMMER 1971). Die Erkrankungen können zum Absterben der Frucht, zur Geburt eines erkrankten Kindes oder zur Erkrankung erst nach der Geburt führen.

Bei Viruserkrankungen des Fetus ist die Immunitätslage der Mutter entscheidend. Sofern bei der Mutter eine Erstinfektion vorliegt, also noch keine Antikörper entwickelt werden konnten, ist der Keimling besonders gefährdet. Erste Erfahrungen hierzu machte man bei einer Rubeoleninfektion in Australien (GREGG 1945), wobei während einer Rötelnepidemie gehäuft Mißbildungen auftraten. Zur Vermeidung dieses Risikos werden die Mädchen heute schon vor Eintritt in die Generationsphase prophylaktisch gegen Röteln geimpft. Eine weitere Möglichkeit der Keimschädigung bei Infektionskrankheiten der Mutter ist durch eine Toxindiffusion durch die Plazenta und durch das die Krankheit begleitende Fieber gegeben.

Auch der *Zeitpunkt der Infektion des Keimlings* hat entscheidende Bedeutung, da sich die Reaktion des Embryos grundsätzlich von der des Fetus unterscheidet. Der Embryo im Stadium der Primitiventwicklung und Organogense, also in der Zeit bis etwa zum 4. Lunarmonat, ist noch nicht zu einer eigenen Abwehrleistung fähig. In dieser Phase sind die Folgen einer Infektion, wie schon ausgeführt wurde, phasenspezifische Entwicklungsstörungen. Auch im 4.–5. Lunarmonat werden noch vorwiegend Nekrosen und Diapedisisblutungen festgestellt, die, sofern der Fetus nicht abstirbt, dem Zeitpunkt entsprechende unspezifische Reifungsstörungen, Mikrenzephalie, Ulegyrie, Hydrozephalus usw., zur Folge haben können.

Entzündliche Reaktionen des Fetus werden vom 6. Lunarmonat an beobachtet (ZOLLINGER 1945). Gliareaktionen und lymphoide Rundzellinfiltrate bei fetaler Enzephalitis und Meningitis wurden von EICKE (1943) beschrieben. Im Überlebensfall weisen derartige Fälle jedoch noch dem Entwicklungsstand entsprechende Differenzierungsstörungen des Gehirns auf, z.B. im Fall von DIETZEL (1954) Mikrogyrien nach in der Fetalzeit erworbener Zytomegalie. Bei in der Fetalzeit erworbenen Infektionen kann ein Kind mit einer Meningitis oder Enzephalitis geboren werden oder die Erkrankung manifestiert sich erst nach der Geburt. Auch hierbei sind die Folgen in der Regel tiefgreifender als im reifen Gehirn. Als Folgen von Meningoenzephalitiden beobachtet man, abgesehen von der Entwicklung eines Okklusionshydrozephalus, der zum Geburtshindernis werden kann, arterielle oder venöse Thromben mit ausgedehnten Gewebseinschmelzungen und Markporenzephalien (FRIEDE 1973), oder es kommt, wie bei Toxoplasmose und Zytomegalie, zur sekundären Kalkinkrustation der Nekrosen. Der Okklusionshydrozephalus wird durch die eine Entzündung begleitende Ependymitis mit entzündlicher Aquäduktstenose oder durch narbige Verschlüsse am Ausgang des IV. Ventrikels verursacht.

Die morphologischen Veränderungen nach überstandener fetaler Meningitis lassen oft keine Rückschlüsse auf den Erreger mehr zu. Vielfach wird auch nicht zu entscheiden sein, inwieweit zusätzliche Faktoren, wie Hypoxie, toxische Einflüsse und Fieber der Mutter, das morphologische Bild modifiziert haben. So können z.B. beim Fetus nach einer während der Schwangerschaft durchgemachten Poliomyelitis lediglich uncharakteristische Blutungen gefunden werden, während die für eine Poliomyelitis charakteristischen Neuronophagien fehlen. Andererseits können z.B. bei konnataler Syphilis beim Neugeborenen schon Gummen mit allen vom Erwachsenen her bekannten typischen Merkmalen nachgewiesen werden.

Speziell aufgeführt werden hier nur einige für den Fetus typische Infektionskrankheiten.

a) Zytomegalie

Trotz hoher Durchseuchung (beim Erwachsenen bis zu 80%) erkrankt der Fetus nur selten an einer Zytomegalie. Eine Infektion kommt in der Regel nur bei einer Erstinfektion der Mutter im Stadium der Virämie zustande, solange also keine Immunität besteht. Die Mutter weist dabei häufig nur uncharakteristische, grippeähnliche Symptome auf. In diesen Fällen führt die pränatale Infektion häufig zu Früh- oder Totgeburten. Das Gehirn ist dabei in etwa 10% befallen.

Das *morphologische* Bild wird vom Infektionstermin und von der Schwere des Prozesses geprägt. Bei frühfetaler Infektion kann der Entzündungsprozeß mit Entwicklungsstörungen wie Mikro- oder Ulegyrien, mit Mikroenzephalie oder Hydrozephalus kombiniert sein (DIETZEL 1954; BORN 1955; WOLF u. COWEN 1959; CROME u. FRANCE 1959) (Abb. 37a).

Histologisch sieht man im akuten Stadium eine disseminierte Knötchenenzephalitis in ähnlicher Form, wie sie auch bei Toxoplasmose, Flecktyphus, Chagas (NOETZEL et al. 1958) usw. vorkommt, jedoch mit den für die Zytomegalie charakteristischen Viruseinschlußkörperchen in Riesenzellen (Abb. 37b), in denen 8–10 µ große rundliche Gebilde, umgeben von einem optisch hellen Hof, nachgewiesen werden können. In den häufiger zur Beobachtung kommenden Spätstadien stehen Nekrosen und Verkalkungen im Vordergrund. Diese Nekrosen treten durch eine gelbliche bzw. weißliche Farbe deutlich hervor. Sie finden sich, ähnlich wie bei der Toxoplasmose, in Rinde und Mark, vielfach um die Hirnkammern.

Die im Gehirn beobachteten Verkalkungen sind für die Zytomegalie also nicht pathognomonisch. Sie finden sich auch bei anderen Fetopathien z.T. mit ähnlicher Verteilung (Toxoplasmose, Soor, intrauterin erworbene Rötelninfektion usw.).

b) Toxoplasmose

Das Toxoplasma (Gondii) ist ein ca. 5–7 µ großes Protozoon, das sich ähnlich wie die Malariaerreger in lebenden Zellen vermehrt. Im Gehirn wird es extra- und intrazellulär gefunden. Der Erreger wird während einer Parasitämie der Graviden über Nekrosenherde der Plazenta auf den Fetus übertragen, wobei es sich auch hier um eine Erstinfektion der Mutter handelt (also bevor die Mutter eine Immunität erworben hat).

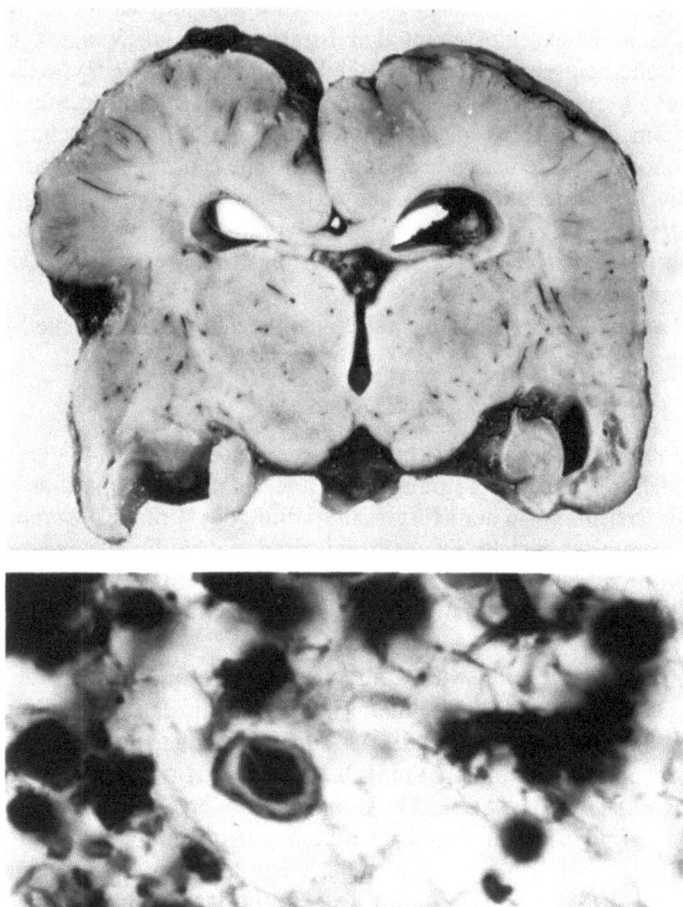

a

b

Abb. 37a, b. Zytomegalie: **a** Intrauterin erworbene Zytomegalie mit Mikrozephalie und Mikrenzephalie, Hirngewicht: 135 g. Gestörte Entwicklung der Sekundärwindungen mit Ulegyrien (Vortäuschung einer Agyrie). (1 Monat alt gewordene weibliche Frühgeburt). **b** Viruseinschluß im Kern einer Gliazelle

Zu unterscheiden sind:

1. Fälle, die im Stadium der floriden Enzephalitis geboren werden, und

2. solche, die mit postenzephalitischen Schäden zur Welt kommen und unterschiedlich lange überleben.

Im ersten Stadium findet sich eine disseminierte Enzephalitis mit Gliaknötchen und Nekrosen, mit perivaskulären Infiltraten und mit einer Ependymitis. Auch weißliche Verkalkungen in Rinde und Mark können schon ausgebildet sein. In diesem Stadium lassen sich Toxoplasmen im Gehirn intrazellulär in sog. Pseudozysten, aber auch zwischen den Zellen nachweisen.

Spätstadien sind oft durch eine Mikrophthalmie mit Chorioretinitis und spritzerartigen Verkalkungen im Augenhintergrund, durch Mikrenzephalie und durch einen Hydrocephalus occlusus gekennzeichnet. Die Nekrosenherde und

Höhlenbildungen sind mit einer kalkmilchartigen Flüssigkeit gefüllt. Diese Verkalkungen können schon bei der Schädelleeraufnahme in Gehirn und Plexus zur Darstellung kommen. Bei der fetalen Infektion stehen die Hirnbefunde im Vordergrund vor allen anderen Organen.

c) Listeriose (Granulomatosis infantiseptica)

Während Erwachsene gegen eine Listeriose im allgemeinen resistent sind, kann sie beim Fetus eine Allgemeininfektion hervorrufen, die zum intrauterinen Fruchttod oder zur vorzeitigen Geburt eines erkrankten Kindes führt. Diskutiert wird bei der Listeriose ebenfalls die Ersterkrankung der Mutter als begünstigender Faktor. Die Infektion des Fetus erfolgt meist hämatogen, wobei umschriebene Plazentarinfarkte den Übertritt der Erreger ermöglichen.

Bei äußerer Betrachtung der Tot- oder Frühgeburten beobachtet man Effloreszenzen an Haut und Schleimhäuten und stippchenförmige Granulome an den inneren Organen, vor allem an der Leber. Am Gehirn findet sich eine granulomatöse Meningoenzephalitis, wobei man in den Knötchen massenhaft Erreger nachweisen kann. Die Knötchen können zentral einschmelzen. Im Unterschied zur Tuberkulose fehlen Riesenzellen. An den Hirnkammern sieht man eine Ependymitis granularis. Die grampositiven kurzen Stäbchen lassen sich auch durch Versilberung darstellen.

4. Mangelzustände, Gifte, ionisierende Strahlen, chromosomale Störungen und Stoffwechselerkrankungen als Ursache von Mißbildungen und frühkindlichen Hirnschäden

Über diesen Fragenkomplex sind wir durch Experimente bei Tieren genauer unterrichtet als beim Menschen. In Tierversuchen wurde gezeigt, daß Mißbildungen (Dysraphien), aber auch Schäden am reifenden Gehirn (Mikrozephalien, Hydrozephalie) durch *Mangelzustände* (Hunger, Hypoxie, Avitaminosen, Fehlen von Spurenelementen), durch *Gifte* (Metalle und insbesondere durch ihre organischen Verbindungen wie Blei, Quecksilber, Zinn, Kupfer usw.), durch *Drogen* (Veratrin, Vincristin, Reserpin, Cholchizin, Isoniacin u.a.) erzeugt werden können (PENTSCHEW 1958; KALTER 1968). Auch durch *karzinogene* Stoffe (Methyl- und Äthylnitroseharnstoff) verursachte Entwicklungsstörungen und Untergewichtigkeit des Gehirns werden beobachtet (PFAFFENROTH u. DAS 1974, WECHSLER 1973).

Beim Menschen sind wir meist, sofern eine Vergiftung nicht im unmittelbaren zeitlichen Zusammenhang zum Tod führt, auf die Vorgeschichte oder auf statistische Untersuchungen angewiesen. So lenkte bei *Thalidomid* (Contergan) erst das gehäufte Auftreten von Dysmelien den Verdacht auf eine schädigende Wirkung dieses Medikamentes auf den Embryo. Bei weiteren Untersuchungen stellte sich heraus, daß durch Thalidomid auch Mißbildungen am Zentralnervensystem auftreten können. HORSTMANN (1966) berichtete über Kleinhirnaplasie, Hypoplasie des III. Ventrikels und Cavum septi pellucidi, ferner über klinische Beobachtungen der III., VI., VII. und IX. Hirnnerven und über einen tiefen Ohransatz.

Die „Contergankatastrophe" wurde zum Signal zur Prüfung anderer Medikamente. Statistiken ergaben, daß *Antiepileptika* wie Diphenylhydantoin (Zentropil) einen Risikofaktor darstellen. Bei Müttern, die während der Schwangerschaft Zentropil erhielten, traten Mißbildungen 2–3-mal häufiger auf, als bei Müttern ohne Epilepsie. Dabei ist allerdings ein Zusammenhang mit der Epilepsie selbst nicht auszuschließen. Gefunden wurden außer angeborenen Herzfehlern und Gesichtsspalten Anenzephalie, Mikrozephalie und Hydrozephalie (MONSON et al. 1973; JANZ 1975). WALTL et al. (1974) beobachteten bei Neugeborenen antiepileptisch behandelter Mütter eine hämorrhagische Diathese als Folge einer Verminderung des Prothrombinkomplexes (Vitamin-K-Mangel). Disseminierte Hirnblutungen bei Mutter und Fetus wurden bei *Salvarsan*-Behandlung gesehen (NOETZEL 1948). Nach statistischen Untersuchungen von SLONE et al. (1976) scheint *Aspirin* keine teratogene Wirkung zu haben. Auch Insektizide (DDT) (D'ECOLE et al. 1976) und das bakteriostatisch wirkende Hexachorophen scheinen keine schädigende Wirkung auf den Fetus bzw. das Neugeborene zu haben (GOWDY u. ULSAMER 1976; CHILCOTE et al. 1977). GLADTKE (1973) hob hervor, daß Medikamente und Suchtmittel die Entwicklung des Fetus auch in der zweiten Hälfte der Schwangerschaft diaplazentar stören können, zumal die übergetretenen Stoffe vom Fetus langsamer eliminiert werden. Im allgemeinen haben sie aber keine bleibenden Nachwirkungen. Dies gilt auch für Kinder *unterernährter* (SMITH 1947) und *zigarettenrauchender* Mütter (DAVIES et al. 1976). Neuerdings wurden nachhaltige und z.T. irreversible Hirnschäden gehäuft bei Kindern chronischer *Alkoholikerinnen* beobachtet (BIERICH et al. 1976). LEIBER (1977) bezeichnete den Alkoholismus als das z.Z. bedeutendste teratogene Agens. Klinisch beobachtet man im Rahmen des embryo-fetalen Alkoholsyndroms Entwicklungsrückstände bis zum Schwachsinn. Morphologisch wurden Dysraphien, Mikrodysplasien und Mikrozephalie (Kraniofaziales Syndrom) beschrieben (JONES u. SMITH 1975). Bei leichterer Schädigung kann der Entwicklungsrückstand z.T. nachträglich aufgeholt werden (BIERICH et al. 1976; MAJEWSKI et al. 1976; VOLK 1977). Pathogenetisch wird außer der Alkoholeinwirkung auch ein Vitamin-B-Mangel diskutiert.

Bei *Phosphorvergiftung* wurden auch beim Fetus kapillare Blutungen im Gehirn beobachtet (WASSMUTH 1903). *Bleivergiftungen* führen bei Fetus und Säugling, seltener bei Erwachsenen zur Bleienzephalopathie. Im akuten Vergiftungsstadium wurde eine Volumenvergrößerung des Gehirns durch Ödem festgestellt, das in Spätfällen zur Markatrophie und zum Hydrocephalus internus führen kann (PENTSCHEW 1958). Ähnliche Auswirkungen wie beim Erwachsenen sind nach Vergiftungen auch beim Fetus zu erwarten. Eine diaplazentare Vergiftung des Fetus nach *Thallium*-Vergiftung wurde von HORSTMANN (1948) mitgeteilt. Zu erwähnen ist auch die Empfindlichkeit des Säuglings gegen *Nitrite* (nitrithaltiges Wasser oder hoher Nitritgehalt in Gemüsen), die den Fetus über eine Methämoglobinbildung schädigen können.

Strahlenschäden. Die erhöhte Strahlensensibilität des mitosereichen embryonalen Gewebes wurde schon in frühen Phasen der Röntgenära erkannt. Damals beschrieben GOLDSTEIN und MURPHY (1929) sowie ENGLEHARD und PISCHINGER (1939) Mißbildungen, insbesondere Mikrozephalien und Wachstumsstörungen. Die Frage wurde nach den Atombombenexplosionen wieder aktuell. Nach LAMY (1956, zit. bei WEGNER u. DAMMINGER 1963) kam es bei graviden Frauen in einem hohen Prozentsatz zum intrauterinen Fruchttod und im Überlebensfall zur Retardierung der körperlichen und geistigen Entwicklung. Zur Pathogenese der Strahlenschäden brachten Tierexperimente aufschlußreiche Ergebnisse. Als unmittelbare Folgen der Strahlenentwicklung beobachtete man im Gehirn Zellnekrosen und einen Mitosestop unter Bevorzugung der periventrikulären Keimschicht (Matrix). Die Zellregeneration und Teilungsfähigkeit kommt in der Folgezeit nur langsam und unvollkommen wieder in Gang. Dies ist an dem erniedrigten Thymidin-H_3-Index im Autohistogramm abzulesen (WEGNER 1969). Im Endergebnis führt dies zur Mikrenzephalie mit Hydrocephalus internus. Ganzkörperbestrahlung in frühen Schwangerschaftsstadien führte in 40% zu Mißbildungen des Gehirns und der Augenanlage (DEGENHARDT u. GRÜTER 1959; WEGNER 1963; OSTERTAG 1970). Ähnliche Auswirkungen haben auch Zytostatika und Nitrosoverbindungen (WECHSLER 1973). (Ausführlich in Kap. 3).

Auf *Chromosomenstörungen* beruhende erbliche Faktoren können sich schon in frühen Phasen der Entwicklung auswirken. Hierauf wurde an den entsprechenden Stellen aufmerksam gemacht. Die Feststellung einer Hirnmißbildung oder Differenzierungsstörung erlaubt in den meisten Fällen keine Aussage über die Ätiologie (GULLOTTA u. REHDER 1974). So wird z.B. beim zerebro-hepatorenalen Syndrom (ZELLWEGER 1951), dessen Ursache noch nicht endgültig geklärt ist (vermutet wird eine Trisomie mit autosomal-rezessivem Erbgang), die ganze Palette der Mißbildungen (Agyrie, Pachygyrie, Mikrogyrie, Balkenmangel, Heterotopie, Rhombenzephalosynapsis) beschrieben, d.h. bei diesem Syndrom beobachtet man wie auch bei den erblichen Stoffwechselerkrankungen ein unterschiedliches Einwirken auf die Entwicklung. Bisher weisen nur spärliche Veröffentlichungen darauf hin, daß sich die erblichen Stoffwechselerkrankungen schon vor der Geburt beim Fetus auswirken und sogar von Mißbildungen begleitet sein können. NORMAN et al. (1962) berichteten über eine Pachygyrie bei *sudanophiler Leukodystrophie*. Ferner beschrieben ULRICH et al. (1978) eine Mikrogyrie neben degenerativen Markveränderungen bei einer konnatalen *Adreno-Leukodystrophie*. Neuerdings beobachteten BÖHM et al. (1982) symmetrische warzige Dysplasien der Großhirnrinde (Mikrogyrien) bei 2 neugeborenen Brüdern bei multiplem Acyl-CoA Dehydrierungsdefekt (Glutaric Aciduria Type II) mit congenitalen polyzystischen Nieren und Hypoplasien der Gallengänge. Spongiöse Markschäden bei frühkindlichen Enzymopathien, wie Phenylketonurie, Leuzinurie usw., sind bekannt. Bemerkenswert sind die Beobachtungen bei erfolgreich behandelten ketonurischen Frauen, die jetzt in das gebärfähige Alter kommen. Die Mütter, die einen hohen Phenylalaninspiegel hatten (über 200 mg/l), brachten in einem hohen Prozentsatz Kinder mit Mikrozephalien, retardierten intrauterinem Wachstum, Zerebralparesen und Krampfleiden zur Welt (HÖRNCHEN et al. 1977). In drei Fällen, in denen die Mütter während der Schwangerschaft eine phenylarme Diät eingehalten hatten, waren die Kinder dagegen normal. Über Mikrogyrie bei Ahorn-Sirup-Krankheit (Leuzin-Isoleuzin-Valinurie) berichteten MARTIN und NORMAN (1967).

D. Korrelationen zwischen Schädel und Gehirn

Zwischen Schädel und Gehirn bestehen enge Wechselbeziehungen. Dies zeigt sich schon in frühen Stadien der Entwicklung und vor allem bei Entwicklungsstörungen. So ist bei den Dysraphien z.B. eine Meningomyelozele mit einer Schlußstörung der Wirbelbögen oder eine unpaare Gehirnanlage bei Zyklopie mit einer Verbildung des Schädelskelettes kombiniert. Abgesehen von diesen früh determinierten Entwicklungsstörungen kommt dem Gehirn unter normalen Bedingungen auch in der Zeit nach der Geburt die formbildende Fähigkeit bei der Ausbildung des Gehirnschädels zu. Dem raschen Wachstum des Gehirns, das sein Geburtsgewicht bis zum 1. Lebensjahr verdoppelt und bis zum 3. Lebensjahr verdreifacht, wird dadurch Rechnung getragen, daß die Fontanellen beim Menschen bis über das 1. Lebensjahr hinaus offen bleiben, wobei die Schädeldeckknochen nur häutig miteinander verbunden sind. Die starke Volumenzunahme des Gehirns in den ersten beiden Lebensjahren ist auch als wesentliche Ursache für die Entstehung der „wachsenden Schädelfraktur" zu werten, deren Entwicklung nach dem 3. Lebensjahr nicht mehr beobachtet wird (DÖPPER et al. 1972). Endgültig verknöchern die Schädelnähte erst nach dem 30. Lebensjahr. Danach ist ein Umbau nur noch durch Apposition und Arrosion an der Innen- und Außenseite des Schädels möglich. Hierdurch entsteht die für den Schädelknochen des Erwachsenen charakteristische Achatstruktur.

a) Auswirkungen des Gehirns auf die Konfiguration des Schädels

Durch den Wachstumsdruck des Gehirns wird die Innenseite des Hirnschädels modelliert, wobei die andrängenden Großhirnwindungen an der Innenseite Abdrücke, die *Impressiones gyrorum,* verursachen. Über den Windungskuppen, an denen die Liquorräume schmal sind, insbesondere unter der basalen Rinde des Stirnhirns, sind sie besonders ausgeprägt (SPATZ 1961). Bei Volumenvermehrung des Gehirns, z.B. beim Okklusionshydrozephalus, wird der Schädelknochen, vor allem über den Windungskuppen, druckatrophisch, während er über den Windungstälern besser erhalten bleibt. In Extremfällen stößt die Dura nach Schwund des Knochens unmittelbar an das äußere Periost des Schädels an. Hierdurch entsteht der schon im Röntgenbild erkennbare Wolken- oder Leistenschädel. Bei noch offenen Fontanellen kann der Schädel darüber hinaus insgesamt dem gesteigerten Innendruck nachgeben, so daß ein hydrozephaler Schädel mit bis zu 70 cm Umfang entsteht. Bei noch nicht verknöcherten Schädelnähten kann es auch zu Nahtsprengungen kommen.

An der *Schädelbasis* führt eine allgemeine Steigerung des Schädelinnendruckes zur Druckatrophie, besonders der Processus clinoidei, mit Abflachung und Erweiterung der Sella turcica (sog. Ballonsella).

Demgegenüber bleibt bei der Mikrenzephalie auch das Schädelwachstum (Mikrozephalie) zurück. Die Abdrücke am Schädelinneren sind geringer und können wie bei der Agyrie des Gehirns sogar fehlen.

Daß eine Mißbildung des Gehirns nicht nur die Konfiguration des Schädels beeinflussen kann, sondern auch die Lage von Tentorium und den Sinus be-

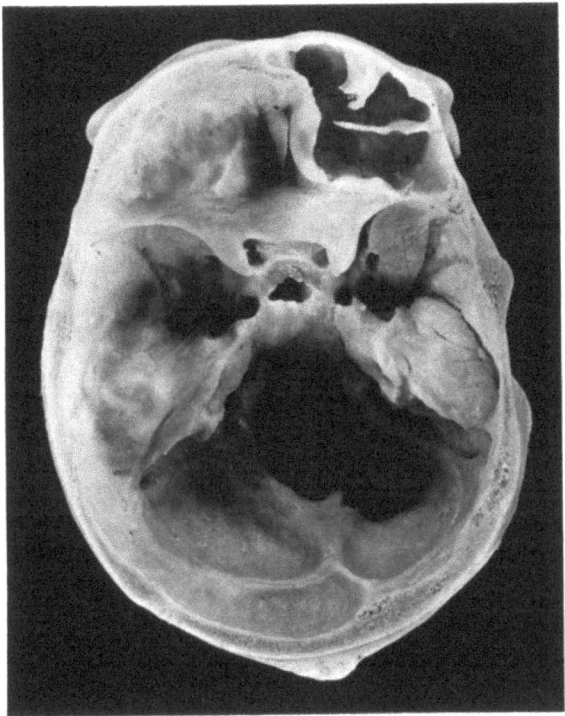

Abb. 38. Assymmetrie der Schädelbasis bei Hemiatrophia cerebri: Stark erweitere rechte Stirnbeinhöhle bei rechtsseitiger Hemiatrophia cerebri (beim Aufsägen des Schädels eröffnet). Verkleinerte mittlere und hintere Schädelgrube

stimmt, kann bei der okkulten Enzephalozele des Kleinhirns beobachtet werden (Abb. 8). Bei der nach DANDY (1921) und WALKER (1944) benannten Mißbildung kann die über dem mißgebildeten Kleinhirn ausgebildete Zyste zu einer Anhebung des Tentoriums bei gleichzeitiger Ausweitung der hinteren Schädelgrube und gleichzeitiger Verdrängung des Großhirns führen (NOETZEL 1947).

b) Asymmetrien des Schädels und der benachbarten Nebenhöhlen

Beim Zurückbleiben einer Hirnhälfte, bei der Hemiatrophia cerebri, kommt die Korrelation zwischen Gehirn und Schädel ebenfalls deutlich zur Geltung. Über der atrophischen Hirnhälfte bleibt das Schädelwachstum gegenüber der gesunden Seite zurück, wobei die äußere Symmetrie oft weniger gestört erscheint, als es der einseitigen Gehirnatrophie entspricht. Diese Korrektur wird dadurch erreicht, daß die Pfeilnaht nicht mehr in der Mitte des Schädels liegt, sondern über die Mitte nach der erkrankten Seite hin abweicht.

Eine weitere Kompensationsmöglichkeit ist die verstärkte Pneumatisation der dem Gehirnschädel benachbarten Nebenhöhlen auf der Seite der Hemiatrophie. Als Folge des verminderten Druckes des Gehirns auf die Schädelbasis kann die Stirnbeinhöhle auf der erkrankten kleineren Hirnhälfte bis über das

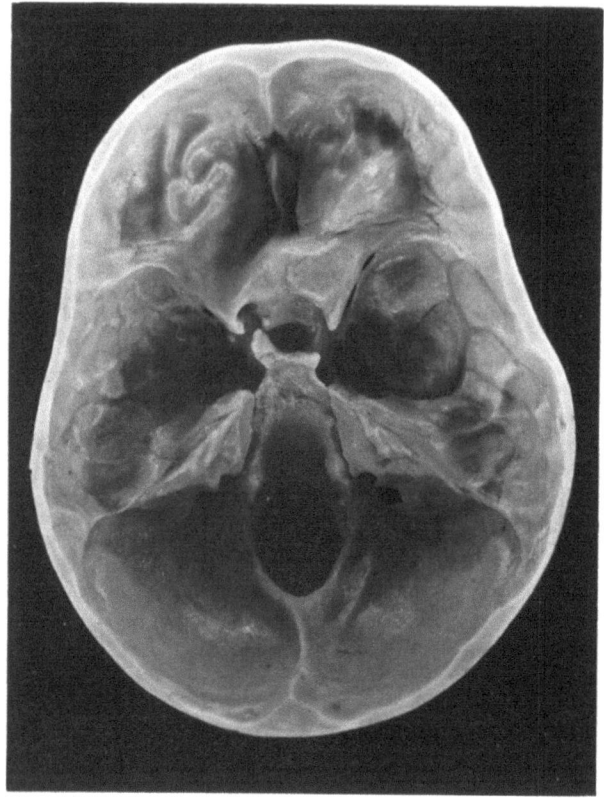

a

Abb. 39a, b. Schädelasymmetrie bei Arachnoidalzyste der rechten Fissura Sylvii. Vermehrte Pneumatisation der rechten Stirnbeinhöhle und Fehlen der Impressiones gyrorum rechts. Leichte Vertiefung und Ausweitung der rechten mittleren Schädelgrube durch Druck der Arachnoidalzyste. *1* Arachnoidalzyste der Fossa Sylvii, *2* Verdrängung des Temporalpols nach okzipital, *3* Durch den Zystendruck freigelegte Inselregion und Anhebung des Stirnhirns. (Aus NOETZEL, 1968)

Orbitaldach vermehrt pneumatisiert werden, so daß das Orbitaldach auf dieser Seite erheblich höher stehen kann als auf der gesunden Seite (Abb. 38) (NOETZEL 1949). In derartigen Fällen ist auch die mittlere Schädelgrube verkleinert, und das Felsenbein kann durch vermehrte Pneumatisation plumper erscheinen. Eine vermehrte Pneumatisation der Stirnbeinhöhle einer Seite kann auch bei größeren Arachnoidalzysten der Fissura Sylvii gefunden werden. In einem solchen Fall beobachteten wir unter einer sich über den Keilbeinrand erstreckenden Arachnoidalzyste außer einem Fehlen der Impressiones gyrorum eine verstärkte Pneumatisation der Stirnbein- und auch der Keilbeinhöhle. Dabei war die mittlere Schädelgrube durch den Druck der Zyste ausgeweitet. Die vermehrte Pneumatisation der Stirn- und Keilbeinhöhle erklärten wir durch den verminderten Druck des durch die Arachnoidalzyste angehobenen Stirnhirns (Abb. 39). Umschriebene Exkavationen des Schädels kommen auch bei Hydromen der Dura vor (BANNWARTH 1939; SCHIFFER 1956). Diese Beobachtungen zeigen somit, daß zwischen Gehirn und Schädel enge Wechselbeziehungen bestehen, wobei das

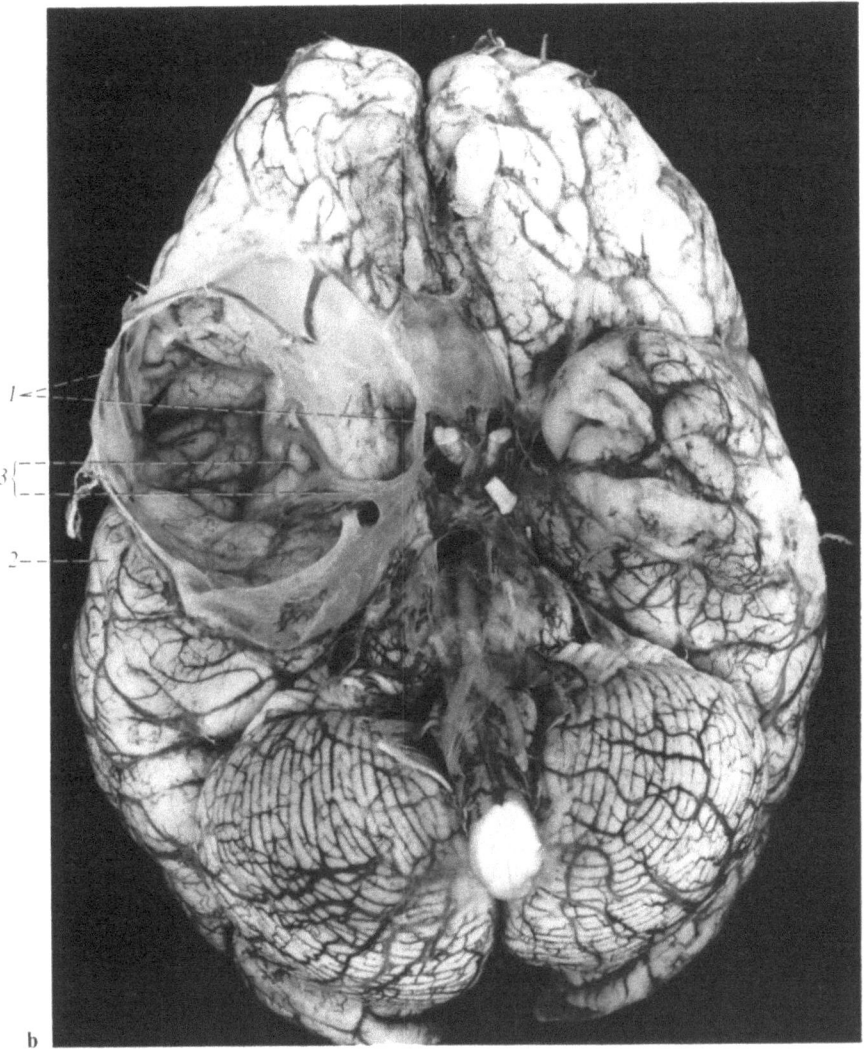

b

Gehirn den Schädel formt. Kann der Schädel dem Wachstumsdruck des Gehirns nicht folgen, wie bei der primären Nahtsynostose oder bei Morbus Paget, so erleidet das Gehirn Schaden. Es kommt zu Hirndrucksymptomen, zu Stauungspapillen, zur Sehnervenatrophie und dadurch zu lebensbedrohlichen Symptomen.

Literatur

Alpers, B.J.: Diffuse progressive degeneration of the gray matter of the cerebrum. Arch. Neurol. **25**, 460 (1931)

Alvord, E.C., Marcuse, P.M.: Intercranial cerebellar meningo-encephalocele (posterior fossa cyst) causing hydrocephalus by compression at the incisura tentorii. J. Neuropathol. Exp. Neurol. **21**, 50–69 (1962)

Arnold, C.: Myelocyste, Transposition von Gewebskeimen und Sympodie. Beitr. Path. Anat. **16** (1894)

Bankl, H., Jellinger, K.: Zentralnervöse Schäden nach fetaler Kohlendioxydvergiftung. Beitr. Path. Anat. **135**, 350–376 (1967)

Bannwarth, A.: Über den Nachweis von Gehirnmißbildungen durch das Röntgenbild und über seine klinische Bedeutung. Arch. Psychol. (Frankf.) **109**, 805–838; **110**, 314–364 (1939)

Barnett, H.J.M., Foster, J.B., Hudgson, P.: Syringomyelia. Major problems in neurology. London, Philadelphia, Toronto: Saunders 1973

Baumeister, K.: Die orbitalen Cephalocelen. Radiologe **12**, 425–427 (1972)

Becker, H.: Über Hirngefäßausschaltungen, intrakranielle Gefäßverschlüsse, über experimentelle Hydranenzephalie (Blasenhirn). Dtsch. Z. Nervenheilkd. **161**, 446–505 (1949)

Beckett, R.S., Netsky, M.G., Zimmermann, H.M.: Developmental stenosis of the aquaeduct of Sylvius. Am. J. Pathol. **26**, 755–786 (1950)

Benda, C.E.: The Dandy-Walker syndrome, or the so called atresia of the foramen Magendie. J. Neuropathol. Exp. Neurol. **13**, 14–29 (1954)

Bérard-Badier, M., Colmant, H.J., Jacob, H., Solcher, H.: Über die Spindel- und Rundzelldysgenesien im Dentatumvlies und ihre Genese. Acta Neuropathol. (Berl.) **5**, 243–251 (1965)

Bickers, D.S., Adams, R.D.: Hereditary stenosis of the aquaeducts of Sylvius. Brain **72**, 246–262 (1949)

Bierich, J.R., Majewski, F., Michaelis, R., Tilles, I.: Über das embryo-fetale Alkoholsyndrom. Eur. J. Pediatr. **121**, 135–177 (1976)

Bleyl, U., Bein, G.: Zur Pathogenese und Differentialdiagnose der Thrombose beim Neugeborenen. Z. Kinderheilkd. **109**, 83–103 (1970)

Böhm, N., Uy, J., Kießling, M., Lehnert, W.: Multiple Acyl-CoA Dehydrogenation Deficiency (Glutaric Aciduria Type II), Congenital Polycystic Kidneys, and Symmetric Wharty Dysplasia of the Cerebral Cortex in Two Newborn Brothers. Eur. J. Pediatr. **189**, 60–65 (1982)

Bonitz, G.: Zur klinisch-diagnostischen Bedeutung des erweiterten und kommunizierenden Cavum septi pellucidi (Septumpellucidum Cyste. V. Ventrikel). Nervenarzt **40**, 121–128 (1969)

Borit, A., Herndon, R.M.: The fine structure of plaques fibromyeliniques in ulegyria and in status marmoratus. Acta Neuropathol. (Berl.) **14**, 304–311 (1970)

Born, E.: Über frühkindliche Hirnschädigung bei der Cytomegalie und ihre Abgrenzung gegenüber der Toxoplasmose. Arch. Psychiatr. Nervenkr. **193**, 557–568 (1955)

Brotchi, J., Petrov, V., Reznik, M.: Kystes arachnoidiens révélés par un traumatisme crânien. Acta Neurol. Belg. **74**, 107–114 (1974)

Brown, A., Gustavson, K.H.: Cerebral malformations in the XYY syndrome. Acta Pathol. Microbiol. Scand. **80**, 627–633 (1972)

Brun, A.: The subpial granular layer of the foetal cerebral cortex in man. Its ontogeny and significance in congenital cortical malformations. Acta Path. Microbiol. Scand. Suppl. **179**, 9–66 (1965)

Budka, H.: Megalencephaly and chromosomal anomaly. Acta Neuropathol. (Berl.) **43**, 263–266 (1978)

Büchner, F.: Zur Biologie und Pathologie der Entwicklung. Med. Klin. **47**, 1–19 (1952)

Carella, A.: Entwicklungsanomalien des Atlas leichten Ausmaßes, ihre pathogenetische Bedeutung. Neuroradiologie **3**, 224–227 (1972)

Case, M.E.S., Sarnat, H.B., Montelone, P.: Typ II Arnold-Chiari malformation with normal spine in trisomie 18. Acta Neuropathol. (Berl.) **37**, 259–262 (1977)

Caviness, V.S., Jr.: The Chiari malformations of the posterior fossa and their relation to hydrocephalus. Dev. Med. Child. Neurol. **18**, 103–116 (1976)

Caviness, V.S., Jr., Evrard, P.: Occipital encephalocele (A pathologic and anatomic analysis). Acta Neuropathol. (Berl.) **32**, 245–255 (1975)

Chiari, H.: Über Veränderungen des Kleinhirns infolge Hydrocephalie des Großhirns. Dtsch. Med. Wochenschr. **17**, 1172–1175 (1891)

Chiari, H.: Über Veränderungen des Kleinhirns, des Pons und der Medulla oblongata infolge von kongenitaler Hydrocephalie des Großhirns. Bd. 63 der Denkschrift der math.-naturwiss. Kl. der kaiserl. Akad. Wiss. Wien: 1896

Chilcote, R., Curley, A., Howard, M.A., Loughlin, H.H., Jupin, J.A.: Hexachlorophene storage in a burn patient associated with encephalopathy. Pediatrics **59**, 457–459 (1977)

Christensen, E., Krabbe, K.: Poliodystrophia cerebri progressive (infantilis). Arch. Neurol. **61**, 28 (1949)

Colmant, H.J.: Der Aquaeduktverschluß. Arch. Psychol. (Frankf.) **194**, 17–35 (1955)

Corsellis, J.A.N., Bruton, C.J., Freeman-Browne, D.: The aftermath of boxing. Psychol. Med. **3**, 270–303 (1973)

Crome, L., France, N.E.: Microgyria and cytomegalic inclusion disease in infance. J. Clin. Pathol. **12**, 427–434 (1959)

Curtius, F., Lorenz, R.: Über den Status dysraphicus. Z. Neurol. **149**, 1 (1933)

Dandy, W.E.: Diagnosis and treatment of hydrocephalus due to occlusion of the foramina Magendie and Luschka. Surg. Gynec. Obstet. **32**, 112 (1921)

Daniel, P.M., Strich, S.J.: Some observations on the congenital deformity of the central nervous system known as the Arnold-Chiari malformation. J. Neuropathol. Exp. Neurol. **17**, 255–266 (1958)

Davies, D.P., Gray, O.P., Ellwood, P.C., Abernethy, M.: Cigarette smoking in pregnancy. Lancet **1976I**, 385 (ref.: in Schweiz. Med. Wochenschr. **107**, 90 (1977)

D'Ecole, A.J., Arthur, R.D., Cain, J.D., Barrentine, B.F.: Insecticide exposure of mothers and newborns in a rural agricultural area. Pediatrics **57**, 869–874 (1976)

Degenhardt, K.H., Grüter, H.J.: Durch Röntgenstrahlen induzierte Entwicklungsstörungen bei Kaninchenembryonen. Z. Naturforsch. **14**, 753–756 (1959)

Diezel, P.B.: Mikrogyrie infolge cerebraler Speicheldrüsenvirusinfektion im Rahmen einer generalisierten Cytomegalie bei einem Säugling. Virchows Arch. [Pathol. Anat.] **325**, 109–130 (1954)

Döpper, T., Spaar, F.W., Orthner, H.: Zur Neuropathologie des posttraumatischen Hirndrucks im Kindesalter (zugleich ein Beitrag zur Klinik und Pathogenese der „wachsenden Schädelfraktur"). Z. Neurol. **202**, 37–51 (1972)

Doran, P.A., Guthkelch, A.N.: Studies in spina bifida cystica. I. General survey and reassessment of the problem. J. Neurol. Neurosurg. Psychiat. **24**, 331–345 (1961)

Dubois, R., Ratel, J., Delecour, M., Fontaine, G.: Les problèmes posés par l'anencéphalie. Pédiatrie **28**, 371–380 (1973)

Earle, K.M., Baldwin, M., Penfield, W.: Incisural sclerosis and temporal lobe seizures produced by hippocampal herniation at birth. AMA Arch. Neurol. Psychiatr. **69**, 27–42 (1953)

Edwards, J.H., Norman, N.H., Roberts, J.M.: Sex-linked hydrocephalus (Report of a family with 15 affected members). Arch. Dis. Child. **36**, 481–485 (1961)

Eicke, H.W.: Zur Frage der fetalen Encephalitis, Meningitis und ihren Folgeerscheinungen. Arch. Psychiatr. Nervenkr. **116**, 568 (1943)

Engelhard, E., Pischinger, A.: Über eine durch Röntgenstrahlen verursachte menschliche Mißbildung. Münch. Med. Wochenschr. **86**, 1315–1316 (1939)

Erbslöh, F.: Kernikterus. In: Handbuch der speziellen pathologischen Anatomie und Histologie. Scholz, W. (Hrsg.), Bd. XIII/2B, S. 629. Berlin, Göttingen, Heidelberg: Springer 1957

Ernst, P.: Mißbildungen des Nervensystems In: Schobs Hdb. d. Neurologie, Bd. III. Jena: Fischer 1909

Evrard, P., Caviness, V.S., Jr.: Extensive developmental defect of the cerebellum associated with posterior fossa ventriculocele. J. Neuropathol. Exp. Neurol. **33**, 385–399 (1974)

Falconer, M.A.: Mesial temporal (ammon's horn) sclerosis as a common cause of epilepsy, aetiology, treatment and prevention. Lancet **1974II**, 767–770

Flamm, H.: Die pränatalen Infektionen des Menschen (unter besonderer Berücksichtigung der Pathogenese und Immunologie). Stuttgart: Thieme 1959

Friede, G.: Cerebral infarcts complicating neonatal leptomeningitis. Acta Neuropathol. (Berl.) **23**, 245–253 (1973)

Friede, R.: Developmental neuropathology. Wien-New York: Springer 1975

Frutiger, P.: Zur Frage der Arrhinencephalie. Acta Anat. (Basel) **73**, 410–430 (1969)

Fyrand, O.L.: Kleinhirnaplasie. Dissertation Basel 1964

Gagel, O., Bodechtel, G., Schrader, A.: Syringomyelie. In: Handbuch der inneren Medizin. Schwiegle, H. (Hrsg.), Bd. V/2, S. 523. Berlin, Göttingen, Heidelberg: Springer 1953

Gardner, W.J.: Hydrodynamic mechanism of syringomyelia: its relationship to myelocele. J. Neurol. Neurosurg. Psychiatry **28**, 247–259 (1965)

Gerlach, J., Müller, A., Spuler, H.: Die verschiedenen Formen der Verdoppelung des Rückenmarkes und ihre klinische Bedeutung. Arch. Psychiatr. Nervenkr. **205**, 136–148 (1964)

Giegerich, M.: Über eine echte Gabelung der Lendenwirbelsäule unter Mitbeteiligung des Spinalkanals und des Rückenmarkes. Frankf. Z. Pathol. **54**, 221–230 (1940)

Gladtke, E.: Die Beeinflussung des Kindes durch Medikamente in der Spätschwangerschaft. Dtsch. Med. Wochenschr. **98**, 949–954 (1973)

Godlewski, S.: Quelques rapports récents sur les anomalies congénitales de la charnière cervico-occipitale. Sem. Hôp. Paris **48**, 1635–1679 (1972)

Goerttler, K.: Über terminologische und begriffliche Fragen der Pathologie der Pränatalzeit. Virchows Arch. [Pathol. Anat.] **330**, 35–84 (1957)

Gold, A., Ransohof, J., Carter, S.: Vein of Galen malformation. Acta Neurol. Scand. [Suppl.] **40**, 11 (1964)

Goldberg, D., Kurland, T.: The distribution of death from congenital malformations of the nervous system. Neurology (Minneap.) **23**, 483–496 (1973)

Goldstein, L., Murphy, D.P.: Microcephaly idiocy following radio therapy for uterine cancer during pregnancy. Am. J. Obstet. **18**, 189–281 (1929)

Gowdy, J.M., Ulsamer, A.G.: Hexachlorophene lesions in newborn infants. Am. J. Dis. Child. **130**, 247–250 (1976)

Grahmann, H.M., Peters, H.: Das erweiterte Cavum Septi pellucidi und das Cavum Vergae. Nervenarzt **35**, 343–349 (1964)

Gregg, N.M.: Rubella during pregnancy of the mother with its sequelae of congenital defects in the child. Med. J. Aust. **1**, 313 (1945)

Griepentrog, F.: Die Bedeutung subduraler Ergüsse für die Pathogenese der Pachymeningitis hämorrhagica interna (anhand eines Falles von frühkindlicher Hirnschrumpfung). Arch. Psychiatr. Nervenkr. **189**, 373–379 (1952)

Gross, H.: Die Rhombencephalosynapsis, eine systematisierte Kleinhirnfehlbildung. Arch. Psychiatr. Nervenkr. **199**, 537–552 (1959)

Gross, H., Jellinger, K.: Morphologische Aspekte zerebraler Mißbildungen. Wien. Z. Nervenheilkd. **27**, 9–37 (1969)

Gruber, G.B.: Zur Kenntnis diastemaler Fehler bei Spaltwirbelsäule einschließlich Notomelie und Pygomelie. Beitr. Pathol. Anat. **109**, 1–28 (1944)

Gullotta, F., Rehder, H.: Chromosomal anomalies and central nervous system. Beitr. Pathol. **152**, 74–80 (1974)

Hallervorden, J.: Angeborene Hemihypertrophie der linken Körperhälfte einschließlich des Gehirns. Zentralbl. Neurol. Psychiatr. **33**, 518–519 (1923)

Hallervorden, J.: Kreislaufstörungen in der Aetiologie des angeborenen Schwachsinns. Z. Neurol. **167**, 527–546 (1939)

Hallervorden, J.: Über eine Kohlenoxydvergiftung im Fetalleben mit Entwicklungsstörungen der Hirnrinde. Allg. Z. Psychiatr. **124**, 289–298 (1949)

Hallervorden, J.: Entwicklungsstörungen und frühkindliche Erkrankungen des Zentralnervensystems. In: Handbuch der inneren Medizin, Bd. V/3. Berlin, Göttingen, Heidelberg: Springer 1953

Hallervorden, J., Meyer, J.E.: Cerebrale Kinderlähmung (Früherworbene körperliche und geistige Defektzustände). In: Handbuch der speziellen pathologischen Anatomie und Histologie. Scholz, W. (Hrsg.), Bd. XIII/4, S. 194–282. Berlin, Göttingen, Heidelberg: Springer 1956

Hanaway, J., Netzky, M.G.: Heterotopias of the inferior olive relation to Dandy-Walker malformation and correlation to experimental data. J. Neuropathol. Exp. Neurol. **30**, 380–389 (1971)

Hart, M.N., Malamud, N., Ellis, W.G.: The Dandy-Walker syndrome. A clinicopathological study based on 28 cases. Neurology (Minneap.) **22**, 771–780 (1972)

Hörnchen, H., Stuhlsatz, H.W., Plagemann, L., Eberle, P., Habedank, M.: Kinder phenylketonischer Mütter. Dtsch. Med. Wochenschr. **9**, 308 (1977)

Hori, A., Fischer, G., Dietrich-Schott, B., Ikeda, K.: Dimyelia, diplomyelia, and diastematomyelia. Clinical Neuropathology, Vol 1. pp. 23–30 (1982)

Horstmann, H.: Eine Thalliumvergiftung vor der Geburt mit tödlicher Wirkung auf das Neugeborene. Zentralbl. Gynäkol. **70**, 50 (1948)

Horstmann, W.: Hinweise auf zentralnervöse Schäden im Rahmen der Thalidomid-Embryopathie. Z. Kinderheilkd. **96**, 291–307 (1966)

Jacob, H.: Oberflächengestaltung der Hirnwindungen, die Hirnwarzenbildung und die Mikropolygyrie. Ein Beitrag zur Furchen- und Hirnwindungsbildung des menschlichen Gehirns. Z. Neurol. **170**, 64 (1940)

Jacob, H.: Über die Hirnschäden bei Icterus neonatorum gravis (Kernicterus). Arch. Psychiatr. Nervenkr. **180**, 1 (1948)

Jacob, H.: Angeborener erblicher Schwachsinn einschließlich „befundlose Idiotien", sowie Megalencephalie bei angeborenem Schwachsinn. In: Handbuch der speziellen pathologischen Anatomie und Histologie. Scholz, W. (Hrsg.), Bd. XIII/4, S. 58. Berlin, Göttingen, Heidelberg: Springer 1956

Jacob, H.: Zur Verlaufspathologie und zur Korrelation zentralnervöser Dysgenesien. Proc. V. Int. Congr. of Neuropathology. S. 699–708. Zürich: Excerpta Medica Foundation 1965

Jacobi, G., Kazner, E., Wollensack, J.: Subdurale Ergüsse und Hämatome bei Säuglingen und Kindern (Betrachtungen und Pathogenese, Klinik, Therapie und Prognose). Z. Kinderheilkd. **96**, 199–227 (1966)

James, C.C., Lassmann, L.P.: Diastematomyelia, A. critical survey of 24 cases submitted to laminectomy. Arch. dis. Childh. **39**, 125–130 (1964)

James, C.C., Lassman, L.P.: Spinal dysraphism: Spina bifida occulta. London: Butterworth 1972

Janz, D.: Teratogene Wirkungen von Antiepileptica. Bibl. Psychiatr. **151**, 86–98 (1975)

Jellinger, K., Gross, H.: Congenital telencephalic midline defects. Neuropädiatrie **4**, 446–452 (1973)

Jellinger, K., Kucsko, L., Seitelberger, F.: Diffuse meningo-cerebrale Angiodysplasie mit hypoplasiogener Isthmusstenose bei einem Neugeborenen. Beitr. Pathol. Anat. **133**, 41–72 (1966)

Jellinger, K., Rett, A.: Agyria-Pachygyria (Lissencephale-Syndrome). Neuropädiatrie **7**, 66–91 (1976)

Jellinger, K., Gross, H., Kaltenbäck, E., Grisold, W.: Holoprosencephaly and Agenesis of the Corpus callosum: Frequency of associated Malformations. Acta Neuropathol (Berl) **55**, 1–10 (1981)

Jervis, G.A.: Early senil dementia in mongoloid idiocy. Am. J. Psychiatry **105**, 102–106 (1948)

Jones, K.I., Smith, D.W.: The fetal alcohol syndrome. Teratology **12**, 1–10 (1975)

Joubert, M., Eisenring, J.J., Robb, J., Andermann, F.: Familial agenesis of the cerebellar vermis. Neurology (Minneap.) **19**, 813–825 (1969)

Kahle, W.: Studien über die Matrixphasen und die örtlichen Reifungsunterschiede im embryonalen menschlichen Gehirn. Dtsch. Z. Nervenheilkd. **166**, 273–302 (1951)

Kalter, H.: Teratology of the central nervous system (Induced and spontaneous malformations of laboratory, agricultural and domestic mammals). Chicago: The University of Chicago Press 1968

Kirkham, T.H.: Cervico-occulo-acusticus syndrome with pseudopapillo-oedema. Ann. Dis. Child. **44**, 504–508 (1969)

Koch, G.: Ergebnisse der klinischen und genetischen Schwachsinnsforschung. Ärztl. Forsch. **17**, 1–16 (1963)

Koch, G.: Syringomyelie. In: Hbd. Humangenetik. Becker, P. (Hrsg.), S. 112. Stuttgart: Thieme 1966

Koch, G.: Sondertypen des Schwachsinns. In: Humangenetik. Ein kurzes Handb. in 5 Bändern. Becker, P.E. (Hrsg.), Bd. V/2, S. 437. Stuttgart: Thieme 1967

Kotte, W., Kunze, P.: Alobäre Holoprosencephalie (Arrhinencephalie) mit medianer Lippenkieferspalte und normalem Karyotyp. Zentralbl. Allg. Pathol. **114**, 173–184 (1971)

Krainik, H.W.: Zur Pathogenese und Morphologie operierter Durahämatome von Säuglingen und Kleinkindern. Dissertation, Freiburg 1974

Krayenbühl, H., Yasargil, G.: Die vaskulären Erkrankungen im Gebiet der Arteria vertebralis und Arteria basialis. Stuttgart: Thieme (1957)

Lamy, J.: Mitt. in Pediat. Kongress Kopenhagen (1956); zit. nach Wegner und Damminger (1963)

Lang, W.: Zur Morphologie der infantilen Hemiplegie. Dtsch. Z. Nervenheilk. **185**, 339–356 (1963)

Lange-Cossack, H.: Die Hydranencephalie (Blasenhirn) als Sonderform der Großhirnlosigkeit. Arch. Psychiatr. Nervenkr. **117**,1–51, 595 (1944)

Larroche, J.C., Baudey, J.: Cavum septi pellucidi, cavum veli interpositi (cavité de la ligne médiane). Biol. Neonate **3**, 193–236 (1961)

Laurence, K.M.: A case of unilateral megalencephaly. Dev. Med. Child Neurol. **6**, 585–590 (1964)

Leiber, B.: Erschreckende Zunahme von schweren, multiplen Mißbildungen bei Kindern von Trinkerinnen. Kinderarzt Jg. **8**, 1719–1721 (1977)

Lejeune, J., Berger, R., Archambault, L., Gorin, R.: Turpin, R.: Mosaique chromosomique, probablement radioinduite in utero. C.R. Acad. Sci. (Paris) **259**, 485 (1964)

Lemire, R.J., Beckwith, J.B., Warkany, J.: Anencephaly. New York: Raven Press 1978

Lenz, W.: Anomalien der Autosomen unter Berücksichtigung des Schwachsinns. In: Humangenetik. Ein kurzes Handbuch in 5 Bänden. Becker, P.E. (Hrsg.), Bd. V/2, S. 406. Stuttgart: Thieme 1964

Léon, G.A., De: Observations on cerebral and cerebellar microgyria. Acta Neuropathol. (Berl.) **20**, 278–287 (1972)

Léon, G.A., De, Grover, W.D., Mestre, G.M.: Cerebellar microgyria. Acta Neuropathol. (Berl.) **35**, 81–85 (1976)

Levine, D.N., Fisher, M.A., Caviness, V.S. jr.: Porencephaly with microgyria: A pathology study. Acta Neuropathol. (Berl.) **29**, 99–113 (1974)

Lichtenstein, B.W.: Atresia and stenosis of the aqueduct of Sylvius (with comments on the Arnold-Chiari-complex). J. Neuropathol. **18**, 3–20 (1959)

Lindenberg, R.: Störungen des Blutkreislaufes und ihre Folgen für das Zentralnervensystem. In: Handbuch der speziellen pathologischen Anatomie und Histologie. Scholz, W. (Hrsg.), Bd. XIII/1 B, S. 1143. Berlin, Göttingen, Heidelberg: Springer 1957

Lindenberg, R., Freytag, E.: Morphology of brain lesions from blunt trauma in early infancy. Arch. Pathol. **87**, 298–305 (1969)

Lumsden, C.E.: Multiple cystic softening of the brain in the newborn. J. Neuropathol. **9**, 119 (1950)

Majewski, F., Bierich, J.R., Löser, H., Michaelis, R., Leiber, B., Bettecken, F.: Zur Klinik und Pathogenese der Alkoholembryopathie. Münch. Med. Wochenschr. **118**, 1635–1642 (1976)

Marie, P., Foix, Ch.: La sclérose centrolobaire. Encéphale **22**, 81 (1972)

Martin, J.K., Norman, R.M.: Maple syrup urine disease in an infant with microgyria. Dev. Med. Child Neurol. **9**, 152–159 (1967)

Meriwether, L., Hager, H., Scholz, W.: Kernicterus, hypoxemic significant pathogenetic factor. Arch. Neurol. **73**, 293–301 (1955)

Meyer, J.E.: Über die Lokalisation frühkindlicher Hirnschäden in arteriellen Grenzgebieten. Arch. Psychiatr. Nervenkr. **190**, 328 (1953)

Miller, J.Q.: Lissencephaly in 2 siblings. Neurology (Minneap.) **13**, 841–850 (1963)

Monson, R.R., Rosenberg, L., Hartz, S.C., Shapiro, S., Heinonen, O.H., Slone, S.: Diphenylhydantoin and selected congenital malformations. N. Engl. J. Med. **289**, 1049–1052 (1973)

Morsier, G. de: Agénésie du vermis cérébelleux. Dysraphie rhomboencéphalique médiane. Monatsschr. Psychiatr. **129**, 321–344 (1955)

Münchhoff, G., Noetzel, H.: Über eine nahezu totale Agyrie bei einem 6 Jahre alt gewordenen Knaben. Acta Neuropathol. (Berl.) **4**, 469–475 (1965)

Murofushi, K.: Normalentwicklung und Dysgenesien von dentatum und Oliva inferior. Acta Neuropathol. (Berl.) **27**, 317–328 (1974)

DeMyer, W., Zeman, W., Palmer, C.G.: The face predicts the brain: diegmatic significance of medial face anomalies of the holoprosencephaly (Arhinencephaly). Pediatrics **34**, 256–263 (1964)

Noetzel, H.: Arachnoidalcysten in der Cisterna ambiens Zentralbl. Neurochir. **5**, 281–294 (1940)

Noetzel, H.: Über eine Encephalocele des Kleinhirns und ihr Röntgenbild. Nervenarzt **18**, 1–12 (1947)

Noetzel, H.: Salvarsanschaden bei Mutter und Foet. Beitr. Path. Anat. **110**, 661 (1948)

Noetzel, H.: Über den Einfluß des Gehirns auf die Form der benachbarten Nebenhöhlen. Dtsch. Z. Nervenheilkd. **160**, 126 (1949)

Noetzel, H.: Poliodystrophia cerebri progressiva (infantilis). (Christensen-Krabbe). In: Handbuch der speziellen pathologischen Anatomie und Histologie. Scholz, W. (Hrsg.), Bd. XIII/1A, S. 611. Berlin, Göttingen, Heidelberg: Springer 1957

Noetzel, H.: Gehirnveränderungen bei raumfordernden Durahämatomen bzw. Hydromen im Kindesalter. Acta Neurochir. Suppl. (Wien) **7**, 501–509 (1961)

Noetzel, H.: Die Struktur des zentralen und peripheren Nervensystems als Grundlage seiner Funktion und seiner Erkrankungen. In: Handbuch der allgemeinen Pathologie. Bd. III/3, Die Organe II. Berlin, Heidelberg, New York: Springer 1968

Noetzel, H.: Stenosis or atresia of the aqueduct of Sylvius as a cause of congenital hydrocephalus. Dev. Med. Child Neurol. [Suppl.] 22 **12**, 123–126 (1970)

Noetzel, H.: Die Arnold-Chiarische Mißbildung. Med. Welt **32**, 163–166 (1971)

Noetzel, H.: Symmetrische hämorrhagische Infarzierung des Thalamus und Störung der Mikrozirkulation. Arch. Psychiatr. Nervenkr. **217**, 71–78 (1973)

Noetzel, H.: A contribution to the pathologic anatomy of the cerebral microcirculation. In: Pathology of cerebral microcirculation. Cervós-Navarro, J. (Hrsg.), S. 442–447. Berlin, New York: de Gruyter 1974

Noetzel, H., Jerusalem, F.: Die Hirnvenen- und Sinusthrombosen. Monogr. Gesamtgeb. Psychiatr. (Berlin) **106**, 1–63 (1965)

Noetzel, H., Zorger, B.: Angiodysplasie der basalen Hirnarterien mit Varix der Vena magna Galeni. Z. Kinderchir. Grenzgeb. **5**, 156–166 (1967)

Noetzel, H., Elejalde, P., Dias, E.: Über die Gehirnveränderungen bei der Chagaskrankheit. Z. Tropenmed. Parasitol. **9**, 27 (1958)

Noetzel, H., Hemmer, R., Schenk, W.: Zur Frage der Hydrocephalusentwicklung und der Hydromyelie bei Meningomyelocelen. Z. Kinderchir. Grenzgeb. **3**, 453–460 (1966)

Norman, M.G., Becker, L.E.: Cerebralschaden bei Neugeborenen infolge arteriovenöser Mißbildung der V. cerebri magna (Galeni). J. Neurol. Neurosurg. Psychiatry **37**, 252–258 (1974)

Norman, R.M., Tingey, A.H., Danby, T.A.: Sudanophilic leukodystrophy in a pachygyric brain. J. Neurol. Neurosurg. Psychiatry **29**, 157–163 (1962)

Ostertag, B.: Mißbildungen (Grundzüge der Entwicklung und Fehlbildung). In: Handbuch der speziellen pathologischen Anatomie und Histologie. Scholz, W. (Hrsg.), Bd. XIII/4, S. 283. Berlin, Göttingen, Heidelberg: Springer 1956

Ostertag, B.: Die Bedeutung der Röntgenmodifikation für die vergleichende Teratologie des Nervensystems. Ein Querschnitt. Dtsch. Z. Nervenheilkd. **197**, 239–254 (1970)

Paradis, R.W., Sax, D.S.: Familial basilar impression. Neurology (Minneap.) **22**, 554–560 (1972)

Peach, B.: Cystic prolongation of fourth ventricle. Arch. Neurol **11**, 609–612 (1964)

Pelc, S., Jeanmart, L., Notterman, J., Bollaert, A.: Contribution á l'étude du syndrome de Dandy-Walker. Acta Neurol. Belg. **71**, 269–281 (1971)

Pentschew, A.: Bleivergiftung. In: Handbuch der speziellen pathologischen Anatomie und Histologie. Scholz, W. (Hrsg.), Bd. XIII/2B, S. 1929–1971. Berlin, Göttingen, Heidelberg: Springer 1958

Pfaffenroth, M.J., Das, G.D.: Heterotopic cellnests in the developing rat cerebellum. Acta Neuropathol. (Berl.) **30**, 1–9 (1974)

Pfitzer, P. u. Mitarb.: Vortrag 66. Tagung d. dtsch. Ges. Pathologie, Göttingen 1982

Pia, H.W.: Ätiologie und Pathogenese der infantilen Hemiplegie. Dtsch. Z. Nervenheilkd. **185**, 357–380 (1963)

Poliakov, G.I: Ontogenesis of the isocortex in man (russ.). In: S.A. Sarkisow, I.N. Filimonov (Eds.), Contributions of the Moscow Brain Research Institute. Moscow: Pbl. State Brain Inst., Vols. 1–4, 1935–1938 (zit. b. Brun, 1965)

Poser, C.M.: The relationship between syringomyelia and neoplasm. Springfield, Ill.: Ch. Thomas Pbl., 3rd ed. 1956

Pospiech, K.H.: Enzephalographische und anatomische Befunde bei angeborenem Balkenmangel. Z. Neurol. **174**, 249 (1942)

Probst, F.: The prosencephalies. Morphology, neuroradiological appearance, and differential diagnosis. Berlin, Heidelberg, New York: Springer 1979

Renier, W., Gabreels, F., Mol, L., Korten, J.: Agenesis of the corpus callosum, chorioretinopathie and infantile spasma (Aicardi syndrome). Psychiatr. Neurol. Neurochir. **76**, 39–45 (1973)

Reznik, M., Alberga, R.S.: Hypertélorisme et lissencéphalie (étude d'une forme familiale). Acta Neurol. Belg. **63**, 970–973 (1963)

Richman, D.P., Stewart, R.M., Caviness, V.S., Jr.: Cerebral microgyria in a 27 week fetus: An architectonic and topographic analysis. J. Neuropathol. Exp. Neurol. **33**, 374 (1974)

Riggs, H., McGrath, J.J., Schwarz, H.P.: Malformation of the adult brain (albino rats) resulting from prenatal irradiation. J. Neuropathol. Exp. Neurol. **15**, 432–446 (1956)

Robain, O., Lyon, G.: Les microencéphalies familiales par malformation cérébrale. Acta Neuropathol. (Berl.) **20**, 96–109 (1972)

Rössle, R.: Referat über Entzündung. 19. Tagg. Path. Ges. (1923)

Rorke, L.B., Fogelson, M.H., Riggs, H.E.: Cerebellar heterotopia in infancy. Dev. Med. Child. Neurol. **10**, 644–650 (1968)

Rübsaamen, H.: Mißbildungen am Zentralnervensystem von Tritonen durch allgemeinen Sauerstoffmangel bei Normaldruck. Wilhelm Roux' Archiv **143**, 593 (1948)

Rübsaamen, H.: Über die teratogenetische Wirkung des Sauerstoffmangels in der Frühentwicklung. Beitr. Pathol. **112**, 336–379 (1952)

Rübsaamen, H.: Mißbildungen durch O_2-Mangel im Experiment und in der menschlichen Pathologie. Naturwissenschaften **42**, 319 (1955)

Russel, D., Donald, Ch.: The mechanism of internal hydrocephalus in spina bifida. Brain **58**, 203–215 (1935)

Sandbank, U.: Le syndrome d'Arnold-Chiari. Rev. Neurol. (Paris) **93**, 529–563 (1955)

Schiffer, K.H.: Zur Ableitung von Entwicklungsvorgängen aus dem Röntgenbild des Schädels. Acta Radiol. **46**, 123–129 (1956)

Schmidt, H.: Untersuchungen zur Pathogenese und Ätiologie der geburtstraumatischen Hirnschädigungen Früh- und Reifgeborener. Veröff. Pathol. **70**, 1–63 (1965)

Schmidt, W.: Über die postnatale Entwicklung der Neuroglia im Corpus callosum des Menschen. Z. Anat. Entwickl.-Gesch. **128**, 18–27 (1969)

Schmitt, H.P.: Syndrome of primary transtentorial cerebellar displacement – inverse Chiari type II syndrome. Neuropädiatrie **9**, 268–276 (1978)

Schmitt, H.P., Waidelich, W., Harms, E., Ule, G.: Partial transtentorial displacement of the cerebellum and the brain stem in hydrocephalus – a primary condition or a result of treatment? Acta Neurochir. (Wien) **33**, 151–165 (1976)

Schneider, H., Ballowitz, L., Schachinger, H., Hanefeld, F., Dröszus, J.U.: Anoxic encephalopathy with predominant involvement of basal ganglia, brainstem and spinal cord in the perinatal period. (Report on seven newborns). Acta Neuropathol. (Berl.) **32**, 287–298 (1975a)

Schneider, H., Schachinger, H., Dicht, R.: Telencephalic leucoencephalopathy in premature infants dying after prolonged artificial respiration. (Report on 6 cases). Neuropädiatrie **6**, 347–362 (1975b)

Schneider, H., Sperner, J., Dröszus, J.U., Schachinger, H.: Ultrastructure of the neuroglial fatty metamorphosis (Virchow) in the perinatal period. Virchows Arch. [Pathol. Anat.] **372**, 183–194 (1976)

Scholz, W., Hager, H.: Epilepsie. In: Handbuch der speziellen pathologischen Anatomie und Histologie. Scholz, W. (Hrsg.), Bd. XIII/4, S. 99. Berlin, Göttingen, Heidelberg: Springer 1956

Scholz, W.: Die Ammonshornsklerose. In: Handbuch der speziellen pathologischen Anatomie und Histologie. Scholz, W. (Hrsg.), Bd. XIII/1B, S. 1364. Berlin, Göttingen, Heidelberg: Springer 1957

Schulze, K.D., Braak, H.: Hirnwarzen. Z. Mikrosk. Anat. Forsch. **92**, 609–623 (1978)

Schwartz, Ph.: Die traumatischen Schädigungen des Zentralnervensystems durch die Geburt. (Anatomische Untersuchungen). Ergeb. Inn. Med. Kinderheilkd. **31**, 165 (1927)

Schwartz, Ph.: Birth injuries of the newborn. Basel, New York: Karger 1961

Schwidde, J.T.: Incidence of Cavum septi pellucidi and Cavum Vergae in 1033 human brains. Arch. Neurol. **67**, 625–632 (1952)

Seemanova, E., Lesny, I., Hyanek, J., Brachfeld, K.: Rössler, M., Proskova, M.: X-chromosomal recessive microcephaly with epilepsy, spastic tetraplegia and absent abdominal reflexes. New variety of „pain syndromes". Humangenetik **20**, 113–117 (1973)

Sidman, R.L., Rakic, P.: Neuronal migration with special reference to the developing human brain. Brain Res. **62**, 1–36 (1973)

Siegmund, H.: Geburtstraumatische Veränderungen des Zentralnervensystems einschließlich der Encephalitis congenita Virchow. In: Handbuch der speziellen pathologischen Anatomie und Histologie. Scholz, W. (Hrsg.), Bd. XIII/3, S. 239–287. Berlin, Göttingen, Heidelberg: Springer 1955

Slone, D., Heinonen, O.P., Kaufman, D.W., Siskind, V., Monson, R.R., Shapiro, S.: Aspirin and congenital malformations. Lancet **1976II**, 1373

Smith, C.J.: Effects of maternal undernutrition upon the newborns infants in Holland (1944–1945). Pediatrics **30**, 229–243 (1947)

Smith, M.T., Huntington, H.W.: Inverse cerebellum and occipital encephalocele. A dorsal fusion defect uniting the Arnold-Chiari and Dandy-Walker spectrum. Neurology (Minneap.) **27**, 246–251 (1977)

Solcher, H.: Zur Neuroanatomie und Neuropathologie der Frühfetalzeit. In: M. Müller, H. Spatz, P. Vogel (Hrsg.), Monographien aus dem Gesamtgebiet der Neurologie und Psychiatrie, Heft 127. Berlin, Heidelberg, New York: Springer 1968

Solheid, C.: Syringomyélie vraie et gliomatose cavitaire chez l'enfant. Acta Neurol. Belg. **70**, 269–285 (1970)

Solitare, G.B., Lamarche, J.B.: Alheimer's disease and senile dementia as seen in mongoloids. Am. J. Ment. Defic. **70**, 840–848 (1966)

Sorba, M.: Etudes de pathologie foetale et néonatale. Lausanne: Rouge 1948

Spatz, H.: Gedanken über die Zukunft des Menschenhirns. Der Übermensch. S. 319–383. Zürich, Stuttgart: Rein 1961

Spatz, H., Ullrich, O.: Klinischer und anatomischer Beitrag zu den angeborenen Beweglichkeitsdefekten im Hirnnervenbereich. Z. Kinderheilkd. **51**, 579–597 (1931)

Spielmeyer, W.: Funktionelle Kreislaufstörungen und Epilepsie. Z. Neurol. **148**, 285 (1933)

Staemmler, M.: Hydromyelie, Syringomyelie und Gliose (Anatomische Untersuchungen über ihre Histogenese). Monogr. Gesamtgeb. Psychiatr. (Berlin) **72**, 1 (1942)

Stewart, R.M., Richman, D.P., Caviness, V.S., Jr.: Lissencephaly and pachygyria. An architectonic and topographical analysis. Acta Neuropathol. (Berl.) **31**, 1–12 (1975)

Stockard, C.R.: The artificial production of one-eyed monsters and other defects, which occur in nature, by the use of chemicals. Anat. Rec. **3**, 167–173 (1909)

Streeter, G.: The developmental alterations of the vascular system of the brain of the human embryo. Contrib. Embryol. **8**, 5–38 (1918)

Sturm, K.W., Wenzel, E., Tamaska, L., Holzhüter, H.: Comparative study of neuropathological findings and coagulation parameter in disseminated intravascular coagulation. In: Pathology of cerebral microcirculation. Cervós-Navarro, J. (Hrsg.), S. 419–424, Berlin, New York: de Gruyter 1974

Tandon, P., Roy, N.S., Elvidge, A.: Subarachnoidal ependymalcyst (Report of two cases). J. Neurosurg, **37**, 741–745 (1972)

Terplan, K.L., Lopez, E.C., Robinson, H.E.: Histologic structural anomalies in the brain in trisomy 18 syndrome. Am. J. Dis. Child. **119**, 228–235 (1970)

Thalhammer, O.: Pränatale Erkrankungen des Menschen. Stuttgart: Thieme 1967

Thalhammer, O.: Prenatal infections. Stuttgart: Thieme 1971

Townsend, J.J., Nielsen, S.L., Malamud, N.: Unilateral megalencephaly in hamartoma or neoplasmas. Neurology (Minneap.) **25**, 448–453 (1975)

Ule, G.: Die gekreuzten und andere sekundäre Kleinhirnatrophien. Dtsch. Z. Nervenheilkd. **171**, 490–506 (1954)

Ule, G.: Nervensystem. In: Organpathologie, Bd. 3. W. Doerr (Hrsg.). Stuttgart: Thieme 1974

Ule, G., Kolkmann, F.W.: Pathologische Anatomie. Der Hirnkreislauf (Physiologie, Pathologie, Klinik). S. 47–160. Gänshirt, H. (Hrsg.). Stuttgart: Thieme 1972

Ulrich, J., Herschkowitz, N., Heitz, Ph., Sigrist, Th., Baerlocher, P.: Adrenoleucodystrophy (Preliminary report of a congenital case. Light and electron microscopical, immunohistochemical and biochemical findings). Acta Neuropathol. (Berl.) **43**, 77 (1978)

Unterharnscheidt, F., Jachnik, D., Gött, H.: Der Balkenmangel. In: M. Müller, H. Spatz, P. Vogel (Hrsg.), Monographien aus dem Gesamtgebiete der Neurologie und Psychiatrie, Heft 128. Berlin, Heidelberg, New-York: Springer 1968

Veith, G.: Anatomische Studie über die Ammonshornsklerose im Epileptikergehirn. Dtsch. Z. Nervenheilkd. **197**, 293–314 (1970)

Veith, G.: Der angeborene Hirnschaden. Anatomische Grundlagen. Monatsschr. Kinderheilkd. **121**, 252–259 (1973)

Virchow, R.: Über interstitielle Encephalitis. Virchows Arch. **44**, 472–476 (1868)

Vogt, C.: Ein neuer Fall von Etat marbré des Corpus striatum. J. Psychol. Neurol. (Leipzig) **18**, 293 (1911)

Vogt, C., Vogt, O.: Zur Lehre der Erkrankungen des striären Systems. J. Psychol. Neurol. 25. Erg.-H **3**, 1 (1920)

Voigt, K.: Kongenitale Agenesie des Septum pellucidum. Arch. Psych. Nervenkr. **212**, 446–456 (1969)

Volk, B.: Verzögerte Kleinhirnentwicklung im Rahmen des „embryofetalen Alkoholsyndroms". (Lichtoptische Untersuchungen am Kleinhirn der Ratte). Acta Neuropathol. (Berl.) **39**, 157–163 (1977)

Volpe, J.J., Adams, R.D.: Cerebro-hepato-renal syndrome of Zellweger. An inherited disorder of neuronal migration. Acta Neuropathol. (Berl.) **20**, 175–198 (1972)

Walker, A.E.: A case of congenital atresia of the foramina of Luschka and Magendie. J. Neuropathol. Exp. Neurol. **3**, 368–373 (1944)

Waltl, H., Mitterstieler, G., Schwingshackl, A.: Hämorrhagische Diathese bei einem Neugeborenen einer Mutter mit antiepileptischer Therapie. Dtsch. Med. Wochenschr. **99**, 1315–1317 (1974)

Wassmuth: Übertritt und Wirkung des Phosphors auf menschliche und tierische Früchte. Wochenschr. Gerichtl. Med. **26**, 12 (1903)

Weber, M., Noetzel, H., Beckmann, R.: Beitrag zur geburtstraumatisch bedingten Rückenmarksschädigung. Med. Welt (N.F.) **25**, 947–952 (1974)

Wechsler, W.: Carcinogenetic and teratogenic effects of ethylnitrosurea and methylnitrotrourea during prenancy in experimental rats. S. 127–143. Int. Agency for Research on Cancer 1973

Wegner, G.: Zum Entstehungsmechanismus strahleninduzierter Gehirnmißbildungen bei der Ratte. Strahlentherapie **138**, 496–505 (1969)

Wegner, G., Damminger, K.: Früh- und Spätschäden der Nachkommenschaft von Wistarratten nach Ganzkörperbestrahlung am 9. Graviditätstag. Strahlentherapie **121**, 374–382 (1963)

Werner, Ch., Werner, H.: Arterio-venöses Aneurysma der Vena magna Galeni. Dtsch. Med. Wochenschr. **93**, 2125–2127 (1968)

Williams, B.: Is aqueduct stenosis a result of hydrocephalus? Brain **96**, 399–412 (1973)

Williams, B.: Cerebrospinal fluid pressure differentials in hydrocephalus associated with spina bifida cystica. In: St. Környey, St. Tariska, G. Gosztonyi (Eds.), Proc. VIIth Intern. Congr. Neuropathology, Vol. 1, pp. 633–639. Amsterdam: Excerpta Medica Int. Congr. Ser. No. 362, 1974

Wohlwill, F.: Zur Frage der sogenannten Encephalitis congenita (Virchow). II. Über schwere cerebrale Destruktionsprozesse bei Neugeborenen und kleinen Kindern. Z. Neurol. Psychiatr. **73**, 360–418 (1921)

Wolf, A., Cowen, D.: Perinatal infections of the central nervous system. J. Neuropathol. Exp. Neurol. **18**, 191–243 (1959)

Yakovlev, P.I.: Pathoarchitectonic studies of cerebral malformations. J. Neuropathol. Exp. Neurol. **18**, 22–55 (1959)

Zamorano, L., Chuaqui, B.: Teratogenetic Periods for the Principal Malformations of the Central Nervous System. Virchows Arch. A Path. Anat. and Histol. **384**, 1–18 (1979)

Zehnder, M.: Subarachnoidalcysten des Gehirns. Zentralbl. Neurochir. **3**, 100–112 (1938)

Zellweger, H.: Die Cisterna interventricularis und ihre klinische Bedeutung. Helv. Paediatr. Acta **6**, 484 (1951)

Zollinger, U.H.: Foetale Entzündung und heterotope Blutbildung. Schweiz. Z. Pathol. Bakteriol **8**, 311 (1945)

Drittes Kapitel

Chemische Krankheitsursachen und Nervensystem

Exogene Intoxikationen

Von H. Berlet, G. Quadbeck und G. Ule

Gegenstand des folgenden Kapitels ist eine Darstellung der toxischen Auswirkungen exogener chemischer Substanzen auf das Nervensystem. Als exogene chemische Noxen sind zunächst die eigentlichen Gifte zu nennen, also Stoffe natürlichen Ursprunges, die aus der Pflanzen- und Tierwelt und dem mikrobiellen Bereich stammen. Eine weitaus größere Bedeutung kommt heute jedoch einer Vielzahl von synthetischen Stoffen zu, für deren Entwicklung und Handhabung allein der Mensch verantwortlich zu machen ist. Giftige Chemikalien aus dem industriellen Bereich gelangen u.U. schon während des Herstellungsprozesses – z.T. als Zwischen-, Neben- oder Abfallprodukte – in den menschlichen Organismus oder werden während ihrer Anwendung aufgenommen und schließlich auch auf Umwegen über die Nahrungskette inkorporiert.

Eine besondere Rolle spielt hierbei die Tatsache, daß sowohl industrielle Herstellungsverfahren wie auch das Einfließen potentiell toxischer Industriechemikalien und Abfallprodukte in die Nahrungskette oft erst kumulativ zu einer relevanten Anreicherung von Giftstoffen führen. So erreichen an sich zunächst unbedenkliche Spurenmengen schließlich eine Konzentration, welche die zulässige Toleranzgrenze weit überschreitet. Beispiele hierfür aus jüngster Vergangenheit sind die Anreicherung von organischen Quecksilberverbindungen in Fischen in Japan (Minamata-Krankheit) oder die von Blei im Tierfutter in der Umgebung von Hüttenwerken sowie von Kadmium und anderen giftigen Spurenelementen im Grundwasser. Die intensive Anwendung von Insektiziden und ähnlichen Wirksubstanzen führte zu einer Umweltbelastung mit Giftstoffen, die bei entsprechender Dosis auch für den Menschen eine konkrete Gefährdung darstellen. Selbst gesetzlich zugelassene synthetische Nahrungsmittelzusätze sind in den Verdacht geraten, für das Nervensystem des Menschen toxisch zu sein, zumindest während bestimmter Entwicklungsstufen. Die Hyperaktivität von Kindern (mit einer minimalen Dysfunktion des Gehirns – „minimal brain dysfunction") wurde in den USA u.a. auf Lebensmittelfarbstoffe (z.B. Erythrosin B; Silbergeld et al. 1981; Silbergeld 1982) zurückgeführt. Von anderer Seite ist vor den möglichen exzitotoxischen Wirkungen der Glutaminsäure, die der Babynahrung aus geschmacklichen Gründen in beträchtlichen Mengen zugesetzt wird, dringend gewarnt worden.

Eine Reihe von Giftstoffen hat die Eigenart, spezifisch das Nervensystem zu schädigen. Dies geschieht über eine molekulare Wechselwirkung mit Reaktionen und Strukturen, die für das Nervengewebe eigentümlich sind. Eine Einwirkung dieser neurotoxischen Substanzen auf andere Körpergewebe ist gering oder fehlt vollständig, da die erforderlichen Angriffspunkte für das Gift dort nicht vorhanden sind. Daneben gibt es allgemein toxische Substanzen, die eine besondere neurotoxische Komponente aufweisen, weil sie aufgrund ihrer physico-chemischen Eigenschaften eine besondere Affinität für das Nervengewebe besitzen und daher hier in höheren Konzentrationen angereichert werden. Die Ursache einer Neurotropie allgemein wirksamer Stoffwechselgifte ist auch darin zu sehen, daß ein bestimmter, durch toxische Substanzen gehemmter Stoffwechselweg für die Funktion des Nervensystems in einem höheren Maß obligat ist als in anderen Körperorganen. Eine Störung im Angebot, im Transport oder in der Utilisation der Glukose, dem alleinigen Energiesubstrat für den Energiestoffwechsel des Gehirns, hat so für das Nervensystem weitreichende Folgen, nicht jedoch für Herz oder Leber, die ihre Energiegewinnung sofort auf Alternativsubstrate wie Keto- oder Fettsäuren umstellen können. Das gleiche gilt für Gifte der mitochondrialen oxidativen Phosphorylierung, wie Zyanid u.a., die prinzipiell alle Körperzellen schädigen, ihre scheinbar spezifische Neurotoxizität jedoch lediglich der Tatsache verdanken, daß die alleinige Energiegewinnung aus der anaeroben Glykolyse für den Funktionsstoffwechsel des Nervengewebes nur sehr kurzfristig möglich ist, in anderen Körpergeweben mit einem weniger aktiven Ruhestoffwechsel jedoch wesentlich länger.

Erinnert man sich an die schon von PARACELSUS formulierte Erfahrung der Arzneimittelkunde, daß entscheidend für die Giftwirkung die Dosis ist, wird verständlich, daß auch Wirkungen und Nebenwirkungen von Arzneimitteln zu den potentiellen chemischen Krankheitsursachen des Nervensystems zu rechnen sind, obwohl hier – von wenigen Ausnahmen abgesehen (Krampfgifte für die Schockbehandlung) – kaum von eigentlichen Giftstoffen die Rede sein kann. Diese Annahme gilt nicht nur für die Folgen einer Überdosierung, denn auch eine erwünschte pharmakologische Wirkung birgt die Gefahr einer toxischen Schädigung in sich, insbesondere, wenn es sich um eine langfristige Einwirkung handelt. Dies trifft für Psychopharmaka zu, die mit spezifischen Rezeptoren der Nervenzellen reagieren und dadurch z.B. transneuronale trophische Einflüsse unterbinden, die für die strukturelle Integrität der Nervenzelle, zumindest im Bereich der Rezeptoren und zunächst auf molekularer Ebene, erforderlich sind.

Das Nervensystem wird so von einer Vielzahl von Stoffen unmittelbar oder mittelbar in Mitleidenschaft gezogen. Die Komplexität seiner Strukturen, Funktionen und Leistungen begründet seine erhöhte Vulnerabilität. Eine weitere daraus folgende Besonderheit ist die Selektivität, mit der toxische Substanzen bestimmte topistische oder funktionale Einheiten des Zielorganes in Abhängigkeit von deren besonderen strukturellen und molekularen Eigenschaften schädigen. Die sich daraus entwickelnde *biochemische Läsion* kann schließlich in Abhängigkeit von der Einwirkungsdauer einer Noxe und der Irreversibilität der Läsion zur Vorstufe einer sekundären morphologischen Veränderung werden.

Vor Erörterung der einzelnen hier in Frage kommenden Stoffe und Verbindungen erscheint daher vorweg ein kurzer Überblick über die verschiedenen möglichen Wirkungsmechanismen angebracht. Dabei sind sowohl die Besonderheiten des Nervensystems hinsichtlich Energiehaushalt und Blut-Hirn-Schrankenfunktion anzusprechen, wie auch die potentiellen Angriffspunkte von Giften am nervösen Parenchym selbst, den Nervenzellen mit ihren Fortsätzen und den verschiedenen Zellorganellen und schließlich die unterschiedliche Vulnerabilität einzelner Neuronensysteme und Grisea.

A. Energiestoffwechsel, Blut-Hirn-Schrankenfunktion und Intoxikationen des Nervensystems

Von G. QUADBECK

Das ZNS gehört zu den Organen mit dem größten Energiebedarf. Obwohl es keine mechanische Arbeit wie das Herz und auch keine der Leber und Nierentätigkeit vergleichbare chemische Arbeit zu leisten hat, beträgt bei einem Gewichtsanteil am menschlichen Organismus von nur etwa 2,5% sein Stoffwechsel ca. 20% vom Ruhestoffwechsel des gesamten Organismus. Das Gehirn verfügt dabei über keine nennenswerten Energiereserven, wie z.B. die Muskulatur, die in der Lage ist durch Mobilisierung der eigenen Glykogen-Vorräte Zeiten einer Mangelversorgung zu überbrücken. Das oft beschriebene und viel diskutierte Glykogen des Gehirns ist keine dem Muskelglykogen vergleichbare Substanz[1]. Im Gegensatz zum Muskelglykogen ist es immer stickstoffhaltig und daher eher als ein Glykoproteid anzusehen (MUNZ 1968). Das sog. „Hirnglykogen" wird daher in Zeiten einer Mangelversorgung nur langsam abgebaut und dann in ähnlicher Weise wie die Aminosäuren des Gehirns energetisch genutzt.

Diese energetische Nutzung scheint auch nur bei relativ jungem „Hirnglykogen" möglich zu sein. Mit zunehmender Alterung werden diese Substanzen offenbar höhermolekular. Hierdurch werden sie bei gleichzeitiger Zunahme des Aschegehaltes biologisch inaktiv und bilden kugelförmige Ablagerungen, die VIRCHOW (1854) als „Corpora amylacea" bezeichnet hat. Wegen ihrer Inaktivität hat VIRCHOW diese Körper mit der Zellulose der Pflanze, mit der sie auch färberische Verwandtschaft haben, verglichen und ihre Ablagerung im höheren Lebensalter als eine „Verholzung des Gehirns" bezeichnet. Diese „Corpora amylacca" konnten inzwischen isoliert und ihre chemische Globalzusammensetzung beschrieben werden (SCHWALBE u. QUADBECK 1975). Ihr relativ hoher Gehalt an Phosphatestergruppen wird für die histochemische Metachromasie von Corpora amylacea verantwortlich gemacht (SAKAI et al. 1969).

Unter dem Einfluß zentral dämpfender Medikamente (z.B. Chlorpromazin oder Meprobamat) steigt das „Hirnglykogen" langsam an, während es unter zentral erregenden Medikamenten wie Morphin oder Metamphetamin abfällt (ESTLER 1961). Durch Steigerung des Glukosegehaltes im Blut oder auch eine

---

1 Bezüglich abweichender Vorstellungen siehe bei GUROFF 1980

hiermit gleichzeitig zugeführte Insulinmenge wird das „Hirnglykogen" im Gegensatz zum echten Glykogen der Leber nicht beeinflußt (HELD et al. 1968).

Der praktisch einzige Energielieferant des Gehirns ist die Glukose. Von ihr verbraucht das Gehirn im Laufe von 24 h etwa 120 g. Während beim Neugeborenen die im Blut gelöste Glukose durch einen einfachen Diffusionsvorgang in das zentralnervöse Gewebe gelangt, wird diese Diffusion mit Ausbildung der Blut-Hirn-Schranke in zunehmendem Maße erschwert. Zur Sicherstellung der zerebralen Energieversorgung dient ein Glukosetransportsystem im Bereich der Blut-Hirn-Schranke. Dieses Transportsystem ist von der Funktion der Leber abhängig (GEIGER u. MAGNES 1947; ERBSLÖH et al. 1958), dagegen in weiten Bereichen von der Glukosekonzentration im Blut unabhängig (SAKATA et al. 1963). Man nimmt daher an, daß Glukose über einen Carrier aus dem Blut ins Gehirn transportiert wird. Es konnte gezeigt werden, daß die Aktivität radioaktiv markierter Glukose im Gehirn der Maus in eine wasserlösliche hochmolekulare Substanz übergeht und diese Substanz, die offenbar blutseitig laufend synthetisiert wird, auf der Hirnseite laufend abgebaut wird, so daß ein offensichtlicher Bestandteil der Blut-Hirn-Schranke hier als Carrier-System wirkt (QUADBECK 1966). Diese Befunde stehen im Einklang mit den Untersuchungsergebnissen von CRONE (1965). Normalerweise wird dem Gehirn durch den spezifischen Transportmechanismus soviel Glukose zugeführt, wie vom Hirngewebe verbraucht wird. Wird die Stoffwechselaktivität des Gehirns durch Narkotika herabgesetzt, so kommt es zu einem Glukoseüberschuß im Gehirn (MAYMAN et al. 1964).

Die Blut-Hirn-Schranke – bezüglich der morphologischen Aspekte des Phänomens Blut-Hirn-Schranke s. Bd. 13/I, S. 163 ff.; vgl. auch BRADBURY (1979) und WAGNER u. PILGRIM (1979) – wirkt nicht nur als Glukose-Transportsystem. Ursprünglich stand die Sperrfunktion dieses Systems im Vordergrund der Betrachtungen. Diese Sperrfunktion, die sich beim Nesthocker erst nach der Geburt allmählich ausbildet, während sie beim Nestflüchtigen, wie z.B. Meerschweinchen oder Pferd, bereits bei der Geburt voll aktiv ist, hat offensichtlich die Aufgabe, das Gehirn vor Stoffen zu schützen, die es in seiner Funktion schädigen könnten, aber auch etwaige Schwankungen in der Konzentration von Blut-Inhaltsstoffen nicht auf das Hirngewebe übergreifen zu lassen. Selbstverständlich kann ein solches Sperrsystem nicht die potentielle Toxizität von Stoffen erkennen, sondern nur nach physikalisch-chemischen Eigenschaften ihren Übertritt in das Gehirn verhindern oder ermöglichen. Untersuchungen mit Farbstoffen (BECKER u. QUADBECK 1952), aber auch Beobachtungen mit radioaktiven Schrankenindikatoren, haben es ermöglicht, gewisse Gesetzmäßigkeiten aufzuklären.

Die Blut-Hirn-Schranke ist praktisch frei durchlässig für
1. Wasser
2. Gase
3. lipid-lösliche Stoffe mit niedrigem Molekulargewicht, z.B. organische Lösungsmittel, aber auch lipidlösliche Medikamente.

Die Blut-Hirn-Schranke behindert den Durchtritt aus dem Blut in das Gehirn
a) von Ionen, also elektrisch geladenen Teilchen, soweit sie nicht unter physiologischen Bedingungen ohne elektrische Ladung auftreten können

b) von stark hydratisierten Stoffen, wie Kohlenhydraten und vielen Aminosäuren.

Diese Eigenschaften der Blut-Hirn-Schranke sind verschiedentlich überprüft und bestätigt worden (OLDENDORF 1976; RAPOPORT 1976; BRADBURY 1979).

Ausnahmen von dieser Regel sind dann gegeben, wenn für einen an sich nicht schrankengängigen Stoff ein spezifischer Transportmechanismus vorliegt (Glukose) oder wenn die Blut-Hirn-Schranke in ihrer Sperrfunktion geschädigt ist. Da es im Bereich des ZNS einige Bereiche gibt, in denen die Blut-Hirn-Schranke normalerweise nicht wirksam ist (z.B. im Bereich der Area postrema am Boden des IV. Ventrikels, im Bereich der Hypophyse und der Epiphyse sowie im Bereich des Recessus opticus), kann prinzipiell jeder im Blut gelöste Stoff, wenn auch nur in kleinen Mengen, das ZNS erreichen. Im Bereich des Rückenmarkes ist in den kranialen Abschnitten die Blut-Hirn-Schrankensperrfunktion voll wirksam, im kaudalen Bereich und insbesondere im Bereich der Cauda equina dagegen stark reduziert. Daher ist die Konzentration eines auf dem Blutweg zugeführten Medikamentes im lumbalen Liquor nicht unbedingt mit der Konzentration dieses Medikamentes im Ventrikel-Liquor oder im Hirngewebe gleichzusetzen.

Wenn man von den Besonderheiten des Carrier-Transportes absieht, kann man bei einer chemischen Verbindung aufgrund ihrer Struktur mit großer Sicherheit voraussagen, ob sie zentral angreifen kann oder nicht. Das Alkaloid der Kalabar-Bohne Physostigmin („Eserin") ist eine schwache Base und kann als solche, auch wenn sie als Salz zugeführt wird, in die elektrisch neutrale Base übergehen und so durch die Blut-Hirn-Schranke permeieren. Prostigmin, das in vitro die prinzipiell gleiche Hemmwirkung auf die Cholinesterase hat, enthält einen quartären Stickstoff (der Stickstoff ist 4mal an Kohlenstoff gebunden), weshalb Prostigmin ein starkes Kation ist, das nicht durch Wasserabspaltung in eine lipidlösliche Anhydrobase übergehen kann. Daher wird Prostigmin durch die Blut-Hirn-Schranke zurückgehalten und kann damit ausschließlich peripher und nicht zentral wirken. Phenobarbital, das üblicherweise als Natriumsalz angewandt wird, liegt als schwaches Anion in wäßriger Lösung zum größten Teil als undissoziierte, lipidlösliche Säure vor. Sie kann daher glatt durch die Strukturen der Blut-Hirn-Schranke diffundieren und so ihre narkotische Wirkung entfalten.

Daß verschiedene Molekulargrößen bei Substanzen mit einem prinzipiell gleichen Wirkungsmechanismus infolge der Sperrfunktion der Blut-Hirn-Schranke sich ganz unterschiedlich auswirken, sei am Beispiel zweier Phosphorsäureester dargestellt. Tri-o-kresyl-phosphat mit dem Molekulargewicht von 368,36 d ist ein Cholinesterasehemmer, der ganz bevorzugt das periphere Nervensystem angreift und im Organismus nur sehr langsam abgebaut wird, während Di-isopropyl-fluorphosphat mit dem Molekulargewicht 170 d praktisch nur am ZNS als Cholinesterasehemmer seine toxische Wirkung entfaltet und am peripheren Nerven – infolge seines schnellen Abbaues in der Leber – zwar ohne Latenz, aber nur passager toxisch wirkt (CAVANAGH 1973).

Für ihre volle Funktion ist die Blut-Hirn-Schranke auf eine ständige Energiezufuhr angewiesen. Daher bewirken alle Umstände, die zu einer Verringerung der zerebralen Energieversorgung führen, eine Minderung der Sperrfunktion.

So kann schon ein vorübergehender Sauerstoffmangel die Blut-Hirn-Schranke funktionell so schädigen, daß Penicillin G, das normalerweise als Säure weitgehend von der Blut-Hirn-Schranke zurückgehalten wird, in erheblichem Umfange in das Hirngewebe eindringt und Krämpfe auslöst (QUADBECK 1972). Ebenfalls eindrucksvoll ist die Diskrepanz zwischen schweren funktionellen Störungen des ZNS und einem fehlenden morphologischen Befund bei Intoxikationen durch Sedativa und Narkotika; hier ist oft der durch diese Stoffe verminderte Energiebedarf die Erklärung dafür, daß trotz schwerer funktioneller Ausfälle die Energieversorgung des Strukturstoffwechsels noch gewährleistet ist. Erst wenn dies nicht mehr der Fall ist, kommt es zu morphologisch faßbaren Veränderungen. Bei einer Anzahl von Lösungsmitteln der Glykol-Reihe und der halogenierten Kohlenwasserstoffe liegen die toxisch relevante Dosis und die Letal-Dosis für das ZNS so dicht beieinander, daß die Ausbildung eines morphologischen Äquivalentes der Vergiftung nicht mehr realisiert wird.

Eine wesentliche Rolle spielt die Blut-Hirn-Schranke beim zerebralen Krampfanfall. In der Regel bewirken Maßnahmen, die eine Abdichtung der Blut-Hirn-Schranke zur Folge haben, eine Herabsetzung der Krampfbereitschaft, während eine Verringerung der Sperrfunktion zu gesteigerter Krampfbereitschaft führt (QUADBECK u. HELMCHEN 1957). Beim Epileptiker ist die Schwankung vegetativ gesteuerter Größen wesentlich ausgeprägter als beim Gesunden und insbesondere als beim Schizophrenen (DOUST 1960; QUADBECK 1967a). Die Steigerung der Krampfbereitschaft durch viele Psychopharmaka, insbesondere vom Phenothiazin-Typ, ist wahrscheinlich auf eine Verminderung der Sperrfunktion zurückzuführen, die unter dem Einfluß dieser Verbindungen nachgewiesen wurde (QUADBECK 1964a, b; QUADBECK 1967b).

Die Wirkung einer Substanz oder eines Eingriffes auf die Blut-Hirn-Schranke ist oft im Hinblick auf die Schrankenindikatoren uneinheitlich. So wird durch Reserpin die Schrankenpermeabilität bei der Ratte für Phosphat gesteigert, für Natrium gesenkt, für Chinin und Akridinorange bei gesunden Ratten nicht beeinflußt, während sie bei Ratten mit einer genuinen Epilepsie unter diesem Medikament gesteigert ist (QUADBECK 1967b, c). Die Folgen einer erhöhten, morphologisch aber noch nicht unbedingt nachweisbaren Schrankenpermeabilität sind neben einer gesteigerten Krampfbereitschaft

a) gesteigerter Übergang toxischer Stoffe (Medikamente, Gifte, Toxine) in das Gehirn,

b) gestörter Wasserabtransport aus dem Gehirn in das Blut und damit Begünstigung der Ausbildung eines Hirnödems (QUADBECK 1967c; QUADBECK u. HESS 1967),

c) Erleichterung des Überganges von Infektionserregern aus dem Blut in das ZNS.

Neuroplegika und allgemein sedierende Substanzen können bei niedriger Dosierung über einen Spareffekt die zerebrale Energiebilanz verbessern und damit die Blut-Hirn-Schranke stabilisieren. In hoher Dosierung können die gleichen Verbindungen den Energiestoffwechsel des Gehirns schädigen und hierdurch eine Labilisierung der Schrankenpermeabilität herbeiführen (QUADBECK 1965, 1967b). Wesentlich ausgeprägter als durch Psychopharmaka wird der Energiestoffwechsel des Gehirns durch solche Stoffe geschädigt, die als Hemmstoffe von Fermenten des Kohlenhydratstoffwechsels wirken. Hier sind es in erster Linie Schwermetalle, die durch Reaktion mit SH-Gruppen Fermente des Zitronensäurezyklus inaktivieren oder Verbindungen, die als Schwermetallreagentien die eisenhaltigen Fermentsysteme der Endoxydation blockieren.

Auch Fermentinhibitoren, die in den Stoffwechsel der Überträgerstoffe eingreifen, führen im Gehirn in der Regel nicht zu morphologischen Veränderungen, da der Kohlenhydratstoffwechsel durch sie nicht beeinflußt wird. Dies gilt insbesondere für die bevorzugt zentral angreifenden Hemmstoffe der Acetylcholinesterase. Diese Stoffe können aber indirekt über die Auslösung von generalisierten Krampfanfällen eine relative energetische Unterversorgung des Gehirns herbeiführen und damit sekundär auch morphologisch erfaßbare Schäden am Gehirn zur Folge haben.

In Tabelle 1 sind die wesentlichen Ursachen eines energetischen Defizits zusammengestellt. Dabei ist zu berücksichtigen, daß durch einen einzigen auslösenden Faktor mehrere Systeme gleichzeitig gestört werden können und damit über eine Beeinträchtigung anderer Organe zusätzliche sekundäre Effekte auf das ZNS möglich werden.

Diese gleichzeitige Wirkung über verschiedene Systeme macht es oft schwierig, den wesentlichen Grundmechanismus im Einzelfall zu erkennen. Versuche, durch Konzentrationsbestimmungen einer toxisch wirkenden Substanz in verschiedenen Organen oder Organbereichen den Wirkungsmechanismus zu erkennen, haben zu vielen Fehlschlüssen geführt. Dies ist z.T. darauf zurückzuführen, daß Anreicherungen in bestimmten Geweben vom Bindevermögen des betreffenden Gewebes für die toxische Substanz abhängig sind. Dieses Bindevermögen kann chemischer oder physikalischer Natur sein. Ein charakteristisches Beispiel für die Unzulässigkeit, von einer Anreicherung in einem Gewebe auf den Wirkungsmechanismus zu schließen, ist die Tatsache, daß Barbiturate, wie auch andere Narkotika, bevorzugt im Unterhautfettgewebe gespeichert werden, wo sie mit Sicherheit keine wesentliche toxische Wirkung zu entfalten vermögen.

Im Gegensatz zum ZNS ist der periphere Nerv nicht durch die Blut-Hirn-Schranke geschützt, so daß neurotoxische Substanzen ihn nicht nur in wesentlich höherer Konzentration treffen als das ZNS, sondern darüberhinaus der periphere Nerv auch von Substanzen erreicht wird, für welche die Blut-Hirn-Schranke weitgehend dicht ist. Da die Sperrwirkung der Blut-Hirn-Schranke von kranial nach kaudal abnimmt, können Teile des Rückenmarkes von neurotoxischen Substanzen erreicht werden, die am Gehirn selbst keine direkten toxischen Erscheinungen hervorrufen.

Wenn auch die Schädigungsmechanismen beim toxischen Einfluß auf den Energiestoffwechsel des zentralen und peripheren Nervensystems recht ähnlich sind, findet man doch insbesondere bei Stoffen, die den Eiweißstoffwechsel schädigen, wesentliche Unterschiede. Während die Carbonylgruppen-Reagentien Thiosemicarbazid und Isonikotinsäurehydrazid zentral vorwiegend krampfauslösend wirken und dies auch nur für kurze Zeit, führen sie peripher zu Polyneuropathien (KLINGHARDT 1963, 1965, 1969). Obwohl angenommen werden muß, daß beide Verbindungen Pyridoxalphosphat als Koferment vieler Decarboxylasen und Transaminasen inaktivieren, ist ihr Wirkungsmechanismus verschieden. So konnte gezeigt werden, daß durch therapeutische Zufuhr von

Tabelle 1. Ursachen für Schädigungen des zerebralen Energiestoffwechsels

I. Hypoxidosen
   A Hypoxische Hypoxidosen (Sauerstoffmangel)
      1. unzureichender Sauerstoffgehalt im Blut durch
         Erkrankungen der Lunge
         alveoläre Hypoventilation
         erniedrigter Luftdruck oder
         erniedrigter Sauerstoff-Partialdruck in der Atmosphäre
      2. Störungen des Sauerstofftransportes im Blut durch
         Anämie
         Kohlenmonoxid-Intoxikation
         Methämoglobinämie
   B Nährstoffmangel-Hypoxidosen
      Hypoglykämie durch:
      erhöhte endogene Insulinproduktion
      zu hohe exogene Insulinzufuhr
      Überdosierung von peroralen Antidiabetika
      Erkrankungen der Leber (verminderte Glukoneogenese)
      Gestörter Glukosetransport aus dem Blut ins Gehirn
   C Wirkstoffmangel-Hypoxidosen
      1. Unzureichende Zufuhr von
         Thiamin
         Nikotinsäureamid
         Pyridoxin
         Vitamin B_{12}
      2. Inaktivierung von Fermentsystemen durch exogene Faktoren z.B.
         Schwermetalle
         Zyanide
         Phosphorsäureester
         Schwefelwasserstoff
         Medikamente mit zentraler Wirkung
II. Ischämie (allgemeine oder lokale Störungen der zerebralen Blutversorgung)
      1. Kardial bedingte Mangeldurchblutung des Gehirns
      2. Gefäßbedingte Mangeldurchblutung
      3. Verminderter peripherer Gefäßwiderstand
      4. Gesteigerter zerebraler Gefäßwiderstand
      5. Erhöhte Blutviskosität (z.B. Polyzythämie, Makroglobulinämie)
III. Erkrankungen peripherer Organe
   A. nicht endokrine Organe
      Leber (hepatisches Koma)
      Niere (urämisches Koma)
      Lunge (CO_2-Narkose)
   B. Hyper- und Hypofunktion endokriner Organe
      Hypophyse
      Schilddrüse
      Nebenschilddrüse
      Nebenniere
      Pankreas
   C Störungen des Elektrolythaushaltes

(Für diese Tabelle wurden teilweise Angaben von PLUM 1975 benutzt)

Pyridoxin oder Pyridoxalphosphat Thiosemicarbazid-Krämpfe weitgehend verhindert werden können, während beide Verbindungen gegenüber Isonikotinsäurehydrazid-Krämpfen völlig unwirksam sind (QUADBECK u. SARTORI 1957).

Literatur

Becker, H., Quadbeck G.: Tierexperimentelle Untersuchungen über die Funktionsweise der Blut-Hirnschranke. Z. Naturforschg. 7b, 493–497 (1952)

Bradbury, M.: The concept of a blood-brain barrier. Chichester-New York-Brisbane-Toronto: John Wiley & Sons (1979)

Cavanagh, J.B.: Peripheral neuropathy caused by chemical agents. CRC Crit. Rev. Toxicol. 2, 365–471 (1973)

Crone, C.: Facilitated transfer of glucose from blood into brain tissue. J. Physiol. (Lond.) 181, 103–113 (1965)

Doust, J.W.L.: Spontaneous endogenous oscillating systems in autonomic and metabolic effectors: their relation to mental illness. J. nerv. ment. Diss. 131, 335–347 (1960)

Erbslöh, F., Bernsmeier, A., Hillesheim, H.R.: Glucoseverbrauch des Gehirns und seine Abhängigkeit von der Leber. Arch. Psychiat. Nervenkr. 196, 611 (1958)

Estler, C.J.: Glykogengehalt des Gehirns und Körpertemperatur weißer Mäuse unter dem Einfluß einiger zentral dämpfender und erregender Pharmaka. Medic. exp. 4, 209–213 (1961)

Fazekas, J.F., Alexander, F.A.D., Himwich, H.E.: Tolerance of the newborn to anoxia. Amer. J. Physiol. 134, 281–287 (1941)

Geiger, A., Magnes, J.: The isolation of cerebral circulation and the perfusion of the brain in the living cat. Amer. J. Physiol. 149, 517–537 (1947)

Guroff, G.: Molecular neurobiology. New York: Marcel Dekker, Inc. 1980

Held, K., Walpurger, G., Gottstein, U.: Der cerebrale Glykogengehalt unter dem Einfluß von Glucose- und Insulin-Injektionen. Klin. Wschr. 46, 15–18 (1968)

Klinghardt, G.W.: Ein gemeinsames biochemisches Schädigungsprinzip bei einigen ätiologisch verschiedenen Formen von Polyneuropathie. Nervenarzt 34, 231–234 (1963)

Klinghardt, G.W.: Arzneimittelschädigungen des peripheren Nervensystems unter besonderer Berücksichtigung der Polyneuropathie durch Isonicotinsäurehydrazid (experimentelle und humanpathologische Untersuchungen). Proc. Vth Internat. Congr. Neuropath., S. 292–301 (1965)

Klinghardt, G.W.: Beziehungen zwischen Polyneuropathien durch einige moderne Chemotherapeutica, durch Malabsorption und durch Mangelernährung. Verh. dtsch. Ges. Path. 53, 229–232 (1969)

Mayman, Ch.I., Gatfield, P.D., Breckenridge: The glucose content of brain in anaesthesia. J. Neurochem. 11, 483–487 (1964)

Munz, E.: Untersuchungen über das Gehirnglykogen. Inaug. Diss. Saarbrücken 1968

Oldendorf, W.H.: Blood-brain barrier. In: Himwich, H.E. (ed.), Brain metabolism and cerebral disorders. Spektrum Publications, Inc., New York. 2nd ed, pp. 163–180 (1976)

Plum, F.: Metabolic encephalopathy. In: Tower, D.B. (ed.), The nervous system, Vol. 2: The clinical neurosciences. New York: Ravens Press, 1975

Quadbeck, G.: Blut-Hirnschranke und Hirnernährung. Münch. med. Wschr. 104, 24–26 (1962a)

Quadbeck, G.: Effects of phenothiazine derivatives on blood brain barrier system. Psychopharmacology Service Center Bulletin 2, 83–84 (1962b)

Quadbeck, G.: Troubles du métabolisme cérébral des hexosamines chez les rats épileptiques. In: Psychophysiologie Neuropharmacologie et Biochemie de la Crise Audiogène, pp. 393–403. Editions du centre national de la recherche scientifique. Paris 1963

Quadbeck, G.: Einfluß von Psychopharmaka auf den Hirnstoffwechsel. In: Kranz, H., Heinrich, K. (Hrsg.), Begleitwirkungen und Mißerfolge der psychiatrischen Pharmakotherapie, S. 119–123. Stuttgart: Thieme 1964a

Quadbeck, G.: Influence of psychotropic drugs on the blood-brain-barrier. In: Bradley, P.B., Flügel, F., Hoch, P. (eds.), Neuropsychopharmacology, Vol. 3, pp. 436–439. Amsterdam: Elsevier 1964 b

Quadbeck, G.: Energy metabolism. In: Bente, D., Bratley, P.B. (eds.), Neuropsychopharmacology, Vol. 4, pp. 11–15. Amsterdam: Elsevier 1965

Quadbeck, G.: Glucose und verwandte Kohlenhydrate in Neurologie und Psychiatrie. In: Bartelheimer, H., Heyde, W., Thorn, W. (Hrsg.), D-Glucose und verwandte Verbindungen in Medizin und Biologie, S. 879–893. Stuttgart: Enge Verlag 1966

Quadbeck, G.: Physiologie und Pathologie der Blut-Hirnschranke. Hippokrates (Stuttg.) **38**, 45–53 (1967 a)

Quadbeck, G.: Clinical importance of alteration in barrier. In: Lajtha, A., Ford, D.H. (eds.), Progress in Brain Research, Vol. 29, Brain barrier system, pp. 343–353. Amsterdam: Elsevier 1967 b

Quadbeck, G.: Drug influence on the barrier. In: Lajtha, A., Ford, D.H. (eds.), Progress in Brain Research, Vol. 29, Brain barrier system. Amsterdam: Elsevier 1967 c

Quadbeck, G.: Arzneimittelschäden und Zentralnervensystem (Pathochemie). Verh. dtsch. Ges. Path. **56**, 106–111 (1972)

Quadbeck, G., Helmchen, H.: Die Blut-Hirnschranke. Dtsch. med. Wschr. **82**, 1377–1382 (1957)

Quadbeck, G., Helmchen, H.: Krampfbereitschaft und Blut-Hirnschranken-Permeabilität. Dtsch. Z. Nervenheilk. **177**, 295–308 (1958)

Quadbeck, G., Hess, O.: Brain edema and glucose transport across the blood-brain barrier. In: Klatzo, I., Seitelberger, F. (eds.), Brain Edema, pp. 382–387. Wien-New York: Springer 1967

Quadbeck, G., Randerath, K.: Wirkung von Rutin auf die Blut-Hirnschranke. Z. Naturforschg. **8 b**, 370–374 (1953)

Quadbeck, G., Sachsse, W.: Beeinflussung der Blut-Hirnschranke durch Neuroleptica im Dauerversuch. Arch. Psychiat. Nervenkr. **201**, 580–592 (1961)

Quadbeck, G., Sartori, G.D.: Über den Einfluß von Pyridoxin und Pyridoxal-5-phosphat auf den Thiosemicarbazid-Krampf der Ratte. Naunyn-Schmiedebergs Arch. exp. Path. Pharmak. **230**, 457–461 (1957)

Rapoport, S.I.: Blood-brain-barrier in physiology and medicine. New York: Ravens Press 1976

Sakai, M., Austin, J., Witmer, F., Trueb, L.: Studies of corpora amylacea I. Isolation and preliminary characterization by chemical and histochemical techniques. Arch. Neurol. Psychiat. (Chic.) **21**, 526–544 (1969)

Sakata, K., Hayano, S., Sloviter, H.: Effect of blood glucose concentration on changes in availability of glucose to the brain. Amer. J. Physiol. **204**, 1127–1132 (1963)

Schwalbe, H.P., Quadbeck, G.: Die Corpora amylacea im menschlichen Gehirn. Virchows Arch. A. Pathol. Anat. and Histol. **366**, 305–311 (1975)

Silbergeld, E.K.: Current status of neurotoxicology, basic and applied. Trends Neuro. Sci. **5**, 291–294 (1982)

Silbergeld, E.K., Anderson, S.M., Ryck, M. de, Chronwall, B.M., Morris, S.J.: Neurotoxicity of an artificial food color (Erythrosin B): Methods for rapid testing. Eighth Meet. Intern. Soc. Neurochem., Nottingham, England, 1981 (Abstr.), p. 238

Virchow, R.: Weitere Mitteilungen über das Vorkommen der pflanzlichen Cellulose beim Menschen. Zur Cellulose-Frage. Virchows Arch. path. Anat. **6**, 268–271 u. 416–426 (1854)

Wagner, H.-J., Pilgrim, Ch.: Astroglia. Struktur sowie räumliche und funktionelle Beziehung zum Extrazellulärraum des Zentralnervensystems. Dtsch. med. Wschr. **104**, 187–190 (1979)

B. Weitere Wirkungsmechanismen bei Intoxikationen. Zur Frage der selektiven Vulnerabilität nervöser Strukturen

Von H. Berlet und G. Ule

Die besprochenen Auswirkungen systemischer und auch speziell neurotroper Gifte auf den Energiestoffwechsel des Nervengewebes und die Funktionen der Blut-Hirn-Schranke sind im allgemeinen mehr globaler als selektiver Natur, wie dies für die eigentlichen Neurotoxine vorwiegend gilt. Auch die Folgen peripher ausgelöster Kreislauf- und Atmungsstörungen sind umfassend und gefährden letztlich die Versorgung des gesamten ZNS. Für das breite Spektrum neurotoxischer Manifestationsformen ist jedoch im eigentlichen die selektive Vulnerabilität nervaler Strukturen gegenüber Neurotoxinen verantwortlich, deren Grundlage die metabolischen und strukturellen Besonderheiten des Nervengewebes sowohl auf der zellulären als auch auf der molekularen Ebene bilden. Allein die topistische Vielfalt toxischer Manifestationen im Bereich des Nervensystems, die unterschiedlichen, oft charakteristischen klinischen Bilder akuter und chronischer Vergiftungsfälle durch neurotoxische Substanzen zeigen deutlich, daß die Pathogenese derartiger Schäden nicht auf ein einziges, einheitliches pathobiochemisches Prinzip zurückzuführen ist.

Eine für die selektive Vulnerabilität wichtige Rolle spielen außerdem Faktoren wie Entwicklungsstadium des Nervensystems und Lebensalter, daneben aber auch prädisponierend Ernährungsbedingungen und Mangelsituationen, systemische oder neurologische Vorerkrankungen, Vorschädigungen des Nervensystems durch andere Noxen und individuelle pharmakokinetische bzw. pharmakogenetische Besonderheiten, die sich auch auf die Auseinandersetzung des Körpers mit Giftstoffen erstrecken. Die gesamte biologische Realität (Roizin 1977) bildet den Boden, auf dem sich chemogene bzw. chemomolekulare Schädigungen entwickeln. Bei der Auswertung tierexperimenteller Modellstudien sind die oft recht erheblichen Spezies-spezifischen Besonderheiten in der Reaktion auf toxische Substanzen zu bedenken.

Auf der Ebene des Zellstoffwechsels sind es vor allem die zahlreichen Enzymreaktionen, auf die Gifte als metabolische Inhibitoren schädlich einwirken. Die Reaktion eines bestimmten Zellsystems auf eine neurotoxische Substanz ist demnach von seiner *Enzymausstattung* abhängig und davon, welche metabolische und funktionelle Bedeutung diese Enzyme für die Zelle selbst haben (z.B. Neurosekretion, Neurotransmitter-Synthese usw.). Ist ein betroffenes Enzym nur wenig aktiv und trägt sein Reaktionsprodukt nicht zum Erhaltungsstoffwechsel der Zelle bei, ist zu erwarten, daß dieser Zelltyp selbst kaum strukturell geschädigt wird. So werden für die Behandlung von Depressionen bei besonderer Indikation Medikamente verwendet, die das Enzym Monoaminoxidase z.T. irreversibel hemmen (z.B. Tranylcypromine) und so die oxidative Desaminierung von Katechol- und Indolaminen verzögern. Es kommt dadurch zwar zu einem Aufstau von Überträgerstoffen in den betroffenen Terminalformationen, nicht jedoch zu strukturellen Läsionen.

Umgekehrt sind erhebliche strukturelle Schäden dann zu erwarten, wenn toxische Substanzen als metabolische *Inhibitoren* direkt in den Kernstoffwechsel oder in die ribosomale bzw. postribosomale *Biosynthese von Makromolekülen* eingreifen. Da es sich hierbei um elementare Voraussetzungen für den Fortbestand der Zelle handelt, weisen Stoffe mit dieser Wirkung ein breites Wirkungsspektrum mit geringer Selektivität auf. Die Vulnerabilität des Zellverbandes hängt dann allein davon ab, ob das Gift in wirksamer Konzentration in das Nervensystem eindringen kann und die Zelle in einer kritischen Phase (z.B. erhöhte funktionelle Beanspruchung) trifft. Ein derartiger Wirkstoff ist das Nikotinsäureanalogon 6-Aminonikotinamid (6-AN), das im Organismus anstelle von Nikotinamid für die Biosynthese von Nikotinamid-Adenin-Dinukleotiden verwendet wird. Es wurde versuchsweise klinisch als Antimetabolit bei Tumoren eingesetzt, wegen seiner ausgeprägten neurotoxischen Nebenwirkungen jedoch wieder aufgegeben (HERTER et al. 1961). Der Toxizität von 6-AN liegt primär eine Hemmung des Pentosephosphat-Zyklus durch 6-ANADP zugrunde mit einem Aufstau von Glukonsäure-6-Phosphat, das über eine allosterische Enzymhemmung den Embden-Meyerhof-Zyklus blockiert. Daneben besteht ein Mangel an Reaktionsprodukten des Pentosephosphat-Zyklus, die für reduktive Stoffwechselprozesse und die Biosynthese von Nukleinsäuren und Nukleotiden gebraucht werden (HERKEN et al. 1973). Im Tierversuch sieht man die Gewebsläsionen am ausgeprägtesten im Rückenmark, an den motorischen Vorderhornzellen in Form tigrolytischer Schwellung mit filamentärer Hyperplasie, im Neuropil als Spongiose und an der Astroglia teils als regressive, teils als progressive Veränderung (HORITA et al. 1978); dabei zeigen Ausmaß und Intensität der Intoxikationsfolgen wie auch deren Restitutionsmöglichkeiten eine deutliche Abhängigkeit vom Lebensalter der Versuchstiere (HORITA et al. 1980, 1981).

Einige toxische Stoffe reagieren direkt mit *Strukturelementen* von Nervenzellen. Ihr Angriffspunkt sind zelluläre und intrazytoplasmatische Membranoberflächen. In ähnlicher Weise, wie metabolische Inhibitoren mit katalytischen Proteinen eine Bindung eingehen – meist aufgrund struktureller und sterischer Übereinstimmungen mit den natürlichen Reaktionspartnern von Enzymen – entfalten derartige neurotoxische Substanzen ihre Wirkung über eine spezifische Bindung mit Strukturelementen so spezialisierter Membranen, die u.a. als *Rezeptoren* charakterisiert werden können. Mit Hilfe radioaktiv markierter Liganden, die mit hoher Selektivität und Affinität gebunden werden, können Rezeptoren gekennzeichnet und mit histochemischen, immunchemischen, autoradiographischen und radiochemischen Methoden lokalisiert und quantitativ beurteilt werden. Nicht wenige der experimentell eingesetzten Liganden sind natürliche Toxine, wie z.B. α-Bungarotoxin, ein Schlangengift, oder Atropin, die spezifisch mit Rezeptoren cholinerger Nervenfasern vom Nikotin- bzw. Muskarintyp reagieren (HEILBRONN 1975). Neurotoxine mit diesem Angriffspunkt verhindern die durch physiologische Substanzen, z.B. Neurotransmitter, ausgelösten Konformationsänderungen des Rezeptors, die normalerweise über Adenylzyklase und zyklisches AMP, unter Einschaltung von Proteinkinasen und Phosphatasen die elektrische Erregungsausbreitung einleiten. Auch Neuroleptika, Opiate und andere psychotrope Substanzen entfalten ihre Wirkung über diesen oder einen ähnlichen Mechanismus. Dabei ist der Übergang von pharmakologischer zu toxischer Wirkung fließend und – bei gegebener Dosis – abhängig von der spezifischen Affinität einer Wirksubstanz für einen bestimmten Rezeptor, der Zahl der Rezeptoren pro Flächeneinheit, der Reversibilität des Bindungsprozesses und der Dauer der Einwirkung. So bilden Rezeptoren den primären Ausgangspunkt einer veränderten postsynaptischen Reaktion auf Überträgerstoffe, wie sie sich z.B. nach chronischer Deafferenzierung im Sinne einer „Sub- oder Supersensitivität" einstellt (ROSENBLUETH 1950; TRIGGLE 1978), möglicherweise Vorboten einer neuronalen Degeneration. Eine zunächst pharmakologisch induzierte funktionelle Schädigung bioelektrischer Phänomene geht so langfristig über molekulare und supramolekulare Veränderungen in eine selektive Zerstörung postsynaptischer Strukturen bzw. Neuronen über. Dauerschäden nach chronischer Phenothiazingabe sind ein Beispiel hierfür, denn tardive Dyskinesie oder ein iatrogener Parkinsonismus sind Ausdruck einer Störung dopaminerger Neuronensysteme, deren Rezeptoren zumindest im Tierexperiment (THEODOROU et al. 1981) durch chronische Neuroleptika-Gabe verändert werden. Auch für die Entwicklung von Gewöhnung und physischer Abhängigkeit von Drogen und der daraus resultierenden psychopathologischen und neuropathologischen Veränderungen gelten Störungen, die von Opiatrezeptoren des ZNS ausgehen, als wichtige Faktoren.

Eine besondere Art von Rezeptoren sind Moleküle an Membranoberflächen, die nach der Chemoaffinitätshypothese von SPERRY (1963) Erkennungsmerkmale für die Synaptogenese und die Herstellung von Zell-Zell-Kontakten während der Hirnentwicklung und Differenzierung bilden. Ihre phasengerechte Anlage und Ausbildung hängen von einer ungestörten Biosynthese von Makromolekülen in Nervenzellen ab, die wiederum – zumindest teilweise – durch die Verarbeitung externer Signale gesteuert wird. Exogene Giftstoffe, die in den Kernstoffwechsel und die Eiweißbiosynthese in dieser kritischen Phase eingreifen oder durch eine unmittelbare kompetitive Besetzung von Oberflächenrezeptoren wirken, können so zu permanenten Schädigungen der Synaptogenese und allgemeinen Hirnentwicklung führen.

Ein weiterer Angriffspunkt sind die präsynaptischen spezifischen Rezeptoren für die Wiederaufnahme von *Neurotransmittern,* deren Blockierung durch Pharmaka aus therapeutischer Sicht z.T. durchaus erwünscht ist. Mit Hilfe von ^{3}H-Imipramin läßt sich zeigen, daß trizyklische Antidepressiva an serotoninergen Neuronen den präsynaptischen Rezeptor für die Wiederaufnahme von Serotonin besetzen und so die Konzentration von Serotonin im perisynaptischen Raum in therapeutisch günstiger Weise erhöhen (LANGER u. BRILEY 1981). Nachteilig wirken sich hingegen eine Hemmung der Wiederaufnahme und die gleichzeitige Entspeicherung noradrenerger Synapsen durch Reserpin aus, denn als Nebenwirkung einer Pharmakotherapie können depressive Verstimmungen und ein Arzneimittel-Parkinson auftreten.

Entgleisungen des Überträgerstoffwechsels im Neuron werden als potentiell zytotoxisch angesehen (JONSSON 1980). Eine stark *zytotoxische* Wirkung auf das postsynaptische Neuron geht aus von der als physiologischem exzitatorischem Überträgerstoff diskutierten Glutaminsäure bzw. deren Strukturanaloga

Kainsäure (ein Anthelmintikum aus der Rotalge Digenea simplex) und Ibotensäure (aus Amanita pantherina bzw. muscaria, ein Insektizid) oder auch von der Asparaginsäure und ihren Strukturanaloga. Diese Substanzen wirken nach Bindung und Aufnahme durch spezifische Rezeptoren und Transportmechanismen (WOFSEY et al. 1971; DE ROBERTIS u. DE PLAZAS 1976; SIMON et al. 1976) stark exzitatorisch und stimulieren über eine chronische Depolarisierung das nachgeschaltete Neuron u.U. bis zum Zusammenbruch (OLNEY 1980). Die gezielte intrazerebrale Mikroinjektion von Glutamin- bzw. Kainsäure in das Corpus striatum führt beim Versuchstier unter Aussparung benachbarter Neuriten und afferenter Terminalformationen zu einem raschen Untergang von Dendriten und anderen postsynaptischen Strukturen (COYLE u. SCHWARTZ 1976; MCGEER u. MCGEER 1976), eine Methode, mit der sich im Tiermodell eine Chorea Huntington nachahmen läßt. Auf eine zytotoxische Wirkung von Glutaminsäure oder ähnlichen Stoffen auch bei der menschlichen Chorea Huntington weist die kürzlich berichtete Beobachtung hin, daß im Striatum dieser Patienten die Zahl der Rezeptoren der Kainsäure vermindert ist (LONDON et al. 1981).

Der enge Zusammenhang zwischen exzitatorischer Aktivität und Neurotoxizität exzitatorischer Aminosäuren und deren Strukturanaloga, der sich aus systematischen Tierexperimenten ergeben hat (OLNEY et al. 1971), führte zur Aufstellung der sog. „exzitotoxischen Hypothese" für die Entstehung neuronaler Zelluntergänge durch chronische Depolarisierung. Diesem Konzept liegt nach OLNEY (1980) die Vorstellung zugrunde, daß die Neurotoxizität exzitatorischer Überträgerstoffe auf ihrer depolarisierenden Wirkung beruht und daß sowohl exzitatorische als auch neurotoxische Aktivitäten dieser Stoffe an einem gemeinsamen Rezeptor dendrosomaler Membranabschnitte angreifen. Während diese Annahme auf experimentellen Beobachtungen basiert, können zur Entstehung der eigentlichen Neuronennekrosen bisher nur hypothetische Überlegungen angestellt werden (MCGEER u. MCGEER 1982). Die chronische Depolarisierung könnte z.B. gegenregulatorische, für die Zelle energetisch sehr aufwendige Mechanismen auslösen, die dem Versuch dienen, die Homöostase wieder herzustellen. Die dabei eintretende Erschöpfung des Energiehaushaltes der Zelle oder irreparable Veränderungen ihres internen Milieus könnten schließlich zu ihrem Untergang führen. Neuere Ergebnisse an Gewebekulturen stützen diese These (GOLDBERG 1980). In Gewebekulturen von embryonalen Rückenmarkszellen der Maus trat eine toxische Wirkung von Kainsäure erst ein, wenn ihre Konzentration im Kulturmedium den exzitatorischen Schwellenwert erreicht hatte. Nach Auffassung des Autors gilt möglicherweise allgemein, daß die Toxizität eines exogenen Giftstoffes, besser gesagt die Vulnerabilität eines Neurons, auch eine Funktion der bioelektrischen Aktivität ist. Funktionell höher beanspruchte Neurone wären also gegenüber einer toxischen Schädigung anfälliger als ruhende. Auch das Entwicklungsstadium von Neuronen spielt eine Rolle, denn die toxische Wirkung von Glutaminsäure bzw. Kainsäure verstärkte sich mit dem Reifegrad der Zellen und der dazu parallel verlaufenden Zunahme der Rezeptorendichte.

Eine ungestörte Aufnahme der Glutaminsäure scheint wiederum von gleichrangiger Bedeutung für die normale Funktion glutaminsäureabhängiger Neurone zu sein; denn eine Blockierung des synaptischen hochaffinen Transportes von Glutaminsäure erhöht zunächst die Konzentration der exzitatorischen

Aminosäuren im perisynaptischen Raum mit den bereits geschilderten möglichen Folgen für das nachgeschaltete Neuron. Hemmstoff dieses spezifischen Transportsystems ist u.a. das Neurolathyrogen β-N-Oxalyl-L-α,β-diaminopropionsäure aus Lathyrus sativa (LAKSHMAHAN u. PADMANABAN 1974). Auch Phenothiazine wirken in vitro hemmend auf den hochaffinen Glutaminsäuretransport (ROBERTS u. WATKINS 1975) und können über den zytotoxischen Effekt der Glutaminsäure zur Entstehung irreversibler neuronaler Veränderungen beitragen (OLNEY 1980), die möglicherweise der tardiven Dyskinesie durch langfristige Neuroleptika-Therapie zugrunde liegen.

Ähnliche selektiv neurodegenerative Wirkungen haben die mit natürlichen Überträgern strukturverwandten *Monoamintoxine* (JONSSON 1980). Es handelt sich u.a. um 6-Hydroxydopamin und ähnliche Verbindungen, die von noradrenergen Nervenendigungen gespeichert werden, oder um die Serotoninderivate 5,6-Hydroxytryptamin und 5,7-Hydroxytryptamin (BAUMGARTEN et al. 1971, 1973). Im Tierexperiment führt die intraventrikuläre Injektion von 6-OH-Dopamin zu einer weitgehenden Entleerung katecholaminerger Synapsen und nachfolgend zur Degeneration der distalen Neuronenabschnitte; bei neugeborenen Tieren wirkt es bei systemischer Gabe selektiv zerstörend auf das sympathische autonome Nervensystem, so daß man geradezu von einer „chemischen Sympathektomie" durch Zytotoxine spricht. Wenngleich der molekulare Wirkungsmechanismus dieser Substanzen noch der völligen Aufklärung harrt, ist bekannt, daß sie sehr stark biosynthetische Enzyme des Katecholamin- und Indolamin-Stoffwechsels hemmen. Von allgemeiner Bedeutung ist ihre Tendenz, durch nicht-enzymatische Autoxidation Para-Chinone zu bilden und über kovalente Bindungen mit reaktiven Gruppen Proteine irreversibel zu schädigen, denn auch die natürlichen biogenen Amine, die über freie Hydroxylgruppen verfügen, insbesondere jedoch Dopamin, unterliegen der Autoxidation, entweder spontan oder unterstützt durch exogene Faktoren, wie z.B. bestimmte Spurenelemente. So potenziert Mangan, Ursache des extrapyramidalen Krankheitsbildes des Manganismus (s. MANGAN S. 431), die Autoxidation von Dopamin unter gleichzeitiger Bildung toxisch wirkender freier Radikale (DONALDSON 1981).

Eine weitere Möglichkeit der Beeinträchtigung des Neuronennetzes ist in der Beeinflussung des erregungsabhängigen *Ionenflusses* in Neuriten und Dendriten gegeben. Der Ionengradient des Ruhepotentials wird durch die Natriumtransportfunktion der Na^+, K^+-ATPase aufgebaut und ist damit in hohem Maße energieabhängig, unterliegt also bevorzugt den Folgen eines Zusammenbruches der Energieversorgung des Nervensystems. Davon unabhängig erfolgt ein Austausch von Natrium und Kalium im Zuge der Membrandepolarisierung per diffusionem entlang dem Konzentrationsgefälle durch Ionenkanäle der Axonmembranen (HODGKIN u. HUXLEY 1952). Diese für Natrium bzw. Kalium offensichtlich spezifischen Kanäle werden von Proteinen gebildet (KEYNES 1976), die natürliche Giftstoffe und synthetische Verbindungen mit hoher Selektivität binden. Es tritt eine Blockierung des Durchflusses von Natrium bzw. Kalium und damit eine Aufhebung der Erregungsfortleitung auf. Zu nennen sind hier als Beispiele die natürlichen Gifte, wie Tetrodotoxin aus Ovar und Leber des Kugelfisches, dessen Verzehr in Japan gelegentlich zu tödlichen Vergiftungen führt (s.a. S. 598). Oder die Gruppe der Grayanotoxine aus Blättern von Pflanzen

aus der Familie der Ericaceae und anderer (NARAHASHI 1975), die das „gating"
modifizieren, sowie Tetraäthylammonium, das die Kaliumkanäle hemmt. Auch
für Kalzium existieren vermutlich besondere Ionenkanäle, insbesondere für dessen präsynaptische Aufnahme synchron mit der chemischen Erregungsübertragung (HAGIWARA u. BYERLY 1981). Elektrophysiologische Daten zeigen, daß
auch andere als die physiologischen ein- und mehrwertigen Kationen mit diesen
Kanälen reagieren. Hier ist ein Angriffspunkt für exogene, toxische Metalle
denkbar. Es ist bekannt, daß das Bild der Lithium-Intoxikation im Rahmen
einer antidepressiven Therapie neben verschiedenen neurologischen Ausfall-
symptomen auch EEG-Veränderungen in Form einer allgemeinen Verlangsamung der Hirnstromaktivität beinhaltet (BALDESSARINI u. STEPHENS 1970). Intra-
zerebral applizierte Kobaltsalze wirken im Tierversuch epileptogen (FISHER et al.
1967).

Aus der Sicht der Intoxikationsschäden des Nervensystems ist dabei zu bedenken, daß das Gehirn – über die Eigentümlichkeit der Blut-Hirn-Schranke
und der besonderen Energiestoffwechselsituation hinaus – im Organismus auch
insofern eine Sonderstellung einnimmt, als es kein einheitliches Organ darstellt,
wie z.B. die Leber, mit einer für alle Anteile des Parenchyms einheitlichen Reaktionsweise. Es setzt sich vielmehr aus zahlreichen, vielfältig miteinander in Beziehung stehenden Teilorganen zusammen, die wiederum zytologische und biochemische Eigenheiten ihrer parenchymatösen Bestandteile aufweisen und damit
unterschiedliche Reaktionsmuster und spezifische Empfindlichkeiten bieten;
hinzu kommt, daß hier zwischen das funktionstragende Parenchym und das
nutritive Gefäß-Bindegewebe eine weitere Gewebskomponente eingeschaltet ist,
nämlich die Glia mit ihren verschiedenen Erscheinungsformen und Reaktionsmöglichkeiten.

Derartige strukturbedingte konstitutionelle biochemische Besonderheiten
„topistischer Einheiten" im Sinne von C. u. O. VOGT (1922) äußern sich ganz
allgemein in einer unterschiedlichen spezifischen Neigung, auf einen pathogenen
Faktor mit Erkrankung zu reagieren. Dieses Phänomen der Pathoklise (s. VOGT
1925) ist in besonderem Maße auch bei den Intoxikationen des Nervensystems
gegeben. Ganz grob zeigt es sich z.B. bereits in der unterschiedlichen Reaktionsweise von grauer und weißer Substanz gegenüber Sauerstoffmangel, unter dem
die Nervenzellen zuerst und in besonderem Maße leiden, und dem Ödem, gegenüber den Nervenzellen relativ resistent, die Markscheiden dagegen aber sehr
empfindlich sind. Einige derartiger Besonderheiten im Sinne der *Pathoklise* seien
im folgenden unter dem Blickwinkel toxischer Wirkungsmechanismen hier beispielhaft angeführt, wobei anzumerken ist, daß wir die Faktoren, die im konkre-
ten Fall die Pathoklise bedingen – vielfach dürften es chemoarchitektonische
sein – bisher im Einzelnen nicht kennen, so daß nur recht globale Aussagen
möglich sind, deren allgemeine Verbindlichkeit überdies durch immer wieder
zu beobachtende Ausnahmen eingeschränkt wird.

Die spezifische Anfälligkeit topistischer Einheiten kann z.B. bestimmt sein
durch eine gemeinsame phylogenetische Matrix, wie dies offenbar für die weitgehend selektive Manganschädigung des inneren Pallidumgliedes und des Corpus
Luysi zu unterstellen ist, die beide entwicklungsgeschichtlich aus dem Nucleus
entopeduncularis hervorgehen. Eine sehr lebhafte Diskussion über das Phäno-

men der Pathoklise gab es vor Jahrzehnten am Beispiel der Pallidumerweichung infolge CO-Vergiftung. Während auf der einen Seite histotopochemisch u.a. der Eisengehalt des Pallidums als das Wesentliche herausgestellt wurde (MEYER 1932), der beim Neugeborenen noch auf dem Niveau der übrigen Grisea liegt und erst ab Mitte der 1. Lebensdekade sprunghaft ansteigt (VÖLKL u. ULE 1972; VÖLKL et al. 1974), maßen andere Autoren im Hinblick auf den herdförmigen Charakter der Pallidumläsion eher dem von der Spielmeyerschen Schule herausgestellten vasalen Faktor die entscheidende Bedeutung bei (zur Problemgeschichte s. SCHOLZ 1957). Zwar ist in die Folgen nach CO-Intoxikation neben dem Pallidum gelegentlich auch die Fe-haltige rote Zone der Substantia nigra mit einbezogen, doch tragen gewöhnlich nicht alle eisenhaltigen Kerngebiete im Sinne von SPATZ (1922) dabei Schäden davon. Andererseits wissen wir heute, daß systembezogene, im Sinne der Pathoklise zu verstehende Parenchymschäden durchaus nicht immer holotopistisch ausgebreitet sein müssen, sondern zweifellos auch als herdförmig imponieren können. Beispiel hierfür ist die als agonale Erscheinung bekannte akute holotopistische Körnerzellnekrose der Kleinhirnrinde, die sowohl über das ganze Kleinhirn ausgedehnt sein kann, uns aber in den meisten Fällen als umschriebene Absterbeherde der zerebellaren Körnerzellschicht begegnet. Der herdförmige Charakter von Nervenzelluntergängen schließt also ihre Entstehung im Sinne der Pathoklise nicht zwangsläufig aus. Dennoch ist die Bedeutung des Pathoklise-Begriffs bis heute umstritten (HERKEN 1965; LINDENBERG 1971; NORTON 1975).

Nicht zu übersehen ist die Tatsache, daß über die Grenzen grisealer, topistischer Einheiten hinweg bestimmte Typen von Neuronen gegenüber manchen Giften eine besondere Suszeptibilität aufweisen. Bei der Quecksilbervergiftung z.B. scheinen es die neokortikalen Granularzellen und die Körnerzellen der Kleinhirnrinde zu sein, was über deren geringen Bestand an Ribosomen erklärt wird (s.S. 446). Die zerebellaren Körnerzellen erweisen sich auch gegenüber Thiophen (CHRISTOMANOS u. SCHOLZ 1933; ULE u. ROSSNER 1960) als besonders gefährdet, beim Meerschweinchen auch gegenüber Methylchlorid (KOLKMANN u. VOLK 1975). Bei anderen Giften, wie z.B. Blei, IDPN, 6-Aminonikotinamid oder Vinkristin usw. zeigen die großen motorischen Zellen im Vorderhorn des Rückenmarkes und in den motorischen Hirnnervenkernen mit ihren Fortsätzen eine besondere Vulnerabilität mit Degenerationsformen, die durch neuroaxonale Dystrophie und filamentäre Hyperplasie gekennzeichnet sind. Eine subtile Prüfung der unterschiedlichen Vulnerabilität bestimmter Zelltypen erlaubt die Technik der Gewebekultur. Kortikale Neurone aus Humangehirn erwiesen sich gegenüber Aluminium, dem von verschiedenen Seiten eine pathogenetische Bedeutung für den Morbus Alzheimer, die ALS und die Enzephalopathie bei Hämodialysepatienten zugeschrieben wird, als 10mal anfälliger als Kulturen von menschlichen Hinterwurzelneuronen (DE BONI et al. 1981). Die Wirkung von Aluminium im Medium bestand in einer nach 2–3wöchiger Inkubation eintretenden Anhäufung von 10 nm-Filamenten in den kortikalen Nervenzellen und einer Verkürzung deren Überlebenszeit.

Neben dem Perikaryon der Nervenzellen kann aber Ansatzpunkt einer direkten oder indirekten Giftwirkung offenbar auch das Dendritengeflecht im Nisslschen Grau mit den perisynaptischen Strukturen sein. Dieser Bereich, der allenfalls mit speziellen Imprägnationsmethoden, zuverlässig eigentlich nur elektronenmikroskopisch an bioptischem und experimentellem Material zu beurteilen ist, wurde zweifellos bisher zu wenig berücksichtigt. COLMANT (1965) hat darauf hingewiesen, daß z.B. der Aktivitätsverlust oxidierender Enzyme bei Sauerstoffmangelzuständen hier sich zuerst bemerkbar macht. Bei der elementaren Bedeutung der Synapsen für alle zerebralen Leistungen dürfte die Pathologie der perisynaptischen Strukturen (ULE 1968) bei tiefgreifenden zerebralen Leistungsausfällen ohne sonstiges morphologisches Äquivalent besondere Aufmerksamkeit verdienen. Wir wissen heute, daß sich z.B. beim chronischen Alkoholismus hier wesentliche Veränderungen abspielen (s.S. 318 u. 368) und daß die Vulnerabilität dieser Strukturen in der Phase ihrer Entwicklung und Differenzierung, während der Synaptogenese, besonders groß ist.

Zwischen dem Perikaryon der Nervenzellen und den Terminalformationen ihrer Fortsätze besteht ein permanenter Flüssigkeitsstrom, der dem Austausch zytoplasmatischer Bestandteile dient. Dieser *axoplasmatische* bzw. axonale, in den Dendriten neuroplasmatische *Transport* (WEISS u. HISCOE 1948; GLOBUS et al. 1968; SCHUBERT et al. 1971) erfolgt sowohl in zentrifugaler, anterograder Richtung, als auch umgekehrt, also zentripetal oder retrograd. Der anterograde Transport verläuft mit einer schnellen und einer langsamen Komponente. Neusynthetisierte intrazytoplasmatische Membranen, die als Ersatz für Plasmamembranen und der intrazellulären Kompartimentierung von Neurosekreten (Sekretgranula) und Neurotransmittern (synaptische Speichervesikel) dienen, wandern mit einer Geschwindigkeit von etwa 400 mm/24 h in die Peripherie. Acetylcholinesterase, Dopamin-β-Hydroxylase und einige für experimentelle Zwecke radioaktiv markierte Proteine unterliegen ebenfalls dem raschen Transport. Der langsame zentrifugale axoplasmatische „Fluß" (SCHWARTZ 1979) legt ca. 1 mm/24 h zurück. Mit ihm bewegt sich die Hauptmenge des axoplasmatischen Eiweißes vorwärts, zu dem die meisten löslichen Enzyme, die strukturellen Bestandteile der Axoplasmasäule (Zytoskeleton) und möglicherweise kontraktile Proteine (Actin, Myosin) gehören.

Die physiologische Bedeutung dieser Vorgänge wird ersichtlich, wenn man sich vergegenwärtigt, daß alle Makromoleküle und auch die meisten Zellorganellen, die sich in den neuronalen Fortsätzen befinden, aus dem Perikaryon stammen, einschließlich der Membranstrukturen für den Ersatz axonaler und synaptischer Plasmamembranen. Eindrucksvolles Beispiel einer Störung des langsamen axonalen Transportes sind die proximalen Axonschwellungen beim experimentellen Neurolathyrismus mit hier excessiv angehäuften Neurofilamenten, während der distale Axonabschnitt atrophisch wird (CLARK et al. 1980). Die Latenz einer Giftwirkung oder eine in der Peripherie beginnende, langsam aufsteigende strukturelle Schädigung von Nervenbahnen, also die „Fernwirkung" einer Noxe, die im Perikaryon angreift und sich in der Peripherie des Neurons auswirkt (z.B. bei der dying-back-Neuropathie), könnte sehr wohl auch mit der zentralen trophischen und funktionellen Stellung des axoplasmatischen Transportes zusammenhängen, wenngleich das Erscheinungsbild des „dying back" offensichtlich auch durch multifokal im distalen Axonabschnitt ansetzende Schäden bewirkt werden kann (SCHAUMBURG u. SPENCER 1979).

Der retrograde Transport dient dem Abraum verbrauchten Materials aus distalen Abschnitten, das dem weiteren lysosomalen Abbau zugeführt wird, der im wesentlichen im Perikaryon lokalisiert ist. Gleichzeitig überträgt er wichtige metabolische Signale, die über eine negative Rückkopplung die biosynthetischen Prozesse im Karyon und Perikaryon auf den Bedarf in der Peripherie abstimmen (OCHS 1976). Der Ausfall dieser Signale, z.B. nach Durchtrennung der Fortsätze, führt zu einer Aktivierung dieser Prozesse, mikroskopisch erkennbar an der retrograden Zellveränderung mit Zellschwellung, zentraler Tigrolyse und randständiger Verlagerung des Zellkerns; die Gesetzmäßigkeit der Wallerschen Degeneration unterstreicht die trophische Abhängigkeit peripherer Nervenzellfortsätze von der Versorgung durch den Zellkörper.

Enge Zusammenhänge bestehen auch zwischen retrogradem Transport und der Aufnahme von Makromolekülen u.a. durch Endozytose oder adsorptive Pinozytose aus dem perisynaptischen Raum. Im Experiment konnte dieser Prozeß mit Hilfe von Meerrettichperoxidase demonstriert werden (KRISTENSSON u. OLSSON 1973; KEEFER 1978 u.a.). Für die adsorptive Pinozytose spielen Oberflächenrezeptoren eine besondere Rolle, die eine Internalisierung dieser Stoffe erleichtern oder auch erst ermöglichen. So werden Tetanus- oder Choleratoxin durch Ganglioside der Oberflächen von Plasmazellmembranen spezifisch gebunden (s. bei ROSENBERG 1979) und nach ihrer Internalisierung retrograd zum Perikaryon transportiert (PRICE et al. 1975). Für Blei ist ebenfalls ein retrograder axonaler Transport in den motorischen Fasern nachgewiesen (BARUA et al. 1981). Auch die neurotropen Eigenschaften einiger Viren können mit einer spezifischen adsorptiven Pinozytose durch Nervenendigungen erklärt werden (BARINGER 1975).

Neben Material für den Erhaltungsstoffwechsel der Peripherie von Nervenzellen wird auch ein Teil der Überträgerstoffe, die an den Nervenendigungen freigesetzt werden, schon weit proximal gebildet und über den zentrifugalen Flüssigkeitsstrom zur Synapse hingeleitet (DAHLSTRÖM 1971). Ausführliche Darstellungen der hier kurz berührten Zusammenhänge finden sich bei OCHS (1974), LUBINSKA (1975), DROZ (1975), SCHWARTZ (1979) u.a.

Eine Unterbrechung der energieliefernden Prozesse bringt den raschen axonalen Transport zum Erliegen. Die Hauptrolle als Energielieferant spielt das aus der oxidativen Phosphorylierung stammende ATP. Eine Hemmung des mitochondrialen Energiestoffwechsels durch eine N_2-Anoxie oder durch einen der Enzym-Inhibitoren Zyanid, Natriumazid oder Dinitrophenol unterbricht in vitro innerhalb von 15 min den schnellen axonalen Transport (OCHS 1974). Eine geringere Bedeutung kommt der Glykolyse zu, denn ihre Unterbrechung durch Jodessigsäure oder Fluorid führt erst nach 90 min–2 h zum Sistieren der Transportprozesse. Das gleiche gilt für die Hemmung des Zitronensäurezyklus. Bemerkenswert ist die Beobachtung, daß für die Aufrechterhaltung des Transportes die lokale ATP-Synthese intakt sein muß. Eine segmentale Anoxie unterbricht den Transport exakt an der Stelle des Energiemangels (OCHS 1972). Das Bindeglied zwischen der Bildung von ATP und seiner Umsetzung in kinetische Energie für den Transport ist vermutlich eine ATPase-Aktivität (s.u. Mikrotubuli, S. 270), die ähnliche Eigenschaften wie das Aktomyosin der Muskelfibrillen besitzt und durch Mg^{2+} oder Ca^{2+} stimuliert wird (KHAN u. OCHS 1974), wobei hierüber die Meinungen allerdings nicht einhellig sind (HAMMERSCHLAG u. BOBINSKI 1981).

Im Hinblick auf mögliche Angriffspunkte exogener chemischer Substanzen an den Nervenzellfortsätzen sind somit nicht nur Energiestoffwechsel und rezeptorische Membranen zu berücksichtigen, sondern auch die den Transportmechanismen dienenden intraplasmatischen Strukturen, über die selektiv Schädigungen von Neuronen möglich sind. In der Reihenfolge abnehmender Durchmesser durchziehen das Axoplasma in longitudinaler Richtung relativ weitlumige Mikrotubuli (29–30 μm), fadenförmige Neurofilamente (10 μm) und die aus einer Doppelspirale von globulären Proteinen aufgebauten Mikrofilamente (5–8 μm), eingebettet in ein dichtes (auch transversal verlaufendes) Netzwerk von Mikrotrabekeln, die erst mit Hilfe der Hochleistungs-Elektronenmikroskopie sichtbar gemacht werden konnten und die dem Axoplasma seine gelartige Konsistenz verleihen sollen. Eine umfassende kritische Darstellung aller molekularer Komponenten im Axon und ihrer möglichen Beteiligung am axonalen Transport findet sich bei SCHWARTZ (1979) bzw. BRAY u. GILBERT (1981). Ohne hier auf Einzelheiten eingehen zu wollen, sei darauf hingewiesen, daß z.Z. mehrere Hypothesen über den eigentlichen Mechanismus des kinetischen Transportvorganges diskutiert werden. Von WEISS (1970) wird die Möglichkeit einer peristaltischen, evtl. durch Zilien unterhaltenen „intratubulären Konvektion" erwogen (s.a. DROZ 1975), während andere Autoren die Beteiligung von „Transportfilamenten", die mit den Mikrotubuli eine Art von Förderband bilden sollen, für wahrscheinlicher halten (SCHMITT 1968; OCHS 1972). Zu diesen Auffassungen ist das „Mikrostrom-Konzept" von GROSS (1975) hinzugekommen.

Das Tubulin der Mikrotubuli dissoziiert bei niedrigen Temperaturen in seine Untereinheiten α und β-Tubulin, und die gleichzeitig eintretende Kälteblockade des axonalen Transportes (OCHS u. SMITH 1975) weist auf eine spezifische Beteiligung der Mikrotubuli an diesen Prozessen hin. Schon aus früheren Untersuchungen war allerdings bekannt, daß die Mitoseblocker Kolchizin (KREUTZBERG 1969; SCHUBERT et al. 1972) und Vinkaalkaloide (Vinblastin, Vincristin), die von den Tubulinuntereinheiten spezifisch gebunden werden (WILSON et al. 1974), zu einer Zerstörung der axonalen Mikrotubuli (WISNIEWSKY et al. 1970) und zu einer Unterbrechung des raschen axonalen Transportes führen (DAHLSTRÖM 1971; BANKS et al. 1971).

In anderen Neuronen kann diese Blockade jedoch auch ohne Dissoziation der Mikrotubuli eintreten (FERNANDEZ et al. 1970). Eine Dissoziation bewirken andererseits auch Inhalationsnarkotika, wie Halothane (KENNEDY et al. 1972) und Lidocain und einige andere Lokalanästhetika (BYERS et al. 1973), wobei die Transportblockade auch hier bereits eintreten kann, bevor die Mikrotubuli strukturelle Veränderungen aufweisen. Zytochalasin B, ein Stoffwechselprodukt aus Schimmelpilzen mit ausgeprägter zytoplasmatischer antimitotischer Wirkung, das als selektiver Hemmstoff für Mikrofilamente gilt, ist in seiner Wirkungsspezifität noch umstritten. Mittelbar beteiligt an den Transportvorgängen, sei es aktiv oder passiv, sind verschiedene weitere zytoplasmatische Organellen. Dazu gehören das endoplasmatische Retikulum und der Golgiapparat des Perikaryons, aus denen neurosekretorische Granula, synaptische Bläschen und das axoplasmatische (glatte) Retikulum hervorgehen, die zusammen mit Lysosomen und den übrigen, oben beschriebenen Strukturen eine Funktionseinheit bilden (DROZ 1975).

Angesichts der Komplexität dieser Zusammenhänge ist die Vermutung, daß damit eine erhöhte Störanfälligkeit durch exogene Einflüsse gegeben ist, keine reine Spekulation. Bekannte Gifte, die am Axon ansetzen und zu einer axonalen Degeneration führen, sind u.a. Methyl-n-butylketon, Zinkpyridinethion, Diethylthiocarbamat oder p-Bromphenylacetylharnstoff (MENDELL u. SAHENK 1980). Mit diesen Stoffen ist es nach diesen Autoren jedoch nicht gelungen, im Tierexperiment das Modell einer „dying back" Neuropathie zu reproduzieren. MENDELL und SAHENK (1980) warnen deshalb davor, aus den toxisch-bedingten degenerativen Veränderungen ohne weiteres auf eine Störung des axonalen Transportes als pathobiochemischen Wirkungsmechanismus zu schließen. Am nukleodistalen Beginn und Schwerpunkt der Schädigung primärer sensibler Neurone durch p-Bromphenylacetylharnstoff dürften allerdings nach den morphometrischen Ergebnissen von OHNISHI und IKEDA (1980) bei der Ratte kaum Zweifel bestehen. Auch die Hinterstrangbefunde bei der auf Veranlassung von KOLKMANN durch RUMÉ (1973) ausgeführten experimentellen Studie sprachen in diesem Sinne. – Störungen axonaler Transportmechanismen werden u.a. auch bei der giant-axon-Neuropathie nach n-Hexan und beim experimentellen Neurolathyrismus diskutiert.

Obwohl in den bisherigen Veröffentlichungen über morphologisch faßbare Intoxikationsfolgen am Nervensystem die allgemeine Aufmerksamkeit sich im wesentlichen auf mögliche Veränderungen am funktionstragenden Parenchym richtete, d.h. den Nervenzellen und ihren Fortsätzen, so ist doch grundsätzlich auch mit toxischen Auswirkungen im Bereich der Glia zu rechnen. Unsere diesbezüglichen Kenntnisse sind allerdings noch recht gering, zumal hierbei immer zwischen den gliösen Reaktionen auf einen eingetretenen Parenchymschaden und den etwa durch die Noxe selbst gesetzten Veränderungen an den glialen Elementen, der Astroglia, der Oligodendroglia und im peripheren Nerven der Schwannschen Zellen zu unterscheiden ist.

Bezüglich der Astroglia sei hier lediglich an deren fundamentale Bedeutung für den Wasser- und Ionenhaushalt des nervösen Gewebes und im Rahmen des Komplexes Blut-Hirn-Schrankenfunktion erinnert (BRADBURY 1979; WAGNER u. PILGRIM 1979) und an die hydropische Fortsatzschwellung bei bestimmten Ödemformen infolge exzessiver intrazellulärer Wassereinlagerung bei Störungen des zellulären Stoffwechsels.

Ein eindrucksvolles Beispiel für die selektive Vulnerabilität bestimmter glialer Strukturen ist die zentrale pontine Myelinolyse (s.S. 337), bei der die topisch weitgehend an Vorzugslokalisationen gebundene elektive Entmarkung sich im Gefolge einer isolierten Schädigung der Oligodendrozyten einstellt. Vergleichbar mit diesem Entmarkungstyp ist im peripheren Nerven die segmentale Fasererkrankung mit diskontinuierlichem Untergang einzelner, jeweils von einer Schwannschen Zelle gebildeter Myelinsegmente, wie sie z.B. bei der Bleivergiftung vorkommt. Im Gegensatz zum axonalen Typ der Neuropathie sind hier die Chancen der Restitution in Anbetracht der Möglichkeit der segmentalen Remyelinisation relativ günstig.

Neben diesen Formen der Markschädigung auf dem Umweg über die die Markscheiden bildenden Zellen gibt es toxische Markläsionen offensichtlich auch über eine direkte Beeinträchtigung der Myelinscheide selbst, wie tierexperimentelle Vergiftungen mit Triäthylzinn, Hexachlorophen und anderen Substanzen zeigen.

Nicht unerwähnt bleiben darf schließlich die Erfahrung, daß in das ZNS eindringende Gifte sich nicht gleichmäßig im Gehirn verteilen, sondern in seinen verschiedenen Strukturen in unterschiedlicher Konzentration gespeichert werden (z.B. Metalle wie Wismut, Gold u.a.), was allerdings nicht unbedingt bedeutet, daß Regionen mit höchster Giftkonzentration auch die mit der höchsten klinisch relevanten Giftwirkung darstellen (ALDRIDGE 1981).

Literatur

Aldridge, W.N.: Mechanisms of toxicity. New concepts are required in toxicology. Trends pharmacol. Sci. **2**, 228–231 (1981)

Baldessarini, R.J., Stephens, J.H.: Clinical pharmacology and toxicology of lithium salts. Arch. gen. Psychiat. **22**, 72–77 (1970)

Banks, P., Mayor, D., Mitchell, M., Tomlinson, O.: Studies on the translocation of noradrenaline-containing vesicles in post-ganglionic sympathetic neurones in vitro. Inhibition of movement by colchicine and vinblastine and evidence for the involvement of axonal microtubules. J. Physiol. (Lond.) **216**, 625–639 (1971)

Baringer, J.R.: Herpes simplex virus infection of nervous tissue in animals and man. Prog. Med. Virol. **20**, 1–26 (1975)

Barua, J.K., Rasool, C.G., Bradley, W.G., Munsat, T.L.: Retrograde axonal transport of lead in rat sciatic nerve. Neurology (Minneap.) **31**, 612–616 (1981)

Baumgarten, H.G., Björklund, A., Lachenmayer, L., Nobin, A., Steneri, M.: Long-lasting selective depletion of brain serotonin by 5,6-dihydroxytryptamine. Acta physiol. scand., Suppl. **373**, 1–15 (1971)

Baumgarten, H.G., Björklund, A., Lachenmayer, L., Nobin, A.: Evaluation of the effects of 5,7-dihydroxytryptamine on serotonin and catecholamine neurons in the rat CNS. Acta physiol. scand., Suppl. **391**, 1–19 (1973)

Boni, U. de, Seger, M., Crapper, D.R., McLachlan zit. n. Goldberg, A.M.: Mechanisms of neurotoxicity as studied in tissue culture systems. Toxicol. appl. Pharmacol. **17**, 201–208 (1980)

Bradbury, M.: The concept of a blood-brain barrier. Chichester-New York-Brisbane-Toronto: John Wiley & Sons (1979)

Bray, D., Gilbert, D.: Cytoskeletal elements in neurons. Annu. Rev. Neurosci. **4**, 505–523 (1981)

Byers, M.R., Fink, B.R., Kennedy, R.D. et al.: Effects of lidocaine on axonal morphology, microtubules, and rapid transport in rabbit vagus nerve in vitro. J. Neurobiol. **4**, 125–143 (1973)

Christomanos, A., Scholz, W.: Klinische Beobachtungen und pathologisch-anatomische Befunde am Zentralnervensystem bei mit Thiophen vergifteten Hunden. Z. Neurol. **144**, 1–8 (1933)

Clark, A.W., Griffin, J.W., Price, D.L.: The axonal pathology in chronic IDPN intoxication. J. Neuropath. exp. Neurol. **39**, 42–55 (1980)

Colmant, H.J.: Zerebrale Hypoxie. Stuttgart: Thieme 1965

Cowan, W.M.: Studies on the development of the avian visual system. In: Pearse, D.S., (ed.). Cellular aspects of neuronal growth and differentiation, pp. 177–218. Los Angeles: University of California Press 1971

Coyle, J.T., Schwartz, R.: Lesions of striatal neurons with kainic acid provides a model for Huntington's chorea. Nature (Lond.) **263**, 244–246 (1976)

Dahlström, A.: Axoplasmic transport (with particular respect to adrenergic neurons). Phil. Trans. B **261**, 325–358 (1971)

Donaldson, J.: The pathophysiology of trace metal: neurotransmitter interaction in the CNS. Trends Pharmacol. Sci. **2**, 75–77 (1981)

Droz, B.: Synaptic machinery and axoplasmic transport: maintenance of neuronal connectivity. In: Tower, D.B., Brady, R.O. (eds.) The nervous system, Vol. 1. The basic neurosciences, pp. 111–128. New York: Raven Press 1975

Fischer, J., Holubář, J., Malík, V.: A new method of producing chronic epileptogenic cortical foci in rats. Physiol. bohemoslov. **16**, 272–277 (1967)

Globus, A., Lux, H.D., Schubert, P.: Somadendritic spread of intracellularly injected tritiated glycine in cat spinal motoneurons. Brain Res. **11**, 440–445 (1968)

Goldberg, A.M.: Mechanisms of neurotoxicity as studied in tissue culture systems. Toxicol. appl. Pharmacol. **17**, 201–208 (1980)

Grafstein, B.: Transneuronal transfer of radioactivity in the central nervous system. Science **172**, 177–179 (1971)

Gross, G.W.: The microstream concept of axoplasmic and dendritic transport. Adr. Neurol. **12**, 283–296 (1975)

Hagiwara, S., Byerly, L.: Calcium channel. Annu. Rev. Neurosci. **4**, 69–125 (1981)

Hammerschlag, R., Bobinski, J.A.: Ca^{2+}-or Mg^{2+}-stimulated ATPase activity in bullfrog spinal nerve: relation to Ca^{2+}-requirements for fast axonal transport. J. Neurochem. **36**, 1114–1121 (1981)

Heilbronn, E.: Biochemistry of cholinergic receptors. In: Waser, P.G. (ed.) Cholinergic mechanisms, pp. 343–364. New York: Raven Press 1975

Herken, H.: Pharmakologische Untersuchungen zum Problem der selektiven Vulnerabilität des Gehirns. Arzneimittel-Forsch. **15**, 707–718 (1965)

Herken, H., Keller, K., Kolbe, H., Lange, K., Schneider, H.: Experimentelle Myelopathie – Biochemische Grundlagen ihrer cellulären Pathogenese. Klin. Wschr. **51**, 644–657 (1973)

Herter, F.P., Weissmann, S.G., Thompson, H.G., Jr.: Clinical experience with 6-aminonicotinamide. Cancer Res. **21**, 31–37 (1961)

Hodgkin, A.L., Huxley, A.F.: A quantitative description of membrane current and its application to conduction and excitation in nerve. J. Physiol. (Lond.) **117**, 500–544 (1952)

Horita, N., Oyanagi, S., Ishii, T., Izumiyama, Y.: Ultrastructure of 6-aminonicotinamide (6-AN)-induced lesions in the central nervous system of rats. I. Chromatolysis and their lesions in the cervical cord. Acta neuropath. (Berl.) **44**, 111–119 (1978)

Horita, N., Ishii, T., Izumiyama, Y.: Ultrastructure of 6-aminonicotinamide (6-AN)-induced lesions in the central nervous system of rats. II. Alterations of the nervous susceptibility with aging. Acta neuropath. (Berl.) **49**, 19–27 (1980)

Horita, N., Ishii, T., Izumiyama, Y.: Ultrastructure of 6-aminonicotinamide (6-AN)-induced lesions in the central nervous system of rats. III. Alterations of the spinal gray matter lesions with aging. Acta neuropath. (Berl.) **53**, 227–236 (1981)

Jonsson, G.: Chemical neurotoxins as denervation tools in neurobiology. Annu. Rev. Neurosci. **3**, 169–187 (1980)

Keefer, D.A.: Horse radish peroxidase as a retrogradely-transported detailed dendritic marker. Brain Res. **140**, 15–22 (1978)

Kennedy, R.D., Fink, B.R., Byers, M.R.: The effect of halothane on rapid axonal transport in the rabbit vagus. Anesthesiology **36**, 433–443 (1972)

Keynes, R.D.: Organization of ionic channels in nerve membranes. In: Tower, D.B., Brady, R.O. (eds.) The nervous system, Vol. 1, The basic neurosciences, pp. 165–175. New York: Raven Press 1976

Khan, M.A., Ochs, S.: Magnesium or calcium activated ATPase in mammalian nerve. Brain Res. **81**, 413–426 (1974)

Kolkmann, F.-W., Volk, B.: Über Körnerzellnekrosen bei der experimentellen Methylchloridvergiftung des Meerschweinchens. Exp. Path. **10**, 298–308 (1975)

Kreutzberg, G.W.: Neuronal dynamics and axonal flow, IV. Blockage of intra-axonal enzyme transport by colchicine. Proc. nat. Acad. Sci. (Wash.) **62**, 722–728 (1969)

Krishan, A., Hsu, D.: Binding of colchicine-³H to vinblastine and vincristine induced crystals in mammalian tissue culture cells. J. Cell biol. **48**, 407–410 (1971)

Kristensson, K., Olsson, Y.: Diffusion pathways and retrograde axonal transport of protein tracers in peripheral nerves. Progr. Neurobiol. **1**, 87–109 (1973)

Lakshmahan, J., Padmanaban, G.: Effect of α-oxalyl-L-α,β-diaminoproprionic acid on glutamate uptake by synaptosomes. Nature (London) **249**, 469–471 (1974)

Langer, S.Z., Briley, M.: High-affinity ³H-imipramine binding: a new biological tool for studies in depression. Trends Neurosci. **4**, 28–31 (1981)

Lindenberg, R.: Systemic oxygen deficiencies. In: Minckler, J. (ed.), Pathology of the nervous system, Vol. 2, New York: McGraw-Hill 1971

London, E.D., Yamamura, H.I., Bird, E.D., Coyle, J.T.: Decrease of receptor-binding sites for kainic acid in brains of patients with Huntington's disease. Biol. Psychiat. **16**, 155 (1981)

Lubinska, L.: On axoplasmic flow. Int. Rev. neurobiol. **17**, 241–296 (1975)

McGeer, E.G., McGeer, P.L.: Duplication of biochemical changes of Huntington's chorea by intrastriatal injections of glutamic and kainic acids. Nature (London) **263**, 517–519 (1976)

McGeer, P.L., Eccles, J.C., McGeer, E.G.: Molecular Neurobiology of the mammalian brain. New York: Plenum Press 1978

McGeer, P.L., McGeer, E.G.: Kainic acid: the neurotoxic breakthrough. CRC Crit. Rev. Toxicol. **10**, 1–26 (1982)

Mendell, J.R., Sahenk, Z.: Interference of neuronal processing and axoplasmic transport by toxic chemicals. In: Experimental and clinical neurotoxicology. Spencer, P.S., Schaumburg, H.H. (eds.), S. 139–160. Baltimore: Williams & Wilkins 1980

Meyer, A.: Über experimentelle Blausäurevergiftung und ihre Bedeutung für eine vergleichende histopathologische Giftforschung. Nervenarzt **5**, 229–231 (1932)

Narahashi, T.: Neurotoxins: Pharmacological dissection of ionic channels of nerve membranes. In: Tower, D.B. (ed.), The nervous system, Vol. 1, The basic neurosciences, pp. 101–110. New York: Raven Press 1975

Norton, S.: Toxicology of the central nervous system. In: Casarett, L.J., Doull, J. (eds.), Toxicology. New York: Macmillan Publishing Co., Inc. 1975

Ochs, S.: The dependence of fast transport in mammalian nerve fibres on metabolism. Acta neuropath. (Berl.) Suppl. **5**, 86–96 (1972)

Ochs, S.: Systems of material transport in nerve fibres (axoplasmic transport) related to nerve function and trophic control. Ann. N.Y. Acad. Sci. **228**, 202–223 (1974)

Ochs, S.: Axoplasmic transport. In: Tower, D.B., Brady, R.O. (eds.), The nervous system, Vol. 1, The basic neurosciences, pp. 137–146. New York: Raven Press 1975

Ochs, S.: Axoplasmic transport. In: Siegel, J., Albers, R.W., Katzman, R., Agranoff, B.W. (eds.), Basic neurochemistry. Boston: Little, Brown and Company 1976. 2nd ed.

Ochs, S., Smith, C.: Low temperature slowing and cold-blocked fast axoplasmic transport in mammalian nerves in vitro. J. Neurobiol. **6**: 85–102 (1975)

Ohnishi, A., Ikeda, M.: Morphometric evaluation of primary sensory neurons in experimental p-bromophenylacetylurea intoxication. Acta neuropath. (Berl.) **52**, 111–118 (1980)

Olney, J.W.: Excitotoxic mechanisms of neurotoxicity. In: Spencer, P.S., Schaumburg, H.H. (eds.), Experimental and clinical neurotoxicology, pp. 272–294. Baltimore: Williams & Wilkins 1980

Olney, J.W., Ho, O.L., Rhee, V.: Cytotoxic effects of acidic and sulphur containing aminoacids on the infant mouse central nervous system. Exp. Brain Res. **14**, 61–76 (1971)

Price, D.L., Griffin, J.W., Young, A., Peck, K., Stocks, A.: Tetanus toxin: direct evidence for retrograde intraaxonal transport. Science **188**, 945–947 (1975)

Robertis, E. de, Plazas, S.F. de: Differentiation of L-aspartate and L-glutamate high affinity binding sites in a protein fraction isolated from rat cerebral cortex. Nature (London) **260**, 347–349 (1976)

Roberts, P.J., Watkins, J.C.: Structural requirements for the inhibition of L-glutamate uptake by glia and nerve endings. Brain Res. **85**, 120–125 (1975)

Roizin, L.: Chemogenic lesion: a multifactor pathogenetic concept. In: Roizin, L., Shiraki, H., Grčević, N. (eds.), Neurotoxicology, pp. 613–648. New York: Raven Press 1977

Rosenberg, A.: Biosynthesis and metabolism of gangliosides. In: Margolis, R.U., Margolis, R.K. (eds.), Complex carbohydrates of nervous tissue, pp. 25–43. New York: Plenum Press 1979

Rosenblueth, A.: The transmission of nerve impulses at neuroeffector junctions and peripheral synapses. New York: John Wiley & Sons, Inc. 1950

Rumé, N.-J.: Über die Ultrastruktur der Rückenmarksveränderungen bei der Para-Brom-phenylacetylharnstoff-Vergiftung der Ratte. Inaug.-Diss. Heidelberg (1973)

Schaumburg, H.H., Spencer, P.S.: Toxic neuropathies. Neurology (Minneap.) **29**, 429–431 (1979)

Schmitt, F.O.: Fibrous proteins-neuronal organelles. Proc. nat. Acad. Sci. (Wash.) **60**, 1092–1101 (1968)

Scholz, W.: An nervöse Systeme gebundene (topistische) Kreislaufschäden. In: Uehlinger, E. (Hrsg.), Hdb. d. spez. path. Anat. u. Histol., Bd. XIII/IA. Berlin-Göttingen-Heidelberg: Springer 1957

Schubert, P., Lux, H.D., Kreutzberg, G.W.: Single cell isotope injection technique, a tool for studying axonal and dendritic transport. Acta neuropath. (Berl.) Suppl. V, 179–186 (1971)

Schubert, P., Kreuzberg, G.W., Lux, H.D.: Neuroplasmic transport in dendrites: Effect of colchicine on morphology and physiology of motoneurones in the cat. Brain Res. **47**, 331–343 (1972)

Schwartz, J.H.: Axonal transport: components, mechanisms and specificity. Annu. Rev. Neurosci **2**, 467–504 (1979)

Simon, J.R., Contrera, J.F., Kuhar, M.J.: Binding of [^{3}H]kainic acid, an analogue of L-glutamate, to brain membranes. J. Neurochem. **26**, 141–147 (1976)

Spatz, H.: Über den Fe-Nachweis im Gehirn, besonders in Zentren des extrapyramidal-motorischen Systems. Z. ges. Neurol. Psychiat. **77**, 261–390 (1922)

Sperry, R.W.: Chemoaffinity in the orderly growth of nerve fibre patterns and connections. Proc. nat. Acad. Sci. (Wash.) **50**, 703–710 (1963)

Theodorou, A., Gommeren, W., Clow, A., Leysen, J., Jenner, P., Marsden, C.D.: Chronic neuroleptic treatment specifically alters the number of dopamine receptors in rat brain. Life Sci. **28**, 1621–1627 (1981)

Triggle, D.J.: Receptor theory. In: Smythies, J.R., Bradley, R.J. (eds.), Receptors in Pharmacology, pp. 1–65. New York: Marcel Dekker, Inc. 1978

Ule, G.: Feinstruktur der spongiösen Dystrophien der grauen Substanz. Verh. dtsch. Ges. Path. **52**, 142–152 (1968)

Ule, G., Rossner, J.A.: Elektronenmikroskopische Studien zur akuten Körnerzellnekrose im Kleinhirn. Verh. dtsch. Ges. Path. **44**, 210–214 (1960)

Völkl, A., Ule, G.: Spurenelemente im menschlichen Gehirn. Altersabhängigkeit der Eisenkonzentration in 13 verschiedenen Hirnregionen. Z. Neurol. **202**, 331–378 (1972)

Völkl, A., Berlet, H., Ule, G.: Trace elements (Cu, Fe, Mg, Zn) of the brain during childhood. Neuropaediatrie **5**, 236–242 (1974)

Vogt, C., Vogt, O.: Erkrankungen der Großhirnrinde im Lichte der Topistik, Pathoklise und Pathoarchitektonik. J. Psychol. Neurol. (Lpz.) **28**, 1–171 (1922)

Vogt, O.: Der Begriff der Pathoklise. J. Psychol. Neurol. (Lpz.) **31**, 245–255 (1925)

Wagner, H.-J., Pilgrim, Ch.: Astroglia. Struktur sowie räumliche und funktionelle Beziehung zum Extrazellulärraum des Zentralnervensystems. Dtsch. med. Wschr. **104**, 187–190 (1979)

Weiss, P.: Neuronal dynamics and neuroplasmic flow. In: Schmitt, F.O., Quarton, G.C., Melnechuk, T. (eds.), The neurosciences, 2nd study program, pp. 840–850. New York: The Rockefeller University Press 1970

Weiss, P., Hiscoe, H.B.: Experiments on the mechanism of nerve growth. J. exp. Zool. **107**, 315–396 (1948)

Wilson, L., Bamburg, J.R., Mizel, S.B., Grisham, L.M., Creswell, K.M.: Interactions of drugs with microtubule proteins. Fed. Proc. **33**, 158–166 (1974)

Wiśniewski, H., Terry, R.D., Hirano, A.: Neurofibrillary pathology. J. Neuropath. exp. Neurol. **29**, 163–176 (1970)

Wofsey, A.R., Kuhar, M.J., Snyder, S.H.: A unique synaptosomal fraction which accumulates glutamic and aspartic acids in brain tissue. Proc. nat. Acad. Sci. (Wash.) **68**, 1102–1106 (1971)

Die toxischen Stoffgruppen

A. Gase

Von G. Quadbeck und G. Ule

I. Kohlenoxid (CO)

1. Vorkommen und Wirkungsweise

Kohlenoxid ist ein farb-, geruch- und geschmackloses Gas mit einer auf Luft bezogenen Dichte von 0,967. Infolge von Beimischungen kann seine Dichte jedoch die der Normalatmosphäre übersteigen, so daß es absinkt und am Boden liegende Personen u.U. besonders gefährdet sein können.

Kohlenoxid entsteht durch unvollständige Verbrennung von kohlenstoffhaltigen Substanzen. Besonders reich an Kohlenoxid sind industrielle Gase wie Wassergas, Generatorgas und Gichtgase des Hochofens. Erhebliche Mengen sind auch in allen Schwelgasen auf der Basis von Stein- oder Braunkohle enthalten. So erreichte sein Anteil an dem zunehmend durch praktisch CO-freies Erdgas verdrängten Leuchtgas rund 10%, u.U. bis zu 20% und mehr (Neuhaus 1980). Hauptquellen von CO sind heute neben industriellen Emissionen Autoabgase, auf die in den USA bereits 1968 nahezu 60% des jährlichen Ausstoßes in die Atmosphäre entfielen, auf industrielle Abgase 11%. In innerstädtischen Bezirken mit starkem Kraftfahrzeugverkehr wurden Konzentrationen bis zu 140 ppm gemessen (Jaffe 1970). Als gewerblich zulässige Obergrenze (MAK) sind 50 ppm festgelegt worden (Kommission zur Prüfung gesundheitsschädlicher Arbeitsstoffe der Deutschen Forschungsgemeinschaft, Mitteilung XII, 1976), im nichtgewerblichen Bereich gelten bereits 30–40 ppm mit COHb-Konzentrationen im Blut von weniger als 10% als potentiell gefährlich, insbesondere für Personen mit kardiovaskulären Krankheiten (Stewart 1975). Aber auch im Zigarettenrauch sind wesentliche Mengen an Kohlenoxid enthalten, ebenso in den Rauchgasen bei Bränden, insbesondere bei Schwelbränden.

Die Hauptursache akuter und subakuter CO-Vergiftungen sind heute Arbeitsunfälle in Bergwerken und bei der Kohlen- und Erzverarbeitung, daneben jedoch vor allem Automobilabgase in geschlossenen Räumen (Autowerkstätten, „Garagentod") und unvollständige Verbrennung von Brennstoffen in schlecht ziehenden Öfen und Gasthermen. Energiesparende Maßnahmen im häuslichen Bereich, die in beheizten Räumen den erforderlichen Luftaustausch über Gebühr einschränken, haben sich in jüngster Zeit zu einer ernsten Gefahrenquelle entwickelt.

Die primär toxische Wirkung von Kohlenoxid besteht in einer Blockierung des für den Sauerstofftransport mit dem Blut notwendigen Hämoglobins. Mit dem komplexgebundenen 2wertigen Eisenatom im Protoporphyrin IX des Hämoglobinmoleküls geht es ähnlich wie Sauerstoff eine Bindung ein, deren Affinität jedoch etwa 300mal größer als die von Sauerstoff ist. Nach dem Massenwirkungsgesetz schalten bei 20 Vol.% Sauerstoff bereits 0,066 Vol.% CO (oder 660 ppm) in der Atemluft die Hälfte des verfügbaren Hämoglobins für den Sauerstofftransport aus. Die Toxizität des Kohlenoxids wird durch den von HALDANE (1912) zuerst beschriebenen Mechanismus verstärkt, der bewirkt, daß der neben dem Kohlenoxid noch am gleichen Hämoglobinmolekül gebundene Sauerstoff wesentlich weniger gut an das Gewebe abgegeben wird, als dies ohne die Anwesenheit von CO der Fall wäre. Das bedeutet, daß der Sauerstoffpartialdruck im Blut stärker abfällt als der Sauerstoffgehalt. Eine Verstärkung des Bohrschen Effektes wirkt diesem Mechanismus zu einem geringen Teil entgegen (HLASTALA et al. 1976). Die Symptome einer Kohlenoxid-Vergiftung sind deshalb in erster Linie auf die hypoxämische Hypoxidose und die sich daraus ergebende Gewebshypoxidose (BÜCHNER 1957) zurückzuführen.

Gegen die Auffassung einer alleinigen Sauerstoffmangelsituation spricht jedoch u.a. die Tatsache, daß ein Sauerstoffmangel allein den Blutzucker nicht beeinflußt, während eine subakute CO-Vergiftung mit Hyperglykämie und einer pathologischen Glukosetoleranzkurve einhergeht (MOESCHLIN u. WILDERMUTH 1941; NEUHAUS 1980). Dies wird als Anzeichen einer schweren vitalen Bedrohung und Folge einer systemischen, sympathiko-adrenergen Reaktion des Organismus angesehen, wie sie auch als Begleiterscheinung anderer schwerer Intoxikationen auftritt (SCHIROP u. BUSCHMANN 1974). Untersuchungen von BECKER und QUADBECK (1950, 1951, 1952) haben gezeigt, daß eine CO-Vergiftung der Katze die Sperrfunktion der Blut-Hirn-Schranke gegenüber Farbstoffen wesentlich stärker schädigt als eine vergleichbar anhaltende Sauerstoffmangelsituation. Auch ist das Verteilungsbild der Schrankenschädigung durch CO mit einer bevorzugten Topik im Pallidum ein anderes als bei reinem Sauerstoffmangel (QUADBECK, unveröffentlicht). Eine ursächliche oder zumindest verstärkende Rolle für die Schrankenstörung spielt hier sicherlich die schwere Acidose, die sich im Verlauf einer subakuten CO-Vergiftung entwickelt (s. unten). Auch eine Giftwirkung von CO auf zellulärer Ebene im Sinne einer Histotoxizität wird diskutiert, denn die Retention von CO beim Menschen beschränkt sich nicht auf eine Bindung des Giftstoffes an Hämoglobin. 10–15% des im Körper befindlichen CO verteilen sich auf extravaskuläre Bindungsstellen (COBURN 1970). Tatsächlich reagiert CO mit dem Warburgschen Atmungsferment (Zytochromoxidase A) sowie anderen Zytochromen, Katalasen und Peroxydasen, so daß eine intrazelluläre Schädigung des oxidativen Stoffwechsels durchaus in Betracht gezogen werden muß (CHANCE et al. 1970). Die in vitro-Versuche, bei denen bei relativ hoher Sauerstoffkonzentration die CO-Hemmung der sauerstoffübertragenden Fermentsysteme untersucht wurde, stellen keinen überzeugenden Einwand gegen diese Vorstellungen dar, da in vivo der Sauerstoffpartialdruck in der Zelle wesentlich niedriger ist als z.B. im Blut. Wenn aber schon der Sauerstoffpartialdruck im Blut durch eine CO-Vergiftung herabgesetzt wird, so kann zusätzlich eine Schädigung des oxidativen Stoffwechsels innerhalb der Zelle zu Schäden führen, die über die einer reinen Hypoxidose wesentlich hinausgehen.

BÄNDER und KIESE (1955) konnten an Lebermitochondrien zeigen, daß unter CO die Atmung wesentlich stärker beeinträchtigt wird, als dies dem O_2-Mangel entspricht. In Anwesenheit von CO muß mithin für die Aufrechterhaltung der Gewebsatmung der O_2-Partialdruck im Gewebe wesentlich höher sein. Die von WARBURG (1928) gefundene geringe Beeinflussung der Atmung von Hefezellen durch CO steht mit diesem Befund nicht im Widerspruch, da sich nicht alle an der Hefezelle gefundenen Phänomene vorbehaltlos auf Zellen oder Organellen des Warmblüterorganismus übertragen lassen. Berücksichtigt man andererseits die unterschiedlichen Affinitäten von CO gegenüber Hämoproteinen und anderen Porphyrinkörpern mit komplexgebundenem Eisen, so erscheint es fraglich, ob die CO-Bindung an mitochondriale Enzymsysteme der Atmungskette der primäre oder alleinige Angriffspunkt eines histotoxischen Wirkungsmechanismus ist. Die Affinität von CO für Fe^{++}-haltige, O_2-übertragende Fermente ist um 2 Zehnerpotenzen niedriger als die für Hämoglobin. Selbst bei tödlichen CO-Vergiftungen ist die Funktion des P_{450}, des katalytischen Zentrum von Monooxygenasen, nur minimal gehemmt (HENSCHLER 1980), während für eine signifikante zelluläre Atmungshemmung nach Berechnungen sehr hohe Quotienten von CO zu Sauerstoff postuliert werden müßten (GINSBERG 1980).

Letztlich bestimmt eine Zahl von verschiedenen Einflußgrößen den Schweregrad einer CO-Vergiftung, deren klinischen Verlauf und das patho-anatomische Schädigungsmuster. Bei der schweren, akuten, oft tödlichen CO-Vergiftung bei inspiratorischen CO-Konzentrationen über 1% (10000 ppm) steht die Hypoxidose ganz im Vordergrund, die unter den Zeichen der zerebralen Anoxie mit akutem hypoxischem Ödem den Hirntod innerhalb weniger Minuten herbeiführt. Dagegen sind die Folgen einer subakuten Vergiftung und ihre Ursachen vielfältig. Neben die akute Beeinträchtigung der Funktion des ZNS durch O_2-Mangel tritt hier der hypoxisch bedingte normovolämische Schock, aus dem sich eine schwere Störung des Säure-Basen-Haushaltes im Sinne einer dekompensierten metabolischen (Lakt-)Acidose entwickelt und der mit ausgeprägten kardiovaskulären Störungen einhergeht. Hypotonie und/oder Herzrhythmusstörungen führen zu einer Verminderung der zerebralen Durchblutung, die die Hypoxiewirkung auf das Gehirn noch verstärkt (SIESJÖ u. PLUM 1973). Das zerebrale Schädigungsmuster ist deshalb in den meisten Fällen subakuter Vergiftung als Summationseffekt von Hypoxidose und mittelbaren hämodynamischen Veränderungen aufzufassen. Die mit zunehmendem Alter sich steigernde Toxizität von CO dürfte auf altersbedingte vaskuläre Vorschäden sowie auf die mit höherem Alter häufigeren zerebralen Ernährungsstörungen verschiedener Genese zurückzuführen sein. Die CO-Vergiftung stellt dann eine additive Noxe für das bereits vorgeschädigte Gehirn dar. Das gleiche gilt übrigens auch für die Sauerstoffversorgung des Herzens bei Koronarleiden. Eine weitere wichtige Einflußgröße ist der Hämoglobingehalt des Blutes. Bei einer klinisch relevanten Anämie ist die Sauerstoffmangelresistenz unter einer CO-Belastung wesentlich geringer, da die Transportkapazität des Blutes für Sauerstoff bereits vermindert ist. Für den Schweregrad einer CO-Vergiftung ist auch entscheidend, wie rasch das Kohlenoxid eingeatmet wurde und ob der Sauerstoffbedarf des Organismus z.B. durch eine körperliche Belastung gleichzeitig erhöht war.

Die Eliminierung von CO muß über die Atemluft im Austausch gegen Sauerstoff erfolgen, auch wenn im Organismus eine Oxidation von Kohlenoxid zu

Kohlendioxid möglich ist, die jedoch mengenmäßig kaum eine Rolle spielt. Wegen der hohen Bindungsaffinität des CO erfolgt die Abatmung in Normalatmosphäre relativ langsam, sie kann jedoch durch Beatmung mit reinem Sauerstoff, möglichst mit Zusatz von 5% CO_2, erheblich beschleunigt werden. Die Anlagerung von Wasser an Kohlenoxid unter Bildung von Ameisensäure ist in vitro im alkalischen Milieu möglich, in vivo wurde diese Reaktion noch nicht nachgewiesen.

2. Klinisches Bild

Wesentlich für die Ausprägung der klinischen Symptome ist die Konzentration von CO-Hb im Blut. Diese ist abhängig von der CO-Konzentration der eingeatmeten Luft und von der Dauer der CO-Belastung bzw. dem Atemzeitvolumen. Bei einem Anteil von 10–20% CO-Hämoglobin im Gesamthämoglobin werden i. allg. wenig charakteristische Störungen außer einer leichten Benommenheit und insbesondere Kurzatmigkeit bei körperlicher Belastung beobachtet. Ist etwa ein Drittel des Hämoglobins an CO gebunden, kommt es zu Kopfschmerzen, Mattigkeit und Schwindelgefühl. Bei Konzentrationen über 40% treten Kollaps und Bewußtlosigkeit auf. Sind zwei Drittel bis drei Viertel des Hämoglobins durch Bindung an CO der Atmung entzogen, besteht in kürzester Zeit die Gefahr des Erstickungstodes. Werden reines Kohlenmonoxid oder Gasgemische eingeatmet, die reich an Kohlenmonoxid sind (Hochofen-Gichtgase, Generatorgas), so können nach wenigen Atemzügen Bewußtlosigkeit und Atemstillstand erfolgen. Die Therapie besteht in einer Beatmung mit Sauerstoff, am besten mit einem Zusatz von 5% CO_2 (KILLICK u. MARCHANT 1959).

Als Folge einer akuten CO-Vergiftung können Dauerschäden zurückbleiben und Nachkrankheiten auftreten. Unmittelbar nach der Vergiftung kann es zu Glukosurie oder zu einer verminderten Glukosetoleranz kommen (MOESCHLIN 1939). Pallidumausfälle äußern sich klinisch in einem Parkinsonismus, ähnlich wie dies bei Manganvergiftung beschrieben wurde. Daneben werden Psychosen vom exogenen Typ mit Depressionen, Halluzinationen, paranoide Wahnvorstellungen, und Korsakow-Syndrom beobachtet. Vereinzelt führt die Vergiftung als Spätfolge zur Apathie und Demenz bis zur völligen Verblödung (WIRTH et al. 1971). Neben den zentralnervösen Spätschäden werden auch „Polyneuritiden" als Folge der CO-Vergiftung beschrieben, doch handelt es sich meist um Neuropathien, in deren Genese im Koma wirksam gewordenen mechanischen Faktoren die entscheidende Bedeutung zukam. Ob es eine *chronische* CO-Vergiftung gibt, ist noch nicht entgültig bewiesen. So konnte BORBELY (1961) zeigen, daß eine CO-Hämoglobin-Konzentration im Blut von 10% Jahre hindurch ohne Schaden vertragen wurde. Trotzdem ist nicht auszuschließen, daß eine chronische CO-Belastung zu allerdings uncharakteristischen Dauerschäden führen kann (PETRY 1961)

3. Pathologische Anatomie der akuten CO-Vergiftung

Man unterscheidet zwischen *Frühtodesfällen* mit Todeseintritt noch in der Gasatmosphäre oder kurz nach der Bergung und *Spättodesfällen*, in denen die Vergiftung Tage bis Monate überlebt wird. Eine besondere Erörterung verdienen jene Intoxikationen mit *intervallärem* Verlauf und die in der *Fetalzeit* durchgemachten Kohlenmonoxidvergiftungen.

Bei den *Frühtodesfällen* ist der eindrucksvollste Befund die Hyperämie der weichen Häute des Gehirns mit der charakteristischen kirschroten Farbe des CO-Blutes. Das Hirnödem erreicht selten stärkere Ausmaße. Kleinere Diapedesisblutungen in der Leptomeninx oder im Hirngewebe selbst kommen vor.

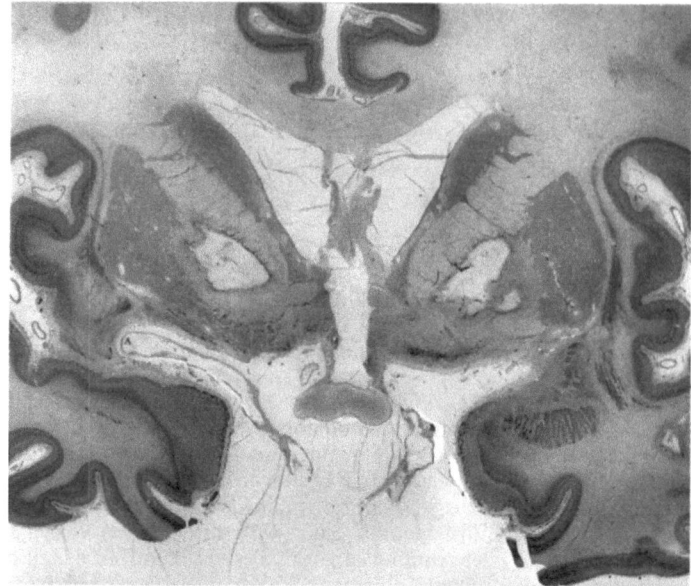

a

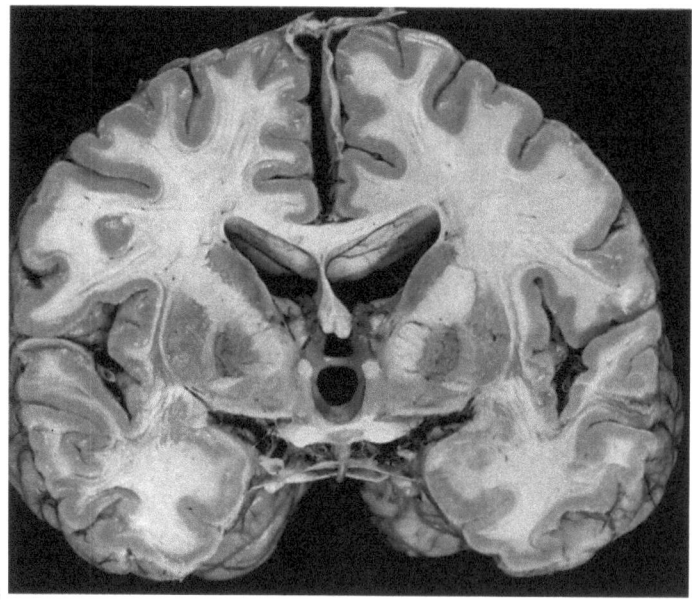

b

Abb. 1. a Spättodesfall nach CO-Vergiftung mit bilateraler Pallidumerweichung. Original-präparat Prof. Dr. KRÜCKE, Frankfurt/Main. **b** Bilaterale Pallidumnekrose nach hypox-ämischer Hypoxidose

Bei den *Spättodesfällen* tritt in zunehmendem Maße die bilaterale Pallidum-nekrose in den Vordergrund (s. Abb. 1), meist in den rostralen Teilen lokalisiert, nie das ganze Pallidum erfassend, gelegentlich auf die innere Kapsel und das Putamen übergreifend. Dieses Schädigungsmuster gilt als typisch für die hypoxä-mische Hypoxidose (PENTSCHEW 1958), wobei die Bevorzugung des Pallidums bei der CO-Vergiftung auf eine besonders hohe Vulnerabilität dieses Kerngebietes i.S. der Pathoklise bezogen wird, möglicherweise mitbestimmt durch den außerordentlich hohen Gehalt an Gewebeeisen (MEYER 1932; ORTHNER 1950), während den spezifischen Eigentümlichkeiten seiner Vaskularisation allenfalls eine zweitrangige Bedeutung zuzumessen sei. Allerdings gehen die Auffassungen hierüber auseinander. Gerade in den älteren Arbeiten werden Besonderheiten an den Pallidumgefäßen (rückläufiger Verlauf, Endarterien; KOLISKO 1914; WEIMANN 1930) als ortsbestimmend für die symmetrische Pallidumerweichung herausgestellt, zu denen als entscheidendes Moment extrazerebrale Faktoren hinzutreten müssen (s. auch ERBSLÖH u. BOCHNIK 1958). Genannt werden außerdem Verfettung, Hyalinose und Thrombosen sowie insbesondere die physiologischerweise an den Pallidumgefäßen vorkommenden Kalk- und Pseudokalkablagerungen. Größere Bedeutung kommt wohl dem von LINDENBERG (1971) herausgestellten pathogenetischen Mechanismus der Kompression pallidärer Äste der Aa. chorioidales anteriores bei oberer Einklemmung zu, da über ihn auch nach unseren Erfahrungen derartige Pallidumnekrosen zustande kommen können. Möglicherweise muß aber bei den pathogenetischen Überlegungen auch die von QUADBECK festgestellte Akzentuierung der CO-bedingten Schädigung der Blut-Hirn-Schrankenfunktion im Pallidumbereich berücksichtigt werden, die im Experiment bereits unmittelbar nach der CO-Intoxikation nachweisbar ist (s.S. 277).

Abhängig von der Dauer der Überlebenszeit zeigen sich die Pallidumnekrosen nach CO-Vergiftung in allen Stadien, von der schon vom 2. Tage ab deutlich werdenden Erbleichung mit spongiöser Gewebsauflockerung als Ausdruck lebhafter Ödembildung über das Fettkörnchenzellstadium bis hin zur späteren Pseudozyste. Das Parkinson-ähnliche akinetisch-rigide Symptomenbild nach überlebter CO-Vergiftung wird vom Ausmaß der bilateralen Pallidumerweichung bestimmt. Je sorgfältiger man allerdings histologisch überprüft, umso mehr lassen sich Parenchymausfälle auch in den anderen, gegenüber O_2-Mangel empfindlichen Grisea nachweisen: In Neostriatum, Thalamus, Ammonshorn, Kleinhirnrinde und Neokortex, hier teils mit Bevorzugung der Lamina III und V und manchmal betont im Windungstal, in den Spätstadien gelegentlich als Granularatrophie der Großhirnrinde mit Plaques fibromyeliniques. Auch in der eisenhaltigen roten Zone der S. nigra kommen Ausfälle vor (MEYER 1932). Erweichungsherde in der weißen Substanz sind sehr viel seltener.

4. Die intervalläre Verlaufsform der CO-Vergiftung

Während bei den bisher geschilderten Kohlenmonoxidvergiftungen, unabhängig davon, ob es sich um Früh- oder Spättodesfälle handelte, das klinische Erscheinungsbild monophasisch ist, kommt es bei der intervallären Verlaufsform nach der initialen Bewußtlosigkeit zu einem mehr oder minder symptomenfreien Intervall von wenigen Tagen bis Wochen und daran anschließend zum erneuten Auftreten psychischer Störungen, z.T. unter dem Bild eines Korsakow-Syndromes.

Anatomisch findet man dann in diffuser Ausbreitung einen fleckförmigen Markscheidenuntergang in der weißen Substanz der Großhirnhemisphären.

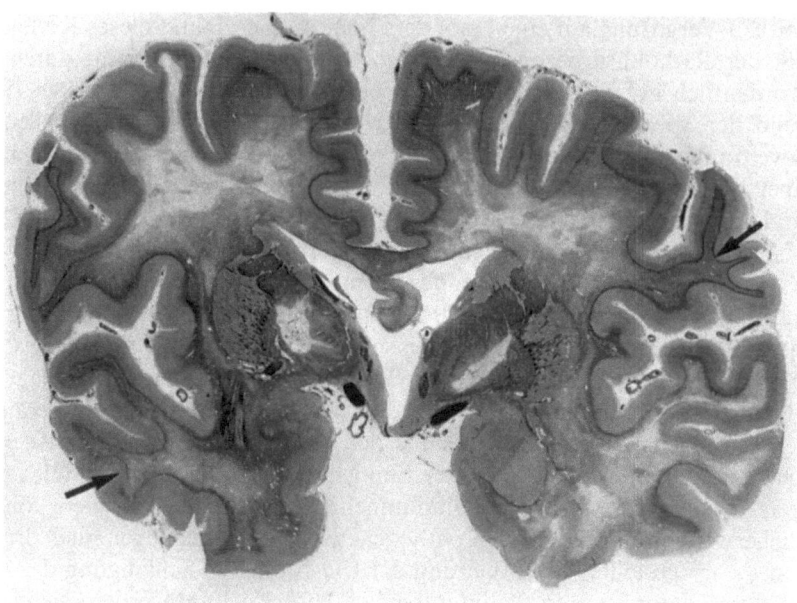

Abb. 2. Zustand nach Leuchtgasvergiftung 5 Monate vor dem Tode mit mehrwöchigem initialem Koma und allmählichem Übergang in apallisches Syndrom. Die Pallidumerweichung ist pseudozystisch gereinigt. Das typische kleinfleckige Entmarkungsmuster der Grinkerschen Myelinopathie ist noch im Windungsmark von F_3 rechts und im Mark des Schläfenpoles links (*Pfeile*) zu erkennen. Die darüber hinausgehenden Marknekrosen und -erweichungen lassen auf komplikative Mikrozirkulationsstörungen bei protrahiertem Kollaps schließen

Diese als Grinkersche Myelinopathie in der Literatur bezeichnete Entmarkung (GRINKER 1925) beginnt kleinfleckig mit relativer Verschonung der Axone und Aussparung der U-Fasern und läßt keine Beziehung zum Gefäßsystem erkennen (S. Abb. 2). Die Oligodendroglia ist in diesen Abschnitten z.T. geschwollen, die Astroglia progressiv, vielfach gemästet, gelegentlich auch amöboid umgewandelt, zahlenmäßig zunächst noch nicht wesentlich vermehrt. Eine Faserbildung zeichnet sich kaum ab. Die Entmarkungsherde können konfluieren, besonders in den zentralen Markabschnitten. Abhängig von der Dauer der Überlebenszeit nach Auftreten der Grinkerschen Myelinopathie ist Neutralfett kaum oder deutlich nachweisbar. Das Muster der zerebralen Lipide entspricht dem bei multipler Sklerose (WENDER 1963), aber auch dem der ödembedingten Markschädigung (WENDER et al. 1964), ist also unspezifisch. Darüber hinaus beobachtet man in der weißen Substanz gelegentlich Gewebseinschmelzungen bis hin zur vollständigen Nekrose.

Ein Vergleich zwischen den Hirnbefunden und dem klinischen Verlauf (JACOB 1939) läßt als Faustregel erkennen: Je eindeutiger das sog. symptomenfreie Intervall zwischen den Initialsymptomen der Intoxikation und der Nachkrankheit sich abhebt, um so reiner liegt in der Regel anatomisch das Bild der Grinkerschen Myelinopathie vor; je fließender Initialstadium und Nachkrankheit ineinander übergehen, um so ausgeprägter treten neben die Grinkersche Myelinopathie Marknekrosen und die für die Spättodesfälle der akuten CO-Vergiftung typische bilaterale Pallidumerweichung. Die „CO-Leukoencephalopathien" (LUMSDEN 1957; SCHWEDENBERG 1959) – als Oberbegriff für sämtliche CO-bedingten Markläsionen – sind allerdings nicht unbedingt an den intervallären Verlaufstyp gebunden (SCHWEDENBERG 1959; JELLINGER 1962). Aber auch LAPRESLE und FARBEAU (1966), die sich eingehend mit den verschiedenen Erscheinungsformen der Leukenzephalopathien nach CO-Vergiftung auseinandergesetzt haben, heben eine gewisse Korrelation zwischen morphologischem Läsionsbild und klinischem Verlaufstyp hervor; sie konnten u.a. feststellen, daß multifokale Nekrosen bei einzeitigen Verläufen von kurzer Dauer anzutreffen waren, ausgedehnte Nekrosen (z.B. im Falle von FELLINTER 1962) mit prolongierten komatösen Zustandsbildern einhergingen und die klassische Myelinopathie ein freies Intervall aufwies. In dem in Abb. 2 wiedergegebenen Fall einer 69jährigen Frau ging das durch eine Leuchtgasvergiftung 5 Monate vor dem Tode ausgelöste initiale Koma in ein apallisches Syndrom über. Während der kleinfleckige Charakter der Entmarkungsherde im Sinne der Grinkerschen Myelinopathie in den Markzungen der dritten rechten Stirnwindung und des linken Schläfenpoles noch gut erkennbar ist (s. auch Abb. 11 und 12, S. 307, 308), hat sich im Zentrum semiovale eine vollständige Marknekrose mit zystischer Einschmelzung entwickelt. Die Pallidumerweichung befindet sich beiderseits im Stadium der gereinigten Pseudozyste.

Eine völlig ungeklärte Frage bei der intervallären Verlaufsform der CO-Vergiftung ist die, wie es mit zeitlicher Verzögerung und nach symptomenarmem Intervall zu diesem eigenartigen Läsionsmuster der Grinkerschen Myelinopathie kommt und welche Umstände in manchen Fällen für das Auftreten der Marknekrosen verantwortlich zu machen sind. HALLERVORDEN (1940) hatte eine verzögert wirksam werdende Permeabilitätsstörung der Blut-Hirn-Schranke als das entscheidende Moment für die Grinkersche Myelinopathie angesehen. Diese Auffassung wurde in der Folgezeit von der Mehrzahl der Autoren geteilt (s. PENTSCHEW 1958; SCHWEDENBERG 1959; WÜNSCHER u. HOPPE 1960; BREDEMANN 1965). SEITELBERGER und JELLINGER (1960), JELLINGER (1962) und später auch LAPRESLE und FARDEAU (1966) maßen zusätzlich vaskulären Einflüssen eine gewisse Bedeutung zu; sekundär auftretende örtliche vasozirkulatorische Störungen, besonders im Gebiet der Venolen und Kapillaren, würden schließlich zum Zusammenbruch der Gewebsversorgung und zur inkompletten fokalen Parenchymnekrose führen. OKEDA et al. (1981, 1982) heben aufgrund ihrer experimentellen Befunde an der Katze die Korrelation im Auftreten der Marknekrosen zum Blutdruckabfall hervor und weisen auf die Eigentümlichkeiten der Markvaskularisation hin mit den wenigen, lang einstrahlenden Markarterien mit dünner Media und der geringen Entwicklung des Kapillarnetzes, wodurch ein Versacken des Blutes nach initialer Hyperämie und Vasodilatation bei Druckabfall begünstigt würde. Hypoxämie und nachfolgende systemische Hypotension mit einer massiven Vasodilatation in der weißen Substanz seien die entscheidenden Faktoren dafür, daß die vasozirkulatorischen Störungen im Mark ein größeres Ausmaß erreichen als in der Rinde; auch durch eine Stickstoff bedingte Hypoxämie mit anschließender Blutdrucksenkung lasse sich dieses Schädigungsmuster auslösen, was die entscheidende Rolle dieser Faktoren unterstreiche (OKEDA

et al. 1982). – Auf die Bedeutung der kardialen Situation hatten schon NEUBUER-
GER und CLARKE (1945) hingewiesen, die bei einem jungen Menschen außer
der CO-Leukenzephalopathie ausgedehnte herdförmige Herzmuskelfasernekro-
sen gefunden hatten. GINSBERG et al. (1974) nennen als weiteren wesentlichen
Teilfaktor das Ausmaß der metabolischen Acidose. – Eine kleine Gruppe von
Autoren diskutierte einen toxischen Effekt des Kohlenmonoxids auf den Myelin-
stoffwechsel (s. JACOB 1939).

Das besondere Problem bei der Bewertung der Markschäden nach CO-Vergiftung liegt wohl darin, daß unter dem Begriff der CO-Leukenzephalopathie
(LUMSDEN 1957; SCHWEDENBERG 1959) wie auch dem noch umfassenderen der
hypoxisch-ischämischen Leukenzephalopathie (GINSBERG et al. 1976) formalpa-
thogenetisch offensichtlich ganz unterschiedliche Veränderungen der weißen
Substanz zusammengefaßt werden, nämlich Marknekrosen, für die vasozirkulatorische Effekte ursächlich sehr nahe liegen, und die hinsichtlich ihres Läsionsmusters ganz andersartige Grinkersche Leukenzephalopathie.

Es ist wichtig, zunächst festzuhalten, daß das kleinfleckige Muster der diffus
ausgedehnten Grinkerschen Myelinopathie keinesfalls eine Beziehung zum Gefäßnetz der weißen Substanz aufweist (ULE 1958; SCHWEDENBERG 1959; MEYER
1961 u.a.), was man in anbetracht der von HALLERVORDEN (1940) u.a. vermuteten Permeabilitätsstörungen der Blut-Hirn-Schranke mit Transsudation in das
Gewebe eigentlich erwarten sollte. Bereits JACOB (1940) hatte hervorgehoben,
daß das typische Bild der Ödemnekrose der weißen Substanz nicht mit dem
Entmarkungsmuster der Grinkerschen Myelinopathie identisch ist. Daß in manchen Fällen dieser diffuse Läsionstyp durch umschriebene Marknekrosen überlagert wird, besagt lediglich, daß hier ein weiterer, für die Entwicklung zur Totalnekrose pathogenetisch wirksamer Faktor hinzugetreten ist, der zum Initialstadium der Grinkerschen Myelinopathie offensichtlich nicht gehört. Wir haben
den Eindruck, daß hierbei Mikrozirkulationsstörungen (z.B. bei protrahiertem
Kollaps) eine Rolle spielen. Das typische Marklichtungsmuster der Grinkerschen Myelinopathie, kleinfleckig-konfluierend, gefäßunabhängig und in diffuser Verteilung, entspricht sehr viel mehr dem Bild einer *histotoxischen* Schädigung als dem der Permeabilitätsstörung oder dem der Mikrozirkulationsstörung,
wobei letztere unter dem Aspekt der morphologischen Differentialdiagnose sicher besondere Beachtung verdient (s. weiter unten).

Die retardierte Manifestation der eigenartigen Demyelinisierung nach einem
u.U. mehrwöchigen Intervall ist eigentlich am ehesten so zu verstehen, daß
zum Zeitpunkt der Intoxikation im Myelinmetabolismus der Oligodendroglia
die entscheidende Schädigung zwar bereits gesetzt wurde, diese aber nicht unmittelbar, sondern erst mit einer zeitlichen Verzögerung den Zusammenbruch der
Markscheide bewirkt, möglicherweise in irgendeiner Abhängigkeit von den
Halbwertzeiten der Myelin-Lipide und -Proteine. Der bioptisch-elektronenmi-
kroskopische Nachweis einer primären Schädigung der Oligodendroglia als Initialstadium der Grinkerschen Myelinopathie (FONCIN u. LEBAU 1978) stimmt
mit dieser Deutung überein, selbst wenn man einräumen muß, daß ähnliche
Oligodendrogliaveränderungen im Sinne der Kernhomogenisierung unter anderem auch beim Hirnödem vorkommen können (JACOB 1965). Von HORITA et al.

(1980) allerdings wird eine primäre Schädigung der Oligodendroglia verneint. Aufgrund ihrer Versuche an Katzen mit einseitiger Carotisligatur und niedrigen CO-Dosen sehen diese Autoren in den Marknekrosen und in der Grinkerschen Myelinopathie nur graduelle Abstufungen zwischen totaler und inkompletter Erweichung. Sie heben dabei axonale Schäden bei ihren Versuchstieren mit an die Grinkersche Myelinopathie erinnernden Markveränderungen hervor und interpretieren die Grinkersche Myelinopathie als Ergebnis sekundärer Wallerscher Degenerationen bzw. eines dying-back-Prozesses. Die in den humanpathologischen Fällen fast immer als besser erhalten beschriebenen Axone in den Entmarkungsbezirken lassen sich u.E. mit dieser Vorstellung nicht in Einklang bringen.

Trifft die Vorstellung von einer histotoxischen Genese der Grinkerschen Myelinopathie zu, so ergibt sich zwangsläufig die Frage nach deren Spezifität. Diese Frage ist sicher zu verneinen. Wir sehen die Grinkersche Myelinopathie nicht nur bei den intervallären Verlaufsformen der CO-Vergiftung, sondern auch bei Natriumnitrit-Vergiftung (ULE 1958) sowie im Rahmen bestimmter postnarkotischer Enzephalopathien (STEEGMANN 1939; MEYER 1961; KOLKMANN 1967; s. auch hier S. 518). Obwohl auch Natriumnitrit das Hämoglobin für den O_2-Transport blockiert und auch eine Lachgas-Äthernarkose zur Hypoxämie führt, dürfte die hypoxämische Hypoxidose in Anbetracht der relativen Unempfindlichkeit der Markscheide gegenüber Sauerstoffmangel kaum den alleinigen oder entscheidenden pathogenetischen Faktor der Grinkerschen Myelinopathie darstellen.

Die zwingende Notwendigkeit einer exakten geweblichen Analyse als Basis der differentialdiagnostischen Zuordnung sei an einem weiteren Beispiel verdeutlicht. Bei dem in Abb. 3 dargestellten Fall handelt es sich nicht, wie man prima vista vermuten könnte, um eine Grinkersche Myelinopathie, sondern um einen Zustand nach Endotoxinschock mit Purpura cerebri (ULE 1968). Hier liegt mikroskopisch auch nicht das gefäßunabhängige kleinfleckige, z.T. konfluierende Muster der Grinkerschen Myelinopathie vor, die Marklichtungsherde zeigen vielmehr eine klare Abhängigkeit von dem durch die Verbrauchskoagulopathie bestimmten Gefäßbefund (s. Abb. 3c). Wir bringen diesen Fall an dieser Stelle deshalb, weil – selten – eine Purpura cerebri auch nach Kohlenmonoxid-Vergiftung beobachtet worden ist (GÖRÖG 1929; Überblick bei WEIMANN 1930 und PENTSCHEW 1958). Eine Markscheidenfärbung müßte dann das gleiche Bild ergeben wie Abb. 3a. Dennoch hätte man diese „CO-Leukoenzephalopathie" nicht als Grinkersche Myelinopathie einordnen dürfen. Daß sich andererseits einer in Entwicklung begriffenen Grinkerschen Myelinopathie auf dem Boden eines protrahierten Schocks eingetretene Mikrozirkulationsstörungen mit ihren Konsequenzen aufpfropfen und in umschriebenen Bereichen zur totalen Marknekrose führen können, zeigt der oben erwähnte Fall (s. Abb. 2), bei dem trotz eingetretener pseudozystischer Umwandlung der Marknekrose im Zentrum semiovale die vorangegangene Grinkersche Myelinopathie an der kleinfleckigen Demyelinisation in manchen Markzungen noch zu erkennen ist. – Weitere differentialdiagnostische Aspekte der Grinkerschen Myelinopathie siehe auch Abschnitt „Postnarkotische Enzephalopathien" (S. 519).

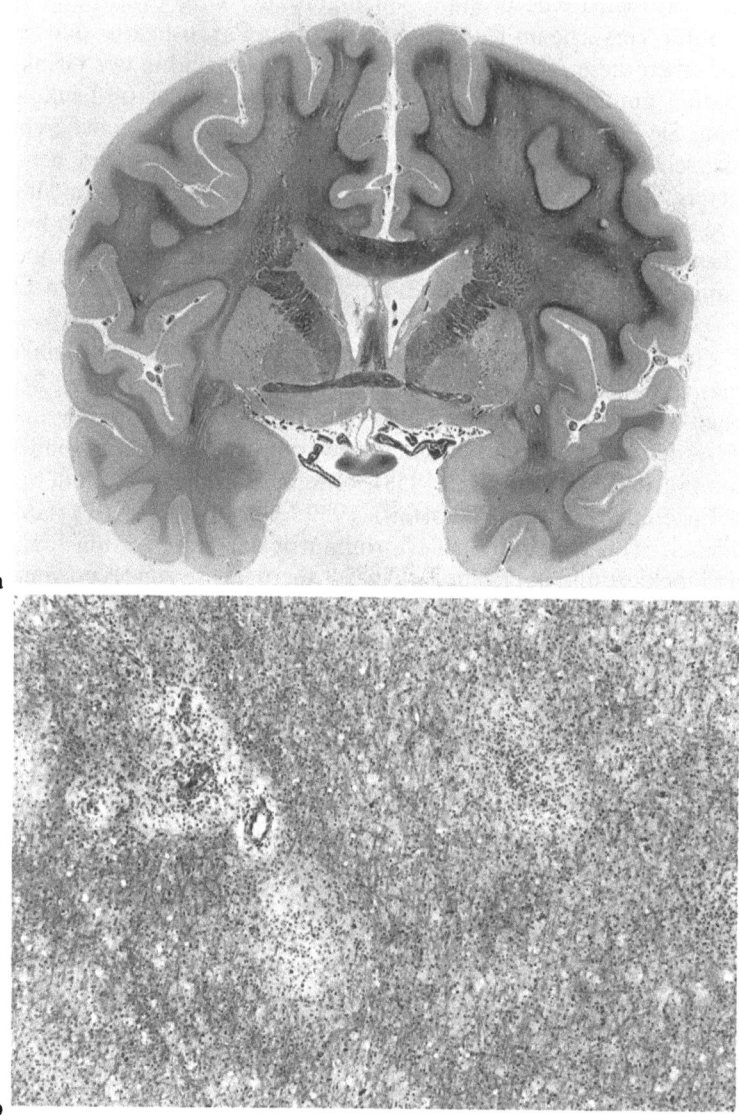

Abb. 3a, b. An die Grinkersche Myelinopathie erinnernde Markschädigung nach Verbrauchskoagulopathie mit Purpura cerebri, ausgelöst durch Endotoxinschock. **a** Heidenhain-Wölcke. **b** Die Gefäßgebundenheit der Markschädigung ist fast überall deutlich zu erkennen (s.S. 285)

5. Die intrauterine Kohlenmonoxidvergiftung

Die Auswirkungen einer Kohlenoxidvergiftung während der Schwangerschaft sind für den Feten sehr viel folgenschwerer als für die Mutter. Man erklärt dies damit, daß die Abgabe des einmal aufgenommenen Kohlenmonoxids diaplazentar sehr viel langsamer vor sich gehe als über die Lungenatmung und

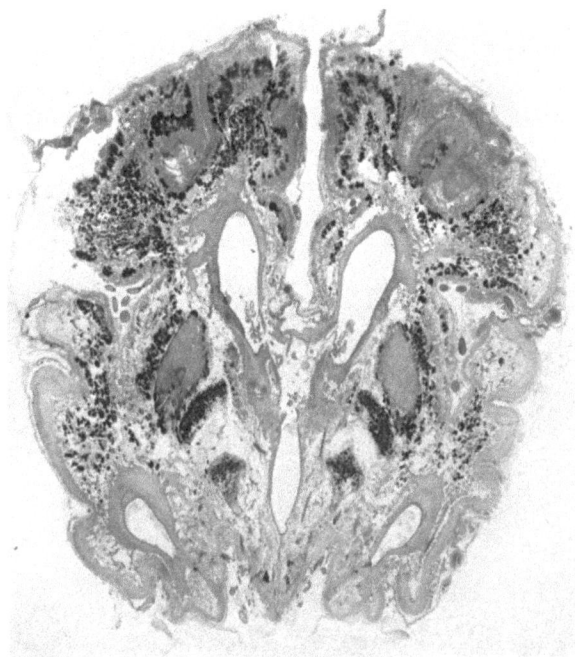

Abb. 4. 13 h alt gewordenes männliches Neugeborenes, dessen Mutter 14 Tage vor der Entbindung einen Suizidversuch mit Leuchtgas unternommen und sich nach 5stündiger Bewußtlosigkeit vollständig wieder erholt hatte. Hochgradige Destruktion der weißen Substanz mit Gitterzellbildung und postnekrotischer Verkalkung, subtotale Nervenzellausfälle in der Großhirnrinde, partielle Erweichung von Putamen und Pallidum (Originalpräparat Prof. Dr. W. KRÜCKE, Frankfurt/Main – cf: SCHWEDENBERG (1959) Fall 1)

die transportative Hypoxidose der Mutter sich zusätzlich ungünstig auf die Sauerstoffversorgung des Feten auswirke.

Die Folgen für den Feten sind nicht zuletzt auch davon abhängig, in welcher Entwicklungsphase die Intoxikation stattfindet. In der Beobachtung von BRANDER (1940) mit CO-Vergiftung der Mutter im 4. Schwangerschaftsmonat und 5stündiger Bewußtlosigkeit war das termingerecht geborene Kind tetraplegisch und mikrozephal. Bei dem von HALLERVORDEN (1949) anatomisch untersuchten Fall eines 1 Jahr alt gewordenen Kindes hatte die Mutter die CO-Vergiftung im 5. Schwangerschaftsmonat durchgemacht. Während im Bereich der Stammganglien bei erheblicher Zellverödung und Schrumpfung der Putamina Höhlenbildung und gliös vernarbte Nervenzellausfälle im Pallidum vorlagen, abei auch in Substantia nigra, Corpus Luysi und im lateralen Thalamuskern, bot die Stirnhirnrinde als Folge der durch die Intoxikation gestörten Entwicklung das Bild der Mikropolygyrie.

Später einsetzende fetale CO-Vergiftungen, in den letzten Wochen bis Tagen vor dem Geburtstermin, ziehen Hirngewebsdestruktionen wechselnden Ausmaßes nach sich; in dem sehr sorgfältig untersuchten Fall von COLMANT und WEVER (1963) mit leichter CO-Intoxikation der Mutter 13 Tage vor dem errechneten Termin und 14 Tage vor dem Partus waren sie bei dem Kind so weitgehend

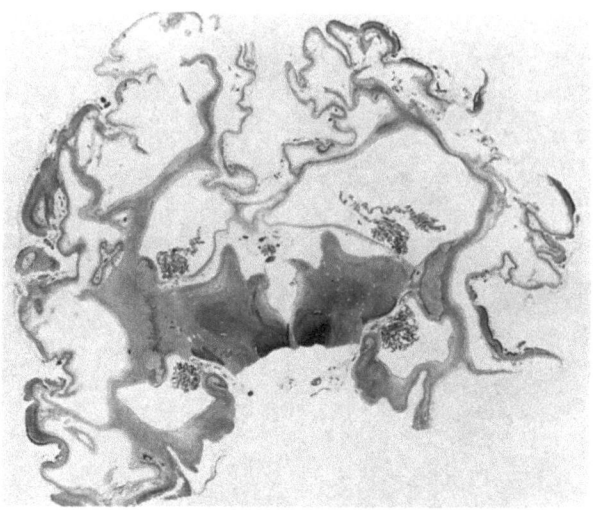

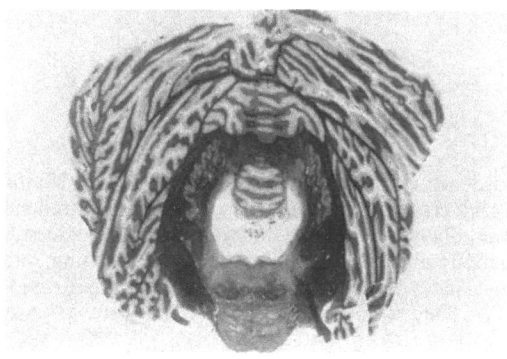

Abb. 5. Mikrenzephalie und polyzystische Markporenzephalie mit sekundärer Pyramiden-bahndegeneration (erkennbar im Brückenfuß) bei einem 26 Monate alt gewordenen Mäd-chen mit intrauteriner Leuchtgasvergiftung am Tage vor der termingerechten Geburt

und ausgedehnt, daß die Autoren von einem „Organtod des ZNS" sprechen. Die Zerstörungen betrafen Großhirn, Hirnstamm und die graue Substanz des Rückenmarkes, während das Kleinhirn und die unteren Oliven wesentlich besser erhalten geblieben waren. Weitere Beobachtungen dieser Art mit unterschiedlich ausgedehnter Zerstörung und ohne Mißbildungen stammen von CSERMELY (1962), SCHWEDENBERG (1959) (Fall 1; s. Abb. 4), SOLCHER (1957), NEUBURGER (1932) und MARESCH (1929).

In einer eigenen Beobachtung (s. Abb. 5) hatte die Mutter am Tage vor der termingerechten Entbindung infolge Rohrbruchs der Gasleitung eine für sie selbst folgenlos gebliebene Leuchtgasvergiftung durchgemacht. Das 3070 g schwere Neugeborene bot die Zeichen der blassen Asphyxie, Apgar 5 und hatte vom 2. Lebenstag an tonisch-klonische Krämpfe. Im weiteren Verlauf schwerste psychomotorische Retardierung und spastische Tetraparese und schließlich Tod im Alter von 26 Monaten. Anatomisch fand sich eine polyzystische Enzephalo-pathie mit gereinigten Malazien und sekundärer Pyramidenbahndegeneration bei parenchymatöser Verödung und Gliose in Neostriatum und Thalamus. – Bezüglich der Häufigkeit spinaler Beteiligungen siehe PENTSCHEW (1958) und COLMANT und WEVER (1963).

Literatur

Bänder, A., Kiese, M.: Die Bedeutung der Wirkung des Kohlenoxyds auf die Zellatmung für die Kohlenoxydvergiftung. Klin. Wschr. 33, 152–155 (1955)

Becker, H., Quadbeck, G.: Vitalversuche am Zentralnervensystem mit Triphenyltetrazoliumchlorid. Naturwissensch. 37, 565–567 (1950)

Becker, H., Quadbeck, G.: Neue Untersuchungen über die Blut-Hirn- bzw. Liquorschranke und über den Hirnstoffwechsel mit Reduktionsindicatoren. Zbl. ges. Neurol. Psychiat. 112, 139 (1951)

Becker, H., Quadbeck, G.: Untersuchungen über Funktionsstörungen der Blut-Hirnschranke bei Sauerstoffmangel und Kohlenoxidvergiftung mit dem neuen Schrankenindikator Astraviolett FF. Z. f. Naturforschung 7b, 498–500 (1952)

Borbély, F.: Über die Existenz der chronischen Kohlenmonoxydvergiftung. Internist (Berl.) 2, 256–269 (1961)

Borbély, F.: Behandlung der Kohlenmonoxidvergiftungen. Dtsch. med. Wschr. 90, 1963–1964 (1965)

Brander, T.: Mikrocephalus und Tetraplegie bei einem Kinde nach Kohlenoxidvergiftung der Mutter während der Schwangerschaft. Acta paediat. (Uppsala) 28, Suppl. 1, 123 (1940)

Bredemann, W.: Über die intervalläre cerebrale Verlaufsform der CO-Intoxikation. Berl. Med. 16, 841–846 (1965)

Büchner, F.: Die Pathologie der cellulären und geweblichen Oxydationen. Die Hypoxydosen. In: Büchner, F., Letterer, E., Roulet, F., (Hrsg.), Handbuch der allgemeinen Pathologie, Bd. IV/2. Berlin: Springer 1957

Chance, B., Erecinska, M., Wagner, M.: Mitochondrial responses to carbon monoxide toxicity. Ann. N.Y. Acad. Sci. 174, 193–204 (1970)

Coburn, R.F.: The carbon monoxide body stores. Ann. N.Y. Acad. Sci. 174, 11–22 (1970)

Colmant, H.J., Wever, H.: Pränatale Kohlenoxidvergiftung mit Organtod des Zentralnervensystems. Arch. Psychiat. Nervenkr. 204, 271–283 (1963)

Csermely, H.: Über die Pathogenese des Cerebrum polycysticum. Proc. IV. Internat. Congr. Neuropath. 4.–8.9.1961 München, Bd. III, S. 44–48. Stuttgart: Thieme 1962

Erbslöh, F., Bochnik, H.: Symmetrische Pseudokalk- und Kalkablagerungen im Gehirn. In: Uehlinger, E (Hrsg.), Hdb. d. spez. path. Anat. u. Histol., BD XIII/2/B. Berlin-Göttingen-Heidelberg: Springer 1958

Foncin, J.F., LeBeau, J.: Myélinopathie par intoxication oxycarbonée. Neuropathologie ultrastructurale. Acta neuropath. (Berl.) 43, 153–159 (1978)

Ginsberg, M.D.: Carbon monoxide. In: Spencer, P.S., Schaumburg, W.W. (eds.) Experimental and Clinical Neurotoxicology, pp. 374–394. Baltimore: Williams & Wilkins 1980

Ginsberg, M.D., Myers, R.E., McDonagh, B.F.: Experimental carbon monoxide encephalopathy in the primate. Arch. Neurol. Psychiat. (Chic.) 30, 209–216 (1974)

Ginsberg, M.D., Hedley-Whyte, E.T., Richardson, E.P.: Hypoxic-ischemic leukoencephalopathy in man. Arch. Neurol. Psychiat. (Chic.) 33, 5–14 (1976)

Görög, D.: Hyaline Thromben der kleinen Gefäße bei Kohlenoxidvergiftung. Zbl. Path. 45, 281–285 (1929)

Grinker, R.R.: Über einen Fall von Leuchtgasvergiftung mit doppelseitiger Pallidumerweichung und schwerer Degeneration des tieferen Großhirnmarklagers. Z. ges. Neurol. Psychiat. 98, 433–456 (1925)

Haldane, J.B.S.: The dissociation of oxyhaemoglobin in human blood during partial CO poisoning. J. Physiol. (Lond.) 45, XXII, (1912–1913)

Hallervorden, J.: Zit. nach Jacob, H.: Über die diffuse Markdestruktion im Gefolge eines Hirnödems. Z. ges. Neurol. Psychiat. **168**, 382–395 (1940)

Hallervorden, J.: Über eine Kohlenoxydvergiftung im Fetalleben mit Entwicklungsstörung der Hirnrinde. Allg. Z. Psychiat. **124**, 289–298 (1949)

Henschler, D.: Wichtige Gifte und Vergiftungen. In: Forth, W., Henschler, D., Rummel W (Hrsg.) Allgemeine u. spezielle Pharmakologie und Toxikologie, pp. 579–582. Mannheim: Bibliographisches Institut 1980

Hlastala, M.P., Mckenna, H.P., Franada, R.L., Detter, J.C.: Influence of carbon monoxide on hemoglobin-oxygen binding. J. appl. Physiol. **41**, 893–899 (1976)

Horita, N., Ando, S., Seino, Sh., Hagiwara, I.: Experimental carbon monoxide leucoencephalopathy in the cat. J. Neuropath. exp. Neurol. **39**, 197–211 (1980)

Jacob, H.: Über die diffuse Hemisphärenmarkerkrankung nach Kohlenoxidvergiftung bei Fällen mit klinisch intervallärem Verlauf. Z. ges. Neurol. Psychiat. **167**, 161–179 (1939)

Jacob, R.: Über die diffuse Markdestruktion im Gefolge eines Hirnödems (Diffuse Ödemnekrose des Hemisphärenmarkes). Z. ges. Neurol. Psychiat. **168**, 382–395 (1940)

Jacob, H.: Zur histopathologischen Diagnose des akuten und chronisch rezidivierenden Hirnödems. Arch. Psychiat. Nervenkr. **179**, 158–162 (1947)

Jacob, H.: Die Kernhomogenisierungen der akut geschwollenen Oligodendroglia und der praeamöboiden Glia beim Hirnödem. Arch. Psychiat. Nervenkr. **206**, 690–704 (1965)

Jaffe, L.S.: Sources, characteristics, and fate of atmospheric carbon monoxide. Ann. N.Y. Acad. Sci. **174**, 76–88 (1970)

Jellinger, K.: Komatöse Form der „CO-Leukoencephalopathie". Acta neuropath. (Berl.) **1**, 411–415 (1962)

Killick, E.M., Marchant, J.V.: Resuscitation of dogs from severe acute carbon monoxide poisoning. J. Physiol. (Lond.) **147**, 274–298 (1959)

Kolisko, A.: Die symmetrische Encephalomalacie in den Linsenkernen nach Kohlenoxidgasvergiftung. Beitr. gerichtl. Med. **2**, 1–16 (1914)

Kolkmann, F.-W.: Hirnveränderung nach Herz- und Atemstillstand bei Narkosezwischenfällen. Verh. dtsch. Ges. Path. **51**, 367–370 (1967)

Lapresle, J., Fardeau, M.: Les leucoencéphalopathies de l'intoxication oxycarbonée. Étude des seize observations anatomocliniques. Acta neuropath. (Berl.) **6**, 327–348 (1966)

Lindenberg, R.: Systemic oxygen deficiencies. In: Minckler, J. (ed.) Pathology of the nervous system, Vol. II. New York: McGraw-Hill Inc. 1971

Lumsden, C.E.: The neuropathological relationship of multiple sclerosis to human and experimental anoxic and toxic leucoencephalopathies. III. Congr. Int. Neuropath. Brüssel 1957, p. 27ff.

Maresch, R.: Über einen Fall von Kohlenoxidgasschädigung des Kindes in der Gebärmutter. Wien. med. Wschr. **1929**, 454–456

Meyer, A.: Über experimentelle Blausäurevergiftung und ihre Bedeutung für eine vergleichende histopathologische Giftforschung. Nervenarzt **5**, 229–231 (1932)

Meyer, I.E.: Hirnveränderungen vom Typ der intervallären CO-Vergiftung nach Stickoxydul-Äther-Narkose. Arch. Psychiat. Nervenkr. **202**, 113–125 (1961)

Moeschlin, S.: Disturbance of sugar metabolism in acute carbon monoxide poisoning. Acta med. scand. **102**, 140–159 (1939)

Moeschlin, S., Wildermuth, W.: Das Verhalten des Blutzuckers bei der experimentellen CO-Vergiftung und bei der Stickstoffatmung. Naunyn-Schmiedebergs Arch. exp. Path. Pharmak. **198**, 414 (1941)

Neuburger, K.T., Clarke, E.R.: Subacute carbon monoxide poisoning with cerebral myelinopathy and multiple myocardial necroses. Rocky Mtn med. J. **42**, 29–33 (1945)

Neuburger, F.: Fall einer intrauterinen Hirnschädigung nach einer Leuchtgasvergiftung der Mutter. Beitr. gerichtl. Med. **12**, 85–95 (1932)

Neuhaus, G.A.: Kohlenoxyd (CO). In: Moeschlin, S. (Hrsg.), Klinik und Therapie der Vergiftungen. 6. Aufl., S. 228–248. Stuttgart: Georg-Thieme Verlag 1980

Okeda, R., Funata, N., Takano, T., Miyazaki, Y., Higashino, F., Yokoyama, K., Manabe, M.: The pathogenesis of carbon monoxide encephalopathy in the acute phase – Physiological and morphological correlation. Acta neuropath. (Berl.) **54**, 1–10 (1981)

Okeda, R., Funata, N., Song, S.-J., Higashino, F., Takano, T., Yokoyama, K.: Comparative study on pathogenesis of selective cerebral lesions in carbon monoxide poisoning and nitrogen hypoxia in cats. Acta neuropath. (Berl.) **56**, 265–272 (1982)

Orthner, H.: Die Methylalkoholvergiftung. Berlin-Göttingen-Heidelberg: Springer 1950

Pentschew, A.: Intoxikationen. In: Uehlinger, E. (Hrsg.), Hdb. d. spez. path. Anat. u. Histol., Bd. XIII/2/B. Berlin-Göttingen-Heidelberg: Springer 1958

Petry, H.: Kohlenoxidvergiftung. In: Baader, E.W (Hrsg.), Handbuch der ges. Arbeitsmedizin II, 1. Berlin-München-Wien: Verlag Urban & Schwarzenberg 1961

Schirop, Th., Buschmann, E.: In: Tombergs, H.P. (Hrsg.), Poison Control/Entgiftungsprobleme, S. 114. Darmstadt: Steinkopff 1974

Schwedenberg, T.H.: Leucoencephalopathy following carbon monoxide asphyxia. J. Neuropath. exp. Neurol. **18**, 597–608 (1959)

Seitelberger, F., Jellinger, K.: Zur Frage der „CO-Leukoencephalopathie". Wien. klin. Wschr. **72**, 422–429 (1960)

Siesjö, B.K., Plum, F.: Pathophysiology of anoxic brain damage. In: Gaull, G.E. (ed.) Biology of brain dysfunction, Vol. 1, pp. 319–372. N.Y.: Plenum Press 1973

Solcher, H.: Über einen Fall von überstandener Kohlenoxidvergiftung. J. Hirnforsch. **3**, 49–55 (1957)

Steegmann, A.T.: Encephalopathy following anesthesia. Arch. Neurol. Psychiat. (Chic.) **41**, 955–977 (1939)

Stewart, R.D.: The effect of carbon monoxide on humans. Annu. Rev. Pharmacol. **15**, 409–423 (1975)

Ule, G.: Über eine tödliche, klinisch intervalläre Natriumnitritvergiftung. Ärztl. Wschr. **13**, 580–589 (1958)

Ule, G.: Pathologisch-anatomische Aspekte zerebraler Durchblutungsstörungen. Bull. Schweiz. Akad. Med. Wiss., Vol. 24, S. 440–460 (1968)

Vogt, C., Vogt, O.: Erkrankungen der Großhirnrinde im Lichte der Topistik, Pathoklise und Pathoarchitektonik. J. Psychol. Neurol. (Lpz.) **28**, 1–171 (1922)

Vuia, O.: Leucoéncéphalopathie souscorticale par intoxication au CO. Acta neuropath. (Berl.) **7**, 305–314 (1967)

Warburg, O.: Über die Wirkung von Kohlenoxid und Stickoxid auf Atmung und Gärung. In: Warburg, O. (Hrsg.), Über die katalytische Wirkung der lebendigen Substanz. Berlin: Springer 1928

Weimann, W.: Intoxikationen. In: Bumke, O. (Hrsg.), Hdb. d. Geisteskrankheiten, Bd. XI. Berlin: Springer 1930

Wender, M.: Studies of cerebral lipids in a relapsing case of carbon monoxide poisoning. Acta neuropath. (Berl.) **2**, 371–377 (1963)

Wender, M., Jurczyk, W., Stengert, K.: Cerebral lipids in myelinopathy caused by cardiac arrest. Acta neuropath. (Berl.) **4**, 238–244 (1964)

Wirth, W., Hecht, G., Gloxhuber, Ch.: Toxikologie Fibel, 2. Aufl. Stuttgart: Thieme Verlag 1971)

Wünscher, W., Hoppe, Ch.: Zur Kohlenoxydvergiftung mit intervallärem Verlauf. Psychiat. Neurol. med. Psychol. (Lpz.) **12**, 361–368 (1960)

II. Zyanwasserstoff und Zyanide

1. Vorkommen und Wirkungsweise

Zyanwasserstoff (Blausäure) stellt eine farblose, bei 26° C siedende Flüssigkeit dar, deren Dampfdruck bei Raumtemperatur entsprechend hoch ist. Da gasförmige Blausäure leichter ist als Luft, breitet sie sich außerordentlich rasch

aus. Sie wird auch nicht durch die üblichen Aktivkohlefilter der Gasmasken,
sondern nur durch Spezialfilter zurückgehalten. Blausäure dient in großem Umfang zur Schädlingsbekämpfung, insbesondere zur Entwesung von Gebäuden
oder Schiffen. Von den Salzen der Blausäure finden vor allem Kalium- und
Natriumzyanid technische Anwendung bei der Goldgewinnung und in Galvani-
sierbetrieben zu Reinigungszwecken von Silbergegenständen und als Zwischenprodukte in der chemischen Industrie. Erhebliche Mengen von Blausäuregas
entwickeln sich zusammen mit giftigen organischen Zyaniden bei der Verbrennung von Polyurethanschaumstoffen (Erstickungstod von Feuerwehrleuten!
ANDERSON et al. 1978). Auch in der Natur kommt Blausäure als Bestandteil
von „zyanogenen" Glykosiden (Amygdalin, Prunasin), insbesondere in Stein-
obstkernen vor. Besonders hoch ist der Gehalt in Bittermandeln, deren Genuß
zu tödlichen Vergiftungen führen kann (MOESCHLIN 1972; GELDMACHER-V. MAL-
LINCKRODT 1975). Über 2 Vergiftungsserien durch Aprikosenkerne bei insgesamt
24 Kindern, davon 4 Fälle mit tödlichem Ausgang, berichten LASCH u. EL
SHAWA (1981).

Blausäure ist eine sehr schwache Säure, so daß sie bereits durch die Kohlensäure der Luft aus ihren Salzen freigesetzt wird. Daher sind Alkalizyanide fast
immer mehr oder weniger karbonathaltig. Für die wasserfreie Blausäure liegt
die tödliche Dosis allgemein bei etwa 1 mg/kg Körpergewicht, von Kaliumzy-
anid (KCN) gelten 0,25 g bei oraler Aufnahme als tödlich (MOESCHLIN 1980);
bei Anacidität des Magensaftes werden, abgesehen von lokalen Schleimhautverätzungen, auch größere Mengen des Salzes toleriert. Gasförmige Blausäure und
Zyanide sind wegen der um ein Vielfaches rascheren Anflutung sehr viel gefährlicher, wenngleich das toxische Prinzip vom Modus der Giftaufnahme unabhängig ist. Überlebte Zyanidkonzentrationen im Blut, die den üblichen tödlichen
Wert deutlich übersteigen, zeigen jedoch, daß die Verträglichkeit dieses Giftstoffes individuell sehr unterschiedlich ist. Aus Zyanidlösungen kann das Ion
auch perkutan resorbiert werden und zu Todesfällen führen (GELDMACHER-
V. MALLINCKRODT 1975).

In einer sehr rasch (ultraschnell) ablaufenden Reaktion bilden schon geringste Mengen des Zyan-Ions (CN^-) im Gewebe mit dem Eisen-Atom zellulärer
Atmungsfermente in der 3wertigen Oxydationsstufe einen Komplex und blockieren die Aktivierung des Sauerstoffes für die Zellatmung. Es kommt zu einer
histotoxischen Anoxie mit innerer Erstickung. Wenngleich das Gehirn auch
in der Lage ist, einen Teil seines Energiebedarfes durch anaerobe Glykolyse,
d.h. durch Abbau der Glukose bis zur Milchsäure, zu decken, so reicht dieser
Weg doch nicht aus, den vollen Energiebedarf des Gehirns auch nur annähernd
sicherzustellen, da die Energieausbeute bei der Glykolyse nur etwa ein Achtzehn-
tel jener beträgt, die beim vollständigen Abbau von Glykose zu CO_2 und Wasser
erzielt wird. Die Folge dieses Energiemangels besteht in einem totalen Funktionsausfall des Gehirns mit Sistierung der Atmung und tiefem Koma.

Die Therapie der Blausäurevergiftung muß darauf abzielen, das im Organismus befindliche Zyanid so schnell wie möglich aus seiner Bindung mit Fe^{3+}-
Komplexen zu entfernen. Die an sich rasche Koppelung von CN^- an Schwefel
durch das körpereigene Enzym Rhodanase (LANG 1933) unter Bildung des viel
weniger toxischen Rhodanids ist nur von begrenztem Wert, da der hierfür not-

wendige Schwefel nur langsam aus dem Intermediärstoffwechsel mobilisiert werden kann. Hier kann die Gabe von Natriumthiosulfat als S-Donator die Entgiftung von Blausäure sehr beschleunigen (CHEN u. ROSE 1952). Dieser Mechanismus der endogenen Entgiftung bei Aufnahme der Blausäure über die Lunge trägt, sofern diese Phase überlebt wird, zu einer raschen Erholung erheblich bei.

Das geeignetste Mittel bei schweren und bedrohlichen Vergiftungen, insbesondere bei oraler Giftaufnahme, ist jedoch ein Kobaltchelat (Co_2-EDTA, Di-Kobalt-Äthylendiamintetraessigsäure), das mit Zyanid sehr stabile Komplexe bildet (MERCKER u. BASTIAN 1959; WEBER et al. 1962). Bei sachgemäßer Handhabung scheint von seiten des an sich toxischen Kobalts keine Gefahr zu erwachsen (MOESCHLIN 1980). Auch Aquocobalamin, das in Zyanocobalamin (Vitamin B 12) übergeht, vermag Zyanid zu binden (FRIEDBERG et al. 1965). Hierbei muß noch ein weiterer Mechanismus wirksam sein, denn QUADBECK (1973) konnte zeigen, daß auch das Zyanocobalamin, das bereits mit Zyanid gesättigt ist, die Zyanid-Toxizität herabsetzt.

Nitritverbindungen (Amylnitrit per inhalationem, Natriumnitrit i.v.) erhöhen den Anteil von Methämoglobin im Blut, dessen Fe^{3+}-Atom bei großem Überschuß in der Lage ist, CN^- zu binden und unschädlich zu machen, ohne daß die Transportkapazität des Blutes für Sauerstoff merkbar eingeschränkt wäre. Wesentlich schneller – wohl wegen seiner Lipidlöslichkeit – soll in dieser Hinsicht der Methämoglobinbildner 4-Dimethylaminophenol wirken (WEGER 1968).

2. Klinik

Die akute Vergiftung bei massiver intestinaler oder pulmonaler Giftanflutung führt innerhalb von Sekunden oder allenfalls Minuten zum Tod. Einzige Prodromi dieses apoplektiformen Verlaufes (GELDMACHER-V. MALLINCKRODT 1975) sind ein Aufschrei und Krämpfe, in anderen Fällen stürzt der Betroffene plötzlich tot zu Boden. Eine Vergiftung mit protrahiertem Verlauf beginnt mit einer Reizung der Schleimhäute von Augen, Rachen und der oberen Luftwege mit Lichtscheu, Tränen- und Speichelfluß sowie einer Hyperpnoe; daran schließen sich in rascher Folge Kopfschmerzen, Schwindel, Ohrensausen, evtl. Erbrechen und schließlich quälende Atemnot an. Der charakteristische Blausäure-Geruch als Warnzeichen wird nur in großer Verdünnung wahrgenommen; vielen Menschen fehlt das Geruchsempfinden für Blausäure auf genetischer Grundlage völlig (BROWN u. ROBINETTE 1967).

Die weitere Giftexposition führt unmittelbar zu Bewußtlosigkeit, der tachykarde Puls wird unregelmäßig und unter Krämpfen und maximaler Pupillenerweiterung tritt in diesem Stadium der Tod ein, falls keine Gegenmaßnahmen eingeleitet werden können. Insbesondere bei verzögerter Freisetzung der Blausäure im Magen kann zwischen der Giftaufnahme und dem Todeszeitpunkt eine Frist von 15–60 min verstreichen (FISCHER u. MASEL 1969). Die Herztätigkeit sistiert erst wesentlich später als die Atmung, da das Atemzentrum gegenüber Zyanid besonders empfindlich ist.

3. Chronische Vergiftung

Die in der Literatur beschriebenen Fälle einer chronischen Blausäurevergiftung (HARDY et al. 1950) entsprechen nach MOESCHLIN (1980) in ihrem klinischen und pathoanatomischen Bild einer Vergiftung durch Rhodanid (Thiozyanat), das im Körper aus zyanogenen Verbindungen entsteht (s.o.). Obwohl Rhodanid relativ ungiftig ist, rasch ausgeschieden wird und beim Menschen als normaler Bestandteil von Speichel und Urin vorkommt, kann an der Existenz einer Thiozyanat-Vergiftung kaum ein Zweifel bestehen. Die Vergiftungssymptome sind jedoch recht unspezifisch und sparen mit Ausnahme der Thiozyanat-Psychose (Barnett et al. 1951) angeblich das ZNS aus; eine Jodmangelstruma durch Thiozyanat kann als Leitsymptom gelten. Hingegen wurden von Sandberg (1967) bei einem Metallarbeiter mit deutlicher ‚Cyanidämie‘ zahlreiche neurologische Ausfälle als das Bild einer chronischen Zyanidvergiftung gedeutet. Eine in vielen tropischen Ländern auftretende „degenerative tropische Neuropathie" mit Taubheit, bilateraler Optikusatrophie und Myelopathie, gelegentlich auch mit peripherer Neuropathie (‚ataktische Neuropathie‘), wird mit dem Genuß großer Mengen einer Tapioka-Pflanze (Cassava, s.w.u.) in Verbindung gebracht, die in beträchtlichen Mengen das zyanogene Glykosid Linamarin enthält. Obwohl der Zyanidspiegel im Blut dadurch erhöht ist (Osuntokun et al. 1970), kann jedoch auch hier nicht ausgeschlossen werden, daß Thiozyanat für das Krankheitsbild verantwortlich ist, zumal Cassava als Hauptnahrungsmittel wie Thiozanat ebenfalls zur Entwicklung einer Jodmangelstruma führt (Ononogbu 1980). Die neurotoxische Wirkung zyanogener Verbindungen im Organismus wurde auch im Zusammenhang mit dem experimentellen Neurolathyrismus (s.S. 626) eingehend untersucht).

Da Zyanat sowohl in vitro wie in vivo die dem Sichelphänomen der Erythrozyten zugrunde liegende Polymerisation von Desoxy-HbS verhindert (Cerami u. Mannig 1971), wurde es zeitweise für die Therapie der Sichelzellanämie verwendet. Es führt jedoch bereits in therapeutischen Dosen zu Störungen des Allgemeinbefindens und zu neurologischen Nebenwirkungen nach Art einer Polyneuropathie (Peterson et al. 1974). Nach tierexperimentellen Befunden handelt es sich dabei um eine Neuropathie mit segmentaler Entmarkung, während die Axone – abgesehen von einer Glykogenanreicherung – keine Veränderungen aufweisen; Zyanat bildet mit freien Aminogruppen ein Carbamat und verursacht eine Schädigung des peripheren Myelins (Tellez-Nagel et al. 1977).

4. Pathologische Anatomie

Der sehr rasch eintretende Tod bei der Aufnahme letaler Dosen von Zyanid läßt bei den perakuten Fällen keine Zeit zur Entwicklung wesentlicher struktureller Hirnveränderungen. Es kommt lediglich zur Hyperämie – u.U. mit einzelnen Diapedesisblutungen – und zum Hirnödem. Von den 4 tödlich ausgegangenen kindlichen Vergiftungsfällen durch Aprikosenkerne von Lasch u. El Shawa (1981) liegen keine autoptischen Befunde vor.

Sehr selten sind Fälle, die mehrere Stunden oder Tage die Intoxikation überlebt haben. Bei der von Butenuth et al. (1970) unter den Aspekten der Todeszeitbestimmung und der spinalen Mechanismen bei dissoziiertem Hirntod dargestellten Zyanid-Intoxikation war 4 h nach der Giftaufnahme bei dem komatösen Patienten im protrahierten Kreislaufschock ein Herz- und Atemstillstand eingetreten und in dessen Gefolge innerhalb von 15 h progredient die areaktive Nekrose des Gehirns, die am Respirator 4 Tage überdauert wurde. Direkt auf die Zyanidwirkung beziehbare Hirnveränderungen waren nicht nachweisbar. In der Mitteilung von Ernst (1928) mit einem protrahierten, über 12 Tage gehenden Verlauf einer angeblichen peroralen Zyankalivergiftung liegt weder ein Hirnbefund vor noch ist die Vergiftung selbst eindeutig gesichert, sie wird lediglich vermutungsweise unterstellt. Über eine 36 h überlebte Blausäuregasvergiftung berichtete Schmorl (1920). Außer einer starken Hyperämie des Gehirns fand er bilateral im Globus pallidus etwa kirschkerngroße rötlich-graue Nekro-

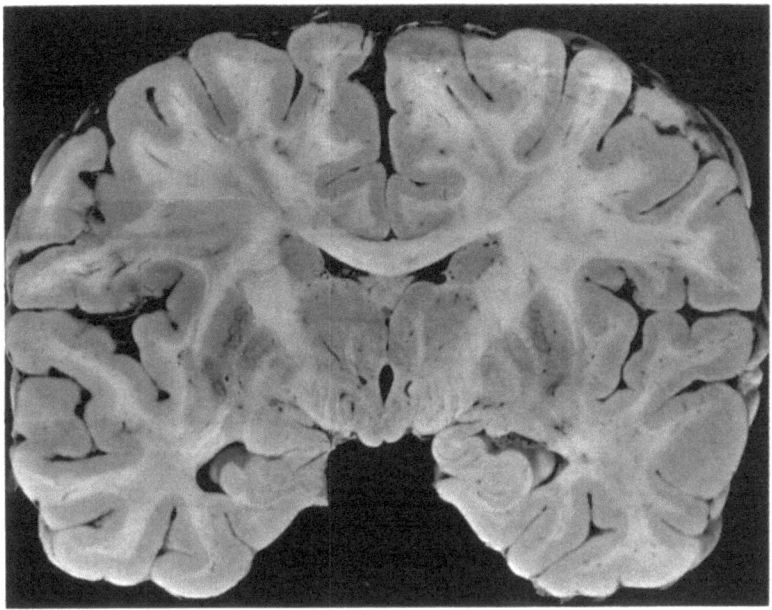

Abb. 6. Zyankalivergiftung, 19 Tage überlebt. Herdbildungen im Neostriatum und Pallidum beiderseits

seherde. Er hob die Parallele zur CO-Vergiftung und zum Morbus Wilson hervor und wies darauf hin, daß er gleichartige Herde auch bei Salvarsan-Vergiftung gesehen habe. EDELMANN (1921) hat eine ausführliche mikroskopische Beschreibung dieses Falles gebracht. Die Pallida zeigten bei ausgeprägter Hyperämie hyaline und rote Thromben in den Gefäßen sowie verschiedentlich Diapedesisblutungen. Nervenzellen und Gliazellen boten z.T. Veränderungen, die an eine frische Nekrose denken lassen, allerdings von Artefakten nicht immer eindeutig abzugrenzen waren. In geringerem Umfange wurden Zeichen der Gerinnung mit Verbrauchskoagulopathie auch in anderen Hirnregionen gefunden. Die Befunde werden im Hinblick auf die bis dahin bekanntgewordenen Fälle erörtert. In dem von LAMBERT (1919) veröffentlichten Fall einer Blausäuregasvergiftung bei einem 40jährigen Mann mit 3tägigem, durch häufige Krampfanfälle gekennzeichnetem Koma und 16tägiger Überlebensdauer werden Zellausfälle in der Purkinje-Zellschicht der Kleinhirnrinde und auch Nervenzellausfälle in der Großhirnrinde angegeben. MEESEN (1962) sah frische Nervenzellnekrosen in den Pallida, im Hypothalamus und im Sommerschen Sektor des Ammonshorncs, darüberhinaus aber auch – außer kleinherdigen subkortikalen Blutungen – Markfaserschäden in der weißen Substanz, die er als Ödemfolgen interpretiert.

19 Tage betrug die Überlebensdauer einer peroralen Zyankalivergiftung bei einem von ULE u. PRIBILLA (1962) beschriebenen 16jährigen Jungen mit angedeutet intervallärem Verlauf der Intoxikation. Anatomisch (s.Abb. 6 und 7a) fanden sich malazische Herde im Fettkörnchenzellstadium im Globus pallidus beiderseits, während die weiteren Herde in den Putamina das Bild elektiver Parenchymnekrosen mit korrespondierender Kapillar- und Gliawucherung boten. In der

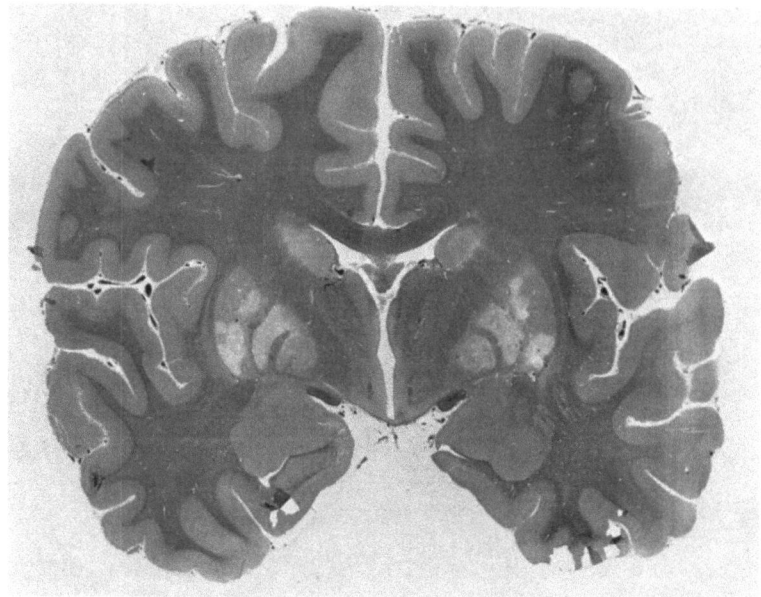

a

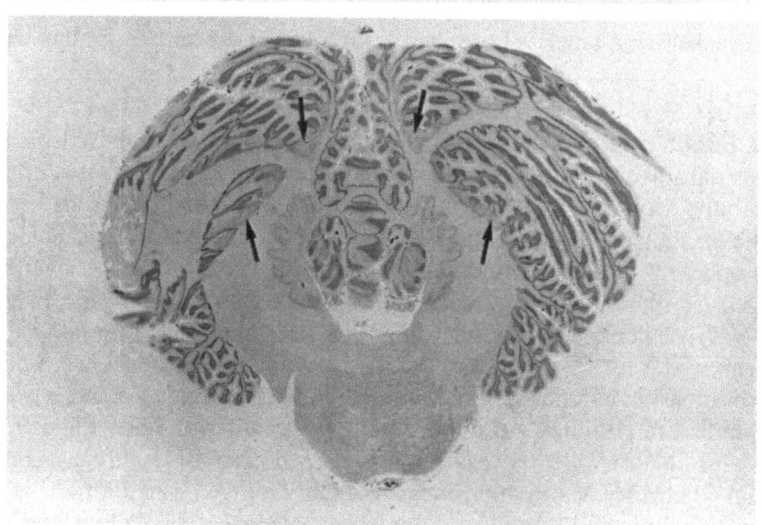

b

Abb. 7a, b. Fall wie Abb. 6. **a** Ausdehnung der Herde bei HE-Färbung. **b** Marknahe, inkomplette Läppchennekrosen der Kleinhirnrinde (s. S. 285)

Großhirnrinde fanden sich diskrete pseudolaminäre Ganglienzellausfälle, in den marknahen Läppchenabschnitten des Kleinhirns unvollständige Nekrosen mit gliöser Reaktion und Kapillaraktivierung (s.Abb. 7b). Keine wesentlichen Markschäden in Groß- und Kleinhirn, lediglich die Zeichen eines mäßigen Hirnödems. – Aus dem übrigen Obduktionsbefund sind disseminierte Zellnekrosen der Leber sowie Faserausblassungen und ein interstitielles Ödem des Herzmuskels zu erwähnen.

ULE und PRIBILLA (1962) deuten die Pallidumerweichungen als Ausdruck der Zyanid-bedingten histotoxischen Hypoxidose bzw. Wirkstoffmangelhypoxi-

dose im Sinne von STRUGHOLD, die elektiven Parenchymnekrosen in Neostriatum, Kleinhirnrinde und Neokortex – entsprechend dem oligämischen Schädigungsmuster – dagegen als zusätzlichen, wahrscheinlich über eine kardiale
Schädigung mitbestimmten Effekt. Auch die von KIM et al. (1982) beschriebene
Zyanid-Enzephalopathie nach Natriumnitroprussid-Therapie war durch eine bilaterale Pallidumerweichung gekennzeichnet, während in dem Fall von BRAICO
et al. (1979) nach Aufnahme des Amygdalin-haltigen Präparates „Laetrile" bilaterale Putamennekrosen vorlagen (s. auch S. 618). BRIERLEY (1976) glaubt
aufgrund seiner experimentellen Befunde an Rhesusaffen, daß das Schädigungsmuster der histotoxischen Hypoxidose beim intakten Versuchstier nicht realisiert
wird und zu seiner Verwirklichung der Sekundäreffekt von Zyanid auf die Zirkulation und Respiration Voraussetzung ist.

Im Gegensatz zu den spärlichen humanpathologischen Berichten über Hirnveränderungen bei Blausäurevergiftung ist die tierexperimentelle einschlägige
Literatur beträchtlich (Übersicht bei BRIERLEY 1976, über die ältere Literatur
bei PENTSCHEW 1958). Versuchstiere waren Ratten, Kaninchen, Hunde, Katzen
und Affen. Die Zyanid-Applikation erfolgte gasförmig und per injectionem (sc.,
iv., ip.), einmalig oder wiederholt. Ursache für die z.T. breit angelegten experimentellen Studien war wohl mit der Umstand, daß nach subletalen Dosen außer
den Ausfällen in der grauen Substanz mit Schwerpunkt in Pallidum, roter Zone
der S. nigra, Sommerschem Sektor des Ammonshornes und Neokortex (MEYER
1933) auch Entmarkungsherde in der weißen Substanz auftraten, die eine gewisse, oberflächliche Ähnlichkeit mit den Herden der multiplen bzw. diffusen
Sklerose beim Menschen aufwiesen (FERRARO 1933). In anderen Fällen betraf
die von Demyelinisation bis zur Nekrose reichende Markläsion vorzugsweise
die Kommissurensysteme (HURST 1940, 1942, 1952; HICKS 1950a; LUMSDEN
1950, 1957; LEVINE u. STYPULKOWSKI 1959; LEVINE und GEIB 1966) und erinnerte
im Verteilungsmuster etwas an das Marchiafava-Bignami-Syndrom beim
Menschen (s.S. 357). In den wenigen menschlichen Zyankali-Vergiftungsfällen
sind derartige Veränderungen der weißen Substanz nicht beobachtet worden.

Literatur

Anderson, R.A., Oliver, I.S., Thomson, I., Harland, W.A.: Cyanide exposure in fires.
    Lancet 1978 II, 91–92
Barnett, H.J.M., Jackson, M.V., Spaulding, W.B.: Thiocyanate psychosis. JAMA 147,
    1554–1558 (1951)
Braico, K.T., Humbert, J.R., Terplan, Kl.: Laetrile intoxication, report of a fatal case.
    N. Engl. J. Med. 300, 238–240 (1979)
Brierley, J.B.: Cerebral hypoxia. In: Greenfield's neuropathology. 3rd ed., Edward Ar-
    nold, London 1976
Brown, K.S., Robinette, R.R.: No simple pattern of inheritance in ability to smell solu-
    tions of cyanide. Nature (Lond.) 215, 406–408 (1967)
Butenuth, J., Schneider, H., Schneider, V.: Spinale Mechanismen in einem Fall von
    Hirntod nach Cyanidintoxikation. Dtsch. Z. Nervenheilk. 197, 255–284 (1970)
Cerami, A., Manning, J.M.: Potassium cyanate as an inhibitor of the sickling of erythro-
    cytes in vitro. Proc. nat. Acad. Sci. (Wash.) 68, 1180–1183 (1971)
Chen, K.K., Rose, Ch.L.: Nitrite and thiosulfate therapy in cyanide poisoning. JAMA
    149, 113–119 (1952)
Dooling, E.C., Richardson, E.P., jr.: Delayed encephalopathy after strangling. Arch.
    Neurol. Psychiat. (Chic.) 33, 196–199 (1976)

Edelmann, F.: Vergiftung mit gasförmiger Blausäure. Dtsch. Z. Nervenheilk. **72**, 259–287 (1921)

Ernst, W.: Gibt es eine langsam verlaufende akute perorale Cyankalivergiftung? Dtsch. med. Wschr. **1928**, 1373–1374

Ferraro, A.: Experimental toxic encephalomyelopathy (Diffuse sclerosis following subcutaneous injections of potassium cyanide). Psychiat. Quart. **7**, 267–283 (1933)

Fischer, H., Masel, H.: Zur protrahierten Zyankalium-Vergiftung. Münch. med. Wschr. **111**, 941–943 (1969)

Friedberg, K.D., Grützmacher, J., Lendle, L.: Aquocobalamin (Vitamin B_{12a}) als spezifisches Blausäureantidot. Arch. int. Pharmacodyn. **154**, 327–350 (1965)

Geldmacher v.-Mallinckrodt, M.: Forensische Toxikologie. In: Mueller, B. (Hrsg.), Gerichtliche Medizin Bd. 2, S. 856–862. Berlin-Heidelberg-New York: Springer 1975

Harrdy, H.L., Jeffries, W.M., Wasserman, M.M., Wabell, W.R.: Thiocyanate effect following industrial cyanide exposure; report of 2 cases. New Engl. J. Med. **242**, 968–972 (1950)

Hicks, S.P.: Brain metabolism in vivo. I. The distribution of lesions caused by cyanide poisoning, insulin hypoglycemia, asphyxia in nitrogen and fluoroacetate poisoning in rats. Arch. Path. **49**, 111–137 (1950a)

Hicks, S.P.: Brain metabolism in vivo. II. The distribution of lesions caused by azide, malonitrile, plasmocid and dinitrophenol poisoning in rats. Arch. of Path. **50**, 545–561 (1950b)

Hurst, E.W.: Experimental demyelination of the central nervous system I. The encephalopathy by potassium cyanide. Austral. J. exp. Biol. med. Sci. **18**, 201–223 (1940)

Hurst, E.W.: Experimental demyelination of the central nervous system. III. Poisoning with potassium cyanide, sodium azide, hydroxylamine, narcotics, carbon monoxide etc. with some consideration of bilateral necrosis occurring in the basal nuclei. Austral. J. exp. Biol. med. Sci. **20**, 297–312 (1942)

Hurst, E.W.: Symposium on multiple sclerosis and the demyelinating diseases: Experimental demyelination in relation to human and animal diseases. Amer. J. Med. **12**, 547–560 (1952)

Kim, Y.H., Foo, M., Terry, R.D.: Cyanide encephalopathy following therapy with sodium nitroprusside. Arch. Pathol. Lab. Med. **106**, 392–393 (1982)

Lambert, S.W.: Poisoning by hydrocyanic acid gas with special reference to its effects upon the brain. Neurol. Bullet. **2**, 93–105 (1919)

Lang, K.: Die Rhodanbildung im Tierkörper. Biochem. Z. **259**, 243–256 (1933)

Lasch, E.E., El Shawa, R.: Multiple cases of cyanide poisoning by apricot kernels in children from Gaza. Pediatrics **68**, 5–8 (1981)

Levine, S., Geib, L.W.: Leukoencephalopathy in a cat due to accidental cyanide poisoning. Path. vet. **3**, 190–195 (1966)

Levine, S., Stypulkowski, W.: Experimental cyanide encephalopathy, A.M.A. Arch. Path. **67**, 306–323 (1959)

Lumsden, C.E.: Cyanide leucoencephalopathy in rats and observations in the vascular and ferment hypotheses of demyelinating diseases. J. Neurol. Neurosurg. Psychiat. **13**, 1–15 (1950)

Lumsden, C.E.: The neuropathological relationship of multiple sclerosis to human and experimental anoxic and toxic leucoencephalopathies. III. Congr. Intern. Neuropathology. Brüssel 1957, p. 27

Meesen, H.: Klinisch-pathologisch-anatomisches Kolloquium. Fall 32. Dtsch. med. Wschr. **87**, 2337–2338 (1962)

Mercker, H., Bastian, G.: Kobaltverbindungen zur Entgiftung der Blausäure. Arch. exp. Path. Pharmak. **236**, 449–459 (1959)

Meyer, A.: Über experimentelle Blausäurevergiftung und ihre Bedeutung für eine vergleichende histopathologische Giftforschung. Nervenarzt **5**, 229–231 (1932)

Meyer, A.: Experimentelle Vergiftungen. III. Über Gehirnveränderungen bei experimenteller Blausäurevergiftung. Z. ges. Neurol. Psychiat. **143**, 333–348 (1933)

Moeschlin, S.: Klinik und Therapie der Vergiftungen. 5. Aufl. Stuttgart: Thieme 1972

Moeschlin, S.: Klinik und Therapie der Vergiftungen. 6. Aufl. S. 252–256, Stuttgart: Thieme 1980

Ononogbu, I.C.: The toxicity of cassava. Trends Biochem. Sci. **5** (Sept.) X–XI, 1980

Osuntokun, B.O.: An ataxic neuropathy in Nigeria. Brain **91**, 215–248 (1968)

Osuntokun, B.O., Aladetoyinbo, A., Adenja, A.O.G.: Free cyanide levels in tropical ataxic neuropathy. Lancet **1970 II**, 372–373

Pentschew, A.: Intoxikationen. In: Uehlinger, E. (Hrsg.), Hdb. d. spez. path. Anat. u. Histol., Bd. XII/2/B. Berlin-Göttingen-Heidelberg: Springer 1958

Peterson, C.M., Lu, Y.X., Herbert, J.T., Cerami, A., Gilette, P.N.: Studies with intravenous sodium cyanate in patients with sickle cell anemia. J. Pharmacol. exp. Ther. **189**, 577–584 (1974)

Quadbeck, G.: Objektivierung zerebraler Altersveränderungen. In: Böhlau, V. (Hrsg.), Alter und Hormone. Stuttgart: Schattauer Verlag 1973

Sandberg, C.G.: A case of chronic poisoning with potassium cyanide? Acta med. scand. **181**, 233–236 (1967)

Schmorl, G.: Gehirn bei Blausäurevergiftung. Münch. med. Wschr. **1920**, 913

Teleky, L.: Gewerbliche Vergiftungen, S. 210–219. Berlin-Göttingen-Heidelberg: Springer 1955

Tellez-Nagel, I., Korthals, J.K., Vlassara, H.V., Cerami, A.: An ultrastructural study of chronic sodium cyanate-induced neuropathy. J. Neuropath. exp. Neurol. **36**, 351–361 (1977)

Ule, G., Pribilla, O.: Hirnveränderungen nach Cyankalivergiftung mit protrahiertem (intervallärem) klinischen Verlauf. Acta neuropath. (Berl.) **1**, 406–410 (1962)

Weber, D., Friedberg, K.D., Lendle, L.: Beurteilung therapeutischer Maßnahmen bei der Blausäurevergiftung unter konstanter Cyanid-Infusion. Naunyn-Schmiedebergs Arch. exp. Path. Pharmak. **244**, 1–16 (1962)

Weger, N.: Aminophenole als Blausäureantidote. Arch. Toxikol. **24**, 49–50 (1968)

III. Schwefelwasserstoff (H$_2$S)

1. Vorkommen und Wirkungsmechanismus

Schwefelwasserstoff ist ein farbloses Gas mit dem Molekulargewicht von 34,07. Es ist damit schwerer als die atmosphärische Luft. Erkennbar ist Schwefelwasserstoff an seinem charakteristischen durchdringenden Geruch nach faulen Eiern. Die Geruchschwelle liegt bei 0,25 ppm, die MAK beträgt 10 ppm, entsprechend 15 mg/m^3. An den Geruch tritt rasch Gewöhnung ein und höhere Konzentrationen werden oft nicht mehr wahrgenommen, da sie die Geruchsrezeptoren betäuben. H$_2$S kommt frei in der Natur vor, insbesondere in Schwefelquellen. Er entsteht bei vielen industriellen Prozessen als Nebenprodukt, u.a. auch bei der Erdöldestillation; außerdem ist Schwefelwasserstoff Bestandteil der Kokereigase. Im übrigen tritt er überall dort auf, wo proteinhaltige organische Substanz verfault. Dies gilt für Gräber, Grüfte, Kanalisationsanlagen, Gerbereien, Zuckerfabriken und in besonders hohem Maße für Abortgruben (Kloakengas, Gehalt an H$_2$S bis zu 10%). Daher waren Arbeiter, die mit der Entleerung und Reinigung dieser Gruben betraut waren, in früheren Jahren besonders diesem Gas ausgesetzt. So weist EULENBERG (1865) darauf hin, daß die Gefährdung dieser Kanalarbeiter im Bereich der Lebensräume wohlhabender Bevölkerungsschichten wesentlich höher sei als in dem der armen, insbesondere von Nonnenklöstern und Waisenhäusern, weil hier die Nahrung wenig schwefelhaltiges Protein enthielte. Da bei der Fäulnis meist gleichzeitig Ammoniak erzeugt wird, liegt der Schwefelwasserstoff in den Fäulnisprodukten auch gebunden als Ammoniumsulfid vor. Anhand einer Kasuistik weist in diesem Zusammenhang GELDMACHER-V. MALLINCKRODT (1975) auf die Gefahr einer massiven Schwefelwasserstoffvergiftung hin, wenn für die Reinigung von Jauchegruben und ähnlichem Salzsäure verwendet wird, die das Sulfid aus seiner gebundenen Form austreibt.

Schwefelwasserstoff reagiert mit den meisten Schwermetallen unter Bildung schwerlöslicher Sulfide. Der genaue Wirkungsmechanismus von H_2S im Organismus ist nicht geklärt (HENSCHLER 1980). Allerdings konnte NEGELEIN (1928) zeigen, daß das Warburgsche Atmungsferment in vitro durch H_2S in ähnlicher Weise wie durch Zyanid gehemmt wird und es trifft zweifellos zu, daß hohe Konzentrationen des Giftes in vitro generell Metallenzyme entweder durch Sulfidbildung an den zentralen Metallatomen oder durch Blockierung funktioneller SH-Gruppen von Enzymen und Kofaktoren (Glutathion u.a.) angreifen. Gegen eine allgemeine Blockierung von Atmungsenzymen als Wirkmechanismus von H_2S spricht nach WEBER und LENDLE (1965), daß beim Versuchstier unter einer Schwefelwasserstoffvergiftung die Arterialisierung des venösen Blutes, wie sie für die Zyanid-Vergiftung typisch ist, ausbleibt. Diese Beobachtung deckt sich auch mit der Erfahrung, daß sich beim Menschen im Zuge einer solchen Vergiftung eine schwere Zyanose entwickelt (GELDMACHER-v. MALLINCKRODT 1975). Da im Krebs-Zyklus bei der aktiven Essigsäure und auch bei der aktiven Bernsteinsäure Umsetzungen mit Thiolverbindungen stattfinden, besteht die Möglichkeit, daß nicht nur im Bereich der Endoxydation sondern schon im Krebszyklus der Energiestoffwechsel des Organismus und insbesondere der des Nervensystems geschädigt wird (BERGSTERMANN et al. 1947).

Schwefelwasserstoff wird im Organismus durch Oxidation zu Sulfat und zu Thiosulfat entgiftet. Da für diese Entgiftung Sauerstoff benötigt wird (anders als bei der Zyanidvergiftung), könnte dies die Ursache dafür sein, daß trotz Blockade der Atmungsfermente das venöse Blut im Gegensatz zur Zyanidvergiftung nicht arterialisiert ist. Mit Oxihämoglobin reagiert Schwefelwasserstoff nicht, wohl aber mit Methämoglobin unter Bildung von Sulfhämoglobin.

Alkylderivate von Schwefelwasserstoff (*Merkaptane*): Die niedrigsten Verbindungen dieser Gruppe, Methyl- und Äthylmerkaptan mit den Siedepunkten $+6$ bzw. $+37°$ C, entsprechen in ihrer Wirkungsweise dem Schwefelwasserstoff, sind aber deutlich weniger toxisch als dieser. Infolge ihres auch noch in großer Verdünnung wahrnehmbaren üblen Geruchs sind Vergiftungen mit diesen Stoffen sehr selten.

2. Klinik

Die Aufnahme von H_2S erfolgt bei Unfällen meist per inhalationem. Bei oraler Aufnahme von Sulfiden und Polysulfiden wird es ähnlich wie bei der Hydrolyse von Zyansalzen durch die Magensäure freigesetzt und per diffusionem intestinal resorbiert. Bei einer Konzentration von etwa 1400 ppm in der Atmosphäre (etwa 2 mg/l) kommt es zu einem apoplektiformen Ablauf der Vergiftung. Hierbei genügen 1 bis 2 Atemzüge, um den Atemstillstand herbeizuführen (ADELSON u. SUNSHINE 1966). Der Vergiftete fällt wie vom Schlag getroffen um. Bei niedrigeren Konzentrationen von etwa 360 ppm verläuft die Vergiftung langsamer, ist aber nach hinreichend langer Einwirkungszeit immer noch tödlich. Die einmalige mehrstündige Einatmung von 150 ppm soll ohne Schädigung vertragen werden (WIRTH et al. 1971).

Die leichteren Formen der Vergiftung beginnen meist mit Übelkeit, Erbrechen, großer Mattigkeit und Muskelschwäche. Hinzu kommen kolikartige Leibschmerzen. Die hierbei auftretenden Kopfschmerzen werden oft beschrieben als ein Gefühl, als wenn ein starkes Gewicht auf den Kopf drücke. Daher bezeichneten die früheren französischen Kanalarbeiter diesen Zustand als „Le plomb". Das laute Aufschreien in diesem Zustand wurde in der Sprache der französischen Kloakenarbeiter als „chanter le plomb" bezeichnet (EULENBERG 1865).

Bei chronischer Einwirkung von H$_2$S treten Schädigungen der Schleimhäute auf, insbesondere der Cornea und im Bereiche der Atemwege (EHRHARDT 1961). Bei der akuten Vergiftung, aber auch als Folgeerkrankung, sind tonisch-klonische Krämpfe häufig. Auch Polyneuropathien als Spätfolgen wurden beschrieben (EHRHARDT 1961).

3. Pathologische Anatomie

Über pathomorphologische Hirnveränderungen durch Schwefelwasserstoffvergiftung ist bisher kaum etwas bekannt (PENTSCHEW 1958; OSETOWSKA 1971). HÜBNER (1941) hatte über eine Hyperämie der kleinen intrazerebralen und leptomeningealen Gefäße in einem Fall berichtet, in einer weiteren Beobachtung über Hirnschwellung und grau-grüne Verfärbung der weichen Häute. Tierexperimentelle Untersuchungen an Rhesusaffen von LUND und WIELAND (1966) erbrachten bei dem im Versuch verendeten Tier keine pathologischen Veränderungen im ZNS, während nach mehrtägiger Überlebenszeit erhebliche Nervenzellausfälle in der Großhirnrinde, aber auch Ausfälle in der Purkinje-Zellschicht der Kleinhirnrinde und im Neostriatum mit entsprechender gliöser bzw. gliösmesenchymaler Reaktion gefunden wurden.

1974 beschrieben BERSCH et al. zwei tödlich ausgegangene Vergiftungsfälle anläßlich der Entleerung eines mit Ammoniumsulfid-Lösung beladenen Kesselwagens. Der eine Arbeiter war unter einem „apoplektiformen Erscheinungsbild" bereits am Unfallort gestorben. Außer einem Hirnödem und diskreten kleinflächigen subarachnoidalen Blutaustritten bot er keinen besonderen Hirnbefund. Die Bleiacetatprobe war in zahlreichen Organen positiv. Spektralphotometrisch wurde Sulfmethämoglobin im Blut nachgewiesen.

Beim zweiten Fall fielen die entsprechenden Proben negativ aus. Der Patient war sofort im tiefen Koma (Zyanose, blutiger Schaum vor dem Mund, pulslos und ohne Atmung, mit weiten und lichtstarren Pupillen) in einem Krankenhaus reanimiert worden, wobei sich im EKG Sinustachykardie bei Steiltyp einstellte und dann auch eine sehr langsame Spontanatmung vorübergehend in Gang kam. Die EEG-Ableitungen an den beiden folgenden Tagen ergaben jedoch isoelektrische Kurven und die Karotis-Angiographie am 3. Tag nach der Intoxikation beiderseits einen Stillstand des Karotiskreislaufs bereits wenige Zentimeter über der Karotisgabel. Am 4. Tag trat dann mit erneutem Herzstillstand der Tod ein. Neuropathologisch fanden sich – entsprechend dem klinischen Verlauf – die Zeichen des dissoziierten Hirntodes mit teigig verminderter Konsistenz des Gehirns und Verlagerung von Kleinhirntonsillengewebe in den spinalen Subarachnoidalraum (s. Abb. 10a). Bemerkenswert ist dabei, daß die areaktive Hirngewebsnekrose besondere Akzente aufweist, und zwar derart, daß in der Großhirnrinde in Lamina III, gelegentlich auch in Lamina V, die Nervenzellen über wechselnd weite Strecken nur noch als „Zellschatten" vorliegen, bei der Nissl-Färbung kaum mehr zu erkennen, während in Lamina II, IV und VI die Ganglienzellen noch wesentlich stärker angefärbt sind (s. Abb. 8a). Auch in der Purkinje-Zellschicht der Kleinhirnrinde, im Zahnkern, in den Brückenfußkernen (s. Abb. 8b) und im Neostriatum ist in disseminierter Verteilung und in typischer Weise das klassische Bild der ischämischen Ganglienzellnekrose entwickelt, ohne gliöse oder mesenchymale Reaktion, bei bereits erkennbarer

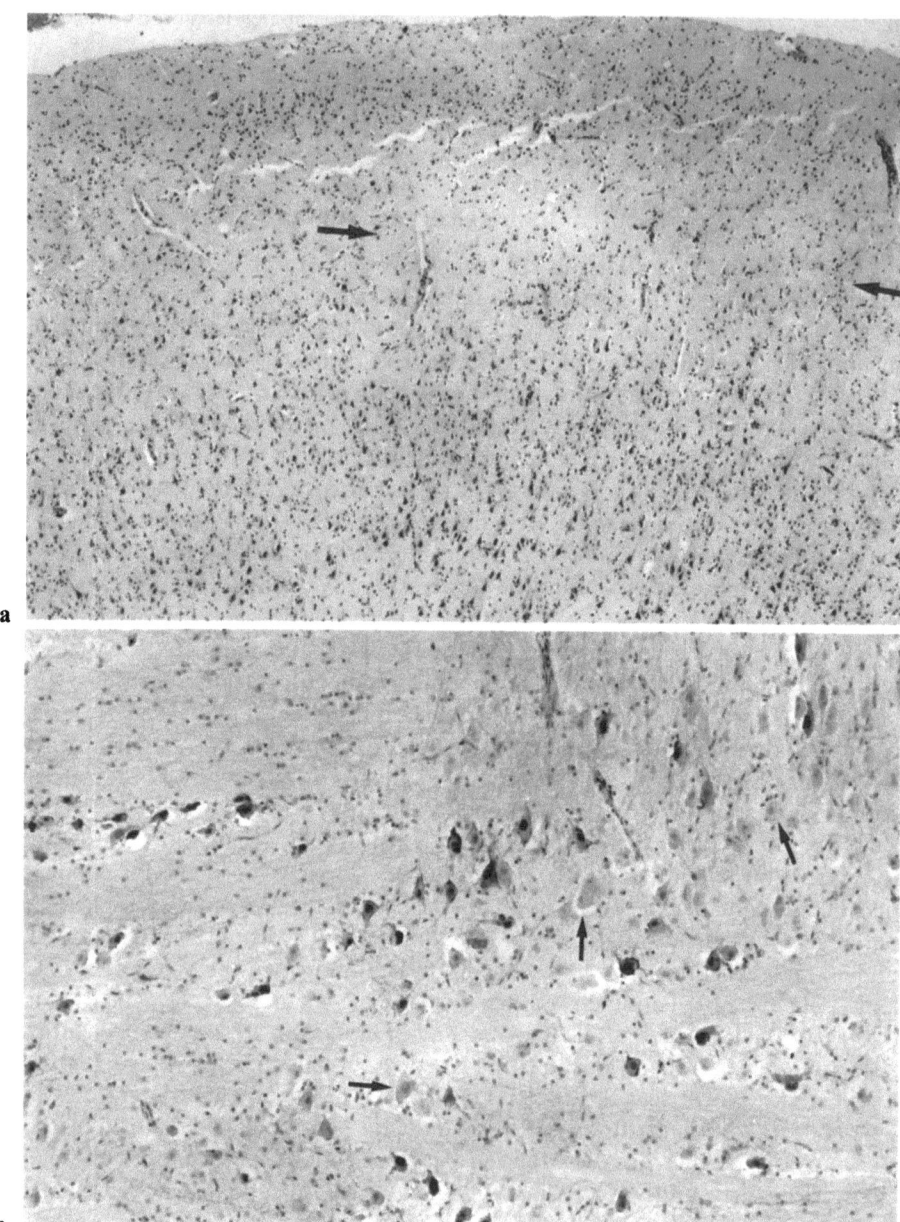

Abb. 8a, b. 4 Tage überlebte Schwefelwasserstoffvergiftung (s.S. 301). **a** Pseudolaminäre areaktive Ganglienzellnekrosen (*Pfeile*) in der Frontalhirnrinde. Klüver-Barrera × 40. **b** Ganglienzellschatten (*Pfeile*) in den Brückenfußkernen. Klüver-Barrera × 100

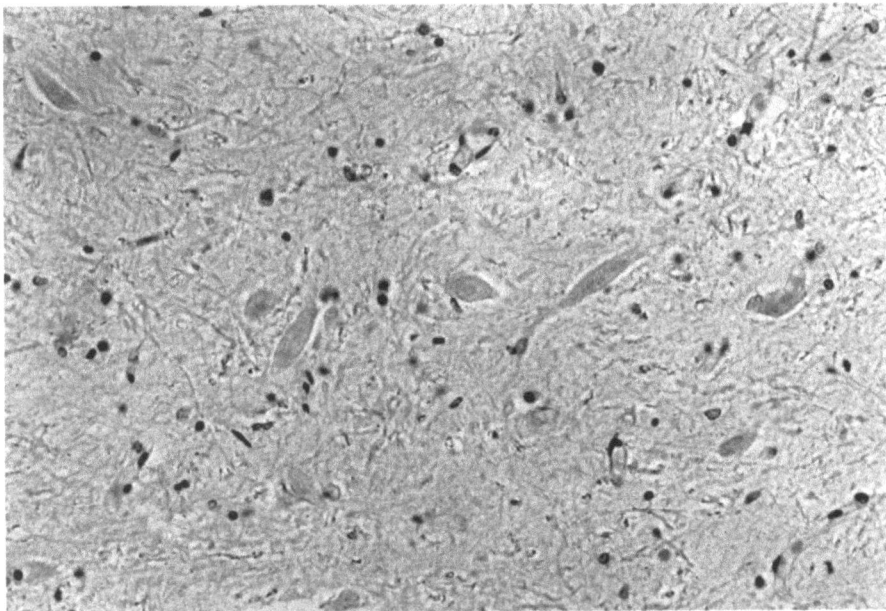

Abb. 9. Gleicher Fall wie Abb. 8. Holotopistische elektive Ganglienzellnekrose im Stadium der Zellschatten im Globus pallidus. Klüver-Barrera × 250

intravitaler Autolyse der übrigen Strukturen. In den Pallida dagegen ist dieses offensichtlich zweizeitige Schädigungsmuster nicht gegeben. Sämtliche Pallidumneurone liegen hier bereits als „Zellschatten" vor (s. Abb. 9), oft nur noch an ihrem Lipopigmentgehalt erkennbar, und waren offensichtlich schon durch die Intoxikation direkt geschädigt, ehe sich der endokranielle Zirkulationsstop mit der Folge der areaktiven Hirngewebsnekrose einstellte. Einen ähnlichen Eindruck wie der Globus pallidus vermittelt die Substantia nigra, doch muß hierzu einschränkend gesagt werden, daß hier nur kleinere Bezirke überprüft werden konnten. – Die zahlreichen Querschnitte aus dem Rückenmark zeigen dagegen eine diskontinuierliche, lumbal subtotale (s. Abb. 10), im Thorakalmark kleinherdige und im Zervikalbereich wieder ausgedehntere Partialnekrose der Schmetterlingsfigur mit beginnender Kapillaraktivierung und Ausbildung mikrogliöser Gitterzellen in der Randzone. Im Subarachnoidalraum des Zervikalmarkes mehrfach kleinere Gewebsinseln von „abgetropfter" Rinde der Kleinhirntonsillen.

Versucht man, was im Hinblick auf den dissoziierten Hirntod sicher nur mit großem Vorbehalt möglich ist, eine Analyse der geweblichen Veränderung mit dem Ziel, das für die Schwefelwasserstoffintoxikation pathognomonische Schädigungsmuster zu erfassen, so läßt sich folgendes sagen: Die Veränderungen im Rückenmark entsprechen den spinalen Ausfällen nach Kreislaufstillstand (cf. SCHNEIDER, Bd XIII/1 S. 580). Da die extrakranielle Zirkulation wieder in Gang kam, konnten hier gliös-mesenchymale Reaktionen entwickelt werden, was für die offenbar gleichalten pseudolaminären und disseminierten Nervenzell-

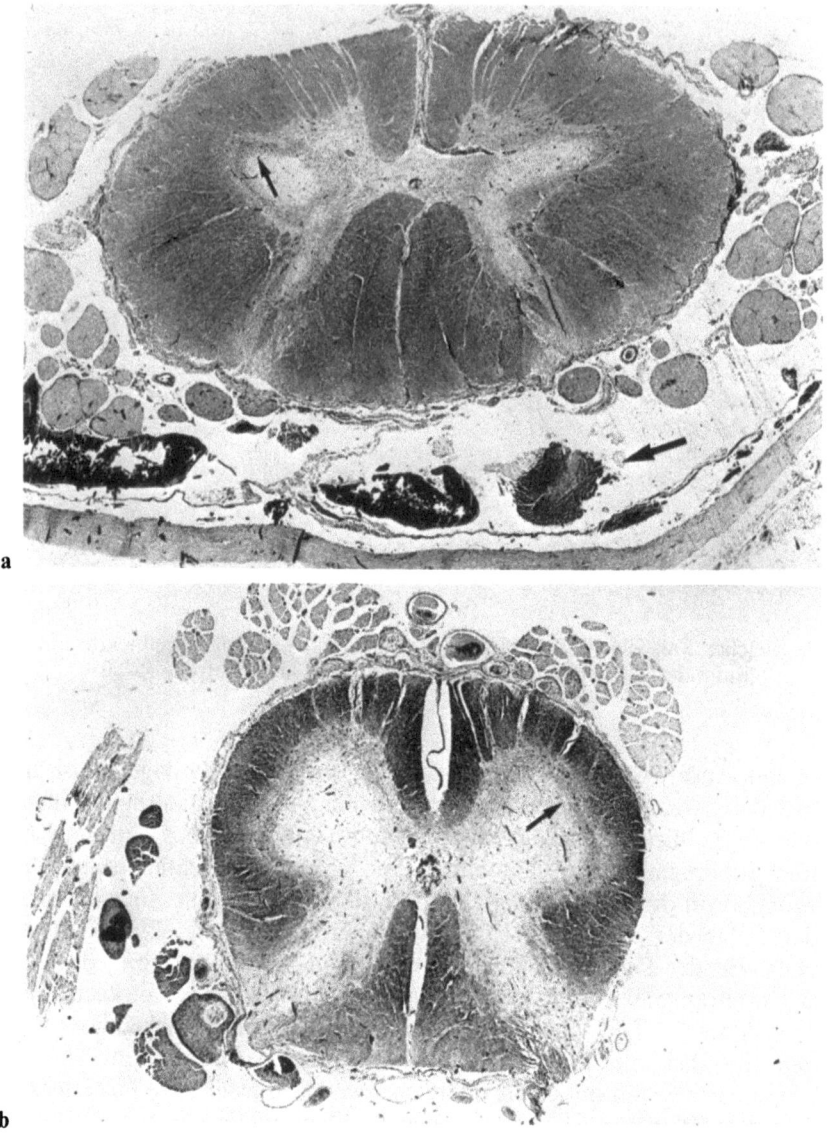

a

b

Abb. 10a, b. Gleicher Fall wie Abb. 8. **a** Partialnekrose der Schmetterlingsfigur im Halsmark mit deutlicher gliös-mesenchymaler Randzone (*Pfeil*). In den spinalen Subarachnoidalraum verlagertes Kleinhirnrindengewebe (*Pfeil*). **b** Subtotale Partialnekrose der grauen
Substanz im Lumbalmark mit ausgeprägter gliös-mesenchymaler Randzone (*Pfeil*)

nekrosen in Groß- und Kleinhirnrinde infolge des sekundär aufgepfropften endokraniellen Zirkulationsstops nicht der Fall war. Bei der totalen Ganglienzellnekrose in den Pallida dagegen (und auch in der Substantia nigra?) dürfte
es sich um ein holotopistisches Läsionsmuster handeln, das in einer direkten
Beziehung zur H_2S-Intoxikation zu sehen ist. Es ist bemerkenswert, daß extrapy-
ramidalmotorische, z.T. Parkinson-artige Symptome klinischerseits wiederholt

nach überlebter H₂S-Vergiftung beobachtet worden sind (SCHEIDEMANTEL u. VON RAD 1933; Übersicht bei PENTSCHEW 1958).

Literatur

Adelson, L., Sunshine, I.: Fatal hydrogen sulfide intoxication. Arch. Path. **81**, 375–388 (1966)

Bergstermann, H., Lummer, H.D.: Die Wirkung von Schwefelwasserstoff und seinen Oxydationsprodukten an Bernsteinsäuredehydrase Naunyn-Schmiedebergs Arch. Pharmak. exp. Path. **204**, 509–519 (1947)

Bersch, W., Meinhof, U., Ule, G., Berlet, H., Thiess, A.M.: Pathomorphologische und pathochemische Befunde bei akuter H₂S-Vergiftung. Verh. dtsch. Ges. Path. **58**, 502 (1974)

Erhardt W.: Erkrankungen durch Schwefelwasserstoff. In: Baader, E.W. (Hrsg.), Handbuch der Gesamten Arbeitsmedizin, Bd. II/1. München: Urban & Schwarzenberg 1961

Eulenberg, H.: Die Lehre von den schädlichen und giftigen Gasen. Vieweg Braunschweig, 1865

Geldmacher-v. Mallinckrodt, M.: Forensische Toxikologie. Schwefelwasserstoff. In: Mueller, B. (Hrsg) Gerichtliche Medizin. 2. Aufl., Bd. 2, S. 862–865 Berlin-Heidelberg-New York: Springer 1975

Henschler, D.: Wichtige Gifte und Vergiftungen. In: Forth, W., Henschler, D., Rummel, W. (Hrsg.), Allgemeine u. spezielle Pharmakologie und Toxikologie. S. 579–582. Mannheim: Bibliographisches Institut 1980

Hübner, O.: Tödliche gewerbliche Schwefelwasserstoff-Vergiftung. Fühner-Wieland's Sammlung von Vergiftungsfällen **12**, 47–54 (1941)

Lund, O.-E., Wieland, H.: Pathologisch-anatomische Befunde bei experimenteller Schwefelwasserstoff-Vergiftung (H₂S). Eine Untersuchung an Rhesusaffen. Int. Arch. f. Gewerbepath. u. Gewerbehygiene **22**, 46–54 (1966)

Moeschlin, S.: Klinik und Therapie der Vergiftungen. Stuttgart: Thieme 1980

Negelein, E.: Über die Wirkung des Schwefelwasserstoffs auf chemische Vorgänge in Zellen. In: Warburg, O. (Hrsg) Über die katalytischen Wirkungen der lebendigen Substanz. Berlin: Springer 1928

Osetowska, E.: Gases. In: Minckler, J. (ed.): Pathology of the Nervous System, Vol. 2, p. 1642. New York: McGraw-Hill Book Company 1971

Pentschew, A.: Intoxikationen. In: Uehlinger E. (Hrsg.), Hdb. d. spez. path. Anat. u. Histol. XIII/2 B. Springer 1958

Schneidemantel, v. Rad: Spätfolgen nach Schwefelwasserstoffvergiftung (Störungen der Herztätigkeit und Läsion der Stammganglien). Münch. med. Wschr. **1933**, 1494–1495

Schneider, H.: Kreislaufstörungen und Gefäßprozesse des Rückenmarks. In: Doerr Seifert Uehlinger (Hrsg.), Spezielle pathologische Anatomie Bd. 13/I. Berlin-Heidelberg-New York: Springer 1980

Weber, H.D., Lendle, L.: Toxische Wirkungsbedingungen von Schwefelwasserstoff und Behandlungsmöglichkeiten der akuten Vergiftung. Arch. Toxikol. **20**, 290–312 (1965)

Wirth, H.W., Hecht, G., Gloxhuber, Ch.: Toxikologie-Fibel, 2. Aufl. Stuttgart: Thieme 1971

IV. Nitrose Gase und Nitrite

1. Vorkommen und Wirkungsweise

Nitrose Gase entstehen beim Erhitzen von Salpetersäure, beim Zusammentreffen von Salpetersäure mit Metallen oder mit organischer Substanz, beim Autogen-Schweißen, im elektrischen Lichtbogen, beim Verbrennen von Nitro-

Gruppen-haltigen organischen Verbindungen, bei der Explosion von Sprengstof-
fen aber auch bei der Verbrennung von Kohlenwasserstoffen in Verbrennungs-
motoren. Sie bestehen bevorzugt aus NO (Stickoxid), NO_2 (Stickstoffdioxid),
N_2O_4 (Stickstofftetroxid) und weniger N_2O_3 (Distickstofftrioxid).

Während NO_2 und N_2O_4 insbesondere als Reizgase wirken und die Atemwege schädigen, so daß nach schweren Vergiftungen der Tod im Lungenödem
erfolgt (das Vergiftungsbild ähnelt sehr der Phosgenvergiftung), dominieren bei
der Vergiftung mit NO die Methämoglobinbildung, Atemnot, Zyanose, Erbrechen und Schwindel. Außerdem kommt es zum Blutdruckabfall, so daß die
Vergiftung im klinischen Bild, aber wohl auch im Wirkungsmechanismus, einer
Nitritvergiftung entspricht. Da nitrose Gase immer im Gemisch vorkommen
und außerdem Stickoxid an der Luft sehr schnell zu Stickstoffdioxid bzw. -tetro-
xid oxydiert wird, ist eine reine Stickoxidvergiftung selten. Die erst nach Stunden
in Erscheinung tretende Lungenschädigung ist bei jeder starken Exposition zu
finden.

Nitrite, insbesondere Natriumnitrit, finden ausgedehnte Anwendung in der
Farbstoffindustrie beim Diazotieren. Nitrit-Pökelsalz ist Natriumchlorid mit einem Gehalt von 0,5–0,6% Natriumnitrit (Nitritgesetz vom 19.6.1934). Unter
dem Einfluß von Nitrit bekommt abgelagertes Fleisch wieder eine „natürliche"
rote Farbe. Diese rote Farbe ist auf die Bildung von Nitrosomyoglobin zurückzuführen. Dieses ist an der Luft stabil und kann so insbesondere bei der Verwendung von Nitrit zur „Konservierung" von Hackfleisch eine nicht vorhandene
Frische vortäuschen. Da Darmbakterien Nitrate zu Nitrit reduzieren können,
kann auch die Zufuhr von Nitraten zu Nitritvergiftungen führen. Nitrate werden
in großem Umfang als Stickstoffdüngemittel direkt eingesetzt oder durch Bodenbakterien aus Aminostickstoff sonstiger stickstoffhaltiger Dünger gebildet. Auch
Bodenbakterien vermögen Nitrat zu Nitrit zu reduzieren; daher enthalten vor
allem flache Brunnen zuweilen erhebliche Nitritmengen. Durch nitrithaltiges,
aber auch nitrathaltiges Wasser, sind insbesondere Kleinstkinder gefährdet,
wenn Trockenmilchpräparate mit einem solchen Wasser angerührt werden, und
die Kinder, bezogen auf ihr Körpergewicht, erhebliche Mengen an Nitrit aufnehmen. Spinat enthält oft beträchtliche Mengen an Nitrat. Deshalb ist vor allem
für Kinder in den ersten 4 Lebensmonaten eine besondere Gefährdung gegeben,
wenn übriggebliebener Spinat wieder aufgewärmt und dann verfüttert wird.
– Die meisten Nitritvergiftungen kommen durch Verwechslung mit Kochsalz
vor.

Die Giftwirkung von Nitrit beruht in erster Linie auf der Oxydation des
2wertigen Eisens im Hämoglobin zur 3wertigen Form, wodurch Methämoglobin
entsteht, das für den Sauerstofftransport nicht geeignet ist. Die zwangsläufige
Folge hiervon ist ein akuter Sauerstoffmangel im Gewebe, wobei die am meisten
sauerstoffbedürftigen Organe besonders betroffen werden. Hinzu kommt noch
die gefäßerweiternde Wirkung der Nitrite, von der man insbesondere beim Amy-
lester der salpetrigen Säure therapeutischen Gebrauch macht.

2. Klinik

Bei der akuten Nitritvergiftung spielt die Gefäßwirkung eine ganz erhebliche Rolle,
da zur mangelhaften Versorgung mit Sauerstoff noch eine Kollapsneigung kommt. In

schweren Fällen tritt Bewußtlosigkeit ein. Zu erkennen ist die Vergiftung an der starken Zyanose und dem Blutdruckabfall. Im Gegensatz zu anderen Methämoglobinbildnern wie Nitrobenzol und anderen Aromaten wird durch Nitrit die Erythrozytenmembran nicht geschädigt, so daß die Methämoglobin-Bildung voll reversibel ist. Methylenblau reagiert mit dem 3wertigen Eisen des Methämoglobins und reduziert dieses zur 2wertigen Form. Hierdurch wird das Hämoglobinmolekül wieder zum Sauerstofftransport geeignet.

3. Pathologische Anatomie

Bei Vergiftung mit nitrosen Gasen steht der Lungenbefund ganz im Vordergrund. Am Gehirn werden teils Hyperämie und Ödem beschrieben, teils Ringblutungen in der weißen Substanz (KAMPS 1927). Auch WERTHEMANN (1930), SCHULTZ-BRAUNS (1930) und WINBLAD (1940) sahen bei Todeseintritt $1^1/_2$–4 Tage nach der Exposition das Bild der Purpura cerebri. WINBLAD (1940) geht anhand von Schnittserien näher auf den mikroskopischen Aufbau der Ringblutungen ein, die er ganz überwiegend in der Umgebung von Verzweigungen und Biegungen des Kapillarbaumes fand.

Bei der akuten Nitritvergiftung ist dagegen der anatomische Hirnbefund meist unergiebig, obgleich zentralnervöse Symptome, z.T. mit Krampfanfällen, bestanden hatten (SCHULZE u. SCHEIBE 1948).

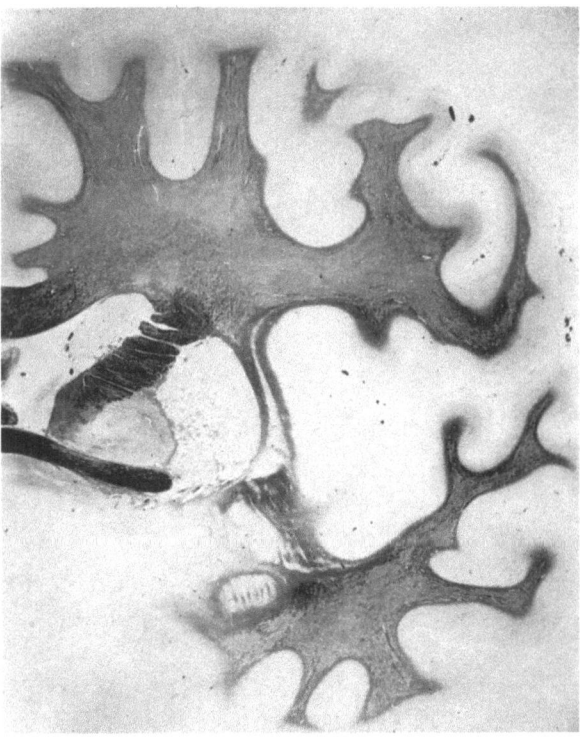

Abb. 11. Intervalläre Verlaufsform der Natriumnitritvergiftung (s.S. 309): Typische Grinkersche Myelinopathie mit diffuser, kleinfleckiger, zur Konfluenz neigender elektiver Entmarkung und kleinem Erweichungsherd (bilateral) im Globus pallidus. Markscheidenfärbung nach HEIDENHAIN-WÖLCKE

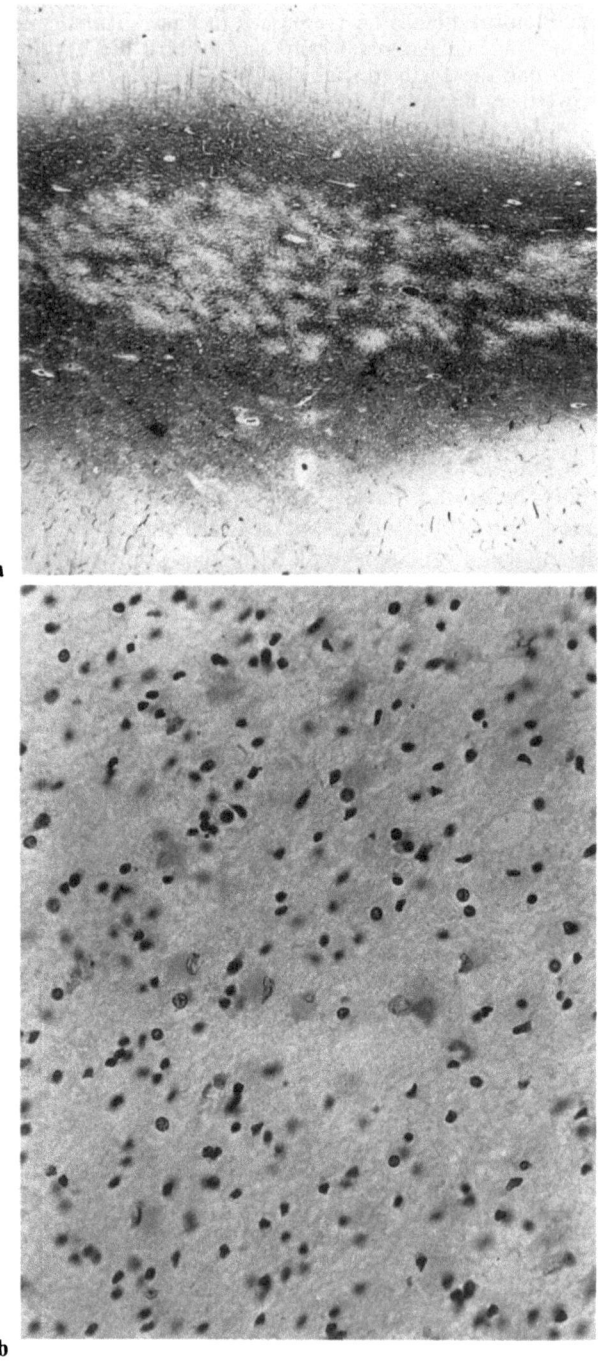

Abb. 12a, b. Ausschnitte aus Abb. 11. **a** Windungsmark. Die kleinfleckige Entmarkung läßt keine Gefäßbezogenheit erkennen und verschont die U-Fasern. **b** Gliareaktion im Entmarkungsherd mit Ausbildung gemästeter Astrozyten. Keine Gitterzellen, keine Myelinabbauprodukte im Nautralfettstadium

Einen protrahiert-intervallären Verlauf nahm der von ULE (1958) beschriebene Fall. Es handelte sich um einen 60jährigen Mann aus einer 4 Fälle umfassenden Vergiftungsserie, von der die übrigen 3 die Intoxikation folgenlos überlebten. Nach Genuß einer statt mit Kochsalz mit Natrium nitrosum (Natriumnitrit) gewürzten Fleischbrühe hatten sich typische Vergiftungserscheinungen eingestellt mit Zyanose, Kurzatmigkeit, Kopfschmerzen, Schwindeln und Übelkeit. Bei der Krankenhausaufnahme war der Patient bewußtlos. Es wurde eine Methämoglobinämie festgestellt. Am 5. Tag nach der Intoxikation war der Mann angeblich wieder bewußtseinsklar und beschwerdefrei und wurde eine Woche später nach Hause entlassen. Am Tage darauf trat eine massive Verschlechterung ein und am 17. Tag nach der Vergiftung erfolgte in nicht mehr ansprechbarem Zustand die erneute Krankenhauseinweisung. Vier Wochen nach der Natriumnitrit-Vergiftung, 16 Tage nach dem erneuten Auftreten zerebraler Symptome, starb der Patient im Rechtsherzversagen. Die neuropathologische Untersuchung ergab außer im Fettkörnchenzellstadium befindlichen bilateralen kleinen Pallidumerweichungen eine typische Grinkersche Myelinopathie (s.Abb. 11 und 12a) mit kleinfleckiger, zur Konfluenz neigender und gefäßunabhängiger Entmarkung bei Persistenz der Axone. Es bestand eine progressive Umwandlung der Astroglia mit Ausbildung gemästeter Astrozyten und vereinzelt auch amöboider Glia im Herdbereich (s. Abb. 12b). Myelinabbauprodukte im Neutralfettstadium waren nur ganz vereinzelt anzutreffen, eine Gitterzellbildung fehlte. Die Zahl der Oligodendrogliakerne erschien im Herdbereich geringfügig vermindert.

Die Hirnveränderungen entsprechen damit denen der intervallären CO-Vergiftung, mit der diese Natriumnitrit-Intoxikation nicht nur die hypoxämische Hypoxidose gemeinsam hat, sondern auch das symptomarme Intervall zwischen dem initialen Koma und der tödlich ausgegangenen Nachkrankheit. Daß derartige Verläufe so extrem selten sind, könnte sich daraus erklären, daß die Blockierung des Hämoglobins für den Sauerstofftransport durch Nitrite nicht so nachhaltig ist wie durch Kohlenmonoxid (vgl. PENTSCHEW 1958). – Bezüglich der Vorstellungen zur Pathogenese der Grinkerschen Myelinopathie s.S. 283.

Auf eine hypotonische Krise eindeutig beziehbare Veränderungen als Folge der Nitrit-bedingten passageren Vasodilatation waren nicht nachweisbar.

Literatur

Fischbach, E.: Die Nitrit-Vergiftung des Blutes. Münch. med. Wschr. **1958**, 855–857

Hunziker-Kramer, K.: Vergiftung durch Natriumnitrat infolge Verwechslung mit Kochsalz (zit. nach Pentschew, 1958)

Kamps, G.J.: Über tödliche Vergiftung durch Einatmen von salpetrigsauren Dämpfen. Dtsch. Z. ges. gerichtl. Med. **10**, 482–497 (1927)

Marquardt, P.: Zur Nitritaffäre. Dtsch. med. Wschr. **83**, 772–773 (1958)

Pentschew, A.: Intoxikationen. In: Uehlinger, E. (Hrsg.) Hdb. d. spez. path. Anat. u. Histol., Bd. XIII/2/B. Berlin-Göttingen-Heidelberg: Springer 1958

Schultz-Brauns, O.: Die tödlichen Vergiftungen durch gasförmige Stickoxyde (Nitrose Gase) beim Arbeiten mit Salpetersäure. Virchows Arch path. Anat. **277**, 174–220 (1930)

Schulze, W., Scheibe, E.: Eine Massenvergiftung mit Natriumnitrit. Klinische Beobachtungen und gerichtsmedizinische Befunde. Z. ges. inn. Med. **3**, 580–589 (1948)

Ule, G.: Über eine tödliche, klinisch intervalläre Natriumnitrit-Vergiftung. Ärztl. Wschr. **13**, 1038–1040 (1958)

Werthemann, A.: Pathologisch-anatomische Demonstration. Nitrosegasvergiftung. Klin. Wschr. **1930**, 182

Winblad, S.: Über Purpura cerebri bei Vergiftungen mit Nitrosegasen, nebst einer Studie über Morphologie und Pathogenese der kapillären Hirnblutungen. Dtsch. Z. ges. gerichtl. Med. **33**, 73–94 (1940)

B. Lösungsmittel

Von G. Quadbeck und G. Ule

I. Äthanol (Äthylalkohol)

1. Vorkommen und Wirkungsweise

Schon frühzeitig hat die Menschheit erkannt, daß vergorene Säfte verschiedener Pflanzenprodukte eine berauschende Wirkung ausüben. Das Ausgangsmaterial für die Herstellung dieser berauschenden Getränke richtet sich i.allg. nach der Zugänglichkeit der Früchte, aus denen vergärbare Säfte gewonnen werden können. Im Mittelmeerraum wurde seit mehreren tausend Jahren bevorzugt der Saft der Weintraube benutzt, im nördlichen Europa andere Obstsäfte und insbesondere wäßrige Getreideextrakte. Weitere Ausgangsmaterialien sind Reis, Zuckerrohr, der Saft der Agave und der Kokosblüte, um nur einige zu nennen. Der für die berauschende Wirkung wesentliche Bestandteil all dieser Getränke ist der Äthylalkohol (C_2H_5OH), eine farblose, brennend schmeckende Flüssigkeit, die auch die Bezeichnung Äthanol und Spritus vini oder Weingeist führt. Chemisch bezeichnet man alle Verbindungen, die eine Hydroxylgruppe an einem aliphatischen Kohlenstoffatom führen, als Alkohole. Trotzdem ist es üblich, unter der Bezeichnung Alkohol im eigentlichen Sinne nur den Äthylalkohol zu verstehen. In früheren Jahrhunderten war „Alkohol" eine Bezeichnung für Antimon; Paracelsus hat erstmalig den Weingeist mit diesem Begriff bezeichnet.

Äthylalkohol mischt sich mit Wasser in jedem Verhältnis. Er siedet unter normalen Bedingungen bei 78,4° C und liefert bei der Verbrennung pro Gramm 7,1 g Kalorien. Äthylalkohol ist auch in Lipiden löslich und mischt sich mit den meisten Lipidlösungsmitteln in jedem Verhältnis.

Pharmakologisch ist Äthylalkohol ein Narkotikum mit euphorisierender Wirkung, eine Kombination, die immer eine Suchtgefahr beinhaltet. Daneben hat Äthylalkohol noch einen diuretischen Effekt. Bei akuter Zufuhr alkoholischer Getränke, aber auch beim Einatmen höherer Alkoholkonzentrationen mit der Atemluft, kommt es zuerst zu einer zentralen Stimulierung. In diesem Stadium kann durch Abbau von Hemmfaktoren u.U. sogar die Arbeitsleistung verbessert werden (Hesse 1966). Bei weiterer Alkoholzufuhr und insbesondere bei Zufuhr von Getränken mit einem höheren Alkoholgehalt tritt ein meist euphorisches Exzitationsstadium ein mit allmählichem Nachlassen höherer Funktionen des Gehirns, bis schließlich zum Koma. Der zugeführte Alkohol wird z.T. über die Atemluft ausgeschieden, z.T. auch unverändert mit dem Harn. Der größte Teil wird im Organismus abgebaut (KAMIL et al. 1952). Das Hauptorgan für den Abbau ist die Leber. Hier baut die Alkoholdehydrogenase (ADH) unter Mitwirkung von Nikotinamid-Adenin-Dinukleotid (NAD), das hierbei in NADH übergeht, den Äthylalkohol zu Acetaldehyd ab bzw. dehydriert ihn (RAWAT 1976). Um den Übergang von Äthylalkohol zu Acetaldehyd aufrecht zu erhalten, muß NADH dann jeweils wieder zu NAD dehydriert werden, was vorwiegend in der Atmungskette erfolgt.

Neben dem Alkoholmetabolismus durch ADH besteht ein weiterer Abbauweg über das mikrosomale alkoholoxidierende System (MEOS). Es handelt sich um ein im endoplasmatischen Retikulum der Leberzelle lokalisiertes Enzymsystem. Die Oxidation von Alkohol geschieht hier über Nikotinamid-Adenin-Dinukleotid-Phosphat (NADPH). In der Rattenleber können ungefähr 20–25% der Alkoholmetabolisierung vom MEOS übernommen werden (LIEBER u. DE-CARLI 1972). Auch bei der Alkoholoxidation des Menschen – besonders beim chronischen Alkoholismus – spielt das MEOS eine wichtige Rolle (LIEBER 1975, 1978). Die Alkoholmetabolisierung ist noch durch einen weiteren Stoffwechselschritt möglich. Dabei wird Alkohol unter H_2O_2 durch das Enzym Katalase zu Acetaldehyd und Wasser abgebaut (KEILIN u. HARTREE 1954). Da der Organismus reich an Katalase ist – soweit man von seltenen pathologischen Zuständen absieht – ist dieser Stoffwechselschritt theoretisch möglich. Er spielt allerdings nach derzeitigen Erkenntnissen eine untergeordnete Rolle.

Der bei der Alkoholdehydrierung entstehende Acetaldehyd wird durch die Aldehyddehydrogenase, ein ebenfalls NAD bedürftiges Fermentsystem, weiter zu Essigsäure dehydriert (RACKER 1949). Diese gebildete Essigsäure scheint nicht als freie Essigsäure aufzutreten, sondern an Koenzym A (COA) gebunden als aktive Essigsäure. Diese führt dann den Essigsäurerest entweder in den Zitronensäurezyklus ein, wo der Abbau zu CO_2 und Wasser erfolgt oder sie wird auf dem Weg über Malonyl-CoA in den Syntheseweg der Fettsäuren eingeschleust (CASIER 1967). Dieses aus Alkohol gebildete Fett scheint nach den Untersuchungen von LIEBER u. SCHMID (1961) eine wesentliche Ursache für die Fettablagerung in der Leber beim Alkoholabusus zu sein. Als weiterer Faktor für die Entstehung einer Fettleber könnte die von DI LUZIO u. POGGI (1967) nachgewiesene Hemmung des Fettabbaues in der Leber durch Alkohol eine Rolle spielen.

Obwohl Äthylalkohol im oxidativen Stoffwechsel des Organismus zur Energiegewinnung genutzt wird und darüberhinaus auch im Fettgewebe eingebaut werden kann, ist er jedoch kein vollwertiges oder harmloses Nahrungsmittel. Die gleichzeitige Wasser- und Lipidlöslichkeit von Äthylalkohol macht diese Verbindung zu einem Löslichkeitsvermittler. So können andere Stoffe, die normalerweise durch die Lipidanteile der Zellmembran zurückgehalten werden, diese Grenzschicht überwinden und dann ggf. im Zellinneren Störungen der physiologischen Abläufe herbeiführen, soweit diese nicht schon durch den Äthylalkohol selbst verursacht werden. Diese Membranwirkung ist sicher eine wesentliche Ursache für die alkoholische Gastritis, da die Salzsäure des Magens in

Alkohol sehr gut löslich ist und auf diese Weise in ihr sonst nicht zugängige Bereiche dringen kann.

Bei der alkoholischen Gärung von Naturprodukten entstehen neben Äthylalkohol auch noch andere Alkohole. Hier sind insbesondere zu nennen Methylalkohol, Propylalkohol, Butylalkohol und Isoamylalkohol. Man bezeichnet die letztgenannten höheren Alkohole als Fuselöle. Die Fuselöle sind wesentlich toxischer als der reine Äthylalkohol, sie können daher die Toxizität von alkoholischen Getränken, in denen sie enthalten sind, wesentlich steigern. Es konnte gezeigt werden, daß auf einen Äthanolgehalt von jeweils 10% eingestellte Getränke im Rattenversuch dann wesentlich toxischer waren, wenn sie aus fuselölhaltigem Ausgangsmaterial, wie Tresterbranntwein oder nordafrikanischem Rotwein aus Hybridenreben, hergestellt waren (QUADBECK 1972; DeRossi 1972).

Das außerordentlich bunte Bild der Schädigungen des zentralen und peripheren Nervensystems durch Alkoholabusus führt zwangsläufig zu dem Schluß, daß hier mehrere pathogene Mechanismen nebeneinander wirksam sind. Die toxische Wirkung kann das Nervengewebe selbst betreffen und somit eine unmittelbare darstellen, sie kann aber auch an anderen Organen oder Organsystemen des Organismus angreifen und so das Nervensystem mittelbar treffen. Alkoholbedingte Erkrankungen des peripheren und zentralen Nervensystems lassen sich oft durch Zufuhr hoher Dosen von Thiamin therapeutisch gut beeinflussen, insbesondere in Verbindung mit anderen Vitaminen der B-Gruppe. Diese Beobachtung hat zu dem Schluß geführt, daß der Mechanismus der Nervenschädigung durch Äthanol die Folge einer B-Avitaminose darstellt. Diese Avitaminose kommt dadurch zustande, daß infolge der alkoholbedingten Gastroenteritis die Resorption der B-Vitamine reduziert ist und darüber hinaus beim Alkoholabbau in verstärktem Maße Thiamin verbraucht wird. Die Tatsache, daß Thiamin ein wesentlicher Baustein der Kokarboxylase ist, läßt sich in diese Vorstellung gut einbauen. Beim chronischen Alkoholismus kann man Krankheitsbilder, die den Vitaminmangelsyndromen Beriberi und Pellagra entsprechen, durchaus beobachten, aber beide Krankheitsbilder zeigen bei weitem nicht die bunte Vielfalt der Krankheitserscheinungen wie bei chronischem Alkoholabusus. Man wird daher dem B-Vitaminmangel, sei es durch unzureichende Versorgung oder durch gesteigerten Verbrauch, in der Pathogenese der Krankheitsbilder bei chronischem Alkoholabusus nur die Rolle eines Teilfaktors zuweisen können. Um das vielseitige Bild der alkoholischen Erkrankungen zu erzeugen, müssen außer dem B-Vitaminmangel und insbesondere dem Thiaminmangel noch weitere Mechanismen wirksam sein.

Wie schon erwähnt, ist Äthylalkohol wasser- und lipidlöslich, so daß er durch die Lipidanteile der Zellmembranen, aber auch anderer Membranstrukturen, nicht zurückgehalten wird. Er schädigt hierbei die Membranen nicht nur in ihrer Sperrfunktion, sondern beeinflußt auch die membrangebundenen Enzymsysteme. So konnten SUN und SAMORAJSKI (1975) zeigen, daß durch Äthanol insbesondere die membranständige Na^+, K^+-ATP-ase gehemmt wird. Da diese Hemmung nicht kompetitiv ist, muß es sich um eine unmittelbare Wirkung am Enzymsystem handeln. Dieser Effekt auf die Na^+, K^+-ATP-ase, der an Gehirnmaterial der Maus und des Menschen untersucht wurde, steigt mit zunehmendem Lebensalter an, was auf die im Alter labileren Membranstrukturen zurückgeführt wird. Daß es bei diesem Effekt auf die Lipidlöslichkeit von Äthanol ankommt, ergibt sich aus der Tatsache, daß Methanol unter den gleichen Versuchsbedingungen wesentlich weniger hemmt, während die Hemmwirkung der stärker lipidlöslichen höheren Alkohole noch ausgeprägter ist. Die alkoholbedingte Membranschädigung ist sicher auch die Ursache für die Hemmung der synaptischen Übertragung durch Alkohol. In einer Übersicht stellt RAWAT (1976) bei der Betrachtung der verschiedenen biochemischen Wirkungen von Alkohol auf das Nervensystem die Membranschädigung in den Vordergrund der pathogenen Wirkung von Alkohol auf den Organismus. Er weist darauf hin, daß durch Alkohol die Natriumpumpe geschädigt werde, wobei es zu einer Störung des transmembranalen Potentials komme. Gleichzeitig würden hierbei Energiestoffwechselstörungen und Störungen des Transmitterstoffwechsels verursacht. Die bekannte Steigerung der Toxizität vieler Medikamente durch gleichzeitige Alkoholzufuhr ist sicher auch als Folge dieser Membranschädigung über eine Verminderung der Sperrfunktion zu betrachten. Dies betrifft insbesondere die Blut-Hirn-Schranke, deren Sperrfunktion durch Alkohol vermindert wird, obwohl sie hierbei morphologisch keine Schäden aufzuweisen braucht. Allerdings wird bei der Ratte die Blut-Hirn-Schranke auch für [^{14}C]-Sucrose durch bis zur Anästhesie reichende Blut-Alkohol-Konzentrationen nicht beeinflußt (PHILLIPS 1981). Kommt jedoch zur Alkohol-Intoxikation noch eine traumatische Läsion des Gehirns hinzu, dann tritt in der Umgebung der Hirnverletzung in wesentlich größerem Umfange Evansblue durch die Blut-Hirn-Schranke, als bei traumatisierten Tieren ohne Alkoholbelastung (PERSSON u. ROSENGREN 1977). In gleicher Weise wird die Schrankenstörung durch eine Luftembolie durch Alkoholvorbehandlung wesentlich verstärkt, so daß auch bei dieser kombinierten Schädigung Evansblue in erheblichem Umfange ins Hirngewebe übertritt (ROSENGREN et al. 1977). Der Übertritt von Evansblue läßt auf eine Schädigung der ‚tight junctions' im Bereich der Kapillarendothelien schließen. Die bisher vorliegenden Experimente sprechen dafür, daß eine morphologisch erkennbare Schädigung der Blut-Hirn-Schranke durch Alkohol dann zustande kommt, wenn ein anderer wesentlicher Faktor additiv zu der Schädigung gegeben ist.

Zu den alkoholbedingten Membranschädigungen tritt eine alkoholbedingte Hemmung von Fermentsystemen, die für die Funktion des Gehirns von wesentlicher Bedeutung sind. Ein großer Teil des dem Organismus zugeführten Äthylalkohols wird in der Leber in Acetaldehyd überführt. Da Acetaldehyd wesentlich toxischer als Äthanol ist, kann angenommen werden, daß die überwiegend toxische Wirkung von Äthanol über Acetaldehyd erfolgt. Nun konnte SIPPEL (1974) zeigen, daß niedrige Konzentrationen an Acetaldehyd das Gehirn nicht erreichen, weil diese in der Kapillarwand des Gehirns durch die dort vorhandene Aldehydreduktase in Äthylalkohol verwandelt werden. Erst bei sehr hohen Konzentrationen von Acetaldehyd im Blut über 250 mmol/ml war Acetaldehyd im Gehirn nachzuweisen, d.h. nur dann, wenn die Aldehydreduktase in der Kapillarwand des Gehirns voll gesättigt war. Wenn auch der in der Leber gebildete Acetaldehyd wohl den peripheren Nerven, nicht aber das ZNS erreichen kann, so ist es doch möglich, die toxische Wirkung des Äthylalkohols auf das ZNS als eine Acetaldehydwirkung aufzufassen. Während frühere Untersucher eine

Alkoholdehydrogenase im Gehirn nicht nachweisen konnten, fanden RASKIN und SOKOLOFF (1968), daß im Rattengehirn eine NAD-, NADH-abhängige Alkoholdehydrogenase vorkommt, die mit der aus der Leber gewonnenen immunologisch identisch ist. Die gleichen Autoren konnten 1974 zeigen, daß unter dauernder Alkoholbelastung die Alkoholdehydrogenaseaktivität in den Großhirnhemisphären auf das Doppelte ansteigt, während im Hirnstamm ein entsprechender Anstieg nicht erfolgt. Dieser fehlende Anstieg im Hirnstamm wird als Ursache dafür angesehen, daß es in diesem Bereich keine Zunahme der Alkoholtoleranz gibt. Wenn man die Alkoholdehydrogenase in verschiedenen Organen vergleicht, so ist sie am aktivsten in der Leber; es folgen dann Dünndarm, Lunge, Niere und Herz. Im Bereich des Nervensystems wurde die höchste Aktivität im Nervus opticus und in der Retina gefunden. Bezogen auf das lösliche Protein lag die Höchstaktivität in der Retina, gefolgt vom Nervus opticus, danach peripherer Nerv, Kleinhirn-Rindengrau, Brücke, Mittelhirn, kortikale Grisea und subkortikale Alba (RASKIN u. SOKOLOFF 1972). Die vergleichsweise hohe Enzymaktivität des Nervus opticus könnte ein wesentlicher Faktor bei der Entstehung der Alkoholamblyopie sein. Der Mechanismus wäre dann zu verstehen in einer vergleichsweise hohen Produktion von Acetaldehyd, ohne daß dieser an Ort und Stelle durch Dehydrierung weiter entgiftet werden kann.

Zum Einschleusen der Fettsäuren in den Zitronensäurezyklus, aber auch beim oxidativen Abbauweg von Äthanol, spielt das Koenzym A (CoA), die aktive Essigsäure eine wesentliche Rolle. ESTLER u. LACHMANN konnten 1976 zeigen, daß im Gehirn von Mäusen durch Alkohol die Bildung von Acetyl-CoA gehemmt wird. Diese Hemmung ließ sich durch Pyrazol, einem Hemmstoff der Alkoholdehydrogenase, aufheben. Aufgrund dieser Befunde muß geschlossen werden, daß die CoA-Hemmung nicht durch Alkohol selbst, sondern durch Acetaldehyd bewirkt wird.

Auch in den Stoffwechsel der Neurotransmitter greift Alkohol bzw. Acetaldehyd an verschiedenen Stellen ein. So wird die Monoaminoxidase durch Alkohol und in wesentlich stärkerem Maße durch Acetaldehyd im Gehirn gehemmt (TOWNE 1964). Der Abbau von Serotonin zu 5-Hydroxy-Indolyl-Essigsäure (5-HIAA) wird anscheinend nicht beeinflußt, aber der Transport von 5-HIAA ins Blut ist verzögert, so daß es unter Alkoholeinwirkung zum Anstieg dieser Verbindung im Gehirn kommt (TABAKOFF et al. 1975). Neben dem Abbau von Acetaldehyd zu Essigsäure verfügt das Gehirn auch über die Möglichkeit, Acetaldehyd wieder zu Äthylalkohol zu reduzieren und diesen an das hirnvenöse Blut abzugeben. Diese Reduktion wird durch 4 verschiedene NADPH abhängige Aldehydreduktasen bewirkt. Diese Aldehydreduktasen werden alle in gleicher Weise durch 5-HIAA gehemmt (RISS und v. WARTBURG 1967). Durch Hemmung des Abtransportes von 5-HIAA aus dem Gehirn durch Acetaldehyd und andererseits durch Hemmung der Entgiftung von Acetaldehyd durch 5-HIAA kommt es zu einem Circulus vitiosus, der zu einer Verlängerung der Gifteinwirkung von Acetaldehyd auf das Gehirn führt.

Andere Transmittersubstanzen des Gehirns werden durch Alkohol ebenfalls beeinflußt. RAWAT (1974) konnte im Tierversuch feststellen, daß unter Alkohol der Noradrenalingehalt des Gehirns abfällt, während Gamma-Amino-Buttersäure (GABA), ein inhibitorischer Transmitter, ansteigt. Im Gegensatz zu RAWAT (1974) fanden SYNTINSKY et al. (1975) allerdings nur bei der akuten Alkoholbelastung einen Anstieg von Gamma-Aminobuttersäure im Gehirn, bei chronischer Alkoholbelastung dagegen einen Abfall. Dieser Anstieg von GABA ist möglicherweise eine wesentliche Ursache für die im Tierversuch zu beobachtende antiepileptische Wirkung von Äthylalkohol, mindestens im akuten Versuch, während die Krampfbereitschaft nach Absetzen des Alkohols wieder im Bereich der Norm liegt oder sogar wesentlich gesteigert ist (TABAKOFF u. BOGGAR 1974). Der Abfall von Acetylcholin unter Einfluß von Alkoholzufuhr ist auf eine Hemmung der Cholin-Acetyl-Transferase zurückzuführen. Da diese Hemmungen durch Pyrazol aufzuheben sind (RAWAT 1974), handelt es sich bei diesem Effekt auf den Acetylcholin-Stoffwechsel um eine unmittelbare Wirkung von Acetaldehyd.

Der Proteinstoffwechsel des Gehirns wird über eine Hemmung der Aminoacyltransport-RNA-Synthetase beeinträchtigt (FLEMMING et al. 1975). Diese Störung des Proteinstoffwechsels konnte von JARLSTEDT (1972) am Gehirn der Ratte demonstriert werden. JARLSTEDT fand einen verminderten Leuzineinbau in das Hirngewebe nach einer 8monatigen Verfütterung von 15%igem Alkohol als einzigem Getränk. Histologische Veränderungen konnten nach dieser Alkoholbelastung im Gehirn nicht nachgewiesen werden. JARLSTEDT u. HAMBERGER (1972) konnten ergänzend hierzu zeigen, daß der verminderte Leuzineinbau nur das Gliagewebe, nicht aber die Nervenzellen betraf. Der gleiche Effekt ließ sich auch in vitro demonstrieren.

Die Tatsache, daß Acetaldehyd als erstes Abbauprodukt von Äthanol in vitro mit verschiedenen biogenen Aminen zu Verbindungen zu kondensieren vermag, hat zu der Hypothese geführt, daß diese Kondensationsprodukte, die strukturelle Ähnlichkeiten mit Harmala-Alkaloiden und Alkaloiden des Opiums haben, die Ursache für die suchtauslösende Wirkung von Äthanol seien (BRINGMANN 1979). Bei Patienten, die im Rahmen einer Parkinson-Behandlung größere Mengen an Dihydroxyphenylalanin (DOPA) zugeführt bekommen hatten, konnten SANDLER et al. (1973) nach Äthanolbelastung kleinste Mengen an Norlaudanasolin (Tetrahydropapaverolin) im Urin nachweisen. Ob diese Verbindung einen suchtauslösenden Effekt hat, steht zur Diskussion. Erste Ergebnisse deuten darauf hin, daß auch beim chronischen Alkoholkonsum ähnliche Verbindungen entstehen und nachgewiesen werden können (COLLINS et al. 1978). Bei der Ratte bewirken intraventrikuläre Injektionen von 1 µl Norlaudanasolin in 15minütigen Abständen in einem Zeitraum von 12 Tagen eine Bevorzugung von hochprozentigem Alkohol als Getränk, die nach Ende der Applikationen noch 6 Monate anhielt (MYERS u. MELCHIOR 1977; MYERS 1978). Obwohl die Ergebnisse und Hypothesen über Interaktionen von Alkohol und Acetaldehyd mit Stoffwechselprodukten einiger Neurotransmitter noch widersprüchlich sind, werden hier Möglichkeiten vermutet, der Interpretation des Suchtphänomens auf neurochemischer Ebene näher zu kommen (COLLINS u. BIGDELI 1975; DEITRICH u. ERWIN 1975).

Bei den direkten und indirekten Auswirkungen des Äthylalkohols auf das Nervensystem ist die *akute Alkoholvergiftung* von den Folgen des chronischen Alkoholismus zu unterscheiden. Letzterer führt zu Schäden sowohl im Bereiche des zentralen wie auch des peripheren Nervensystems, zu den verschiedenen Formen der *alkoholischen Enzephalopathie* und zur *alkoholischen Polyneuropathie*. Erst in den letzten 15 Jahren hat sich die Aufmerksamkeit der Ärzte auf einen weiteren Typus der Alkoholschädigung konzentriert, der eigenartigerweise vorher kaum erkannt wurde, obwohl es ihn zweifellos schon früher gegeben haben dürfte; es handelt sich um das *embryofetale Alkoholsyndrom* als Folge der intrauterinen Alkoholwirkung auf das reifende Gehirn bei Kindern alkoholsüchtiger Mütter.

2. Akute Alkoholintoxikation

Todesursache bei der akuten Alkoholvergiftung kann die zentrale Atemlähmung sein, soweit nicht Aspirationszwischenfälle oder sturzbedingte Verletzungsfolgen den tödlichen Ausgang bestimmen. Hirnorganische Vorkrankheiten, insbesondere dysmetabolische Hirnprozesse, können die Alkoholtoleranz erheblich verringern, so daß aufgrund relativ niedriger Alkoholwerte in den verschiedenen Körperflüssigkeiten gelegentlich bereits von gerichtsmedizinischer Seite der Verdacht auf eine zerebrale Stoffwechselstörung ausgesprochen wird.

Infolge des hohen Lipidgehaltes des Hirngewebes wird Alkohol hier in besonderem Maße physikalisch gebunden. Darauf ist zurückzuführen, daß nach einem akuten Alkoholtod oder nach Tod unter starker Alkoholeinwirkung bei der Herausnahme des Gehirns aus der Schädelhöhle ein starker Alkoholgeruch in Erscheinung tritt. Die als Aromastoffe den alkoholischen Getränken zugefügten ätherischen Öle wie auch die Aromastoffe der Weine sind lipidlöslich und in gleicher Weise im Gehirn fixiert und daher ebenfalls am Geruch zu erkennen.

Makroskopisch zeigen Gehirn und weiche Häute als Folge der alkoholbedingten Vasomotorenlähmung eine hochgradige, venös betonte Hyperämie, gelegentlich mit kleinen diapedetischen Blutaustritten. Das Gehirn ist ödematös durchtränkt, ohne daß dabei Hirndruckzeichen entwickelt sein müssen. Auch der mikroskopische Befund ist uncharakteristisch. Nervenzellveränderungen mit Tigrolyse und Zytoplasmaschwellungen sowie Zelluntergänge sind beschrieben worden, können aber auch fehlen. Tritt der Tod innerhalb von 24 h ein, sind gliös-mesenchymale Reaktionen nicht zu erwarten.

Klinische Beobachtungen sprechen dafür, daß akute Alkoholintoxikationen einen Risikofaktor darstellen für das Auftreten primärer Subarachnoidalblutungen (HILLBOM u. KASTE 1982).

3. Chronische Alkoholintoxikation

Morphologisch kann sich chronischer Alkoholabusus im Nervensystem sehr unterschiedlich auswirken. Die häufigste Folge ist wohl die *alkoholische Polyneuropathie*. Am Gehirn lassen sich unspezifische Veränderungen mehr oder minder diffuser Art erkennen, wie sie in ähnlicher Weise bei der senilen Involution des Organs auftreten und die hier offenbar vorzeitig in Gang gesetzt werden. Daneben gibt es nach Qualität und Topographie recht charakteristische Gewebssyndrome, deren Auftreten zwar nicht auf den chronischen Äthylismus beschränkt ist, deren Vorliegen jedoch immer zunächst an einen chronischen Alkoholismus denken läßt, weil sie besonders oft in dieser Konstellation vorkommen. Es sind dies die *Wernickesche Enzephalopathie,* die *zentrale pontine Myelinolyse* und die *„lokalisierte Kleinhirnrindenatrophie"* (sog. *Spätatrophie der Kleinhirnrinde*), während das *Marchiafava-Bignami-Syndrom,* die *funikuläre Spinalerkran-*

kung und die *Morelsche laminäre Rindensklerose* seltenere Manifestationsformen der alkoholischen Schädigung der ZNS darstellen. Die früher als häufig bei chronischen Alkoholikern beschriebene Pachymeningeosis haemorrhagica interna ist in den letzten Jahrzehnten trotz des in dieser Zeit erheblich verstärkten Alkoholismus praktisch völlig aus unserem Beobachtungsgut verschwunden. Dagegen sind akute und chronische subdurale Hämatome – teils mit, teils ohne Rindenkontusionen – in Anbetracht der häufigen Stürze bei Trunkenheit nicht ganz selten.

a) Die alkoholischen Enzephalopathien

α) Diffuse Hirnveränderungen

Die *unspezifischen Hirnveränderungen* im Sinne der vorzeitigen Involution bestehen in einer Bindegewebsvermehrung der weichen Häute und einer mehr oder minder ausgeprägten Atrophie von Rinde und Marksubstanz mit entsprechender Erweiterung der Liquorräume. Die Leptomeningofibrose ist gewöhnlich frontal betont. Das im Einzelfall recht variable Ausmaß der Hirnatrophie ist wahrscheinlich nicht nur abhängig von Dauer, Intensität und Modalität des Alkoholismus, sondern auch von einer individuellen Disposition. NEUBÜRGER (1931) konnte in seinem Material keinen Unterschied in den Hirngewichten der Alkoholiker beim Vergleich mit der jeweiligen Altersgruppe feststellen. Auch STORK (1967) betont, daß in seinen 28 Fällen mit erwiesenem chronischem Alkoholismus weder die Hirngewichte niedriger lagen noch die Hirnventrikel weiter waren als bei Vergleichsfällen, während in der Untersuchungsreihe von TORVIK et al. (1982) eine geringe Gewichtsdifferenz nachweisbar war. Andererseits zeigten in einer kombinierten Untersuchungsserie von LEE et al. (1979) an männlichen Alkoholikern unter 35 Jahren 59% einen intellektuellen Abbau und 49% im Computer-Tomogramm eine Hirnatrophie, allerdings ohne daß zwischen dem Grad der intellektuellen Leistungsminderung und den Zeichen der Hirnatrophie im CT-scan eine statistisch signifikante Korrelation bestand. 18% dieser Untersuchungsserie hatten nach dem Biopsiebefund eine Leberzirrhose. – Nach LUSINS et al. (1980) steht das Ausmaß der im CT-scan erfaßbaren Hirnatrophie, die auch in deren Untersuchungsgut keine Relation zu den Ergebnissen psychologischer Tests aufwies, in deutlicher Beziehung zur Dauer der Alkoholanamnese. Ob allerdings derartige CT-Befunde tatsächlich im Sinne einer echten Atrophie mit Reduktion des funktionstragenden Parenchyms zu werten sind oder es sich nicht lediglich um eine Darstellung von temporären intrakraniellen Flüssigkeitsimbalancen handelt, erscheint in Anbetracht der Normalisierungstendenz derartiger CT-Befunde nach Entwöhnungsbehandlung fraglich (NEUMANN 1981).

Die von vielen Autoren herausgestellte Rindenatrophie (Übersicht bei PENTSCHEW 1958) betrifft vorwiegend das Stirnhirn. Mikroskopisch fällt eine verstärkte Lipofuszin-Beladung der Nervenzellen auf, die geschrumpft sein können im Sinne der chronischen Zellerkrankung, gelegentlich auch vakuolisiert oder tigrolytisch. Das Nisslsche Grau zwischen den Zellen kann reduziert sein. Oft ist ein Schwund der Tangentialfasern festzustellen. Die Zahl der Gliakerne ist vermehrt. Das Marklager kann verschmälert sein und an den Markgefäßen findet man dann mit pigmentierten Abbauprodukten beladene Makrophagen.

Ein weiterer Befund ist das vorzeitige und vermehrte Auftreten sog. Sphäroide in den medialen Hinterstrangkernen der Medulla oblongata und in der roten Zone der Substantia nigra (JELLINGER 1968). Es handelt sich dabei um dystrophische präterminale Axonschwellungen, auch als neuroaxonale Degenerate bezeichnet, die physiologischerweise im höheren Lebensalter in geringer Anzahl in diesen Kerngebieten vorkommen, bei chronischen Alkoholikern jedoch bereits in jüngeren Jahren und zahlreicher in diesen Gebieten gefunden werden können.

Ein durch chronischen Alkoholabusus besonders gefährdetes Gebiet sind offensichtlich die Mamillarkörper. ALLING u. BOSTRÖM (1980) fanden hier bei 9 chronischen Alkoholikern ohne Wernickesche Enzephalopathie (und ohne auf eine zentrale pontine Myelinolyse hindeutende Veränderungen) eine deutliche Verringerung des mamillären Markfasergeflechtes und korrespondierend dazu eine Abnahme des Zerebrosid-, Cholesterol- und Phospholipidgehaltes, während diese Werte in den übrigen Teststellen (Kleinhirnwurm, dorsale und mediale Anteile des Thalamus, Vierhügelplatte) mit den Kontrollfällen übereinstimmten.

Interessante Aspekte im Hinblick auf mögliche Auswirkungen der chronischen Alkoholintoxikation auf die Synapsen eröffnen experimentelle Befunde von RILEY (1977) und RILEY und WALKER (1978). RILEY sah bei der Maus in einem sonstige Mangelzustände ausschließenden Langzeitversuch nach Anwendung der Imprägnationsmethode von Golgi-Kopsch eine erhebliche zahlenmäßige Verringerung der Spines an den Dendriten der Pyramidenzellen des Ammonhornes, der Granularzellen des Gyrus dentatus und der Purkinje Zellen in der Kleinhirnrinde. In der Humanpathologie ist eine Spine-Reduktion an den Purkinje-Zelldendriten bei der Alzheimerschen Krankheit beschrieben worden (MEHRAEIN et al. 1975). Die funktionellen Auswirkungen derartiger Befunde dürften beachtlich sein, wenn man sich die grundsätzliche Bedeutung der Synapsen vor Augen hält.

In diesem Zusammenhang ist bemerkenswert, daß VOLK et al. (1980) elektronenmikroskopisch nach chronischer Alkoholintoxikation bei der Ratte nicht nur eine Vermehrung der Filamente und der Lipofuszinablagerung in den kortikalen Nervenzellen gesehen haben, sondern auch im Neuropil dystrophische Veränderungen an Axonen und deren präsynaptischen Abschnitten (Abb. 13). Weitere Befunde waren eine Proliferation und Desintegration des glatten und rauhen endoplasmatischen Retikulums in den Nervenzellen des ventromedialen Hypothalamuskernes und „paired helical filaments" (Abb. 14) in den Nervenzellen der Spinalganglien (VOLK 1970), ein Befund, der im Hinblick auf bestimmte Alzheimersche Fibrillenveränderungen beim Menschen besondere Beachtung verdient, zumal paired helical filaments unter Versuchsbedingungen bisher nicht

---

Abb. 13a–c. Alkohol-Langzeitversuch (6 Monate) an der ausgewachsenen Ratte. Aus- ▷ schnitte aus dem Nucleus ventromedialis hypothalami. **a** Anschnitt einer dystrophischen Ganglienzelle; mehrere kleine dystrophische Nervenzellfortsätze im Neuropil (*Pfeile*). × 12000. **b** Dystrophisches Axon mit zahlreichen stark osmiophilen Einlagerungen. In der Umgebung noch intakte Synapsen (*Pfeile*) mit schwarz angefärbten Vesikeln. **c** Dystrophischer präsynaptischer Abschnitt (*Pfeil*) mit Zusammensinterung der Synapsenbläschen und Verdichtung der Grundsubstanz. Siehe zum Vergleich eine angrenzende intakte Synapse (*Doppelpfeil*). × 56000. (Aus VOLK et al. 1980c)

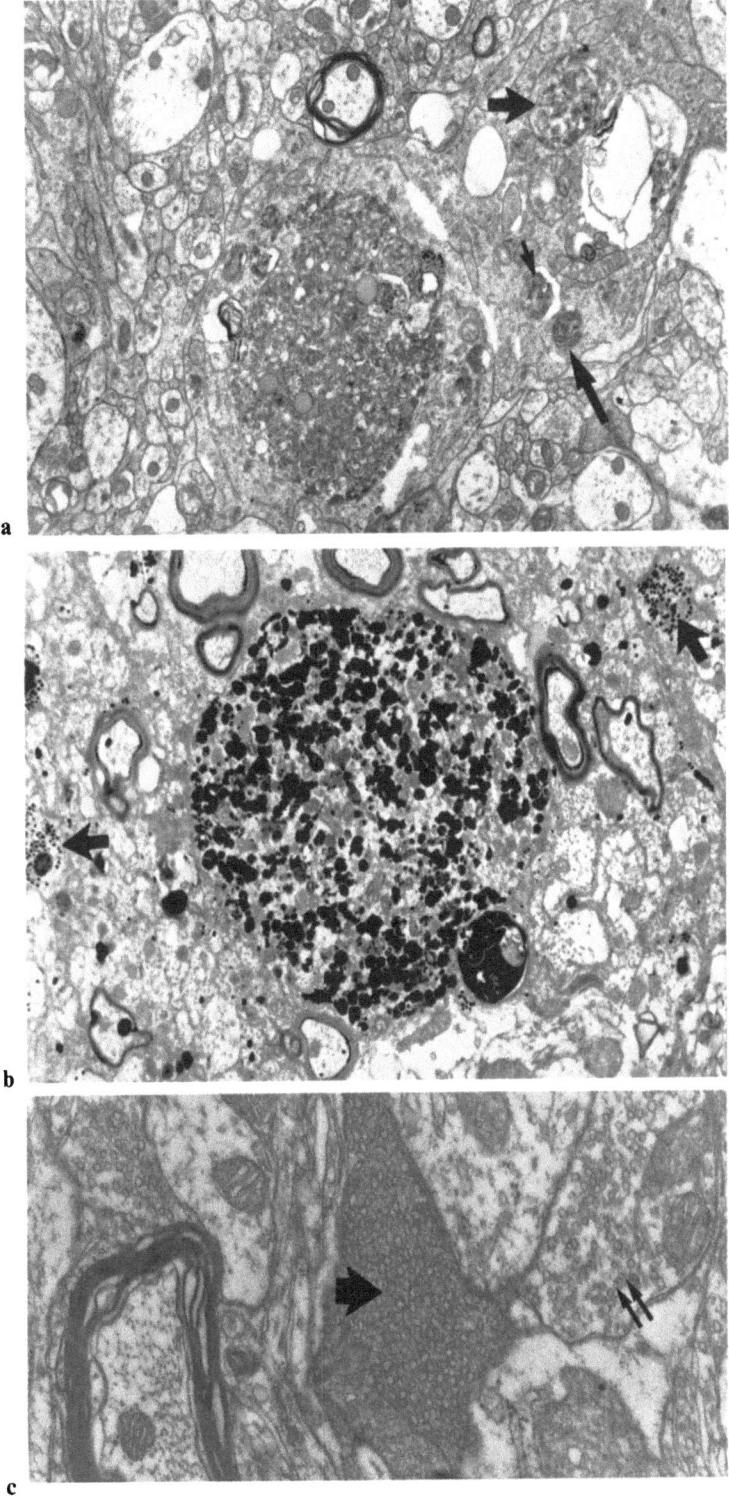

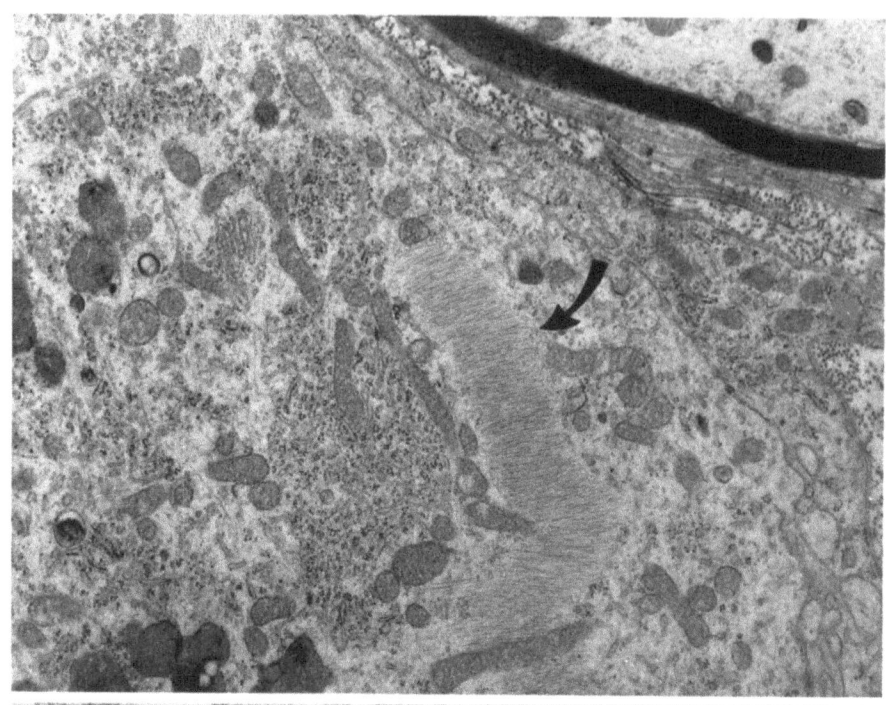

a

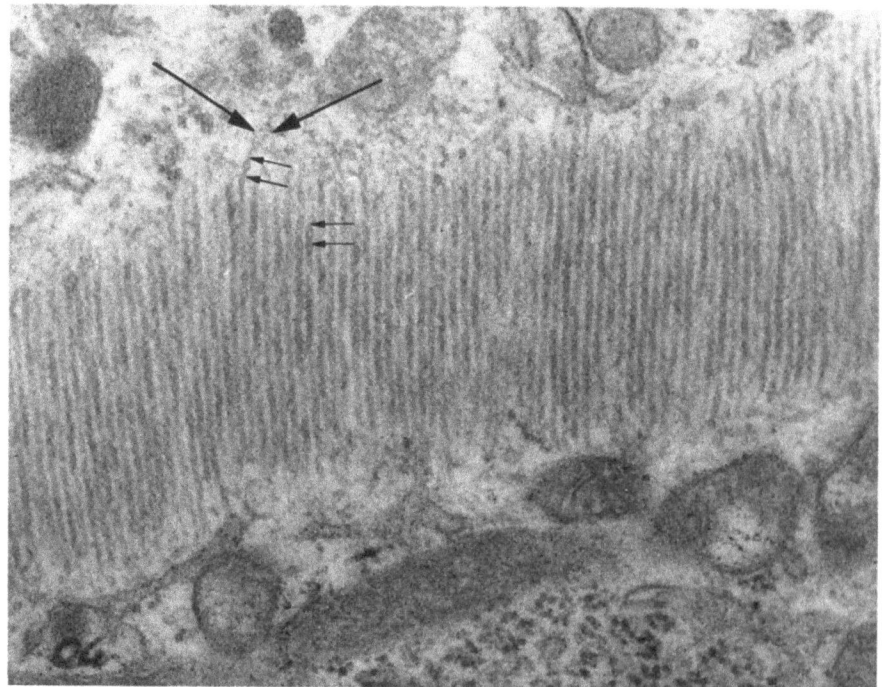

b

Abb. 14a, b. Alkohol-Langzeitversuch (6 Monate) an der ausgewachsenen Ratte. **a** In zervikalen und lumbalen Spinalganglien Auftreten filamentärer Strukturen. ×7200. **b** Ausschnittsvergrößerung aus **a** in Höhe des Pfeils. Bei den Filamenten handelt es sich um paarig um eine Längsachse gedrehte 10 μm Filamente (paired helical filaments) mit einer Drehung ungefähr alle 35 μm (*kurze Pfeile*). Außer einem verkürzten Twistabstand *sind sie mit den Filamenten der Alzheimerschen Fibrillen ultrastrukturell identisch.* ×30000. (Aus VOLK 1980a)

beobachtet wurden. VOLK et al. (1980c) werten diese Veränderungen als Ausdruck der gestörten zerebralen Proteinbiosynthese, insbesondere auch im Bereiche der Synaptosomen; sie lassen es offen, ob es sich tatsächlich um eine direkte Alkoholwirkung handelt oder nicht doch eher um unspezifische, durch begleitende Mangelsituationen mitbestimmte Erscheinungen. Auf jeden Fall dürften insbesondere die Veränderungen im Neuropil für das Verständnis des oft erheblichen dementiellen Abbaues chronischer Alkoholiker ohne bisher faßbares patho-anatomisches Äquivalent von entscheidender Bedeutung sein. Auch die experimentellen Befunde von PHILLIPS (1981) legen diese Annahme nahe.

β) Die Wernickesche Enzephalopathie

Klinik. Die klinischen Symptome der Wernickeschen Enzephalopathie bestehen in hochgradigen Merkfähigkeitsstörungen (amnestisches Syndrom – Korsakow-Psychose) mit Desorientiertheit, erhöhter Suggestibilität und Konfabulationen, vegetativen Erscheinungen, sowie Augenmuskelstörungen, jeweils abhängig vom etwas wechselnden Ausbreitungsmuster der geweblichen Veränderungen im Hirnstamm. Funktions- und Leistungsstörungen können sich allmählich entwickeln, aber auch akut, nicht selten aus einem alkoholischen Delir. Zeichen einer Polyneuropathie pflegen den zerebralen Symptomen in der Regel vorauszugehen („polyneuritische Korsakow-Psychose").

Makroskopische Befunde. Der anatomische Befund ist sehr charakteristisch, sowohl hinsichtlich der Qualität der geweblichen Veränderungen als auch ihrer Lokalisation. Makroskopisch können bei den akut verlaufenen Fällen kleine Blutungen in den Mamillarkörpern, im markarmen Hypothalamus, in der Vierhügelplatte oder im zentralen Höhlengrau um den Aquädukt und am Boden der Rautengrube bereits auf die Wernickesche Enzephalopathie hinweisen (Abb. 15). Blutungen sind allerdings bei der von WERNICKE (1881) ursprünglich als Entzündung gedeuteten Erkrankung („Polioencephalitis haemorrhagica superior acuta") keinesfalls obligat, eher selten. In fortgeschrittenen Stadien werden die Mamillarkörper atrophisch und bräunlich verfärbt (Abb. 16). Auch in den übrigen Prädilektionsstellen (s. Abb. 19) der Wernickeschen Enzephalopathie können weitere Herde bereits makroskopisch durch eine bräunliche Verfärbung auffallen. Sie sind immer bilateral, wenn auch nicht unbedingt symmetrisch.

Mikroskopische Befunde. Der mikroskopische Befund wird bestimmt vom pseudoenzephalitischen Gewebssyndrom (SPATZ 1930; Lit. bei PENTSCHEW 1958), das auf die graue Substanz beschränkt ist. Man versteht darunter eine starke Mesenchymaktivierung nicht entzündlicher Genese mit lebhafter Wucherung der Kapillarwandzellen und Kapillarsprossung, so daß „endarteriitische" Bilder entstehen (Abb. 17a u. 18b). Diese werden begleitet von einer Proliferation der ortsständigen Glia. In den Mamillarkörpern, in denen sich die Veränderungen auf den medialen, beim Menschen besonders entwickelten Kern zu beschränken pflegen, und in den großzelligen neurosekretorischen Kernen des Hypothalamus (Nucleus paraventricularis, Nucleus supraopticus) überwiegt nach BODECHTEL und GAGEL (1931) meist die Mikroglia, in den übrigen Kernge-

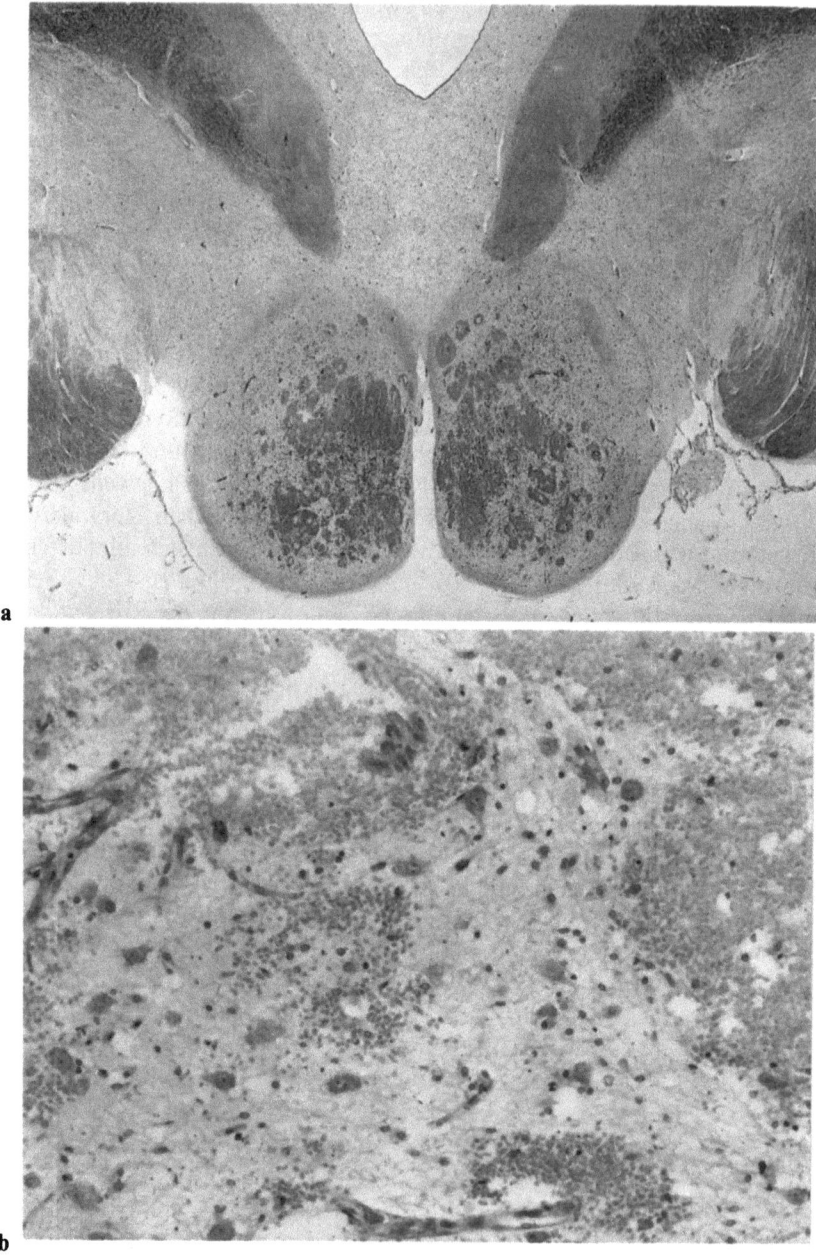

Abb. 15. a Akut verlaufene Wernickesche Enzephalopathie mit erheblicher hämorrhagischer Komponente bei chronischem Alkoholismus und akuter Magenblutung. **b** Ausschnitt aus **a**, Klüver-Barrera. × 150

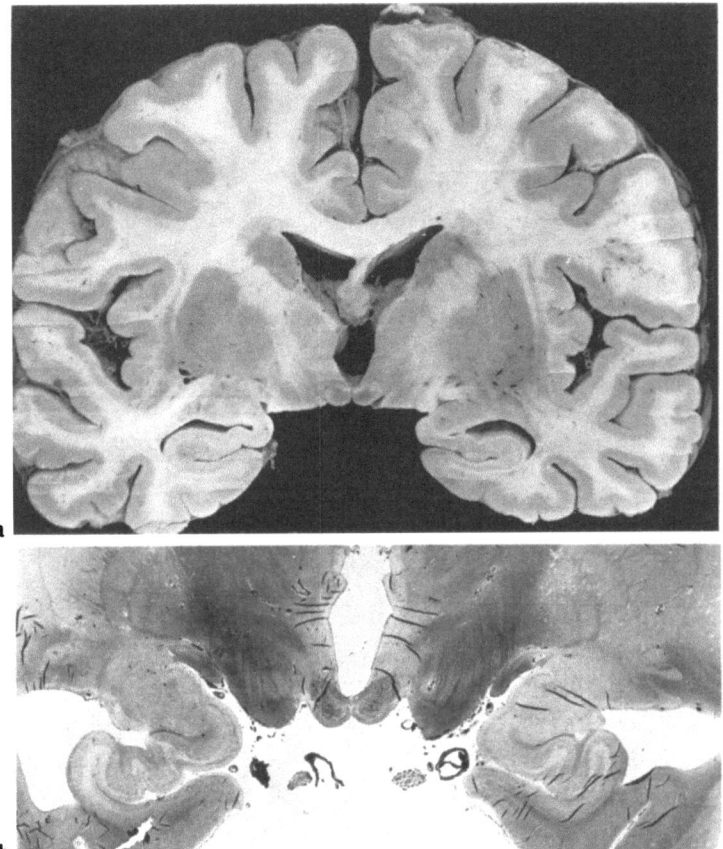

Abb. 16. a Braune Atrophie der Corpora mamillaria nach Wernickescher Enzephalopathie bei chronischem Alkoholismus. **b** Nach 15jährigem exzessiven Alkoholabusus seit mehreren Wochen polyneuritische Korsakow-Psychose bei Wernickescher Enzephalopathie mit massiver Glia- und Kapillarwucherung in den Corpora mamillaria. (Aus ULE 1958)

bieten des markarmen Hypothalamus und im Thalamus die Makroglia, z.T. mit Ausbildung gemästeter Astrozyten.

In auffälligem Kontrast zu dieser erheblichen Proliferation besonders des Mesenchyms steht dabei der meist gute Erhaltungszustand der Nervenzellen, der anzeigt, daß diese mesenchymal-gliöse Proliferation nicht eine sekundäre resorptive Reaktion auf einen Parenchymuntergang darstellt. Oft ist das zwischenzellige Grau zwischen den Nervenzellen noch mehr oder minder feinporig-spongiös aufgelockert und erscheint rarefiziert. Auch PEÑA (1969) hebt die Rarefizierung des Neuropil als wesentliches morphologisches Merkmal hervor.

Von diesem typischen Bild gibt es einige Abweichungen als Ausdruck unterschiedlicher Intensität und Akuität der geweblichen Vorgänge. Bei sehr akuten Verläufen stehen u.U. kapilläre Blutaustritte (Abb. 15) bei beginnender Schwellung der Haargefäßwandzellen ganz im Vordergrund. Diese selteneren Verlaufsformen trifft man allerdings eher als Komplikation gastrointestinaler Affektio-

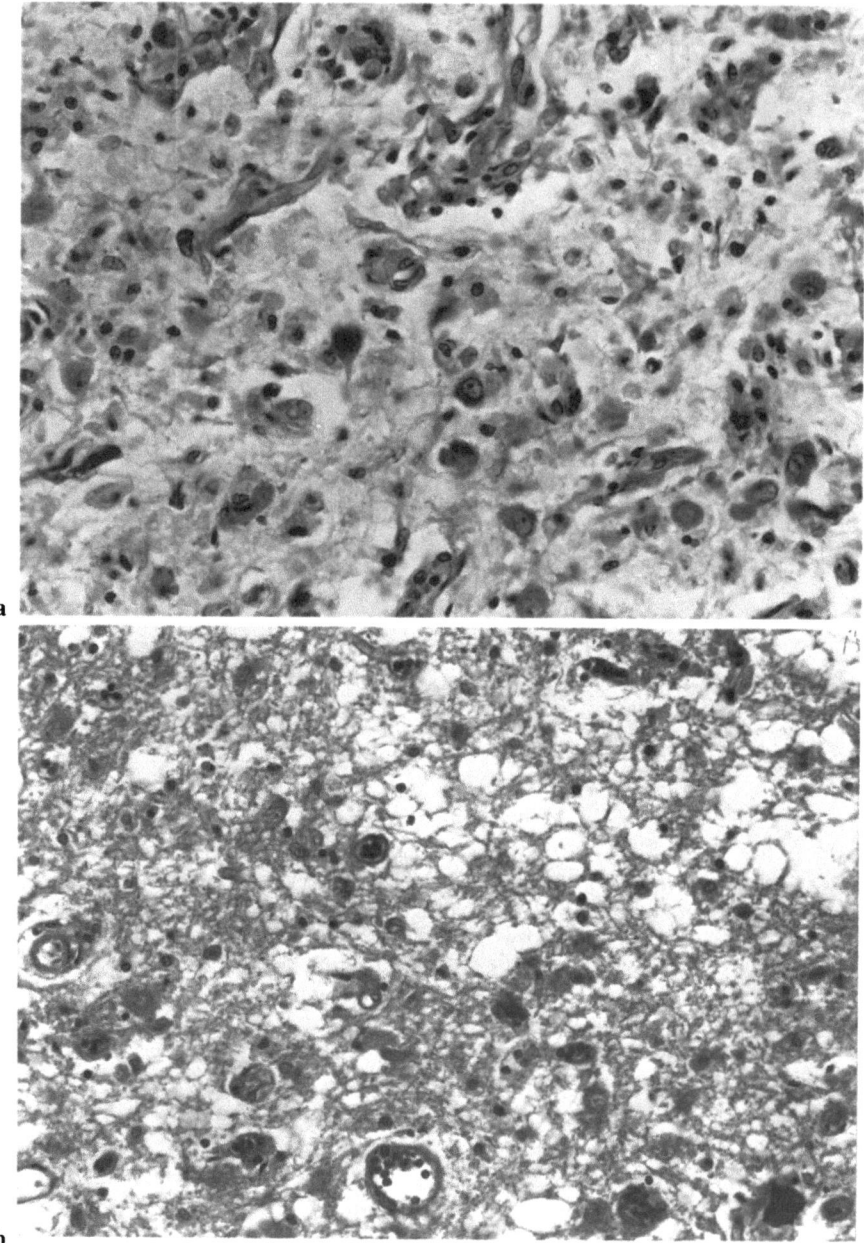

Abb. 17. a Pseudoenzephalitisches Gewebesyndrom in den Corpora mamillaria bei alkoholischer Wernickescher Enzephalopathie. Klüver-Barrera × 250. **b** Weitgehend gefäßunabhängige Spongiose des Neuropils bei Wernickescher Enzephalopathie; 62jährige Patientin mit langer Alkoholanamnese und akut aufgetretener Merkfähigkeitsstörung und Desorientiertheit. HE × 250. Originalpräparat: Reg. Med. Dir. Dr. H. JAKOB, Wiesloch

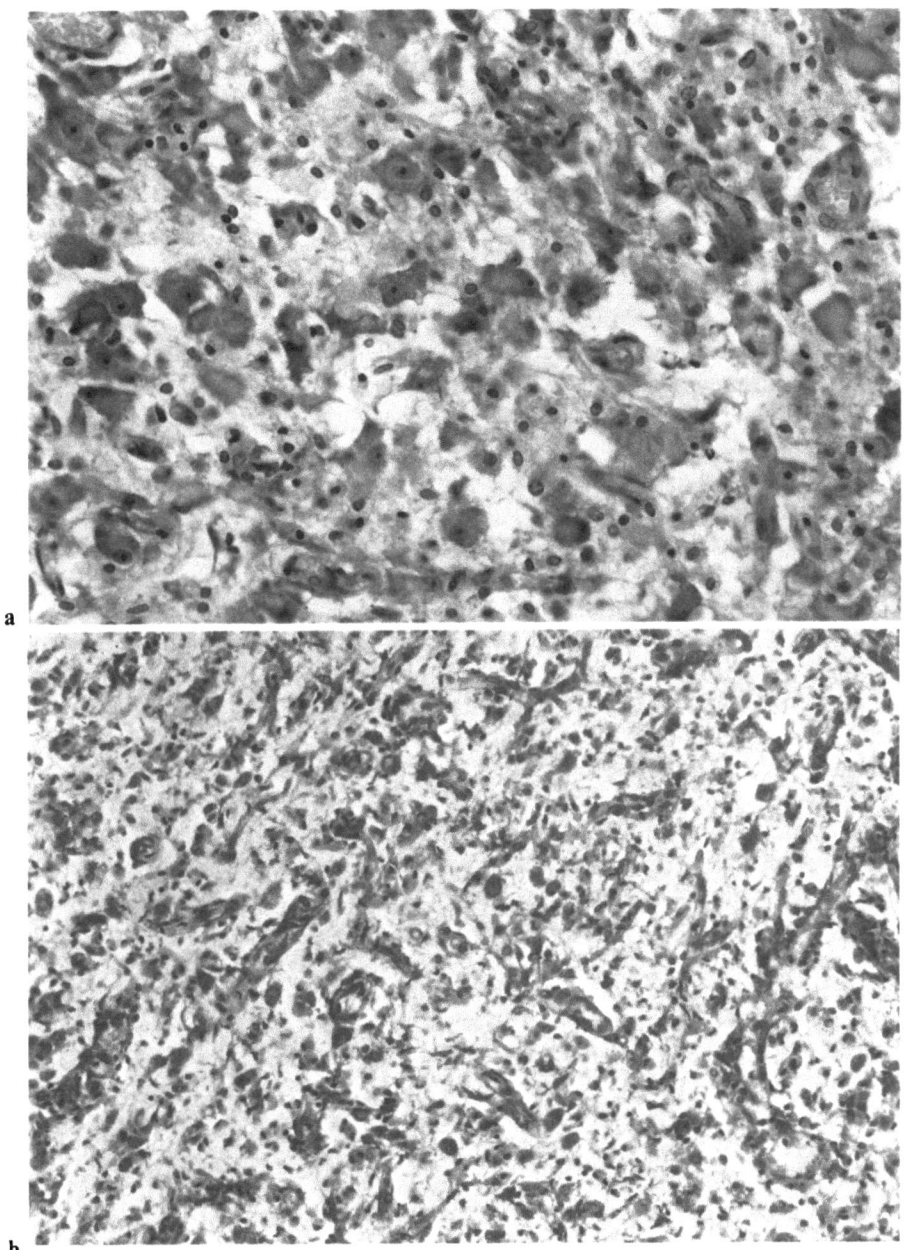

a

b

Abb. 18. a 56jähriger Alkoholiker mit Leberzirrhose und Wernickescher Enzephalopathie. In den Corpora mamillaria außer dem pseudoenzephalitischen Gewebesyndrom mit deutlicher Spongiose an den Nervenzellen vielfach das Bild der „primären Reizung". Klüver-Barrera × 250. **b** Pseudoenzephalitisches Gewebesyndrom in den kaudalen zwei Hügeln bei alkoholischem Wernicke-Syndrom. × 150; gleicher Fall wie Abb. 21 b

nen als im Rahmen des chronischen Alkoholismus. Auch hier wird außer den Blutungen oft eine feinporige Auflockerung des Neuropils sichtbar, die in manchen akuten Verläufen auch alleine das Bild beherrscht (s. Abb. 17b).

In anderen Fällen bleiben die Nervenzellen nicht ganz verschont, zeigen zum Teil das Bild der homogenisierenden Zellerkrankung oder andere akute Zellveränderungen. Dann sind im aufgelockerten Neuropil gelegentlich auch Ansammlungen mikrogliöser Körnerzellen nachweisbar („mamilläre Pseudomalazie im Sinne von NEUBÜRGER 1931).

Eine weitere, relativ seltene Variante des Wernicke-Syndroms wird durch Veränderungen an den Nervenzellen bestimmt, die offenbar der primären Zellveränderung bzw. der retrograden Zellveränderung entsprechen. PEÑA (1969) sah derartige Zellveränderungen in 7 von 92 Fällen Wernickescher Enzephalopathie. Die Nervenzellkörper sind dabei geschwollen, die Nissl-Schollen staubförmig zerfallen, an den Rand verlagert oder verschwunden und die Kerne vielfach randständig (s. Abb. 18a).

Wie diese tigrolytischen Schwellungszustände zustande kommen, ist unklar. Diskutiert werden verschiedene Möglichkeiten. DELAY et al. (1961) haben auf die Ähnlichkeit mit der Zellveränderung bei der Pellagra hingewiesen. Die übrigen Prädilektionsstellen der pellagrösen Nervenzellveränderung sind in diesen Fällen jedoch frei von derartigen Alterationen. PEÑA (1969) erwägt daneben eine Axonschädigung der Mamillare-Neurone oder auch eine transsynaptische Schädigung in Anbetracht der deutlichen Reduktion des Nisslschen Grau; das Wesentliche sieht er in einer metabolisch bedingten Erschöpfung der Nucleoproteinreserven. Tatsache ist, daß die auch von PEÑA herausgestellten Neuropilveränderungen eine Deafferenzierung der Mamillare-Neurone bedeuten, nach den Erfahrungen bei der transneuronalen Atrophie der Mamillarkörper nach Ammonshornzerstörung im wesentlichen wohl von den über den Fornix einfließenden Impulsen. Dies allein kann aber nicht der entscheidende Faktor sein, denn dann müßte man diese Zellveränderungen häufiger im Rahmen des Wernicke-Komplexes sehen. Die Interpretation als retrograde Zellveränderung nach Axonschädigung stößt insofern auf gewisse Schwierigkeiten, als – zumindest in den proximalen Abschnitten – der Tractus mamillo-thalamicus intakt erscheint. Man kann jedoch davon ausgehen, daß in einem Teil der alkoholischen Wernicke-Fälle die terminalen Axonabschnitte der Mamillare-Neurone doch erheblich in Mitleidenschaft gezogen werden und zwar in jenen relativ seltenen Fällen, in denen im Rahmen alkoholbedingter Thalamusschäden (s. S. 328) mit hochgradigem Nervenzellausfall und Astrozytose auch der sonst nur gelegentlich mit einbezogene Nucleus anterior beteiligt ist. Da er das Hauptprojektionsgebiet der Mamillarkörper darstellt, der Tractus mamillo-thalamicus überdies relativ kurz ist, könnte eine retrograd-transneuronale Degeneration dessen Terminalformationen sich vielleicht doch an den Mamillare-Zellen im Sinne der retrograden Zellveränderungen auswirken, wobei möglicherweise die gleichzeitig gegebene Deafferenzierung durch die Neuropilspongiose der Mamillarkörper diese Entwicklung begünstigt. Die Seltenheit der retrograden Zellveränderung an den Nervenzellen der Corpora mamillaria könnte so in der Seltenheit der Beteiligung des Nucleus anterior thalami im Rahmen der alkoholischen Thalamusschäden ihre Erklärung finden. Leider ist in dem in Abb. 18a dargestellten Fall – wie auch in den anderen der Literatur – gerade dieses Kerngebiet nicht systematisch überprüft worden.

In fortgeschrittenen Stadien mit ausgeprägter Atrophie der Mamillarkörper sind die persistierenden Nervenzellen infolge der Reduktion des zwischenzelligen Nisslschen Grau oft dicht aneinander gerückt, atrophisch und hyperchromatisch (s. Abb. 29a). Die Kapillarproliferation kann sich großenteils zurückgebildet haben, so daß das ortsständige Kapillarnetz kaum mehr besonders hervortritt. Die zellige Gliose klingt ab und wird durch eine Fasergliose abgelöst. Derartige Bilder sind ohne Berücksichtigung der Fornices von Spätstadien einer antegrad-transneuronalen Degeneration nach Ammonshornausfall oder Zerstörung der Fornices schwer abzugrenzen.

Außer der Qualität der geweblichen Veränderungen bietet die Wernickesche Enzephalopathie als charakteristisches Merkmal auch ein ganz besonderes Verteilungsmuster der Gewebsläsion (SPATZ 1930). Das pseudoenzephalitische Gewebssyndrom bevorzugt neben den Mamillarkörpern die vegetativen Kerngebiete des zentralen Höhlengrau im markarmen Hypothalamus – hier oft mit stärker ausgeprägter Spongiose – in der Umgebung des Aquäduktes und am Boden der Rautengrube. Auch die kaudalen Zweihügel sind ein Vorzugssitz (s. Abb. 18b). Einen Überblick über die Prädilektionsstellen nach der Häufigkeit ihres Befalles vermittelt die diagrammatische Darstellung (s. Abb. 19) von SPILLANE (1947). Nach unseren Erfahrungen der letzten Jahre müssen wir allerdings feststellen, daß in zunehmendem Umfang bei der Wernickeschen Enzephalopathie (auch nichtalkoholischer Genese) die Fälle mit isoliertem Befall der Mamillarkörper überwiegen. In der Untersuchungsserie von COLMANT (1965a) von 33 Fällen hatten 10 eine Beschränkung des Prozesses auf die Mamillarkörper geboten.

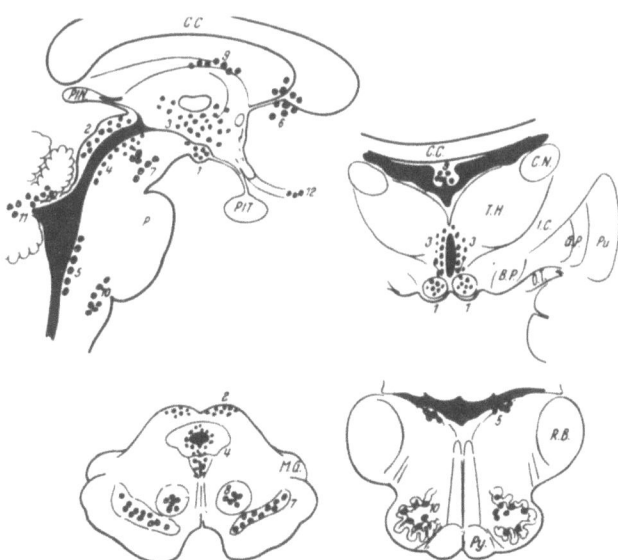

Abb. 19. Diagramm der Prädilektionsstellen bei der Wernickeschen Krankheit nach SPILLANE (1947) modifiziert nach PENTSCHEW (1958)

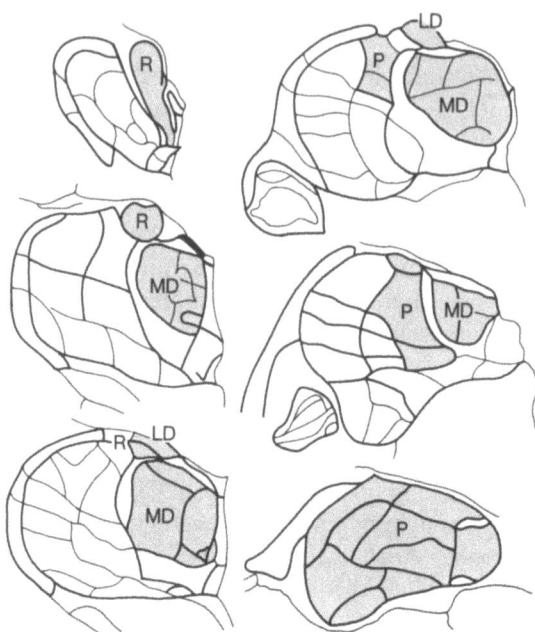

Abb. 20. Schematische Darstellung der Thalamusschäden bei chronischem Alkoholismus nach Colmant (1965a). *R* N. rostralis; *MD* N. mediodorsalis; *LD* N. laterodorsalis; *P* Pulvinar

Alkoholische Thalamusschäden. Neben dem pseudoenzephalitischen Gewebssyndrom sieht man bei Alkoholikern mit Wernickescher Enzephalopathie noch weitere feingewebliche Veränderungen, denen als verbindendes Merkmal eine Entparenchymisierung gemeinsam ist. Hier ist einmal der *Nervenzellschwund* mit *Astrozytose* in bestimmten Kernen des *Thalamus* anzuführen, auf den Colmant (1965) besonders hingewiesen hat und der nicht mit der gelegentlichen Ausbreitung des Wernicke-Komplexes in diese Region zu verwechseln ist; zum anderen auch jene Veränderungen in der weißen Substanz, die sich im Sinne einer *myelinolytischen Dystrophie* auswirken. Sehr selten ist die Kombination mit dem Marchiafava-Bignami-Syndrom und der zystischen Striatumdegeneration (Sato et al. 1981).

Colmant (1965) registrierte diese *Thalamusveränderungen* unter 33 Fällen 29mal. Am häufigsten war nach der Nomenklatur von Hassler (1959) der Nucleus medio-dorsalis betroffen, danach der Nucleus latero-dorsalis, dann Pulvinar thalami und am seltensten der Nucleus rostralis (s. Abb. 20). Die Veränderungen zeigen mit einer scharfen Begrenzung des Ganglienzellausfalles auf diese Kerngebiete Systemcharakter. An den Nervenzellen können chronische Veränderungen unterschieden werden im Sinne der einfachen Atrophie bzw. der Pigmentatrophie und akute Veränderungen in Form der Zellkoagulation, der ischämischen Ganglienzellnekrose. Beide Formen des Zellunterganges sieht man nebeneinander, oft angrenzend an schon eingetretene Ganglienzellverödungsbezirke. Akute Nekrobiosen gehen oft mit Neuronophagien und starker Mikrogliawucherung

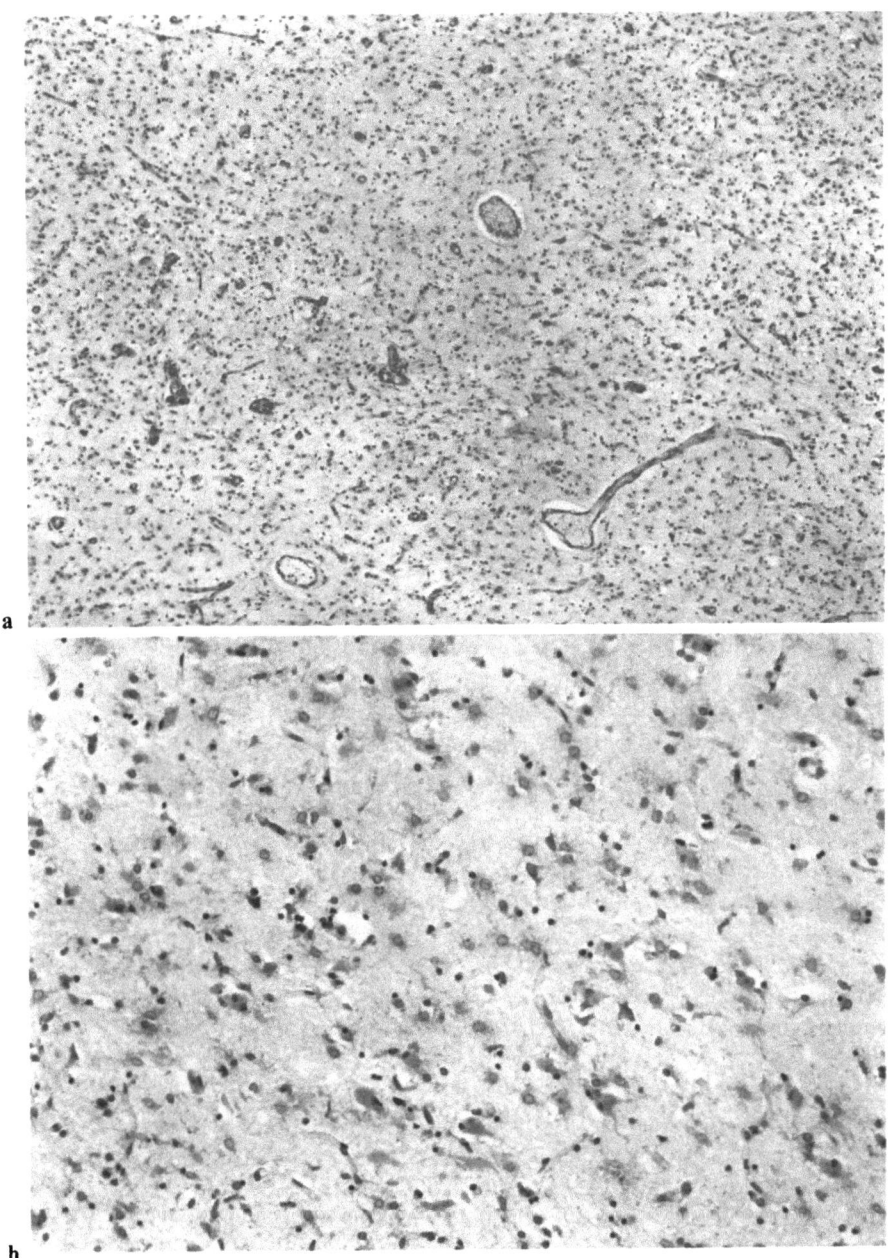

Abb. 21. a Nervenzellausfälle und Astrozytose im mediodorsalen Thalamuskern bei chronischem Alkoholismus. Klüver-Barrera × 52, gleicher Fall wie Abb. 36. **b** Ausgeprägte Astrozytose bei hochgradigem Nervenzellausfall im Nucleus mediodorsalis thalami bei Wernickescher Enzephalopathie (gleicher Fall wie Abb. 18 b). Nissl-Färbung × 150

einher, in den späteren Phasen überwiegen Astrozytosen (s. Abb. 21), die sich in den Endstadien wieder etwas auflockern können. Das histologische Bild vermittelt so den Eindruck eines schubweise fortschreitenden Prozesses.

Zwischen der Ausdehnung der Thalamuskernschäden und der Schwere des Wernicke-Komplexes besteht darüber hinaus eine gewisse Beziehung. Je weniger das pseudoenzephalitische Gewebssyndrom innerhalb der Prädilektionsstellen ausgebreitet ist, um so geringfügiger sind die Thalamusveränderungen. Von den 10 auf die Corpora mamillaria begrenzten Wernicke-Fällen im Material von COLMANT (1965a) zeigten nur 2 Thalamusschäden. Andererseits boten 2 weitere Fälle einer Serie von Alkoholdelirien ohne Wernickesche Enzephalopathie gleichartige Veränderungen in diesen Thalamuskernen. Thalamusschäden dieser Art werden auch gelegentlich beim Marchiafava-Bignami-Syndrom gefunden (DELAY et al. 1961; s. auch Abb. 21 u. Abb. 36).

Bezüglich der Pathogenese der Thalamusschäden ist man bis heute auf Vermutungen angewiesen. COLMANT (1965) erinnert an den reduzierten Glukoseverbrauch durch Störung der Zuckerverwertung und verringerte O_2-Aufnahme bei Wernicke-Patienten, eine Situation, aus der sich eine tiefgreifende Störung des Energiestoffwechsels ableiten lasse. Da bei Glukosemangel die gleichen Zellveränderungen entstehen können wie bei O_2-Mangel, seien Koagulationsnekrosen hier durchaus denkbar, wenn man eine topistisch im Sinne der Pathoklise gegebene besondere Anfälligkeit bestimmter Thalamuskerne gegenüber der bei der Wernickeschen Enzephalopathie vorhandenen Stoffwechsellage unterstellt. Die chronische Dysmetabolie des Alkoholikers führe in den vulnerablen Kerngebieten zu chronisch-dystrophischen Veränderungen der Ganglienzellen, die den Scholzschen „Kümmerformen" und denen echter Systemerkrankungen vergleichbar seien, die finale Phase als Ausdruck des akuten Zusammenbruchs des Stoffwechselgleichgewichtes dann zur ischämischen Ganglienzellnekrose.

Eine ganze Reihe von Wernicke-Fällen der Literatur und auch in unserem Material zeigte gleichzeitig Veränderungen im Sinne der zentralen pontinen Myelinolyse (s.S. 337). Der gliös-myelinolytische Prozeß kann sich auch auf kleinere Herdbildungen, z.B. in den Fornices beschränken (s. Abb. 22). Dann sind auch die Fornixherde als umschriebene Störstelle für die Auslösung des amnestischen Syndroms mit in Betracht zu ziehen (s.S. 335).

Pathogenese. In der formalen Genese der Wernickeschen Enzephalopathie sollen nach den Vorstellungen von SCHOLZ (1949), die von PENTSCHEW (1958) und den meisten Autoren bisher übernommen wurden, Störungen der Blut-Hirn-Schrankenfunktion eine dominierende Rolle spielen. PENTSCHEW sprach geradezu von „systemgebundener dysorischer Enzephalopathie". Die Tatsache, daß die Nervenzellen beim pseudoenzephalitischen Gewebssyndrom ganz überwiegend persistieren, schien zu dieser Vorstellung sehr gut zu passen. Allerdings sind derartige Störungen in Form einer serösen Durchtränkung oder plasmatischen Infiltration in den histologischen Präparaten nur relativ selten zu erfassen und ERBSLÖH (1958), der den spongiösen Zerfallsprozeß bei der Wernickeschen Enzephalopathie als eine spezielle Komponente im neuropathologischen Gesamtbild besonders herausstellte, hat auf eine weitere wichtige Tatsache aufmerksam gemacht, daß nämlich zwischen Stellen serös-plasmatischer Transsuda-

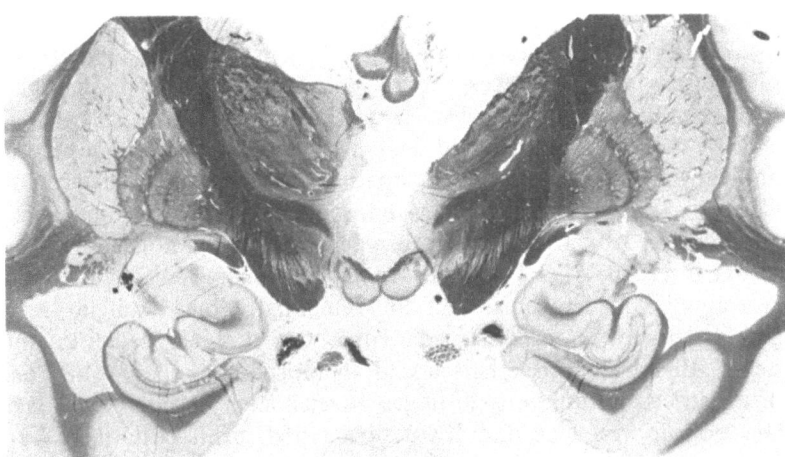

Abb. 22. Wernickesche Enzephalopathie. Außer dem Verlust der Eigenfaserung der Mamillarkörper fällt eine unvollständige Myelinolyse der Fornices auf. Färbung nach Heidenhain-Wölcke (s.S. 320)

tion und denen des spongiösen Gewebszerfalls ein gewisses Nebeneinander festzustellen ist.

Daß Funktionsstörungen der Blut-Hirn-Schranke im Verlaufe der Wernikkeschen Enzephalopathie auftreten, soll keineswegs bestritten werden. Bei der Seltenheit eines morphologischen Nachweises derartiger Störungen scheint es aber mehr als fragwürdig, ob bei der Entwicklung des pseudoenzephalitischen Gewebesyndroms den Schrankenstörungen tatsächlich die ihnen zugeschriebene initiale Schlüsselrolle zukommt. Es ist auch bemerkenswert, daß bei sehr akut verlaufenen Fällen (s. Abb. 15) die Extravasate sich auf eine Erythrodiapedese beschränken und eine faßbare Serodiapedese nicht in Erscheinung tritt, was unter dem Gesichtspunkt der Scholzschen pathogenetischen Vorstellungen eigentlich zu erwarten wäre.

Wir wissen heute, daß in der kausalen Pathogenese der Wernickeschen Enzephalopathie dem Vitamin-B_1-Mangel eine ganz dominierende Bedeutung zukommt, beim chronischen Alkoholiker auf dem Boden der enteralen Resorptionsstörung infolge der alkoholischen Gastroenteritis und bedingt durch die weitgehende Deckung des Kalorienbedarfes durch Alkoholika bei erhöhtem Vitaminbedarf. Freilich reicht beim Menschen der Vitamin-B_1-Mangel alleine offenbar nicht aus, um eine Wernickesche Enzephalopathie in Gang zu setzen. Zusätzliche Noxen, über deren Mechanismen und Wirkungsweisen bisher nur Spekulationen bestehen, müssen hinzutreten. Eine wesentliche Teilursache dürften zusätzliche Mangelsituationen sein, wie z.B. bei Kriegsgefangenen (WARDERNER u. LENNOX 1947), allgemeiner Mangelernährung und Durchfällen (SPILLANE 1947), Magen-Darm-Affektionen und operativen Eingriffen (Übersicht bei ERBSLÖH 1958). Die häufig bei Alkoholikern ausgebildete Fettleber bzw. Leberzirrhose ist hier ebenfalls zu bedenken, zumal als Ausdruck einer hepatogenen Enzephalopathie die Anwesenheit von Alzheimer-II-Glia (sog. Leberglia) das histologische Bild der Wernickeschen Enzephalopathie gelegentlich modifizieren kann. Die essentielle Bedeutung von Thiamin in der Kausalfaktoren-Konstellation des Wernicke-Komplexes geht allerdings allein schon daraus hervor, daß im Initialstadium der Wernickeschen Enzephalopathie hohe parenterale Vitamin-B$_1$-Gaben therapeutisch wirksam sind (Lit. bei ERBSLÖH 1958).

Aus der Veterinärpathologie und der experimentellen Pathologie sind durch Thiamin-Mangel verursachte Enzephalopathien, die weitgehend dem menschlichen Wernicke-Komplex vergleichbar sind, seit längerer Zeit bekannt. Sie können als Modell zur Abklärung von Fragen der formalen Pathogenese mit Erfolg herangezogen werden. Allerdings sind bei der Auswertung solcher Befunde und der Übertragung ihrer Ergebnisse auf die Humanpathologie zweifellos kritische Maßstäbe anzulegen. So ließen sich die von KALM et al. (1952) bei thiaminfrei ernährten Ratten als charakteristisch und als morphologisches Äquivalent der klinisch registrierten Funktionsstörungen bezeichneten degenerativen Nervenzellveränderungen von ULE und KAMMERER (1960) nicht bestätigen. Letztere hatten bei Ratten, deren Futter als thiaminasehaltiger Bestandteil in Anlehnung an die Erfahrungen mit der „chastek paralysis" der Füchse 30% Karpfeneingeweide beigemengt waren, die gleichen Funktionsstörungen beobachtet wie KALM et al. (1952). Obwohl noch unter dem Eindruck der damals allgemein akzeptierten Dysorie-Hypothese stehend, wiesen ULE und KAMMERER (1960) bereits darauf hin, daß strukturelle Veränderungen bei diesem experimentellen Wernicke-Syndrom zuerst im Neuropil, im Nisslschen zwischenzelligen Grau zwischen den Nervenzellen anzutreffen sind. In späteren, in Anlehnung an Arbeiten von ZIMMERMANN (1939), ALEXANDER (1940) und RINEHART et al. (1949) durchgeführten Untersuchungen mit Einbeziehung der Elektronenmikroskopie und der Autoradiographie zeigte sich dann, daß in der Tat in diesen experimentellen Modellen ein gefäßunabhängiger Status spongiosus des Neuropils die erste strukturelle Veränderung darstellt (ULE 1967; ULE et al. 1967; ULE u. KOLKMANN 1968). Beteiligt an dieser hydropischen Neuropilschwellung (s. Abb. 23) sind die Fortsätze von Nervenzellen – besonders eindrucksvoll ist die Schwellung postsynaptischer Dendritenabschnitte (s. Abb. 23b) – und von Astrozyten, deren den kapillären Basalmembranen anhaftende Endfüßchen allerdings gar nicht oder nur minimal verbreitert waren (vgl. hierzu Abb. 17b). Korrespondierend hierzu ließ sich auch trotz ausgeprägter Spongiose im Neuropil weder mit Ferritin noch mit 50 µCi ^{125}J-markiertem Serumalbumin eine Blut-Hirn-Schrankenstörung nachweisen (ULE u. KOLKMANN 1968). Dieser initiale Status spongiosus des zwischenzelligen Fortsatzgeflechtes ist demnach *gefäßunabhängig* entstanden und stellt den Auftakt zu den weiteren Veränderungen dar, der später das Bild beherrschenden Kapillarproliferation und der Gliawucherung.

Diese Feststellung ist im Grunde gar nicht so überraschend; denn daß auf Mangelsituationen von hämatogen herantransportierten Wirkstoffen die unmit-

---

Abb. 23a, b. Vitamin B$_1$-Mangel bei der Taube. **a** Gefäßunabhängiger Status spongiosus ▷ des Neuropils (*Pfeile*). **b** Ausschnitt aus **a** Der Schwerpunkt der hydropischen Fortsatzschwellung des Neuropils liegt in den postsynaptischen Dendritenbezirken, während die präsynaptischen Axonabschnitte oft eine Verdichtung ihrer Strukturen erkennen lassen (aus ULE 1967)

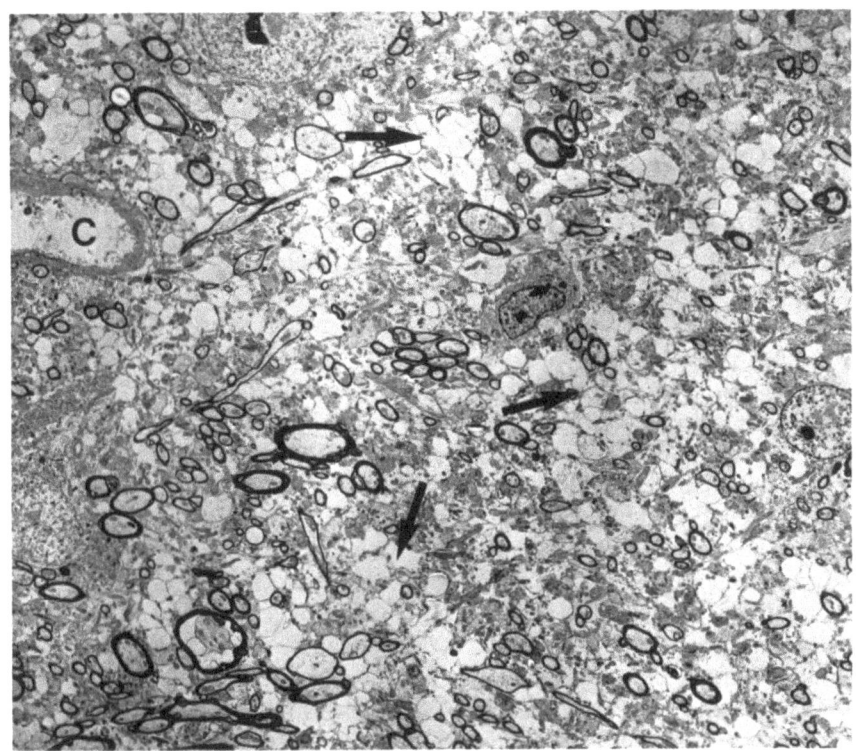

a

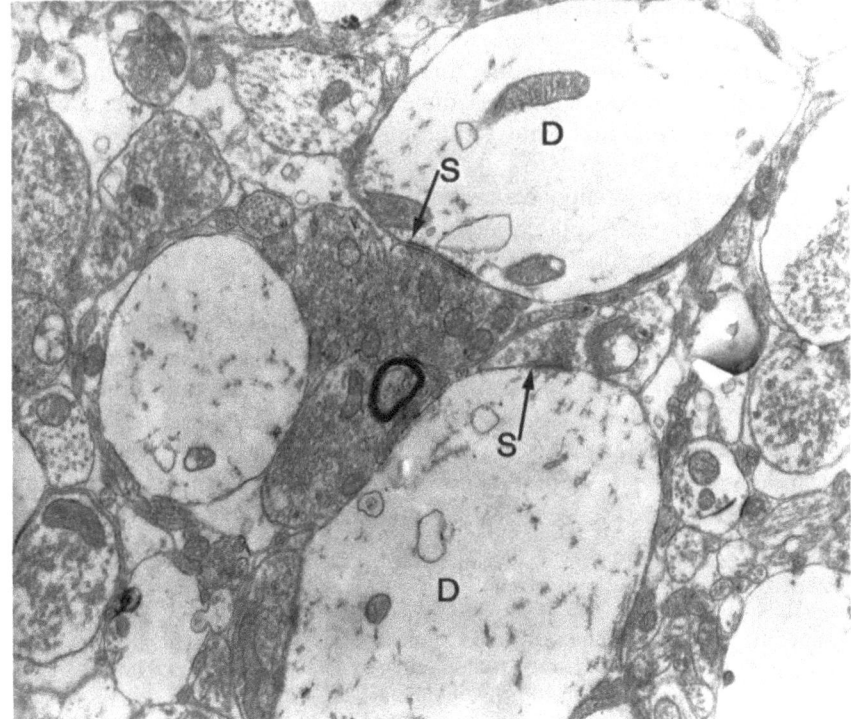

b

telbar an die Blutbahn grenzenden Kapillarendothelien mit einem eben nicht
übermäßig aktiven Stoffwechsel früher reagieren sollen – wie SCHOLZ (1949)
und PENTSCHEW (1958) dies unterstellen – als kapillarfern das hochdifferenzierte
Neuropil mit seinem hohen Stoffumsatz und Wirkstoffbedarf, ist nicht ganz
einleuchtend. Eher sollte man doch strukturelle Veränderungen dort erwarten
dürfen, wo sich die Mangelsituation bei hohem Bedarf und unzureichendem
Angebot besonders schwerwiegend auswirken dürfte, also kapillarfern im Neuropil, wo die Versorgungssituation zweifellos ungünstiger ist als in der Kapillarwand selbst. Es sei in diesem Zusammenhang daran erinnert, daß auch bei
der experimentell ausgelösten zerebralen Hypoxie der Ausfall der oxydierenden
Enzyme sich zuerst im Dendritengeflecht des Neuropils bemerkbar macht (COL-
MANT 1965c).

Man könnte nun einwenden, daß die experimentellen Befunde der gefäßunabhängigen Spongiose des Neuropils als Initialstadium beim Tier zwar zutreffen, auf die menschliche Wernickesche Enzephalopathie aber nicht übertragbar
seien. Berücksichtigt man die in den humanpathologischen Fällen immer wieder
imponierende Persistenz der Ganglienzellen, die – wenn auch nicht konstant
– so doch häufig erkennbare Neuropilspongiose (die in den markhaltigen Mamillarkörpern vielleicht eben wegen des Markfasergeflechtes nicht immer so zur
Ausprägung kommen kann wie z.B. in den markarmen periventrikulären Abschnitten des Höhlengraus) und die Tatsache, daß in den Endstadien der Atrophie das Neuropil reduziert ist und die Nervenzellen deshalb dichter aneinander
gerückt sind, dann liegt es doch nahe, auch in den humanpathologischen Fällen
den primären Angriffsort für die Entwicklung der Wernickeschen Enzephalopathie im zwischenzelligen Nisslschen Grau zu suchen. Auch PEÑA (1969) hebt
die Rarefizierung des Neuropil als wesentliches morphologisches Merkmal hervor. Die Spätstadien der Atrophie mit Reduktion des zwischenzelligen gliös-
neuronalen Fasergeflechtes und Zusammenrücken der Ganglienzellen sind ohne
vorangegangene Alteration und Reduktion des zwischenzelligen Graus nicht
vorstellbar.

Wie die weiteren Komponenten des Wernickeschen Komplexes zu interpretieren sind, die Kapillarproliferation und die Gliose, bleibt offen. SCHOLZ, PENT-
SCHEW u.a. sahen die von ihnen in den Vordergrund gestellte serös-plasmatische
Transsudation als den entscheidenden Reiz für diese Reaktionen an. Aus den
oben schon erwähnten Gründen ist dies aber beim Wernicke-Komplex wenig
wahrscheinlich. Die Gliaproliferation könnte, wie auch in den Experimenten
von COLLINS (1967), eine Reaktion auf die Partialschädigung des Neuropils
darstellen. Die weit über das Ausmaß resorptiv-organisatorischer Reaktionen
hinausgehende Kapillarwucherung wirft aber die Frage auf, ob hier nicht der
frustrane Versuch einer Adaptation dieser nutritiven Strukturen auf die im Neuropil wirksam gewordene Mangelsituation gegeben ist (ULE et al. 1967).

Kausalgenetisch abzugrenzen von der Wernickeschen Enzephalopathie bei chronischem Alkoholismus bzw. nutritiven Mangelzuständen ist das z.T. familiäre *infantile
Wernicke-Syndrom* (FEIGIN u. WOLF 1954; ULE 1959; TUTHILL 1960 u.a.), heute besser
bekannt unter der Bezeichnung „subacute nekrotisierende Enzephalomyelopathie des
Kindesalters" bzw. „Morbus Leigh" (LEIGH 1951; KOLKMANN u. VÖLZKE 1967; JELLINGER
u. SEITELBERGER 1970), bei dem ein Thiaminmangel ganz offensichtlich keine Rolle spielt,
sehr wahrscheinlich aber verschiedene unterschiedliche Störungen im Bereiche der thi-

aminabhängigen Enzyme (FRIEDE 1975). Im histologischen Bereich stimmt es qualitativ bezüglich der Ausbildung des pseudoenzephalitischen Gewebssyndroms auffallend mit der avitaminotischen Form überein, wenn auch die bei der Erwachsenenform gelegentlich fakultativ vorkommenden Hämorrhagien beim infantilen Wernicke-Syndrom zu fehlen pflegen und die bilaterale Entparenchymisierung (z.B. im Striatum; „necrotizing Encephalopathy") hier stärker das Bild mitbeherrscht (bezügl. weiterer Einzelheiten s. KOLKMANN u. VÖLZKE 1967). Die weitgehende qualitative Identität der geweblichen Veränderungen als Ausdruck eines definierten Schädigungsmusters weist bei unterschiedlicher kausaler Auslösung auf ein gemeinsames pathogenetisches Zwischenglied bei der Entwicklung dieses geweblichen Läsionsmusters hin. Das unterschiedliche topographische Ausbreitungsmuster spricht nicht unbedingt dagegen. Es sei daran erinnert, daß sich bei der alkoholischen Wernickeschen Enzephalopathie, verglichen mit dem früher beobachteten Ausbreitungsmuster, in den letzten Jahrzehnten ein gewisser Wandel vollzogen hat (s.S. 327). Wenn man darüber hinaus das topographische Verteilungsmuster bei tierexperimentell ausgelöstem Wernicke-Syndrom mit dem Ausbreitungsmuster des infantilen Wernicke-Komplexes vergleicht, drängt sich schließlich die Frage auf, ob nicht phylogenetisch bestimmte Besonderheiten in der Topik dieses Läsionsmusters sich in der Ontogenese bzw. frühen Stadien der Individualentwicklung widerspiegeln (ULE 1959).

Beziehungen zwischen Anatomie und Klinik. Seit den bahnbrechenden klinisch-anatomischen Untersuchungen von GAMPER (1928, 1929) über die alkoholische Korsakow-Psychose weiß man, daß für das Auftreten der schweren Merkfähigkeitsstörung bei der Wernickeschen Enzephalopathie die Veränderungen in den Corpora mamillaria verantwortlich sind. Allerdings fanden die Arbeiten von GAMPER zunächst nicht allgemeine Zustimmung, einmal weil man bis dahin gewohnt war, psychische Leistungen und ihre Störungen mehr oder minder ausschließlich im Zusammenhang mit der Großhirnrinde zu sehen, zum anderen, weil es aus dieser Sicht unvorstellbar anmutete, daß eine derart tiefgreifende und komplexe Störung wie das amnestische Syndrom von einem so kleinen, kaum doppelt-erbsgroßen Kerngebiet im kaudalen Zwischenhirnbereich auslösbar sein sollte. Weitere Beobachtungen bei andersartigen Erkrankungen des Gehirns bestätigten jedoch diesen Zusammenhang (GRÜNTHAL 1939; BENEDEK u. JUBA 1941; ULE 1951; CZECHMANEK 1954; ULE 1958; ORTHNER u. REITINGER 1965). Die bisherigen Erfahrungen sprechen dafür, daß die Corpora mamillaria für die Auslösung des amnestischen Syndroms in der Tat eine Störstelle ganz besonderer Rangordnung sind, sicher allerdings auch nicht die einzige.

Die wissenschaftliche Diskussion um dieses Problem war zunächst durch jenes klassische Mißverständnis belastet, das die „Lokalisationsforschung" in der Psychiatrie schon früher auszeichnete. Aus dem pathologischen Negativbild der umschrieben auslösbaren Merkfähigkeitsstörung schloß man auf eine positive, isolierbare und quasi auch lokalisierbare Grundfunktion Merken, ohne zu berücksichtigen, daß psychische Phänomene immer ganzheitlich und psychische Störungen als Auswirkung eines Gestaltwandels gesehen werden müssen. Dieser Gestaltwandel zeigt sich allerdings phänomenologisch bei Auslösung über die Corpora mamillaria immer in sehr charakteristischer Weise, nämlich als amnestisches Syndrom. Die in Anbetracht der psychischen Veränderungen zunächst irritierend geringe räumliche Ausdehnung dieser Störstelle verliert dann an Gewicht, wenn man berücksichtigt, daß die Hauptafferenz dieses Kerngebietes im Fornix vereinigte Efferenzen des Hippocampus sind, nach dessen doppelseitiger Zerstörung ebenfalls ein amnestisches Syndrom auftritt (ULE 1949, 1951, 1954, 1958). Die Corpora mamillaria, die erst bei Säugern in Erscheinung treten, sich von den vegetativen Kernen des Hypothalamus grundsätzlich durch ihren Markgehalt unterscheiden und zusammen mit dem Tractus mamillo-thalamicus und dem vorderen Thalamuskern – wie auch das afferente Fornixsystem – in der aufsteigenden Tierreihe eine progressive Differenzierung erfahren, sind

in die Neuronenkette des limbischen Systems als ein Knotenpunkt besonderer Art eingeschaltet. Außer der Hauptafferenz aus dem Hippocampus fließen hier Impulse über
fronto-mamilläre Fasern, über Fasern des basalen Riechbündels und über den Pedunculus
mamillaris aus dem Mittelhirn ein und werden nach Transformation über den vorderen
Thalamuskern und von dort aus nach Integration anderer Zuflüsse zum Gyrus cinguli
weitergeleitet, der wiederum Fasern zur Ammonshornformation sendet, wodurch der
Systemkreis geschlossen wird (Lit. bei ULE 1954; STEPHAN 1975).

Die Diskussion um dieses Zuordnungsproblem ist allerdings noch nicht abgeschlossen. So messen VICTOR et al. (1971) dem dorso-medialen Thalamuskern
für die Auslösung des Korsakow-Syndroms eine größere Bedeutung zu. Nach
COLMANT (1965) ist dagegen noch völlig ungeklärt, welche Auswirkungen die
systemartigen Ausfälle in den verschiedenen Thalamuskernen auf das klinische
Erscheinungsbild haben. Es sei auch daran erinnert, daß die Begriffe „amnestisches Syndrom" und „Korsakow-Syndrom" in der klinischen Sprachregelung
nicht einheitlich gebraucht werden; teils gelten sie als synonym, teils wird psy-
chopathologisch zwischen ihnen unterschieden (s. auch VICTOR et al. 1971).

Bezüglich der *neurologischen* Symptome der Wernickeschen Enzephalopathie
und ihrer Zuordnung zum anatomischen Befund ist die Situation übersichtlicher.
Augenmuskelparesen werden meist durch Herde in den Kerngebieten des III.
und IV. Hirnnerven bedingt, Nystagmus durch eine Beteiligung der Vestibularis-
kerne, konjugierte Blickparesen auf Läsionen des Tegmentes bezogen. Störungen
im Sinne der Ataxie weisen auf eine besondere Form der Kleinhirnrindenatrophie hin (s.S. 353).

Im Gegensatz zur alkoholischen Korsakow-Psychose hat das alkoholische
Delir, das *Delirium tremens*, kein morphologisches Äquivalent. Ob die u.a. von
HUBER (1954) geäußerte Vermutung zutrifft, daß die Unterschiede zwischen
Delirium tremens und Wernicke-Enzephalopathie auf gradmäßige Abstufungen
der gleichen Grundstörung in gleichen Prädilektionsstellen zu beziehen sind,
ist noch ungeklärt.

Alkoholische Amblyopie. Früher alleine dem Alkoholismus zur Last gelegt,
zeigt diese Amblyopie eine Beziehung zu gleichzeitigem Nikotinabusus (Tabak-
Alkohol-Amblyopie) und chronischer Mangelernährung. Anatomisch findet
man eine Degeneration des makulopapillären Bündels, manchmal nur im retrobulbären Abschnitt des Optikus, aber auch über das Chiasma hinausreichend.
Ob der Angriffspunkt im Optikus liegt oder in der Retina, ist strittig (s. auch
S. 314). Da experimentell durch Äthylismus eine Optikusatrophie nicht auslösbar
ist, dagegen durch Methylalkoholintoxikation, wird von manchen Autoren (u.a.
ORTHNER 1950, 1961) dem in verschiedenen Branntweinen bis über 2% enthaltenen Methylalkohol eine wesentliche Bedeutung für das Auftreten der Alkohol-
amblyopie zugeschrieben. Auch Tabakrauch enthält nicht unerhebliche Mengen
an Methylalkohol, der – durch die Lungen aufgenommen – ohne die Leber
passiert zu haben unmittelbar mit dem arterialisierten Blut das ZNS erreicht
und hier eine additive toxische Wirkung entfaltet. – Der trotz Fortwirkens der
Noxen beobachtete therapeutische Effekt bei Zufuhr hoher Dosen von Vitaminen der B-Gruppe erklärt sich wohl daraus, daß mit diesen Wirkstoffen noch
andere pathogenetische Faktoren dieser Amblyopie erfaßt werden, so daß die
Methanolzufuhr dann ein weniger vorgeschädigtes Nervengewebe trifft.

γ) Die zentrale pontine Myelinolyse (c.p.m.)

Auch die zentrale pontine Myelinolyse (c.p.m.) ist nicht auf den chronischen Alkoholismus beschränkt, wird aber hierbei relativ oft beobachtet und nicht selten in Kombination mit der Wernickeschen Enzephalopathie. Von ADAMS et al. (1959) zum erstenmal beschrieben, wurde sie auch nach chronischen Mangelzuständen (COLE et al. 1963) gefunden, bei Nierenpatienten mit langer Hämodialyse (LOPEZ u. COLLINS 1968), bei Leberzirrhose, Pankreatitis, Störungen des Kohlenhydratstoffwechsels, Allgemeininfektionen und bei Elektrolytverschiebungen (Übersichten bei JACOB u. SPALKE 1971; GOEBEL u. HERMAN-BEN ZUR 1976; BHAGAVAN et al. 1976; ENDO et al. 1981). Der gliös-myelinolytische Prozeß manifestiert sich bevorzugt in den rostralen zentralen Brückenfußabschnitten, ist darüber hinaus aber auch in anderen Gebieten des ZNS anzutreffen (mit Myelinolyse einhergehende multifokale gliös-dystrophische Enzephalopathie im Sinne von JACOB u. SPALKE 1971). Man sieht sie gelegentlich im Kindesalter, u.a. bei akuter Leukämie. ULE und JACOB (1978) beschrieben bei einem knapp 3 Jahre alt gewordenen Mädchen eine schubförmig progrediente zentrale pontine Myelinolyse mit polytopischem und ungewöhnlichem, das Rückenmark in seiner ganzen Länge einbeziehenden Verteilungsmuster und sekundärer asiderotischer Kapillarkalzinose nach wiederholten Brechdurchfällen.

Die Ursache der zentralen pontinen Myelinolyse ist unbekannt. Man vermutet eine multifaktorielle Genese (JACOB u. SPALKE 1971; MONTEIRO 1971). Wie bei der Wernickeschen Enzephalopathie bestimmen auch hier Prozeßcharakter und Topographie das sehr typische Gewebssyndrom, nämlich die elektive glial-dystrophische Myelinolyse und die Vorzugslokalisation in den tiefen, raphenahen Abschnitten des rostralen Brückenfußes.

Klinik. Die Literaturangaben über klinische Symptome variieren. Z.T. sollen keine Erscheinungen bestanden haben, z.T. Tetraparesen und Enthirnungsstarre. GOEBEL und HERMAN-BEN ZUR (1972, 1976) wiesen darauf hin, daß nur extrem selten bereits klinischerseits der Verdacht auf eine c.p.m. ausgesprochen wurde. In der Tat schwankt die Größe der Brückenfußherde erheblich, auch wenn man sie in ihrer jeweils größten Ausdehnung erfaßt. Auf der anderen Seite ist zu bedenken, daß bereits die der myelinolytischen Dystrophie zugrundeliegende Stoffwechselstörung zerebrale Symptome bedingen kann. Als grober Anhaltspunkt für die klinische Diagnose der häufig innerhalb von 1–2 Wochen tödlich endenden Erkrankung läßt sich sagen, daß – verständlich aus der Lagebeziehung zu den kortiko-bulbären Faserfaszikeln in der Tiefe des Brückenfußes – pseudobulbärparalytische Symptome wie Dysphagie, Dysarthrie und Schlucklähmung den Auftakt bilden können, dem sich mit fortschreitender Ausbreitung des Prozesses bald Lähmungen bis zur Tetraparese, Dezerebrationserscheinungen und eine zunehmende Bewußtseinstrübung bis zum Koma anschließen. ANDERSON et al. (1979) berichten über die Möglichkeit, bei entsprechender Anamnese und klinischem Verdacht die Diagnose einer zentralen pontinen Myelinolyse mit Hilfe der Computer-Tomographie zu stützen. THOMPSON et al. (1981) konnten mittels CT auch extrapontine myelinolytische Herde erfassen.

Anatomische Befunde. Makroskopisch sind die scharf begrenzten Entmarkungsherde der zentralen pontinen Myelinolyse graufarben und von etwas verminderter Konsistenz. Sie liegen meist zentral in der Umgebung der Raphe in der Tiefe vorzugsweise des rostralen Brückenfußes (Abb. 25) und dehnen sich beiderseits oft schmetterlingsartig aus (Abb. 24). Ihre Größe ist recht unterschiedlich. Große Herde lassen sich auf der Schnittfläche unschwer erkennen,

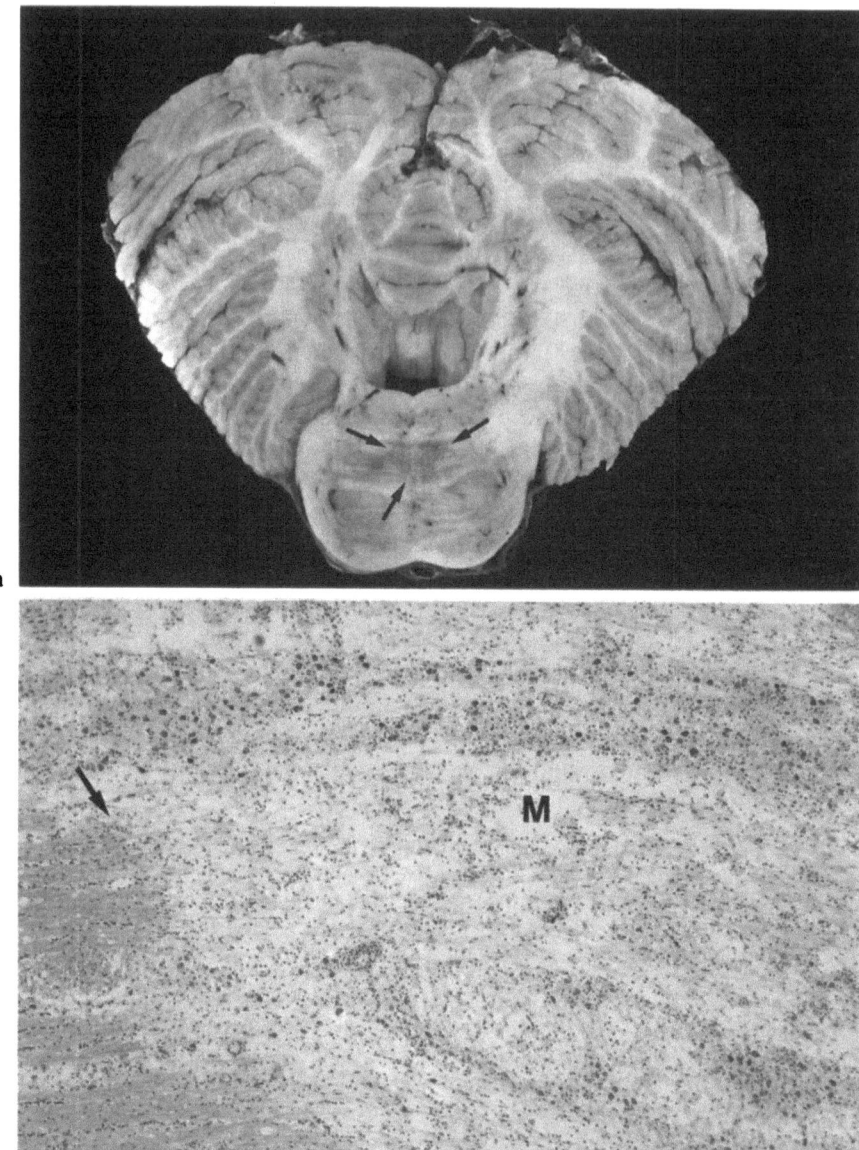

Abb. 24. a Zentrale pontine Myelinolyse (*Pfeile*) bei einem 45jährigen Alkoholiker mit Darmtuberkulose. In den letzten 2 Monaten polyneuritische Korsakow-Psychose. **b** Ausschnitt aus dem in **a** dargestellten Herd mit stellenweise mikrozytischer Auflockerung (*M*). Herdgrenze gegenüber der gesunden Umgebung durch Pfeile markiert. Klüver-Barrera ×40

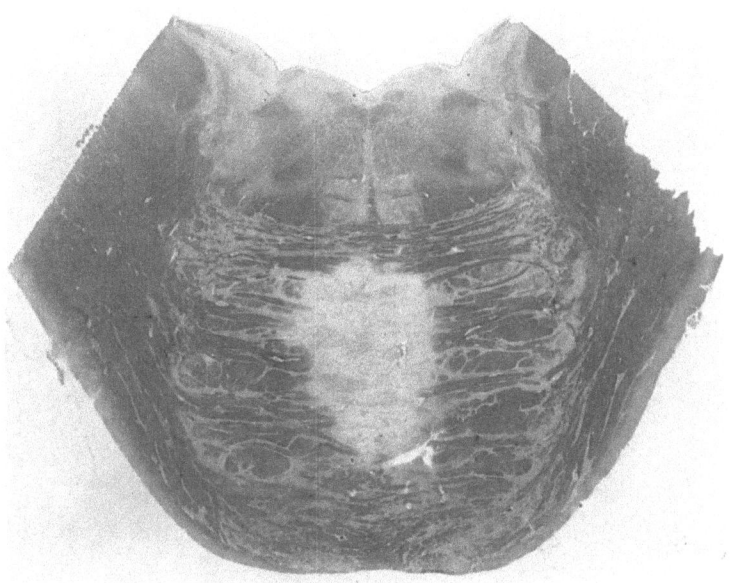

Abb. 25. Zentrale pontine Myelinolyse bei chronischem Alkoholismus

am unfixierten Gewebe besser als nach Formalinfixierung, während die nicht seltenen kleinen zentralen Entmarkungen sich vom Brückenfußkerngrau mit bloßem Auge nicht immer eindeutig abgrenzen lassen. Die Brückenhaube bleibt in der Regel frei.

Neben diesem typischen zentralen Ausbreitungsmuster gibt es Fälle mit primär beiderseits lateral angeordneten, nahezu symmetrischen Herden bei intaktem Brückenfußzentrum (Abb. 27a) und polytopischem Verteilungsmuster des myelinolytischen Prozesses. Wir haben diese Form allerdings bisher nur bei andersartigen Dysmetabolien gesehen, nicht bei chronischem Alkoholismus.

Mikroskopische Befunde. Die Herde erstrecken sich – offenbar ohne Rücksicht auf präexistente Strukturen – über Brückenfußkernanteile, Fibrae transversae und Pyramidenbahnfaszikel, wobei letztere gelegentlich weniger stark betroffen erscheinen. Eine Abhängigkeit vom ortsständigen Gefäßsystem ist nicht erkennbar. Der Entmarkungsprozeß ist elektiv, Axone und Ganglienzellen bleiben erhalten (Abb. 24b u. 26). Dagegen sind die Oligodendrogliazellen weitgehend in den Herden verschwunden. Zwischen den durch Myelin-Abbauprodukte etwas auseinander gedrängten demyelinisierten Axonen der Markfasersysteme liegen reihenförmig angeordnete Gitterzellen. Ob es sich um mikrogliöse Elemente handelt oder z.T. persistierende, am Markscheidenabbau beteiligte interfaszikuläre Glia, läßt sich nicht immer sicher entscheiden. Die Gewebsauflockerung im Zuge der Abräumvorgänge kann bis zur Ausbildung von Mikrozysten gehen bei weitgehender Persistenz der Neurone, die in wechselndem Ausmaße Axonschwellungen zeigen nach Art der Sphäroide, besonders in der Randzone des Herdes. Selten kommt es auch zu einem stärkeren Untergang von Axonen und

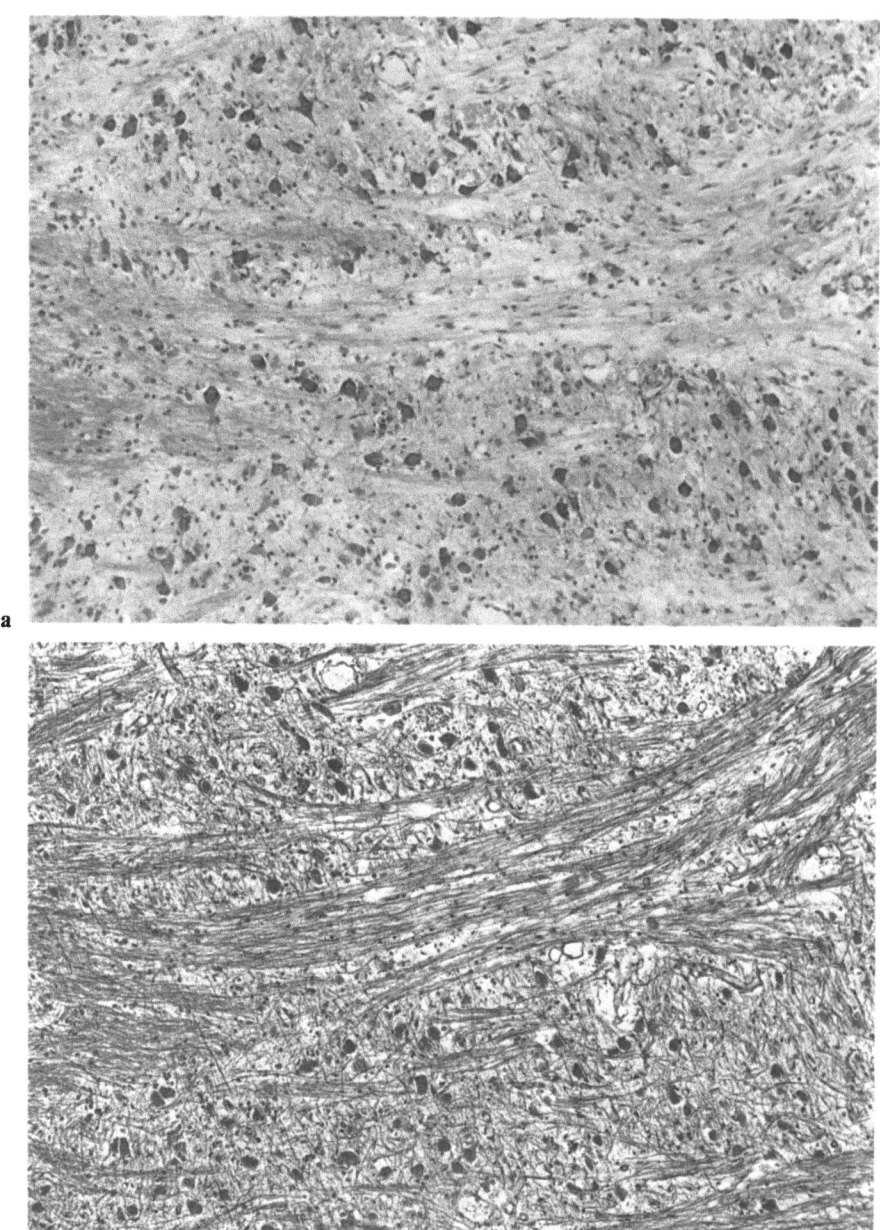

a

b

Abb. 26a, b. Gleicher Fall wie Abb. 25. Der elektive Charakter des Entmarkungsprozesses wird beim Vergleich der Markscheidenfärbung nach Klüver-Barrera **a** mit der Axondarstellung nach Bodian **b** deutlich. Intaktes Gewebe nur noch am linken Bildrand dargestellt. × 100

Abb. 27a–c. Multifokale myelinolytische Dystrophie bei einer 52jährigen Diabetikerin ▷ mit therapiebedingter Hypoglykämie und Hypernatriämie. **a** Bilaterales Ausbreitungsmuster der Myelinolyse in Brücke und Kleinhirn. **b** Ausschnitt aus **a** mit Gliamobilisation in einem demyelinisierten Läppchenmarkstrahl. Klüver-Barrera × 260. **c** Gleicher Fall wie **a**. Gliös-dystrophischer Herd mit Myelinolyse im Ammonshorn

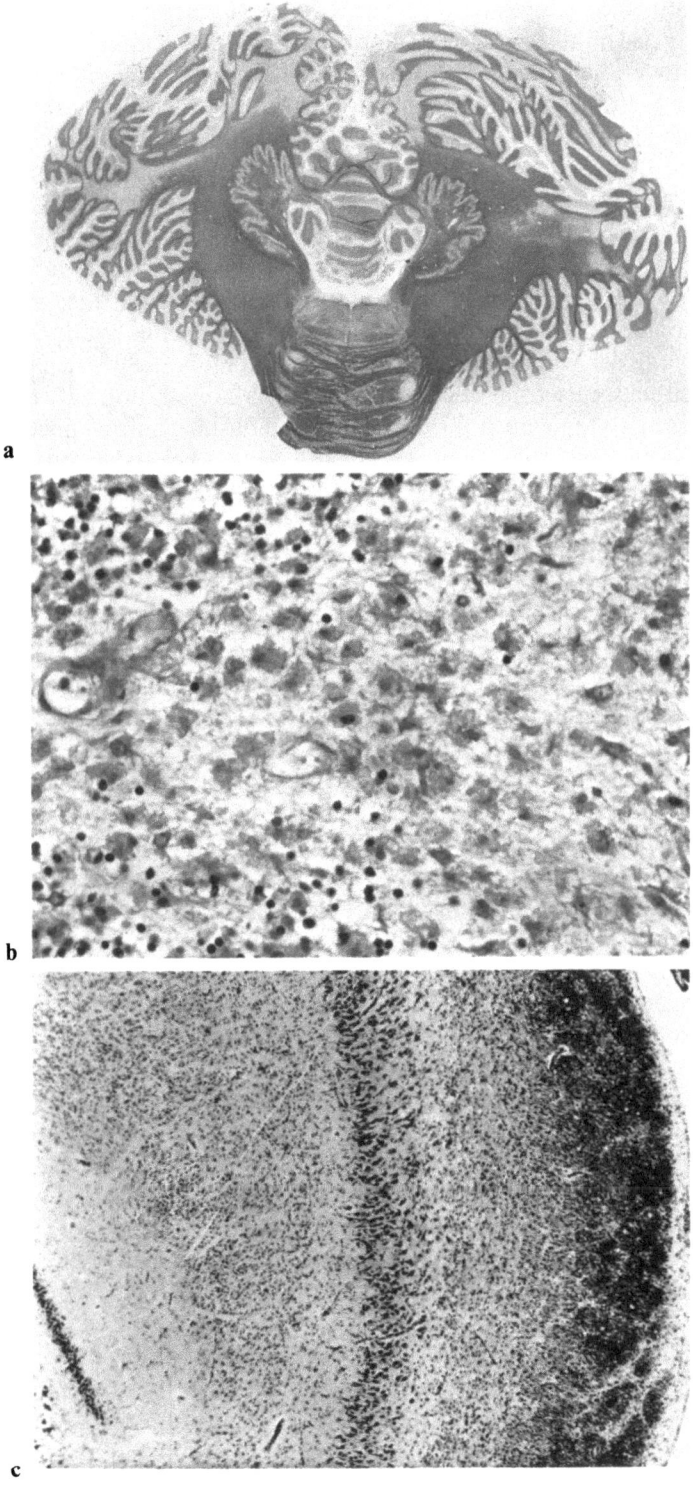

a

b

c

zum Verlust der Gewebskontinuität. In den betroffenen Kernarealen des Brük-
kenfußes fällt eine mäßige Astrogliawucherung auf. Entzündliche Infiltrate fehlen, gehören jedenfalls nicht zum typischen Bild. Die Kapillarwandepithelien
können aktiviert sein und geschwollen. Ein gliöser Randsaum – wie bei den
Herden der Multiplen Sklerose – ist auch an den floriden Entmarkungsherden
nicht ausgebildet (s. Abb. 24b u. 26). Das gleiche histologische Bild bieten die
primär lateral entwickelten Demyelinisierungsherde in der Brücke. Bei chronischen Verläufen werden gelegentlich in der Entmarkung eigenartige Koazervate,
offenbar aus Abbausubstanzen, beschrieben (BEHAR et al. 1964; WILDI 1973;
ULE u. JACOB 1978).

Es wurde schon einleitend darauf hingewiesen, daß diese gliös-myelinolytische Dystrophie, als die man die zentrale pontine Myelinolyse in Anbetracht
der Schädigung der Oligodendroglia wohl ansehen muß, nicht selten ein polyto-
pes Ausbreitungsmuster mit auch extrapontiner Manifestation aufweist. Ob allerdings diese Polytopie auch für die beim Alkoholismus auftretenden Myelinolysen zutrifft oder nicht doch im wesentlichen auf die bei andersartigen Grundkrankheiten vorkommenden Formen beschränkt ist, bedarf noch der Abklärung.
Wir werden im folgenden auch seltenere topische Manifestationsformen und
Kombinationen berücksichtigen.

COLMANT (1965b) bezeichnete die Fälle mit Beschränkung auf die Brücke
als „formes frustes" der multifokalen gliös-dystrophischen Enzephalomyelopa-
thien. Besonders die pontinen Myelinolysen mit primär bilateraler Herdlokalisa-
tion im Brückenfuß neigen zu Nebenlokalisationen des gliös-dystrophischen
Entmarkungsprozesses (Abb. 27). Bei den von COLMANT (1965) als pontozere-
bellare Dystrophie herausgestellten Fällen sind zusätzlich randständige Abschnitte des zentralen Kleinhirnmarkes und die Markstrahlen der Kleinhirnläppchen in den Demyelinisierungsprozeß mit einbezogen. Dabei fällt auf, daß in
den Kleinhirnherden die Astrozyten wesentlich stärker an der Gliareaktion beteiligt sind (Abb. 27b) als in den Brückenherden. Das kommt auch in anderen
extrapontinen Nebenlokalisationen vor, gilt allerdings nicht für alle.

Eine weitere, gar nicht so selten vom myelinolytischen Prozeß betroffene
Region ist das Ammonshorn (Abb. 27c u. 31a). JOHANNA HEMPEL hat derartige
Entmarkungen, die auch ohne pontine Manifestation vorkommen können, bereits 1949 in Zusammenhang mit Insulinschock-Behandlungsfolgen beschrieben.
Der auffallend gute Erhaltungszustand des in den Herd einbezogenen Pyrami-
denzellbandes kontrastiert auch hier mit der mikro-makrogliösen Proliferation
in der Lamina medullaris involuta und der inneren Alveusschicht, wo der Entmarkungsprozeß deutlich ist. – Das multifokale Ausbreitungsmuster umfaßt
fakultativ weiterhin den Mandelkern, den Thalamus, den lateralen Kniehöcker
und gelegentlich subkortikale Abschnitte der Großhirnmarkkegel (WRIGHT et
al. 1979). Gliös-dystrophische Herde wurden auch in der Großhirnrinde beschrieben (JACOB u. SPALKE 1971).

Kombination mit andersartigen Gewebesyndromen. Auf das nicht seltene gemeinsame Vorkommen von zentraler pontiner Myelinolyse und Wernickescher
Enzephalopathie wurde eingangs schon hingewiesen. In unserem Material ging
die polyneuritische Korsakow-Psychose der zentralen pontinen Myelinolyse ver-

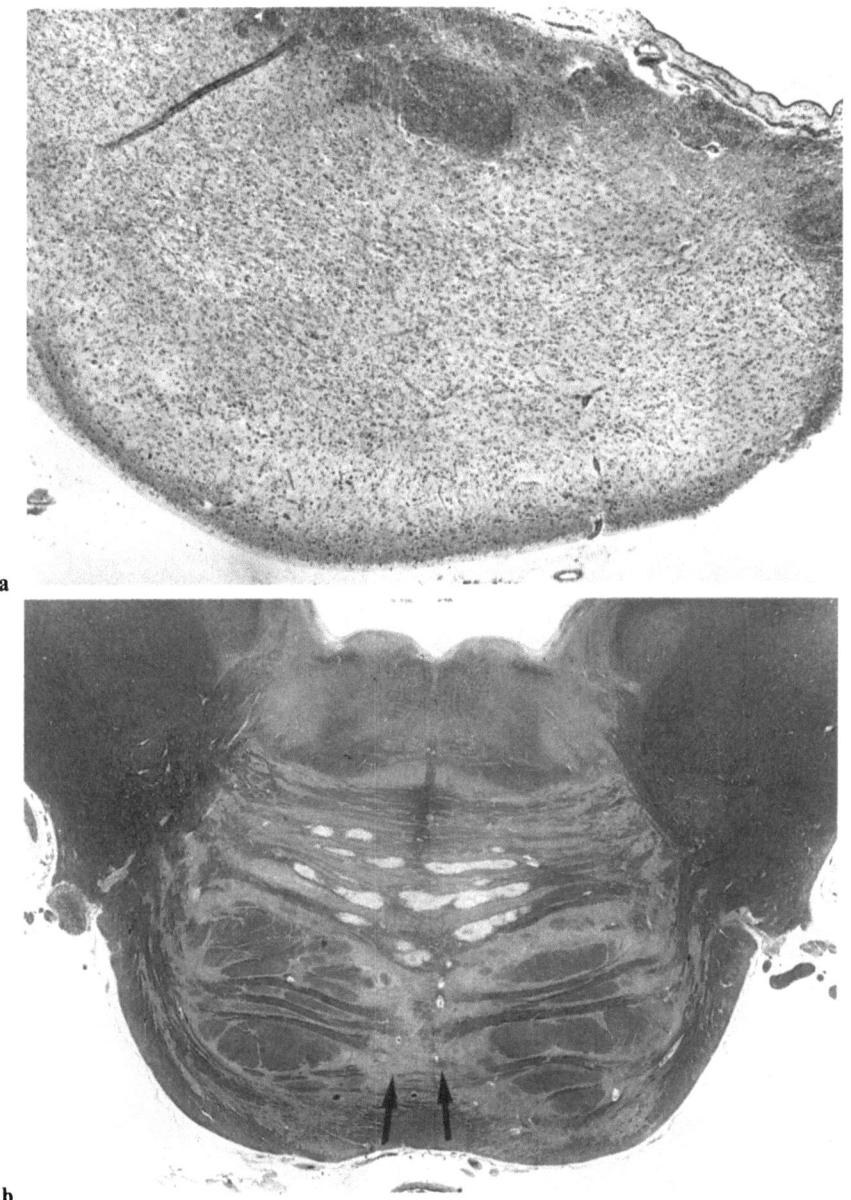

a

b

Abb. 28a, b. 43jähriger Waldarbeiter mit langer Alkoholanamnese und Schädel-Hirn-Trauma 2 Monate vor dem Tode an terminalem Nierenversagen. **a** Atrophie der Corpora mamillaria nach Wernickescher Enzephalopathie. Klüver-Barrera × 30. **b** Zentrale pontine Myelinolyse mit Entmarkung raphenaher Abschnitte der Brückenfußquerfaserung (Herd in Pfeilhöhe, gerade angeschnitten; s. auch Abb. 29a) und multiplen spongiösen areaktiven Zerfallsherden in der tiefen Brückenfußquerfaserung (s. Abb. 29b)

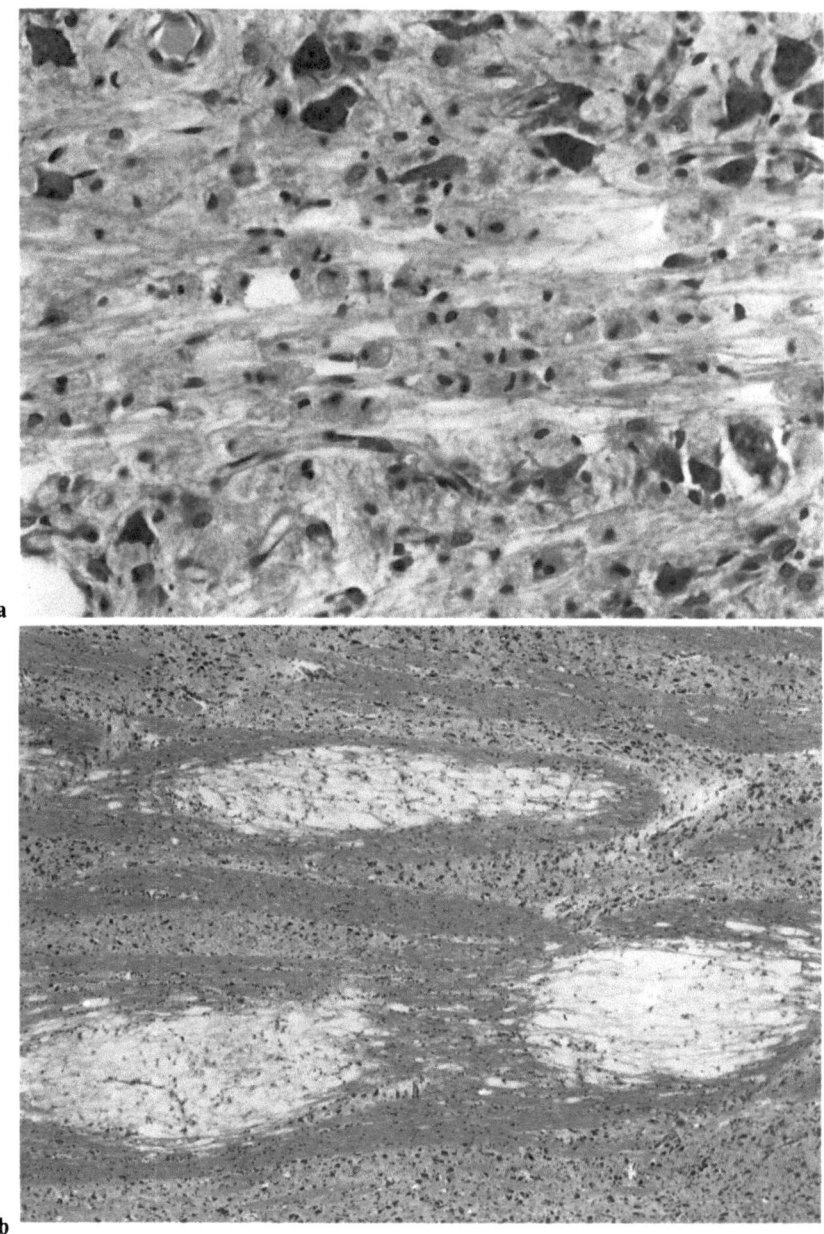

Abb. 29a, b. Gleicher Fall wie Abb. 28. **a** Ausschnitt aus dem myelinolytischen Brückenherd der Abb. 28b in Höhe der Pfeile: Floride Gitterzellbildung zwischen den elektiv
entmarkten Axonen. Klüver-Barrera × 250. **b** Ausschnitt aus dem Gebiet der tiefen Brük-
kenfußquerfaserung mit spongiösen Zerfallsherden. Klüver-Barrera × 40

schiedentlich Wochen bzw. Monate voraus; die myelinolytische Dystrophie leitete gewissermaßen die rasch ablaufende Schlußphase der Erkrankung ein, während der vorangegangene pseudoenzephalitische Symptomenkomplex in den Corpora mamillaria bereits in eine Atrophie übergegangen war (Abb. 28 u. 29).

Obwohl auf Beziehungen zwischen der zentralen pontinen Myelinolyse und der funikulären Spinalerkrankung unter dem Aspekt der Mangelkrankheiten wiederholt in der Literatur hingewiesen wurde (COLMANT 1965b; ROSMAN et al. 1966), ist eine Kombination beider Erkrankungen unseres Wissens noch nicht beschrieben worden. Wir sahen diese Kombination zwar bisher nicht bei Alkoholikern, aber bei einem 14jährigen Jungen mit akuter myeloischer Leukämie, bei dem sich unter Vincristin-Behandlung eine Polyneuropathie entwickelt hatte und 4 Wochen vor dem Tode dann subakut eine inkomplette Querschnittssymptomatik in Höhe des unteren Brustmarkes einstellte. Anatomisch fanden sich mit Schwerpunkt in diesem Bereich spongiöse Zerfalls- und Lückenherde (Abb. 30) in den langen Bahnen in der für die funikuläre Spinalerkrankung charakteristischen Ausprägung, in der Brücke darüber hinaus mittelständig ein kleiner, plump-ovaler elektiver Entmarkungsherd mit Persistenz der Axone und Nervenzellen.

Spongiöse Zerfallsprozesse ähnlicher Art mit areaktiven spongiösen Lückenherden können gelegentlich zusammen mit dem myelinolytischen Gewebesyndrom in der Brücke selbst vorkommen (Abb. 28 u. 29). Gemeint ist hier nicht die verschiedentlich in der Literatur herausgestellte schwammige und mikrozystische Auflockerung des dystrophischen Gewebes im Zuge des Markscheidenabbaues (s. Abb. 24b), sondern eine Veränderung, die in etwa an die areaktive Lückenherdbildung bei der funikulären Spinalerkrankung erinnert. Allerdings ist dieser areaktive Typ des spongiösen Zerfalls nicht auf die funikuläre Spinalerkrankung beschränkt; wir sehen ihn auch nach Röntgen-Bestrahlung und unter anderen Bedingungen z.B. nach Methotrexatbehandlung (multifokale pontine Leukenzephalopathie mit spongiös-nekrotischen Zerfallsherden; s.S. 579). Wichtig ist hier die Feststellung, daß diese Spongiose nicht lediglich Teilerscheinung des myelinolytischen Syndroms ist, sondern daß die Zerfallsherde einen hiervon unabhängigen, sich parallel entwickelnden, ebenfalls herdförmigen Prozeß signalisieren. Daß in diesem Falle eine komplexe Mangelsituation bestanden haben dürfte, beweist die der noch floriden zentralen pontinen Myelinolyse vorausgegangene Wernickesche Enzephalopathie mit Atrophie der Mamillarkörper. – Bezüglich der seltenen Kombination von c.p.m. und Machiafava-Bignami-Syndrom s.S. 357).

Als letztes Beispiel einer recht ungewöhnlichen Kombination der gliös-myelinolytischen Dystrophie sei das Zusammentreffen mit einer (an die Alexandersche Krankheit erinnernden) Dystrophie der Astroglia erwähnt, die durch Einlagerung von massenhaft Rosenthalschen Fasern gekennzeichnet ist, vorzugsweise im Bereiche der sog. Grenzflächen (subependymär, perivaskulär und auch subpial) besonders des Hirnstammes sowie in einigen Grisea (Abb. 31b). Der gliösmyelinolytische Prozeß hatte sich hier beiderseits in den Ammonshörnern manifestiert (Abb. 31a). Es handelt sich um einen 28jährigen Mann, der nach einer 16tägigen fieberhaften Erkrankung unter der klinischen Verdachtsdiagnose „En-

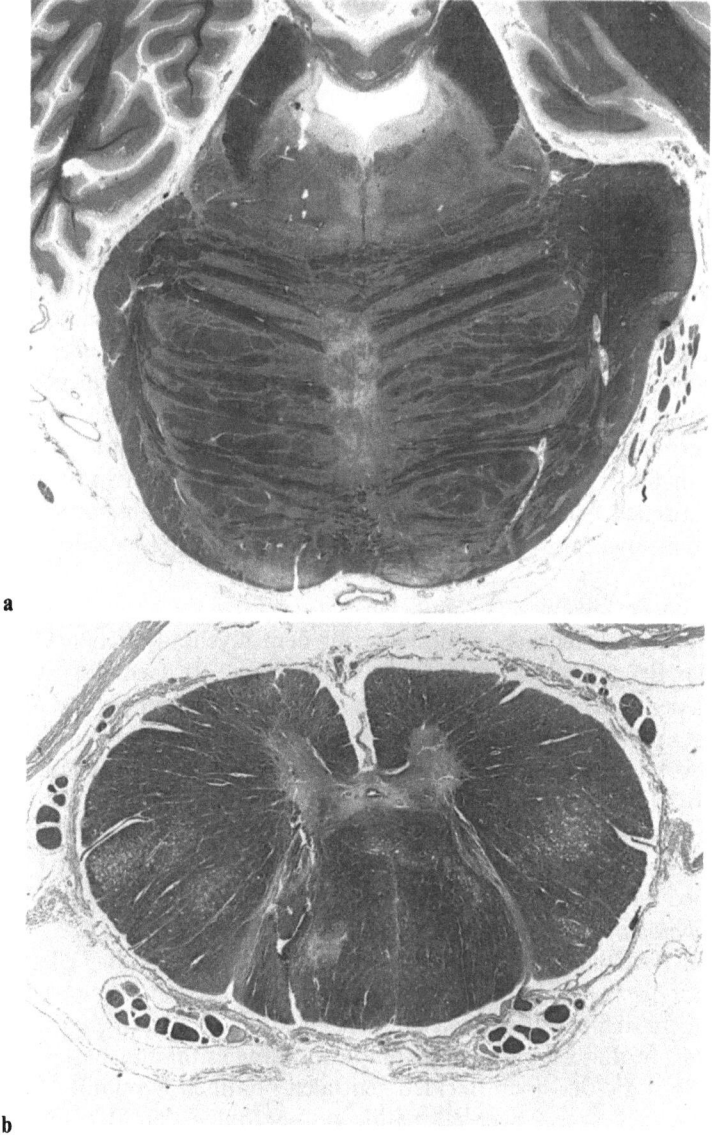

Abb. 30a, b. Kombination von zentraler pontiner Myelinolyse **a** und funikulärer Spinalerkrankung **b** (s.S. 345)

cephalitis" verstorben war (NITHACORN 1971; ULE 1972; ULE u. JACOB 1983).
In der Beobachtung von TIHEN (1972) lag das typische Bild der c.p.m. mit
zentralem Brückenfußherd vor. Da bei diesem Patienten über längere Zeit hin
die Ernährung parenteral über Infusionen erfolgen mußte, diskutiert TIHEN die
Möglichkeit, daß die c.p.m. durch eine chronische Mangelsituation ausgelöst
worden sein könnte, das Auftreten der Rosenthalschen Fasern durch eine pro-
longierte intravenöse Hyperalimentation mit Hyperpeptidämie.

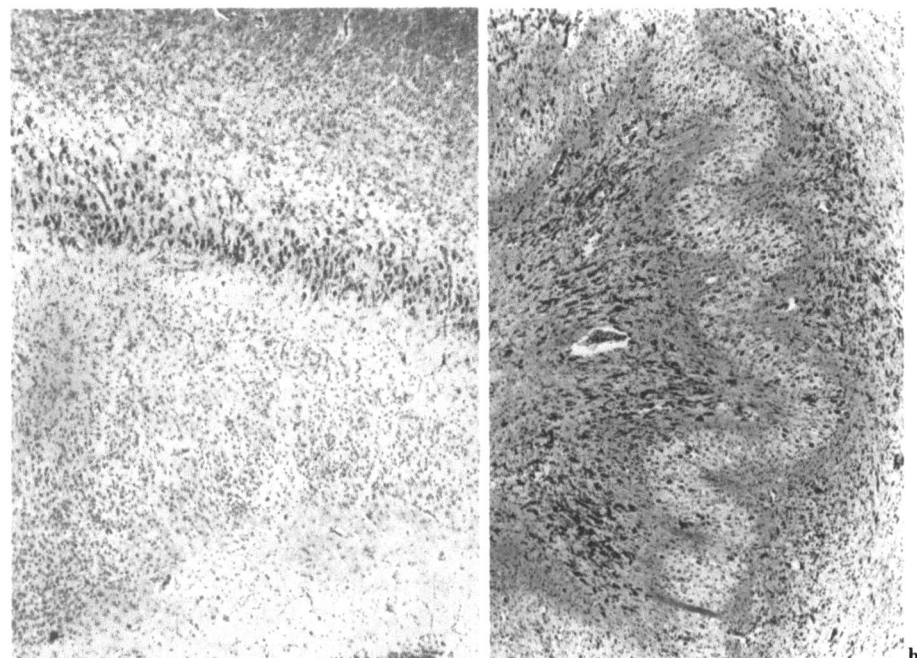

Abb. 31a, b. Kombination von myelinolytischer Dystrophie – links ein Herd aus dem Ammonshorn **a** – und astrogliöser Dystrophie mit massenhaft Rosenthalschen Fasern, **b** Ausschnitt aus der unteren Olive

Pathogenese. Die eigentliche Ursache der c.p.m., das entscheidende pathogenetische Zwischen- oder Endglied der verschiedenen Ausgangssituationen wie chronische Alkoholintoxikation, chronische Mangelzustände, Malignome, Infektionen usw., ist unbekannt. Fest steht, daß die c.p.m. sich auch ohne chronischen Alkoholabusus und ohne bisher faßbare chronische Mangelsituation entwickeln kann und daß sie, 1959 von ADAMS et al. zum erstenmal beobachtet, im Sektionsgut großer Kliniken heute keine Seltenheit mehr darstellt. Die Mehrzahl der Fälle kommt von internistischen oder chirurgischen Intensivstationen. ENDO et al. (1981) sahen sie im laufenden Sektionsgut in 5,8% der Fälle.

Es scheint, daß für die Auslösung einer c.p.m. Störungen des Säure-Basen-Haushaltes und Elektrolytverschiebungen eine entscheidende Bedeutung zukomme (JACOB u. SPALKE 1971; ENDO et al. 1981), was aber wohl nicht generell zutrifft. Auch eine erhöhte Ausschüttung von Adiuretin in der Abstinenzphase wird in diesem Zusammenhang diskutiert. SEITELBERGER (1973) vermutete als Basisläsion eine der hepatogenen Enzephalopathie entsprechende *diffuse pontine astrogliale Dystrophie,* in deren Milieu die c.p.m. durch zusätzliche pathogenetische Faktoren hervorgerufen werde. Besondere Beachtung verdienen Überlegungen, die eingreifenden Maßnahmen der modernen Intensivmedizin könnten das Auftreten einer c.p.m. begünstigen (s. auch GOEBEL u. HERMAN-BEN ZUR 1976). Drei Arbeitshypothesen zur Genese der c.p.m. stehen z.Z. im wesentlichen zur Debatte: die toxisch-metabolische, wobei offen bleibt, ob es sich um eine exogene oder eine endogene toxische Verbindung handelt, die vaskuläre und die Kombination dieser beiden.

Daß zirkulatorische Effekte in der Ätiopathogenese der c.p.m. als entscheidend mitwirkender Faktor angeschuldigt werden, ist überraschend, da erfahrungsgemäß die Nervenzellen gegenüber O_2-Mangel viel empfindlicher sind als die Markscheiden und hier mit der Myelinolyse und Persistenz der Nervenzellen gerade das umgekehrte Schädigungsmuster vorliegt. Allerdings sind hypotensive Episoden in der Anamnese derartiger Patienten wiederholt beschrieben worden (z.B. FINLAYSON et al. 1973; OKEDA 1974). LINDENBERG (1971) hat auf die Ähnlichkeit mit alten und frischen sekundären Brückenschäden nach oberer Einklemmung aufmerksam gemacht. OKEDA (1974) hebt hervor, daß die häufige Koexistenz von Oligodendrogliazellnekrosen, über die er den Entmarkungsprozeß als sekundär erklärt, und von akuten ischämischen Nervenzellnekrosen im Frühstadium der c.p.m. auf eine vorübergehende akute oligämische Anoxie als wahrscheinliche Ursache hinweise. Die gleichartige und im Einzelfall stets im gleichen Stadium anzutreffende Mikrogliareaktion sowie das Fehlen akuter ischämischer Nervenzellveränderungen und Oligodendroglialäsionen im Spätstadium deute auf einen einphasigen Prozeß hin. Das diskrepante Verhalten der sonst gegenüber Anoxie besonders empfindlichen grauen Substanz erklärt er dabei über einen vaskulären Steal-Effekt. Bei dem hohen Graukoeffizienten der zentralen Brückenabschnitte und der intensiven Vaskularisation der Brückenfußkerne soll es bei Blutdruckabfall und Oligämie zu einer relativen Blutstromverschiebung von der weißen zur grauen Substanz kommen und deshalb – bei Einwirkung zusätzlicher Konstellationen – zu einer stärkeren Schädigung der Markscheiden. – DUDLEY (Zit. nach ROIZIN et al. 1982) vermutet den entscheidenden Faktor in Zuständen von hypoxämischer Hypoxidose, die nach den klinischen Daten vieler Fälle zu unterstellen sei und die sich in den zentralen Brückenfußabschnitten – bedingt durch die Besonderheiten der Vaskularisation, gleichsam im Bereiche der letzten Wiese – an den Oligodendrozyten rascher auswirken würden als am nervösen Parenchym, wenn diese durch Malnutrition, Vitaminmangel usw. vorgeschädigt und besonders vulnerabel geworden seien.

Es ist zwar nicht ganz auszuschließen, daß hypotone Krisen mit dem Effekt einer passageren vertebro-basilären Insuffizienz als determinierender Faktor das Angehen einer c.p.m. begünstigen mögen, ein Beweis hierfür steht allerdings bisher aus. OKEDA (1974) hat selbst einige Fakten angeführt, die mit seiner „vascular steal-Hypothese" nicht ganz in Einklang stehen. Auch die Möglichkeit, daß eine vorangegangene Störung der Blut-Hirn-Schrankenfunktion die Entwicklung einer c.p.m. fördern könne, ist kaum ganz von der Hand zu weisen. Fest steht dagegen, daß das Gewebesyndrom der gliös-dystrophischen Myelinolyse sich prinzipiell von dem der oligämischen Hypoxidose und auch dem des sog. Ödemschadens unterscheidet. Wo ischämische Zellveränderungen innerhalb der Entmarkungsherde bei c.p.m. in unserem Material vorlagen, waren sie immer frischer als der myelinolytische Prozeß und können daher nicht als Beweis für eine der c.p.m. vorausgegangene oligämische Hypoxidose gewertet werden.

Die Beobachtung, daß in den pontinen Entmarkungsherden die Oligodendroglia weitgehend verschwunden ist, legt die Annahme nahe, daß die Noxe primär die Oligodendrozyten trifft und die Entmarkung Folge der Oligodendrogliaschädigung ist. POWERS und MCKEEVER (1976) fanden allerdings in der Herdperipherie bei c.p.m. elektronenmikroskopisch ein Splitting der Markscheide im Bereiche der intraperiodischen Linie mit Vakuolisierung und Ruptur der Myelinscheiden, wie es u.a. bei der Triäthylzinn-Vergiftung (ALEU et al. 1963; KOLKMANN u. ULE 1967), nach Intoxikation mit Hexachlorophen (LAMPERT et al. 1973) oder INH (LAMPERT u. SCHOCHET 1968; REIN et al. 1968) im Experiment und beim Menschen bei der sog. Canavanschen Krankheit (VAN BOGAERT-BERTRANDSCHE Form der infantilen spongiösen Dystrophie) beobachtet wird (KOLKMANN u. ULE 1967; ADACHI et al. 1973). Der Zinn- und Chromgehalt dieses Gewebes erwies sich dabei im Fall von POWERS und MCKEEVER (1976) als bemerkenswert hoch, der Na/K-Quotient war erhöht. Die Autoren vermuten eine primäre Schädigung der Markscheide, können allerdings eine gleichzeitige Schädigung der Oligodendrozyten nicht ausschließen. Wir halten es für unwahrscheinlich, daß der interlaminäre Hydrops der Markscheide tatsächlich bei der c.p.m. das zur Myelinolyse führende Prinzip darstellt. Das Splitting der Markscheide ist – worauf POWERS und MCKEEVER (1976) selbst hinweisen – ein relativ unspezifisches Phänomen, das u.a. auch als Folge der Autolyse auftreten kann. Als pathognomonisch ist es eigentlich nur dann zu betrachten, wenn es prozeßspezifisch den Gesamtbefund bestimmt, wie unter den schon erwähnten Bedingungen. Dann aber läßt sich dieses Ödemmuster mit einiger Zuverlässigkeit bereits aus dem lichtmikroskopischen Befund erkennen, eben an der Septierung der Ödemvakuolen durch abgehobene Myelinlamellen. Derartige Bilder sind uns aber in unseren Fällen von c.p.m. nur gelegentlich und allenfalls in der Herdperipherie aufgefallen. Auch kommt es weder bei den oben genannten Intoxikationsmodellen noch bei der Canavanschen Krankheit zu einer ausgesprochenen Myelinolyse mit Myelinabbau bis zum Neutralfettstadium. Andererseits gibt es vereinzelt Beobachtungen, auf die in der Tat die Vorstellung von POWERS und MCKEEVER (1976) zutreffen könnten (s. unter Differentialdiagnose).

Differentialdiagnose. Frische MS-Herde in der Brücke dürften auch bei zentraler Lokalisation wegen der entzündlichen Infiltrate und des für floride polysklerotische Herde typischen gliösen Randsaumes kaum mit einer c.p.m. verwechselt werden. Alte Herde könnten bei entsprechender Lokalisation u.U. einmal Schwierigkeiten bereiten; das bei der MS andere Verteilungsmuster der übrigen Herde mit periventrikulärer Vorzugslokalisation und insbesondere der Nachweis einer Fasergliose im Herd sprechen dann für MS, da Fasergliosen bei der fast immer recht rasch verlaufenden c.p.m. praktisch nicht vorkommen, allenfalls bei den extrem seltenen chronifizierten Verlaufsformen (ULE u. JACOB 1978). Bei den sehr seltenen pontinen Herden der progressiven multifokalen Leukenzephalopathie erleichtert der Nachweis zu Monstreglia transformierter Astrozyten und der typischen Umwandlung der Oligodendroglia in der Randzone des Herdes durch den Virusbefall die Differentialdiagnose.

Besondere Aufmerksamkeit ist geboten bei der Abgrenzung gegenüber inkompletten Parenchymschäden bei vertebrobasilärer Insuffizienz. Es scheint wichtig, hierauf hinzuweisen, zumal in manchen c.p.m. Fällen der Literatur ischämische Nervenzellschäden beschrieben wurden, andererseits im Rahmen

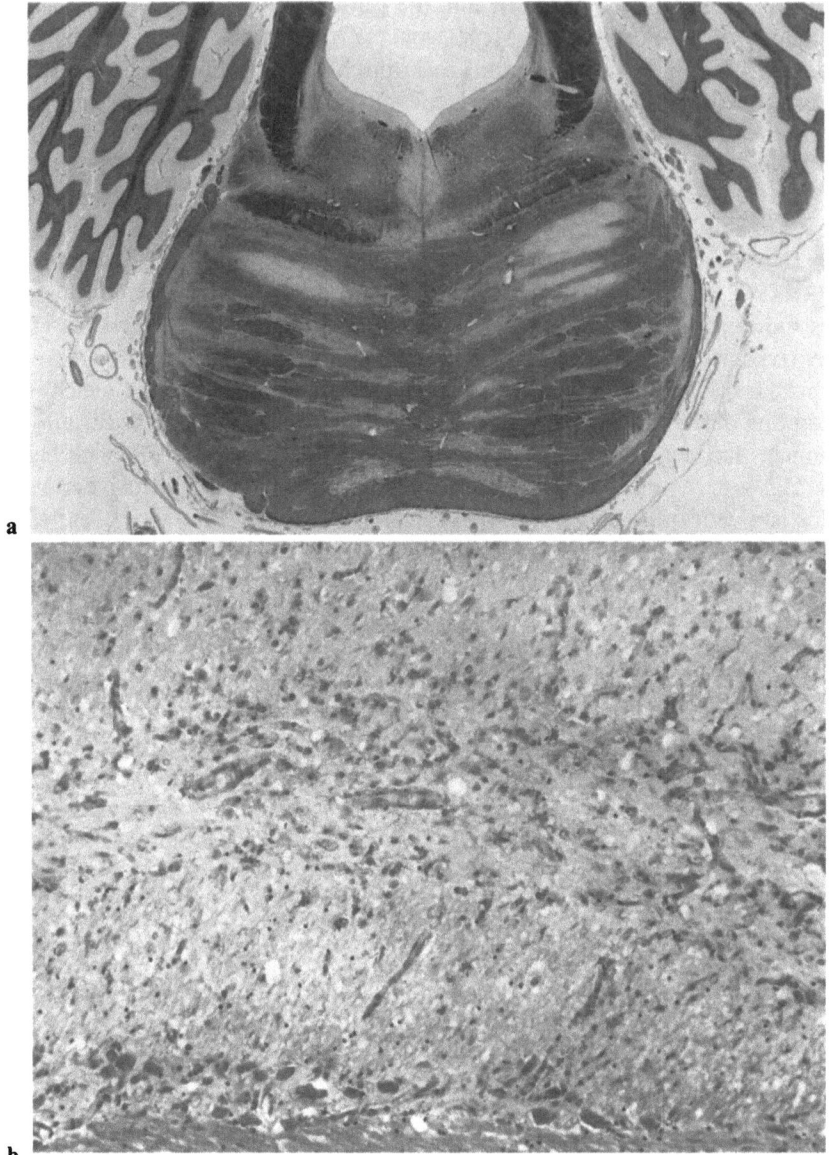

Abb. 32a, b. 46jähriger Alkoholiker. Tod im Delirium tremens. **a** Die bilateralen „Entmarkungsherde" in den tiefen Brückenfußabschnitten erweisen sich mikroskopisch als inkomplette hypoxische Nekrosen **b** mit Ausfall der Ganglienzellen im Brückenfußkerngebiet, Gliaproliferation und Kapillaraktivierung. Oligodendroglia weitgehend erhalten. Klüver-Barrera × 125

Abb. 33a–d. Zentrale Markabblassung des Brückenfußes **a** bei intakten Axonen im Bo- ▷ dian-Präparat **b**. Mikroskopisch **c** erkennt man im Herdbereich blaß angefärbte vakuolisierte Markscheiden; die Myelinvakuolen sind vielfach von fast-blue-positiven Septen durchzogen; die Zahl der Oligodendrogliazellen ist im Herdbezirk reduziert. Im Nissl-Schnitt **d** Mikrogliaproliferation im Brückenfußkern und in der Querfaserung (s.S. 352). Beobachtung von Prof. Dr. KOLKMANN, Nürtingen

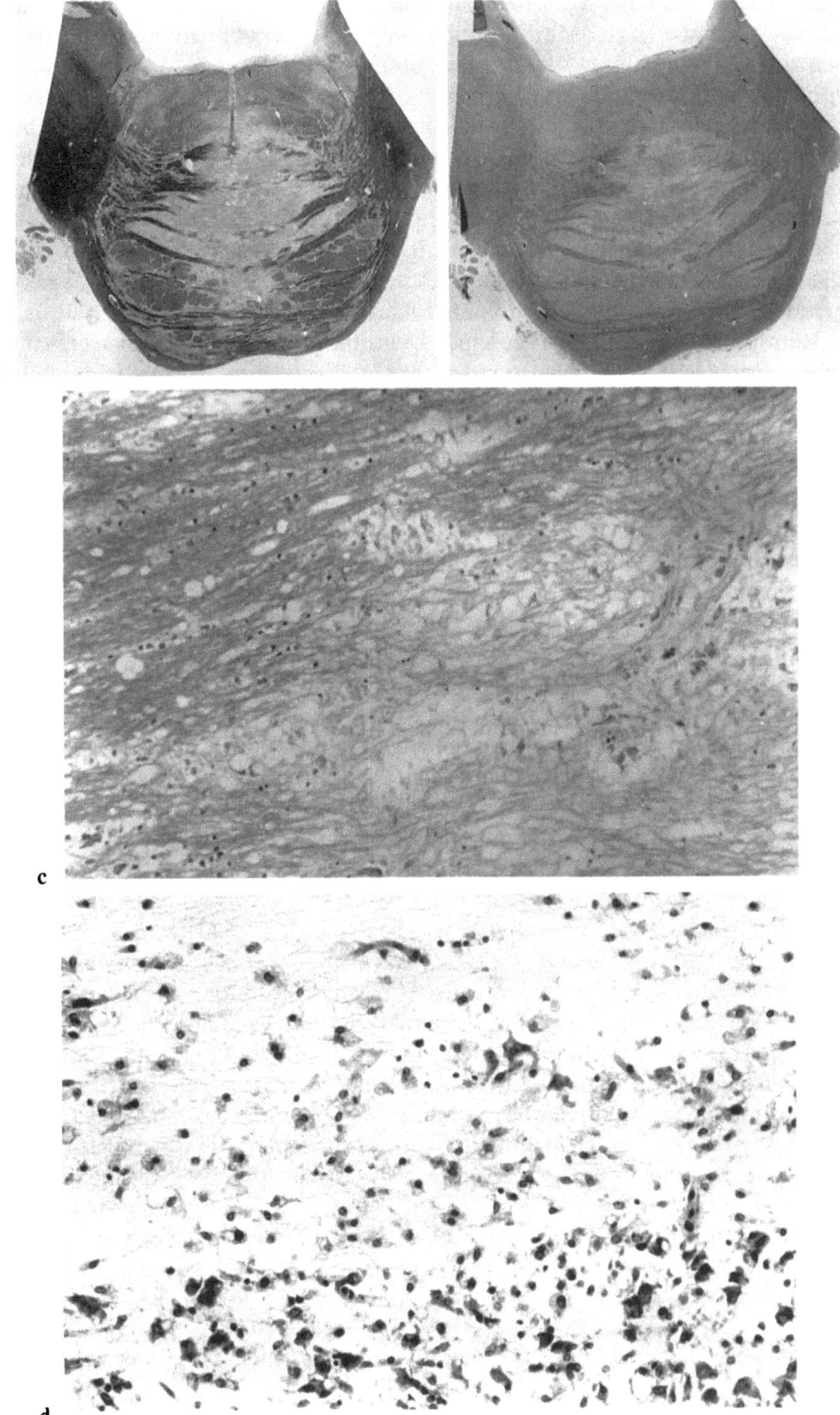

einer vertebro-basilären Insuffizienz außer typischen Nervenzellschäden auch sekundär ödembedingte Markfaserabblassungen vorkommen und unter der oben zitierten Vorstellung von der Bedeutung oligämischer bzw. hypoxämisch-hypoxidotischer Zustände als determinierender Faktor der c.p.m. die grundsätzlichen Unterschiede der beiden verschiedenen Gewebssyndrome leicht übersehen werden könnten. Man sollte sich auch nicht verleiten lassen, bei entsprechender Alkoholanamnese und Herdbildung in der Brücke kurzschlüssig eine c.p.m. zu diagnostizieren, ohne dabei die Qualität der geweblichen Veränderungen im Brückenherd zu berücksichtigen. In dem in Abb. 32 demonstrierten Fall handelte es sich um einen 46jährigen chronischen Alkoholiker mit Fettleber, sklerosierender Pankreatitis und alkoholischer Kardiomyopathie, der kurze Zeit nach der stationären Aufnahme wegen eines Delirium tremens im akuten Herz- und Kreislaufversagen starb. Neuropathologisch: Geringgradiger Hydrocephalus communicans mit diskreter Ependymitis granularis; im medio-dorsalen Thalamuskern beiderseits Nervenzellausfälle und Astrozytose; kein Anhalt für Wernickesche Enzephalopathie. Im Stratum profundum des Brückenfußes bilaterale „Entmarkungsherde", die makroskopisch in Anbetracht der Vorgeschichte auf eine c.p.m. schließen lassen, sich mikroskopisch jedoch eindeutig als frische ischämische Partialnekrosen mit beginnender Aktivierung der Kapillarwandzellen und ödembedingter Abblassung der Marksubstanz erweisen. Eine c.p.m. liegt hier nicht vor.

Während die Abgrenzung hypoxischer Parenchymschäden nach dem oben Gesagten in der Regel keine Schwierigkeiten bereiten dürfte, kann die Differentialdiagnose gegenüber weitgehend areaktiven spongiösen Zerfallsherden dann problematisch werden, wenn es sich um einen singulären zentralen Brückenherd handelt, wie in dem in Abb. 33 dargestellten Fall. Dieser 38jährige chronische Alkoholiker mit wiederholten Delirien und Leberzirrhose ist nach einem 2wöchigen Koma an einer rezidivierten massiven Ösophagusvarizenblutung gestorben. Die Natriumwerte im Blut hatten bei wiederholten Kontrollen zwischen 132 und 136 mmol geschwankt.

In der Brücke erkennt man an typischer Stelle eine scharf begrenzte rhomboidförmige Markaufhellung, die sich mikroskopisch als frischer spongiöser Herd erweist, in dem die Oligodendroglia fast vollständig verschwunden ist. Neben einer Septierung der Markvakuolen, die an die Befunde von POWERS und McKEEVER (1976) erinnert, findet man im Herd verschiedentlich gliogene Makrophagen, deren granulärer Inhalt sich noch mit fast-blue angefärbt hat; doch tritt diese myelinolytische Komponente gegenüber der Vakuolisierung deutlich in den Hintergrund und ist im Markfasernetz der Brückenfußkerne eher ausgeprägter als an den Querfasern, was sich auch im Nissl-Schnitt an der Mikrogliamobilisation abzeichnet. Die Axone sind weitgehend erhalten, die Nervenzellen in den betroffenen Brückenfußkernen – abgesehen von uncharakteristischen Schrumpfungserscheinungen, vereinzelt singulären Vakuolen im Zytoplasma und stellenweise dem Bild der zentralen Tigrolyse mit randständiger Verlagerung des Kernes – im wesentlichen intakt; es fehlen typische Nervenzellveränderungen im Sinne der ischämischen Zellnekrose und Neuronophagien, die man im Hinblick auf die sonstige Gliareaktion im Herd eigentlich erwarten dürfte. Es liegt hier somit weder das typische Bild einer in Anbetracht der rezidivierten Blutungen durchaus vorstellbaren ischämischen Partialnekrose vor, noch das typische Vollbild der Myelinolyse. Die unregelmäßige Begrenzung der Marklichtung mit noch myelinisierten, weit in den Herd hineinreichenden Faseranteilen ist in dieser Form für die c.p.m. auch eher ungewöhnlich, ebenso wie die offenbare Konfluenz aus kleinen Herden. Bemerkenswert erscheint weiterhin, daß sich in der Umgebung eines 4 Jahre alten kortikalen Kontusionsherdes außer reichlich neuroaxonalen Degeneraten eine massive Anhäufung von Rosenthalschen Fasern fand, wie sie für traumatische Rindennarben in dieser Ausprägung ungewöhnlich ist und vielleicht als Ausdruck einer besonderen Stoffwechsellage der Glia gewertet werden darf (s.S. 345). Letztlich bleibt aber die differentialdiagnostische Einordnung dieses Befundes derzeit eine Ermessensfrage.

δ) Die lokalisierte Kleinhirn-Rindenatrophie
(sog. Kleinhirn-Wurmatrophie)

Als lokalisierte Kleinhirn-Rindenatrophie bezeichnet man jene Form, bei der sich die Atrophie weitgehend auf den Oberwurm und angrenzende Bezirke des Lobulus quadrangularis anterior beschränkt. Da diese Kleinhirnatrophie von MARIE et al. (1922) als „atrophie cérébelleuse tardive à prédominance corticale" beschrieben wurde, wird sie im deutschen Schrifttum auch „Spätatrophie der Kleinhirnrinde" genannt, obwohl sie nicht nur im höheren Lebensalter auftritt. Von SANTHA machte 1948 darauf aufmerksam, daß in den meisten bis dahin in der Literatur bekannt gewordenen Fällen dieser Art eine Alkoholanamnese vorgelegen habe, während die Patienten mit mehr diffusem Ausbreitungsmuster der Kleinhirn-Rindenatrophie vielfach an Malignomen gelitten hatten. VICTOR et al. (1959) berichteten über weitere derartige Fälle bei chronischem Alkoholismus und 1967 brachte STORK eine Studie über 44 in den Jahren zwischen 1957 und 1963 im Pathologischen Institut der Universität Genf gesammelte Beobachtungen, von denen 31 Alkoholiker gewesen waren und 17 an einem Karzinom gelitten hatten. STORK machte auch Angaben zur Häufigkeit. Im Sektionsgut war diese Atrophieform mit 1,7% vertreten, in Anbetracht der geschätzten Prozentzahl an Alkoholikern unter der Schweizer Bevölkerung von 2,4% in einem bemerkenswert hohen Verhältnis, das wir in unserem Beobachtungsgut nicht bestätigen können. HOFFMANN-STEUDNER (1975) gab für das Sektionsgut des Psychiatrischen Landeskrankenhauses Wiesloch eine Häufigkeit von lediglich 0,1% an.

Klinische Symptome. Teils allmählich zunehmende, teils aber auch stationär bleibende Gang- und Standunsicherheit, meist mehrere Jahre vor dem Tode einsetzend. Störungen im Bereiche der oberen Extremitäten, Dysarthrie und Nystagmus können hinzutreten. Das männliche Geschlecht ist bevorzugt betroffen. Ein Mangel an Vitamin B_1 und B_2 scheint das Auftreten cerebellarer Symptome zu begünstigen (LANGOHR et al. 1981). Überraschend ist die Feststellung von STORK (1967), daß in seiner allerdings nach anatomischen Befunden zusammengestellten Untersuchungsserie in über der Hälfte der Fälle mit ausführlichem neurologischem Status klinisch keine (!) Kleinhirnsymptome ermittelt worden waren. Die durchschnittliche Dauer der Kleinhirnerkrankung errechnete er anhand von 17 Fällen aus der Literatur mit 9,4 Jahren. Der längste Verlauf betrug 25 Jahre, der kürzeste 3 Monate. Unter den 41 jugendlichen männlichen Alkoholikern unter 35 Jahren der Untersuchungsserie von HAUBEK und LEE (1979) zeigten im Computer-Tomogramm

12 eine Atrophie des Oberwurmes, aber nur einer klinisch eine zerebelläre Ataxie. Diese klinisch-morphologische Diskrepanz ist bisher ungeklärt.

Pathologische Anatomie. Wie schon ausgeführt, beschränkt sich die Atrophie weitgehend auf den Oberwurm und die unmittelbar angrenzenden Bezirke des Lobulus quadrangularis anterior, ein Gebiet, das in etwa phylogenetisch dem Paläozerebellum zuzuordnen ist, so daß unter dem Aspekt der Systematrophien hier auch von phylogenetischer Systemwahl gesprochen wurde (ULE 1957) bzw. vom Befall des spinalen Stockwerkes (von SANTHA 1948). Allerdings werden die phylogenetischen Systemgrenzen mit fortschreitendem Prozeß meist überschritten. SCHERER (1933) machte darauf aufmerksam, daß die Atrophie im wesentlichen im Versorgungsgebiet der A. cerebelli superior angesiedelt ist, doch wird eine vaskuläre Genese der Rindenveränderungen auch von ihm nicht ernstlich diskutiert.

Der makroskopische Befund ist in den fortgeschrittenen Fällen sehr charakteristisch: Die Furchen des Oberwurms zwischen Lingula, Lobulus centralis, Culmen und Vorderfläche des Declive klaffen (Abb. 34). Die Erweiterung der Furchen reicht seitlich meist etwas in den Lobulus quadrangularis anterior hinein und nimmt nach lateral, hinten und unten ab. Die Weitstellung der Furchen ist bei dieser lokalisierten Form viel ausgeprägter als bei den diffusen Kleinhirn-Rindenatrophien. Dennoch wird sie wohl gelegentlich übersehen, wenn der Oberwurm nicht routinemäßig mit einem Sagittalschnitt überprüft wird.

Mikroskopisch handelt es sich um eine Kleinhirn-Rindenatrophie vom Purkinje-Zelltyp (ULE 1957) mit mehr oder minder deutlicher Beteiligung der Körnerzellen. Die Atrophie ist in der Läppchenperipherie oft schon weiter fortgeschritten als in den marknahen Abschnitten, doch wechselt dieses Verhalten im Einzelfall. Auch reicht mikroskopisch die Atrophie über den makroskopisch erkennbaren Bereich hinaus. Die Golgi-Zellen der Granularzellschicht bleiben am längsten erhalten. Je langsamer der Prozeß abläuft, um so reiner ist an den Purkinje-Zellen das Bild des atrophierenden Prozesses mit Zellschrumpfung, Hyperchromasie des Kerns und spurlosem Schwund, je rascher das Prozeßtempo, um so mehr sieht man Zytoplasmavakuolisierung, Zellschwellungen mit weithin sichtbaren Dendriten und Tigrolyse. Die Bergmannsche Glia ist zahlenmäßig meist nur geringgradig vermehrt, doch findet sich bei Holzerfärbung nicht selten eine deutliche vertikale Fasergliose in der Molekularschicht, besonders in den kuppenständigen atrophischen Bezirken. Mikrogliastrauchwerkbildung in der Molekularschicht kommt kaum vor und ist nur in jenen Fällen zu erwarten, die gegen Lebensende einen akuten Progreß durchmachen bzw. bei denen präfinal akzidentelle Faktoren wirksam werden.

Bei der Silberimprägnation entspricht dem Purkinje-Zellausfall das Bild der leeren Faserkörbe (Abb. 34c), die bei Fortgang des Prozesses schrumpfen und

---

Abb. 34. a Lokalisierte Kleinhirnrindenatrophie. Beachte die Atrophie der Läppchen und ▷ das Klaffen der Furchen im Oberwurm. **b** Deutliche Purkinje- und diskrete Körnerzellausfälle in der Kleinhirnrinde des Oberwurmes. (51 Jahre alt gewordene Alkoholikerin. 4 Jahre vor dem Tode beginnende Gang- und Standunsicherheit.) **c** Ausschnitt aus dem Culmen. Silberimprägnation nach Bodian mit dem „Bild der leeren Körbe". ×92. Beobachtung von Reg. Med. Dir. Dr. H. JAKOB, Wiesloch

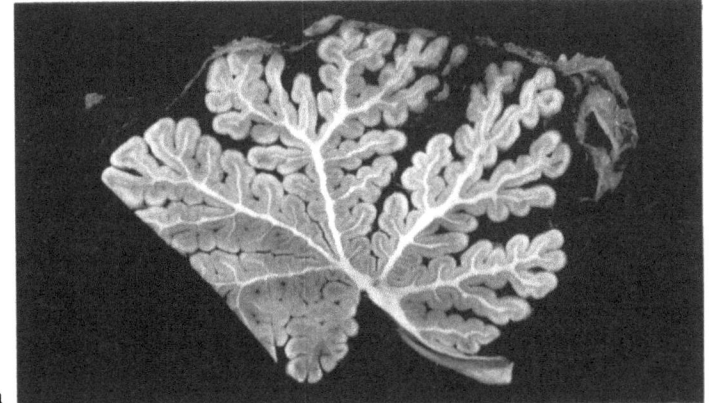

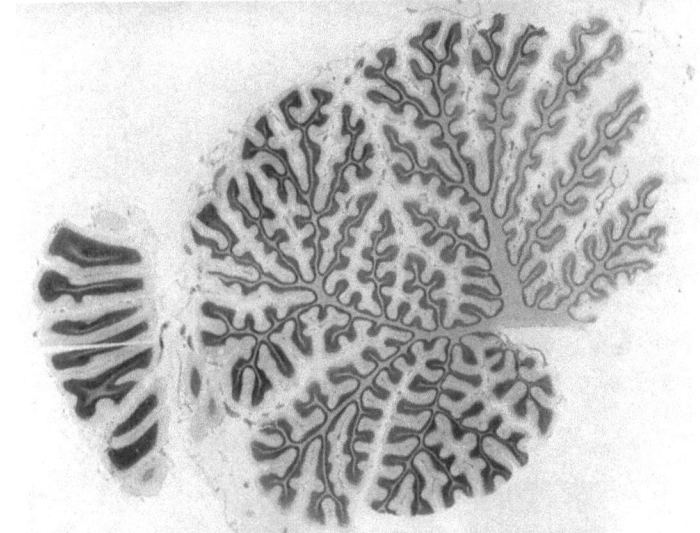

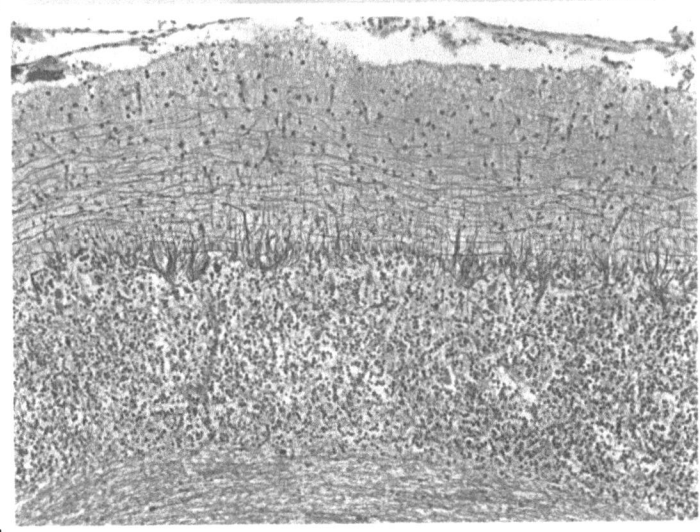

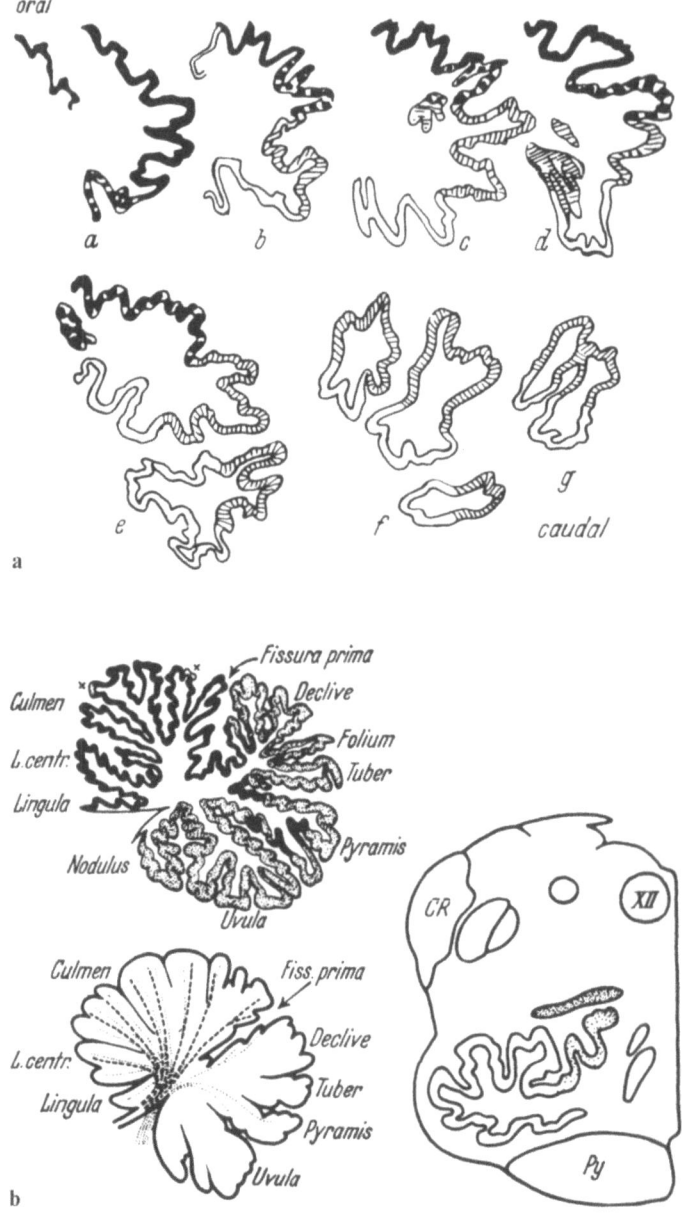

Abb. 35. a Projektion der Kleinhirnrinde auf den Zahnkern; schwarz ausgezogen: Projektion des Wurmes. (Nach BROUWER u. BIEMOND 1938.) **b** Ausdehnung der konsekutiven Olivenatrophie bei lokalisierter Kleinhirnatrophie. Erkrankte Rindenabschnitte schwarz, beteiligte Olivenbezirke punktiert. Projektion der spinozerebellaren Fasern links im Schema punktiert und gestrichelt. (Nach v. SANTHA 1948)

schließlich resorbiert werden können. Axone noch erhaltener Purkinje-Zellen sind gelegentlich geschwollen (sog. Torpedos). Der Ausfall der Körnerzellen erfolgt über eine mehr oder minder diffuse Lichtung und kann erhebliche Ausmaße erreichen. Im Läppchenmark sind über lange Zeit hin nur die zentralen, von Purkinje-Zellaxonen eingenommenen Abschnitte deutlicher gelichtet. Hier ist dann auch eine Vermehrung der Astroglia zu erkennen. Der Ausfall der Purkinje-Axone im äußeren Vlies des Zahnkerns zeigt sich im Markscheidenpräparat in Form einer Markfaserlichtung. Über die Projektion des Kleinhirnwurmes auf die zentralen Kleinhirnkerne informiert die Abb. 35b. Ein transneuronales Überspringen des atrophisierenden Prozesses auf die Zahnkernneurone findet in der Regel nicht statt. Bei längerem Bestehen der Wurmatrophie ist dagegen mit einer retrograd-transneuronalen Degeneration im Bereiche der mediodorsalen Abschnitte der unteren Oliven und in den dorsalen Nebenoliven zu rechnen (vgl. Abb. 35a). Grundsätzlich abzugrenzen von dieser immer auf einen chronischen Alkoholismus verdächtigen lokalisierten Atrophie der Kleinhirnrinde ist die von NEUBÜRGER (1957) bei Alkoholikern herausgestellte akute holotopistische Körnerzellnekrose der Kleinhirnrinde. Sie entwickelt sich über sog. Absterbeherde der zerebellaren Körnerzellschicht terminal und schreitet offensichtlich noch postmortal fort. Man findet sie nach länger dauernder Agonie bei verschiedenen Stoffwechselentgleisungen, entzündlichen Affektionen des Magen-Darm-Traktes und Karzinomen (SCHRAPPE 1955; ULE 1959; ULE u. ROSSNER 1960). Ihre elektive Systembezogenheit ist ein eindrucksvolles Beispiel einer noch im agonalen Zusammenbruch des Stoffwechsels deutlich werdenden Paroklise. Eine pathognomonisch zu wertende Beziehung zum chronischen Alkoholismus ist nicht gegeben.

ε) Marchiafava-Bignami-Syndrom

Unter dem Marchiafava-Bignami-Syndrom versteht man eine bei chronischen Alkoholikern auftretende symmetrische Entmarkung des Balkens, meist in seinen mittleren Schichten (s.Abb. 36). Sie kann in rostrokaudaler Richtung den ganzen Balken erfassen, ist rostral aber oft stärker ausgeprägt und geht vielfach mit gleichartigen Herden in der vorderen Kommissur, seltener auch im Hemisphärenmark einher. Bezüglich sonst betroffener Strukturen und der Häufigkeit ihres Befalles siehe JÉQUIER und WILDE (1956) sowie PENTSCHEW (1958).

Das Marchiafava-Bignami-Syndrom tritt praktisch ausschließlich bei Männern auf. Die Diagnose wird gewöhnlich erst bei der Autopsie gestellt, da – anders als bei der Wernickeschen Enzephalopathie – hirnpathologische Störungen als Lokalzeichen kaum nachweisbar sind. Nach JELLINGER und WEINGARTEN (1961) sollte klinischerseits dann an diese Form der alkoholischen Enzephalopathie gedacht werden, wenn bei Trinkern im Alter zwischen 30 und 60 Jahren nach einem uncharakteristischen Prodromalstadium sich abrupt – oft im Anschluß an einen zerebralen Krampfanfall – ein schweres pseudoparalytisches Zustandbild mit ausgeprägten Frontalzeichen entwickelt, das unter körperlichem Verfall und fortschreitender Bewußtseinstrübung oft rasch tödlich ausgeht. Gegenüber der ebenfalls bei chronischen Alkoholikern gelegentlich beob-

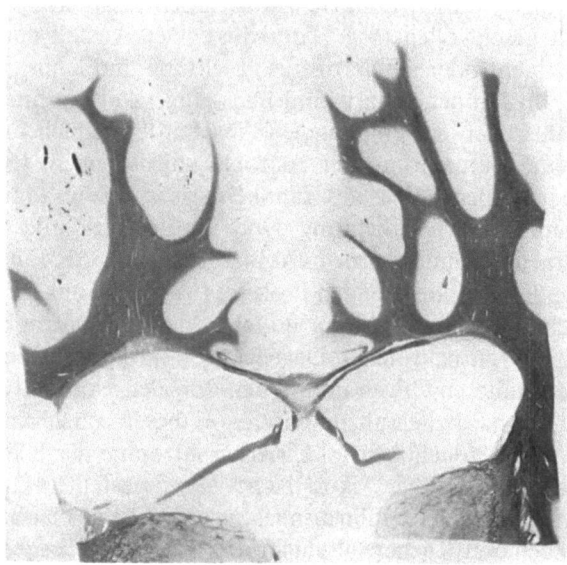

Abb. 36. Marchiafava-Bignami-Syndrom bei einem 52jährigen Alkoholiker mit Hypopharynxkarzinom. Färbung nach Heidenhain-Wölcke. Neben der Entmarkung und Atrophie des Balkens bestanden eine Wernickesche Enzephalopathie mit Schwerpunkt in den Corpora mamillaria sowie Nervenzellausfälle und Astrozytose in den mediodorsalen Thalamuskernen (gleicher Fall wie Abb. 21a); Originalpräparat von Reg. Med. Dir. Dr. H. JAKOB, Wiesloch

achteten *„Laminären Rindensklerose"* (MOREL 1939), einer besonders frontolateral ausgeprägten Astrogliose der III. Rindenschicht bei nur diskretem Nervenzellausfall, die mit dem Marchiafava-Bignami-Syndrom auch kombiniert auftreten kann (DELAY et al. 1961), gilt klinisch eine Abgrenzung als nicht möglich. Die in den letzten Jahren mit modernen neuropsychologischen Testmethoden gewonnen Erkenntnisse über die Transferleistungen des Balkens und deren Störungen scheinen allerdings einen neuen Zugang zur klinischen Differentialdiagnose des Marchiafava-Bignami-Syndroms zu bieten (BUCHLER u. OEPEN 1982).

Nach dem *mikroskopischen Bild* handelt es sich um einen myelinolytischen Prozeß mit relativer Verschonung der Axone (Abb. 37). Insofern erinnert die Qualität der Veränderungen an jene bei zentraler pontiner Myelinolyse (c.p.m.). Überraschenderweise ist aber eine Kombination von Marchiafava-Bignami-Syndrom und c.p.m. bisher extrem selten beobachtet worden. (SHERINS u. VERITY 1968; GHATAK et al. 1978). Wie bei der c.p.m. ist die Reaktion des Gefäßbindegewebes diskret und eine Fasergliose kaum zu erwarten. Beim Marchiafava-Bignami-Syndrom kommt es allerdings – möglicherweise abhängig von der Akuität des Prozesses – häufiger über die Myelinolyse hinaus auch zum Axonuntergang bis hin zur inkompletten Nekrose, so daß Gewebseinschmelzungen und Mikrozysten, besonders in den Marklagerherden, nicht selten sind. Wo der Prozeß sich auf die Entmarkung beschränkt, zeigen die erhaltenen Axone gelegentlich spindelige Auftreibungen und werden durch die im Zuge des Myelinabbaues

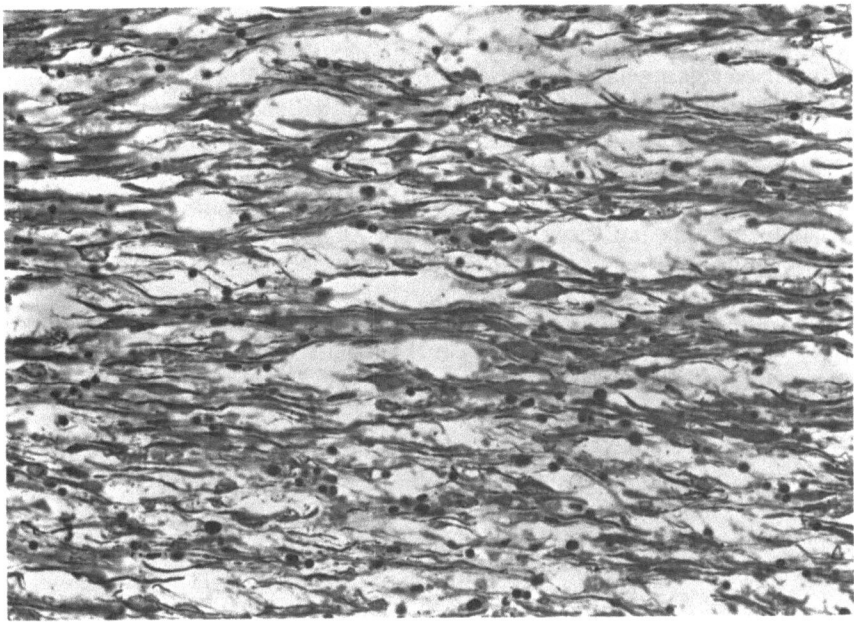

Abb. 37. Gleicher Fall wie Abb. 36. Silberimprägnation nach Bodian aus dem Entmarkungsbezirk. × 250

auftretenden Gitterzellen auseinandergedrängt; dazwischen finden sich große spindelige, an piloide Astrozyten erinnernde Elemente, die allerdings von SEITELBERGER und BERNER (1955) als mesenchymaler Natur angesehen und vom adventitiellen Bindegewebe abgeleitet werden.

Da über längere Zeit hin nach der grundlegenden Veröffentlichung von MARCHIAFAVA und BIGNAMI (1903) dieses Syndrom nur bei Italienern und nach Genuß billigen Rotweins beschrieben wurde, vermutete man eine rassische Disposition und einen besonderen Effekt dieses Rotweins. Das trifft in dieser Form aber wohl nicht zu, da inzwischen das Marchiafava-Bignami-Syndrom auch bei anderen Rassen und nach anderen Alkoholika beobachtet wurde (SEITELBERGER u. BERNER 1955; JELLINGER u. WEINGARTEN 1961; IRONSIDE et al. 1961; SHERINS u. VERITY 1968; SAIO et al. 1981).

Die Pathogenese des Marchiafava-Bignami-Syndroms ist ungeklärt. MARCHIAFAVA et al. (1911) sprachen von einer Systemdegeneration der Kommissurenbahnen. SEITELBERGER und BERNER (1955) stellten die von ihnen gefundenen Zeichen der chronischen Blut-Hirn-Schrankenstörung als besonderen pathogenetischen Faktor heraus, auf dessen Hintergrund die Herdläsionen über akute funktionelle Gefäßstörungen entstehen würden, was auch den oft schubförmigen Verlauf erkläre. Sie vergleichen ihre Befunde mit den Arsen-Enzephalopathien, den experimentellen chronischen Zyanidschäden des Gehirns und der subakuten Methylalkohol-Vergiftung (s.dort). Die beim Marchiafava-Bignami-Syndrom beobachtete Degeneration des makulopapillären Bündels (klinisch Amblyopie) deuten sie unter Bezugnahme auf WAGNER (1947) und GESERICK (1949) als sekundär nach Untergang von Neuronen der Retina infolge Permeabilitätsstörungen der Netzhautgefäße. In diesem Zusammenhang diskutieren sie die Möglichkeit, daß der in alkoholischen Getränken enthaltene Methylalkohol (bis zu 2%) für das Marchiafava-Bignami-Syndrom eine kausalpathogenetische Bedeutung besitzen könnte. IRONSIDE et al. (1961) vermuten dagegen eine besondere individuelle, möglicherweise rassisch unterschiedliche Empfindlichkeit der zentralen Balkenfasern und verweisen in diesem Zusammenhang auf deren relativ späte Myelinisation.

Kombinationen mit anderen Formen der alkoholischen Enzephalopathien: Auf die Seltenheit des gemeinsamen Vorkommens von Marchiafava-Bignami-Syndrom und zentraler pontiner Myelinolyse wurde oben schon hingewiesen, desgleichen auf die Morelsche laminäre Rindensklerose und die Amblyopie. Nicht so selten ist die Verbindung mit dem Wernicke-Syndrom und mit den beim Wernicke-Syndrom bekannten Thalamusschäden (s. auch Abb. 21 a). Ungewöhnlich vielfältig ist die Kombination des Marchiafava-Bignami-Syndroms bei einem von SATO et al. (1981) beschriebenen Japaner mit 25jähriger Alkoholanamnese („Sake"). Es fanden sich außer der Degeneration der Kommissurensysteme und einer Atrophie der Corpora mamillaria (nach Wernickescher Enzephalopathie) und der Brücke (nach zentraler pontiner Myelinolyse?) Veränderungen im Sinne der Polyneuropathie, der Morelschen Rindensklerose und der Striatumdegeneration (ohne Nigrabeteiligung) sowie achromatische Nervenzellschwellungen ähnlich der Pellagra.

b) Die alkoholischen Polyneuropathien

Die bei chronischen Alkoholikern auftretenden Polyneuropathien zeigen ein symmetrisches, meist distal betontes Ausbreitungsmuster mit Bevorzugung der unteren Extremitäten. Im übrigen sind jedoch klinisches Erscheinungsbild und pathologisch-anatomischer Befund keinesfalls einheitlich. Die mehr akuten Verlaufsformen pflegen häufiger mit Schmerzen und Hyperästhesie zu beginnen, während initiale motorische Ausfallserscheinungen eher den schleichenden Typ der Polyneuropathie charakterisieren. Gleichzeitige zentralnervöse Erscheinungen des chronischen Alkoholismus (Korsakow-Syndrom; Wernickesche Enzephalopathie; Delirium tremens) können die klinische Diagnose erleichtern. Elektrophysiologische Untersuchungsmethoden (z.B. Nervenleitgeschwindigkeit) erlauben gewisse Rückschlüsse auf die strukturell vorliegende Unterform der Polyneuropathie.

Auch im neuropathologischen Befund spiegelt sich das symmetrisch-distale Ausbreitungsmuster wider; der Schwerpunkt der morphologischen Veränderungen findet sich in der Peripherie, während die spinalen Wurzeln nur gelegentlich betroffen und eine Degeneration der Hinterstränge relativ selten gefunden werden (nukleodistaler Beginn; KRÜCKE 1961).

Die Qualität der morphologischen Veränderungen wechselt in den verschiedenen Berichten. Während DENNY-BROWN u.a. (Übersicht bei BISCHOFF 1971) als charakteristisch die segmentale primäre Markscheidenerkrankung ansehen,

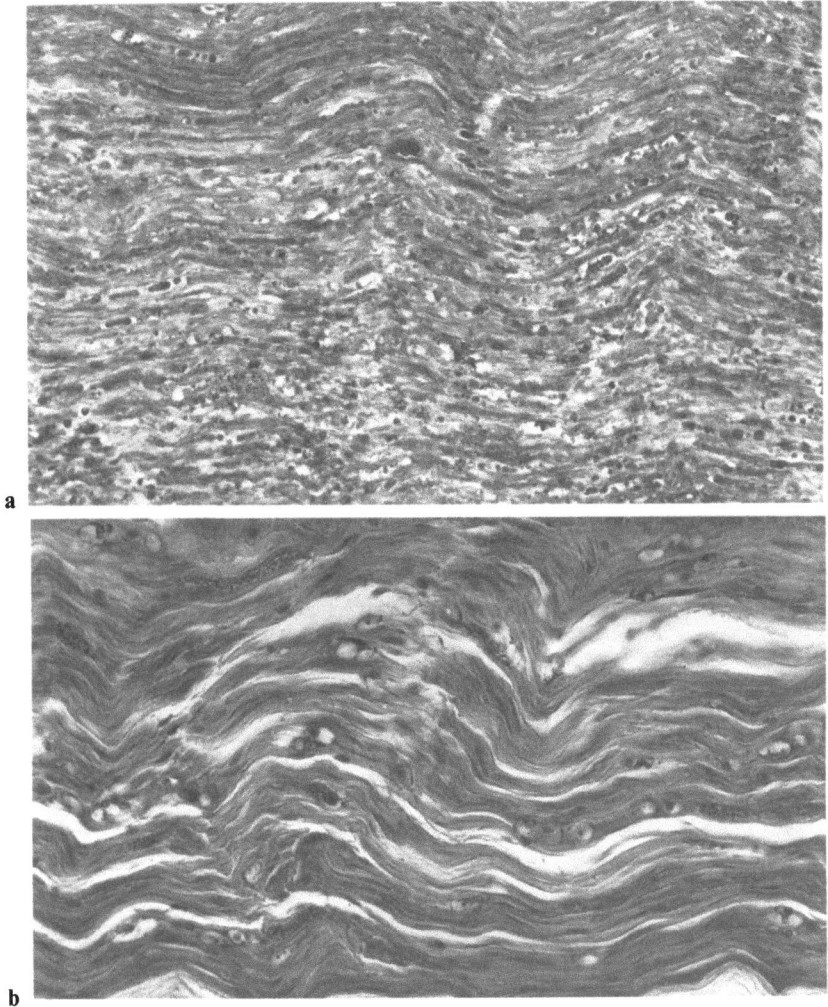

Abb. 38 a, b. Alkoholische Polyneuropathie von überwiegend neuronalem Typus. Sudan-Schwarz-B. **a** Florider Markscheidenabbau nach Art der Wallerschen Degeneration. × 130. **b** Bereits weitgehend entparenchymisiertes Nervenästchen mit nur noch spärlichen Resten des Myelinabbaues. × 250

als Folge einer vorangehenden Erkrankung der Schwannschen Zelle, mit der prognostisch und therapeutisch relativ günstig zu beurteilenden Möglichkeit der segmentalen Remyelinisation, berichten andere Autoren über Polyneuropathien vom neuronalen Typus (s.Abb. 38), also über primär axonale Nervenschäden (KRÜCKE 1961; SLUGA 1974), mit recht begrenzten Möglichkeiten der Regeneration und erheblichen sekundären Effekten in der denervierten Muskulatur. Beim Typ der segmentalen Fasererkrankung beherrscht das Mißverhältnis zwischen den im diskontinuierlichen Abbau befindlichen Markscheiden und dem guten Erhaltungszustand der im Bodian-Präparat dargestellten Axone das Bild (s. Abb. 39), beim neuronalen Typus der Polyneuropathie sind Axonuntergang

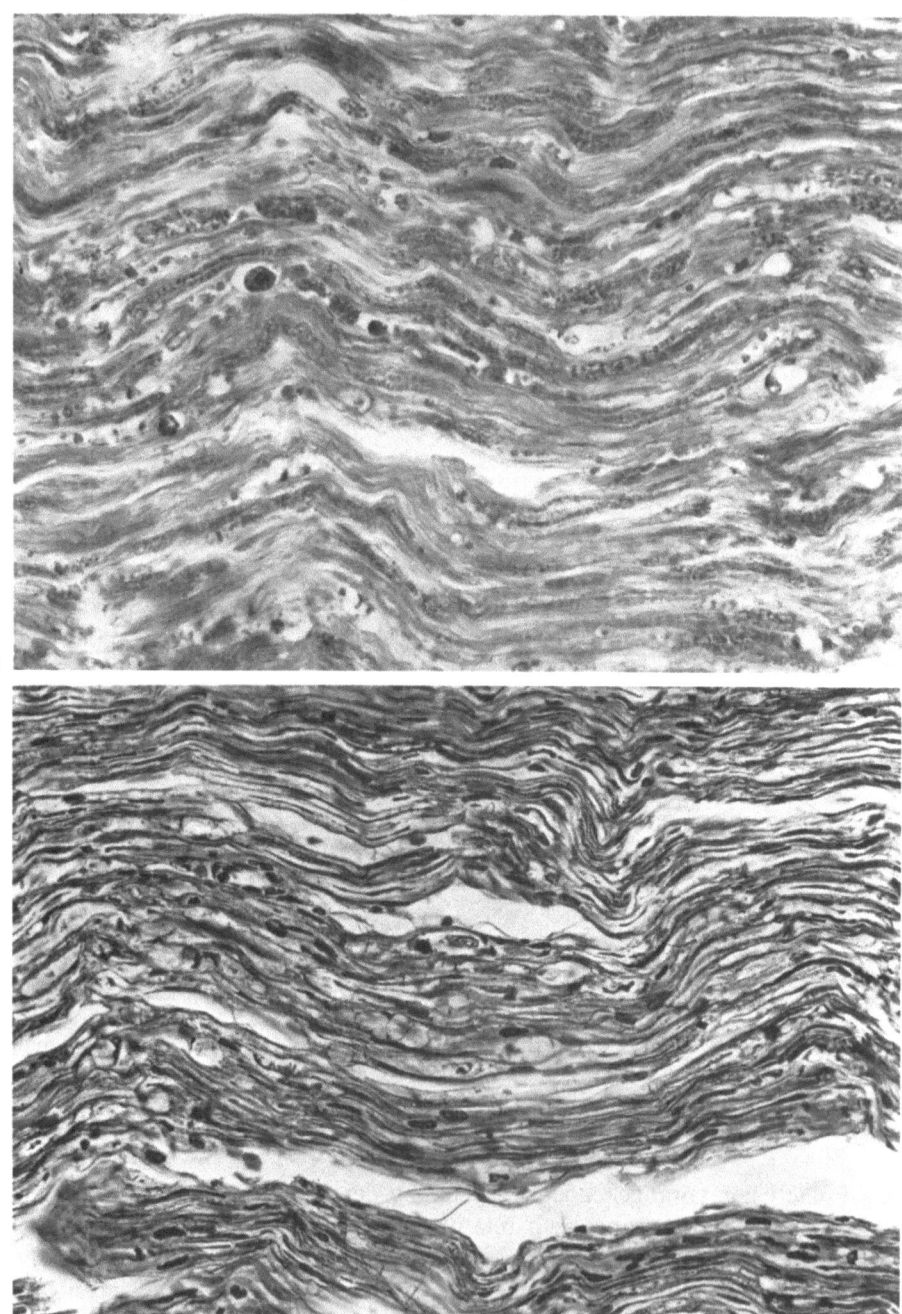

Abb. 39a, b. Alkoholische Polyneuropathie, überwiegend vom Typ der segmentalen Faser-erkrankung, mit diskontinuierlicher internodaler Entmarkung (**a** Sudan-Schwarz-B) bei wesentlich besser erhaltenem Axonbestand (**b** Silberimprägnation nach Bodian). ×185

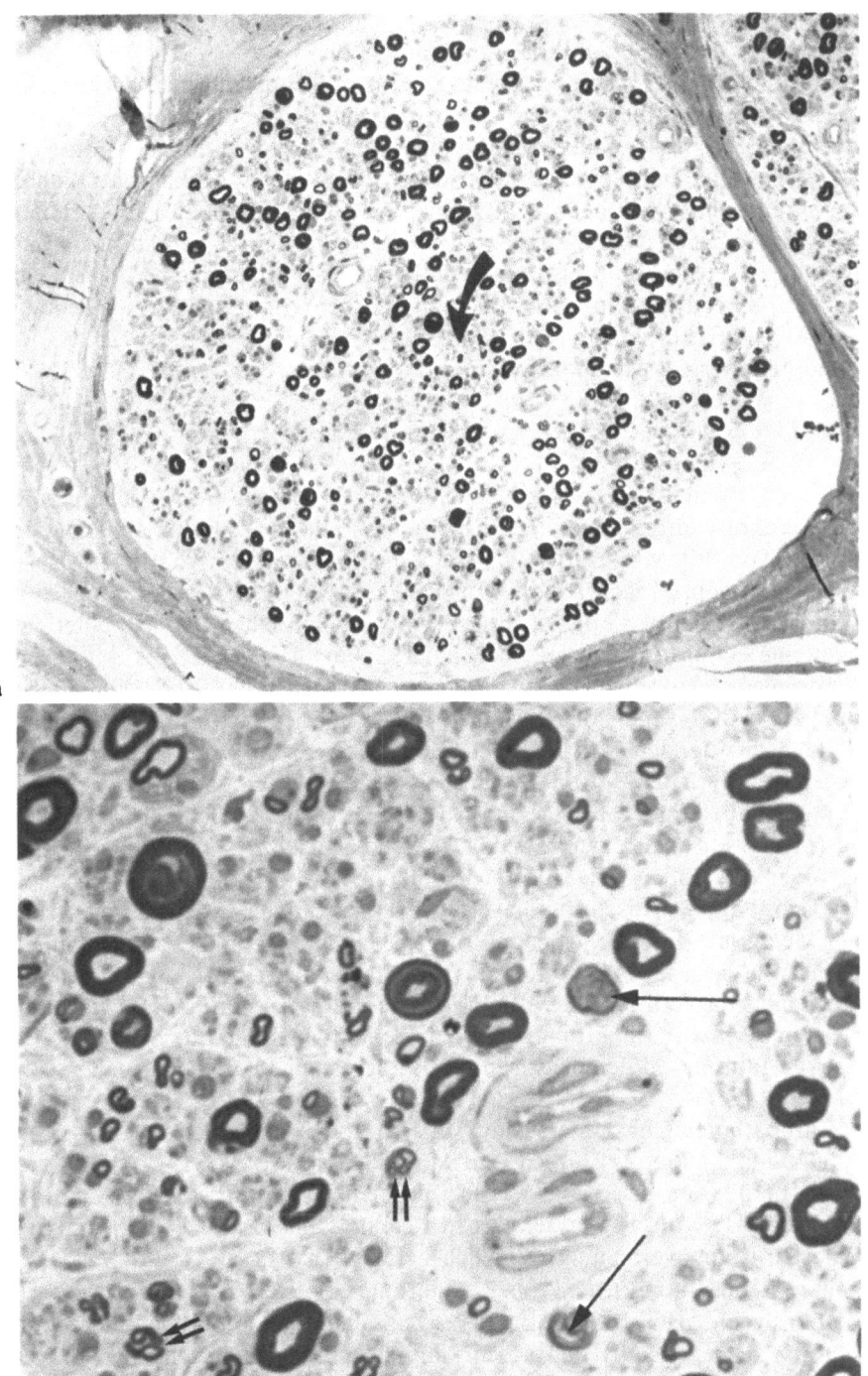

a

b

Abb. 40a, b. Fortgeschrittene alkoholische Polyneuropathie vom Mischtyp mit deutlicher Abnahme bemarkter Axone. Biopsie-Präparat vom N. suralis (Fall von Prof. Dr. COL-MANT, Hamburg). **a** ×80, **b** Vergrößerung aus **a** in der Gegend des Pfeiles. Neben vereinzelten axonalen Degeneraten (*lange Pfeile*) Zeichen der Remyelinisation (*Doppelpfeile*). ×320

und Markscheidenabbau eng miteinander verknüpft und die neurogene Muskelatrophie besonders deutlich. Mischformen kommen vor (s. Abb. 40).

Die Unterschiede im klinischen Bild und im strukturellen Muster der alkoholischen Polyneuropathien lassen erkennen, daß die Erscheinungen des peripheren
Nervens bei chronischen Alkoholikern nicht eine Krankheitseinheit repräsentie-
ren. Polyneuropathien kommen in etwa der gleichen Häufigkeit bei Alkoholikern mit und ohne Mangel an B-Vitaminen vor (LANGOHR et al. 1981). In manchen Fällen scheinen mehr die im Zusammenhang mit dem chronischen Alkoholabusus eingetretenen Mangelsituationen für die Entwicklung der Polyneuropathien bestimmend zu sein, insbesondere bei jenen vom Typ der segmentalen
Fasererkrankung, in anderen offenbar mehr eine direkt toxische Wirkung des
Alkohols oder seiner Metabolite auf die Axone selbst (BOSCH et al. 1978).

c) Das embryo-fetale Alkoholsyndrom

Obwohl zweifellos auch schon früher vorgekommen, wurde das embryofetale Alkoholsyndrom erstmalig 1968 von LEMOINE et al. und unabhängig davon 1973 von JONES u. SMITH von klinischer Seite als ein charakteristischer
Symptomenkomplex nach Alkoholeinwirkung während der intrauterinen Entwicklung bei Kindern alkoholsüchtiger Mütter beschrieben. Es beinhaltet eine
intrauterine Hypotrophie, die sich nach der Geburt fortsetzt, eine kraniofaziale
Dysmorphie (Mikrozephalie, Epikanthus, kurze Lidspalten, Ptosis, Oberkiefer-
hypoplasie, Mikrogenie, hoher Gaumen, Ohrdysplasien), extrakranielle Skelett-
fehlbildungen, Herzfehler (namentlich Defekte der Vorhof- und Ventrikelschei-
dewand), relativ selten Störungen der Genitalentwicklung und häufig zerebrale
Störungen mit statomotorischer und psychischer sowie intellektueller Retardierung (MAJEWSKI et al. 1976, 1979). Das Syndrom kann recht unterschiedlich
ausgeprägt sein, und es ist zu vermuten, daß oligosymptomatische Formen nicht
selten sind. Pathogenetisch soll die teratogene Wirkung des Alkohols oder eines
seiner Metabolite die entscheidende Rolle spielen. Es wird in diesem Zusammenhang auf die geringen Aktivitäten an Alkoholdehydrogenase hingewiesen, die
dem Organismus während der Embryonalperiode zur Verfügung stehen und
die eine mangelhafte Entgiftung des Äthanols und langdauernde hohe Alkohol-
spiegel im Blut und in den Geweben des Embryos zur Folge haben sollen (BIE-
RICH et al. 1976).

Neuropathologische Untersuchungen von JONES und SMITH (1973, 1975),
CLARREN und ALVORD (1976), CLARREN (1977), STREISSGUTH (1977) und CLAR-
REN et al. (1978) an insgesamt 4 Fällen deckten Migrationsstörungen auf mit
neuroglialen Heterotopien in den weichen Häuten und Hydrocephalus internus
infolge Hirnstammverbildung. Kürzlich berichteten PEIFFER et al. (1979) über
6 weitere Beobachtungen (s. Abb. 41), darunter 3 Feten zwischen der 17.–20.
Gestationswoche nach Interruptio aus eugenischer Indikation. Sie fanden – im
Gegensatz zu dem relativ uniformen klinischen Erscheinungsbild der alkoholischen Embryofetopathie – ein breites Spektrum von z.T. dysrhaphischen Störungen, Arhinenzephalie, Balkenmangel, Porenzephalie, Hydranenzephalie, Mikrodysplasien, angeborenen Herzfehlern, kraniofazialen Dysmorphien und
Handfurchenanomalien. Nach Meinung der Autoren unterstreicht diese Vielfalt,

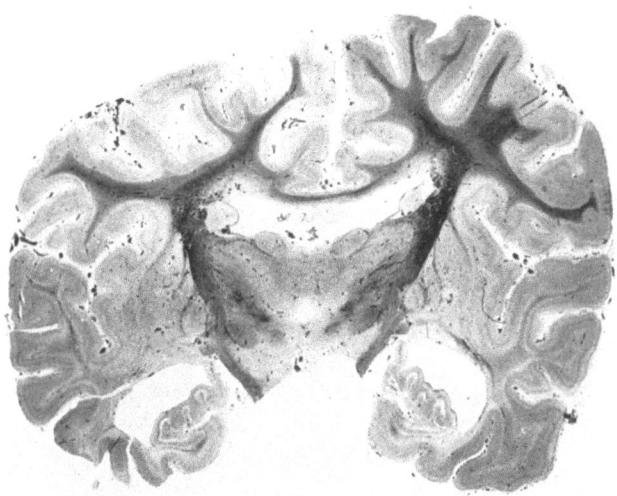

Abb. 41. Embryofetales Alkoholsyndrom. 6 Monate alter Junge mit kraniofazialer Dysmorphie und multiplen Mißbildungen. Weitgehende „Fusion" der Thalami über eine extrem breite Massa intermedia. – Mutter Alkoholikerin, trank in den ersten 3 Monaten der Schwangerschaft täglich 4–5 Flaschen Bier und $^1/_2$ Liter 40%igen Schnaps; zusätzlich 10 Tabletten Thomapyrin. (cf. PEIFER et al. 1979, Fall 2)

daß der Embryo gegenüber teratogenen Wirksamkeiten des Äthanols empfindlich ist; sie legt aber auch den Schluß nahe, daß es weder eine bestimmte Determinationsperiode, noch eine spezifische Form der Hirnmißbildung bei intrauteriner Alkoholeinwirkung gibt.

Das Problem der angeborenen Alkoholschäden ist tierexperimentell schon früher und wiederholt angegangen worden (Übersicht bei VOLK 1977). Der Einsatz moderner Untersuchungsmethoden wie der Elektronenmikroskopie oder der Ultrahistochemie (VOLK u. MALETZ 1979) hat mit neuen Befunden auch neue Erkenntnisse über die Auswirkungen der intrauterinen Alkoholaufnahme auf die Differenzierung des reifenden ZNS erbracht und uns damit einen besseren Zugang zum Verständnis des embryo-fetalen Alkoholsyndroms ermöglicht, insbesondere auch der Retardierung im psychisch-intellektuellen Bereich. Welch ein Ausmaß die somatische Hypotrophie erreichen kann, demonstriert Abb. 42 mit 3 gleichalten Tieren, dem Kontrolltier, einem bis zum Wurf intrauterin der Alkoholwirkung ausgesetzten Versuchstier und einem weiteren Versuchstier, das noch über den Wurf hinaus über die Muttermilch laufend Alkohol bis zum Versuchsende aufgenommen hatte. Ob und in welchem Umfang dabei neben dem Alkohol auch zusätzlich aufgetretene Mangelsituationen wirksam gewesen sind, läßt sich aus der hier benutzten Versuchsanordnung nicht eindeutig entscheiden.

Ein bemerkenswerter Effekt der intrauterinen Alkoholintoxikation ist die in der spätfetalen Phase einsetzende und sich auch noch postnatal auswirkende Hemmung der Histogenese, die sich besonders gut in der Kleinhirnrinde verfolgen läßt. Verglichen mit den Kontrolltieren, bei denen die schon differenzierten

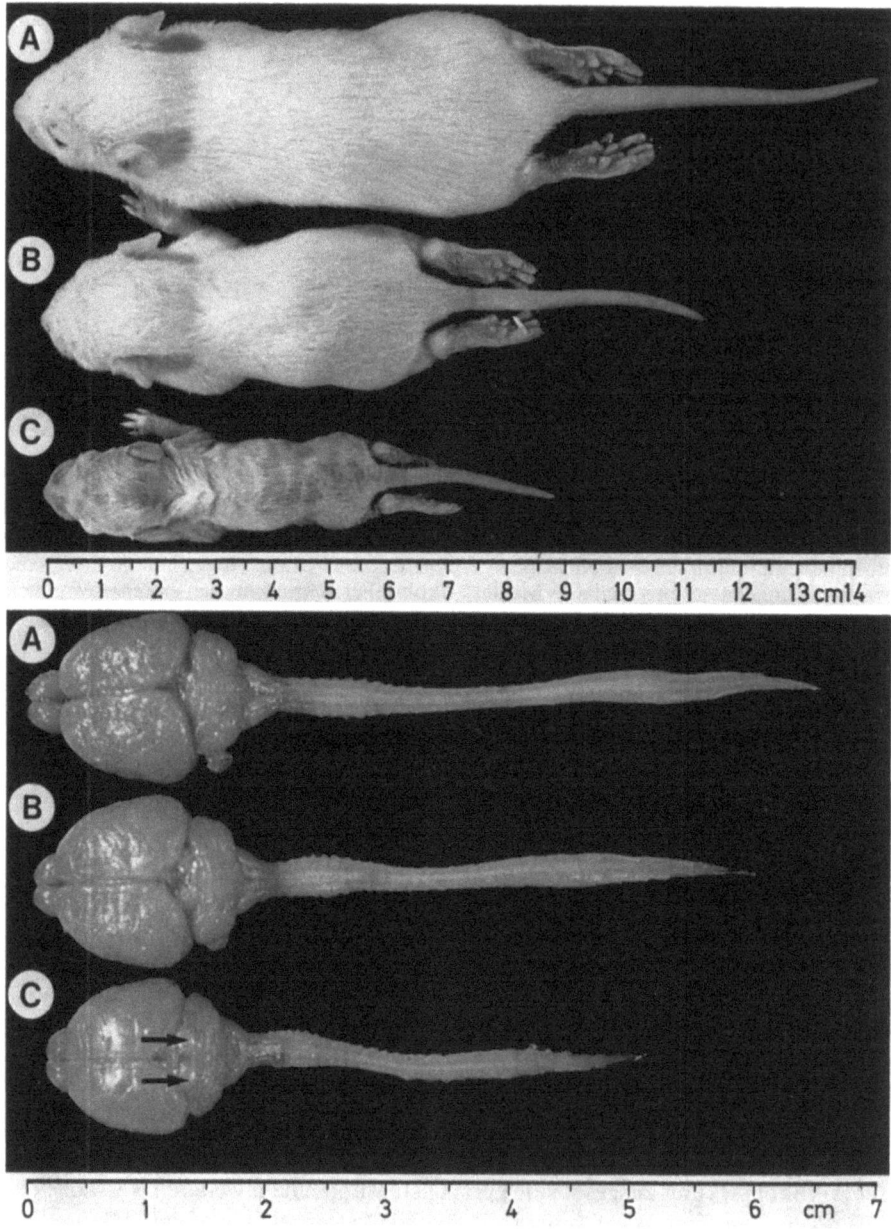

Abb. 42. Experimentelles embryo-fetales Alkoholsyndrom. 21 Tage alte Ratten: (*A*) Kontrolle, (*B*) Alkohol vor und während der Tragzeit dem Muttertier angeboten; (*C*) darüber hinaus auch während der Stillperiode. Extreme Wachstumsverzögerung der Gruppe *C* (Hemmung des besonders in der 2. postnatalen Woche ablaufenden Wachstumsschubes). Vierhügelplatte noch weitgehend unbedeckt (*s. Pfeile*). (Aus VOLK 1980b)

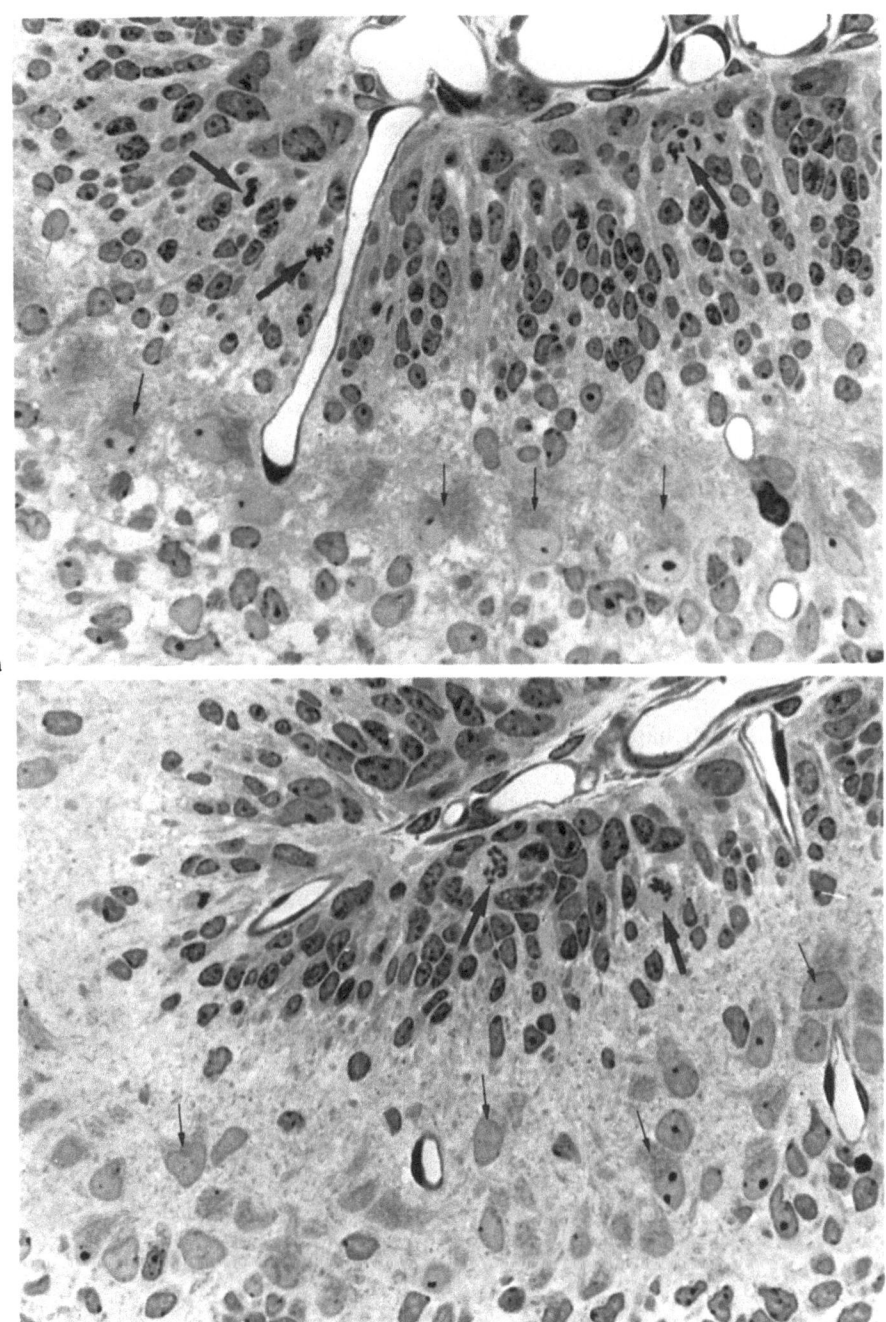

Abb. 43a, b. Histogenese der Kleinhirnrinde bei der Saugratte nach Alkoholintoxikation. **a** 5 Tage alte Kontrollratte. In der äußeren Körnerzellschicht finden sich zahlreiche Mitosen (*große Pfeile*). Die Purkinje-Zellen liegen bereits als Monolayer vor (*kleine Pfeile*). **b** Im Gegensatz zur Kontrolle zeigt das gleichalte Versuchstier (das Muttertier erhielt vor und während der Tragzeit eine 12%ige Alkohol-Wasser-Lösung als einzige Trinkflüssigkeit) eine deutliche Verzögerung der Kleinhirnrindendifferenzierung mit Verschmälerung der äußeren Körnerzellschicht, ebenfalls mit Mitosen (*große Pfeile*) und sehr unscharf wirkenden Purkinje-Zellen (*kleine Pfeile*). (Aus VOLK 1977)

Purkinje-Zellen bereits als Monolayer vorliegen, ist das Zytoplasma dieser Nervenzellen nach fetaler Alkoholeinwirkung noch klein und dürftig entwickelt; die Purkinje-Zellen selbst liegen noch ungeordnet (s.Abb. 43), z.T. in der späteren Molekularschicht. Diese Unterschiede pflegen sich allerdings in der 3. postnatalen Woche auszugleichen. Wichtiger noch im Hinblick auf die beim embryofetalen Alkoholsyndrom immer gegebene psychische und intellektuelle Retardierung dürfte die Beeinträchtigung der Synapsenentwicklung sein (VOLK et al. 1980a, b). Während – am Beispiel der Purkinje-Zellen betrachtet – Größe und Zahl dieser Nervenzellen wohl weitgehend genetisch determiniert sind, ist die Entwicklung der Synapsen in den distalen Abschnitten der Dendriten offensichtlich stark von Umwelteinflüssen abhängig und gegenüber Noxen besonders vulnerabel (VOLK et al. 1981). Das scheint in ähnlicher Weise auch für die Spines an den Pyramidenzelldendriten im Ammonshorn beim Down-Syndrom zu gelten (SUETSUGU u. MEHRAEIN 1980). VOLK (1980b) konnte bei seinen Versuchstieren elektronenmikroskopisch mit Spezialmethoden eine Verzögerung in der Differenzierung der präsynaptischen Abschnitte mit Verringerung membrangebundener Glykoproteine nachweisen (s.Abb. 44). Obwohl alimentäre Mangelzustände nach der Versuchsanordnung weitgehend auszuschließen waren – die trächtigen Ratten erhielten das Präparat „Stardit R", dem 35% der Kalorien als Alkohol zugesetzt war – läßt VOLK (1980b) es offen, ob es sich hierbei tatsächlich um einen alkoholspezifischen Effekt handelt oder nicht doch – was er eigentlich für wahrscheinlicher hält – um ein unspezifisches polyätiologisches Phänomen. Er weist in diesem Zusammenhang auf die Ergebnisse von PIROLA und LIEBER (1972) hin, nach denen die Metabolisierung hoher Alkoholmengen energetisch ungünstige Stoffwechselwege induziere, über die indirekt Mangelsituationen entstehen könnten. Eine weitere Beeinflussung sei über das Endokrinium möglich, nachdem eine Verzögerung der Synaptogenese bei der Ratte unter Schilddrüsenunterfunktion bekannt ist (REBIÈRE u. DAINAT 1976) und KORNGUTH et al. (1979) über verminderte T_4-Spiegel bei Saugratten Alkohol-trinkender Muttertiere berichtet haben. – Hier zeigt sich eindrucksvoll wieder die Bedeutung der mit der konventionellen neurohistologischen Technik kaum zu erfassenden perisynaptischen Strukturen im Hinblick auf die zerebralen Funktions- und Leistungsstörungen. Die Störung der Synaptogenese scheint dabei nicht nur quantitativer Art zu sein sondern auch qualitativer. Daß daraus Funktionsstörungen, eine Einbuße der kortikalen Leistungsmöglichkeit und so die psychomotorische Entwicklungshemmung resultieren, bietet sich an. Auf vergleichbare Befunde nach chronischer Alkoholintoxikation bei erwachsenen Versuchstieren (RILEY 1977) wurde oben schon eingegangen (s. S. 318). Bezüglich weiterer Einzelheiten der Synaptogenese s. S. 64.

Das embryofetale Alkoholsyndrom muß wohl auf verschiedene Faktoren zurückgeführt werden. Die Alkoholbelastung des mütterlichen Organismus führt, wie RAWAT (1976) zeigen konnte, im Tierversuch zu einer um 30% verminderten Proteinsynthese im fetalen Gehirn. Beim Neugeborenen war die Proteinsynthese sogar um 60% gesenkt, wenn die säugende Mutter weiter unter Alkoholeinwirkung stand. Gleichzeitig konnte eine alkoholbedingte Verminderung der RNA- und DNA-Synthese nachgewiesen werden. Da gleichzeitig auch im Transmitterstoffwechsel Störungen auftreten, sind die beobachteten anatomischen

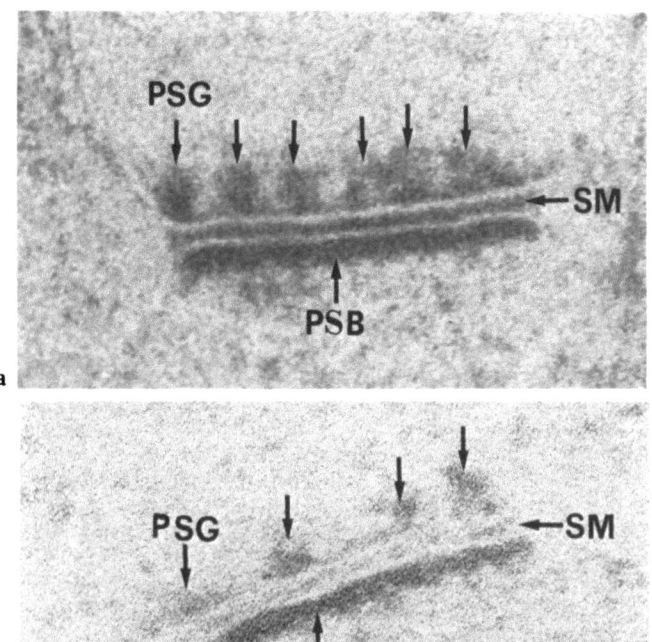

Abb. 44a, b. Synaptogenese bei der unter Alkohol stehenden Saugratte. (Aus Volk 1980b.) **a** 12 Tage altes Kontrolltier. Tiefes Areal der Molekularschicht in der Kleinhirnrinde. Wahrscheinlich Synapse zwischen Parallelfaser und Purkinje-Zellspine. Deutlich ausgebildetes präsynaptisches Gitter (*PSG*); postsynaptisches Band (*PSB*) und Spaltmaterial (*SM*) intensiv angefärbt. Gewebe nicht osmiert; alkoholische Phosphorwolframsäure. × 90 000. **b** 12 Tage altes Versuchstier. Alkoholgabe an das Muttertier vor, während der Tragezeit und der Stillperiode (35% der täglich konsumierten Kalorien durch Alkohol ersetzt): Tiefes Areal der Molekularschicht im Kleinhirn. Wahrscheinlich Synapse zwischen Parallelfaser und Purkinje-Zellspine. Unreifes präsynaptisches Gitter (*PSG*) und unregelmäßig kontrastiertes postsynaptisches Band (*PSB*). Spaltmaterial (*SM*) kaum sichtbar. Gewebe nicht osmiert; alkoholische Phosphorwolframsäure. × 90 000

Veränderungen verständlich. Die Hemmung der Synthese insbesondere der Transport-RNA führt zwangsläufig zu Entgleisungen des strukturellen Aufbaues, während die gestörte Eiweißsynthese einen verzögerten substantiellen Aufbau zur Folge hat.

Literatur

Adachi, M., Schneck, L., Cara, J., Volk, B.: Spongy degeneration of the central nervous system (van Bogart and Bertrand type; Canavan's disease). Human Path.: **4**, 331–347 (1973)

Adams, R.D., Victor, E.L., Victor, E.L., Mancall, E.L.: Central pontine myelinolysis. A hitherto undescribed disease occurring in alcoholic and malnourished patient. Arch. Neurol. Psychiat (Chic.) **81**, 154–172 (1959)

Aleu, F.P., Katzman, R., Terry, R.D.: Fine structure and electrolyte analysis of cerebral edema induced by alkyl tin intoxication. J. Neuropath. exp. Neurol. **22,** 403–413 (1963)

Alexander, L.: Wernicke's disease. Identity of lesions produced experimentally by B$_1$ avitaminosis in pigeons with haemorrhagic polioencephalitis occurring in chronic alcoholism in man. Amer. J. Path. **16,** 61–69 (1940)

Alling, C., Boström, K.: Demyelination of the mamillary bodies in alcoholism. Acta neuropath. (Berl.) **50,** 77–80 (1980)

Anderson, T.L., Moore, R.A., Grinell, V.S., Itabashi, H.H.: Computerized tomography in central pontine myelinolysis. Neurology (Minneap.) **29,** 1527–1530 (1979)

Badawy, A.A.B., Nazeera, O., Amjani, F., Evans, M.: Enhancement of rat brain tryptophan metabolism by chronic ethanol administration and possible involvement of decreased liver tryptophan pyrrolase activity. Biochem. J. **178,** 575–580 (1979)

Behar, A., Bental, E., Aviram, A.: Central pontine myelinolysis. Acta neuropath. (Berl.) **3,** 343–350 (1964)

Benedek, L., Juba, A.: Korsakow-Syndrom, Störungen der zentral-vegetativen Regulation und Hypothalmus. Arch. Psychiat. Nervenkr. **112,** 505–516 (1941)

Bhagavan, B.S., Wagner, J.A., Juanteguy, J.: Central pontine myelinolysis and medullary myelinolysis. Arch. Path. Lab. Med. **100,** 245–252 (1976)

Bierich, J.R., Majewski, F., Michaelis, R., Tillner, I.: Das embryofetale Alkoholsyndrom. Europ. J. Pediat. **121,** 155–177 (1976)

Bischoff, A.: Die alkoholische Polyneuropathie (Klinische, ultrastrukturelle und pathogenetische Aspekte). Dtsch. med. Wschr. **96,** 317–322 (1971)

Bodechtel, G., Gagel, O.: Die Histopathologie der „vegetativen" Kerne des menschlichen Zwischenhirns am Beispiel der tuberkulösen Meningitis und Polioencephalitis. Z. Neurol. **132,** 755–791 (1931)

Bosch, E.P., Pelham, R.W., Rasool, C.G., Bradley, W.G.: Experimental investigation of alcoholic neuropathy. In: Canal, N., Potta, G. (eds.), Peripheral neuropathies, pp 167–176. Elsevier/North-Holland: Biomedical Press 1978

Bringmann, G.: Chemische Mechanismen der Alkohol-Wirkung. Naturwissensch. **66,** 22–27 (1979)

Brouwer, B., Biemond, A.: Les affections parenchymateuses du cervelet et leur signification au point de vue de l'anatomie et de la physiologie de cet organe. J. belge Neurol. Psychiat. **38,** 691 (1938)

Buchler, P., Oepen, G.: Marchiafava-Bignami-Syndrom: Welche Symptome sprechen dafür? Psychol. **8,** 318–320 (1982)

Casier, H.: Formation of lipids and fatty acids in mice after administration of radioactive ethanol in single or daily doses. In: Maickel, R.P. (ed), Biochemical factors in alcoholism. Oxford: Pergamon Press 1967

Cervòs-Navarro, J.: Gefäßerkrankungen und Durchblutungsstörungen des ZNS. In: Doerr W, Seifert, G., Uehlinger E. (Hrsg.), Spez. path. Anat., Bd. XIII/1. Berlin Heidelberg New York: Springer 1980

Clarren, S.K.: Central nervous system malformations in two offsprings of alcoholic women. In: Bergsma, D., Lowey, R.G. (eds.), Embryology and pathogenesis and prenatal diagnosis. Alan R. Liss, Inc. New York 1977, Birth defects: Origin. Art. Series, Vol. XIII, Number 3D, pp 151–153 (1977)

Clarren, S.K., Alvord, J.V.: Leptomeningeal neuroglial heterotopias in infants of alcoholic mothers. J. Neuropath. exp. Neurol. **35,** 372 (1976)

Clarren, S.K., Alvord, E.C., jr., Sumi, S.M., Streissguth, A.P., Smith, D.W.: Brain malformations related to prenatal exposure to ethanol. J. Pediat. **92,** 64–67 (1978)

Cole, M., Richardson, E.P., jr., Segara, I.M.: Central pontine myelinolysis. Neurology (Minneap.) **14,** 165–170 (1963)

Collins, G.H.: An electron microscopic study of remyelination in the brain stem of thiamine deficient rats. Amer. J. Path. **48,** 259–275 (1966)

Collins, G.H.: Glial cell changes in the brain stem of thiamin-deficient rats. Amer. J. Path. **50,** 791–814 (1967)

Collins, M.A., Bigdeli, M.G.: Tetrahydroisoquinolines in vivo. I. Rat brain formation of salsolinol, a condensation product of dopamine and acetaldehyde, under certain conditions during ethanol intoxication. Life Sci. **16,** 585–601 (1975)

Collins, M.A., Nijm, W., Teas, G., Borge, G., Goldfarb, C.: Dopamine-related tetrahydroisoquinolines (TIQ) excretion by alcoholics. 4th Internat. Catechol. Symp. Los Angeles (1978)

Colmant, H.J.: Encephalopathien bei chronischem Alkoholismus. Stuttgart: Ferdinand Enke Verlag 1965a

Colmant, H.J.: Die „pontocerebellaren Dystrophien". Über sog. zentrale pontine Myelinolyse und verwandte Prozesse. Arch. Psychiat. Nervenkr. **206**, 612–629 (1965b)

Colmant, H.J.: Cerebrale Hypoxie. In: Normale und pathologische Anatomie, Heft 16, Stuttgart: Thieme-Verlag 1965c

Conrad, K., Ule, G.: Ein Fall von Korsakow-Psychose mit anatomischem Befund und klinischen Betrachtungen. Dtsch. Z. Nervenheilk. **165**, 430–445 (1951)

Czechmanek, K.: Ein Korsakow-Syndrom bei traumatischer Schädigung des Hypothalamus durch Granatsplitter. Nervenarzt **25**, 158–160 (1954)

Deitrich, R.A., Erwin, V.G.: Involvement of biogenic amine metabolism in ethanol addiction. Fed. Proc. 1962–1969 (1975)

Delay, J., Brion, S., Elissalde, B.: Corps mamilaires et syndromes de korsakoff. Etude anatomique de huit cas de syndrome de korsakoff d'origine alcoolique sans alteration significative du cortex cerebral. I. Etude anatomo-clinique. Presse méd. **66**, 1849–1852 (1956)

Delay, J., Brion, S., Elissalde, R.: Lésions cortico-calleuses de l'éthylisme. Dégénérescence du corps calleux de Marchiafava-Bignami et sclérose laminaire corticale de Morel. Wld. Neurol. **2**, 662–679 (1961)

Dooling, E.F., Richardson, E.P., jr.: Delayed encephalopathy after strangling. Arch. Neurol. Psychiat. (Chic.) **33**, 196–199 (1976)

Dudley, A.W.: zit. nach Roizin, L., Haymaker, W., D'Amelo, F.: Disease states involving the white matter of the central nervous system. In: Haymaker, W., Adams, R.D. (Edit.): Histology and histopathology of the nervous system, Vol. I. Charles C. Thomas, Springfield-Illinois-USA 1982

Endo, Y., Oda, M., Hara, M.: Central pontine myelinolysis. A study of 37 cases in 1,000 consecutive autopsies. Acta neuropath. (Berl.) **53**, 145–153 (1981)

Erbslöh, F.: Veränderungen des Zentralnervensystems bei Erkrankungen des Magen-Darm-Traktes und der Bauchspeicheldrüse. In: Uehlinger, E. (ed.), Hdb. d. spez. path. Anat. u. Histol., Bd. XIII/2 B. Berlin-Göttingen-Heidelberg: Springer 1958

Estler, C.J., Lachmann, V.: Prevention by pyrazole of ethanol induced decrease of brain glycogen and coenzyme A. J. Neurochem. **26**, 653–654 (1976)

Feigin, J., Wolf, A.: A disease in infants resembling chronic Wernicke's encephalopathy. J. Pediat. **45**, 243–263 (1954)

Finlayson, M.M., Snider, S., Oliva, L.A., Gault, M.H.: Cerebral and pontine myelinolysis. J. Neurol. Sci. **18**, 399–409 (1973)

Fleming, E.W., Tewari S., Noble, E.P.: Effects of chronic ethanol ingestion on brain aminoacyl-t-RNA synthetases and t-RNA. J. Neurochem. **24**, 553–560 (1975)

Friede, R.L.: Developmental neuropathology. Wien-New York: Springer 1975

Gamper, E.: Zur Frage der Polioencephalitis haemorrhagica der chronischen Alkoholiker. Anatomische Befunde beim alkoholischen Korsakow und ihre Beziehung zum klinischen Bild. Dtsch. Z. Nervenheilk. **102**, 122–124 (1928)

Gamper, E.: Schlaf, Delirium tremens, Korsakow'sches Syndrom Arch. Psychiat. Nervenkr. **86**, 294–301 (1929)

Geiger, A., Magnes, J.: The isolation of cerebral circulation and the perfusion of the brain in the living cat. Amer. J. Physiol. **149**, 517–537 (1947)

Geserick, H.: Klin. Mbl. Augenheilk. **114**, 502 (1949) (zit. nach Seitelberger u. Berner (1955))

Ghatak, N.R., Hadfield, N.G., Rosenblum, W.J.: Association of central pontine myelinolysis and marchiafava-bignami disease. Neurology (Minneap.) **28**, 1295–1298 (1978)

Goebel, H.H., Herman-Ben Zur, P.: Central pontine myelinolysis. A clinical and pathological study of 10 cases. Brain **95**, 495–504 (1972)

Goebel, H.H., Herman-Ben Zur, P.: Central pontine myelinolysis. In: Vinken, P.J., Bruyn, G.W. (eds.), Handbook of clinical neurology. Vol. 28, Part II, pp. 285–316, Amsterdam-New York-Oxford: North Holland 1976

Grünthal, E.: Über das Corpus mamillare und den Korsakow'schen Symptomenkomplex. Confin. neurol. (Basel) **2**, 64 (1939)

Hassler, R.: Anatomie des Thalamus. In: Schaltenbrand, G., Bailey, P. (Hrsg.), Einführung in die stereotaktischen Operationen mit einem Atlas des menschlichen Gehirns. Stuttgart: Thieme 1959

Haubek, A., Lee, K.: Computed tomography in alcoholic cerebellar atrophy. Neuroradiol. **18**, 77–79 (1979)

Hempel, J.: Zur Frage der morphologischen Veränderungen des Gehirns im Gefolge von Insulin- und Krampfbehandlung. Z. ges. Neurol. Psychiat. **173**, 210–240 (1949)

Hesse, E.: Rausch-, Schlaf- und Genußgifte. Stuttgart: Enke 1966

Hillbom, M., Kaste, M.: Alcohol intoxication: A risk factor for primary subarachnoid hemorrhage. Neurology (N.Y.) **32**, 706–711 (1982)

Hoffmann-Steudner, M.: Die lokalisierte Spätatrophie (Atrophie tardive) der Kleinhirnrinde vom Purkinje-Zelltyp bei chronischem Alkoholismus. Inaug. Dissert. Heidelberg 1975

Hogan, M.J., Zimmermann, L.E.: Ophthalmic pathology. Philadelphia-London: W.B. Saunders Company 1962

Hubach, H.: Veränderung der Krampferregbarkeit unter Einwirkung von Medikamenten und während der Entziehung. Fortschr. Neurol. Psychiat. **31**, 177 (1963)

Huber, G.: Zur pathologischen Anatomie des Delirium tremens. Arch. Psychiat. Nervenkr. **192**, 356–368 (1954)

Ironside, R., Bosanguet, F.D., McMenemey, W.H.: Central demyelination of the corpus callosum. Brain **84**, 212–230 (1961)

Jacob, H., Spalke, G.: Klinik und Neuropathologie zentralnervöser Komplikationen nach Elektrolyt- und Wasserhaushaltsstörungen unter besonderer Berücksichtigung der zentralen pontinen Myelinolyse. Fortsch. Neurol. Psychiat. **14**, 169–191 (1971)

Jarlstedt, J.: Experimental alcoholism in rats: protein synthesis in subcellular fractions from cerebellum, cerebral cortex and liver after long term treatment. J. Neurochem. **19**, 603–608 (1972)

Jarlstedt, J., Hamberger, A.: Experimental alcoholism in rats: effect of acute ethanol intoxication on the in vitro incorporation of [^{3}H]leucine into neuronal and glial proteins. J. Neurochem. **19**, 2299–2306 (1972)

Jellinger, K.: Neuroaxonale Dystrophien. Verh. dtsch. Ges. Path. **52**, 92–126 (1968)

Jellinger, K., Seitelberger, F.: Subacute necrotizing encephalomyelopathy (Leigh). Ergebn. inn. Med. Kinderheilk. **29**, 155–219 (1970)

Jellinger, K., Weingarten, K.: Zur Problematik des Marchiafava-Bignami-Syndroms. Wien. Z. Nervenheilk. **18**, 308–320 (1961)

Jéquier, M., Wildi, E.: Le syndrome de marchiafava-bignami. Schweiz. Arch. Neurol. (Paris) Psychiat. **77**, 393–415 (1956)

Jones, K.L., Smith, D.W.: Recognition of the fetal alcohol syndrome in early infancy. Lancet **1973 II**, 999–1001

Jones, K.L., Smith, D.W.: The fetal alcohol syndrome. Teratology **12**, 1–10 (1975)

Kalm, H., Luckner, H., Maglun, R.: Klinik und Pathologie der neurologischen Störungen bei tierexperimenteller B$_1$-Avitaminose. Dtsch. Z. Nervenheilk. **167**, 334–354 (1952)

Kamil, I.A., Smith, J.N., Williams, R.T.: Detoxication of methanol and ethanol. Biochem. J. **54**, 390 (1952)

Keilin, E., Hartree F.: Properties of catalase. Catalysis of coupled oxidation of alcohols. Biochem. J. **39**, 293 (1954)

Kolkmann, F.W., Ule, G.: Tin poisoning edema. In: Klatzo, J., Seitelberger, F. (eds.), Brain Edema. Proc. of the Symposium, Sept. 11–13, 1965 Vienna, pp. 530–535. Wien-New York: Springer 1967

Kolkmann, F.W., Völzke, E.: Über die spongiösen Dystrophien des Nervensystems im frühen Kindesalter. II. Fokaldisseminierte Formen mit Bevorzugung des Hirnstammes (infantiles Wernicke-Syndrom und subakute nekrotisierende Encephalopathie). Z. Kinderheilk. **98**, 287–306 (1967)

Kornguth, S.E., Rutledge, J.J., Sunderland, E., Siegel, F., Carlson, J., Smollens, J., Uhl, U., Young, B.: Impeded cerebellar development and reduced serum thyroxine levels associated with fetal alcohol intoxication. Brain Res. **177**, 347–360 (1979)

Koz, G., Mendelson, J.H.: Effects of intraventricular ethanol infusion of free choice alcohol consumption by monkeys. In: Maickel, R.P. (ed), Biochemical factors in alcoholism. Oxford: Pergamon Press 1967

Krücke, W.: Erkrankungen der peripheren Nerven. In: Uehlinger, E. (Hrsg.) Handb. d. spez. path. Anatomie und Histologie, Bd. XIII/5. Berlin-Göttingen-Heidelberg: Springer 1955

Krücke, W.: Erkrankungen der peripheren Nerven. In: Kaufmann, E., Staemmler, M. (Hrsg.) Lehrbuch der spez. path. Anatomie, Bd. III, Teil 2. Berlin: Walter de Gruyter & Co. 1961

Lampert, P.W., Schochet, S.S.: Electron microscopic observation on experimental spongy degeneration of the cerebellar white matter. J. Neuropath. exp. Neurol. **27**, 210–220 (1968)

Lampert, P.W., O'Brien, J., Garret, R.: Hexachlorophene encephalopathy. Acta neuropath. (Berl.) **23**, 326–333 (1973)

Langohr, H.D., Petruch, F., Schroth, G.: Vitamin B_1, B_2 and B_6 deficiency in neurological disorders. J. Neurol. **225**, 95–108 (1981)

Lee, K., Moller, L., Hardt, F., Haubek, A., Jensen, E.: Alcohol induced brain damage and liver damage in young males. Internat. Symposium on Metabolic Effects of Alcohol. NFI. Milan, June 18–21, Abstracts p. 166 (1979)

Leigh, D.: Subacute necrotizing encephalomyelopathy in an infant. J. Neurol. Neurosurg. Psychiat. **14**, 216–221 (1951)

Lemoine, P., Haroussean, H., Borteyru, J., Menuet, J.: Les enfants des parents alcoholiques: anomalies observées apropos de 127 cas. Arch. franç. Pédiat. **25**, 831 (1968)

Lieber, C.S.: Interference of ethanol in hepatic cellular metabolism. Ann. N.Y. Acad. Sci. **252**, 24–50 (1975)

Lieber, C.S.: Pathogenesis and early diagnosis of alcoholic liver injury. New Engl. J. Med. **208**, 888–893 (1978)

Lieber, C.S., DeCarli, L.M.: Ethanol oxydation by hepatic microsomes: adaptive increase after ethanol feeding. Science **162**, 917–918 (1968)

Lieber, C.S., DeCarli, L.M.: Hepatic microsomal ethanol-oxidizing system. J. biol. chem. **245**, 2505–2512 (1970)

Lieber, C.C., DeCarli, L.M.: The role of the hepatic microsomal ethanol oxidizing system (MEOS) for ethanol metabolism in vivo. J. Pharmacol. exp. Ther. 278–286 (1972)

Lieber, C.S., Schmid, R.: The effect of ethanol on fatty acid metabolism; stimulation of hepatic acid synthesis in vitro. J. clin. Invest. **40**, 394–399 (1961)

Lindenberg, R.: Trauma of meninges and brain. In: Minckler, J. (ed.), Pathology of the nervous system, Vol II, p. 1752. New York: McGraw-Hill Book Company 1971

Lopez, R., Collins, G.H.: Wernicke's encephalopathy. A complication of chronic hemodialysis. Arch. Neurol. Psychiat. (Chic.) **18**, 248–259 (1968)

Lucio Di, N.R., Poggi, M.: Pathogenesis of the acute ethanol induced fatty liver. In: Maickel, R.M. (ed.), Biochemical factors in alcoholism. Oxford: Pergamon Press 1967

Lumsden, C.E.: The neuropathological relationship of multiple sclerosis to human and experimental anoxic and toxic leukoencephalopathies. III. Congr. Int. Neuropath., Brüssel, p. 27 (1957)

Lusins, J., Zimberg, S., Smokler, H., Gurley, K.: Alcoholism and cerebral atrophy: A study of 50 patients with CT-scan and psychologic testing. Alcoholism: Clin. Exp. Res. **4**, 406–411 (1980)

Majewski, F.: Über schädigende Einflüsse des Alkohols auf die Nachkommen. Nervenarzt **49**, 410–416 (1978)

Majewski, F.: Die Alkoholembryopathie: Fakten und Hypothesen. In: Ergebnisse der Inneren Medizin und Kinderheilkunde, Bd. 43, pp. 1–58 (1979)

Majewski, F., Bierich, J.R., Löser, H., Michaelis, R., Leiber, B., Bettecken, F.: Zur Klinik und Pathogenese der Alkohol-Embryopathie. Münch. med. Wschr. **118**, 1635–1642 (1976)

Majewski, F., Bierich, J.R., Michaelis, R.: Diagnose: Alkoholembryopathie. Dtsch. Ärzteb. **45**, 1133–1136 (1977)

Marchiafava, E., Bignami, A.: Sopra un' alternazione del corpo calloso osservata in *sogetti alcoolisti* Rev. Pat. nerv. **8**, 544–549 (1903)

Marchiafava, E., Bignami, A., Nazari, A.: Über System-Degeneration der Commissurbahnen des Gehirns bei chronischem Alkoholismus. Mschr. Psychiat. Neurol. **29**, 181–215; 315–334 (1911)

Marie, P., Foix, C., Alajouanine, T.: De l'atrophie cérébelleuse tardive à prédominance corticale. Rev. neurol. **29**, 849, 1082 (1922)

Mehraein, P., Yamada, M., Tarnowsk-Kziduszko, E.: Quantitative study on the dendrites and dendritic spines in Alzheimer's disease and senile dementia. Adv. Neurol. **12**, 453–458 (1975)

Monteiro, L.: La myélinolyse du centre du pont dans le cadre d'un nouveau syndrome histologique de topographie systématisée. J. neurol. Sci. **13**, 293–314 (1971)

Morel, F.: Une forme anatomo-clinique particulière de l'alcoholisme chronique: cliniquement rappelant la „pseudoparalysis" fénéral des anciens auteurs, anatomiquement présentant une sclérose corticale laminaire. Schweiz. Arch. Neurol. Psychiat. **44**, 305–308 (1939)

Myers, R.D.: Alcohol consumption in rats: effect of intracranial injections of ethanol. Science: **142**, 240 (1977)

Myers, R.D.: Tetrahydroisoquinolines in the brain: The basis of an animal model of alcoholism. Alcoholism: Clin. Exp. Res. **2**, 145–154 (1978)

Myers, R.D., Melchior, C.C.: Alcohol drinking: Abnormal intake caused by tetrahydropapaveroline in brain. Science **196**, 554 (1977)

Neubürger, K.: Über Hirnveränderungen nach Alkoholmißbrauch. Z. Neur. **135**, 159–209 (1931)

Neubürger, K.: The changing neuropathologic picture of chronic alcoholism. Prevailing involvement of the cerebellar granular layer. Arch. Path. **63**, 1–6 (1957)

Neumann, N.-U.: Sind hirnatrophische Prozesse bei chronischen Alkoholikern reversibel? Psycho **7**, 237–242 (1981)

Nithacorn, C.: Neuropathologischer Bericht über einen Fall mit Rosenthal'schen Fasern im Hirnstamm bei akutem fieberhaftem Infekt mit mehrtägigem cerebralen Coma. Inaug.-Dissert. Med. Fak. Heidelberg (1971)

Okeda, R.: Central pontine myelinolysis. Acta neuropath. (Berl.): **27**, 233–246 (1974)

Orthner, H.: Die Methylalkoholvergiftung. Mit besonderer Berücksichtigung neuartiger Hirnbefunde. Berlin-Göttingen-Heidelberg: Springer 1950

Orthner, H.: Methylalkoholvergiftung. In: Hdb. d. ges. Arbeitsmedizin, Bd. II, S. 528–549. Berlin-München-Wien: U & S 1961

Orthner, H., Rettinger, E.: Ein intraventrikuläres Kraniopharyngeom, zugleich ein Beitrag zum hypothalamisch ausgelösten Korsakow-Syndrom. Vergleichende Übersicht über die hypothalamisch auslösbaren Störungen der Merkfähigkeit und des Trieblebens bei Mensch und Tier. Fortschr. Neurol. Psychiat. **33**, 299–331 (1965)

Parnitzke, K.H., Peiffer, J.: Zur Klinik und pathologischen Anatomie der chronischen Braunsteinvergiftung. Arch. Psychiat. Nervenkr. **192**, 405–429 (1954)

Peiffer, J., Majewski, F., Fischbach, H., Bierich, J.R., Volk, B.: Alcohol embryo- and fetopathy. J. Neurol. Sci. **41**, 125–137 (1979)

Peña, C.: Wernicke's encephalopathy. Report of 7 cases with severe nerve cell changes in the mamillary bodies. Amer. J. clin. Path. **51**, 603–609 (1969)

Pentschew, A.: Intoxikationen. In: Uehlinger, E. (Hrsg.), Hdb. d. spez. path. Anat. u. Histol., Bd. XIII/2. B. Berlin-Göttingen-Heidelberg: Springer 1958

Pentschew, A.: Vergiftung mit Alkoholen. In: Uehlinger, E. (Hrsg.), Hdb. d. spez. path. Anat. u. Histol., Bd. 13/2. Teil Bandteil B 2214. Berlin-Göttingen-Heidelberg: Springer 1958

Persson, L., Rosengren, L.: Increased blood-brain barrier permeability around cerebral stab wounds aggravated by acute ethanol intoxication. Acta neurol. Scand. **56**, 7–16 (1977)

Phillips, S.C.: The toxicity to rat cerebral cortex of topical applications of acetaldehyde, ammonia or bilirubin. Neuropathol. appl. Neurobiol. **7**, 205–216 (1981)

Phillips, S.C.: Does ethanol damage the blood-brain barrier? J. neurol. Sci. **50**, 81–87 (1981)

Pirola, R.C., Lieber, C.S.: The energy cost of the metabolism of drugs, including ethanol. Pharmacology **7**, 185–196 (1972)

Powers, J.M., McKeever, P.E.: Central pontine myelinolysis. An ultrastructural and elemental study. J. Neurol. Sci. **29**, 65–81 (1976)

Quadbeck, G.: Die Gefährdung des Gehirns durch Medikamente im Alter. Z. präklin. Geriatrie, 119–121 (1972)

Racker, E.: Aldehyde dehydrogenase, a diphosphopyridine linked enzyme. J. biol. Chem. **177**, 883 (1949)

Raskin, N.H., Sokoloff, L.: Brain alcohol dehydrogenase. Science **162**, 131–132 (1968)

Raskin, N.H., Sokoloff, L.: Alcohol dehydrogenase activity in rat brain and liver. J. Neurochem. **17**, 1677–1687 (1970)

Raskin, N.H., Sokoloff, L.: Enzymes catalysing ethanol metabolism in neural and somatic tissue of the rat. J. Neurochem. **19**, 273–282 (1972)

Raskin, N.H., Sokoloff, L.: Changes in brain alcohol dehydrogenase activity during chronic ethanol ingestion and withdrawal. J. Neurochem. **22**, 427–434 (1974)

Rawat, A.K.: Brain levels and turnover rates of presumptive neurotransmitters as influenced by administration and withdrawal of ethanol in mice. J. Neurochem. **22**, 915–922 (1974)

Rawat, A.K.: Neurochemical consequences of ethanol on the nervous system. Int. Rev. Neurobiol. **19**, 124–172 (1976)

Rebière, A., Dainat, J.: Répercussions de l'hyperthyroidie sur la synaptogenèse dans le cortex cérébelleux du rat. Acta neuropath. (Berl.) **35**, 117–129 (1976)

Rein, H., Kolkmann, F.-W., Sil, R., Ule, G.: Zur Feinstruktur der INH-Encephalopathie der Ente. Klin. Wschr. **46**, 1060–1061 (1968)

Riley, J.N.: Alterations in dendritic morphology following chronic alcohol consumption: A golgi analysis. The University of Florida, Ph.D. Thesis 1977. Health Sciences, Pathology

Riley, J., Walker, D.W.: Morphological alterations in hippocampus after long-term alcohol consumption in mice. Science **201**, 646–648 (1978)

Rinehart, J.F., Friedman, M., Breenberg, L.D.: Effect of experimental thiamine deficiency on the nervous system of the Rhesus monkey. Arch. Path. **48**, 129–139 (1949)

Ris, M.M., Wartburg, J.-P. v.: Heterogenity of NADPH dependent aldehyde reductase from human and rat brain. Europ. J. Biochem. **37**, 69–77 (1967)

Roizin, L., Haymaker, W., D'Amelo, F.: Disease states involving the white matter of the central nervous system. In: Haymaker, W., Adams, R.D. (Eds.), Histology and histopathology of the nervous system, Vol. I. Springfield-Illinois-USA: Charles C. Thomas 1982

Rosenbaum, M.: Adaptation of the central nervous system to varying concentrations of alcohol in the blood. Arch. Neurol. Psychiat. (Chic.) **48**, 1010 (1942)

Rosengren, L., Persson, L., Johansson, B.: Enhanced blood-brain barrier leakage to evans blue-labeled albumin after air embolism in ethanol intoxicated rats. Acta neuropath. (Berl.) **38**, 149–152 (1977)

Rosman, N.P., Kakulas, B., Richardson, E.P.: Central pontine myelinolysis in a child with leukemia. Arch. Neurol. Psychiat. (Chic.) **14**, 273–280 (1966)

Rossi de, A.: Tierexperimentelle Untersuchungen zur Wirkung alkoholischer Getränke auf das ZNS. Inaug. Dissert. Heidelberg (1972)

Sandler, M., Bonham Carter, S., Hunter, K.R., Stern, G.M.: Tetrahydroisoquinoline alcaloids: In vivo metabolites of L-DOPA in man. Nature (Lond.) **241**, 439–443 (1973)

Santha, v.K.: Lokalisierte Atrophie der Kleinhirnrinde bei chronischem Alkoholismus. Mschr. Psychiat. Neurol. **116**, 346–369 (1948)

Sato, Y., Tabira, T., Tateishi, J.: Marchiafava-bignami disease, striatal degeneration, and other neurological complications of chronic alcoholism in a japanese. Acta neuropath. (Berl.) **53**, 15–20 (1981)

Scherer, H.J.: Beiträge zur pathologischen Anatomie des Kleinhirns. III. Z. Neurol. **145**, 335–405 (1933)

Scholz, W.: Histologische und topische Veränderungen und Vulnerabilitätsverhältnisse im menschlichen Gehirn bei Sauerstoffmangel, Ödem und plasmatischen Infiltrationen. Arch. Psychiat. Nervenkr. **181**, 621–665 (1949)

Schrappe, O.: Frühschäden des Kleinhirns. Arch. Psychiat. Nervenkr. **193**, 229–245 (1955)

Seitelberger, F.: Zentrale pontine Myelinolyse. Schweiz. Arch. Neurol. Psychiat. **112**, 285–297 (1973)

Seitelberger, F., Berner, P.: Über die Marchiafava'sche Krankheit. Virchows Arch. path. Anat. **326**, 257–277 (1955)

Sherins, R.J., Verity, M.A.: Central pontine myelinolysis associated with acute haemorrhagic pancreatitis. J. Neurol. Neurosurg. Psychiat. **31**, 583–588 (1968)

Sippel, H.W.: The acetaldehyde content of rat brain during ethanol metabolism. J. Neurochem. **23**, 451–452 (1974)

Sluga, E.: Polyneuropathien, Typen und Differenzierung. Ergebnisse bioptischer Untersuchung. Schriftenreihe Neurologie, Bd. 14. Berlin-Heidelberg-New York: Springer 1974

Spatz, H.: Encephalitis. In: Bumke, Handbuch der Geisteskrankheiten, Bd. XI. Berlin: Springer 1930

Spillane, J.D.: Nutritional disorders of the nervous system. Edinburgh: E.a.S., Livingstone 1947

Stephan, H.: Allocortex. In: Möllendorff, W.v., Bargmann, W. (Hrsg.), Hdb. der mikr. Anat. der Menschen, Bd. 4, 9. Teil. Berlin-Heidelberg-New York: Springer 1975

Störring, G.E., Hauss, K., Ule, G.: Zur topischen Diagnostik des amnestischen Symptomenkomplexes. Psychiat. et Neurol. (Basel) **143**, 161–177 (1962)

Stork, J.: Kleinhirnwurmatrophie und chronischer Alkoholismus. Schweiz. Arch. Neurol. Psychiat. **99**, 40–82 (1967)

Streissguth, A.P.: Brain malformations related to in utero ethanol exposure. In: Littlefield, J.W. (Ed.), 5th International Conference on Birth defects (Internat. Congress Series, No. 426). Excerpta Medica, Amsterdam, p. 118 (1977)

Suetsugu, M., Mehraein, P.: Spine distribution along the apical dendrites of the pyramidal neurons in Down's syndrome. Acta neuropath. (Berl.) **50**, 207–210 (1980)

Sun, A.Y., Samorajski, T.: The effects of age and alcohol on (Na$^+$ +K$^+$) ATPase activity of whole homogenate and synaptosomes prepared from mouse an human brain. J. Neurochem. **24**, 161 (1975)

Syntinsky, I.A., Guzikow, B.M., Gornanko, MV., Eremin, V.P., Konovalova, N.N.: The Gamma-aminobutyric acid (GABA) system during acute and chronic ethanol intoxication. J. Neurochem. **25**, 43–48 (1975)

Tabakoff, B., Boggar, W.C.: Effects of ethanol on serotonin metabolism in brain. J. Neurochem. **22**, 759–764 (1974)

Tabakoff, B., Ritzmann, R.F., Boggar, W.O.: Inhibition of the transport of 5-hydroxyindole acetic acid from brain by ethanol. J. Neurochem. **24**, 1043–1051 (1975)

Thompson, D.S., Hutton, J.T., Stears, J.C., Sung, J.H., Norenberg, M.: Computerized tomography in the diagnosis of central and extrapontine myelinolysis. Arch. Neurol. Psychiat. (Chic.) **38**, 243–246 (1981)

Thurman, R.G., Yonetani, T., Williamson, J.R., Chance, B.: Alcohol and aldehyde metabolizing systems. New York: Academic Press 1974

Tihen, W.S.: Central pontine myelinolysis and Rosenthal fibers of the brainstem. Association with emaciation and prolonged intravenous hyperalimentation. Neurology (Minneap.) **22**, 710–716 (1972)

Torvik, A., Lindboe, C.F., Rogde, S.: Brain lesions in alcoholics, IXth International Congress of Neuropathology, Vienna, Sept. 5–10, 1982 Abstract B 3–18

Towne, J.C.: Effect of ethanol and acetaldehyde on liver and brain monoamine oxidase. Nature (Lond.) **201**, 709 (1964)

Tuthill, C.R.: Der morphologische Wernicke Komplex in frühem Kindesalter (Familiäre Erkrankung bei 7 Mon. alten Zwillingen). Arch. Psychiat. Nervenkr. **200**, 520–530 (1960)

Ule, G.: Eine ungewöhnliche Form der Encephalitis beim Erwachsenen (Toxoplasmose?). Tg. Ges. Dtsch. Neurologen u. Psychiater in Göttingen, 22.–25. Sept. 1949. Ref. Zbl. ges. Neurol. Psychiat. **108**, 307 (1950)

Ule, G.: Korsakow-Psychose nach doppelseitiger Ammonshornzerstörung mit transneuronaler Degeneration der Corpora mamillaria. Dtsch. Z. Nervenheilk. **165**, 446–456 (1951)

Ule, G.: Über das Ammonshorn. Fortschr. Neurol. Psychiat. **22**, 510–530 (1954)

Ule, G.: Erfahrungen mit der Glees'schen Silberimprägnation zur Darstellung der Terminaldegeneration in den Corpora mamillaria nach Fornicotomie. Dtsch. Z. Nervenheilk. **175**, 553–558 (1957a)

Ule, G.: Die systematischen Atrophien des Kleinhirns. In: Henke-Lubarsch, Hdb. d. spez. path. Anat. u. Histol., Bd. XIII/1 A. Berlin-Göttingen-Heidelberg: Springer 1957 b

Ule, G.: Pathologisch-anatomische Befunde bei Korsakow-Psychosen und ihre Bedeutung für die Lokalisationslehre in der Psychiatrie. Ärztl. Wschr. 13, 6–13 (1958)

Ule, G.: Klinisch bisher unbekannte Kleinhirnveränderungen bei Carcinomen. Ref. Klin. Wschr. 37, 1204 (1959 a)

Ule, G.: Über eine der Wernickeschen Pseudoencephalitis entsprechende Encephalopathie bei Kindern. Virchows Arch. path. Anat. 332, 204–215 (1959 b)

Ule, G.: Ultrastrukturelle Befunde bei verschiedenen Formen des Hirnödems. In: Kienle, G. (Hrsg.), Hydrodynamik, Elektrolyt- und Säure-Basen-Haushalt im Liquor und Nervensystem, S. 223–227. Stuttgart: Thieme 1967

Ule, G.: Zur Ultrastruktur der Astroglia und des Status spongiosus. Acta neuropath. (Berl.) Suppl. IV, 98–104 (1968 a)

Ule, G.: Feinstruktur der spongiösen Dystrophien der grauen Substanz. Verh. dtsch. Ges. Path. 52, 142–152 (1968 b)

Ule, G.: Progressive neurogene Muskelatrophie bei neuroaxonaler Dystrophie mit Rosenthal'schen Fasern. Acta neuropath. (Berl.) 21, 332–339 (1972)

Ule, G., Jacob, H.: Chronische infantile zentrale pontine Myelinolyse vom multifokalen Typ mit sekundären Capillarcalcinosen und Hypoxieschäden. Acta neuropath. (Berl.) 42, 43–48 (1978)

Ule, G., Jacob, H.: Die astrogliale Dystrophie mit Rosenthalschen Fasern. Zur Frage der adulten Form der Alexanderschen Krankheit und ihrer klinischen Bedeutung. Nervenarzt 54 (im Druck)

Ule, G., Kammerer, V.: Wernicke'sche Encephalopathie bei experimentellem Thiaminmangel der Ratte. Virchows Arch. path. Anat. 333, 190–194 (1960)

Ule, G., Kolkmann, F.W.: Experimentelle Untersuchungen zur Wernicke'schen Encephalopathie. Acta neuropath. (Berlin) 11, 361–367 (1968)

Ule, G., Kolkmann, F.-W., Brambring, P.: Experimentelle elektronenmikroskopische Untersuchungen zur formalen Pathogenese der Wernicke'schen Encephalopathie. Klin. Wschr. 45, 886–887 (1967)

Ule, G., Rossner, J.A.: Elektronenmikroskopische Studien zur akuten Körnerzellnekrose im Kleinhirn. Verh. dtsch. Ges. Path. 44, 210–214 (1960)

Victor, M., Adams, R.D., Mancall, E.L.: A restricted form of cerebellar degeneration occurring in alcoholic patients. Arch. Neurol. Psychiat. (Chic.) 1, 577–688 (1959)

Victor, M., Adams, R.D., Collins, G.H.: The Wernicke-Korsakoff Syndrome. Philadelphia: F.A. Davis & Co. (1971)

Volk, B.: Verzögerte Kleinhirnentwicklung im Rahmen des embryofetalen Alkoholsyndroms. Lichtoptische Untersuchungen am Kleinhirn der Ratte. Acta neuropath. (Berl.) 39, 157–163 (1977)

Volk, B.: Paired helical filaments in rat spinal ganglia following chronic alcohol administration: an electron microscopic investigation. Neuropathol. appl. Neurobiol. 6, 143–153 (1980)

Volk, B.: Tierexperimentelle Studien zur Alkoholembryofetopathie. Histologische und elektronenmikroskopische Untersuchungen am Kleinhirn der Ratte. Habil.-Schrift, Fakultät für Theoretische Medizin der Ruprecht-Karls-Universität Heidelberg (1980 b)

Volk, B., Berlet, H.: Alcoholism and dementia: The effect of chronic ethanol application on the rat central nervous system. Morphological and biochemical investigation. Intern. Soc. f. Neurochemistry, Satellite meeting on aging of the brain and dementia, Florence, August 27–29, Abstracts p. 51 (1979)

Volk, B., Maletz, J.: Ethanol and histogenesis of the cerebral cortex. The embryofetal alcohol syndrome of the rat. Histological, electron microscopic and histochemical investigations. Internat. Congress of Neurotoxicology. Meeting of the Italian Society of Toxicology. Varese, Italy, Sept. 27–30, Abstracts p. 207 (1979)

Volk, B., Mall, G., Mattfeld, T.: The effect of chronic ethanol application on the rat hypothalamus and cerebellum. Light and electron microscopic investigations. Internat. Congress of Neurotoxicology. Meeting of the Italian Society of Toxicology. Varese, Italy, Sept. 27–30, Abstracts p. 208 (1979)

Volk, B., Mall, G., Mattfeld, T.: The effect of long-term alcohol application and subsequent withdrawal on the rat central nervous system – light and electron microscopic investigation. First European Neuropathology Meeting, May 6–8, Vienna, Austria, Abstract, p 147 (1980)

Wagner, F.: Klinischer und histologischer Befund des Sehnerven im akuten Stadium einer Methylalkohol-Vergiftung. Klin. Mbl. Augenheilk. **112**, 167–172 (1947)

Wardener, H.E. de, Lennox, B.: Cerebral Beri-Beri Wernickes encephalopathy. Lancet **1947 I**, 11

Wernicke, C.: Lehrbuch der Gehirnkrankheiten für Ärzte und Studierende. Bd. II. Kassel-Berlin: Theodor Fischer-Verlag 1881

Wieser, S.: Alkoholismus 1940–1959. Fortschr. Neurol. Psychiat. **30**, 169 (1962)

Wieser, S.: Alkoholismus II: Psychiatrische und neurologische Komplikationen. Fortschr. Neurol. Psychiat. **33**, 349 (1965)

Wildi, E.: Contribution à l'anatomique-clinique de la myélinolyse du pont. Schweiz. Arch. Neurol. Psychiat. **112**, 271–284 (1973)

Wiśniewski, H.M., Ghetti, D.B., Terry, R.D.: Neuritic (senile) plaques and filamentous changes in aged rhesus monkeys. J. Neuropath. exp. Neurol. **32**, 566–584 (1973)

Wright, D.G., Laureno, R., Victor, M.: Pontine and extrapontine myelinolysis. Brain **102**, 361–385 (1979)

Zimmermann, H.M.: The pathology of the nervous system in vitamin deficiences. Yale J. Biol. Med. **12**, 23 (1939)

II. Methanol (Methylalkohol)

1. Vorkommen und Wirkungsweise

Methylalkohol ist eine farblose, im Geruch dem Äthylalkohol sehr ähnliche Flüssigkeit mit dem Siedepunkt von 64,7° C. Methanol ist mit Wasser, Alkohol und Äther in jedem Verhältnis mischbar. Sein Lösungsvermögen für Neutralfette ist gering. Methanol führte früher den Namen Holzgeist, eine Bezeichnung, die auf seine Entstehung bei der trockenen Destillation von Holz zurückgeht. Es entsteht auch beim Tabakrauchen. Methylalkohol ist in verschiedenen alkoholischen Getränken enthalten. Besonders reichlich kommt er in Destillaten von vergorenem Steinobst vor. Hier kann er z.B. im Schwarzwälder Zwetschgenwasser, bezogen auf die Alkoholmenge, einen Anteil von 2% erreichen (BÜTTNER 1938). Er bildet sich auch im Körper aus pektinhaltigen Früchten und Fruchtsäften (z.B. Äpfel).

Technisch wird Methanol durch katalytische Hydrierung von Kohlenoxid in großem Maßstab hergestellt. Die kleinen Mengen, die in alkoholischen Getränken enthalten sind oder die sich aus Nahrungsmitteln im Körper bilden, haben keine toxikologische Bedeutung. Die meisten Vergiftungen erfolgen durch seine Verwechslung mit Äthylalkohol. Auch die Verfälschung alkoholischer Getränke mit Methylalkohol stellt eine wesentliche Vergiftungsursache dar. So erwähnen LEHMANN und FLURY (1938) eine Massenvergiftung aus dem Jahre 1911, als in einem Berliner Asyl für Obdachlose 129 Insassen an einer Methanolvergiftung erkrankten, von denen der größte Teil starb. BROWNING (1965) weist auf eine Methanolvergiftung in den USA hin, bei der 390 Personen an einer Methanolvergiftung starben, während 90 Vergiftete total erblindeten und 85 bleibende Sehstörungen davontrugen.

Für die Wirkungsweise von Methanol ist sein metabolischer Abbau im Körper von entscheidender Bedeutung; denn zu der toxischen Wirkung der Primärsubstanz kommt die seiner Abbauprodukte Formaldehyd und Ameisensäure hinzu. 30–60% des in den Körper aufgenommenen Methanols werden wegen seines langsamen Initialumsatzes und wegen seines hohen Dampfdruckes über die Lungen abgeatmet, während der Rest enzymatisch zunächst zu Formaldehyd oxidiert wird. Obwohl an diesem ersten Oxydationsschritt neben der Leber-Alkohol-Dehydrogenase beim Menschen (BARTLETT 1950) auch das mikrosomale, Äthanol-oxydierende System (MEOS) sowie die Katalase und Monooxygenasen beteiligt sind, erreicht die Abbaurate von Methanol nur etwa ein Fünftel der von Äthanol. Andererseits bildet die geringe Substratspezifität dieser Enzyme die Grundlage für die therapeutische Anwendung von Äthanol, das bei einem Blutspiegel von etwa 1 g/l die Oxydation von Methanol kompetitiv hemmt. Das Reaktionsprodukt Formaldehyd hat eine sehr kurze Halbwertzeit von weniger als 1 min und wird durch eine Aldehydoxydase sehr rasch in Ameisensäure überführt, deren Oxydation zu CO_2 über den Stoffwechsel der Einkohlenstoffkörper wiederum sehr langsam erfolgt.

Die Folge dieser metabolischen Besonderheiten sind hohe, perisistierende Blutspiegel von Methanol und Ameisensäure. Methanol selbst wirkt ähnlich wie Äthanol narkotisch, wegen seiner geringen Lipidlöslichkeit jedoch weit weniger stark. Spätfolgen treten jedoch auch ohne Rauschzustand auf, während dieser einmal eingetretene Zustand wegen des langsamen Abbaues von Methanol 1–2 Tage anhält. Die akute Toxizität von Methanol schwankt individuell erheblich und wird durch den gleichzeitigen Genuß von Äthanol oder durch eine Resorptionsverzögerung bei gefülltem Magen deutlich abgeschwächt. Die Mortalität der Methanol-Intoxikation ist hoch. In der Regel sind 30–100 ml tödlich, nach einer Beobachtung von LESCHKE (1933) u.U. sogar schon 5 ml. Einige Versuchstiere (Maus, Ratte, Kaninchen) sind gegenüber Methanol sehr viel resistenter als der Mensch. Bei der Ratte konnte BARTLETT (1950) zeigen, daß nach oraler Zufuhr von Methanol 65% über die Lungen ausgeschieden werden, wovon nur 14% als unverändertes Methanol vorlagen, der Rest in Form von CO_2. Dieses Mengenverhältnis ist das Resultat einer raschen Oxydation von Ameisensäure, so daß beim Versuchstier die für den Menschen typischen Spätfolgen einer Vergiftung (s.u.) ausbleiben.

Für die nach 1–2 Tagen auftretende schwere metabolische Acidose, die bis zu 6 Tagen anhalten kann, ist der Aufstau von Ameisensäure, einer wesentlich stärkeren Säure als z.B. die Essigsäure, im Organismus verantwortlich. Der pH-Wert des Blutes fällt auf 7,0 und darunter ab. Visusstörungen, die sich in der Regel innerhalb von 1–2 Tagen nach der Giftaufnahme entwickeln, sind charakteristische Hinweise auf organspezifische Schäden durch eine Methanolvergiftung. Es ist bisher noch umstritten, ob die Schädigung des Nervensystems, insbesondere der Retina und des N. opticus, eine Wirkung von Formaldehyd oder von Ameisensäure ist. Formaldehyd ist zwar wesentlich reaktionsfähiger als Acetaldehyd und etwa 150mal toxischer als Methanol. Gegen die Vorstellung einer Intoxikation durch Formaldehyd wird jedoch seine kurze Halbwertzeit im Organismus vorgebracht. Die Tatsache aber, daß Methanol im Organismus sehr langsam abgebaut wird, nur mit etwa einem Fünftel der Geschwindigkeit von Äthanol, läßt es trotzdem möglich erscheinen, daß über längere Zeit sich immer wieder neu bildender Formaldehyd toxisch wirken könnte. Da Retina und N. opticus im Bereich der Blut-Hirn-Schranke liegen und diese für Ionen schwer passierbar ist, ist eine unmittelbare Schädigung durch Ameisensäure auf hämatogenem Weg recht unwahrscheinlich. Beim Versuchstier führt Formaldehyd nur bei direkter Injektion ins Augeninnere zu einer Retinadegeneration, nicht jedoch bei intravenöser Applikation. Wie KENDALL und RAMANATHAN (1952) zeigen konnten, wird in der Leber bei Methanolzufuhr Methylformiat gebildet. Dieser Ameisensäuremethylester ist fettlöslich und passiert daher leicht die Blut-Hirn-Schranke, so daß dann durch die unspezifischen Esterasen des Nervensystems freie Ameisensäure entstehen kann.

Zur Acidose durch Ameisensäure aus verstoffwechseltem Methanol tritt nach FLECKENSTEIN (1953) noch die Wirkung von Formaldehyd auf den oxydativen Stoffwechsel verstärkend hinzu. Wie BECKER und QUADBECK (1952) zeigen konnten, bewirkt eine lokale Acidose im Hirngewebe ein Versagen der Sperrfunktion der Blut-Hirn-Schranke (s.auch ORTHNER 1961). Soweit Schrankenstörungen als Folge der Methanolvergiftungen diskutiert werden, sind sie in erster Linie als sekundäre Folgen dieser Acidose zu betrachten. Aufgrund experimenteller Untersuchungen kommen HAYREH et al. (1980) zu dem Ergebnis, daß die Methanolwirkung auf das visuelle System ausschließlich den N. opticus betreffe und hier eine Intoxikation durch Ameisensäure darstelle. Nach NICHOLLS (1975) beeinträchtigt Formaldehyd die Aktivität der Zytochromoxydase und senkt auf diese Weise den zellulären ATP-Gehalt. Das habe entweder eine Schwellung von Oligodendrozyten und Anschwellung des Axons mit Papillenödem oder eine direkte Stase des energieabhängigen axonalen Transportes zur Folge. Mittelbar wird durch den niedrigen ATP-Spiegel die Na^+, K^+-ATPase betroffen, so daß Visusstörungen auf eine Einschränkung der elektrischen Aktivität der Neuronen zurückzuführen sein könnten (POLITIS et al. 1980). Auch aufgrund elektronenoptischer Befunde werden axonale Schwellung und Papillenödem als die wesentlichen Ursachen der toxischen Neuropathie des N. opticus angesehen.

2. Klinisches Bild

Das klinische Bild des Methylalkoholrausches unterscheidet sich von dem einer akuten Intoxikation mit Äthylalkohol vor allem dadurch, daß wahrscheinlich infolge der geringeren Lipidlöslichkeit das Eintreten der narkotischen Erscheinungen wesentlich verzögert ist und ein erreichtes narkotisches Stadium länger anhält. Die akute Vergiftung wird durch Übelkeit, Erbrechen und heftige abdominale Schmerzen charakterisiert. Hinzu kommen Zyanose, Hypotonie und erschwerte Atmung. Das methylalkoholische Koma ist gekennzeichnet durch Hypothermie und Muskelkontrakturen (EVREUX et al. 1968), terminal durch Krämpfe und weite, reaktionslose Pupillen. Der Tod kann unter Atemlähmung eintreten. Die charakteristischen Sehstörungen verlaufen in zwei Phasen. Die zunächst oft noch reversiblen Visusstörungen setzen in der Regel am 2.–3. Tag ein und sind die Folge eines Retinaödems. Nach 4–5 Tagen treten irreversible Degenerationserscheinungen des N. opticus auf.

Eine chronische Methanolvergiftung wird gelegentlich im gewerblichen Bereich durch die Aufnahme kleiner, nicht akut toxischer Mengen von Methanol beobachtet, die mit Seh- und Hörnervendegeneration einhergehen (HENSCHLER 1980). Die sog. Tabakamblyopie wurde u.a. auch auf den im Tabakrauch nachweisbaren Methanolgehalt zurückgeführt.

3. Pathologische Anatomie

In den meisten Fällen der Literatur bestand ein Hirnödem, z.T. mit Hirndruckzeichen über der Konvexität und Schnürfurchen an den Kleinhirntonsillen,
sowie eine mehr oder minder ausgeprägte Hyperämie des Gehirns und seiner
Häute, gelegentlich mit kleinen terminalen Blutaustritten subarachnoidal und
periventrikulär im Hypothalamus und am Boden der Rautengrube (ORTHNER
1950, 1961; PENTSCHEW 1958). Vom 2. Tage an nach der Vergiftung, deutlicher
noch bei den protrahierter verlaufenen Fällen, finden sich die für die Methylalkoholvergiftung charakteristischen bilateralen Erbleichungsherde in den Putamina. Sie sind auf dieses Kerngebiet beschränkt und liegen hier bevorzugt lateral
und basal, immer durch eine intakte Gewebsbrücke gegen den Globus pallidus
abgegrenzt. Histologisch handelt es sich um Nekrosen mit Chromatolyse und
Kernzerfall. Typisch für diese Nekroseherde ist die starke lokale Ödembildung.
Kapilläre Diapedesisblutungen im Zentrum der Herde sind nicht selten. Proliferative Reaktionen von seiten der Glia und des Gefäßbindegewebes in der Randzone fehlen, offensichtlich deshalb, weil die Zeit zwischen dem Auftreten der
Nekrosen und dem Eintritt des Todes zu kurz ist. In der Untersuchungsserie
von ORTHNER (1950) waren derartige bilaterale Erbleichungsherde in 41 von
124 Vergiftungsfällen nachweisbar, immer in der typischen Lokalisation lateral
und basal im Schalenkern. SHARPE et al. (1982) fanden sie auch in den dorsolateralen Putamenabschnitten.

ORTHNER (1950) sah ursprünglich in der Putamen-Nekrose – in Anlehnung
an C. u. O. VOGT (1925) und den von ihnen entwickelten Begriff der Pathoklise
– eine in den meisten Fällen inkomplette holotopistische Erkrankung des Putamen laterale. Er bezog sich dabei auf die zytoarchitektonische Differenzierung
des Neostriatums von BROCKHAUS (1942), der im Streifenhügel neben dem Caudatum und dem Fundus striati im Schalenkern ein Putamen mediale und ein
Putamen laterale unterscheidet. In einer späteren Veröffentlichung hat ORTHNER
(1953) diese Interpretation weitgehend verlassen und die Erbleichungsherde im
Putamen als Ödemschäden gedeutet.

Spättodesfälle bei der Methanolvergiftung sind selten. In dem 1953 von
ORTHNER beschriebenen Fall mit 16tägiger Überlebenszeit war es – außer zu
den bekannten lateralen Putamenherden – auch zu ausgedehnten Nekrosen des
Hemisphärenmarkes im Großhirn gekommen und in geringerem Umfang auch
zu solchen im Kleinhirn. Diese Erweichungsherde befanden sich in einer lebhaf-
ten mesenchymalen Organisation und waren von verschieden breiten ödemgeschädigten Bezirken umgeben. Ihr Ausbreitungsmuster ließ sich mit arteriellen
oder venösen Kreislaufstörungen nicht erklären. ORTHNER faßt sie als vollständige Ödemnekrosen auf, deren Intensität so zu verstehen sei, daß bei dem protrahierten Verlauf der Intoxikation „Ödemsümpfe" in den Wasserscheidenzonen
des Gehirns längere Zeit liegengeblieben seien und damit zur Erstickung des
Gewebes geführt hätten.

In den nicht tödlich ausgehenden Methanolvergiftungen ist die *Methylalko-
holamblyopie* die einzige Dauerschädigung. Sie macht sich frühestens am 2. Tag
bemerkbar, gewöhnlich als „nebelhaftes Sehen", erreicht ihren Höhepunkt oft
am Ende des 3. Tages und führt selten zur totalen Amaurose. Bei den letal
endenden Fällen wird dieses Stadium meist nicht mehr erlebt. MÜLLER (1950)

beschreibt allerdings ein toxisches Ödem besonders im Bereiche der Choriokapillaris mit Schädigung der inneren Körnerzellen bereits nach 18stündiger Überlebenszeit. WAGNER (1947) hatte von einem stauungspapillenähnlichen Ödem des Sehnerven gesprochen.

In etwas späteren Stadien wurden akute Veränderungen an den Ganglienzellen der Retina gefunden (PICK u. BIELSCHOWSKY 1912) mit zentraler Tigrolyse und randständiger Verlagerung des Zellkerns sowie staubförmigem Zerfall der endozellulären Neurofibrillen im Bereiche des Perikaryons, während in den Dendriten die Neurofibrillen noch besser erhalten waren. Diskrete Zeichen des Markzerfalls im retrobulbären Abschnitt des Sehnerven wurden ebenfalls als toxisch bedingt gedeutet, nicht als Ausdruck einer sekundären Degeneration (BIELSCHOWSKY 1912). Auch SHARPE et al. (1982) berichten über derartige Markschäden und sehen in der retrolaminären Entmarkung der Optikusfasern ein frühes morphologisches Korrelat des Visusverlustes bei Methylalkoholvergiftung. Die Bevorzugung des retrolaminären Optikusabschnittes wird in Anlehnung an ORTHNER (1953) auf die hier gegebene Wasserscheidenzone bezogen, in der sich der selektive myelinoklastische Effekt des Methanolmetabolismus besonders auswirke.

Eine kritische Gegenüberstellung älterer tierexperimenteller Untersuchungsergebnisse mit den selten berichteten humanpathologischen Befunden bringt PENTSCHEW (1958). Danach werden sowohl die Nervenzellschäden in der Retina wie auch die Optikusdegeneration, die sich meist nur als temporale Abblassung auswirkt, ähnlich wie die Marknekrosen im Gehirn auf Permeabilitätsstörungen und Ödem bezogen, z.T. im Sinne der serösen Entzündung (FANTA u. MAYER-OBIDITSCH 1951). Bezüglich der grundsätzlichen Unterschiede zwischen Subprimaten und Primaten bei der experimentellen Methanolvergiftung siehe GILGER et al. (1959). Auf die wichtigen Ergebnisse von HAYREH et al. (1980), die auf den Optikus als primären Schädigungsort deuten, wurde oben bereits hingewiesen.

Literatur

Bartlett, G.R.: Combustion of C^{14} labelled methanol in the intact rat and its isolated tissues. Am. J. Physiol. **163**, 614–618 (1950)

Becker, Quadbeck, G.: Untersuchungen über Funktionsstörungen der Blut-Hirn-Schranke bei Sauerstoffmangel und Kohlenoxydvergiftung mit dem neuen Schrankenindikator Astraviolett FF. Z. Naturforsch. 7b, 498–500 (1952)

Benett jr., I.L., Cary, F.H., Mitchell jr. G.L., Cooper, M.N.: Acute methyl alcohol poisoning: a review based on experiences in an outbreak of 323 cases. Medicine (Baltimore) **32**, 431–463 (1953)

Bielschowsky, M.: Pathologische Befunde bei Methylalkoholvergiftung. Berl. klin. Wschr. 859–860 (1912)

Brockhaus, H.: Die feinere Anatomie des Septum und des Striatum. J. Psychol. **51**, 1–56 (1942)

Browning, E.: Toxicity and metabolism of industrial solvents. Amsterdam: Elsevier 1965

Büttner, G.: Branntweine. Hb. Lebensmittelchemie 7, 538–718 (1938)

Evreux, J.Cl., Motin, J., Roche, L., Vincent, V.: Précis de toxicologie clinique. Paris: Masson & Cie. 1968

Fanta, H., Mayer-Obiditsch, I.: Ein Beitrag zur Pathologie im Sehnerven bei Methylalkoholvergiftung (Tierversuche). Sitz. d. Wiener Ophthalm. Ges. am 25. Juni 1951. Klin. Mbl. Augenheilk. 117, 388–394 (1951)

Fleckenstein, A.: Methanolvergiftung (Diskussion). Naunyn-Schmiedebergs Arch. exp. Path. Pharmak. **218**, 68–69 (1953)

Gilger, A.P., Farkas, J.S., Potts, A.M.: Studies on the visual toxicity of Methanol. X. Further observations on the ethanol therapy of acute methanol poisoning in monkeys. Amer. J. Ophthal. **48**/II, 153–161 (1959)

Hayreh, M.M.S., Hayreh, S.S., Baumbach, G.L., Cancilla, P., Martin-Amat, G., Tephly, T.R.: Ocular toxicity of methanol: An experimental study. In: Merigan, H.W., Weiss, B. (eds.), Neurotoxicity of the visual system. New York: Raven Press 1980

Henschler, D.: Wichtige Gifte und Vergiftungen. In: Forth, W., Henschler, D., Rummel, W. (Hrsg.), Allgemeine u. spezielle Pharmakologie und Toxikologie, S. 579–582. Mannheim: Bibliographisches Institut 1980

Kendal, L.P., Ramanthan A.N.: Liver alcohol dehydrogenase and ester formation. Biochem. J. **52**, 430–438 (1952)

Lehmann, K.B., Flury, F.: Toxikologie und Hygiene der technischen Lösungsmittel. Berlin: Springer 1938

Leschke, E.: Die wichtigsten Vergiftungen. München: Lehmann 1933

Müller, H.: Histologische Untersuchung eines Auges bei akuter tödlicher Methylalkoholvergiftung. Klin. Mbl. Augenheilk. **116**, 135–145 (1950)

Nicholls, P.: Formate as an inhibitor of cytochrome c oxidase. Biochem. biophys. Res. Commun. **67**, 610–616 (1975)

Orthner, H.: Die Methylalkoholvergiftung. Berlin: Springer 1950

Orthner, H.: Methylalkoholvergiftung mit besonders schweren Hirnveränderungen. Virchows Arch. path. Anat. **323**, 442–464 (1953)

Orthner, H.: Methylalkoholvergiftung. In: Bader, E.W., Handbuch d. ges. Arbeitsmedizin, Bd. II/1, S. 528–549. Berlin-München-Wien: Urban u. Schwarzenberg 1961

Orthner, H., Rettinger, E.: Ein intraventrikuläres Craniopharyngeom, zugleich ein Beitrag zum hypothalamisch ausgelösten Korsakow-Syndrom. Vergleichende Übersicht über die hypothalamisch auslösbaren Störungen der Merkfähigkeit und des Trieblebens bei Mensch und Tier. Fortschr. Neurol. Psychiat. **33**, 299–331 (1965)

Pentschew, A.: Intoxikationen. In: Uehlinger, E.C. (Hrsg.), Hdb. d. spez. Path. Anat., Bd. XII/28. Berlin-Göttingen-Heidelberg: Springer 1958

Pick, L., Bielschowsky, M.: Über histologische Befunde im Auge und im centralen Nervensystem des Menschen bei akuter tödlicher Vergiftung mit Methylalkohol. Berl. klin. Wschr. 888–893 (1912)

Politis, M.J., Schaumburg, H.H., Spencer, P.S.: Neurotoxicity of selected chemicals. In: Spencer, P.S., Schaumburg, H.H. (eds.) pp. 613–630. Experimental and clinical neurotoxicology, Baltimore: Williams & Wilkins 1980

Sharpe, J.A., Hostovsky, M., Bilbao, J.D., Rewcastle, N.B.: Methanol optic neuropathy: A histopathological study. Neurol. (Ny) **32**, 1093–1100 (1982)

Vogt, O.: Der Begriff der Pathoklise. J. Psychol. Neurol. (Lpz.) **31**, 245–255 (1925)

Wagner, F.: Klinischer und histologischer Befund des Sehnerven im akuten Stadium einer Methylalkohol-Vergiftung. Klin. Mbl. Augenheilk. **112**, 167–172 (1947)

Widmark, E.M.P., Bildstein, N.V.: Methylalkohol und die Bedingungen für die Kumulation desselben. Z. Biochem. **148**, 325–335 (1924)

III. Glykole

1. Einschlägige Verbindungen

Der einfachste 2wertige Alkohol 1,2-Dihydroxy-äthan erhielt von seinem Entdecker WURTZ (1856) wegen seines süßen Geschmackes die Bezeichnung Glykol. Leider hat es sich eingebürgert, nicht nur alle 2wertigen Alkohole als Glykole zu bezeichnen, sondern auch die sich von diesen Glykolen ableitenden Äther und Ester. Die Folge ist eine erhebliche Gefahr der Verwechslung. So wird 1,2-Dihydroxypropan als „Propylenglykol" bezeichnet, während „Propylglykol" gebraucht wird für den Monopropyläther von Äthylenglykol. Propylglykol wirkt stark toxisch, Propylenglykol ist dagegen praktisch ungiftig. Während 1,4-Butylenglykol stark toxisch ist, sinkt die Toxizität beim 2,3-Butylenglykol auf unter ein Viertel und bei 1,3 Butylenglykol auf ein Elftel (FISCHER et al. 1949).

Äthylenglykol mit dem Siedepunkt von 197,6° C wird heute großtechnisch hergestellt durch Hydrolyse von Äthylenoxid. Es findet Verwendung insbesondere als Frostschutzmittel im Kühlwasser von Kraftfahrzeugen, als Kühlmittel für Hochleistungsmotoren, als Zusatz zu Bremsflüssigkeiten, als Lösungsmittel für Farbstoffe, als Schmierstoff für tiefe Temperaturen und als Zwischenprodukt in der chemischen Industrie. Es stellt eine wasserhelle Flüssigkeit von süßlichem Geschmack dar. Vergiftungen kommen in der Regel durch Trinken dieser Flüssigkeit vor. Da Äthylenglykol auch perkutan resorbiert wird (QUADBECK 1949), ist seine Anwendung nicht nur für Lebensmittel, sondern auch für Kosmetika inzwischen untersagt (QUADBECK 1950). Äthylenglykol wird im Organismus zum größten Teil oxidativ abgebaut (BROWNING 1965). Dieser Abbau erfolgt in erster Stufe über die Alkohol-Dehydrogenase der Leber. Der hierbei entstehende Glykolaldehyd wird durch eine Aldehyddehydrogenase zu Glykolsäure dehydriert. Der weitere Abbau erfolgt über Glyoxylsäure zu Oxalsäure, die z.T. als Kalziumoxalat ausfällt. (WIRTH et al. 1971; MOESCHLIN 1980). Von der zugeführten Äthylenglykolmenge werden beim Menschen wie beim Tier nur etwa 2–3% in Oxalsäure überführt. Daher kann die früher oft vertretene Ansicht, es handele sich bei der Äthylenglykolvergiftung eigentlich um eine Vergiftung mit Oxalsäure auch wegen der Stoffwechselbilanz nicht mehr aufrecht erhalten werden. Neben der Membranwirkung, die eine wesentliche Ursache für die narkotische Wirkung von Äthylenglykol ist, dürften auch die Abbauprodukte von Äthylenglykol im toxischen Geschehen eine wesentliche Rolle spielen. Blockiert man den Abbau durch Besetzung der Alkoholdehydrogenase mit Äthylalkohol, so kann auch beim Menschen die toxische Wirkung wesentlich herabgesetzt werden (WACKER et al. 1965). Damit wird verständlich, daß Glykole, wie 1,2 Propylenglykol, das im Organismus zu Milchsäure oxydiert wird und 1,3 Butylenglykol, das über β-Hydroxybuttersäure zu Acetessigsäure abgebaut wird, im Vergleich zu Äthylenglykol ungiftig sind, da sie über physiologische Zwischenprodukte metabolisiert werden können. Eine Nierenbelastung stellen aber auch diese Verbindungen dar (SCHOLZ 1950). Da Glykolester im Organismus durch die unspezifischen Esterasen in Glykol und die an ihrem Aufbau beteiligte Säure gespalten werden, ist ihr Wirkungsmechanismus mit dem von Glykol identisch.

Die Vergiftung kann im Anfangsstadium einer Alkohol-Intoxikation ähnlich sehen. Man beobachtet Kopfschmerzen, Schwindel, Gangstörungen, Somnolenz und Störungen von seiten des Magen-Darm-Traktes (DOTZAUER 1948; MOESCHLIN 1980). Nach einer Zeitspanne von 7–12 h tritt Koma ein und bei tödlichem Verlauf Tod im Nierenversagen. Bei chronischer Belastung mit Äthylenglykol wurden vorübergehende Anfälle von Bewußtlosigkeit und ein sich langsam entwickelnder Nystagmus beobachtet (BROWNING 1965).

1,4 Butylenglykol (Butandiol 1,4) findet als Lösungsmittel und als Zwischenprodukt in der chemischen Industrie weitgehende Anwendung. Wegen seines hohen Siedepunktes von 230° C und seinen sonstigen dem Glycerin nahestehenden Eigenschaften wurde es zeitweise als Glycerinersatz für die Herstellung von Salben eingesetzt. Die rektale Anwendung anstelle von Glycerin in Mengen von etwa 15 g führte bei Patienten zu einem schweren komatösen Zustand mit totaler Areflexie und engen Pupillen. Die Erholung erfolgte nur sehr langsam. In einem Fall kam die Patientin ad exitum. Autoptisch fand sich ein mäßig starkes Hirnödem mit geringen Hirndruckzeichen (KOPF u. LOESER 1948). – Im Tierversuch führt das Homologe Hexandiol 2,5 nach 3–4 Wochen zu Auftreibungen von Axonen und terminalen Axonabschnitten im zentralen und peripheren Nervensystem (CAVANAGH u. BENNETTS 1981). Die Veränderungen mit Anhäufung von Neurofilamenten schreiten in nukleodistaler Richtung fort, degenerative Axonuntergänge sind nach CAVANAGH (1982) möglicherweise die Folge von Beeinträchtigungen rheologischer Abläufe durch die paranodalen Schnürringe in Höhe der Ranvierschen Knoten (s. auch S. 626).

Methylglykol (Methylcellosolve, Äthylenglykol-Monomethyläther) und *Äthylglykol* (Cellosolve, Äthylenglykol-Monoäthyläther) spielen hier nur eine geringe Rolle.

Im Gegensatz zu Äthylenglykol-Estern werden die Äthylen-Glykol-Äther im Organismus nicht in nennenswerter Weise abgebaut. Der Methyläther und der Äthyläther verhalten sich toxikologisch etwa gleich. Sie sind beide nicht nur gute Lösungsmittel für Fette und Kunstharze sondern in jedem Verhältnis mit Wasser mischbar. Wegen des ausgezeichneten Lösungsvermögens wurde ihre Anwendung als Lösungsmittel für die parenterale Zufuhr schwer löslicher Medikamente empfohlen und in mehreren Patenten geschützt. DOERR et al. haben 1947 über den Fall eines Kindes berichtet, das mit einer Äthylglykol-Lösung äußerlich behandelt wurde und als Folge hiervon verstarb. GRÖTSCHEL und SCHÜRMANN (1959) beschreiben eine gewerbliche Vergiftung mit Methylglykol, die allerdings überlebt wurde. Beide Verbindungen haben eine narkotische Wirkung. Da ein Abbau im Organismus nicht erfolgt, kommt es auch nicht zu intramuralen Ablagerungen von Oxalatkristallen an den zerebralen Gefäßen.

Im *Diäthylenglykol (Diglykol)* sind zwei Äthylenglykolmoleküle unter einmaliger Wasserabspaltung über eine Ätherbindung miteinander verbunden. Die Verbindung dient als Lösungsmittel für Farbstoffe, wurde aber auch über längere Zeit in der kosmetischen Industrie insbesondere in den USA unter der Bezeichnung „Carbitol solvent" eingesetzt (BROWNING 1965). Im Organismus findet kein Abbau zu Oxalsäure statt. Wegen ihrer angeblich geringen akuten Toxizität wurde die Verbindung zu Injektionszwecken eingesetzt, wobei in Japan 4 Menschen starben (WIRTH et al. 1971). Im Jahr 1937 wurde in größerem Umfang ein Sulfanilamid-Elixier „Sulfanilamid-Massengill" zur peroralen Sulfonamid-Therapie eingesetzt. Dieses „Medikament" enthielt 72% Diäthylenglykol. In den Monaten September und Oktober 1937 starben an dieser Behandlung 73 Menschen; einschließlich der Spättodesfälle ergab diese Anwendung bis 1939 105 Todesfälle (BROWNING 1965). Das Lebensalter der Verstorbenen lag zwischen 11 Monaten und 70 Jahren. 260 Patienten haben die damalige Behandlung überlebt.

Das klinische Bild der Vergiftung beginnt mit Kopfschmerzen, Herzstichen, abdominalen Schmerzen, Erbrechen und Diarrhö. Es folgen Nierenschmerzen, zuerst vorübergehende Polyurie und dann Anurie. 2–7 Tage nach Einsetzen der Anurie tritt das tödliche Koma ein.

2. Pathologische Anatomie

Pathologisch-anatomisch entsprechen den bei rasch tödlich ausgehenden Glykolvergiftungen dominierenden zentralnervösen Erscheinungen Hirnveränderungen im Sinne des Ödems und der Hyperämie (DOERR 1944), gelegentlich mit terminalen Diapedesisblutungen.

Der mikroskopische Hirnbefund bei der *Äthylenglykol*-Vergiftung wird von Oxalat-Kristallausfällungen bestimmt, die sich in der mittleren Wandschicht

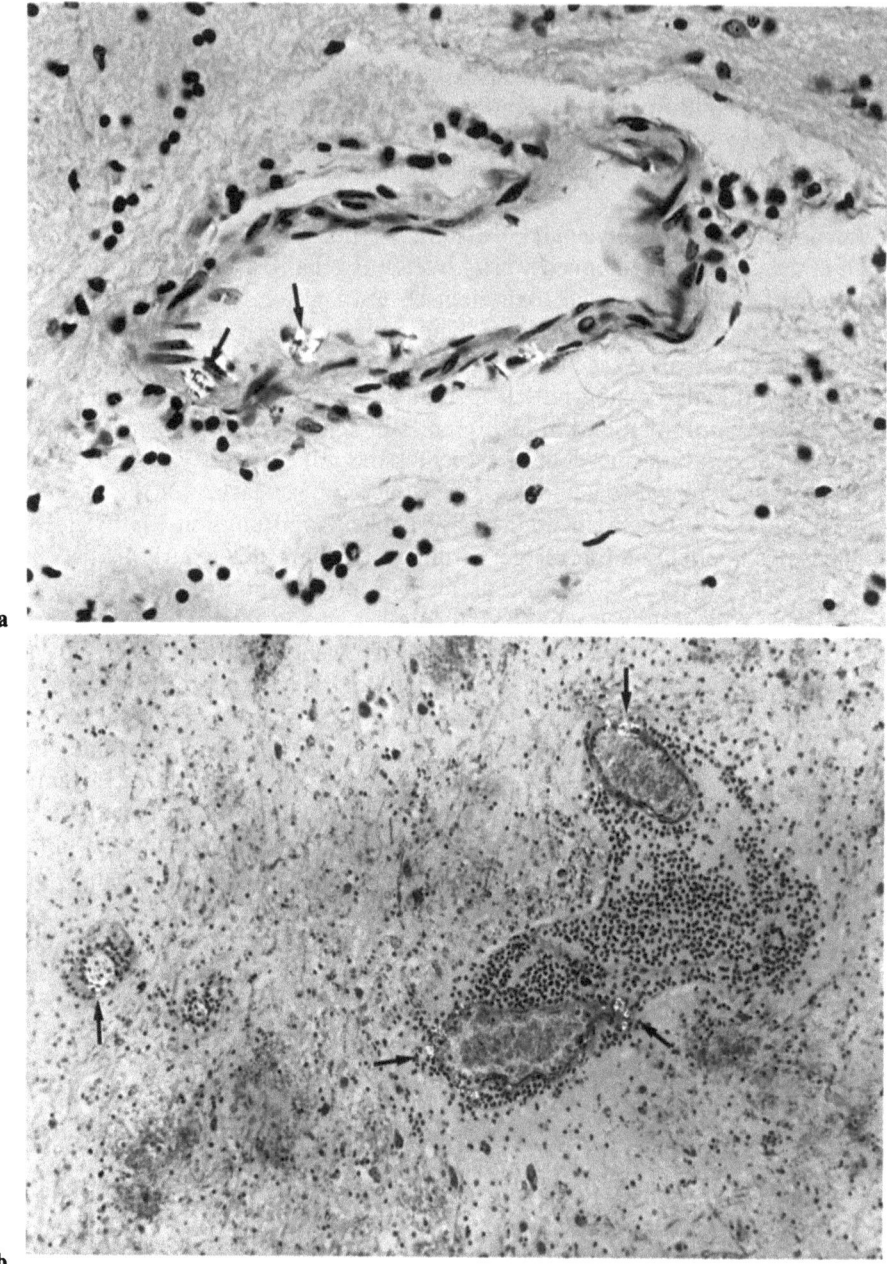

Abb. 45. a Weitgehend reaktionslos in der Gefäßwand liegende Kalziumoxalatkristalle bei 17 Tage überlebter Glysantinvergiftung (s.S. 387). Weitere Befunde: Diäthylenglykol-Nephrose mit grobvakuolärer Degeneration der Hauptstückepithelien und massenhaft Kalziumoxalat-Kristallen in den Tubuluslichtungen; Lungenödem, Herzversagen (Originalphoto von Prof. Dr. PEIFFER, Tübingen). **b** Oxalat-Kristalle in der Gefäßwand und gemischtzelliges entzündliches Infiltrat im Virchow-Robinschen Raum sowie frische kleinherdige Hämorrhagien nach hoch-dosierter Xylit-Infusion (s.S. 387)

intracerebraler und leptomeningealer, meist weitgestellter Gefäße abgelagert haben (s. Abb. 45a), von Arteriolen oder klein- bis mittelkalibrigen Arterien und Venen. Teils liegen sie hier blande und reaktionslos – und sind daher zuverlässig erst im polarisierten Licht zu erkennen – oder auch von petechialen Blutungen umgeben, teils begleitet von einer gemischtzelligen entzündlichen Reaktion im Adventitialraum bis hin übergreifend auf das perivasale Gewebe mit Gliaaktivierung und allen Zeichen einer Enzephalitis. SCHOPPER (zit. nach BOEMKE 1943) hatte geglaubt, in derartigen Infiltraten einen von der Intoxikation unabhängigen Restzustand nach einer Infektionskrankheit – er dachte in erster Linie an Fleckfieber – vor sich zu haben; PONS und CUSTER (1946) konnten diese Interpretation jedoch anhand ihres 18 einschlägige Vergiftungsfälle umfassenden Beobachtungsgutes widerlegen. Von ihren in der tabellarischen Übersicht zusammengefaßten 10 Beobachtungen, alle mit Oxalatniederschlägen im ZNS, zeigten 6 meningitische bzw. enzephalitische Veränderungen in deutlicher Abhängigkeit von der Intensität der Ablagerungen, so daß die Autoren von einer „chemical meningo-encephalitis" sprechen. Weitere Vergiftungsfälle dieser Art (u.a. HENSEN 1947; HAGEMANN u. CHIFFELLE 1948) haben diesen Eindruck bestätigt.

Die Hirnbefunde nach Äthylen-Glykol-Vergiftung zeigen damit eine weitgehende Übereinstimmung mit den ebenfalls oft durch zerebrale Komplikationen in Erscheinung tretenden Zwischenfällen nach *Xylit*-Infusionsbehandlung (s.Abb. 45b). Hier sind Vorzugsorte der intramuralen Oxalatniederschläge, nach den Angaben der Literatur (SCHRÖDER 1974, 1975, 1980; PEIFFER 1979), die sich mit unseren eigenen Erfahrung decken, die Stammganglien und die Brücke. Auch hierbei kommt es u.U. zu entzündlichen Reaktionen bis zum Ausmaß einer Enzephalitis. Da Kalziumoxalat als inertes Endprodukt einer Stoffwechselkette anzusehen ist. läßt sein Auftreten im Gehirn sowohl nach hoher Xylit-Dosis wie nach Äthylen-Glykol-Vergiftung nach SCHRÖDER (1980) darauf schließen, daß diese Oxalatniederschläge lediglich die Bedeutung eines Markers haben, die eigentlich toxisch auf das zentralnervöse Gewebe wirkenden Substanzen aber wahrscheinlich vorwiegend in der Leber entstehende Vorläufer der Oxalsäure darstellen, möglicherweise die Glykolsäure, die auch für die bei beiden Intoxikationen auftretende metabolische Acidose verantwortlich zu machen sei. – PEIFFER (1979), der nach Infusion von *Sorbit* ebenfalls derartige Hirnveränderungen gesehen hat und – wie früher bereits DOERR (1947, 1949) – auf die Ähnlichkeit mit den Befunden bei primärer Oxalose hinweist, vermutet das Mitwirken eines zusätzlichen endogenen Faktors und nimmt auch zur Frage der Kontraindikationen derartiger Infusionsbehandlungen Stellung.

Außer der *zerebralen Oxalat-Angiopathie* (SCHRÖDER 1980) und den entzündlichen Erscheinungen werden nach Äthylen-Glykol-Vergiftung (wie nach Xylit-Infusionen) auch Veränderungen an den Nervenzellen beschrieben, überwiegend chromatolytischer Art, teils mehr generalisiert, teils herdförmig, gelegentlich mit gliös-resorptiver Reaktion (FRIEDMAN et al. 1962). Sie werden im wesentlichen auf Kreislaufstörungen zurückgeführt, teils aber auch als direkt toxischer Effekt gewertet (DOERR 1947) und können im Hirnstamm stärker ausgeprägt sein als in der Rinde.

Bei der *Butandiol*-Intoxikation fand man autoptisch lediglich ein mäßigstarkes Hirnödem mit angedeuteten Druckzeichen (KOPF u. LOESER 1948).

Literatur

Boemke, F.: Beitrag zur Toxikologie und Pathologie des Äthylenglykols (Glysantin). Virchows Arch. path. Anat. **310**, 106–113 (1943)

Browning, E.: Toxicity and metabolism of industrial solvents. Amsterdam-London-New York: Elsevier (1965)

Cavanagh, J.B., Bennetts, R.J.: On the pattern of changes in the rat nervous system produced by 2,5 hexanediol. A topographical study by light microscopy. Brain **104**, 297–318 (1981)

Cavanagh, J.B.: The pattern of recovery of axons in the nervous system of rats following 2,5-hexanediol intoxication: A question of rheology? Neuropathol. Appl. Neurobiol. **8**, 19–34 (1982)

Doerr, W.: Über Frostschutzmittelvergiftung. Virchows Arch. path. Anat. **313**, 137–149 (1944)

Doerr, W.: Pathologische Anatomie der Glykolvergiftung und des Alloxandiabetes. Sitzungsberichte der Heidelberger Akademie der Wissenschaften Math.-naturw. Klasse. Heidelberg: Springer 1949

Doerr, W., Kraft, W., Rauschke, J.: Über experimentelle Glykolvergiftung. Klin. Wschr. **24/25**, 749–754 (1947)

Dotzauer, G.: Glykolvergiftungen mit tödlichem Ausgang. Dtsch. med. Wschr. **73**, 22–24 (1948)

Fischer, L., Kopf, R., Loeser, A., Meyer, G.: Chemische Konstitution und pharmakologische Wirkung der Glykole unter besonderer Berücksichtigung von 1,3-Butylenglykol Z. ges. exp. Med. **115**, 22–39 (1949)

Friedman, E.A., Greenberg, J.B., Merril, J.P., Dammin, G.J.: Consequences of ethylene glycol poisoning. Report of four cases and review of the literature. Am. J. Med. **32**, 891–902 (1962)

Groetschel, H., Schürmann, D.: Gruppenerkrankung bei der Anwendung von Aethylenglykolmonomethyläther als Lösungsmittel in einer Druckerei. Arch. Toxikol **17**, 243–251 (1959)

Hagemann, P.O., Chiffelle, T.R.: Ethylene glycol poisoning. A clinical and pathologic study of 3 cases. J. Lab. clin. Med. **33**, 573–584 (1948)

Jensen, H.: Etylenglykol-og methanolforgiftning etter drikk av frostvaeske. Fem tilfelder. Nord. Med. **33**, 2391–2394 (1947)

Kopf, R., Loeser, A.: Glyzerinersatz. Dtsch. med. Wschr. **73**, 49 (1948)

Moeschlin, S.: Klinik und Therapie der Vergiftungen. Stuttgart-New York: Thieme 1980

Müller, W.: Therapie-bedingte Form einer reno-cerebralen Oxalose? Acta neuropath. (Berl.) **27**, 181–184 (1974)

Peiffer, J.: Komplikationen bei Infusionsbehandlung. Zbl. allg. Path. path. Anat. **123**, 145 (1979)

Pons, C.A., Custer, R.P.: Acute ethylene glycol poisoning. A clinico-pathologic report of eighteen fatal cases. Amer. J. med. Sci. **211**, 544–552 (1946)

Quadbeck, G.: Ist die Verwendung von Glykolen in der Kosmetik heute noch vertretbar? Seifen-Öle-Fette Wachse **10**, 227–228 (1949)

Quadbeck, G.: Äthylenglykol und verwandte Verbindungen als pharmazeutische Lösungsmittel. Chemiker Zeitung **74**, 91–96 (1950)

Scholz, J.: Zur Toxikologie der Glykole. Klin. Wschr. **28**, 69–71 (1950)

Schopper W.: zit. nach Boemke, F.: Beitrag zur Toxikologie und Pathologie des Äthylenglykols (Glysantin). Virchows Arch. path. Anat. **31b**, 106–113 (1943)

Schröder, R.: Hirngefäßveränderungen nach hochdosierten Xylitinfusionen. Zbl. allg. Path. path. Anat. **119**, 224 (1975)

Schröder, R.: Störungen im Oxalsäurestoffwechsel bei parenteraler Ernährung mit Xylit. Dtsch. med. Wschr. **105**, 997–1001 (1980)

Schröder, R., Feaux de Lacroix, W., Franzen, U., Klein, P.J., Müller, W.: Therapiebedingte Form einer reno-cerebralen Oxalose? Acta neuropath. (Berl.) **27**, 181–184 (1974)

Wacker, W.E.C., Haynes, H., Druyan, R., Fisher, W., Coleman, J.E.: Treatment of ethylene glycol poisoning with ethanol. J. Amer. med. Ass. **194**, 1231–1233 (1965)

Wirth, W., Klimmer, O.: Zur Toxikologie der organischen Lösungsmittel. 1,4-Dioxan (Diäthylendioxyd). Arch. Gewerbepath. Gewerbehyg. **7**, 192–206 (1936)

Wirth, W., Hecht, G., Gloxhuber, Ch.: Toxikologie-Fibel, 2. Aufl. Stuttgart: Thieme 1971

Wurtz, A. C.r.42 1111 (1856) zit. n. C. Graebe: Geschichte der organ. Chemie I. Berlin: Springer 1920

IV. Äther und Ketone

1. Vorkommen und Wirkungsweise

Diäthyläther wird technisch hergestellt durch Wasserabspaltung aus Äthanol (früher durch Schwefelsäure, daher die alte Bezeichnung „Schwefeläther") oder durch Wasseranlagerung an Äthylen in Anwesenheit von Schwefelsäure. Wegen seines guten Lösungsvermögens bei einem Siedepunkt von 34,6° C wird Diäthyläther in der Riechstoffindustrie als schonendes Extraktionsmittel und auch sonst als Lösungsmittel für Kunststoffe, Wachse, Fette, Öle, Alkaloide technisch eingesetzt. In chemischen Laboratorien ist es ein häufig angewandtes Lösungsmittel. In der Medizin findet Diäthyläther Anwendung als Inhalationsnarkotikum und als Bestandteil von Hoffmanns-Tropfen. Äther ist ein schwächeres Narkotikum als Chloroform, aber wesentlich sicherer in der Handhabung. Diäthyläther wird nach dem Einatmen im Gehirn und im Körperfett gespeichert und zum größten Teil über die Atemwege wieder unverändert ausgeschieden. Ein kleiner Teil wird mit dem Harn aus dem Organismus entfernt.

Die akute Intoxikation, als welche jede Äther-Narkose betrachtet werden muß, verläuft über eine Exzitationsphase zur Bewußtlosigkeit. Dabei kann es zum Atemstillstand und damit zur hypoxischen Hirnschädigung kommen. Abgesehen von diesen sehr seltenen Zwischenfällen ist die Äthernarkose sicher und klingt meist komplikationslos ab.

In Industriebetrieben, in denen Diäthyläther als Lösungsmittel eingesetzt wird, werden – insbesondere bei unzureichender Entlüftung – gelegentlich psychische Auffälligkeiten beobachtet. Darüber berichtet BROWNING (1965) aus englischen Betrieben, in denen im 1. Weltkrieg rauchloses Pulver hergestellt wurde. Das Krankheitsbild hieß damals „ether jag" („Äther Zacken"). Es betraf mehr Frauen als Männer und äußerte sich in hysterischem Singen, Weinen, Übelkeit, geistiger Verwirrung und zuweilen Bewußtlosigkeit. Infolge der heutigen gesetzlichen Bestimmungen kommt eine solche anhaltende Ätherbelastung am Arbeitsplatz nicht mehr vor. Dagegen spielt das Ätherschnüffeln im Bereich des Drogenmißbrauches schon seit langer Zeit eine wesentliche Rolle. Neben dem Schnüffeln von Äther wird diese Substanz auch zu Berauschungszwecken getrunken (BROWNING 1965; WIRTH et al. 1971). DENIKER et al. (1972) beschreiben drei Stadien der psychischen Veränderung beim Äther-Schnüffeln: 1. Trunkenheit (Somnolenz ohne Euphorie), 2. Euphorie (unmotiviertes Lachen, drolliges Gebahren), häufig verbunden mit Störungen des Raumsinnes und Halluzinationen, 3. Anästhesie.

Hexafluordiäthyläther (Indoklon) leitet sich vom Diäthyläther ab. Bei dieser Verbindung sind alle 6 endständigen H-Atome durch Fluor ersetzt. Die Verbindung hat einen Siedepunkt von 64° C. Indoklon führt wie Äther zu einer Inhalationsnarkose, die aber nach kurzer Dauer in einen generalisierten Krampfanfall übergeht (PATTISON 1959). Die Verbindung wurde daher anstelle der Elektrokrampfbehandlung in der Therapie depressiver Psychosen eingesetzt (ESQUIBEL et al. 1958a, b). KARLINER (1966) berichtet, daß der therapeutische Effekt bei der Behandlung von Depressionen ebenso gut sei wie die Elektrokrampfbehandlung. Der Wirkungsmechanismus dieses Krampfgeschehens ist unbekannt. Infolge des Einsatzes wirksamer Antidepressiva ist die Behandlung mit Indoklon ebenso zurückgegangen, wie der Einsatz des Elektrokrampfes.

Ketone werden als Lösungsmittel in erheblichem Umfang vorwiegend in Gemischen eingesetzt. Von diesen sind besonders Aceton (Dimethylketon), Methyl-Äthylketon und Methyl-Butylketon im Gebrauch. Während Aceton in jedem Verhältnis mit Wasser mischbar ist, sind die beiden anderen Ketone noch in Wasser löslich. Alle drei genannten Verbindungen haben selbst keine neurotoxischen Eigenschaften. Wegen ihrer Wirkungsweise als Löslichkeitsvermittler scheinen sie aber die Neurotoxizität insbesondere von Kohlenwasserstoffen zu steigern. (ALTENKIRCH et al. 1977, 1978).

2. Pathologische Anatomie

Die akute Ätherintoxikation bewirkt in der Regel keine irreversiblen Veränderungen im Nervensystem (PENTSCHEW 1958). Die Angaben der älteren Literatur über rasch eintretende Nervenzell- und Endothelzellverfettung berücksichtigen nicht das Lebensalter der Betroffenen und sind nicht stichhaltig. Derartige Zellverfettungen sind allenfalls bei chronischen Ätherschnüfflern als Folge einer chronischen Intoxikation in Betracht zu ziehen.

Dagegen ist bei einem während der Narkose auftretendem und länger anhaltendem Atem- bzw. Atem- und Herzstillstand mit Sauerstoffmangelschäden im ZNS zu rechnen (s. Abschnitt „postnarkotische Enzephalopathien", S. 515). Grundkrankheit und eine bereits vorhandene Zerebralarteriensklerose können unter den Bedingungen der Äthernarkose zur Manifestation intrazerebraler Kreislaufstörungen verschiedenster Art führen, von der Erbleichung bis zu purpuraähnlichen Blutungen, ohne daß allerdings derartige Hirnbefunde als typisch für eine akute Ätherintoxikation anzusehen sind.

Literatur

Altenkirch, H., Mayer, J., Stoltenburg, G., Helmbrecht, J.: Toxic polyneuropathies after sniffing a glue thinner. J. Neurol. **214**, 137–152 (1977)

Altenkirch, H., Stolenburg, G., Wagner, H.M.: Experimental studies on hydrocarbon neuropathies induced by methylethyl-ketone (MEK) J. Neurol. **219**, 159–170 (1978)

Browning, E.: Toxicity and metabolism of industrial solvents. Amsterdam-London-New York: Elsevier 1965

Deniker, P., Cottereau, M.-J., Lôo, H., Colonna, L.: L'usage de l'éther dans les toxicomanies actuelles. Ann. méd.-psychol. **130**/I 674–683 (1972)

Esquibel, A.J., Krantz, J.C., Truitt, E.B., Ling, A.S.C., Kurland, A.A.: Hexafluorodiethylether (Indoklon) its use as a convulsant in psychiatric treatment. J. nerv. ment. Dis. **126**, 530–534 (1958a) – dies.: Hexafluorodiethylether (Indoklon) an inhalant convulsant. Its use in psychiatric treatment. J. Amer. med. Ass. **166**, 1555–1565 (1958b)

Karliner, W.: Present status of indoklon convulsive treatments. Dis. nerv. Syst. **27**, 470–473 (1966)

Pattison, F.L.M.: Toxic aliphatic fluorine compounds. Amsterdam-London-New York-Princeton: Elsevier 1959

Pentschew, A.: Intoxikationen. In: Uehlinger, E. (Hrsg.) Hdb. d. spez. path. Anat. u. Histol. XIII/2B. Berlin-Göttingen-Heidelberg: Springer 1958

Wirth, W., Hecht, G., Gloxhuber, Ch.: Toxikologie Fibel, 2. Aufl. Stuttgart: Thieme 1971

V. Kohlenwasserstoffe

1. Aliphatische Kohlenwasserstoffe

a) Vorkommen und Wirkungsweise

Die niedrigeren Glieder dieser Reihe von der allgemeinen Zusammensetzung $H-(CH_2)_n-H$ Methan und Äthan ($n=1$ und $n=2$) sind ohne toxikologische Bedeutung. Propan ($n=3$) und Butan ($n=4$) sind Nebenprodukte der Erdölgewinnung und fallen insbesondere als Nebenprodukte bei der Verarbeitung von Rohöl an. Beide Verbindungen sind in Stahlflaschen als Flüssiggas im Handel und werden als Heizgase oder als Motorenbrennstoff umfangreich eingesetzt. Erst bei der Einatmung größerer Konzentrationen von 6% und mehr treten Benommenheit, Schwindel, Hypästhesie und evtl. Krämpfe auf, (Wirth et al. 1971). Bei höheren Konzentrationen kann es zu Vaguserregungssymptomen kommen: Miosis, Sinusbradykardie, Spasmen an Darm und Harnwegen und Erbrechen.

Die höheren Vertreter dieser Reihe von $n=5$ bis $n=8$ liegen vorwiegend als Gemische vor und werden je nach Siedegrenzen entweder als Petroläther oder als Benzin bezeichnet.

Abgesehen von der insbesondere im letzten Krieg durchgeführten großtechnischen Benzinsynthese kommt heute fast alles Benzin aus Erdöl direkt oder aus dessen katalytisch gewonnenen Spaltprodukten. Benzin wird in erster Linie als Motorentreibstoff angewandt. Weiterhin wird es eingesetzt als technisches Lösungsmittel, bei der Lösung von Fetten, Harzen und von Gummi. Vergiftungen können insbesondere auch bei der heißen Anwendung in chemischen Reinigungsanstalten auftreten. Neben dem als Benzin bezeichneten Gemisch werden auch Einzelkomponenten insbesondere n-Hexan ($n=6$) als technische Lösungsmittel verwandt; n-Hexan ist besonders intensiv untersucht worden. Die mit dieser Reinfraktion gewonnenen Erkenntnisse gelten grundsätzlich aber auch für n-Heptan und n-Octan ($n=7$ und $n=8$).

Aliphatische Kohlenwasserstoffe werden im Organismus nicht abgebaut, sondern unverändert vorwiegend mit der Atemluft wieder ausgeschieden. Als ausgesprochene Fettlöser reagieren n-Hexan und die nächstfolgenden Homologe mit allen Lipidstrukturen, indem sie sich in diesen lösen und deren Hydrophilie herabsetzen. Damit werden diese in ihrer Funktionsfähigkeit, insbesondere als Membranbestandteile, herabgesetzt. Diese Beeinträchtigung der Membranfunktionen ist sicher die Ursache der narkotischen Wirkung, die grundsätzlich bei allen lipidlöslichen flüchtigen Substanzen beobachtet wird.

Während n-Hexan einen Siedepunkt von 69° C hat, liegt der von n-Heptan bei 98° C und der von n-Octan bei 126° C. Daher ist bei einer Aufnahme über die Atemwege aus einem Kohlenwasserstoffgemisch dieser 3 Komponenten zwangsläufig die von n-Hexan am stärksten. Bei den meisten Intoxikationen, bei denen n-Hexan eine wesentliche Rolle spielt, handelt es sich nicht um Reinsubstanzen, sondern vielmehr um Lösungsmittelgemische. Nach Beobachtungen am Menschen, aber auch durch Tierversuche (Altenkirch et al. 1977, 1978) konnte gezeigt werden, daß bei Aufnahme von n-Hexan über die Atemwege das gleichzeitige Vorhandensein von Methyl-äthyl-keton (2-Butanon) im Lösungsmittelgemisch die toxische Wirkung wesentlich verstärkt, obwohl Methyl-äthyl-keton unter den untersuchten Bedingungen nur eine schleimhautreizende aber nicht toxische Wirkung ausübt, was wohl z.T. darauf zurückzuführen ist, daß es in kleinen Mengen im menschlichen Stoffwechsel gebildet wird (BROWNING 1965). Im Gegensatz zu n-Hexan ist Methyl-äthyl-keton in Wasser löslich (zu etwa 25%). Da es gleichzeitig mit n-Hexan mischbar ist, dürfte es als „Löslichkeitsvermittler" das Eindringen von n-Hexan durch die wasserhaltigen Strukturen der Lungenepithelien und die Verteilung im Blut beschleunigen. Auf diese Löslichkeitssteigerung ist sicher die Wirkungsverstärkung von n-Hexan durch Methyl-äthyl-keton zu beziehen. Die von ALTENKIRCH und SCHULZE (1979) angenommene Ausschließlichkeit der Neuropathie durch n-Hexan in Kombination mit Methyl-äthyl-keton ist nach Erfahrung anderer Autoren nicht gegeben (TOWFIGHI et al. 1976; KOROBKIN et al. 1975).

b) Klinisches Bild

Akute Vergiftung: Infolge seines Lösungsvermögens ist n-Hexan in reiner Form oder im Gemisch als Waschbenzin ein reines Narkotikum, ähnlich wie Äther oder Chloroform. Die Narkosewirkung ist vergleichbar der von Äther. Der Unterschied besteht in der wesentlich schneller eintretenden Wirkung auf das Atemzentrum, die einen Einsatz zu Narkosezwecken ausschließt. Eine nicht zum Tod durch Atemlähmung führende akute Vergiftung mit Benzin wird ohne Folgewirkung überlebt (WIRTH et al. 1971).

Chronische Vergiftung: Schwache Benzinkonzentrationen führen nach Einatmen zu einem Benzinrausch, der mit Euphorie einhergeht. Bei regelmäßigem Einatmen von Benzindämpfen kommt es zu einem Symptomenbild, das in unterschiedlicher Ausprägung von Kopfschmerzen, Übelkeit, Schwindel, Schläfrigkeit, Apathie, Muskelzittern, allgemeiner Muskelschwäche bis zu Delirien, Erregungszuständen und depressiven Zustandsbildern, aber auch zu peripheren Neuropathien reicht (BROWNING 1965; WIRTH et al. 1971).

c) Pathologische Anatomie

Die toxische Polyneuropathie durch *n-Hexan* ist durch das Auftreten diskontinuierlicher, oft paranodaler Axonschwellungen charakterisiert (s. Abb. 46a u. b), die z.T. erhebliche Ausmaße (giant axon) erreichen und elektronenmikroskopisch mit einem Verlust an Neurotubuli und einer vielfach exzessiven Anhäufung von Neurofilamenten einhergehen. Oft ist über der Schwellung die Markscheide retrahiert oder verdünnt. Sehr bald kommt es auch zum Markscheidenzerfall mit Bildung von Myelinovoiden (s. Abb. 46c). Bevorzugt sind die motorischen Fasern. Die Neuropathie entspricht dem dying-back-Typ, der Folge einer im Perikaryon aufgetretenen Produktionsstörung wichtiger Substanzen sein kann, die dann in der Peripherie des Axons nicht mehr in ausreichendem Maße zur Verfügung stehen, aber auch Ausdruck einer simultanen multifokalen Schädigung des Neuriten (SPENCER u. SCHAUMBURG 1977).

Die Muskulatur zeigt das Bild der neurogenen Atrophie (s. Abb. 47), doch werden daneben auch Veränderungen im Sinne einer nekrotisierenden Myopathie beobachtet mit Phagozytose und lymphozytären Infiltraten (ALTENKIRCH et al. 1977; SCELSI et al. 1980; SCELSI et al. 1981). VALLAT et al. (1981) sahen darüber hinaus in einzelnen marklosen Fasern massive Anhäufungen von Glykogen-Granula.

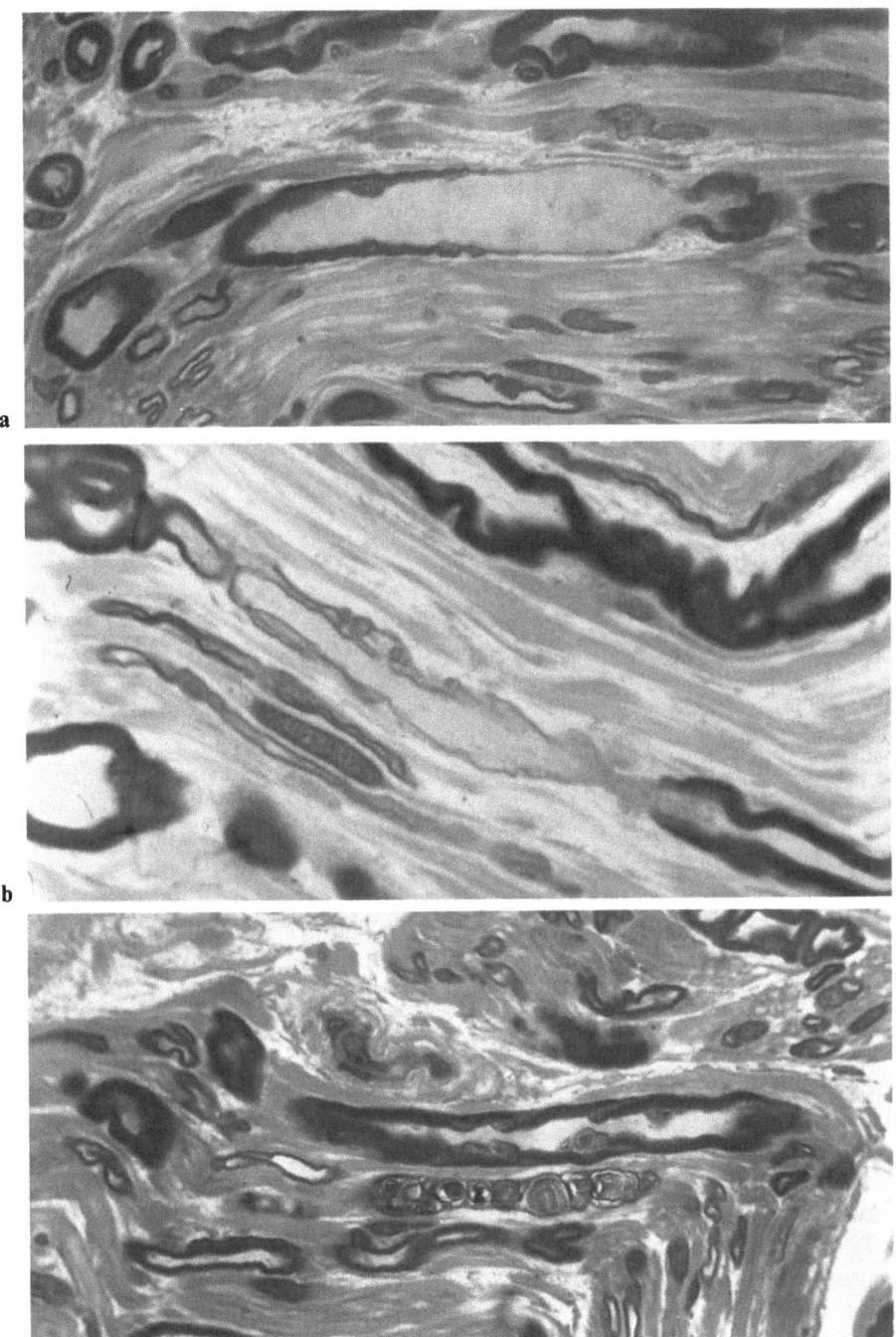

Abb. 46a–c. Toxische Polyneuropathie nach Schnüffeln eines n-Hexan- und Methyl-Äthyl-Keton(MEK)-haltigen Klebstoffverdünners. Originalpräparate: Frau Dr. G. STOL-TENBURG, Berlin. **a** Paranodale Axonschwellung mit Anhäufung von Neurofilamenten und Retraktion der Markscheide. **b** Internodale Entmarkung. **c** Markballenbildung nach Myelinzerfall

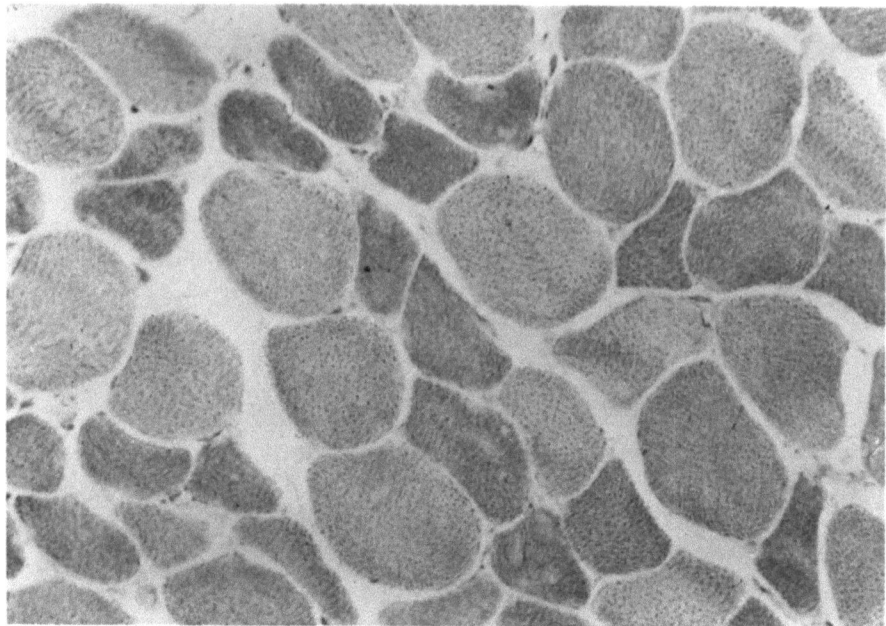

Abb. 47. Neurogene Muskelatrophie nach Pattex-Schnüffeln. Originalpräparat: Frau Dr. G. STOLTENBURG, Berlin

Nach den *tierexperimentellen* Erfahrungen darf man annehmen, daß bei Intoxikation durch n-Hexan in Kombination mit anderen Lösungsmitteln (z.B. Methyl-äthyl-keton) die Neuropathie rascher und schwerer abläuft (ALTENKIRCH et al. 1978, 1979). Es hat sich darüber hinaus gezeigt, daß n-Hexan nicht nur auf den peripheren Nerven wirkt sondern auch auf das ZNS. Faserdegenerationen in den auf- und absteigenden Rückenmarkbahnen, in der Medulla oblongata, in den unteren Kleinhirnstielen und in der weißen Substanz des Kleinhirnwurmes wurden beschrieben und sind offensichtlich Ausdruck eines die Neuropathie begleitenden „dying back" im ZNS (SCHAUMBURG u. SPENCER 1976, 1979; SPENCER u. SCHAUMBURG 1977; ALTENKIRCH et al. 1978 – s. dagegen CAVANAGH 1982). Daß dies klinisch in der akuten Phase nicht in Erscheinung tritt, dürfte daran liegen, daß die peripher-nervale Dysfunktion die zentralnervösen Störungen zunächst maskiert. Da im peripheren Nerv eine erfolgreiche Regeneration möglich ist, im ZNS dagegen nicht, könnten bleibende Sensibilitätsstörungen, Ataxie und Spastik als Folge derartiger Strangbeteiligungen resultieren. Lebhafte Sehnenreflexe und ein „spastischer Akzent" im Bereiche der unteren Gliedmaßen bei einem Patienten von KOROBKIN et al. (1975) mit lange zurückliegender Schnüffel-Neuropathie sind nach SCHAUMBURG und SPENCER (1976) wahrscheinlich so zu erklären.

Akute Vergiftungen durch Trinken von *Benzin* mit tödlichem Ausgang innerhalb weniger Stunden sind in der älteren Literatur mehrfach bei Kleinkindern mitgeteilt worden (Übersicht bei BURGL 1906). Makroskopisch fand man am Gehirn eine strotzende Hyperämie der leptomeningealen und intrazerebralen Gefäße mit purpurartigen Blutpunkten in der weißen Substanz und Blutbeimengung im Kammerwasser. Ob die rötliche Verfärbung der grauen Substanz im Falle von Burgl (1906) Autolyseeffekt war, bleibt offen, da die Obduktion des $1^1/_2$ Jahre alten Knaben, der die orale Benzinaufnahme nur $3^1/_2$ h überlebt hatte, erst am 4. Tage nach dem Tode durchgeführt wurde.

Das Vorkommen zentralnervöser Dauerschäden bzw. von Nachkrankheiten ist wiederholt von klinischer Seite herausgestellt worden. Der Fall von Dorner (1916) mit nachfolgender spinaler Symptomatik nach Art einer kombinierten Strangerkrankung wird in diesem Zusammenhang häufig zitiert (Bumke u. Krapf 1936; Scheidegger 1971).

Die Mehrzahl der akuten und chronischen Benzinvergiftungen erfolgt jedoch über Einatmen von Benzindämpfen. Humanpathologische Obduktionsbefunde liegen hierzu nicht vor. Aus der experimentellen Literatur ist erwähnenswert, daß Schachnowskaja (1935) am Kaninchen zeigen konnte, daß sowohl bei der akuten wie auch der chronischen Intoxikation durch Benzindämpfe eine pathologische Durchlässigkeit der Blut-Liquor-Schranke gegenüber Ferrozyannatrium und gegenüber Trypan-Blau eintritt; bei der chronischen Vergiftung gehört die Störung der Blut-Liquor-Schrankenfunktion zu den Frühsymptomen. – Bezüglich der Befunde bei Gasolin-Schnüfflern s.S. 471.

2. Aromatische Kohlenwasserstoffe

a) Vorkommen, Wirkungsweise und Klinik

Der einfachste aromatische Kohlenwasserstoff ist *Benzol* C_6H_6. Benzol kommt zusammen mit seinen Homologen *Toluol* und *Xylol* im Leichtöl des Steinkohlenteers vor. Daneben ist es Bestandteil mancher Erdölsorten und wird neuerdings auch petrochemisch gewonnen.

Benzol wurde früher als bleifreies Antiklopfmittel dem „Benzin" von Kraftwagen beigemischt. Heute findet es Verwendung als Zwischenprodukt in der chemischen Industrie und insbesondere als Lösungsmittel oder als Bestandteil von Lösungsmitteln. Vom Organismus aufgenommenes Benzol wird über die Atemwege ausgeschieden, soweit es nicht im Fettgewebe gespeichert wird. Ein Teil wird zu Phenol oxydiert und dieses als Schwefelsäureester im Urin ausgeschieden. Daneben kommen noch andere Abbauwege vor (Wirth et al. 1971). Die toxische Wirkung von Benzol auf den Organismus wird heute in erster Linie neben der allgemeinen narkotischen Wirkung auf eine Hemmung der Katalase und der Peroxydase zurückgeführt (Browning 1965). Benzol wirkt insbesondere auf das Knochenmark über eine Schädigung der DNA-Synthese in den Knochenmarksvorstufen der Erythro- und Leukopoese (Moeschlin 1980).

Bei der akuten Vergiftung, die in erster Linie durch Einatmen von Benzol in hoher Konzentration zustande kommt, hängt das Vergiftungsbild von der Schwere der Intoxikation ab. Bei einer leichteren Vergiftung treten Kopfdruck auf, Schwindel, Benommenheit und Brechreiz. Gleichzeitig macht sich ein Trunkenheitsgefühl bemerkbar verbunden mit euphorischen Erregungszuständen. Die oft aggressive Euphorie geht dann in Schläfrigkeit über (Zeyer 1961). Bei schwereren Intoxikationen kommen zu den genannten Symptomen noch Schweißausbrüche, Herzklopfen, absolute Arrhythmie, Bewußtlosigkeit, tonisch-klonische Krämpfe, lichtstarre Pupillen und Lähmungen. Im Herz-Kreis-lauf-Versagen kann der Tod eintreten. Wenn die Vergiftung überlebt wird, kön-nen noch über längere Zeit vegetative Störungen, Reflexanomalien und organi-sche Psychosyndrome zurückbleiben (ZEYER 1961). Bei der chronischen Benzol-intoxikation stehen Schäden der blutbildenden Organe im Vordergrund (WIRTH et al. 1971; MUELLER 1975). Spätschäden nach chronischer Benzolintoxikation können myeloische Leukämien sein; in einem Fall wurde eine solche 7 Jahre nach einer akuten Intoxikation beobachtet (HERNBERG et al. 1966). Extrem sel-ten kommt als Folge einer chronischen Benzolvergiftung eine isolierte Medianus-Neuropathie vor (NEUNDÖRFER 1973).

Das Monomethylderivat von Benzol, *Toluol* und die drei isomeren Dimethyl-derivate o-, m- und p-*Xylol* sind in der Regel benzolhaltig. Daher wird Ihnen oft auch eine Wirkung auf das Knochenmark zugeschrieben. Die reinen Verbin-dungen haben diese Eigenschaft wahrscheinlich nicht. Toluol wird im Organis-mus zu Benzoesäure oxydiert und nach Bindung an Glykokoll als Hippursäure ausgeschieden. Eine analoge Entgiftung erfolgt für die Xylole. Daher entstehen bei der Entgiftung von diesen Benzolhomologen keine toxischen Zwischenpro-dukte wie beim Abbau von Benzol. Die narkotische Wirkung von Toluol ist wesentlich stärker als die von Benzol. Wegen der geringeren Flüchtigkeit sind aber Toluol und Xylole weniger gefährlich. Das klinische Bild ähnelt weitgehend dem der akuten Benzolvergiftung. Bei Toluol ist die Euphorie im Rauschstadium intensiver und ausgeprägter, so daß eine Toluolsucht nicht selten vorkommt (SATRAN u. DODSON 1963; HEUSER 1968; MATHIES 1970). Auch bei der Toluol-vergiftung kommt es zu Krämpfen. Nach Xylolvergiftung scheinen latente Epi-lepsien manifest werden zu können (BROWNING 1965). Auffällig ist eine auf Toluol- und Benzolvergiftungen folgende Alkoholintoleranz (WIRTH et al. 1971).

b) Pathologische Anatomie

Bei der akuten *Benzol*-Vergiftung ist – ähnlich wie bei der akuten tödlichen Alkoholintoxikation – der aromatische Geruch der Noxe bei der Eröffnung der Schädelhöhle besonders deutlich (KOPPENHÖFER 1935). Das Gehirn zeigt eine hochgradige Blutfülle, teils mit petechialen Blutungen, die die Frage nach einer Fettembolie aufwerfen (BINDER 1921), und auch eine mehr oder minder ausgeprägte ödematöse Durchtränkung, z.T. mit den Zeichen der endokraniellen Drucksteigerung. Mikroskopisch können sich die Fortsätze der Nervenzellen in der Großhirnrinde als Ausdruck der Zellschädigung weithin sichtbar darstel-len. Beim Hund sollen nach BAKER und TICHY (1953) die Purkinje-Zellen der Kleinhirnrinde eine besondere Empfindlichkeit gegenüber Benzol-Intoxikation aufweisen, ähnlich wie gegenüber den Lösungsmitteln Äthyl-acetat und Trichlor-äthylen.

In der Beobachtung von KOPPENHÖFER (1935) wurde Benzol quantitativ che-misch nachgewiesen.

Bei der *chronischen Benzol*-Vergiftung kann die fortschreitende aplastische Anämie sekundär zu vollständigen und unvollständigen Hirngewebsnekrosen führen sowie zu Blutungen bis hin zur Purpura (PETERS 1970). Bereits ROHNER et al. (1926) hatten auf derartige Befunde hingewiesen.

Literatur

Altenkirch, H., Mager, J.: Toxische Neuropathien durch Schnüffeln von Pattex-Verdünner. Dtsch. med. Wschr. **101**, 195–198 (1976)

Altenkirch, H., Schulze, H.: Schnüffelsucht und Schnüffler-Neuropathie. Neurologische Befunde und Sozialdaten von 40 Fällen Nervenarzt **50**, 21–27 (1979)

Altenkirch, H., Mager, J., Stoltenburg, G., Helmbrecht, J.: Toxic polyneuropathies after sniffing a glue thinner. J. Neurol. **214**, 137–152 (1977)

Altenkirch, H., Stoltenburg, G., Wagner, H.M.: Experimental studies on hydrocarbon neuropathies induced by methyl-ethyl-ketone (MEK). J. Neurol. **219**, 159–170 (1978)

Altenkirch, H., Stoltenburg-Didinger, G., Wagner, H.M.: Experimental data on the neurotoxicity of methyl-ethyl-ketone (MEK). Experientia (Basel) **35**, 503–504 (1979)

Baker, A.B., Tichy, F.Y.: The effects of the organic solvents and industrial poisons on the central nervous system. Res. Publ. Ass. nerv. ment. Dis. **32**, 475–487 (1953)

Binder, A.: Zur akuten tödlichen Vergiftung mit Benzoldämpfen. Mschr. Unfallheilk. u. Invalidenwesen **28**, 202–206 (1921)

Browning, E.: Toxicity and metabolism of industrial solvents. Amsterdam: Elsevier 1965

Bumke, O., Krapf, E.: Exogene Vergiftungen des Nervensystems. In: Bumke, O., Foerster (Hrsg.), Handbuch der Neurologie, Bd. XIII/2. Berlin: Springer 1936

Burgl, G.: Über tödliche innere Benzinvergiftung und insbesondere den Sektionsbefund bei derselben. Münch. med. Wschr. I, 412–414 (1906)

Cavanagh, J.B.: The pattern of recovery of axons in the nervous system of rats following 2,5-hexanediol intoxication: A question of rheology? Neuropathol. appl. Neurobiol. **8**, 19–34 (1982)

Dorner, G.: Akute Benzinvergiftung mit nachfolgender spinaler Erkrankung. Dtsch. Z. Nervenheilk. **54**, 66–73 (1916)

Hernberg, S., Savilahti, M., Ahlman, K., Asp, S.: Prognostic aspects of benzene poisoning. Brit. J. industr. Med. **23**, 204–209 (1966)

Heuser, M.: Toluolsucht. Med. Klin. **63**, 1888–1890 (1968)

Koppenhöfer, G.F.: Morphologische und chemische Untersuchungen bei einem Fall einer tödlichen akuten Benzolvergiftung. Arch. Gewerbepath. Gewerbehyg. **6**, 417–427 (1935)

Korobkin, R., Asbury, A.K., Sumner, A.J., Nielsen, S.L.: Glue-sniffing neuropathy. Arch. Neurol. Psychiat. (Chic.) **32**, 158–162 (1975)

Mathies, V.: Toluolsucht Med. Klin. **65**, 463–464 (1970)

Moeschlin, S.: Klinik und Therapie der Vergiftungen, 6. Aufl., Stuttgart-New York: Thieme 1980

Mueller, B.: Gerichtliche Medizin, 2. Aufl. Berlin-Heidelberg-New York: Springer 1975

Neundörfer, B.: Differentialtypologie der Polyneuritiden und Polyneuropathien. Berlin-Heidelberg-New York: Springer 1973

Peters, G.: Klinische Neuropathologie. Stuttgart: Thieme 1970

Rohner, F.J., Baldridge, C.W., Hansmann, G.H.: Chronic benzene poisoning. Report of a case with necropsy findings. Arch. Path. **1**, 221–226 (1926)

Satran, R., Dodson, V.N.: Toluene habituation. New Engl. J. Med. **268**, 719–721 (1963)

Scelsi, R., Poggi, P., Fera, L., Gonella, G.: Toxic polyneuropathy due to n-hexane J. Neurol. Scienc. **47**, 7–19 (1980)

Scelsi, R., Poggi, P., Fera, L., Gonella, G.: Industrial neuropathy due to n-hexane Clin. Toxicology **18**, 1387–1393 (1981)

Schachnowskaja, S.B.: Über die Durchlässigkeit der Blut-Liquorschranke und Blutveränderungen bei experimenteller Benzinvergiftung. Arch. Gewebepath. Gewerbehyg. **6**, 144–156 (1935)

Schaumburg, H.H.: Toxic models of neurological disorders. Neurotoxicol. **1**, 244–246 (1979)

Schaumburg, H.H., Spencer, P.S.: Degeneration in the central and peripheral nervous system produced by pure n-hexane: An experimental study. Brain **99**, 183–192 (1976)

Schaumburg, H.H., Spencer, P.S.: Toxic neuropathies. Neurology (Minneap.) **29**, 429–431 (1979)

Scheidegger, S.: Organic solvents. In: Minckler, J. (ed.), Pathology of the nervous system, Vol. 2. New York: McGraw-Hill, Inc. 1971

Spencer, P.S., Schaumburg, H.H.: Industrial neuropathies. In: L. Roizin, H. Shiraki and N. Grčević (eds.), Neurotoxicology. New York: Raven Press 1977

Towfighi, J., Gonates, N.K., Pleasure, D., Cooper, H.S., McCree, L.: Glue sniffer's neuropathy. Neurology (Minneap.) **26**, 238–243 (1976)

Vallat, J.M., Leboutet, M.J., Loubet, A., Piva, C., Dumas, M.: N-hexane- and methylethylketone-induced Polyneuropathy. Abnormal accumulation of glycogen in unmyelinated axons. Acta neuropath. (Berl.) **55**, 275–279 (1981)

Wirth, W., Hecht, G., Gloxhuber, Ch.: Toxikologie Fibel. Stuttgart: Thieme 1971

Zeyer, H.G.: Vergiftung durch Benzol und seine Homologen. In: Baader, E.W. (Hrsg.), Handbuch der gesamten Arbeitsmedizin II/1. Berlin-München-Wien: Urban und Schwarzenberg 1961

3. Halogenierte aliphatische Kohlenwasserstoffe

Unter den halogenierten Kohlenwasserstoffen haben besonders jene Verbindungen eine praktische Bedeutung, die sich vom Methan und vom Äthan ableiten. Hinzu kommen die Halogenderivate von Äthylen und Acetylen. Abgesehen von den sehr niedrig siedenden Verbindungen haben diese Halogenderivate die Eigenschaft von Fettlösungsmitteln. Eine weitere gemeinsame Eigenschaft ist ihre narkotische Wirkung. Sie finden in der Technik ausgedehnte Anwendung, teils im Gemisch, als Lösungsmittel für Lacke, Kunststoffe, Kleber, Gummi und Anstrichfarben. Infolge ihres vielseitigen Lösungsvermögens werden sie in großem Umfang im Bereiche der Kleiderreinigung eingesetzt. Weitere Anwendungsbereiche sind Schädlingsbekämpfung und der Einsatz als Feuerlöschmittel. Auf weitere Spezialanwendungen wird bei den einzelnen Verbindungen eingegangen.

Infolge ihres niedrigen Siedepunktes und hohen Dampfdruckes kommen Vergiftungen mit diesen niedrigen Halogenkohlenwasserstoffen vorwiegend durch Aufnahme über die Lungen zustande (BORBELY 1961; BROWNING 1965; WIRTH et al. 1971; MOESCHLIN 1980). Perorale Intoxikationen erfolgen nur durch versehentliches Trinken oder in suizidaler Absicht.

Wegen ihres Lösungsvermögens für Lipide reagieren diese Verbindungen mit Zellmembranen, deren Permeabilität sie steigern und deren Festigkeit sie herabsetzen. Im Bereiche ihrer oberflächlichen Einwirkung reizen sie Schleimhäute, führen durch Gefäßerweiterung zur Hyperämie und insbesondere im Bereiche der Lungen, des Intestinaltraktes, aber auch der Hirnkapillaren u.U. zu Blutungen. Infolge ihrer z.T. erheblichen narkotischen Wirkung setzen sie die Leistungsfähigkeit des zentralen, aber auch des peripheren Nervensystems herab. Die Hauptwirkung der einzelnen Verbindungen dieser Gruppe ist etwas unterschiedlich, so daß die führende Symptomatik von Verbindung zu Verbindung wechselt. Allen Verbindungen gemeinsam ist die Schädigung der Leber, der Nieren und des Herzens. Bei akuten letalen Vergiftungen erfolgt der Tod meist im Herz- oder Atemstillstand.

a) Einschlägige Verbindungen und ihre neuropathologischen Auswirkungen

α) Methylchlorid (Monochlormethan)

Methylchlorid (CH_3Cl) siedet bei $-23,7°$ C und liegt daher bei normalem atmosphärischem Druck als Gas vor. Es fand früher ausgedehnte Verwendung als Kältemittel in Kühlanlagen, wurde hier aber durch die wesentlich ungiftigeren fluorhaltigen Verbindungen, mit den Handelsnamen Frigen und Freon, verdrängt. Weiterhin dient es als Methylierungsmittel. Wegen dieser Eigenschaften wurde verschiedentlich angenommen, die Giftwirkung im Organismus erfolge über eine Hydrolyse zu Methylalkohol und HCl und die Vergiftung sei damit eigentlich eine Methanolvergiftung (FLURY u. WIRTH 1936; GOLDBACH 1949). Diese Theorie kann heute nicht mehr aufrecht erhalten werden, da beim Menschen gezeigt wurde, daß Methylchlorid zum großen Teil unverändert über die Lungen ausgeschieden wird und daß im Gegensatz zur Methanolvergiftung keine nennenswerten Mengen von Ameisensäure im Urin ausgeschieden werden (BROWNING 1965).

Klinisches Bild. Bei der akuten Vergiftung kommt es zu Übelkeit, Erbrechen, kolikartigen Schmerzen im Oberbauch und Diarrhöen. Diese Erscheinungen können begleitet sein oder werden gefolgt von Kopfschmerz, Schwindel, Gleichgewichtsstörungen und Bewußtseinsstörungen bis zum Koma. Die Atmung ist beschleunigt, die Pulsfrequenz gesteigert und der Blutdruck gesenkt. Der Liquordruck ist erhöht. Bei allgemeiner Reflexsteigerung können sich terminal tonisch-klonische Krämpfe einstellen. Der Tod tritt als Folge von Hirnödem bei gleichzeitigem Lungenödem ein (v. OETTINGEN 1964).

Soweit eine akute Vergiftung überlebt wird, bleiben in der Regel keine Spätschäden. Bei Dauereinwirkung von unterschwelligen Dosen von Methylchlorid kann ein chronisches Vergiftungsbild resultieren. Hier stehen psychische Veränderungen im Vordergrund. Daneben können Sehstörungen, Delirien und Krämpfe auftreten. Zuweilen besteht eine Porphyrinurie (WIRTH et al. 1971).

Pathologische Anatomie. Die Angaben über neuropathologische Befunde sind nicht einheitlich. NOETZEL (1952) sah bei einem Arbeiter der chemisch-pharmazeutischen Industrie, der in regelmäßigen Abständen immer wieder mit Methylchlorid in Berührung gekommen war, Veränderungen im Sinne einer progressiven spinalen Muskelatrophie, an den Beinen beginnend und später auf die Arme übergreifend. Der Patient starb 1 Jahr nach Auftreten der ersten Symptome an Atemlähmung und bot einen isolierten Ausfall der motorischen Vorderhornzellen mit korrespondierenden Atrophien der Muskulatur. Die Veränderungen waren rechts ausgeprägter als links und erreichten das stärkste Ausmaß im Lumbalmark. Keine auffällige Gliose; keine Degeneration der Pyramidenbahnen. NOETZEL wies auf die experimentellen Befunde von SCHWARZ (1926 s.w.u.) hin und nahm einen Zusammenhang mit der chronischen Methylchloridvergiftung an, eine Auffassung, die aber nicht von allen späteren Nachbegutachtern dieses Falles geteilt wurde.

In dem von JACOB und SCHRÖDER (1959) untersuchten Fall war es bei der Reparatur eines Kühlaggregates zu einer massiven Intoxikation gekommen, wonach der 33jährige Mann bis zum Suizid mit Leuchtgas $2^1/_2$ Jahre später psychisch auffällig geblieben war. Als Substrat der Methylchlorid-Enzephalopathie beschreiben die Autoren Veränderungen an der Gefäß-Gewebsschranke mit Hyalinose und Fibrose, Ablagerung von Lipofuszin und Fett in die Gefäßwand, perivasale Desintegrationsherde und fleckförmige Astrozytenwucherungen. Insgesamt erscheinen die Veränderungen nicht sehr prägnant.

Einen sehr detaillierten neuropathologischen Befund nach 25jähriger Methylchloridexposition verdanken wir THOMAS (1960), der auch einen ausführlichen Literaturüberblick bringt. Wie weit bei dem 51 Jahre alt gewordenen

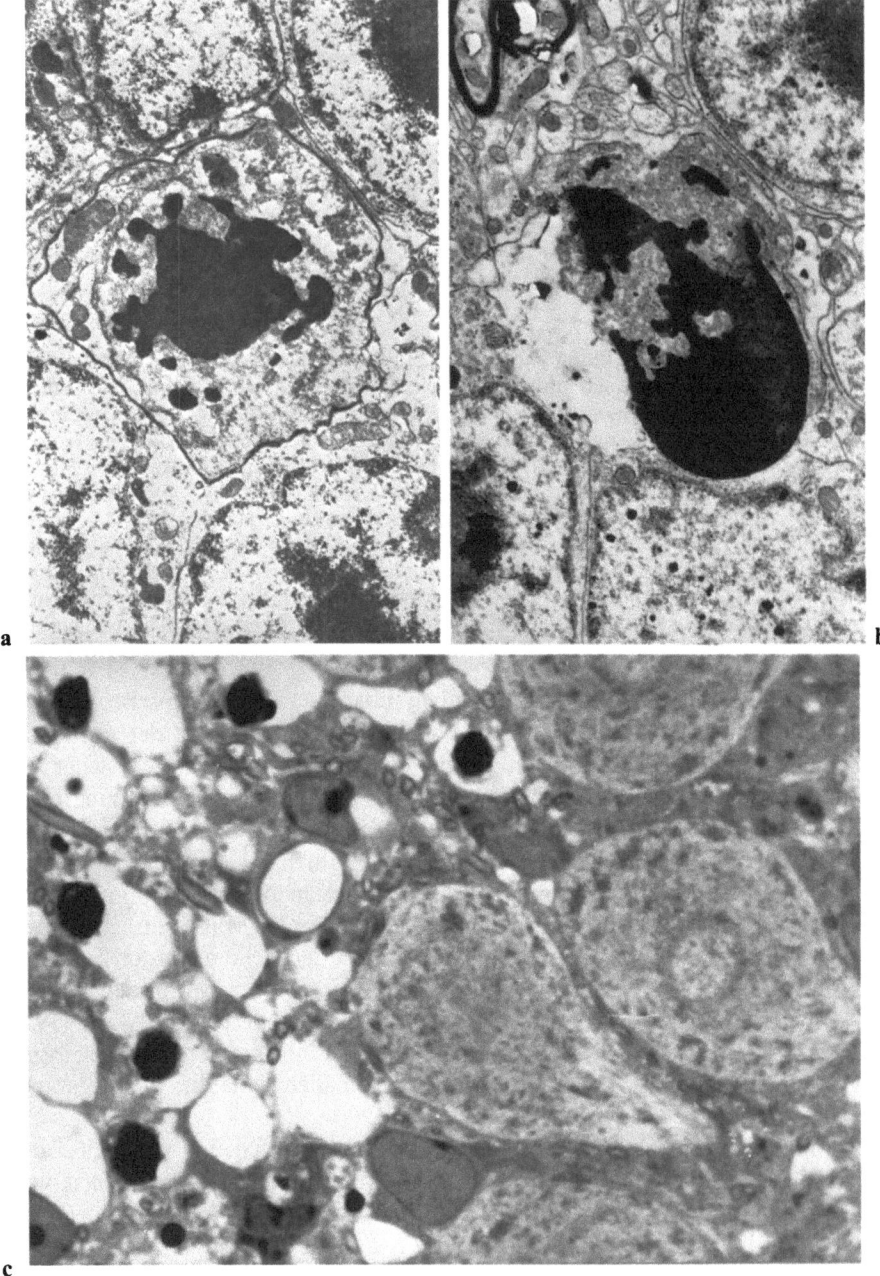

a

b

c

Abb. 48a–c. Experimentelle Methylchloridvergiftung des Meerschweinchens. **a** und **b** Initialstadien des Körnerzellunterganges in der Kleinhirnrinde mit Homogenisierung und Fragmentierung des Kernchromatins und Auflösung der Kernmembran. **c** Fortgeschrittenes Stadium; Purkinje-Zellen weitgehend intakt. (Aus KOLKMANN u. VOLK 1975)

Kältetechnik-Arbeiter die erhobenen Einzelbefunde in unmittelbarer Beziehung zur Methylchloridwirkung zu sehen sind, bleibt allerdings offen; beschrieben wurden:

Spongiöse Entparenchymisierungsherde in Pallidum und roter Zone der Substantia nigra; „Torpedos" an den Purkinje-Zellaxonen; chromatolytische Nervenzellveränderungen in verschiedenen Grisea; argentophile, z.T. geschichtete intrazytoplasmatische Einlagerungen in die großen Nervenzellen des Vorderhornes und des Hinterhornes; offenbar als neuroaxonale Degenerate zu wertende argentophile Massen im Hinterhorn lumbal; unterschiedlich ausgeprägte Demyelinisierung vorderer und hinterer Rückenmarkwurzeln; eisenfreies gelbbraunes Pigment in perivaskulären Histiozyten in der Marksubstanz.

Über *tierexperimentelle* Befunde nach Methylchlorid-Vergiftung berichten zusammenfassend KOLKMANN und VOLK (1975). Meerschweinchen reagierten auf Inhalation von CH_3Cl besonders empfindlich und ältere Individuen – wie auch in der Humanmedizin – stärker als junge. Es wurden extrapyramidale und zerebellare Symptome beobachtet. Im Gegensatz zu den Angaben von VALADE (1957), der eine Schädigung der Purkinje-Zellen als charakteristisch für diese Vergiftung herausstellte, sahen KOLKMANN und VOLK (1975) die ersten Ausfälle im Bereich der Körnerzellen (s. Abb. 48), beginnend in den Windungstälern des Unterwurmes und begleitet von Veränderungen der Moosfaserrosetten in den Parenchyminseln mit vakuoliger Transformation der Mitochondrien. Erst später treten dann auch Schäden an den Purkinje-Zellen auf, in deren torpedoartigen Axonschwellungen sich gelegentlich sekundär veränderte honigwabenartige Strukturen nachweisen lassen. KOLKMANN und VOLK (1975) weisen auf die Parallelen zur experimentellen Thiophenvergiftung (ULE u. ROSSNER 1960; HERNDORN 1968) hin. In dem Kaninchen, Meerschweinchen und Mäuse umfassenden Material von SCHWARZ (1926) fanden sich bei den Tieren mit Lähmungen der hinteren Extremitäten degenerative Veränderungen – z.T. in Form von Chromatolysen und Zellsklerosen – an den großen Vorderhornzellen des Lumbalmarkes, was im Hinblick auf die oben erwähnte Beobachtung von NOETZEL (1952) erwähnenswert erscheint.

β) Methylenchlorid (Dichlormethan)

Methylenchlorid (CH_2Cl_2) siedet bei 40,2° C. Es wird angewandt zur Entfernung von Farbanstrichen, als Lösungsmittel bei der Extraktion pflanzlicher Produkte und als Kältemittel in Klimaanlagen. Es hat narkotische Wirkung. Wegen seiner geringen therapeutischen Breite und seiner Eigenschaft, ein anhaltendes Exzitationsstadium herbeizuführen, hat es als Narkotikum nur kurze Zeit Verwendung gefunden.

Klinisches Bild. Bei der akuten Vergiftung kommt es zu Kopfschmerz, Schwindel, Schläfrigkeit, Appetitlosigkeit und Parästhesien. Bei beginnender Bewußtlosigkeit kann ein Opisthotonus auftreten. Letzte Todesursache bei tödlichen Vergiftungen sind Herzstillstand und Lungenödem (BROWNING 1965; V. OETTINGEN 1964; WIRTH et al. 1971). Nach jahrelanger chronischer Belastung mit Methylenchloriddämpfen wurden psychotische Zustände mit optischen und akustischen Halluzinationen beobachtet. Diese Psychosen waren voll reversibel (WEISS 1967). Ob nach peroraler Aufnahme bei ausgedehnten Schleimhautulzerationen intravasale Gerinnung und Hämolyse infolge freigesetzter gerinnungsaktiver Substanzen (BERNOULLI et al. 1978) sich auch im ZNS auswirken, ist bisher unbekannt.

γ) Chloroform (Trichlormethan)

Der Siedepunkt von Chloroform ($CHCl_3$) liegt bei 61,2° C. Als Lösungsmittel hat Chloroform in der Technik nur geringe Bedeutung. Als Narkotikum zeichnete es sich aus durch ein sehr kurzes Exzitationsstadium, das allerdings beim Alkoholiker wesentlich verlängert ist (WIRTH et al. 1971). Chloroform wird im Organismus zu einem kleinen Teil hydrolysiert, während die Hauptmenge über die Atemwege wieder ausgeschieden wird. Zu intensive Zufuhr kann zur Atemlähmung oder zum „Sekundenherztod" führen. Bei längeren Narkosen fällt der Blutdruck ab und es kommt zur Schädigung des Herzmuskels. Als Folge längerer Chloroformnarkosen sind Leberschäden mit Verfettung und Nekrosen bekannt. Wegen dieser Nebenwirkungen wird es als Narkotikum praktisch nicht mehr verwandt. Chloroform zersetzt sich an heißen Metallflächen, in der Flamme oder schon im Sonnenlicht unter Bildung von Phosgen.

Klinisches Bild. Bei der Chloroformvergiftung kommt es zuerst zu einer Pupillenerweiterung, dann zu einer allgemeinen Areflexie. Danach tritt der Tod im Atemstillstand ein (v. OETTINGEN 1964). Bei dosiertem Einatmen führt Chloroform zur Euphorie mit der Gefahr der Chloroformsucht. Die hierbei auftretenden Erscheinungen bestehen, abgesehen von der Euphorie, in Reizung der Nasenschleimhaut, gastrointestinalen Reizerscheinungen, Neuralgien, gesteigerter Erregbarkeit, Halluzinationen und deliranten Zustandsbildern. Nach längerem Chloroform-Mißbrauch treten schwere Entziehungserscheinungen auf, bei denen es zu zentrenzephalen Krämpfen kommen kann (v. OETTINGEN 1964; WIRTH et al. 1971). – Der *anatomische* Hirnbefund ist uncharakteristisch.

δ) Tetrachlorkohlenstoff (Tetrachlormethan)

Tetrachlorkohlenstoff (CCl_4) mit einem Siedepunkt von 76,8° C findet ausgedehnte Anwendung als Lösungsmittel für die „Trockenreinigung", als Fleckenwasser, als Lösungsmittel in der Lack- und Gummiindustrie, als Feuerlöschmittel und in der Schädlingsbekämpfung. Außerdem dient es zur Fettextraktion aus pflanzlichem oder tierischem Material. Neben seiner Eigenschaft, als Fettlösungsmittel in der Leber als Membrangift zu wirken, soll es über eine Schädigung des sympathischen Nervensystems eine Kontraktion der Lebergefäße und hiermit eine allgemeine Hypoxie in diesem Organ herbeiführen (BROWNING 1965). Der bereits innerhalb weniger Stunden nach einer Intoxikation mit Tetrachlorkohlenstoff nachweisbare massive Anstieg der Glutaminoxalessigsäure-Transaminase (GOT) im Serum dürfte die direkte Folge dieser ischämischen Schädigung sein (WROBLEWSKI u. LA DUE 1955). Da bei Arbeitern, die viel mit CCl_4 in Kontakt kamen, eine Polyneuropathie auftrat, die bevorzugt die Arme betraf, schlossen GLATZEL et al. (1972b), daß außer der Aufnahme über

die Atemwege auch eine perkutane Resorption bei der Schädigung eine wesentliche Rolle spiele. Wegen ihrer narkotischen und euphorisierenden Wirkung
wird diese Substanz auch als Suchtmittel benutzt. So beschreiben HARRER et al.
(1973) zwei Polytoxikomane, die sich durch Schnüffeln von CCl$_4$ in Rauschzu-
stände versetzten.

Klinisches Bild. Bei der akuten Vergiftung durch Einatmung hoher Konzentrationen
setzt sehr schnell eine tiefe Bewußlosigkeit ein. Weitere Zufuhr von CCl$_4$ führt dann
rasch zum Tod (BROWNING 1965; HARRER et al. 1973). Bei der subakuten Vergiftung,
wie sie besonders nach peroraler Aufnahme von CCl$_4$ beschrieben wird, stehen neben
der Narkose Reizerscheinungen im Bereich des Intestinaltraktes, Leberparenchymschäden
und Nierenschäden bis zur Anurie im Vordergrund (DUME et al. 1969). Als Folge chronischer Belastung mit CCl$_4$ sind myasthenische Reaktionen (GLATZEL et al. 1972a) und
Polyneuropathien (GLATZEL et al. 1972b) bekannt.

Im *pathoanatomischen Befund* der Tetrachlorkohlenstoffvergiftung treten die
Auswirkungen auf das Nervensystem gegenüber den schweren Leber- und Nierenschäden in den Hintergrund. Vorbestehender Alkoholismus soll ihre Entwicklung und ihr Ausmaß begünstigen (STEVENS u. FORSTER 1953). Sie repräsen-
tieren sich auch nicht ganz einheitlich, scheinen allerdings eine gewisse Bevorzugung zerebellarer Strukturen und der weißen Substanz aufzuweisen. STEVENS
und FORSTER (1953) beschrieben in 2 tödlich ausgegangenen Fällen Ausfälle
in der Purkinje-Zell- und Körnerzellschicht der Kleinhirnrinde (ohne Gliareaktion) und perivenöse, etwas an das Muster der perivenösen Herdenzephalitis
erinnernde, inkomplette Nekrosen, die den Eindruck relativ scharf begrenzter
perivenöser Entmarkungsherde machten. COHEN (1957) sah ebenfalls Kleinhirnveränderungen und herdförmige pontine Nekrosen, in einem Fall eine hämorrhagische Infarzierung. LUSE und WOOD (1967) berichten über als Entmarkungen bzw. Nekrosen imponierende hämorrhagische Herde in Brücke, Kleinhirn
und Marksubstanz und über spongiöse Herdbildungen in den pontinen Querfasern. Nach den elektronenmikroskopischen Befunden lag eine echte Entmarkung
aber nicht vor, lediglich eine Auseinanderdrängung der Myelinstrukturen durch
Ödemflüssigkeit, z.T. auch das Bild des interlamellären Markscheidenhydrops
nach Art des Triäthylzinnödems.

Auch KORENKE und PRIBILLA (1969) sprechen von ausgedehnten Entmarkungen bei einem 55jährigen Patienten, der nach einmaliger inhalativer CCl$_4$-Auf-
nahme am 7. Tag starb. Allerdings wird auf den Zustand der Axone nicht
weiter eingegangen. Der Markscheidenabbau befand sich bereits im Fettkörnchenzellstadium. In der von SCHEIDEGGER (1971) erwähnten Beobachtung hatte
es sich um eine 37 Jahre alte Frau gehandelt, die in suizidaler Absicht Tetrachlorkohlenstoff getrunken hatte und 14 Tage später verstarb. Im Gehirn fanden
sich lediglich vasozirkulatorische Effekte, insbesondere im Ammonshorn, mit
Nervenzellausfällen, Mikrogliawucherung und Proliferation auch der Astroglia.
Die Stammganglien waren unauffällig. Im Vordergrund stand die schwere
Schädigung von Leber und Nieren sowie Myokard und eine profuse Blutung
in den Gastrointestinaltrakt.

Selten wird klinischerseits über eine Beteiligung des peripheren Nervensystems oder über Sehstörungen als Ausdruck einer Optikusschädigung berichtet.
Morphologische Befunde hierzu liegen bisher nicht vor.

Eine kurze Zusammenstellung *tierexperimenteller* Ergebnisse bringen KO-
RENKE und PRIBILLA (1969).

ε) Methylbromid (Monobrommethan)

Methylbromid (CH_3Br) siedet bei 3,5° C. Es findet Verwendung als Methylierungsmittel, Insektizid, Pestizid und wegen seiner Nichtbrennbarkeit auch
als Feuerlöschmittel. Da diese Verbindung weniger fettlöslich ist als die Chlor-
methanderivate, ist ihre narkotische Wirkung nur schwach. In wäßriger Lösung
wird Methylbromid allmählich zu Methanol und Bromwasserstoff hydrolysiert.
Es wird daher als Wirkungsweise eine indirekte Methanolvergiftung diskutiert
(MOESCHLIN 1980). Gegen diese Vorstellung sprechen das völlig andere Vergiftungsbild und insbesondere die Tatsache, daß Methylbromid bedeutend toxischer ist als Methanol. Wesentlich besser in Übereinstimmung mit den klinischen Intoxikationserscheinungen steht die Vorstellung, daß durch Methylbromid SH-Gruppen-haltige Fermente methyliert und damit inaktiviert werden
(CHENOWETH u. HAKE 1962). Da solche Fermente im Zitronensäurezyklus eine
wesentliche Rolle spielen, würden solche Methylierungen den oxidativen Energiestoffwechsel schädigen (V. OETTINGEN 1964). Für diesen Mechanismus der
Vergiftung spricht auch die Tatsache, daß eine Therapie mit dem SH-Gruppen-
haltigen BAL oft erfolgreich ist (MOESCHLIN 1980).

Klinisches Bild. Zwischen der Einwirkung von Methylbromid und dem Auftreten
von Vergiftungserscheinungen können mehrere Stunden vergehen. Daher ist dieses Gift
besonders gefährlich. Die Symptome bestehen anfangs in Übelkeit, Kopfschmerz, Erbrechen, Doppeltsehen, Sprachstörungen, Schwindel und Tremor. Bei akuten Vergiftungen
folgen Muskelzuckungen und Krampfanfälle. Der Liquordurck ist erhöht, der Liquor
oft blutig. Der Tod tritt nach 4–6 h, vereinzelt auch erst nach 1–2 Tagen ein (V. OETTINGEN
1964). Chronische Vergiftungen nach wiederholten unterschwelligen Intoxikationen oder
nach Dauerbelastung mit Methylbromid sind klinisch oft schwer zu erkennen.

Pathologisch-anatomisch sieht man nach TELEKY (1955) bei rasch eintretenden Todesfällen Hirnödem, uncharakteristische Nervenzellveränderungen und
kleinfleckige Subarachnoidalblutungen. Bereits SCHULER (1899) hatte die starke
Hyperämie der Hirnhäute und der weißen Substanz hervorgehoben sowie Blut-
beimengungen im Ventrikelliquor, MEIXNER (1928) die Hyperämie der Marksubstanz. GOLDSCHMID und KUHN (1920) haben Ganglienzellveränderungen in der
Großhirnrinde mit Schwellung des Zytoplasmas, weit sichtbaren Zellfortsätzen,
Tigrolyse und Kernuntergangsformen, bis zu Zellschatten hin, beschrieben; sie
setzten sie zu aufgetretenen Krampfanfällen in Beziehung.
Bei hinreichend langer Überlebenszeit einer massiven Vergiftung zeichnet sich
ein etwas anderes Bild ab. ROCHER et al. (1958) fanden in einem solchen Fall,
der unter intensiv-medizinischen Maßnahmen die schwere Intoxikation 11 Tage
überlebt hatte und schließlich am Lungenödem gestorben war, außer einer tubulären Nephropathie elektiv auf Zahnkern und Bindearm beschränkt eine spongiöse Partialnekrose der Zahnkernzellen mit gliös-mesenchymaler Reaktion und
beginnender sekundärer Degeneration der im Bindearm verlaufenden Axone.
Die Autoren werten diese Nekrose als Ausdruck eines elektiv-toxischen Effektes
des Methylbromids, vergleichen die Qualität der geweblichen Veränderungen

mit der karentieller Enzephalopathien bei Alkoholismus und deuten auch die möglichen Beziehungen zwischen der Topik der Veränderungen und dem Myoklonus-Syndrom an. Darüber hinaus bestand ein generalisiertes Hirnödem mit kapillärer Hyperämie und einzelnen Mikrohämorrhagien.

FRANKEN et al. (1959) liefern für die topisch-diagnostischen Überlegungen von ROCHER et al. (1958) insofern eine Bestätigung, als nach ihnen die in der Literatur mitgeteilten überlebten Vergiftungsfälle in 40% neurologische Restsymptome boten in Form komplexer abnormer Bewegungsabläufe, die sie als Myoklonien ansprechen. In einem von FRANKEN (1959) auch anatomisch untersuchten Fall, bei einem 28 Jahre alt gewordenen Mann, der in den letzten 2 Jahren Löschapparate mit Methylbromid aufgefüllt hatte, waren Nervenzellausfälle und Gliose im Dentatum und im dorsalen Blatt der unteren Oliven nachweisbar sowie Markfaserausfälle im oberen Kleinhirnstiel. Der Patient hatte vor dem tödlichen Ereignis eine chronische Vergiftungsphase mit myoklonischen Zuckungen in den unteren Extremitäten und passageren Bewußtseinsstörungen durchgemacht. Anatomisch waren über die schon erwähnten Befunde hinaus Ausfälle in der Rinde von Groß- und Kleinhirn nachweisbar und im Hirnstamm, ohne daß abgeklärt werden konnte, welche Veränderungen der chronischen Intoxikation und welche der Terminalphase zuzuordnen waren. Bei intakten Corpora mamillaria lag außerdem zusätzlich in den hinteren Zweihügeln ein pseudoenzephalitisches Gewebesyndrom nach Art der Wernickeschen Enzephalopathie vor, ohne daß anamnestische Anhaltspunkte für einen Alkoholismus gegeben waren.

ζ) Methyljodid (Monojodmethan)

Methyljodid (CH_3J) findet Anwendung als Methylierungsmittel und wegen seines hohen Brechungsindexes als Immersionsöl in der Mikroskopie. Sein Siedepunkt liegt bei 42,5° C. Es ist als Methylierungsmittel wesentlich reaktionsfähiger als Methylbromid. Die Wirkung dürfte auch bei dieser Verbindung in einer Inaktivierung SH-Gruppen-haltiger Fermentsysteme bestehen.

Das *klinische Bild* der Vergiftung zeigt sich in Schwindel, Somnolenz, Augenmuskelstörungen, Nackensteifigkeit, Erbrechen, Lähmungen und Koma. Es kann Erholung unter Rückbildung der Symptome eintreten, doch wurden auch Übergänge in eine Psychose mit manischer Symptomatik beobachtet, die tödlich ausgingen oder in einen psychischen Defekt mündeten (v. OETTINGEN 1964; BASELGA-MONTE et al. 1965).

η) Äthylchlorid (Monochloräthan)

Äthylchlorid (CH_3-CH_2Cl) siedet bei 12,3° C. Es dient in der Technik als Äthylierungsmittel. Wegen seines niedrigen Siedepunktes wird es als Kälteanästhetikum verwandt. Die früher empfohlene Anwendung als Kurznarkotikum oder zur Narkoseeinleitung (LOTHEISSEN 1900; HERRENKNECHT 1907) wurde wegen häufiger Zwischenfälle (HOFMANN 1922; SEIFFERT 1923) heute praktisch verlassen.

Klinisches Bild. Beim Einatmen von Äthylchlorid kommt es bald zu einer flachen Narkose. Plötzliche Herz- und Atemstillstände wurden wiederholt be-

obachtet (HOFMANN 1922; SEIFFERT 1923; V. OETTINGEN 1964). Für *morphologisch* faßbare Schädigungen des zentralen oder peripheren Nervensystems gibt
es keine überzeugenden Hinweise. Soweit Veränderungen gefunden wurden, sind
diese auf das Versagen von Atmung oder Herztätigkeit zurückzuführen.

θ) Äthylenchlorid (1,2 Dichloräthan)

Äthylenchlorid ($Cl-CH_2-CH_2-Cl$) siedet bei 89° C. Es findet in erheblichem Umfange Verwendung als technisches Lösungsmittel für Öle, Fette und
Kunststoffe, Entfetten von Maschinenteilen und – zusammen mit Tetrachlorkohlenstoff – als Füllmittel für Feuerlöscher. Eine vorübergehende Anwendung
als Inhalationsnarkotikum wurde wegen der langen Exzitationsphase bald wieder verlassen (BROWNING 1965). Die Eigenschaft von Äthylenchlorid, bei äußerlicher Anwendung perkutan resorbiert zu werden und lokal die Durchblutung
zu steigern, wurde längere Zeit genutzt zur Behandlung rheumatischer Erkrankungen. In letzter Zeit wurde diese Anwendung in der BRD untersagt.

Bei der akuten Vergiftung (über die Atemwege, peroral oder perkutan) steht
zuerst die Dämpfung des ZNS mit Benommenheit, Bewußtseinseintrübung und
Narkose im Vordergrund (BRASS 1949; BROWNING 1965; MARTIN et al. 1968).
Im weiteren Verlauf kommt es zur Leber- und Nierenschädigung und zum Tod
bei akuter gelber Leberdystrophie. Neurologische Zeichen werden meist vermißt.
Ganz vereinzelt sind auch zerebrale Ausfälle beschrieben worden (STUHLERT
1949). Bei Kindern, die über längere Zeit mit einem Dichloräthan-haltigen Haut-
einreibungsmittel behandelt wurden, hat man Verhaltensstörungen registriert;
in der Untersuchungsserie von KINKEL und MUNDE (1969) zeigten 15 Kinder
deutliche EEG-Veränderungen, davon 2 mit Krampfaktivität.

ι) Äthylidenchlorid (1,1-Dichloräthan)

Äthylidenchlorid ($H_3C-CHCl_2$) hat einen Siedepunkt von 59° C. Es ist
nur halb so toxisch wie 1,2-Dichloräthan. Da es weniger toxisch als Chloroform
ist, wurde es zeitweise als Narkosemittel eingesetzt, doch hat man wegen einer
ausgedehnten Exzitationsphase diese Anwendung bald wieder verlassen.

κ) Tetrachloräthan

Tetrachloräthan ($Cl_2HC-CHCl_2$) siedet bei 146,3° C. Es ist ein sehr vielsei-
tiges Lösungsmittel für Fette, Lacke, Kunststoffe, aber auch für Chromtrichlorid
bei der Imprägnierung von Pelzen. Wegen seiner Unbrennbarkeit findet es Verwendung als Löschmittel für Flugmotoren. Da es sehr giftig ist, wurde seine
Verwendung in den letzten Jahren stark eingeschränkt. Die letale Dosis liegt
beim Erwachsenen bei etwa 3 ml (WARD 1955). Tetrachloräthan scheint im Organismus wenigstens teilweise abgebaut zu werden und nach Hydrolyse und
Dehydrierung in Oxalsäure überzugehen. (BROWNING 1965). Ob die bei einem
solchen Abbau mögliche intrazelluläre Bildung von Oxalsäure für die hohe Toxizität dieser Verbindung entscheidend ist, muß vorerst noch offen bleiben.

Klinisches Bild. Bei der akuten Vergiftung durch Einatmen oder perorale Aufnahme stellen sich Parästhesien, Tremor der Augenlider und der Hände und sehr bald die Narkosewirkung ein. Tetrachloräthan wirkt auch auf die Leber und die Nieren und führt zu Schäden im Gastrointestinalbereich mit Ulzerationen. SCHULTZE (1920) beschreibt schwerste neurologische Ausfallserscheinungen mit Lähmungen, Reflexstörungen und Krämpfen, die sich nur langsam zurückbildeten. LEJEUNE (1936) beobachtete bei 2 Arbeiterinnen, die nacheinander am gleichen Arbeitsplatz einer ständigen Belastung mit Tetrachloräthan ausgesetzt waren, übereinstimmend zuerst einen manischen Verwirrtheitszustand, der dann in ein delirantes Zustandsbild überging. In beiden Fällen erfolgte der Tod an akuter gelber Leberdystrophie. Auch OHNESORGE (1930) berichtet über 3 Fälle mit schwerem Leberschaden.

In den tödlich ausgegangenen Tetrachloräthan-Vergiftungen ist der *Hirnbefund* weitgehend uncharakteristisch. Im Zuge der hämorrhagischen Diathese werden Blutungen und Ödem auch im Bereiche des ZNS beobachtet (ZOLLINGER 1931; v. OETTINGEN 1964).

λ) *Trichloräthylen*

Trichloräthylen ($Cl_2C = CHCl$ „Tri") siedet bei 87,2° C. Wegen seines guten Lösungsvermögens für Fette, Paraffine, Naturkautschuk und Synthese-Kautschuk, insbesondere für Neopren, findet „Tri" ausgedehnte Anwendung in der Trockenreinigung (anstelle von Benzin) von Textilien und Pelzen, in vielen Fleckenwassern und als Extraktionsmittel für Fette aus pflanzlichem und tierischem Material. Unter dem Handelsnamen „Chlorylen" ist reines Trichloräthylen als Geburtsanalgetikum eingesetzt worden (WIRTH et al. 1971). Von der Behandlung der Trigeminusneuralgie durch Einatmung von 20–30 Tropfen Trichloräthylen wird wegen der damit verbundenen Gefahr einer Schädigung des Sehnerven heute abgeraten. Trichloräthylen wirkt weniger schleimhautreizend als Chloroform. Da es euphorisierend wirkt, wird es auch als Rauschmittel benutzt („Trisucht"). In der offenen Flamme oder an heißen Metallplatten zersetzt sich Trichloräthylen unter Bildung von Phosgen. Alkalien, z.B. Alkalipatronen in Narkosegeräten oder in U-Booten zur CO_2-Bindung, führen zur Abspaltung von HCl unter gleichzeitiger Bildung von Dichloracetylen, das schon in geringsten Konzentrationen irreversible Hirnnervenschädigungen, insbesondere sensible Trigeminusschäden hervorrufen kann (MOESCHLIN 1980). Die narkotische Wirkung steht im Vordergrund. Die Giftwirkung wird wesentlich verstärkt durch Zusatz von Methanol, wobei offen bleiben muß, ob die Toxizitätszunahme von Trichloräthylen durch die gesteigerte Wasserlöslichkeit des Gemisches bedingt ist oder ob Trichloräthylen als Vehikel für das weniger lipidlösliche Methanol ins Zellinnere dient.

Das vom Organismus aufgenommene Trichloräthylen wird zum überwiegenden Teil über die Atemwege ausgeschieden. Zwischen 15 und 20% werden nach Wasseranlagerung und innermolekularer Umlagerung in Trichloräthanol überführt und als solches nach Veresterung mit Glukuronsäure im Urin ausgeschieden oder weiter oxydiert zu Chloralhydrat und Trichloressigsäure, die mit Glukuronsäure gepaart ausgeschieden wird. Die Eliminierung der Trichloressigsäure mit dem Harn erfolgt erst nach einer Latenzzeit von 20–50 h, so daß es bei

einer wiederholten Aufnahme von Trichloräthylen zu einer Akkumulation dieser
Säure im Organismus kommt (SCHRENK 1952). Im Organismus gebildete Trichloressigsäure wirkt als Eiweiß-Fällungsmittel und kann daher möglicherweise
das Vergiftungsbild mitbestimmen.

Klinisches Bild. Bei der akuten Vergiftung steht die Narkose im Vordergrund. Abhängig von der aufgenommenen Menge kommt es zum Rausch, zur Bewußtlosigkeit und
zur tödlichen Lähmung des Atemzentrums. Es können auch nach Rückkehr des Bewußtseins Todesfälle durch nachträgliches Kreislaufversagen eintreten (BORBÉLY 1961). Im
Anschluß an eine akute Vergiftung können Nachkrankheiten zurückbleiben. Umschriebene Gefäßverschlüsse im Bereich des Gehirns z.B. führen zu Erweichungsherden, Schädigungen des Sehnervens zur Erblindung, Lähmung des sensiblen Trigeminusastes zur Beeinträchtigung der Geruchs- und Geschmacksempfindung. Weiterhin sind als Nachwir-
kung Zahnausfall, Zungen- und Lippenkrämpfe, Tremor der Hände, ataktischer Gang,
Reflexverluste und Glukosurie beschrieben worden (WIRTH et al. 1971).
Die chronische Vergiftung ist wesentlich von einer individuellen Empfindlichkeit abhängig. So weist BORBÉLY (1961) darauf hin, daß in ein und demselben Betrieb mit
einheitlicher Belastung durch Trichloräthylen einige Arbeiter nach 3–6 Wochen an einer
chronischen Vergiftung erkrankt sind, während andere über Jahrzehnte hin gesund blieben. Das Bild der chronischen Vergiftung wird vorwiegend geprägt durch Müdigkeit,
Leistungsminderung, Schlafsucht, Schwindel, Kopfschmerzen, Affektlabilität, Optikusschäden, Trigeminushyperästhesien und – wenn auch seltener – Leberschäden (MOSCHEK
1954; BORBÉLY 1961; MOESCHLIN 1980). Bei schweren Fällen kann sich auch ein organisches Psychosyndrom mit Merkfähigkeitsstörungen bis hin zum Korsakow-Syndrom entwickeln. Als weitere neurologische Symptome werden Arthralgien, Myalgien und Polyneuropathien beobachtet. ISENSCHMID und KUNZ (1935) sahen nach 1jähriger Belastung
mit Trichloräthylen eine schwere retrobulbäre Neuritis des Optikus mit linksseitigem
Argyll-Robertsonschem Phänomen, linksseitige Lähmung des Hypoglossus und eine Polyneuropathie im Bereich aller vier Extremitäten.

Neuropathologisch liegt der Schwerpunkt der Veränderungen – entsprechend
dem klinischen Bild mit Vorherrschen von Hirnnervensymptomen (FELDMAN
et al. 1970; BROSER et al. 1970; HENSCHLER et al. 1970) – im Hirnstamm. BUXTON
und HAYWARD (1967) sahen bei einem Industriearbeiter mit besonders ausgeprägten Hirnnervenstörungen eine teils fortgeschrittene Degeneration in den
Kernen der Hirnnerven V, VI und VII und in deren Wurzeln sowie diskretere
Nervenzellveränderungen in Globus pallidus, Substantia nigra und Nucleus
ruber. Am stärksten betroffen waren der sensible Trigeminusanteil und der Tractus solitarius mit seinem Kerngebiet, geringergradig waren die Befunde in den
übrigen dorsalen Hirnstammkernen und in der Formatio reticularis. Diskrete
Nervenzellveränderungen in der Großhirnrinde und in der Purkinje-Zellschicht
wurden auf eine sekundäre Hypoxämie bezogen. BRÜNING (1931) wies auf den
charakteristischen Geruch des Gehirns bei Eröffnung der Schädelhöhle hin und
empfahl die Riechprobe auch am bereits herausgenommenen Gehirn nach Aufbewahrung eine Zeitlang in einem verschlossenen Gefäß. Außer einer Verfettung
von Gefäßwandzellen hatte die mikroskopische Untersuchung des Gehirns keine
Besonderheiten ergeben, doch ist dabei zu berücksichtigen, daß große Teile
des Gehirns (570 g) für chemische Untersuchungen entnommen worden waren.
BAKER (1958) hatte bei Hunden nach chronischer Exposition eine bevorzugte
Schädigung der Purkinje-Zellen in der Kleinhirnrinde registriert und diesen Befund mit der klinisch beim Menschen wiederholt beobachteten Ataxie in Beziehung gesetzt. An den Myelinscheiden der weißen Substanz sah er – gefäßunab-

hängig – eine feinporige Auflockerung bis hin zur Ausbildung von Vakuolen. Hirnstamm und Hirnnerven waren bei seinen Versuchstieren intakt.

μ) Perchloräthylen (Tetrachloräthylen)

Perchloräthylen ($Cl_2C = CCl_2$) siedet bei 121,2° C. Es findet technische Anwendung als Fettlösungsmittel, in der Trockenreinigung von Textilien, in der Textilindustrie als Lösungsmittel für Kunststoffe beim Imprägnieren von Stoffen und in der Medizin vereinzelt noch als Anthelminthikum. In Analogie zur Bezeichnung „Tri" wird es in der Technik häufig auch als „Tetra" bezeichnet. Da die gleiche Bezeichnung insbesondere im deutschsprachigen Gebiet für Tetrachlorkohlenstoff üblich ist, sollte man sie besser in beiden Fällen vermeiden. Wegen des höheren Siedepunktes gegenüber Trichloräthylen und des niedrigeren Dampfdruckes bei Zimmertemperatur gilt Tetrachloräthylen als wesentlich ungiftiger als „Tri". Diese Annahme muß allerdings bezweifelt werden. So wurden mehrfach Todesfälle nach relativ geringen Mengen Tetrachloräthylen beschrieben (EBERHARD u. FREUNDT 1966; TRENSE u. ZIMMERMANN 1969). Über einen Abbau im Organismus gibt es bisher keine überzeugenden Angaben.

Klinisches Bild. Bei der akuten Vergiftung dominiert die narkotische Wirkung. Bei der chronischen Vergiftung stehen neben Leber- und Nierenschäden Symptome von seiten des zentralen und peripheren Nervensystems im Vordergrund. Es werden hier Müdigkeit, Erregbarkeit, Affektinkontinenz, Verwirrtheit, Störung des Kurzgedächtnisses, Gehstörungen, stammelnde Sprache, pathologische Reflexe, Tremor und pathologische EEG-Veränderungen beschrieben (BROWNING 1965; GOLD 1969).

Todesursache bei der Tetrachloräthylen-Vergiftung ist ein akutes Lungenödem (BAADER 1954; BROWNING 1965). Im Zuge der hämorrhagischen Diathese kommt es außer zu Blutungen in Lunge, Milz und Nieren auch zu Diapedesisblutungen im ZNS.

Literatur

Baader, E.W.: Berufskrankheiten. München-Wien: Urban und Schwarzenberg 1954

Baker, A.B.: The nervous system in trichloroethylene. An experimental study. J. Neuropath. exp. Neurol. 17, 649–655 (1958)

Baselga-Monte, M., Estradella-Botha, S., Quer-Brossa, S., Fornells-Martinez: Intoxication professional por yodure de metilo. Med. d. Lavoro 56, 592–595 (1965)

Bernoulli, R., Engelhart, G., Velvart, J.: Perorale Intoxikation mit Isocyanat und Methylenchlorid. Schweiz. med. Wschr. 108, 866–868 (1978)

Borbély, F.: Vergiftungen durch halogenierte Kohlenwasserstoffe. In: Baader, E.W. (Hrsg.), Handbuch der gesamten Arbeitsmedizin II,1. Berlin-München-Wien: Urban und Schwarzenberg 1961

Brass, K.: Über tödliche Dichloräthanvergiftung. Dtsch. med. Wschr. 74, 553 (1949)

Broser, F., Henschler, D., Hopf, H.C.: Chlorierte Acethylene als Ursache einer irreparablen Trigeminusstörung bei zwei Patienten. Dtsch. Z. Nervenheilk. 197, 163–170 (1970)

Browning, F.: Toxicity and metabolism of industrial solvents. Amsterdam: Elsevier 1965

Brüning, A.: Trichloräthylen-Vergiftung, tödliche. Samml. Vergiftungsf. 2, A 178 219–220 (1931)

Buxton, P.H., Hayward, M.: Polyneuritis cranialis associated with industrial trichloroethylene poisoning. J. Neurol. Neurosurg. Psychiat. 30, 511–518 (1967)

Chenoweth, M.B., Hake, C.L.: The smaller halogenated aliphatic hydrocarbons. Annu. Rev. Pharmacol. **2**, 363–398 (1962)

Cohen, M.M.: Central nervous system in carbon tetrachloride intoxication. Neurology (Minneap.) **7**, 238–244 (1957)

Dume, Th., Herms, W., Schröder, E., Wetzels, F.: Klinik und Therapie der Tetrachlorkohlenstoff-Vergiftung. Dtsch. med. Wschr. **94**, 1664–1651 (1969)

Eberhardt, H., Freundt, K.J.: Perchloraethylen-Vergiftungen. Arch. Toxikol. **21**, 338–353 (1966)

Feldman, R.G., Meyer, R.M., Taub, A.: Evidence for peripheral neurotoxic effect of trichloroethylene. Neurology (Minneap.) **20**, 599–606 (1970)

Flury, F., Wirth, W.: Methylalkohol und giftige Methylverbindungen. Arch. Gewerbepath. Gewerbehyg. **7**, 221–226 (1936)

Franken, L.: Etude anatomique d'un cas d'intoxication par le bromure de méthyle. Acta neurol. belg. **59**, 375–383 (1959)

Franken, L., Flament, J., Crahay, S.: Les séquelles neurologiques de l'intoxication par le bromure de méthyle. Acta neurol. belg. **59**, 384–408 (1959)

Friese, G., Sessner, H.H.: Tödliche Vergiftung mit Mikanil R. Med. Welt, 102–103 (1961)

Glatzel, W., Grünes, J.U., Friedemann, S., Tietze, K.: Myasthenische Reaktion bei chronischer Tetrachlorkohlenstoffexposition. Wiss. Z. Univ. Halle, Math.-naturwiss. Reihe **21**, 81–85 (1972a)

Glatzel, W., Grünes, J.-U., Tietze, K.: Polyneuropathie durch Tetrachlorkohlenstoff. Wiss. Z. Univ. Halle, Math.-naturwiss. Reihe **21**, 119–122 (1972b)

Gold, J.A.: Chronic perchloroethylene poisoning. Canad. psychiat. Ass. J. **14**, 627–630 (1969)

Goldbach, H.J.: Zur Kenntnis der Methylchloridvergiftung. Med. Klin. **44**, 274–277 (1949)

Goldschmid, E., Kuhn, E.: Brommethylvergiftung mit tödlichem Ausgang. Zbl. Gewerbehyg. **8**, 28–36 (1920)

Harrer, G., Kisser, W., Pilz, P., Sorgo, G., Wölkart, N.: Über drei Fälle von Trichloräthylen bzw. Tetrachlorkohlenstoff-,,Schnüffeln" mit letalem Ausgang. Nervenarzt **44**, 645–647 (1973)

Henschler, D., Broser, F., Hopf, H.C.: ,,Polyneuritis cranialis" durch Vergiftung mit chlorierten Acetylenen beim Umgang mit Vinylidenchlorid-Copolymeren. Arch. Toxikol. **26**, 62–75 (1970)

Herndorn, R.M.: Thiophen-induced granule cell necrosis in the rat cerebellum. Exp. Brain Res. **6**, 49–68 (1968)

Herrenknecht, W.: 2000 Aethylchloridnarkosen. Münch. med. Wschr. **54**, 2421–2424 (1907)

Hofmann, A.H.: Über einen Todesfall im Chloräthylrausch. Münch. med. Wschr. **69**, 159 (1922)

Isenschmid, R., Kunz, E.: Gefahren moderner gewerblicher Gifte. Polyneuritis mit retrobulbärer Neuritis nach Arbeiten mit ,,Tri". Schweiz. med. Wschr. **16**, 612–615 (1935)

Jacob, H., Schröder, J.: Spätschäden nach Methylchloridvergiftung. Arch. Toxikol. **17**, 314–324 (1959)

Karliner, W.: Present status of Indoklon convulsive treatments. Dis. nerv. Syst. **27**, 470–473 (1966)

Kinkel, G.K., Munde, B.: Zerebrale Restschäden nach akuter Dichloraethanvergiftung bei Kindern. Kinderärztl. Prax. **37**, 343–346 (1969)

Kolkmann, F.-W., Volk, B.: Über Körnerzellnekrosen bei der experimentellen Methylchloridvergiftung des Meerschweinchens. Exp. Path. **10**, 298–308 (1975)

Korenke, H.D., Pribilla, O.: Suicid durch einmalige Inhalation von Tetrachlorkohlenstoff (CCl_4) mit Leukoencephalopathie. Arch. Toxikol. **25**, 109–126 (1969)

Lahl, R.: Tetrachlorkohlenstoffintoxikation und ZNS. Eine Übersicht zur neurologischen und psychischen Symptomatik beim Menschen. Psychiat. Neurol. med. Psychol. (Lpz.) **25**, 1–12 (1973)

Lejeune, F.: Über die Häufigkeit gewisser Gewerbevergiftungen in der ärztlichen Allgemeinpraxis. Schweiz. med. Wschr. **66**, 914–917 u. 940–941 (1936)

Lotheissen, G.: Ueber die Gefahren der Aethylchloridnarkose. Münch. med. Wschr. **47**, 601–603 (1900)

Luse, S.A., Wood, W.G.: The brain in fatal carbon tetrachloride poisoning. Arch. Neurol. Psychiat. (Chic.) **17**, 304–312 (1967)

Martin, G., Knorpp, K., Huth, K., Heinrich, F., Mittermayer, C.: Zur Klinik, Pathogenese und Therapie der Dichloräthanvergiftung. Dtsch. med. Wschr. **93**, 2002–2010 (1968)

Meixner, K.: Vergiftung durch Dämpfe des Feuerlöschmittels Polein. Beitr. gerichtl. Med. **8**, 10–17 (1928)

Moeschlin, S.: Klinik und Therapie der Vergiftungen, 6. Aufl. Stuttgart: Thieme 1980

Moschek, R.: Die Feststellung der chronischen Trichloräthylenvergiftung. Med. Klin., 1275–1276 (1954)

Noetzel, H.: Spinale progressive Muskelatrophie nach chronischer Methylchloridvergiftung. Klin. Wschr. **30**, 188 (Ref.) (1952). – Persönl. Mitteilung

O'Connor, Ww. A.: A case of trichloroethylene addiction. Brit. med. J. II, 451–452 (1954)

Oettingen, W.F. v.: The halogenated hydrocarbons of industrial and toxicological importance. Amsterdam-London-New York: Elsevier 1964

Ohnesorge, G.: Ueber Zaponlackvergiftung. Dtsch. med. Wschr. **56**, 961–963 (1930)

Pattison, F.L.M.: Toxic aliphatic fluorine compounds. Amsterdam: Elsevier 1959

Roche, R.L., Colin, M., Tommasi, M., LeJeune, E.: Intoxication mortelle par le bromure de méthyle. Manifestations rénales, pulmonaires, neurologiques. Prolongation du coma à la suite de la thérapeutique. Ann. Méd. lég. **38**, 364–372 (1958)

Scheidegger, S.: Organic Solvents. In: Minckler, J (ed.), Pathology of the nervous system, Vol. 2. New York: McGraw-Hill 1971

Schrenk, H.H.: New information on the physiological effects of trichloroethylene and ethylene dichloride should aid in evaluating associated health problems. Ind. eng. Chem. **44**, 119–122 (1952)

Schuler, M.: Vergiftung durch Brommethyl? Vjsckr. Gesundheitspfl. **31**, 696–704 (1899)

Schultze, E.: Encephalomyelomalazie als Unfallfolge nach gewerblicher Vergiftung (Tetrachloraethan). Berl. klin. Wschr. **57**, 941–945 (1920)

Schwarz, F.: Vergiftungsfälle und Tierversuche mit Methylchlorid. Dtsch. Z. ges. gerichtl. Med. **7**, 278–288 (1926)

Seiffert, E.: Gefahren des Chloräthylrausches bei Kindern. Dtsch. med. Wschr. **49**, 55 (1923)

Stevens, H., Forster, F.M.: Effects of carbon tetrachloride on the nervous system. Arch. Neurol. Psychiat (Chic.) **70**, 635–649 (1953)

Stuhlert, H.: Tödliche Vergiftung durch Aethylenchlorid. Dtsch. med. Wschr. **74**, 1542 (1949)

Teleky, L.: Gewerbliche Vergiftungen. Berlin-Göttingen-Heidelberg: Springer 1955

Thomas, E.: Veränderungen des Nervensystems bei Vergiftung mit niedrigen Halogenkohlenwasserstoffen. Anatomische Untersuchungen bei Methylchloridvergiftung. Dtsch. Z. Nervenheilk. **180**, 530–561 (1960)

Trense, E., Zimmermann, H.: Tödliche Inhalationsvergiftung durch chronisch einwirkende Perchloraethylendämpfe. Zbl. Arbeitsmed. **19**, 2–8 (1969)

Ule, G., Rossner, J.A.: Elektronenmikroskopische Studien zur akuten Körnerzellnekrose im Kleinhirn. Verh. dtsch. Ges. Path. **44**, 210–215 (1960)

Valade, P.: Étude de toxicologie expérimentale sur les composés halogénés, utisables comme extincteurs dicendie. Arch. Mal. prof. **18**, 1 Zit. nach KOLKMANN u. VOLK (1975)

Ward, J.M.: Accidental poisoning with tetrachloroethane. Brit. med. J. I, 1136 (1955)

Weiss, G.: Toxische Encephalose beim beruflichen Umgang mit Methylenchlorid. Zbl. Arbeitsmed. **17**, 282–284 (1967)

Wirth, W., Hecht, G., Gloxhuber, Ch.: Toxikologie Fibel, 2. Aufl. Stuttgart: Thieme 1971

Wróblewski, F., La Due, J.S.: Serum glutamic-oxalacetic transaminase activity as an index of liver cell injury: a preliminary report. Ann. intern. Med. **43**, 345–360 (1955)

Zollinger, F.: Ein Beitrag zur gewerbepathologischen Bedeutung des Tetrachloraethans. Arch. Gewerbepath. Gewerbehyg. **2**, 298–325 (1931)

4. Halogenierte zyklische Kohlenwasserstoffe

a) Einschlägige Verbindungen

Chlorbenzol (Monochlorbenzol) findet als Lösungsmittel für Lacke, Harze und Fette ausgedehnte industrielle Anwendung. Da es wegen seines guten Lösungsvermögens auch als Haushalts-Fleckenwasser angewandt wird, kommen vereinzelt Vergiftungen vor. Wie alle Fettlösungsmittel wirkt es narkotisch. Dauerschäden sind nicht bekannt. NEUHAUS und MOESCHLIN (1980) berichten von einer Patientin, die in suizidaler Absicht 400 ml Chlorbenzol getrunken hatte. Nach intensiver Behandlung war die Patientin 2 Tage nach der Intoxikation beschwerdefrei.

Ortho-Dichlorbenzol (1,2-Dichlorbenzol) und para-Dichlorbenzol (1,4-Dichlorbenzol) wirken ähnlich wie Chlorbenzol. Ortho-Dichlorbenzol ist flüssig und findet als Lösungsmittel Verwendung; para-Dichlorbenzol ist fest und wird als Mottenmittel (früher „Globol", der Name findet heute für Mischpräparate Anwendung) verwendet. Beide Isomere wirken narkotisch. Nach chronischer Einwirkung von p-Dichlorbenzol wurden neben Störungen des Allgemeinbefindens Reflexsteigerungen und Fingertremor beschrieben (TELEKY 1955).

Hexachlorbenzol (C_6Cl_6) wird als Fungizid bei der Saatbeizung benutzt. Es wirkt im Warmblüter-Organismus auf zwei Fermentsysteme ein. Einmal kommt es bei der Vergiftung zur Porphyrinurie, da durch Hexachlorbenzol die Delta-amino-lävulinsäuresynthetase induziert wird (GRANICK 1963; DE MATTEIS et al. 1961). Die zweite Wirkung betrifft den Energiestoffwechsel. Durch Hexachlorbenzol wird die oxydative Phosphorylierung entkoppelt. Auftretende Störungen sind Hyperthermie, Schwindel, Anorexie, Gewichtsabnahme und Nausea. Unter Tachykardie, Dyspnoe und Koma kann 3–30 h nach der Intoxikation unter Krämpfen der Tod eintreten (NEUHAUS u. MOESCHLIN 1980).

Einige halogenierte Kohlenwasserstoffe haben sich als hochwirksame Kontaktinsektizide erwiesen. Am bekanntesten und verbreitetsten ist das DDT *(Dichlor-Diphenyl-Trichlor-äthan)* (2,2-bis-(p-*Chlorphenyl*)-1,1,1-*trichloräthan*). Es handelt sich um eine Verbindung, die erstmalig von v. BAYER und ZEIDLER (1874) beschrieben worden ist und deren insektizide Wirksamkeit der Schweizer Chemiker MÜLLER 1939 aufdeckte. Für diese Entdeckung wurde ihm 1948 der Nobelpreis verliehen.

Die Verbindung erhielt später die allgemeine Bezeichnung „DDT". Sie fand ausgedehnte Anwendung in der Landwirtschaft, zur Bekämpfung der Malaria über eine weitgehende Ausrottung der Anopheles-Mücke, aber auch zur Bekämpfung von Parasiten und Hausinsekten (SCHÖNFELD 1946; MÜHLENS 1946). Die weltweite Verwendung dieses Mittels insbesondere in der Landwirtschaft führte allmählich zu einer Anreicherung dieser Substanz im Plankton des Meeres, in Fischen, in Vögeln, welche Fische fressen, sogar im Fettgewebe der antarktischen Pinguine (VELVART u. MOESCHLIN 1980). Auch das Schlachtvieh und der Mensch hatten nach einiger Zeit erhebliche DDT-Depots in ihrem Fettgewebe (MAIER-BODE 1959; MORGAN u. ROAN 1973). Bemerkenswert ist hierbei, daß im Jahre 1959 die DDT-Werte in menschlichem Fettgewebe in den USA wesentlich höher lagen als in Deutschland.

DDT wirkt bei Insekten, soweit sie eine Chitinschale haben, als Kontaktgift. Es wird durch Berührung mit den Beinen aufgenommen und über Lipidstrukturen zum Nervensystem weitergeleitet; 1–3 h nach der Aufnahme sterben die Tiere unter Krämpfen.

Obwohl DDT für den Menschen relativ ungiftig ist, sind doch Todesfälle beobachtet worden. VELVART und MOESCHLIN (1980) geben für den Menschen als tödliche Dosis 3–6 g in öliger Lösung und als Festsubstanz 20 g an. Der Wirkungsmechanismus von DDT beim Warmblüter ist bisher noch nicht geklärt. Im Tierversuch konnten HENDERSON und WOOLLEY (1973) zeigen, daß Störungen des EEG im Sinne einer gesteigerten Krampfbereitschaft zunächst im Vordergrund stehen. Die Tiere sterben aber nicht am Krampf sondern infolge einer Störung der Atemtätigkeit. Bemerkenswert an diesen Untersuchungen ist die Beobachtung, daß neugeborene Ratten oder solche in den ersten beiden Lebenswochen wesentlich unempfindlicher gegenüber DDT sind als ausgewachsene Tiere. Schon länger ist bekannt, daß neugeborene Ratten gegenüber einem Sauerstoffmangel wesentlich weniger empfindlich sind als erwachsene Tiere (FAZEKAS et al. 1941). Diese relative Unempfindlichkeit ist auf die Tatsache zurückzuführen, daß junge Ratten noch keine voll ausgebildete Blut-Hirn-Schranke haben und daher ein Energiedefizit im oxydativen Stoffwechsel durch verstärkte Aufnahme von Glukose ins Gehirn und deren glykolytische Nutzung ausgleichen können (QUADBECK 1967). Aufgrund der beobachteten größeren DDT-Resistenz junger Tiere vermuten HENDERSON und WOOLLEY (1973) eine Beeinflussung des zerebralen oxydativen Stoffwechsels durch DDT. Ob diese an der Ratte gewonnenen Ergebnisse auf den Menschen übertragen werden können, muß offen bleiben.

Bei der akuten Vergiftung kommt es zunächst zu heftigem Erbrechen. Dann treten Parästhesien im Gesicht und an den Extremitäten auf. Schwäche, Schwindel und Durchfälle werden beobachtet. 8–12 h nach der Vergiftung tritt eine allgemeine nervöse Übererregbarkeit ein mit Zucken der Augenlider. Die Zuckungen pflanzen sich allmählich kaudalwärts fort und erfassen die gesamte Muskulatur. Schließlich kommt es zu Krämpfen, die an Strychninkrämpfe erinnern. Der Tod erfolgt entweder durch Atemlähmung oder Kammerflimmern (TELEKY 1955; KLIMMER 1961, 1971; GILPIN 1973; VELVART u. MOESCHLIN 1980).

Die recht unterschiedliche Empfindlichkeit gegenüber chronischer DDT-Belastung hat zur Folge, daß das Vorkommen einer echten chronischen DDT-Intoxikation bestritten wird (VELVART u. MOESCHLIN 1980). Trotzdem werden gelegentlich Polyneuropathien auf eine andauernde DDT-Belastung bezogen.

Als Symptome werden vorwiegend sensible Reizerscheinungen angegeben. Weiterhin kann es zu Muskelkrämpfen und Extremitätenschmerzen kommen. Hirnnervenstörungen sind beschrieben worden, wobei insbesondere der Sehnerv im Sinne einer Retrobulbärneuritis befallen war (NEUNDÖRFER 1973). POLAND et al. (1973) konnten am Menschen nachweisen, daß unter einer Dauerbelastung mit DDT in der Leber Hydroxylasen induziert bzw. aktiviert werden, die den Abbau von Phenylbutazon und Kortison wesentlich steigern. Ob diese Steigerung von Fermentaktivitäten in der Leber eine pathogenetische Bedeutung hat, muß offen bleiben.

Aufgrund des guten Erfolges von DDT als Insektizid wurde eine große Anzahl weiterer chlorierter Kohlenwasserstoffe mit z.T. wesentlich stärkerer insektizider Wirkung synthetisiert. Von diesen sind zu nennen vor allem *Hexachlorzyklohexan*, von dessen Isomeren nur die Gammaform insektizid ist (*Gammexan,
Jacutin, Lindan*; s.S. 639). Weitere im Handel befindliche Verbindungen dieser
Körperklasse sind *Toxaphen, Aldrin, Dieldrin, Endrin, Chlordan* und *Heptachlor*.
Diese Insektizide zeigen in toxischen Dosen alle analoge Vergiftungsbilder. Sie
wirken auf das ZNS erregend bis zur Ausbildung von Krämpfen. Am peripheren
Neuron wird wahrscheinlich das Axon geschädigt. Hier konnte im Tierversuch
gezeigt werden, daß der Na^+-, K^+-Austausch durch diese Verbindungen gestört
wird (O'BRIEN 1969). Alle Verbindungen dieser Gruppe einschließlich DDT
werden nicht nur über die Atemwege sondern auch über die Haut resorbiert,
so daß beim Einsatz dieser Mittel ein Atemschutz allein eine Intoxikation nicht
ausschließt.

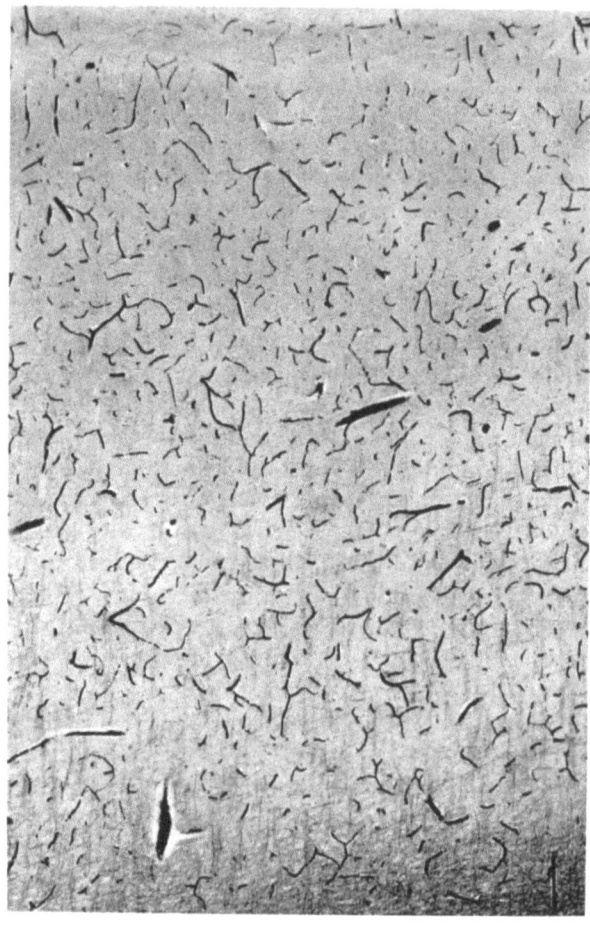

Abb. 49. Akute suicidale Dieldrin-Vergiftung. Intensive kapilläre und venöse Hyperämie
der Großhirnrinde. Heidenhain-Wölcke $\times 40$

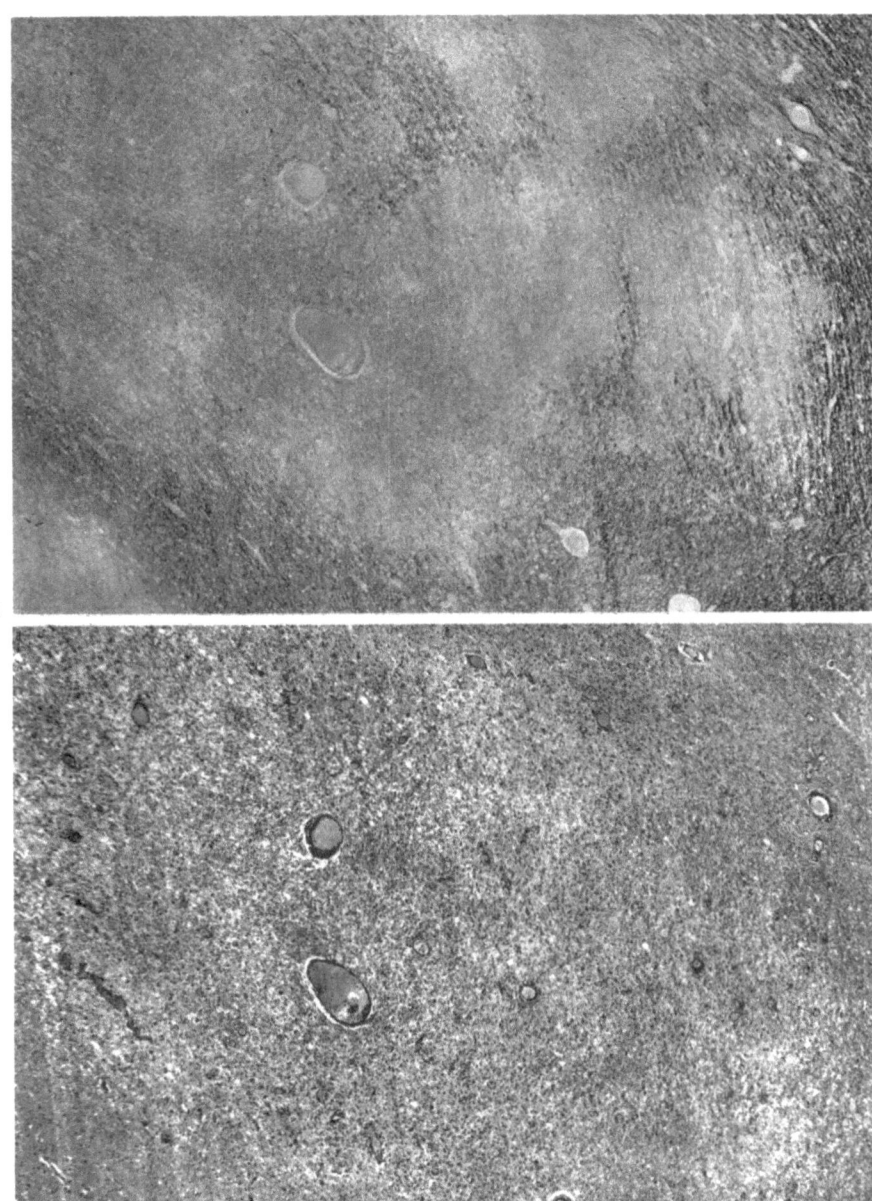

Abb. 50a, b. Gleicher Fall wie Abb. 49. Die unscharf begrenzten inkompletten frischen entzündlichen Entmarkungsherde und die diskreten entzündlichen perivaskulären Infiltrate auch außerhalb der Demyelinisierung und in den weichen Häuten entsprechen einer Encephalomyelitis disseminata acuta, die nach dem feingeweblichen Aufbau der Herde schon vor der Intoxikation bestanden haben dürfte. **a** Heidenhain-Wölcke. **b** HE ×25 (cf. PRIBILLA 1963)

b) Pathologische Anatomie

Zwar sind Todesfälle nach akuter DDT-Vergiftung infolge Atemlähmung bzw. Kammerflimmern wiederholt bekannt geworden, doch wurden als pathognomonisch zu bezeichnende morphologische Hirnveränderungen dabei nicht beobachtet (SMITH 1948; CONLEY 1951). Der Bericht von KWOCZEK (1950) über Endothelnekrosen an den kleinen Gefäßen des Gehirns (auch von Leber und Nieren) bei einem 5jährigen Mädchen nach Aufnahme von 4.5 g Hexachlorzyklohexan betrifft einen Einzelfall. Allenfalls vorhandene Hirnbefunde dürften sonst auf vorangegangene Krampfanfälle zu beziehen und auch als Ausdruck der terminalen Kreislaufsituation zu werten sein. Bei chronischer DDT-Vergiftung kommen gelegentlich symmetrische und asymmetrische, überwiegend sensible Polyneuropathien vor, z.T. mit Hirnnervenbeteiligung (GIBBELS 1980).

Auch bei der *Dieldrin-Vergiftung* ist der Hirnbefund unspezifisch. Die zerebrale Hyperämie wirkt sich bis in den Kapillarbereich aus mit ziemlich gleichmäßiger Weitstellung der Haargefäße in den verschiedenen Grisea. In der in Abb. 49 dokumentierten Beobachtung war die Intoxikation ca. 8 h überlebt worden. Der Fall war dadurch kompliziert, daß hier eine klinisch nicht bekannte Encephalitis disseminata acuta bestanden hatte mit entzündlichen Entmarkungsherden im Zentrum semiovale und im Okzipitalhirn (s. Abb. 50). Da diese z.T. bereits Fettkörnchenzellen enthielten, kann diese Entmarkung nicht auf die wenige Stunden vor dem Tode erfolgte Intoxikation zurückgeführt werden. – PREDA et al. (1963) sahen nach akuter *Aldrin-Vergiftung* Hyperämie und Ödem des Gehirns mit petechialen Blutungen sowie akute Nervenzelluntergänge besonders in der Purkinjezellschicht der Kleinhirnrinde.

Literatur

Bayer, A. v., Zeitler, O.: Untersuchungen über die synthetische Darstellung von aromatischen Verbindungen durch Wasserentziehung. Ber. dtsch. chem. Ges. **7** 1180–1181 (1874)

Conley, B.F.: Council on pharmacy and chemistry: Pharmacologic and toxicologic aspects of DDT. J. Amer. med. Ass. **145**, 728–733 (1951)

Fazekas, J.F., Alexander, F.A.D., Himwich, H.E.: Tolerance of the newborn to anoxia. Amer. J. Physiol. **134**, 281–287 (1941)

Gibbels, E.: Tabellarische Anleitung zur Differentialdiagnose der Polyneuropathien. Fortschr. Neurol. Psychiat. **48**, 31–66 (1980)

Gilpin, W.A.: A Case of human pesticide poisoning. In: Effects of DDT on man and other mammals, Vol. I. New York: MSS Information Corporation 1973

Granick, S.: Induction of the synthesis of delta-aminolevulinic acid synthetase in liver parenchyma cells in culture by chemicals that induce acute porphyria. J. biol. Chem. **238**, 2247–2249 (1963)

Henderson, G.L., Woolley, D.E.: Mechanisms of neurotoxic action of 1,1,1-trichloro-2,2-bis(p-chlorophenyl)ethane (DDT) in immature and adult rats. In: Effects of DDT on man and other mammals, Vol. II. New York: MSS Information Corporation 1973

Klimmer, O.R.: Vergiftungen durch Insektizide. In: Baader, E.W. (Hrsg.), Handbuch der gesamten Arbeitsmedizin II/1. Berlin-München-Wien: Urban und Schwarzenberg 1961

Klimmer, O.R.: Pflanzenschutz und Schädlingsbekämpfungsmittel. 2. Aufl. Hattingen: Hundt Verlag 1971

Kwoczek, J.: Über die Toxizität der DDT- und Hexachlorzyklohexanpräparate. Med. Mschr. **4**, 25–28 (1950)

Maier-Bode, H.: Über den DDT-Gehalt menschlichen Fettes. Z. angew. Chemie **71**, 188–189 (1959)

De Matteis, F., Prior, B.E., Rinnington, C.: Nervous and biochemical disturbances following hexachlorobenzene intoxication. Nature (Lond.) **191**, 363–366 (1961)

Morgan, D.P., Roan, C.C.: Absorption, storage and metabolic conversion of ingested DDT and DDT metabolites in man. In: Effects of DDT on man and other mammals. Vol. I. New York: MSS Information Corporation 1973

Mühlens, K.: Über die Bedeutung der Dichlor-diphenyl-trichlor-methylmethanpräparate als Arthropodengift in der Seuchenbekämpfung unter Berücksichtigung eigener Erfahrungen. Dtsch. med. Wschr. **71**, 164–169 (1946)

Müller, P.H.: Dichloro-diphenyl-trichloroethane and newer insecticides. Nobel Lecture 1948

Neuhaus, G.A., Moeschlin, S.: Aromatische Kohlenwasserstoffe. In: Moeschlin, S. (Hrsg.), Klinik und Therapie der Vergiftungen, 6. Aufl. New York: Thieme Stuttgart 1980

Neundörfer, B.: Differentialtypologie der Polyneuritiden und Polyneuropathien. Berlin-Heidelberg-New York: Springer 1973

O'Brien, R.D.: Poisons as tools in studying the nervous system. In: Blood, F.R. (ed.), Essays in toxicology, Vol. 1. New York: Academic Press 1969

Poland, A., Smith, D., Kuntzman, R., Jacobson, M., Conney, A.H.: Effect of intensive occupational exposure to DDT on phenylbutazone and cortisol metabolism in human subjects. In: Effects of DDT on man and other mammals, Vol. I. New York: MSS Information Corporation 1973

Preda, I., Moraru, I., Monalescu, A., Radovici, L.: Aspects morphopathologiques de l'intoxication aiguë par l'aldrine. Ann. Méd. lég. **43**, 483–485 (1963)

Pribilla, O.: Akute tödliche Dieldrinvergiftung. Arch. Toxikol. **20**, 61–71 (1963)

Quadbeck, G.: Physiologie und Pathologie der Blut-Hirn-Schranke. Hippokrates (Stuttg.) **38**, 45–53 (1967)

Schönfeld, W.: Die Verwendung von Dichlor-Diphenyl-Trichloraethan (DDT) in der Dermatologie. Dtsch. med. Wschr. **71**, 52 (1946)

Smith, N.J.: Death following accidental ingestion of DDT. JAMA **136**, 469–471 (1948)

Teleky, L.: Gewerbliche Vergiftungen. Berlin-Göttingen-Heidelberg: Springer 1955

Velvart, J., Moeschlin: Insektizide. In: Moeschlin, S. (Hrsg.), Klinik und Therapie der Vergiftungen. 6. Aufl. Stuttgart-New York: Thieme 1980

Wirth, W., Hecht, G., Gloxhuber, Ch.: Toxikologie Fibel. Stuttgart: Thieme 1971

VI. Schwefelkohlenstoff

1. Vorkommen und Wirkungsweise

Schwefelkohlenstoff (CS_2) ist eine bei etwa $46°$ C siedende Flüssigkeit, die in reinem Zustand wasserhell ist und einen angenehm aromatischen Geruch hat. Technische Produkte sind gelb gefärbt und haben einen unangenehm fauligen Geruch. Wegen seines guten Lösungsvermögens für Fette, Wachse, Kautschuk, Schwefel und Zellulose hat diese Verbindung ausgedehnte industrielle Anwendung gefunden. Da man die reine Verbindung früher für relativ ungiftig hielt und die Giftwirkung nur auf Verunreinigungen zurückführte (EULENBERG 1865), fand Schwefelkohlenstoff Ende des 19. Jahrhunderts bereits ausgedehnte Anwendung in der Schädlingsbekämpfung, insbesondere der Reblaus im Weinbau (TELEKY 1955), aber auch beim Kaltvulkanisieren von Gummi. In diesem Bereich ist er allerdings inzwischen durch andere Lösungsmittel weitgehend verdrängt worden. Benötigt wird Schwefelkohlenstoff heute noch bei der Kunstseidefabrikation nach dem Viskose-Verfahren. Hier kommt es sowohl beim Lösen der Zellulose in CS_2 (Xanthogenierung) als auch beim Verspinnen (Einspritzen der Zelluloselösung in verdünnte Säure) zur Freisetzung von Schwefelkohlenstoff und damit zu einer Gefährdung der dort Beschäftigten.

Abgesehen von der seltenen peroralen Aufnahme dieser Flüssigkeit erfolgt die Aufnahme in der Regel über die Atemwege, seltener durch die Haut. Wenn auch durch die heutigen gewerbehygienischen Bestimmungen gewerbliche Intoxikationen seltener geworden sind, so kommen doch durch Unachtsamkeit oder Nachlässigkeit immer noch Vergiftungen vor (BRÜDERL u. BENINI 1974).

Der mit der Lunge aufgenommene Schwefelkohlenstoff wird zum größten Teil wieder auf dem Atemwege abgegeben. Der im Körper verbleibende Anteil verteilt sich sehr schnell auf alle Organe und wegen seiner Lipidlöslichkeit insbesondere auf die Körperregionen mit einem hohen Lipidanteil.

Infolge seines guten Lösungsvermögens für Lipide greift CS_2 in den Lipidstoffwechsel ein und hemmt insbesondere den clearing factor, was zu einer verzögerten Fettaufnahme aus dem Plasma in das Gewebe führt. Nach längerer CS_2-Wirkung wird so die Ausbildung einer Arteriosklerose beschleunigt, insbesondere im Bereich des Gehirns, aber auch an den Koronargefäßen des Herzens („Vasculopathia sulfocarbonica" FIGLIANI 1961). Die Schädigung des zentralen und peripheren Nervensystems ist mit hoher Wahrscheinlichkeit auf eine Membranschädigung in verschiedenen Bereichen zurückzuführen. Die starke Variabilität der Schadenslokalisation im ZNS (LEY 1963) läßt darauf schließen, daß kein unmittelbarer Zusammenhang zwischen Schädigung und Funktion oder Stoffwechsel bestimmter Hirnregionen besteht. Soweit Schwefelkohlenstoff nicht unverändert ausgeschieden wird, wird er abgebaut, wobei der Schwefel als Sulfid- oder als Sulfat-Ion im Urin nachzuweisen ist. Als Folge der Degeneration peripherer Nerven ist in diesen histochemisch ein Anstieg der Pseudocholinesterase nachzuweisen (JUNTUNEN et al. 1974).

Für die individuell unterschiedliche Empfindlichkeit gegenüber einer Schwefelkohlenstoffintoxikation gibt es bisher keine plausible Erklärung.

2. Klinisches Bild

Eine akute Vergiftung kann bedingt sein durch versehentliche perorale Zufuhr von Schwefelkohlenstoff. Häufiger ist sie die Folge von Unfällen (Bruch einer CS_2-führenden Leitung, Zerbrechen eines mit CS_2 gefüllten Gefäßes). Hierbei kann zunächst ein gemischtes Symptomenbild mit Kopfschmerzen, Sehstörungen, Verwirrtheit, allgemeine Schwäche, heftige Oberbauchschmerzen mit Erbrechen und Diarrhö auftreten. Es können sich psychotische Bilder einstellen mit Aggressionen und optischen und akustischen Halluzinationen. Bei weiterer Einwirkung des Giftes tritt tiefes Koma ein mit Reflexparalyse, Pupillendilatation und Tod im Atemstillstand (GRINKER 1944; EVREUX et al. 1968). Auch wenn die akute Vergiftung überlebt wird, erfolgt die Rückbildung der Symptome nur langsam (BROWNING 1965).

Bei der chronischen Schwefelkohlenstoff-Vergiftung steht eine Polyneuropathie im Vordergrund der Erscheinungen. Hierbei werden in erster Linie die unteren Extremitäten betroffen. Das klinische Erscheinungsbild zeigt sich in Müdigkeitsgefühl, Parästhesien, Kältegefühl in den Füßen und Gangstörungen. Es kommt zu einer beiderseitigen Abschwächung der Sehnenreflexe, wobei zuerst die Achillessehnen und dann die Patellarreflexe betroffen sind. Die Schwefelkohlenstoffpolyneuropathien zeigen auch nach Fortfall der Belastung mit diesem Stoff wenig Neigung zur Besserung. Selten sind Myopathien, Psychosen, extrapyramidale Symptome und eine Neuritis optica (Vigliani 1961).

Soweit im Verlaufe der subakuten oder chronischen CS_2-Vergiftung Psychosen auftreten, gehören sie ihrem Erscheinungsbild nach zum manisch-depressiven Formenkreis. Die Prognose ist meist günstig (VIGLIANI 1961). Es wird aber auch der Übergang in ein dementielles Syndrom beobachtet (TELEKY 1955). JORDI (1967) beschreibt die CS_2-Psychose als schizophrenieähnlich und als häufig verbunden mit anhaltenden Halluzinationen.

3. Pathologische Anatomie

Obduktionsbefunde nach CS_2-Intoxikation, insbesondere solche mit eingehender Untersuchung des Nervensystems, liegen kaum vor (DAVIDSON u. FEINLEIB 1972). Oft sind die Beschreibungen sehr summarisch und vermitteln nur einen vagen Eindruck. Dabei ist immer zu bedenken, daß die *chronische* Intoxikation sich auch besonders auf das kardiovaskuläre System auswirkt und über diesen Weg sekundär Hirnveränderungen zustande kommen können.

Eine der ältesten makroskopischen Hirnbeschreibungen nach *akuter* CS_2-Vergiftung stammt von FOREMAN (1886), der bei einem 63jährigen Mann mit peroraler Intoxikation 20 h nach dem Tode die Obduktion ausführte und eine massive Hyperämie der weichen Häute mit prall gefüllten Venen feststellte. An der Hirnsubstanz selbst konnte er keinen pathologischen Befund erheben.

In dem von QUENSEL (1904) mikroskopisch untersuchten Fall (Fall 4) handelte es sich um einen 34jährigen Mann, der nach mehrtägiger Arbeit in einer Gummifabrik ohne Schutzvorrichtungen mit Kopfschmerzen, Zittern der Beine, Schwindelgefühl und Unruhe erkrankt war, verwirrt wurde und nach 3wöchiger Krankheitsdauer an Herzversagen starb. Die Sektion erfolgte bereits 8 h nach dem Tode. Zur mikroskopischen Untersuchung standen u.a. Zellfärbungen nach NISSL und Markscheidenfärbungen nach KULTSCHITZKY-PAL zur Verfügung. Die histologischen Befunde bestanden in chromatolytischen Nervenzellveränderungen unterschiedlichen Ausmaßes disseminiert und fast ubiquitär, bis in das Lumbalmark abwärts nachweisbar, im Kleinhirn auf die Purkinje-Zellen beschränkt. Vakuolisierende Zellveränderungen fanden sich äußerst selten. Eine nennenswerte Gliareaktion lag nicht vor. Besonders hervorgehoben wird das Verhalten der Gefäße in Form von Aufquellung der Adventitia und adventitieller Kernvermehrung. In den Virchow-Robinschen Räumen der Markgefäße lagen verschiedentlich mit pigmentierten Abbauprodukten beladene Makrophagen. Markfaserausfälle waren weder in der Rinde noch in der weißen Substanz nachweisbar.

Bei der von ABE (1933) beschriebenen Schwefelkohlenstoffvergiftung (27jähriger Arbeiter in einer Gummifabrik) mit Korsakow-Syndrom, Ataxie, Sprachstörung, Pyramidenbahnsymptomen und Paresen bot das ZNS schwerere und ausgedehntere Veränderungen als das periphere. Im Gehirn werden „Nekrosen" und „alte sklerotische Herde" beschrieben, in der grauen Substanz ausgeprägter als in der weißen, die teils als Folge chronischer Zirkulationsstörungen und Ernährungsstörungen gewertet werden (der Zustand des zerebralen Gefäß-systems ist in dem uns zugänglichen Referat nicht erwähnt), teils als direkte toxische Wirkung. Eine Beteiligung der Pyramidenbahn lag auch im Fall von FUJII und HIROSE (1935) vor neben Nervenzelldegenerationen und Gliose. AL-PERS berichtete 1939 über 2 weitere Fälle von offensichtlich chronischer CS$_2$-Intoxikation. In dem einen Fall bestanden erhebliche arteriosklerotische Wand-veränderungen an den Hirnarteriolen und herdförmige Nervenzellausfälle be-sonders in der Stirnhirnrinde, Ganglienzelldegenerationen in Pallidum und Puta-men sowie Zeichen einer Polyneuropathie, die im 2. Fall das Bild beherrschte.

Ganz aus dem Rahmen der bisherigen Beobachtungen fällt Fall 1 von SCHRAMM (1940), der bereits klinisch entzündliche Liquorveränderungen gebo-ten hatte, an einer Bronchopneumonie gestorben war, und bei dem an zahlrei-chen Stellen im Gehirn, insbesondere auch im Hirnstamm, Gliaknötchen, peri-vaskuläre Infiltrate sowie eine Leptomeningitis nachgewiesen wurden. Der von SCHRAMM unterstellte Zusammenhang mit einer chronischen CS$_2$-Intoxikation erscheint allerdings mehr als fraglich.

Über die *Neuropathie* bei der chronischen Schwefelkohlenstoff-Vergiftung des Menschen liegen bisher keine detaillierten morphologischen Angaben vor. Nach CAVANAGH (1973) muß man aufgrund der klinischen und elektrophysiolo-gischen Befunde davon ausgehen, daß diese sensomotorische Polyneuropathie vom distalen Verteilungsmuster dem „dying-back type" entspricht. Zu ähnlichen Schlußfolgerungen kommen VASILESCU und FLORESCU (1980).

Im Hinblick auf die Schäden am kardiovaskulären System mit seinen ver-schiedenen Gefäßprovinzen bei der chronischen Schwefelkohlenstoffvergiftung verdient schließlich die *Retinopathie* derartiger Patienten besondere Beachtung. Sie ist durch mikrovaskuläre Veränderungen im Sinne von Mikroaneurysmen und Hämorrhagien gekennzeichnet, tritt relativ früh auf (SUGIMOTO u. GOTO 1980) und kommt offenbar recht häufig vor. NAKAMURA et al. (1974) sahen sie unter 17 Fällen 14mal.

4. Tierexperimentelle Befunde

Die Ergebnisse der tierexperimentellen Studien lassen, abhängig vom jeweils gewähl-ten Versuchstier, unterschiedliche Akzente erkennen.

FERRARO (1940) hatte in seinen Schwefelkohlenstoff-Experimenten Katzen und Ka-ninchen benutzt und in den frühen Stadien Schwellung und Ausfall von Nervenzellen diffus in der Rinde, in den Basalganglien und im Kleinhirn gefunden, in weiter fortge-schrittenen Stadien Mikromalazien besonders in der Rinde, gelegentlich im Striatum und einmal auch im Pallidum. Darüber hinaus zeigten 7 von 8 Katzen bilateral eine Erweichung des Zahnkernes, die bei den Kaninchen nicht beobachtet wurde. Andererseits fehlten bei den Katzen Gefäßveränderungen, wie sie sonst bei chronischer CS$_2$-Intoxika-tion beschrieben werden.

ALPERS und LEWY (1940) sahen bei Hunden, die an neurologischen Symptomen Tre-mor und Ataxie geboten hatten, eine Schwellung der Nervenzellperikaryen und -fortsätze mit staubförmigem Zerfall der Nissl-Schollen. Die Rinde war diffus betroffen, desgleichen das Striatum. Im Pallidum waren die Veränderungen wesentlich weniger ausgeprägt. Auch in der Purkinje-Zellschicht des Kleinhirns fanden sich entsprechende Nervenzell-schäden. Die Astrozyten erschienen vielfach geschwollen, gelegentlich auch amöboid um-gewandelt, und an der Oligodendroglia fanden sich Veränderungen im Sinne der akuten

Schwellung. Eindrucksvoll waren auch die Befunde an den Gefäßen, wobei es sich fast ausschließlich um kortikale Arteriolen handelte. Deren Wand war verdickt, teils wie hyalinisiert, z.T. mit Proliferation der Intima. – An peripheren Nerven und an den Wurzelnerven fielen Axonauftreibungen und -fragmentation auf sowie Myelinzerfall.

Besondere Aufmerksamkeit verdienen die chronischen Versuche von RICHTER (1945) an Affen. Bei allen 4 Tieren, die unter der Intoxikation tiefgreifende Störungen der Motorik mit Verlangsamung aller Bewegungsabläufe, Rigor, Zahnradphänomen und Tremor entwickelten, bestanden symmetrische Nekrosen im Globus pallidus und in der roten Zone der Substantia nigra. RICHTER sah hierin das morphologische Äquivalent der an ein Parkinson-Syndrom erinnernden klinischen Symptomatik seiner Versuchstiere und zog eine Parallele zum Parkinson-Syndrom beim Menschen. Allerdings machten die geweblichen Veränderungen, obwohl doch die Intoxikation chronisch war, den Eindruck gleichsam durch Kumulation in Gang gesetzter akuter Läsionen.

Für die Schwefelkohlenstoff-Polyneuropathie ist ein Frühindikator nach den Befunden von JUNTUNEN et al. (1974) bei der Ratte das Auftreten von unspezifischer Cholinesterase, die sie im Initialstadium der Polyneuropathie in den intramuskulären Nervenstämmchen nachweisen konnten.

5. Anhang: Vergiftung durch Disulfiram

Disulfiram (Tetraäthyl-thiuramdisulfid) = „Antabus" findet seit 1948 (ASMUSEN et al. 1948; MARTENSEN-LARSEN 1948) weltweite Anwendung als Unterstützungstherapeutikum bei der Alkoholentziehung. Im Warmblüterorganismus wird Disulfiram über Diäthyl-dithiocarbamat zu Schwefelkohlenstoff abgebaut. Daher wird bei einer längeren Behandlung mit Disulfiram der Organismus einer chronischen Belastung mit Schwefelkohlenstoff ausgesetzt. Die als Folge einer chronischen Disulfiram-Behandlung auftretenden Neuropathien (GARDNER-THORPE u. BENJAMIN 1971), Enzephalopathien (HOTSON u. LANGSTON 1976) und Psychosen (DANIELCZYK 1969) entsprechen daher weitgehend den Bildern, die bei chronischer Schwefelkohlenstoffvergiftung beobachtet werden. Sie unterscheiden sich grundsätzlich von jenen klinischen Erscheinungen, die bei unter Disulfiram stehenden Patienten nach Genuß von Alkohol auftreten (OESTERREICH 1966; MANZ 1970) und durch den Aufstau von Acetaldehyd bestimmt werden (vgl. S. 313).

Über *Biopsiebefunde* am peripheren Nerven bei der *Disulfiram-Neuropathie* berichten BOULDIN et al. (1980) NUKADA u. POLLOCK (1981) und MOKRI et al. (1981). BOULDIN et al. fanden bei einer 42jährigen Patientin einen erheblichen Markfaserausfall im N. suralis und an den noch vorhandenen Fasern das Bild der axonalen Degeneration nach Art der Wallerschen Degeneration, wobei Axone mit dicken Markscheiden bevorzugt befallen waren. Veränderungen im Sinne der segmentalen Demyelinisierung, der Remyelinisierung oder sonstige regeneratorische Phänomene fehlten. Die Autoren meinen, bemerkenswerte Differenzen zwischen der Morphologie der Disulfiram-Neuropathie und jener der Schwefelkohlenstoff-Neuropathie feststellen zu können und vermuten daher, daß der Schwefelkohlenstoff für den neurotoxischen Effekt des Disulfiram (Antabus) nicht verantwortlich sei. ANSBACHER et al. (1981; 1982) dagegen sahen bei einer 22jährigen Frau mit Disulfiram-Neuropathie neben einem Ausfall markhaltiger Fasern und axonaler Degeneration auch Axonschwellungen mit Anhäufung von 10-nm Neurofilamenten, wie sie nach experimenteller Schwefelkohlenstoff-Intoxikation bekannt sind; sie messen daher auch bei der Disulfiram-Neuropathie des Menschen dem Metabolit Carbondisulfid die entscheidende Bedeutung zu.

Die Wirkung von Antabus im Langzeitversuch auf die zentralnervösen Strukturen wurde u.a. von UENO et al. (1977) bei der Ratte überprüft. Erste – unspezifische – Veränderungen an den Nervenzellen der Großhirnrinde fanden sich nach 6 Wochen in Form einer Zunahme der Elektronendichte des Zytoplasmas mit Alteration der Zellorganellen und Verkleinerung des Zellkerns. Die zugehörigen Satellitenzellen waren weitgehend unauffällig. Sonstige Glia, Markfasern und Kapillaren boten keinen pathologischen Befund. Relativ früh sahen die Autoren, selektiv beschränkt auf den Hypothalamus, Veränderungen an den perisynaptischen Strukturen, insbesondere an den Synapsenmembranen und im postsynaptischen Abschnitt, die unter dem Aspekt der biochemischen Vorgänge bei der synaptischen Übertragung und im Hinblick auf die bei Antabus-Psychosen beobachteten psychischen Störungen kurz diskutiert werden.

Literatur

Abe, M.: Beitrag zur pathologischen Anatomie der chronischen Schwefelkohlenstoffvergiftung. Jap. J. med. Sci., Trans. VIII Int. Med. etc 3, 1–13 (1933) – Ref. Zbl. Neurol. 71, 279 (1934)

Alpers, B.J.: Changes in the nervous system in carbon disulfide poisoning. Arch. Neurol. Psychiat. (Chic.) 42, 1173–1177 (1939)

Alpers, B.J., Lewy, F.H.: Changes in the nervous system following carbon disulfide poisoning in animals and in man. Arch. Neurol. Psychiat. (Chic.) 44, 725–739 (1940)

Ansbacher, L.E., Bosch, E.P., Cancilla, P.A.: Disulfiram neuropathy: A neurofilamentous distal axonopathy. Neurology (Minneap.) 31, 95 (1981)

Ansbacher, L.E., Bosch, E.P., Cancilla, P.A.: Disulfiram neuropathy: A neurifilamentous distal axonopathy. Neurology (Minneap.) 32, 424–428 (1982)

Asmussen, E., Hald, J., Jacobsen, E., Jørgensen, G.: Studies on the effect of tetraethylthiuram disulfide (antabuse) and alcohol on respiration and circulation in normal human subjects. Acta pharmacol. (Kbh.) 4, 297–304 (1948)

Bouldin, T.W., Hall, C.D., Krigman, M.R.: Pathology of disulfiram neuropathy. Neuropathol. appl. Neurobiol. 6, 155–160 (1980)

Browning, E.: Toxity and metabolism of industrial solvents. Amsterdam-London-New York: Elsevier: 1965

Brüderl, R., Benini, A.: Polyneuritis als Folge chronischer Schwefelkohlenstoffvergiftung, anhand 5 eigener Fälle. Schweiz. med. Wschr. 104, 15–18 (1974)

Cavanagh, J.B.: Peripheral neuropathy caused by chemical agents. CRC Crit. Rev. Toxicol. 2, 365–417 (1973)

Danielczyk, W.: Folgen einer Disulfiram-Psychose. Nervenarzt 40, 188–191 (1969)

Davidson, M., Feinleib, M.: Carbon disulfide poisoning: a review. Amer. Heart J. 83, 100–114 (1972)

Eulenberg, H.: Die Lehre von den schädlichen und giftigen Gasen. Braunschweig: Vieweg 1865

Evreux, J.C., Motin, J., Roche, L., Vincent, V.: Précis de toxicologie clinique. Paris: Masson 1968

Ferraro, A.: Diskussionsbemerkung. Arch. Neurol. Psychiat. (Chic.) 44, 737 (1940)

Foreman, W.M.: Notes of a fatal case of poisoning by bisulfide of carbon; with postmortem appearances and remarks. Lancet 1886 II, 118–119

Fujii, O., Hirose, T.: Ein Fall von chronischer Schwefelkohlenstoffvergiftung. Ref. Zbl. Neur. 75, 66 (1935)

Gardner-Thorpe, C., Benjamin, S.: Peripheral neuropathy after disulfiram administration. J. Neurol. Neurosurg. Psychiat. **34**, 253–259 (1971)

Grinker, R.R.: Neurology. 3rd. Ed. CC. Springfield Ill: Thomas 1944

Hotson, J.R., Langston, J.W.: Disulfiram-induced encephalopathy. Arch. Neurol. Psychiat. (Chic.) **33**, 141–142 (1976)

Jordi, A.: Schädigung des Nervensystems durch gewerbliche Gifte unter besonderer Berücksichtigung der Frühsymptome. Praxis **56**, 610–618 (1967)

Juntunen, J., Haltia, M., Linnoila, L.: Histochemically demonstrable non specific cholinesterase as an indicator of peripheral nerve lesion in carbon disulfide-induced polyneuropathy. Acta neuropath. (Berl.) **29**, 361–366 (1974)

Ley, H.: Exogene zerebrale Vergiftungen. In: Bodechtel, G. (Hrsg.), Differentialdiagnose neurologischer Krankheitsbilder. Stuttgart: Thieme 1963

Manz, F.: Neurotoxische Nebenwirkungen bei Disulfiram-(Antabus-)Überdosierung. Nervenarzt **41**, 92–94 (1970)

Martensen-Larsen, O.: Treatment of alcoholism with a sensitizing drug. Lancet **1948 II**, 1004–1005

Moeschlin, S.: Klinik und Therapie der Vergiftungen, 5. Aufl. Stuttgart: Thieme 1972

Mokri, B., Ohnishi, A., Dyck, P.J.: Disulfiram neuropathy. Neurology (Minneap.) **31**, 730–735 (1981)

Nakamura, K., Harada, M., Tatetsu, S., Miyagawa, T., Tsukayama, T., Kawano, K., Kabashima, K., Hirata, M., Toya, G.: A clinical study on chronic carbon disulfide poisoning. Pschiat. Neurol. jap. **76**, 243–273 (1974)

Nukada, H., Pollock, M.: Disulfiram neuropathy – A morphometric study of sural nerve. J. Neurol. Sci. **51**, 51–67 (1981)

Oesterreich, K.: Nebenwirkungen, Zwischenfälle und Todesfälle unter Antabusbehandlung. Nervenarzt **37**, 98–103 (1966)

Quensel, F.: Neue Erfahrungen über Geistesstörungen nach Schwefelkohlenstoffvergiftung. Mschr. Psychiat. Neurol. **16**, 48–70, 257–268 (1904)

Richter, R.: Degeneration of the basal ganglia in monkeys from chronic carbon disulfide poisoning. J. Neuropath. exp. Neurol. **4**, 324–353 (1945)

Schramm, H.: Chronische Schwefelkohlenstoffvergiftungen in der Kunstseide- und Zellwollindustrie. Dtsch. med. Wschr. **66**, 180–182 (1940)

Sugimoto, K., Goto, S.: Retinopathy in chronic carbon disulfide exposure. In: Merigan, W.H., Weiss, B. (eds.), Neurotoxicity of the visual system. New York: Raven Press 1980

Teleky, L.: Gewerbliche Vergiftungen. Berlin-Göttingen-Heidelberg: Springer 1955

Ueno, T., Miyagishi, T., Takahata, N.F., Fujieda, T.: Electron microscopic studies on the cerebral lesions of rats in experimental chronic disulfiram poisoning. Acta neuropath. (Berl.) **38**, 221–224 (1977)

Vasilescu, C., Florescu, A.: Clinical and electrophysiological studies of carbon disulphide polyneuropathy. J. Neurol. **224**, 59–70 (1980)

Vigliani, E.C.: Vergiftung mit Schwefelkohlenstoff. In: Baader, F.W. (Hrsg.), Handbuch der Gesamten Arbeitsmedizin. Berlin-München-Wien: Urban u. Schwarzenberg 1961

C. Metalle und Metalloide

Von G. Quadbeck und G. Ule

I. Lithium (Li)

1. Vorkommen und Wirkungsweise

Lithium ist das leichteste Metall, das in Form seiner Salze weit in der Natur verbreitet vorkommt. Es findet technische Verwendung in der Glas- und Keramikindustrie und ist auch wesentlicher Bestandteil der sog. Wasserstoffbombe. Gewerbliche Lithiumvergiftungen sind nicht bekannt. Intoxikationen sind als Folge therapeutischer Anwendung von Lithiumsalzen oder bei Zufuhr in suizidaler Absicht beobachtet worden.

Die gute Löslichkeit des Lithiumsalzes der Harnsäure hat in der zweiten Hälfte des 19. Jahrhunderts dazu geführt, Lithiumsalze zur Gichtbehandlung einzusetzen. Eine Überprüfung dieser Therapie ergab, daß Harnsäuresteine zwar in vitro durch Lithiumsalze aufgelöst wurden, nicht aber in vivo, so daß diese Therapie sich als unbegründet erwies (Gattozzi 1970). Gegen Ende der 40er Jahre wurde insbesondere in den USA versucht, bei Hochdruckkranken mit kochsalzarmer Diät Lithiumchlorid zum Würzen der Speisen einzusetzen. Nachdem als Folge von Lithiumvergiftungen dabei mehrere Todesfälle aufgetreten waren, wurde die Verwendung von Lithiumchlorid als Kochsalzersatz unterlassen (Corcoran et al. 1949).

Im Jahre 1949 machte Cade in Australien die Beobachtung, daß Meerschweinchen unter dem Einfluß von Lithiumsalzen sediert wurden. Aufgrund dieser Beobachtung setzte er Lithiumsalze erfolgreich zur Behandlung manischer Psychosen ein. In einer sorgfältigen Doppelblindstudie wurden die Beobachtungen von Cade in Dänemark überprüft und weitgehend bestätigt (Schou et al. 1954). Aufgrund der inzwischen mit der Lithiumtherapie gewonnenen Erfahrung werden heute Lithiumsalze zur Behandlung manischer Psychosen und zusätzlich prophylaktisch bei bipolaren und monopolaren Formen manisch-depressiver Psychosen eingesetzt (Schou 1969, 1974).

Die Wirkungsweise von Lithium im Hinblick auf seinen therapeutischen Effekt ist bis heute noch unbekannt, was wohl in erster Linie darauf zurückzuführen ist, daß der Entstehungsmechanismus oder die Entstehungsmechanismen der zyklothymen Psychosen bisher noch nicht eindeutig geklärt sind. Für die toxischen Erscheinungen, die durch Lithium ausgelöst werden, ist wohl in erster Linie die Ähnlichkeit von Lithium mit Natrium und Kalium als Alkalimetall anzusehen. Daher kann Lithium insbesondere Natrium an Orten seiner biologischen Wirkung verdrängen und damit zu Störungen im Elektrolythaushalt führen. Die wesentliche Rolle, die Natrium und Kalium im Bereich des ganzen Nervensystems spielen, ergibt sich zwangsläufig aus der Vielzahl von Störmöglichkeiten. Wie komplex diese Eingriffe in den Elektrolythaushalt sind, wurde von HESKETH (1977) gezeigt. Dieser beobachtete, daß die Natriumpumpe für den Transport von Natrium aus dem Blut in den Liquor durch Lithium stimuliert wurde, wenn die Lithiumsalzlösung intraventrikulär gegeben wurde. Bei Zufuhr auf dem Blutweg dagegen kam es zu einer Hemmung des aktiven Natriumtransportes in den Liquor.

Auch der Glukosestoffwechsel des Gehirns scheint durch Lithium beeinflußt zu werden. So stellte PLENGE (1976) im Tierversuch fest, daß unter dem Einfluß von Lithium vermehrt Glukose in das Gehirn aufgenommen wird. Während der glykolytische Abbau zu Milchsäure ansteigt, geht der Abbau im Zitronensäurezyklus zurück. Dies bedeutet eine vermehrte Aufnahme von Glukose bei gleichzeitig unökonomischer Nutzung. Auch der Monoaminstoffwechsel im Gehirn wird durch Lithium beeinflußt. Unter Lithium erfolgt der Noradrenalin-Abbau im Gehirn vermehrt über die intraneural ablaufende oxydative Desaminierung und weniger über die O-Methylierung (SCHILDKRAUT et al. 1966). Hierdurch kommt es zu einer verminderten Noradrenalin-Freisetzung an den Synapsen. Auch die Dopaminaufnahme in den Synaptosomen wird durch Lithium beeinflußt. Bei akuter Lithiumzufuhr wird sie gehemmt, nach chronischer Lithiumgabe gesteigert (STEFANINI et al. 1977). Welchen Anteil die einzelnen bisher nachgewiesenen biologischen Lithiumwirkungen am Vergiftungsbild haben, muß vorerst noch offen bleiben.

2. Klinisches Bild

Es ist geprägt durch eine Vielzahl von Störungen, die verschiedene Systeme betreffen. GATTOZZI (1970) führt u.a. an: Anorexie, Nausea, Erbrechen, Diarrhö, Polydypsie und Polyurie, allgemeine Muskelschwäche, erhöhte Muskelerregbarkeit, Tremor, Ataxie, choreo-athetoide Hyperkinese, Bewußtseinsstörungen bis zum Koma, generalisierte Krampfanfälle und kardiovaskuläre Symptome. Im EEG verminderte alpha-Aktivität und zunehmend theta- und delta-Wellen sowie sharp waves (HELMCHEN u. KANOWSKI 1971; SPATZ et al. 1978).

Bei Versuchstieren tritt nach einer Lithiumvergiftung der Tod durch Nieren- und Herz-Kreislauf-Versagen ein. Beim Menschen steht bei tödlich verlaufenden Lithiumintoxikationen nach den Beobachtungen von SCHOU (1969) das Gehirn im Vordergrund mit Bewußtseinsstörungen bis zum tiefen Koma. Hinzu kamen erhöhter Muskeltonus und Rigor bei gesteigerten Eigenreflexen. Weiterhin wurde häufig faszilläres Muskelzucken oder Tremor beobachtet. Charakteristisch erwies sich das Auftreten von Streckkrämpfen. Zuweilen werden auch Halbseitenbefunde erhoben, die fälschlich als Hirnblutung gedeutet werden können. Die Nierenfunktion und das EKG waren bei diesen tödlich verlaufenen Fällen nur mäßig betroffen. Als wesentliche Komplikation ist oft eine zusätzliche Pneumonie beschrieben worden.

Die Diagnose der Lithiumvergiftung wird durch Bestimmung des Lithiumspiegels im Serum gestellt. Bei einem Serumspiegel über 1,5 mval/l kann mit toxischen Erscheinungen gerechnet werden. Diese müssen aber nicht unbedingt bemerkt werden. Wir konnten selbst einen Patienten untersuchen, der sich bei einem Lithiumspiegel von 2,6 mval/l absolut beschwerdefrei fühlte. Bei einem Blutspiegel oberhalb von 3 mval/l besteht Lebensgefahr. Der Blutspiegel kann nach einer tödlich verlaufenen Lithiumintoxikation sehr niedrig liegen. Dies ist dann auf eine intensive therapeutische Lithiumausschwemmung zurückzuführen. Daher ist ein fehlender Lithiumbefund im postmortal entnommenen Blut kein zuverlässiger Beweis gegen das Vorliegen einer Lithiumintoxikation.

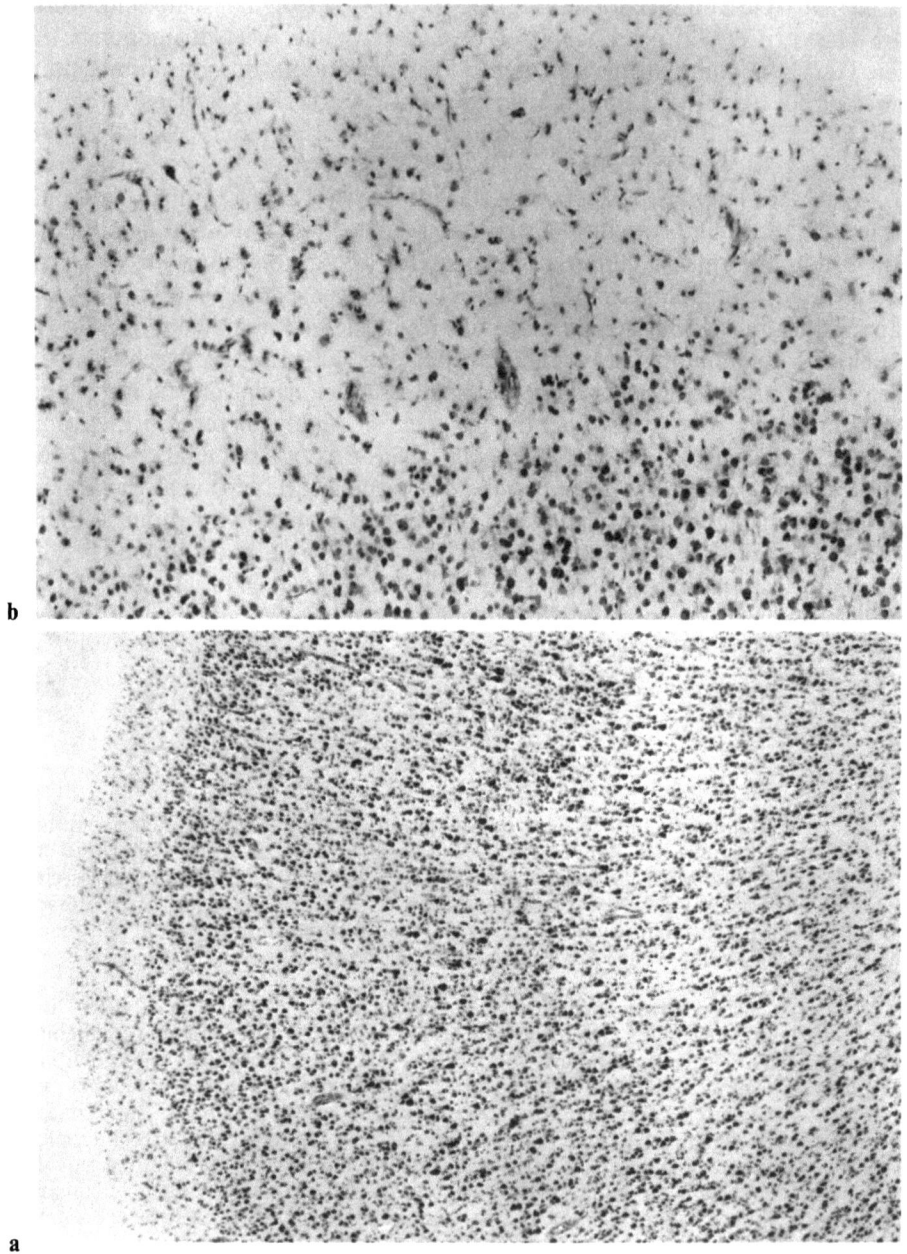

Abb. 51 a, b. Akute Lithiumintoxikation. Ausgeprägte zellige Gliose mit Überwiegen der Astroglia besonders in der Molekularschicht. **b** Nissl × 100. Ausschnitt aus **a**. (Original-präparat von Reg. Med.-Dir. Dr. H. JAKOB, Wiesloch)

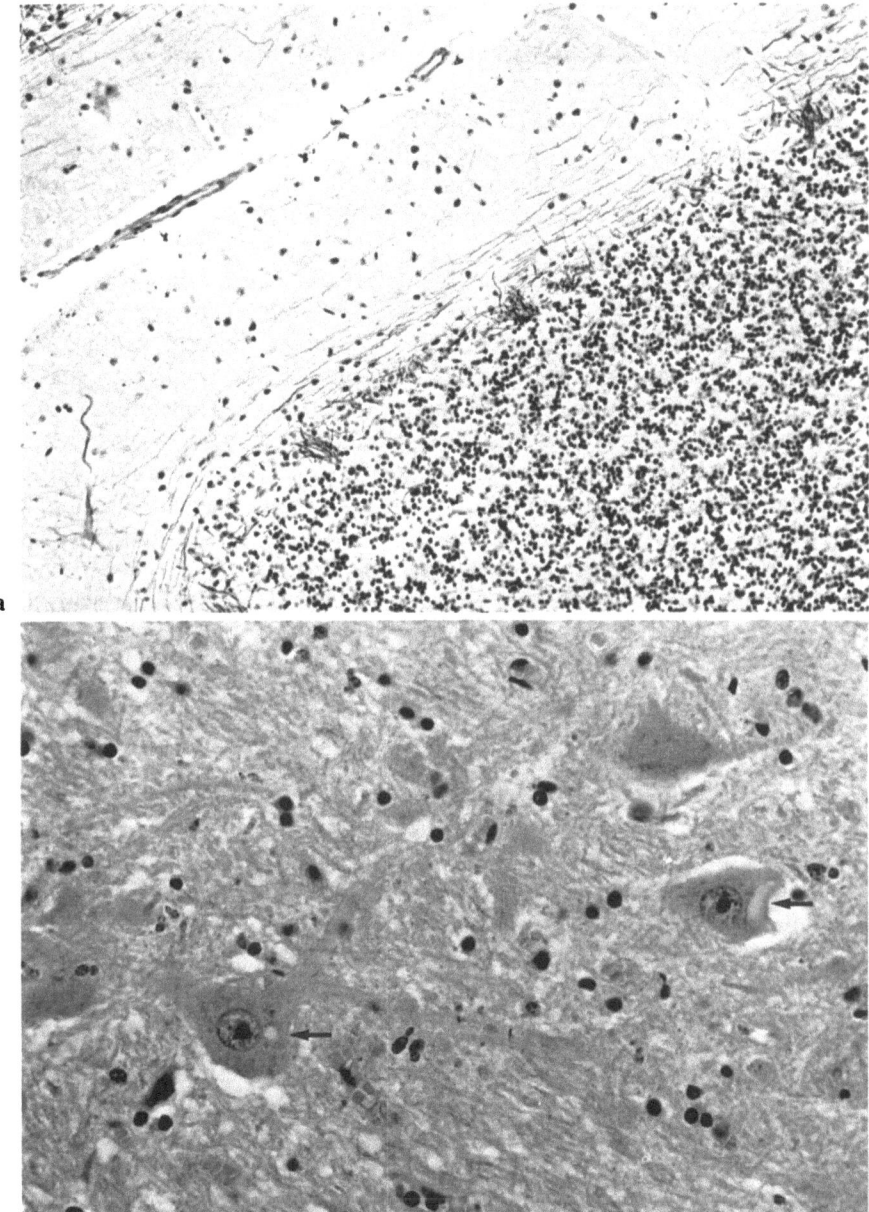

Abb. 52a, b. Chronische Lithiumenzephalopathie: 61jährige Frau mit 3maliger Lithium-Intoxikation, letztmalig 3 Jahre vor dem Tode, mit bleibenden klinischen Störungen. Neuropathologisch: Purkinje-Zellausfälle mit „leeren Faserkörben" **a** und Lichtung der Körnerzellschicht, Gliose in Zahnkern, unteren Oliven und Nucleus ruber. **b**. Zytoplasmaeinschlüsse (*Pfeile*) besonders im Bereiche der Hirnnervenkerne und hochgradige Lipofuscinbeladung der lipophilen Nervenzellen. (Aus PEIFFER 1981)

3. Pathologische Anatomie

In der Regel werden Li-Intoxikationen, wenn sie nicht tödlich ausgehen, ohne Folgen überlebt. Es gibt allerdings einige klinische Berichte über bleibende Hirnschäden (ANGST 1970; HARTITZSCH, V. v. 1972; zit. nach JUUL-JENSEN u. SCHOU 1973), im wesentlichen mit zerebellaren Symptomen. In einem Fall von JUUL-JENSEN und SCHOU war gleichzeitig auch Phenytoin genommen worden, wonach das Auftreten zerebellarer Störungen ebenfalls bekannt ist (THOMAS 1974).

Genauere patho-anatomische Berichte liegen bisher nur von JAKOB (1977) und PEIFFER (1980, 1981) vor. Wie weit diese Befunde allerdings als typisch für Li-bedingte Hirnschäden anzusehen sind, bleibt offen. JAKOB sah bei einer 44jährigen Patientin mit Zyklothymie nach akuter Lithiumvergiftung – die Patientin erhielt auch Psychopharmaka – mikroskopisch bei auffallender Astrozytose in Rinde und Mark (s. Abb. 51) ein diskretes spongiös-dystrophisches Gewebssyndrom im Bereiche der Mark-Rinden-Grenze, im Thalamus, Mittelhirn, Kleinhirn und Rückenmark sowie eine stärkere Lipopigmentbeladung der lipophilen Nervenzellen. In der Beobachtung von PEIFFER war nach 3maliger Lithiumintoxikation eine Enzephalopathie mit extrapyramidal-motorischem Restsyndrom geblieben und 3 Jahre überlebt worden. Überraschenderweise waren keine nennenswerten Ausfälle in der Substantia nigra, im Locus caeruleus oder im Pallidum nachweisbar. Dagegen fanden sich eine schwere Kleinhirnrindenschädigung und Zytoplasmaeinschlüsse in den Ganglienzellen der Hirnnervenkerne (s. Abb. 52). In dem in der Übersicht von GLESINGER (1954) erwähnten Todesfall ist der patho-anatomische Hirnbefund so summarisch wiedergegeben, daß die Beschreibung weder einen Vergleich mit den beiden oben erwähnten Fällen noch eine zuverlässige Bewertung der vorgefundenen Veränderungen erlaubt. – Sehr selten sind nach überlebter Lithiumintoxikation Neuropathien mit neurogenen Muskelatrophien beschrieben worden (BRUST et al. 1979; UCHIGATA et al. 1981).

Experimentell sahen AKAI et al. (1977) beim Affen eine auffällige Schwellung des rauhen und glatten endoplasmatischen Retikulums, Mitochondrienveränderungen sowie quantitative und qualitative Störungen im Bereiche der Lysosomen in lipofuszinhaltigen Nervenzellen älterer Tiere. Ein weiterer wesentlicher Befund bestand in quantitativen Änderungen der präsynaptischen Endformationen und auch der verschiedenen Typen der Synapsenbläschen, die in verschiedenen Hirnregionen in besonderer Verteilung angetroffen wurden. Die Befunde an den Zellorganellen und Membransystemen werden als Äquivalent korrespondierender metabolischer und funktioneller Störungen gewertet. JANKA et al. (1980) beobachteten nach Lithiumgabe bei der Ratte und in der Zellkultur Schwellungszustände an den Dendriten.

Literatur

Akai, K., Roizin, L., Liu, J.C.: Ultrastructural findings of the central nervous system in lithium neurotoxicology. In: Roizin, L., Shiraki, H., Grčevič, N. (eds.), Neurotoxicology. N.Y.: Raven Press 1977

Angst (1970): zit. nach Juul-Jensen, P., Schou, M.: Permanent brain damage after lithium-intoxikation. Brit. med. J. **5893**, 673 (1973)

Brust, J.C.M., Hammer, J.S., Challenor, Y.: Acute generalized polyneuropathy accompanying lithium poisoning. Ann. Neurol. Psychiat. **6**, 360–362 (1979)

Cade, J.F.J.: Lithium salts in the treatment of psychotic excitement. Med. J. Aust. **36**, 349–352 (1949)

Corcoran, A.C., Taylor, R.D., Page, I.: Lithium poisoning from the use of salt substitutes. JAMA **139**, 685–688 (1949)

Gattozzi, A.A.: Lithium in the treatment of mood disorders. National clearinghouse for mental health information publication No. 5033 (1970)

Glesinger, B.: Evaluation of lithium in treatment of psychotic excitement. Med. J. Austral., Sydney **41**, 277–283 (1954)

Hartitzsch, B. v. (1972): zit. n. Juul-Jensen, P., Schou M. (1973)

Helmchen, H., Kanowski, S.: EEG-Veränderungen unter Lithium-Therapie. Nervenarzt **42**, 144–148 (1971)

Hesketh, J.E.: Effects of potassium and lithium on sodium transport from blood to cerebrospinal fluid. J. Neurochem. **28**, 597–603 (1977)

Jakob, H.: Neuropathologisches Syndrom nach Lithium-Intoxikation. 22. Jahrestagung d. Dtsch. Ges. f. Neuropath. u. Neuroanat. e.V. in Tübingen, 17.–19.10.1977 (Abstract). Ref. Zbl. allg. path. Anat. **122**, 587 (1978)

Janka, Z., Szentistwanyi, I., Kiraly, E., Parducz, A., Joo, F.: Preferential vulnerability of dendrites to lithium ion in rat brain and in nerve cell structure. First European Neuropathology Meeting. Vienna, Austria, Mai 6–8, 1980 (Abstract No. 60) Fakultas-Verlag Wien, 1980. – Acta neuropath. (Berl.) Supp. VII, 44–47 (1981)

Juul-Jensen, P., Schou, M.: Permanent brain damage after lithium intoxication. Brit. med. J. **5893**, 673 (1973)

Peiffer, J.: Zur Klinik und Neuropathologie zentralnervöser Dauerschädigungen nach Lithium-Therapie. In: Jellinger, K., Gross, H. (Hrsg.), Aktuelle Probleme der Neuropathologie, Bd. 6, S. 101–105. Wien: Facultas-Verlag 1980

Peiffer, J: Clinical and neuropathological aspects of long-term damages to the CNS after lithium medication. Arch. Psychiat. Nervenkr. **231**, 41–60 (1981)

Plenge, P.: Acute lithium effects on rat brain glucose metabolism in vivo. Int. Pharmacopsychiat. **11**, 84–92 (1976)

Schildkraut, J.J., Schanberg, S.M., Kopin, I.J.: The effects of lithium ion on ^{3}H-norepinephrine metabolism in brain. Life Sci. **5**, 1479–1483 (1966)

Schou, M.: Lithium als Psychopharmakon. Fortschr. Neurol. Psychiat. **37**, 349–383 (1969)

Schou, M.: Heutiger Stand der Lithium-Rezidivprophylaxe bei endogenen affectiven Erkrankungen. Nervenarzt **45**, 397–418 (1974)

Schou, M., Nielsen-Juel, N., E. Strömgren, Voldby, H.: The treatment of manic psychoses by the administration of lithium salts. J. Neurol. Psychiat. **17**, 250–260 (1954)

Spatz, R., Kugler, J., Grell, W., Lorenzi, E.: Das Elektroenzephalogramm bei der Lithium-Intoxikation. Nervenarzt **49**, 539–542 (1978)

Stefanini, E., Argiolas, A., Gessa, G.L.: Effect of lithium on dopamine uptake by brain synaptosomes. J. Neurochem. **27**, 1237–1239 (1976)

Thomas, D.J.: Brain damage after lithium and phenytoin. Brit. med. J. **5905**, 457–458 (1974)

Uchigata, M., Tanabe, H., Hasue, I., Kurihara, M.: Peripheral neuropathy due to lithium intoxication. Ann. Neurol. Psychiat. **9**, 414 (1981)

II. Kadmium (Cd)

1. Vorkommen, Wirkungsweise und Klinik

Kadmium gehört zu den selteneren Elementen, ist aber trotzdem weitverbreitet. Zinkmineralien enthalten immer Kadmium, so daß dessen Oxid im Rauch der Zinkhütten häufig in nennenswerten Mengen enthalten ist. Da auch Kupfer-

und Bleierze meist kadmiumhaltig sind, besteht bei Verhüttungsbetrieben dieser Metalle ebenfalls die Gefahr einer Kadmiumbelastung für die Umgebung. Kadmium wird technisch zur Herstellung von korrosionsschützenden Überzügen für Stahlrohre oder Gefäße verwendet. Weiterhin findet es umfangreichen Einsatz bei der Herstellung von Nickel-Kadmium-Akkumulatoren und als Farbpigment zur Herstellung von gelben Farben.

Kadmium hat chemisch große Ähnlichkeit mit Zink. Daher ist sicher ein Teil seiner toxischen Wirkung auf die Verdrängung von Zink, einem lebensnotwendigen Spurenmetall, zurückzuführen. Kadmium kann aber auch im Knochen anstelle von Kalzium eingelagert werden (LAUWERYS 1979), so daß auch an eine Beeinflussung des Kalziumstoffwechsels oder der Aktivität kalziumabhängiger Enzymsysteme gedacht werden muß. Die voll ausgebildete Blut-Hirn-Schranke ist für die Cd-Ionen impermeabel, so daß mit Schädigung des ZNS durch Kadmium höchstens im frühen Kindesalter gerechnet werden kann.

Bei der akuten Vergiftung stehen bei peroraler Aufnahme Schmerzen im Bereich des Intestinaltraktes im Vordergrund. Erfolgt die Aufnahme durch Einatmen von Dämpfen oder Staub ist der Atmungstrakt in erster Linie betroffen. Schwere Vergiftungen führen nach einer Latenz von wenigen Stunden zum Tod im Lungenödem. Für die chronische Vergiftung ist das Auftreten eines Hochdrucks charakteristisch. Hinzu kommen noch Nierenschäden mit Proteinurie. In Japan wurde besonders als Folge der kadmiumbedingten Knochenschäden ein als ITAI-ITAI-Krankheit beschriebenes Syndrom beobachtet, das durch unerträgliche lanzinierende Schmerzen imponiert (LAUWERYS 1979). Wiederholt wurde ein Verlust des Riechvermögens beschrieben, wahrscheinlich als Folge einer Schädigung der peripheren Rezeptoren (ARVIDSON 1981).

2. Pathologische Anatomie

Neuropathologische Befunde beim Menschen sind nicht bekannt. Einen Überblick über tierexperimentelle Ergebnisse bei Ratten und Kaninchen bringt SAMARAWICKRAMA (1979). Danach kommt es bei noch nicht ausgereiften Tieren zu einer hämorrhagischen Enzephalopathie mit kleinfleckigen Blutungen in der weißen Substanz, weniger in den grisealen Abschnitten. Besonders betroffen ist das Kleinhirn. Hier finden sich auch Nervenzelluntergänge in der Purkinjezellschicht und in der Körnerschicht. Bei den ausgewachsenen Versuchstieren beschränken sich die Hämorrhagien auf die Spinalganglien. Ursache der Blutungen im ZNS und im Bereiche der Spinalganglien sind Endothelschäden an Kapillaren und Venolen des Nervensystems. In den Testes sind ähnliche Kapillarschäden nachweisbar, während andere Gefäßprovinzen intakt erschienen. WEBSTER und VALOIS (1981) überprüften die neurotoxische Wirkung von Kadmium bei der neugeborenen Maus und kamen zu ähnlichen Ergebnissen. Nervenzelluntergänge in der Rinde waren allerdings nicht immer von Erythrodiapedesen begleitet, oft nur von einem Ödem, wobei die Schrankenstörungen weitgehend auf noch nicht voll ausgereifte Kapillaren begrenzt erschienen. Die Ganglienzellausfälle – im Kleinhirn bevorzugt in der inneren Körnerzellschicht – imponierten als Sekundäreffekte der Kapillarschäden, die sich an den noch nicht ausgereiften

Haargefäßen mit Vakuolisierung und Verdünnung der Wand sowie Verbreiterung der interendothelialen Gaps darstellten. Nach der 3. Lebenswoche waren
bei der Maus keine pathologischen Veränderungen im ZNS durch Kadmium
mehr auslösbar.

Nach den Ergebnissen von TISCHNER und SCHRÖDER (1972) an organoty-
pischen Kulturen von Spinalganglien wirkt sich allerdings Kadmium offensichtlich nicht nur über die Endothelschädigung auf das Nervensystem aus. Sie fanden in den Neuronen der sensorischen Ganglien herdförmige Anhäufungen von
Glykogen und von wirbelartig angeordneten Filamenten und schließen auf eine
unmittelbare Wirkung der Cd-Ionen auf das periphere Nervengewebe.

Auch ARVIDSON (1980) überprüfte die Wirkung von Kadmium auf das periphere Nervensystem, und zwar der erwachsenen Maus. Endothelzell-Läsionen
und Hämorrhagien waren in den sensiblen Ganglien ein regelmäßiger Befund.
Aber auch Nervenzellveränderungen und dystrophische Axonschäden kamen
in Spinalganglien vor, nicht jedoch in den Ganglien des Sympathikus. Die Peri-
neuralzellen des N. ischiadicus waren weitgehend unauffällig, die perineurale
Diffusionsbarriere gegenüber HRP (horseradish peroxidase) hier intakt.

Literatur

Arvidson, B.: Regional differences in severity of cadmium-induced lesions in the peripheral nervous system in mice. Acta neuropath (Berl.) **49**, 213–224 (1980)
Arvidson, B.: Is cadmium toxic to the nervous system? Trends Neuro Sci **4**, XI–XIV
(1981)
Lauwerys, R.: Cadmium in man. In: Webb, M. (ed.), The chemistry, biochemistry and
biology of cadmium. Topics in enviromental health, Vol. 2. Amsterdam: Elsevier
1979
Samarawickrama, G.P.: Biological effects of cadmium in mammals. In: Webb, M. (ed.),
The chemistry, biochemistry and biology of cadmium. Topics in environmental health,
Vol. 2. Amsterdam-New York-Oxford: Elsevier 1979
Tischner, K.H., Schröder, J.M.: The effects of cadmium chloride on organotypic cultures
of rat sensory ganglia. J. neurol. Sci. **16**, 383–399 (1972)
Webster, W.S., Valois, A.A.: The toxic effects of cadmium on the neonatal mouse CNS.
J. Neuropath. exp. Neurol. **40**, 247–257 (1981)

III. Mangan (Mn)

1. Vorkommen und Wirkungsmechanismus

Mangan kommt vorwiegend als Braunstein (Mangandioxid) in der Natur
vor. Es ist für viele Pflanzen ein lebenswichtiges Spurenelement, so daß mangan-
arme Böden mit Mangansalzen gedüngt werden müssen, um ein gutes Wachstum
zu ermöglichen. Auch für den Warmblüter ist Mangan ein notwendiges Spurenelement. Da die menschliche Nahrung im allgemeinen ausreichende Mengen
an Mangan enthält, kommen allein auf Mangan zu beziehende Mangelsyndrome

beim Menschen nicht vor. Im Tierversuch führt Manganmangel zu Wachstumsstörungen. Hier konnte eine wesentlich verminderte Aktivität der Leber-Argi-
nase und der Malat-Dehydrogenase als Folge des Mn-Mangels nachgewiesen
werden (KIRCHGESSNER et al. 1979). Obwohl Mangan somit ein lebensnotwendi-
ges Spurenelement darstellt, kann es doch bei Dauereinwirkung zu pathologischen Schäden führen.

Als Braunstein findet Mangan in großem Umfange Anwendung bei der Fabrikation von Trockenelementen, als „Glasmacherseife" (zum Aufhellen von
eisenhaltigem Glas), zur Herstellung von Anstrichfarben und insbesondere von
metallischem Mangan als Legierungsbestandteil und Desoxidans bei der Stahlgewinnung. Weiterhin findet Mangan Verwendung bei der Anfertigung von
Schweißelektroden und – wie schon erwähnt – in der Düngemittelindustrie.
Mangansalze, insbesondere Alkalisalze der Permangansäure, werden auch als
Oxidationsmittel eingesetzt. Der wesentliche Weg für Manganintoxikationen
ist die Aufnahme von manganhaltigen Stäuben, insbesondere von Braunsteinstaub, über die Lungen. Voraussetzung für das Auftreten einer chronischen
Manganintoxikation scheint eine besondere Disposition zu sein, da nicht alle
einer Manganstaub-Belastung ausgesetzten Personen eine Vergiftung erleiden.

Mangan kommt in seinen Verbindungen 1-, 2-, 3-, 4-, 6- und 7wertig vor.
Es kann daher verschiedene andere Elemente im Organismus ersetzen oder verdrängen. Im Tierversuch konnten MUSTAFA und CHANDRA (1971) zeigen, daß
24 Monate nach einer einmaligen intratrachealen Zufuhr von Braunsteinstaub
der Dopamingehalt des Gehirns auf ein Fünftel und der von Noradrenalin
etwa auf die Hälfte reduziert war. Auch nach chronischer peroraler Gabe von
Mangan-(II)Chlorid konnten BONILLA und DIEZ-EWALD (1974) im Tierversuch
einen Abfall von Dopamin im Gehirn nachweisen. Auch hier war der Gehalt
von Homovanillinsäure im Gehirn reduziert. Aufgrund ihrer Befunde schließen
diese Autoren, daß durch Mangan die Tyrosinhydroxylase gehemmt wird. Ob
die von RUBENSTEIN et al. (1962) nachgewiesene hypoglykämische Wirkung von
Mangan bei der Pathogenese des klinischen Bildes eine Rolle spielt, muß offen
bleiben.

2. Klinisches Bild

Obwohl in Manganbergwerken und in der manganverarbeitenden Industrie viele
Tausend ständig einer Manganbelastung unterworfen sind, wurden nach BAADER (1961)
bis zum Jahre 1961 nur etwa 400 Fälle von Manganismus beschrieben. Es handelt sich
somit um ein seltenes Krankheitsbild. Die Dauer der Manganbelastung bis zum Auftreten
des klinischen Bildes variiert von 49 Tagen bis zu 20 Jahren. Es kann nach Beendigung
der Manganbelastung bis zu 11 Jahren dauern, bis die ersten klinischen Symptome in
Erscheinung treten (BAADER 1961).

Das klinische Bild entspricht in der Endphase dem eines Parkinsonismus. Der Beginn
der Erkrankung ist meist uncharakteristisch. Müdigkeit und Schlafbedürfnis fallen auf.
Hinzu kommen erhöhte Reizbarkeit und Affektlabilität. Nicht selten werden optische
und akustische Halluzinationen beschrieben. Im weiteren Verlauf stehen neurologische
Störungen wie Gangunsicherheit, Gesichtsstarre, Sprachstörungen und Rigidität mit
Zahnradphänomen im Vordergrund. Der typische Parkinson-Tremor ist selten, häufig
aber wird ein Intentionstremor beobachtet. Charakteristisch sind Zwangslachen und
Zwangsweinen, das mehrere Minuten anhalten kann (BAADER 1961; ALLEN 1975).

3. Pathologische Anatomie

Im Gegensatz zu der relativ umfangreichen klinischen Kasuistik ist die Zahl der ausreichend pathomorphologisch untersuchten Fälle außerordentlich gering und ihre Auswertbarkeit durch akzidentelle Veränderungen überdies z.T. beeinträchtigt. Ashizawa (1927) hat wohl als erster die nach dem klinischen Erscheinungsbild bereits zu vermutende Pallidumatrophie beschrieben. Sie betraf ganz überwiegend das innere Pallidumglied, in dem fast sämtliche Nervenzellen ausgefallen waren. Einen diskreten Nervenzellschwund sah er auch im äußeren Pallidumglied und im Striatum und darüber hinaus neben einer auffallend starken Lipopigmentbeladung der noch erhaltenen Ganglienzellen eine hochgradige Anreicherung eisenhaltigen Pigments in der Glia. Im atrophischen Gebiet bestand eine zellige Gliose. Bei dem von Canavan et al. (1934) beschriebenen Fall lagen eine geringgradige Atrophie des Schläfenhirns vor und eine deutlichere des Stirnhirns mit Hydrozephalus sowie degenerative Nervenzellveränderungen und fokale Zellausfälle mit Neuronophagien im Nucleus caudatus und im Pallidum. Auch hier war das eisenhaltige Pigment in den Stammganglien vermehrt. Frische degenerative Nervenzellveränderungen boten auch der Nucleus dentatus und die Purkinje-Zellschicht der Kleinhirnrinde. Darüber hinaus bestand bei dem 69 Jahre alt gewordenen Mann eine Zerebralarteriensklerose, die wohl auch bei der Bewertung der herdförmigen Ausfälle zu berücksichtigen ist. 1936 berichtete Stadler über einen 56 Jahre alt gewordenen Mann, der mit Unterbrechungen mehrere Jahre als Braunsteinmüller gearbeitet hatte. Ein Jahr danach erkrankte er an einem akinetisch-hypertonischen Syndrom und später trat eine Hypertonie dazu. Neuropathologisch fand sich neben herdförmigen Nervenzellverödungsbezirken in der Großhirnrinde und im Putamen, die wohl auf den Bluthochdruck zu beziehen sind, ein praktisch totaler Nervenzellausfall im inneren Pallidumglied mit mäßig ausgeprägter Fasergliose und grünschwarzen Pigmentablagerungen besonders in der Umgebung der Gefäße. In den Fällen von Voss (1939, 1941 s.w.u.) und auch von Scholten (1953) war allerdings eine bevorzugte Schädigung des inneren Pallidumgliedes nicht zu erkennen; in der Beobachtung von Scholten beherrschten disseminierte kleinherdige Nervenzellausfälle und Erweichungen bei hypertonischer Gefäßerkrankung das Bild.

Besondere Beachtung verdienen die von Parnitzke und Peiffer (1954) erhobenen Befunde bei dem klinisch bereits 1931 von Flintzer untersuchten und publizierten Fall (Pat. A.Pf.). Nach 1jähriger Tätigkeit in der Braunsteinmühle hatte die Erkrankung bei dem damals 19jährigen Mann mit Zittern in den Beinen und zunehmender Spitzfußstellung begonnen. Nach 3jähriger Berufsunterbrechung war er erneut 10 Monate lang in der Braunsteinmühle tätig, setzte dann vorübergehend für 9 Monate aus und arbeitete dann noch einmal 10 Monate lang, bis Arbeitsunfähigkeit eintrat. In den folgenden Jahren verschlechterte sich sein Zustand progredient, die extrapyramidalen Störungen wurden immer ausgeprägter, so daß er in den letzten 5 Jahren seines Lebens als „völlig verkrampftes akinetisches Wrack" bei nicht grob gestörter Intelligenz aber deutlicher Euphorie vollständig pflegebedürftig war. Im Alter von 43 Jahren starb er an Herz- und Kreislaufversagen. An klinischen Befunden sind noch zu erwähnen eine bleisaumartige Verfärbung des Zahnfleisches und im Röntgenbild ein metallartiger Schatten im Glomus des Plexus chorioideus.

Die neuropathologische Untersuchung erbrachte – ähnlich wie in den Fällen von ASHIZAWA (1927) und von STADLER (1936) – einen subtotalen Nervenzellausfall im inneren Pallidumglied mit Makro- und Mikrogliawucherung bei weitgehendem Fehlen einer Fasergliose. In geringem Umfang bestanden auch degenerative Nervenzellveränderungen im äußeren Glied und an den großen Striatumzellen. Oligodendrogliazellen, Mikroglia und Astrozyten enthielten im Pallidum sehr reichlich, im Putamen in geringerem Umfange, bei Nisslfärbung grünes, körniges, eisenhaltiges Pigment. Im Corpus Luysi wurden unregelmäßiger Nervenzellausfall mit korrespondierender Gliose festgestellt, während sich im Glomus des Plexus chorioideus neben einer Stromafibrose und Intimaproliferationen sowie Hyalinose der Plexusgefäße eine Zyste mit schwarzem knotigem Inhalt fand. Dieser wies bei der spektralanalytischen Untersuchung einen extrem hohen Gehalt an Mangan, Blei und Eisen auf, während das Hirngewebe selbst – wie auch in der Beobachtung von STADLER (1936) – mit diesen Metallwerten innerhalb der Norm lag.

Die besondere Bedeutung dieser Beobachtung liegt einmal darin, daß 18 Jahre nach Beendigung der Exposition mit dem Befund in der Glomuszyste immer noch ein Braunsteindepot bei dem Verstorbenen nachgewiesen wurde, über das die Progredienz der klinischen Erscheinungen auch in den letzten Lebensjahren verständlich wird. PARNITZKE und PEIFFER (1954) vermuten, daß die Ablagerung gerade an dieser Stelle im Zusammenhang mit der sekretorischen Funktion des Plexus zu sehen sei und verweisen auf die Ergebnisse bei Vitalfärbungsversuchen und auf die Zystinspeicherung im Plexus bei der Zystinose. Die zu der extrapyramidalen Symptomatik korrespondierende Topik der Nervenzellausfälle mit eindeutigem Schwerpunkt im inneren Pallidumglied entspricht nach Meinung der Autoren dem Schädigungsmuster der chronischen Hypoxie. Bei der Wichtigkeit der Schwermetalle für die Fermentsysteme der Gewebeatmung liege es nahe, einen fermenthemmenden Effekt des Mangans zu vermuten, der auf dem Boden des spezifischen Gewebschemismus des inneren Pallidumgliedes hier in besonderem Maße mit der Folge der histotoxischen Hypoxidose zur Wirkung komme. Daß inneres und äußeres Pallidumglied sich unter bestimmten pathogenetischen Bedingungen unterschiedlich verhalten, wissen wir u.a. von der torpide verlaufenden Degeneration des äußeren Pallidumgliedes, bei der die Nervenzellen des inneren Gliedes völlig von der Einlagerung der sog. Bielschowsky-Körperchen verschont bleiben (ULE u. VOLK 1975). Es erklärt sich dies sehr wahrscheinlich aus der Tatsache, daß die Neurone des äußeren Gliedes, in dem als Ausdruck seiner metabolischen Sonderstellung physiologischerweise auch das Pallidumfett anzutreffen ist, entwicklungsgeschichtlich aus dem vorderen Anteil des Subthalamuswulstes stammen, die des inneren Pallidumgliedes dagegen aus dem Nucleus entopeduncularis (RICHTER 1965). Es ist daher sicher kein Zufall, daß PENTSCHEW et al. (1963) bei der experimentellen Manganvergiftung des Rhesusaffen die schwersten Zellausfälle nicht nur im inneren Pallidumglied sahen, sondern auch in dem ebenfalls aus dem Nucl. entopeduncularis hervorgehenden Corpus subthalamicum. Man wird deshalb auch in der Beobachtung von PARNITZKE und PEIFFER (1954) den unregelmäßigen Nervenzellausfall im Corpus Luysi wohl eher als direkte Intoxikationsfolge auffassen dürfen als im Sinne gefäßabhängiger Verödungsherde, wie dies die Autoren tun.

Der Fall von PARNITZKE und PEIFFER (1954) bietet noch einen weiteren interessanten Gesichtspunkt, den die Autoren erörtern und der später auch von PENTSCHEW (1958) diskutiert wurde. Es gibt neben den typischen Braunsteinvergiftungen mit extrapyramidaler Symptomatik und Pallidumatrophie einige wenige Fälle, in denen – teils kombiniert mit pallidären Symptomen, teils ohne sie – spinale Ausfälle das Krankheitsbild beherrschten. Beobachtungen dieser Art wurden u.a. von VOSS (1939, 1941) als Bulbärparalyse bzw. amyotrophische Lateralsklerose bei Manganismus publiziert. Auch bei der chronischen Bleivergiftung wurden spinale Krankheitsbilder beschrieben (s.S. 464). Da nun in der oben erwähnten Glomuszyste außer Mangan in erheblicher Menge auch Blei nachgewiesen wurde und der zweite von VOSS (1941) beschriebene Fall in demselben Braunsteinwerk gearbeitet hatte wie der Patient von PARNITZKE und PEIFFER (1954), stellen diese Autoren zur Diskussion, ob nicht die spinalen Verlaufsformen der Manganvergiftung auf einen hohen Bleizusatz des Braunsteins mit zu beziehen sein könnten, eine Überlegung, die auch von PENTSCHEW (1958) geteilt wird. In dem 1. Fall von VOSS (1939), der von HALLERVORDEN neuropathologisch befundet worden war, bestand eine Degeneration der motorischen Vorderhornzellen im Rückenmark, ein Ausfall von Betzschen Riesenpyramidenzellen in der motorischen Zentralwindung und eine Degeneration der Pyramidenbahnen. Im inneren Pallidumglied waren die Nervenzellen z.T. ausgefallen. Bei dem 2. Fall (VOSS 1941) beschränkte sich die Pyramidenbahndegeneration auf eine Seite. Hier boten auch die Nn. ischiadici einen floriden Markfaserausfall im Sinne einer Polyneuropathie.

In einer späteren Veröffentlichung hat PEIFFER (1956) sich noch einmal unter Einbeziehung tierexperimenteller Befunde der Literatur kritisch zu Fragen der Pathogenese der Manganenzephalopathie geäußert. Für die menschliche Manganvergiftung sei charakteristisch die Pallidumläsion. Deren Entstehungsweise ist bisher nicht befriedigend geklärt. Der negative Befund einer Mangananreicherung im Gehirn selbst in den Fällen von STADLER (1936) und von PARNITZKE und PEIFFER (1954) spreche gegen eine unmittelbare Wirkung des Giftes auf das Hirngewebe und lege den Verdacht eines pathogenetischen Zwischengliedes nahe, das an zellulären Oxidationsprozessen angreife, die offensichtlich im Bereiche der Pallidumneurone in besonderem Maße gegenüber Störungen empfindlich seien. – Ob im Zusammenhang mit dem hypothetischen pathogenetischen Zwischenglied der Leber eine wichtige Rolle zukomme, wie von PENTSCHEW vermutet, bleibe offen; klinisch-funktionell und auch morphologisch seien Leberschäden bei der chronischen Manganvergiftung des Menschen nur in seltenen Fällen nachgewiesen worden.

4. Tierexperimentelle Befunde

Eine kritische Zusammenstellung früherer Arbeiten bringen PEIFFER (1954, 1956) und PENTSCHEW et al. (1963). Die Folgen der Vergiftung hängen danach wesentlich von der Art der Giftapplikation ab. Bei parenteraler Verabreichung und akutem oder subakutem

Intoxikationsverlauf dominiert funktionell und morphologisch der Leberschaden. Bei chronischer Vergiftung – vorwiegend peroral oder durch Inhalation – gehören Leberschäden zu den Ausnahmen; hier überwiegen neurologische Symptome und morphologische Veränderungen im ZNS mit Nervenzellschäden in Striatum, Pallidum und Thalamus, die u.U. nicht ganz eindeutig von entzündlichen Spontanerkrankungen und deren Auswirkungen bei den Versuchstieren abzugrenzen seien. Ganz aus dem Rahmen der bisherigen experimentellen Befunde fallen die Ergebnisse von van Bogaert und Dallemagne (1947) bei einem Affen, dem Manganstaub durch Aerosolinhalation zugeführt worden war. Er zeigte eine systematisierte Kleinhirnrindenatrophie mit Purkinje-Zell- und Körnerzellausfall, Rückenmarkveränderungen nach Art der funikulären Spinalerkrankung und Entmarkungen im N. opticus. – Im Hinblick auf das Schädigungsmuster der menschlichen Manganenzephalopathie verdienen die oben schon erwähnten Experimente an Rhesusaffen durch Pentschew et al. (1963) besondere Beachtung. Fünf Tieren wurde intramuskulär eine Suspension von unlöslichem Mangandioxyd in Olivenöl injiziert. Extrapyramidale Symptome entwickelten sich innerhalb von 9–24 Monaten. Morphologisch unterscheiden Pentschew et al. zwischen holotopistischen und diffusen Veränderungen im ZNS. Die holotopische Läsion bestand in einem subtotalen Nervenzellausfall im Nucleus subthalamicus und im Pallidum, von dem das innere Glied sehr viel stärker betroffen war als das äußere. Ähnliche Ausfälle fanden sich weiterhin im großzelligen Anteil des lateralen Habenularkernes und im Feld H von Forel. Ubiquitär in grauer und weißer Substanz – mit deutlicher Betonung in den atrophischen Grisea – war es außerdem zu einer eigenartigen Gliose gekommen, deren zellige Elemente bizarre Formen aufwiesen und als „unreife" Glia gedeutet wurden. Diese diffuse Gliametamorphose wird im Sinne einer „entwicklungsgeschichtlichen Dedifferenzierung" interpretiert.

Literatur

Allen, N.: Chemical neurotoxins in industry and environment. In: Tower, D.B. (ed.), The nervous system, Vol. 2., The Clinical Sciences, New York: Raven Press 1975

Ashizawa, R.: Über einen Sektionsfall von chronischer Manganvergiftung. Jap. J. med. Sci. Trans. **1**, 173–191 (1927)

Baader, F.W.: Manganvergiftung. In: Baader, F.W. (Hrsg.), Handbuch der gesamten Arbeitsmedizin II/1. Berlin: Urban und Schwarzenberg 1961

Bogaert, L. van, Dallemagne, M.: Sur une atrophie cérébelleuse observée chez le singe dans l'intoxication par aérosols manganeux. Trav. Inst. Bunge **4** (1947)

Bonilla, F., Diez-Ewald, M.: Effect of L-Dopa on brain concentration of dopamine and homovanillinic acid in rats after chronic manganese chloride administration. J. Neurochem. **22**, 297–299 (1974)

Canavan, M., Cobb, St., Drinker, C.K.: Chronic manganese poisoning. Report of a case, with autopsy. Arch. Neurol. Psychiat. (Chic.) **32**, 500–505 (1934)

Flintzer, H.: Über gewerbliche Manganvergiftung. Arch. Psychiat. Nervenkr. **93**, 84–115 (1931)

Kirchgessner, M., Schwarz, F.J., Grassmann, E., Roth, J.-P., Schnegg, A.: Experimentelle Studien zur Diagnose von Spurenelementmangel. In: Gladke, E., Heimann, G., Ekkert, I. (Hrsg.), Spurenelemente. Stuttgart: Thieme 1979

Mustafa, S.J., Chandra, S.V.: Levels of 5-hydroxytryptamine, dopamine and norepinephrine in whole brain of rabbits in chronic manganese toxicity. J. Neurochem. **18**, 931–933 (1971)

Parnitzke, K.H., Peiffer, J.: Zur Klinik und pathologischen Anatomie der chronischen Braunsteinvergiftung. Arch. Psychiat. Nervenkr. **192**, 405–429 (1954)

Peiffer, J.: Zur Pathogenese der zentralnervösen Störungen bei der chronischen Manganvergiftung. Arch. Gewerbepath. Gewerbehyg. **14**, 408–427 (1956)

Pentschew, A.: Intoxikationen. In: Uehlinger, E. (Hrsg.), Hdb. d. spez. path. Anat. u. Histol., Bd. XIII/2B. Springer 1958

Pentschew, A., Ebner, F.F., Kovatch, R.M.: Experimental manganese encephalopathy in monkeys. A preliminary report. J. Neuropath. exp. Neurol. **22**, 488–499 (1963)

Richter, E.: Die Entwicklung des Globus pallidus und des Corpus subthalamicum. Berlin-Heidelberg-New York: Springer 1965

Rubenstein, A.H., Levin, N.W., Elliot, G.A.: Hypoglycaemia induced by manganese. Nature (Lond.) **194**, 188–189 (1962)

Scholten, J.M.: On manganese encephalopathy. Folia psychiat. neerl. **56**, 878–884 (1953)

Stadler, H.: Zur Histopathologie des Gehirns bei Manganvergiftung. Z. Neur. **154**, 62–76 (1936)

Ule, G., Volk, B.: Torpide verlaufende Degeneration des äußeren Pallidumgliedes mit Bielschowsky-Körperchen. Licht- und elektronmikroskopische Befunde. J. Neurol. **210**, 191–198 (1975)

Voss, H.: Progressive Bulbärparalyse und amyotrophische Lateralsklerose nach chronischer Manganvergiftung. Arch. Gewerbepath. Gewerbehyg. **9**, 464–476 (1939)

Voss, H.: Rückenmark und peripheres Nervensystem bei chronischer Manganvergiftung. Arch. Gewerbepath. Gewerbehyg. **10**, 550–568 (1941)

IV. Aluminium (Al)

1. Vorkommen und Wirkungsmechanismus

Aluminium findet in großem Umfang Anwendung bei der Herstellung von Kochgeschirr, als Behälter oder Folien zur Aufbewahrung oder Verpackung von Lebensmitteln. Kolloidales Aluminiumhydroxid ist Bestandteil vieler Antacida und wird so therapeutisch u.U. dem Organismus in erheblichen Mengen zugeführt. Dies ist möglich, weil von den peroral zugeführten Aluminiummengen in der Regel nur sehr wenig resorbiert wird.

Seit längerer Zeit ist aber bekannt, daß parenteral zugeführte Aluminiumverbindungen im Tierversuch erhebliche neurotoxische Eigenschaften haben (SIEM 1885). Diese frühen Ergebnisse wurden in der Folgezeit übersehen und die toxischen Eigenschaften von Aluminium nur unter dem Gesichtspunkt der durch Aluminiumstaub ausgelösten Lungenerkrankungen betrachtet (PERRY 1955). Erst 1965 wurde durch KLATZO et al. gezeigt, daß bei intrazerebraler Anwendung Aluminium morphologische Veränderungen im Sinne einer neurofibrillären Degeneration zur Folge hat. Daß auch paraneural zugeführte Aluminiumverbindungen neurotoxisch wirken, konnten BERLYNE et al. (1970, 1972) demonstrieren.

Kolloidales Aluminiumhydroxid und auch Aluminiumionen werden durch die intakte Blut-Hirn-Schranke weitgehend zurückgehalten, so daß der normale Aluminiumgehalt des Gehirns sehr niedrig ist (MCDERMOTT et al. 1978). Wenn bei Dialysepatienten mit einer Enzephalopathie eine Steigerung auf das 6fache des normalen Wertes und mehr gefunden wird, so kann dies nur über eine vermehrte Durchlässigkeit der Blut-Hirn-Schranke erklärt werden. Da bei Dialysepatienten mit Niereninsuffizienz, die keine Enzephalopathie zeigten, die Steigerung der Aluminiumkonzentration im Gehirn nur geringfügig war, kann geschlossen werden, daß zu der Aluminiumbelastung noch eine Schrankenschädigung kommen muß, damit sich das klinische Bild der Enzephalopathie ausbilden kann.

Der Wirkungsmechanismus von Aluminium in der Zelle ist bisher noch nicht eindeutig geklärt. MCGEACHIN (1962) konnte eine Hemmung im Bereich des

Polysaccharidstoffwechsels nachweisen. Aluminium bildet schwer lösliche Phosphate, deshalb wird ein Phosphatentzug als ein wesentlicher pathogener Faktor angesehen (PIERIDES et al. 1976). Da Aluminium chemisch große Ähnlichkeit mit Magnesium hat, wird auch eine Verdrängung von Magnesium aus Fermentsystemen, die dieses Ion benötigen, als Wirkungsmechanismus diskutiert (ELLIOT et al. 1978a–c). Nicht alle Dialysepatienten erkranken aber an einer Enzephalopathie. Man muß daher davon ausgehen, daß außer der Aluminiumbelastung durch die Dialyseflüssigkeit oder die perorale Zufuhr von Aluminiumverbindungen noch mindestens ein weiterer pathogener Faktor erforderlich ist, um die Schädigung des ZNS durch Aluminium zu bewirken. Dieser weitere Faktor ist mit hoher Wahrscheinlichkeit eine Insuffizienz der Blut-Hirn-Schranke in ihrer Sperrfunktion.

2. Klinisches Bild

Die umfangreiche Anwendung der Dialysetherapie bei Nierenkranken hat bei vielen Patienten zu einem klinischen Bild geführt, das als „Dialyseencephalopathie" bezeichnet wird. Es ist gekennzeichnet durch Dysphasie, Abasie, Myoklonien, Tremor und Bewußtseinsstörungen (MASSELOT et al. 1978). Hinzu kommen noch Osteomalazien mit Neigung zu Spontanfrakturen (PARKINSON et al. 1979). Ursache dieser pathologischen Erscheinungen ist offensichtlich in erster Linie der Aluminiumgehalt im Dialysewasser. So konnten PARKINSON et al. (1979) an 1293 Patienten zeigen, daß eine eindeutige Korrelation zwischen dem Aluminiumgehalt des Dialysewassers und dem Auftreten von Dialyseenzephalopathie und -osteomalazie bestanden. Neben dem Aluminiumgehalt des Dialysewassers scheint auch noch die zusätzliche Aluminiumzufuhr durch perorale Aluminiumtherapie (Aluminiumhydroxid-Gel) eine Rolle zu spielen. In der Untersuchungsserie von MASSELOT et al. (1978) verschwanden nach Absetzen der peroralen Aluminiumzufuhr die zentralnervösen Erscheinungen allmählich. Wurde die perorale Aluminiumtherapie wieder aufgenommen, so traten innerhalb von 3 Wochen die zentralnervösen Störungen erneut auf. Die Intensität der Störungen korrelierte mit dem Aluminium-, nicht aber mit dem Phosphatspiegel im Serum. Auch MASRAMON et al. (1978) sahen nach aluminiumfreier Dialyse eine deutliche Besserung der Dialyseenzephalopathie. In fortgeschrittenen Fällen läßt sich durch Plasmaphorese wohl ein wesentlicher Teil des Aluminiumgehaltes aus dem Serum entfernen, eine klinische Besserung tritt bei solchen Fällen aber nicht mehr ein (ELLIOT et al. 1978). Zur Frage des Zusammenhanges zwischen Dialyseenzephalopathie oder Dialysedemenz und Aluminium sei noch auf die Untersuchungen von FLENDRIG et al. (1976), ROZAS et al. (1978), MASSELOT et al. (1978) und ALFREY et al. (1976) hingewiesen. – Ob die von CRAPPER und DE BONI (1977) und von CRAPPER et al. (1978) gefundene lokale Steigerung von Aluminium im Gehirn beim Morbus Alzheimer eine Bedeutung für die Entstehung dieses Krankheitsbildes hat, erscheint zweifelhaft. Sie könnte ebensogut und wahrscheinlicher eine Folge dieser Erkrankung sein, wobei eine lokal verminderte Sperrfunktion der Blut-Hirn-Schranke für Aluminium die unmittelbare Ursache für den Aluminiumeintritt ins Nervengewebe darstellt (s.w.u.).

3. Pathologische Anatomie

Obwohl der Aluminiumanstieg bei der Dialyseenzephalopathie im Hirngewebe mit Werten bis auf das 10–15fache außerordentlich hoch ist, wurden bisher eindrucksvolle morphologische Veränderungen nicht gefunden. Mikroskopische Befunde stammen von BURKS et al. (1976), die uncharakteristische Nervenzellveränderungen beschreiben mit Zellschrumpfung, Verlust der Nissl-Substanz, verstärkter Lipofuszineinlagerung, eine diskrete Astrozytose und mikrogliöse

Stäbchenzellbildung sowie in 6 Fällen eine feinporige Neuropilspongiose besonders in Lamina II und III der Großhirnrinde. Auch SKULLERUD und TORVIK (1981) sahen mit Schwerpunkt im Stirnhirn Nervenzellausfälle und Neuropilspongiose mit Aktivierung der Astrocyten und Mikrogliaproliferation in den oberen Rindenschichten und halten diese Veränderungen für charakteristisch für die Dialyse-Demenz. Allerdings ist bemerkenswert, daß der Aluminiumgehalt in der Zellkern- und Heterochromatinfraktion (s.w.u.) bei dieser Enzephalopathie trotz der erheblichen Erhöhung im Gesamtgewebe gegenüber gleichalten Kontrollfällen eher etwas niedriger liegt (MCDERMOTT et al. 1978; CRAPPER et al. 1980). Andererseits gilt die vermutete kausale Rolle des Aluminiums bei der Dialyseenzephalopathie keinesfalls bei allen Autoren als einwandfrei gesichert (CHUI u. DAMASIO 1980; ROSATI et al. 1980).

Auch bei der Demenz vom Alzheimer-Typ ist der Aluminiumgehalt des Gehirns erhöht, und zwar in jenen Rindenabschnitten, in denen Alzheimersche Fibrillenveränderungen angetroffen werden (CRAPPER et al. 1980). Wie schon oben erwähnt, läßt sich experimentell bei Kaninchen und Katzen – nicht jedoch bei der Ratte, bei der Aluminium dann in Lysosomen und in Lipofuszin-Granula angereichert wird (GALLE et al. 1980) und beim Affen – eine progrediente Enzephalopathie mit neurofibrillärer Degeneration durch intrathekale bzw. intrazerebrale Injektion von Aluminiumphosphat auslösen (KLATZO et al. 1965). Histochemisch zeigen die betroffenen Zellen Proteineinlagerungen und eine Komponente von sauren Mukopolysacchariden, während Lipide oder Kohlenhydrate offenbar fehlen (THOMAS u. WISNIEWSKA 1967), also Veränderungen ähnlich denen der ghost cells beim experimentellen Neurolathyrismus (DIEZEL u. ULE 1963; FASSKE 1963).

Diese neurofibrilläre Degeneration nach Aluminiumphosphat ist zwar ultrastrukturell nicht identisch mit der Alzheimerschen Fibrillenveränderung, aber doch ähnlich und vergleichbar (TERRY u. PENA 1965). So stellt sich die Frage, welche Bedeutung der intrakortikalen Al-Ablagerung im Hinblick auf die Entwicklung der Alzheimerschen Fibrillenveränderung zukommt. Dies um so mehr, als BRUN und DICTOR (1981) in einer Untersuchungsreihe von 7 verstorbenen Dialyse-Patienten im Alter zwischen 44 und 67 Jahren bei 5 Fällen (Alter: 44, 47, 53, 55 und 67 Jahre) mit deutlich erniedrigten Hirngewichten, kortikalen Nervenzellausfällen und diskreter Spongiose auch senile Drusen und/oder Alzheimersche Fibrillenveränderungen nachweisen konnten, allerdings mit einem vom Morbus Alzheimer etwas abweichenden Verteilungsmuster. Von diesen 5 Fällen hatten nur 3 klinisch ein Dialyse-Enzephalopathie-Syndrom geboten. Soweit der Al-Gehalt der Gehirne überprüft wurde, erwies er sich als erhöht (BRUN u. DICTOR 1981).

Diese Frage nach der Bedeutung des Aluminiums für die Genese der „Veränderungen im Silberbild" ist nach wie vor offen. CRAPPER et al. (1978) haben in verschiedenen Untersuchungsreihen gezeigt, daß – bezogen auf Gramm DNA – bei der Alzheimerschen Krankheit die Zellkern- und Heterochromatinfraktionen – im Gegensatz zur Dialyse-Enzephalopathie und übereinstimmend mit der experimentellen Aluminium-Enzephalopathie – einen signifikant erhöhten Aluminiumgehalt aufweisen. Das konnte auch rasterelektronenmikroskopisch mit Einsatz der Röntgenstrahlspektrometrie von PERL und BRODY (1979) an

Pyramidenzellen aus dem Ammonshorn mit Alzheimerscher Fibrillenveränderung bestätigt werden. CRAPPER et al. (1978) vermuten daher, daß bei der Alzheimerschen Krankheit die Blut-Hirn-Schranke und die zytoplasmatischen Barrieren für Aluminium durchlässig werden, so daß dieses Metall die DNA-haltigen Zellkerngebiete erreichen und hier seine neurotoxische Wirkung entfalten kann, möglicherweise auf die transskriptionsaktiven Komponenten. Man schreibt ihm eine wichtige Rolle zu bei der exzessiven Produktion von 100 Å-Filamenten, während für die Bildung der für die Alzheimersche Fibrillenveränderung typischen *paired helical filaments* noch andere Faktoren notwendig seien.

McDERMOTT et al. (1977) allerdings halten den Aluminiumanstieg in den kortikalen Prädilektionsstellen der Alzheimerschen Fibrillenveränderungen wie Hippocampus, Stirnhirn und Schläfenhirn lediglich für ein altersabhängiges Phänomen und nicht für spezifisch für die Alzheimersche Krankheit. Sie fanden in ihrer Serie besonders hohe Aluminium-Werte im Hippocampus von zwei Vergleichsfällen im Alter von 75 und 83 Jahren, ohne daß klinisch Zeichen einer Demenz bestanden hatten und ohne daß mikroskopisch Alzheimersche Fibrillenveränderungen nachweisbar waren. Beim Menschen ist daher die Bedeutung des Al-Anstieges in der Rinde für das Auftreten typischer Alzheimerscher Fibrillenveränderungen z.Z. noch nicht ganz zu übersehen (s. auch WISNIEWSKI et al. 1977).

Über den Al-Gehalt des Hirngewebes bei striato-nigralen Syndromen und in den Verkalkungen der Fahrschen Krankheit berichten DUCKETT et al. (1976, 1977).

Literatur

Alfrey, A.C., Legendre, G.R., Kaehny, W.D.: The dialysis encephalopathy syndrome. Possible aluminum intoxication. New Engl. J. Med. **294**, 184–188 (1976)

Berlyne, G.M., Ben Ari, J., Pest, D., Weinberger, G., Stern, M., Gilmore, G.F., Levine, R.: Hyperaluminaemia from aluminum resins in renal failure. Lancet **1970 I**, 564–568

Berlyne, G.M., Ben Ari, J., Knopf, E., Yagil, R., Weinberger, G., Danovich, G.M.: Aluminum toxicity in rats. Lancet **1972 II**, 494–496

Brun, A., Dictor, M.: Senile plaques and tangles in dialysis dementia. Acta Path. Scand. Sect. A **89**, 193–198 (1981)

Burks, J.S., Alfrey, A., Huddlestone, J., Norenberg, M., Lewin E.: A fatal encephalopathy in chronic haemodialysis patients. Lancet **1976** I 764–768

Chui, H.Ch., Damasio, A.R.: Progressive dialysis encephalopathy („dialysis dementia") J. Neurol. **222**, 145–157 (1980)

Crapper, D.R., De Boni, U.: Aluminum and the genetic apparatus in Alzheimer disease. In: Nawdy, K., Sherwin I. (eds), The aging brain and senile dementia. Advances in Behavioral Biology **23**, 229–246 N.Y., Plenum Press (1977)

Crapper, D.R., Karlik, S., De Boni U.: Aluminum and other metals in senile (Alzheimer) dementia. In: Katzman, R., Terry, R.D., Bick, K.L. (eds.), Alzheimer's Disease: Senile dementia and related disorders. New York: Raven Press 1978

Crapper, D.R., Quittkat, S., Krishnan, S.S., Dalton, A.J., De Boni, U.: Intranuclear aluminum content in Alzheimer's disease, dialysis encephalopathy, and experimental aluminum encephalopathy. Acta neuropath. (Berl.) **50**, 19–24 (1980)

Diezel, P., Ule, G.: Histochemische Untersuchungen an den „ghost cells" beim experimentellen Neurolathyrismus. Acta neuropath. (Berl.) **3**, 150–163 (1963)

Duckett, S., Galle, P., Escourolle, R., Grey, F.: Présence d'aluminium et de magnésium au niveau des artères et du parenchyme cérébral de malades atteints de syndrome

VI. Blei (Pb)

1. Vorkommen und Aufnahme in den Organismus

Blei ist schon sehr lange im Gebrauch. So wird es in der Bibel im 2. Buch
Moses 15,10 erstmalig erwähnt, d.h. vor etwa 4000 Jahren. Wegen seiner leichten
Verarbeitung, seiner Legierbarkeit und seines niedrigen Schmelzpunktes hat es
seit dem Altertum eine ausgedehnte Anwendung gefunden. Obwohl bereits HIP-
POKRATES auf die gesundheitlichen Schäden bei der Arbeit in Bleibergwerken
hingewiesen hat, wurde die Schädlichkeit dieses Metalls offensichtlich immer
wieder vergessen. Im alten Rom hatte man festgestellt, daß der Zusatz von
Bleiacetat (auch Bleizucker genannt) dem Wein nicht nur einen süßeren Ge-
schmack verlieh, sondern diesen auch haltbarer machte. Es ist daher sogar die
Frage gestellt worden, ob der Untergang von Rom letztes Endes nicht die
Folge einer allgemeinen chronischen Bleivergiftung gewesen sei (GILFILLAN
1965). Diese Form der Wein-„Verbesserung" scheint auch später noch angewandt worden zu sein. 1697 berichtet GOCKEL über den Zusammenhang von
Vergiftungsfällen und der Sitte, Wein mit Bleizucker zu süßen. Obwohl nach
ZELLER (1757) der Herzog von Württemberg die Todesstrafe für das Süßen
von Wein im Jahre 1697 angedroht hatte, scheint diese Gewohnheit nur sehr
allmählich verlassen worden zu sein. TELEKY (1955) berichtet von einer eigenen
Beobachtung einer Bleiepidemie im Jahre 1909, die hervorgerufen war durch
das Süßen von Wein mit Bleizucker. Bemerkenswert ist hierbei, daß die besten
Weinkenner des Ortes besonders gern in die Gastwirtschaft gingen, in der diese
Verfälschung durchgeführt wurde, „wegen des guten Weines".

Chronische Bleivergiftungen sind heute in der überwiegenden Mehrzahl Berufskrankheiten. Hier sind besonders gefährdet Arbeiter in Bleibergwerken und
-hütten. In Betrieben, die Bleifarben, insbesondere Bleiweiß herstellen, besteht
eine erhebliche Gefährdung, da Bleiweiß, das basische Bleikarbonat, sich in
der Magensalzsäure löst und dann vom Darm her resorbiert wird. Nicht ganz
so giftig sind Mennige und Bleichromate, die als Rostschutzanstriche in großem
Umfange verwendet werden. Wegen des Gebrauchs dieser Farben sind Maler
sowohl durch die neu aufgebrachten Farben als auch durch den Staub der
abgekratzten alten Bleifarbenanstriche exponiert. Weitere gefährdete Berufe sind
Klempner, Bleilöter, Arbeiter in Akkumulatorenfabriken, hier insbesondere die
Plattenstreicher, Schriftgießer und Buchdrucker, soweit diese noch im Handsetz-
betrieb arbeiten. Die Verwendung bleihaltiger Glasuren in der Keramik gefährdet die Beschäftigten in der keramischen Industrie. In Großbetrieben sind i. allg.
die Sicherheitsvorschriften so effektiv, daß die beruflichen Vergiftungen in den
letzten 100 Jahren stark zurückgegangen sind. Weil bleihaltige Glasuren bei
wesentlich niedrigerer Temperatur schmelzen als bleifreie oder bleiarme, ist die
Herstellung glasierter Keramik mit stark bleihaltigen Glasuren einfacher und
wegen niedriger Energiekosten auch wesentlich billiger. Da aus bleihaltigen Glasuren durch Säure, insbesondere durch Essigsäure, Blei herausgelöst werden
kann, können durch Verwendung von Salatschüsseln aus solcher Keramik Bleivergiftungen auftreten. Durch Bleizusatz zur Glasschmelze wird die Brechkraft
des Glases wesentlich erhöht. Daher erfreut sich das sog. Bleikristall allgemeiner

Beliebtheit. Daß für dieses das gleiche gilt wie für keramische Gefäße mit bleihaltigen Glasuren versteht sich von selbst. Durch die Verarbeitung bleihaltiger Gläser sind auch Glasbläser gefährdet. Beim Zerschneiden von mit Bleifarben angestrichenen Eisenteilen mit dem Schneidebrenner wird immer Blei verdampft, so daß bei Arbeitern in Abwrackbetrieben die Exposition besonders groß ist. Eine vorwiegend in den USA vorkommende Vergiftungsquelle sind Bleifarben, die von den Wänden oder von Spielzeug durch Kinder abgekratzt und in den Mund gebracht werden. In den meisten Ländern ist die Verwendung von Bleifarben für Innenanstriche und selbstverständlich auch für die Herstellung von Spielzeug verboten. In den USA, wo sehr viele Malerarbeiten im Do-it-your-self-Verfahren durchgeführt werden, werden diese Bestimmungen offenbar nicht immer eingehalten (MELLINS u. JENKINS 1955).

Erhebliche Bleimengen belasten die Umwelt durch die Verwendung von Tetraäthylblei als Antiklopfmittel im Vergaserkraftstoff der Kraftfahrzeuge. So wird die Bleimenge, die in den USA täglich mit den Motorabgasen ausgestoßen wird, auf 600 t geschätzt. Die Belastung mit bleihaltigem Staub wirkt sich im Bereich größerer Verkehrsdichte aus. BÜHLER (1969) konnte zeigen, daß die Lungen von Verstorbenen aus städtischen Wohngebieten einen signifikant höheren Bleigehalt haben als solche aus ländlichen Gegenden. In den USA enthalten die Gräser neben den Autobahnen bis zu 0,3 mg Pb in 1 g Trockensubstanz (CANNON u. BOWLES 1962). Auch in Deutschland haben Messungen an Pflanzen einen von der Verkehrsdichte abhängigen Bleigehalt ergeben (KLOKE u. RIEBARTSCH 1964). Wenn bleihaltige Pflanzen vom Vieh gefressen werden, kann über die Nahrungskette auch der Mensch gefährdet werden.

Tetraäthylblei ist eine obstartig riechende Flüssigkeit mit dem Siedepunkt (Kp) von 198–202°. Infolge des hohen Dampfdruckes dieser Verbindung kann sie beim Einatmen zu Vergiftungen führen. Da sie wegen ihrer Lipidlöslichkeit auch perkutan resorbiert wird, kann schon das Waschen der Hände in bleihaltigem Kraftstoff Vergiftungen zur Folge haben. Die Vorschrift, daß Vergaserkraftstoff nicht als Waschbenzin verwendet werden darf, wird häufig übertreten, so daß Automechaniker zu den besonders gefährdeten Personen gehören.

2. Wirkungsweise

Der Wirkungsmechanismus der Bleivergiftung besteht in der Hemmung von Fermentsystemen mit Sulfhydrylgruppen. Besonders geschädigt wird die δ-Aminolävulinsäuredehydratase. Hierdurch wird die Bildung von Porphobilinogen aus δ-Aminolävulinsäure gehemmt. Gleichzeitig wird die von der Substratkonzentration gesteuerte δ-Aminolävulinsäuresynthetase durch Inaktivierung des Steuermechanismus aktiviert. Die so gesteigerte Synthese mit gleichzeitig gehemmtem Abbau führt zu einem Anstieg dieses Zwischenproduktes der Blutfarbstoffsynthese im Blut und damit zu einer vermehrten Ausscheidung im Urin. Die Hemmung der Dekarboxylase, welche die Bildung von Protoporphyrin IX aus Koproporphyrin III katalysiert, bedingt die Ausscheidung von Koproporphyrin III im Urin. Außerdem wird durch Blei der Einbau von Eisen in Protoporphyrin IX zu Häm gehemmt. Da Blei somit an mindestens 3 Stellen den

Syntheseprozeß des Blutfarbstoffes hindert, ist die bleibedingte Anämie verständlich (STICH 1961; GRANICK u. LEVERE 1964; ORTZONSEK 1967). Die Wirkung im Gehirn ist wahrscheinlich ebenfalls über die Hemmung der δ-Aminolävulinsäuredehydratase zu erklären (MILLAR et al. 1970). Da auch im Zitronensäurezyklus Reaktionen mit freien Sulfhydrylgruppen (z.B. aktive Essigsäure) vorkommen, kann zusätzlich hier noch eine Schädigung des Energiestoffwechsels vorliegen.

Die Tatsache, daß bei kleinen Kindern im Vordergrund der Bleivergiftung zentralnervöse Störungen stehen, dürfte auf die noch nicht voll wirksame Sperrfunktion der Blut-Hirn-Schranke zurückzuführen sein und darauf, daß beim Kleinkind zum Leistungs- und Erhaltungsstoffwechsel noch der Aufbaustoffwechsel des Gehirns kommt, dessen Störung bleibende Schäden nach sich ziehen kann, wie die klinische Erfahrung lehrt. Die Bleienzephalopathie des Erwachsenen durch Tetraäthylblei oder durch Tetramethylblei ist dadurch bedingt, daß diese beiden Verbindungen infolge ihrer guten Löslichkeit durch die Blut-Hirn-Schranke zu dringen vermögen.

Die Entfernung von Blei aus dem Organismus kann durch Substanzen erreicht werden, die stabile lösliche Bleikomplexe bilden. Hierzu kommen infrage Na-Zitrat, oder besser $CaNa_2$-EDTA und Penicillamin. Obwohl auch BAL (2,3-Dimerkaptopropanol) einen stabilen Bleikomplex bildet, ist dieses für die Behandlung der Bleivergiftung ungeeignet, da dieser Komplex selbst toxisch ist (MOESCHLIN 1972). Man kann mit diesen Behandlungen die im Blut kreisenden Bleimengen schnell zur Ausscheidung bringen, nicht aber die in den Knochen abgelagerten Bleidepots (LACHNIT 1961).

3. Klinisches Bild

Die klinischen Erscheinungen der Bleivergiftung sind nicht einheitlich, zeigen erhebliche Unterschiede bei akuter und chronischer Intoxikation und wirken sich im Kindesalter anders aus als beim Erwachsenen. Als akute Bleiintoxikation können nach NAUNYN (1880) nur die Krankheitsbilder angesehen werden, bei denen durch perorale Zufuhr von löslichen Bleisalzen oder von Bleisalzen, die im Magen gelöst werden, gastrointestinale Erscheinungen das Krankheitsbild prägen. Im Vordergrund steht eine Gastritis, die auf die eiweißfällende Wirkung der Bleisalze zurückgeführt wird. Erscheinungen, welche für die chronische Bleivergiftung charakteristisch sind, treten nur angedeutet auf.

Die erste wissenschaftlich vertretbare Schilderung der *chronischen* Bleivergiftung stammt von TANQUEREL des PLANCHES (1839). Diesem war bereits die charakteristische fahlgelbe Hautfarbe bei Leuten aufgefallen, die der chronischen Wirkung von Blei oder seinen Verbindungen ausgesetzt waren. Er bezeichnete diese Färbung der Haut als Icterus saturninus. Er hat hierbei aber ausdrücklich betont, daß diese Gelbfärbung nichts mit den Gallenfarbstoffen zu tun habe. Der Bilirubinspiegel im Serum kann nach einer Bleivergiftung geringfügig erhöht sein. Dies ist nicht auf eine Leberschädigung zurückzuführen, da es bei der Bleivergiftung nicht zu einer wesentlichen Leberzellschädigung kommt, sondern Blei in der Leber lediglich gespeichert wird. Dies schließt nicht aus, daß vereinzelt nekrotische Zellen gefunden werden. Die geringfügige Erhöhung des Bilirubinspiegels ist Folge eines erhöhten Zerfalls von Erythrozyten. Da infolge der Bleianämie aber absolut weniger Erythrozyten zerfallen, kann die Bilirubinämie kein nennenswertes Ausmaß erreichen (LACHNIT 1961; MOESCHLIN 1972).

Die charakteristischen Hauptformen der Bleierkrankung sind nach NAUNYN (1880): 1. Die Kolik; 2. Die Arthralgie; 3. Lähmungen; 4. Die Encephalopathia saturnina mit der Amaurosis saturnina. Die damals sehr häufigen Bleiintoxikationen ermöglichten es TANQUEREL des PLANCHES, die relative Häufigkeit dieser 4 Formen anzugeben. Er fand hierbei

Kolik in 1217 Fällen
Arthralgie in 755 Fällen
Lähmungen in 107 Fällen und
Enzephalopathie in 72 Fällen.

Die von TRANQUEREL (1839) und NAUNYN (1880) als Arthralgien bezeichneten Schmerzen betreffen nach der Beschreibung weniger die Gelenke als vielmehr die Muskulatur. Sie befallen vorwiegend die Muskulatur der Extremitäten und sind nicht an den Verlauf bestimmter Nervenbahnen gebunden. Außer den anfallsartigen, durch Kälte auslösbaren Schmerzen treten auch tonische Kontraktionen der befallenen Muskeln (Crampi) auf. Während die Myalgien vorwiegend an den unteren Extremitäten vorkommen und hier bevorzugt die Flexoren befallen, werden durch motorische Lähmungen vornehmlich die Extensoren der oberen Extremitäten betroffen, insbesondere im Versorgungsgebiet des N. radialis (Fallhand). NAUNYN (1880) weist darauf hin, daß in der Regel nicht alle vom N. radialis innervierten Muskeln betroffen sind. Obwohl Lähmungen im Bereich der Unterarme im Vordergrund stehen, kommen auch an anderen Muskeln des Skelettsystems Lähmungen vor. Auch hier scheint die Frage der Beanspruchung der Muskulatur eine wesentliche Rolle zu spielen (TELEKY 1955). Im Tierexperiment konnte STRAUBE (1948) an Hammeln zeigen, daß als Folge einer chronischen Bleivergiftung die Lähmungen bevorzugt an den hinteren Extremitäten auftreten, weil diese beim Laufen und insbesondere beim Springen stärker beansprucht werden als die Vorderbeine.

Unter dem Aspekt der neurologischen Erscheinungen kann man unterscheiden:

1. die infantile Bleienzephalopathie. Diese ist gekennzeichnet durch unterschiedliche Symptome wie Ataxie, Stupor, Koma und Krämpfe vom Jackson-Typ (siehe auch WIEDEMANN 1942). Oft bestehen dabei infolge eines Hirnödems Zeichen einer intrakraniellen Drucksteigerung, die an einen Hirntumor denken lassen.

2. Die Bleienzephalopathie des Erwachsenen, die häufig mit einer Bleineuropathie kombiniert ist und teils akut einsetzt, teils mehr chronisch verläuft.

Bei der *chronischen* Bleiintoxikation kann der Verlauf anfangs symptomarm sein, es kann aber auch zu einer akuten Exazerbation kommen, die dann in einen Defektzustand ausgehen kann. Daneben werden auch mehr schleichende Verläufe mit einer schizophrenieähnlichen Symptomatik beobachtet, die im weiteren Verlauf das Bild eines hirnatrophischen Prozesses bieten.

Ganz aus dem Rahmen dieser Formen der Bleienzephalopathie fällt die Intoxikation mit *Tetraäthylblei*. Im Gegensatz zu den Vergiftungen mit anorganischen Bleiverbindungen werden hier keine Koliken beobachtet. Das Vergiftungsbild ist gekennzeichnet durch Appetitlosigkeit, Übelkeit und Erbrechen, weiterhin Hypothermie, Blutdruckabfall und u.U. Kopfschmerzen, Krampfanfälle verbunden mit schwerer Schlaflosigkeit. Halluzinationen und delirante Zustandsbilder kommen vor, die wie ein Alkoholdelir wirken und tödlich ausgehen können. Die von BINI und BOLLEA (1947) geäußerte Vermutung, daß der Äthylanteil am Tetraäthylblei das eigentlich toxische Agens sei, ist trotz der Ähnlichkeit mit dem Alkoholdelir unbegründet. In einer sicher tödlichen Dosis von

Tetraäthylblei beträgt der bei vollständiger Hydrolyse hieraus entstehende Alkoholanteil nur etwa 1 ml, eine Menge, die keinesfalls toxische Erscheinungen hervorrufen kann.

Für die *Diagnose* ist der frühzeitige Bleinachweis wesentlich. Die Nachweismethoden sind störanfällig und setzen daher Erfahrung voraus. Heute kommen vor allem zwei Methoden infrage: Die flammenlose Atomabsorption und die anodische stripping Voltametrie.

Da die Bleivergiftung nicht nur das Nervensystem betrifft, können für die Diagnose auch noch andere klinische Befunde herangezogen werden. Der früher immer wieder betonte Bleisaum an den Zähnen infolge Bleisulfidbildung kommt bei der heutigen Zahnpflege praktisch nicht mehr vor. Charakteristischer ist die basophile Tüpfelung der Erythrozyten, die in guter Korrelation zur Schwere des Vergiftungsbildes steht (WILLIAMS et al. 1968). Weitere Symptome sind die erhöhte Ausscheidung von Koproporphyrin III im Urin und die erhöhte Ausscheidung von δ-Aminolävulinsäure (STICH 1961).

Neben der Symptomatik von seiten des zentralen und peripheren Nervensystems wird das klinische Bild des Bleikranken vor allem durch die kolikartigen Schmerzen im Nabelbereich geprägt. Sie sind es, die in den meisten Fällen den Bleikranken zum Arzt führen. Hierbei besteht oft Stuhlverhaltung. Der Schmerz der Bleikolik läßt sich, wenn auch nicht in jedem Fall, durch äußeren Druck auf den schmerzenden Bereich mildern (LACHNIT 1961). Ob die früher häufiger beschriebenen Gefäßerkrankungen Folgen einer Bleiintoxikation sind, ist ebenso wie die „Bleischrumpfniere", noch umstritten. Immerhin scheint eine Mitwirkung von Blei bei den beschriebenen Krankheitsbildern wahrscheinlich (LACHNIT 1961; GRANDJEAN 1975).

4. Pathologische Anatomie

Im *Säuglings-* und *Kleinkindalter* werden die akuten und subakuten Verlaufsformen der *Encephalopathie saturnina* durch ein mehr oder minder protrahiertes (PENTSCHEW 1958) Hirnödem mit Hirndruckerscheinungen bestimmt (BLACKMAN 1937). Liquor und ödemdurchtränkte Marksubstanz können gelblich verfärbt sein (VERHAART 1933, 1941). Mikroskopisch sieht man in der weißen Substanz des Großhirns, oft auch des Kleinhirns, in den mangelhaft angefärbten Markbezirken perivaskuläre Ödemseen und gemästete Astrozyten. In der Rinde werden Nervenzellausfälle und Stäbchenzellwucherungen angegeben. An den mittleren und größeren Gefäßen kommt es zu Wandveränderungen arteriosklerotischer Prägung, die in diesem Lebensalter wohl der Bleiintoxikation zur Last gelegt werden müssen. Auch verschiedene Stadien der Pseudokalkablagerung werden beschrieben.

Eine sehr sorgfältige Studie über 20 Fälle von infantiler Bleienzephalopathie verdanken wir PENTSCHEW (1965), der diese Enzephalopathie als eine Wirkstoffmangelhypoxidose besonderer Art erklärt, die neben der Dysorie über eine Tonuserhöhung der extra- und intrazerebralen Arterien zusätzliche hämodynamische Störungen bewirke. Drei seiner Fälle zeigten keine morphologischen Hirnveränderungen, was jedoch nicht überrascht, wenn man bedenkt, daß über drei Viertel der Fälle mit schweren klinischen Intoxikationserscheinungen sich spontan nach Ausschaltung der Bleizufuhr erholen. Die ödembedingte intrakranielle

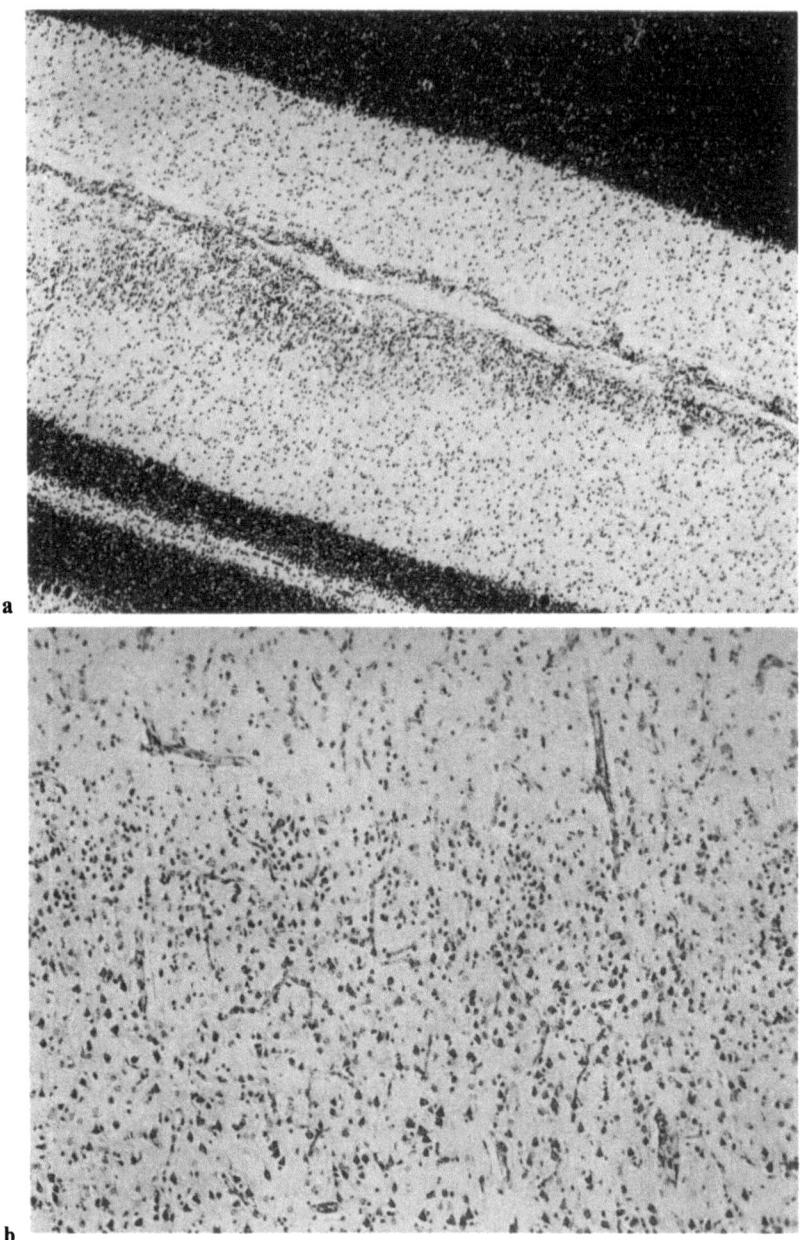

Abb. 56a, b. Akute infantile Bleienzephalopathie. **a** Subpial ausgebreitete Astrozytose in der Molekularschicht der Kleinhirnrinde bei diffuser Mikrogliaproliferation. **b** Kapillaraktivierung und Astrozytose in der Großhirnrinde bei weitgehend erhaltenen Nervenzellen. (Aus PENTSCHEW 1965)

Drucksteigerung war in seinem Material nicht so ausgeprägt wie sonst in der Literatur angegeben. Zwei Drittel der anatomisch überprüften Beobachtungen zeigten mikroskopisch eine Kapillaraktivierung (s. Abb. 56 b) in der Molekularschicht der Rinde mit z.T. erheblicher Schwellung der Endothelien, während eine echte Kapillarproliferation mit Gefäßneubildung kaum in Erscheinung trat. Oft fanden sich Gliaproliferationen (s. Abb. 56 a), teils herdförmig, teils mehr diffus, wobei vielfach die Astrozyten dominierten, in anderen Abschnitten die Mikroglia aber auch stärker vertreten war. Über Rindenabschnitten mit starker Astrogliawucherung in der Molekularschicht enthielt die Leptomeninx fast immer auch lymphozytäre Infiltrate. Gelegentlich waren sogar granulomartige Infiltrate nachweisbar, was PENTSCHEW (1965) zu der Auffassung führte, daß die Grenze zwischen „toxischer Enzephalopathie" und „Enzephalitis" fließend sei. Nervenzellnekrosen und -ausfälle wurden in herdförmiger Verteilung gefunden, am häufigsten im Thalamus.

Elektronenmikroskopisch sahen RAIMONDI et al. (1968) in Hirnbiopsien von 6 Kindern mit gesicherter Bleienzephalopathie in der grauen Substanz an den Nerven- und Gliazellen eine Erweiterung des endoplasmatischen Retikulum und an den Kapillaren eine Homogenisierung der Basalmembran, Schwellung der Perizyten sowie eine Vermehrung der Vesikel im Zytoplasma der Endothelzellen. In der weißen Substanz fiel eine erhebliche Erweiterung der Extrazellularräume auf, an den Markscheiden ein Splitting mit Lamellenuntergang und Ablagerung granulären Materiales entlang der interperiodischen Linie sowie an den Axonen ein Verlust an Neurofilamenten mit Ersatz durch granuläre Strukturen. CLASEN et al. (1974) beschrieben in ihrem tierexperimentellen und humanpathologischen Material perivaskulär im Zytoplasma der Astrozyten globuläre Proteineinschlüsse.

Klingen die unter diesen Umständen bis zur Nahtdehiszenz führenden Hirndruckerscheinungen wieder ab, stellt sich nicht selten eine sekundäre Hirnatrophie mit Defektsyndrom ein, z.T. einseitig mit Hemiplegie oder Krampfanfällen, aber auch generalisiert mit Hydrocephalus internus et externus.

NIKLOWITZ und MANDYBUR (1975) sahen bei einem 44 Jahre alt gewordenen Mann, der im Alter von $2^1/_2$ Jahren eine schwere infantile Bleienzephalopathie durchgemacht hatte, eine allgemeine, temporal betonte Hirnatrophie mit senilen Plaques, granulo-vakuolärer Degeneration der Pyramidenzellen im Ammonshorn und Alzheimerschen Fibrillenveränderungen. Elektronenmikroskopisch wurden in den Fibrillenveränderungen *twisted tubuli* nachgewiesen. In der frontalen und temporalen Rinde war der Bleigehalt – verglichen mit Kontrollfällen – erhöht. Auch experimentell konnte NIKLOWITZ (1975, 1977) beim Kaninchen nach Tetraäthylblei-Intoxikation Neurofibrillenveränderungen vom Abheimer-Typ in den Pyramidenzellen des Ammonshornes darstellen. Er sprach die Vermutung aus, daß Blci – wie auch andere toxische Metalle (Hg, Cr, Ni, Cd) – eine ursächliche oder teilursächliche Rolle spielen könnte bei bestimmten neurologischen Erkrankungen, insbesondere bei später auftretender Demenz.

Sehr viel seltener als diese Form der infantilen Bleienzepahlopathie ist die Meningopathia saturnina auf dem Boden einer chronisch-fibroplastischen Bleimeningitis mit der Gefahr des Hydrocephalus internus occlusus (AKELAITIS 1941), die offenbar auch einmal beim Erwachsenen vorkommen kann (MAAS 1911).

Beim *Erwachsenen* ist die Bleienzephalopathie in der Regel Folge einer chronischen Exposition. Sie kann sich als akute Exazerbation der chronischen Intoxikation äußern. Die Hirnbefunde sind dabei unterschiedlich, trotz der dramatischen klinischen Erscheinungen anatomisch oft unergiebig. Wiederholt wurde das Bild der „Hirnschwellung" im Sinne von Reichardt beschrieben mit Volumenvermehrung, Hirndruckzeichen an Konvexität und Basis, aber trockener oder klebriger Schnittfläche bei relativ fester Konsistenz (STÄMMLER 1929; TELEKY 1955), ein Befund, wie er früher auch bei katatoner Schizophrenie, bei Urämie oder Eklampsie gesehen wurde, der aber heute aus unserem Beobachtungsgut verschwunden ist. Mikroskopisch wurden Gliaproliferationen gefunden, teils diffus, teils knötchenförmig und in Anlehnung an Gefäße (STÄMMLER 1929) oder auch akzentuiert im Gebiet der Substantia nigra bei partieller Depigmentation (VAN BOGAERT 1956; PENTSCHEW 1958).

Bei der chronischen Bleienzephalopathie des Erwachsenen, bei der psychische Auffälligkeiten im Vordergrund stehen, liegt meist eine Hirnatrophie vor mit Schwerpunkt in der Rinde. Relativ häufig finden sich an den kleinen Arterien und Arteriolen Wandveränderungen im Sinne der Hyalinose, die allerdings nicht direkt auf die Bleiintoxikation bezogen werden sondern auf den Bluthochdruck in derartigen Fällen (bezügl. der Diskussion über die Wertigkeit der Gefäßwandveränderungen bei Bleienzephalopathie siehe PENTSCHEW 1958; vgl. auch ZOLLINGER 1966).

Problematisch ist nach den Angaben der Literatur (LEWIN u. TREU 1927; cf. PENTSCHEW 1958) auch das Krankheitsbild der *Myelopathia saturnina*, das teils unter den Erscheinungen der Tabes dorsalis, teils u.a. als Spastische Spinalparalyse verlaufen soll. BRAFF et al. (1952) beschrieben ein poliomyelitisartiges Krankheitsbild mit degenerativen Nervenzellveränderungen in Rückenmark und Hirnstamm, leider so summarisch, daß eine zuverlässige Bewertung der morphologischen Veränderungen nicht möglich ist. Für das Auftreten einer Funikulären Spinalerkrankung werden bleibedingte Schleimhautveränderungen im Gastrointestinaltrakt mit Resorptionsstörungen verantwortlich gemacht. Am häufigsten wurden wohl Syndrome nach Art der Amyotrophischen Lateralsklerose (ALS) mit einer Bleiintoxikation in Verbindung gebracht (WILSON 1907; CADWALADER 1912; HERRMANN 1951; OSETOWSKA 1971). In diesem Zusammenhang sei daran erinnert, daß auch für die spinalen Formen des Manganismus hohe Bleizusätze des Braunsteins ursächlich diskutiert werden (s.S. 435) und darüber hinaus in Fällen von ALS ohne vorausgegangene berufliche Bleiexposition signifikant erhöhte Bleiwerte in Gewebsproben von Rückenmark, peripherem Nerv und Muskulatur gefunden wurden und in Beziehung zu dieser Systemerkrankung gebracht werden (PETKAU et al. 1974). In dem in den Abb. 57 bis 59 wiedergegebenem Fall, bei dem sich auch eine Polyneuropathie vom Typ der segmentalen Fasererkrankung eingestellt hatte, war dagegen eine vieljährige berufliche Bleiexposition vorangegangen:

Es handelt sich um einen 58jährigen Mann (Ext. 279), der bis 2 Jahre vor seinem Tode über 25 Jahre lang Akkumulatoren und Stromaggregate verschrottet und dabei engen Kontakt mit Blei und Bleimennige gehabt hatte, ohne immer konsequent die Schutzbestimmungen einzuhalten. In den letzten 4 Jahren hatten sich neurologische Störungen eingestellt, die fachärztlicherseits schließlich den Verdacht auf eine amyotrophische Lateralsklerose aufkommen ließen. Wegen psychischer Abbauerscheinungen und im Hinblick auf die Berufsanamnese wurde auch eine chronische Bleiintoxikation in Betracht gezogen. Die Protoporphyrinkonzentration in den Erythrozyten war auch mit 255 mg/100 ml deutlich erhöht. Bei der Provokation mit Kalzium-EDTA über 3 Tage

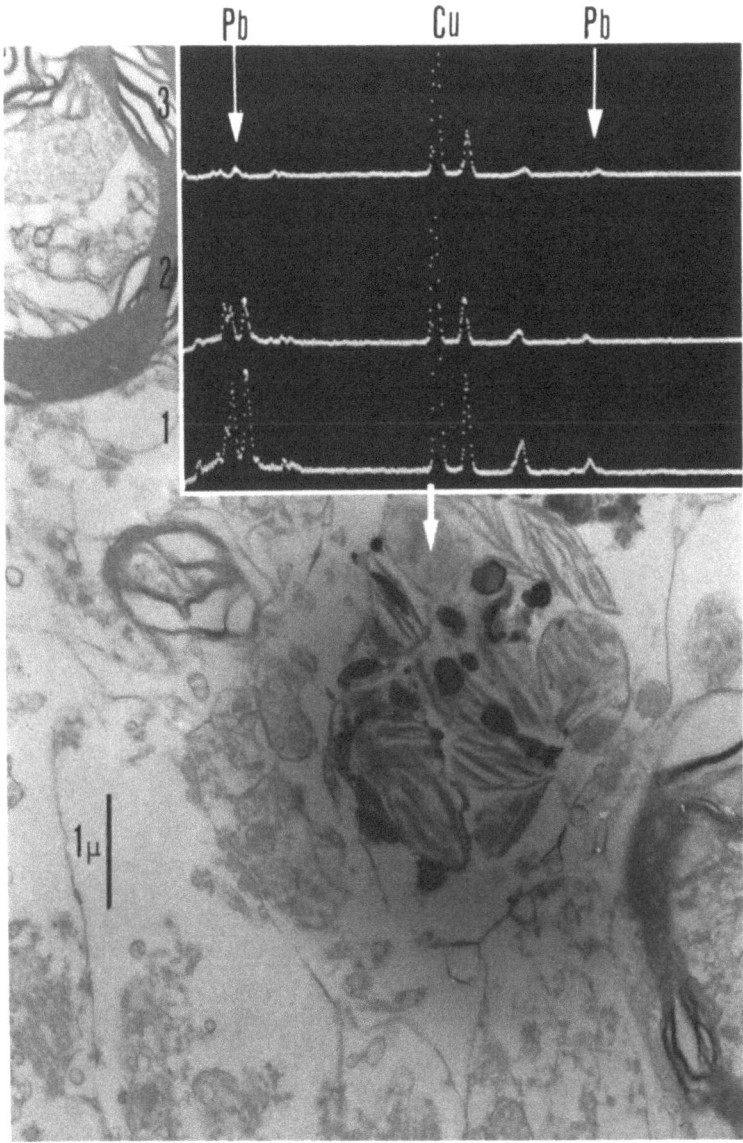

Abb. 58 b

motorische Neuron betroffen. Ein Vergleich drängt sich auch auf mit dem intraplasmatischen Aufstau von Neurofilamenten nach intrathekaler Applikation
von Vincristin, deren fädige Strukturen mit 90–110 Å (SLYTER et al. 1980) den
gleichen Durchmesser aufweisen wie die Filamente bei der Bleimyelopathie und
ebenfalls in den motorischen Vorderhornzellen des Rückenmarkes bevorzugt
angetroffen werden, wobei hier diese Nervenzellveränderung offensichtlich sehr
rasch auftritt (s. auch S. 585). Das gilt auch für die filamentäre Hyperplasie
in den Vorderhornzellen der Ratte nach 6-Aminonikotinamid-Intoxikation (Ho-

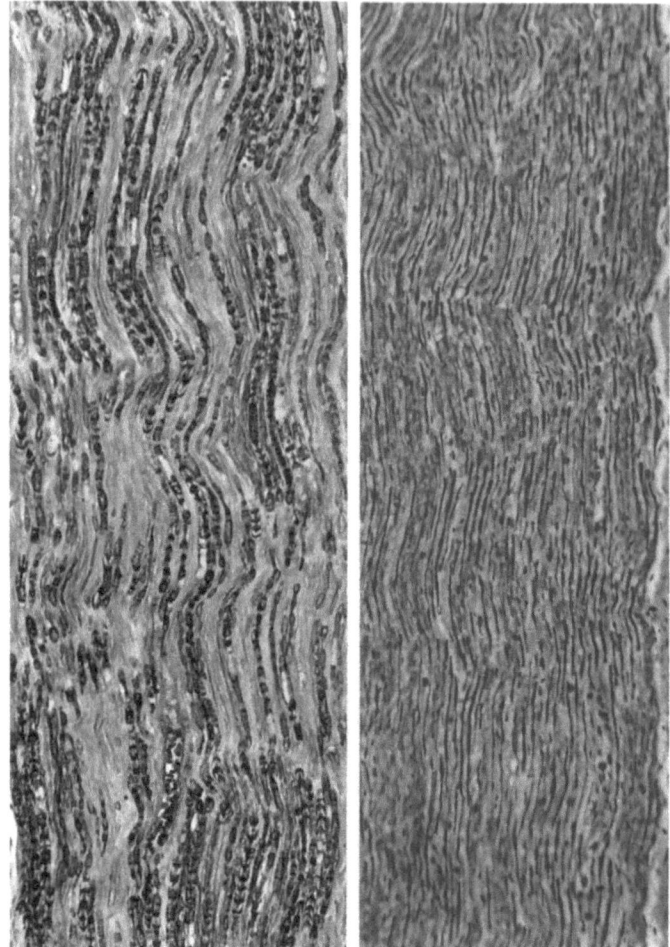

Abb. 59. Blei-Neuropathie mit segmentaler Entmarkung und Ansätzen der Remyelinisierung (li Sudanschwarz B) bei erhaltenen Axonen (re Bodian)

RITA et al. 1978, 1980, 1981) und das Auftreten Alzheimer'scher Fibrillenveränderungen beim Kaninchen nach Tetraäthylblei-Vergiftung (s.S. 463). – Experimentell konnte ein retrograder axonaler Transport von Blei in motorischen Fasern nachgewiesen werden (BARUA et al. 1981).

Eine Beteiligung des ersten motorischen Neurons läßt sich im Gegensatz zum klinischen Eindruck im vorliegenden Fall morphologisch nicht eindeutig bestätigen. Ein Zusammenhang dieser Myelopathie mit der Bleiexposition dürfte in Anbetracht der gefundenen hohen Bleiwerte in den Organen und insbesondere durch den Bleinachweis in den erkrankten Neuronen als gesichert anzusehen sein. Bemerkenswert in diesem Zusammenhang ist auch der – freilich geringfügige – Untergang melaninhaltiger Zellen in der Substantia nigra. VAN BOGAERT

(1956) beschreibt in einer als „Blei-Parkinsonismus" veröffentlichten Beobachtung einen ähnlichen Zellausfall, daneben aber auch eine ausgedehnte Gliazellwucherung, wie sie in unserem Falle nicht gegeben war.

Die *periphere Neuropathie* bei *chronischer* Bleivergiftung bevorzugt eindeutig die motorischen Fasern in ihren distalen Abschnitten und zeigt in der Mehrzahl der Fälle ein charakteristisches Prädilektionsmuster mit Strecker-Paresen vorwiegend an den Unterarmen mit Bevorzugung des Arbeitsarmes, also im wesentlichen das Bild der motorischen Radialislähmung mit Fallhand. Die Bleipolyneuropathie gilt seit den jetzt 100 Jahre zurückliegenden Untersuchungen von GOMBAULT als ein typisches Beispiel der segmentalen Fasererkrankung mit diskontinuierlichem Markscheidenuntergang (s. Abb. 59). Der Markscheidenzerfall ist dabei segmental, d.h. diskontinuierlich auf einzelne Internodien begrenzt. Es kommt dabei nicht zu den großen Markballenbildungen wie bei der Wallerschen Degeneration (KRÜCKE 1955). Der Myelinzerfall erfolgt granulär. Die inneren Marklamellen sind manchmal besser erhalten. Die Axone erfahren z.T. spindelige oder unregelmäßig-zirkumskripte Anschwellungen, ihre Kontinuität aber bleibt in der Regel weitgehend erhalten.

Im weiteren Verlauf stellt sich eine Wucherung Schwannscher Zellen ein, und mit fortschreitender makrophagozytärer Abräumung der Myelinabbauprodukte zeichnet sich bei erhaltener Kontinuität des Axons eine Restitution der Markscheide mit Bildung neuer, kleinerer und dünnerer Segmente ab (segmentale Remyelinisierung). Die ultrastrukturellen Einzelheiten der segmentalen Demyelinisation und Remyelinisation wurden von LAMPERT und SCHOCHET (1968) am Beispiel der chronischen Bleivergiftung der Ratte dargestellt. Ist auch das Axon der Markfaser so geschädigt, daß es seine Kontinuität verliert, kommt es im distalen Abschnitt zur sekundären Degeneration. So sind auch hier gelegentlich Mischbilder von segmentaler Fasererkrankung und axonaler Degeneration zu erwarten.

Ganz anders sehen dagegen morphologisch die Folgen einer Intoxikation mit *organischen Bleiverbindungen* (Tetraäthylblei, Tetramethylblei) aus. Wie schon erwähnt, sind die klinischen Erscheinungen ähnlich einem Alkoholdelir. Die von BINI und BOLLEA (1947) mitgeteilten anatomischen Befunde von zwei tödlich ausgegangenen Vergiftungsfällen durch Flugbenzin erinnern in der Tat auch sehr an die Wernickesche Enzephalopathie; es fanden sich fokale Gliawucherungen und Kapillarproliferationen in den Corpora mamillaria, am Boden der Rautengrube und in der Vierhügelplatte. Die Autoren vermuteten daher auch, daß bei dieser Intoxikation der Äthylgruppe eine dominierende Rolle zukommen müsse, was aber aus pathochemischer Sicht (s. S. 460) wohl nicht aufrecht zu erhalten sein dürfte. – Darüber hinaus wurden in diesen Fällen in diffuser Verteilung in der Groß- und Kleinhirnrinde akute degenerative Nervenzellveränderungen bis zum Zelluntergang sowie diskrete regressive und progressive Veränderungen an der Glia registriert. Herdförmige Kleinhirnrindenatrophien mit Purkinjezellverlust, Nervenzellausfälle in der Ammonshornrinde und eine diskrete Großhirnrindenatrophie bei etwas erweitertem Kammersystem beschreiben auch VALPEY et al. (1978) bei einem jugendlichen Gasolin-Schnüffler. Der Bleigehalt des formalinfixierten Hirngewebes schwankte dabei zwischen 5 200 und 6 500 µg/100 g.

5. Experimentelle Bleivergiftung

Das früher relativ häufige Vorkommen der Bleivergiftung macht es verständlich, daß man bereits im vorigen Jahrhundert versuchte, experimentell einen besseren Einblick in den Wirkungsmechanismus der Bleiintoxikation zu gewinnen, wobei man sich zunächst auf die klinische Beobachtung beschränkte, später auch morphologische Untersuchungen mit einbezog. Es zeigte sich, daß die Ergebnisse z.T. recht unterschiedlich waren, im wesentlichen abhängig von der Wahl des Versuchstieres. Da die histologisch-mikroskopische Technik zunächst unzureichend war, ist mit den frühen Angaben zur pathologischen Anatomie nicht sehr viel anzufangen. Nach Einführung besserer Färbemethoden wurden in zunehmendem Maße degenerative Nervenzellveränderungen beschrieben, die über die schwere Zellerkrankung Nissls bis zur Verflüssigung der Zellen reichen, so wie regressive Veränderungen an der Glia in Form der amöboiden Umwandlung (Übersicht bei LEH-MANN et al. 1926; EWSEROWA 1929). Die Frage, ob und inwieweit es sich dabei auch um agonale bzw. sogar postmortale Veränderungen gehandelt haben könnte, blieb z.T. offen.

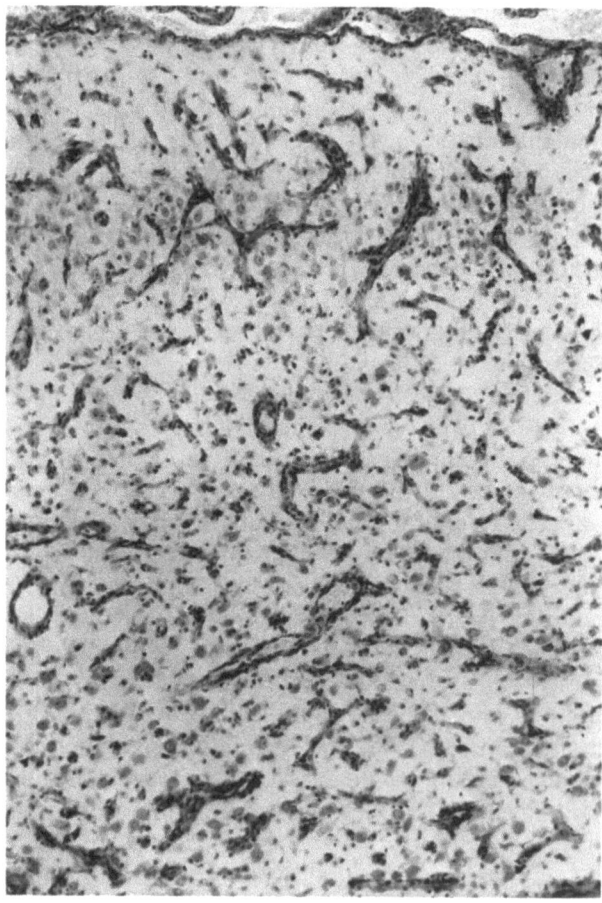

Abb. 60. „Endarteriitis der kleinen Hirnrindengefäße" beim Hund. (s.S. 473). Nissl × 100

Anders war es bei den bei Hunden beschriebenen Veränderungen. Hier hatte BONFI-GLIO (1910) nach Bleivergiftung über endarteriitische Wucherungen der kortikalen Gefäße berichtet, die an die beim Menschen vorkommende, z.T. mit der Lues in Zusammenhang gebrachte Endarteriitis der kleinen und kleinsten Gefäße vom Typ Nissl-Alzheimer erinnern (s. hierzu STRÄUSSLER 1958). EWSEROWA (1929) konnte den Befund von BONFIGLIO bei einem Teil ihrer Versuchstiere bestätigen, während PENTSCHEWs Pilot-Studie zu dieser Frage an 3 Hunden ein negatives Ergebnis brachte (1966). Aber auch KRAMER (1957) sah derartige Gefäßproliferationen bei einem nach Aufnahme von Mennige gelähmten Hund. Diese Endarteriitis der kleinen Hirnrindengefäße tritt dabei unabhängig von etwaigen Parenchymschäden auf (s. Abb. 60), die Nervenzellen in der betroffenen Rinde erscheinen meist intakt, die Glia z.T. etwas vermehrt. Später zeigte es sich, daß diese Gefäßproliferation beim Hund nicht auf die Bleivergiftung beschränkt ist, auch nach anderen Intoxikationen vorkommt und gelegentlich wohl auch spontan aus unbekannter Ursache, so daß man schließen muß, daß hier ein besonderes gewebliches Reaktionsmuster der Spezies Hund gegeben ist (SCHERER 1944).

Ein sehr erfolgreiches experimentelles Modell zum Studium der Bleienzephalopathie in der Neugeborenenphase benützten PENTSCHEW und GARRO (1966), indem sie neugeborene Ratten über die Milch der Muttertiere der Bleiwirkung aussetzten. Bei einem 4%igen Zusatz von Bleikarbonat zum Futter enthielt die Milch der Muttertiere 4,59 mg/100 ml Blei. Bei den Muttertieren traten dabei keine Intoxikationszeichen auf, während sich bei den Saugratten außer einer auffälligen Wachstumsverzögerung nach etwa 4 Wochen plötzlich eine Paraplegie einstellte. Pathoanatomisch boten diese Tiere dann eine eigenartige gelblich-braune bis schwärzliche Verfärbung des Kleinhirns (s. Abb. 61a), in dem mikroskopisch kleinfleckige Blutungen, Gliawucherungen und eine Transsudation aus den Gefäßen mit Ausbildung von Kavitäten im Läppchenmark auffielen. Die Kapillaren in der Molekularschicht traten infolge Schwellung der Endothelzellen stärker hervor. Ähnliche Veränderungen zeigte das Striatum.

PENTSCHEW und GARRO (1966) rechneten diese von der menschlichen Bleienzephalopathie morphologissch abweichende experimentelle Bleienzephalopathie zu den „systemgebundenen dysorischen Enzephalopathien", als deren Prototyp PENTSCHEW das Wernicke-Syndrom ansieht, das allerdings nach den elektronenmikroskopischen Befunden der Initialstadien gar nicht mit einer Funktionsstörung der Blut-Hirn-Schranke beginnt sondern als kapillarferner Hydrops des Neuropils (s. hierzu S. 335). THOMAS et al. (1971) haben daher versucht, schon vor Eintritt der nach recht konstantem Intervall einsetzenden Paraplegie die feingeweblichen und ultrastrukturellen Frühstadien der bleibedingten Kleinhirnveränderungen zu erfassen. Dabei konnten sie – im Gegensatz zu den Verhältnissen bei der Wernickeschen Enzephalopathie – die Pentschewsche Vorstellung von einer dysorischen Störung als Auftakt dieser Bleienzephalopathie in Form einer initialen Schwellung der Kapillarendothelien und eines perikapillären Astrogliahydropses bestätigen (s. Abb. 61 b). Mit Auftreten der Lähmung sieht man Hämorrhagien und „dysorische Cavitäten" (s. Abb. 61 c) im Läppchenmark. In einer späteren Studie über die Anreicherung von radioaktivem Blei im Kleinhirn der neugeborenen Ratte konnten sie die Verteilung des Bleis zunächst in den Endothelzellen und kurze Zeit später auch in den perikapillären Astrozytenfüßchen und in den Ödemseen verfolgen (THOMAS et al. 1973). – Nach den Befunden von HOLTZMAN et al. (1980) kommt es bei der Bleivergiftung der Saugratte, praktisch beschränkt auf das Kleinhirn, zu einem erheblichen Anstieg der Bleikonzentration der altersbedingt noch nicht voll ausgereiften Mitochondrien und einem Verlust der mitochondrialen Atmung.

ROSENBLUM und JOHNSON (1968) benutzten in Anlehnung an das Modell von PENTSCHEW und GARRO (1966) als Versuchstier die Maus und fanden zwischen benachbarten Kapillaren zahlreiche bindegewebige Stränge und Brücken, bei denen es sich aber wohl um kollabierte Haargefäße gehandelt haben dürfte; Zeichen eines Hirnödems fehlten, was mit der Reaktionsweise der Maus erklärt wird. In verschiedenen Hirnregionen wurde gegenüber den Kontrolltieren ein stärkeres Hervortreten der Glia registriert, insbesondere der Astrozyten. MICHAELSON und SAUERHOFF (1974) modifizierten das Pentschewsche Saugrattenmodell und sahen dann bei ihren Ratten ein Ausbleiben der Paraplegie, statt-

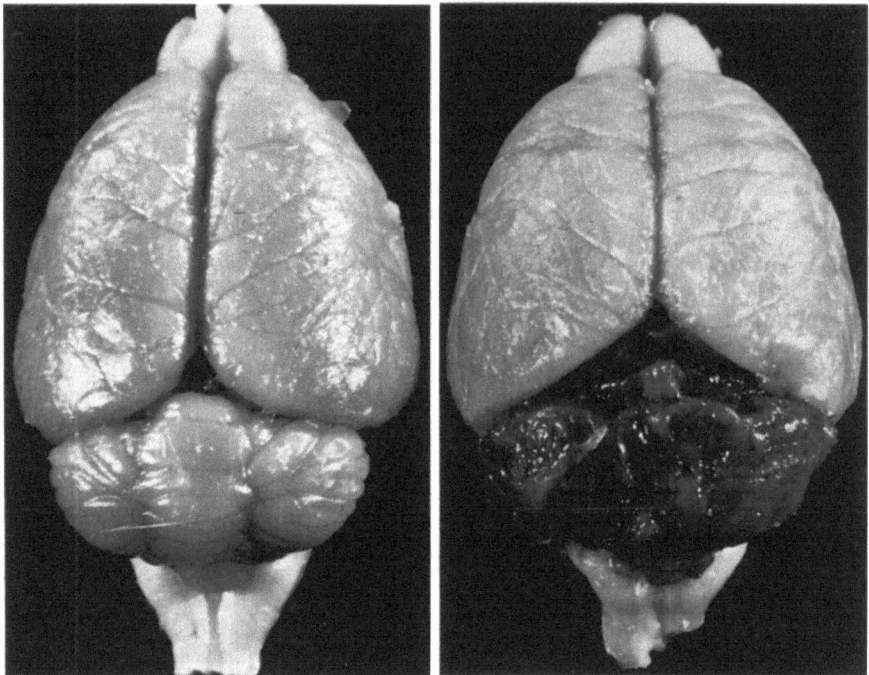

a

Abb. 61 a–c. Experimentelle Bleienzephalopathie der Saugratte. **a** Bräunlich-schwärzliche Verfärbung der Kleinhirnoberfläche. 29. Tag bei Auftreten der Paralyse. Links gleichaltes Kontrolltier. **b** Entfaltung des Virchow-Robinschen Raumes (*VR*) und Hydrops (*E*) der pericapillären Astrozytenendfüßchen. PL Thrombozyten. Ca. 10 Tage vor der zu erwartenden Lähmung. Nicht perfundiert. × 7200. **c** Hämorrhagien und ödembedingte Kavitäten im Läppchenmark bei Auftreten der Lähmung. Glutaraldehydperfusion. Nissl × 56. (Aus THOMAS et al. 1971)

dessen aber Verhaltensänderungen mit Hyperaktivität, Aggressivität und Tremor. ROY et al. (1974) injizierten, um den Mechanismus der intrazerebralen Blutungen abzuklären, Hühnereiern am 4. Bruttag Bleiacetattrihydrat in den Dottersack und überprüften die Hühnerembryonen zwischen dem 5.–18. Bruttag. Sie fanden eine z.T. sehr erhebliche Verdünnung und Verschmälerung der Endothelzellen, eine Schwellung ihrer Mitochondrien (während im Neuropil derartige Mitochondrienschwellungen fehlten) sowie eine deutliche Zunahme ihrer dense bodies und coated vesicles. Unter Hinweis auf die autoradiographischen Untersuchungsergebnisse von THOMAS et al. (1973) sprechen sie die Vermutung aus, daß diese Endothelveränderungen direkte toxische Auswirkungen des Bleis darstellen und nicht die Folge der Hämorrhagien; sie seien vielmehr einer ihrer kausalgenetischen Faktoren. Auch HIRANO und KOCHEN (1977) und KOCHEN et al. (1977) setzen sich mit der Bleiwirkung auf die kleinen Hirngefäße des Hühnerembryos auseinander. KRIGMAN et al. (1977) gehen auf die grundsätzlichen Unterschiede ein zwischen dem PENTSCHEW-GARRO-Modell und der Blei-Enzephalopathie des Meerschweinchens, deren Auftreten nicht altersabhängig ist wie bei der Ratte und bei der die Gefäßveränderungen oder Hinweise auf eine Blut-Hirn-Schrankenstörung fehlen. – Auf die tierexperimentellen Studien mit Tetraäthylblei wurde oben (s.S. 470) bereits hingewiesen.

Eine kritische Bewertung der experimentellen Befunde zur Frage der Blei-Polyneuropathie bringt CAVANAGH (1973).

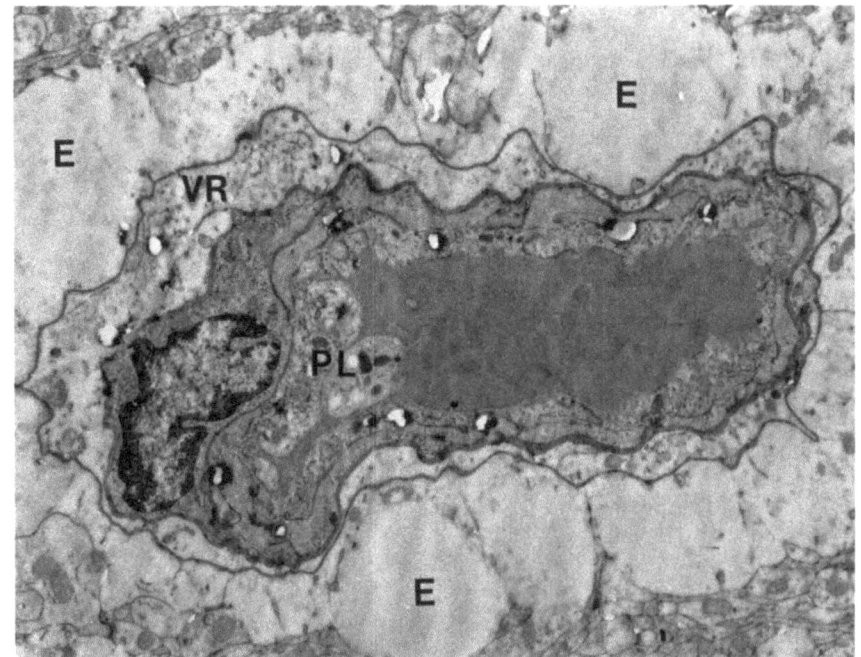

b

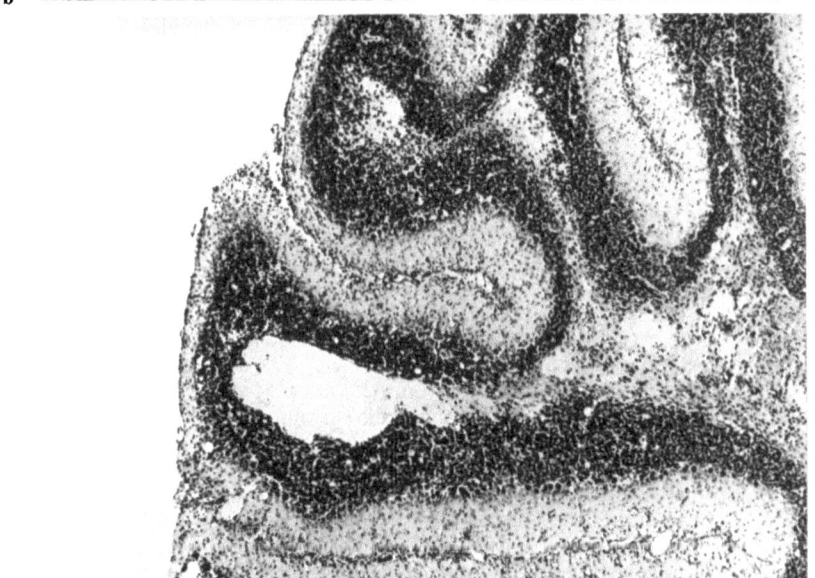

c

Abb. 61b, c

Literatur

Akelaitis, A.J.: Lead encephalopathy in children and adults. A clinico-pathological study. J. nerv. ment. Dis. **93**, 313–332 (1941)

Barua, J.K., Rasool, C.G., Bradley, W.G., Munsat, T.L.: Retrograde axonal transport of lead in rat sciatic nerve. Neurology **31**, 612–616 (1981)

Biemond, A., Creveld, S. van: On the cerebellar form of saturnine encephalopathy. Acta paediat. (Stockh.) **27**, 51–62 (1939)

Bini, L., Bollea, G.: Fatal poisoning by lead benzeine (a clinical pathological study). J. Neuropathology **6**, 271–278 (1947)

Blackman, S.S. jr.: The lesions of lead encephalitis in children. Bull. Johns Hopkins Hosp. **61**, 1–61 (1937)

Bogaert, L. van: Sur le parkinsonisme saturnin avec paralysie des mouvements oculaires associés (Etude anatomique). Mschr. Psychiat. Neurol. **131**, 73–88 (1956)

Bonfiglio, F.: Circa le alterationi della corteccia cerebrale conseguenti ad intossicatione sperimentale da carbonato di piombo (Encefalite produttiva). Histologische und Histopathologische Arbeiten über die Großhirnrinde von Nissl u. Alzheimer Bd. **3**, 359–400 (1910)

Braff, A.F., Lynn, D.O., Wurl, O.A.: Fatal lead poisoning simulating poliomyelitis. U.S. Armed Forc. Med. J. **3**, 1353–1358 (1952)

Bühler, F.: Der Bleigehalt der menschlichen Lunge in Abhängigkeit von der Lebensumgebung und den Rauchgewohnheiten. Inaug. Diss. Univ. Heidelberg (1969)

Cadwalader, W.B.: The amyotrophy of lead poisoning with increased reflexes. J. nerv. ment. Dis. **39**, 153–160 (1912)

Cannon, H.L., Bowles: Continuation of vegetation by tetraethyl lead. Science **137**, 765–766 (1962)

Catton, M.J., Harrison, M.J.G., Fullerton, P.M., Kazantzis, G.: Subclinical neuropathy in lead workers. Brit. med. J. 80–82 (1970)

Cavanagh, J.B.: Peripheral neuropathy caused by chemical agents. C.R.C. Crit. Rev. Toxicol. **2**, 365–417 (1973)

Clasen, R.A., Hartmann, J.F., Starr, A.J., Coogan, P.S., Pandolfi, S., Laing, J., Becker, R., Hass, G.M.: Electron microscopic and chemical studies of the vascular changes and edema of lead encephalopathy. A comparative study of the human and experimental disease. Am. J. Pathol. **74**, 215–239 (1974)

Diezel, P.B., Ule, G.: Histochemische Untersuchungen an den „ghost-cells" beim experimentellen Neurolathyrismus. Acta neuropath. (Berl.) **3**, 150–163 (1963)

Ehrhardt, W.: Tödliche subakute gewerbliche Bleivergiftung. Arch. Gewerbepath. **9**, 407–413 (1939)

Ewserowa, E.K.: Das Nervensystem der Hunde bei experimenteller Bleivergiftung. Arch. Psychiat. Nervenkr. **88**, 752–775 (1929)

Gilfillan, F.C.: Lead poisoning and the fall of rome. J. Occup Med. **7**, 53–60 (1965)

Gockel, D.E.: De vini acidi per acetum lithargyri, cum maximo bibentium damno ducificatione. Miscellana Curiosa, Decuriae III, 81–85 (1969); zit. n. Grandjean, P.: Lead in Danes. In: Griffin, T.B., Knelson, J.H.: Lead. Stuttgart: Thieme 1975

Grandjean, P.: Lead in Danes; Historical and toxicological studies. In: Griffin, T.B., Knelson, J.H.: Lead. Stuttgart: Thieme 1975

Granick, S., Levere, R.D.: Hemesynthesis in erythroid cells. Progr. Hematol. **4**, 1–47 (1964)

Herrmann, C.: Chronische Bleivergiftung unter dem Bilde einer amyotrophischen Lateralsklerose. 657–658. Wien. med. Wschr. (1951)

Hirano, A., Kochen, J.A.: Relationship of blood and brain lead levels to morphologic changes in lead-induced chick embryo encephalopathy. I Morphologic Studies. In: Roizin, L., Shiraki, H., Grčević, N. (eds.), Neurotoxicology. New York: Raven Press 1977

Holtzman, D., Herman, M.M., Hsu, J.S., Mortell, P.: The pathogenesis of lead encephalopathy. Virchows Arch. A Pathol. Anat. and Histol. **387**, 147–164 (1980)

Horita, N., Oyanagi, S., Ishii, T., Izumiyama, Y.: Ultrastructure of 6-aminonicotinamide (6-AN)-induced lesions in the central nervous system of rats. I. Chromatolysis and other lesions in the cervical cord. Acta neuropath. (Berl.) **44**, 111–119 (1978)

Horita, N., Ishii, T., Iszumiyama, Y.: Ultrastructure of 6-aminonicotinamide (6-AN)-induced lesions in the central nervous system of rats. II. Alterations of the nervous susceptibility with aging. Acta neuropath. (Berl.) **49**, 19–27 (1980)

Horita, N., Ishii, T., Izumiyama, Y.: Ultrastructure of 6-aminonicotinamide (6-AN)-induced lesions in the central nervous system of rats III. Alterations of the spinal gray matter lesions with aging. Acta neuropath. (Berl.) **53**, 227–236 (1981)

Iwata, M., Hirano, A.: Current problems in the pathology of amyotrophic lateral sclerosis. In: Zimmerman, H.M. (ed.), Progr. Neuropathol. Vol. **4**, 277–298. New York: Raven Press 1979

Kloke, A., Riebartsch, K.: Verunreinigung von Kulturpflanzen mit Blei aus Kraftfahrzeugabgasen. Naturwissenschaften **51**, 367–368 (1964)

Kochen, J.A., Greener, Y., Hirano, A.: Relationship of blood and brain lead levels to morphological changes in lead. Induced chick embryo encephalopathy. II Biochemical studies. In: Roizin, L., Shiraki, H., Grčević, N. (eds.), Neurotoxicology. New York: Raven Press 1977

Kramer, W.: Necrotische myelopathie t.g.v. loodintoxicatie bij een hond. Tijdschr. Diergeneeskde **12**, 411–421 (1957); zit. nach Fankhauser, R., Luginbühl, H.: Pathologische Anatomie des zentralen und peripheren Nervensystems der Haustiere. Berlin-Hamburg: Verlag Paul Parey (1968)

Krigman, M.R., Mushak, P., Bouldin, Th.W.: An appraisal of rodent models of lead encephalopathy. In: Roizin, L., Shiraki, H., Grčević, N. (eds.), Neurotoxicology. New York: Raven Press 1977

Krücke, W.: Erkrankungen des peripheren Nerven. In: Uehlinger, E. (Hrsg.) Hdb. d. spez. path. Anat. u. Histol. Bd. XIII/5. Berlin-Göttingen-Heidelberg: Springer 1955

Lachnit, V.: Bleivergiftung. In: Bader, E.W. (Hrsg.) Handbuch der ges. Arbeitsmedizin **II, 1.** Berlin: Urban und Schwarzenberg 1961

Lampert, P.W., Schochet, S.S.: Demyelination and remyelination in lead neuropathy. J. Neuropath. exp. Neurol. **27**, 527–545 (1968)

Lehmann, K.B., Spatz, H., Wisbaum-Neubürger, K.: Die histologischen Veränderungen des ZNS bei der bleivergifteten Katze und deren Zusammenhang mit den klinischen Erscheinungen insbesondere mit Krampfanfällen. Z. ges. Neurol. Psychiat. **103**, 323–360 (1926)

Lewin, C., Treu, R.: Gibt es spinale Erkrankungen durch Blei bei der beruflichen Bleivergiftung? Dtsch. med. Wschr. (1927) 1587–1589

Maas, O.: Über eine besondere Form der Encephalopathia saturnina (Meningitis serosa). Mschr. Psychiat. Neurol. **30**, 207–223 (1911)

Mellins, R.B., Jenkins, C.D.: Epidemiological and psychological studies of lead poisoning in children. J. Amer. med. Ass. **158**, 15–23 (1955)

Michaelson, I.A., Sauerhoff, M.W.: An improved model of lead-induced brain dysfunction in the suckling rat. Toxicol. appl. Pharmacol. **28**, 88–96 (1974)

Millar, J.A., Battistini, V., Cumming, R.L.C., Carswell, F., Goldberg, A.: Lead and δ-aminolaevulinic acid dehydratase levels in mentally retarded children and in lead poisoned suckling rats. Lancet **2**, 695–698 (1970)

Moeschlin, S.: Klinik und Therapie der Vergiftungen, 5. Aufl. Stuttgart: Thieme 1972

Naunyn, B.: Vergiftungen durch schwere Metalle und ihre Salze. In Handbuch der Spec. Pathologie und Therapie XV 2. Aufl., S. 253–354 (1880)

Niklowitz, W.J., Mandybur, T.I.: Neurofibrillary changes following childhood lead encephalopathy. J. Neuropath. exp. Neurol. **34**, 445–455 (1975)

Niklowitz, W.J.: Neurofibrillary changes after acute experimental lead poisoning. Neurology (Minneap.) **25**, 927–934 (1975)

Niklowitz, W.J.: Subcellular mechanisms in lead toxicity: Significance in childhood encephalopathy, neurological sequelae and late dementias. In: Roizin, L., Shiraki, H., Grčević, N. New York: Raven Press, pp. 289–298 1977

Niklowitz, W.J.: Neurotoxicology of lead. (Abstract 6). Intern. Congr. of Neurotoxicology, Varese, Italy, September 27–30 (1979)

Ortzonsek, N.: The activity of heme ferro-lyase in rat liver and bone marrow in experimental lead poisoning. Int. Arch. Gewerbepath. **24**, 66–73 (1967)

Osetowska, E.: Metals. In: Minckler, J. (ed.) Pathology of the Nervous System. Bd. 2. N.Y. McGraw Hill 1971

Pentschew, A.: Intoxikationen. In: Uehlinger, E. (Hrsg.), Hdb. d. spez. path. Anat. u. Histol. Bd. XIII/2/B Berlin-Göttingen-Heidelberg: Springer 1958

Pentschew, A.: Morphology and morphogenesis of lead encephalopathy. Acta neuropath. (Berl.) 5, 133–160 (1965)

Pentschew, A., Garro, F.: Lead encephalopathy of the suckling rat and its implications to the porphyrinopathic nervous diseases. Acta neuropath. (Berl.) 6, 266–278 (1966)

Petkau, A., Sawatzky, A., Hillier, C.R., Hoogstraten, J.: Lead content of neuromuscular tissue in amyotrophic lateral sclerosis: case report and other considerations. Brit. J. industr. Med. 31, 275–287 (1974)

Raimondi, J.A., Beckman, F., Evans, J.P.: Fine structural changes in human lead encephalopathy. J. Neuropath. exp. Neurol. 27, 154 (1968)

Rosenblum, W.I., Johnson, M.G.: Neuropathologic changes produced in suckling mice by adding lead to the maternal diet. Arch. Path. 85, 640–648 (1968)

Roy, S., Hirano, A., Kochen, J.A., Zimmermann, H.M.: Ultrastructure of cerebral vessels in chick embryo in lead intoxication. Acta neuropath. (Berl.) 30, 287–294 (1974)

Scherer, H.J.: Vergleichende Pathologie des Nervensystems der Säugetiere. Leipzig: Georg Thieme 1944

Slyter, H., Liwnicz, B., Herrick, M.K., Mason, R.: Fatal myeloencephalopathy caused by intrathecal vincristine. Neurology 30, 367–381 (1980)

Spatz, H.: Die „Systematischen Atrophien". Arch. Psychiatr. Nervenkr. 108, 1–18 (1938)

Staemmler, M.: Anatomischer Befund bei Bleiepilepsie. Klin. Wschr. 8, 1210–1212 (1929)

Stich, W.: Aminolaevulinacidurie (Ein neues biochemisches und diagnostisches Kriterium der Bleivergiftung). Klin. Wschr. 39, 338–341 (1961)

Sträussler, E.: Die Syphilis des Zentralnervensystems und die progressive Paralyse. In: Uehlinger, E. (Hrsg.), Hdb. d. spez. path. Anat. u. Histol. Bd. XIII/2/A Berlin, Göttingen, Heidelberg Springer (1958)

Straube, G.: Der Bleigehalt im Blut und Liquor cerebrospinalis bei experimenteller Bleivergiftung. Klin. Wschr. 26, 595–596 (1948)

Szegedy, L.: Contibutions to the chronic lead-tetraethyl poisoning. Excerpta medica VIII, 12, 954–955 (1959)

Tanquerel des Planches, L.: Traité des maladies de plomb ou saturnines, I–II Paris 1839

Teleky, L.: Einiges über Bleivergiftung. Med. Klin. 1926, 2027–2029 (1955)

Teleky, L.: Klinik und Begutachtung der Bleivergiftung. Schweiz. Med. Wschr. 229–232 (1935)

Teleky, L.: Gewerbliche Vergiftungen. Berlin-Göttingen-Heidelberg: Springer 1955

Thomas, J.A., Dallenbach, F.D., Thomas, M.: Considerations on the development of experimental lead encephalopathy. Virchows Arch. Abt. A. Path. Anat. 352, 61–74 (1971)

Thomas, J.A., Dallenbach, F.D., Thomas, M.: The distribution of radioactive lead (^{210}Pb) in the cerebellum of developing rats. J. Path. 109, 45–50 (1973)

Ule, G.: Experimenteller Neurolathyrismus. Verh. dtsch. Ges. Path. 45. Tagg. S. 333–338 (1961)

Ule, G.: Zur Ultrastruktur der ghost cells beim experimentellen Neurolathyrismus der Ratte. Z. Zellforsch. 56, 130–142 (1962)

Valpey, R., Sumi, S.M., Copas, M.K., Goble, G.J.: Acute and chronic progressive encephalopathy due to gasoline sniffing. Neurology 28, 507–510 (1978)

Verhaart, W.J.C.: Zur Markdegeneration im Gehirn bei Säuglingen. Z. ges. Neurol. Psychiat. 147, 76–91 (1933)

Verhaart, W.J.C.: Lead encephalopathy simulating diffuse sclerosis in a chinese infant. Amer. J. Dis. Child. 61, 1246–1250 (1941)

Wiedemann, H.-R.: Zur Frage der kindlichen Bleivergiftung. Z. Kinderheilk. 63, 213–250 (1942)

Williams, M.K., King, E., Walford, J.: Method for estimation objectively the comparative merits of biological tests of lead exposure. Br. med. J. I, 618–621 (1968)

Wilson, S.A.K.: The amyotrophy of chronic lead poisoning: Amyotrophic lateral sclerosis of toxic origin. Rev. neurol. **5**, 441 (1907) Zit. nach Pentschew, 1958

Zeller, J.: Docimasia, signa, causae et noxa vini lithargyrio mangonisati, variis experimentis illustrata. Disputationes ad morborum historiam et curationem facientes **3**, 235–259 (1757) zit. n. P. Grandjean: Lead in Danes. In: Griffin, T.B., Knelson, J.H. (eds.), Lead. Stuttgart: Thieme 1975

Zollinger, H.U.: Niere und ableitende Harnwege. In: Doerr, W., Uehlinger, E. (Hrsg.) Spezielle pathologische Anatomie Bd. 3, S. 309–314. Berlin-Heidelberg-New York: Springer 1966

VII. Thallium (Tl)

1. Vorkommen und Wirkungsweise

Thallium ist ein weitverbreitetes, aber immer nur in kleinen Mengen vorkommendes Metall, das chemisch dem Blei nahesteht. Es ist vor allem in sulfidischen Erzen, insbesondere Pyrit, enthalten. Daher ist der Flugstaub von Schwefelsäurefabriken immer thalliumhaltig. Da Pyritabbrände auch zur Eisengewinnung oder als Zuschlag bei der Zementproduktion eingesetzt werden, kann Flugstaub von Hochöfen oder von Zementwerken Thallium enthalten.

Während man früher therapeutisch Thallium-Präparate als Enthaarungsmittel eingesetzt hat, findet es heute vorwiegend bei der Schädlingsbekämpfung Anwendung. Insbesondere werden bei der Bekämpfung von Ratten und Mäusen mit Thalliumsulfat versetzte Köder eingesetzt. Vergiftungen kommen insbesondere bei Kindern dadurch zustande, daß ausgelegte Giftköder gegessen werden. Die Tatsache, daß Thalliumsulfat geschmack- und geruchlos ist, hat häufiger dazu geführt, daß dieses Gift in homizidaler Absicht Speisen zugesetzt wurde. Die Zahl der beschriebenen gewerblichen Vergiftungen ist gering. Dies kann aber sicher z.T. darauf zurückgeführt werden, daß die Symptomatik der Thalliumvergiftung sich so wesentlich von anderen Vergiftungen unterscheidet, daß man bei Erkrankung nach Thalliumzufuhr oft gar nicht an eine Vergiftung denkt (MULLER 1961). Die Aufnahme erfolgt in der Regel peroral, u.U. auch auf dem Umweg über Pflanzen, die Thallium aus dem Boden aufgenommen haben. Auch eine perkutane Aufnahme in den Organismus ist möglich (RAUSCHKE 1967).

Über den Mechanismus der Thalliumwirkung im Organismus ist bisher nur wenig bekannt. Thallium bildet ein schwer lösliches Sulfid, weshalb eine Reaktion mit SH-Gruppen sehr wahrscheinlich ist. Hierfür spricht auch die Tatsache, daß eine Behandlung des Vergifteten mit Thiosulfat oder mit Zystein therapeutisch wirksam ist (WIRTH et al. 1971). Obwohl Thallium chemisch dem Blei nahe steht, unterscheidet es sich in dem Löslichkeitsverhalten seiner Salze wesentlich von diesem. Bleisulfat ist in Wasser sehr schwer löslich, Thalliumsulfat etwa 1 300mal löslicher. Umgekehrt ist Thalliumchlorid wesentlich schwerer löslich als Bleichlorid. Hierauf könnte die fehlende Wirkung auf den Intestinaltrakt bei der akuten Vergiftung zurückzuführen sein. Infolge des großen Chloridüberschusses im Magen wird zugeführtes Thallium zunächst einmal als Chlorid gefällt und nur verzögert resorbiert. Auch die nur sehr langsame Ausscheidung dürfte durch die Chloridbindung im Organismus mitbedingt sein. Weiterhin scheint Thallium in den Stoffwechsel von Vitamin B_2 einzugreifen (RAUSCHKE 1967). Wegen der großen chemischen Ähnlichkeit von Thallium mit Kalium kann es bei kaliumabhängigen enzymatischen Prozessen zu einer Hemmung durch Thallium kommen.

2. Klinisches Bild

Die Vergiftungserscheinungen treten nach einem weitgehend symptomfreien Intervall frühestens 1–2 Tage nach Giftaufnahme auf. Daher wird der Zusammenhang zwischen Vergiftung und klinischem Bild oft übersehen (MOESCHLIN 1972; MUELLER 1975). Die ersten Symptome sind eine therapieresistente Obstipation. Es folgen Schlaflosigkeit und neuralgiforme Schmerzen in den Beinen, Kribbeln und Taubheitsgefühl in den Händen. Bezüglich der oft nach Art einer Landryschen Paralyse verlaufenden Thallium-Polyneuropathie sei auf die ausführliche Darstellung von PASSARGE und WIECK (1965) verwiesen. Die Schmerzen in den Beinen treten schon bei leichtester Berührung auf, so daß oft nicht einmal der Druck der Bettdecke ertragen wird. Auch kommen Schmerzen im Bauchbereich vor, die – ähnlich wie bei der Bleivergiftung – durch Druck von außen zurückgehen. Die gleichzeitig vorhandene Hyperthermie kann zur Fehldiagnose eines Infektes führen, eine Tachykardie infolge toxischer Myokardschädigung eine Myokarditis vortäuschen. In vielen Fällen wird über ein brennendes Durstgefühl geklagt. Als charakteristisch gilt auch ein Retrosternalschmerz.

Etwa um den 10. Tag nach der Giftaufnahme setzt der charakteristische Haarausfall ein, der oft erst zur richtigen Diagnose führt. Die Haare gehen zunächst einzeln aus, lockern sich aber bald so, daß sie leicht in Büscheln ausgezogen werden können.

Gleichzeitig stellen sich psychische Veränderungen ein, teils paranoid-halluzinatorischer Art, teils im Sinne einer läppischen Euphorie. Bei schweren Intoxikationen bleiben zentralnervöse Dauerschäden, u.U. mit Verblödung, als Endstadium. Nicht selten werden epileptische Anfälle und eine durch Optikusatrophie bedingte Erblindung beobachtet.

Da der Tod bereits vor dem Haarausfall eintreten kann, darf man wohl unterstellen, daß manche Fälle von Thalliumvergiftung unerkannt unter falscher Diagnose ad Exitum kommen.

Als Spätfolge der Thalliumvergiftung werden ebenso wie bei der Arsenvergiftung an den Nägeln Meessche Streifen beobachtet. Der Haarausfall ist in vielen Fällen reversibel. Nicht selten sind die nachgewachsenen Haare weniger pigmentiert.

3. Pathologische Anatomie

Im Mittelpunkt der morphologischen Veränderungen stehen – im Einklang mit dem klinischen Bild – die Befunde am peripheren Nerven mit unterschiedlich ausgeprägtem Markscheidenzerfall und Axonuntergang (SCHNEIDER 1930; MOESCHLIN et al. 1942; BREDEMANN 1954; PRICK et al. 1955). Nach CAVANAGH (1973, 1974) beginnt die Polyneuropathie im präterminalen Abschnitt, ist distal ausgeprägter als proximal und an den intramuralen Nervenästchen deutlich zu erkennen. Sie entspricht damit dem Typus der „dying-back"-Degeneration. Fasern dickeren Kalibers und größerer Länge sind stärker geschädigt als dünne Fasern.

In den tödlich ausgegangenen Fällen lagen Landrysche Verläufe mit Beteiligung der Hirnnerven vor, die im einzelnen in recht unterschiedlichem Umfang betroffen sein können.

Ob die Sehstörungen auf eine retrobulbäre Neuropathie (BREDEMANN: „Retrobulbäre Neuritis" mit perikapillärem Ödem und diskreten Markschattenherden) oder auf eine Schädigung der Retina-Zellen zu beziehen sind, bleibt offen

(CAVANAGH 1973). In dem Fall von CAVANAGH mit aufsteigender Lähmung und schon fortgeschrittenem Stadium der Polyneuropathie in der Peripherie fanden sich im Nucleus oculomotorius präterminal globuläre, die Markscheiden auftreibende Axonschwellungen, möglicherweise bedingt durch Mitochondrienschwellungen, wie sie auch in Nervenfaserkulturen nach Thalliumzusatz beobachtet wurden. Es scheint so, als ob derartige Veränderungen den Auftakt des toxisch-degenerativen Markfaseruntergangs darstellen. Für den tödlichen Ausgang dieser bulbär-paralytischen Verlaufsformen spielt wahrscheinlich die Vagus-Beteiligung eine dominierende Rolle, wie in der Beobachtung von CAVANAGH (1974) und in dem Fall von MOESCHLIN et al. (1942), in dem auch schwerste Ausfälle im sympathischen Grenzstrang gefunden wurden. Retrograde Zellveränderungen im oberen und unteren Nucleus intermedio-lateralis des Rückenmarkes können auf einen solchen Befall des Grenzstranges hinweisen (BREDEMANN 1954).

Markscheidenzerfall und Axonschäden werden auch an den vorderen und – etwas stärker – an den hinteren Wurzeln gefunden sowie im Bereiche der Spinalganglien verschiedentlich degenerative Nervenzellveränderungen und Vermehrung der Hüllzellen. Im Rückenmark kommt es besonders an den motorischen Vorderhornzellen, aber auch an den großen Hinterhornzellen zu Tigrolysen und teils vakuolären Zytoplasmaveränderungen, die als retrograd gedeutet werden (SCHARRER 1933; BREDEMANN 1954; PRICK et al. 1955). Gleichartige Befunde wurden in geringerem Umfange auch in verschiedenen Hirnnervenkernen (z.B.: XI, XII, VII, VI, V) registriert. Ebenfalls als sekundär ist die recht unregelmäßige Degeneration der medialen Hinterstränge (Goll) anzusehen, die dem Beginn der Polyneuropathie distal an den unteren Extremitäten entspricht.

Eine Sonderstellung nimmt der Fall von BREDEMANN (1954) insofern ein, als der periphere Nerv eine Wandverquellung der kleinen Gefäße bot mit Endothelschwellung und Infiltraten und der Autor den Eindruck der Gefäßabhängigkeit mancher Markfaseruntergänge im Nerven gewann. In der Muskulatur sah BREDEMANN ebenfalls derartige Gefäßveränderungen mit Endothelverquellung und in deren Umgebung einen scholligen Zerfall der Muskelfasern, mäßig ausgeprägte Rundzellinfiltrate und eine Vermehrung der Muskelkerne. In der Großhirnrinde des 25 Jahre alt gewordenen Mannes fanden sich außerdem einige gefäßabhängige Erbleichungsherde mit beginnender Kapillarproliferation, so daß BREDEMANN einen durch die Thalliumintoxikation sekundär verstärkten disponierenden Gefäßprozeß unterstellt.

Die sonst im ZNS beschriebenen Veränderungen sind weniger konstant und z.T. wohl auch problematisch. In dem von SCHARRER (1933) beschriebenen Fall mit ungewöhnlich langer, rund 20monatiger Überlebenszeit lagen Zellausfälle in den lateralen Abschnitten des Olivenbandes vor, während die restlichen Olivenzellen teils das Bild der retrograden Zellveränderung, teils das der ins Groteske gehenden Zytoplasmavakuolisierung zeigten und das ganze Kerngebiet durch eine massive Wucherung gemästeter Glia und Proliferation der Hortega-Glia auffiel. Die Beschreibung läßt zunächst an die Möglichkeit einer sog. Pseudohypertrophie der unteren Oliven denken, doch werden Ausfälle der zentralen Haubenbahn nicht angegeben. Allerdings war der Befund im Nucleus dentatus ähnlich, wo neben der gemästeten Astroglia ebenfalls eine Migrogliaproliferation bestand mit fixem und z.T. mobilem Fettabbau im Bereiche des Vlieses. Im zentralen Kleinhirnmark und im Lamellenmark gab es z.T. Fasergliosen ohne erkennbare Markfaserausfälle; an den Purkinje-Zellaxonen fanden sich aber bei sonst intakter Kleinhirnrinde verschiedentlich Axonauftreibungen nach Art des Torpedos, die möglicherweise hier, da die Purkinje-Zellen selbst das Bild der retrograden Zellveränderung nicht zu realisieren vermögen, als ein entsprechendes Äquivalent auf den terminalen Untergang der Purkinje-Zellneuriten im Vlies zu verstehen sind. Auch BREDEMANN erwähnt in seiner Beobachtung mit 3wöchiger Überlebenszeit diskrete Nervenzellveränderungen in den unteren Oliven und im Dentatum, im letzteren auch stellenweise eine Gliawucherung, jedoch sehr viel geringfügiger (s. hierzu auch PENTSCHEW 1958, S. 1997). Darüber hinaus beschreibt er Nervenzellveränderungen im Hypothalamus, insbesondere im Corpus mamillare, die im Hinblick auf den von WAWERSIK (1949) geprägten Begriff der Thallium-Dienzephalose diskutiert werden, für die aber eine Genese als postmortale Artefakte wohl nicht ganz sicher auszuschließen ist. Das gilt auch für die Beobachtungen von PRICK et al. (1955) und für die experimentellen Befunde von GREVING und GAGEL (1929).

In dem von LÜTHY untersuchten Fall von MOESCHLIN et al. (1942) und in der Beobachtung von CAVANAGH et al. (1974) konnten über die retrograden Zellveränderungen und die Degeneration der medialen Hinterstränge hinaus keine pathologisch-anatomischen Veränderungen im ZNS nachgewiesen werden. Dagegen sah OSETOWSKA (1971) bei einem 13jährigen Mädchen eine diffuse geringgradige Myelinabblassung im Hemisphärenmark, etwas betont um hyperämische Gefäße; in den Virchow-Robinschen Räumen verschiedentlich eosinophile amorphe Massen, besonders im Bereiche der Basalganglien, und hier auch relativ scharf begrenzte perivaskuläre Entmarkungen; in der weißen Substanz gelegentlich perikapilläre Gliaknötchen und in der Rinde disseminiert frische Nervenzelluntergänge.

Literatur

Barckow, J., Jenss, H.: Thalliumvergiftung, Kombinationsbehandlung mit Hämodialyse, forcierter Diurese und Antidot. Med. Klinik **71**, 1377–1382 (1976)

Bredemann, W.: Zur Histopathologie der Thalliumvergiftung im Bereich des Nervensystems. Arch. Psychiat. Nervenkr. **192**, 393–404 (1954)

Brittinger, W.D., Strauch, M., Schwarzbeck, A., Huber, W., Henning, G.E. v., Wilk, G., Haag, T.: Erfolgreiche Hämodialysebehandlung einer schweren Thalliumintoxication. Therapiewoche **20**, 288–290 (1970)

Cavanagh, J.B.: Peripheral neuropathy caused by chemical agents. CRC Crit. Rev. Toxicol. **2**, 365–417 (1973)

Cavanagh, J.B., Fuller, N.H., Johnson, H.R.M., Rudge, P.: The effects of thallium salts, with particular reference to the nervous system. Quart. J. Med., New Series, XLIII No. 170, 293–319 (1974)

Greving, R., Gagel, O.: Pathologisch-anatomische Befunde am Nervensystem nach experimenteller Thalliumvergiftung. Z. ges. Neurol. Psychiat. **120**, 805–8 (1929)

Moeschlin, S.: Klinik und Therapie der Vergiftungen, 5. Aufl. Stuttgart: Thieme 1972

Moeschlin, S., Zollinger, H., Lüthy, F.: Beitrag zur Klinik und Pathologie der Thallium-Vergiftung. Dtsch. Arch. klin. Med. **189**, 181–213 (1942)

Mueller, B.: Gerichtliche Medizin. Berlin-Heidelberg-New York: Springer 1975

Muller, L.: Thalliumvergiftung. In: Baader, E.W. (Hrsg.), Handbuch der gesamten Arbeitsmedizin II, 1. München: Urban und Schwarzenberg 1961

Osetowska, E.: Metals. In: Minckler, J. (ed.), Pathology of the nervous system. Vol. 2. New York McGraw-Hill Book Company 1971

Passarge, C., Wieck, H.H.: Thallium-Polyneuritis. Fortschr. Neurol. Psychiat. **33**, 477–557 (1965)

Pentschew, A.: Intoxikationen. In: Uehlinger, E. (Hrsg.), Handb. d. spez. path. Anat. u. Histol. Bd. XIII/2/B. Berlin-Göttingen-Heidelberg: Springer 1958

Prick, J.J.G., Smitt, W.G.S., Muller, L.: Thallium poisoning. Amsterdam-Houston-London-New York: Elsevier Publishing Company 1955

Rauschke, J.: Thallium. In: Ponsold, A. (Hrsg.), Lehrbuch der gerichtlichen Medizin. Stuttgart: Thieme 1967

Scharrer, E.: Histopathologische Befunde im Zentralnervensystem bei Thalliumvergiftung. Z. ges. Neurol. Psychiat. **145**, 454–470 (1933)

Schneider, Ph.: Anatomische Befunde bei Thalliumvergiftung. Beitr. gerichtl. Med. **7**, 10–13 (1918) Anatomische Befunde bei protrahierter Thalliumvergiftung. Dtsch. Z. gerichtl. Med. **14**, 555–558 (1930)

Wawersik, F.: Thallium-Diencephalose. Nervenarzt **20**, 101–108 (1949)

Wirth, W., Hecht, G., Gloxhuber, C.: Toxikologie Fibel. Stuttgart: Thieme 1971

VIII. Gold (Au)

1. Vorkommen, Wirkungsweise und Klinik

Metallisches Gold ist auch in kolloidaler Lösung ungiftig. Anorganische Goldsalze, die – wie z.B. Goldchlorid – in suizidaler Absicht eingenommen wurden, wirken lokal ätzend entsprechend dem Anion. Organische Goldverbindungen haben früher mehr als heute zur Behandlung von Arthritiden aber auch zur Tuberkulose-Therapie Anwendung gefunden. Neben einer Vielzahl anderer Verbindungen sind es vor allem Aurothioglukose und Aurothiobernsteinsäure, die auch heute noch gelegentlich therapeutisch eingesetzt werden. Beide Verbindungen sind wasserlöslich und werden intramuskulär appliziert.

Der therapeutische Effekt bei der Behandlung der rheumatischen Arthritis wird auf eine Hemmwirkung der Kollagenasen und der Elastasen zurückgeführt (VENUGOPOL u. LUCKEY 1975) und die toxische Wirkung über eine Goldbindung an Sulfhydrylgruppen intralysosomaler Proteasen erklärt. Während Aurothiobernsteinsäure als Ion die Blut-Hirn-Schranke nicht zu permeieren vermag, dringt bei Mäusen und Kaninchen Aurothioglukose im Bereich des Hypothalamus in das Hirngewebe ein. Es kann vermutet werden, daß hier die Goldverbindung auf einem sonst der Glukose vorbehaltenen Transportweg durch die Blut-Hirn-Schranke „geschmuggelt" wird (AREES et al. 1969; CAFFYN 1974; ISHIZAKI 1976).

2. Klinisches Bild

Das klinische Bild der Goldintoxikation ist in erster Linie durch Hauterscheinungen im Sinne einer exfoliativen Dermatitis geprägt, sowie durch Nieren- und Leberschäden und wird als Folge einer allergischen Reaktion angesehen.

Es kann dabei auch zu einer hämorrhagischen Diathese mit Thrombozytopenie kommen (SCHREINER 1963; GOTTLIEB et al. 1972; ALEXANDER 1955). Derartige Nebenwirkungen sollen mehr oder weniger ausgeprägt bei etwa 50% der mit Goldpräparaten behandelten Patienten auftreten. Dagegen sind Schäden am peripheren und zentralen Nervensystem sehr selten. Ob die im Tierversuch durch Aurothioglukose erzeugte Hyperphagie (ISHIZAKI 1976) beim Menschen eine Rolle spielt, ist bisher nicht bekannt. Bei der Häufigkeit der Adipositas dürfte es schwierig sein, hier einen Zusammenhang nachzuweisen.

3. Pathologische Anatomie

Wohl wegen der extremen Seltenheit einer Goldintoxikation liegen humanpathologische Befunde vom ZNS unseres Wissens bisher kaum vor, obgleich vereinzelt klinisch zerebrale Symptome beobachtet wurden (ENDTZ 1958). COURVILLE u. MYERS (1957) vermuteten eine Beziehung zu Entmarkungsprozessen. Sie sahen knapp 2 Monate nach Injektion von radioaktivem Gold (^{198}Au) in einen inoperablen Lungentumor bei einem 56jährigen Mann subkortikale fokale Nekrosen und Entmarkungen ähnlich einem Binswangerschen Syndrom, die sie über eine besondere Empfindlichkeit der Oligodendroglia gegenüber ischämischen Situationen erklären, etwa infolge lokaler Vasospasmen der die Rinde durchziehenden und in das Mark einstrahlenden Gefäße. ROBERTS (1939) fand bei Kaninchen, Ratten und Mäusen nach Injektion des dänischen Präparates SANOCRYSIN (Di-natrium-aurothiosulfat) einen Übertritt von Gold durch die Blut-Hirn-Schranke und Speicherung in Nerven- und Gliazellen[1]. Besonders stark mit Gold beladen waren die Nervenzellen in den Kernen der Hirnnerven III und XII, im dorsalen Vaguskern und die Purkinje-Zellen der Kleinhirnrinde. Von den verschiedenen Schichten der in geringerem Umfang einbezogenen Großhirnrinde war die Lamina V noch am stärksten betroffen. Auch Epithelien und Stroma des Plexus chorioideus und Ependymzellen boten eine Goldspeicherung.

WALSH (1970) berichtet über eine 62jährige Frau, die wegen einer Osteo-Arthritis Injektionen einer Natrium-auro-thiomalat-Lösung mit einer Gesamtmenge von 85 mg Gold erhalten hatte und bei der sich unter dieser Behandlung eine distale Polyneuropathie entwickelte. Bei der Suralisbiopsie fanden sich die Zeichen einer floriden axonalen Degeneration. WALSH (1970) vermutet eine besonders niedrige Empfindlichkeitsschwelle gegenüber der neurotoxischen Goldwirkung im Sinne einer Hypersensivität. Auch in dem von HANAKAGO (1979, 1980) dargestellten Fall mit Amyotrophien nach Goldbehandlung wegen Bronchialasthma sprach bei Fehlen überzeugender Befunde im EMG das Ergebnis

---

1 Eine massive Speicherung in Nervenzellen zeichnet auch die experimentelle *Tellurium-Vergiftung* aus (PENTSCHEW 1958). Bei Affen kann es mit Auftreten dystrophischer Axonschäden zu ähnlichen Bildern kommen wie beim chronischen Vitamin E-Mangel (PENTSCHEW et al. 1962). Einschlägige humanpathologische Beobachtungen sind bisher nicht bekannt geworden. Bei ganz jungen Ratten in der Phase verstärkter Myelinbildung führt Tellurbeimengung zum Futter zu einer passageren Tellur-Neuropathie mit dem Muster der segmentalen Demyelinisierung, die sich trotz weiterer Tellurzufuhr dann wieder spontan zurückbildet (LAMPERT et al. 1970)

der Muskelbiopsie für eine periphere Neuropathie. Weitere bioptische Befunde der goldinduzierten Polyneuropathie stammen von KATRAK et al. (1980), die bei 3 Patienten mit rheumatoider Arthritis und Myocristin-Therapie eine Neuropathie vom axonalen Typ und Zeichen der segmentalen Remyelinisierung beschreiben und gleiche morphologische Veränderungen auch bei goldbehandelten Hühnern beobachten konnten. ENDTZ (1958), der anhand von über 70 Fällen der Literatur nach klinischen Gesichtspunkten 3 verschiedene Syndrome als Komplikationen der Goldbehandlung unterscheidet und bei den motorischen Paresen nicht so sehr Schäden der peripheren Nerven als vielmehr solche an den motorischen Vorderhornzellen des Rückenmarkes annimmt, geht auch auf die gelegentlich beobachtete Blutdruckerhöhung ein, die z.T. für auftretende zerebrale Symptome verantwortlich gemacht wird.

Literatur

Alexander, H.L.: Reactions with drug therapy. Philadelphia: W.B. Saunders Co. 1955

Arees, E.A., Veltman, B.I., Mayer, J.: Hypothalamic blood flow following goldthioglu-cose-induced lesions. Exp. neurol. (N.Y.) 25, 410–415 (1969)

Caffyn, Z.E.Y.: The identification of gold in the brain of the mouse following gold-thioglucose administration. J. neurol. Sci. 22, 51–64 (1974)

Courville, C.B., Myers, R.O.: Process of demyelination in the central nervous system. 3. Focal demyelination and necrosis of the subcortical white matter consequent to injection of radioactive gold (Au 198). Neurology (Minneap.) 7, 323–330 (1957)

Endtz, L.J.: Complications nerveuses du traitement aurique. Révue neurologique 99, 395–410 (1958)

Gelbenegger, F.: Intralumbale Solganalbehandlung bei Meningitiden und zerebrospinalen Erkrankungen. Wien. klin. Wschr. I, 238–241 (1933)

Gottlieb, N.L., Smith, P.M., Smith, E.M.: Gold excretion correlated with clinical course during chrysotherapy in rheumatoid arthritis. Arth. Rheum. 15, 582–592 (1972)

Hanakago, R.: Severe polyneuritis showed amyotrophy following gold for bronchial asthma. International Congress of Neurotoxicology, Varese, Italy, Sept. 27–30, 1979 (Abstract 12) – Advances in Neurotoxicology, Y. Lacasse, N. Lery, L. Manzo (ed.). Pergamon Press (1980)

Ishizaki, F.: Histochemical fluorescence studies of brain monoamines in goldthioglucose-treated rabbits. J. neur. Transmiss. 39, 223–229 (1976)

Katrak, S.M., Pollock, M., O'Brien, C.P., Nukada, H., Allpress, S., Calder, C., Palmer, D.G., Grennan, D.M., McCormack, P.L., Laurent, M.R.: Clinical and morphological features of gold neuropathy. Brain 103, 671–693 (1980)

Lampert, P., Garro, F., Pentschew, A.: Tellurium neuropathy. Acta neuropath. (Berl.) 15, 308–317 (1970)

Pentschew, A.: Intoxikationen. In: Henke, F., Lubarsch, O. (Hrsg.), Hdb. d. spez. path. Anat. u. Histol. Berlin-Göttingen-Heidelberg: Springer 1958

Pentschew, A., Ebner, F., Kovatch, R.: New aspects of tellurium encephalomyelopathy. Proceedings of the 4th International Congress of Neuropathology. Vol. 3, pp. 390–393. Stuttgart: Thieme 1962

Roberts, W.: Zum Verhalten des Gehirns nach Injektion von Goldsalzen. Arch. Psychiat. Nervenkr. 109, 744–754 (1939)

Schreiner, G.E.: Nephrotic syndrome. In: Strauss, M.B., Welt, L.G. (eds.), Diseases of the kidney. Boston: Little & Brown 1963

Venugopol, B., Luckey, T.P.: Toxicology of non radioactive heavy metals and their salts. In: Luckey, T.D., Venugopal, B., Hutcheson, D. (eds.), Heavy metal toxicity, safety and homology. Stuttgart: Thieme 1975

Walsh, J.C.: Gold neuropathy. Neurology (Minneap.) 20, 455–458 (1970)

IX. Zinn (Sn)

1. Vorkommen, Wirkungsweise und Klinik

Zinn ist ein weit verbreitetes Metall, das bereits im Altertum bekannt war. Die guten mechanischen Eigenschaften seiner Legierung mit Kupfer (Bronze) hat schon in frühester Zeit zu seiner umfangreichen Nutzung geführt. Zinn findet Anwendung zur Herstellung von Weißblech (Eisenblech mit Zinnüberzug), von Lagermetallen und von Lötlegierungen. Die früher weit verbreitete Verwendung zur Herstellung von Gegenständen des täglichen Bedarfes (Teller, Becher, Deckel für Bierkrüge usw.) spielt heute eine geringere Rolle. Metallisches Zinn ist ebenso wie die meisten seiner anorganischen Salze weitgehend ungiftig, da es in dieser Form weder vom Magen-Darm-Trakt noch von der Haut her nennenswert resorbiert wird. Zinn bildet eine sehr toxische Wasserstoffverbindung, die etwa die gleiche Toxizität hat wie der Arsenwasserstoff. Vom Zinnwasserstoff (SnH_4) leiten sich die Organozinnverbindungen ab. Es können hierbei 1–4 Wasserstoffe durch organische Reste ersetzt werden. Organozinnverbindungen dienen in der Technik als Stabilisatoren von Kunststoffen, insbesondere von Polyvinylchlorid. Daneben finden sie Verwendung als starke Fungizide und als Desinfektionsmittel (VAN DER KERK et al. 1958).

Die Beobachtung, daß Arbeiter, die mit Dialkylzinnverbindungen laufend in Berührung kamen, nicht an Furunkulose erkrankten, veranlaßte ein pharmazeutisches Unternehmen in Frankreich, ein Mittel unter dem Namen „Stalinon" in den Handel zu bringen, das neben ungesättigten Fettsäuren 15 mg Dijod-Diäthylzinn je Kapsel enthielt. Bei der Anwendung kam es zu 110 Todesfällen und einer Vielzahl bleibender Schäden (STONER et al. 1955). Nachträglich wurde angenommen, daß in dem Mittel das wesentlich giftigere Monojod-Triäthylzinn zusammen mit Trijod-monoäthylzinn enthalten war. Von diesen ist die Triäthylverbindung besonders toxisch und soll die Vergiftung ausgelöst haben. Als Fungizide werden heute im Pflanzenschutz nur noch die wesentlich weniger toxischen Triphenyl-Zinnderivate eingesetzt (KLIMMER 1971). Die früher empfohlene Verwendung von Zinnpräparaten für Wurmkuren (HIRTE 1951) ist heute nicht mehr üblich.

Durch seine gute Lipidlöslichkeit sind vor allem das toxische Triäthylzinn und seine Derivate besonders in der Lage, Zellmembranen und damit auch die Blut-Hirn-Schranke zu durchdringen. Die wesentlichen toxischen Effekte treten im Bereich des Gehirns auf. Während die O_2-Aufnahme bei Glukose als Substrat in Nierenschnitten durch Triäthylzinn nicht beeinflußt wird, wurde in Hirnschnitten eine starke Hemmung nachgewiesen (CREMER 1967). Der Hauptangriffspunkt liegt im Bereich der Hirnmitochondrien. Hier wird die oxidative Phosphorylierung gehemmt. Gleichzeitig wird die Mitochondrienmembran für Chlorid durchlässig, so daß Cl^- von außen eindringt, während OH^- nach außen abgegeben wird. Die Folge ist ein pH-Abfall in den Mitochondrien mit entsprechender Rückwirkung auf die mitochondrialen Enzymsysteme (STOCKDALE et al. 1970; SKILLETER 1975). Allgemein werden die Zellmembranen im Bereich des Gehirns und des Rückenmarkes unter dem Einfluß von Triäthylzinn durchlässiger, wobei gleichzeitig die membranständige ATPase gehemmt wird. Die Ionenpumpen scheinen hierbei nicht beeinflußt zu werden (TORACK et al. 1970). Die Blut-Hirn-Schranke wird für Mepacrin („Atebrin") durchlässig, nicht aber für Trypanblau (WATANABE 1977). Die nach Behandlung mit Triäthylzinn auftretende Myelinolyse, die nicht phagozytär oder proteolytisch erfolgt, ist in ihrem molekularen Wirkungsmechanismus noch nicht geklärt (SMITH 1973, 1977). Die gesteigerte Krampfbereitschaft nach Triäthylzinn ist sicher auf die allgemeine membranschädigende Wirkung dieser Substanz zurückzuführen.

2. Klinisches Bild

Klinisch beginnt das Krankheitsbild mit Kopfschmerzen, gelegentlich auch mit tonisch-klonischen Krämpfen. Weitere Symptome sind Erbrechen, Gleichgewichtsstörungen, Doppelbilder und Bewußtseinstrübung bis zum Koma. Objektiv sind meist ein Papillenödem und im EEG, soweit nicht Krämpfe auftreten, mindestens steile Abläufe und eine Verlangsamung des Grundrhythmus nachzuweisen. Infolge des üblen Geruches der freien Trialkyl-Zinnverbindungen kommt es bei inhalatorischer Vergiftung nicht zu bleibenden Schäden, da die aufgenommene Menge zu gering ist. Bei Triäthylzinnsalzen, die geruchlos sind, fällt diese Begrenzung der Aufnahme weg, weshalb hier nicht nur bleibende Schäden eintreten können sondern über Hirndruck bedingte Störungen der Herz- und Atemtätigkeit u.U. auch der Tod (STONER et al. 1955; PRÜLL u. ROMPEL 1970).

3. Pathologische Anatomie

Von den über 100 tödlich ausgegangenen Vergiftungen mit dem Diäthylzinndijodid-haltigen Furunkulosemittel „Stalinon" in Frankreich ist nur in wenigen Fällen eine neurohistologische Untersuchung erfolgt. Zunächst war man auf die Schilderung von ROUZAUD und LUTIER (1954) angewiesen. Sie hatten bei einer 31jährigen Frau, die gegen eine Furunkulose dieses Präparat genommen hatte und nach Auftreten der ersten Vergiftungserscheinungen unter dem Verdacht auf einen Hirnabszeß trepaniert worden war, als Intoxikationsfolge ein Hirnödem mit Hirndrucksymptomen beobachtet, das sich nach der Entlastung besserte und langsam abklang. 1958 berichtete GRUNER über 4 Fälle, die auch in der Zusammenstellung der klinischen Symptome von ALAJOUANINE et al. (1958) berücksichtigt waren. Er fand ein Ödem mit Vakuolisierung der Marksubstanz, Schwellung der Oligodendroglia und regressiven Veränderungen an den Astrozyten bis zur Klasmatodendrose. Der N. opticus und das Rückenmark waren an dieser ödematösen Schwellung beteiligt, der ultrastrukturell nach den experimentellen Erfahrungen offensichtlich ein interlamellärer Hydrops der Markscheide zugrunde liegt. Die Nervenzellen boten keine Veränderungen. Der histologische Hirnbefund stimmte grundsätzlich mit dem der experimentell vergifteten Versuchstiere (Affe, Maus) überein. Auch COSSA et al. (1959) beschreiben bei weiteren 4 Fällen von STALINON-Vergiftung ein „primitives" Hirnödem mit spongiöser Auflockerung der Marksubstanz, Schwellung der Oligodendroglia und stellenweise auch Axonzerfall, ohne Hinweise auf vasozirkulatorische

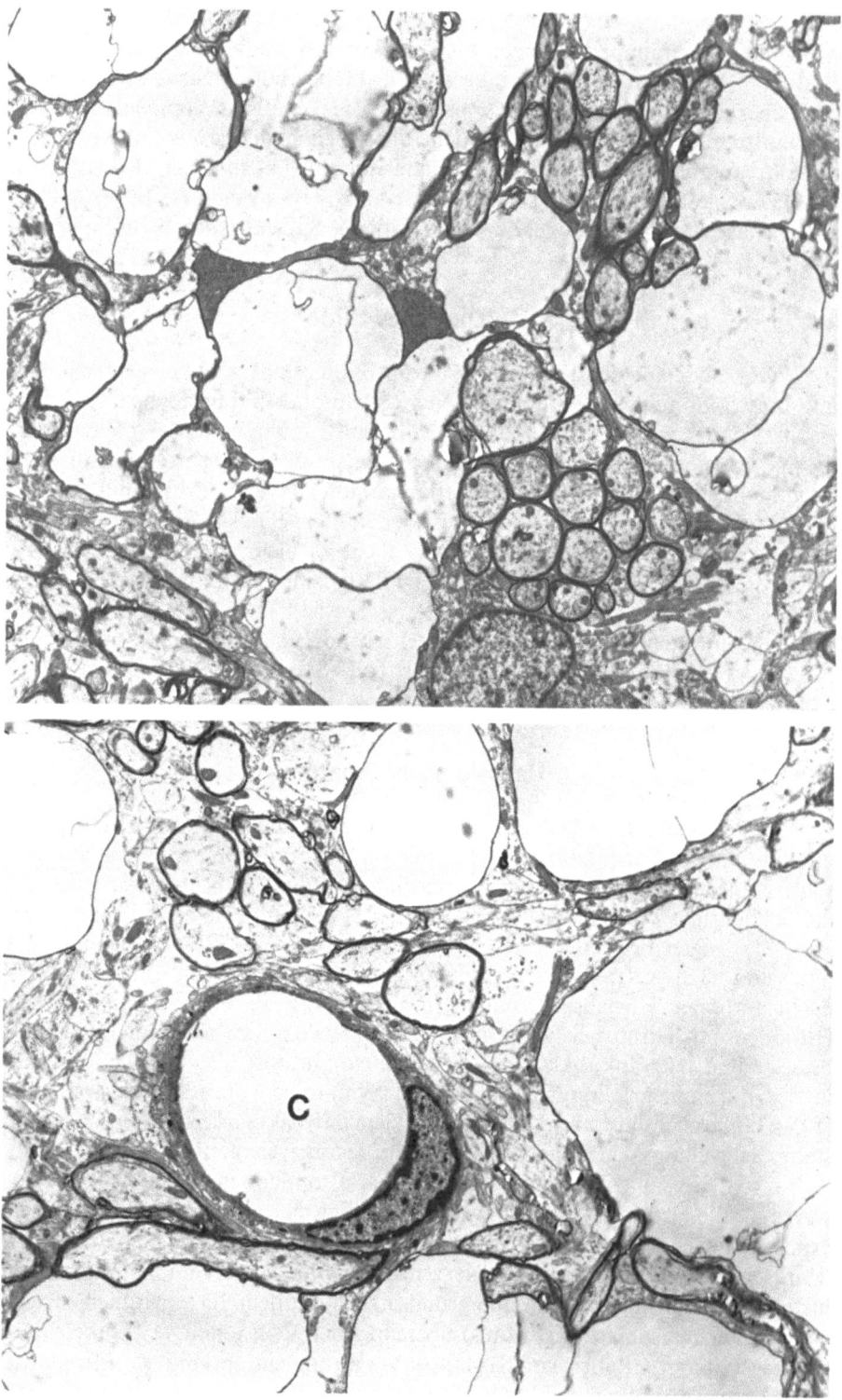

Abb. 62. Triäthylzinnödem beim Kaninchen. Zentrales Kleinhirnmark. Die Vakuolen entstehen durch *Splitting der Markscheide* im Bereiche der intraperiodischen Linie. Kein perikapillärer Astrogliahydrops. *C*, Capillare. ×3250

Störungen; in der grauen Substanz sahen sie unspezifische akute Nervenzellveränderungen mit Homogenisierung des Zytoplasmas, z.T. auch Vakuolisierung,
besonders in Lamina III, V und VI der Großhirnrinde, in der Purkinje-Zellschicht des Kleinhirns und in den zentralen Kleinhirnkernen. – Der interlamel-
läre Hydrops der Markscheide ist beim Menschen auch nach anderen exogenen
Intoxikationen und sonst als strukturelles Schädigungsmuster bei der infantilen
spongiösen Dystrophie der weißen Substanz (Morbus Canavan) bekannt (KOLK-
MANN u. ULE 1967; ADACHI et al. 1973).

Tierexperimentell ist die Wirkung von Diäthylzinn und Triäthylzinn wiederholt und bei verschiedenen Tieren überprüft worden, nachdem MAGEE et al.
(1957) einen ausführlichen Überblick über die biochemischen Befunde und histologischen Veränderungen bei der Ratte nach Triäthylzinnvergiftung gegeben
hatten. TORACK et al. (1960) stellen bei der Maus die hydropische Schwellung
der Astroglia in den Vordergrund.

Bei der noch unreifen Maus (WATANABE 1977) dagegen, besonders aber beim
Kaninchen bietet sich das für das sog. Zinnödem heute als typisch geltende
Bild des interlamellären Hydrops der Markscheide (s. Abb. 62) mit Vakuolenbil-
dung im Bereiche der intraperiodischen Linie der Myelinscheide (ALEU et al.
1963; KOLKMANN u. ULE 1967). Dieses hydropische Splitting der Markscheide,
lichtmikroskopisch u.U. schon an der fast-blue-positiven Septierung der Vakuolen erkennbar, läßt sich experimentell u.a. auch durch INH-Intoxikation bei
der Peking-Ente hervorrufen (LAMPERT u. SCHOCHET 1968; REIN et al. 1968),
durch Vergiftung mit der perennierenden Pflanze Stypandra imbricata bei der
Ratte (HUXTABLE et al. 1980), durch Hexachlorophen (s. S. 558) bei Maus und
Pavian (TRIPIER et al. 1980) sowie durch Cuprizone (Biscyclohexanonoxalyldihy-
drazon) bei der Maus (SUZUKI u. KIKKAVA 1969), hier kombiniert mit dem
Auftreten von Riesenmitochondrien in der Leber, wobei sowohl die Hepatopa-
thie wie die Enzephalopathie durch Cuprizone über eine Beeinträchtigung der
Zellatmung durch einen einheitlichen Mechanismus enzymatischer Hemmung
erklärt wird (VENTURINI 1973).

Literatur

Adachi, M., Schneck, L., Cara, J., Volk, B.: Spongy degeneration of the central nervous
system (van Bogaert and Bertrand type; Canavan's Disease). Human Path. **4**, 331–347
(1973)

Alajouanine, Th., Dérobert, L., Thiéffry, S.: Etude clinique d'ensemble de 210 cas d'intoxication par les sels organiques d'étain. Rev. neurol. **98**, 85–96 (1958)

Aleu, F.P., Katzman, R., Terry, R.D.: Fine structure and electrolyte analysis of the
cerebral oedema induced by alkyl tin intoxication. J. Neuropath. exp. Neurol. **22**,
403–413 (1963)

Cossa, P., Duplay, E., Arfel-Capdeville, Lafon, Passouant, Minville, Radermecker, J.:
Encephalopathies toxiques au Stalinon. Acta neurol. belg. **59**, 281–303 (1959)

Cremer, J.E.: Studies on brain cortex slices. Biochem. J. **104**, 212–222 (1967)

Gruner, J.E.: Lésions de nevraxe secondaires à l'ingestion d'éthyl-étain (Stalinon). Rev.
neurol. **98**, 109–116 (1958)

Hirte, W.: Bandwurmkuren mit einem Zinnpräparat. Dtsch. med. Wschr. **76**, 1083–1085
(1951)

Huxtable, C.R., Dorling, P.R., Slatter, D.H.: Myelin oedema, optic neuropathy and
retinopathy in experimental stypandra imbricata toxicosis. Neuropath. appl. Neurobiol. **6**, 221–232 (1980)

Kerk van der, G.J.M., Luijten, J.G.A., Noltes, J.G.: Neue Ergebnisse der Organozinn-Forschung. Angew. Chem. **70**, 298–306 (1958)

Klimmer, O.R.: Pflanzenschutz- und Schädlingsbekämpfungsmittel. II. Aufl. Hattingen: Hundt-Verlag 1971

Kolkmann, F.W., Ule, G.: Tin poisoning edema. In: Klatzo J., Seitelberger, F. (eds.), Brain Edema. pp. 530–535. Wien-New York: Springer 1967

Lampert, P.W., Schochet, S.S.: Electron microscopic observations on experimental spongy degeneration of the cerebellar white matter. J. Neuropath. exp. Neurol **27**, 210–220 (1968)

Magee, P.N., Stoner, H.B., Barnes, J.M.: The experimental production of oedema in the central nervous system of the rat by triethyl tin compounds. J. Path. Bact. **73**, 107–124 (1957)

Prüll, G., Rompel, K.: Neurologische und hirnelektrische Störungen bei akuter Vergiftung mit Organo-Zinnverbindungen. Nervenarzt **41**, 516–520 (1970)

Rein, H., Kolkmann, F.W., Sil, R., Ule, G.: Zur Feinstruktur der INH-Encephalopathie der Ente. Klin. Wschr. **46**, 1060–1061 (1968)

Rouzaud, M., Lutier, J.: Oedème subaigu cérebro-méningé dû à une intoxication d'actualité. Presse méd. **62**, 1075–1077 (1954)

Skilleter, N.N.: The decrease of mitochondrial substrate uptake caused by trialkyltin and trialkyllead compounds in chloride media and its relevance to inhibition of oxidative phosphorylation. Biochem. J. **146**, 465–471 (1975)

Smith, M.E.: Studies on the mechanism of demyelination: Triethyltin-induced demyelination. J. Neurochem. **21**, 357–372 (1973)

Smith, M.E.: Studies on the mechanism of demyelination: Myelin autolysis in normal and edematous CNS tissue. J. Neurochem. **28**, 341–347 (1977)

Stockdale, M., Dawson, A.P., Selwyon, M.J.: Effects of trialkyltin compounds on mitochondrial respiration. Europ. J. Biochem. **15**, 342–351 (1970)

Stoner, H.B., Barnes, J.M., Duff, J.I.: Studies on the toxicity of alkyl-tin compounds. Brit. J. Pharmacol. **10**, 16–25 (1955)

Suzuki, K., Kikkava, Y.: Status spongiosus of CNS and hepatic changes induced by cuprizone (biscyclohexanone oxalyldihydrazone). Amer. J. Path. **54**, 307–325 (1969)

Torack, R.M., Terry, R.D., Zimmerman, H.M.: The fine structure of cerebral fluid accumulation. II. Swelling produced by triethyl tin poisoning and its comparison with that in the human brain. American. J. Path. **36**, 273–287 (1960)

Torack, R., Gordon, J., Prokop, J.: Pathobiology of acute triethyltin intoxication. Internat. Rev. Neurobiol. **12**, 45–86 (1970)

Tripier, M.F., Berard-Badier, M., Toga, M., Martin-Bouyer, G.: Experimental hexachlorophene encephalopathy in mice and baboons: light and electron microscopy study. First European Neuropathology Meeting, Vienna, Austria, May 6–8, 1980 (Abstract 145) Wien: Facultas Verlag 1980

Venturini, G.: Enzymic activities and sodium, potassium and copper concentrations in mouse brain and liver after cuprizone treatment in vivo. J. Neurochem. **21**, 1147–1151 (1973)

Watanabe, I.: Effect of triethyltin on the developing brain of the mouse. In: Roizin, L., Shiraki, H., Grčević (eds.), Neurotoxicology. New York: Raven Press 1977

X. Wismut (Bi)

1. Vorkommen, Wirkungsweise und Klinik

Wismut gehört zu den seltenen Schwermetallen. Es findet technisch Anwendung bei niedrig schmelzenden Metallegierungen. Gewerbliche Vergiftungen durch Wismut sind unbekannt. 1921 fanden Wismutverbindungen Eingang in die Luesbehandlung. Von dieser Therapie ist man aber inzwischen praktisch abgekommen. Schwer lösliche Wismutverbindungen werden heute noch peroral zur Behandlung von Obstipationen und von Ulzera im Magen-Darm-Bereich eingesetzt. Daneben dienen Wismutpräparate zur äußerlichen lokalen Wundbehandlung. Wismut wird auch als wesentlicher Bestandteil von Salben gegen Hyperpigmentationen (z.B. Epheliden) benutzt. Die Verwendung von Wismutverbindungen als Röntgenkontrastmittel ist heute praktisch nicht mehr üblich.

Wismut bildet ebenso wie Blei, Arsen und Quecksilber schwer lösliche Sulfide und ist daher wie die anderen genannten Elemente ein SH-Gruppen-Reagenz. Die toxische Wirkung ist über Reaktionen von Wismut mit SH-Gruppen an Fermentsystemen zu erklären. Die Wirkungsunterschiede zwischen Wismut und den anderen SH-Gruppen-aktiven Schwermetallen sind wahrscheinlich auf unterschiedliche Bindungen im Organismus zurückzuführen. Eine sichere Erklärung für diese Unterschiede gibt es nicht. KRÜGER et al. (1976) haben bei zwei Patienten mit einer chronischen Wismutvergiftung zeigen können, daß die zerebrale Glukoseaufnahme und der zerebrale Sauerstoffverbrauch deutlich reduziert waren und nach Absetzen der Wismutbelastung gleichzeitig mit der klinischen Besserung wieder anstiegen. Dieser Befund läßt sich am besten über einen Angriffspunkt im Zitronensäurezyklus und hier an den SH-Gruppen-haltigen Fermentsystemen erklären.

Klinisch standen bei den früher im Rahmen der Luesbehandlung vorgekommene Wismutvergiftungen Durchfälle und Darmblutungen im Vordergrund. Daneben wurden häufig Nierensymptome gesehen (Eiweiß, Epithelien und Zylinder). Hinzu kamen Hauterscheinungen. Schäden im Bereich des ZNS sind offenbar bei dieser Behandlung niemals beobachtet worden. Erst gegen Mitte der 70er Jahre wurde in zunehmendem Umfang ein Krankheitsbild beschrieben, das als Wismutenzephalopathie bezeichnet wird (BURNS et al. 1974; BESLE et al. 1975; F. LHERMITTE et al. 1975). Charakteristisch für dieses Syndrom sind Myoklonien, Demenz, Verwirrtheit, Ataxie, Schlaflosigkeit, Tremor, verwaschene Sprache. Auch epileptische Anfälle wurden beobachtet. In der Mehrzahl der Fälle trat die Vergiftung als Folge einer über meist mehrere Jahre durchgeführten Obstipations-Behandlung mit Wismutsalzen auf. In den von KRÜGER et al. (1976) beschriebenen Fällen war eine längere Anwendung einer wismuthaltigen Bleichcreme die Ursache der Intoxikation. In den meisten Fällen gingen die toxischen Erscheinungen nach Absetzen der Wismutbehandlung wieder zurück (BUGE et al. 1974). Es kommen aber auch Dauerschäden vor, bei denen anhaltende Verwirrtheit, Gedächtnisstörungen, Schlaflosigkeit, Dauerkopfschmerz und Gangstörungen zurückbleiben (BUGE et al. 1977).

2. Pathologische Anatomie

Obduktionsbefunde bei tödlich ausgegangenen Vergiftungsfällen wurden von ESCOUROLLE et al. (1977) und von LIESSENS et al. (1978) mitgeteilt. Im letzten Fall handelte es sich um eine 20jährige Frau, die wegen chronischer Obstipation jahrelang verschiedene wismuthaltige Abführmittel eingenommen hatte und in einen Verwirrtheitszustand mit Myoklonien, Ataxie und Krampfanfällen geriet, die sich – trotz massiver antikonvulsiver Therapie – bis zum Status epilepticus steigerten und eine Verlegung auf die Intensivstation erforderlich machten. Nach 5wöchigem Krankenhausaufenthalt ist die Patientin an einer Septikopyämie gestorben, nachdem unter der Behandlung mit BAL die Wismutausscheidung im Urin drastisch angestiegen und der Wismutspiegel im Blut abgesunken war.

Der hervortretende neuropathologische Befund bestand in multiplen fokalen Parenchymnekrosen mit korrespondierender Gliareaktion in der Großhirnrinde, im Ammonshorn, im Neostriatum und ganz besonders in der Kleinhirnrinde, wo die meisten Purkinje-Zellen ausgefallen waren, die Bergmannsche Glia gewuchert und die Molekularschicht verschiedentlich mikrogliale Strauchwerkbildungen aufwies.

Sicher zu Recht betonen LIESSENS et al. (1978), daß man in diesen Hirnveränderungen nicht das morphologische Äquivalent der Wismut-Enzephalopathie zu sehen habe – ob ein Zusammenhang mit den zahlreichen Krampfanfällen gegeben war, wird nicht weiter diskutiert. Bemerkenswert sind dagegen die mit der flammenlosen Atomabsorptions-Spektroskopie (bei negativem Ausfall der histochemischen Nachweismethode für Wismutsalze am Gefrierschnitt) gewonnenen Wismutwerte in den verschiedenen überprüften Hirnregionen im Vergleich zu den Kontrollen. Abgesehen davon, daß generell in der grauen Substanz die Werte wesentlich höher lagen als in der weißen, war auch in den verschiedenen grisealen Abschnitten der Konzentrationsanstieg nicht einheitlich und schwankte zwischen dem 30–50fachen der Kontrollwerte. Er war in der Stirnhirnrinde und im Striatum höher als in der Schläfenrinde und im Thalamus niedriger als in der Kleinhirnrinde, so daß die Autoren eine unterschiedliche Affinität des Wismuts bzw. seiner Verbindungen zu den verschiedenen Strukturen des ZNS vermuten, was allerdings noch durch weitere einschlägige Befunde oder experimentell zu sichern wäre.

Nach dem klinischerseits erhobenen EMG-Befund war auch eine axonale Polyneuropathie vom distalen Verteilungstyp zu vermuten gewesen. Am N. ischiadicus und N. fibularis waren histologisch dementsprechend Axonauftreibungen und Myelinzerfall nachweisbar; es fanden sich aber auch Ausfälle im Bereiche der großen motorischen Vorderhornzellen im Rückenmark, besonders in den Segmenten C_8 und L_5, so daß zusätzlich eine myelopathische Komponente nicht auszuschließen ist. Die Pyramidenbahnsysteme waren intakt. Das Beobachtungsgut von ESCOUROLLE et al. (1977) umfaßte 12 Fälle von Wismut-Enzephalopathie. Auch ESCOUROLLE et al. heben den erheblichen Konzentrationsanstieg von Wismut im Hirngewebe als einziges zuverlässiges Indiz für die Diagnose hervor, machen allerdings darauf aufmerksam, daß in allen ihren Fällen sich auch mehr oder minder diskrete perivenöse Infiltrate und eine verstärkte Lipofuszinablagerung in den lipophilen Nervenzellen gefunden haben.

Literatur

Besle A, Bussel, B., de La Chapelle J.-G., Scherrer, P.: Contribution à l'étude de l'encéphalopathie myoclonique par intoxication bismuthée. Ann. méd.-psychol. **133**, 493–498 (1975)
Buge, A., Rancurel, G., Poisson, M., Decha, H.: Encéphalopathies mycoloniques par

les sels de bismuth, six cas observés lors de traitment oraux au long cours. Nouv. Presse méd. **3**, 2315–2320 (1974)

Buge, A., Rancurel, G., Dechy, H.: Encéphalopathies myocloniques bismuthiques. Formes évolutives, complications tardives durables ou definitives. A propos de 41 cas. Rev. neurol. **133**, 401–415 (1977)

Burns, R., Thomas, D.W., Barron, V.J.: Reversible encephalopathy possibly associated with bismuth subgallate ingestion. Brit. med. J. **I**, 220–223 (1974)

Escourolle, R., Bourdon, R., Galli, A., Galle, M., Jaudon, M.C., Hauw, J.J., Gray, F.: Étude neuropathologique et toxicologique de douze cas d'encéphalopathie bismuthique. Rev. neurol. **133**, 153–163 (1977)

Krüger, G., Thomas, D.J., Weinhardt, F., Hoyer, S.: Disturbed oxidative metabolism in organic brain syndrome caused by bismuth in skin creams. Lancet **1976 II**, 485–487

Lhermitte, F., Degos, C.-F., Signoret, J.L.: Encéphalopathies réversibles par les sels insolubles de bismuth, cinq nouveaux cas. Nouv. Presse méd. **4**, 419–420 (1975)

Liessens, J.L., Monstrey, J., Eeckhout, E. van den, Djuzman, R., Martin, J.J.: Bismuth encephalopathy. A clinical and anatomopathological report of one case. Acta neurol. belg. **78**, 301–309 (1978)

XI. Arsen (As)

1. Vorkommen und Wirkungsweise

Arsen ist ein in der Natur weit verbreitetes Element, das insbesondere als Verunreinigung in Metallerzen, aber auch in verschiedenen Arsenerzen vorwiegend als Sulfid oder als Oxid vorkommt. Manche Brunnenwässer sind arsenhaltig. Wegen seines ubiquitären Vorkommens ist es, wenn auch nur in Spuren, in Pflanzen und Tieren immer vorhanden. Der alleinige qualitative Nachweis von Arsen im Organismus ist daher kein Beweis dafür, daß eine Arsenintoxikation vorliegt. Als Halbmetall bildet Arsen auch Wasserstoffverbindungen, die Arsine. Sonst kommt Arsen positiv 3wertig und 5wertig vor. Arsen läßt sich relativ leicht in organische Verbindungen einbauen und findet so therapeutische Verwendung. Die Anwendung als Schädlingsbekämpfungsmittel, die früher insbesondere im Weinbau ausgiebig gepflegt wurde, ist wesentlich zurückgegangen. Seit 1963 sind in der BRD keine arsenhaltigen Schädlingsbekämpfungsmittel für die Landwirtschaft mehr im Handel. Die frühere Verwendung von Arsenverbindungen zur Herstellung von Anstrichfarben, insbesondere Schweinfurter Grün, ist heute praktisch verlassen. Arsenik (As_2O_3), das Anhydrid der arsenigen Säure, ist noch als fäulnisverhinderndes Mittel bei der Präparation von Tierbälgen im Gebrauch. In kleinen Mengen dient es in der Zahnmedizin zum Abtöten von Nerven. Die früher gebräuchliche Anwendung von Arsen als appetitanregendes Mittel in Form der Fowlerschen Lösung oder in Arzneizubereitung wie den „Pillulae asiaticae" wird nicht mehr praktiziert. In der Zeit der ausgedehnten Anwendung von arsenhaltigen Chemotherapeutika, insbesondere von Salvarsan und Neosalvarsan zur Luesbehandlung, kam es im Zusammenhang mit dieser Therapie wiederholt zu Zwischenfällen. Inzwischen sind diese arsenhaltigen Medikamente weitgehend von Antibiotika verdrängt worden. Auch der Gebrauch von Arsenik für Giftmorde ist seit der Einführung der sehr empfindlichen Nachweismethoden schon lange zurückgegangen. So berichtet NAUNYN (1878), daß in Frankreich in der Zeit von 1832–1840 bei den vor

Gericht verhandelten Giftmorden in 72% der Fälle Arsenik das Mittel der Wahl war, während in der Zeit von 1851–1862 dieser Anteil nur noch 38% betrug. Da Arsenik geschmack- und geruchlos ist, war die Zufuhr relativ einfach.

Wiederholt wurden chronische Vergiftungen durch Genuß arsenhaltiger Lebensmittel beobachtet. Im Jahre 1900 kam es in Nordengland zu einer Massenvergiftung mit rund 6000 Erkrankungsfällen (davon 71 mit tödlichem Ausgang) durch Genuß von arsenhaltigem Bier. In diesem Fall war bei der Herstellung des Bieres Zucker verwandt worden, der durch saure Hydrolyse von Stärke mit Schwefelsäure hergestellt worden war. Die Schwefelsäure war durch Arsen verunreinigt (KELYNACK et al., 1900). Auch eine Verunreinigung von Trockenmilch mit Arsenik hat in Japan Massenvergiftungen verursacht (FOWLER, 1977).

Arsenvergiftungen kommen heute vorwiegend als Folge einer gewerblichen Arsenbelastung vor, insbesondere in Hüttenwerken, in denen arsenhaltige Erze verarbeitet werden und wo sich beim Röstprozeß Arsenik als sog. „Hüttenrauch" absetzt. In der chemischen Industrie können bei der Herstellung arsenhaltiger Produkte Dauerbelastungen und damit chronische Vergiftungen auftreten, z.B. durch Arsenwasserstoff (WIRTH et al., 1971), wie er bei der Säurebehandlung von arsenhaltigen Metallen oder bei der Zersetzung von Kalziumkarbid mit Wasser entsteht.

Die Arsenwirkung auf den Organismus ist abhängig von der Art der Arsenverbindung. Am toxischsten ist der Arsenwasserstoff AsH_3. Der gasförmige Arsenwasserstoff wird über die Lungen aufgenommen und kann so unmittelbar auf die Erythrozyten einwirken. Im Vordergrund des Vergiftungsbildes steht die Hämolyse (LEVY, 1847). Als Folge dieser Hämolyse mit einem schnellen Abfall der Erythrozyten im Blut kommt es insbesondere in den Organen mit einem hohen Sauerstoffbedarf zu hypoxischen Schäden. Die Wirkform von Arsen auf die Erythrozytenmembran scheint das positiv 3wertige Arsen zu sein (GRAHAM et al., 1946). GERBERT (1937) und JUNG (1939) konnten zeigen, daß die Arsenwasserstoff-Hämolyse durch Schwefelwasserstoff verhindert werden kann. Hieraus kann geschlossen werden, daß die Membranwirkung über eine Reaktion mit Sulfhydryl-Gruppen in der Membran zu erklären ist. Hierfür sprechen auch die Beobachtungen von PERNIS und MAGISTRETTI (1960), die in Erythrozyten einen starken Glutathionabfall unter dem Einfluß von Arsenwasserstoff beobachteten. Durch Zusatz von reduziertem Glutathion konnten sie die hämolytische Wirkung von Arsenwasserstoff verhindern.

Aus diesen Beobachtungen ist zu folgern, daß die Wirkform von Arsenwasserstoff grundsätzlich das positiv 3wertige Arsen ist, das in erster Linie mit Sulfhydrylgruppen reagiert. Die gegenüber den Arseniten und dem Arsenik erhöhte Toxizität wäre darauf zurückzuführen, daß Arsenwasserstoff schneller in die Zelle eindringt und nach Oxidation zum As^{3+} dann seine toxische Wirkung entfaltet.

As^{3+} in Form der Arsenite oder des Arseniks ist in erster Linie ein SH-Gruppenreagenz. Daher werden alle Fermentsysteme, die für ihre Wirkung freie SH-Gruppen benötigen, durch Arsenite gehemmt. Dies trifft insbesondere auf mehrere Fermente des Zitronensäurezyklus zu. Aber es wird auch noch eine Reihe weiterer Enzymsysteme durch As^{3+} gehemmt (WEBB, 1966). Besonders empfindlich ist das Pyruvat-Oxidase-System. Hier reagiert As^{3+} mit den beiden

Sulfhydrylgruppen der Dihydroliponsäure und verhindert damit den oxidativen Abbau der Brenztraubensäure. Als Folge hiervon konnte PETERS (1955) einen Anstieg von Benztraubensäure im Blut beobachten. Auch Thiamin wird durch Arsen inaktiviert.

Salze des 5wertigen Arsens sind weniger toxisch, als die des 3wertigen. Diese verminderte Toxizität ist in erster Linie darauf zurückzuführen, daß die eigentliche toxische Wirkung eine vorherige Reduktion zum 3wertigen Arsen im Organismus erforderlich macht. Darüber hinaus haben aber die Salze der Arsensäure, die Arsenate, auch noch eine Eigenwirkung, die auf die engen Beziehungen zwischen Phosphaten und Arsenaten zurückgeführt werden kann. Im Vordergrund steht hierbei die Entkopplung der oxidativen Phosphorylierung in den Mitochondrien. Arsenat verdrängt kompetitiv Phosphat, so daß anstelle von Phosphorsäureestern solche der Arsensäure gebildet werden. Diese sind instabil und zerfallen, ohne einen Energietransfer durchzuführen. Dies konnte in vitro von CRANE und LIPMAN (1953) und in vivo von FOWLER (1977) gezeigt werden.

Die Fähigkeit von Arsenat, anstelle von Phosphat zu reagieren, ist auch die wahrscheinliche Ursache für den teratogenen Effekt von Arsenaten. Diese Wirkung ist vermutlich auf den Ersatz von Phosphat in der DNA-Kette durch Arsenat zurückzuführen (PETRES et al., 1970).

Der Wirkungsmechanismus der organisch gebundenen Arsenverbindungen dürfte in der Zelle eine As^{3+} Reaktion sein. Die unterschiedliche Toxizität hängt von der Struktur des organischen Restes ab. Dieser organische Rest kann als Vehikel dienen und damit einen schnellen Übergang von Arsen in die Zelle ermöglichen, wie dies bei den arsenhaltigen chemischen Kampfstoffen wie Lewisit (Gemisch aus Chlorvinylarsindichlorid und Di(chlorvinyl)arsinchlorid oder Clark I (Diphenylarsinchlorid), der Fall war. Bei den arsenhaltigen Chemotherapeutika, die zur Behandlung von Erkrankungen durch Protozoen eingesetzt wurden und werden, kam es darauf an, den Arsenanteil so „abzuschirmen", daß er im Wirtsorganismus keine toxischen Wirkungen entfaltete, im Parasiten aber frei wurde. Abweichungen von diesem Idealverhalten eines Arsen-Chemotherapeutikums sind die Ursachen von Nebenwirkungen und Intoxikationen bei der Therapie.

2. Klinisches Bild

Man muß unterscheiden zwischen einer akuten und einer chronischen Vergiftung. Bei der akuten Arsenit-Intoxikation, die in der Regel durch perorale Aufnahme größerer Giftmengen, seltener durch Einatmen von arsenhaltigem Staub auftritt, stehen zuerst uncharakteristische Symptome wie Kopfschmerzen, Schwindel, allgemeines Schwächegefühl, Nausea und Erbrechen im Vordergrund. Nach einer Latenzzeit von wenigen bis 24 h treten heftige Schmerzen im Oberbauch auf, die oft krampfartig verlaufen. Gleichzeitig kommt es zu Erbrechen und profusen wässrigen Durchfällen. Die Durchfälle und das gleichzeitige Erbrechen führen zu einem massiven Elektrolytverlust mit pathologisch erniedrigten Natrium-, Kalium- und Chloridwerten im Serum. Der Puls wird flach und im EKG treten die Zeichen einer Hypokaliämie in Erscheinung. Die Kollapserscheinungen werden auf eine allgemeine Kapillarlähmung zurückgeführt. Als Folge des schweren Kreislaufschocks können Verwirrtheit und Koma, wahrscheinlich infolge einer unzureichenden Blutversorgung des Gehirns, beobachtet werden.

Übersteht der Vergiftete unter der Therapie den akuten Zustand, so kann es nach etwa 3 Wochen, ähnlich wie bei der chronischen Arsenvergiftung, zu einer Polyneuropathie kommen (MOESCHLIN, 1972). GROETSCHEL (1961) beschreibt neben der gastrointestinalen Form der akuten Arsenvergiftung noch eine zerebrospinale oder paralytische Form, bei der Erscheinungen von Seiten des ZNS, insbesondere Verwirrtheitszustände, Krampfanfälle und Bewußtlosigkeit, im Vordergrund des Vergiftungsbildes stehen.

Bei der akuten Vergiftung durch Arsenwasserstoff imponiert zu Beginn ein „retrosternaler" Schmerz. Diesem folgt, bedingt durch die Hämolyse, eine massive Hämaturie bis zum Nierenversagen. Die bei der Arsenitvergiftung zu beobachtenden Störungen von seiten des Gastrointestinaltraktes fehlen hier. Der Tod tritt in der Regel durch Nierenversagen ein (FOWLER, 1977).

Im Gegensatz zur akuten Arsenvergiftung, bei der meist nur eine geringe Beteiligung der Leber beobachtet wird, kommt es bei der chronischen Arsenvergiftung zu Leberzellschäden, die zu einer Leberzirrhose führen können. In den Zeiten der Anwendung von Arsen zur Schädlingsbekämpfung im Weinbau hat man dem Arsen bei der Ausbildung der alkoholischen Leberzirrhose der Weinbauern eine wesentlich mitbestimmende Rolle zugewiesen. Neben Hautveränderungen, vorwiegend Hyperkeratosen und erhöhter Melaninablagerung, sind insbesondere die Schleimhäute unter Arsenbelastung geschädigt. Die Schädigung der Lungen wirkt klinisch wie eine chronische Bronchitis. Charakteristisch sind bei der chronischen Intoxikation Schäden am zentralen und peripheren Nervensystem mit Nachlassen der psychischen und körperlichen Leistungen. Ausgeprägter ist meist das periphere Nervensystem betroffen. Hier kommt es zur Arsenpolyneuropathie. Sie beginnt meist distal in den Beinen, greift später dann auch auf die Arme über, schreitet zentralwärts fort und ist mit sehr starken Schmerzen, Gangstörungen (Pseudotabes arsenicosa) und Motilitätsstörungen verbunden. Es sind also sensible und motorische Fasern betroffen. Ganz anders verlaufen die seltenen, zentralnervösen Zwischenfälle bei der Salvarsan-Therapie, die teils als Herxheimersche Reaktion, teils als allergisch-hyperergische Reaktion aufgefaßt werden. Die schwere zerebrale Symptomatik entwickelt sich hier akut innerhalb weniger Stunden und führt meist nach 1–2 Tagen zum Tode.

3. Pathologische Anatomie

Bei den akuten Arsenintoxikationen wurden wiederholt Hyperämie der weichen Häute, Hirnödem und diapedetische Blutaustritte subependymär beschrieben. HILTERHAUS (1935) sah bei zwei Fällen von Arsen-Wasserstoff-Vergiftung regellos über das ganze Gehirn und Rückenmark verstreut akute Ganglienzellschäden mit mangelnder Anfärbbarkeit von Kern und Nissl-Substanz, die allerdings nicht sehr hochgradig waren, eine ausgeprägte kapilläre Hyperämie und in der Umgebung der Gefäße verschiedentlich diskrete, überwiegend lymphozytäre Infiltrate und eine Vermehrung der Gliazellen. Darüber hinaus war es vielfach zu kleinen Blutaustritten gekommen. Diese Permeabilitätsstörungen können ein Ausmaß erreichen bis hin zur Purpura cerebri, wie dies besonders bei den Salvarsan-Zwischenfällen früher häufiger beobachtet wurde (SCHMORL, 1913; PETERS, 1947; 1949; dort auch eine Übersicht über die ältere Literatur). Die schwere Schrankenstörung kann sich jedoch auch in einem hochgradigen Hirnödem mit massiven Hirndruckzeichen erschöpfen (STÜHMER, 1919; PETERS, 1949). Allerdings scheint dies die Ausnahme zu sein; denn von den 100 Beobachtungen der 160 Fälle umfassenden Untersuchungsserie von PETERS (1949), die unter zerebralen Symptomen an Salvarsan-Zwischenfällen gestorben waren, fehlten derartige Blutungen lediglich in 6 Fällen. Über eine Purpura cerebri bei Mutter und Fetus nach Salvarsanmedikation während der Schwangerschaft berichtet NOETZEL (1949).

Die Hirnpurpura der Salvarsan-Enzephalopathie zeigt gegenüber anderen

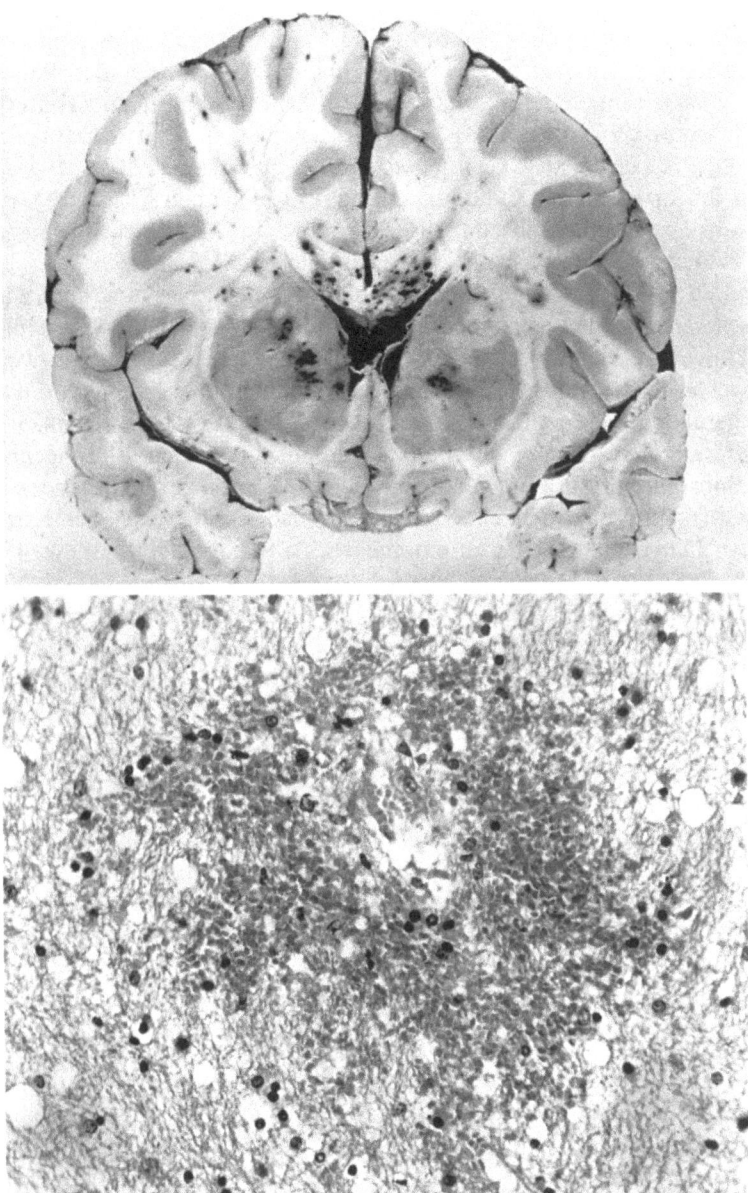

Abb. 63. Petechiale Blutungen im Balken und in der inneren Kapsel bei Salvarsan-Enzephalopathie. Beobachtung von Prof. Dr. NOETZEL, Freiburg

Formen einige Besonderheiten. Das gilt auch für die Hirnveränderungen nach Arsphenamine-Medikation (RUSSEL, 1937).

Während die Purpura cerebri nach Fettembolie oder Endotoxinschock (ULE, 1969) meist ein ziemlich gleichmäßiges Verteilungsmuster der Diapedesisblutungen in der weißen Substanz bietet, sind bei der Salvarsan-Enzephalopathie gewisse Prädilektionsstellen nicht zu übersehen. Die Blutaustritte und die z.T. auch nicht hämorrhagischen Nekrosen und Entmarkungen verdichten sich bilateral zu Herden vorwiegend in ventrikelnahen Abschnitten des Balkens (s. Abb. 63), in den inneren Kapseln, an den Ufern der Unter- und Hinterhörner der Seitenventrikel, an der Basis der Hirnschenkel und an der äußeren und inneren Oberfläche der Brücke und der Medulla oblongata (PETERS, 1947). Seltener sind Blutungen in den Stammganglien. Im Rückenmark können graue und weiße Substanz ziemlich gleichmäßig betroffen sein. Im Prinzip bietet sich das gleiche Bild wie bei den Penicillin-Zwischenfällen (s. S. 567).

Rund 70% der zentralnervösen Verlaufsformen sterben innerhalb von 24 h (PETERS, 1947). Werden die zerebralen Symptome länger überlebt, zeichnet sich in der Umgebung der Blutungsherde in zunehmendem Maße eine Erweichung des Gewebes ab. Ischämische Nekrosen werden auch unabhängig von den Blutungen gefunden. Wie weit in dem von SCHMORL (1913) beschriebenen 3. Fall mit bilateraler Erweichung der Pallida bei purpuraartigen Blutungen in der weißen Substanz ein Zusammenhang mit der 10 Wochen zurückliegenden letzten Salvarsan-Injektion tatsächlich gegeben war, ist schon wegen der Kürze der klinischen Daten nicht sicher zu entscheiden (s. dagegen PENTSCHEW, 1958, S. 2095 ff.).

Mikroskopisch läßt sich der Ablauf der geweblichen Veränderungen beim Vergleich von Fällen mit unterschiedlicher Überlebenszeit gut verfolgen. Nach 24stündiger Krankheitsdauer sah PETERS (1949) bei unregelmäßiger Hyperämie besonders der Markgefäße und zahlreichen Plasmastasen die Diapedesisblutungen teils begrenzt auf die Virchow-Robinschen Räume, häufiger aber bereits über die gliöse Grenzmembran hinausgehend im angrenzenden Gewebe. Typische Ringblutungen waren relativ selten, Plasmaaustritte in das perivasale Gewebe dagegen häufig. Schon in diesem Stadium ist die Marksubstanz – auch über die Blutungsherde hinausreichend – fleckförmig aufgehellt, teils durch extrazelluläre Flüssigkeitsansammlungen, teils infolge ödembedingter Aufquellung der Markscheiden. In der Großhirnrinde, besonders im Ammonshorn, zeichnen sich ischämische Zellnekrosen ab.

Nach 4tägiger Krankheitsdauer ist der Myelinzerfall in den abgeblaßten Markbezirken weiter fortgeschritten. In den Nekrosen der Marklager und in den kortikalen Erbleichungsherden überwiegen noch regressive Veränderungen an der Glia und verschiedentlich eine leukozytäre Infiltration, wie sie auch sonst als flüchtiges Phänomen ischämischer Nekrosen bekannt ist. Fettkörnchenzellen sind noch kaum entwickelt, finden sich aber nach 8tägigem Verlauf in großer Zahl in den Marknekrosen neben einer Kapillarwucherung und Ansammlungen von Siderophagen. Daneben sieht man im Marklager allenthalben Herdchen mit progressiv umgewandelter Astroglia und Gitterzellen, die häufig schon eine perivaskuläre Anordnung erkennen lassen. In den Gliazellen finden sich z.T. atypische Kernteilungsfiguren. Nach 15 Tagen ist dann das Stadium der Verflüssigung und Reparation auf dem Höhepunkt mit massenhaft Fettkörnchenzellen, Makro- und Mikrogliaproliferation in der Umgebung und mäßig ausgeprägten Wucherungserscheinungen an den Gefäßen.

PETERS (1949) erklärt sämtliche Veränderungen der Salvarsan-Enzephalopathie unter Bezugnahme auf RICKER (1922) als Folge einer toxischen Schädigung der Gefäße und deren nervaler Steuerung mit den Folgen der zerebralen Durchblutungsstörung in Form der früh einsetzenden Nekrosen in Mark und Rinde und denen der Permeabilitätsänderung mit Serumaustritt und nachfolgender Ödemnekrose. In Anlehnung an den Rößleschen Begriff der serösen Entzündung spricht er daher auch von seröser bzw. seröshämorrhagischer Enzephalitis. Er diskutierte dabei die Frage der Allergie, zumal in 50% seiner Fälle die ersten Krankheitserscheinungen 7–13 Tage nach der Erstinjektion aufgetreten, in 7 Fällen den zerebralen Erscheinungen ein Exanthem vorausgegangen und in einigen Fällen die Patienten unter den Erscheinungen eines anaphylaktischen Schocks gestorben waren. Er neigte jedoch dazu, die Wirkung von Salvarsan als Toxin in den Vordergrund zu stellen.

Die Deutung der morphologischen Veränderungen als serös-hämorrhagische Enzephalitis deckt sich nicht mit dem von SPATZ (1930) definierten Entzündungsbegriff der Neuropathologie und hat sich nicht allgemein durchgesetzt. Auch KRÜCKE (1952) hat, obwohl er grundsätzlich die Möglichkeit einer serösen Entzündung im Bereich des Nervensystems anerkennt, die Salvarsan-Intoxikation in diesem Zusammenhang in seinen Ausführungen nicht berücksichtigt.

Als *Spätveränderungen* des ZNS nach Arsenvergiftung beschreibt PETERS (1952) außer einer Rindenatrophie des Stirnhirns multiple unregelmäßige Herdbildungen von porig-wabiger, spongiöser Beschaffenheit in der Rinde, den Stammganglien und der weißen Substanz mit Myelinzerfall und Axonuntergang, chromatolytischer Ganglienzelldegeneration und Auftreten von Alzheimer-II-Glia. Er verweist auf die Ähnlichkeit der Veränderungen mit denen der Wilsonschen Pseudosklerose und deutet sie als Ausdruck einer chronischen Blut-Hirn-Schrankenstörung mit Dysorie in das angrenzende Gewebe. Auch außerhalb der Herde fand er „nackte Gliakerne" in der Molekularschicht und den unteren Rindenschichten, eine diffuse Verfettung der Nervenzellen besonders in Lamina III und V und eine auffallende Verfettung der Endothelzellen. In diesem Fall, bei einem Mann, der gut 1 Jahr vor seinem Tode 4 Wochen lang eine Kartoffelkäferbekämpfung mit dem angeblich arsenhaltigen Präparat Gerasol (Gerasol ist der erste Handelsname für DDT und arsenfrei) und mit Kalkarsen durchgeführt hatte, waren zunächst Hautveränderungen nach Art einer schweren Salvarsan-Dermatitis aufgetreten. In den Haaren und Nägeln wurde noch 9 Monate später Arsen nachgewiesen. Es hatten sich dann Nieren- und Leberfunktionsstörungen eingestellt mit Hypalbuminämie und Dysproteinämie bei diffuser Fettleber mit beginnendem zirrhotischem Umbau, chronisch-atrophisierender Gastroenteritis und sekundärer Anämie. Der Beginn der zerebralen Veränderungen ließ sich retrospektiv nicht mehr genau festlegen, da eine neurologische Untersuchung nicht durchgeführt worden war. Auch ob eine Arsen-Polyneuropathie vorgelegen hat, bleibt daher ungeklärt. Immerhin konnte der Patient einen Monat vor dem Tode nicht mehr stehen. Er soll vorher bereits „depressiv verstimmt" gewesen sein. PETERS (1952) vermutet, daß die dysorischen Gewebsveränderungen im Gehirn sich erst relativ spät entwickelt haben, nach Auftreten der Anämie und der Lebererkrankung mit Dysproteinämie, die das Angehen einer chronischen Blut-Hirn-Schrankenstörung mit Dysorie in das Gewebe begünstigen würden.

Bei der *chronischen* Intoxikation durch anorganische Arsenverbindungen (früher therapeutisch oder kriminell, gelegentlich auch durch Trinkwasser) wurden Störungen von seiten des peripheren Nerven als häufigstes neurologisches

Symptom hervorgehoben. Morphologische Befunde dieser Arsen-Polyneuropathie sind spärlich. PENTSCHEW (1958) bringt Bilder eines an der Forschungsanstalt für Psychiatrie in München beobachteten Falles mit Markscheidenzerfall und Axonuntergang und einer Degeneration der Gollschen Stränge im Rückenmark. CHUTTANI et al. (1967) untersuchten zwar Nervenbiopsien von 23 Patienten, doch sind ihre Angaben recht summarisch; sie sprechen von unspezifischen Veränderungen an Markscheiden und Axonen mit Markfaseruntergang und Fibrose des endoneuralen Bindegewebes und sehen darin eine Bestätigung der Ergebnisse von HEYMAN et al. (1956), die bei 5 von 7 Patienten ähnliche Befunde erhoben hatten. Eine sehr detaillierte licht- und elektronenmikroskopische Beschreibung bringt OHTA (1970) von einem 46jährigen Mann, der als Ungezieferbekämpfer 10 Monate lang mit einem Arsenite-Spray gearbeitet hatte. Wie bereits DYCK et al. (1968) fand er Markfaserausfälle neben Veränderungen nach Art der Wallerschen Degeneration sowie häufig auch degenerative Alterationen am Zytoplasma Schwannscher Zellen. Anhaltspunkte für eine segmentale Fasererkrankung ergaben sich nicht. Vereinzelt war es zur Schwannzellproliferation mit Bildung zwiebelschalartiger Formationen gekommen. TELERMAN-TOPPET et al. (1982), die klinisch eine Enzephalomyeloneuropathie nach Suizidversuch bei einem 53jährigen Chemiker beobachteten, der beruflich mit Arsenverbindungen zu tun hatte, stellen nach ihren bioptischen Befunden am N. suralis ebenfalls die axonale Degeneration in den Vordergrund. CAVANAGH (1973) vermutet nach dem klinischen Bild eine Polyneuropathie vom dying-back-Typ mit distaler Ausbreitung. Ob bei den Landryschen Verlaufsformen der Arsenikvergiftung die klinischen Erscheinungen nicht auch durch eine myelopathische Beteiligung mitbestimmt sein könnten, muß nach den Erfahrungen bei der Salvarsan-Enzephalopathie offen bleiben. – Im ZNS sieht man bei subchronischer und chronischer Intoxikation eine extreme Verfettung der Kapillarendothelien (GRZYCKI u. KUBOSÓWNA, 1951; PETERS 1952; PENTSCHEW, 1958).

Als tierexperimentelles Modell der Arsen-Polyneuropathie scheint das Schwein besonders geeignet zu sein (HARDING et al., 1968).

Über den *Mechanismus* der toxischen Wirkung von anorganischen und organischen arsenhaltigen Chemotherapeutika gehen die Auffassungen der verschiedenen Autoren auseinander. Während PETERS (1949), MEYER (1958) und SMITH (1976) keine grundsätzlichen Unterschiede im Schädigungsmuster zwischen anorganischen und organischen Verbindungen erkennen, das Arsen in den Mittelpunkt stellen und lediglich zwischen den akuten und chronischen Formen der Intoxikation unterscheiden, sehen andere hier – darunter auch PENTSCHEW (1958) – grundsätzliche Differenzen. So wird darauf hingewiesen, daß die Salvarsan-Enzephalopathien relativ selten seien und die Häufigkeit ihrer tödlichen Verlaufsform weit unter 1% der Behandlungsfälle liege. Rund die Hälfte davon verlaufe dann unter dem Bilde einer Allergie, obwohl die toxische Wirkung des im Salvarsan enthaltenen Arsen bereits zur Auslösung einer Salvarsan-Enzephalopathie genüge, was ihr nicht ganz seltenes Auftreten bereits nach der ersten Injektion beweise. Diese Fälle werden allerdings heute überwiegend im Sinne einer Herxheimerschen Reaktion gedeutet. Akzedentielle Faktoren seien aber erforderlich, wie z.B. ein noch gerade kompensierter Thiaminmangel, der durch die Thiamin-blockierende Wirkung des aus Salvarsan freiwerdenden Arsen dann die kritische Grenze überschreite. – Bereits RUSSEL (1937) hatte auf die Ähnlichkeit der nichthämorrhagischen perivasalen Nekrosen und Entmarkungen mit der postvakzinalen diffusen perivenösen Herdenzephalitis hingewiesen, HUSCH-KE (1965) später dann auf Parallelen zur hämorrhagischen Leukenzephalitis.

Literatur

Cavanagh, J.H.: Peripheral neuropathy caused by chemical agents. CRL Crit. Rev. Toxicol. **2**, 365–417 (1973)

Chhuttani, P.N., Chawla, L.S., Sharma, T.D.: Arsenic neuropathy. Neurology (Minneap.) **17**, 269–274 (1967)

Crane, R.K., Lipman, R.: The effect of arsenate on aerobic phosphorylation. J. biol. Chem. **201**, 235–243 (1953)

Dyck, P.J., Gutrecht, J.A., Bastron, J.A., Karnes, W.E., Dale, A.J.D.: Histologic and teased-fiber measurements of sural nerve in disorders of lower motor and primary sensory neurons. Proc. Mayo Clin. **43**, 81–123 (1968) – zit. nach Ohta (1970)

Fowler, B.A.: Toxicology of environmental arsenic. In: Goyer, R.A., Mehlman, M.A. (eds), Toxicology of trace elements. New York: John Wiley & Sons 1977

Gebert, F.: Über die Reaktion zwischen Arsenwasserstoff und Hämoglobin. Biochem. Z. **293**, 157–186 (1937)

Graham, A.F., Crawford, T.B.B., Marrian, G.F.: The action of arsenine on blood: Observation on the nature fixed arsenic. Biochem. J. **40**, 256–260 (1946)

Groetschel, H.: Arsenvergiftung. In Baader, E.W. (Hrsg), Handbuch der gesamten Arbeitsmedizin II 1. Berlin: Urban und Schwarzenberg 1961

Grzycki, St., Kobusówna, B.: Histophysiological effects of arsenic and its derivatives on the central nervous system, and particularly on the third element of the central nervous system. J. Neuropath. exp. Neurol. **10**, 325–337 (1951)

Harding, J.D.J., Lewis, G., Done, J.T.: Experimental arsenilic acid poisoning in pigs. Vet. Rec. **83**, 560–564 (1968)

Heyman, A., Pfeiffer, B.J., Willet, R.W., Tayler, H.M.: Peripheral neuropathy caused by arsenical intoxication: A study of 41 cases with observations on the effects of BAL. New Engl. J. Med. **254**, 401–409 (1956)

Hilterhaus, H.: Pathologisch-anatomische Befunde bei Arsen-Wasserstoff-Vergiftung. Arch. Gewerbepath. Gewerbehyg. **6**, 70–79 (1935)

Huschke, M.: Encephalopathie und Encephalitis als Arzneimittelnebenwirkung beim Menschen. In: Proc. VIth Int. Congr. Neuropathol., S. 287–291, Zürich (1965)

Jung, F.: Löslichkeit und Reaktionsweise des Arsenwasserstoffs in Blut. Biochem. Z. **302**, 294–309 (1939)

Kelynack, T.N., Kirkley, W., Delepine, S., Tattersall, C.H.: Arsenical poisoning from beer drinking. Lancet **1900 II**, 1600–1602

Krücke, W.: Seröse Entzündung und Nervensystem. Dtsch. Z. Nervenheilk. **168**, 322–344 (1952)

Levy, G.A.: A study of arsine poisoning. Quart. J. exp. Physiol. **34**, 47–67 (1847)

Meyer, A.: Intoxications. In: Greenfield, J.G. (ed), Neuropathology. London: Edward Arnold Ltd. 1958

Moeschlin, S.: Klinik und Therapie der Vergiftungen, 5. Aufl. Stuttgart: Thieme 1972

Naunyn, B.: Arsenikvergiftung und Arsenwasserstoffvergiftung. Handbuch der spec. Pathologie u. Therapie Bd. XV, 2. Aufl., S. 339–354 (1878)

Noetzel, H.: Salvarsanschaden bei Mutter und Foet. Beitr. path. Anat. **110**, 661–664 (1949)

Ohta, M.: Ultrastructure of sural nerve in a case of arsenical neuropathy. Acta neuropath. (Berl.) **16**, 233–242 (1970)

Pentschew, A.: Intoxikationen. In: Uehlinger, E. (Hrsg.), Handb. d. spez. path. Anat. u. Histol. Bd. XIII/2/B. Berlin-Göttingen-Heidelberg: Springer 1958

Pernis, B., Matistretti, M.: A study of the mechanism of acute hemolytic anemia from arsine. Med. Lav. **51**, 37–41 (1960)

Peters, G.: Zur Pathologie, Pathogenese und Klinik der Salvarsanschäden des Zentralnervensystems. Nervenarzt **18**, 66–71 (1947)

Peters, G.: Über die Pathologie der Salvarsanschäden des Zentralnervensystems. Beitr. path. Anat. **110**, 371–401 (1949)

Peters, G.: Über Spätveränderungen im Zentralnervensystem nach Intoxikation mit Arsen und Phosphor. Dtsch. Z. Nervenheilk. **168**, 281–304 (1952)

Peters, R.A.: Biochemistry of some toxic agents. I. Bull. Johns Hopk. Hosp. **97**, 1–20 (1955)

Petres, J., Schmidt-Ullrich, K., Wolf, U.: Chromosomenaberrationen an menschlichen Lymphozyten bei chronischen Arsenschäden. Dtsch. Med. Wschr. **95**, 79–80 (1970)

Poulson, F.: Lehrbuch der Pharmakologie. 12. Aufl. Verlag von S. Hirzel, Leipzig (1940)

Ricker, G., Knape, W.: Mikroskopische Beobachtungen am lebenden Tier über die Wirkung des Salvarsans und des Neosalvarsans auf die Blutströmung. Med. Klinik, 1275–1280 (1912)

Russell, D.S.: Changes in the central nervous system following arsphenamine medication. J. Path. Bact. **45**, 357–366 (1937)

Schmorl, G.: Encephalitis haemorrhagica nach Salvarsaninjektionen. Münch. med. Wschr. II, 1685–1686 (1913)

Smith, W.Th.: Intoxications. Poisons and Related Metabolic Orders. In: Greenfield's Neuropathology. 3rd Ed. London: Edward Arnold Ltd 1976

Spatz, H.: Encephalitis. In: Hdb. d. Geisteskrankh. Bd. 8, S. 157–288. Berlin: Springer 1930

Stühmer, A.: Die Hirnschwellung nach Salvarsan. Münch. med. Wschr. I, 96–98 (1919)

Telerman-Toppet, N., Flament-Durand, J., Khoubessserian, P., Couck, A.M., Lambelin, D., Coers, C.: Encephalomyeloneuropathy in acute arsenic poisoning: an ultrastructural study of the sural nerve. Clin. Neuropathol. **1**, 47–54 (1982)

Ule, G.: Pathologisch-anatomische Aspekte zerebraler Durchblutungsstörungen. Bull. schweiz. Akad. med. Wiss. **24**, 440–460 (1969)

Webb, J.L.: Enzyme and metabolic inhibitors, vol. **3**, 595–793. New York: Academic Press 1966

Wirth, W., Hecht, G., Gloxhuber, C.: Toxikologie Fibel. Stuttgart: Thieme 1971

XII. Phosphor (P) und Phosphine

1. Vorkommen und Wirkungsweise

Elementarer Phosphor existiert in drei verschiedenen Modifikationen: 1) als weißer (gelber) Phosphor, 2) als roter Phosphor und 3) als schwarzer („metallischer") Phosphor. Von diesen Modifikationen ist nur der weiße Phosphor giftig. Während weißer Phosphor früher zur Herstellung von Zündhölzern diente, findet er heute vorwiegend Anwendung als technisches Zwischenprodukt, z.B. zur Herstellung von Phosphorpentoxid und wegen seiner Selbstentzündlichkeit für die Anfertigung von Brandsätzen, Brandgeschossen und Brandbomben. Von der früher üblichen Anwendung von kleinen Mengen Phosphor, gelöst in Lebertran, zur Förderung des Knochenwachstums ist man heute abgekommen.

Infolge seiner leichten Oxidierbarkeit stellt elementarer weißer Phosphor ein starkes Reduktionsmittel dar. Da er in Lipidlösungsmitteln und auch in Lipiden selbst löslich ist, vermag er leicht durch die Zellwand einzudringen (ERHARDT 1961). Wenn auch der Wirkungsmechanismus im einzelnen bisher nicht geklärt ist, geht man doch davon aus, daß der oxidative Stoffwechsel der Zelle beeinträchtigt wird. Da die Aufnahme in der Mehrzahl der Vergiftungsfälle peroral erfolgt, ist bei der akuten Vergiftung die Leber das Organ, das in erster Linie geschädigt wird.

Von den Wasserstoffverbindungen des Phosphors, den Phosphinen, hat der gasförmige Phosphorwasserstoff PH_3 die größte toxikologische Bedeutung. Er entsteht bei der Hydrolyse von Metallphosphiden. Man verwendet diese Metallphosphide, insbesondere Kalzium-, Zink- und Aluminiumphosphid, in der Landwirtschaft zum Vergasen von Wühlmausgängen oder zur Bekämpfung sonstiger im Erdreich lebender Schädlinge. Hierbei wird das Phosphid durch die Erdfeuchtigkeit zersetzt, so daß Phosphorwasserstoff entsteht.

Wesentlich häufiger als mit diesen Schädlingsbekämpfungsmitteln kommen Phosphorwasserstoff-Vergiftungen bei der Zersetzung von Stoffen vor, die mit Metallphosphiden verunreinigt sind. So enthält das für die Acetylengewinnung hergestellte Kalziumkarbid immer nennenswerte Mengen an Kalziumphosphid. Der charakteristische „Acetylengeruch" ist auf eine Verunreinigung mit Phosphorwasserstoff und Arsenwasserstoff zurückzuführen, da reines Acetylen völlig geruchlos ist.

Die meisten Vergiftungen mit Phosphorwasserstoff sind durch die Zersetzung von Ferrosilizium entstanden (TELEKY 1955). Insbesondere das höherprozentige Ferrosilizium enthält als Verunreinigung Phosphide, die durch Feuchtigkeit unter Bildung von Phosphorwasserstoff zersetzt werden. Ferrosilizium hat für die Herstellung von säurefesten Stählen und als Antioxidans bei der Stahlgewinnung erhebliche technische Bedeutung. Es wird daher in großem Umfange hergestellt. Die meisten Vergiftungen ereigneten sich beim Transport dieses Produktes (TELEKY 1955).

Über den Wirkungsmechanismus der Phosphorwasserstoff-Vergiftung ist bisher nichts bekannt. Da Phosphorwasserstoff ein starkes Reduktionsmittel ist, kann vermutet werden, daß er ähnlich wie weißer Phosphor in den oxidativen Stoffwechsel der Zelle eingreift. Durch seine gute Löslichkeit und seine Eigenschaften als Gas verteilt sich Phosphorwasserstoff schnell in alle Organe, so daß das Gehirn durch dieses Gift unmittelbar geschädigt werden kann. Im Gegensatz zum Arsenwasserstoff ist die hämolytische Wirkung nur schwach. Bei der schweren akuten Vergiftung tritt der Tod durch zentrale Atemlähmung ein (MOESCHLIN 1980).

2. Klinisches Bild

Akute Vergiftungen kommen praktisch nur bei der Verwendung von gelbem Phosphor als Mittel zum Mord, zum Selbstmord oder als Abortivum vor. Kurz nach der peroralen Aufnahme treten Reizerscheinungen vonseiten des Magens auf mit Schmerzen, Aufstoßen und Erbrechen von schwach nach Koblauch riechendem, im Dunkeln lumineszierendem Mageninhalt. Oft setzt auch Durchfall ein (MOESCHLIN 1980). Nach einem symptomenarmen, oft mit Euphorie verbundenen Intervall von 2–3 Tagen stellt sich ein Ikterus ein; im gallig verfärbten Urin lassen sich als Ausdruck der gestörten Eiweiß- und Kohlenhydratsynthese Leuzin, Tyrosin und Milchsäure nachweisen. Als Folge der Leberschädigung kommt es zur Hypoglykämie mit hypoglykämischen Krämpfen und nach 5–10 Tagen zum Tod im Leberkoma.

Außer der Leber werden auch andere Organe geschädigt, insbesondere die Nieren. Erscheinungen vonseiten des ZNS (Benommenheit, Kopfschmerz, Halluzinationen und delirante Zustandsbilder) sind wahrscheinlich auf die Leberschädigung zurückzuführen, möglicherweise verstärkt durch die Hypoglykämie (EHRHARDT, 1961; WIRTH et al. 1971). Einen kritischen Überblick über die prognostische Bedeutung der einzelnen klinischen

Symptome und der klinisch-chemischen Befunde anhand von 56 suizidalen Vergiftungsfällen bringen DIAZ-RIVERA et al. (1950).

Die chronische Phosphorvergiftung, die heute nur noch sehr selten beobachtet wird, betrifft fast ausschließlich das Knochensystem.

Bei der *Phosphorwasserstoff*-Intoxikation ist das akute Vergiftungsbild gekennzeichnet durch Kopfschmerzen, Schwindel, Erbrechen, Magenschmerzen und oft auch Durchfall. Es folgen plötzliche oder allmähliche Bewußtlosigkeit und gegebenenfalls Exitus durch Atemlähmung. Wird das erste Stadium überlebt, so können nach 24–48 h Zeichen der Leber- und Nierenschädigung auftreten.

Während TELEKY (1955) und WIRTH et al. (1971) das Vorkommen einer chronischen Phosphorwasserstoff-Vergiftung bestreiten, konnte MOESCHLIN (1980) einen Fall beobachten, der als chronische Vergiftung – oder vielleicht richtiger als Folge mehrerer subklinischer Vergiftungen – angesehen werden kann. Hier steht ein Myokardschaden im Vordergrund.

3. Pathologische Anatomie

Über Intoxikationen mit *gelbem Phosphor* liegen nur wenige Berichte mit mikroskopischen Hirnbefunden vor, fast durchweg aus dem älteren Schrifttum (Übersicht bei PENTSCHEW 1958). Als wesentlich wurde – in Parallele zur Leberverfettung – eine „fettige Degeneration des Gehirns" herausgestellt mit Verfettung der lipophilen Nervenzellen und der Kapillarendothelien im Gehirn. WERTHAM (1932) hob außerdem degenerative Nervenzellveränderungen in den unteren Oliven hervor mit Inkrustation des äußeren Golgi-Netzes.

Bereits WEIMANN (1930) hatte Zweifel geäußert an der toxischen Genese der Ganglienzellverfettung und sie auf das Alter der Vergifteten bezogen. TAKEYA-SIKO konnte auch weder bei seinen humanpathologischen Fällen (1935) noch in Experimenten mit Hunden (1939) die „fettige Degeneration" des Gehirns bestätigen, ähnlich wie vor ihm schon KIRSCHBAUM (1924); er sah bei seinen Versuchstieren außer subpleuralen und intraalveolären Blutungen kleinherdige, teils purpuraähnliche Hämorrhagien im Gehirn als Ausdruck einer toxischen hämorrhagischen Diathese, bei einem Tier sogar eine großflächige Subarachnoidalblutung. In der Großhirnrinde fanden sich eine Aufhellung der Nervenzellen im Sinne einer fortgeschrittenen vakuolären Degeneration und kleinherdige Nekrosen, die er im wesentlichen als toxisch bedingt deutet, ohne allerdings eine vasozirkulatorische Komponente ganz auszuschließen. Vasozirkulatorische Ausfälle hatten auch FERRARO et al. (1938) in ihren Kaninchenversuchen registriert neben einer diffusen toxischen Nervenzellschädigung mit Schwerpunkt in den unteren Oliven – hier besteht eine Parallele zu der Beobachtung von WERTHAM (1932 s.o.) – und einer generalisierten Aktivierung der Glia mit Hypertrophie und Schwellung der Mikroglia. –

Ob die von PETERS (1952) als „Spätveränderungen im Zentral-Nervensystem nach Intoxikation mit Phosphor" beschriebenen *humanpathologischen* Befunde tatsächlich Folgen einer Phosphorvergiftung darstellen, erscheint nicht eindeutig gesichert (s. auch PENTSCHEW 1958). Es hatte sich um eine 47 Jahre alt gewordene Frau gehandelt, die im Alter von 40 Jahren bei einem Luftangriff ausgedehnte Phosphorverbrennungen an beiden Beinen erlitten hatte mit lang anhaltenden Eiterungen und dann auch einer Oberschenkelhalsfraktur links. Später häufig rezidivierende starke Schmerzen im linken Hüftgelenk und Versteifung sowie sekundäre Anämie. In den letzten Lebensmonaten entwickelten sich neurologische Symptome, schließlich mit motorischer und sensorischer Aphasie. Autoptisch fand man eine chronische, eburnisierende Osteomyelitis des linken Oberschenkels mit Zustand nach älterer Oberschenkelhalsfraktur, Ankylose des linken Hüftgelenkes und eine abgesackte Weichteileiterung im kleinen Becken, bis zum linken Trochanter minor reichend, sowie eine generalisierte Lymphknotenschwellung und mäßige Vergrößerung von Leber und Milz. Die Veränderungen im ZNS bestanden in einer Frontalhirnatrophie, grauglasigen Bezirken im Sinne eines „Status spongiosus" subkortikal und in den Marklagern sowie – kleinherdig – in der Rinde und auch in der weißen Substanz des Rückenmarkes. In den Herden inkomplette Axon- und Markscheidenausfälle, stellenweise eine massive zellige Gliose mit Alzheimer-I- und II-Glia, nackten Gliakernen und oft auch einer erheblichen Kapillarwucherung. PETERS (1952) zieht einen Vergleich zu den Hirnveränderungen der Wilsonschen Pseudosklerose und vermutet als formalpathogenetisches Prinzip eine Dysorie.

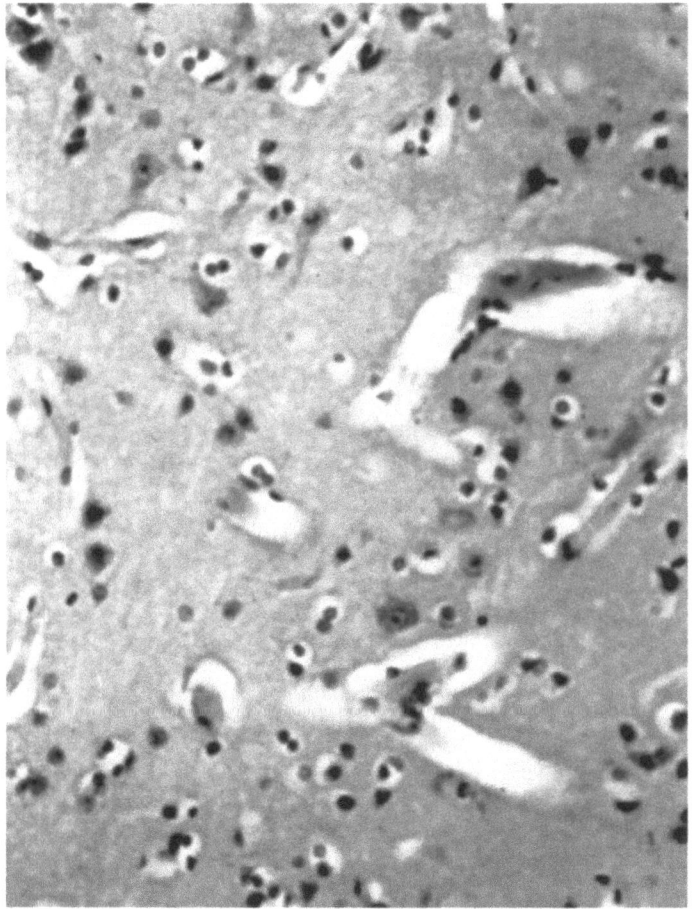

Abb. 64. Phosphorwasserstoff-Vergiftung. „Status microcavernosus" (s. Text!). Originalfoto: Prof. Dr. med. Dipl. chem. O. PRIBILLA, Lübeck

Auch bezüglich der *Phosphorwasserstoff-Vergiftung* sind die Beschreibungen etwaiger Hirnveränderungen problematisch. LOEWENTHAL (1948, 1949) hatte über einen „Status microcavernosus" des Gehirns berichtet, doch bezog sich diese Angabe nicht auf den von ihm untersuchten menschlichen Vergiftungsfall, bei dem man im Gehirn offenbar nichts gefunden hatte, sondern auf eine experimentelle Intoxikationsstudie an Kaninchen, die bei subakutem und angedeutet auch bei subchronischem Intoxikationsablauf eine siebartige Durchlöcherung des Gehirns geboten hatten durch teils gefäßabhängige, teils aber auch gefäßunabhängige Hohlraumbildungen, gelegentlich mit kolloidalem bis ödematösem Inhalt. Bei den subchronischen Verlaufsformen überwogen degenerative Nervenzellveränderungen. Der „Status microcavernosus" – von Schrumpfungsartefakten bei der Einbettung nur schwer abgrenzbar – ist nach LOEWENTHAL (1948, 1949) Folge einer komplexen Störung von Osmose und Permeabilität im Hirngewebe.

HALLERMANN und PRIBILLA (1959), die über drei Vergiftungsfälle berichteten, sahen in ihren humanpathologischen Befunden (s. Abb. 64) eine Bestätigung dieser experimentellen Ergebnisse. Sie sprachen dysorischen Wirkungsmechanismen eine Beteiligung bei den sonst als Folge einer dysenzymatischen Hypoxidose gedeutetem histologischen Veränderungen zu und auch COURVILLE (1964), der die Originalpräparate dieser Fälle nachmikroskopieren konnte und den gleichen Eindruck gewann, diskutiert die Möglichkeit einer Art von Status spongiosus. KLIMMER (1969) dagegen hatte bei einer allerdings im wesentlichen Katzen, Ratten und Meerschweinchen umfassenden Untersuchungsserie keine Veränderungen im Sinne eines „Status microcavernosus" nachweisen können und lediglich Sauerstoffmangelschäden an den Nervenzellen des Zahnkernes gefunden, z.T. bereits mit Gliareaktion.

Literatur

Courville, C.B.: Confusion of presumed toxic gas poisoning for fatal granulomatous meningo-encephalitis resulting in a severe progressive arteritis and gross cerebral hemorrhages. Report of fatal case assessed as hydrogen phosphide (phosphine) poisoning. Bull. Los Angeles neurol. Soc. 29, 76–86 (1964)

Diaz-Rivera, R.S., Collazo, P.J., Pons, E.R., Torregrosa, M.V.: Acute phosphorus poisoning in man: A study of 56 cases. Medicine 29, 269–298 (1950)

Ehrhardt, W.: Erkrankungen durch Phosphor oder seine Verbindungen In Baader E.W. (Hrsg), Handbuch der gesamten Arbeitsmedizin II, 1. Berlin-München-Wien: Urban und Schwarzenberg 1961

Ferraro, A., Jervis, G.A., English, W.H.: Pathological changes in the brain in cases of experimental phosphorous intoxication. Psychiat. Quart. 12, 294–305 (1938)

Hallermann, W., Pribilla, O.: Tödliche Vergiftungen mit Phosphorwasserstoff. Arch. Toxikol. 17, 219–2 (1959)

Kirschbaum, W.: Über den Einfluß schwerer Leberschädigungen auf das Zentralnervensystem III. Mitteilung. Z. ges. Neurol. Psychiat. 88, 487–532 (1924)

Klimmer, O.R.: Beitrag zur Wirkung des Phosphorwasserstoffes (PH$_3$). Zur Frage der sog. chronischen Phosphorwasserstoffvergiftung. Arch. Toxikol. 24, 164–187 (1969)

Loewenthal, M.: Phosphorwasserstoffvergiftung. Bull. schweiz. Akad. med. Wiss. 4, 280–286 (1948)

Loewenthal, M.: Phosphorwasserstoffvergiftung. Schweiz. Z. Path. Bakt. 12, 313–350 (1949)

Moeschlin, S.: Klinik und Therapie der Vergiftungen 6. Aufl. Stuttgart-New York: Thieme 1980

Pentschew, A.: Intoxikationen. In: Uehlinger, E. (Hrsg.), Hdb. d. spez. path. Anat. u. Histol. XIII/2/B. Berlin-Göttingen-Heidelberg: Springer 1958

Peters, G.: Über Spätveränderungen im Zentralnervensystem nach Intoxikation mit Arsen und Phosphor. Dtsch. Z. Nervenheilk. **168**, 281–304 (1952)

Takeya-Siko: Histopathologische Veränderungen bei akuter Phosphorvergiftung. Ref. Zbl. Neur. **76**, 642 (1935)

Takeya-Siko: Gehirnbefunde bei experimenteller akuter Phosphorvergiftung. Arch. Psychiat. Nervenkr. **109**, 113–127 (1939)

Teleky, L.: Gewerbliche Vergiftungen. Berlin-Göttingen-Heidelberg: Springer 1955

Weimann, W.: Intoxikationen. In: Hdb. d. Geisteskrankh. Bd. XI. Berlin: Springer 1930

Wertham, F.: Central nervous system in acute phosphorus poisoning. Arch. Neurol. Psychiat. (Chicago) **28**, 320–330 (1932)

Wirth, W., Hecht, G., Gloxhuber, Ch.: Toxikologie Fibel. Stuttgart: Thieme 1971

D. Arzneimittel

Von H. Berlet und G. Ule

I. Sedativa und Hypnotika

Sedativa und Hypnotika unterscheiden sich pharmakologisch nur in ihrer Wirkungspotenz, nicht jedoch in ihrem Wirkungsmechanismus. Beiden ist gemeinsam, daß sie das Aktivierungszentrum in der Formatio reticularis dämpfen, welches – zusammen mit dem inhibitorischen Anteil der retikulären Formation – für den regulären Schlaf-Wach-Rhythmus verantwortlich ist. Allerdings bestehen insoweit Unterschiede, als nur die Gruppe der Substanzen mit einer narkotischen Wirkungskomponente eine gesetzmäßige dosisabhängige Wirkungssteigerung zeigt; die initiale leichte Sedierung verstärkt sich mit steigender Dosis über den Schlafzustand zur Narkose, die bei Überdosierung in Koma und Tod übergehen kann. Die akute Vergiftung durch derartige Verbindungen ist deshalb als eine Steigerung ihrer primären pharmakologischen Aktivität zu betrachten, die im Koma schließlich Atemdepression und Kreislaufversagen mit Herzstillstand verursacht. Können die vitalen Funktionen in dieser Phase aufrecht erhalten werden, bleiben i.allg. spezifische neurotoxische Läsionen aus. Von diesen Wirksubstanzen sind die der Gruppe der Tranquillantien und Neuroleptika zuzuordnenden Arzneimittel abzugrenzen, die nicht narkotisch wirken (s. Neurolept-Analgesie S. 514).

Die bromsubstituierten *Monoureide* (z.B. Bromural) sind schwach wirksame Hypnotika. Ihr Bromatom wird im Organismus abgespalten und mit einer Halbwertzeit von 12 Tagen (Söremark 1960) sehr langsam ausgeschieden, so daß die Gefahr einer Bromakkumulation und des Bromismus besteht, der u.a. mit Verwirrtheitszuständen, Gedächtnisschwund und in schweren Fällen mit einem Delirium einhergeht.

Die wichtigsten Harnstoffderivate sind die *Barbiturate* (Diureide), die je nach ihrer molekularen Modifikation dämpfende, aber auch konvulsivische Wirkung aufweisen können. Die kurzwirkenden Barbiturate werden für die Narkoseeinleitung und die intravenöse Kurznarkose verwendet (s. S. 511).

Die Barbituratvergiftung bei Erwachsenen ist in den zivilisierten Ländern unverändert die häufigste Suizidart (MOESCHLIN 1980). Die in der Rekonvaleszenzphase einer *akuten* Barbituratintoxikation gelegentlich zu beobachtenden neuritischen oder polyneuritischen Symptome resultieren aus dem Zusammentreffen einer allgemein-toxischen Barbituratwirkung mit anderen äußeren schädlichen Einflüssen wie Kälte oder einer mechanischen Druckläsion. Dagegen ziehen *chronische* Vergiftungen durch Barbiturate und andere Hypnotika, wie sie bei Süchtigen vorkommen, vielfältige neuropsychiatrische Symptome nach sich, wie z.B. verwaschene Sprache, Gangataxie, Merkfähigkeitsstörungen, Delirium und polyneuritische Erscheinungen. Typisch ist das Auftreten von Entzugssymptomen.

Bei den tödlich ausgehenden *akuten* Barbiturat-Intoxikationen wird zwischen Frühtodesfällen und Spättodesfällen unterschieden (PENTSCHEW 1958). Bei den Frühtodesfällen ist der Hirnbefund negativ bzw. unspezifisch. Beobachtet wurden u.a. eine starke Blutfülle des Gehirns, Hirnödem mit Zeichen des Hirndruckes und gelegentlich auch purpuraartige Bilder (WEIMANN 1930). Mikroskopisch werden neben intravasalen Gerinnseln (PETRI 1932) rasch einsetzende Verfettungen der Gefäßwandzellen, aber auch von Nerven- und Gliazellen sowie ischämischen Nervenzellnekrosen in Rinde, Stammganglien und Kleinhirn angegeben (SCHEIDEGGER 1934a, b; 1936). Bei den Spättodesfällen – meist an hypostatischer Pneumonie – wurden wiederholt Erweichungsherde bilateral im Globus pallidus beschrieben (DE GROAT 1940). In dem von JERVIS und JOYCE (1948) mitgeteilten Fall mit $8^1/_2$-monatiger Überlebensdauer waren gleichartige Herde auch im Nucleus caudatus, in der Großhirnrinde und im Kleinhirn als Läppchensklerosen nachweisbar. PENTSCHEW (1958) mißt für diese Befunde vasomotorischen Störungen als Teilerscheinung der akuten Barbituratintoxikation eine entscheidende Bedeutung zu. In einer von ihm ausführlich zitierten Beobachtung von NEUMANN überwogen die kortikalen Parenchymausfälle.

Die *chronische* Anwendung von Barbituraten als Schlafmittel bewirkt eine Enzyminduktion im Leberparenchym, von der sowohl Monooxygenasen, die hauptsächlich Fremdstoffe (Arzneimittel, Gifte) metabolisieren, als auch die δ-Aminolävulinsäuresynthetase betroffen sind. Bei Patienten mit einer Porphyria variegata oder einer akuten intermittierenden Porphyrie ist deswegen die Verabreichung von Barbituraten kontraindiziert, da sie die Biosynthese von δ-Aminolävulinsäure und toxischen Porphyrinvorstufen stimulieren und einen akuten Porphyrieanfall auslösen oder zu einer Exazerbation einer bereits bestehenden Attacke führen (EALES 1966; GOLDBERG 1959). Auch die Erhöhung der δ-Aminolävulinsäure selbst im Plasma dieser Patienten kann neurologische Symptome zur Folge haben.

Barbiturate wie auch die Nicht-Barbiturate Pyrithylidon (Persedon), Methyprylon (Noludar) und Glutethimid (Doriden) führen bei chronischem Mißbrauch u.U. zur Sucht und physischen Abhängigkeit. Beim chronischen Doriden-Mißbrauch werden überwiegend sensorische Polyneuropathien mit Reflexverlust und Ataxie angegeben (STERMAN u. SCHAUMBURG 1980).

Thalidomid, das seit Bekanntwerden seiner teratogenen Nebenwirkungen beim Menschen nicht mehr als Schlafmittel eingesetzt wird, verursacht trotz geringer akuter Toxizität bei chronischer Anwendung periphere Neuropathien (SCHEID et al. 1961; FULLERTON u. KRAMER 1961). Bioptische Befunde der floriden Phase der Polyneuropathie liegen nicht vor. In den Spätstadien der Thalidomid-Polyneuropathie sahen FULLERTON und O'SULLIVAN (1968) und KRÜCKE et al. (1971) einen unterschiedlich ausgeprägten Verlust an dicken, markhaltigen Fasern, eine absolute Vermehrung dünner myelinisierter, z.T. als Regenerate aufzufassender Fasern, sowie einen nicht unerheblichen Ausfall auch der marklosen Neuriten. Das mikroskopische Bild entspricht dem der neuronalen Degeneration („dying-back-Typ"). Auch in den Hintersträngen können Markfaseruntergänge auftreten. In den Spinalganglien wurden degenerative Veränderungen beobachtet (STERMAN u. SCHAUMBURG 1980). Nach CAVANAGH (1973) alkyliert Thalidomid ähnlich wie Methylquecksilber aliphatische Amine im ribosomalen Bereich (Putrescin) und beeinträchtigt den RNA-Stoffwechsel des neuronalen Perikaryons. Die für den Feten spezi-

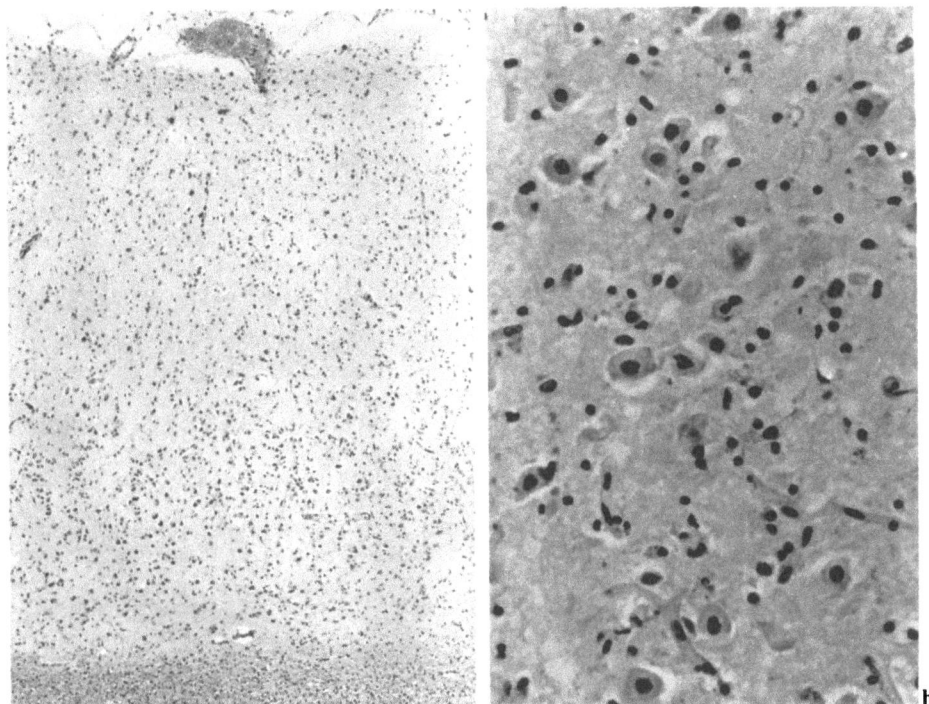

a   b

Abb. 65a, b. Zentrale Atemdepression mit mehrminütigem Atemstillstand nach Distra-neurin-Medikation (Delirium tremens) bei obstruktiver Ventilationsstörung mit CO_2-Retention (cf. SCHMEHLING 1967). **a** Pseudolaminäre ischämische Ganglienzellnekrosen, vorzugsweise in der III. Rindenschicht. **b** Ischämische Ganglienzellveränderungen in den Brückenfußkernen

fisch teratogene Noxe scheint ein Metabolit des Thalidomides, die Phthalyl-L-Glutamin-säure zu sein bzw. die entsprechende Monokarbonsäure nach Dekarboxylierung (zit. n. STERN, 1981).

Auch unter Methaqualon (Revonal) werden nach längerer Anwendung Polyneuropa-thien beobachtet. Aus dem Schlafmittel Chloralhydrat entsteht im Organismus das seda-tiv-hypnotisch wirksame Trichloräthanol, dessen toxische Eigenschaften im Zusammen-hang mit Trichloräthylen (s. S. 407) besprochen wurden.

Zur Ruhigstellung bei extremen Erregungszuständen, insbesondere bei Delirien nach Alkoholentzug, werden Clomethiazol (*Distraneurin*) sowie *Diazepam* pro injectione und *Haloperidol* (s. Butyrophenone S. 534) verwendet. Obwohl die Wirkung von Distraneurin auf die zentralen Regulationsstätten von Atmung und Kreislauf bei therapeutischer Dosis relativ gering ist, kann offenbar im ungünstigen Fall bei Vorbestehen einer obstruktiven Lungenerkrankung mit CO_2-Retention bereits nach geringen Mengen von Distraneurin eine Atemdepression bis zum Atemstillstand eintreten (SCHMEHLING 1967), mit den be-kannten Folgen der anoxischen Hirnschädigung (s. Abb. 65).

Literatur

Cavanagh, J.A.: Peripheral neuropathy caused by clinical agents. CRC Crit. Rev. Toxicol. **2**, 365–417 (1973)

Eales, L.: Porphyria and thiopentone Anaesthesiology **25**, 703–704 (1966)

Fullerton, P.M., Kramer, M.: Neuropathy after intake of thalidomide (Distraval) Brit. Med. J. **2**, 855–858 (1961)

Fullerton, P.M., O'Sullivan, D.J.: Thalidomide neuropathy: a clinical, electrophysiologi-
cal, and histological follow-up study. J. Neurol. Neurosurg. Psychiat. **31**, 543–551
(1968)
Goldberg, A.: Acute intermittent porphyria. Quart. J. Med. (NS) **28**, 183–209 (1959)
De Groat, A.: Symmetric necrosis of the globus pallidus in barbiturate poisoning. Arch.
Pathol. (Chicago) **29**, 271 (1940)
Jervis, G.A., Joyce, F.T.: Barbiturate-opiate intoxication with necrosis of the basal gan-
glions of the brain. Arch. Pathol. (Chicago) **45**, 319–326 (1948)
Krücke, W., v. Hartrott, H.-H., Schröder, J.M., Thomas, E., Gibbels, E., Scheid, W.:
Licht- und elektronenmikroskopische Untersuchungen zum Spätstadium der Thalido-
mid-Polyneuropathie. Fortschr. Neurol. Psychiat. **1**, 15–50 (1971)
Meyer, A.: Intoxications. In Greenfield's Neuropathology, pp. 249–251. London: Edward
Arnold 1963
Moeschlin, S.: Klinik und Therapie der Vergiftungen. Stuttgart-New York: Thieme 1980
Pentschew, A.: Intoxikationen. Hdb. d. spez. path. Anat. u. Histol. B XIII/2 B. Berlin-
Göttingen-Heidelberg: Springer 1958
Petri, E.: Pathologische Anatomie und Histologie der Vergiftungen. Hdb. d. spez. path.
Anat. u. Histol. Bd. X. Berlin: Springer 1930
Petri, E.: Zur Kenntnis der pathologisch-anatomischen Gehirnschäden bei akuter Vero-
nalvergiftung. Virchows Arch. path. Anat. **284**, 84–91 (9132)
Scheid, W., Wieck, H.H., Stammler, A., Klanetzky, A., Gibbels, M.E.: Polyneuritische
Syndrome nach längerer Thalidomid-Medikation. Dtsch. med. Wschr. **86**, 938–940
(1961)
Scheidegger, S.: Über akute Veronalvergiftungen. Dtsch. Z. ges. gerichtl. Med. **22**,
452–560 (1934a)
Scheidegger, S.: Luminal-Vergiftung (Selbstmord). Fühner-Wielands Sammlg. Vergif-
tungsfälle A 5 Lieferung 7, A 438, 111–114 (1934b)
Scheidegger, S.: Veränderungen des Zentralnervensystems bei Barbitursäurevergiftungen.
Schweiz. med. Wschr. **49**, 1242 (1936)
Schmehling, E.: Atemdepression nach Distraneurin? Nervenarzt **38**, **6**, 266–269 (1967)
Söremark, R.: The biological half-life of bromide ions in human blood. Acta physiol.
scand. **50**, 119–123 (1960)
Sterman, A.B., Schaumburg, H.H.: Neurotoxicity of selected drugs. In: (Hrsg.), Spencer,
P.S., Schaumburg, H.H. Experimental and Clinical Neurotoxicology, S. 593–612.
Baltimore: Williams & Wilkins 1980
Stern, L.: In vivo assessment of the teratogenic potential of drugs in humans. Obstet.
Gynecol. **58** (Suppl.): 3S–8S
Weimann, W.: Intoxikationen. Hdb. d. Geisteskrankheiten Bd. XI. Berlin: Springer 1930

II. Narkotika und Lokalanästhetika

1. Narkosemittel

Narkose und andere Formen der Anästhesie sind darauf gerichtet, die
Schmerzwahrnehmung sowie willkürliche und unwillkürliche Abwehrreaktionen
vorübergehend, jedoch voll reversibel, aufzuheben. Inhalations- und Injektions-
anästhetika, die zunächst kortikale Areale, dann tiefere Zentren unter Aussparung der medullären Kerngebiete lähmen, schalten zusammen mit dem Bewußtsein auch die Schmerzempfindung und den Tonus der willkürlichen Muskulatur
aus. Die Neurolept-Analgesie hingegen führt einen Zustand von Analgesie, psychischer Indifferenz und vegetativer Dämpfung ohne Ausschaltung des Bewußtseins herbei, in dem auch größere chirurgische Eingriffe ohne übermäßige Belastung von Kreislauf und metabolischen Funktionen, insbesondere bei älteren

Menschen, durchgeführt werden können. Bei allen Verfahren der Regionalanästhesie (Oberflächen-, Infiltrations-, Leitungs-, Spinal- und Epiduralanästhesie) wird die Schmerzempfindung durch Lähmung sensorischer Rezeptoren aufgehoben oder die Fortleitung sensorischer Nervenerregungen unterbrochen.

Die eigentliche neurotoxische Komponente von Anästhetika ist gesondert von ihrer pharmakologischen Wirkung zu betrachten, selbst wenn in beiden Fällen das Nervensystem Zielorgan ist. Praktische Erwägungen sprechen jedoch dafür, in diesem Zusammenhang eine Erörterung der sog. Narkosezwischenfälle anzuschließen, wenn auch ihre funktionellen und pathoanatomischen Folgeschäden in der Regel nicht neurotoxischen Eigenschaften der verwendeten Substanzen zuzuschreiben sind, sondern einer zerebralen Sauerstoff- oder Nährstoffmangelsituation (s.S. 515).

Injektionsnarkotika. Es soll hier nur auf die neueren pharmakologischen Narkosetechniken eingegangen werden, für die in der Regel injizierbare und inhalatorische Substanzen, überwiegend jedoch in Kombination, verwendet werden. Kombinierte Voll- oder Allgemeinnarkosen werden durch injizierbare, kurzwirkende Anästhetika eingeleitet, die auch für kurze Eingriffe allein oder als Basisnarkotikum zusammen mit einem Narkosegas benutzt werden. Als injizierbare Anästhetika werden vor allem Barbiturate verwendet (s.S. 508). Die wichtigsten Verbindungen sind Thiopental (z.B. Pentotal), Hexobarbital (z.B. Evipan) und Methohexital (z.B. Brevimytal). Die kurzwirkenden Barbiturate sind sehr viel besser lipidlöslich als die langwirkenden sedierenden Derivate. Ihre sich daraus ableitende sehr gute Blut-Hirn-Schrankengängigkeit begünstigt den raschen pharmakologischen Wirkungseintritt. Kurz nach der intravenösen Injektion steigt in der Anflutungsphase ihre Konzentration im Gehirn und anderen gefäßreichen Organen gegenüber dem zirkulierenden Blut im Sinne eines 'first pass'-Effekts steil an (PRICE 1960). Da jedoch die Clearence-Rate dieser Barbiturate aus dem ZNS sehr hoch ist, fallen die Wirkstoffkonzentrationen im ZNS schon nach wenigen Minuten wieder auf subnarkotische Werte ab.

Barbiturate zählen zu den Substanzen, die den zerebralen Stoffwechsel am stärksten dämpfen. Das Kurznarkotikum Thiopental senkt z.B. beim Menschen den zerebralen Sauerstoffverbrauch ($CMRO_2$) bis zu 55% (PIERCE et al. 1962). Es handelt sich um die Folge einer allgemeinen Dämpfung der zerebralen Stoffwechselaktivität, bei der die zellulären Energiereserven noch weitgehend erhalten bleiben. Selbst wenn es im Verlauf von schweren Intoxikationen zu einem Verlust der Hirnstromaktivität kommt, stellen rechtzeitig einsetzende Maßnahmen, die Atmung und Kreislauf stützen, die EEG-Aktivität wieder her. Aufgrund dieser Eigenschaften schreibt man bestimmten Barbituraten (Trapanal) protektive Wirkungen auf den Hirnstoffwechsel zu (MICHENFELDER u. MILDE 1975; Zusammenfassung s. SMITH 1977; MICHENFELDER 1974), die man in der klinischen Medizin bei Behandlung schwerer Schädel-Hirn-Traumen zu nutzen beginnt. Fehlen damit den kurzwirkenden Barbituraten typische neurotoxische Wirkungen, so ist dennoch ihre depressorische Wirkung auf das Atemzentrum, insbesondere bei alten Menschen, bei Überdosierung oder bei gleichzeitiger Gabe von Opiaten, als Ursache einer Hypoxämie und respiratorischen Acidose zu beachten.

Der akuten pharmakologischen Wirkung von Barbituraten liegen nach zahlreichen Untersuchungen (Übersicht bei HO u. HARRIS 1981) offensichtlich Wech selwirkungen mit den verschiedenen zentralen Transmittersystemen zugrunde. Obwohl die Kenntnisse über die genauen molekularpharmakologischen Zusammenhänge noch lückenhaft sind, schreibt man den GABA-ergen Erregungskreisen hierbei eine besondere Rolle zu. Für die Folgen einer chronischen Barbituateinnahme, die zu Toleranz und ggf. zu physischer Abhängigkeit führt, werden neben der an anderer Stelle erwähnten substratabhängigen Enzyminduktion Veränderungen des Kernstoffwechsels und der Proteinbiosynthese verantwortlich gemacht. Hier könnte eine wichtige Rolle spielen, daß zwischen der Grundstruktur der Barbiturate und der Pyrimidinbasen der Nukleinsäuren (Cytosin, Thymin, Uracil) gewisse strukturelle Übereinstimmungen bestehen.

Nichtbarbituathaltige, injizierbare Kurznarkotika mit breiter klinischer Anwendung sind *Propanidid* (Epontol) bzw. *Althesin,* ein Steroidanästhetikum, und *Ketaminhydrochlorid* (Ketalar und andere Präparate). Sie wirken exzitatorisch und lösen insbesondere bei epileptischen Patienten Krampfanfälle aus. Zentralnervöse Nebenwirkungen des Propanidids sind Atemdepression bis zur Apnoe, die einer kurzen initialen Atemfrequenzsteigerung folgen. Ketamin, das aus Phencyclidin (s. Rauschmittel S. 545) hervorgegangen ist, hat halluzinogene Wirkungen, speziell in der postnarkotischen Aufwachphase und bevorzugt bei Erwachsenen mittleren Alters (COPPEL et al. 1973; JOHNSON 1971). Eine permanente zerebrale Schädigung mit schwerer geistiger Entwicklungsstörung wurde von MEYERS und CHARLES (1978) bei einem 3jährigen Kind nach einmaliger Ketamin-Narkose beobachtet, nachdem vorher 28 Halothan-Lachgas-Sauerstoffnarkosen ohne nachteilige Folgen vertragen worden waren.

Inhalationsnarkotika. Die beiden am häufigsten verwendeten Inhalationsnarkotika sind Stickoxydul (Lachgas) und Halothan, während einige andere, darunter Diäthyläther, Cyclopropan, Metoxyfluran oder Enfluran nur gelegentlich, Chloroform, Äthylchlorid oder Trichloräthylen – mit Ausnahme von Trichloräthylen in der Geburtshilfe (Rauschnarkose) – überhaupt nicht mehr verwendet werden. Aus Trichloräthylen entwickelt sich durch Einwirkung von Alkali, z.B. in einem geschlossenen Narkosesystem, bei dem die Atemluft über eine alkalihaltige CO_2-abbindende Kalkpatrone geführt wird, Dichloracetylen, das schon in geringen Dosen Hirnnervenläsionen, insbesondere des Nervus trigeminus, hervorruft. Auf das Auftreten und die Folgen der sog. „Trisucht" wurde bereits an anderer Stelle eingegangen (s. S. 407).

Lachgas wirkt erst bei einem Anteil von 80 Vol.-% in der Atemluft narkotisch, so daß es nur zusammen mit einem anderen Basisnarkotikum oder Halothan verwendet werden kann, damit der erforderliche Sauerstoffanteil von 30 Vol.-% nicht unterschritten wird. Wegen seiner extrem raschen pulmonalen Abflutung in der postnarkotischen Phase kann es in den Atemwegen vorübergehend zu einer extremen Verdünnung der normalen Atemluft führen, so daß dann die Gefahr einer passageren Hypoxie besteht (BÜCH u. BÜCH 1980).

Beobachtungen aus jünster Zeit sprechen dafür, daß Lachgas bei längerfristiger und wiederholter Exposition offenbar auch neurotoxisch wirken kann. Aus den USA stammen Berichte über 15 Patienten, davon 14 Zahnärzte, bei denen nach chronischer und häufig wiederholter Inhalation von Lachgas (z.B. beruflich bedingt, z.T. aber auch absichtlich) sich klinisch eine *Myeloneuropathie* eingestellt hatte (LAYZER 1978). Erste Symptome waren Taubheitsgefühl und Parästhesien in Händen und Füßen. Ein positives Lhermitte-Zeichen wies bei den meisten Patienten auf eine Beteiligung des Halsmarkes hin. Von einem Fall liegt ein Biopsiebefund vom N. suralis vor, der zeigt, daß die Polyneuropathie nach dem Muster einer unspezifischen axonalen Degeneration abläuft (SAHENK et al. 1978). Sowohl die prämorbide Anamnese wie auch die klinische Besserung nach Ausschaltung der Noxe deuten auf die ursächliche Rolle des Stickoxydul bei der Entstehung dieser Myeloneuropathie hin. Obwohl in dem von SAHENK et al. (1978) beschriebenen Fall das benutzte Lachgas, das Treibgaspatronen entstammte, gaschromatographisch zahlreiche, möglicherweise auch neurotoxische Verunreinigungen enthielt, kann dieser Einzelbefund allein die pathogenetische Bedeutung von Lachgas kaum ernsthaft in Frage stellen.

Der mögliche neurotoxische Wirkungsmechanismus von Lachgas wurde kürzlich von CHANARIN et al. (1981) und CHANARIN (1982) kritisch erörtert. Als Angriffspunkt von Lachgas gilt danach Cobalamin (Vitamin B_{12}), das im Organismus in seinen aktivierten Formen als Coenzym an C_1-übertragenden Enzymreaktionen beteiligt ist. Cobalamin als Übergangsmetallkomplex aktiviert und spaltet Lachgas und wird dabei selbst oxydiert (BANKS et al. 1967). Eine chronische Lachgasexposition führt bei Affen nach etwa 2monatiger Behandlung zu den klinischen Anzeichen einer Myeloneuropathie mit histologischen Veränderungen im Rückenmark ähnlich der funikulären Spinalerkrankung des Menschen bei B_{12}-Mangel (DINN et al. 1978, 1980). Betroffen scheint vor allen Dingen die Funktion des Enzyms Homozystein-Transmethylase über eine Inaktivierung des Coenzyms aus B_{12} zu sein. Die Aktivität dieses Enzyms ist nach kurzfristiger Lachgasinhalation beim Versuchstier innerhalb von 30 min kaum mehr meßbar (DEACON et al. 1978). Im übrigen ist die Aktivität dieses Enzyms im Knochenmark auch bei perniziöser Anämie vermindert (TAYLOR et al. 1974). Für die durch Lachgas am Nervensystem verursachten Markscheidenveränderungen stellt CHANARIN (1982) allerdings die Störung der Biosynthese des Methylgruppendonators S-Adenosylmethionin aus Methionin und ATP in den Vordergrund. Einen Beleg für diesen Zusammenhang sieht er in der Hemmung der Methylierung von Arginin des Myelin-basischen Proteins in Stellung 107 durch Cycloleuzin, einer Substanz, die zu ähnlichen Läsionen wie Lachgas führt und gleichzeitig die Bildung von S-Adenosylmethionin nahezu vollständig unterbindet (GANDY et al., 1973; CRANG u. JACOBSON, 1980; SMALL et al., 1980).

Halothan, ebenfalls ein Inhalationsnarkotikum, ist wegen seines sehr hohen Dampfdruckes leicht flüchtig und kann dem Narkosegasgemisch für die Beatmung ohne Schwierigkeiten in der erforderlichen Konzentration von 0,5–1,25% zugeführt werden. Es hat atemdepressorische und kardiotrope Effekte. Bradykardie bis zur Asystolie sind Ausdruck seiner ausgeprägten Wirkung auf den Parasympathikus, außerdem kommt es zu Rhythmusstörungen. Alle diese Störungen können sich sekundär auf das ZNS nachteilig auswirken.

Ein direkter toxischer Effekt von Halothan auf den zerebralen Energiestoffwechsel wird bei höheren Konzentrationen sichtbar. Beim Hund senkt Halothan im Gegensatz zu anderen Anästhetika dosisabhängig die Energievorräte des Gehirns bei gleichzeitiger Erhöhung der zerebralen Milchsäurekonzentration (MICHENFELDER u. THEYE 1975). Da dieser Effekt auch unter ausreichender Sauerstoffzufuhr eintritt, sind diese toxischen Wirkungen auf eine Störung der oxidativen Phosphorylierung zurückzuführen. Bei der Ratte lassen sich durch chronische Einwirkung von Halothan ultrastrukturelle Veränderungen im ZNS erzielen. CHANG et al. (1974) fanden einen Kollaps des rauhen endoplasmatischen Retikulums in den Neuronen, Dilatation des Golgi-Komplexes und vielfach eine fokale zytoplasmatische Vakuolisierung; höhere Konzentrationen von Halothan führten zu einer Degeneration der neuronalen Mitochondrienmembranen, zu einem intrazellulären Ödem der Gliazellen und zur Nekrose von Neuronen im Kortex.

Allen flüchtigen Anästhetika ist gemeinsam, daß sie die normalerweise bestehende enge Verknüpfung zwischen Hirnstoffwechsel und Hirndurchblutung in einer dosisabhängigen Weise dissoziieren (SMITH u. WOLLMAN 1972, STEEN u. MICHENFELDER 1979). Sie senken den Sauerstoffverbrauch des Gehirns (CMRO$_2$), während die Hirndurchblutung (CBF) gleichzeitig zunimmt, wie man es sonst nur unter pathologischen Bedingungen sieht. Darüber hinaus sind die meisten Inhalationsanästhetika epileptogen, insbesondere Äther (EVANS 1975), aber auch Enfluran, ein halogenierter Äther, während Halothan in diesem Zusammenhang kaum eine Rolle spielt. Im Zuge seiner Verstoffwechselung führt es allerdings zur Freisetzung von Brom und dabei postoperativ zu maximalen, kritischen Plasmabromidspiegeln von 0,65–2,25 mmol/l (TRINKER et al. 1976; s. auch S. 507).

Die *Neurolept-Analgesie,* bei der die Narkosewirkung nicht auf einer Ausschaltung des Bewußtseins beruht, bedient sich einer Kombination sehr starker, kurzwirkender Analgetika (z.B. Fentanyl) mit einem Neuroleptikum, vorzugsweise aus der Gruppe der Butyrophenone (z.B. Droperidol). Fentanyl hat eine ausgeprägte atemdepressorische Wirkung. RIVERA et al. (1975) beobachteten bei einem 16jährigen Mädchen einen persistierenden Parkinsonismus nach Neuroleptanalgesie mit „Innovar" (Droperidol und Fentanyl), 3 ml intravenös, und einer Prämedikation mit Promethazin und Meperidinhydrochlorid. Am Tag nach der Operation trat ein nicht kontrollierbarer Tremor aller Extremitäten auf, zu dem am 3. Tag eine Muskelrigidität (Zahnradphänomen) der Arme hinzukam, später ein Maskengesicht mit eingeschränkter Mimik und eine Störung der assoziierten Bewegungsabläufe. Erst die Gabe von L-Dopa und α-Methyldopa konnte das Krankheitsbild beheben. Droperidol, ein Butyrophenonderivat, hat hier vermutlich zu einer akuten Blockade dopaminerger Systeme im Striatum geführt, wie sie von ähnlichen neuroleptischen Substanzen her (s. Haloperidol) bekannt ist. Nach Angaben von GOODMAN und GILMAN (1980) entwickeln etwa 1% aller Patienten 12 h nach einer Neuroleptanalgesie passagere extrapyramidale Bewegungsstörungen. Diese Narkosetechnik ist deswegen bei bereits bestehendem Parkinsonismus kontraindiziert. – Bezüglich der Risiken bei okkultem Phäochromozytom s. S. 522. Für die Nebenwirkungen der Neuroleptika gilt im übrigen, was an anderer Stelle im Zusammenhang mit dieser Stoffgruppe ausgeführt wurde (s. S. 534).

Kombinierte Narkoseverfahren erfordern vor der medikamentösen Einleitung eine Prämedikation mit Atropin, vegetativ dämpfenden Neuroleptika oder Antihistaminika. Eine medikamentöse Muskelrelaxation ermöglicht die kontrollierte Beatmung zu Beginn und während der Narkose. Unmittelbare neurotoxische Wirkungen von peripher angreifenden Muskelrelaxantien vom Curare-Typ ((+)-Tubocurarin oder Pancuronium u.a.) oder synthetischen Acetylcholinanaloga, wie Suxamethonium oder Hexacarbacholin, sind nicht beobachtet worden. Die letztere Gruppe ist jedoch in seltenen Fällen Ursache einer protrahierten muskulären Atemlähmung in der postnarkotischen Phase bei Patienten mit einem genetisch bedingten Mangel an Pseudocholinesterase im Serum, die den enzymatischen Abbau der Acetylcholinanaloga katalysiert. Bei den zentral angreifenden Muskelrelaxantien (z.B. Diazepam), die in der Anästhesie und auch in der symptomatischen Behandlung von Vergiftungen durch Tetanus-Toxin oder Strychnin (s. S. 606, 616) keine Rolle mehr spielen, überwiegen die ausgeprägten zentral-sedierenden Eigenschaften, so daß sie in erster Linie als Tranquillantien verwendet werden (s. S. 534). – Bezüglich der seltenen Narkose-Komplikation der *malignen Hyperpyrexie* s. S. 525.

2. Narkosezwischenfälle – postnarkotische Enzephalopathien

Pathophysiologie[1]. Die Narkose hat die Aufgabe der reversiblen Ausschaltung des Bewußtseins, Erschlaffung der Muskulatur und Dämpfung der Reflexe, ohne daß hierbei Kreislauf, Stoffwechsel und Sauerstoffversorgung sowie der CO_2-Abtransport beeinträchtigt werden. Diese idealen Verhältnisse werden nicht immer erreicht. Es können Störungen auftreten, die, wenn auch selten, zum Tode führen. BEECHER und TODD (1954) berichten über 384 tödliche Narkosezwischenfälle bei 600000 Narkosen, die innerhalb von 5 Jahren in 10 amerikanischen Universitätskliniken durchgeführt wurden. Dies entspricht einer Häufigkeit von 0,64%. Zu diesen tödlichen Zwischenfällen kommen noch bleibende Schäden von zerebraler Leistungsminderung bis zum apallischen Syndrom.

Hauptursache der Narkosezwischenfälle, soweit sie nicht durch eine mechanische Verlegung der Atemwege bedingt sind (z.B. Aspiration von Mageninhalt), ist eine zirkulatorisch-respiratorische Schädigung der zerebralen Energieversorgung. Kausale Faktoren hierfür können sein:

a) Zu hohe Dosierung des Narkotikums mit Atemstillstand als Folge einer Lähmung des Atemzentrums (zentrale Atemlähmung).

b) Bei Anwendung von Muskelrelaxantien können isolierte Lähmungen der Muskulatur im Bereich von Kehlkopf, Hypopharynx und Zunge eine ausreichende Belüftung der Lunge verhindern, obwohl die eigentliche Atemmuskulatur noch intakt ist (periphere Atemlähmung, TSCHIRREN 1967).

c) Störungen des kardialen Reizleitungssystems. Diese treten vor allem auf bei Halothan (APIVOR 1960), Cyclopropan (WATERS u. SCHMIDT 1934) und dem heute in der Narkose kaum noch benutzten Trichloräthylen (BARNES u. IVES 1944).

d) Myokarddepression. Eine Schädigung der Herzmuskulatur kann durch praktisch alle Inhalationsanästhetika, außer Lachgas, herbeigeführt werden (TSCHIRREN 1967).

e) Störungen des vegetativen Gleichgewichts durch Narkotika haben alleine keine wesentlichen Narkosekomplikationen zur Folge. Sie können aber am Zustandekommen solcher Zwischenfälle mitwirken.

Damit sind, soweit es sich um Narkotika als Ursache handelt, Asphyxie als Folge einer zentralen oder peripheren Atemlähmung und Ischämie als Folge eines Herzstillstandes die wesentlichen Ursachen einer Schädigung des ZNS bei der Narkose.

Im einzelnen ist dabei noch folgendes zu bedenken:

Die Autoregulation der Hirndurchblutung kann nur mit dem Bayliss-Effekt eine durch Druckabfall verminderte Blutversorgung mittels Gefäßerweiterung

---

1 Der Abschnitt „Pathophysiologie" (S. 515–516) stammt von G. QUADBECK

kompensieren. Sobald der untere Grenzwert dieses Regelmechanismus durch narkosebedingten Blutdruckabfall unterschritten wird, kommt es zu einer gleichzeitigen Minderversorgung des Gehirns mit Sauerstoff und Glukose, so daß zugleich eine Hypoxidose und eine Hypoglykoxidose vorliegen.

Ist die Blut-Hirn-Schranke in ihrer Sperrfunktion labilisiert, können bei der Narkose als Muskelrelaxantien gebrauchte quartäre Ammoniumverbindungen bei vorliegender Schrankenstörung das Atemzentrum erreichen und dieses lähmen mit der Folge einer zerebralen Hypoxidose. Zwar verfügt das Gehirn über gewisse glykolytische Aktivitäten; die Energieausbeute beim Abbau von Glukose zu Milchsäure beträgt aber nur etwa $^1/_{18}$ von der bei vollständigem oxidativem Abbau zu CO_2 und genügt daher nicht, um auch nur noch den Strukturstoffwechsel aufrecht zu erhalten.

Obwohl Stickoxidul (Lachgas) bei fehlendem Sauerstoff eine Flamme weiter brennen läßt, kann es im Organismus den Sauerstoff nicht ersetzen. Die Grenze, ab welcher der Sauerstoffpartialdruck im Blut für die Sauerstoffversorgung des Gehirns unzureichend wird, variiert individuell und ist von verschiedenen Faktoren (z.B. Lebensalter) abhängig. Eine Kompensation unzureichender Sauerstoffversorgung des Gehirns ist dabei durch Erweiterung der Hirnkapillaren nur in begrenztem Umfang möglich.

Wenn zu der Belastung durch die Narkose, die in ihren möglichen pathogenen Folgen zunächst noch voll kompensiert sein kann, zusätzlich eine passagere zerebrale Oligämie hinzukommt, wie dies bei der zerebralen Angiographie (s. w. u.) mit Kontrastmittelfüllung der Hirngefäße unvermeidbar ist, kann diese zusätzliche Belastung – wenn auch nur selten – die Kompensationsmöglichkeiten des Gehirns überschreiten und zu bleibenden Schäden führen.

Man kann davon ausgehen, daß praktisch bei jeder Narkose das Gehirn eine gewisse Energieschuld eingeht, die es erst allmählich wieder abbaut. Daher wird die besondere Wirkung kurzfristig wiederholter Narkosen (aber auch von Stickstoffbehandlungen – s. S. 521) verständlich. Die Häufigkeit nichtkardiovaskulär bedingter zerebraler Ernährungsstörungen im fortgeschrittenen Lebensalter ist einer der Gründe dafür, daß gerade ältere Personen durch eine Narkose stärker gefährdet sind als jüngere.

Pathologische Anatomie. Bei der weitaus größeren Gruppe der Narkosezwischenfälle erfolgt die zerebrale Schädigung über einen Herz- oder Atemstillstand. Während beim zentralen Atemstillstand der Spüleffekt der noch funktionierenden Blutzirkulation die Anreicherung von Stoffwechselschlacken im Gewebe einschränkt, summieren sich beim kardialen Zirkulationsstop die Hypoxiewirkung und die Anreicherung von Milchsäure und CO_2. Diese theoretisch sehr wohl berechtigte Trennung ist in der Praxis allerdings weitgehend ohne Bedeutung, weil in derartigen Fällen der Herzstillstand dem Atemstillstand meist unmittelbar zu folgen pflegt bzw. umgekehrt. Bei diesen Narkosezwischenfällen stimmt das zerebrale Schädigungsmuster grundsätzlich hinsichtlich Topik und Verteilungsmuster mit dem aus anderer Ursache bedingten kardialen Kreislaufstop überein; beide entsprechen der totalen ischämischen Anoxie bzw. globalen Ischämie des ZNS (COURVILLE 1936, SCHMIDT 1957, SCHOLZ 1958, PENTSCHEW 1958, BRIERLEY 1962, KOLKMANN 1967; s. auch CERVÓS-NAVARRO in

Bd. 13/I). Mehr oder minder deutlich zeichnet sich dabei eine quantitative Abstufung der Parenchymausfälle in den verschiedenen Grisea ab: An erster Stelle stehen Neokortex, Sommerscher Sektor des Ammonshornes, Neostriatum und die Purkinje-Zellen der Kleinhirnrinde. In der Großhirnrinde kann als Narbenstadium das Bild der Granularatrophie resultieren. Es folgen Thalamus und Claustrum und erst dann der Globus pallidus. Bemerkenswert und für die Prognose nicht ganz unbedeutend sind die ischämischen Nervenzellnekrosen in der Formatio reticularis im unteren Hirnstamm, die KOLKMANN (1967) in 4 von 6 Fällen nachweisen konnte.

Gelingt es nicht, durch Einsatz intensiv-medizinischer Maßnahmen den Ausfall der bulbären Atmungs- und Kreislaufregulation rasch zu überbrücken, besteht die Gefahr des dissoziierten Hirntodes. Die inzwischen eingetretene globale hypoxische Hirnschädigung geht mit einem Zusammenbruch der Blut-Hirn-Schranke einher. Es entwickelt sich ein rasch aufschießendes Hirnödem mit intrakranieller Raumforderung, die ihrerseits durch Kompression der Hals- und Wirbelschlagadern beim Eintritt in das Endokranium einen totalen intrazerebralen Zirkulationsstop nach sich zieht, mit der Folge einer areaktiven Hirngewebsnekrose (SCHNEIDER 1970). Werden die Patienten dann mittels der Herz-Lungen-Maschine weiterhin künstlich am Leben erhalten, kommt es zur intravitalen Autolyse des Zentralorganes mit Verlagerung von Anteilen der in das Foramen occipitale magnum eingepreßten Kleinhirntonsillen abwärts bis in den lumbosakralen Subarachnoidalraum (vgl. Abb. 10a, S. 304 und Bd. 13/I). In seltenen Fällen wurden im Zusammenhang mit der Narkose elektive griseale Parenchymnekrosen auch ohne vorangegangenen Herz- oder Atemstillstand beschrieben. Pallidum, rote Zone der Substantia nigra und Zahnkern waren dabei bevorzugt betroffen. In den Beobachtungen von PEIFFER (1963) und von GROSS et al. (1965) hatte die postnarkotische Enzephalopathie einen angedeutet intervallären Verlauf genommen. Markschäden fehlten dabei. NIEVES et al. (1967) sahen Ausfälle in Pallidum, Zona reticularis der Substantia nigra und im Zahnkern als „Spätmanifestation" der postnarkotischen Enzephalopathie bei einem 14jährigen Jungen, der im Verlaufe von 3 Monaten sich 3 chirurgischen Eingriffen unterzogen hatte und 26 Tage nach der letzten Operation in einem plötzlich aufgetretenem Status epilepticus gestorben war. Katamnestisch konnten sie eruieren, daß bei dem Jungen eine sich in Synkopen äußernde Überempfindlichkeit gegenüber Narkotika bestanden hatte. Bezüglich des verzögerten Einsetzens der Nekrosen und deren topographischen Verteilungsmustern verweisen sie auf Parallelen zum „Parkinsonismus der Pferde" (CORDY 1954), der „chewing disease", die auf einen übermäßigen Gehalt an gelber Sterndistel im angebotenen Futter zurückgeführt wird.

Wenn die Narkose in ein anhaltendes Koma übergeht, in dem die Patienten nach Tagen oder Wochen sterben, oder wenn sich ein angedeutet intervallärer Verlauf abzeichnet, kann bei zunächst unauffälliger Narkose, ohne das dramatische Ereignis des akuten Herz- oder Atemstillstandes, das Schädigungsmuster allerdings auch noch anders aussehen (STEEGMANN 1939, MEYER 1961, BRUCHER u. LATERRE 1962). Unter forensischem Aspekt ist hervorzuheben, daß in den bisher bekannt gewordenen Fällen dieser Art Kunstfehler nicht vorgelegen haben.

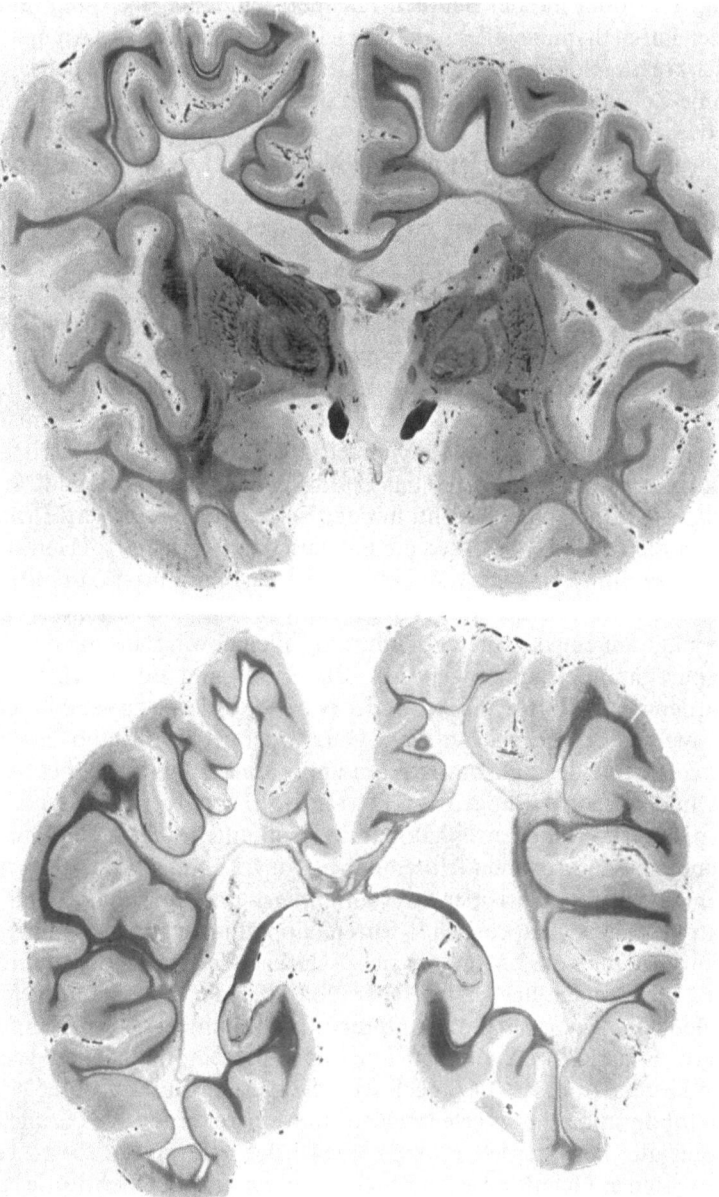

Abb. 66. Postnarkotische Enzephalopathie (ohne Atem- oder Herzstillstand) mit kleinher-
diger Pallidumerweichung (bilateral) und Markdestruktion. 13 Monate überlebt (s. Text)

Anatomisch zeigen sie eine große Ähnlichkeit mit den Hirnbefunden bei
der intervallären CO-Vergiftung. Im Vordergrund stehen die Veränderungen
der weißen Substanz nach Art der Grinkerschen Myelinopathie. In dem von
MEYER (1961) beschriebenen Fall nach Stickoxydul-Äther-Narkose fanden sich
außer der Grinkerschen Myelinopathie und der bilateralen Pallidumerweichung

inkomplette Rindennekrosen von Kleinhirnläppchen. Ein eigener, von KOLK-
MANN (1967) kurz erwähnter Fall betraf ein im Alter von 6 Jahren nach Vorberei-
tung mit Dilaudid in Evipan-Narkose appendektomiertes Mädchen. Die Operation war ohne Besonderheiten verlaufen, das Kind wachte jedoch nicht aus
der Narkose auf. Die Bewußtlosigkeit hielt in den folgenden Wochen an und
ging allmählich in ein apallisches Syndrom über. Der Tod trat 13 Monate nach
dem operativen Eingriff ein. Neuropathologisch (s. Abb. 66) war eine pseudozystische Einschmelzung des Hemisphärenmarkes und z.T. auch des Windungs-
markes in beiden Großhirnhälften mit sekundärer Degeneration der Pyramidenbahnen und symmetrischer Erweiterung der Hirnkammern zu erkennen, sowie
im äußeren Pallidumglied der einen Seite zwei kleine Erweichungsherde. Im
Kleinhirnmark waren beiderseits periphere, teils die Rinde angrenzender Kleinhirnläppchen einbeziehende pseudozystisch umgewandelte Gewebsnekrosen. Die
über das Bild der Grinkerschen Myelinopathie auf den vorliegenden Schnitten
hinausgehende pseudozystische Markeinschmelzung legt die Vermutung nahe,
daß akzidentelle Störungen der Mikrozirkulation das Ausmaß der Markschädigung wesentlich mitbestimmt haben, wie wir das auch bei der CO-Vergiftung
kennen.

MEYER (1961) deutete in seiner Beobachtung die Ausfälle der grauen Substanz als typische O_2-Mangelschäden, die Markveränderungen jedoch unter Bezugnahme auf JACOB (1940) als einen diffusen Ödemschaden. Es gilt hier, was
schon im Zusammenhang mit der intervallären CO-Vergiftung betont wurde
(s. S. 284): Die klassische Grinkersche Myelinopathie entspricht in ihrem Initialstadium mit kleinfleckiger gefäßunabhängiger Demyelinisation dem Typus des
histotoxischen Läsionsmusters und läßt in dieser Phase jeden Anhalt für eine
ödembedingte Markscheidenschädigung infolge Permeabilitätsstörung der Blut-
Hirn-Schranke vermissen. JACOB (1940) hat das selbst ausdrücklich hervorgehoben, was dann allerdings später weitgehend vergessen wurde. Histotoxisch bedeutet dabei, daß die verschiedenen Noxen, die eine Grinkersche Myelinopathie
zur Folge haben können, also Kohlenmonoxyd, Natriumnitrit und die verschiedenen Narkotika – möglicherweise über ein gemeinsames pathogenetisches
Zwischenglied – in den Metabolismus der Markscheide selbst bzw. den der
Oligodendroglia einwirken und so das typische kleinfleckige Läsionsmuster der
Grinkerschen Myelinopathie auslösen (s. dagegen auch S. 285).

Differentialdiagnostisch sind die postnarkotischen Enzephalopathien mit
Grinkerscher Myelinopathie von ähnlich aussehenden Hirnveränderungen im
Gefolge anders bedingter hypoxämisch-hypoxidotischer Zustände abzugrenzen.
Der in Abb. 67 dargestellte, von uns selbst zunächst als postnarkotische Enzephalopathie fehlgedeutete Fall verdeutlicht diese Problematik. Bei dem 60 Jahre
alt gewordenen Mann waren wegen eines zerviko-thorakalen Rückenmarkprozesses innerhalb von 10 Tagen 3 operative Eingriffe von insgesamt 10 h Dauer
jeweils in Lachgas-Halothan-Narkose ausgeführt worden. Der Obduktionsbefund mit bilateraler Pallidumnekrose und ausgedehnter Hemisphärenmarkschädigung erinnert in der Tat sehr an das Läsionsmuster der intervallären CO-
Vergiftung. Der Patient war nach den Operationen wieder aus der Narkose
erwacht und bewußtseinsklar gewesen. Erst nach rapidem Blutdruckabfall wird
er 5 Tage vor dem Tode bewußtlos, nachdem wegen des zerviko-thorakalen

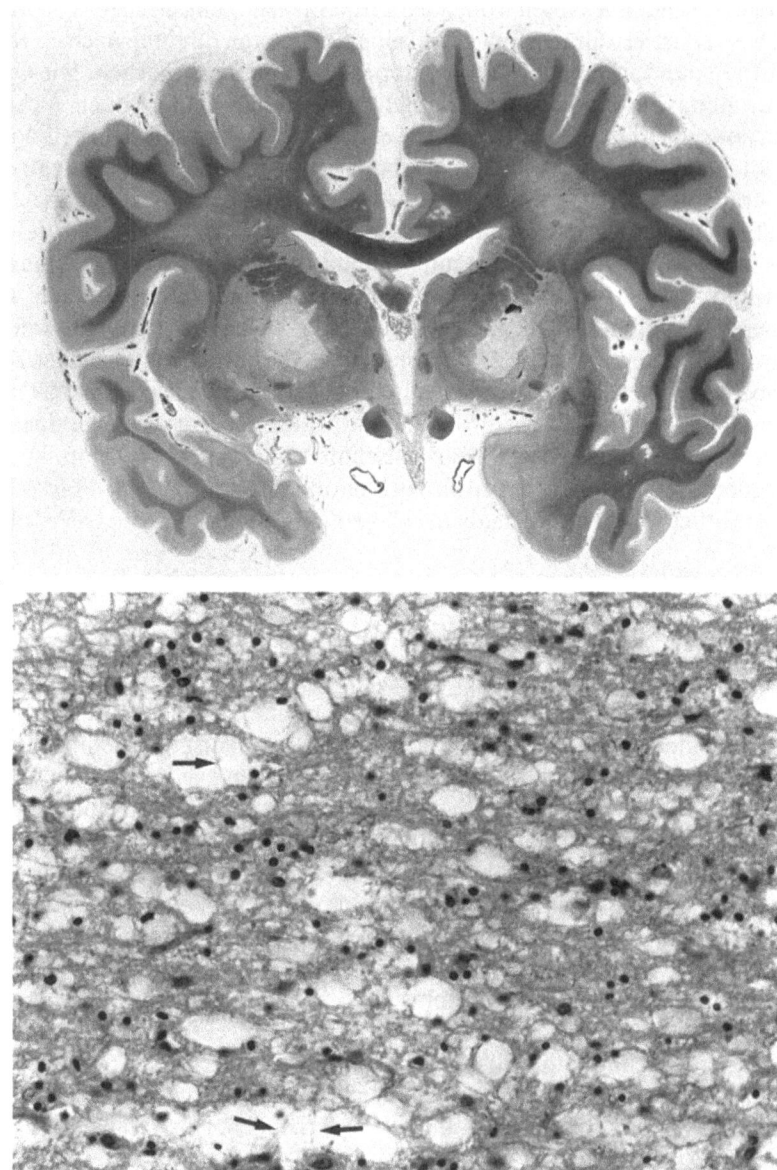

Abb. 67. a Bilaterale Pallidumnekrose und Hemisphärenmarkschädigung nach 3maliger Operation in Narkose (ohne Narkosezwischenfall) infolge hypoxisch-hypoxämischer Hypoxidose auf dem Boden einer spinalen Ateminsuffizienz, verstärkt durch Blutungsanämie und Blutdruckabfall (s. Text). **b** Ausschnitt aus der Randzone des Marködems mit fast-blue-positiver Septierung der Ödemvakuolen (*s. Pfeile*). Klüver-Barrera × 250

Rückenmarkprozesses mit Beeinträchtigung der Atemmuskulatur maschinelle Beatmung notwendig geworden war. Bereits Tage vorher hatte ein rapides Absinken des Hämoglobins wiederholte Bluttransfusionen erforderlich gemacht. Das jetzt vorliegende, oberflächlich an das Schädigungsmuster der Grinkerschen Myelinopathie erinnernde Läsionsmuster ist also keineswegs im Sinne dieser Form der postnarkotischen Enzephalopathie zu interpretieren, sondern zwanglos ganz anders, nämlich über die zerviko-thorakal beeinträchtigte Atemfunktion mit nur mangelhafter O_2-Sättigung des arteriellen Blutes, die über den abgefallenen Hämoglobingehalt im Sinne einer hypoxämischen Hypoxidose zusätzliche Akzente erhalten haben dürfte. Der Blutdruckabfall brachte dann noch ein weiteres pathogenetisches Moment ins Spiel. Das auf die venöse Wasserscheide und das Zuflußgebiet der Venae internae beschränkte Marködem läßt schließlich auf zusätzliche formalpathogenetische Faktoren schließen. Man wird also hier die tiefgreifenden Hirnveränderungen nicht unmittelbar der 3maligen, innerhalb kurzer Zeit erfolgten Lachgas-Halothan-Narkose zur Last legen dürfen, sondern im wesentlichen der durch den Ausfall des Zwerchfells und der übrigen Atemmuskulatur bedingten, durch den Hb-Abfall verstärkten hypoxämischen Hypoxidose, die dann durch präterminalen Blutdruckabfall und kardiale Dekompensation noch eine zusätzliche Prägung erfahren hat.

Bei der Mehrzahl der in der Literatur mitgeteilten Fälle von postnarkotischen Enzephalopathien ohne passageren Herz- oder Atemstillstand war die Narkose mit Lachgas eingeleitet worden, das wegen der Gefahr der zerebralen Hypoxidose alleine nur als Kurznarkotikum Anwendung findet. Eine ähnliche Risikobelastung beinhaltet die *Stickstoff-Inhalationstherapie,* die bei depressiven Verstimmungszuständen eine zeitlang als erfolgversprechende Behandlungsmethode propagiert wurde. Dabei können sich jedoch erhebliche zerebrale Schäden einstellen. Das Läsionsmuster entspricht dann bei diesen *Enzephalopathien nach Stickstoffexposition* dem der hypoxämischen Hypoxidose. Wir sahen in einem derartigen Fall bilateral eine asymmetrische sekundäre Pallidumatrophie mit fortgeschrittenem Schwund der Pallidumneurone, vor allem in den rostralen Abschnitten des äußeren Anteiles, einer Lichtung der pallidären Markfaserung, zelliger Astrozytose und retrograd-transneuronaler Reduktion der großen Striatumzellen im Putamen (s. Abb. 68). Die 65 Jahre alt gewordene Patientin hatte vom Hausarzt während der vergangenen 10 Jahre 80 Stickstoff-Inhalationsbehandlungen erhalten, die letzten 20 im Laufe eines Monats vor der 48 Tage dauernden terminalen stationären Behandlung. Während dieser Stickstoffinhalationen war es lediglich zu Zyanose, Bewußtseinstrübung, Myoklonismen der Gesichts- und Extremitätenmuskulatur, Pupillenerweiterung und Strabismusdivergens-Bewegungen der Augäpfel gekommen; epileptische Anfälle oder Incontinentia alvi et urinae wurden nicht beobachtet. Eine ausführliche Schilderung der klinischen Erscheinungen dieses Falles findet sich bei BERENDES u. HARTMANN (1980).

Damit ergibt sich bei dieser chronisch-rezidivierten, aber jeweils nur sehr kurz dauernden Hypoxämie bzw. Anoxämie ein anderes Schädigungsmuster als bei der einmaligen, jedoch länger anhaltenden, ebenfalls stickstoffbedingten Form im Experiment und in der Humanpathologie (BRIERLEY 1976), bei der es sehr rasch dann auch über eine verringerte Auswurfleistung des Herzens zur zerebralen Oligämie bis Ischämie kommt, die das zerebrale Läsionsmuster maßgeblich bestimmt. Dieser Unterschied wird beim Vergleich mit der Abb. 69, die von einem 34jährigen Mann stammt, deutlich. Er war beim Reinigen eines stickstoffhaltigen Kessels bewußtlos geworden, hatte dann Krämpfe bekommen und war knapp 4 Wochen nach dem Ereignis gestorben. Außer den Hirnveränderungen bestanden schwere hypoxische Schäden der Nieren, der Leber und des Herzmuskels. Die schwersten Veränderungen im ZNS in Form fokal akzentuierter, elektiver Parenchymnekrosen im Stadium der gliös-mesenchymalen Resorption fanden sich – bei völlig erhaltenem Nervenzellbestand in beiden Pallida (s. Abb. 69b) – beiderseits in Caudatum

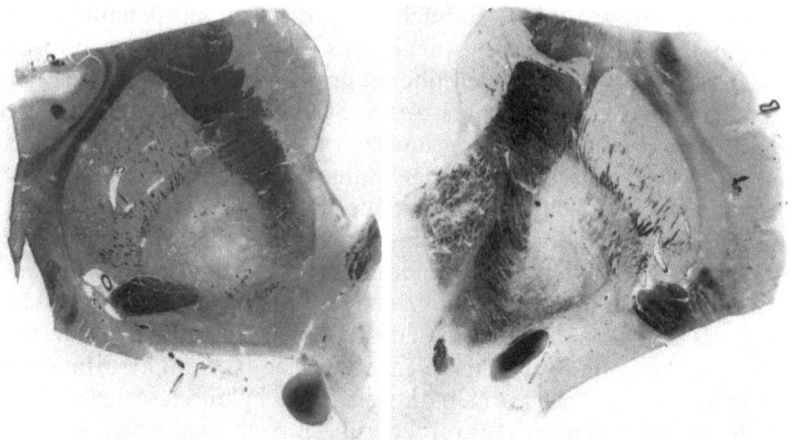

Abb. 68. Bilaterale sekundäre Pallidumatrophie mit Ausfall der Nervenzellen, vorwiegend in den rostralen Abschnitten des äußeren Pallidumgliedes, nach 80 Stickstoffinhalationen während der letzten 10 Jahre (s. Text)

und Putamen mit Abblassung der Markfaserung im Globus pallidus. Auch der Purkinje-Zellausfall der Kleinhirnrinde, z.T. mit Gliastrauchwerkbildung in der Molekularschicht, war erheblich. Die neokortikalen Nervenzellausfälle traten demgegenüber etwas an Intensität zurück und ließen auch keine überzeugende Bevorzugung der arteriellen Grenzzonen erkennen. Im Ammonshorn bestand subtotaler Nervenzellausfall im Sommerschen Sektor mit ausgeprägter Stäbchenzellwucherung, Astrozytose und noch vereinzelten Neuronophagien. Keine eindeutigen Nervenzellausfälle in den Thalamuskernen, im Corpus subthalamicum, im Nucleus ruber und in der Substantia nigra. Nekrosen der weißen Substanz, wie sie OKEDA et al. (1982) experimentell bei der Katze beobachtet haben und in Parallele zu der CO-Leukenzephalopathie setzen (s. S. 283), lagen nicht vor. Wie beim Hirnödem häufig, waren allerdings die Markfasern im Centrum semiovale bei der Klüver-Barrera-Färbung nur blaß angefärbt, die Oligodendroglia geschwollen und gelegentlich auch die Astrozyten aktiviert.

Neurolept-Analgesie kann bei Patienten mit okkulten Phäochromozytomen Zwischenfälle besonderer Art hervorrufen. Obwohl Neuroleptika, wie z.B. Droperidol oder Haloperidol, eher eine den Blutdruck senkende Wirkung haben, kommt es bei Phäochromozytom-Trägern nach Applikation derartiger Mittel zu krisenhaften Blutdruckanstiegen (SUMIKAWA u. AMAKATA 1977, BITTAR 1979) mit den sich daraus ergebenden Komplikationsmöglichkeiten. Die Abb. 70 demonstriert die Folgen eines solchen Zwischenfalles. Es handelte sich um eine 38jährige Epileptikerin mit klinisch nicht bekanntem, 30 g schwerem Phäochromozytom der rechten Nebenniere. Vor einer beabsichtigten Tubensterilisation erhielt sie als Prämedikation 1 ml Thalamonal (Kombinationspräparat aus Droperidol und Fentanylhydrogencitrat) und 0,25 mg Atropin. Wenige Minuten später krisenhafter Blutdruckanstieg von 130 auf weit über 200 mm Hg, einige Minuten danach Blutdruckabfall auf nicht mehr meßbare Werte, Bewußtlosigkeit, Lungenödem und dann auch Mittelhirnsymptome mit weiten, lichtstarren Pupillen und anhaltenden Streckkrämpfen. Das CT vom folgenden Tage zeigte hypodense Herde beiderseits in den Stammganglien. Unter den Erscheinungen

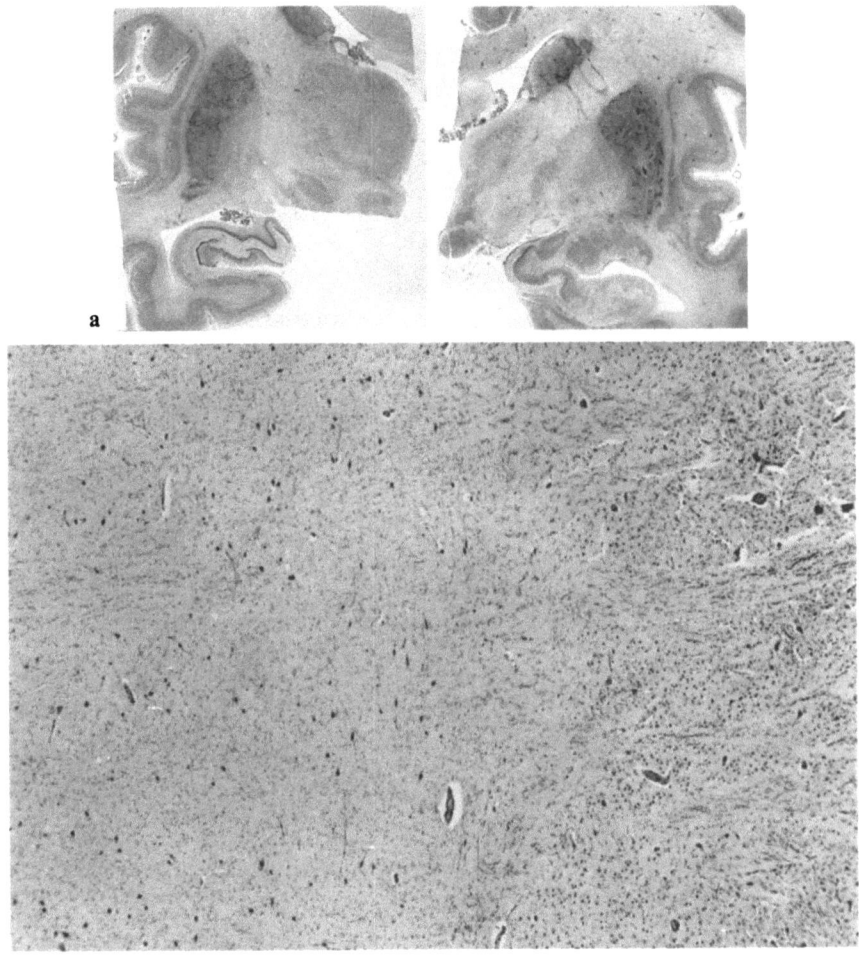

Abb. 69a, b. Stickstoff-Unfall (s. Text). **a** Parenchymnekrosen mit gliös-mesenchymaler Reaktion beiderseits im Neostriatum, erkennbar an der verstärkten Anfärbung. Nissl. Natürliche Größe. **b** Ausschnitt aus der rechten Bildhälfte von **a** mit erhaltenen Nervenzellen im Globus pallidus. × 25

des dissoziierten Hirntodes ist die Patientin 10 Tage später verstorben, nachdem die Spontanatmung zunächst vorübergehend wieder in Gang gekommen war (weitere Einzelheiten bei Schwechheimer u. Mattfeld 1983). Bei der Autopsie fielen, über die dem dissoziierten Hirntod entsprechenden Veränderungen hinaus, makroskopisch flächenhafte Subarachnoidalblutungen und multiple, bis kastaniengroße, intrazerebrale Blutungen auf mit Schwerpunkt in den linksseitigen Stammganglien (s. Abb. 70). Mikroskopisch zeigen die Putamina – und auf der einen Seite auch das innere Pallidumglied – eine ausgedehnte Partialnekrose mit deutlicher gliös-mesenchymaler Reaktion, besonders in der Randzone (s. Abb. 70b), und sekundärer, links stärker konfluierter Einblutung. Hämosiderin ist nicht nachweisbar, eine hypertonische Gefäßerkrankung liegt

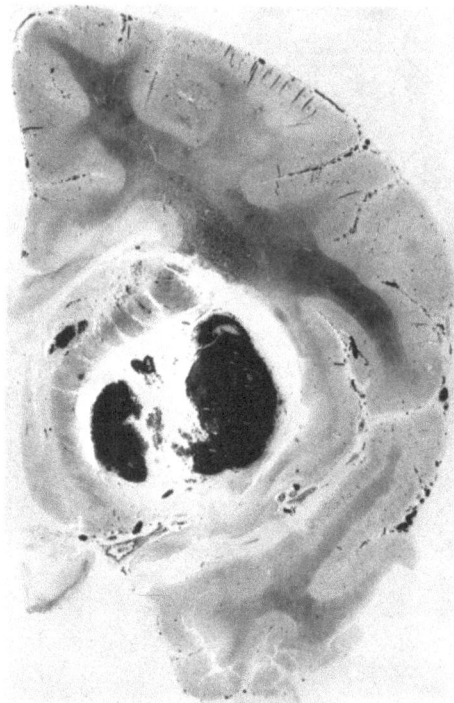

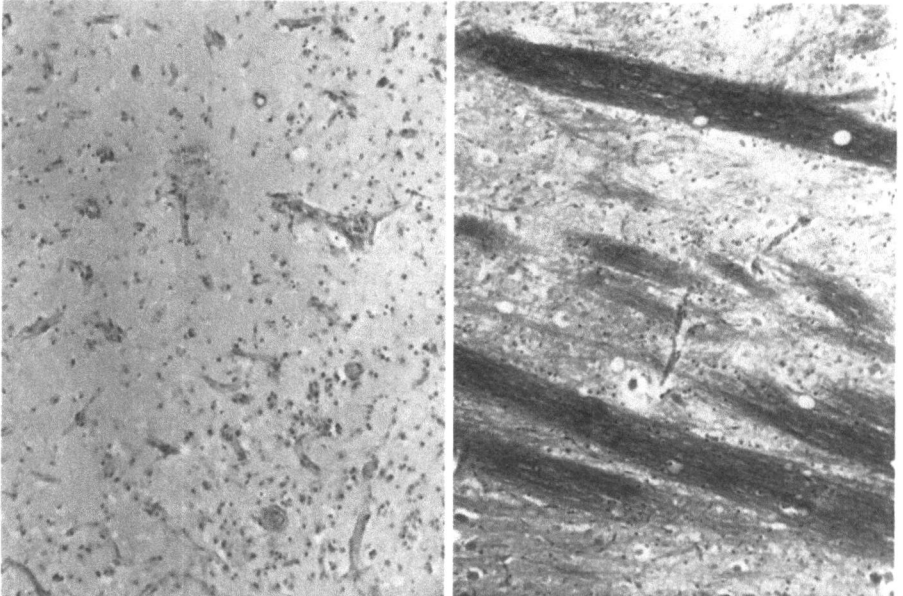

Abb. 70a–c. Thalamonal-Zwischenfall bei okkultem Phäochromozytom (s. Text!). **a** Linke Hemisphäre mit sekundärer konfluierender Einblutung in partialnekrotische Bezirke des Neostriatums. **b** Bereits deutliche gliös-mesenchymale Reaktion in der Randzone der Partialnekrose im Putamen. Klüver-Barrera × 80. **c** Areaktive Nervenzellnekrosen in den Brückenfußkernen. Klüver-Barrera × 80

nicht vor. Die Großhirnrinde bietet ubiquitär das Bild einer alle Schichten einbeziehenden, offensichtlich aber nicht einheitlich alten elektiven Parenchymnekrose mit nur stellenweise in Gang gekommener gliöser Reaktion. Vielfach treten die hyperämischen Rindengefäße mit aktivierten und z.T. auch proliferierten Wandzellen stärker hervor. Vereinzelt sieht man einige Lymphozyten und Makrophagen in den Virchow-Robinschen Räumen und hin und wieder diapedetische Blutaustritte und in den Gefäßlichtungen hyaline Thromben. In weiten Bezirken jedoch ist die Parenchymnekrose völlig areaktiv, insbesondere auch in den unteren Hirnstammabschnitten, im Brückenfuß (s. Abb. 70c) und in der Medulla oblongata.

Übereinstimmend mit dem CT-Befund stellen somit die Partialnekrosen in den Stammganglien die ältesten Veränderungen dar, offensichtlich bedingt durch den sich an die hypertonische Krise anschließenden Blutdruckabfall. Die teils konfluierten Blutungen haben sich dann sekundär in den Partialnekrosen eingestellt und die areaktiven Parenchymnekrosen in der Brücke und der Medulla oblongata dürften den klinischen Erscheinungen des dissoziierten Hirntodes unmittelbar vorausgegangen sein.

Anhang: Maligne Hyperpyrexie

Als *maligne Hyperpyrexie* ist in den letzten 20 Jahren eine weitere Narkosekomplikation bekannt geworden, die bei gegebener genetischer Disposition (DENBOROUGH et al. 1962) im Zusammenhang mit Halothan-Narkosen und nach Suxamethonium-Gaben bei überwiegend jungen Patienten beobachtet wurde. Neben Muskelrelaxantien und Halothan kommen auch noch andere Inhalationsanästhetika (Enflurane, Methoxyfluran, Äther, Cyclopropan, Trichloräthylen, Chloroform und auch Lachgas) sowie mehrere verschiedenartige Medikamente (Barbiturate, Pethidin, Diazepam, Propanidid, Ketamine) als auslösende Faktoren in Betracht (zit. n. PFAFF u. BEYER 1981). Die exzessive Hyperthermie, die bei Säuglingen gelegentlich fehlen kann (SCHMITT et al. 1975), wird dabei weniger als zentrales Fieber gedeutet als vielmehr als Folge einer metabolischen Störung der Muskelzellen (GJÄNGSTÖ u. MYKING 1971), zumal das erste klinische Symptom dieser Komplikation meist die Rigidität der Muskulatur ist. Die morphologischen Angaben über Muskelveränderungen schwanken, von negativen Befunden über Faserfragmentation und Kontraktionsfiguren bis hin zur akuten Rhabdomyolyse mit hydropisch-vakuolären Untergangsformen. SCHMITT et al. (1975) und SCHMITT (1976) sprechen daher von akuter Anästhesie-induzierter Myopathie. Im Bereiche des zentralen und peripheren Nervensystems sind bisher keine pathognomonischen Befunde beschrieben worden. Allerdings sind auch nach Überstehen der Akutphase einer malignen Hyperthermie nach klinischer Erfahrung fatale Spätfolgen dann zu erwarten, wenn dem abrupt und extrem gesteigerten Sauerstoffbedarf des Initialstadium nicht sofort Rechnung getragen wird und sich über Hypoxie und Hyperkarbie sehr rasch irreversible Schäden an Herz und Gehirn einstellen können (SCHULTE-SASSE u. EBERLEIN 1981). Bei Patienten mit bekannter Familienanamnese bezüglich dieser dominant-erblichen Anomalie – es kommen allerdings auch sporadische Fälle vor – ist grundsätzlich bei Narkosen erhöhte Vorsicht geboten, insbesondere, wenn darüber hinaus die Bestimmung der Kreatinkinase im Serum oder die Muskelbiopsie noch zusätzlich Hinweise auf das Vorliegen eines myopathischen Gewebssyndroms ergeben hat.

3. Lokalanästhetika

Das erste in der klinischen Medizin verwendete Anästhetikum dieser Gruppe war das Kokain, das ausschließlich als Oberflächenanästhetikum genutzt wurde

(Zusammenfassung b. RITCHIE u. GREENE 1980). Aus Kokain sind strukturell die meisten der heute gebräuchlichen synthetischen Lokalanästhetika vom Typ des Prokains (basische Ester der Benzoe- oder Aminobenzoesäure, rasch metabolisierbar) oder des Lidokains (basische Säureamide und Säureanilide, langsam metabolisierbar) hervorgegangen. Lokalanästhetika mit atypischer Struktur sind u.a. Ethoform und Benzylalkohol. Die synthetischen Lokalanästhetika haben mit Kokain den anästhetisierenden Wirkungsmechanismus gemeinsam, nicht jedoch dessen ausgeprägte vasokonstriktorische Wirkung, welche die lokale pharmakologische Effizienz zwar steigert, aber auch Inzidenz und Intensität toxischer Nebenwirkungen erhöht.

Wirkungsmechanismen. Bei lokaler Applikation setzen Lokalanästhetika die Membranpermeabilität von Nervenfasern und Nervenendigungen für Natrium und Kalium herab und verhindern die Bildung und Fortleitung von Aktionspotentialen. Sie gelten damit als Prototypen für sog. membranstabilisierende Substanzen. Für das Zustandekommen dieser Membranstabilisierung kommen mehrere Mechanismen in Frage, darunter eine Bindung der Wirksubstanz an der Membraninnenseite an oder in der Nähe von Natriumkanälen, eine Einlagerung der Lokalanästhetika in die Lipidmembran mit einer Erhöhung des Membranvolumens, so daß die Kanalporen mechanisch verlegt werden, und schließlich eine direkte elektrostatische Wechselwirkung positiver Ladungen der Wirksubstanz mit Natrium- bzw. Kaliumionen im Bereich der Ionenkanäle. Für die Eigenschaften von Lokalanästhetika sind deswegen ihre elektrische Ladung (sekundäre bzw. tertiäre Amine) und ihr amphiphiler (lipophiler) Charakter von Bedeutung. Von den synthetischen Wirkstoffen unterscheidet sich Kokain durch seine zentralstimulierende Wirkung (s. auch Suchtgifte S. 541) und seine adrenerge Wirkungskomponente. Hierfür ist die Eigenschaft des Kokains verantwortlich, die Wiederaufnahme von Katecholaminen, insbesondere von Noradrenalin, durch adrenerge Nervenendigungen zu hemmen und so die postsynaptische Erregungsauslösung zu verstärken. Es gilt jedoch auch für andere Lokalanästhetika der Grundsatz, daß ihre wesentlichen toxischen Nebenwirkungen auf ihren Reaktionen mit dem kardiovaskulären und zentralnervösen System beruhen, denn sie wirken ebenfalls auf das ZNS stimulierend. Vorboten einer zentralnervösen Intoxikation sind Nausea, Erbrechen und neuropsychiatrische Symptome, die sich über Muskelzuckungen zu tonischen Krämpfen steigern können. Es folgt eine Phase der Dämpfung medullärer Zentren und schlimmstenfalls Tod durch zentrale Atemlähmung. Erregung und Krämpfe weisen darauf hin, daß im ZNS vor allem inhibitorische Neurone von der blockierenden Wirkung der Lokalanästhetika betroffen sind. Im Tierexperiment senken Lokalanästhetika den oxidativen Stoffwechsel im Gehirn und im peripheren Nerven (GEDDES u. QUASTEL 1956; FINK 1973). Daneben werden aber auch spezifische neurotoxische Effekte beobachtet. Dosisabhängig kommt der rasche axonale Transport im peripheren Nerven reversibel oder irreversibel zum Erliegen (FINK et al. 1972; FINK u. KISH 1976). Nach einer Einwirkungsdauer von mehr als 1 h sind die Mikrotubuli in Schwannschen Zellen und Axonen nicht mehr nachweisbar.

Kokain, als Oberflächenanästhetikum für Schleimhautpinselungen und zur Schmerzbekämpfung in der Ophthalmologie verwendet, ruft bei überempfindlichen Menschen schon in kleinen Dosen eine akute Reaktion in Form eines anaphylaktischen Kokainschocks hervor. Er entwickelt sich aus einem Prodromalstadium mit Angstgefühlen und Erregung heraus rasch zum Koma und ggf. trotz therapeutischer Gegenmaßnahmen zum Tod. Bei der akuten Kokainvergiftung, meist durch Überdosierung (s. auch S. 544), stehen sympathikotone und zentrale Erregung im Vordergrund, mit epileptiformen Krämpfen, athetotischen Bewegungen, Hypertonie der Muskulatur und eine toxische Psychose mit Halluzinationen. Unter hohen Dosen kann hier der Tod durch zentrale Atemlähmung eintreten.

Dramatische Zwischenfälle bei Regionalanästhesien wurden durch die versehentliche intravasale Injektion von Lokalanästhetika und bei ihrer Anwendung im Kopf- und Halsbereich ausgelöst. Auch bei großflächiger Applikation auf Schleimhäute, z.B. endotracheal oder in den Verzweigungen des Bronchialsystems, werden Lokalanästhetika fast so rasch absorbiert wie nach intravenöser Applikation (ZIPF 1957; BROMAGE u. ROBSON 1961; DE JONG, 1980). Lokalanästhetika vom Typ des Prokains sind relativ gut lipidlöslich, insbesondere im nichtionisierten Zustand, und penetrieren die Blut-Hirn-Schranke sehr rasch (USUBIAGA et al. 1967; OLDENDORF 1974). Nach einer älteren Aufstellung (BÜCH u. RUMMEL 1980) verlief immerhin ein Drittel von 290 Zwischenfällen durch Lokalanästhetika tödlich.

Bei der Leitungsanästhesie (Nervenblockade, Regionalanästhesie nach WHO) besteht die Gefahr einer Schädigung peripherer Nerven mit sensiblen, motorischen und vegetativen Funktionsstörungen, insbesondere bei intraneuraler Injektion des Medikamentes. Neben rein mechanischen oder zirkulatorischen Faktoren (intraneurales Hämatom, Ischämie) wirken hierbei auch unspezifische Ursachen mit, wie eine Schädigung durch Antiseptika, Metallionen und Detergentien, die durch die gezielte Applikation örtlich eine relativ hohe Konzentration erreichen. Diese Zusammenhänge spielen bei den verschiedenen Formen der Spinalanästhesie eine besondere Rolle, da hier die räumlich-anatomischen Verhältnisse und auch die galenische Zubereitung des Lokalanästhetikums (Plombe) eine umschriebene Anreicherung des injizierten Materials und die toxische Schädigung des Nervengewebes begünstigen. Toxische Reaktionen im Sinne einer Meningo-Myelo-Radikulopathie treten meist akut, seltener subakut und nur in Ausnahmefällen erst nach Monaten auf und zeigen innerhalb der ersten 6 Monate oft eine Rückbildungstendenz. In seltenen Fällen entwickelt sich eine chronisch-adhäsive Arachnopathie unter dem klinischen Bild einer schweren Querschnittläsion (s. weiter unten).

Die durch eine Lumbalanästhesie verursachten Komplikationen sind nach peripherer und zentraler Lokalisation zu unterscheiden. Eine Zusammenstellung mehrerer Erhebungen an großen Fallzahlen zeigt, daß die Häufigkeit peripherer Nervenläsionen 0,8% nicht überschreitet und diejenige zentralnervöser toxischer Nebenwirkungen bei 0,2% und darunter liegt (STEEN u. MICHENFELDER 1979). Dabei kann es sich z.T. auch um nichttoxische, unspezifische Reaktionen auf die rasche Applikation hyperosmolarer Anästhetikalösungen handeln, die z.B. in Form einer 10%igen Prokainlösung bei der Katze eine permanente Lähmung hervorrufen (MACDONALD u. WATKINS 1938).

Die spinale Opiatanalgesie, die aus der Entdeckung von spezifischen spinalen Opiatrezeptoren hervorgegangen ist (PERT u. SNYDER 1973), hat sich als eine günstige Form der Bekämpfung von Karzinomschmerzen und akuten Schmerzen nach großen Operationen und bei Rippenserienfrakturen erwiesen (ZENZ 1981). Peridural appliziert, diffundieren Opiate in den Liquorraum. Sie können aufsteigend die Nachbarschaft des medullären Atemzentrums erreichen, wo sie eine Atemdepression auslösen (CHRISTENSEN 1980), die jedoch durch Gabe des Morphinantagonisten Naloxon ohne Beeinträchtigung der Analgesie beherrscht werden kann. Periphere Nervenschäden wurden bisher auch bei langfristiger Opiatanalgesie über einen liegenden Periduralkatheter nicht beobachtet (ZENZ 1981).

Pathologisch-anatomisch bieten die *Zwischenfälle* bei *Lumbalanästhesie* – aber auch nach Periduralanästhesie – unterschiedliche Befunde, die der Mannigfaltigkeit der klinischen Störungen entsprechen (THORSEN 1947; BISCHOFF u. NITTNER 1966).

SPIELMEYER (1922) hatte aufgrund tierexperimenteller Befunde darauf hinge-wiesen, daß in den Liquorraum eingebrachte Anästhetika an den von ihnen umspülten nervösen Strukturen degenerative Veränderungen auszulösen vermö-gen, insbesondere an den Rückenmarkwurzeln – mit aufsteigender Degeneration der Hinterstränge – und in Form einer marginalen Markschädigung des Rücken-markes. An den motorischen Vorderhornzellen können als Folge der Schädigung motorischer Wurzelfasern retrograde Zellveränderungen auftreten (BODECHTEL 1928).

Die Markfaserschäden lassen sich in frühen Stadien eindeutig am besten mit der Marchi-Methode nachweisen, gehen meist mit einer nur geringen Reak-tion der marginalen Glia einher und werden in den Spätstadien auch mit den üblichen Markscheidenmethoden erfaßt. Nach ERBSLÖH und PUZIG (1959) dürfte die Myelinschädigung Folge einer pH-Verschiebung im Liquor durch Injektion zu sauer angesetzter Anästhetika sein. Gelegentlich sind auch Rückenmarkläsio-nen durch intramedulläre Injektion beschrieben worden, die sich in schweren Kollapserscheinungen äußerten (SCHLACHETZKI 1934; SCHILDT 1947).

Eine sehr sorgfältige Zusammenstellung und Analyse neuropathologischer Befunde nach Zwischenfällen bei Spinalanästhesie verdanken wir SCHWARZ und BEVILACQUA (1964), die auch einen umfangreichen tabellarischen Literaturüber-blick über dieses Gebiet bringen. Danach wurden bisher folgende morphologi-sche Veränderungen beobachtet: Im Bereiche der Rückenmarkhäute an der In-jektionsstelle eine fibrös-proliferative Verdickung des inneren Durablattes mit Obliteration des Subduralspaltes und Verwachsung mit der ebenfalls hypertro-phierten Arachnoidea (von einigen Autoren als „Pachymeningitis hypertrophi-cans" bezeichnet; s. BISCHOFF u. NITTNER 1966). Die entzündlichen Verklebun-gen und Verwachsungen dehnen sich in einzelnen Fällen als fibrosierende Arach-nitis adhaesiva vom unteren Rückenmarkabschnitt und der Cauda equina bis in das Halsmark und zur Medulla oblongata aus und können sekundäre Rück-wirkungen auf die Medulla spinalis haben, von der Markfaserdegeneration bis hin zu myelomalazischen Herden, und – besonders bei Übergreifen auf die Zi-sternen an der Hirnbasis – auch auf die Liquorzirkulation mit der Gefahr eines Hydrozephalus.

An den spinalen Wurzeln, insbesondere den hinteren, werden außer der teils mehr diffusen, teils herdförmigen Demyelinisierung auch Axonuntergänge be-obachtet. In Höhe der Cauda equina ist die Wurzelschädigung manchmal auf die zentral liegenden Fasern begrenzt, dann u.U. mit korrespondierenden Stö-rungen der Blasen-Mastdarm-Funktion; in anderen Fällen sind bevorzugt die Wurzeln im Bereiche der Peripherie betroffen.

Im Rückenmark selbst kommen außer der marginalen Marklichtung, z.T. mit dem Bilde der spongiösen Auflockerung der demyelinisierten Randzone, und der aufsteigenden Degeneration der Gollschen Stränge kleinherdige Nekro-sen und auch ausgedehnte Myelomalazien vor, die nach BISCHOFF und NITTNER (1966) hinsichtlich ihrer klinisch faßbaren Ausdehnung an das sog. „A.-radicula-ris-magna-Syndrom" erinnern und an eine Läsion einer zuführenden Wurzelar-terie denken lassen. Hämorrhagien bzw. Hämatomyelien wurden nur selten be-obachtet (FRANKE 1927; NICHOLSON u. EVERSOLE 1946).

Schließlich können auch die leptomeningealen und spinalen Gefäße Veränderungen aufweisen. Sie werden als Verdickung der Adventitia, als Mediafibrose, Elastose und proliferativ-stenosierende Intimaverdickung beschrieben, teils auch als Hyalinose (Übersicht bei MEYER 1963). Selten sind Wandveränderungen im Sinne einer nekrotisierenden fibrinoiden Angiitis (BRAIN u. RUSSEL 1937).

Der Entstehungsmechanismus derartiger Gefäßveränderungen, die vermutlich relativ rasch in Gang kommen, aber u.U. erst später klinische Symptome machen, ist bisher unklar. Diskutiert wurden außer einem direkt-toxischen Effekt des Anästhetikums Verunreinigungen durch Detergentien, aber auch die Möglichkeit einer allergischen Reaktion (HURST 1955; MEYER 1963).

Während oder kurz nach der Spinalanästhesie auftretende zerebrale Symptome deuten darauf hin, daß das Anästhetikum auch supramedulläre Abschnitte des ZNS erreicht hat. Dabei kann es zu Krampfanfällen kommen oder zum zentralen Herz- bzw. Atemstillstand mit den dabei bekannten Sekundärfolgen im Gehirn. Eine bereits bestehende Gefäßsklerose kann in ihren Auswirkungen verstärkt werden, so daß gefäßabhängige Erweichungen begünstigt werden. Wiederholt sind Hirnvenen- und Sinusthrombosen mit hämorrhagischer Infarzierung beschrieben worden (Übersicht bei PENTSCHEW 1958). Auch fernab von der Punktionsstelle auftretende Subarachnoidalblutungen kommen vor (BODECHTEL 1928).

Anhang: Zwischenfälle bei zerebraler Angiographie und Myelographie

Nach einer älteren Zusammenstellung (ROSENOER 1968) muß man bei der zerebralen Angiographie mit einer Mortalitätsrate von 0,18–0,4% rechnen, nach SCHIEFER (1972) mit einer etwas niedrigeren Häufigkeit von 0,15–0,23%. Hinzu kommen weitere 0,37–0,4% an schweren Zwischenfällen. Die Zahlen liegen bei Zugang über die Vertebralarterie etwas höher als bei der Karotisangiographie. Die Komplikationen sind abhängig von der Konzentration und Menge des Kontrastmittels, seinen rheologischen Eigenschaften (Viskosität, Osmolarität) und werden oft durch vorbestehende Zirkulationsverlangsamung, etwa bei erhöhtem Hirndruck oder diffusen zerebralen Gefäßprozessen, begünstigt. Grundsätzlich kann man zwischen Auswirkungen auf den Hirnkreislauf, Störungen zerebraler Funktionen und Überempfindlichkeitsreaktionen unterscheiden. Bei den hämodynamischen Effekten spielen Druckabfall und Bradykardie oder Herzstillstand eine größere Rolle als der früher oft angeschuldigte Vasospasmus, zumal unter der Kontrastmittelinjektion meist sehr rasch eine Vasodilatation, besonders der kleinen Arterien, einsetzt (HUBER u. HANDA 1966). Erhebliche Bedeutung wurde den nach intrakarotidieller Injektion beobachteten Störungen der Blut-Hirn-Schrankenfunktion zugemessen, auf die in ausgeprägten Fällen Hirnödem, diapedetische Blutaustritte und Nekrosen zurückgeführt werden. In leichten Fällen beschränken sich die reversiblen oder subklinischen Auswirkungen auf passagere Paresen oder Veränderungen im Elektroenzephalogramm. Neuere Ergebnisse aus tierexperimentellen Untersuchungen mit hyperosmolaren Lösungen, wie sie in der Regel für die Angiographie verwendet werden, lassen jedoch die Bedeutung einer gestörten Funktion der Blut-Hirn-Schranke geringer erscheinen. Obwohl die Injektion von hyperosmolarer Harnstofflösung in die Karotis (RAPOPORT et al. 1972) die Blut-Hirn-Schranke über mehrere Stunden hinweg öffnet, so daß sich in dieser Zeit die Hemisphären mit Fluorescein anfärben, kommt es nicht zu zerebralen metabolischen oder funktionellen Störungen. OLDENDORF (1976) stellt dagegen die Bedeutung einer passageren Ischämie bzw. Oligämie durch größere Mengen oder wiederholte Injektionen eines Kontrastmittelbolus in den Vordergrund.

Den Überempfindlichkeitsreaktionen liegen weniger erworbene Allergien zugrunde, als vielmehr anlagebedingte Idiosynkrasien. Sie äußern sich in subjektiven Sensationen, kardiovaskulären Störungen bis zum Kreislaufkollaps und zentralnervösen Erscheinungen in Form von Erregungszuständen, zerebralen Krampfanfällen und Lähmung des Atemzentrums (Übersicht bei SCHIEFER 1972).

Abgesehen von den bereits erwähnten Zwischenfällen bei Lumbalanästhesie verursachen *Myelographien* gelegentlich eine postmyelographische Arachnopathie mit Adhäsionen der Nervenwurzeln mit dem Durasack. Eine ursächliche Rolle können dabei Antiseptika wie Zephiran oder Vistaril spielen, die mit dem Kontrastmittel in den Lumbalraum gelangen und bei intraneuraler Injektion sogar Paresen hervorrufen können (KIRCHHOF u. HENRY 1971). Eine direkte toxische Wirkung des Kontrastmittels auf die Vorderhornzellen des Rückenmarkes liegt den einige Stunden nach einer Myelographie auftretenden Myoklonien oder den teilweise sehr schmerzhaften Muskelkrämpfen zugrunde. Myoklonien sind u.U. auch Vorboten eines postmyelographischen generalisierten Krampfanfalles.

Metrizamid, das D-Glukosamin der Metrizoesäure, wird als nichtionisches, wäßriges Kontrastmittel (Aminopaque) für die zerebrale Angiographie bzw. lumbale Myelographie verwendet. Bei einigen Patienten ruft die Injektion des Mittels in die Zerebralarterien eine temporäre Enzephalopathie und EEG-Veränderungen hervor, bei seiner intrathekalen Applikation wie auch bei anderer wasserlöslicher Kontrastmittel Anfälle, speziell bei Vorliegen einer erhöhten Krampfbereitschaft. Da im Tierexperiment sowohl D-Glukosamin als auch Metrizamide die Hexokinaseaktivität von Nervengewebe in vitro kompetitiv hemmen (BERTONI 1981), ist eine Stoffwechselstörung im Sinne einer Glykolysehemmung bzw. Störung der Glukoseutilisation denkbar, speziell bei intrathekaler Applikation, wenn momentan eine hohe lokale Kontrastmittelkonzentration erreicht wird (BERTONI u. STEINMAN 1981).

Den im Zusammenhang mit der *Aortographie* auftretenden Querschnittsbildern liegt in seltenen Fällen eine Myelomalazie zugrunde bei versehentlicher Injektion des Kontrastmittels in den Subarachnoidalraum bzw. eine Läsion der segmentalen Rückenmarkzuflüsse. In anderen Fällen wird eine myelotoxische Wirkung des intraarteriellen Kontrastmittels diskutiert und auch angenommen, daß bei schon bestehender spinaler Minderdurchblutung die Kontrastmittelanschoppung zu einer weiteren Dekompensation der Mikrozirkulation und so zur Myelonekrose führt (BODECHTEL u. MITTELBACH 1964; SCHNEIDER 1980).

Literatur

Apivor, D.: Halothane. Anaesthesia 15, 11–24 (1960)
Banks, R.G.S., Henderson, R.J., Pratt, J.M.: Reactions of nitrous oxide with some transition metal complexes. Chem. Commun. **1967**, 387–388 (1967)
Barnes, C.G., Ives, J.: Electrocardiographic changes during trilene anesthesia. Proc. roy. Soc. Med. 37, 528–529 (1944)
Beecher, H.K., Todd, D.P.: A study of the deaths associated with anesthesia and surgery. Springfield Ill: Thomas 1954
Berendes, K., Hartmann, A.: Pallidumatrophie nach Stickstoffinhalationsbehandlungen. Nervenarzt **51**, 426–430 (1980)
Bertoni, J.M.: Competitive inhibition of rat brain hexokinase by 2-deoxyglucose, glucosamine and metrizamide. J. Neurochem. 37, 1523–1528 (1981)
Bertoni, J.M., Steinman, C.G.: Competitive inhibition of brain hexokinase by metrizamide. Neurol. (N.Y.) **32**, 320–323 (1982)
Bischoff, W., Nittner, K.: Zur Klinik und Pathogenese der vaskulär bedingten Myelomalazien. Neurochirurgia 9, 28–40 (1966)
Bittar, D.A.: Innovar induced hypertensive crisis in patients with pheochromocytoma. Anesthesiology 50, 366–369 (1979)
Bodechtel, G.: Befunde am Zentralnervensystem bei Spätnarkosefällen und bei Todesfällen nach Lumbalanästhesie. Z. Neur. 117, 366–423 (1928)
Bodechtel, G., Mittelbach, F.: Zur Differentialdiagnose einiger seltener Querschnittsaffektionen des Rückenmarks. Dtsch. Z. Nervenheilk. **186**, 41–57 (1964)
Brain, R., Russel, D.: Myelomalacia following spinal anaesthesia. Proc. roy. Soc. Med. **30**, 1024–1030 (1937)
Brierley, J.B.: Anoxia. A neuropathological analysis of 18 cases. IVth International Congress Neuropathology, Proceedings, Vol. III, pp. 120–126. Stuttgart: Thieme 1962

Brierley, J.B.: Cerebral Hypoxia. In: Greenfield's Neuropathology. Third edition. (London) Edward Arnold Ltd. (1976)

Bromage, P.R., Robson, J.G.: Concentrations of lignocaine in the blood after intravenous, intramuscular, epidural and endotracheal administration. Anaesthesia, **16**, 461–478 (1961)

Brucher, J.M., Laterre, E.C.: Les aspects neuropathologiques de l'encéphalopathie postanesthésique. Étude de deux cas. IVth International Congress of Neuropathology, Proceedings, Vol. III, 126–137. Stuttgart: Thieme 1962

Büch, H.P., Rummel, W.: Lokalanästhetika. In: Forth, W., Henschler, D., Rummel, W. (Hrsg.) Allgemeine und spezielle Pharmakologie und Toxikologie. Bibliographisches Institut Mannheim, S. 395–401 (1979)

Büch, H.P., Büch, U.: Narkotika. In: Forth, W., Henschler, D., Rummel, W. (Hrsg.), Allgemeine und spezielle Pharmakologie und Toxikologie. Bibliographisches Institut, Mannheim, S. 374–394 (1980)

Cavanagh, J.A.: Peripheral neuropathy caused by chemical agents. CRC Crit. Rev. Toxicol. **2**, 365–417 (1973)

Cervós-Navarro, J.: Gefäßerkrankungen und Durchblutungsstörungen des ZNS. In: Doerr-Seifert-Uehlinger: Spez. path. Anat., Bd. XIII/1. Springer (1980)

Chanarin, I.: The effects of nitrous oxide on cobalamins, folates, and on related events. CRC Crit. Rev. Toxicol. **10**, 179–213 (1982)

Chanarin, I., Deacon, R., Perry, J., Lumb, M.: Annotation – How vitamin B_{12} acts. Brit. J. Haemat. **47**, 487–491 (1981)

Chang, L.W., Dudley, A.W., Lee, Y.K. u.a.: Ultrastructural changes in the nervous system after chronic exposure to halothane. Exp. Neurol. **45**, 209–219 (1974)

Christensen, V.: Respiratory depression after epidural morphine. Brit. J. Anaesth. **52**, 841 (1980)

Coppel, D.L., Bovill, J.G., Dundee, J.W.: The taming of ketamine. Anaesthesia **28**, 293–296 (1973)

Cordy, D.R.: Nigropallidal encephalopathy in horses associated with ingestion of Yellow Star thistle. J. Neuropath. exp. Neurol. **13**, 330–342 (1954)

Courville, C.B.: Asphyxia as a consequence of nitrous-oxide-anesthesia, Medicine (Baltimore) **15**, 129 (1936)

Crang, A.J., Jacobson, W.: The methylation in vitro of myelin basic protein by arginine methylase from mouse spinal cord. Biochem. Soc. Trans. **8**, 611–612 (1980)

Deacon, R., Lumb, M., Perry, J., Chanarin, I., Minty, B., Halsey, M.J., Nunn, J.F.: Selective inactivation of vitamin B_{12} in rats by nitrous oxide. Lancet **1978 II**, 1023–1024

Denborough, M.A., Forster, J.F.A., Lovell, R.R.H., Maplestone, P.A., Villiers, J.D.: Anaesthetic deaths in a family. Brit. J. Anaesth. **34**, 395–396 (1962)

Dinn, J.J., McCann, S., Wilson, P., Reed, B., Weir, D., Scott, J.: Animal model for subacute combined degeneration. Lancet **1978 II**, 1154

Dinn, J.J., Weir, D.G., McCann, S., Reed, B.: Methyl group deficiency in nerve tissue: a hypothesis to explain the lesion of subacute combined degeneration. Irish J. med. Sci. **149**, 1–4 (1980)

Dooling, E.C., Richardson, E.P. jr.: Delayed encephalopathy after strangling. Arch. Neurol. (Paris) **33**, 196–199 (1976)

Eales, L.: Porphyria and thiopentone. Anaesthesiology **25**, 703–704 (1966)

Erbslöh, F., Puzig, A.: Nil nocere! Rückenmarks- und Kaudaläsionen als Therapieschäden nach paravertebralen Injektionen. Münch. med. Wschr. **101**, 517–521; 559–563 (1959)

Ericsson, N.O.: On the frequency of complications, especially those of long duration, after spinal anaesthesia. Acta chir. scand. **95**, 167–191 (1947)

Evans, D.E.N.: Anesthesia and the epileptic patient. Anaesthesia **30**, 34–45 (1975)

Fink, B.R.: Acute and chronic toxicity of local anaesthetics. Canad. Anaesth. Soc. J. **20**, 5–16 (1973)

Fink, B.R., Kennedy, R.D., Hendrickson, A.E. u.a.: Lidocaine inhibition of rapid axonal transport. Anaesthesiol. **36**, 422–432 (1972)

Fink, B.R., Kish, S.J.: Reversible inhibition of rapid axonal transport in vivo by lidocaine hydrochloride. Anaesthesiol. **44**, 139–146 (1976)

Franke, M.: Über Dauerschäden nach Lumbalanästhesien mit Novocain-Suprarenin-Lösung. Dtsch. Z. Chir. **202**, 262–269 (1927)

Fullerton, P.M., Kramer, M.: Neuropathy after intake of thalidomide (Distraval) Brit. Med. J. **2**, 855–858 (1961)

Gandy, G., Jacobson, W., Sidman, R.: Inhibition of a transmethylation reaction in the central nervous system – an experimental model for subacute combined degeneration of the cord. J. Physiol. **233**, 1 P (1973)

Geddes, I.C., Quastel, J.H.: Effects of local anaesthetics on respiration of rat brain cortex in vitro. Anaesthesiol. **17**, 666–671 (1956)

Gjängstö, H.: Die maligne Hyperpyrexie: eine ernsthafte Narkosekomplikation. Anaesthesist **20**, 299–306 (1971)

Gjängstö, H., Myking, A.O.: Maligne Hyperthermie durch Allgemeinnarkose mit möglicher Verbindung zu primärer Muskelkrankheit. Anaesthesist **20**, 306–309 (1971)

Goldberg, A.: Acute intermittent porphyria. Quart. J. Med. **28**, 183–209 (1959)

Gross, H., Rupprecht, A., Seitelberger, F.: Anatomische Befunde bei Spättod nach Lachgasnarkose. Wien. Z. Nervenheilk. **10**, 397–405 (1965)

Ho, I.K., Harris, R.A.: Mechanism of action of barbiturates. Annu. Rev. Pharmacol. Toxicol. **21**, 83–111 (1981)

Huber, P., Handa, J.: Der Einfluß von Kontrastmittel auf Hirngefäße und Hirndurchblutung. Schweiz. Arch. Neurol. Psychiat. **97**, 282–296 (1966)

Hurst, E.W.: Adhesive Arachnoiditis and vascular blockage caused by detergents and other chemical irritants: An experimental study. J. Path. Bact. **70**, 167–178 (1955)

Isaacs, H., Barlow, M.B.: Malignant hyperpyrexia during anaesthesia. Possible association with subclinical myopathy. Brit. med. J. **1**, 275–277 (1970)

Isaacs, H., Ferre, G., Mitchell, J.: Histological, histochemical and ultramicroscopical findings in muscle biopsies from carriers of the trait for malignant hyperpyrexia. Brit. J. Anaesth. **45**, 860–868 (1973)

Jacob, H.: Über die diffuse Markdestruktion im Gefolge eines Hirnödems (Diffuse Ödemnekrose des Hemisphärenmarkes). Z. ges. Neurol. Psychiat. **168**, 382–395 (1940)

Johnson, B.D.: Psychosis and ketamine. Brit. Med. J. **4**, 428–429 (1971)

Jong, R.H. de: Systemic neurotoxicity of local anaesthetics. Anaesthesist **29**, 49–51 (1980)

Kirchhof, A.C., Henry, M.: Neuropathologic complications of anesthesia. In: J. Minckler (ed.), Pathology of the Nervous System. Vol. II, p. 1678–1682. New York: McGraw-Hill Book Company 1971

Kolkmann, F.-W.: Hirnveränderungen nach Herz- und Atemstillstand bei Narkosezwischenfällen. Verh. dtsch. Ges. Path. **51**, 367–370 (1967)

Layzer, R.B.: Myeloneuropathy after prolonged exposure to nitrous oxide. Lancet **1978 II**, 1227–1230

Lovier, J. Le: Lidocaine and pentobarbital: a potentially lethal drug-drug interaction. Toxicol. appl. Pharmacol. **44**, 658–659 (1978)

Lundquist, B., Löfgren, N., Persson, H., Sjögren, B.: Metal ions as a cause of swelling after local anaesthesia in dental practice. Acta chir. scand. **97**, 239–258 (1948)

MacDonald, A.D., Watkins, K.H.: An experimental investigation into the cause of paralysis following spinal anaesthesia. Brit. J. Surg. **25**, 879–883 (1938)

Matakas, F., Cervós-Navarro, J., Schneider, H.: Experimental brain death. I. Morphology and fine structure of the brain. J. Neurol. Neurosurg. Psychiat. **36**, 497–508 (1973)

Meyer, A.: Intoxications. In: Greenfield's Neuropathology, pp. 249–251. London: Edw. and Arnold 1963

Meyer, J.E.: Hirnveränderungen vom Typ der intervallären CO-Vergiftung nach Stickoxydul-Äther-Narkose. Arch. Psychiat. Nervenheilk. **202**, 113–125 (1961)

Meyers, E.F., Charles, P.: Prolonged adverse reactions to ketamine in children. Anesthesiology **41**, 231–236 (1974)

Michenfelder, J.D.: The interdependence of central functional and metabolic effects following massive doses of thiopental in the dog. Anesthesiology **41**, 231–236 (1974)

Michenfelder, J.D., Milde, J.H.: Influence of anesthetics on metabolic, functional and pathological responses to regional cereberal ischemia. Stroke **6**, 405–410 (1975)

Michenfelder, J.D., Theye, R.A.: In vivo toxic effects of halothane on canine cerebral metabolic pathways. Amer. J. Physiol. **229**, 1050–1055 (1975)

Nicholson, M.J., Eversole, U.H.: Neurologic complications of spinal anaesthesia. JAMA **132**, 679–685 (1946)

Nieves, G.M., Claes, C., Tolotoh, Y.: Encephalopathie postanesthésique tardive se manifestant par une necrose pallido-réticulo-dentelée. Acta neuropath. (Berl.) **7**, 285–294 (1967)

Okeda, R., Funata, N., Song, S.-J., Higashino, F., Takonao, T., Yokoyama, K.: Comparative study on pathogenesis of selective cerebral lesions in carbon monoxide poisoning and nitrogen hypoxia in cats. Acta neuropathol. (Berl.) **56**, 265–272 (1982)

Oldendorf, W.H.: Blood-brain barrier permeability to drugs. Annu. Rev. Pharmacol. **14**, 239–248 (1974)

Oldendorf, W.H.: Blood-Brain-Barrier. In: Himwich, H.E. (Hrsg.), Brain metabolism and cerebral disorders, 2. Aufl., p. 163–180. New York: Spectrum Publications, Inc. 1976

Peiffer, J.: Symmetrische Pallidum- und Nigranekrosen nach unbemerkt gebliebenem Zwischenfall bei Barbituratnarkose. Dtsch. Z. Nervenheilk. **84**, 586–606 (1963)

Pentschew, A.: Narkosezwischenfälle. In: Henke-Lubarsch: Hdb. d. spez. path. Anat. u. Histol., Bd. XIII/2/B. Springer 1958

Pert, C.B., Snyder, S.H.: Opiate receptor. Demonstration in nervous tissue. Science **179**, 1011–1014 (1973)

Pfaff, G., Beyer, A.: Maligne Hyperthermie. Anästhesiol. & Intensivmed. **3**, 67–74 (1981)

Pierce, E.C. Jr., Lambertsen, C.J., Deutsch, S.: Cerebral circulation and metabolism during thiopental anaesthesia and hyperventilation in man. J. clin. Invest. **41**, 1664–1671 (1962)

Price, H.L.: A dynamic concept of the distribution of thiopental in human body. Anesthesiology **21**, 40–45 (1960)

Rapoport, S.I., Bachman, D.S., Thompson, H.K.: Chronic effects of osmotic opening of the blood-brain-barrier in the monkey. Science **176**, 1243–1245 (1972)

Ritchie, J.M., Greene, N.M.: Local anesthetics. In: Goodman Gilman, A., Gilman, L.S., Gilman, A. (Hrsg.), The pharmacological basis of therapeutics, 6th ed., pp. 300–320. New York: Macmillan Publishing 1980

Rivera, V.M., Keichian, A.H., Oliver, R.E.: Persistent parkinsonism following neuroleptanalgesia. Anaesthesiol. **42**, 635–637 (1975)

Rosenoer, V.M., zit. n. Kimbel, K.H.: Röntgenkontrastmittel und ihre Anwendung. In: Forth, W., Henschler, D., Rummel, W. (Hrsg.), Allgemeine und spezielle Pharmakologie und Toxikologie, 3. Aufl., S. 469–477. Bibliograph. Institut Mannheim 1980

Sahenk, Z., Mendell, J.R., Couri, D., Nachtman, J.: Polyneuropathy from inhalation of N_2O cartridges through a whipped-cream dispenser. Neurol. (N.Y.) **28**, 485–487 (1978)

Scheid, W., Wieck, H.H., Stammler, A., Klanetzky, A., Gibbels, M.E.: Polyneuritische Syndrome nach längerer Thalidomid-Medikation. Dtsch. med. Wschr. **86**, 938–940 (1961)

Schiefer, W.: Zwischenfälle bei der Hirngefäßdarstellung. In: Gänshirt, H. (Hrsg.), Der Hirnkreislauf. Stuttgart: Thieme 1972

Schildt, E.: Low spinal injuries following spinal anaesthesia. Acta chir. scand. **45**, 101–131 (1947)

Schlachetzki, H.: Ein Todesfall nach hoher Lumbalanästhesie. Zbl. Chir. **61**, 2274–2276 (1934)

Schmidt, H.: Zur Frage der Topik der Hirnveränderungen bei asphyktischer und ischämischer cerebraler Anoxie. Frankf. Z. Path. **68**, 272–286 (1957)

Schmitt, H.P.: Hyperkaliaemia and Succinylcholine (SCH) induced contractures in denervated skeletal muscle. Neuropädiatrie **7**, 127–128 (1976)

Schmitt, H.P., Simmendinger, H.J., Wagner, H., Volk, B., Büsing, C.M., Stenzel, M.: Severe morphological changes in skeletal muscles of a five-month old infant dying from an anesthetic complication with general muscle rigidity. Neuropädiatrie **6**, 102–111 (1975)

Schneider, H.: Der Hirntod. Nervenarzt **41**, 381–397 (1970)

Schneider, H.: Kreislaufstörungen und Gefäßprozesse des Rückenmarks. In: Doerr-Seifert-Uehlinger (Hrsg.), Spezielle pathologische Anatomie, Bd. 13/I. Berlin-Heidelberg-New York: Springer 1980

Scholz, W.: An nervöse Systeme gebundene topistische Kreislaufschäden. Gewebsschäden bei Hypoxämie und cerebraler Oligämie. In: Henke-Lubarsch (Hrsg.), Handb. d. spez. path. Anat. u. Histol., Bd. XIII/2/B. Springer 1958

Schulte-Sasse, U., Eberlein, H.J.: Maligne Hyperthermie – eine jetzt beherrschbare, potentiell letale Narkosekomplikation. Dtsch. med. Wschr. **106**, 1405–1408 (1981)

Schwarz, G.A., Bevilacqua, J.E.: Paraplegia following spinal anaesthesia. Arch. Neurol. **10**, 308–321 (1964)

Schwechheimer, K., Mattfeldt, T.: Tödlicher Zwischenfall nach Thalamonalgabe bei occultem Phäochromozytom. Jahrestag. d. Österr. Ges. f. Neuropathologie, Wien, 22.4.1892. Ref.: Zbl. allg. Path. path. Anat. (im Druck); Anästh. (Intensivth. Notfallmed. (im Druck)

Small, D.H., Carnegie, P.R., Anderson, R.M.: Inhibition of protein methylation in myelin mimics lesions due to vitamin B_{12} deficiency. Proc. Austral. Biochem. Soc. **13**, 113 (1980)

Smith, A.L., Wollman, H.: Cerebral blood flow and metabolism: effects of anesthetic drugs and techniques. Anesthesiology **36**, 378–400 (1972)

Spielmeyer, W.: Histopathologie des Nervensystems. Berlin: Springer 1922

Steegmann, A.T.: Encephalopathy following anaesthesia. Histologic study of four cases. Arch. Neur. Psychiat. (Chic.) **41**, 955–977 (1939)

Steen, P.A., Michenfelder, J.D.: Neurotoxicity of anesthetics. Anesthesiol. **50**, 437–453 (1979)

Sterman, A.B., Schaumburg, H.H.: Neurotoxicity of selected drugs. In: Spencer, P.S., Schaumburg, H.H. (Hrsg.), Experimental and clinical neurotoxicology, pp. 593–612. Baltimore: Williams & Wilkins 1980

Sumikawa, K., Amakata, Y.: The pressor effect of droperidol on a patient with pheochromocytoma. Anesthesiology **46**, 359–361 (1977)

Taylor, R.T., Hanna, M.L., Hutton, J.J.: 5-Methyltetrahydrofolate homocysteine cobalamine methyltransferase in human bone marrow and its relationship to pernicious anemia. Arch. Biochem. Biophys. **165**, 787–795 (1974)

Thorsén, G.: Neurological complications after spinal anaesthesia. Acta chir. scand. **45**, Suppl. 121, 1–272 (1947)

Tinker, J.H., Gandolfi, A.J., van Dyke, R.A.: Elevation of plasma bromide levels in patients following halothane anesthesia: Time correlation with total halothane dosage. Anesthesiology **44**, 194–196 (1976)

Tschirren, B.: Der Narkosezwischenfall. Bern: Hans Huber 1967

Usubiaga, J.A., Moya, F., Wikinski, J.A.: Relationship between the passage of local anesthetics across the blood-brain barrier and their effects on the central nervous system. Brit. J. Anaesth. **39**, 943–947 (1967)

Waters, R.M., Schmidt, E.R.: Cyclopropane anesthesia. JAMA **103**, 975–983 (1934)

Zenz, M.: Peridurale Opiat-Analgesie. Dtsch. Med. Wschr. **106**, 483–485 (1981)

Zipf, H.F.: Lokalanaesthetica im Lichte ihrer Allgemeinwirkungen. Arzneimittelforsch. **7**, 529–543 (1957)

III. Psychopharmaka und psychoaktive Substanzen

1. Neuroleptika

Toxikologie. Zu den wichtigsten Neuroleptika oder großen Tranquillantien gehören – in der chronologischen Reihenfolge ihrer Einführung in die klinische Medizin – Reserpin, Phenothiazine (z.B. Chlorpromazin), Butyrophenone (z.B. Haloperidol) und Thioxanthene. Das heute weniger als Neuroleptikum verwendete Reserpin, ebenso wie das heute nur mehr experimentell genützte Tetrabenazin, entspeichern Amingranula, sowohl im ZNS als auch peripher (Depletor-Stoffe). Der pharmakologische Wirkungsmechanismus der übrigen Neuroleptika scheint vorwiegend auf einer postsynaptischen Blockade von Rezeptoren für Dopamin, Noradrenalin und Serotonin sowie auf einer Hemmung der Dopamin-empfindlichen Adenylzyklase zu beruhen (CLEMENT-CORMIER et al. 1974; IVERSEN 1975, 1976; YORK 1972). So entspricht die Bindungsaffinität der verschiedenen Neuroleptika (Liganden) für spezifische Rezeptoren des Nervengewebes in vitro im wesentlichen ihrem therapeutischen Dosis-Wirkungs-Verhältnis. Ähnliches gilt für die Hemmwirkung der verschiedenen Neuroleptikaklassen gegenüber der Dopamin-stimulierbaren Adenylzyklase des Nervengewebes. Die genannten Neuroleptika weisen neben ihrer dopaminolytischen auch eine adrenolytische, anticholinerge, Antihistamin- und Antiserotonin-Wirkung auf, deren jeweilige Ausprägung für bestimmte Substanzklassen charakteristisch ist. Die Butyrophenone besitzen zusätzlich zu ihren Dopamin-blockierenden Eigenschaften möglicherweise auch eine GABA-ähnliche Wirkung, die auf eine Blockierung des exzitatorisch wirkenden Glutamates hinausläuft (JANSSEN 1967).

Die seit einigen Jahren bekannte in vitro Wechselwirkung von Phenothiazinen mit dem Calcium-bindenden Protein ‚Calmodulin' (WOLFF und BROSTROM, 1974) stellt möglicherweise die Grundlage eines völlig anderen, bisher allerdings noch nicht verifizierten pharmakologischen Wirkungsmechanismus von Neuroleptika dar. Zelluläres Calmodulin, das auch im Nervensystem praktisch ubiquitär vorkommt (BROSTROM et el., 1975), bildet mit Ca^{2+} einen Komplex, der seinerseits über eine Protein-Protein-Bindung bestimmte Enzyme wie die Adenylzyklase und andere aktiviert (Übersicht bei KLEE et al., 1980). Diese Aktivierung wird in Gegenwart von Phenothiazinen, z.B. Trifluoperazin gehemmt, da dieses ebenfalls in einer Calcium-abhängigen Weise mit Calmodulin einen Komplex bildet, der nicht mehr zu der zur Enzymaktivierung erforderlichen Protein-Proteinbildung fähig ist.

Psychosyndrome und extrapyramidale Bewegungsstörungen (dystone Reaktionen, Parkinson-Syndrome, Spätdyskinesien) sind die beiden wesentlichen Gruppen von Nebenwirkungen einer Neuroleptika-Therapie in üblichen Dosen. Nach den klinischen Erfahrungen mit älteren neuroleptischen Substanzen besteht zwischen der antipsychotischen Wirkung und dem Auftreten extrapyramidaler Nebenwirkungen eine enge Parallelität. Neuere Substanzen (z.B. Clozapin) wirken hingegen selektiv antipsychotisch, ohne extrapyramidale Störungen auszulösen. Das zeitliche und altersabhängige Auftreten der verschiedenen medikamentös-iatrogenen Syndrome im Verlaufe einer neuroleptischen Behandlung weist charakteristische Merkmale auf. Nach CRANE (1974) nimmt die Häufigkeit medikamentöser Parkinson-Syndrome mit dem Alter der Patienten und der Behandlungsdauer zu. Die Spätdyskinesie ist ebenfalls positiv mit höherem Lebensalter korreliert, mit einer hohen Medikamentendosis nur bei Patienten jenseits des 55. Lebensjahres. Eine deutliche Zunahme der Spätdyskinesien sieht man nach dem 2. Jahr einer langfristigen neuroleptischen Behandlung. Die Nebenwirkungen können akut kurz nach Beginn der Behandlung auftreten, in anderen Fällen wird eine medikamentöse Schädigung erst nach Absetzen des Medikamentes, oft persistierend, manifest. Auf die ungünstige Wirkung einer langfristigen und hochdosierten Phenothiazin-Therapie auf zerebrale Energiestoffwechselgrößen bei Patienten jenseits des 50. Lebensjahres hat HEYCK (1962) erstmals hingewiesen. Zur Häufigkeit extrapyramidaler Bewegungsstörungen durch Neuroleptika finden sich neuere Angaben bei ZARATZIAN (1980).

Ebenfalls einer Einteilung von ZARATZIAN (1980) folgend, werden zu den neurologischen Arzneimittel-Syndromen durch Neuroleptika die akut auftretenden Störungen (akute Dystonie, Krämpfe, Akinesie, Akathisia, Tremor und akutes Parkinson-Syndrom) gezählt und von Störungen abgegrenzt, die nach langfristiger Therapie oder nach Absetzen der Therapie auftreten (Spätdyskinesien und persistierende Dyskinesien, irreversibler chronischer Parkinsonismus). Für die extrapyramidalen Nebenwirkungen gilt allgemein, daß sie ein Ungleichgewicht zwischen antagonistisch wirkenden Überträgersystemen in bestimmten funktionellen Arealen widerspiegeln.

Dystone Reaktionen treten akut bei Überdosierung oder bei Überempfindlichkeit vorwiegend bei Jugendlichen auf. Sie äußern sich etwa 4–48 h nach Behandlungsbeginn in einer sich krisenhaft steigernden, schmerzhaften Muskelkontraktion, ohne Beteiligung des Sensoriums. Typisch sind okulogyre Krisen, Retrokollis, Tortikollis, Opisthotonus und Zungen-Schlund-Krämpfe, während die übrige Rumpf- und Extremitätenmuskulatur nicht beteiligt ist. Eine andere Form extrapyramidaler Bewegungsstörungen ist die Akathisie, deren Bild durch Bewegungsunruhe in den Beinen mit Angst, innerer Unruhe und Spannung zu Behandlungsbeginn mit Neuroleptika oder nach längerer Einnahme geprägt wird. Da beide Zustandsbilder auf eine zentral anticholinerge Therapie ansprechen, handelt es sich offensichtlich hier um die Folgen einer cholinergen Übererregung, vermutlich indirekt durch Blockade der Dopamin-Rezeptoren durch Neuroleptika und damit Wegfall der dopaminergen Stimulierung als Pendant. Für den Schweregrad dieser cholinerg bedingten Nebenwirkungen spielen die unterschiedlich stark ausgeprägten, strukturbedingten anticholinergen Eigenschaften der verschiedenen Neuroleptika eine wesentliche Rolle.

Zu den häufigsten Nebenwirkungen gehören die Späthyperkinesien (tardive Dyskinesie), die in der Regel erst nach mehrmonatiger Therapie, gelegentlich jedoch als Frühreaktion und auch nach Absetzen der Therapie auftreten können. Es handelt sich um stereotype, choreiforme, athetoide oder dystone Hyperkinesen, bei denen die Muskeln im Gesicht, Nacken und Hals bevorzugt werden. Auch reversible und irreversible Parkinson-Syndrome können sich unter der Behandlung entwickeln. Die neben der erwünschten psychotropen Wirkung auftretenden extrapyramidalen Bewegungsstörungen sind ein Hinweis dafür, daß sich die Wirkung dieser Gruppe von neuroleptischen Medikamenten nicht auf eine Dämpfung der seelisch-emotionalen Kontrollmechanismen kortikaler und limbischer Strukturen beschränkt, sondern auch auf bewegungskontrollierende Erregungskreise der Basalganglien übergreift. Diese Störungen führt man neben dem bereits erwähnten Überwiegen cholinerger Systeme bei einer dystonen Reaktion auf eine postsynaptische dopaminerge Supersensitivität als Folge der Blockade dopaminerger Erregungskreise in den Basalganglien zurück (KOBAYASHI 1977; MULLER u. SEEMAN 1978; BALDESSARINI 1979). Die Induktion einer dopaminergen Supersensitivität durch Neuroleptika im Tierexperiment stützt diese Auffassung, denn unter einer 6monatigen Behandlung mit Trifluoperazin, nach MELLER et al. (1982) jedoch nicht unter der Gabe von Haloperidol, erhöht sich die Zahl der Dopaminrezeptoren, gemessen an der spezifischen Bindung von ^{3}H-Spiperon, selektiv im Striatum und in mesolimbischen Bereichen im Rattenhirn (THEODOROU et al. 1981). Andererseits hebt Bromocriptin, ein Dopamin-Agonist, die durch Neuroleptika induzierten Folgeerscheinungen einer dopaminergen Supersensitivität auf oder verhindert deren Entwicklung (EZRIN-WATERS u. SEEMAN, 1978; FRIEDHOFF et al. 1977). Ein mangelhaft ausgeprägter Antagonismus cholinerger Systeme in den Basalganglien gegenüber dopaminergen Mechanismen führt ebenfalls zu einem Ungleichgewicht mit den beschriebenen Bewegungsstörungen (GROWDON et al. 1977). Daß auch ein Überwiegen dopaminerger Schaltkreise allein extrapyramidale Bewegungsstörungen auslösen kann, läßt sich aus der klinischen Beobachtung schließen, daß die Gabe von L-DOPA (LEVODOPA u.a.) gelegentlich Bewegungsstörungen in Form von Chorea, Athetose, Dystonie und orofazialen Dyskinesien hervorruft, die nicht von extrapyramidalen Bewegungsstörungen zu unterscheiden sind, wie sie durch Neuroleptika verursacht werden (ZARATZIAN 1980).

Die *akute Vergiftung* durch Neuroleptika infolge einer massiven Überdosierung trifft das ZNS, das vegetative Nervensystem, Kreislauf und Atmung. Typische zentralnervöse Symptome sind Schläfrigkeit und Koma, Wechsel zwischen Muskelhypotonie und Hyporeflexie zu Krämpfen und Glottisspasmen. Die Krämpfe können mit einem Atemstillstand verbunden sein. Innerhalb von 4–48 h beobachtet man extrapyramidale Symptome. Einzelheiten der Vergiftungssymptomatik und die toxischen Dosen der einzelnen Neuroleptika können sich dabei in der einen oder anderen Hinsicht voneinander unterscheiden (Übersicht s. VELVART u. MOESCHLIN 1980).

Pathologisch-anatomisch. Die Angaben des Schrifttums über pathomorphologische Befunde am ZNS nach akuter und chronischer Intoxikation mit Neuroleptika sind nicht einheitlich, die beschriebenen Veränderungen z.T. wohl auch nicht pathognomonisch.

Bei *akuter* Intoxikation wurden Hirnödem und unspezifische Nervenzellveränderungen angegeben, vielfach überlagert von sekundären Kreislaufstörungen und Hypoxie. JELLINGER (1977) sah in 3 Fällen eine umschriebene Spongiose bei Nervenzelluntergang und Astrozytose in den Westphal-Edinger-Kernen und – was im Hinblick auf die Beobachtung von GRÜNTHAL und WALTHER-BÜHL (1960, s.w.u.) bemerkenswert erscheint – in den unteren Oliven.

Bei den *chronischen* Intoxikationen wurde entsprechend der klinischen Symptomatologie den extrapyramidalen Systemen besondere Aufmerksamkeit gewidmet. ROIZIN et al. (1959) beschrieben chromatolytische Nervenzellveränderungen und Neuronophagien in den Basalganglien, FORREST et al. (1964) Depigmentierung der Substantia nigra und Ganglienzelldegeneration mit Neuronophagien im Putamen. GRÜNTHAL und WALTHER-BÜEL (1960) hatten bei einer 21jährigen Frau mit dystonischer Starre der Kopf-, Mund- und Schlundmuskulatur als einzigen pathomorphologischen Befund im ZNS Ganglienzellveränderungen nach Art der primären Reizung in den unteren Oliven gefunden; die übrigen extrapyramidalen Kerngebiete waren unauffällig. CHRISTENSEN et al. (1970) heben in ihrer 28 Fälle umfassenden Untersuchungsserie als herausragend Nervenzelluntergänge mit Pigmentverstreuung in der Substantia nigra und eine Gliose in Mittelhirn und Hirnstamm hervor, Veränderungen, die sie in ihrer Kontrollserie sehr viel seltener sahen. In der Beobachtung von ULE und STRUWE (1978) bei einer 66 Jahre alt gewordenen Frau, bei der sich unmittelbar nach Erhöhung der Haloperidol-Dosis ein extrapyramidales Syndrom mit Dystonie eingestellt hatte, waren Ganglienzelldegeneration mit Alzheimerschen Fibrillenveränderungen und herdförmige Zellausfälle in der Substantia nigra nachweisbar, aber auch degenerative Veränderungen an den großen Nervenzellen im Putamen und an den Zellen des Globus pallidus, vereinzelt sogar in der Großhirnrinde; Satellitosen oder Neuronophagien waren nicht entwickelt.

Eine kritische Studie zum Problem der Neuroleptika-Enzephalopathie stammt von JELLINGER (1977), der die neuropathologischen Befunde seiner 28 Fälle umfassenden Untersuchungsreihe in 4 Gruppen unterteilte: Ödem, Atrophie, Arteriosklerose, Pigmentablagerungen in den Nervenzellen und dystrophische Axonschwellungen in der roten Zone der Substantia nigra, im Globus pallidus und in den medialen Hinterstrangkernen bezieht er auf die tödliche Grundkrankheit bzw. auf das Lebensalter. Nicht im Zusammenhang mit der Neuroleptika-Therapie standen auch in 2 Fällen eine abortive Fahrsche Krankheit mit Stammganglienverkalkung und ein Lipom des Hypothalamus. Die von CHRISTENSEN et al. (1970) herausgestellten Nervenzellausfälle in der Substantia nigra und die Gliose des Hirnstammes waren in seinem Material nicht nachweisbar. Dagegen fand er in bemerkenswerter Häufung Zytoplasmaschwellung mit Satellitose und vereinzelten Neuronophagien bilateral an den großen Nervenzellen im Nucleus caudatus, vorzugsweise in dessen rostralen zwei Dritteln, gelegentlich auch terminale Axonschwellungen. In einigen Fällen waren gleichartige Veränderungen in geringerer Ausprägung auch im Putamen und im Globus pallidus entwickelt. Zwischen der Intensität dieser von ihm auf die chronische Neuroleptika-Intoxikation bezogenen morphologischen Veränderungen und der Ausprägung der klinischen extrapyramidalen Symptomatik bestand keine eindeutige Beziehung. Bei der elektronenmikroskopischen Aufarbeitung von 2 Fäl-

len mit Spätdyskinesie fanden sich dystrophische Veränderungen an geschwollenen Axonen mit multigranulären Körperchen, Glykogenanhäufung und Myelin-
Bodies, deren Struktur allerdings weniger den experimentell beobachteten arz-
neimittelbedingten multilamellären Körperchen entsprach als vielmehr denen
bei Alterung und degenerativ-dystrophischen Axonschäden. – Unspezifisch sind
auch die von SHIRAKI et al. (1977) als „grumöse Degeneration" beschriebenen
Degenerationserscheinungen an den die Dentatumzellen umgebenden axonalen
Endformationen.

Die Wertigkeit aller dieser Befunde im Hinblick auf die Neuroleptika-Medi-
kation bleibt problematisch (s. auch GOETZ et al. 1982). JELLINGER (1977) deutet
die Satellitose und die Schwellung der axonalen Endformation im Striatum
im Sinne einer biochemischen Deafferenzierung durch die Langzeittherapie. Er
stützt sich bei dieser Interpretation auf die nach biochemischen Daten und
experimentell-elektronenmikroskopischen Befunden anzunehmende Hemmung
der postsynaptischen Dopamin-Rezeptoren bzw. der präsynaptischen Dopamin-
Freisetzung und auf die experimentell nachgewiesenen Axonschäden, die als
Ausdruck einer partiellen Blockierung der Glykolyse und einer Beeinträchtigung
des raschen Axoplasmatransportes gewertet werden. Degenerative Veränderungen an den großen Striatumzellen werden auch von anderen Untersuchern angegeben (POURSINES et al. 1959; FORREST et al. 1964; ULE u. STRUWE 1978 u.a.),
wobei von FORREST et al. und von ULE und STRUWE auch gleichartige Veränderungen an den Pallidumneuronen hervorgehoben werden und in der Beobachtung von POURSINES et al. (1959) die Nervenzellschädigung im Globus pallidus
quantitativ sogar im Vordergrund stand. In der Tat scheint die Affektion der
großen Striatumzellen in der bisher unübersichtlichen Konstellation der Neuroleptika-Enzephalopathie eine wichtige Rolle zu spielen. Ob allerdings die von
anderen Untersuchern beschriebenen, von CHRISTENSEN et al. (1970) in 27 von
28 einschlägigen Fällen nachgewiesenen Nigraveränderungen lediglich auf das
Lebensalter zu beziehen sind, erscheint bei der engen funktionalen Verknüpfung
zwischen der Substantia nigra und dem Striatum doch recht fraglich und bedarf
weiterer Überprüfung.

Als sehr seltene Komplikation einer Langzeittherapie mit Neuroleptika (und
Antikonvulsiva) wurden zerebrale Phlebitiden beobachtet mit segmentalen und
ringförmigen lympho-monozytären Infiltraten (MOORE u. BROOK 1966; JEL-
LINGER 1977). Bezüglich ihrer Entstehung werden Auto-Immunvorgänge diskutiert.

Differentialdiagnostisch ist zu bedenken, daß bei klinisch als Spätdyskinesie
nach Neuroleptikamedikation gedeuteten Fällen gelegentlich morphologissch
ganz andere, eigenständige Krankheitsprozesse angetroffen werden können wie
die Chorea Huntington, eine lokalisierte Kleinhirnrindenatrophie, die Alzheimersche Krankheit oder die Jakob-Creutzfeldtsche Krankheit (JELLINGER 1977;
KAUFMAN 1977).

2. Antidepressiva

Toxikologie. Die für die Behandlung depressiver Krankheitsbilder verwendeten Antidepressiva oder Thymoleptika werden nach ihrer chemischen Struktur

bzw. ihrem Wirkungsmechanismus in tri- bzw. tetrazyklische Antidepressiva, Monoaminoxidasehemmer oder Lithiumsalze eingeteilt.

Die therapeutische Wirkung der Antidepressiva vom Typ der oligozyklischen und enzymhemmenden Substanzen beruht auf ihrer Wechselwirkung mit der präsynaptischen Neurotransmitterdynamik im Bereich bestimmter anatomischer Formationen des ZNS (z.B. limbisches System). Aus therapeutischen und tierexperimentellen Beobachtungen ist die sog. Aminhypothese nach Schildkraut (SCHILDKRAUT u. KETY 1967) für die Entstehung von Depressionen hervorgegangen, mit der sich die molekularbiologisch-pharmakologischen Wirkungen dieser Gruppe von Antidepressiva in Einklang bringen läßt. Sie postuliert einen Mangel der biogenen Amine Noradrenalin und/oder 5-Hydroxytryptamin in den Nervenendigungen oder im Bereich des synaptischen Spaltes. Allerdings läßt sich damit nicht die Wirkung aller Antidepressiva zwanglos und einheitlich erklären.

Tri- und tetrazyklische Antidepressiva hemmen die präsynaptische Wiederaufnahme von Noradrenalin und 5-Hydroxytryptamin und erhöhen so die Konzentration dieser Amine im synaptischen Spalt. Diese Antidepressiva wirken beim Gesunden leicht sedierend und schlaffördernd, im übrigen ähneln sie den trizyklischen Neuroleptika und besitzen darüber hinaus eine adrenerge und anticholinerge Wirkungskomponente. Von Bedeutung sind ihre Arzneimittelinteraktionen. Zusammen mit (hier kontraindizierten) Hemmstoffen der Monoaminoxidase treten Symptome einer Atropinvergiftung auf, die Wirkung von zentraldämpfenden Medikamenten und Sympathikomimetika wird potenziert (hypertone Krisen), ebenso die Wirkung von L-DOPA, Apomorphin, exogenem Noradrenalin und 5-Hydroxytryptamin.

Intoxikationen mit *trizyklischen Antidepressiva* äußern sich zentral in Form von Agitation, Halluzinationen, Krämpfen und Koma, über kardiale Rhythmus- und Leitungsstörungen können sie lebensbedrohend werden und sekundär zerebrale Ausfälle bedingen. Die anticholinergen Auswirkungen auf das Nervensystem spielen sich im funktionellen Bereich ab, morphologische Veränderungen sind nicht bekannt. Allerdings beobachteten SABUNCU et al. (1977) bei 3 Patienten nach langjähriger antidepressiver Behandlung mit Imipramin (neben anderen Mitteln) eine kortikale bzw. zerebrale Atrophie und ziehen in Betracht, daß die Medikation hierbei eine ursächliche Rolle gespielt haben könnte. Ein Todesfall durch Amitryptilinvergiftung wurde kürzlich berichtigt (HURST u. JARBOE 1981). Die akute Vergiftung führte zum Koma mit Atemdepression, Hyperreflexie und Sinustachykardie, der Tod trat durch Atemstillstand ein. Obwohl bei der toxikologischen Untersuchung der Organe Amitryptilin bzw. sein Metabolit Nortryptilin im Gehirn um den Faktor 35–45 angereichert war, bot das ZNS morphologisch keine Besonderheiten.

Die *Inhibitoren* der *Monoaminoxidase* hemmen vorwiegend die intrazelluläre oxidative Desaminierung von biogenen Aminen, teils reversibel, teils irreversibel. Auch hier ist die Folge eine Anreicherung von biogenen Aminen im synaptischen Bereich. Nebenwirkungen und Toxizität dieser Verbindungen manifestieren sich in Form von zentraler Erregung und Krämpfen neben anderen kardiotoxischen und hepatotoxischen Wirkungen. Die akute Intoxikation geht mit Erregung, Halluzinationen, Fieber, Krämpfen und Tonusstörungen der Muskulatur einher. Bekannt sind die Wechselwirkungen dieser *Hemmstoffe* mit sympathomimetischen Aminen, insbesondere mit dem in Nahrungsmitteln enthaltenem Tyramin, das hypertone Krisen auslösen kann (ASATOOR et al. 1963). Akute Blutdrucksteigerungen werden durch den Verzehr von tyraminhaltigen Speisen (z.B. Käse, Wein, Bier) ausgelöst und tragen das Risiko einer intrakraniellen Blutung mit sich.

Lithiumsalze sind speziell für die Prophylaxe uni- und bipolarer Depressionen und die Behandlung der manischen Phase einer Depression geeignet. Da man in dieser Phase einen synaptischen Aminüberschuß bzw. eine postsynaptische Überempfindlichkeit der Rezeptoren postuliert, wird für den Wirkungsmechanismus von Lithiumionen u.a. eine Hemmung der Synthese und Freisetzung biogener Amine angenommen, allerdings auch eine Hemmung der Adenylzyklase und eine Wechselwirkung mit Na^+ und dadurch eine Beeinflussung von Ionenströmen und Membranpotentialen. Lithium hat eine geringe therapeutische Breite und Nebenwirkungen bestehen in gastrointestinalen Störungen, feinem Handtremor und zentraler Dämpfung. Der Tremor kann über das Behandlungsende hinaus persistieren. Weitere Einzelheiten s. S. 424.

3. Psychostimulantien und Analeptika

Amphetamin und Amphetamin-Derivate sind Phenylpropanolamine, die die Arzneimittelgruppe der sympathomimetisch wirkenden psychomotorischen Stimulantien und Psychoanaleptika (Weckamine) einschließlich der Appetitzügler (Anorektika) umfassen. Ihre Wirkung beruht auf einer Freisetzung von Noradrenalin aus den Speichervesikeln noradrenerger Nervenendigungen und gleichzeitiger Hemmung der präsynaptischen Wiederaufnahme des Neurotransmitters. Im ZNS sind auch dopaminerge Systeme beteiligt. Im Gegensatz zu den reinen Analeptika besitzen die Amphetamine und amphetaminähnlichen Substanzen aufgrund ihrer psychostimulierenden und euphorisierenden Nebenwirkungen ein hohes Suchtpotential (Ausnahmen: Fenfloramin, Chlorphentermin, Clortermin). Therapiebedingte Nebenwirkungen (z.B. der Appetitzügler) sind Schlaflosigkeit, Angst und motorische Unruhe, Reizbarkeit und Verstärkung psychotischer Symptome. Die akute Überdosierung (bei Amphetamin Einzeldosis 30 mg und darüber) verläuft in schweren Fällen mit Hyperpyrexie, Delirien, Krämpfen und letalem Koma. GRAHMANN (1959) beschrieb eine akute Psychose durch Amphetamin-Überdosierung, eine Beobachtung, die sich in der Zwischenzeit vielfach bestätigt hat (Amphetamin-Modell der Schizophrenie). Durch Alkylsubstitution des Amphetaminmoleküls entstehen hochwirksame Halluzinogene (DOM u.a.). In die gleiche Gruppe sind auch die Ketamine bzw. Phencyclidin als Amphetamin-Derivate einzuordnen.

Der chronische Mißbrauch von Psychostimulantien geht mit einer sich rasch entwickelnden Toleranz mit psychischer Abhängigkeit und allgemeinem körperlichen und seelischen Verfall einher. Die bei Süchtigen übliche intravenöse Applikation kann zu einer sensiblen oder sensomotorischen Neuropathie vom Typ der Mononeuropathia simplex führen. Erscheinungen von seiten des ZNS bestehen in Psychosen (s.o.) und choreatiformen Syndromen (RYLANDER 1972). Selbst Hemiparesen und andere Formen einer Halbseitensymptomatik können im Zusammenhang mit einem Amphetaminabusus auftreten (CITRON et al. 1970). Bei der Karotisangiographie stellen sich in solchen Fällen die Hirngefäße u.U. „rosenkranzartig" (beading) dar. Autoptisch fanden sich Hirninfarkte, intrazerebrale Massenblutungen und Subarachnoidalblutungen. In einigen Fällen bestand eine Vaskulitis nach Art der Panarteriitis nodosa (Übersicht bei DELANEY

u. ESTES 1980). Aneurysmen oder a-v-Angiome als Blutungsquelle konnten ausgeschlossen werden. Die genaueren Zusammenhänge zwischen intrazerebraler Blutung und Amphetaminabusus blieben aber bisher weitgehend unklar. – Bei Süchtigen, die Methylphenidat („Ritalin") aus Tabletten für eine intravenöse Injektion verwendeten, fand man Mikroembolien durch Kornstärke oder Talkum im Gehirn und in den Gefäßen des Augenhintergrundes (BRUST 1980).

Tierexperimentell konnte bei hohen Dosen ein zytotoxischer Effekt des Appetitzüglers Chlorphentermin auf das Nervensystem nachgewiesen werden (ADACHI et al. 1977; ANZIL et al. 1977). Amphetamin wirkt bei der Maus neurotoxisch und führt zu Veränderungen dopaminerger Nervenendigungen im Nucleus caudatus (NWANZE u. JONSSON 1981).

Analeptika. Diese zentral wirksamen, z.T. krampfauslösenden Stoffe (Krampfgifte, Konvulsiva) haben teilweise einen therapeutischen Nutzen, andere sind lediglich von toxikologischer Bedeutung. In der ersten Gruppe stehen u.a. Pentetrazol (Cardiazol), Nikethamid und die wirkungsähnlichen Stoffe Etamivan (Varided), Bemegrid („Eucratol") und Aminophenazol (s. Pyrazolderivate S. 556), die als sog. Stammhirnkonvulsiva die Neuronensysteme der Formatio reticularis und dabei auch die dort gelegenen Kreislauf- und Atemzentren anregen. Überdosiert lösen sie tonisch-klonische Krampfanfälle aus, die durch energetische Erschöpfung des Zellstoffwechsels zum Tode führen können. Vor Einsetzen der Krämpfe kommt es zu extrem gesteigerter motorischer Aktivität unter Verlust der Koordination. Toxikologische Bedeutung haben die Rückenmarkkonvulsiva Strychnin (s. S. 616) und auch Pikrotoxin, (s. S. 616), deren therapeutische Anwendung, z.B. bei Schlafmittelvergiftungen, mittlerweile verlassen wurde.

Nikethamid (Coramin), das Diäthylamid der Nikotinsäure, wirkt sympathomimetisch und zentral erregend. In hohen Dosen besitzt dieses Medikament starke Nebenwirkungen, die sich in beschleunigter Atmung, Tachykardie, Tremor und evtl. epileptiformen Krämpfen äußern. Bei schweren Vergiftungen kommt es zu Atemlähmung und Exitus letalis.

4. Drogen und Rauschmittel

Toxikologie. Wenngleich sich die pharmakologische Wirkung von Drogen (Rauschmittel im engeren Sinn und Halluzinogene) auf die Psyche erstrecken, lassen der meist chronische Abusus und die damit sich entwickelnde Toleranz nicht nur an die Möglichkeit funktionell-metabolischer Anpassungen denken, sondern auch an die struktureller Veränderungen. Insbesondere Begleitphänome der Toleranz, die nicht nur zu einer fallweise exzessiven Steigerung der Wirkdosis führt, sondern auch zu einer entsprechenden parenteralen Applikation von Vehikelstoffen und Verunreinigungen der verschiedensten Art, dürften einen wichtigen pathogenetischen Faktor darstellen.

Unter den Rauschgiften natürlicher Herkunft stehen *Opium* bzw. die Opiate als traditionelle Drogen mit weltweiter Verbreitung an erster Stelle, zumal Rohopium nicht nur direkt konsumiert wird, sondern auch den Ausgangsstoff für die Synthese anderer Morphinderivate, insbesondere der *harten Droge Heroin* (s. S. 542) liefert. Opium ist der getrocknete Saft aus der unreifen Samenkapsel des Schlafmohns (Papaver somniferum), der je nach Aufbereitungsart (Rösten, Auflösen, Extraktion, Fermentation) gegessen, getrunken, geraucht oder injiziert wird. Rohopium besteht zu 20–30% aus Alkaloiden, worunter bisher etwa 40 verschiedene Verbindungen identifiziert wurden, so die Phenanthrenderivate Morphin (6–20%), Kodein (0,3–7%) und Thebain (0,5–7%) und die Benzylisochinolinderivate Narkotin (1–13%), Papaverin (0,1–5%) und Narcein (0,1–0,7%). Die letzteren sind keine Suchtgifte, da ihnen die typische zentrale morphinartige Wirkung fehlt.

Die Opiatagonisten (Morphin, Phenazocin u.a.) wirken analgetisch, zentral atemdepressiv, antitussiv, antiemetisch, hypotherm, neben anderen peripheren Effekten. Molekularpharmakologische Angriffspunkte der zentral angreifenden Wirkungskomponente sind die Opiatrezeptoren des zentralen Höhlengraues, der Raphekerne und des Rückenmarkes (s. Opiat-Epiduralanalgesie S. 527). Von größter Bedeutung für die Aufklärung des Wirkungsmechanismus und Angriffspunktes der Opiate war die Entdeckung der endogenen Opioide (Endorphine und Enkephaline; GUILLEMIN et al. 1976, HUGHES et al. 1975).

Das Opiat mit dem höchsten Sucht- bzw. Abhängigkeitspotential ist *Heroin,* das Diazetylmorphin, das im Körper wieder zu Monoazetylmorphin und Morphin hydrolisiert wird. Seine gegenüber dem Morphin höhere Wirkungspotenz beruht z.T. auf seiner guten Schrankengängigkeit. Während die erstmalige Letaldosis von Morphin bzw. Heroin bei parenteraler Gabe 0,1 g, bei oraler Einnahme 0,3–1,5 g beträgt, tritt bei regelmäßiger Anwendung rasch Gewöhnung ein, so daß Morphindosen bis 1 g täglich toleriert werden. Die chronische Morphinsucht ist durch einen allgemeinen körperlichen und seelisch-geistigen Verfall gekennzeichnet. Das klinische Bild der Opiatvergiftung, vornehmlich durch Überdosierung bei Süchtigen, entspricht dem der Morphinintoxikation.

Pathologische Anatomie. Bei den *akuten* Vergiftungen mit Morphin bzw. Morphinderivaten wurde wiederholt über akute Nervenzellschäden mit Schwund der Nissl-Schollen und Verflüssigungserscheinungen berichtet. Die akute Opiatvergiftung (Pantopon) mit Erregungszuständen und Krampfanfällen kann mit vasozirkulatorischen Parenchymausfällen in Kortex und Stammganglien einhergehen. WEIMANN (1930) sah u.a. Nervenzellausfälle besonders in der III. Rindenschicht, im Sommerschen Sektor des Ammonshornes und im Globus pallidus. In anderen Fällen bestand ein diffuses Hirnödem mit regressiven Astrogliaveränderungen und diskreter Myelinschädigung (RICHTER et al. 1973).

Bei *chronischer* Morphinsucht – und das gilt auch für die anderen Drogen dieser Art – ist mit vielfältigen interkurrenten Gesundheitsstörungen zu rechnen, von der Kachexie über chronische Hepatopathien mit ihren Auswirkungen auf das ZNS bis hin zu arteriellen Thrombembolien, etwa als Komplikation einer Endokarditis. Drogenzusätze (Verunreinigungen und andere Wirkstoffe) können sich zusätzlich auswirken und neurologische Zwischenfälle auslösen, ohne daß die pathogenetischen Zusammenhänge dabei hinreichend klar zu erkennen wären (PEARSON et al. 1972).

Die in der älteren Literatur niedergelegten pathoanatomischen Befunde scheinen weitgehend unspezifisch zu sein und sind auch bei Kachexien anderer Genese mit Avitaminosen registriert worden (PENTSCHEW 1958). So wurden bei chronischer Morphinintoxikation z.T. hochgradige Nervenzellverfettung besonders in der III. und V. Rindenschicht gesehen (CREUTZFELDT 1926). Im Ammonshorn sind die Felder H 2 und H 3 stärker betroffen als der Sommersche Sektor (WEIMANN 1930). Daneben fanden sich auch Bilder nach Art der chronischen

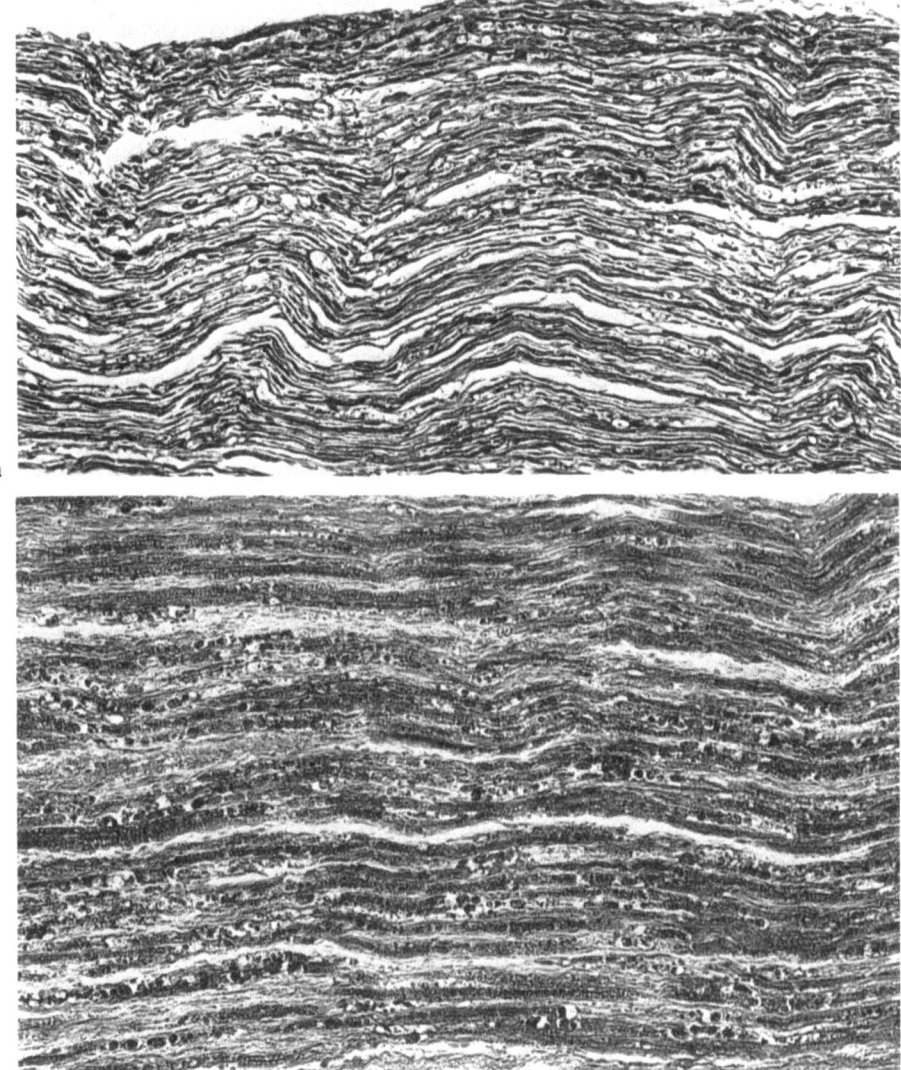

Abb. 71a, b. Polyneuropathie bei chronischer Dilaudid-Intoxikation (s. Text). Axondegeneration **a** Silberimprägnation nach Bodian und sekundärer Markscheidenzerfall **b** Sudanschwarz B). × 250

Zellerkrankung. Die Zellverfettung wirkt sich auch an den Endothelien der Rindengefäße aus (PENTSCHEW 1958). Da viele Süchtige mehrere Drogen nehmen bzw. die Droge wechseln, sind gelegentlich recht komplexe Veränderungen anzutreffen. Wir sahen bei einem 26 Jahre alt gewordenen Mann, der seit dem 16. Lebensjahr zunächst einen Alkohol- und Nikotinabusus betrieben hatte, danach auf Haschisch und LSD umgestiegen war und in den letzten Jahren Dilaudid genommen hatte, dann eine aufsteigende Lähmung bekam und am Rechtsherzversagen starb, eine floride Polyneuropathie vom Mischtyp mit Überwiegen der axonalen Degeneration (s. Abb. 71) und einzelnen retrograden Ganglienzellveränderungen im Vorderhornareal des Lumbalmarkes; außerdem bestanden teils gliös vernarbte, teils frische areaktive, elektive, ischämische Parenchymausfälle in der Rinde von Groß- und Kleinhirn und im Striatum sowie eine auf die Corpora mamillaria beschränkte Wernickesche Enzephalopathie.

Ein anderes Schädigungsmuster, das nach i.v.-Injektion von *Heroin* beobachtet wurde, basiert auf einer massiven Störung der Blut-Hirn-Schrankenfunktion mit ausgedehnter Extravasation in die weiße Substanz der Hemisphären und des Hirnstammes (PENTSCHEW 1958). GINSBERG et al. (1976) beschreiben nach Heroininjektion bilateral in den Hemisphären ausgebreitete Leukenzephalopathien bei nur geringen hypoxischen Schäden der grauen Substanz; sie sprechen anhaltenden Zuständen von Hypoxämie mit hypotonischen Krisen, Anstieg des venösen Druckes und Störungen des metabolischen Gleichgewichtes dabei die wesentliche Rolle zu. Weitere Komplikationen nach intravenöser Heroinapplikation sind Diabetes insipidus als Folge einer durch respiratorische Insuffizienz bedingten hypoxämischen Enzephalopathie (GLAUSER 1976), Querschnittsyndrome infolge von Myelonekrosen insbesondere des Thorakalmarkes (RICHTER u. ROSENBERG 1968; PEARSON et al. 1972), für die ein rapider Blutdruckabfall ursächlich mit diskutiert wird, Plexus-,,Neuritiden" (CHALLENOR et al. 1973) sowie Rhabdomyolysen (RICHTER et al. 1972). Auch Wernicke-Syndrome sind bei Heroinsüchtigen beobachtet worden (PETERS 1970).

Kokain, das dem Atropin nahestehende Alkaloid aus den Blättern des Kokastrauches Erythroxylon coca bzw. E. novogranatense, wird als Rauschgift den harten Drogen zugerechnet (zum Wirkungsmechanismus s. Lokalanaesthetika). Neben dem bei überempfindlichen Menschen auftretenden Kokainschock führen leichtere bis schwere akute Vergiftungen mit Kokain durch Überdosierung zu einer typischen zentralen Erregung und Fortfall der Hemmungen, einer allgemeinen Sympathikuserregung unter dem Bild einer Amphetaminvergiftung (s.S. 540) und schließlich bei sehr hohen Dosen zu Atemstörungen, Kreislaufkollaps, Krämpfen, Bewußtlosigkeit und Atemlähmung. Gehirn und weiche Häute zeigen dann gewöhnlich eine Hyperämie. Auch beim chronischen Kokainismus fehlen charakteristische Hirnveränderungen. Nervenzellschäden nach Art der Tigrolyse, Verfettung und Vakuolisierung des Zytoplasmas sowie Kernschrumpfung sind beschrieben worden, desgleichen regressive Veränderungen an der Glia. Auch Fettablagerungen in den Endothelzellen und intravasale Gerinnsel können nach Überdosierung vorkommen (Übersicht bei PENTSCHEW 1958).

Halluzinogene. Zu dieser Gruppe sind die Naturstoffe Haschisch, Marihuana, Meskalin, Psilocin und Psilocybin, sowie die synthetischen Stoffe LSD (Lysergsäurediäthylamid), DOM (STP) und Dimethyltryptamin zu zählen. Die weiteste Verbreitung weisen die Naturprodukte *Haschisch* und *Marihuana* auf.

Letztere stammen aus dem indischen Hanf (Cannabis sativa, indica), der den harzartigen Stoff Haschisch liefert, während Marihuana aus den getrockneten Blättern und Blüten der Pflanzen hergestellt wird. Die Cannabishalluzinogene enthalten als Wirkstoffe die Cannabinoide, darunter die Hauptkomponente Δ^9-Tetrahydrocannabinol (Δ^9-THC), die als einzige halluzinogen wirkt. Die Aufnahme der Cannabiswirkstoffe erfolgt vorwiegend durch Einatmen beim Rauchen von Haschisch- oder Marihuanazigaretten. Aus 1 g Marihuana, das 10–20 mg Δ^9-THC enthält, werden schätzungsweise 4 mg, max. 8 mg beim Rauchen tatsächlich aufgenommen, die zu einem etwa 3 h dauernden Rauschzustand führen. Dabei werden Blutspiegel von 200 ng/ml (0,6 µMol/l) erreicht, denen beim Versuchstier (Rhesusaffen) Gehirnkonzentrationen im Nano- bis Mikromolbereich entsprechen. Der über die euphorisierende Wirkung hinausgehende Rauschzustand mit optischen und akustischen Halluzinationen wird erst mit dem 4–5fachen dieser Dosen erreicht. Akute Vergiftungen sind selten. Der chronische Abusus führt neben Laryngitis und Bronchitis zu zentralnervösen Störungen wie akuten Delirien und depressiven Psychosen, die schließlich in Demenz übergehen können. CAMPBELL et al. (1971) stellten bei 10 schweren Cannabisrauchern nach 3–11jährigem Abusus pneumenzephalographisch eine Vergrößerung der ersten drei Hirnventrikel fest. Diese Befunde konnten allerdings aufgrund von computertomographischen Untersuchungen bei 12 Cannabisrauchern von anderer Seite nicht bestätigt werden (CO et al. 1977).

Pathologische Anatomie. Ob Cannabis tatsächlich zu permanenten strukturellen Schäden führt, bleibt umstritten. Experimentell konnte mit extrem hohen Wirkkonzentrationen das Wachstum von HeLa-Zellkulturen bzw. die Protein- und Nukleinsäurenbiosynthese durch Δ^9-THC gehemmt werden (BINDER 1981). Ebenfalls in vitro wird die Aufnahme von Calcium durch Synaptosomen aus dem Zentralnervensystem durch Cannabinoide gehemmt (HARRIS u. STOKES 1982). Bei Hunden, denen 0,5–3,0 g Cannabis/kg per os über längere Zeit appliziert wurde, beobachteten russische Autoren (DURANDINA u. ROMASENKO 1972) diffuse Nervenzellveränderungen im Gehirn, die mit Karyolyse und Chromatolyse bis zum Ganglienzelluntergang von Nervenzellen führten. In chronischen Tierexperimenten fanden sich im Gehirn von Rhesusaffen, die 6–8 Monate lang täglich 0,7 mg Δ^9-THC erhalten hatten, ultrastrukturelle Veränderungen im limbischen System (HEATH et al. 1980). Die synaptischen Spalten erschienen hier erweitert und das rauhe endoplasmatische Retikulum wies Zeichen einer Desorganisation auf. Außerdem waren Kerneinschlußkörperchen vorhanden. Diese Veränderungen sind jedoch möglicherweise funktioneller Natur und stehen nicht im Gegensatz zu der derzeit vorherrschenden Meinung, daß der mäßige Genuß der Droge nicht zu morphologisch nachweisbaren Schäden führt (BINDER 1981).

Die natürlichen Halluzinogene *Meskalin* (3,4,5-Trimethoxyphenyläthylamin) aus den Früchten des mexikanischen Peyote-Kaktus, *Psilocybin* (4-Phosphoryloxy-N,N-dimethyltryptamin) und *Psilocin* (4-Hydroxy-N,N-dimethyltryptamin) aus dem mexikanischen Zauberpilz Teonactal stehen in ihrer chemischen Struktur und ihren halluzinogenen Eigenschaften dem *LSD* (*Lysergsäurediäthylamid*) nahe und bilden zusammen mit diesem und N,N-Dimethyltryptamin, *Bufotenin*, sowie den Amphetamin-Derivaten *DOM* (Dimethoxy-methylamphetamin, STP) die Wirkstoffgruppe der *Psychotomimetika*. Ihr Prototyp ist *LSD*, das auch als Droge eine Hauptrolle spielt. Es verursacht einen 8–10 h anhaltenden Rauschzustand, der vor allem mit optischen Halluzinationen und einer charakteristischen Hyperakusis einhergeht. Bei vielen Personen treten schwere Angstzustände auf. Akut kommt es zu starken vegetativen Reaktionen, Sprachstörung und Ataxie. Die Letaldosis ist individuell sehr verschieden, eine Gefährdung beginnt mit Mengen von 0,07 mg und darüber, die Wirkdosen der anderen strukturell ähnlichen Substanzen liegen generell sehr viel höher. Bei der chronischen LSD-Vergiftung bzw. beim Abusus stehen psychische und charakterliche Veränderungen ganz im Vordergrund, die möglicherweise auch nach einer Entwöhnung persistieren (MCGLOTHLIN u. ARNOLD 1971). Zur Frage der neuropharmakologischen Wirkungsmechanismen von LSD u.a. Psychotomimetika sei auf die umfangreiche Fachliteratur verwiesen. Strittig ist, ob neben Chromosomenveränderungen durch chronischen LSD-Abusus spezifische neuroanatomische Veränderungen auftreten. Aus Veränderungen an Gewebekulturen aus Maus-Zerebellum-Explantaten durch LSD – allerdings in exzessiven Dosen – schloß HENDLEMAN (1972) auf eine Wechselwirkung der Drogen mit dem lysosomalen System. KEMALI und KEMALI (1980) beobachteten bei Fröschen unter der akuten Einwirkung von LSD (1 mg/kg) eine Zunahme der synaptischen Kontakte und exozytotischer Vorgänge im ZNS. Amphetamin, das als Psychostimulanz (s.S. 540) ein hohes Suchtpotential aufweist, führt nach längerem Mißbrauch nicht selten zu schweren Psychosen. Das Derivat DOM löst schwere Wahnvorstellungen mit Tobsuchtsanfällen aus. Als besonders gefährlich hat sich das ursprünglich als Anästhetikum entwickelte *Phencyclidin* („Sernyl") erwiesen, das seit etwa 1975 zu einem weit verbreiteten Suchtmittel (Angel dust) geworden ist. Akut führt Phencyclidin zu Euphorie, Ataxie, Angstzuständen und Agitation, gelegentlich zu Halluzinationen und Krampfanfällen. Hohe Dosen, speziell wenn intravenös appliziert, lösen häufig ein Delirium oder *eine akute Psychose* aus, *die kaum von einer akuten* Schizophrenie zu unterscheiden ist. In diesem Zustand völliger Loslösung von der eigenen Persönlichkeit und gleichzeitiger völliger Analgesie kommt es zu schwersten Selbstverstümmelungen und irrationalen aggressiven kriminellen Handlungen und Tötungsdelikten (ANILINE u. PITTS 1982). Die schwere Vergiftung führt zu Koma mit Reflexstörungen und epileptischen Krämpfen, Spastizität, Opisthotonus und Depression des Atemzentrums (CORALES et al. 1980; MOESCHLIN 1980). Neurologische Ausfälle bei einer kindlichen Intoxikation mit fokalen Krampfanfällen und einer voll reversiblen Hemiparese werden einer cerebralen Vasokonstriktion durch Freisetzung von Katecholaminen und Serotonin (s.u.) zugeschrieben (CROSLEY u. BINET, 1979). Todesfälle, nicht durch Intoxikationen mit Phencyclidin selbst, sondern mittelbar im Zusammenhang mit der Drogeneinnahme sind nicht außergewöhnlich. Todesursache sind in der Mehrzahl der Fälle eine posttraumatische Asphyxie nach Unfall oder Suizid im Zustand der drogenbedingten Bewußtseinsveränderung und Aufhebung der psychomotorischen Kontrolle. Die chronische Sucht ist mit Persönlichkeitsveränderungen und schweren Sprach- und Merkfähigkeitsstörungen verbunden.

Phencyclidin ist gut lipidlöslich, leicht schrankengängig und reichert sich in Fett- und Nervengewebe an, wo es relativ lange verbleibt. Die LD_{50} bei Versuchstieren liegt bei etwa 50 mg/kg, die beim Menschen anästhetische Wirkdosis bei 0,1 mg/kg i.v. Zum pharmakologisch-toxikologischen Wirkungsmechanismus ist lediglich bekannt, daß Phencyclidin praktisch mit allen Übertragersystemen reagiert. Eine euphorisierende bzw. berauschende Wirkung und suchtbildende Potenz haben auch die sog. Schnüffelstoffe (Inebriantia), zu denen eine Anzahl von Lösungsmitteln gehört (Aceton, Benzin, Dichlormethan, Kampher, Toluol, Xylol, Tetrachlorkohlenstoff, Anilin-Derivate, Isopropyl-Alkohol u.a.). Die toxikologisch wichtigste Rolle scheint n-Hexan bzw. sein Metabolit 2,5-Hexan-dion zu spielen. Ihre Wirkung wurde in anderem Zusammenhang bereits besprochen (s.S. 392). Auch überraschend auftretende epileptische Anfälle und Enzephalopathien bei Jugendlichen mit unklarer klinischer Anamnese gehen möglicherweise auf Intoxikationen durch Schnüffeln zurück (BOOR u. HURTIG 1977; ALLISTER et al. 1981).

Literatur

Adachi, M., Schneck, L., Volk, B.W.: Neurotoxic effects of chlorphentermine on rats. In: Roizin, L., Shivaki, H., Grčević, N. (eds.), Neurotoxicology, pp. 497–501. N.Y.: Raven Press 1977

Allister, C., Lush, M., Oliver, J.S., Watson, J.M.: Status epilepticus caused by solvent abuse. Brit. med. J. **283**, 1156 (1981)

Altenkirch, H., Mager, J., Stoltenburg, G., Helmbrecht, J.: Toxic polyneuropathies after sniffing a glue thinner. J. Neurol. **214**, 137–152 (1977)

Aniline, O., Pitts, F.N., Jr.: Phencyclidine (PCP): A review and perspectives. CRC Crit. Rev. Toxicol. **10**, 145–177

Ansell, G.B.: The biochemical background of tardive dyskinesia Neuropharmacol. **20**, 311–317 (1981)

Anzil, A.P., Herrlinger, H., Blinzinger, K.: Ultrastructural observations on the cytoplasmic inclusions of nervous tissues and the peripheral neuropathy induced in suckling mice by chlorphentermine administration. In: Roizin, L., Shivaki, H., Grčević, N. (eds.), Neurotoxicology, pp. 485–496. N.Y.: Raven Press 1977

Asatoor, A.M., Levi, A.J., Milne, M.D.: Tranylcypromine and cheese. Lancet **1963 II**, 733

Baldessarini, R.J.: The pathophysiological basis of tardive dyskinesia. Trends Neurol. Sci. **2**, 133–135 (1979)

Benos, J.: Neurologische Störungen bei Drogenabhängigen. In: Keup, W. (Hrsg.), Folgen der Sucht, S. 18–28. Thieme-Verlag, 1980

Binder, M.A.: Haschisch und Marihuana. Dtsch. Ärztebl. **78**, 117–126 (1981)

Boor, J.W., Hurtig, H.J.: Persistent cerebellar ataxia after exposure to toluene. Ann. Neurol. **2**, 440–442 (1977)

Brostrom, C.O., Huang, Y.-C., Breckenridge, B.McL., Wolff, D.J.: Identification of a calcium-binding protein as a calcium-dependent regulator of brain adenylate cyclase. Proc. nat. Acad. Sci. USA **72**, 64–68 (1975)

Brust, J.C.M.: Drug abuse and nervous system toxins. Neurology. Sci. & Practice of Clinical Medicine, Vol. 5, S. 540–568. New York: Grune & Stratton 1980

Brust, J.C.M., Richter, R.W.: Quinine amblyopia related to heroin addiction. Ann. Intern. Mcd. **74**, 84–86 (1971)

Brust, J.C.M., Richter, R.W.: Stroke associated with addiction to heroin. J. Neurol. Neurosurg. Psychiat. **39**, 194–199 (1976)

Campbell, A.M.G., Evans, M., Thompson, J.L.G.: Cerebral atrophy in young cannabis-smokers. Lancet **1971 II**, 1219–1224

Challenor, Y.B., Richter, R.W., Brunn, B., Pearson, J.: Nontraumatic plexitis and heroin addiction. JAMA **225**, 958–961 (1973)

Christensen, E., Møller, J.E., Faurbye, A.: Neuropathological investigation of brains from patients with dyskinesia. Acta psychiat. scand. **46**, 14–23 (1970)

Citron, B.P., Halpern, M., McCarron, M., Limberg, G.G., McCormick, R., Dingus, I.J., Tatter, D., Haversback, B.: Necrotizing angiitis associated with drug abuse. New Engl. J. Med. **283**, 1003–1011 (1970)

Clement-Cormier, Y.C., Kebabian, J.W., Petzold, G.L., Greengard, P.: Dopamine-sensitive adenylate cyclase in mammalian brain; a possible site of action of antipsychotic drugs. Proc. nat. Acad. Sci. (Wash.) **71**, 1113–1117 (1974)

Co, B.T., Goodwin, D.W., Gado, M., Mikhael, M., Hill, S.Y.: Absence of cerebral atrophy in chronic cannabis users. JAMA **237**, 1229–1230 (1977)

Corales, R.L., Maull, K.I., Becker, B.P.: Phencyclidine abuse mimicking head injury. JAMA **243**, 2323–2324 (1980)

Crane, G.E.: Factors predisposing to drug-induced neurologic effects. In: Forrest, I.S., Carr, C.J., Usdin, E. (eds.) The phenothiazines and structurally related drugs, pp. 269–279. New York: Raven Press 1974

Creutzfeldt, G.: Histologische Befunde beim Morphinismus mit Morphin- und Veronalvergiftung. Z. ges. Neurol. Psychiat. **101**, 97–108 (1926)

Crosby, C.J., Binet, E.F.: Cerebrovascular complications in phencyclidine intoxication. J. Pediatr. **94**, 316–318 (1979)

Delaney, P., Estes, M.: Intracranial hemorrhage with amphetamine abuse. Neurol. **30**, 1125–1128 (1980)

Dewhurst, K.: Psilocybin intoxication. Brit. J. Psychiat. **137**, 303–304 (1980)

Durandina, A.I., Romasenko, V.A.: Functional and morphological disorders in chronic poisoning by resinous substances prepared from Yujnochuisk cannabis resin. Bull. Narcot. **24**, 31–37 (1972)

Ezrin-Waters, C., Seeman, P.: L-DOPA reversal of hyperdopaminergic behavior. Life Sci. **22**, 1027–1032 (1978)

Forrest, F.M., Forrest, I.S., Roizin, L.: Clinical, biochemical and postmortem studies in a patient treated with chlorpromazine. Agressologie **4**, 259–267 (1963)

Friedhoff, A.J., Bonnett, K., Rosengarten, H.: Reversal of two manifestations of dopamine receptor supersensitivity by administration of L-dopa. Res. Commun. Pathol. Pharmacol. **16**, 411–423 (1977)

Ginsberg, M.D., Hedley-Whyte, E.T., Richardson, E.P. Jr.: Hypoxic-Ischemic Leukoencephalopathy in man. Arch. Neurol. **33**, 5–14 (1976)

Glauser, E.L.: Diabetes insipidus in hypoxemic encephalopathy. JAMA **235**, 932–933 (1976)

Goetz, C.G., Weiner, W.J., Nausieda, P.A., Klawans, H.L.: Tardive dyskinesia: Pharmacology and clinical implications. Clin. Neuropharmacol. **5**, 3–22 (1982)

Grahmann, H.: Schizoforme Psychose durch Preludin? Arch. Toxikol. **17**, 268–272 (1959)

Greer, III, H.D., Ward, H.P., Corbin, K.B.: Chronic salicylate intoxication in adults. JAMA **193**, 555–558 (1965)

Gross, H., Hellinger, K., Kaltenbäck, E.: Neuropathologische Befunde bei persistierenden Hyperkinesen nach neuroleptischer Langzeittherapie chronischer Psychosen. In: Proc. VIth Int. Congr. Neuropathol., edited by J.E. Gruner, pp. 148–149. Paris: Masson 1970

Growdon, J.H., Hirsch, J.M., Wurstman, J.R., Weiner, W.: Oral choline administration to patients with tardive dyskinesia. New Engl. J. Med. **297**, 524–527 (1977)

Grünthal, E., Walther-Bühl, H.: Über Schädigung der Oliva inferior durch Chlorperphenazin (Trilafon). Psychiat. et Neurol. (Basel) **140**, 248–257 (1960)

Guillemin, R., Ling, N., Burgus, R.: Endorphines, peptides, d'origine hypothalaminique et neurohypophysaire à activité morphinomimetique. C.R. Acad. Ser. D. **282**, 783–785 (1976)

Hall, J.H., Karp, H.R.: Acute progressive ventral pontine disease in heroin abuse. Neurology (Minneap.) **23**, 6–7 (1973)

Harris, R.A., Stokes, J.A.: Cannabinoids inhibit calcium uptake by brain synaptosomes. J. Neurosci. **2**, 443–447 (1982)

Heath, R.G., Fitzjarrell, A.T., Fontana, C.J., Garey, R.E.: Cannabis sativa: effects on brain function and ultrastructure in Rhesus monkeys. Biol. Psychiat. **15**, 657–690 (1980)

Henderson, V.W., Wooten, G.F.: Neuroleptic malignant syndrome: a pathogenetic role for dopamine receptor blockade. Neurol. **31**, 132–137 (1981)

Hendleman, W.J.: A morphologic study of the effects of LSD on neurones in cultures of cerebellum. J. Neuropath. exp. Neurol. **31**, 411–432 (1972)

Heyck, H.: Der Einfluß hochdosierter Dauerbehandlung mit Phenothiazinen auf den Hirnstoffwechsel verschiedener Altersgruppen. Nervenarzt **33**, 66–70 (1962)

Hughes, J., Smith, J.W., Koesterlitz, H.W., Fothergill, L.A., Morgan, B.A., Morris, H.R.: Identification of methionine-enkephalin structure. Nature (London) **258**, 577–579 (1975)

Hurst, H.E., Jarboe, C.H.: Clinical findings, elimination pharmacokinetics, and tissue drug concentrations following a fatal amitryptiline intoxication. Clin. Toxicol. **18**, 119–125 (1981)

Iversen, L.L.: Dopamine receptors in the brain. Science **188**, 1084–1089 (1975)

Iversen, L.L.: Dopamine in the brain and its possible role in madness. Trends Biochem. Sci. **1**, 121–123 (1976)

Janssen, P.A.: The pharmacology of haloperidol. Int. J. Neuropsychiat. **3**, 510–518 (1967)

Jellinger, K.: Neuropathologic findings after neuroleptic long-term therapy. In: Roizin, L., Shiraki, H. and Grčević, H. (eds.), Neurotoxicology, pp. 25–42 (1977)

Kaufman, M.A.: Alternative diagnosis to tardive dyskinesia: neuropathologic findings in three suspected cases. In: Roizin, L., Shiraki, H. and Grčević, H. (eds.), Neurotoxicology, pp. 57–61. New York: Raven Press 1977

Kemali, M., Kemali, D.: Lysergic acid diethylamide: Morphological study of its effects on synapses. Psychopharmacol. **69**, 315–317 (1980)

Kemper, N., Poser, W., Poser, S.: Benzodiazepin-Abhängigkeit. Dtsch. med. Wschr. **105**, 1707–1712 (1980)

Klee, C.B., Crouch, T.H., Richman, P.G.: Calmodulin. Annu. Rev. Biochem. **49**, 489–515 (1980)

Kobayashi, R.M.: Drug therapy of tardive dyskinesia. New Engl. J. Med. **296**, 257–260 (1977)

Kramer, J.C., Fischman, V.S., Littlefield, D.C.: Amphetamine abuse. Pattern and effects of high doses taken intravenously. JAMA **201**, 305–309 (1967)

McGlothlin, W.H., Arnold, D.A.: LSD revisited. A ten-year follow-up of medical LSD use. Arch. Gen. Psychiat. **24**, 35–49 (1971)

Meller, E., Bohmaker, K., Rosengarten, H., Friedhoff, A.J.: Chronic haloperidol does not increase specific dopamine receptor binding in rat frontal cortex. Res. Commun. chem. Pathol. Pharmacol. **37**, 323–332 (1982)

Moeschlin, S.: Klinik und Therapie der Vergiftungen, 6. Aufl. Stuttgart: Thieme Verlag 1980.

Moore, M.T., Brook, M.H.: Cerebral segmental nodular phlebitis. J. Neuropath. exp. Neurol. **25**, 269–282 (1966)

Muller, P., Seeman, P.: Dopaminergic supersensitivity after neuroleptics: time-course and specificity. Psychopharmacol. **60**, 1–11 (1978)

Nwanze, E., Jonsson, G.: Amphetamine neurotoxicity on dopamine nerve terminals in the caudate nucleus of mice. Neurosci. Lett. **26**, 163–168 (1981)

Pearson, J., Richter, R.W., Baden, M.M., Challenor, Y.B., Brunn, B.: Transverse myelopathy as an illustration of the neurologic and neuropathologic features of heroin addiction. Hum. Pathology **3**, 108–113 (1972)

Pentschew, A.: Intoxikationen. In: Uehlinger, E. (Hrsg.), Hdb. d. spez. path. Anat. u. Histol., B XIII/2 B. Berlin-Göttingen-Heidelberg: Springer 1958

Peters, G.: Klinische Neuropathologie. Stuttgart: Georg-Thieme-Verlag 1970

Poursines, Y., Alliez, J., Toga, M.: Syndrome parkinsonien consécutif a la prise prolongée de chlorpromazine avec ictus mortel intercurrent. Aspect des lésions palliadales. Rev. neurol. **100**, 745–751 (1959)

Press, E., Done, A.K.: Solvent sniffing: Physiologic effects and community control measures for intoxication from the intential inhalation of organic solvents. Pediat. **39**, 451–461 (1967)

Richter, R.W., Rosenberg, R.N.: Transverse myelitis associated with heroin addiction. JAMA **206**, 1255–1257 (1968)

Richter, R.W., Challenor, Y.B., Pearson, J., Kagen, L.J., Hamilton, L.L., Ramsey, W.H.:
Acute myoglobinuria associated with heroin addiction. JAMA **216**, 1172–1176 (1972)

Richter, R.W., Pearson, J., Braun, B.: Neurological complications of addiction to heroin.
Bull. N.Y. Read. Med. **49**, 3–21 (1973)

Roizin, L., True, C., Knicht, M.: Structural effects of tranquiliziers. The effect of pharmacologic agents. Proc. Assoc. Res. Nerv. Ment. Dis. **37**, 285–324 (1959)

Roizin, L., Lin, J.C.: Ultrastructural investigation of the hypothalamus in chronically
heroin addicted monkeys. In: Roizin, L., Shiraki, H., Grčević, N. (eds.), Neurotoxicology, pp. 111–135. New York: Raven Press 1977

Rylander, G.: Psychoses and the punding and choreiform syndromes in addiction to
central stimulant drugs. Psychiat. neurol. Neurochem. (Amst.) **75**, 203–212 (1972)

Sabuncu, N., Salacin, S., Saygill, R., Kumral, K., Örnek, T.: Cortical atrophy caused
by long-term therapy with antidepressive and neuroleptic drugs. A clinical and experimental study. In: Roizin, L., Shiraki, H., Grčević, N. (eds.), Neurotoxicology,
pp. 149–155. New York: Raven Press 1977

Schildkraut, J.J., Kety, S.S.: Biogenic amines and emotions. Science **156**, 21–30 (1967)

Shiraki, H., Okumura, A., Oyanagi, Sh.: Neuropathology of „Grumose Degeneration"
of the cerebellar dentate nucleus with special reference to certain neurotoxic disorders
and other pathological processes. In: Roizin, L., Shiraki, H., Grčević, N. (eds.), Neurotoxicology, pp. 43–53. New York: Raven Press 1977

Snyder, S.H.: Opiate receptors and internal opiates. Sci. Am. **236**, 44–56 (1977)

Steinbrecher, W.: Die klinischen Gesamtsyndrome bei Mißbrauch und Sucht unter besonderer Berücksichtigung intern-neurologischer Befunde. In: Steinbrecher, W., Holms,
H. (Hrsg.), Sucht und Mißbrauch. Stuttgart: Thieme 1975

Theodorou, A., Gommeren, W., Clow, A., Leysen, J., Jenner, P., Marsden, C.D.: Chronic
neuroleptic treatment specifically alters the number of dopamine receptors in rat
brain. Life Sci. **28**, 1621–1627 (1981)

Ule, G., Struwe, O.: Hirnveränderungen bei Dyskinesie nach Neuroleptica-Medikation.
Nervenarzt **49**, 268–270 (1978)

Velvart, J., Moeschlin, S.: Neuroleptika. In: Moeschlin, S. (Hrsg.) Klinik und Therapie
der Vergiftungen, S. 523–528, 6. Aufl. Stuttgart: Thieme-Verlag 1980

Weimann, W.: Intoxikationen. Hdb. d. Geisteskrankheiten, Bd. XI, Berlin: Springer 1930

Wolff, D.J., Brostrom, C.O.: Calcium-binding phosphoprotein from pig brain: identification as a Calcium-dependent regulator of brain cyclic nucleotide phosphodiesterase.
Arch. Biochem. Biophys. **163**, 349–358 (1974)

Worden, A.N., Palmer, A.C., Noel, P.R.B., Mawdesley-Thomas, L.E.: Lesions in the
brain of the dog induced by prolonged administration of monoamine oxidase inhibitors and isoniazide. Proc. Europ. Soc. Study Drug Toxicity **8**, 149–61 (1967)

York, D.H.: Dopamine receptor blockade – a central action of chlorpromazine on striatal
neurones. Brain Res. **37**, 91–99 (1972)

Young, M.D.J.: Propoxyphene suicides. Arch. intern. Med. **129**, 62–66 (1972)

Zaratzian, V.L.: Psychotropic drugs-Neurotoxicity. Clin. Toxicol. **17**, 231–270 (1980)

IV. Antiepileptika

Antiepileptika umfassen eine strukturell sehr heterogene Gruppe von Verbindungen. Dazu gehören Barbiturate (Phenobarbital) und Barbiturat-Vorstufen (Primidon), Diphenylhydantoin (DPH, Phenytoin), Benzodiazepin-Derivate (Diazepam, Clonazepam), Valproinsäure, Succinimid-Derivate wie Ethosuximid oder Dipropylacetat, um die wichtigsten Arzneimittel für die Behandlung der verschiedenen Formen von genuiner und erworbener Epilepsie zu nennen. Obwohl ihnen allen die zentral angreifende antikonvulsische Wirkung gemeinsam ist, unterscheiden sie sich nicht nur in ihrer Indikationsstellung, sondern auch in ihrem pharmako-dynamischen Angriffspunkt an den zentralen Neuronenschaltkreisen. Barbiturate verhindern die einer Krampfauslösung vorausgehende zeitliche und räumliche Bahnung bestimmter Neuronenschaltkreise. Dabei senken sie, ähnlich wie Chlorpromazin, die Erregbarkeit der Nervenmembran ohne Beeinflussung des Ruhepotentials. Für viele Barbiturate ist auch eine Hemmung der Na^+–K^+-ATPase nachgewiesen (SEEMAN 1972). Diphenylhydantoin unterdrückt die posttetanische Potenzierung, außerdem aktiviert es inhibitorische Areale. Oxazolidine verlängern die synaptische Erholungszeit, während Benzodiazepin-Derivate ihre Wirkung über eine Dämpfung aktivierender Areale in der Formatio reticularis ausüben.

Nebenwirkungen von Antiepileptika sind mit Ausnahme von z.B. DPH Schläfrigkeit und Benommenheit, insbesondere bei Überdosierungen. Des weiteren treten Ataxien auf, die auf eine zerebellare Beteiligung hinweisen, insbesondere bei einer Überdosierung von Diphenylhydantoin, die zusätzlich mit Tremor, Nystagmus, Diplopie und Koordinationsstörungen verbunden sein kann. Sultiam, dem man eine Karboanhydrase-Hemmung nachsagt, verursacht gelegentlich Parästhesien.

Patho-anatomisch stehen, wenngleich insgesamt selten, die Veränderungen im Bereich des Kleinhirns nach chronischer Diphenylhydantoin-Medikation unter den neurotoxischen Nebenwirkungen von Antiepileptika im Vordergrund (s. Abb. 72). Die ersten klinischen und autoptischen Beobachtungen über eine zerebelläre Schädigung durch Diphenylhydantoin stammen von UTTERBACK (1958), UTTERBACK et al. (1958) und von HOFMANN (1958). Letzterer fand bei einem Patienten, der nach einem akuten Auftreten von Grand-mal-Anfällen trotz der Behandlung mit hohen Dosen von Diphenylhydantoin rasch verstorben war, einen massiven Verlust an Purkinje-Zellen, z.T. mit Wucherung der Bergmannschen Glia, bei meist nur diskreten Körnerzellausfällen. UTTERBACK (1958) hatte bei einem Epileptiker, der im Status verstorben war und ebenfalls hohe Dosen von Diphenylhydantoin erhalten hatte, den gleichen Befund erhoben.

Das Auftreten einer zerebellären Symptomatik unter langfristiger Diphenylhydantoin-Therapie wurde mittlerweile durch verschiedene Untersucher bestätigt (DREYER 1966; HÖGLMEIER u. WENZEL 1969; KOKENGE et al. 1965; HABERLAND 1962; SELHORST et al. 1972), ebenso die besondere Vulnerabilität der Purkinje-Zellen gegenüber Diphenylhydantoin (GHATAK et al. 1976). Auch tierexperimentell ließen sich bei Katzen und Ratten durch Diphenylhydantoin Kleinhirnrindendegenerationen vom Purkinje-Zelltyp auslösen (UTTERBACK 1958; KOKENGE et al. 1965), auch in der Gewebekultur an Kleinhirngewebe der neugeborenen, nicht jedoch an Explantaten der reifen Maus (BLANK et al. 1982) und auch nicht beim Schwein, was DAM (1970) zu der Vermutung veranlaßte, bei den in der Literatur erwähnten Purkinje-Zellausfällen könnte es sich z.T. um Artefakte, z.T. wohl auch um sekundäre Krampfschäden handeln. Obwohl die Veränderungen an den Purkinje-Zellen auch die Folge anoxischer Schäden durch Grand-mal-Anfälle oder sonstiger, vasozirkulatorischer Störungen sein könnten, kommt dem kausalen Zusammenhang mit der Diphenylhydantoin-Therapie doch wohl die größere Wahrscheinlichkeit zu, denn SNIDER und DEL CERRO (1972) konnten nach chronischer Diphenylhydantoin-Intoxikation bei der Ratte an den Purkinjezellen, den Moosfaserendigungen und an der Bergmannschen Glia eine eigenartige Proliferation von Membranstrukturen feststellen nach Art spiralig-konzentrischer Lamellen und bizarrer Körper. Mittlerweile wurden zerebelläre Schäden auch bei Patienten ohne Anfallsleiden beobachtet, die dieses Antiepileptikum aus anderer Indikation erhalten hatten (RAPPORT u. SHAW 1977). Nach unserer Erfahrung wird man in derartigen Fällen um so eher einen solchen Zusammenhang unterstellen dürfen, je ausgeprägter der Systemcharakter der Rindenatrophie ist, zumal die Krampfschäden in der Kleinhirnrinde

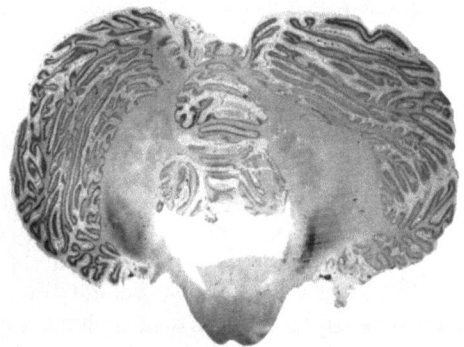

a

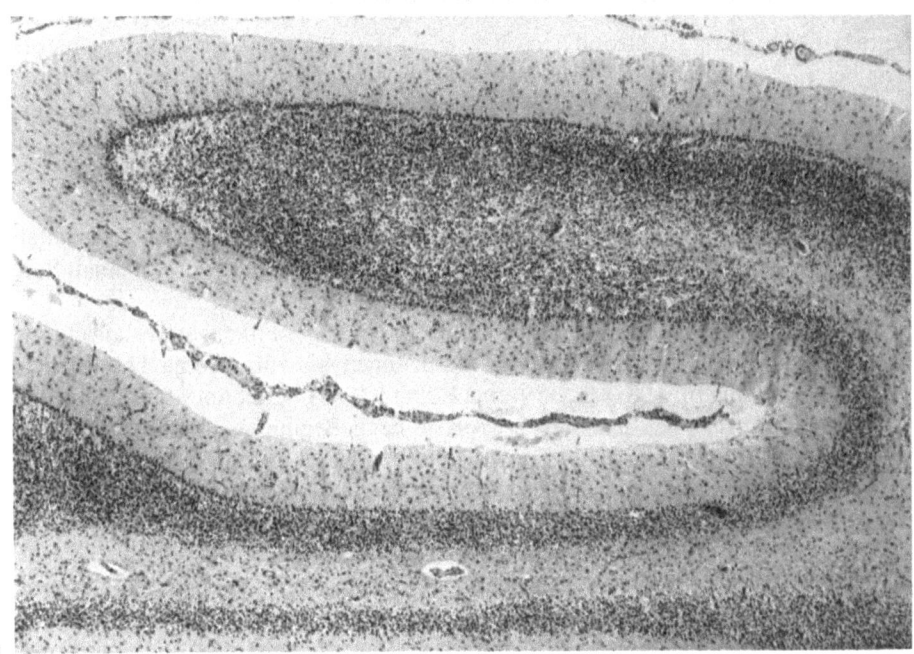

b

Abb. 72a, b. Diffuse Kleinhirnrindenatrophie **a** vom Purkinje-Zelltyp **b** mit Ausfällen auch in der Körnerzellschicht, stellenweise bis zum Bild der totalen Rindenatrophie, nach hoch dosierter Phenhydan-Therapie (DPH) mit wiederholt toxischen Blutspiegeln bei einem $1^1/_2$ Jahre alt gewordenen Mädchen. Beginnende retrograd-transneuronale Degeneration der unteren Hauptoliven. Brückenfußkerne intakt

– wenngleich die Purkinje-Zellschicht bevorzugend – in der Regel als disseminierte Zellschäden imponieren (PEIFFER 1963). – Ähnlich wie bei den lokalisierten Kleinhirnrindenatrophien im Rahmen des chronischen Alkoholismus (s.S. 353) ist auch bei den Kleinhirnatrophien nach Diphenylhydantoin oft trotz eindeutigem CT-Befund klinisch keine zerebellare Symptomatik gegeben (KOLLER et al. 1980).

Als mittelbare Ursache einer Kleinhirnschädigung durch Diphenylhydantoin wird eine Störung des Folsäurestoffwechsels verantwortlich gemacht (MEYER-WAHL 1980). Bei 3 Patienten, die seit 20 Jahren antiepileptisch behandelt wurden, bestand computertomographisch eine Kleinhirnatrophie mit entsprechen-

der klinischer Symptomatik; gleichzeitig wiesen alle 3 Patienten einen Folsäuremangel im Serum auf, und einer der Patienten eine megaloblastäre Anämie
und eine Neuropathie. Allerdings leiden nach Literaturangaben 27–91% aller
antiepileptisch behandelten Patienten unter einem Folsäuremangel (REYNOLDS
1976), ohne daß die zerebellären Nebenwirkungen in gleicher Häufigkeit auftreten. Ursache des Folsäuremangels ist vermutlich eine intestinale Resorptionsstörung des Vitamins. Diphenylhydantoin hemmt die in der Darmmukosa befindliche Dekonjugase, die eine Abspaltung von Glutamatresten aus der in natürlichem Zustand als Polyglutamat vorliegenden Folsäure katalysiert.

Eine periphere toxische Neuropathie durch die Diphenylhydantoin-Behand-
lung beschrieben LOVELACE und HORWITZ (1968) bei Patienten, die Diphenylhydantoin mehr als 15 Jahre erhalten hatten und die durch das Fehlen des Achilles-
sehnenreflexes und elektrophysiologischer Abweichungen auffielen. Auch MAR-
TINEZ-FIGUEROA et al. (1980) fanden bei 29 Patienten nach langfristiger Antiepi-
leptika-Behandlung elektrophysiologische Auffälligkeiten. Der Folsäurespiegel
war bei 26 dieser Patienten erniedrigt. Eine Substitutionstherapie mit Folsäure-
präparaten führte zu einer deutlichen Besserung der elektrophysiologischen Befunde. SWIFT et al. (1981) bezweifeln einen Zusammenhang zwischen den bei
Epileptikern auftretenden Neuropathien und der antikonvulsiven Therapie.

Antikonvulsiva sind gelegentlich auch Ursache extrapyramidaler Bewegungsstörungen (zit. n. JOYCE u. GUNDERSON 1980), z.B. in Form orofazialer
Dyskinesien nach Carbamazepin-Therapie. MULLAY (1982) beschreibt einen Fall
von Ophthalmoplegie durch Carbamazepin.

Bei *Valproinsäure*-Behandlung werden in seltenen Fällen außer deletären
Leberschäden auch zerebrale Funktionsstörungen bis zum Koma beschrieben
(Übersicht bei DIEHL 1981). KLEIN und ECKEL (1981) berichten über einen $9^1/_2$
Jahre alten Jungen, bei dem sich 2 Monate nach Beginn der Valproattherapie
schubweise eine nekrotisierende Enzephalomyelopathie mit Striatumherden vom
Typ der Leighschen Krankheit einstellte und innerhalb weniger Wochen tödlich
ausging; die Corpora mamillaria boten dabei das Bild des Wernicke-Syndroms.
Die Frage des ursächlichen Zusammenhanges bleibt allerdings offen. Das gilt
auch hinsichtlich der von GERBER et al. (1979) diskutierten Beziehung zwischen
Valproinsäure-Therapie und dem Auftreten Reye-artiger Syndrome. – Tierexperimentell läßt sich allerdings durch chronische Valproatgaben bei der neugeborenen Maus neben einer Störung der Leberfunktion eine Beeinträchtigung der
Hirnreifung nachweisen; in der Versuchsreihe von THURSTON et al. (1981) lagen
die Hirngewichte der behandelten Tiere um 20% niedriger als bei der Kontrollserie. Auch beim Menschen scheint neben der Gefahr der Teratogenität durch
Diphenylhydantoin im Sinne des fetalen Hydantoin-Syndroms (HILL et al. 1974;
HANSON et al. 1976) die Möglichkeit einer intrauterinen cerebralen Entwicklungshemmung allgemeiner Natur zu bestehen. Bei 143 Neugeborenen stellten

Abb. 73a, b. p-Bromphenylacetylharnstoff-Vergiftung der Ratte. **a** Dystrophische Axon- ▷
schwellungen im Hinterstrang des oberen Halsmarkes. **b** Ausschnitt aus einem präterminalen dystrophischen Axon. Bei *T* tubulofilamentäre Strukturen, die (re. oben) unter
Verlust (*großer Pfeil*) der filamentären Zwischenbrücken (*kleiner Pfeil*) in granuläre Kon-
densationszonen (*K*) übergehen. (Aus RUMÉ 1973)

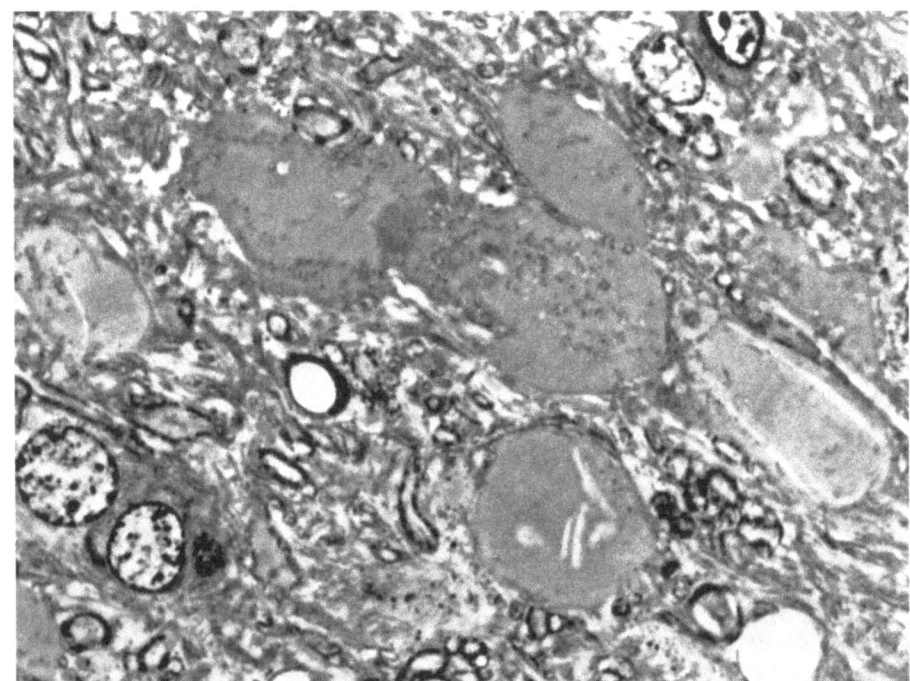

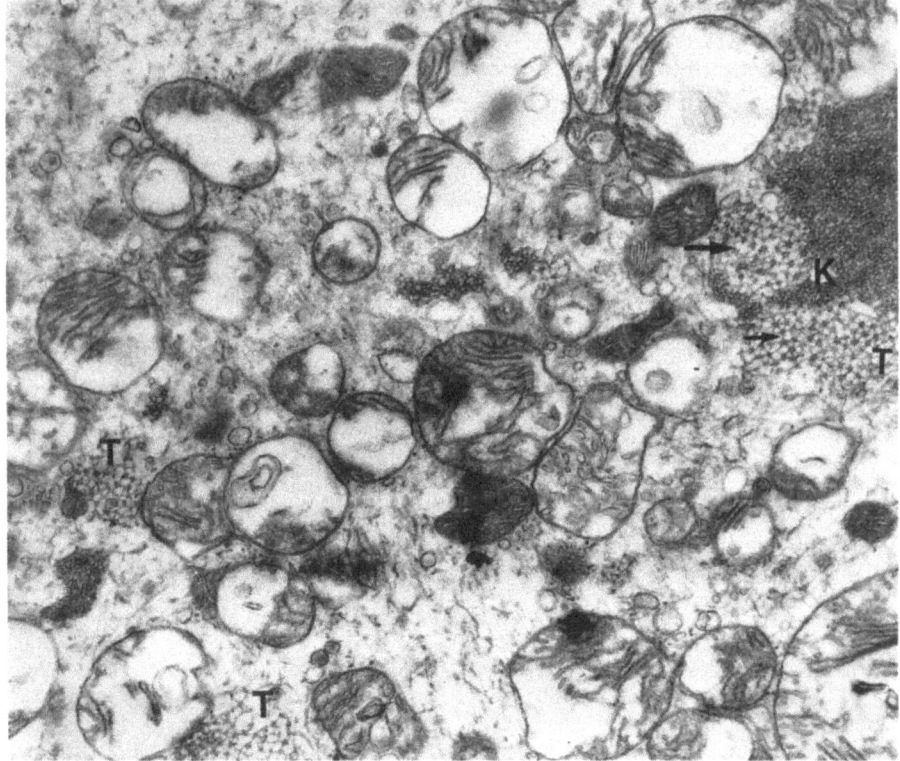

HIILESMA et al. (1981) einen signifikanten Zusammenhang zwischen einer Verminderung des durchschnittlichen kindlichen Kopfumfanges und der mütterlichen Einnahme von Carbamazepin, Phenobarbital oder Primidon fest. Dieser Entwicklungsrückstand war bei der Nachuntersuchung 18 Monate später nicht ausgeglichen. Aufgrund der statistischen Analyse wurde ein Einfluß anderer Prüfgrößen ausgeschlossen.

p-Bromphenylacetylharnstoff – ein Bromderivat des Phenylacetylharnstoffs, der unter dem Namen „Phenurone" vorübergehend als Antikonvulsivum verwendet wurde – erwies sich im Tierexperiment als ausgesprochen neurotoxisch (DIEZEL u. QUADBECK 1960). Nach CAVANAGH et al. (1968) handelt es sich dabei um eine dying-back-Neuropathie. Auch die Befunde von RUMÉ (1973) sprechen für einen nukleodistalen Beginn der axonalen Dystrophie (s. Abb. 73), ebenso die Ergebnisse von OHNISHI und IKEDA (1980).

Literatur

Blank, N.K., Niskimura, R.N., Seil, F.J.: Phenytoin neurotoxicity in developing mouse cerebellum in tissue culture. J. Neurol. Sci. **55**, 91–97 (1982)

Cavanagh, J.B., Chen, F.C.K., Kyu, M.H., Ridley, A.: The experimental neuropathy in rats caused by p-bromophenylacetylurea. J. Neurol. Neurosurg. Psychiat. **31**, 471–478 (1968)

Dam, M.: Number of Purkinje's cells after diphenylhydantoin intoxication in pigs. Arch. Neurol. **22**, 64–67 (1970)

Diehl, L.W.: Zur Frage der Komplikationen durch Valproat-Therapie. Nervenarzt **52**, 559–564 (1981)

Diezel, P.B., Quadbeck, G.: Nervenschädigung durch p-Bromphenylacetyl-harnstoff. Naunyn-Schmiedberg's Arch. exp. Path. Pharmak. **238**, 534–541 (1960)

Dreyer, R.: Kleinhirndauerschädigung infolge Diphenylhydantoinintoxikation. Fortschr. Neurol. Psychiat. **34**, 224–235 (1966)

Gerber, N., Dickinson, R.G., Harland, R.C., Lynn, R.K., Houghton, D., Antonias, J.I., Schimschock, J.C.: Reye-like syndromes associated with valproic acid therapy. J. Pediat. **95**, 142–144 (1979)

Ghatak, N.R., Santoso, R.A., McKinney, W.M.: Cerebellar degeneration following long-term phenytoin therapy. Neurology **26**, 818–820 (1976)

Haberland, C.: Cerebellar degeneration with clinical manifestation in chronic epileptic patients. Psychiatr. Clin. (Basel) **143**, 29–44 (1962)

Hanson, J.W., Myrianthopoulos, N.C., Harvey, M.A., Smith, D.W.: Risks to the offspring of women treated with hydantoin anticonvulsants with emphasis on the fetal hydantoin syndrome. J. Pediat. **89**, 662–668 (1976)

Hiilesma, V.K., Teramo, K., Grandström, M.-L., Bardy, A.H.: Fetal head growth retardation associated with maternal antiepileptic drugs. Lancet **1981 II**, 165–167

Hill, R.M., Verniaud, W.M., Horning, M.G., McCulley, L.B., Morgan, N.F.: Infants exposed in utero to antiepileptic drugs. A prospective study. Amer. J. Dis. Child. **127**, 645–653 (1974)

Höglmeier, H., Wenzel, U.: Zerebellarer Dauerschaden durch vorübergehende Hydantoinüberdosierung. Dtsch. med. Wschr. **95**, 1330–1332 (1969)

Hofmann, W.W.: Cerebellar lesions after parenteral dilantin administration. Neurology (Minneap.) **8**, 210–214 (1958)

Joyce, R.P., Gunderson, C.H.: Carbamazepine-induced orofacial dyskinesia. Neurology (Minneap.) **30**, 1333–1334 (1980)

Klein, H., Eckel, U.: Subakute nekrotisierende Encephalomyelopathie (M. Leigh) unter Valproinsäurebehandlung. Jahrestag. d. Dtsch. Ges. f. Neuropathol. u. Neuroanat. in Freiburg/Br. vom 7. bis 10.10.1981, Abstr. Nr. 58, Ref. s. Zbl. Neur. (i. Dr.)

Kokenge, R., Kutt, H., McDowell, F.: Neurological sequelae following dilantin overdose in a patient and in experimental animals. Neurology (Minneap.) **15**, 823–829 (1965)

Koller, W.C., Glatt, S.L., Fox, J.H.: Phenytoin-induced cerebellar degeneration. Annu. Neurol. **8**, 203–204 (1980)

Lovelace, R.E., Horwitz, S.J.: Peripheral neuropathy in longterm diphenylhydantoin. Therapy. Arch. Neurol. (Chic.) **18**, 69–77 (1968)

Martinez-Figueroa, A., Johnson, R.H., Lambie, D.G., Shakir, R.A.: The role of folate deficiency in the development of peripheral neuropathy caused by anticonvulsants. J. Neurol. Sci. **48**, 315–323 (1980)

Meyer-Wahl, L.: Folsäuremangel als Mitursache für Kleinhirnatrophien bei antiepileptischer Langzeitmedikation. Nervenarzt **51**, 619–622 (1980)

Mullay, W.J.: Carbamazepine-induced ophthalmoplegia. Arch. Neurol. **39**, 64 (1982)

Ohnishi, A., Ikeda, M.: Morphometric evaluation of primary sensory neurons in experimental p-bromophenylacetylurea intoxication. Acta neuropath. (Berl.) **52**, 111–118 (1980)

Peiffer, J.: Morphologische Aspekte der Epilepsien. Pathogenetische, pathologisch-anatomische und klinische Probleme der Epilepsien. Berlin-Göttingen-Heidelberg: Springer (1963)

Rapport, R.L., Shaw, C.M.: Phenytoin-related cerebellar degeneration without seizures. Ann. Neurol. **2**, 437–439 (1977)

Reynolds, E.H.: Neurological aspects of folate and vitamin B_{12} metabolism. Clin. Haematol. 661–696 (1976)

Rumé, N.J.: Über die Ultrastruktur der Rückenmarksveränderungen bei der para-Bromphenylacetylharnstoff-Vergiftung der Ratte. Inaug. Diss. Heidelberg (1973)

Seemann, P.: The membrane actions of anesthetics and transquilizers. Pharmacol. Rev. **24**, 583–655 (1972)

Selhorst, J.B., Kaufman, B., Horwitz, S.J.: Diphenylhydantoin-induced cerebellar degeneration. Arch. Neurol. **27**, 453–455 (1972)

Snider, R.S., Del Cerro, M.: Diphenylhydantoin. Proliferating membranes in cerebellum resulting from intoxication. In: Woodbury, D.M., Penry, J.K., Schmidt, R.P. (eds.), Antiepileptic Drugs, pp. 237–245. New York: Raven Press 1972

Sterman, A.B., Schaumburg, H.H.: Neurotoxicity of selected drugs. In: Spencer, P.S., Schaumburg, H.H. (eds.), Experimental and Clinical Neurotoxicology, pp. 593–612. Baltimore: Williams & Wilkins 1981

Swift, T.R., Gross, J.A., Ward, L.C., Crout, B.O.: Peripheral neuropathy in epileptic patients. Neurol. **31**, 826–831 (1981)

Thurston, J.H., Hauhart, R.E., Schulz, D.W., Naccarato, E.F., Dodson, W.E., Carroll, J.E.: Chronic valproate administration produces hepatic dysfunction and may delay brain maturation in infant mice. Neurol. **31**, 1063–1069 (1981)

Utterback, R.A.: Parenchymatous cerebellar degeneration complicating diphenylhydantoin (Dilantin) therapy. Arch. Neurol. (Chic.) **80**, 180–181 (1958)

Utterback, R.A., Ojeman, R., Malek, J.: Parenchymatous cerebellar degeneration with dilantin intoxication. J. Neuropath. exp. Neurol. **17**, 516–519 (1958)

V. Analgetika, Antipyretika und einige Alkaloide

Schwach wirksame Analgetika mit gleichzeitiger antipyretischer und antiphlogistischer Wirkung sind Salizylate, Pyrazol- und Anilin-Derivate. Bei der akuten Salizylat-Intoxikation steht die schwere Störung des Säure-Basen-Gleichgewichtes mit Acidose im Vordergrund. Dabei kommt es auch zu deliranten Zuständen, Tremor, Hyperthermie und Koma. Leichtere Vergiftungssymptome von seiten des Nervensystems sind Ohrensausen (Tinnitus), Seh- und Gehörstörungen, Schwindel und Verwirrtheitszustände. Die tödliche akute Dosis liegt bei 30–40 g eines Salizylat-Derivates in Salzform. Größere Salizylatdosen von 4–8 g/d über längere Zeit können in seltenen Fällen bis zum *tödlichen* Koma führen (GREER et al. 1965; PRESCOTT 1971; Übersicht bei PEQUERIAU et al. 1970). Zwischen der Einnahme von Salicylaten und der Entstehung eines Reye-Syndroms besteht möglicherweise ebenfalls ein ursächlicher Zusammenhang (STARKO et al. 1980). Bei Todesfällen nach akuter Vergiftung weist das Gehirn Zeichen der Stauung auf, es bestehen kleine Meningealblutungen und es finden sich Nervenzellschäden unspezifischer Art (CARES 1971). Die toxische Enzephalopathie durch chronische Salizylatvergiftung hat kein morphologisch faßbares Äquivalent.

Unter *Pyrazol-Derivaten* (Aminophenazol, Phenylbutazon u.a.) ist die konvulsive Wirkung von Aminophenazol („Pyramidon") von Bedeutung. Zunächst imponiert unter der Vergiftung eine Hyperreflexie, während mit stärkeren toxischen Erscheinungen bei Blutkonzentrationen von mehr als 10 mg/100 ml zu rechnen ist. Der Tod tritt durch Atemlähmung ein. Ähnliche Folgen wie unter Aminophenazol treten nach einer Novalgin-Intoxikation (*Metamizol*) auf. Toxische Dosen von Phenylbutazon lösen bei Kindern Krämpfe aus, evtl. mit tödlichem Ausgang.

Indometacin, ein Indolessigsäure-Derivat, führt, wenn auch sehr selten, zu einer Polyneuropathie; daneben treten Kopfschmerzen (25–50%), Verwirrtheitszustände und Depressionen bei chronischer Verabreichung auf. Tantum (Benzydamin), eine Weiterentwicklung von Phenylbutazon bzw. Oxyfenbutazol, verursacht vor allem bei Kindern schwere und zuweilen tödliche Vergiftungen (MOESCHLIN 1980). Generalisierte Krampfanfälle können unter Atemlähmung und Koma letal ausgehen. Die Hirnveränderungen bei akuten und chronischen Vergiftungen durch Pyrazol-Derivate sind selten und nicht markant. *Aminopyrin* kann eine Blutfülle der meningealen Gefäße, ein Hirnödem mit abgeflachtem Windungsrelief und Subduralblutungen hervorrufen. Zum Teil handelt es sich dabei um die sekundären Folgen einer durch das Medikament verursachten ausgedehnten Methämoglobinämie oder einer toxisch-allergischen Agranulozytose. Des weiteren wurden pseudolaminäre und herdförmige Nekrosen im Frontalkortex, Tigrolyse, perikapilläre Blutungen und ein Hydrops von Glia und Neuronen beschrieben. Die kortikalen Zellschichten III, IV und V waren am häufigsten an diesen Veränderungen beteiligt (HALLERMANN u. ILLCHMAN-CHRIST 1951; FAZEKAS 1957).

Phenacetin und Paracetamol sind die Hauptvertreter der analgetisch-antipyretischen *Anilin-Derivate*. Phenacetin verursacht bei akuter Vergiftung mit exzessiven Mengen (mehr als 20 g) Erregungszustände und Delirien, hypoxische Krämpfe, Kreislaufkollaps und Koma-Symptome, die nicht allein auf die starke Methämoglobinbildung durch Phenacetin zurückzuführen sind. Da Phenacetin im Körper durch O-Desalkylierung sehr rasch zu N-Acetyl-p-Aminophenol (Paracetamol) umgewandelt wird, gehen diese Symptome z.T. zu Lasten dieses Metaboliten, der auch direkt als Arzneimittelsubstanz verwendet wird. Symptome einer akuten Parazetamolvergiftung sind Schwindel, Ohrensausen, Flimmern vor den Augen, Somnolenz und evtl. Übergang in ein Koma. Im Vordergrund steht die ausgeprägte Lebertoxizität dieser Substanz. Bei einem tödlichen Vergiftungsfall, der mehrere Tage überlebte, fand sich pathologisch-anatomisch lediglich ein Hirnödem (MCLEAN u. MCLEAN 1979).

Die stark wirksamen Analgetika umfassen neben dem Naturstoff *Morphin* einmal die halbsynthetischen Derivate, die durch Modifikation des Morphinmoleküls gewonnen werden (Hydro-, Oxomorphin, Heroin) und als reine Synthetika Levorphanol, Pethedin, Levomethadon, Pentazocin u.a., deren analgetische Wirkungsstärke die des Morphins um ein mehrfaches übertrifft. Charakteristische Symptome der akuten Morphinvergiftung sind Koma (Tiefschlaf), Miosis und extreme Reduzierung der Atemfrequenz, u.U. unter dem Bild der Cheyne-Stokeschen Atmung, die als Ausdruck der starken zentralen atemdepressiven Wirkung des Morphins zu werten ist. Der Tod erfolgt durch Asphyxie. Die Hirngefäße sind dann stark gestaut, manchmal finden sich terminale Diapedesisblutungen in der Pia und periventrikulär. Die Folgen einer chronischen Morphinvergiftung (Morphinismus) sind an anderer Stelle im Zusammenhang mit Rauschgiften beschrieben (s.S. 542).

Fentanyl (s. Neuroleptanalgesie), das mit Morphin strukturell nicht verwandt ist, wirkt ebenfalls stark analgetisch, seine Wirkungsdauer ist jedoch extrem kurz. *Tilidin,* ein Zyklohexin-Derivat (Valuron) hat die gleichen atemdepressiven Wirkstärken wie Phenetidin (Dolantin). Ein weiteres suchterzeugendes starkes Analgetikum ist Propoxyphen (Dextropropoxyphen, „Devilin" u.a.), das mit dem Methadon strukturell verwandt ist und zusätzlich eine kodeinähnliche antitussive Wirkung hat. Seine therapeutische Breite ist nur gering und charakteristisch ist, daß es sich rasch und vorzugsweise im Gehirn anreichert (YOUNG 1972). Todesfälle durch akute Intoxikation mit Propoxyphen sind beschrieben worden. Sie treten gewöhnlich sehr rasch durch eine schwere Depression des Atemzentrums ein. Die chronische Vergiftung bei Süchtigen (bis zu 800 mg/d) gleicht den Erscheinungen der Kodeinsucht und äußert sich als toxische Psychose, die jedoch zusätzlich mit Krämpfen verbunden ist. Die akute Vergiftung durch Kodein und Kodein-Analoga gleicht weitgehend der Morphinvergiftung.

Apomorphin, ein typischer Dopaminagonist, entsteht durch Einwirkung von Mineralsäuren aus Morphin. Es hat jedoch keine zentral lähmenden, sondern eine zentral erregende, zunächst emetische Wirkung. Bei akuten Vergiftungen beobachtet man Krämpfe, Kollaps, Koma und Atemlähmung. Emetin aus Radix ipecacuana ist recht toxisch und verursacht bei zu hoher Dosierung Symptome einer Polyneuropathie. VIZIOLI (1938) berichtet über Vergiftungsfälle, bei denen sich das Bild einer Pseudotabes bzw. einer spastischen Paraparese mit positivem Babinski infolge einer Rückenmarkschädigung zeigte. *Lobelin*, ein Piperin-Derivat, ist ein Alkaloid aus dem Lobilienkraut (Lobilia inflata). Es wirkt nikotinähnlich und wird zur Atemanregung bei zentralen Atemstörungen verwendet. Herba lobiliae enthalten verschiedene Alkaloide, von denen eine Menge von mehr als 0,1 g toxisch wirken kann. Die Vergiftung geht mit abdominellen Krämpfen, Angstgefühl, Schwindel, Kopfschmerzen, Pupillenerweiterung, Parästhesien und Tremor einher. Daraus können sich Somnolenz, Zuckungen und Krämpfe sowie eine Atemlähmung mit Exitus entwickeln.

Literatur

Cares, R.M.: Alkaloids, antipyretics, analgetics, and other pharmaceuticals. In: Minckler, J. (ed.) Pathology of the Nervous System, Vol. II, pp. 1685–1691. New York: McGraw-Hill Book Company 1971

Dittmer, I.: Parlodel *and its clinical use.* Literature Study and Analysis, Vol. 5. Med. doc. Basel (1979)

Fazekas, I.G.: Tödliche Pyramidonvergiftung bei einem Säugling mit besonderer Berücksichtigung der histologischen Veränderungen. Dtsch. Z. ges. gerichtl. Med. **46**, 374–396 (1957)

Greer, III., H.D., Ward, H.P., Corbin, K.B.: Chronic salicylate intoxication in adults. JAMA **193**, 555–558 (1965)

Hallermann, W., Illchmann-Christ, A.: Die Pathologie der akuten tödlichen Ditonalvergiftung beim Kinde. Z. ges. gerichtl. Med. **40**, 511–552 (1951)

McLean, A., McLean, E.K.: Diet and toxicity. Brit. med. Bull. **25**, 278–281 (1969)

Moeschlin, S.: Klinik und Therapie der Vergiftungen, 6. Aufl. Stuttgart: Thieme 1980

Pequeriau, J., Rouzioux, J.-M., Motini, J.: L'intoxication salicylée. Paris: Masson 1970

Prescott, L.F.: The gas-liquid chromatographic estimation of phenacetin and paracetamol in plasma and urine. J. Pharm. Pharmacol. **23**, 111–115 (1971)

Starko, K.M., Ray, C.G., Dominguez, L.B., Stromberg, W.L., Woodall, D.F.: Reye's syndrome and salicylate use. Pediatr. **66**, 859–864 (1980)

Vizioli, F.: Neurologische Syndrome nach medizinaler Emetin-Vergiftung. Samml. Vergiftungsf. **9**, 117–122 (A749) (1938)

Young, M.D.J.: Propoxyphene suicides. Arch. intern. Med. **129**, 62–66 (1972)

VI. Chemotherapeutika

1. Desinfektionsmittel

Von den *phenolischen Desinfektionsmitteln* (Chloralkyl-, Chloraryl- und Arylphenole) kommt unter neurotoxischen Gesichtspunkten dem Hexachlorophen, einem Chlorarylphenol, die größte Bedeutung zu.

Hexachlorophen, (HCP) als bakterizid wirkender Zusatz in Kosmetika, Badeemulsionen und Seifen enthalten (z.B. pHisohex), zeigt einen ausgesprochen myelinotoxischen Effekt (POWELL et al. 1973; SHUMAN et al. 1973a, b). Er äußert sich in Form einer *vakuolären Enzephalopathie* mit Spongiose der Marksubstanz, vergleichbar dem interlamellären Hydrops der Markscheide beim Triäthylzinnödem, allerdings mit meist geringerer Septierung der Myelinvakuolen als beim Zinnödem (s.S. 487). Besonders gefährdet sind unreife Frühgeborene mit einem Geburtsgewicht unter 1400 g, die über die Haut HCP aufnehmen (KOPELMAN 1973), oder Neugeborene mit desquamierenden Hautaffektionen, aber auch Erwachsene mit ausgedehnten Verbrennungen. Bei den Frühgeburten liegt der Schwerpunkt der spongiösen Enzephalopathie in der Formatio reticularis des Hirnstammes, wobei das rostrokaudale Ausbreitungsmuster mit zunehmender Reife von ponto-medullären Abschnitten in ponto-mesenzephale verlagert wird (SHUMAN et al. 1973).

Die Bewertung dieser vakuolären Enzephalopathie erscheint nicht ganz einheitlich. In der von POWELL und LAMPERT (1977) erwähnten Untersuchungsserie war nach Meinung der Autoren in keinem Fall die Todesursache in der Hexachlorophen-Wirkung zu sehen; von 7 Kindern mit den typischen Veränderungen hatten 6 massive subependymäre Hämorrhagien, wie sie auch sonst bei untergewichtigen Frühgeborenen häufig vorkommen; das 7. Kind war aus nichtzerebraler Ursache gestorben. Auch aus dermatologischer Sicht (IPPEN 1980) wird die tatsächliche Gefährdung durch HCP bei äußerlicher Anwendung für gering erachtet, nicht zuletzt deswegen, weil der größte Teil des Wirkstoffes offizineller Zubereitungen (Wirkstoffkonzentration 1%, max. 3%) fest an Hautbestandteile gebunden wird und Spätschäden auch nach langfristiger äußerlicher

Anwendung nicht beobachtet wurden. SHUMAN et al. (1973, 1975) und besonders LEMIRE et al. (1975) betonen dagegen, daß bei unreifen Frühgeborenen bereits wenige Körperbäder mit 3%igem HCP-Zusatz ausreichen, um eine spongiöse Myelinopathie in der Formatio reticularis des Hirnstammes mit fataler Apnoe auszulösen, ohne sonst erkennbare Todesursache bei der Autopsie. Experimentelle Ergebnisse scheinen diese Auffassung zu stützen (SHUMAN et al. 1973a, b, 1975; LEMIRE et al. 1975).

Tierexperimentell konnte gezeigt werden, daß die spongiöse Myelinopathie durch Hexachlorophen sowohl das zentrale wie auch das periphere Nervensystem erfaßt (NAKAUE et al. 1973; ROSE et al. 1975; TOWFIGHI u. GONATAS 1976). Darüber hinaus wurden auch Axonschäden registriert, besonders in den Nervi optici. Abgesehen von einer Beeinträchtigung des Sehvermögens waren an den Tieren bei morphologisch schon ausgeprägten Veränderungen oft sonst keine klinischen Symptome aufgefallen. Bei chronischer Intoxikation entwickelten sich nach Absetzen von Hexachlorophen ein Hydrocephalus e vacuo und eine Optikusatrophie mit Gliose. Überprüft wurde die HCP-Enzephalopathie u.a. bei der Ratte (KIMBROUSH u. GAINES 1971; SHUMAN et al. 1973a, b, 1975; ROSE et al. 1975), beim Schaf, bei dem ebenfalls oft eine Diskrepanz zwischen klinischem und morphologischem Erscheinungsbild auffiel (HALL u. REID 1974), bei Mäusen und Affen (TRIPIER et al. 1980, 1981). Nähere Angaben über den Ablauf der HCP-Retinopathie bei der Saugratte bringen ROSE et al. (1981).

Die diesen Schädigungen ätiologisch zugrunde liegenden pathobiochemischen Mechanismen sind im einzelnen noch unklar, obwohl HCP an verschiedenen Stellen in den Zellstoffwechsel aufgrund unterschiedlicher Wirkungsmechanismen eingreift. Eine Zusammenstellung von Stoffwechselreaktionen, die konzentrationsabhängig durch HCP gehemmt werden (CAMMER 1980), zeigt, daß die oxidative Phosphorylierung in den Mitochondrien in vitro am empfindlichsten reagiert, gefolgt von verschiedenen Enzymsystemen des mitochondrialen und extramitochondrialen Energiestoffwechsels, des Nukleinsäurestoffwechsels sowie einigen membrangebundenen Enzymen (ATPase, Adenylzyklase). Allerdings scheint in vivo das ZNS vor der entkoppelnden Wirkung von HCP auf die oxidative Phosphorylierung geschützt zu sein (HARRIS et al. 1974).

Abgesehen von diesen Wechselwirkungen gilt HCP als spezifisch myelinotoxische Noxe von hoher Selektivität. Für die Pathogenese der Myelinveränderungen schreibt CAMMER (1980) der Eigenschaft des HCP, mit Fe^{2+}, Fe^{3+} und Cu^{2+}-Chelate zu bilden (ADAMS 1958), eine besondere Bedeutung zu, vor allem auch unter Berücksichtigung einer analogen Myelinschädigung im Gehirn der heranwachsenden Ratte durch Cuprizon, das speziell mit Kupfer Chelate bildet. Mit dieser möglichen Bedeutung mehrwertiger Kationen für die Myelinstruktur steht die experimentelle Beobachtung im Einklang, daß 2wertige Kationen die kompakte Lamellenstruktur von Myelin bei seiner Isolierung aus Rinderhirn aufrecht erhalten, während der Chelatbildner EDTA den gegenteiligen Effekt zeigt (BERLET u. VOLK 1981). Des weiteren erhöht HCP in vitro die Permeabilität von Membranen für Kationen und erleichtert somit sekundär den Einstrom von Wasser und den von Protonen (Zusammenfassung bei CAMMER 1980). Schließlich führt HCP in vitro zu einer starken Hemmung der Eiweiß- und Lipidsynthese in Hühnernerven (PLEASURE et al. 1974).

Ob die Anwendung *Jod*-haltiger Desinfektionslösungen über eine jodindu-
zierte Hypothyreose bei Früh- und Neugeborenen Auswirkungen auf die Entwicklung und Synaptogenese des ZNS haben kann, ist z.Z. noch ungeklärt.

Die *orale* Einnahme von *Detergentien* (Invertseifen, z.B. als Abortivum),
führt zu neurotoxischen Vergiftungsbildern, die Ähnlichkeit mit einer Curare-
Intoxikation aufweisen. Organische *Quecksilber*verbindungen für die äußerliche
Hautdesinfektion (u.a. Merthiolat) verursachen bei oraler Aufnahme ein akutes
Vergiftungsbild, das auch ausgeprägte Symptome von seiten des Nervensystems
umfaßt (s.S. 446).

Phenol wird als lokales Hautantiseptikum und parenteral für die schmerzbe-
kämpfende Neurolyse (Übersicht bei WOOD 1978) verwendet. Als Eintrittspforten des Phenols bei systemischen Intoxikationen kommen Haut, Atemwege,
Wunden und die orale Einnahme in Frage. Die tödliche Dosis beträgt 1 g oral,
aber auch nach kutaner Resorption von Phenol ist es zu akuten tödlichen Vergiftungen gekommen (JOHNSTON 1948), während die Inhalation von Phenoldämp-
fen nur zu leichten Symptomen wie Schwindel, Kopfschmerzen, Erbrechen und
Ohrensausen sowie Schlafstörungen führt. Die akute orale Vergiftung, äußerlich
erkennbar an den Verätzungen mit Schorfbildung der Mundschleimhaut und
der oberen Verdauungswege, verursacht bei schwerer Vergiftung Bewußtseinsverlust, Krämpfe und Tod durch Atemlähmung innerhalb weniger Minuten.

Als Therapeutikum wurden 1–7%ige Phenollösungen epidural oder intrathekal appliziert und auch direkt auf periphere Nerven aufgebracht, um durch
Neurolyse die Schmerzfortleitung zu unterbinden (WOOD 1978). Lichtmikroskopisch findet sich als Folge der Behandlung eine Wallersche Degeneration (BERRY
u. OLSZEWSKI 1963; SMITH 1964). BERRY und OLSZEWSKI (1963) sahen bei 2
intrathekal behandelten Patienten einen schweren akuten Markscheidenzerfall
an den hinteren und vorderen Rückenmarkwurzeln, der sich jeweils auf die
Randzone der Wurzel beschränkte und die zentralen Abschnitte frei ließ. In
einem Fall war es auch zu einer aufsteigenden Degeneration in den Hintersträngen gekommen, was auf eine Schädigung auch der Axone hinweist. – Nach
den experimentellen Ergebnissen von SCHAUMBURG et al. (1970) am Phenol-
perfundierten Nervus saphenus der Katze ist das Ausmaß der Schädigung konzentrationsabhängig. Bei geringer Phenolkonzentration werden zuerst dicke
markhaltige Fasern geschädigt, die dünnen Markfasern und marklose Axone
zunächst ausgespart.

2. Antiparasitenmittel

Unter den modernen *Anthelminthika* gehen Niridazol (Ambihar „Ciba"), Piperazin
(Tasnon u.a.) und Tiabendazol (z.B. Minzolum) mit neurotoxischen Nebenwirkungen
einher. Reversible Begleiterscheinung einer Therapie mit Niridazol sind Kopfschmerzen,
Schwindel und Parästhesien, daneben auch Unruhe, Angst und Depressionen. Piperazin-
Nebenwirkungen von seiten des Nervensystems sind Schwindel, Kopfschmerzen, Benom-
menheit, Visusstörungen, Tremor, Ataxie und Krämpfe und Muskelatonie. Bei der akuten
Intoxikation durch Überdosierung beobachtet man seltener Halluzinationen, Absencen,
Krämpfe und Benommenheit, bis hin zum Koma (GREUEL 1957). Insbesondere bei chroni-
schen Nierenschäden und Hämodialysepatienten kann es zu schweren zentralnervösen

Schäden kommen (GRAF et al. 1978). Ähnliche Nebenwirkungen gehen zu Lasten des Tiabendazols, das zusätzlich ototoxisch wirkt.

Wesentlich neurotoxischer als die genannten Anthelminthika sind einige der nicht mehr verwendeten älteren Wurmmittel. Präparate aus Wurmfarn (Filix mas) enthalten als toxischen Wirkstoff den Butylester des Phloroglucins (1,3,5-Benzoltriol, ein Isomer des Pyrogallol). Bei Vergiftungen folgen abdominalen Initialbeschwerden Störungen von seiten des ZNS. Der Tod tritt durch Atemlähmung ein (SCHÖN 1953). Oleum chenopodii enthält als toxischen Bestandteil Terpenperoxid (Askaridol). Die Vergiftungserscheinungen beginnen mit Erbrechen; zu den uncharakteristischen Symptomen wie Schwindel, Kopfschmerzen und Somnolenz treten in schweren Fällen Bewußtlosigkeit und klonische Krämpfe hinzu. Der Tod erfolgt an Atemlähmung. Die tödliche Dosis beträgt mehrere Gramm, in einem Fall wurden irrtümlich 15 ml des Öls verabreicht, (SCHOEN u. SCHNEIDER 1953). Ohrenrauschen weist auf die charakteristische Gehörschädigung durch Oleum chenopodii hin, die zu einer dauernden Schwerhörigkeit führen kann. Santonin aus Flores cinae schädigt vor allem das optische System (Violett-, später Gelbsehen). Schwere Vergiftungen bewirken Bewußtlosigkeit und Krämpfe. Auch Granatwurzelrinde, die als Wirkstoff das dem Coniin nahestehende Alkaloid Pelletierin enthält, führt neben anderen zentralnervösen Erscheinungen zu Sehstörungen.

3. Antiprotozoenmittel

Halogenierte *Oxychinoline* („Clioquinol", „Entero-Vioform", „Metaform") werden ursächlich für ein als *Subacute Myelo-Optic Neuropathy (SMON)* bezeichnetes Krankheitsbild diskutiert, das in Japan gehäuft (TSUBAKI et al. 1971), vereinzelt aber auch in anderen Ländern beobachtet wurde (HALLEN 1980; HANAKAGO u. UONO 1981). MOESCHLIN (1980) sieht eine mögliche Ursache für diese ethnographische Prävalenz in einer pharmakogenetischen Besonderheit der japanischen Bevölkerung. Der Abbau von Clioquinol erfolgt über eine Acetylierung, die, genetisch bedingt, bei verschiedenen Bevölkerungsgruppen unterschiedlich schnell verlaufen könne (s. bei PROPPING 1978). Die bei derartigen Patienten auftretende grüne Verfärbung der Zunge, des Urins und der Fäzes wird auf eine Chelatbildung von Eisen mit Clioquinol zurückgeführt (YOSHIOKA u. TAMURA 1977). Die genauere Bedeutung der Oxychinoline bei der Entstehung dieser neurologischen Erkrankung ist allerdings bisher unklar, das Krankheitsbild wurde gelegentlich auch ohne vorangegangene Oxychinolin-Therapie gesehen. Bei der unter Behandlung einer Acrodermatitis enteropathica mit Oxychinolinen auftretenden SMON dominieren klinisch Sehstörungen (HANAKAGO u. UONO 1981), ohne daß es hierfür bisher eine Erklärung gibt.

Zusammenfassende Darstellungen der neuropathologischen Befunde an inzwischen über 160 einschlägigen Obduktionsfällen stammen von SHIRAKI (1977) und IKUTA et al. (1977). Den ersten neuropathologischen Bericht von einem außerhalb von Japan aufgetretenen Fall bringen RICOY et al. (1982) und diskutieren die Differentialdiagnose gegenüber dem Vitamin B_{12}-Mangel.

Die Veränderungen erstrecken sich auf das zentrale und periphere Nervensystem. Man findet bei unregelmäßigem Ganglienzellschwund in der Retina eine symmetrische, nukleodistal betonte Optikusatrophie mit transneuronaler Degeneration der korrespondierenden Neurone in den Corpora geniculata, eine Degeneration der Hinterstränge mit Schwerpunkt in den Gollschen Strängen, transneuronaler Degeneration in den medialen Hinterstrangkernen, Ausfällen in den hinteren Wurzeln und Nervenzelluntergang mit Hüllzellwucherung in den Spinalganglien. Die Pyramidenbahnen sind ebenfalls in den Degenerationsprozeß einbezogen, am deutlichsten in den unteren Rückenmarkabschnitten, also gleichfalls nukleodistal; die Betzschen Riesenzellen bleiben intakt. An den motorischen Vorderhornzellen können gelegentlich Zellschwellung mit Tigrolyse und Kernverlagerung auftreten, auch an den großen Nervenzellen der Formatio reticularis der Medulla oblongata. Motorische Wurzeln und peripherer Nerv zeigen Entmarkung und Axonschäden, die zugehörige Muskulatur das Bild der neurogenen Muskelatrophie. Im akuten und subakuten Stadium der Erkrankung können sich Torpedos an Purkinje-Zellaxonen und vakuolisierende Zytoplasmaveränderungen an den Nervenzellen der unteren Oliven einstellen, in den Spätstadien dort eine fibrilläre Gliose.

Über eine besondere klinische Verlaufsform mit einem im Vordergrund stehendem amnestischen Syndrom auf dem Boden massiver Nervenzellausfälle in den Feldern H_1 und H_3 des Ammonshornes berichtet SHIRAKI (1977) und erörtert mögliche Beziehungen zum unterschiedlichen Zinkgehalt der einzelnen Hippocampus-Strukturen und zu eigenen experimentellen autoradiographischen Untersuchungen mit markierten Quinoform-Verbindungen.

Optochin, ebenfalls ein Chinolinabkömmling (Äthylhydrocuprin), verursacht eine Neuritis nervi optici mit Amaurose (SCALES 1932). Es wird wegen seiner hohen Gefährdung heute nicht mehr therapeutisch verwendet. Unter den synthetischen 8-Aminochinolinderivaten, die als Antimalariamittel Verwendung finden, kann *Chloroquin* (Resochin) eine Myopathie bewirken, die mit einer milden Form einer Polyneuropathie kombiniert sein kann. Pathologisch-anatomisch findet man eine degenerative Schädigung vorzugsweise der Typ-I-Muskelfasern (WHISNANT et al. 1963). Schon unter therapeutischen Dosen kommt es gelegentlich zu einer Neuritis nervi optici (SCHMIDT 1964; LEOPOLD 1978). Auch mit dem Auftreten von Hörstörungen, Krampfanfällen und psychotischen Symptomen muß man rechnen. In akuten Vergiftungsfällen (Letaldosis für Erwachsene zwischen 2–6 g, bei Kindern schon 10 mg/kg) steht die Schädigung des Kreislaufes im Vordergrund, bei Kindern treten evtl. auch epileptische Krämpfe auf. Das Krankheitsbild einer bereits bestehenden Myasthenia gravis wird ggf. durch Chloroquin verstärkt (ARGOV u. MASTAGLIA 1979), möglicherweise aber auch als spezifische Arzneimittelnebenwirkung erstmals induziert (SCHUMM et al. 1981). Nach Auffassung der Autoren muß in die pathogenetischen Überlegungen jedoch auch die Möglichkeit miteinbezogen werden, daß in diesem Fall Chloroquin eine latent bestehende Myasthenia gravis zur Manifestation gebracht hat. Parallelen werden auch zu der unter einer Behandlung einer rheumatoiden Arthritis mit D-Penicillamin vorkommenden Myasthenia gravis gesehen, bei der die Beeinträchtigung des Immunsystems eine kausale Rolle spielt (s.S. 591). – Weit weniger neurotoxisch, wenn überhaupt, ist das 8-Aminochinolin-Derivat *Primaquin.* Ältere tierexperimentelle Studien über die unterschiedliche Wirkung der verschiedenen 8-Aminochinolin-Derivate bei Rhesusaffen stammen von RICHTER (1949) und von SCHMIDT und SCHMIDT (1949, 1951). LÖKEN und HAYMAKER (1949) hatten bei einem 23jährigen Mann nach *Plasmochin* Partialnekrosen im Brückenfuß gesehen und degenerative Zellveränderungen mit Gliareaktion *im Pallidum, in den Augenmuskelkernen* und in der Großhirnrinde.

Chloroquin bildet zusammen mit einigen anderen, schwach kationischen, amphiphilen Arzneimitteln (Amiodaron, Perhexilen-Maleat, Fenfluramin u.a., s.S. 592), eine Gruppe von sog. lysosomotropen Substanzen (DE DUVE et al. 1974). Für diese Substanzen ist charakteristisch, daß sie sich selektiv in den Lysosomen von Körpergeweben anreichern und in hohen Dosen beim Versuchstier die Bildung von lysosomalen Residualkörperchen mit Lipidspeicherung induzieren, die an Lipid-Thesaurismosen erinnern (LÜLLMANN et al. 1973, 1978). KLINGHARDT (1974) hat erstmals gezeigt, daß beim Versuchstier die chronische Gabe von Chloroquin eine Speicherdystrophie von Ganglienzellen mit Bildung zytoplasmatischer Membrankörperchen verursacht, wie sie in ähnlicher Form beim Morbus Tay-Sachs auftreten. Neuere Untersuchungen am Minischwein, Typ Göttingen, haben bestätigt, daß die chronische experimentelle Chloroquin-Intoxikation tatsächlich zur Akkumulation von Gangliosiden, vor allen Dingen in Ganglienzellen der Retina und der dorsalen Nervenwurzeln, weniger des Großhirns und Rückenmarks führen (KLINGHARDT et al. 1981). Bei den Speichersubstanzen handelte es sich vorwiegend um das GM_2-Gangliosid. Zahlreiche andere Untersuchungen ähnlicher Art haben gezeigt, daß dem Pathomechanismus dieser arzneimittelinduzierten Veränderungen eine Hemmung der Aktivität verschiedener lysosomaler Enzyme und Veränderungen in Lysosomen-Membranen zugrunde liegen. In vitro-Experimente machen außerdem wahrscheinlich, daß eine Reihe dieser amphiphilen Verbindungen den Phospholipidstoffwechsel von Nervengewebe hemmt (PAPPU u. HAUSER 1981). Dabei darf jedoch nicht übersehen werden, daß manche dieser Experimente mit Wirkstoffdosierungen durchgeführt wurden, die den humanen Dosisbereich weit übersteigen. Chloroguin, das nach experimentellen Beobachtungen in Lysosomen etwa tausendfach angereichert wird, erhöht aufgrund seines leicht basischen Charakters den intralysosomalen pH-Wert (auf ca. 6,5), so daß die meisten lysosomalen Enzyme mit einem sauren pH-Optimum mehr oder weniger vollständig inaktiviert werden (HERSHKO u. CIECHANOVER 1982).

Chinin, obwohl durch synthetische Chinolin-Derivate weitgehend verdrängt, wird neuerdings wieder als Antimalariamittel bei resochinresistenten Plasmodien verwendet, jedoch grundsätzlich in Kombination mit anderen Chemotherapeutika. Es weist zahlreiche, im therapeutischen Bereich jedoch leichtere Nebenwirkungen auf (Cinchonismus). Neurotoxisch wirkt es vor allen Dingen auf die Seh- und Hirnfunktionen. Histologisch findet man eine Vakuolisierung der Ganglienzellen der Netzhaut (HOMMER et al. 1968). Bei Neugeborenen, deren Mütter während der frühen Schwangerschaft Chinin in hohen Dosen eingenommen hatten, bestand eine Hypoplasie des Nervus opticus (MCKINNA 1966), die auf eine transplazentar wirksame Toxizität des Chinins hinweist. Die Ototoxizität von Chinin äußert sich als Schwindel, Ohrensausen und Schwerhörigkeit. ALY et al. (1975) beobachteten im Tierexperiment eine Degeneration der inneren und äußeren Haarzellen des Cortischen Organs nach chronischer Gabe von Chinin mit Kernpyknosen in den Ganglia spiralia. Auch bei der akuten Vergiftung, deren tödliche Dosis je nach Gewöhnung bei 8–15 g liegt, stehen neben Übelkeit und Erbrechen zentralnervöse Ausfälle, evtl. Kreislaufzusammenbruch und Koma im Vordergrund, bei letalem Ausgang mit den Erscheinungen des akuten Hirntodes. Die bei Heroinsüchtigen gelegentlich beobachtete Amblyopie konnte auf Chinin zurückgeführt werden, das dem „Streetheroin" nicht selten zum Verschneiden beigemischt ist (URSING u. KAMME 1975).

Metronidazol, ein 5-Nitroimidazol (s.a. Misonidazol, 2-Nitroimidazol) wird bei Trichomoniasis kurzfristig, neuerdings bei Morbus Crohn auch längerfristig über mehrere Monate hinweg in Dosen von 1000 mg bzw. 500 mg täglich verabreicht (URSING u. KAMME 1975; GOLDMAN 1980). Dabei treten als Nebenwirkungen der Dauertherapie leichte Parästhesien oder geringgradig ausgeprägte

Polyneuropathien auf (ROE 1979), die jedoch meist reversibel sind. Die Ausfälle sind symmetrisch angeordnet, vorwiegend sensibler, mitunter jedoch auch senso-motorischer Art. Histopathologisch liegt eine distal betonte axonale Degenera-tion vor (BRADLEY et al. 1977).

Melarsoprol (Mel B), eine organische Arsenverbindung, ist wegen seiner gu-ten Schrankengängigkeit derzeit das Mittel der Wahl für die Behandlung der Afrikanischen Schlafkrankheit im meningoenzephalitischen Stadium (BRUNS 1980). Zu seinen Nebenwirkungen zählt eine häufig tödlich verlaufende Enze-phalopathie, vermutlich durch Freisetzung von Toxin im Sinne einer Herxhei-mer-Jarisch-Reaktion.

4. Tuberkulostatika

Ein Basistherapeutikum für die Behandlung der Tuberkulose ist das *Isoniko-tinsäurehydrazid (INH)*. Seine Toxizität im menschlichen Organismus beruht im wesentlichen auf einer Störung der Biotransformation von Vitamin B_6 (Pyri-doxal, Pyridoxamin u.a.) in die als Koenzym wirksame Phosphatform. Die die Phosphorylierung der Vitaminvorstufe katalysierende Pyridoxalkinase wird da-bei einmal durch INH direkt gehemmt, zum anderen durch einen Chelat-Kom-plex, den INH mit dem aktiven Koenzym Pyridoxalphosphat bilden kann, und zwar weitaus stärker als durch INH selbst (Übersicht bei BLAKEMORE 1980). Die selektive Neurotoxizität des INH erhellt aus der Beteiligung des Koenzyms an zahlreichen Enzymreaktionen der Transaminierung und Dekarboxylierung von Aminosäuren und Oxosäuren, die im Nervengewebe eine besondere Rolle für die Biosynthese von Neurotransmittern und für die Einbindung des Amino-säurenstoffwechsels in den Energiehaushalt spielen.

Unter den Nebenwirkungen, die während der langfristigen Behandlung mit INH auftreten können, stehen neurologische Symptome im Vordergrund und zwar Kopfschmerzen, Schwindel, Hyperreflexie, vegetative Störungen und sym-metrische sensomotorische Ausfälle im Sinne einer Polyneuropathie. Nur selten kommt es zu einer voll ausgeprägten toxischen Psychose, während gesteigerte Reizbarkeit, Ängstlichkeit und euphorische (selten depressive) Stimmungsände-rungen häufiger beobachtet werden. Akute Intoxikationen treten zuweilen bei Kleinkindern auf und bei Personen, die aus pharmakogenetischen Gründen (Zu-sammenfassung bei PROPPING 1978) die Inaktivierung von INH zur Acetylierung wegen einer angeborenen Enzymschwäche nur langsam vollziehen können. Das akute Vergiftungsbild wird durch generalisierte tonisch-klonische Anfälle, ausge-prägte metabolische Acidose und Koma gekennzeichnet, in den tödlichen Fällen mit Herzstillstand und Atemlähmung (zit. nach MOESCHLIN 1980).

KLINGHARDT (1954) beschrieb als erster die bei einer experimentellen Poly-neuropathie durch INH auftretenden morphologischen Veränderungen. Beim Menschen entspricht die Polyneuropathie bei INH-Medikation dem Typ der Wallerschen Degeneration (OTT et al. 1959) und bezieht myelinisierte und mark-lose Fasern mit ein. Während der floride Faseruntergang relativ leicht zu erken-nen ist, kann die Erfassung regenerierter Fasern und ihre Abgrenzung von erhal-ten gebliebenen Neuriten Schwierigkeiten bereiten (SCHRÖDER 1968). Auch OCHAO (1970) geht auf diese Problematik ein und hebt die klinisch-morpholo-gischen Korrelationen hervor. Die Pathobiochemie dieser axonalen Degeneration bei distal betonten peripheren Polyneuropathien ist in ihren molekularmorphologischen Zusammenhängen noch nicht eindeutig geklärt. Wenngleich als primär auslösende Ursache auch hier ein umschriebener Pyridoxalphosphatmangel angenommen wird (SCHOENTAL u. CAVANAGH 1977), ist die Funktion der pyridoxalabhängigen Enzymsysteme für die axonalen Stoffwechselprozesse noch nicht ausreichend bekannt. Die Krampfanfälle bei der akuten Intoxikation gehen vermutlich auf eine Hemmung der Glutamatdekarboxylase und dem damit verbundenen Mangel an GABA zurück (WOOD u. PEESKER 1972).

Bei akuten Vergiftungen mit tödlichem Verlauf fand sich autoptisch eine mäßige bis starke ödematöse Hirnschwellung, z.T. auch das Bild eines Schockzustandes mit disseminierten Blutungen und Nekrosen in den verschiedenen Organen (GLASER et al. 1974). Nach MORAU et al. (1963) führt die akute Vergiftung zu einer toxischen Enzephalopathie mit schwerem Hirnödem und ausgeprägten Gefäßschäden. Sie sahen Endothelschwellungen, Homogenisierung der Gefäßwände und fibrinoide Wandnekrosen mit Extravasation und Rundzellinfiltraten. Das nervöse Parenchym zeigte akute Nervenzelluntergänge nach Art der homogenisierenden Zellerkrankung bis hin zur Zellauflösung und Neuronophagie. Kontrolluntersuchungen an Ratten führten zu vergleichbaren Ergebnissen. In einem Kollektiv von mehr als 500 akuten Vergiftungen durch INH (OARDA 1974) persistierten in einigen Fällen, die eine schwere Intoxikation überlebten, neuropsychiatrische Ausfallserscheinungen. Diese Patienten boten eine lakunäre Amnesie, Antriebsschwäche, Störungen der Urteilsfähigkeit und mangelnde Willenskraft. Bei zwei der permanent Geschädigten wurden schwere ataktische Störungen z.T. zerebellärer, z.T. tabischer und striärer Natur, beobachtet, die noch 7 Monate nach der Intoxikation vorhanden waren.

Bei Hund und Ente läßt sich durch INH-Intoxikation eine spongiöse Enzephalopathie auslösen (CARLTON u. KREUTZBERG 1966). KREUTZBERG und CARLTON (1967) glaubten nach den lichtmikroskopischen Befunden bei der Peking-Ente ein für den Vergleich mit den präsenilen, subakuten, spongiösen Enzephalopathien des Menschen geeignetes Modell vor sich zu haben. REIN et al. (1968) und ULE (1968) konnten jedoch zeigen, daß diese Spongiose ultrastrukturell im wesentlichen auf einem interlamellären Hydrops der Markscheiden beruht (s. Abb. 74) und damit eher dem Triäthylzinnödem des Kaninchens und der Canavanschen Krankheit des Menschen entspricht. Bei der Ente sind dabei bevorzugt die zentralen Kleinhirnkerne und die Stammganglien betroffen.

Andere Tuberkulostatika mit neurotoxischen Nebenwirkungen sind Ethambutol, Ethionamid und Cycloserin. Ersteres verursacht in 1–2,5% der Fälle Sehstörungen. Eine temporale Abblassung der Papille ist Ausdruck einer schweren, irreversiblen, allerdings seltenen Schädigung des Nervus opticus.

Ebenfalls selten stellen sich symmetrisch-sensible oder sensomotorische Polyneuropathien ein. Das gleiche gilt im wesentlichen für die Polyneuropathie durch Ethionamid. Nebenwirkungen durch Cycloserin, ein Antibiotikum aus Streptomyces orchidaceus, betreffen ausschließlich das Nervensystem. Dosisabhängig treten Kopfschmerzen, Benommenheit und Zeichen einer exogenen Psychose (Desorientiertheit, Depression, Suizid), spastische Lähmungen, Tremor, generalisierte tonisch-klonische Krämpfe und gelegentlich Koma auf.

Protionamid („Ektelin") hat ähnliche Nebenwirkungen wie INH in Form von zentralnervösen oder peripheren polyneuropathischen Störungen. Pyrazinamid, das therapeutisch zunehmend an Bedeutung gewinnt, weist gleichfalls, allerdings geringere, zentralnervöse Nebenwirkungen auf.

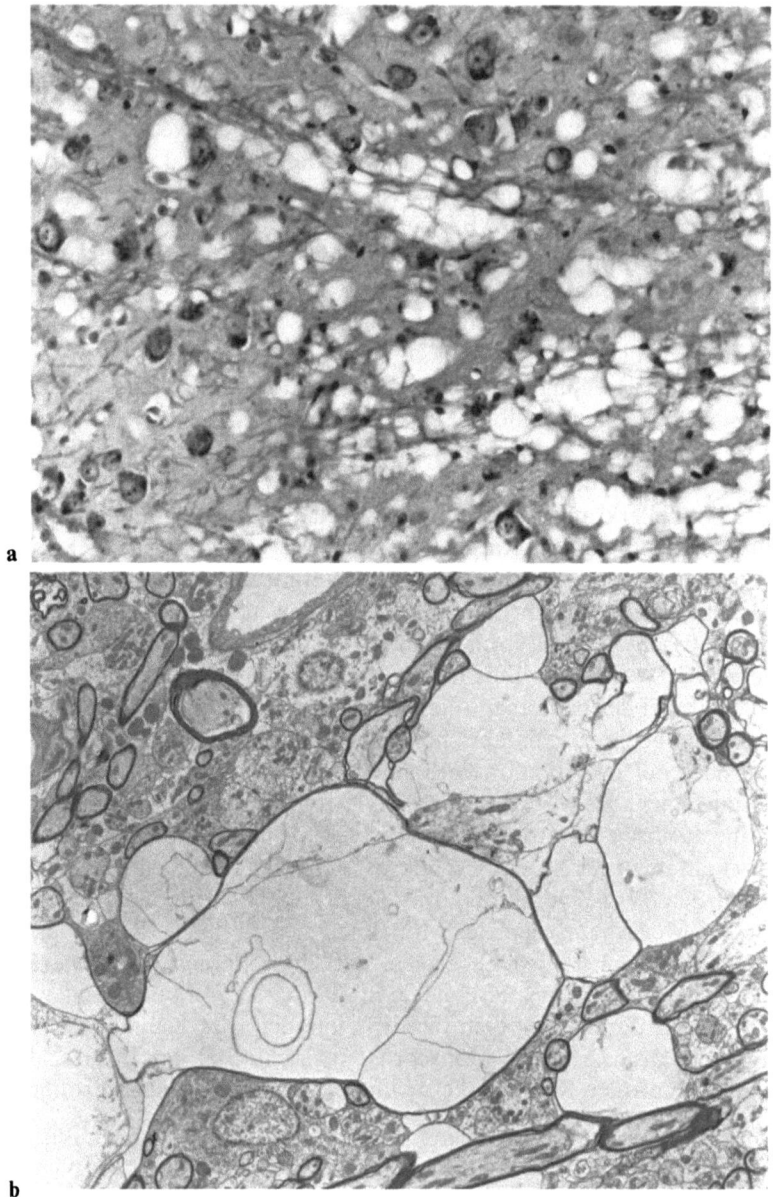

Abb. 74a, b. INH-Enzephalopathie der Peking-Ente. Interlamellärer Hydrops der Markscheiden im Bereiche der Stammganglien (cf. REIN et al. 1968). **a** Klüver-Barrera × 250.
b Elektronenmikroskopische Vergrößerung 1:1800

5. Antibiotika

Bekannt ist die konvulsive Potenz von *Penicillin*. So lösten z.B. hohe Dosen von Penicillin, die vor, während und nach einer offenen Herzoperation unter Einschaltung eines extrakorporalen Kreislaufes verabreicht wurden, bei 4 Patienten einen Status epilepticus aus, an dessen Folgen 3 Patienten starben (BLOOMER et al. 1967). Disponierend für die Manifestation der konvulsiven Wirkung von Penicillin sind Schädigungen der Blut-Hirn-Schranke durch entzündliche Affektionen, Hirnödem, Trauma oder Hirntumoren sowie die besondere Krampfbereitschaft von Epileptikern, aber auch Nierenfunktionsstörungen, die eine Anreicherung von Penicillin im zentralnervösen Gewebe begünstigen. – Andererseits weiß man, daß in der Fabrikation die Chargen gleicher Penicillin-Hersteller bezüglich der Neurotoxizität nicht alle einheitlich ausfielen, was sich z.B. bei manchen Chargen in der gehäuften Auslösung von Krampfanfällen äußerte (QUADBECK 1972).

Die konvulsive Wirkung von Penicillin beruht vermutlich auf seinen GABA-antagonistischen Eigenschaften. Sie kommen präsynaptisch durch eine Hemmung der GABA-Freisetzung und Hemmung der Glutaminsäuredekarboxylase zur Geltung, postsynaptisch durch Einwirkung auf einen der Rezeptoraktivierung durch GABA nachgeordneten Mechanismus (wie etwa die Blockierung eines durch GABA geöffneten Cl^--Kanals).

Eine besonders in der Anfangszeit der Antibiotika-Ära beobachtete Form der zentralnervösen Komplikation nach Penicillin ist die Purpura cerebri. Sie kann sich – dosisunabhängig – nach früher vorausgegangener Penicillintherapie oder im weiteren Verlauf der Behandlung einstellen und wird dann als allergische Reaktion gedeutet (ROTTER u. WAGNER 1952; BEICKERT u. NOETZEL 1952; HUBER 1954a, b; LIEBEGOTT 1955; HUSCHKE 1965); sie kommt aber auch bereits nach der ersten Penicillininjektion vor, unabhängig davon, ob diese intramuskulär, intravenös oder intrathekal verabfolgt wurde, und wird dann als Jarisch-Herxheimersche Reaktion aufgefaßt (HUBER 1954; LIEBEGOTT 1955). Beide Möglichkeiten werden auch für die Salvarsan-Enzephalopathie diskutiert (s.S. 500). Penicilline sind relativ kleine Moleküle, deren Antigenwirkung auf ihrer Eigenschaft beruht, mit Körpereiweißen kovalente Bindungen einzugehen und Vollantigene zu bilden (Penicilloyl-Eiweißkonjugate). Andere Möglichkeiten, die in Betracht gezogen werden, sind die Bildung von Penicillinpolymeren in Lösungen oder geringe Eiweißspuren, die selbst in hochgereinigten Penicillinpräparaten gefunden wurden.

Ausbreitungsmuster und Ausmaß der Hirnpurpura nach Penicillin variieren. Die Blutungen und Nekroseherde beschränken sich nicht unbedingt auf die weiße Substanz. Zum Teil sind die subkortikalen Markabschnitte einzelner Windungen bevorzugt, häufig der Balken und die Hirnschenkel, aber auch im Hirnstamm, im Kleinhirnmark und in der Medulla spinalis kommen Blutungen vor. Im Initialstadium tritt die Erythrodiapedese gegenüber der Plasmatranssudation noch zurück, im Vordergrund steht das massive, raumfordernde Hirnödem (LIEBEGOTT 1955). Über eine stärker entzündliche Komponente mit z.T. leukozytären Infiltraten berichtet HUSCHKE (1965), der in diesen Fällen – ähnlich wie PETERS (1949) bei der Salvarsan-Enzephalopathie – auch von Enzephalitis spricht. – Das Auftreten einer akuten Entmarkungsenzephalitis mit frischen elektiven Entmarkungsherden nach Art der Multiplen Sklerose beobachtete ROUTSONIS (1962) unter antiluischer Behandlung mit Penicillin; er erklärt dies mit einer Sensibilisierung gegenüber Penicillin.

Die Frage, warum die Organwahl der allergischen Reaktion auf das ZNS fällt, wird nicht einheitlich beantwortet. Die Mehrzahl der Autoren macht eine Vorschädigung des Gehirns bzw. mit dem ZNS in Beziehung stehende Grundkrankheiten verantwortlich; meist war es eine Lues. LIEBEGOTT (1955) wies darauf hin, daß bei zwei seiner Fälle eine Asthmaanamnese vorgelegen hatte und auch bei den übrigen die Situation einer allgemeinen Hypoxidose gegeben war, die sich auf die Blut-Hirn-Schrankenfunktion auswirke und so einen disponierenden Faktor für die Organwahl darstelle. – Tierexperimentell läßt sich bei Meerschweinchen und Rhesusaffen eine Purpura cerebri weder durch Salvarsan noch durch Penicillin auslösen. Das Bild einer Leukencephalitis haemorrhagica tritt aber dann auf, wenn die Penicillinbehandlung mit Applikation von homogenisierter heterologer Hirnsubstanz als Adjuvans kombiniert wird (HUSCHKE 1965).

Im Bereich peripherer Nerven wurden klinisch gelegentlich Schäden mit stärkerer Beteiligung der motorischen Fasern und z.T. bleibenden Ausfällen beobachtet (BROADBENT et al. 1949). Sie werden auf eine intranervale bzw. perinervale Injektion des Penicillins zurückgeführt.

Eine *Polyneuropathie* kann unter der Einwirkung von *Penicillin, Colistin, Gentamycin* und *Chloramphenicol* (JOY et al. 1960) auftreten. Meist handelt es sich um symmetrisch angeordnete Polyneuropathien mit sensiblen und/oder motorischen Ausfällen. Histologisch entspricht dem eine in den distalen Nervenabschnitten beginnende, proximal fortschreitende axonale Degeneration („dying back"). Eine Polyneuropathie unter Gentamycin ist sehr selten und wird meist nur im Zusammentreffen mit einer Niereninsuffizienz manifest. Hier sei auch die Ototoxizität von *Streptomycin* erwähnt, die es mit anderen neueren Aminoglykosiden (Gentamycin, Kanamycin und Neomycin), aber auch mit dem tuberkulostatischen Capreomycin und Viomycin sowie einer Anzahl anderer Pharmaka unterschiedlichster chemischer Struktur teilt. Der Ototoxizität des Streptomycins liegt eine primäre Membranschädigung zugrunde, als deren Folge einer erhöhten Diffusion in die Perilymphe ein verzögerter Rücktransport des Arzneimittels gegenübersteht, so daß über längere Zeit eine Wirkstoffkonzentration im toxischen Bereich erreicht wird (STUPP 1981). Dadurch komme es zu einer Schädigung der Haarzellen des Cortischen Organs und der Ganglienzellen des Ganglion spirale cochleae. Gelegentlich auftretende, in der Regel irreversible Vestibularisschäden äußern sich als Schwindel, Kopfschmerzen, Übelkeit und Nystagmus.

Auch *Amphotericin B,* ein Polypen-Antibiotikum, und *Griseofulvin,* die für die Behandlung von Dermato- und Systemmykosen verwendet werden, können neurotoxische Nebenwirkungen auslösen. Da Amphotericin B nicht schrankengängig ist, muß es bei Pilz-Meningitiden intrathekal appliziert werden. Dabei kommt es zu Reizerscheinungen und zu Radikulopathien. Nach oraler Applikation von Griseofulvin wurden an neurologischen Symptomen Kopfschmerzen, Schwindel, Makula-Ödem mit Sehstörungen, periphere Neuropathien und psychische Störungen beobachtet. Eine Antibiotikatherapie mit dem Ziel einer hohen Bioverfügbarkeit der Wirksubstanz erhöht das Risiko dramatischer Arzneimittelreaktionen, insbesondere dann, wenn die Nierenfunktion bereits eingeschränkt ist. Eine totale neuromuskuläre Blockade mit Atemstillstand nach massiver intraperitonealer oder intrapleuraler Instillation von Neomycin bei urämischen Patienten oder auch unter der intravenösen Infusion von Aminoglykosiden werden als Beispiel hierfür herausgestellt (CRAIG 1981). Unter ähnlichen Voraussetzungen führt auch Cephaloridin zu schweren zentralnervösen Schäden. TAYLOR et al. (1981) beobachteten schwere diffuse neuronale Degenerationen bei einer Frau, die postoperativ eine Anurie entwickelte und gleichzeitig Infusionen mit Cephaloridin, 2 g/die, erhielt, allerdings zusammen mit 1,5 g Metronidazol. Auf die neurotoxische Komponente des Cephaloridin weist auch das Auftreten schwerer Krampfanfälle bei intrathekaler Applikation hin (YOSHIDA et al. 1975).

6. Sulfonamide

Insbesondere die älteren methylierten Verbindungen aus der Gruppe der *Sulfonamide* wirken bei längerer Verabreichung u.U. neurotoxisch und verursachen eine symmetrische, sensomotorische Polyneuropathie vom axonalen Typ, möglicherweise über die Metabolisierung der Sulfonamide zu Hydralazin. Unter der Therapie mit *Nitrofurantoin* („Furadantin"), dem Hauptvertreter der Nitrofurane, tritt – bevorzugt bei bestehender Niereninsuffizienz – ebenfalls eine distal betonte, sensomotorische axonale Polyneuropathie auf (RUBENSTEIN 1964).

Literatur

Adams, J.B.: The mode of action of chlorinated bisphenol antibacterials. I. Metal chelates of hexachlorophene and thiobisdichlorophenol. J. Pharm. Pharmacol. 10, 507–515 (1958)

Aly, S., Monsa, S., El-Kahky, M., Saleh, A., El-Molty, A.: Toxic deafness: 1. Histological study of the effect of arsenic, salicylates and quinine on the organ of corti of guinea pigs. J. Egypt. Med. Ass. 58, 144–157 (1975)

Argov, Z., Mastaglia, F.L.: Drug therapy: Disorders of neuromuscular transmission caused by drugs. New Engl. J. Med. 301, 409–413 (1979)

Beickert, P., Noetzel, H.: Todesfall bei Penicillinüberempfindlichkeit. Klin. Wschr. 30, 37–39 (1952)

Berlet, H.H., Volk, B.: Biochemical and electron microscopic studies of bovine brain myelin isolated in the presence of divalent cations. 8th Intern. Meet. Intern. Soc. Neurochem., Nottingham, England, p. 57 (Abstracts) (1981)

Berry, K., Olszewski, J.: Pathology of the intrathecal phenol injection in man. Neurol. (Minneap.) 13, 152–154 (1963)

Blakemore, W.F.: Isoniazid. In: Spencer, P.S., Schaumburg, H.H. (eds.) Experimental and Clinical Neurotoxicology, p. 476. Baltimore: Williams & Wilkins 1980

Bloomer, H.A., Barton, L.J., Maddock, R.K. Jr.: Penicillin-induced encephalopathy in uremic patients. JAMA 200, 121–123 (1967)

Bradley, W.G., Karlsson, I.J., Rassol, C.G.: Metronidazole neuropathy. Brit. med. J. 2, 610–611 (1977)

Broadbent, T.R., Odom, G.L., Woodhall, B.: Peripheral nerve injuries from administration of penicillin. JAMA 140, 1008–1010 (1949)

Bruns, W.: Antibiotika und Chemotherapeutika. Antiinfektiöse Therapie. In: Forth, W., Henschler, D., Rummel, W. (Hrsg.) Allgemeine und spezielle Pharmakologie und Toxikologie, S. 478–557. Wissenschaftsverlag Mannheim 1980

Cammer, W.: Toxic demyelinisation: Biochemical studies and hypothetical mechanisms. In: Spencer, P.S., Schaumburg, H.H. (eds.) Experimental and Clinical Neurotoxicology, p. 239. Baltimore: Williams & Wilkins 1980

Cammer, W., Moore, M.C.L.: The effect of hexachlorophene on the respiration of brain and liver mitochondria. Biochem. Biophys. Res. Commun. **46**, 1887–1894 (1972)

Carlton, W.W., Kreutzberg, G.: Isonicotinic acid hydrazide-induced spongy degeneration of the white matter in the brain of peking ducks. Amer. J. Path. **48**, 91–106 (1966)

Craig, W.A.: Actions of antibiotics in patients. XIIth Intern. Congr. Chemother., Florenz, Italien. 1981

De Duve, C., De Barsy, T., Poole, B., Trouet, A., Tulkens, P., van Hoof, F.: Lysosomotropic agents. Biochem. Pharmacol. **23**, 2495–2531 (1974)

Glaser, E., Krause, W., Hey, D.: Isoniazid-Vergiftungen auf einer Intensiv-Station. In: Haan, D. (Hrsg.), Aktuelle Probleme der Intensivmedizin, Bd. 1, S. 121–125. Darmstadt: Dr. Dietrich Steinkopf Verlag 1974

Goldman, P.: Metronidazole. New Engl. J. Med. **303**, 1212–1218 (1980)

Graf, W., Haldimann, B., Flury, W.: Piperazinintoxikation bei Langzeithämodialyse. Schweiz. med. Wschr. **108**, 177–181 (1978)

Greuel, D.: Piperazin-Vergiftung bei therapeutischer Dosierung. Med. Klinik **52**, 129–130 (1957)

Hall, G.A., Reid, I.M.: The effect of hexachlorophene on the nervous system of sheep. J. Path. **114**, 241–246 (1974)

Hallen, O.: Über SMON (Subacute Myelo-Optic-Neuropathy) Nervenarzt **51**, 242–245 (1980)

Hanakago, R., Uono, M.: Clioquinol intoxication occurring in the treatment of acrodermatitis enteropathica with reference to SMON outside of Japan. Clin. Toxicol. **18**, 1427–1434 (1981)

Harris, R.L., Turkus, J., Veech, R.L.: The effect of hexachlorophene upon intermediary metabolites, redox, and phosphorylation states in rat brain. Pediat. **54**, 118–119 (1974)

Hershko, A., Ciechanover, A.: Mechanisms of intracellular protein breakdown. Annu. Rev. Biochem. **51**, 35–64 (1982)

Hommer, K., Ulrich, W.D., Wündsch, L.: Direkte und indirekte Beeinflussung des ERG durch Antimalariamittel. Albrecht v. Graefes Arch. klin. exp. Ophthal. **175**, 121–130 (1968)

Huber, G.: Penicillinschäden des Zentralnervensystems (Cerebrale Arzneimittelallergose und Herxheimersche Reaktion) Dtsch. Z. Nervenheilk. **171**, 460–473 (1954a)

Huber, G.: Zur Kenntnis zentralnervöser Arzneimittelschäden. Dtsch. med. Wschr. **79**, 1120–1121 (1954b)

Huschke, M.: Encephalopathie und Encephalitis als Arzneimittelnebenwirkung beim Menschen. In: Proc. VIth Int. Congr. Neuropathol. Zurich (1965)

Ikuta, F., Atsumi, T., Maikifuchi, T., Sato, T., Tsubaki, T.: Neuropathology of the subacute myeloopticoneuropathy (clioquinol intoxication) in humans and experimental animals. In: Roizen, L., Shiraki, H., Grčević, N. (eds.) Neurotoxicology, p. 353–360. New York: Raven Press 1977

Ippen, H.: Desodorantien. Dtsch. Med. Wschr. **105**, 1108 (1980)

Johnstone, R.T.: Occupational Medicine, p. 216. St. Louis: Mosby 1948

Joy, R.J.T., Scalettar, R., Sodee, D.B.: Optic and peripheral neuritis. Probable effect of prolonged chloramphenicol therapy. JAMA **173**, 1731–1734 (1960)

Kimbrough, R.D., Gaines, T.B.: Hexachlorophene effects on the rat brain. Study of high doses by light and electron microscopy. Arch. Environ. Health **23**, 114–118 (1971)

Klinghardt, G.W.: Experimentelle Nervenfaserschädigungen durch Isonicotinsäurehydrazid und ihre Bedeutung für die Klinik. Verh. dtsch. Ges. inn. Med. **60**, 764–768 (1954)

Klinghardt, G.W.: Experimentelle Schädigungen von Nervensystem und Muskulatur durch Chlorochin: Modelle verschiedenartiger Speicherdystrophien. Acta neuropathol. (Berl.) **28**, 117–141 (1974)

Klinghardt, G.W., Fredman, P., Svennerholm, L.: Chloroquine intoxication induces ganglioside storage in nervous tissue: a chemical and histopathological study of brain, spinal cord, dorsal root ganglia, and retina in the miniature pig. J. Neurochem. **37**, 897–908 (1981)

Kopelman, A.E.: Cutaneous absorption of hexachlorophene in low-birth-weight infants. J. Pediatr. **82**, 972–975 (1973)

Kreutzberg, G.W., Carlton, W.W.: Pathogenetic mechanism of experimentally induced spongy degeneration. Acta neuropath. (Berl.) **9**, 185–197 (1967)

Lemire, R.J., Loeser, J.D., Leech, R.W., Alvord, E.C.: Normal and abnormal development of the human nervous system. Hagerstown, M.L.: Harper & Row Publishers 1975

Leopold, J.H.: Zinc deficiency and visual impairment? Amer. J. Ophthal. **85**, 871–875 (1978)

Liebegott, G.: Zur Pathologie des Penicillinschadens des Zentralnervensystems. Beitr. path. Anat. **115**, 206–225 (1955)

Löken, A.CH., Haymaker, W.: Pamaquine poisoning in man, with a clinicopathologic study of one case. Amer. J. trop. Med. **29**, 341–352 (1949)

Lüllmann, H., Lüllmann-Rauch, R., Wassermann, O.: Arzneimittelinduzierte Phospholipidspeicherkrankheit. Dtsch. Med. Wschr. **98**, 1616–1625 (1973)

Lüllmann, H., Lüllmann-Rauch, R., Wassermann, O.: Lipidosis induced by amphiphilic cationic drugs. Biochem. Pharmacol. **27**, 1103–1108 (1978)

McKinna, A.J.: Quinine induced hypoplasia of the optic nerve. Canad. J. Ophthal. **1**, 261–126 (1966)

Moeschlin, S.: Klinik und Therapie der Vergiftungen. Stuttgart-New York: Thieme 1980

Moraru, I., Banciu, D., Quai, I., Voiney, V., Voinescu, S., Patrascu, A.: Contribution à l'étude de l'intoxication aigue par l'hydrazide de l'acide isonicotinique chez l'homme et chez l'animal. Ann. Méd. lég. **43**, 353–358 (1963)

Nakaue, H.S., Dost, F.N., Buhler, D.R.: Studies on the toxicity of hexachlorophene in the rat. Toxicol. Appl. Pharmacol. **24**, 239–249 (1973)

Oarda, M.: Akute Vergiftungen mit Isonikotinsäurehydrazid (INH); klinische, biologische und therapeutische Betrachtungen. In: Haan, D. (Hrsg.), Aktuelle Probleme der Intensivmedizin, Bd. 1, S. 117–121. Darmstadt: Dr. Dietrich Steinkopf-Verlag 1974

Ochao, J.: Isoniazid neuropathy in man: quantitative electron microscopic study. Brain **93**, 831–850 (1970)

Ott, T., Rabinowicz, T., Morand, B.: Étude clinique et histopathologique d' un cas de polynévrite survenue au cours du traitment par l'isoniazide. Rev. neurol. **100**, 103–117 (1959)

Pappu, A.S., Hauser, G.: Alterations of phospholipid metabolism in rat cerebral cortex mince induced by cationic amphiphilic drugs. J. Neurochem. **37**, 1006–1014 (1981)

Peters, G.: Über die Pathologie der Salvarsanschäden des Zentralnervensystems. Beitr. path. Anat. **110**, 371–401 (1949)

Peters, G.: Klinische Neuropathologie. Stuttgart: Georg-Thieme-Verlag 1970

Pleasure, D., Towfighi, J., Silberberg, D., Parris, J.: The pathogenesis of hexachlorophene neuropathy: in vivo and in vitro studies. Neurol. (Minneap.) **24**, 1068–1075 (1974)

Powell, H., Swarner, O., Gluck, L., Lampert, P.: Hexachlorophene myelinopathy in premature infants. J. Pediat. **82**, 976–981 (1973)

Powell, H.C., Lampert, P.W.: Hexachlorophene neurotoxicity. In: Roizen, L., Shiraki, H., Grčević, N. (eds.), Neurotoxicology, p. 381–389. New York: Raven Press 1977

Propping, P.: Pharmacogenetics. Rev. Physiol. Biochem. Pharmacol. **83**, 123–172 (1978)

Quadbeck, G.: Arzneimittelschäden und Nervensystem. Verh. dtsch. Ges. Path. **56**, 106–111 (1972)

Rein, H., Kolkmann, F.-W., Sil, R., Ule, G.: Zur Feinstruktur der INH-Encephalopathie der Ente. Klin. Wschr. **46**, 1060–1061 (1968)

Richter, R.: The effect of certain quinoline compounds upon the nervous system of monkeys. J. Neuropath. exp. Neurol. **8**, 155–170 (1949)

Ricoy, J.R., Ortega, A., Cabello, A.: Subacute myelo-optic neuropathy (SMON) – First neuropathological report outside Japan. J. Neurol. Sci. **53**, 241–251 (1982)

Roe, J.E.C.: A critical appraisal of the toxicology of metronidazole. In: Phillips, I., Collier, I. (Hrsg.), Metromidazole, p. 215. London: Academic Press 1979

Rose, A.L., Wisniewski, H.M., Cammer, W.: Neurotoxicity of hexachlorophene: New pathological and biochemical observations. J. Neurol. Sci. **24**, 425–435 (1975)

Rose, A.L., Wen, G.Y., Cramer, W.: Hexachlorophene retinopathy in suckling rats. – A light- and electron-microscopic study of short-term and long-term effect of hexachlorophene intoxication on the retina of young rats. J. Neurol. Sci. **52**, 163–178 (1981)

Rotter, Wg., Wagner, L.: Über eine tödliche Purpura cerebri bei einem Fall Penicillin-behandelter konnataler Syphilis. Zbl. Path. **89**, 137–141 (1952)

Routsonis, K.G.: Entmarkungsencephalitis nach Penicillintherapie. Dtsch. Z. Nervenheilk. **183**, 449–466 (1962)

Rubenstein, C.J.: Peripheral polyneuropathy caused by nitrofurantoin. JAMA **187**, 647–649 (1964)

Scales, H.L.: Amblyopia in pneumonia after ethylhydrocupreine (optochin base). JAMA **98**, 1373 (1932)

Schaumburg, H.H., Byck, R., Weller, R.O.: The Effect of phenol on the peripheral nerve. A histological and elektrophysiological study. J. Neuropath. exp. Neurol. **29**, 615–630 (1970)

Schmidt, B.: Wie häufig ist die Resochin-Retinopathie? Dtsch. med. Wschr. **89**, 2011 (1964)

Schmidt, I.G., Schmidt, L.H.: Neurotoxicity of the 8-aminoquinolines. I. Lesion in the central nervous system of the rhesus monkey induced by administration of plasmocid. J. Neuropath. exp. Neurol. **7**, 369–398 (1948)

Schmidt, I.G., Schmidt, L.H.: Neurotoxicity of the 8-aminoquinolines. III. The effects of pentaquine, isopentaquine, primaquine and pamaquine on the central nervous system of the rhesus monkey. J. Neuropath. exp. Neurol. **10**, 231–256 (1951)

Schoen, R., Schneider, H.H.: Läßt sich die Bandwurmkur gefahrlos gestalten? Dtsch. med. Wschr. **78**, 1057–1059 (1953)

Schoental, R., Cavanagh, J.B.: Mechanisms involved in the „dying back" process. An hypothesis implicating coenzymes. Neuropathol. appl. Neurobiol. **3**, 145–157 (1977)

Schröder, J.M.: Die Hyperneurotisation Büngner'scher Bänder bei der experimentellen Isoniazid-Neuropathie. Phasenkontrast- und elektronenmikroskopische Untersuchungen. Virchow's Arch. Abt. B Zellpath. **1**, 131–156 (1968)

Schumm, F., Wiethölter, H., Fateh-Moghadam, A.: Myasthenie-Syndrom unter Chloroquin-Therapie. Dtsch. med. Wschr. **106**, 1745–1749 (1981)

Shiraki, H.: Neuropathology of subacute myelopticoneuropathy in humans with special reference to experimental whole body autoradiographic studies using labeled quinoform compounds. In: Roizin, L., Shiraki, H., Grčević, N. (eds.), Neurotoxicology, Vol. 1, pp. 327–344. New York: Raven Press 1977

Shuman, R.M., Leech, R.W., Alvord, E.C.: Neurotoxicity of hexachlorophene in human infants: A histopathologic study of 250 infants. Amer. J. Path. **70**, 19a (1973a)

Shuman, R.M., Leech, R.W., Alvord, E.C., Sumi, S.M.: Experimental neurotoxicity of phisohex®. J. Neuropath. exp. Neurol. **33**, 195 (1973b)

Shuman, R.M., Leech, R.W., Alvord, E.C.: Neurotoxicity of topically applied hexachlorophene in the young rat. Arch. Neurol. **32**, 315–325 (1975)

Smith, M.C.: Histological findings following intrathecal injections of phenol solutions for relief of pain. Brit. J. Anaesth. **36**, 387–406 (1964)

Stupp, H.: zit. n. Reimers, D.: Der aktuelle Stand der Tuberkulosetherapie. Dtsch. Ärztebl. **78**, 2031–2038 (1981)

Taylor, R., Arze, R., Gokal, R., Stoddart, J.C.: Cephaloridine encephalopathy. Brit. med. J. **283**, 409–410 (1981)

Towfighi, J., Gonatas, N.K.: Hexachlorophene and the nervous system. In: Zimmerman, H.M. (ed.), Progress in Neuropathology, Vol. III, pp. 297–317. New York: Grune & Stratton 1976

Tripier, M.F., Berard-Badier, M., Martin-Bouyer, G., Garat, J.: Experimental hexa-chlorophene encephalopathy in mice and baboons: Light and electron microscopy Study. First Europ. Neuropathol. Meet, Vienna, Austria, May 6–8, 1980. (Abstract 145). Wien: Facultas Verlag 1980

Tripier, M.F., Berard, M., Toga, M., Martin-Bouyer, G., Le Breton, R., Garat, J.: Hexachlorophene and the central nervous system. Toxic effects in mice and baboons. Acta neuropathol. (Berl.) **53**, 65–74 (1981)

Tsubaki, T., Honma, Y., Hoshi, M.: Neurological syndrome associated with clioquinol. Lancet **1971 I**, 696–697

Ule, G.: Feinstruktur der spongiösen Dystrophie der grauen Substanz. Verh. Dtsch. Ges. Path. **52**, 142–152 (1968)

Ursing, B., Kamm, C.: Metronidazole for Crohn's disease. Lancet **1975 I**, 775–777

Wishnant, J.P., Espinosa, R.E., Kurland, R.R., Lambert, E.H.: Chloroquine neuromyo-pathy. Proc. Mayo Clin. **38**, 501–513 (1963)

Wood, J.D., Peesker, S.J.: A correlation between changes in GABA metabolism and isonicotinic hydrazide-induced seizures. Brain Res. **45**, 489–498 (1972)

Wood, K.M.: The use of phenol as a neurolytic agent: A review. Pain **5**, 205–229 (1978)

Yoshiaka, H., Nambu, H., Fujita, M. et al.: Convulsions following intrathekal cephalori-dine. Infection **3**, 123–124 (1975)

Yoshida, M., Tamura, Z.: Zit. n. Ikuta, F., Atsumi, T., Makifuchi, T., Sato, T., Tsubaki, T.: Neuropathology of the subacute myelooptioneuropathy (clioquinol intoxication) in humans and experimental animals. In: Roizin, L., Shiraki, H., Grčevic, N. (eds.), Neurotoxicology, pp. 353–360. New York: Raven Press 1977

VII. Zytostatika

1. Vorbemerkungen

Die geringe therapeutische Breite der meisten antineoplastischen Substanzen birgt ein hohes Risiko toxischer Nebenwirkungen in sich, das jedoch aus Gründen ihres Wirkprinzips und der therapeutischen Zielsetzung (s.u.) in Kauf genommen wird. Zwar sind die Nervenzellen durch zytostatische Substanzen weniger gefährdet als Zellsysteme mit hoher Proliferationsrate; diese relative Unempfindlichkeit gilt jedoch nicht gegenüber bestimmten Antimetaboliten, die nicht nur in den Kernstoffwechsel, sondern auch in den Intermediär- und Funktionsstoffwechsel eingreifen. Selbst die mitosehemmenden Vinca-Alkaloide weisen eine beträchtliche Neurotoxizität auf (s.u.).

Werden zur Behandlung von extrazerebralen Tumoren Zytostatika systemisch appliziert, gewährt die Blut-Hirn-Schranke einen gewissen Schutz vor unmittelbaren neurotoxischen Wechselwirkungen. Auch für Zytostatika gilt der Grundsatz, daß ihre physikochemischen Eigenschaften (Lipidlöslichkeit, Ionisierungsgrad im Blut, Molekülgröße und Eiweißbindung) ihre Schrankengängigkeit bestimmen (Mellet 1977). Zwar kann man dieses Hindernis mit einer intrathekalen Applikation der Wirkstoffe umgehen oder die Bluthirnschranke vorübergehend für den Übertritt von Zytostatika aus dem Blut in das Nervengewebe osmotisch öffnen (Allen et al. 1978; Neuwelt et al. 1980), jedoch mit dem Risiko, daß nun intaktes Nervengewebe generell, speziell aber in der unmittelbaren Nachbarschaft des Applikationsortes des Wirkstoffes stark geschädigt wird.

Wegen ihrer besonderen Neurotoxizität gebührt den folgenden Substanzen besondere Aufmerksamkeit: den Antimetaboliten Methotrexat und 5-Fluoruracil sowie Zytosinarabinosid (Cytarabin), den Alkaloiden Vincristin und Vinblastin, alkylierenden Substanzen wie Zyklophosphamid („Endoxan" u.a.), einigen zytostatischen Antibiotika, der L-Asparaginase und einigen anderen Einzelsubstanzen (zusammenfassende Darstellungen bei BRUST 1980; HANEFELDT u. RIEHM 1980; STRIAN u. MAURACH 1980).

2. Wirkungsmechanismen

Zytostatische Substanzen greifen in die Biosynthese von Purin- und Pyrimidinbasen (Antimetaboliten) ein, in die Replikation und Transkription der DNA (Antibiotika, Alkylantien), die Translation von mRNA und Biosynthese anderer RNA-Typen, in die ribosomale Proteinbiosynthese und schließlich in die komplexen Abläufe der Mitose selbst (Mitosehemmer).

Antimetaboliten sind in der Regel Analoge von natürlichen Nukleinsäurebasen und ihren Vorstufen oder von Vitaminen, deren aktive Formen im Organismus als Kofaktoren an der Biosynthese von Basen und Nukleinsäuren mitwirken. Wichtige Vertreter dieser Gruppe sind Methotrexat als Folsäureantagonist und 5-Fluoruracil und Zytosinarabinosid als Basen- bzw. Nukleosidanaloge. Alkylierende Substanzen wie Zyklophosphamid, Busulfan u.a. modifizieren die chemische Struktur der DNA-Basen durch Substitution oder bewirken eine Quervernetzung der DNA-Doppelstränge, so daß Replikation und Transkription verhindert werden. Antibiotika (Bleomycin, Doxorubicin, Daunomycin, Actinomycin D u.a.) interferieren durch sog. Interkalation mit Replikation und Transkription der DNA, an anderer Stelle greifen sie direkt in die ribosomale Proteinbiosynthese ein. Procarbazin führt eine Depolymerisierung der DNA herbei. Vinca-Alkaloide und Hydroxyharnstoff sind Mitose-Hemmer, die die maligne Zellproliferation einschränken und über eine Synchronisation des Zellzyklus die Effizienz anderer phasenspezifischer Zytostatika verbessern sollen. Das Enzym L-Asparaginase, indiziert bei lymphatischen Leukämien mit einem Mangel an asparaginbildender Asparaginsynthetase, spaltet L-Asparagin und entzieht damit dem Stoffwechsel der malignen Zellen einen obligaten exogenen Nährstoff.

Einige der hier genannten Substanzen besitzen gegenüber dem peripheren Nervensystem ausgeprägte neurotoxische Eigenschaften, andere wirken zentral nur bei Schädigung der Blut-Hirn-Schranke oder intrathekaler Applikation neurotoxisch. Eine ausführliche Darstellung neurologischer und psychiatrischer Syndrome unter zytostatischer Therapie stammt von STRIAN und MAURACH (1980). Sie betonen das Fehlen einer Symptomspezifität dieser neurotoxischen Syndrome, aus der auf die kausale Noxe geschlossen werden könnte. Daraus ergibt sich die Notwendigkeit, auch an andere als iatrogene Ursachen zentralnervöser Syndrome zu denken wie metastatische, paraneoplastische und infektiöse Prozesse.

3. Methotrexat

Ein sehr häufig verwendetes Zytostatikum als Bestandteil eines „Protokolls" ist der Folsäureantagonist Methotrexat, der über eine Hemmung der intrazellu-

lären Dihydrofolatreduktase zu einer Verarmung der Zellen an dem für die
Thymidylatsynthetase erforderlichen Cofaktor („THF") führt; der gleichzeitig
induzierte Mangel an Methylgruppen für den C_1-Körper-Pool schränkt die Biosynthese von Purinbasen und bestimmten Aminosäuren ein. Da das Molekül
stark ionisiert und nicht lipidlöslich ist, passiert es normalerweise die Blut-Hirn-
Schranke nicht. Eine neurotoxische Wirkung entfaltet es deswegen vor allem
bei intrathekaler Gabe als „ZNS-Prophylaxe" bzw. „Meningeosisprophylaxe"
bei akuten lymphoblastischen Leukämien (HOLLAND 1971; METZ et al. 1977),
bei denen es frühzeitig zu einem Befall der Meningen und zum Auftreten leukä-
mischer Zellen im Liquor kommt, die mit einer systemischen antineoplastischen
Therapie nicht erreicht werden können. Hierbei spielt eine Rolle, daß die Metho-
trexat-Clearance im Liquor wesentlich niedriger ist als im Plasma (HUFFMAN
et al. 1973). Neurotoxische Wirkungen des Methotrexats werden jedoch auch
bei systemischer Applikation beobachtet, wenn der Blutspiegel sehr hohe Konzentrationen erreicht – z.B. beim Vorliegen von renalen Ausscheidungsstörun-
gen, bei Infusion von Methotrexat in die Karotis (GREENHOUSE et al. 1964;
ALLEN 1978; ALLEN u. ROSEN 1978) – oder wenn die Blut-Hirn-Schranke durch
Bestrahlung (PRICE u. JAMIESON 1975) und andere Noxen (HANEFELDT u. RIEHM
1980) vorgeschädigt ist (s. auch S. 794). Nach PRICE und JAMIESON (1975) liegt
die kritische Strahlendosis für eine solche Vorschädigung der Blut-Hirn-
Schranke bei 2000 rad. und darüber. In jüngster Zeit wurde Methotrexat bei
bestimmten Indikationen als Stoßtherapie in extrem hohen Dosen verabreicht,
die tödlich wären, wenn normales Körpergewebe nicht innerhalb von 24 h durch
Gabe von „Citrovorum-Faktor" („leucoverin oder citrovorum-factor-rescue")
geschützt würde (Übersicht bei SAUER u. SCHALHORN 1980). In jedem Falle
dürfte für die Neurotoxizität die im Liquor erreichte Konzentration des Arzneimittels entscheidend sein, da zwischen diesen beiden Größen ein enger Zusammenhang zu bestehen scheint (BLEYER et al. 1973; POPLACK et al. 1980).

Die durch die Neurotoxizität von Methotrexat ausgelöste klinische Symptomatik ist nicht einheitlich. Die häufigste Manifestationsform ist eine meningeale
Reizung oder chemische Meningitis (ALLEN 1978), die bei einem Drittel bis
zur Hälfte aller behandelter Patienten beobachtet wird. Die ersten Anzeichen
treten innerhalb von 2–4 h nach der intrathekalen Gabe von Methotrexat auf
und dauern zwischen 12–72 h an. Der Liquor weist eine lymphozytäre Pleozytose
auf, der Gesamtproteingehalt kann deutlich erhöht sein und am ersten Tage
treten gelegentlich Temperaturen bis zu 39° C auf (NAIMAN et al. 1970), so daß
u.U. das Bild einer Virusmeningitis vorgetäuscht wird. Seltener sind Symptome
einer transversalen Myelitis oder Myeloradikulopathie und die Entwicklung
eines Querschnitt-Syndromes mit permanenter Paraparese, Störung der Sphink-
terenfunktion und segmental begrenzter Sensibilitätsstörung. BACK berichtete
1969 über eine akute Paraplegie mit tödlichem Ausgang nach wiederholter intrathekaler Applikation von Methotrexat. SAIKI et al. (1972) beobachteten bei einem 14jährigen Mädchen zunächst eine passagere Paraplegie nach intrathekaler
Methotrexatgabe, die nach erneuter Therapie mit intrathekal verabfolgtem Zytosinarabinosid nach akuter Paraplegie in eine permanente Lähmung des einen
Beines überging. Da beide Präparate die Konservierungsmittel Benzylalkohol
und Methylhydroxybenzoat enthielten, wurden diese als primär auslösende Faktoren erwogen; angesichts der mittlerweile zahlreichen Beobachtungen einer spezifischen Methotrexat-Toxizität trifft diese Schlußfolgerung wohl kaum mehr zu.

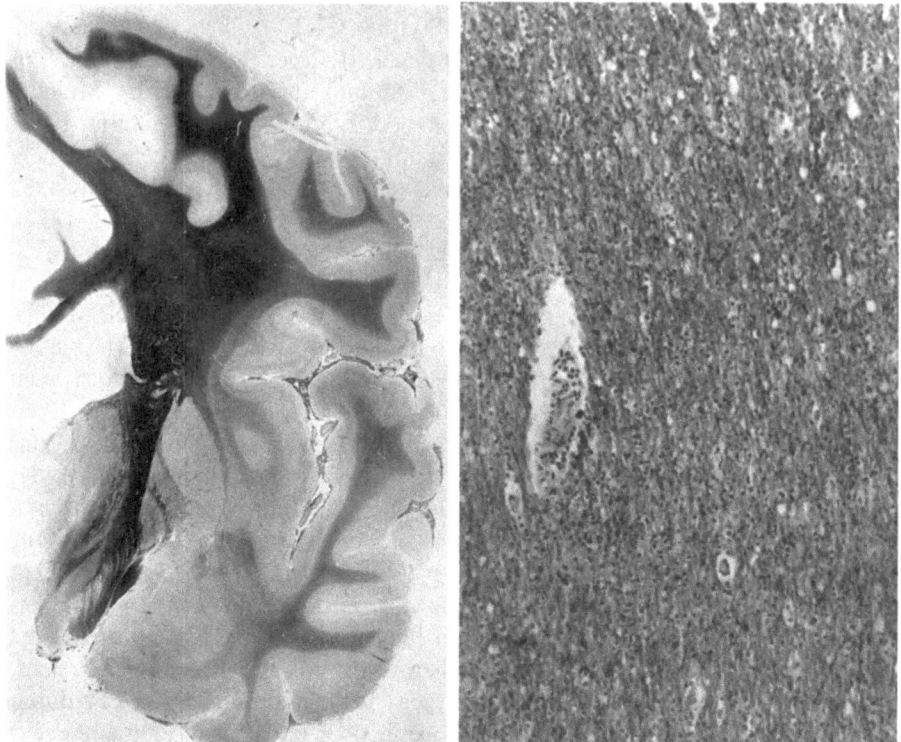

a   b

Abb. 75a–e. Inzipiente telenzephale Leukenzephalopathie nach hochdosierter Methotre-
xat-Behandlung mit Leukovorinrescue wegen metastasierendem Rhabdomyosarkom bei
einer 27jährigen Frau. Zwei Tage nach der letzten Methotrexat-Gabe (5 g) Krampfanfall
und akutes Psychosyndrom, Tod knapp 3 Wochen später im Herz-Kreislaufversagen
nach terminaler Geschwulstaussaat. **a** Makroskopisch ist die Schädigung der weißen Substanz im Markscheidenpräparat nach Klüver-Barrera (noch) nicht eindeutig zu erkennen.
Im Bereiche der Fissura lateralis Meningeosis blastomatosa. **b** Mikroskopisch wird die
Markscheidenschädigung an der unregelmäßigen Anfärbung des Myelins mit vereinzelter
Markballenbildung und der deutlichen Kernvermehrung bei regressiver Veränderung der
Oligodendroglia bereits sichtbar. × 85. **c–e** Fortgeschritteneres Stadium der Leukencepha-
lopathie nach intrathekaler Methotrexatgabe und vorangegangener Rö-Bestrahlung des
Schädels (li 2200 rad HD, re 2400 rad HD) bei einem 10jährigen Jungen mit B-Zellen-
Lymphom. Vorwiegend subkortikal angeordnete Nekrose- (**c**) und Entmarkungsherde
(**d**); nur selten in den Herden Abräumreaktion mit Fettkörnchenzellen (**e**). Weitere Einzelheiten bei SCHMITT (1979)

   Eine weitere neurotoxische Manifestation des Methotrexats sind irreversible
und progrediente Enzephalopathien (subakute nekrotisierende Leukenzephalopathie) mit psychotischen und neurologischen Symptomen bis hin zur Entwicklung einer Demenz (KAY et al. 1972). Diese Nebenwirkungen werden wiederum
vor allem bei Kindern mit akuter lymphatischer Leukämie beobachtet, die als
„ZNS-Prophylaxe" u.a. mit Bestrahlung und Methotrexat behandelt wurden
(MEADOWS et al. 1981). Besonders schwere Verlaufsformen mit Auftreten von
hirnorganischen Anfällen wurden nach intrathekaler Polychemotherapie mit

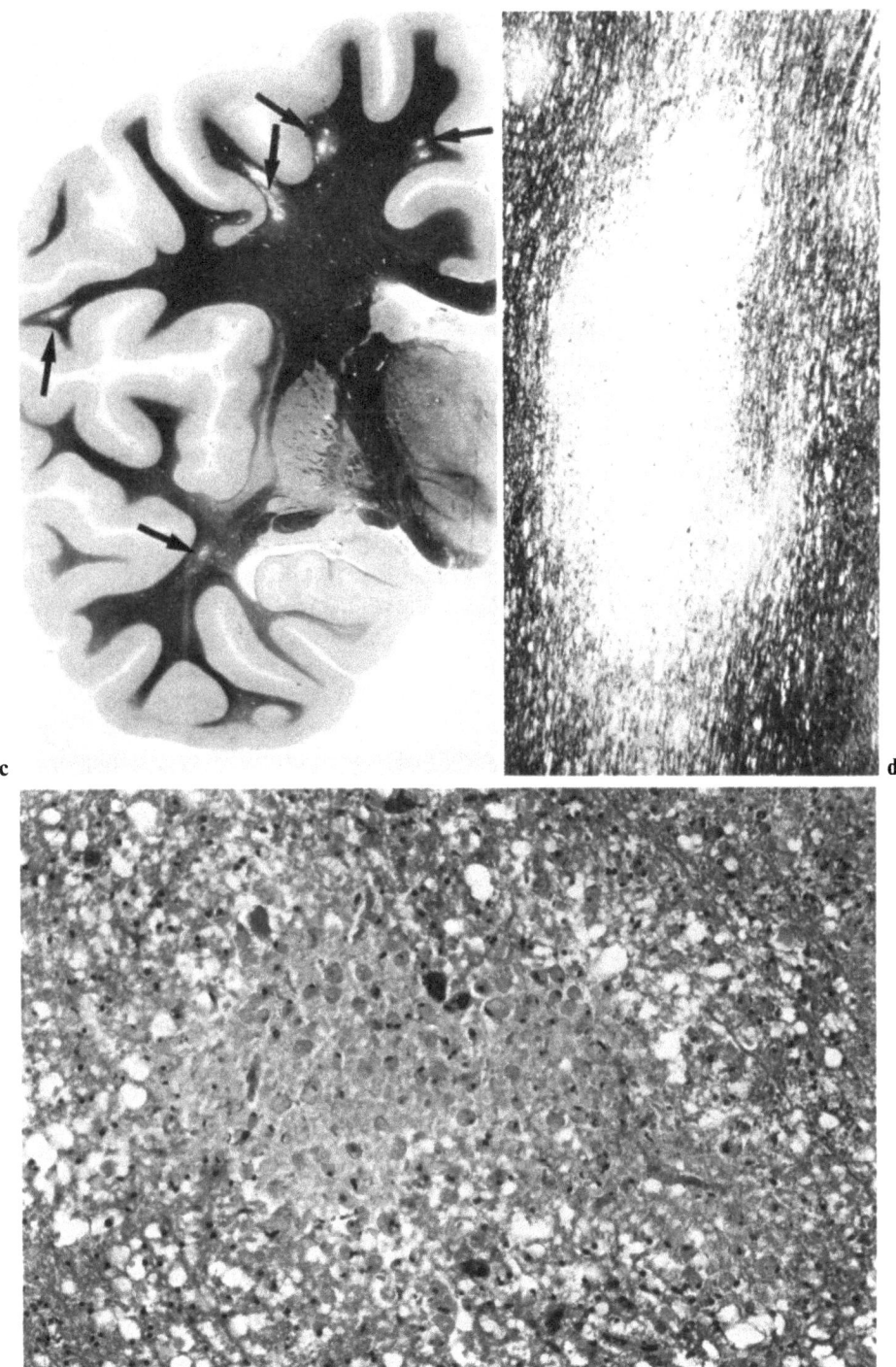

Abb. 75c–e

Methotrexat, Zytosinarabinosid und Hydrokortison beschrieben (RUBINSTEIN et al. 1975), eine nekrotisierende Enzephalitis nach intraventrikulärer Instillation von Methotrexat durch SHAPIRO et al. (1973). Auch die systemische Gabe von Methotrexat nach vorangegangener oder bei gleichzeitiger Bestrahlung des Schädels kann mit einer subakuten Leukenzephalopathie einhergehen, wobei der Strahlenschädigung der Blut-Hirn-Schranke eine wesentliche pathogenetische Bedeutung beigemessen wird (PRICE u. JAMIESON 1975; AUR et al. 1978). Eine andere Form der zerebralen Schädigung durch Methotrexat stellen offenbar Störungen der Vasozirkulation dar (GREENHOUSE et al. 1964).

Klinisch zeigt das Computertomogramm des Schädels nicht nur bei klinisch manifester Methotrexat-Enzephalopathie deutliche Veränderungen, sondern angeblich auch in etwa der Hälfte der asymptomatischen Patienten nach intrathekaler Chemotherapie und Strahlenbehandlung des Schädels. Charakteristisch sind Aufhellungen der Marksubstanz und Kalzifikation (PEYLAN-RAMU et al. 1978). Massive disseminierte Kalkablagerungen im Kortex und der rindennahen weißen Substanz wurden in diesem Sinne in Übereinstimmung mit bereits vorliegenden Beobachtungen als Folge der intrathekalen Methotrexatbehandlung interpretiert (FLAMENT-DURAND et al. 1975; BORNS u. RANCIER 1974; GIRALT et al. 1978). Ventrikelerweiterungen und Vergrößerungen der subarachnoidalen Räume sind weniger spezifische Veränderungen. Als Folge des akuten Markscheidenunterganges mit klinisch manifester Leukenzephalopathie bei akuten lymphoblastischen Leukämien wurde im Liquor basisches Myelinprotein in erhöhten Mengen gefunden (GANGJI et al. 1980), ein spezifisches Markscheidenprotein, das normalerweise im Liquor nicht meßbar ist.

Pathologisch-anatomisch. Das Vollbild der Methotrexat-Leukenzephalopathie ist durch multiple, teils konfluierende, nicht entzündliche Herde in der telenzephalen weißen Substanz gekennzeichnet. Deren Manifestation benötigt einige Zeit. In fortgeschrittenen Stadien imponieren sie teils als Demyelinisierung, teils als mehr oder minder ausgeprägte Nekrosen (SHAPIRO et al. 1973; HENDIN et al. 1974; SMITH 1975; RUBINSTEIN et al. 1975; PRICE u. JAMIESON 1975; EBELS 1981). Weiche Häute, Kortex und die Kerngebiete bleiben verschont.

Wesentlicher Angriffspunkt der Methotrexatwirkung ist dabei offensichtlich die Oligodendroglia. Im Initialstadium sind an ihr die ersten degenerativen Veränderungen nachweisbar. Ihre Kerne sind teils hyperchromatisch und geschrumpft, das Zytoplasma oft geschwollen. Die weiße Substanz färbt sich „schummerig" an, ihre Kerne erscheinen vermehrt, die Astroglia diffus aktiviert. An den Markscheiden kommt es zur spongiös-vakuoligen Auflockerung der Struktur, z.T. mit beginnender Markballenbildung.

In diesen Anfangsstadien ist die schwere Hirnschädigung im Markscheidenpräparat bei oberflächlicher Betrachtung u.U. leicht zu übersehen (s. Abb. 75a, b) und wird erst mikroskopisch deutlich. Selten werden intravasal hyaline Thromben gefunden oder eine nekrotisierende bzw. sklerosierende Mikroangiopathie.

Ist der Prozeß weiter fortgeschritten, werden die Herde schon makroskopisch sichtbar, teils als Entmarkung, teils als Nekrose (Abb. 75c–e). Die Oligodendroglia zeigt Kernpyknosen und karyorrhektische Untergangsformen. Der Markscheidenzerfall ist weiter fortgeschritten. Die Axone weisen Schwellungen und dystrophische Veränderungen auf oder stellen sich bei Silberimprägnation gar nicht mehr dar. In den dystrophischen Axonschwellungen wurden elektronenmikroskopisch Anhäufungen von Mitochondrien, amorphem elektronendichtem Material und von spiculaartigen Kalkeinlagerungen gefunden (RUBINSTEIN et al. 1975). Die mikrogliös-phagozytäre Reaktion ist meist nur gering. Zellschutt und Markzerfallsprodukte liegen vielfach weitgehend reaktionslos im Gewebe und können verkalken. Ausgedehnte Bezirke sind nekrotisch. Die diffuse, initial zellige Astrozytose zeigt mit zunehmender Überlebenszeit eine gewisse Tendenz zur Faserbildung. Obwohl die reaktive Astrozytose als Indikator einer diffusen Hirnschädigung weitgehend generalisiert ist, weisen die nekrotischen Läsionen Vorzugslokalisationen auf. In dem Beobachtungsgut von PRICE und JAMIESON (1975) war in erster Linie das Marklager der Frontoparietalregion betroffen mit bilateraler Ausbreitung der Herde.

Im Bereich der Brücke zeigt die Gewebsschädigung ein etwas anderes Bild. Die Läsion beschränkt sich dabei auf den Brückenfuß, und zwar hier ebenfalls auf die weiße Substanz, wobei die Querfaserung meist als stärker betroffen imponiert als die kortikofugalen Faserbündel; doch ist das Muster hier multifokal-kleinherdig (s. Abb. 76a). Das Zentrum derartiger, gelegentlich zur Verkalkung neigender Herde bildet oft eine weitgehend reaktionslose, von Axonschwellungen durchsetzte Koagulationsnekrose (s. Abb. 76b), meist in deutlicher Abhängigkeit von einer Kapillare, deren Endothelzellen geschwollen oder proliferiert sind. Die breite Randzone besteht aus spongiös-vakuolig aufgetriebenen Myelinstrukturen, in deren Bereich die ortsständige Oligodendroglia weitgehend verschwunden ist und Zeichen eines mikro/makrogliös-phagozytären Abbaues allenfalls in Spuren anzutreffen sind.

Diese pontinen, spongiös-nekrotischen, weitgehend areaktiven Markzerfallsherde sind allerdings für die Methotrexatschädigung nicht spezifisch, sie sind nicht einmal auf Neoplasmen mit Röntgenbestrahlung und zytostatischer Therapie als Voraussetzung begrenzt, sondern kommen als unspezifisches Schädigungsmuster des Brückenfußes auch bei anderen toxisch-dysmetabolischen Zuständen vor. Von den 4 Tumorfällen von BREUER et al. (1978) hatten nur 3 eine kombinierte Strahlen- und Methotrexat-Therapie erhalten, der 4. Fall statt Methotrexat das Alkylans Methyl-CCNU. Wir sahen gleichartige Herde im Brückenfuß nach Röntgenbestrahlung (ohne Chemotherapie) eines Hypophysentumors und eines in die rechte Paukenhöhle vorgewachsenen Glomustumors (VOLK et al. 1972), aber auch ohne daß Malignome und eine entsprechende Therapie vorgelegen hatten.

Die Tatsache, daß das Schädigungsmuster des *pontinen multifokal-areaktiven spongiösen Markzerfalls* offensichtlich aus ganz unterschiedlichen Ausgangssituationen heraus auftreten kann, unterstreicht die Bedeutung des topistischen Faktors. In diesem Zusammenhang erscheint der Hinweis von BREUER et al. (1978) bemerkenswert, daß diese Herde im wesentlichen in der relativ breiten Anastomosenzone der pontinen kleinen Gefäße anzutreffen sind und es daher naheliegend sei, daß toxische oder sonstige Schäden des Kapillarendothels in diesem Bereich den Durchtritt kleiner Mengen zytotoxischer Substanzen ermög-

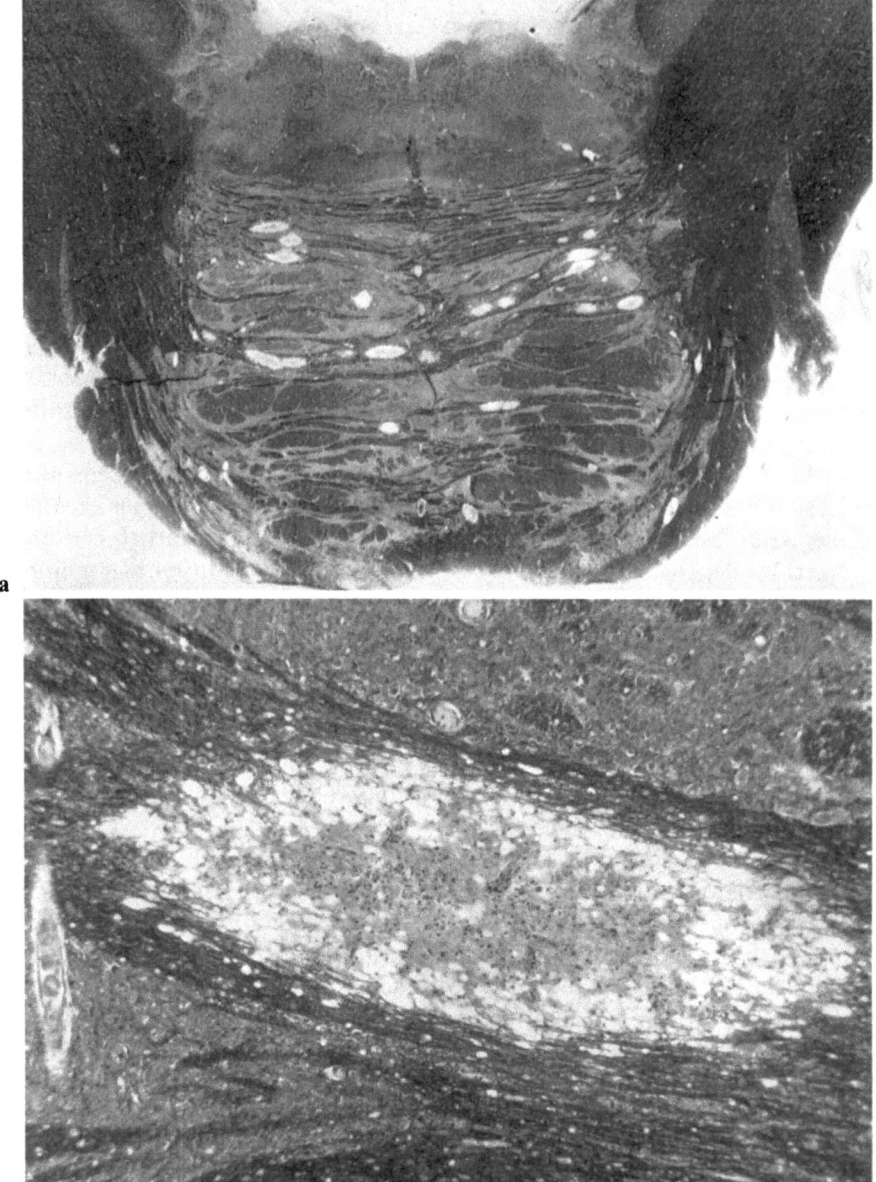

Abb. 76a, b. Läsionsmuster des pontin-multifokalen, spongiös-areaktiven Markzerfalls (s. Text). **a** Übersicht. **b** Spongiös-nekrotischer Herd in den Fibrae transversae. Klüver-Barrera × 100

lichen könnten. Gelegentlich von ihnen beobachtete intramurale Vakuolen an den Gefäßen werten sie als Stütze für diese Vorstellung.

Einen Überblick über die Schäden an Rückenmark und spinalen Wurzeln durch intrathekale Chemotherapie bringen SAIKI et al. (1972). Bei dem von ihnen untersuchten Mädchen fand sich eine ausgeprägte Entmarkung der rechtsseitigen Wurzeln im Lumbosakralbereich mit randständiger Marklichtung der korrespondierenden Rückenmarkabschnitte. Die meningealen Gefäße zeigten z.T. hyaline Wandveränderungen, waren jedoch durchgängig. Leukämische Infiltrate oder andere pathologische Veränderungen im Bereiche des ZNS lagen nicht vor.

Neben den für die Methotrexat-Intoxikation recht charakteristischen telenzephalen Leukenzephalopathien gibt es noch andere Formen der zerebralen Schädigung. Wiederholt wurden ausgedehnte intrazerebrale gyriforme Verkalkungen beschrieben (Übersicht bei GIRALT et al. 1978). Sie betreffen die Rinde und das subkortikale Mark und gehen mit Nervenzellausfällen und mit spongiösen Markschäden mit Astrozytose in der weißen Substanz der weiteren Umgebung einher. Die vielfach geschichteten Konkremente variieren in Größe und Form, Ganglienzellverkalkungen kommen vor. In der Beobachtung von GIRALT et al. (1978) war keine Beziehung der Kalkablagerungen zu den Gefäßen zu erkennen, während FLAMENT-DURANT et al. (1975) sie häufig um Kapillaren angeordnet fanden. Ihr Entstehungsmechanismus ist unklar. Einen Vergleich der an Axonen und Kapillarwänden aufgetretenen Verkalkungen mit den Kalkkonkrementen der Fahrschen Krankheit bringen MICHOTTE et al. (1975) mittels Gewebeveraschung bei niedriger Temperatur und EM-Mikroscanning. Danach sind sich die Kalkablagerungen bis auf einen höheren Mn-Gehalt bei der Fahrschen Krankheit sehr ähnlich.

In dem von GREENHOUSE et al. (1964) beschriebenen Methotrexatzwischenfall dürften toxisch bedingte Zirkulationsstörungen in der Entwicklung des recht komplexen zerebralen Schadens eine wichtige Rolle gespielt haben. Bei der 36jährigen Patientin, die wegen Verdacht auf Hirnmetastasen eines Retikulumsarkoms eine kontinuierliche Perfusion von Methotrexat durch die linke A. carotis interna erhalten hatte, fanden sich autoptisch in beiden Hemisphären multiple rote Rindeninfarkte mit Schwerpunkt im linken Parietalhirn. Mikroskopisch handelte es sich um elektive Parenchymnekrosen, unscharf begrenzte Nervenzellausfallsbezirke mit Stase und hyalinen Thromben in den zugehörigen meningealen Gefäßen. Die intrakortikalen Gefäße boten vielfach Endothelschwellungen, fibrinoide Wanddegeneration sowie Plasmaaustritte und perivaskuläre Blutungen. In den Herden selbst wurden verschiedentlich auch perivaskuläre Rundzellinfiltrate angetroffen, wie bei einer subakuten Enzephalitis. Gleichartige Infiltrate zeigte auch die Medulla oblongata. An den Hirnnerven wurde eine Entmarkung unterschiedlichen Ausmaßes registriert, gelegentlich begleitet von diskreten entzündlichen Infiltraten. GREENHOUSE et al. (1964) sehen in den Hirnveränderungen Folgen der Methotrexatbehandlung. Allerdings bleibt auch hier die formale Genese unklar.

Schließlich sei anhangsweise nur ganz kurz noch auf eine weitere zentralnervöse Komplikationsmöglichkeit hingewiesen, die nach Röntgenbestrahlung und Methotrexattherapie bei Kindern mit akuter lymphoblastischer Leukämie wiederholt beobachtet wurde, nämlich das Angehen einer Virusenzephalitis. SPALKE und ESCHENBACH (1979; dort auch Lit.-Übersicht) sahen eine akute kortikale Masern-Einschlußkörperchen-Enzephalitis bei einem $6^7/_{12}$jährigen Jungen mit saure-Phosphatase-positiver Lymphoblasten-Leukose und kombinierter Therapie; sie entwickelte sich 4 Monate nach Erkrankung an Masern klinisch innerhalb weniger Stunden und ging innerhalb von 8 Tagen tödlich aus. Sie unterscheidet sich sowohl von der gewöhnlichen postinfektiösen perivenösen Masernenzephalitis wie auch von der sklerosierenden Panenzephalitis. SPALKE und ESCHENBACH (1979) konnten elektronenmikroskopisch in den eosinophilen Kerneinschlußkörperchen tubuläre Nukleokapside von Paramyxovirus nachweisen. Auf die Beobachtung von SHAPIRO et al. (1973) wurde oben schon hingewiesen.

4. Zytosinarabinosid

Neurotoxische Schäden durch Zytosinarabinosid (Cytarabin (CA), ein Pyrimidinbasen-Antagonist) treten vorwiegend nach intrathekaler Applikation auf. Obwohl dieses Mittel selten als Monotherapie eingesetzt wird, scheint es in einzelnen Fällen dennoch möglich zu sein, ihm allein zuzuschreibende toxische Wirkungen abzugrenzen. BREUER et al. (1977) berichteten über eine spastische Parese nach intrathekaler prophylaktischer CA-Instillation bei einem Patienten mit akuter myeloischer Leukämie in der ersten Remission, ca. 6 Monate nach Beendigung einer systemischen Polychemotherapie, allerdings unter gleichzeitiger Röntgenbestrahlung des Schädels. Das Rückenmark wies ausgeprägte degenerative Veränderungen auf in Form einer Mikrovakuolisierung, disseminierter axonaler Schwellungen, Myelinverlust mit gelegentlichen Makrophagen und einer geringfügigen fibrillären Astrogliose. Paraplegien wurden nach intrathekaler Gabe von CA wiederholt beobachtet (BAGSHAWE et al. 1969), in einem Fall akut noch unter der Instillation des Medikamentes, das zusammen mit Hydrokortison gegeben worden war (SAIKI et al. 1972). Als wahrscheinliche Ursache wurden toxische Wirkungen der in den Medikamenten vorhandenen Konservierungsmittel Methylhydroxybenzoat bzw. Benzylalkohol diskutiert (s. auch Methotrexat S. 575). Gelegentliche Krampfanfälle bei Kindern mit akuter lymphatischer Leukämie und intrathekaler CA-Behandlung werden ebenfalls auf eine toxische Medikamentenwirkung zurückgeführt (EDEN et al. 1978; HANEFELDT u. RIEHM 1980). STRIAN und MAURACH (1980) erwähnen meningeale Reaktionen unter hohen, offensichtlich systemisch verabreichten Dosen von CA, während andere Autoren auch auf das Auftreten einer Polyneuropathie unter systemischem CA hinweisen (RUSSEL u. POWELS 1974), wobei in diesem Fall allerdings CA zusammen mit Daunorubicin verabreicht wurde, dem von anderer Seite die führende Rolle in der Pathogenese der Polyneuropathie zugeschrieben wird (STRIAN u. MAURACH 1980).

5. 5-Fluorurazil (5-FU)

5-FU ist ein halogeniertes Pyrimidinanalogon, das als 5-F-desoxy-Ribose-Nukleosid die Biosynthese von Thyminnukleotiden hemmt, aber auch direkt in die RNA eingebaut wird. Obwohl es die Blut-Hirn-Schranke passiert (BOURKE et al. 1973), ist 5-FU mit geringen neurotoxischen Nebenwirkungen belastet. Zeichen einer neurotoxischen Wirkung von Fluorurazil treten akut auf, oft innerhalb von 2 Wochen nach einer chemotherapeutischen Behandlung, und manifestieren sich beim Menschen als Schwindelgefühl,

Rumpf- und Gliedmaßenataxie, Dysarthrie, Dysmetrie und Nystagmus (RIEHL u. BROWN 1964). Als spezifische neurotoxische Wirkung von 5-FU hat man außer der reversiblen zerebellären Ataxie das Auftreten eines Parkinson-Syndroms (BERGEVIN et al. 1975; NICHOLS et al. 1976) und ophthalmoneurologischer Störungen (BIXENMAN et al. 1977; BOILEAU et al. 1971) beobachtet. Bei Hunden und Katzen, die wegen Neoplasien u.a. mit 5-Fluorurazil (10 mg/kg) behandelt wurden, trat eine Neurotoxikose in Form von Übererregbarkeit, Nervosität, Muskelzittern und Ataxie auf (HARVEY et al. 1977). Wie weit die bei einer pathologisch-anatomisch untersuchten Katze gefundenen Hirnveränderungen (herdförmige Nekrosen und Erweichungen) auf die 5-FU-Therapie zurückzuführen sind, bleibt offen. Ähnliche Befunde werden allerdings auch von HENNESS et al. (1977) angegeben, die außerdem bei Kontrolltieren ohne Malignome 2 Monate nach der 5-FU-Zufuhr fokale Veränderungen im Sinne einer abklingenden „chronischen Encephalitis" erwähnen. Bei dem von NICHOLS et al. (1976) beschriebenen Patienten wurde ein akutes Kleinhirnsyndrom auch durch Mitomycin C ausgelöst.

6. Antibiotika

Die für die Polychemotherapie von Neoplasien verwendeten Antibiotika (Actinomycin D, Daunomycin, Doxorubicin, Bleomycin, Mitomycin C) reagieren vor allem direkt mit der DNA und blockieren deren Replikation bzw. Transkription und die davon abhängigen Folgeprozesse der Proteinbiosynthese. Der Wirkungsmechanismus der Antibiotika auf molekularer Ebene beruht in den meisten Fällen auf ihrer Bindung an Nukleinsäuren durch Interkalation, die ein Ablesen der Basensequenz durch Polymerasen verhindert. Bleomycin verursacht eine Aufspaltung des DNA-Doppelstranges. Mitomycine besitzen nach Reduktion und Ringöffnung im Organismus (Aktivierung) alkylierende Eigenschaften.

Während diese Substanzen bei klinischer Anwendung in der Humanmedizin kaum eine neurotoxische Wirkung entfalten (STRIAN u. MAURACH 1980), können im Tierexperiment einige dieser Antibiotika Schäden am ZNS auslösen. Bei der Ratte führt die intrakranielle Applikation von Actinomycin D innerhalb von 48 h in Groß- und Kleinhirn sowie im Bereiche des Sehnerven zu einem ausgedehnten Status spongiosus der weißen Substanz, ähnlich dem Zinnödem. RIZZUTO und GAMBETTI (1976) unterscheiden ultrastrukturell 3 Typen der Spongiose: Eine Vakuolisierung zwischen der inneren Zunge und dem Rest der Markscheide, die Verbreiterung des periaxonalen Raumes mit Separation des Axons vom Myelinmantel und den interlamellären Markscheidenhydrops mit Splitting in der interperiodischen Linie. Der Spongiose gingen Kern- und Zytoplasmaveränderungen an den Oligodendrozyten voraus, die die Autoren zu der Vermutung veranlaßten, daß die Vakuolisierung eine Folge inhibitorischer Effekte des Actinomycin D auf die RNA der Oligodendrozyten und die Proteinsynthese ist. Die neurotoxische Wirkung von Actinomycin D war bereits aus früheren Studien bekannt. ROWLEY und YOUNG (1966) hatten bei Katzen nach lumbaler, intrathekaler, intraventrikulärer oder intrazerebraler Applikation schwerste neurologische Störungen beobachtet, mit etwas differenten morphologischen Schädigungsmustern. Die histologischen Veränderungen waren bereits vor Auftreten der klinischen Erscheinungen nachweisbar, die überraschenderweise ohne EEG-Veränderungen abliefen. Ebenfalls im Tierexperiment führte das für den Menschen kardiotoxische (WORTMAN et al. 1979) Doxorubicin zu einer Ganglioradikuloneuropathie mit selektiven Ganglienzellnekrosen der Spinalganglien und des Ganglion Gasseri (CHO 1977) bzw. zu einer sensorischen Neuropathie (CHO et al. 1979). Fluorescenzmikroskopische Verteilungsstudien im zentralen und peripheren Nervensystem der Maus nach intravenöser Adriamycin-Gabe stammen von BIGOTTE et al. (1982). Die in den Tierversuchen verwendeten Applikationstechniken machen ersichtlich, daß nervale Schäden nur unter Umgehung der Blut-Hirn-Schranke bewerkstelligt werden konnten, die fehlende Neurotoxizität dieser Antibiotika beim Menschen also wohl der Schutzfunktion dieser Gewebsbarriere zuzuschreiben ist. Diese Schlußfolgerung zieht wiederum die Überlegung nach sich, ob Antibiotika nicht doch gelegentlich neurotoxische Nebenwirkungen auslösen können, *wenn die* Funktion der Barriere durch krankhafte Prozesse gestört ist (s. Penizillin, S. 567).

7. Vincristin und Vinblastin

Die beiden Alkaloide aus Vinca rosea wirken in niedrigen Konzentrationen als Mitosehemmer, in höheren therapeutischen Konzentrationen verursachen sie darüber hinaus Chromosomenbrüche und Translokationen. Ihr spezifischer molekularer Angriffspunkt ist das Tubulin der Mitosespindeln, mit denen sie eine Bindung eingehen. Da diese Alkaloide den Ablauf der Zellproliferation spezifisch auf der Stufe der S_2-Phase zum Stillstand bringen, werden sie im Rahmen der Chemotherapie von Geschwülsten dazu verwendet, den Zellzyklus maligner Zellpopulationen zu synchronisieren, um die Treffsicherheit phasenspezifischer Zytostatika zu verbessern.

Neurotoxische Nebenwirkungen dieser Therapieform gehen vor allem zu Lasten von Vincristin, während bei Vinblastin die Leukopenie als Nebenwirkung im Vordergrund steht. Für Vincristin ist das Auftreten einer sensomotorischen distalen Polyneuropathie charakteristisch, die ein relativ stereotypes Symptomenmuster aufweist und deren Ausprägung dosis- und zeitabhängig ist (DAUN u. HARTWICH 1971; STERMAN u. SCHAUMBURG 1980). Die elektrophysiologischen Befunde mit einer verlängerten distalen Latenz oder einer nur diskreten Verlangsamung der Nervenleitgeschwindigkeit (MCLEOD u. PENNY 1969; CASEY et al. 1973) deuten auf eine axonale Degeneration des distalen Neurons mit sekundärem Myelinuntergang hin, die durch Untersuchungen an Nervenbiopsiematerial und durch Autopsiebefunde belegt werden konnte (BRADLEY et al. 1970; GOTTSCHALK et al. 1968). Die distalen Muskelgruppen zeigten dabei das Bild der neurogenen Muskelatrophie, während in proximalen Abschnitten die Befunde eher einer nekrotisierenden Myopathie entsprachen. In bis zu 10% der Fälle wurde eine Beteiligung der Hirnnerven (II–IV, VI) beobachtet (ALBERT et al. 1967); nicht selten kommen darüber hinaus schwere vegetative Störungen des Gastrointestinaltraktes und der Harnblase vor (SANDLER et al. 1969). Krampfanfälle und EEG-Veränderungen gelten als Indiz einer Vincristin-induzierten Enzephalopathie (GROEBE u. PALM 1972). Auf eine unmittelbare Wechselwirkung des systemisch verabreichten Vincristins mit zentralnervösen kortikalen Strukturen deutet auch das Auftreten eines Komas nach Vincristin hin (WHITTAKER et al. 1973), dem eine gestörte ADH-Sekretion mit Wasserretention zugrunde liegen soll.

Die für die Vincristin-Neuropathie typische primäre axonale Degeneration wird mit Störungen des axonalen Transportes durch Vincristin in Verbindung gebracht, die tierexperimentell reproduziert werden konnten (BRADLEY u. WILLIAMS 1973; GREEN et al. 1977). Für diesen Pathomechanismus sprechen auch elektronenmikroskopische Befunde an den Neurotubuli und Neurofilamenten, die die wesentlichen strukturellen Komponenten des axonalen Transportes darstellen (Zusammenfassung bei SHELANSKI u. FEIT 1972). Vincristin, das mit den Neurotubuli eine feste Bindung eingeht, führt experimentell zu massiven Aggregaten von Neurofilamenten und kristallinen Massen (SCHELANSKI u. WISNIEWSKI 1969; WISNIEWSKI et al. 1968), die möglicherweise aus „denaturierten" Neurotubuli entstanden sind (BENSCH u. MALAWISTA 1969). – Über eine Beeinträchtigung des zerebralen kortikalen Glukosestoffwechsels durch Vincristin im Tierexperiment berichteten HOYER et al. (1980).

Die geschilderten neurotoxischen Wirkungen von Vincristin wurden ausschließlich bei systemischer Gabe des Alkaloids beobachtet. Über schwere neurotoxische Folgen einer versehentlichen *intrathekalen* Applikation von Vincristin
liegen in der Literatur 3 Fallberichte vor (SLYTER et al. 1980; SHERPHERD et al.
1978; SCHOCHET et al. 1968). Es handelt sich um 2 Kinder und eine Erwachsene
und um Mengen von 1 bzw. 2–3 mg Vincristin-Sulfat, das in Höhe des Lumbalmarkes intrathekal appliziert wurde. Trotz sofortigen, z.T. ausgedehnten Aus-
tausches von Liquor durch Kochsalzlösung entwickelte sich eine aufsteigende
Paralyse, die in allen 3 Fällen innerhalb von 3–14 Tagen zum Tode führte.
Histologisch fanden sich in den Vorderhornzellen und ihren Fortsätzen sowie
in den medullären Kerngebieten reichlich neurofilamentäre Aggregate und z.T.
zytoplasmatische Kristallablagerungen, Befunde, die sich mit den Beobachtungen bei tierexperimentellen Vincristin-Intoxikationen decken und hinsichtlich
der histologischen Zellveränderungen wie auch der Dicke der aggregierten Filamente sehr an die Myelopathie saturnina (s. S. 465) erinnern. ARGYRAKIS und
SABUNCU (1973) sahen gleichartige Zell- und Axonveränderungen offenbar auch
nach nicht intrathekal verabfolgter hoher Vincristin-Dosis nicht nur im Rückenmark, sondern auch im Großhirn bei einem 67jährigen Mann, bei dem sich
etwa 2 Monate nach Behandlungsbeginn Verwirrtheitszustände und eine Tetraparese eingestellt hatten.

8. Alkylierende Zytostatika

Zyklophosphamid („Endoxan") gehört mit einigen strukturell verwandten
Verbindungen (Chlorambucil, Melphalan, Bischloräthyl-Nitrosourea „BCNU",
Chloräthyl-Zyklohexyl-Nitrosourea „CCNU" u.a.) zur Gruppe der Zellphasen-
unspezifischen *alkylierenden Zytostatika*. Aus Zyklophosphamid entsteht im
Körper durch Biotransformation das pharmakologisch aktive, sehr toxische
Stickstofflost. Unter der intravenösen Injektion von Zyklophosphamid können
passagere rauschartige Zustände auftreten (TASHIMA 1975). Besonders ausgeprägt ist seine Neurotoxizität offensichtlich bei unmittelbarem Kontakt mit dem
ZNS in hoher Konzentration. Von 6 Patienten mit Neoplasien des ZNS, die
eine Injektion von Stickstofflost in die Karotiden erhielten, starben 5 fast unmittelbar danach (ARIEL 1961). Aufgrund des besonderen Applikationsmodus kam
es in diesen Fällen kurzfristig zu exzessiv hohen lokalen Wirkstoffkonzentrationen. Tierversuche mit Zyklophosphamid haben gezeigt, daß das Zytostatikum
zu einer Schädigung von Myelin und Axonen führt (BOONE u. WOODHALL 1964).
Bei jungen Ratten fanden LEVINE und SOWINSKI (1963) entzündliche Veränderungen des Plexus chorioideus, dessen Stroma ein fibrinreiches Ödem aufwies.
Im Zusammenhang mit der Anwendung der Alkylantien BCNU und CCNU
wurden Schädigungen des Sehnervs bzw. der Augenmuskelnerven und ihrer
Kerngebiete beobachtet (HARRISON u. NEIMAN 1977; McLENNAN u. TAYLOR
1978; LOKICH et al. 1974). Da in allen diesen Fällen gleichzeitig andere Zytostatika gegeben wurden, ist hier ein eindeutiger kausaler Bezug auf ein bestimmtes
Zytostatikum nicht möglich.

L-Asparaginase. Im Vordergrund der durch die Enzymtherapie mit L-Asparaginase verursachten Nebenwirkungen stehen psychische Störungen. Nahezu charakteristisch sind Vigilanzstörungen, die sich in Form von Müdigkeit bis hin zu Orientierungsstörungen und Somnolenz manifestieren (HASKELL et al. 1969; OHNUMA et al. 1971). Akut oder nach einem bis zu 3wöchigen Intervall kann sich eine Enzephalopathie mit reversibler Funktionspsychose entwickeln, die bei älteren Patienten unter einem Korsakow-ähnlichen Bild verläuft oder auch an ein Delirium tremens erinnert (WEISS et al. 1974; HANEFELDT u. RIEHM 1980 u.a.). Hirnorganische Anfälle (fokale Jackson- oder generalisierte Krampfanfälle) mit Verlangsamung der Hirnstromaktivität sind ebenfalls beschrieben worden (CAMPBELL et al. 1977; HANEFELDT u. RIEHM 1980). Störungen des Wasser- und Elektrolythaushaltes sollen dabei eine wichtige pathogenetische Rolle spielen.

9. Sonstige Zytostatika

Von den verschiedenen anderen zytostatischen Einzelsubstanzen sei Prokarbazin besonders erwähnt. Seine Nebenwirkungen äußern sich in einer Beeinträchtigung des Sensoriums mit Benommenheit bis zur Desorientiertheit und Somnolenz. Das Bild einer organischen Psychose kann sich ebenfalls entwickeln, allerdings meist nur bei Kombination von Prokarbazin mit anderen Zytostatika oder gleichzeitiger zusätzlicher körperlicher Belastung wie z.B. Bestrahlungen (CHABNER et al. 1973; SPIVACK 1974; WEISS et al. 1977). Über eine Prokarbazin-induzierte Polyneuropathie liegt eine kasuistische Mitteilung vor (SPIVACK 1974). Die Nebenwirkungen des Medikamentes gelten als voll reversibel, oft sogar trotz fortgeführter Behandlung.

cis-Diamindichlorplatin, ein gut schrankengängiges Zytostatikum, das die DNA-Biosynthese hemmt, hat in jüngster Zeit als weiteres Zytostatikum für eine Mono- oder Polychemotherapie maligner Prozesse (Hoden- und Ovarialtumoren u.a.) an Bedeutung gewonnen (BRUCKNER et al. 1977). Neben seiner Nephrotoxizität wird auf die ausgeprägte Ototoxizität (bis zu 30% aller Patienten) bereits nach einmaliger Gabe hingewiesen. Ebenso wird eine periphere Neurotoxizität beschrieben. Sowohl nach einmaliger Gabe als auch nach mehrmonatiger Behandlung treten vereinzelt periphere, nicht immer reversible Neuropathien auf. Auch cerebrale Krampfanfälle sind beobachtet worden.

Literatur

Albert, D.M., Wong, V.G., Henderson, E.S.: Ocular complications of vincristine therapy. Arch. Ophthalmol. **78**, 709–713 (1967)

Allen, J.C.: The effects of cancer therapy on the nervous system. J. Pediat. **93**, 903–909 (1978)

Allen, J.C., Hasegawa, H., Mehta, B., Shapiro, W.R., Posner, J.B.: CNS penetration of methotrexate is enhanced by hyperosmolar intracarotid mannitol and meningeal carcinomatosis. Neurol. (Minneap.) **28**, 351 (1978)

Allen, J.C., Rosen, G.: Transient cerebral dysfunction following chemotherapy for osteogenic sarcoma. Ann. Neurol. **3**, 441–444 (1978)

Argyrakis, A., Sabuncu, N.: Vincristin-Encephalomyelopathie beim Menschen; Fallbericht. Zbl. Neur. **208**, 127–128 (1973)

Ariel, I.M.: Intra-arterial chemotherapy for metastatic cancer to the brain. Amer. J. Surg. **102**, 647–650 (1961)

Aur, R.J.A., Simone, J.V., Verzosa, M.S., Hustu, H.D., Barker, L.F., Pinkel, D.P., Rivera, G., Dahl, G.V., Wood, A., Stagner, S., Mason, C.: Childhood acute lymphocytic leukemia – Study V III. Cancer **42**, 2123–2134 (1978)

Back, E.H.: Death after intrathekal methotrexate. Lancet **1969 II**, 1005

Bagshawe, K.D., Magrath, I.T., Golding, P.R.: Intrathecal methotrexate. Lancet **1969 II**, 1258

Bensch, K.G., Malawista, S.E.: Microtubular crystals in mammalian cells. J. Cell Biol. **40**, 95–107 (1969)

Bergevin, P.R., Tormey, D.C., Blom, J.: Guide to the use of cancer chemotherapeutic agents. Mod. Treat. **9**, 185–273 (1972)

Bigotte, L., Arvidson, B., Olsson, Y: Cytofluorescence localization of adriamycin in the nervous system. I. Distribution of the drug in the central nervous system of adult mice after intravenous injection. Acta neuropath (Berl.) **57**, 121–129 (1982a)

Bigotte, L., Arvidson, B., Olsson, Y.: Cytofluorescence localization of adriamycin in the nervous system. II. Distribution of the drug in the somatic and autonomic peripheral nervous systems of normal adult mice after intravenous injection. Acta neuropath (Berl.) **57**, 130–136 (1982b)

Bixenman, W.W., Nicholls, J.V.v., Warwick, O.H.: Oculomotor disturbances associated with 5-fluorouracil chemotherapy. Amer. J. Ophthal. **83**, 789–793 (1977)

Bleyer, W.A., Drake, J.C., Chabner, B.A.: Neurotoxicity and elevated cerebrospinal-fluid methotrexate concentration in meningeal leukemia. New Engl. J. Med. **289**, 770–773 (1973)

Boileau, G., Piro, A.J., Lahiri, S.R., Hall, T.C.: Cerebellar ataxia during 5-fluorouracil (NSC-19893) therapy. Cancer Chemother. Rep. **55**, 595–598 (1971)

Boone, S.C., Woodhall, B.: The ultrastructural changes induced by HN_2 in the sciatic nerve. J. Surg. Res. **4**, 413–422 (1964)

Borns, P.F., Rancier, L.F.: Cerebral calcification in childhood leukemia mimicking Sturge-Weber-Syndrom. Report of two cases. Amer. J. Radiol. **122**, 52–55 (1974)

Bourke, R.S., West, C.R., Chĥeda, G., Tower, D.B.: Kinetics of entry and distribution of 5-fluorouracil in cerebrospinal fluid and brain following intravenous injection in a primate. Cancer Res. **33**, 1735–1746 (1973)

Bradley, W.G., Lassmann, L.P., Pearle, G.W., Walton, J.N.: The neuromyopathy of vincristine in man. Clinical, electrophysiological and pathological studies. J. neurol. Sci. **10**, 107–131 (1970)

Bradley, W.G., Williams, M.H.: Axoplasmic flow in axonal neuropathies. Brain **96**, 235–246 (1973)

Breuer, A.C., Pitman, S.W., Dawson, D.M., Schoene, W.C.: Paraparesis following intrathekal cytosine arabinoside. Cancer **40**, 2817–2822 (1977)

Breuer, A.C., Blank, N.K., Schoene, W.C.: Multifocal pontine lesions in cancer patients treated with chemotherapy and CNS radiotherapy. Cancer **41**, 2112–2120 (1978)

Bruckner, H.W., Cohen, C.J., Kabakow, B., Wallach, R.C., Greenspan, E.M., Gusberg, S.B., Holland, J.F.: Combination chemotherapy of ovarian carcinoma with platinum: improved therapeutic index. Proc. Amer. Assoc. Cancer Res. **18**, 339 (1977)

Brust, J.C.M.: Drug abuse and nervous system toxins. Neurol. Sci & Practice of Clinical Medicine, Vol. **5**, pp. 540–568 (1980)

Campbell, R.H., Marshall, W.C., Chessells, J.M.: Neurological complications of childhood leukaemia. Arch. Dis. Childh. **52**, 850–858 (1977)

Casey, E.B., Jeliefe, A.M., LeQuesne, P.M., Milett, Y.L.: Vincristine neuropathy. Clinical and electrophysiological observations. Brain **96**, 69–86 (1973)

Chabner, B.A., Sponzo, S., Hubbard, S., Chanellos, G.P., Young, R.C., Schein, P.S., DeVita, V.T.: High-dose intermittent intravenous infusion of procarbazine (NSC-77213). Cancer Chemother. Rep. **57**, 361–364 (1973)

Chan, K.K., Stolinsky, D., Mitchell, M.S., Farquhar, D., Nayar, M.S., Cohen, J.L., Chlebowski, R.T., Liebman, H.: Metabolism of methotrexate in man after high and conventional doses. Res. Commun. Chem. Pathol. Pharmacol. **28**, 551–561 (1980)

Cho, E.S.: Toxic effects of adriamycin on the ganglia of the peripheral nervous system: a neuropathological study. J. Neuropath. exp. Neurol. **36**, 907–915 (1977)

Cho, E.S., Jortner, B.S., Schaumburg, H.H., Spencer, P.S.: A single intravenous injection of doxorubicin (adriamycin) induces sensory neuronopathy in rats. Neurotoxicol. **1**, 583–591 (1979)

Daun, H., Hartwich, G.: Die Vincristin-Polyneuritis. Fortschr. Neurol. Psychiat. **39**, 151–165 (1971)

Ebels, E.J.: Iatrogenic damage to the central nervous system in malignant systemic disease. Acta neuropath. (Berl.) Suppl. VII, 352–355 (1981)

Eden, O.A., Goldie, W., Wood, T., Etcubanas, E.: Seizures following intrathekal cytosine arabinoside in young children with acute lymphoblastic leukemia. Cancer **42**, 53–58 (1978)

Flament-Durand, J., Ketelbant-Balasse, P., Maurus, R., Egnier, R.: Intracerebral calcifications appearing during the course of acute lymphocytic leukemia treated with methotrexate and X-rays. Cancer **35**, 319–325 (1975)

De Fronzo, R.A., Braine, H., Colvin, M.: Water intoxication in man after cyclophosphamide therapy. Ann. Int. Med. **78**, 861–869 (1973)

Gangji, D., Reaman, G.H., Cohen, S.R., Bleyer, W.A., Poplack, D.G.: Leukoencephalopathy and elevated levels of myelin basic protein in the cerebrospinal fluid of patients with acute lymphoblastic leukemia. New Engl. J. Med. **303**, 19–21 (1980)

Giralt, M., Gil, J.L., Borderas, F., Oliveros, A., Gomez-Pereda, R., Pardo, J., Martinez-Ibanez, F., Raichs, A.: Intracerebral calcifications in childhood lymphoblastic leukemia. Acta haemat. **59**, 193–204 (1978)

Gottschalk, P.G., Byck, P.J., Kiely, J.M.: Vinca alkaloid neuropathy: Nerve biopsy studies in rats and in man. Neurol. (Minneap.) **18**, 875–882 (1968)

Green, L.S., Donoso, J.A., Hallar-Bettinger, I.E., Samson, F.E.: Axonal transport disturbances in vincristin-induced peripheral neuropathy. Ann. Neurol. **1**, 255–262 (1977)

Greenhouse, A.H., Neubuerger, K.T., Bowerman, D.L.: Brain damage after intracarotid infusion of methotrexate. Arch. Neurol. **11**, 618–625 (1964)

Groebe, H., Palm, S.: Vincristin-induzierte Encephalopathien unter der Behandlung kindlicher Leukosen. Mschr. Kinderheilk. **120**, 23–27 (1972)

Hanefeldt, F., Riehm, H.: Therapy of acute lymphoblastic leukaemia in childhood: effects on the nervous system. Neuropädiat. **11**, 3–16 (1980)

Harrison, D.T., Neiman, P.E.: Primary treatment of disseminated Hodgkin's disease with BCNU alone and in combination with vincristine, procarbazine and prednisone. Cancer Treatment Rep. **61**, 789–795 (1977)

Harvey, H.J., MacEwen, E.G., Hayes, A.A.: Neurotoxicosis associated with use of 5-fluorouracil in five dogs and one cat. J. Amer. vet. med. Ass. **171**, 277–278 (1977)

Haskell, C.M., Canellos, G.P., Leventhal, B.G., Carbone, P.P., Serpick, A.A., Hansen, H.H.: L-Asparaginase toxicity. Cancer Res. **29**, 974–975 (1969)

Hendin, B., deVivo, D., Torack, R., Lell, M.-E., Ragab, A.H., Vietti, T.J.: Parenchymatous degeneration of the central nervous system in childhood leukemia. Cancer (Philad.) **33**, 468–482 (1974)

Henness, A.M., Theilen, G.H., Madewell, B.R., Grow, S.E.: Neurotoxicosis associated with use of 5-fluorouracil. J. Amer. vet. med. Ass. **171**, 692 (1977)

Holland, J.F.: E pluribus unum: A presidential address. Cancer Res. **31**, 1319–1329 (1971)

Hoyer, S., Fröhlich, L., Hof, M., Volk, B.: First results on the effect of vincristine on brain glucose and energy metabolism in rats. Mechanisms of Ageing and Development **14**, 223–231 (1980)

Huffman, D.H., Wan, S.H., Azarnoff, D.L., Hoogstraten, B.: Pharmacokinetics of methotrexate. Clin. Pharmacol. Ther. **14**, 572–579 (1973)

Kay, H.E.M., Knapton, P.J., O'Sullivan, J.P., Wells, D.G., Harris, R.F., Innes, F.M., Stuart, J., Schwartz, F.C.M., Thompson, E.N.: Encephalopathy in acute leukaemia associated with methotrexate therapy. Arch. Dis. Childh. **47**, 344–354 (1972)

Levine, S., Sowinksi, R.: Choroid plexitis produced in rats by cyclophosphamide. J. Neuropath. exp. Neurol. **32**, 365–370 (1973)

Lokich, J.J., Skarin, A.T., Frei, E.: 1,-(2-chloroethyl)-3-cyclohexyl-1-nitrosourea (methylCCNU) and adriamycin combination therapy. Cancer (Philad.) **34**, 1593–1597 (1974)

McLennan, R., Taylor, H.R.: Optic neuroretinitis in association with BCNU and procarbazine therapy. Med. pediat. Oncol. **4**, 42–48 (1978)

McLeod, J.G., Penny, R.: Vincristine neuropathy: an electrophysiological and histological study. J. Neurol. Neurosurg. Psychiat. **32**, 297–304 (1969)

Meadows, A.T., Gordon, J., Massari, D.J., Littman, P., Fergusson, J., Moss, K.: Declines in IQ scores and cognitive dysfunctions in children with acute lymphocytic leukaemia treated with cranial irradiation. Lancet **1981 II**, 1015–1018

Mellet, L.B.: Physicochemical considerations and pharmacokinetic behavior in delivery of drugs to the central nervous system. Cancer Treatment Rep. **61**, 527–531 (1977)

Metz, O., Stoll, W., Plenert, W.: Meningosis-„Prophylaxe" mit Radiogold (^{198}Au) bei der Leukämie im Kindesalter. Dtsch. med. Wschr. **102**, 43–46 (1977)

Michotte, Y., Smeyers-Verbeke, J., Ebinger, E., Maurus, R., Pelsmaekers, J., Lowenthal, A., Massart, D.L.: Brain calcification in a case of acute lymphoblastic leukaemia. J. Neurol. Sci. **25**, 145–152 (1975)

Moertel, G.G.: Cerebellar ataxia associated with fluorinated pyrimidine therapy. Cancer Chemother. Rep. **41**, 15–18 (1964)

Naiman, J.L., Rupprecht, L.M., Tanyeri, G., Philippidis, P.: Intrathekal methotrexate. Lancet 1970 I, 571

Neuwelt, E.A., Frenkel, E.P., Diehl, J., Vu, L., Rapoport, S.I., Hill, S.: Reversible osmotic blood-brain barrier disruption in humans: implications for the chemotherapy of malignant brain tumors. J. Neurosurg. **7**, 44–52 (1980)

Nichols, M., Bergevin, P.R., Vyas, A.C., Hamlin, R.: Neurotoxicity from 5-fluorouracil (NSC-19893) administration reproduced by mitomycin C (NSC-26980). Cancer Treatment Rep. **60**, 293–294 (1976)

Ohnuma, T., Rosner, F., Levy, R.N., Cuttner, J., Moon, J.H., Silver, R.T., Blom, J., Falkson, G., Burningham, R., Glidewell, O., Holland, J.F.: Treatment of adult leukemia with L-asparaginase (NSC 109229). Cancer Chemother. Rep. **55**, 269–275 (1971)

Peylan-Ramu, N., Poplack, D.G., Pizzo, P.A., Adornato, B.T., DiChiro, G.: Abnormal CT scans of the brain in asymptomatic children with acute lymphocytic leukemia after prophylactic treatment of the CNS with radiation and intrathecal chemotherapy. New Engl. J. Med. **298**, 815–818 (1978)

Poplack, D.G., Bleyer, W.A., Horowitz, M.E.: Pharmacology of antineoplastic agents in cerebrospinal fluid. In: Neurobiology of cerebrospinal fluid, Vol. 1, 561–578 (1980)

Price, R.A., Jamieson, P.A.: The central nervous system in childhood leukemia. II. Subacute leukoencephalopathy. Cancer **35**, 306–318 (1975)

Price, R.A., Birdwell, D.A.: The central nervous system in childhood leukemia. III. Mineralizing microangiopathy and dystrophic calcification. Cancer **42**, 717–728 (1978)

Riehl, J.L., Brown, W.J.: Acute cerebellar syndrome secondary to 5-fluorouracil therapy. Neurol. (Minneap.) **14**, 961–967 (1964)

Rizzuto, N., Gambetti, P.L.: Status spongiosus of rat central nervous system induced by actinomycin D. Acta neuropath. (Berl.) **36**, 21–30 (1976)

Rowley, W.F., Young, I.J.: Experimental myelopathy and encephalopathy induced by actinomycin D. Recent Advanc. Biol. Psychiat. **9**, 251–269 (1966)

Rubinstein, L.J., Herman, M.M., Long, T.F., Wilbur, J.R.: Disseminated necrotizing leukoencephalopathy – a complication of treated central nervous system leukemia and lymphoma. Cancer (Philad.) **35**, 291–305 (1975)

Russel, J.A., Powles, R.L.: Neuropathy due to cytosine arabinoside. Brit. med. J. 4/1974, 652–653

Saiki, J.H., Thompson, S., Smith, F., Atkinson, R.: Paraplegia following intrathekal chemotherapy. Cancer (Philad.) **29**, 370–374 (1972)

Sandler, S.G., Tobin, W., Henderson, E.S.: Vincristine-induced neuropathy: a clinical study of fifty leukemic patients. Neurol. (Minneap.) **19**, 367–374 (1969)

Sauer, H., Schalhorn, A.: Rationale Grundlagen und Praxis des Citrovorumfaktor (Leucovorin[R])-Schutzes nach hochdosierter Methotrexat-Therapie. Onkologie 3, 64–71 (1980)

Schmitt, H.P.: Akute und intervalläre Strahlenschäden des Zentralnervensystems, S. 50–52. Berlin-Heidelberg-New York: Springer-Verlag 1979

Schochet, S.S., Lampert, P.W., Earle, K.M.: Neuronal changes induced by intrathecal vincristine sulfate. J. Neuropathol. exp. Neurol. 27, 645–658 (1968)

Shapiro, W.R., Chernick, N.L., Posner, J.B.: Necrotizing encephalitis following intraventricular instillation of methotrexate. Arch. Neurol. 28, 96–102 (1973)

Shapiro, W.R., Young, D.F., Mehta, B.M.: Methotrexate: Distribution in cerebrospinal fluid after intravenous, ventricular and lumbar injections. New Engl. J. Med. 293, 161–166 (1975)

Shelanski, M.L., Wieniewski, H.: Neurofibrillary degeneration induced by vincristine therapy. Arch. Neurol. 20, 199–206 (1969)

Shelanski, M.L., Feit, H.: Filaments and tubules in the nervous system. In: Bourne, C.H. (ed.) The structure and function of nervous tissue, Vol. 6, pp. 47–80. N.Y.: Academic Press 1972

Shepherd, D.D., Steuber, C.P., Starling, K.A.: Accidental intrathecal administration of vincristine. Med. Pediatr. Oncol. 5, 85–88 (1978)

Slyter, H., Liwnicz, B., Herrick, M.K., Mason, R.: Fatal myeloencephalopathy caused by intrathekal vincristine. Neurol. 30, 867–871 (1980)

Smith, B.: Brain damage after intrathekal methotrexate. J. Neurol. Neurosurg. Psychiat. 38, 810–815 (1975)

Spalke, G., Eschenbach, C.: Infantile cortical measles inclusion body encephalitis during combined treatment of acute lymphoblastic leukemia. J. Neurol. 220, 269–277 (1979)

Spivack, S.D.: Procarbazine. Ann. intern. Med. 81, 795–800 (1974)

Sterman, A.B., Schaumburg, H.H.: Neurotoxicity of selected drugs. In: Spencer, P.S., Schaumburg, H.H., (eds.), Experimental and Clinical Neurotoxicology, p. 593–612. Williams & Baltimore: Wilkins 1980

Strian, F., Maurach, R.: Zytostatische Therapie: Neurologische und psychiatrische Syndrome. Med. Klinik 25, 478–484 (1980)

Tashima, C.K.: Immediate cerebral symptoms during rapid intravenous administration of cyclophosphamide (NSC 26271). Cancer Chemother. Rep. 59, 441–442 (1975)

Volk, B., Busse, O., Brusis, T.: Wallenberg-Syndrom bei Röntgen-Spätschädigung der Medulla oblongata. Nervenarzt 51, 373–377 (1972)

Weiss, H.D., Walker, M.D., Wiernik, P.H.: Neurotoxicity of commonly used antineoplastic agents. New Engl. J. Med. 291, 75–81; 127–133 (1974)

Weiss, G.B., Weiden, P.L., Thomas, E.D.: Central nervous system disturbances after combined administration of procarbazine and mechlorethamine. Cancer Treatm. Rep. 61, 1713–1714 (1977)

Whittaker, J.A., Parry, D.M., Bunch, C., Weatherwall, D.J.: Coma associated with vincristine-therapy. Brit. Med. J. 4/1973, 335–337 (1973)

Wisniewski, H., Shelanski, M.L., Terry, R.D.: Effects of mitotic spindle inhibitors on neurotubules and neurofilaments in anterior horn cells. J. Cell Biol. 38, 224–229 (1968)

Wortman, J.E., Lucas, V.S., Schuster, E., Thiele, D., Logue, G.L.: Sudden death during doxorubicin administration. Cancer (Philadelphia) 44, 1588–1591 (1979)

VIII. Weitere Arzneimittel

1. D-Penicillamin

D-Penicillamin, das mit Kupfer und anderen Schwermetallen (Blei, Kobalt, Zink, Quecksilber und Gold) Chelate bildet, wird für die Behandlung des Morbus Wilson (Kupferelemination) und der primär-chronischen Polyarthritis verwendet. Es kann eine reversible, auf der Kupferausschwemmung beruhende

Ageusie hervorrufen. Seine langfristige Anwendung führt außer zu tubulären Nierenschäden auch zu neurotoxischen Nebenwirkungen, insbesondere in Form einer myasthenischen Reaktion (BUCKNALL et al. 1975; SCHUMM u. STÖR 1978), möglicherweise als Folge einer Proliferationshemmung immunkompetenter Zellen, denn auch die arzneimittelinduzierte Myasthenie geht wie die genuine Erkrankung mit dem Auftreten von Autoimmunantikörpern einher, die gegen Acetylcholin-Rezeptorprotein gerichtet sind (RUSSEL u. LINDSTROM 1978). Des weiteren beobachtet man eine Optikusatrophie, Augenmuskellähmungen und Sensibilitätsstörungen. D-Penicillamin hat mehrere metabolische Angriffspunkte. Neben der oben erwähnten Chelatbildung mit Schwermetallen reagiert es mit Thiolgruppen biologischer Moleküle (Aminosäuren, Proteine). Für seine neurotoxische Wirkung dürfte wichtig sein, daß es auch mit Aldehydgruppen reagiert und Thiazolidinderivate bildet. Davon betroffen ist z.B. Vitamin B_6, so daß langfristig ein Vitaminmangelzustand induziert werden kann.

Hinweise auf eine mögliche zentralnervöse Toxizität des D-Penicillamins ergaben sich aus chronischen Tierexperimenten (JAYARAJ 1980). Bei Ratten traten nach 6monatiger intragastraler Gabe von 1 mg dieses Stoffes im Kortex von Groß- und Kleinhirn und im Thalamus zahllose Einschlußkörperchen auf. Nach ihren färberischen Eigenschaften, die auf eine vorwiegende Zusammensetzung aus Polysacchariden bzw. Glykoproteinen hinweisen, und nach ihrem histologischen Bild erinnern sie sehr stark an Lafora-Körperchen. Auf den möglichen Entstehungsmechanismus dieser Veränderungen wurde in der Arbeit nicht eingegangen.

Das mit Kupfer(II) ebenfalls Schwermetallkomplexe bildende *Cuprizon* (Oxalsäurebis(zyklohexylidenhydrazid) sei hier erwähnt, weil es in seinem Wirkungsmechanismus zu den Chelatbildnern gehört und in seiner tierexperimentellen Neurotoxizität Ähnlichkeit mit der myelinotropen Wirkung von Hexachlorophen und Isonikotinsäurehydrazid besitzt. Cuprizon wird ausschließlich analytisch, nicht jedoch therapeutisch verwendet, so daß ihm in der Humanmedizin allenfalls eine toxikologische Bedeutung zukommt. Tierexperimente zeigten, daß dem Futter zugesetztes Cuprizon innerhalb von 14 Tagen eine sehr starke toxische Wirkung auf das periphere und zentrale Nervensystem ausübt (Übersicht bei POLITIS et al. 1980). Im Vordergrund steht eine selektive Schädigung der Oligodendrozyten, der sich sekundär ein vollständiger Markscheidenuntergang anschließt (BLAKEMORE 1972, 1973a, b). Gleichzeitig entwickelt sich eine ausgeprägte Hypertrophie und Hyperplasie der Astroglia (CAMMER 1980).

2. Antikoagulantien

Antikoagulantien haben zwar keinen neurotoxischen Effekt, doch sind neurologische Symptome unter dieser Therapie nicht ganz selten, wenn Blutungen in das perineurale Gewebe oder in die Nervenscheide selbst einen Funktionsausfall peripherer Nerven bedingen (DHALIWAL et al. 1976). Der Femoralis-Neuropathie liegt allerdings wohl eine Druckschädigung des Nerven durch Hämatome im M. iliacus zugrunde (UNCINI et al. 1981). Bei den gelegentlich unter dieser Therapie vorkommenden „spontanen" Subarachnoidalblutungen, subduralen

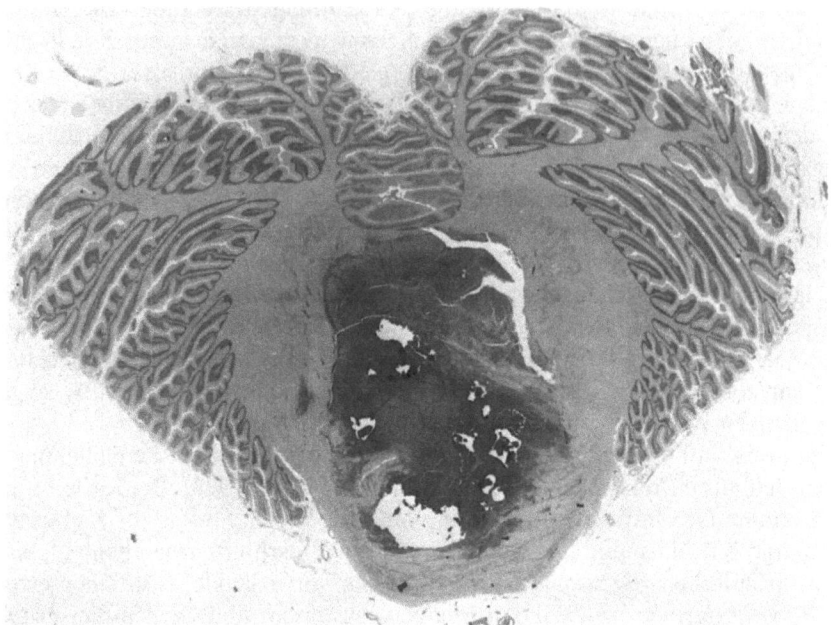

Abb. 77. Pontine Massenblutung unter Marcumar-Behandlung nach Thrombendarterek-
tomie der re. A. femoralis. Keine hypertonische Erkrankung der Hirngefäße

Therapie vorkommenden „spontanen" Subarachnoidalblutungen, subduralen
Hämatomen und intrazerebralen Massenblutungen (s. Abb. 77) ist eine Blutungsquelle meist nicht auszumachen bzw. oft nur eine mäßig ausgeprägte Zerebralarteriensklerose oder hypertonische Erkrankung der Hirngefäße gegeben,
die mit der Ausdehnung der Massenblutung kontrastiert. – WITTER et al. (1981)
haben erneut auf einen möglichen Zusammenhang zwischen der Gabe gerin-
nungshemmender Cumarine während der Spätschwangerschaft und einer kindlichen Retardierung, Optikusatrophie und Mikrocephalus hingewiesen

3. Misonidazol und Desmethylmisonidazol

Misonidazol bzw. Desmethylmisonidazol erhöhen nach systemischer Applikation die Strahlenempfindlichkeit von Gewebe „hypoxic cell sensitizers" und
werden deswegen als Adjuvans bei der Strahlentherapie maligner Tumoren ge-
prüft (DISCHE et al. 1981). Als Nebenwirkung tritt eine distale, symmetrische,
vorwiegend sensorische Polyneuropathie auf, die oft mit schmerzhaften Parästhesien einhergeht (SAUNDERS et. al. 1978; DISCHE et al. 1981). Nervenbiopsien
(URTASUN et al. 1978; MELGAARD et al. 1982) zeigten einen floriden Markscheidenabbau bei Verringerung der großkalibrigen Markfasern sowie Axonregenerate und Remyelinisierung, Veränderungen, die als Ausdruck einer Neuropathie
vom axonalen Typ gewertet wurden. Über entsprechende tierexperimentelle Ergebnisse berichten ADAMS et al. (1980). Gelegentlich kommt es unter dieser Behandlung zu Krämpfen und zur Enzephalopathie.

4. Perhexilenmaleat

Perhexilenmaleat („Pexid"), eine koronarerweiternde, Calcium-antagonistische Wirksubstanz, verursacht als mögliche Nebenwirkung in seltenen Fällen eine symmetrische, vorwiegend motorische Polyneuropathie nach Monaten oder Jahren der Behandlung (ABAZA et al. 1973; LHERMITTE et al. 1976; WIJESEKERA et al. 1980). Das Krankheitsbild geht mit einem Verlust aller sensorischen Qualitäten und einer Schwäche der distalen, aber auch proximalen Muskulatur einher. Die Reflexe fehlen gewöhnlich. Die Leitgeschwindigkeit sensorischer und motorischer Nerven ist stark herabgesetzt, das Liquoreiweiß ist in der Regel im Bereich zwischen 50 und 150 mg/100 ml erhöht (SAID 1978). Anhand von Nervenbiopsien (N. suralis bzw. peronaeus) wurden eine segmentale De- und Remyelinisierung, eine Wallersche Degeneration und dichte Zelleinschlüsse in den Schwann-Zellen, aber auch in Fibrozyten und Endothelzellen, sowie in den Axonen, beobachtet (LHERMITTE et al. 1976; MUSSINI et al. 1977; POLLET et al. 1977), bei denen es sich nach dem Erscheinungsbild mit multilamellären, konzentrischen Strukturen um lysosomale Residualkörper handelt, die den Verdacht auf eine Speicherung polarer Substanzen erwecken. Perhexilenmaleat gehört zu den oben besprochenen lysosomotropen Stoffen (s. S. 563), die lysosomale Speicherungsprozesse auslösen. Tatsächlich haben HAUW et al. (1981) über eine Gangliosidspeicherung im Biopsiematerial des N. peroneus von Patienten mit Symptomen einer peripheren Neuropathie während der Behandlung mit dem Medikament und über eine Vermehrung von Phospholipiden und Cholesterin in verschiedenen Zellkulturen in Gegenwart von Perhexilenmaleat berichtet. Muskelbiopsien zeigen das Bild einer neurogenen Faseratrophie. Eine reversible Erhöhung des intrakraniellen Druckes unter Perhexilenmaleat beobachteten STEPHENS und EDDY (1978) bei 3 Patienten.

5. Amiodaron

Amiodaron, eine Substanz mit amphiphilen, lysosomotropen Eigenschaften, die als Koronartherapeutikum eingesetzt wird, verursacht bei langdauernder Anwendung sensomotorische Polyneuropathien mit ausgeprägten distalen Muskelatrophien (GIBBELS 1980). Histopathologisch sieht man einen Untergang markhaltiger vorwiegend großkalibriger Nervenfasern. Ähnlich wie für Perhexilenmaleat, Clioquinol u.a. wird auch die Amiodaron-Neuropathie als mögliche Folge einer arzneimittelinduzierten Neurolipidose angesehen (LEMAIRE et al. 1982). Die Muskelschädigung ist z.T. neurogener Natur, z.T. durch Anhäufung autophagischer Vakuolen und lysosomaler Residualkörper verursacht (granulovakuoläre Myopathie).

6. Vitamin D

Bei chronischen Vergiftungen mit Vitamin D infolge einer therapeutischen Überdosierung des Vitamins, insbesondere in Form des Vitamin D_3, stehen die primären Folgen der Hyperkalziämie mit den typischen Kalkablagerungen im Gewebe im Vordergrund. Daneben zeigen Symptome, wie Polyneuropathie, Ataxie, Parkinsonismus und Zeichen eines Pseudotumor cerebri eine zentralnervöse Beteiligung.

7. Anhang: Polyneuropathie und Arzneimitteltherapie

Das Auftreten einer Polyneuropathie wird als eine relativ unspezifische Arzneimittelnebenwirkung angesehen, deren Ursache sich nicht auf die bisher erwähnten Substanzen beschränkt, sondern eine Anzahl weiterer Medikamente und auch Toxine (s.d.) umfaßt (Übersicht SCHUMM u. LANGOHR 1974). Einige der hier noch in Frage kommenden Medikamente seien deshalb im folgenden genannt. Die kurzfristige Einnahme von Diamedinen (Stilbamiden, Pentomiden, Propaniden, z.B. Daraprime für die Behandlung der Toxoplasmose) verursacht eine symmetrisch-sensible Polyneuropathie. Dapson (Diaphenylsulfon), ein Mittel für die Behandlung der Lepra, führt ebenfalls unter langfristiger Gabe zu einer vorwiegend motorisch-symmetrischen Polyneuropathie, bei der pathologisch-anatomisch fast ausschließlich das Motoneuron (Vorderhorn) betroffen ist. Sehr selten induziert Indometazin eine symmetrisch-sensomotorische oder vorwiegend motorische Polyneuropathie. Weitere Medikamente, die ähnliche Nebenwirkungen haben, sind Allopurinol, Hydralazin bzw. Dihydralazin, Disulfiram (s. S. 421) und Amphetamin, um nur einige weitere zu nennen (Übersicht bei GIBBELS 1980; SCHUMM u. LANGOHR 1974). Wenngleich sich anhand experimenteller Tiermodelle morphologisch unterschiedliche Formen einer toxisch bedingten Neuropathie differenzieren lassen (SCHAUMBURG u. SPENCER 1979; SEBILLE u. HUGELIN 1982 u.a.), erscheint es kaum möglich, daraus gewisse Gesetzmäßigkeiten zwischen strukturellen oder physikochemischen Eigenschaften einer Noxe und einem bestimmten Schädigungsmuster abzuleiten oder gar vorauszusagen.

Literatur

Abaza, A., Cattan, D., Aziza, C., Pappo, E.: Effects secondaires mais réversibles à la prise perhexilène. Nouv. Presse méd. **2**, 2820 (1973)

Adams, G.E., Dawson, K., Stratford, I.J.: Electronaffinic radiation sensitizers for hypoxic cells: prospects and limitations with present and future drugs. In: Kärcher, K.-H., Kogelnik, H.D., Meyer, H.-J. (eds.) Progress in Radio-Oncology. pp. 84–95. Stuttgart: Thieme 1980

Blakemore, W.F.: Observations on oligodendrocyte degeneration, the resolution of status spongiosus and remyelination in cuprizone intoxication in mice. J. Neurocytol. **1**, 413 (1972)

Blakemore, W.F.: Demyelination of the superior cerebellar peduncle in the mouse induced by cuprizone. J. Neurol. Sci. **20**, 63–72 (1973a)

Blakemore, W.F.: Remyelination of the superior cerebellar peduncle in the mouse following demyelination induced by feeding cuprizone. J. Neurol. Sci. **20**, 73–83 (1973b)

Bucknall, R.C., Dixon, A.St.J., Glick, E.N., Woodland, J., Zutshi, D.W.: Myasthenia gravis associated with penicillamine treatment for rheumatoid arthritis. Brit. med. J. 1975/1, 600–602

Cammer, W.: Toxic demyelinisation: Biochemical studies and hypothetical mechanisms. In: Spencer, P.S., Schaumburg, H.H. (eds.) Experimental and clinical neurotoxicology, p. 239. Baltimore: Williams & Wilkins, 1980

Dhaliwal, G.S., Schlagenhauff, R.E., Megahed, S.M.: Acute femoral neuropathy induced by oral anticoagulation. Dis. Nerv. Syst. **37**, 539–541 (1976)

Dische, S., Saunders, M.I., Lee, M.E., Adams, E., Flockhart, I.E.: Clinical testing of the radiosensitizer Ro-07-0582: experiences with multiple doses. Brit. J. Cancer **35**, 567–579 (1977)

Dische, S., Saunders, M.I., Stratford, M.R.: Neurotoxicity with desmethylmisonidazole. Brit. J. Radiol. **638**, 156–157 (1981)

Gibbels, E.: Tabellarische Anleitung zur Differentialdiagnose der Polyneuropathien. Fortsch. Neurol. Psychiat. **48**, 31–66 (1980)

Hauw, J.J., Mussini, J.-M., Boutry, J.M., Escourolle, R., Pollet, S., Albouz, S., Harpin, M.L., Baumann, N.: Perhexilene maleate induced lipidosis in human peripheral nerve and tissue culture: ultrastructural and biochemical changes. Clin. Toxicol. **18**, 1405–1410 (1981)

Jayaraj, A.P.: Polysaccharide accumulation in the central nervous system of D-Penicillamine-treated rats. Acta neuropath. (Berl.) **51**, 237–239 (1980)

Lemaire, J.F., Autret, A., Biziere, K., Romet-Lemone, J.L., Gray, F.: Amiodaron neuropathy: further arguments for human drug-induced neurolipidosis. Europ. Neurol. **21**, 65 (1982)

Lhermitte, F., Fardeau, M., Chedru, F., Mallecourt, J.: Polyneuropathy after perhexiline maleate therapy. Brit. Med. J. **1976/1**, 1256

Melgaard, B., Hansen, H.S., Kamieniecka, Z., Paulson, O.B., Pedersen, A.G., Tang, X., Trojaborg, W.: Misonidazole neuropathy: a clinical, electrophysiological and histological study. Ann. Neurol. **12**, 10–17 (1982)

Mussini, J.M., Hauw, J.J., Escourolle, R.: Etude en microscopie électronique des lésions nerveuses, musculaires et cutanées determinées par le maléate de perhexiline. Acta neuropath. (Berl.) **38**, 53–59 (1977)

Politis, M.J., Schaumburg, H.H., Spencer, P.S.: Neurotoxicity of selected chemicals. In: Spencer, P.S., Schaumburg, H.H. (eds.) Experimental and Clinical Neurotoxicology, S. 613–630. Baltimore: Williams & Wilkins, 1980

Pollet, S., Hauw, J.J., Scourolle, R., Bauman, N.: Peripheral lipid abnormalities in patients on perhexilene maleate. Lancet **1977 II**, 1258

Russel, A.S., Lindstrom, J.M.: Penicillamine-induced myasthenia gravis associated with antibodies to acetylcholine receptor. Neurol. (Minneap.) **28**, 847–849 (1978)

Said, G.: Perhexiline neuropathy: a clinicopathological study. Ann. Neurol. **3**, 259–266 (1978)

Saunders, M.I., Dische, S., Anderson, P., Flockhardt, I.R.: The neurotoxicity of misonidazole and its relationship to dose, half-life and concentration in serum. Brit. J. Cancer **37** (Suppl. 3) 268–270 (1978)

Schaumburg, H.H., Spencer, P.S.: Toxic models of certain disorders of the nervous system, a teaching monograph. Neurotoxicol. **1**, 209–220 (1979)

Schumm, F., Langohr, H.D.: Peripheres Nervensystem: Neuropathien. Therapiewoche, 2718–2726 (1974)

Schumm, F., Stöhr, M.: Myasthene Syndrome unter Penicillamin-Therapie. Klin. Wschr. **56**, 139–144 (1978)

Sebille, A., Hugelin, A.: Apport des neurotoxiques à la compréhension des mécanismes des neuropathies péripheriques. Path. Biol. **30**, 37–41 (1982)

Stephens, W.P., Eddy, J.D.: Raised intracranial pressure due to perhexiline maleate. Brit. Med. J. **1978/1**, 21

Uncini, A., Tonali, P., Falappa, P., Danza, F.M.: Femoral neuropathy from iliac muscle hematoma induced by oral anticoagulation therapy. Report of three cases with CT demonstration. J. Neurol. **226**, 137–141 (1981)

Urtasun, R.C., Chapman, J.D., Feldstein, M.L., Band, R.P., Rabin, H.R., Wilson, A.F., Marynowski, B., Starrevel, E., Shnitka, T.: Peripheral neuropathy related to misonidazole: incidence and pathology. Brit. J. Cancer **37**, Suppl. III, 271 (1978)

Wijesekera, J.C., Critchley, E.M.R., Fahim, Y., Lynch, P.G., Wright, J.S.: Peripheral neuropathy due to perhexilene maleate. J. Neurol. Sci. **46**, 303–309 (1980)

Witter, F.R., King, T.M., Blake, D.A.: Adverse effects of cardiovascular drug therapy on the fetus and neonate. Obstet. Gynecol. **58**, Suppl. 100S–105S (1981)

E. Neurotoxine tierischer, bakterieller und pflanzlicher Herkunft (Biotoxine)

Von H. Berlet und G. Ule

Neurotoxine natürlichen Ursprungs bilden neben Kardiotoxinen und Hämotoxinen eine Gruppe von Giftstoffen, die sich bei sehr zahlreichen Lebensformen in vielfältiger Ausprägung und sehr unterschiedlicher spezifischer Toxizität entwickelt haben. Wenigen neurotropen Endo- bzw. Exotoxinen bakteriellen Ursprungs (Botulismus, Tetanus, Diphtherie) stehen zahlreiche Neurotoxine bei

Lebewesen höherer Entwicklungsstufen des Tierreiches gegenüber, die als Zootoxine zusammengefaßt werden. Nicht weniger vielfältig sind Giftstoffe pflanzlichen Ursprungs, die sog. Phytotoxine. Zwischen den meisten dieser Substanzen bestehen bis auf wenige Ausnahmen untereinander keine strukturellen Beziehungen im Sinne einheitlicher stereochemischer Grundstrukturen oder reaktiver Gruppen. Für das toxische Wirkprinzip der meisten Biotoxine gilt, daß sie mit hoher Wirkungspotenz (Dosis-Wirkungs-Relation) und Selektivität über eine Interaktion mit Rezeptoren Prozesse der Fortleitung und synaptischen Übertragung von Nervenerregungen behindern. Ein bevorzugter Angriffsort ist die neuromuskuläre Erregungsübertragung mit der Folge von Muskellähmungen, die einen tödlichen Verlauf der Vergiftung bedingen, wenn die Lähmung auf die Atemmuskulatur übergreift. Ihr neurotoxisches Wirkprinzip beruht somit nicht primär auf strukturellen, sondern eher funktionellen Störungen des Nervensystems, die sich bereits kurz nach der Giftaufnahme manifestieren und meist rasch progredient verlaufen. Dies wiederum hat zur Folge, daß sowohl reversible als auch irreversible Vergiftungen dieser Art selten zu spezifischen morphologischen Veränderungen führen.

Von besonderem Interesse sind die oben angesprochenen wenigen Ausnahmen. Es handelt sich dabei im wesentlichen um protrahiert verlaufende Vergiftungen („delayed neurotoxicity") mit hoher Selektivität des degenerativen Schädigungsmusters. Die Entwicklung eines solchen Prozesses ist an die Voraussetzung geknüpft, daß ein Neurotoxin Gelegenheit hat, längere Zeit auf den Organismus einzuwirken, sei es durch wiederholte Aufnahme subletaler Mengen des Giftes, z.B. mit der Nahrung, sei es infolge einer längeren Verweildauer des Toxins im Organismus aufgrund einer langsamen Resorption (Invasion) oder Elimination. Dies gilt u.a. für das Tetanustoxin oder für pflanzliche Gifte, wie Neurolathyrogene, die über längere Zeit im Körper kumulieren. Auch sehr niedrige Umsatzraten toxisch geschädigter makromolekularer Komponenten des Nervengewebes zögern das Manifestwerden einer Mangelsituation mit morphologischen Veränderungen hinaus.

I. Toxine tierischer Herkunft – Zootoxine

Das Tierreich wartet mit einer besonders großen Vielfalt von Lebensformen auf, die Giftstoffe (Zootoxine) bilden, sezernieren oder diese im Verlauf der Nahrungskette in ihren Körper aufnehmen und dort speichern, um schließlich wiederum mit der Nahrung in den menschlichen Körper zu gelangen. Bei den meisten Zootoxinen handelt es sich nach ihrem Wirkungsmechanismus um spezifische Neurotoxine, in anderen Fällen um ein Gemisch von Giftstoffen, das eine oder mehrere neurotoxische Komponenten und Mediatoren enthält. Sie schädigen vorwiegend das autonome bzw. periphermotorische Nervensystem, während das ZNS unter dem Schutz der Blut-Hirn-Schranke ausgespart bleibt (Zusammenfassung bei OEHME et al. 1975).

Die Wirkung der meisten der tierischen Gifte tritt sehr rasch innerhalb von Minuten bis längstens 1–2 h ein, so daß sich pathoanatomische Befunde weitgehend auf die Feststellung der mehr oder weniger unspezifischen Begleiterscheinungen des akuten zentralen Todes im Koma, oft verbunden mit terminalen Krämpfen oder einer motorischen (peripheren) oder zentralen Atemlähmung, beschränken. Dennoch gibt es auch in dieser Kategorie eine Reihe von protrahiert verlaufenden Krankheitsbildern mit irreversiblen Schäden oder mit tödlichem Verlauf, wenn die gezielte Behandlung nicht rechtzeitig einsetzt.

Zur eigentlichen Giftwirkung kommen die emotionalen Folgen des überraschenden Angriffes durch ein tatsächlich oder vermeindlich giftiges Lebewesen hinzu. Schreckreaktionen mit hochgradigen Erregungen können auch ohne ursächlichen Zusammenhang mit einer Intoxikation einen akuten Herzstillstand oder auch Schlaganfälle provozieren (OEHME et al. 1975).

Für das Wirksamwerden tierischer Gifte und den Verlauf einer Vergiftung ist die Eintrittspforte des Giftes in den Organismus von entscheidender Bedeutung. Gegenüber pflanzlichen und bakteriellen Toxinen spielt hier der parenterale Weg als Gifteintrittspforte die führende Rolle. Den größten Anteil von Giftträgern stellen Prädatoren (beutemachende Tiere) dar, die ihr Gift durch Stiche oder Bisse in den Blutweg der Beute bringen. Andere Gifte, die zur Abschreckung von Prädatoren dienen und in besonderen Ausbildungen des Integumentes ansonsten ungefährlicher, nicht angriffslustiger Lebewesen enthalten sind, gelangen auf dem Wege von Schnitt- oder Stichverletzungen, nur sehr selten durch kutane Resorption (Krötengifte), in den menschlichen Organismus. Aber auch der Aufnahme tierischer Gifte mit der Nahrung kommt eine nicht geringe Bedeutung zu.

Zur Kategorie der Prädatoren sind vor allem Reptilien sowie einige Fische und Amphibien zu rechnen, sowie Arthropoden bzw. einige Insekten. Zu den giftigen, für den Menschen gefährlichen Schlangen, zählen Giftnattern (Elapidae: Korallen- und Kobraschlangen), Vipern (Viperidae: Kreuzottern, Puffottern), Grubenottern (Crotalidae: Klapperschlangen u.a.) und Seeschlangen (Hydrophiidae).

Reptilien und Amphibien. Schlangenbisse führen allgemein zunächst zu lokalen Symptomen (z.B. Wundnekrosen durch Nekrotoxine), die jedoch nicht obligat sind, dann je nach Giftart und Giftmenge, Lokalisation des Bisses, Alter und Gesundheitszustand des Opfers zu einem präparalytischen und später paralytischen Stadium. Das präparalytische Stadium ist oft gekennzeichnet durch Kopfschmerzen, Erbrechen, Bewußtlosigkeit, Krämpfe und Gerinnungsstörungen (Hämaturie, Hämatemesis, Hämoptyse), das paralytische Stadium durch Augenmuskellähmungen, schlaffe Lähmung der Extremitäten und des Stammes (Nackenmuskulatur!) und Ateminsuffizienz.

Schlangengifte stellen ein komplexes, keineswegs einheitliches Wirkstoffsekret dar, zumeist aus Enzymen (Phopholipasen, proteolytische Enzyme u.v.a.) bestehend, die als Ausbreitungsfaktoren für die eigentlichen Giftstoffe eine auxiliäre Bedeutung haben. Bei den Giftstoffen handelt es sich um Polypeptide, die als verschiedene Neuro-, Kardiound Hämotoxine bzw. Hämorrhagine für die Giftwirkung verantwortlich sind und von denen bis 1977 knapp 30 in ihrer Primärstruktur bekannt waren (HABERMEHL 1977). Phylogenetisch scheint die Komplexität der Toxine bzw. ihre Spezialisierung in Kardiound Neurotoxine von den Seeschlangen ausgehend mit den höher entwickelten Reptilien zuzunehmen. Die LD_{50} der meisten Schlangengifte für Versuchstiere liegt bei intravenöser Injektion in einem Bereich zwischen 0,01 mg/kg für das Gift der Seeschlange, 0,40 mg/kg für das Gift der asiatischen Kobra und bei 10,92 mg/kg für das Gift der relativ „ungiftigen" Mokassinschlange. Die tödliche Giftmenge für den Menschen (75 kg), die meist nur ein Bruchteil des beim Biß ejizierten Sekretes ausmacht, schwankt je nach Tierart zwischen 1 mg und 200 mg. Die toxikologische Bedeutung von Schlangenbissen für den Menschen mögen einige Zahlen erhellen. In den Vereinigten Staaten rechnet man jährlich mit 6000–7000 Vergiftungsfällen durch Schlangenbisse (WADSWORTH 1973), davon 1% mit tödlichem Verlauf bei behandelten Fällen und 15% bei unbehandelten. In Nigeria gehen nach neuen Schätzungen (Editorial, Lancet 1981) mehr als 9000 Todesfälle im Jahr zu Lasten von Schlangenbissen (Gesamtbevölkerung 1979: 100 Millionen). Die Gesamtmortalität wird nach HABERMEHL (1977) auf 2,4% hochgerechnet.

Unter den Neurotoxinen in Schlangengiften ist das der *Kobraschlange* aus der Familie der Giftnattern (Elapidae) gut charakterisiert. Es ist hochwirksam (nach MOSHER et al. 1964, LD_{min} bei der Maus 0,3 µg/kg) und weist große Ähnlichkeit mit dem Neurotoxin der Korallenschlange aus der gleichen Familie auf sowie mit dem der Seeschlange aus der Familie der Hydrophidae, die zusammen den Proteroglypha zugeordnet werden. Das Neurotoxin der Kobraschlange ist ein basisches Polypeptid, das aus 61 Aminosäuren besteht und ein Molekulargewicht von 7000 aufweist (KAPLAN 1980). Es wird rasch aus dem subkutanen Gewebe resorbiert und verteilt sich ebenfalls rasch im Organismus, allerdings unter Aussparung des ZNS, da es die Blut-Hirn-Schranke nicht passiert. Das Gift wird postsynaptisch an den motorischen Endplatten angereichert, wo es eine curareähnliche Wirkung ausübt. Durch Bindung an Acetylcholin-Rezeptoren blockiert es hier die Wirkung von Acetylcholin und ist deswegen für die Erzeugung eines Tiermodelles der Myasthenia gravis des Menschen geeignet (FAMBOUGH et al. 1973). Das Gift wird schnell eliminiert, nach 5 h sind bereits 70% mit dem Harn ausgeschieden. Typische Vergiftungssymptome sind zunächst Ptosis und eine äußere Ophthalmoplegie bei gleichzeitiger generalisierter, schlaffer Lähmung mit auffallenden Faszikulationen. Der Tod tritt durch Atemlähmung ein, entweder aufgrund der Zwerchfellähmung oder durch Aspiration bzw. Verlegung der oberen Atemwege infolge Parese der Zungen- und Rachenmuskulatur.

Das aus dem Gift der Giftnattern isolierte Neurotoxin *α-Bungarotoxin* wird in vitro durch den nikotinischen Acetylcholin-Rezeptor, z.B. aus dem elektrischen Organ des Torpedo-Fisches, spezifisch und mit hoher Affinität gebunden und verursacht eine neuromuskuläre Blockade. Auch das Gift der Seeschlange enthält ein Neurotoxin, das zu einer postsynaptischen Blockade der Muskelinnervation führt und beim Menschen mit einer hohen Mortalität verbunden ist. Bei voll erhaltenem Bewußtsein tritt der Tod durch muskuläre Atemlähmung ein. Das Rohtoxin besteht aus 5 Hauptkomponenten, darunter ein Neurotoxin (Erabutoxin), und mehreren Nebenkomponenten. Pathologisch-anatomisch finden sich nach dem Biß dieser Schlange disseminierte Muskelnekrosen. Im Gift der Gabunviper (Bitis gabonica) aus der Familie der Viperidae (in Europa u.a. Kreuz- und Sandottern bzw. Jura- oder Aspisvipern, Wiesen- und Spitzkopfottern) ist neben mehreren systemisch wirkenden Giften ebenfalls ein Neurotoxin enthalten; gelegentlich kommt es zu Hirnblutungen. Aus der Familie der Grubenottern (Crotalidae) sei die tropische Klapperschlange oder Cascaval erwähnt. Ihr Gift enthält ein hochwirksames Neurotoxin, das im präparalytischen Stadium zu Parästhesien im verletzten Körperteil führt, im paralytischen Stadium zu charakteristischen Lähmungen der Nackenmuskulatur, sowie zu Seh- und Hörstörungen, Erblindung, Bewußtseinsverlust und Tod durch Atemlähmung.

Amphibien. Einige Krötenarten (Bufo, Bufo americanus) besitzen giftsezernierende Hautanhangsdrüsen, die durch Berührung oder aktive Injektion auf andere Lebewesen übertragen werden. Das Sekret enthält neben anderen Abkömmlingen das stark halluzinogen wirkende Indolderivat *Bufotenin. Batrachotoxin,* ein Steroidalkaloid, ist das Toxin aus der Haut des mittel- bzw. südamerikanischen Pfeilgiftfrosches (Phyllobates aurotaenia u.a.), das von einheimischen Indios als Pfeilgift verwendet wird. Es handelt sich um eine hochgiftige Substanz, deren toxikologischer Wirkungsmechanismus auf einer Depolarisierung der Nervenmembran durch irreversible Öffnung der Natriumkanäle beruht (ALBUQUERQUE et al. 1971; NARAHASHI et al. 1971). Batrachotoxin führt zu irreversiblen Lähmungen, die innerhalb von Sekunden nach der Giftaufnahme manifest werden und unmittelbar zum Atemstillstand führen. Andere Toxine bei Farbfröschen sind die neurotoxisch wirkenden Pumiliotoxine A, B und C, bzw. Tetrodotoxin bei Stummelfußfröschen.

Intoxikationen durch marine Tiere. Menschliche Vergiftungsfälle durch Meerestiere resultieren im wesentlichen entweder aus einer kutanen Giftresorption nach Berührung von Meerestieren, die an ihrer Körperoberfläche Gift sezernieren, oder aus der parenteralen Instillation von Giften bei Biß- und Stichverletzungen sowie aus dem Verzehr giftiger Fische oder von Speisefischen, die von giftbildenden Protozoen befallen sind.

Eines der stärksten marinen Nervengifte ist das *Tetrodotoxin* (TTX). Es kommt u.a. in den inneren Organen, hier vor allem im Ovar, in den Testes und Rogen sowie in der Leber des Puffer- oder Kugelfisches vor, aus dem die japanische Speisedelikatesse Fugu zubereitet wird. Auch einige andere Fischgattungen (Gymnodontes) und Amphibien der Familie Salamandridae (in Europa Streifenmolch, Bergmolch) bilden dieses Gift. Nach dem Verzehr gifthaltiger innerer Organteile treten innerhalb von weniger als 1 h die ersten Vergiftungserscheinungen auf, beginnend mit zirkumoralen Sensibilitätsstörungen, denen Muskellähmungen mit Schluck- und Koordinationsstörungen sowie erhöhter Speichelfluß folgen. Terminal treten tonisch-klonische Krämpfe und Atemlähmung auf. Die Mortalität dieser Nahrungsmittelvergiftung liegt bei 60%, die LD_{50} für die Maus beträgt 8 µg/kg (subcutan).

Tetrodotoxin ist ein proteinfreies Toxin mit einer komplexen Ringstruktur (Kurzbezeichnung: Aminoperhydrochinazolin, Molekulargewicht 300d) und einer Guanidino-Gruppe, die dem Molekül basische Eigenschaften verleiht (NARAHASHI et al. 1969). Es blockiert hochspezifisch die Na^+-Kanäle von Nerv- und Muskelmembranen an ihrer Außenseite, so daß der Einstrom von Natriumionen und die damit verbundene Membrandepolarisation verhindert werden (NARAHASHI 1980). Das ZNS bleibt wegen der schützenden Wirkung der Blut-Hirn-Schranke vor einer primären Einwirkung des Tetrodotoxins bewahrt.

Ein dem TTX verwandtes marines Gift ist *Saxitoxin* (STX), das von Dinoflagellaten (Gonyaulax catenella, bzw. tamarensis) sowie einigen anderen Einzellern gebildet wird. Dinoflagellaten sind einzellige Kleinlebewesen des Meeresplanktons, die sich unter günstigen klimatischen Bedingungen so stark vermehren, daß sich die Meeresoberfläche periodisch rot verfärbt („red tide"). Schalentiere (Muscheln, Austern, Krabben u.a.), die sich von den Planktonbestandteilen ernähren, reichern diese Organismen in ihren Atem- und Verdauungswegen an. Der Genuß dieser Meerestiere führt indirekt zu einer Vergiftung des Menschen durch das Dinoflagellatengift Saxitoxin, möglicherweise jedoch auch durch andere Giftstoffe. Saxitoxin, das gegenüber dem TTX eine zusätzliche Guanidinogruppe enthält und ähnlich wie dieses eine Ringstruktur aufweist (NARAHASHI 1980), ist in seinem Wirkungsmechanismus mit dem TTX praktisch identisch.

Die früher als „paralytische Form der Muschelvergiftung" bezeichnete Lebensmittelvergiftung durch Saxitoxin beginnt mit Sensibilitätsstörungen im Gesichtsbereich, die sich rasch über den genzen Körper ausbreiten. Weitere Symptome sind Schluckstörungen, Kopfschmerzen, Erbrechen, Durchfall, Schwitzen und passagere Sehstörungen bis zur zeitweisen Blindheit. In schweren Fällen entwickelt sich eine progrediente generalisierte Muskel- und Atemlähmung. Die Letalität wird mit 8,5% angegeben, die tödliche Giftmenge für den Menschen beträgt 1 mg. Eine andere Dinoflagellatenart führt zu einer Vergiftung von Speisefischen, der die Fische selbst schließlich – im Gegensatz zu den Schalentieren – erliegen. Der Genuß der mit Dinoflagellaten befallenen Fische durch den Menschen löst ebenfalls die oben beschriebene Vergiftung aus. 1968 kam es in Schottland durch den Genuß von Schellfischen zu einer endemischen Nahrungsmittelvergiftung mit Tremor und Lähmungen und in schweren Fällen mit Exitus letalis infolge einer Atemlähmung (CONN u. FARRAND 1970). Das Gift stammte aus Dinoflagellaten und konnte aus dem Hepatopankreas von Schellfischen isoliert werden. Es handelt sich um ein hitzestabiles Purinderivat, von dem 0,2–0,3 mg als tödliche Dosis für den Menschen angenommen werden (SCHANTZ 1969). Eine andere durch Speisefische ausgelöste Vergiftung ist die *Ciguatera*-Intoxikation durch das Gift *Ciguatoxin* (Ichthyosarcotoxin). Mehr als 300 Fischarten können zu dieser Vergiftung führen (HALSTEAD 1964; OEHME et al. 1975), insbesondere jedoch Barakudas, Seebarsche und rote Schnapper. Die Vergiftung tritt endemisch vor allem im Südpazifik auf und geht vermutlich auf das von Mikroorganismen und Algen (Gambierdiscus toxicus oder Lyngbya majuscula) gebildete Ciguatoxin zurück, das die Fische mit der Nahrung aufnehmen. Kribbeln in Lippen, Zunge und Halsbereich und Taubheitsgefühl bestimmen das Initialstadium der Vergiftung, das bis zu 30 h nach einer Fischmahlzeit auftreten kann. Es folgen gastrointestinale Beschwerden und neurologische Symptome wie Kopfschmerzen und Krämpfe (CHRÉTIEN et al. 1981). Eine extreme Muskelschwäche kann sich bis zur Lähmung verstärken. In 2–7% der Fälle kommt es zum Tod durch Atemlähmung. Ciguatoxin ist ein hitzestabiles Lipid mit einem quarternären Stickstoffatom (SCHEUER et al. 1967). Seine Wirkung wird u.a. auf eine Hemmung der Cholinesterase zurückgeführt. Neuere Untersuchungen weisen darauf hin, daß dieses Toxin am peripheren Myelin angreift und die Nervenleitgeschwindigkeit verlangsamt (AYYAR u. MULLALY 1978).

Eine akute Nahrungsmittelvergiftung besonderer Art verursacht der Genuß von Leber einiger Fischarten aus der Familie der Elasmobranchien, zu denen in diesem Zusammenhang tropische und antarktische Haie und Rochen zu nennen sind. Angesichts des extrem hohen Gehaltes der Leber dieser Tiere an *Vitamin A* nimmt man an, daß es sich hier um eine Vitaminvergiftung handelt, wenngleich auch andere, noch nicht charakterisierte Toxine beteiligt sein dürften.

Bei dieser Fischlebervergiftung treten die ersten Symptome innerhalb von 30 min nach der Mahlzeit auf, bei schweren Vergiftungen stehen neurologische Ausfälle im Vordergrund: Muskelschwäche, Trismus, Muskelkrämpfe, Blepharospasmus, Mydriasis, Ataxie und Delirium.

Reine Vitamin-A-Vergiftungen gehen auf den Genuß von Lebern arktischer Säugetiere zurück sowie auf Überdosierung von Vitamin-A-Präparaten, die vor allem im Säuglingsalter zu akuten Schäden führen. Die Lebern folgender antarktischer bzw. arktischer Säugetiere weisen sehr hohe Vitamin-A-Spiegel auf: Seewaal, Polarbär, arktische Bartrobbe, Grönlandrobbe, arktische Graurobbe, arktischer Fuchs und der Schlittenhund der Eskimos („Husky"). Die unmittelbaren Vergiftungserscheinungen durch Vitamin A treten zwar weniger akut auf als die der oben beschriebenen Fischlebervergiftungen, aber doch innerhalb der ersten 24 h nach der Mahlzeit. Sie sind gekennzeichnet durch Benommenheit, Kopfschmerzen (Erhöhung des Liquordruckes), Erbrechen und Diarrhö. Bei Säuglingen beobachtete man unter einer Vitamin-A-Überdosierung einen akuten Hydrozephalus mit Vorwölbung der Fontanellen und bei Jugendlichen die Symptome eines Pseudotumor cerebri mit Diplopie und Stauungspapille. Im Tierversuch ruft Vitamin A ein Hirnödem hervor (MADDUX et al. 974). Einige der akuten Vergiftungen durch Polarbärenlebern endeten tödlich. Als toxische Dosis unter längerer Einnahme nennt MOESCHLIN (1980) eine tägliche Dosis von rund 50000–100000 IE/kg. Nach Berechnungen (RODAHL u. MOORE 1943) enthält 1 kg Eisbärenleber ungefähr 16 Mio IE Vitamin A.

Andere akute Vergiftungen durch Meerestiere erfolgen durch Biß- oder Stichverletzungen oder durch kutane Resorption nach Kontakt mit Meerestieren, die giftige Wirkstoffe an ihrer Körperoberfläche absondern. Giftige Tintenfische (Octopus maculosus) übertragen beim Biß ein Gift, dessen neurotoxische Komponente zu Parästhesien, Mundtrockenheit und generalisierten schlaffen Lähmungen führt, gelegentlich mit tödlichem Ausgang durch Ateminsuffizienz. Das Gift enthält ein dem Tetrodotoxin ähnliches Neurotoxin, das *Maculotoxin*, das Nervenleitung und neuromuskuläre Impulsübertragung beeinträchtigt.

Eine häufigere parenterale Applikationsart von Giften stellt der Stich durch giftige Fische dar, die vor allem der Unterordnung der Panzerwangenfische (Scorpaenidei) zuzuordnen sind. Das Gift in den Rücken- und Bauchstacheln der Skorpionfische und Drachenköpfe enthält neben einem Hämatoxin ein starkes Neurotoxin, das innerhalb von Minuten Schwäche, Schwindel und einen starken Blutdruckabfall mit Schock verursacht, der eine Myokardischämie und sekundär eine zerebrale Hypoxidose zur Folge haben kann (RUSSELL 1971). Zu den giftigsten Vertretern dieser Familie gehören die Stein- oder Teufelsfische (Synanceja), deren Toxin, ein noch nicht charakterisiertes Proteingemisch, nicht selten zu Todesfällen, z.B. bei Sporttauchern, führt. In unseren Breiten sind Vergiftungserscheinungen durch den Stich von Weberfischen (Trachinidae), zu denen der große Weberfisch (T. draco, „Petermännchen") und der kleine Weberfisch (T. vipra) gehören, geläufiger. Das Gift verursacht an der Einstichstelle starke Schmerzen und Schwellung. Allgemeinsymptome wie Delirien und tonisch-klonische Krämpfe sind selten, ebenso wie ein tödlicher Verlauf dieser Vergiftungen die Ausnahme ist. Das Gift von Kegelschnecken (Conidae, aus der Art der Giftzüngler mit Vorkommen in tropischen und subtropischen Meeren) ist ausgesprochen neurotrop und verursacht am ganzen Körper Parästhesien mit Taubheitsgefühl, Lähmungen und Doppelbildern. In schweren Fällen ist der Verlauf dieser Intoxikation infolge einer Atemlähmung tödlich.

Die Stacheln giftiger Seeigelarten (Echonoidea) enthalten ein Gift, das örtlich eine Entzündung und Nekrose und eine Schwäche der Gesichts- und Gaumenmuskulatur hervorruft. Der Tod kann durch Ertrinken nach vorheriger Muskellähmung eintreten.

Das Gift ist ein thermolabiles Eiweiß relativ geringer Größe, das die neuromuskuläre Erregungsübertragung blockiert (KAPLAN 1980).

Unter den giftigen Hohltieren (Coelenteraten: Quallen, Seewespen, Seeanemonen, Korallen) ist die Quallenart portugiesische Galeere (Physalia physalis) zu nennen, die ihre mit gifthaltigen Nesselkapseln (Nematozysten) besetzten Tentakeln bis zu 50 m weit im Wasser ausstrecken kann. Auf Berührung entleert sich das Gift, ein Gemisch aus mehreren niedermolekularen Polypeptiden, über mikroskopisch feine Giftnadeln in den Körper des Opfers. Der sehr schmerzhaften Lokalreaktion folgt rasch ein schockähnlicher Zustand. Tödliche Fälle gehen mit Lähmung und Delirien einher sowie Krämpfen kurz vor Eintritt des Todes.

Vergiftungen durch Seeanemonen (Anthozoa) kommen vor entweder durch Genuß ungekochter giftiger Arten (z.B. Matamalu samasama in Polynesien und Mikronesien) oder durch die oberflächliche Berührung der Tentakeln, die ebenfalls Nematozysten tragen. Der Verzehr führt zu einem Vergiftungsbild mit protrahiertem Stupor, Koma und Tod im Lungenödem. Seeanemonen enthalten u.a. das hochwirksame ATX II (LD$_{50}$ 300 µg/kg). Aus der Seeanemone Condylactis aurantiaca haben BERESS et al. (1976) 4 Polypeptide mit neurotoxischer Aktivität isoliert; neuerdings wurde aus Seeanemonen ein weiteres neurotoxisches Peptid mit einem Molekulargewicht von 2100 d gewonnen (Parasicyonis-Toxin – PaTx, ISHIKAWA et al. 1980; SATAKE et al. 1981). Condylactis-Toxine hemmen die Inaktivierung der Natriumkanäle und verlängern dadurch den abfallenden Abschnitt des Aktionspotentials einer Nervenerregung (NARAHASHI et al. 1969; SATAKE et al. 1981).

Arthropoden-Gifte. Aus der Ordnung der Arthropoden sind es Zecken, Bienen und Spinnentiere (echte Spinnen und Skorpione), die akute Vergiftungserscheinungen unter Beteiligung des Nervensystems hervorrufen.

Die „*Zeckenlähme*" oder „*Zeckenparalyse*" wird durch ein Neurotoxin bestimmter Zeckenarten, insbesondere Dermazentor- und Ixodes-Arten (OEHME et al. 1975), aber auch durch Argasiden (ARTHUR 1962; MURNAGHAN 1960) ausgelöst. Von diesem Vergiftungsbild abzugrenzen sind die neurologischen Komplikationen, die im Zusammenhang mit Virusinfektionen, die durch Zecken übertragen werden, auftreten (Zeckenenzephalitis). Das Neurotoxin wird beim Saugakt weiblicher Tiere, die kurz vor der Eiablage stehen, in die Haut des Wirtsorganismus abgegeben. Die Erkrankung entwickelt sich vorwiegend bei Kindern unter dem Bilde einer afebrilen, aufsteigenden, schlaffen, motorischen Lähmung mit protrahiertem Verlauf. Die ersten Symptome treten zwischen 4–12 Tagen, im Mittel 6 Tage nach dem Erstbefall des Wirtes mit Zecken auf. Sie manifestieren sich als Ataxie, Muskelschwäche und frühzeitiger Reflexverlust. Der Schweregrad dieser Symptome steigert sich bei gleichzeitigem Befall durch mehrere Toxin-produzierende Zeckenweibchen innerhalb von 24–36 h bis zur völligen Immobilisation des Patienten im Sinne einer Landryschen Paralyse. In seltenen Fällen tritt der Tod durch Lähmung des Atemzentrums ein, wenn die Ursache des Krankheitsbildes nicht rechtzeitig erkannt wird. Nach Entfernung oder Abtötung der Zecken bilden sich die Symptome innerhalb von längstens 48 h vollständig zurück, auffälligerweise in der umgekehrten Reihenfolge ihres Auftretens.

Während der Lähmung ist die periphere Nervenleitgeschwindigkeit vermindert und die neuromuskuläre Übertragung – ähnlich wie beim Botulismus – blockiert (KUNZE 1979). Diese Form der Zeckenparalyse, deren Auftreten sich bisher vorwiegend auf den nordamerikanischen und australischen Kontinent beschränkte, wurde bisher in etwa 400 Fällen beschrieben. Das auslösende Agens ist noch nicht genau bekannt; tierexperimentelle Ergebnisse sprechen jedoch sehr dafür, daß es sich um eine neurotoxische Substanz handelt, die von der Zecke ständig gebildet und an das Blut des Wirtes abgegeben wird. Bei Hunden ließ sich die Zeckenparalyse mit Hilfe von Zeckenextrakten reproduzieren (KAIRE 1966). Die mehrfache Gabe geringer Mengen des Zeckenextraktes führt zu einer Immunität gegenüber einem späteren Zeckenbefall. Auch das rasche Verschwinden der Symptome nach dem Entfernen oder Abtöten der Zecke ist ein wichtiges Indiz dafür, daß der Zeckenparalyse eine toxische Ätiologie zugrunde liegt.

Das *Bienengift Mellitin,* ein stark basisches, amphiphiles Peptid aus 26 Aminosäuren mit hämolysierenden Eigenschaften (HABERMANN 1972), das etwa 50% der Trockenmasse des Giftes ausmacht, kann schwere anaphylaktische Reaktionen hervorrufen, die sekundär von einem Hirnödem und einer Gefäßstauung begleitet sind. Es werden ausgedehnte Entmarkungen des peripheren oder auch des zentralen Nervensystems nach Bienenstichen beschrieben, deren Pathogenese jedoch unklar ist. Etwa 1–2% der Trockenmasse des Bienengiftes entfallen auf das Neurotoxin *Apamin,* ein kleines Peptid mit 18 Aminosäuren mit ausgeprägter neurotoxischer Wirkung, das bei Mäusen tetanusartige Krämpfe hervorruft (HABERMANN u. CHENG-RAUDE 1975). Die direkte Injektion von Bienengift in periphere Nerven subendoneural löst eine Wallersche Degeneration mit Auflösung der Myelinscheide aus, während das proximale Myelin ein honigwabenartiges Aussehen annimmt. In diesen Beobachtungen liegt möglicherweise eine Erklärung für den Zusammenhang zwischen Bienenstichen und dem Auftreten umschriebener Mononeuropathien (SAIDA et al. 1977).

Spinnengifte. Während die meisten der über 25000 verschiedenen Spinnenarten grundsätzlich als giftig angesehen werden, sind für den Menschen davon nur einige wenige gefährlich. Die in Europa vorkommende Schwarze Witwe aus der Familie Latrodectus, die insgesamt in Südeuropa, Amerika, Afrika und Australien verbreitet ist, sezerniert ein Neurotoxin, das speziell auf das Rückenmark wirkt (*Latrodectismus*). Die Schwarze Witwe ist für die größte Zahl von Vergiftungen durch Spinnengifte mit den schwersten neurologischen Schäden verantwortlich. Nach dem Biß der Schwarzen Witwe beobachtet man klinisch generalisierte Schmerzen, Brustbeklemmungen mit Todesangst, Verkrampfungen der Gesichtsmuskulatur (Gesichtsgrimasse) und Verspannungen der Bauchmuskulatur, die eine Abwehrspannung vortäuschen können. In etwa 4% der Vergiftungsfälle tritt der Tod durch Atemlähmung oder Kreislaufkollaps ein.

Das Gift der Schwarzen Witwe besteht nach älteren Untersuchungen aus 7 proteinhaltigen und 3 proteinfreien Fraktionen, von denen wiederum nur eine der proteinhaltigen Fraktionen neurotoxisch ist. Es handelt sich um ein labiles Protein mit einem Molekulargewicht von 5000 d, das eine Zerstörung der peripheren Nervenendigungen und aufsteigende motorische Lähmung verursacht (McCRONE u. HATALA 1967). Mit einer LD_{100} von 0,5–1,0 mg/kg für Mäuse ist das Gift dieser Spinne relativ toxisch. Neuere toxikologische Untersuchungen mit radioaktiv markiertem Spinnengift haben bestätigt, daß sich der Hauptteil des Giftes im peripheren und zentralen Nervensystem anreichert (DINIZ u. CORRADO 1971) und mit seiner neurotoxischen Hauptkomponente α-Latrotoxin, einem sauren Protein mit einem Molekulargewicht von ca 130000 d (FRONTALI et al. 1976 u.a.) für die Freisetzung von Neurotransmittern verantwortlich ist, die sich sowohl in vitro als auch in vivo nachweisen läßt (Übersicht bei HURLBUT u. CECCARELLI, 1979). Spezifische Rezeptoren für dieses Toxin wurden im Bereich zentralnervöser Synaptosomen bzw. synaptischer Membranen bei der Ratte gefunden (MELDOLESI 1982). Die massive Freisetzung von Acetylcholin aus den Nervenendigungen führt zu einer anhaltenden Depolarisierung der postsynaptischen Nervenmembran, ohne daß dabei die axonale Reizleitung betroffen ist (KAPLAN 1980).

Im Mittelmeerraum heimische Giftspinnen von toxikologischer Bedeutung sind die Malmignette (L. mactans tredecimguttatus) sowie Loxosceles und Lycosa, deren Toxine allerdings cytotoxisch bzw. hämolysierend sind. Auch das Gift der angriffslustigen Wanderspinne (Phoneutria fera), die in Brasilien heimisch ist, enthält ein sehr starkes Neurotoxin, das sowohl zentral als auch peripher auf das Nervensystem wirkt. Vergiftungssymptome sind starke Schmerzen, Ptosis und Sehstörungen, sowie Koordinationsstörungen. Der Tod kann durch eine Atemlähmung eintreten. Das Toxin, das aus einem Gemisch von Histamin, Serotonin und anderen pharmakologisch wirksamen Komponenten, darunter 2 noch nicht identifizierten Peptid-Toxinen, besteht, besitzt von allen Spinnengiften die höchste Toxizität (LD_{100} 0,3 mg/kg, i.v. bei der Maus; BÜCHERL 1971).

Weitere giftige Vertreter der Ordnung „Spinnentiere" sind die Skorpione. Unter den etwa 650 Skorpionarten sind es die in Steppen und Wüsten heimischen tropischen Skorpione, die beim Menschen, insbesondere bei Kleinkindern, zu schweren Intoxikationen führen. So steht die Gefährlichkeit des Giftes des Sahara-Skorpions (Androctonus australis) der des Kobragiftes kaum nach. Hingegen ist der Stich des schwarzen Skorpions südlicher europäischer Gegenden (Scorpio europaeus) relativ harmlos.

Eine Instillation hochwirksamer Skorpiongifte durch den Giftstachel führt innerhalb von 10 min bis 10 h am Menschen zu ersten Vergiftungssymptomen: lokales Brennen und Parästhesien; es folgen Unruhe, Unwohlsein, Schweißausbruch, Somnolenz und

Herzrhythmusstörungen. Angstzustände mit gelegentlichen Halluzinationen, myoklonische Zuckungen, Priapismus, Opisthotonus und motorische Lähmungen weisen auf eine intensive Einwirkung von Neurotoxinen hin. Nach einigen Stunden kommen Koma und generalisierte Krämpfe hinzu. Todesursache sind Kreislaufinsuffizienz oder Atemlähmung.

Das Gift von Skorpionen enthält eine Anzahl von Toxinen. Die intravenöse LD_{50} für Mäuse liegt bei 0,096 mg/kg der Trockenmasse (OEHME et al. 1975). Die Toxizität der verschiedenen Skorpiongifte ist jedoch sehr unterschiedlich und variiert um einen Faktor von mehr als 10^3 für die LD_{50} bei der Maus (HABERMEHL 1977). Die bisher isolierten und biochemisch charakterisierten Neurotoxine aus Skorpiongift sind kleine basische Proteine mit einem Molekulargewicht von etwa 7000 d (ROCHAT et al. 1979), die im Experiment eine Verlängerung des Aktionspotentials von Nerv und Muskel bewirken, da sie die Inaktivierung der Natriumkanäle verzögern (CATTERAL 1980). Auch eine vermehrte Freisetzung von Acetylcholin durch Skorpiongift wurde beobachtet (DINIZ u. TORRES 1968).

Die wenigen giftigen Säugetiere, darunter einige Schnabeltier- bzw. Igelarten sowie Wald- und Wasserspitzmäuse, stellen für den Menschen keine gesundheitliche Gefährdung dar, da es selten zur Giftaufnahme kommt. Die Giftstoffe selbst sind nicht sehr toxisch und rufen meist nur lokale Reaktionen hervor. Auf die Vergiftungen durch Vitamin A nach dem Genuß von Säugetierlebern wurde bereits an anderer Stelle hingewiesen (s. S. 600).

Literatur

Albuquerque, E.X., Daly, J., Witkop, B.: Batrachotoxin: chemistry and pharmacology. Science 172, 995–1002 (1971)

Arthur, D.R.: Ticks and Disease. Oxford: Pergamon Press, 1962

Ayyar, D.R., Mullaly, W.J.: Ciguatera: clinical and electrophysiological observations. Neurol. (Minneap.) 28, 354 (1978)

Béress, R., Béress, L., Wunderer, G.: Neurotoxins from sea anemones. Purification and characterization of four polypeptides with neurotoxic activity from Condylactis aurantiaca. Hoppe-Seylers Z. physiol. Chem. 357, 409–419 (1976)

Catteral, W.A.: Neurotoxins that act on voltage-sensitive sodium channels in excitable membranes. Annu. Rev. Pharmacol. Toxicol. 20, 15–43 (1980)

Conn, N.K., Farrand, R.J.: Shellfish toxicity in Scotland, 1969. Scot. med. J. 169–171 (1970)

Diniz, C.R., Torres, J.M.: Release of an acetylcholine-like substance from guinea pig ileum by scorpion venom. Toxicon 5, 277–281 (1968)

Diniz, C.R., Corrado, A.P.: Venoms of insetcs and arachnids. In: Raskova, H. (ed.), International Encyclopedia of Pharmacology and Therapeutics. Oxford: Pergamon Press, 1971

Fambrough, D., Drachman, D.B., Satyamurti, S.: Neuromuscular junction in myasthenia gravis: decreased acetylcholine receptors. Science 182, 293–295 (1973)

Frontali, N., Ceccarelli, B., Gorio, A., Mauro, A., Siekevitz, P, Tzeng, M.C., Hurlbut, W.P.: Purification from black widow spider venom of a protein factor causing the depletion of synaptic vesicles at neuromuscular junctions. J. Cell Biol. 68, 462–479 (1976)

Habermann, E., Cheng-Raude, D.: Central neurotoxicity of apamin, crotamin, phospholipase A and alpha-amanitin. Toxicon 13, 465–473 (1975)

Habermann, E.: Bee and wasp venoms. Science 177, 314–322 (1972)

Habermehl, G.: Gift-Tiere und ihre Waffen 2. Aufl. Berlin: Springer-Verlag 1977

Halstead, B.W.: Fish poisonings – Their diagnosis, pharmacology, and treatment. Clin. Pharmacol. Ther. 5, 615–627 (1964)

Hurlbut, W.P., Ceccarelli, B.: Use of black widow spider venom to study the release of neurotransmitters. In: Ceccarelli, B., Clementi, F. (Hrsg.), Neurotoxins: Tools in Neurobiology, pp. 87–115. New York: Raven Press 1979

Ishikawa, Y., Ondodera, K., Takeuchi, A.: Purification and effect of the neurotoxin from the sea anemone Parasicyonis actinostoloides. J. Neurochem. 33, 69–73 (1980)

Kaire, G.H.: Isolation of tick paralysis toxin from Ixodes holocyclus. Toxicon 4, 91–97 (1966)

Kaplan, J.G.: Neurotoxicity of selected biological toxins. In: Spencer, P.S., Schaumburg, H.H. (eds.), Experimental and Clinical Neurotoxicology, pp. 631–648. Baltimore: Williams & Wilkins, 1980

Kunze, K.: Neurophysiologische Untersuchungen bei Zeckenparalyse. Z. EEG-EMG **10**, 48 (1979)

Maddux, G.W., Foltz, F.M., Nelson, S.R.: Effect of vitamin A intoxication on intracranial pressure and brain water in rats. J. Nutr. **104**, 478–482 (1974)

McGrone, J.C., Hatala, R.J.: Isolation and characterization of a lethal component from the venom of Latrodectus mactans mactans. In: Russel, F.E., Saunders, P.R. (Hrsg.), Animal Toxins, pp. 29–34. New York: Pergamon Press, 1967

Meldolesi, J.: Studies on α-latrotoxin receptors in rat brain synaptosomes: correlation between toxin binding and stimulation of transmitter release. J. Neurochem. **38**, 1559–1569 (1982)

Moeschlin, S.: Klinik und Therapie der Vergiftungen. 6. Aufl. Stuttgart: Thieme-Verlag 1980

Mosher, H.S., Fuhrman, F.A., Buchwald, H.D., Fischer, H.G.: Tarichatoxin-tetrodotoxin: a potent neurotoxin. Science **144**, 1100–1110 (1964)

Murnaghan, M.F.: Site and mechanism of tick paralysis. Science **131**, 418–419 (1960)

Narahashi, T.: Nerve membrane as a target of environmental toxicants. In: Spencer, P.S., Schaumburg, H.H. (eds.) Experimental and clinical neurotoxicology, pp. 225–238. Baltimore: Williams & Wilkins, 1980

Narahashi, T., Moore, J.W., Frazier, D.T.: Dependence of tetrodotoxin blockade of nerve membrane conductance on external pH. J. Pharmacol. Exp. Therap. **169**, 224–228 (1969a)

Narahashi, T., Moore, J.W., Shapiro, B.I.: Dondylactis toxin: interaction with nerve membrane ionic conductances. Science **163**, 680–681 (1969b)

Narahashi, T., Albuquerque, E.X., Deguchi, T.: Effects of batrachatoxin on membrane potential and conductance of squid giant axons. J. Gen. Physiol. **58**, 54–70 (1971)

Oehme, F.W., Brown, J.F., Fowler, M.E.: Toxins of animal origin. In: Casarett, L.J., Doull, J. (eds.), Toxicology, the basic science of poisons, pp. 570–590. New York: MacMillan, 1975

Rochat, H., Bernard, P., Couraud, F.: Scorpion toxins: chemistry and mode of action. Adv. Cytopharmacol. **3**, 325–334 (1979)

Rodahl, K., Moore, T.: The vitamin content and toxicity of bear and seal liver. Biochem. J. **37**, 166–168 (1943)

Russell, F.E.: Venom poisoning. Ration. Ther. **5**, 1–7 (1971)

Saida, K., Mendell, J.R., Sahenk, Z.: Peripheral nerve changes induced by local application of bee venom. J. Neuropathol. Exp. Neurol. **36**, 783–796 (1977)

Satake, M., Fujita, S., Warashani, A.: Parasicyonis toxin: a novel sea anemone toxin to crustacean sodium channel. 8th. Intern. Meet. Intern. Soc. Neurochem., Nottingham, England, p. 336 (Abstracts) 1981

Schantz, E.J.: Shellfish poisons. J. Agr. Food Chem. **17**, 413–416 (1969)

Scheuer, P.J., Takahashi, W., Tsutsumi, J., Yoshida, T.: Ciguatoxin: isolation and chemical nature. Science **155**, 1267–1268 (1967)

Wadsworth, J.R.: Snake sense. Mod. Vet. Pract. **54**, 47–50 (1973)

II. Bakterientoxine

Aus der Gruppe der bakteriellen Gifte sind im Hinblick auf ihre neurotoxische Wirkung hier von Interesse das *Diphtherietoxin,* das Toxin der *Tetanus*bazillen und das *Botulismustoxin.* Sie treffen vorwiegend das periphere Nervensystem, da sie normalerweise die Blut-Hirn-Schranke nicht passieren.

Botulismus. Bei dem durch das Toxin des Clostridium botulinum verursachten Krankheitsbild handelt es sich in der Regel um Nahrungsmittelvergiftungen durch den Genuß von verdorbenen Lebensmittelkonserven, die nicht ausreichend hitzekonserviert wurden. Seit dem Nachweis von C. botulinum bzw. Botulinustoxin im Stuhl von Kindern, die an Obstipation und neuromuskulärer Schwäche litten (ARNON et al. 1977; MIDURA et al. 1976), hat der „infektiöse Botulismus bei Säuglingen" an klinischer Bedeutung gewonnen. Er soll als Folge einer Besiedelung des Darmes durch C. botulinum und Bildung von Botulinustoxin typischerweise in den ersten 6 Lebensmonaten auftreten und wird als eine der möglichen Ursachen von plötzlichen Todesfällen bei Kindern im 1. Lebensjahr verdächtigt (ARNON et al. 1978). Da eine Nahrungsmittelvergiftung in diesen Fällen ausgeschlossen werden konnte, muß es bei Säuglingen unter bestimmten Voraussetzungen nach oraler Aufnahme von Clostridiensporen zu einer toxikologisch-relevanten Vermehrung toxinbildender Stämme im Darm kommen (ARNON et al. 1977; MIDURA u. ARNON 1976). Eine sehr seltene Eintrittspforte für das Botulinustoxin stellen Wundinfektionen dar, sofern sich die Keime im Körper anaerob vermehren können und Toxine bilden.

Der Verlauf einer alimentären Botulinusintoxikation ist gekennzeichnet durch eine typische Latenzzeit, die in schweren Fällen 12–36 h dauert, sich gelegentlich jedoch von 2 h bis zu 2 Wochen erstreckt. In der Latenzzeit werden, allerdings nicht obligat, gastrointestinale Beschwerden mit Erbrechen und Durchfällen beobachtet. Danach treten die charakteristischen Vergiftungssymptome in Form schlaffer Lähmungen auf, die sich zuerst an den Hirnnerven manifestieren, sich bald aber auf die Muskulatur des Halses ausdehnen. Bei Übergreifen auf die Atmungsmuskulatur bedingen sie eine u.U. abrupt einsetzende Atemlähmung, die als Todesursache bei der Botulinusintoxikation führend ist. Aspirationspneumonien sind nicht selten, und gelegentlich kommt es bei Beteiligung des parasympathischen Nervensystems intestinal zu Erscheinungen im Sinne eines paralytischen Ileus (WASMUTH 1948).

Bewußtsein und Sensorium bleiben bis in das Finalstadium hinein unbeeinträchtigt. In schweren Fällen tritt der Tod 4–10 Tage nach Erkrankungsbeginn ein, in foudroyanten Fällen bereits innerhalb eines Tages. Die Mortalität lag in den Jahren 1970–1973 nach Zahlenangaben aus den USA bei 23,1% (zit. n. KAPLAN 1980).

C. botulinum ist ein obligat anaerober, ubiquitär vorkommender Bodenorganismus, dessen Sporen sich leicht als Aerosol weiterverbreiten. Bisher sind insgesamt 8 verschiedene Stämme von C. botulinum und ebenso viele Botulinustoxine identifiziert worden, die sich aufgrund unterschiedlicher immunologischer Eigenschaften klar voneinander trennen lassen, in ihrer pharmakologisch-toxischen Wirkung aber weitgehend identisch sind. Die Typen A, B und E werden als besonders humanpathogen angesehen und sind die in Europa, den USA und Japan am häufigsten vorkommenden Stämme (KAPLAN 1980). Das eigentliche Neurotoxin ist ein Polypeptid, dessen Molekulargewicht je nach Typ zwischen 128000–170000 d liegt und das aus 2 unterschiedlich großen Untereinheiten besteht, einer schweren (H-) und einer leichten (L-) Kette. In seiner natürlichen Form liegt das Neurotoxin als Tri-M(edium) oder Tri-L(arge) Molekularkomplex vor, den es mit nichttoxischen, allerdings als Hämagglutine wirkenden Proteinen bildet. Die Molekulargewichte dieser Komplexe sind sehr hoch und erreichen Werte bis zu 900000 d. Sie weisen bei intestinaler Applikation eine höhere Toxizität auf als das freie Neurotoxin, das durch eine Assoziation mit anderen Proteinen offensichtlich vor einer Inaktivierung, z.B. durch Magensäure oder schon durch eine Körpertemperatur von 37° C geschützt wird. Andererseits wird die Toxizität des Botulinustoxins durch Proteolyse, z.B. durch Trypsinspaltung im oberen Dünndarm, erheblich potenziert. Auch andere Prozesse, wie eine limitierte Proteolyse der Untereinheiten oder andere molekulare Modifikationen, können die Toxizität dieser Proteingifte steigern. In seiner spezifischen Toxizität steht das Botulinustoxin unter den natürlichen und synthetischen organischen Giften an der Spitze (FUHRMANN 1967). Eine Dosis von 10^{-5} µg des Toxins ist für eine 20 g schwere Maus bei intraperitonealer Applikation bereits tödlich. MOESCHLIN (1980) zitiert als wahrscheinliche Letaldosis für den Menschen eine Menge von 10 µg. Weitere Einzelheiten zum Botulinustoxin finden sich in den ausführlichen Übersichten von SUGIYAMA (1980) und LEWIS (1981).

Das Botulinustoxin wird trotz seiner beträchtlichen Molekülgröße intestinal durch Mukosa und Darmwand – vermutlich über Gewebsspalten – resorbiert. Kutan ist eine Aufnahme über Hautverletzungen möglich. Im Organismus wirkt das Gift ausschließlich auf periphere cholinerge Synapsen (s.o.). Dort wird es aufgrund seiner hohen spezifischen Affinität durch Bindung im präsynaptischen Bereich angereichert (HIROKAWA u. KITAMURA 1979). Beim Versuchstier gelangt radioaktiv-markiertes Botulinustoxin aus einem intramuskulären Depot über einen intraaxonalen, retrograden Transport motorischer Nervenfasern in die Vorderwurzeln des Rückenmarkes (HABERMANN 1974; WIEGAND et al. 1976). Das ZNS bleibt somit völlig ausgespart. Obwohl das Toxin schon wegen seiner Größe als nichtschrankengängig angesehen wird (KAPLAN 1980), scheint die Ursache hierfür auch in einem Fehlen entsprechender Angriffspunkte oder Rezeptoren zu liegen, denn selbst eine direkte Injektion des Toxins in die Medulla oblongata beim Versuchstier führte erst dann zu den für eine intestinale Aufnahme typischen Erscheinungen, nachdem das Toxin in den Blutstrom übergetreten war (DAVIES et al. 1953). HABERMANN und HELLER (1975) haben allerdings nachgewiesen, daß zentrale Synaptosomen in vitro Botulinustoxin binden und dadurch funktionell beeinträchtigt werden. Das Toxin hemmt deutlich die Freisetzung von Acetylcholin (BIGALKE et al. 1981a), insbesondere jedoch von Glyzin und GABA aus isolierten Synaptosomen (BIGALKE et al. 1981b).

Die Giftwirkung des Toxins beruht auf einer Unterbrechung cholinerger Erregungsübertragungen an den neuromuskulären Endplatten, den parasympathischen Ganglienzellen, einschließlich der des Intestinaltraktes (s.o.) und an den wenigen cholinergen Endplatten des sympathischen Nervensystems. Dieser Blockierung liegt eine komplette präsynaptische Hemmung der Freisetzung von Acetylcholin durch das Neurotoxin zugrunde und nicht, wie früher vermutet, eine Störung der Synthese von Acetylcholin. Unmittelbarer Angriffspunkt des Toxins ist dabei möglicherweise der erregungsabhänge präsynaptische Kalziumeinstrom, an den die Freisetzung von Acetylcholin gekoppelt ist.

Im älteren Schrifttum über Botulismus werden vielfach als degenerativ bezeichnete Nervenzellveränderungen des Gehirns herausgestellt. Diese Deutung hält der Kritik nicht stand (PENTSCHEW 1958). Soweit es sich nicht um Autolyseeffekte oder Artefakte handelte, sind diese Befunde – wie auch die wiederholt angegebenen kleinen Blutungen und Zirkulationsstörungen – auf komplizierende Begleiterscheinungen wie asphyktische Zustände, Pneumonie usw. zurückzuführen. Ein neuropathologisches Substrat der Botulinustoxinwirkung ist bisher nicht bekannt.

Tetanusintoxikation. Tetanustoxin bzw. *Tetanospasmin,* löst das als „Wundstarrkrampf" bezeichnete Krankheitsbild aus, das sich einer Wundinfektion mit Sporen von C. tetani und der Vermehrung dieses ebenfalls obligat anaeroben Keimes im Körper anschließt. Den obligaten Aufnahmeweg stellen tiefe Wunden dar, oder, wie beim Neugeborenentetanus (Tetanus neonatorum), eine Nabelschnurinfektion infolge unzulänglicher hygienischer Bedingungen.

Die Krankheit manifestiert sich nach symptomarmer Inkubationszeit, die sich bis zu 56 Tagen erstrecken kann und ihr Ausbruch kündigt sich durch

wenig charakteristische Prodromalsymptome an, wie Kopfschmerzen und Reizbarkeit; etwa 2 Wochen nach der Erstinfektion tritt eine zunehmende Steifigkeit
der Kaumuskulatur auf. Das volle Krankheitsbild zeichnet sich durch generalisierte Muskelspasmen, Trismus der Kaumuskulatur (Risus sardonicus) und
Opisthotonus infolge eines Spasmus der paravertebralen Muskelstränge aus.
Generalisierte anfallsartige Muskelspasmen sind die Folge überschießender,
gleichzeitiger Entladungen motorischer Einheiten, deren spinale Dämpfung
durch Tetanospasmin aufgehoben wird. Der Tod durch Ateminsuffizienz oder
eine Aspirationspneumonie tritt meist innerhalb einer Woche nach der vollen
Entwicklung des Krankheitsbildes auf. Die Mortalität liegt bei 50–60%.

Das Tetanospasmin ist ein hitzelabiles, leicht oxidierbares Eiweißdimer, bestehend
aus zwei Ketten unterschiedlicher Länge (s.a. Botulinustoxin S. 604), mit einem Molekulargewicht von 150000d, dessen spezifische Toxizität der des Botulinustoxins nur wenig
nachsteht. Angesichts einer guten Übereinstimmung physiko-chemischer und sonstiger
Eigenschaften werden Tetanospasmin und Botulinustoxin biochemisch und pharmakologisch der gleichen Gruppe von Substanzen zugeordnet (HABERMANN u. WELLHÖHNER
1974; SUGIYAMA 1980). Das örtlich entstandene Exotoxin wird zunächst im präsynaptischen Bereich cholinerger Synapsen der motorischen Endplatten der Muskulatur an
Oberflächenrezeptoren gebunden (PRICE et al. 1977). Von dort gelangt es auf dem Wege
eines retrograden axonalen Transportes – auch transsynaptisch (SCHWAB u. THOENEN
1976) – in das Perikaryon der Vorderhornzellen des Rückenmarkes (HABERMANN u. WELL-
HÖNER 1974; STOCKEL et al. 1975; PRICE et al. 1975). Der retrograde Transport des Toxins
erfolgt mit einer erheblichen Geschwindigkeit von 0,5–1 cm/h (SHIELD et al. 1977). Alpha-
und Gamma-Motoneurone im Bereiche des Rückenmarkes und des Hirnstammes sowie
die spinalen Renshaw-Zellinterneuronen sind die eigentlichen Angriffspunkte und der
Wirkungsort des Tetanustoxins. Die Renshaw-Zellen dämpfen den von der erregten Mus-
kelfaser ausgehenden polysynaptischen Spinalreflex durch synaptische Freisetzung des
spezifischen Neurotransmitters Glyzin, möglicherweise auch von Gamma-Aminobuttersäure. Tetanospasmin wirkt präsynaptisch, indem es die synaptische Freisetzung von
Glyzin blockiert und auf diese Weise die Reflexdämpfung aufhebt, so daß es zu einer
maximalen Stimulierung der Muskelfasern und zum Muskelspasmus kommt (MELLANBY
u. THOMPSON 1972; Zusammenfassung bei SUGIYAMA 1980; WELLHÖNER 1982). Auch
an isolierten Synaptosomen unterdrückt Tetanustoxin die durch Kalium induzierbare
Freisetzung von Glyzin und GABA ähnlich wie Botulinustoxin (s. S. 606), jedoch mit
einem weitaus höheren Wirkungsgrad (BIGALKE et al. 1981b). Es wurde auch eine unmittelbare Schädigung der Muskelfasern und der postsynaptischen Abschnitte der Endplatten
diskutiert, wobei allerdings offen bleibt, wie weit insbesondere für die Veränderungen
an der Endplatte das therapeutisch angewandte Relaxans mit eine Rolle spielt (AGOSTINI
1967; EYRICH et al. 1967; AGOSTINI u. NOETZEL 1969).

In der älteren *humanpathologischen* Literatur sind wiederholt Nervenzellveränderungen an den motorischen Vorderhornzellen des Rückenmarkes beschrieben worden sowie in den motorischen Hirnnervenkernen. Zum Teil dürfte es
sich um kadaveröse oder sonstige Artefakte gehandelt haben, z.T. um unspezifische Veränderungen, zumal in anderen Fällen mit ausgeprägter klinischer Symptomatik die histologischen Befunde völlig negativ waren (VOLLAND 1958).
MÜLLER und JESCHKE (1970) hoben schon früher beschriebene vakuolisierende
Zytoplasmaveränderungen an den Vorderhornzellen hervor, die sie in 12 von
20 Tetanusfällen nachweisen konnten und als Ausdruck einer gesteigerten lysosomalen Aktivität interpretierten. Diese Häufigkeit im Vergleich mit den älteren
Literaturangaben erklären sie mit der wesentlich längeren Überlebenszeit ihrer
Fälle. Obwohl sie derartige Zytoplasmavakuolisierungen an den Vorderhornzel-

len gelegentlich auch in der Umgebung von myelomalazischen Herden angetroffen haben, halten sie diesen Befund doch für recht charakteristisch für die Tetanusintoxikation. – GADOTH et al. (1981) berichten über eine persistierende Tetraplegie nach Tetanus neonatorum. Sie nehmen an, daß das Tetanustoxin von den Nervenendigungen im infizierten Nabelschnurstumpf mit dem retrograden Axoplasmafluß das Rückenmark erreicht und hier zum Untergang der motorischen Vorderhornzellen geführt hat. – Sekundäre zerebrale Kreislaufstörungen mit ihren Folgen werden auf die tetanischen Konvulsionen bezogen. Die von BENEDEK und JUBA (1938) hervorgehobenen entzündlichen Infiltrate an Rückenmarkwurzeln und weichen Häuten werden auf intralumbale Serumapplikationen zurückgeführt (VOLLAND 1958).

Diphtherietoxin. Das Exotoxin des Corynebacterium diphtheriae ist die Ursache neurologischer Ausfallssymptome, die im Verlauf und nach einer Rachendiphtherie, in seltenen Fällen auch einer Wunddiphtherie, auftreten. Diphtherieerkrankungen sind in Ländern mit systematischer Immunisierung im Säuglings- und Kleinkindesalter selten geworden und kommen gegenwärtig vor allem in gemäßigten Zonen Europas und Asiens vor (KAPLAN 1980).

Die neurologischen Symptome bestehen in Paresen und schlaffen Lähmungen. Die ersten Symptome entwickeln sich etwa 2–6 Wochen nach der Infektion. Im Vordergrund steht oft eine Lähmung des weichen Gaumens, vermutlich infolge einer örtlichen Ausbreitung des von einer Racheninfektion ausgehenden Exotoxins (PLEASURE et al. 1973); das sonstige neurologische Krankheitsbild ist variabel und korreliert in etwa mit dem Schweregrad der Grundkrankheit. Eine Lähmung der Pupillenakkomodation und der Schluckmuskulatur sind weitere Folgen eines Hirnnervenbefalles. Verluste von Sensibilität und motorischer Kraft beobachtet man in den distalen Extremitätenabschnitten, die gleichzeitig und beiderseits befallen sein können (sog. Tetraplegie-Syndrom). In anderen Fällen verläuft das Krankheitsbild progredient und ähnelt mit aufsteigenden Lähmungen einem Guillain-Barré-Syndrom, bei dem in schweren Fällen Atemmuskellähmungen auftreten. Mit einer Verzögerung von mehreren Monaten nach der akuten Erkrankung kann sich eine sensorische Neuropathie mit gleichzeitiger Erhöhung des Liquoreiweißes entwickeln. – MOESCHLIN (1980) erwähnt eine akute, tödliche Vergiftung durch Diphtherietoxin; in einem Säuglingsheim war anstelle des Diphtherie-Impfstoffes versehentlich Antigenum diphtheriae toxicum dilutum Ph.H. parenteral verabreicht worden.

Das Exotoxin aus Corynebacterium diphtheriae besteht aus einer einzelnen Polypeptidkette mit einem Molekulargewicht von 62000d (GILL u. DINIUS 1973; COLLIER u. KANDEL 1971). Die tödliche Dosis des Giftes für den Menschen wird mit 10^{-4} mg angegeben. Trypsin spaltet das Toxin in zwei nicht toxische Untereinheiten A und B. Das Fragment A bewirkt mittelbar eine Blockierung der Aminosäurenübertragung von einer t-RNA auf eine im Aufbau begriffene Polypeptidkette. Im Endeffekt resultiert daraus eine Blockierung der Proteinbiosynthese. Die Untereinheit B spielt eine wesentliche Rolle bei der zellulären Aufnahme der Untereinheit A (Zusammenfassung bei PAPPENHEIMER 1977).

Das Toxin wird aus dem Bereich einer regionalen Infektion resorbiert und hämatogen und auf dem Lymphweg im Organismus verteilt, ohne allerdings die Blut-Hirn-Schranke oder Grenzflächen zwischen Blut und Nerven zu passieren. Das Toxin wird zunächst stereospezifisch an Membranrezeptoren von Zelloberflächen gebunden und unter katalytischer Beteiligung der Untereinheit B in das Zellinnere aufgenommen. Dabei spielen nach heutiger Kenntnis Prozesse der Endozytose keine Rolle (BOQUET u. PAPPENHEIMER 1976). Nach tierexperimentellen Beobachtungen (WAKSMAN 1961) liegen die Eintrittspforten des Toxins in das Nervensystem im Bereiche weniger Stellen, an denen das Nervengewebe umgebenden Diffusionsschranken weniger dicht oder nicht vorhanden sind, wie z.B. an den Ganglienzellen der Hinterwurzeln oder dem Ganglion nodosum des Vagus. Im Tierversuch hemmt das Toxin spezifisch die Biosynthese des Proteolipidproteins und des basischen Proteins des peripheren Myelins in der Schwannschen Zelle, während die am Abbau des Myelins beteiligten Prozesse nicht betroffen sind (PLEASURE et al. 1973).

Die *postdiphtherische Polyneuropathie*, die mit Hirnnerven- und Grenzstrangbeteiligung einhergehen kann, entspricht histologisch dem Typus der segmentalen Fasererkrankung mit diskontinuierlichem Markscheidenzerfall (VEITH 1949; SCHEID u. PETERS 1952; PETERS 1970); Axonuntergänge sind selten. Peri- und endoneurales Bindegewebe bieten herdförmig bei Färbung mit Kresylviolett das Phänomen der Metachromasie (mukoide Degeneration). Diskrete lymphozytär-monozytäre Infiltrate können im Peri- und Endoneurium vorkommen, in Spinalganglien und Sympathikus sowie gelegentlich auch in den weichen Häuten der Hirnbasis und über dem Rückenmark, hier als Ausdruck einer meningealen Reizung (VEITH 1949). Die diffus in der grauen Substanz meist nur vereinzelt anzutreffenden Nervenzellveränderungen bis zur akuten Zellerkrankung gelten als unspezifisch. Gliaveränderungen fehlen oder stehen mit sekundär hinzugetretenen, z.B. hypoxischen Schäden im Zusammenhang. Retrograde Zellveränderungen an den motorischen Vorderhorn- und Hirnnervenkernen sind, entsprechend den seltenen Axonuntergängen im peripheren Nerven, nur gelegentlich zu erwarten. Die intramuskulären Nervenäste und motorischen Endplatten bleiben im wesentlichen intakt, was mit einem weitgehend proximalen Ausbreitungsmuster der segmentalen Fasererkrankung in Einklang steht; die Muskulatur zeigt ein neurogen-myogenes Mischbild mit Degenerationsphänomenen bis hin zur Nekrose (GIBBELS et al. 1981).

Literatur

Agostini, B.: Licht- und elektronenmikroskopische Untersuchungen an den Muskelfasern und an den Endplatten bei Tetanus. Beitr. path. Anat. **135**, 250–275 (1967)

Agostini, B., Noetzel, H.: Morphological study of muscle fibers and motor endplates in tetanus. Exc. Med. Internat. Congr. Ser. **199**, 123–127 (1969)

Arnon, S.S., Midura, T.F., Clay, S.A., Wood, R.M., Chin, J.: Infant botulism. Epidemiological, clinical, and laboratory aspects. JAMA **237**, 1946–1951 (1977)

Arnon, S.S., Midura, T.F., Damus, K., Wood, R.M., Chin, J.: Intestinal infection and toxin production by Clostridium botulinum as one cause of sudden infant death syndrome. Lancet **1978 II**, 1273–1277

Benedek, L., Juba, A.: Die Bedeutung der Wurzelnervenänderungen bei der menschlichen Tetanusinfektion. Arch. Psychiat. **108**, 609–617 (1938)

Bigalke, H., Ahnert-Hilger, G., Habermann, E.: Tetanus toxin and botulinum A toxin inhibit acetylcholine release from but not calcium uptake into brain tissue. Naunyn-Schmiedebergs Arch. Pharmak. **316**, 143–148 (1981a)

Bigalke, H., Heller, I., Bizzini, B., Habermann, E.: Tetanus toxin and botulinum A toxin inhibit release and uptake of various transmitters, as studied with particulate preparations from rat brain and spinal cord. Naunyn-Schmiedebergs Arch. Pharmak. **316**, 244–251 (1981b)

Boquet, P., Pappenheimer, A.M.Kr.: Interaction of diphtheria toxin with mammalian cell membranes. J. Biol. Chem. **251**, 5770–5778 (1976)

Collier, R.J., Kandel, J.: Structure and activity of diphtheria toxin. I. Thiol-dependent dissociation of a fraction of toxin into enzymically active and in a active fragments. J. Biol. Chem. **246**, 1496–1503 (1971)

Davies, J.R., Morgan, R.S., Wright, E.A., Wright, G.P.: Results of direct injections of botulinum toxin into the central nervous system of rabbits. J. Physiol. **120**, 618–623 (1953)

Eyrich, K., Agostini, B., Schulz, A., Müller, E., Noetzel, H., Reichenmiller, H.E., Wiemers, K.: Klinische und morphologische Beobachtungen von Skelettmuskelveränderungen beim Tetanus. Dtsch. med. Wschr. **92**, 530–540 (1967)

Fuhrman, F.A.: Tetrodotoxin. Sci. Amer. **217** (2), 61–71 (1967)

Gadoth, N., Dagan, R., Sandbank, U., Levy, D., Shimon, W.: Permanent tetraplegia as a consequence of tetanus neonatorum. J. Neurol. Sci. **51**, 273–278 (1981)

Gibbels, E., Berger, M., Herbolsheimer, M., Korn, A., Stammler, A.: Muskelbioptische Befunde bei Diphtherie-Polyneuropathie. Licht- und elektronenmikroskopische Untersuchungen von Muskelfasern, intramuskulären Nerven, motorischen Endplatten und intramuskulären Gefäßen. Acta neuropathol. (Berl.) **55**, 307–318 (1981)

Gill, D.M., Dinius, L.L.: The elongation factor 2 content of mammalian cells. Assay method and relation to ribosome number. J. Biol. Chem. **248**, 654–658 (1973)

Habermann, E.: ^{125}I-labeled neurotoxin from Clostridium botulinum A: preparation, binding to synaptosomes and ascent to the spinal cord. Naunyn-Schmiedebergs Arch. Pharmak. **281**, 47–58 (1974)

Habermann, E., Wellhöner, H.H.: Advances in tetanus research. Klin. Wschr. **52**, 255–265 (1974)

Habermann, E., Heller, I.: Direct evidence for the specific fixation of Cl. botulinum A neurotoxin to brain matter. Naunyn-Schmiedeberg's Arch. Pharmakol. **278**, 97–106 (1975)

Hirokawa, N., Kitamura, M.: Binding of C. botulinum neurotoxin to the presynaptic membrane in the central nervous system. J. Cell Biol. **81**, 43–49 (1979)

Kaplan, J.G.: Neurotoxicity of selected biological toxins. In: Spencer, P.S., Schaumburg, H.H. (eds.), Experimental and Clinical Neurotoxicology, pp. 631–648. Baltimore: Williams & Wilkins 1980

Lewis, G.E.: Biomedical aspects of botulism. New York: Academic Press, 1981

Mellanby J., Thompson, P.A.: The effect of tetanus toxin at the neuromuscular junction in the goldfish. J. Physiol. (Lond.) **224**, 407–419 (1972)

Midura, T.F., Arnon, S.S.: Infant botulism. Identification of Clostridium botulinum and its toxin in faeces. Lancet **1976 II**, 934–936

Müller, H.A., Jeschke, R.: Cytologische Befunde an den motorischen Vorderhornganglienzellen beim Tetanus. Verh. dtsch. path. Ges. **54**, 650 (1970)

Pappenheimer, A.M. Jr.: Diphtheria toxin. Annu. Rev. Biochem. **46**, 69–94 (1977)

Pentschew, A.: Intoxikationen. In: Uehlinger, E. (Hrsg.), Hdb. d. spez. path. Anat. u. Histol., Bd. XIII/2B. Berlin-Göttingen-Heidelberg: Springer, 1958

Peters, G.: Klinische Neuropathologie. Stuttgart: Thieme, 1970

Pleasure, D.E., Feldmann, B., Prockop, D.J.: Diphtheria toxin inhibits the synthesis of myelin proteolipid and basic proteins by peripheral nerve in vitro. J. Neurochem. **20**, 81–90 (1973)

Price, D.L., Griffin, J.W., Young, A., Peck, K., Stocks, A.: Tetanus toxin: direct evidence for retrograde intraaxonal transport. Sience **188**, 945–947 (1975)

Price, D.L., Griffin, J.W., Peck, K.: Tetanus toxin: evidence for binding at presynaptic nerve endings. Brain Res. **121**, 379–384 (1977)

Scheid, W., Peters, G.: Über die tödlich verlaufenden Diphtherielähmungen unter besonderer Berücksichtigung der anatomischen Befunde. Dtsch. Z. Nervenheilk. **167**, 355–390 (1952)

Schwab, M.E., Thoenen, H.: Electron microscopic evidence for a transsynaptic migration of tetanus toxin in spinal cord motoneurons: an autoradiographic and morphometric study. Brain Res. **105**, 213–227 (1976)

Shield, L.K., Griffin, J.W., Drachman, D.B., Price, D.L.: Retrograde axonal transport: a direct method for measurement of rate. Neurol. **27**, 393 (1977)

Stockel, K., Schwab, M., Thoenen, H.: Comparison between the retrograde axonal transport of nerve growth factor and tetanus toxin in motor, sensory and adrenergic neurons. Brain Res. **99**, 1–16 (1975)

Sugiyama, H.: Clostridium botulinum neurotoxin. Microbiol. Rev. **44**, 419–448 (1980)

Veith, G.: Untersuchungen über die Histologie der Polyneuritis diphtherica. Beitr. path. Anat. **110**, 567–606 (1949)

Volland, W.: Veränderungen des Zentralnervensystems bei infektiösen Erkrankungen. In: Uehlinger, E. (Hrsg.), Hdb. d. spez. path. Anat. u. Histol., Bd. XIII/2A. Berlin-Göttingen-Heidelberg: Springer, 1958

Waksman, B.H.: Experimental study of diphtheritic polyneuritis in the rabbit and guinea pig. III, The blood-nerve barrier in the rabbit. J. Neuropath. exp. Neurol. **20**, 35–77 (1961)

Wasmuth, W.: Über Botulismus. Dtsch. Med. Wschr. **73**, 636–638 (1948)

Wellhöner, H.-H.: Tetanus neurotoxin. Rev. Physiol. Biochem. Pharmacol. **93**, 1–68 (1982)

Wiegand, H., Erdmann, G., Wellhöner, H.H.: ^{125}I-labelled botulinum A neurotoxin: pharmacokinetics in cats after intramuscular injection. Naunyn-Schmiedebergs Arch. Pharmak. **292**, 161–165 (1976)

III. Pflanzengifte – Phytotoxine[1], einschließlich Alkaloide und Neurolathyrogene

Pflanzliche Toxine (Phytotoxine), einschließlich der Pilzgifte, gehören den unterschiedlichsten Stoffklassen an. Sie umfassen Polypeptide, Amine, Glykoside, Oxalate, Harze (Toxingemisch), Toxalbumin (z.B. Ricin, ein Lectin aus Ricinus communis) und andere. Eine große Stoffgruppe für sich stellen die Alkaloide dar, die wegen ihrer Vielfalt und Bedeutung gesondert betrachtet werden (s.u.). Die meisten der heute gebräuchlichen Rauschgifte (Cannabis, Marihuana, Opium und Opiumderivate, Kokain, Muskatnuß, verschiedene Halluzinogene) entstammen dem Pflanzenreich (s. S. 541). Akute Vergiftungen durch Phytotoxine sind in der Regel eine Folge des Genusses vermeintlich eßbarer Pflanzen bzw. pflanzlicher Früchte, nur in wenigen Fällen hingegen eines Hautkontaktes mit giftigen Pflanzen und kutaner Resorption des Giftes. Unter ungünstigen Umweltbedingungen können aber auch genießbare, giftfreie Pflanzen für den Menschen toxische anorganische Stoffe anreichern (Blei, Kadmium, Fluor, Mangan, Selen oder Nitrate s. S. 306), die im Verlauf der Nahrungskette direkt oder über den Umweg des tierischen Organismus in den menschlichen Körper gelangen. Ein illustratives Beispiel hierfür ist die hohe Aufnahme von Kadmium mit Zigarettenrauch (THORMANN 1981). Insektizide und Stoffe, die für die Konservierung von Obst verwendet werden, bilden über die Verknüpfung mit der Nahrungskette ebenfalls eine potentielle Gefahr für Mensch und Tier.

Die Toxine *mikrobieller* Pilze (Mykotoxine der Schimmelpilze), die zum Verderb von Nahrungsmitteln führen, stellen eine weitere mögliche Ursache von chronischen Intoxikationen (Mykotoxikosen) dar. Allerdings wurden unter diesen Stoffen bisher nur die Mutterkornalkaloide als Gifte mit einer neurotoxischen Komponente beschrieben. Des weiteren gelten die Schimmelpilzgifte Citreoviridin und Roquefurtin aus Penicillumarten, die aus Wurst- und Fleischwaren isoliert wurden, als neurotoxisch (FRANK 1981; LEISTNER u. ECKARDT 1981), und auch Aflatoxine scheinen eine neurotoxische Komponente zu besitzen (s.u.). Vor der Gefahr weiterer, heute noch nicht erkannter Schäden durch chro-

---

1 Hiervon zu unterscheiden ist der Gebrauch des Terminus „Phytotoxine" im botanisch-agronomischen Bereich für Stoffe parasitären Ursprungs (Pilze und Bakterien), die für Pflanzen, insbesondere Kulturpflanzen, giftig bzw. krankheitsverursachend sind

nische Einwirkungen von Schimmelpilzgiften mit der Nahrung wird eindringlich gewarnt (MUNRO 1976).

Chronische Intoxikationen durch Pflanzengifte treten meist endemisch auf und können auf den Genuß von Feldfrüchten zurückgeführt werden, die unter normalen Umständen nicht für die menschliche Ernährung geeignet sind (s. Neurolathyrismus durch Kichererbsen S. 618) oder auf den Konsum übergroßer Mengen von pflanzlicher Nahrung, deren Gehalt an Giftstoff an sich sehr niedrig und in üblicher Menge unschädlich ist (s. Cassava bzw. Tapioka S. 294, 618). Dabei spielt auch die Art der Zubereitung der Kost eine wichtige Rolle.

Ergotismus. Die natürlichen Mutterkornalkaloide (Ergotoxin, Ergotamin, Ergometrin) aus dem Dauermyzel (Secale cornutum) des Pilzes Claviceps purpurea waren in der Vergangenheit häufig Ursache von endemisch auftretenden Nahrungsmittelvergiftungen durch Roggengetreide, das von diesem Pilz befallen war („Antoniusfeuer"). Eine endemische „Brotvergiftung" durch Mutterkornalkaloide größeren Umfanges trat letztmalig 1951 in Frankreich auf (FULLER 1968). Mehrere hundert Menschen erkrankten, einige starben. Neben den charakteristischen Symptomen des Ergotismus traten Halluzinationen und neurologische Störungen auf. Daneben sind medizinale Vergiftungen durch Secale-Extrakte und rein dargestellte Mutterkornalkaloide bekannt geworden (Übersicht bei PENTSCHEW 1958). Obwohl diese Substanzen vorwiegend auf die glatte Gefäßmuskulatur und peripher gefäßverengend wirken, treten beim sog. Ergotismus durch chronischen Genuß kleiner Mengen des Alkaloids auch Schäden von seiten des Nervensystems auf, die als konvulsive Form des Ergotismus gegen die gangränöse Form abgegrenzt werden. Bei beiden Formen sind Initialsymptome der Vergiftung u.a. Übelkeit, Kopfschmerzen sowie Parästhesien nach Art von Ameisenlaufen und Taubheitsgefühl. Letztere Symptome werden von manchen Autoren als Zeichen einer Polyneuropathie interpretiert, von anderen auf die Durchblutungsstörungen zurückgeführt (STERMAN u. SCHAUMBURG 1980).

Die konvulsive Form des Ergotismus kennzeichnen schwere schmerzhafte Krampfzustände und Kontrakturen sowie Parästhesien. Daneben treten an die Tabes dorsalis erinnernde Hinterstrangsymptome auf, denen patho-anatomisch eine symmetrische Degeneration und Gliose der Hinterstränge entspricht, teils das ganze Hinterstrangareal umfassend, nicht selten in den Burdachschen Strängen akzentuiert. Das Markfasernetz der Clarkschen Säulen kann miteinbezogen sein. Auch Paresen in Form einer Hemiplegie, z.T. mit motorischer Aphasie, wurden im Verlaufe eines medizinischen Ergotismus durch Secalealkaloid-haltige Medikamente beobachtet (NIEDERMAIER et al. 1977). Neurologische Ausfälle sowie schwere intellektuelle und psychische Veränderungen können als Dauerfolgen einer solchen Vergiftung zurückbleiben. Einen recht ungewöhnlichen Befund erhoben JERVIS und KINDWALL (1942) bei einem ergotaminsüchtigen Gynäkologen, der nach intravenöser Injektion einer Überdosis von Ergotamin Sehstörungen bekam und komatös wurde und 6 Wochen später verstarb. Sie fanden eine floride, teils mottenfraßartige Demyelinisierung der Hemisphärenlager im Fettkörnchenzellstadium bei erhaltenen Axonen; zu einer Fasergliose war es noch nicht gekommen. – Bei der gangränösen Form beschrieben RICHTER und BENKER (1973) eine Beteiligung der Karotiden mit zerebralen Ausfallserscheinungen. Neue therapeutisch nutzbare Derivate der Mutterkornalkaloide sind die *Ergoline,* zu denen u.a. Bromocriptin gehört, ein ausgeprägter Dopamin-

Agonist, der die hypophysäre Prolaktin-Ausschüttung hemmt, aber auch für die Behandlung des Morbus Parkinson geeignet ist. Neben ergotismusähnlichen Arzneimittelreaktionen sind unter Bromocriptin auch neuropsychiatrische Nebenwirkungen beobachtet worden wie Dyskinesien, Vertigo, Diplopie, Halluzinationen und Verwirrtheitszustände.

In vitro verdrängen Bromocriptin und andere Ergotaminderivate biogene Amine mit Ausnahme von GABA aus ihrer Bindung durch synaptische Rezeptoren (Übersicht bei HRUSKA und SILBERGELD, 1981). In vivo greifen diese Substanzen wie die natürlichen Mutterkornalkaloide vermutlich auch präsynaptisch in die Dynamik der Überträgerstoffe ein. Diese Wirkungsmechanismen lassen sich jedoch nicht ohne weiteres zur unmittelbaren Erklärung klinisch-pharmakologischer Wirkungen der Mutterkornalkaloide heranziehen.

Aflatoxin, ein weiteres Schimmelpilzgift, vor allem als akutes Lebergift bekannt und bei chronischem Verzehr als mögliche Ursache von Leberkarzinomen im Verdacht, scheint auch neurotoxisch zu wirken. Bei Kindern, die in Thailand an einem an das Reye-Syndrom erinnernden Krankheitsbild mit Enzephalopathie und einer fettigen Degeneration der viszeralen Organe erkrankt und verstorben waren, fanden sich in den Ausscheidungen und im Gewebe hohe Aflatoxinspiegel (SHANK et al. 1971). Wurde Aflatoxin B1 mit der Nahrung an Rhesus maccacus-Affen verfüttert, entwickelte sich ein dem Reye-Syndrom ähnliches Krankheitsbild mit Hirnödem und fettiger Degeneration von Leber, Herz und Nieren (BOURGEOIS et al. 1971). Eine Lebensmittelvergiftung in Japan, die mit akuten gastrointestinalen Erscheinungen, Kopfschmerzen und Krämpfen einherging, wurde auf *Fusarium*-Toxine zurückgeführt („Akakabi-Krankheit" – roter Schimmel) (UENO et al. 1973). Ob Anenzephalie und Spina bifida cystica bei Neugeborenen tatsächlich mit dem mütterlichen Genuß von Speisekartoffeln, die von *Phytophthora ingestans* befallen waren (Kraut- und Knollenfäule der Kartoffeln), ursächlich zusammenhängen, ist bisher nicht gesichert (REISS 1981).

Pilzgifte. Eine Anzahl von Pilzen bildet neben verschiedenen anderen Giften auch Neurotoxine (LINCOFF u. MITCHEL 1977), die im Gegensatz zu den Zootoxinen chemisch und toxikologisch relativ gut aufgeklärt sind. Fliegen- und Pantherpilze (Amanita muscaria, Amanita pantherina) enthalten neben kleinen Mengen von *Muskarin*, das hier für die Vergiftungserscheinungen von geringerer Bedeutung ist, insbesondere *Muskimol*, ein 3-Hydroxyisoxazol, und die strukturell verwandten Neurotoxine *Ibotensäure* und *Muskazon*, sowie das Halluzinogen *Bufotenin* und andere *Indolbasen*. Die Wirksubstanz Muskimol, die z.T. durch Dekarboxylierung von Ibotensäure beim Kochen entsteht, weist gewisse strukturelle und funktionelle Beziehungen zu dem natürlichen Neurotransmitter Gamma-Aminobuttersäure (GABA) auf. Es aktiviert bei Schnecken GABA-Rezeptoren (WALKER et al. 1971) und hat ähnlich wie GABA eine stark inhibitorische Wirkung auf zentrale Neuronen. Nach in vitro Bindungsstudien mit radioaktiven Liganden besetzt Muskimol etwa die Hälfte aller im Nervengewebe vorhandenen GABA-Rezeptoren. Daneben wirkt Muskimol ähnlich wie LSD und kann die Serotoninspiegel im Gehirn erhöhen (KÖNIGBERSIN et al. 1970). Die oben erwähnten Pilze führen zu ähnlichen Vergiftungserscheinungen, wobei der Genuß von Fliegenpilzen selten, der von Pantherpilzen in 10–20% der Fälle letal verläuft. Die ersten Vergiftungssymptome, wenige Stunden nach dem Verzehr des Pilzes, bestehen in leichten gastroenteralen Erscheinungen, Miose oder Mydriase und Reizbarkeit mit Ruhelosigkeit, die im Sinne einer „Atropinvergiftung" in eine starke Erregung bis zu Tobsuchtsanfällen, Halluzinationen und delirante Verwirrtheit übergehen. Weitere Symptome sind Myoklonien und generalisierte tonisch-klonische Anfälle. Für das durch die beiden Amanita-Arten verursachte Vergiftungsbild verwendet MOESCHLIN (1980) anstelle von Muscaria-Syndrom die Bezeichnung „Pantherina-Syndrom", um eine Verwechslung mit dem ätiologisch und toxikologisch andersartigen Muskarin-Syndrom zu vermeiden.

Das Muskarin-Syndrom wird durch den Genuß von Pilzen ausgelöst, die das giftige Alkaloid Muskarin enthalten. Es handelt sich dabei um Inocybe-Pilze, zu denen verschiedene Rißpilze und Trichterlinge gehören, die alle hohe Konzentrationen von Muskarin aufweisen. Muskarin wirkt auf den Parasympathikus (muskarinerge Rezeptoren); die Hauptsymptome einer Vergiftung sind Schweißausbruch, Speichel- und Tränenfluß, sowie Sehstörungen und Pupillenverengungen, weitere Folgen Darmkrämpfe, Atemnot, Bradykardie mit Blutdruckabfall und Schock.

Der Faltentintling (Coprinus atramentarius), ein Speisepilz, hat nur insoweit eine toxikologische Bedeutung als sein Inhaltsstoff *Coprin* (L-Glutamin-Zyklopropanon), ähnlich wie Disulfiram, ein Hemmstoff der Acetaldehydoxidase ist. Der Genuß von alkoholischen Getränken führt bis zu 3 Tage nach dem Verzehr des Speisepilzes zu dem typischen Bild der Acetaldehydintoxikation, wie sie vom Disulfiram (s. S. 421) bekannt ist („Coprinussyndrom").

Die Giftlorchel und Knollenblätterpilze enthalten Gifte, die primär auf Leber oder Niere toxisch wirken. Eine Beteiligung des ZNS ist die sekundäre Folge eines Leberkomas. Das Halluzinogen *Psilocybin* (O-Phosphoryl-4-hydroxy-N,N-dimethyltryptamin) ist der toxische Inhaltsstoff des mexikanischen Psilocybe-Pilzes und verursacht kurze Zeit nach seinem Verzehr psychische Veränderungen mit Illusionen und Halluzinationen, Erstickungsgefühl und Mundtrockenheit; in schweren Fällen kommt es zu Krämpfen und eine Überdosierung der Substanz (s. S. 545) kann zum Exitus letalis führen.

Alkaloide bilden die größte Gruppe der *Phytotoxine*. Es handelt sich um organische Stickstoffverbindungen mit Ringstrukturen unterschiedlicher Art, die fast ausschließlich in Pflanzen vorkommen. Man schätzt, daß etwa 10% aller Pflanzen ein oder mehrere Alkaloide bilden. Merkmal dieser Substanzgruppe ist die Anwesenheit von Stickstoff, dessen basische Eigenschaften eine Salzbildung der Alkaloide mit Säuren ermöglicht. Nur mit wenigen Ausnahmen weisen alle der etwa 5000 bisher charakterisierten Alkaloide eine biologische Aktivität auf. Während einer Reihe von Alkaloiden vorwiegend als Arzneimitteln (s. S. 555), Genußmitteln (s. Nikotin S. 615) oder Rauschgiften (s. S. 541) Bedeutung zukommt, sind andere die Ursache akuter oder chronischer Intoxikationen infolge des versehentlichen Genusses vermeintlich genießbarer, jedoch alkaloidhaltiger Pflanzen oder Früchte.

Vergiftungen durch Alkaloide der *Atropin*-Gruppe (Tropan-Alkaloide) werden durch Pflanzen hervorgerufen, die l-Hyoszyamin oder Hyoszin (l-Skopolamin, das Epoxy-Derivat des l-Hyoszyamin) bzw. oft beide enthalten. Der offizinelle Wirkstoff Atropin ist das Razemat dl-Hyoszyamin, das z.T. bei der Extraktion von natürlichem l-Hyoszyamin spontan entsteht. Die genannten Alkaloide kommen in folgenden Pflanzen oder Pflanzenwurzeln aus der Familie der Solanaceen vor: Tollkirsche (Atropa belladonna), Stechapfel (Datura stramonium), Bilsenkrautarten (Hyoscyamus niger), Alraune (Mandragora officinarium), Skopolie (Tollrübe, Glockenbilzenkraut, Scopolia carniolica), Kartoffelbeeren (Solanin) sowie in gewissen Pilzen und Azaleen.

Atropin ist ein Antagonist des natürlichen Überträgerstoffes Acetylcholin, das es kompetitiv aus seiner Bindung durch postsynaptische Rezeptoren verdrängt. „Atropinsymptome" der akuten Vergiftung sind Folge der parasympatholytischen, anticholinergen Erregungshemmung. Sie äußern sich als Mundtrockenheit und Heiserkeit, Pupillenerweiterung und Akkomodationslähmungen. Die Vaguslähmung durch größere Giftmengen führt zu Tachykardie, Hyperthermie und zentraler Erregung (Tobsuchtsanfälle), die sich bei tödlich verlaufenden Vergiftungen zu Delirien, motorischer Unruhe und tiefem Koma steigern. Bei leichteren Vergiftungen ist zwischen der zentral erregenden Wirkung des Atropins und der zentral dämpfenden Wirkung des Skopolamins zu unterscheiden; dennoch führt auch letzteres bei einer schweren Intoxikation schließlich zu einer zentralen Exzitation. Die tödliche Atropindosis beträgt nach LESCHKE (1933) für den Menschen mehr als 100 mg. Wegen seiner besseren Schrankengängigkeit sind die zentraltoxischen Dosen des Skopolamins niedriger als die des Atropins.

Die Sektionsbefunde bei tödlichen Atropinvergiftungen sind wenig charakteristisch. Es findet sich eine viszerale und zerebrale Gefäßstauung. In den Hirnventrikeln und im Subarachnoidalraum kann der Liquor blutig tingiert sein (PETERSON et al. 1923). Histopathologisch lassen sich keine pathognomonischen Veränderungen nachweisen (CARES 1971).

Nikotin ist das Hauptalkaloid (90%) der getrockneten Blätter von Tabakpflanzen (Nicotinia tabacum). Seine Aufnahme in den menschlichen Körper erfolgt mit Tabakrauch (ca. 1,1 mg) oder auch durch Resorption aus Schnupftabak, woraus sich im Blut eine Konzentration von etwa 30 – max. 50 µg/ml ergibt. Die tödliche Dosis von Nikotin liegt bei 1 mg/kg bzw. einer Gesamtdosis von 40–60 mg (BRADY et al. 1979). Nikotin greift an der postsynaptischen Membran an und verursacht, ähnlich wie Acetylcholin, eine Depolarisierung. Neben erregenden Wirkungen beobachtet man jedoch auch einen ganglionären Hemmeffekt des Nikotins. Nikotin tritt sehr rasch in das ZNS über und reichert sich dort besonders im Gewebe der Medulla oblongata, des Thalamus, Hypothalamus und der Retina an (SCHMITERLÖW et al. 1967). In hochdosierter Form führt es nach kardiovaskulären (sympathischen und parasympathischen) und gastrointestinalen (parasympathischen) Initialsymptomen zur zentralen Erregung mit Tremor und Krämpfen, u.U. zum Tod durch periphere und zentrale Atemlähmung. Vergiftungen ereignen sich nach dem Genuß von Aufgüssen aus Zigaretten oder oraler Aufnahme eines nikotinhaltigen Pflanzenschutzmittels (z.B. „Flux", 4,7%ige Nikotinsulfatlösung), versehentlich oder in suizidaler Absicht. Ob die Raucheramblyopie allein auf Nikotin zurückzuführen ist, bleibt umstritten. Auch der Methanolgehalt des Tabakrauches, die Freisetzung von Blausäure, die zu einer Störung des Vitamin B_{12}-Stoffwechsels (Biotransformation) führt, oder ein allgemeiner Vitaminmangel infolge eines gleichzeitigen Alkoholabusus werden ursächlich in Betracht gezogen (HENSCHLER 1980). Eine direkte Augenschädigung kann bei Beschäftigten in der Tabakindustrie durch eine konjunktivale Resorption von Giftstoffen aus feinem Tabakstaub zustande kommen.

Bei der akuten Nikotinvergiftung sind die viszeralen und zerebralen Gefäße prall mit flüssigem zyanotischem Blut gefüllt. Bei der chronischen Nikotinvergiftung ist das Gehirn eher blutleer, in einigen Fällen fand sich blutige Flüssigkeit in den Hirnventrikeln oder eine progrediente Retinadegeneration, die mit einer Gliose des N. opticus verbunden war. Gegebenenfalls sind die Neuronen geschrumpft, es besteht eine nukleare Chromatolyse und zytoplasmatische Vakuolisierung (CARES 1971). Nikotinartig, aber stärker als Nikotin soll das Alkaloid *Zytiosin* wirken, das in den Blättern und Blüten des Goldregens (Laburnum anagyroides und alpinum) oder im Stechginster (Ulex europaeus) enthalten ist, wenngleich seine akute Toxizität nach den Ergebnissen einer neueren kritischen Fallanalyse in der Fachliteratur offensichtlich überschätzt wird (BRAMLEY u. GOULDING 1981).

Intoxikationen mit dem Tropolonderivat *Kolchizin* aus dem Samen der Herbstzeitlose (Colchicum autumnale) und mit dem bitter schmeckenden Alkaloid *Cicutoxin* aus den Wurzelknollen des Wasserschierlings (Cicuta verosa aut maculata) verlaufen klinisch mit ähnlichen vegetativen Symptomen und können über anhaltende tonisch-klonische Krämpfe, infolge Atemlähmung oder Schock, tödlich ausgehen (Zusammenfassung bei STARREVELD u. HOPE 1975). Der neuropathologische Befund ist unspezifisch. Eine ausgeprägte zentralnervöse Beteiligung mit dem Verdacht einer toxischen Hirnschwellung und den Zeichen einer Neuropathie nach einer Vergiftung durch Kolchizin haben WIDMANN (1948) und WIDMANN und GRUNER (1953) beschrieben. Für die zentralnervöse Toxizität des Kolchizins werden seine Eigenschaften als Kapillargift verantwortlich gemacht. Mit dem Cicutoxin verwandt sind die Giftstoffe *Buxin* aus Buxus semper virens, *Koriamyrtin* des Gerberstrauches (Coriaria myrthifolia) und *Önanthotoxin* der Safranrebendolde (Oenanthe crocata).

Strychnin (Indolalkaloid) aus der Brechnuß (Semen strychni, Nux vomica) bzw. Ignatiusbohnen (Strychnus ignatei) bzw. Strychnin-Sulfat ist wie das Tetanustoxin ein Rückenmarkkonvulsivum. Früher ebenso wie Pikrotoxin als Analeptikum verwendet, findet sich Strychnin nur noch in einigen wenigen offizinellen Präparaten (Kardiaka, Antihypertonica, Stomachica). Seine krampferzeugende Wirkung beruht auf einer Aufhebung der dämpfenden postsynaptischen Hemmung monosynaptischer Reflexe, in dem es offensichtlich spezifisch mit der Transmittersubstanz Glyzin um postsynaptische Rezeptoren des Motoneurons kompetitiv konkurriert. In vitro hebt Strychnin die Bindung von Glyzin an einen postsynaptischen Rezeptor auf (YOUNG u. SNYDER 1973), der mittlerweile als Eiweißkörper aus Gewebe des Rückenmarkes, der Medulla oblongata und der Brücke isoliert werden konnte (PFEIFER u. BETZ 1981).

Die klinische Symptomatik ist stark dosisabhängig. Bei 10–20 mg Körperdosis treten Tremor, Atemnot, Angstgefühl und dann tonische Zuckungen und Krämpfe der Kau- und Nackenmuskulatur, sowie generalisierte tetanische Krampfanfälle mit Opisthotonus und vorübergehendem Aussetzen der Atmung. Der Tod kann durch Asphyxie während eines Anfalles oder durch Erschöpfung erfolgen, bei sehr hohen Dosen auch durch eine zentrale Atemlähmung. An neurohistologischen Veränderungen findet man Nervenzelluntergänge mit Kernpyknose und Tigrolyse, die in den Vorderhornzellen am ehesten zu erkennen sind (CARES 1971). Eine Degeneration der Pyramidenbahnen ist von PETRI (1930) beschrieben worden.

Akonitine (Terpenoide) aus den Wurzeln des blauen Eisenhutes (Aconitum napellus, echter E., Ziegentod, giftigste bei uns heimische Pflanze) bzw. anderen Eisenhutarten, sind stark kardiotoxische Gifte (Pfeilgift). Sie führen zu Parästhesien perioral und an den Extremitäten, zu Gelb-Grün-Sehen und anderem. Später kommt es zu Lähmungen der Zungen- und Gesichtsmuskulatur sowie der Extremitäten, weiterhin zu tonisch-klonischen Anfällen und zentraler Atemlähmung. Ähnlich wirken die Alkaloide Delphinin, Delkosin und Delphokurarin. *Koniin* (Cicutin, 2-Propylpiperidin) aus dem gefleckten Schierling (Conium maculatum) bzw. der Hundspetersilie (Aethusa cynapium) lähmt ähnlich wie Kurare die motorischen Nervenendigungen der quergestreiften Muskulatur. Es löst bei akuter Intoxikation (letale Dosis 0,5 g) u.a. aufsteigende Lähmungen aus bis zur Atemlähmung bei voll erhaltenem Bewußtsein (Kurareartiges Verteilungsmuster der Schädigungen). Ein ähnliches Vergiftungsbild verursachen die Alkaloide Spartein, Lupinin und Lupamin aus Besenginster (Sarothamnus scoparius) oder den gelben Lupinen (Lupinus luteus).

Bei Vergiftungen durch *Veratrumalkaloide* wurden neben den kardiovaskulären und gastrointestinalen Kardinalsymptomen auch neuromuskuläre Störungen, Parästhesien, Verwirrung und Halluzinationen in einem Fall auch eine kreislaufbedingte flüchtige Hemiparese beobachtet (HRUBY et al. 1981).

Neurotoxine aus Rhamnaceen. In den südlichen Teilen der Vereinigten Staaten und in Mexiko kommen speziell bei Kindern Vergiftungen durch Früchte des Strauches „Karwinskia humboldtiana" aus der Ordnung der Rhamnaceae vor. Vertreter dieser Familie sind bei uns als Weg- oder Kreuzdorn bekannt (Rhamnae), aus dessen Rinde (Cortex frangulae) bzw. Früchten (Fructus rhamni) ein phytotherapeutisches Purgativum zubereitet wurde (s.a. Cascara sagrada aus Rhamnus cathartica bzw. pushiana). Der versehentliche Verzehr der Früchte der Karwinskia humboldtiana führt zu einer progredienten, aufsteigenden symmetrischen Polyneuropathie (CALDERON-GONZALEZ u. RIZZI-HERNANDEZ 1967) und schließlich zur Bulbärparalyse und Atemlähmung (Zusammenfassung bei WELLER et al. 1980). Die Vergiftung beschränkt sich beim Menschen auf Einzelfälle, während bei Weidetieren endemische Intoxikationen nicht selten sind.

Aus den Früchten des Strauches wurden 4 Neurotoxine isoliert, deren komplexe zyklische Struktur sich vom Anthracenon ableitet (DREYER et al. 1975). Die ersten Vergiftungssymptome treten mit einer Verzögerung von 5–20 Tagen auf und beginnen mit allgemeinem Unwohlsein und einer schlaffen Tetraparese. Innerhalb von 2–7 weiteren Tagen entwickelt sich das volle Krankheitsbild. Sensibilitätsstörungen und Beeinträchtigungen des Bewußtseins fehlen. Wird die Vergiftungen überlebt (Mortalität nach älteren Angaben 10%), dauert die Erholungsphase 3–12 Monate oder länger bei schweren Vergiftungen, bei denen auch Muskelschwund und -kontrakturen bestehen bleiben. Die Suralis-Biopsie zeigt das Bild einer Neuropathie vom Typ der segmentalen Fasererkrankung mit diskontinuierlicher Entmarkung und Axonschwellung (CALDERON-GONZALEZ u. RIZZI-HERNANDEZ 1967). Autopsiebefunde liegen nicht vor, jedoch gilt es als wahrscheinlich, daß einige der in Mexiko als „akute paralytische Erkrankung" beschriebenen kindlichen Todesfälle (RAMOS-ALVAREZ et al. 1969) auf eine Wegdornintoxikation zurückgehen. Hier fand man eine Chromatolyse oder degenerative Veränderungen in den Vorderhornzellen des Rückenmarkes, sowie gelegentlich diskrete lymphozytäre Infiltrate im peripheren Nerven. Primärer Angriffspunkt der Noxe scheint der Stoffwechsel der Schwannschen Zelle zu sein. Insgesamt erinnern Verlauf der Vergiftung und das Schädigungsmuster des peripheren Nervensystems sehr stark an eine Diphtherie-Neuropathie. Andererseits deckt sich die beobachtete Vakuolisierung der Myelinscheide mit Veränderungen, wie sie durch Triäthylzinn und Hexachlorophen hervorgerufen werden (WELLER et al. 1980). Tierexperimentelle Beobachtungen verweisen jedoch auch auf die Möglichkeit einer primär axonalen Degeneration, gefolgt von sekundärer Entmarkung (AOKI u. MUÑOZ-MARTINEZ 1981).

Ätherische Öle. Kampfer (Cinnamomum camphera) wirkt stark zentral erregend, ist jedoch erst in größeren Mengen (10–20 g der Reizsubstanz) toxisch. Symptome einer schweren Vergiftung sind epileptiforme Krämpfe, die durch Erstickung oder Erschöpfung zum Tode führen können. Ein Todesfall durch Kampfer wurde bei einem 19 Monate alten Kleinkind nach Einnahme von einem Teelöffel Kampferöl beschrieben (SMITH u. MARGOLIS 1954). Initiale Vergiftungssymptome waren hier verstärkter Speichelfluß, Muskelstarre und eine Leukozytose; danach entwickelten sich ein Koma und tonische Krämpfe; der Tod trat am 5. Tag nach der Giftaufnahme ein.

Sabinol, das ätherische Öl aus dem Sadebaum (Juniperus sabinae ‚Kindsmord'), schon im Altertum als Abortivum gebraucht, wirkt in größeren Dosen als Krampfgift mit zentrallähmender Wirkung (MOESCHLIN 1980). Myristizin, ein Hydrochinonäther, kommt in der Muskatnuß und in Petersilienöl vor. FÜHNER et al. (1951) beschreiben einen tödlichen Vergiftungsfall eines 8jährigen Kindes nach dem Genuß von 2 Muskatnüssen. Der antipyretisch wirksame Petersilienkampfer („Apiol") wurde auch als Abortivum verwendet. Die Vergiftungsfälle gehen jedoch nicht zu Lasten des Apiols, sondern des Triorthokresyl-Phosphates (s. S. 630), das dem Apiol als Lösungsmittel zugesetzt wurde (LESPAGNOL u. MERVILLE 1941).

Das ätherische Öl *Thujon* (α- und β-Thujone) aus den Nadeln des Lebensbaumes (Thuja occidentalis, T. orientalis) bzw. im Salbeiöl aus Salvia officinalis L. verursacht nicht nur schwere Gastrointestinalerscheinungen, sondern auch Bewußtlosigkeit und tonisch-klonische Krämpfe (s.a. Sabinol). Thujon war früher im Absinth-Wermut enthalten, solange die Geschmacksstoffe dieses alkoholischen Getränkes aus Extrakten von Artemisia absinthium gewonnen wurden (Absinthin). Absinth-Wermut dieser Provenienz führte zu einer besonders schweren Form der chronischen Alkoholvergiftung mit Optikusschäden, psychischen Veränderungen, epileptischen Anfällen und Delirien („Absinthismus"). Die Nüsse des Licht- oder Kerzennußbaumes (Tung nut), dessen Öl in der Farbenindustrie verwendet wird, enthalten ein noch unbekanntes Gift, das ähnlich wie Rizin zu einer schweren toxischen Gastroenteritis, darüber hinaus aber auch zu neurologischen Ausfällen mit Parästhesien, Mydriasis und Reflexstörungen führt (MOESCHLIN 1980).

Glykoside und Saponinglykoside. Bei Vergiftungen durch Pflanzen, die herzwirksame *Glykoside* enthalten (Digitalispflanzen, Meereszwiebel – Scilla maritima – Frühlingsfeuerröschen – Adonis vernalis – Alkaloide der Maiglöckchen) stehen die kardialen Störungen im Vordergrund. Daneben weisen Schwindel, Sehstörungen (Gelb-Grün-Sehen, Skotome), Ataxie, Erregungszustände und Delirien auf die starke zentralnervöse Beteiligung hin.

Das rotgefärbte Glykosid *Scillirosid* der Meerzwiebel Scilla maritima, ein anderer Inhaltsstoff als die offizinellen Herzglykoside, wird als hochwirksames Rattengift verwendet. Bei versehentlicher Einnahme kann es bei Menschen zu einer akuten Vergiftung mit Beteiligung des Nervensystems in Form von Farbensehen und tonisch-klonischen Krämpfen kommen. Tödliche Vergiftungsfälle bei Kindern sind beschrieben worden (MOESCHLIN 1980), ebenso wie das Auftreten von Polyneuropathien mit symmetrischer sensibler Manifestation.

Zahlreiche andere Pflanzen (Alpenveilchen, Aronstab, Roßkastanie, Kornrade, Eibe, Einbeere, Efeu, Muskatnuß, Seidelbast sowie Bucheckern und Bohnenarten, u.a. Vicia faba) enthalten *Saponin-Glykoside.* Nach gastrointestinalen Prodromalsymptomen sind Nystagmus, Augenmuskellähmungen, Tremor, Muskelzuckungen, Ataxie, periphere und zentrale Lähmung, Erregung, delirante Zustände und generalisierte tonisch-klonische Krämpfe Anzeichen der neurotoxischen Komponente dieser Intoxikationen.

Githagin, ein in den Samen der Kornrade (Agrostemma githago) vorkommendes Saponin (Agrostemminsäure), verursacht bei akuter Vergiftung Symptome gastrointestinaler Art, kann jedoch in ein Koma mit tödlichem Ausgang durch Atemlähmung einmünden. Das Bild der chronischen Vergiftung (Githagismus, „Brotvergiftung") ähnelt sehr stark dem des Neurolathyrismus (s. w. u.).

Cassava (Manihot esculenta, M. utilissima) ist eine tropische Pflanze, deren Blätter und Wurzeln in afrikanischen Ländern wegen des hohen Gehaltes an Stärke eine wichtige Ernährungsgrundlage (Tapioka) bilden. Cassava enthält das zyanogene Glykosid *Linamarin,* das akut zu Übelkeit, Atemnot, Zuckungen, Gangunsicherheit, Krämpfen und schließlich zum Koma und Tod führt. Das in Nigeria durch Fermentation und Backen gewonnene Cassava-Mehl („Garri") enthält bis zu 35 mg Blausäure in der durchschnittlich am Tag verzehrten Mehlmenge (ONONOGBU 1980). Die Folgen einer chronischen Cassava-Intoxikation sind Struma, Fettleber und Neuropathie, Atrophie d. Nervus opticus, Innenohrschwerhörigkeit und Myelopathien (OSUNTOKUN 1968; s. auch S. 294). Der Plasma-Thiozyanatspiegel war bei betroffenen Individuen signifikant erhöht wie auch der des freien Cyanids (BOXER u. RICKARDS 1950; OSUNTOKUN et al. 1970). Die Bildung von Cyanid aus Thiocyanat wird durch das Enzym Glutathion-S-Transferase katalysiert. Über einen Fall von Cyanid-Encephalopathie unter der Behandlung mit Natriumnitroprussid ($Na_2Fe(CN)_5NO \cdot 2H_2O$) berichteten KIM et al. (1982). Zyanogene Glykoside mit der Gefahr einer akuten Zyanid/Thiozyanat-Vergiftung sind auch in Bittermandeln, Pfirsich- und Aprikosenkernen, einigen Bohnensorten, der Zuckerhirse und im Kirschlorbeer enthalten. Zu einem kindlichen Todesfall durch Cyanidvergiftung kam es z.B. im Anschluß an die versehentliche Einnahme des Amygdalin-haltigen Präparates ‚Laetrile' (BRAICO et al. 1979; s. auch S. 297).

In den Nadeln der Eibe (Taxus baccata) ist das stark wirksame Cardiotoxin „Taxin" (β-Dimethylaminohydrozimtsäure) neben Ephedrin und anderen Inhaltsstoffen enthalten. Das tödliche Vergiftungsbild geht terminal mit tiefer Bewußtlosigkeit, Arreflexie und Schnappatmung einher, der Tod tritt schließlich durch Atemstillstand ein (SCHULTE 1975). Bei dem hier beschriebenen tödlichen Fall bestand autoptisch ein ausgeprägtes Hirnödem.

Neurolathyrismus. Der Lathyrismus (CANTANI 1873) – oder spezifischer der Neurolathyrismus beim Menschen, den SELYE (1957) von den natürlich vorkommenden und experimentell leicht induzierbaren Formen des Osteo- und Angiolathyrismus abgrenzt – ist eine seltene Affektion des Nervensystems durch Pflanzengifte, die dennoch meist – an bestimmte sozioökonomische Voraussetzungen gebunden – epidemieartig auftritt. Verursacht wird Neurolathyrismus durch einen längeren und vorwiegenden Genuß von Mehl und Backwaren, die aus den Früchten von einigen wenigen giftigen Kicher- und Platterbsen hergestellt wurden (Lathyrus sativus, Platterbse oder deutscher Kicher; L. cicera, rote Platterbse; L. clymenum, spanische Platterbse, L. odoratus, wohlriechende Platterbse u.a.). *Notwendige* Voraussetzung für das Auftreten neurotoxischer Symptome beim Menschen ist eine Ernährung mit diesen Hülsenfrüchten über eine Zeitdauer von wenigstens 2–3 Monaten. Sie müssen außerdem etwa 40% der insgesamt zugeführten Nahrung ausmachen (zit. n. MOESCHLIN 1980) oder 300 g/d (STREIFLER u. COHN 1981). Voraussetzungen, die in der Vergangenheit meist nur in Zeiten von Hungersnöten, nach schlechten Ernten und in Kriegszeiten erfüllt waren. In Erkenntnis dieser Zusammenhänge wurde schon im 17. und 18. Jahrhundert in manchen Gegenden Europas, z.B. in der Toscana und in Baden-Württemberg, die Verarbeitung dieser Hülsenfrüchte zu Mehl durch Edikte untersagt, ohne daß allerdings danach dieses Krankheitsbild in Europa oder gar in außereuropäischen Ländern verschwunden wäre (SCHUCHARDT 1886–1887).

Selbst in der jüngeren Vergangenheit sind Lathyrismuserkrankungen und ihre Spätfolgen in größerer Anzahl in den Jahren 1945–1946 und danach bei Kriegsgefangenen und der von Nahrungsmangel betroffenen Bevölkerung beobachtet worden (GARDNER u. SAKIEWICZ 1963; MERTENS 1947; NEUGEBAUER 1961; PAISSIOS u. DEMOPOULOS 1962). Sehr ausführlich hat KESSLER (1947) das Auftreten endemischen Neurolathyrismus bei 800 Lagerinsassen registriert und beschrieben. Der jeweilige Erkenntnisstand über dieses Krankheitsbild und die herrschenden Vorstellungen zu seiner Ätiologie beim Menschen wurden in der Vergangenheit mehrfach umfassend dargestellt (SCHUCHARDT 1886–1887; SELYE 1957; RAO et al. 1969), in jüngster Zeit vor allem von BARROW et al. (1974).

Daß es nicht Toxine aus einem Pilz- oder Schimmelbefall der Leguminosen sind, die neurotoxisch wirken, sondern die Inhaltsstoffe bestimmter Lathyrusarten selbst, steht seit langem außer Zweifel. BARROW et al. (1974) zählen allein 14 Lathyrusarten auf, die als Ursache eines Neurolathyrismus bei Mensch und Tier in Frage kommen, während experimentell Formen des Osteo- und Angiolathyrismus nur mit 4 bzw. 5 verschiedenen Lathyrus- und Vicia-Arten – und das auch nur bei geeigneten Versuchstieren – erzeugt werden können (GEIGER et al. 1933; SELYE 1957; DOERR et al. 1960; BARROW et al. 1974). Der experimentelle Osteo-Angio-Lathyrismus ist wiederum von den spontanen Vergiftungsfällen bei Haus- und Weidetieren abzugrenzen, die als Neurolathyrismus durch Samen und Pflanzen (z.B. „Dampf" beim Pferd) oder als akute tödliche Vergiftung beschrieben wurden (SCHUCHARDT 1886–1887; STOCKMAN 1929).

Als erstes Lathyrogen wurde aus Lathyrus odoratus β-Aminoproprionitril (BAPN) isoliert und identifiziert (DASLER 1954; SCHILLING u. STRONG 1955; BACHHUBER et al. 1955; WAWZONEK et al. 1955). Damit ließ sich zwar ebenso wie mit zahlreichen anderen analogen synthetischen Verbindungen, aber auch mit völlig anderen Substanzgruppen (Zusammenstellung bei TANZER 1965; BARROW et al. 1974) ein Osteolathyrismus erzeugen, jedoch kein Neurolathyrismus (SELYE 1957). BAPN ist ein Hemmstoff der Lysyloxidase, die die postribosomale Quervernetzung von primären Kollagenfibrillen vorbereitet (SIEGEL et al. 1970), aber auch die Bildung von Allysin aus Peptidyllysin im Elastin katalysiert (PINNEL u. MARTIN 1968). Die Folge dieser Enzymhemmung ist eine allgemeine Störung des mesenchymalen Bindegewebsstoffwechsels von Knochen und Gefäßen (Aneurysma dissecans der Aorta u.a.). Erwähnenswert sind diese Zusammenhänge insofern, als die für den Menschen neurotoxischen Lathyrusarten keine der bekanntgewordenen Osteolathyrogene enthalten, während osteolathyrogene Arten beim Menschen ohne Wirkung auf das Bindegewebe oder Nervensystem bleiben. Die beim Menschen beobachteten Skelettdeformitäten (Spondylosis u.a.) sind als Folgeerscheinungen der neurologischen Ausfälle aufzufassen (PAISSIOS u. DEMOPOULOS 1962; WEAVER u. SPITTELL Jr. 1964).

Als eigentliche Neurolathyrogene aus toxischen Lathyrusarten sind bisher 3 niedermolekulare Stickstoffverbindungen isoliert worden, die sich zumindest im Tierversuch als neurotoxisch erwiesen haben. Allerdings verursachen neurotoxische Lathyrusarten und so auch diese Verbindungen beim Versuchstier nicht ein der Humanpathologie entsprechendes Bild, sondern ein sog. „ECC-Syndrom" (Excitation with choreiform and circling movements s.w.u.) (SELYE 1957). Aus L. latifolius und L. sylvestris wurde L-α, γ-Diaminobuttersäure (LDAB) gewonnen (RESSLER et al. 1961), die strukturelle Beziehungen zu β-Zyano-L-alanin (BCLA), einem zunächst synthetisierten Neurolathyrogen, und auch zu BAPN aus L. odoratus aufweist. BCLA konnte wenig später als Naturprodukt aus den Samen von Vicia angustifolia und Vicia sativa isoliert werden (RESSLER 1962). Ein drittes Neurolathyrogen, die β-N-Oxalyl-L-α, β-diaminopropionsäure (Ox-DAPRO bzw. ODAP), die beim einen Tag alten Küken, nicht jedoch bei Maus und Ratte, neurotoxisch wirkt, wurde aus L. sativus isoliert (ADIGA et al. 1963; MURTI et al. 1964; RAO et al. 1964).

Zwischen diesen verschiedenen Substanzen wird ein metabolischer Zusammenhang postuliert (RESSLER et al. 1961; LIENER 1967). Aus der gemeinsamen Vorstufe Asparagin entsteht durch Wasserabspaltung BCLA und daraus durch Reduktion LDBA bzw. durch Dekarboxylierung BAPN. Der Hoffmann-Abbau von Asparagin führt über α, β-Diaminopropionsäure zu dem Neurolathyrogen β-N-Oxalyl-L-α, β-diaminopropionsäure.

Eigenartig ist die unterschiedliche Reaktionsweise von Mensch und bestimmten Tierspezies auf Lathyrusarten einerseits und auf die daraus isolierten Lathyrogene. Dem Neurolathyrismus beim Menschen durch L. odoratus entspricht z.B. bei der Ratte ein typischer Osteolathyrismus, der sowohl durch Verfüttern von L. odoratus als auch durch Verabreichung von β-Aminoproprionitril bzw. Aminoacetonitril aus L. oduratus in reiner Form erzeugt werden kann (THIENES u. HALEY 1972). Soweit nicht eine unterschiedliche Gewebsverteilung der toxischen Wirksubstanzen bzw. eine spezifische Affinität zum menschlichen Nervensystem anzunehmen sind, weist diese Diskrepanz zwischen Mensch und Tier sehr stark auf eine artspezifische Biotransformation von Lathyrusinhaltsstoffen zu Nervengiften hin.

Als mögliches weiteres toxisches Prinzip ist der hohe Selengehalt von L. sativus im Vergleich mit anderen Lathyrusarten auffällig (RUDRA 1952). Seine Bedeutung für die Entstehung eines Neurolathyrismus ist jedoch nicht klar; denn eine akute oder chronische Selenintoxikation unterscheidet sich in ihren Symptomen völlig vom Neurolathyrismus.

Wirkungsmechanismus und molekularer Angriffspunkt der Neurolathyrogene im Stoffwechsel des Nervengewebes sind auch heute noch weitgehend unbekannt. Verteilungsstudien haben immerhin gezeigt, daß sich das radioaktiv markierte Neurolathyrogen β-N-Oxalyl-L-α, β-diaminopropionsäure im Nervensystem von Ratten, Hühnern und Affen vorfindet und sich besonders im lumbosakralen Rückenmark anreichert (LAKSHMANAN u. PADMANABAN 1977; MEHTA et al. 1976; RAO 1978). Eine Biotransformation der Substanz konnte bei diesen Versuchstieren jedoch nicht nachgewiesen werden. Auch andere synthetische lathyrogene Nitrile sind nicht zyanogen, sondern führen zur Ausscheidung der ungiftigen Zyanessigsäure (LALICH 1958; LIPTON et al. 1958). Es wird deswegen diskutiert, daß erst ein Synergismus oder eine Syntropie von pflanzlichen Toxinen mit den Folgen von Mangelernährung oder eine Wechselwirkung der Toxine mit essentiellen Wirkstoffen exogenen Ursprungs, wie den Vitaminen, im Sinne einer Blockierung oder eines Verbrauches, zur Manifestation eines Neurolathyrismus beim Menschen führen (STRONG 1956; SELYE 1957; CAVANAGH 1973; RAO 1978). Die Aufklärung dieser Fragen wird durch den Umstand erschwert, daß nach SELYE (1957) kein dem Krankheitsbild beim Menschen äquivalentes Tiermodell gefunden werden konnte, eine Feststellung, die auch heute trotz der Entdeckung weiterer Neurolathyrogene Gültigkeit besitzt.

Klinik. Während einerseits für den Neurolathyrismus beim Menschen ein epidemieartiges Auftreten charakteristisch ist, unterliegt die individuelle Anfälligkeit gegenüber lathyrogenen Samenfrüchten einer großen Schwankungsbreite. Bevorzugt befallen werden Kinder und jüngere Personen bis etwa 40 Jahre, davon Männer weitaus häufiger als Frauen, in einem Verhältnis von 3:1 bzw. 5:1 (SCHUCHARDT 1886–1887; MERTENS 1947; STREIFLER u. COHN 1981). Ungünstige klimatische Verhältnisse, wie Nässe und Kälte, fördern die akute Manifestation der Erkrankung.

Einer Latenzzeit von 2–3 Monaten, in der eine Normalisierung der Ernährung den Ausbruch der Erkrankung noch verhindern kann und die, von intensivem und lautem Träumen abgesehen, unauffällig verläuft, folgt nach MERTENS (1947) ein Prodromalstadium mit sehr schmerzhaften, meist nächtlich auftretenden Crampi in den unteren Extremitäten und mit Störungen der Merkfähigkeit. Die neurologischen Symptome setzen plötzlich („über Nacht") in Gestalt einer ausgeprägten spastischen Parese der Beine mit

Steifigkeit, Schwäche und starkem Zittern ein. Der Tonus der Beinmuskulatur ist erhöht, die Sehnenreflexe sind gesteigert bis zum leicht auslösbaren Fuß- und Patellarklonus; Zitteranfälle können allein durch Bestreichen der Haut provoziert werden. Zusammen mit dem positiven Babinskischen Reflex werden diese Ausfälle als Zeichen einer Beteiligung der Pyramidenseitenstränge gewertet, das ausgeprägte Händezittern, das später in einen Intentionstremor übergeht, sowie das Zittern von Kopf und Zunge als Zeichen einer Beteiligung der spinozerebellären Stränge. Blitzartige und wurmförmige Muskelzukkungen und Muskelwogen (Myokymien) werden auf eine Schädigung der spinalen Vorderhörner zurückgeführt. Während eigentliche Sensibilitätsstörungen fehlen, treten starke Kältegefühle als deutliche Mißempfindungen auf, die möglicherweise auf tatsächliche Durchblutungsstörungen zurückzuführen sind, wie sie vor allem in der älteren Literatur als Ursache einer ausgedehnten Gangrän der unteren Extremitäten beschrieben wurden (SCHUCHARDT 1886–1887). In der Regel sind auch Funktionsstörungen des Mastdarmes und der Blase zu beobachten, sowie beim Mann Potenzstörungen, meist vorübergehender Natur. Ähnliche Blasenstörungen mit Erektionsschwäche traten in jüngster Zeit bei Arbeitern in der Polyurethanindustrie auf (KEOGH et al. 1980). Dieser Befund ist an dieser Stelle erwähnenswert, weil die auslösende Noxe als Dimethylaminoproprionitril, ein Strukturanalogon zu den oben beschriebenen Neurolathyrogenen, identifiziert wurde. Psychisch steht eine Merkfähigkeitsstörung im Vordergrund, die oft mit einer erheblichen emotionellen Übererregbarkeit einhergeht. NEUGEBAUER (1961) erwähnt auch dauernde zerebrale Schäden bei Neurolathyrismus.

Die Erkrankung nimmt nach ihrem Ausbruch einen unaufhaltsamen eigengesetzlichen Verlauf, der auch nach Elimination der Noxe nicht zu beeinflussen ist und nach 2–3 Monaten zum Stillstand kommt. Die Prognose quoad vitam ist günstig, Todesfälle allein durch Neurolathyrismus sind nicht beschrieben worden. Es kommt allerdings lediglich zu einer Defektheilung und man sieht als Restzustand dieser Erkrankung schwere Gangstörungen aufgrund der persistierenden spastischen Parese der unteren Extremitäten, während sich andere akute Symptome wieder zurückbilden.

Auf gewisse Ähnlichkeiten des akuten Krankheitsbildes mit Vitaminmangelkrankheiten wie der Pellagra (MERTENS 1947) oder Beri-Beri (SCHUCHARDT 1886–1887) wurde wiederholt hingewiesen, ohne daß die Autoren die gleichzeitig vorhandenen Divergenzen übersehen hätten. So fehlen die kutanen, gastrointestinalen, kardialen und psychischen Symptome, wie sie für den Mangel von Nikotinamid oder Vitamin B_1 typisch sind. Das schließt jedoch nicht völlig aus, daß Wechselwirkungen zwischen Lathyrogenen und essentiellen Nährstoffen vorkommen, die auf zellulärer und molekularer Ebene selektive Schädigungsmuster nach sich ziehen (s.u.).

Pathologische Anatomie. Die Zahl der autoptisch überprüften und in der Literatur dokumentierten Fälle von Lathyrismus ist klein. Bei dem von FILIMONOFF (1926) untersuchten Patienten, der die Intoxikation mehr als drei Jahrzehnte überlebt hatte, entsprach der spastischen Paraplegie der Beine im Rückenmark eine nicht streng systematische Degeneration der Hinterseitenstrangareale mit Anteilen der Pyramidenseitenstrangbahnen und der hinteren Kleinhirnseitenstrangbahnen, während die Pyramidenvorderstrangbahnen intakt waren. Die Pyramidenbahndegeneration ging im Lobulus paracentralis mit retrograden Zellveränderungen der an Zahl verminderten Betzschen Riesenzellen einher. Gröbere Ausfälle der motorischen Vorderhornzellen lagen nicht vor. BUZZARD und GREENFIELD (1921) fanden in ihrem Fall eine pseudosystematische Degeneration der langen Rückenmarkbahnen mit Schwerpunkten in den direkten und indirekten Pyramidenbahnen, den dorsalen Kleinhirnseitenstrangbahnen und in geringerem Umfange auch in den Gollschen Strängen. In den Rückenmarkswurzeln und in den untersuchten peripheren Nerven registrierten sie eine erhebliche Bindegewebsvermehrung. In der Beobachtung von SACHDEV et al. (1969) waren die motorischen Vorderhornzellen im Rückenmark ebenfalls unauffällig. In den Seitensträngen bestanden Markfaserausfälle beiderseits im

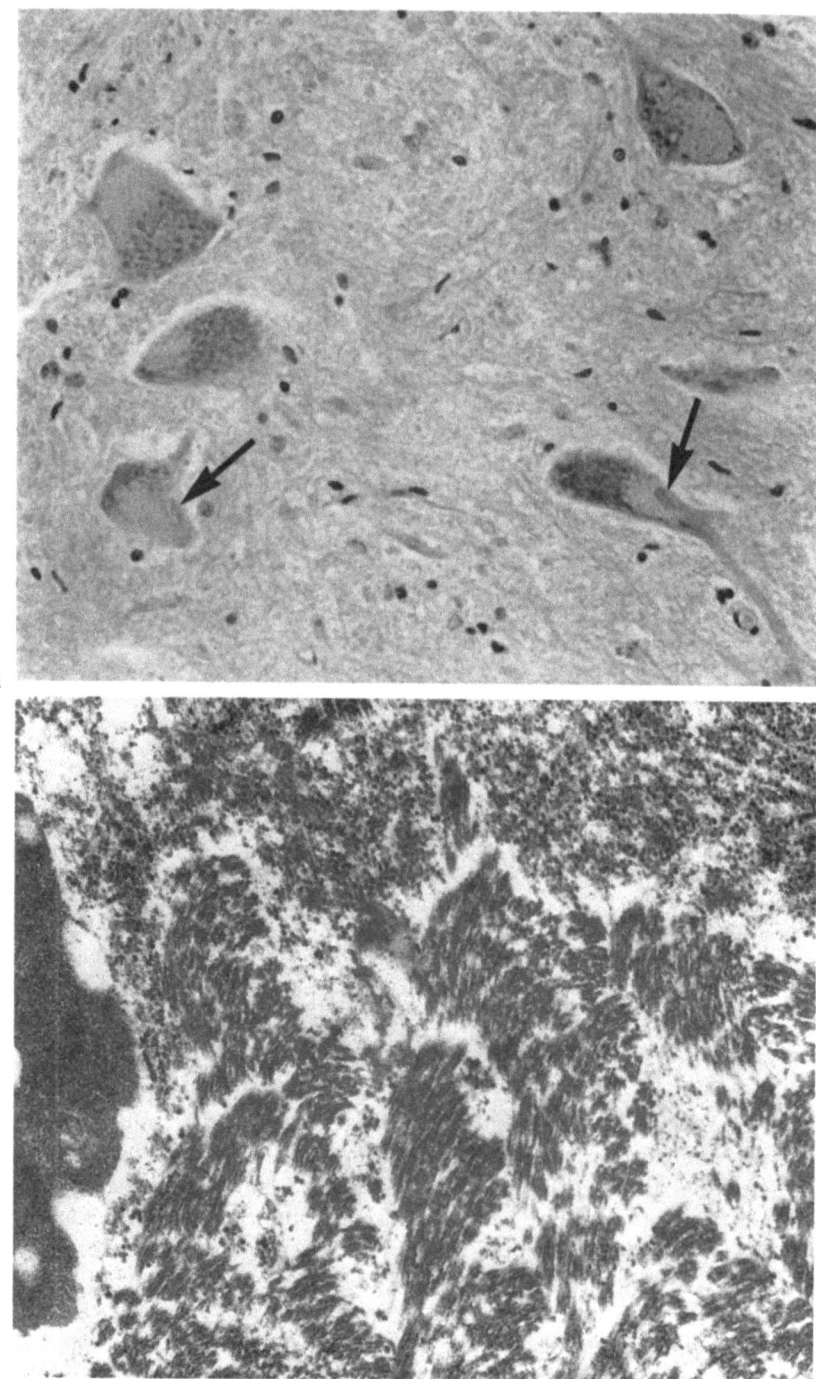

Abb. 78a, b

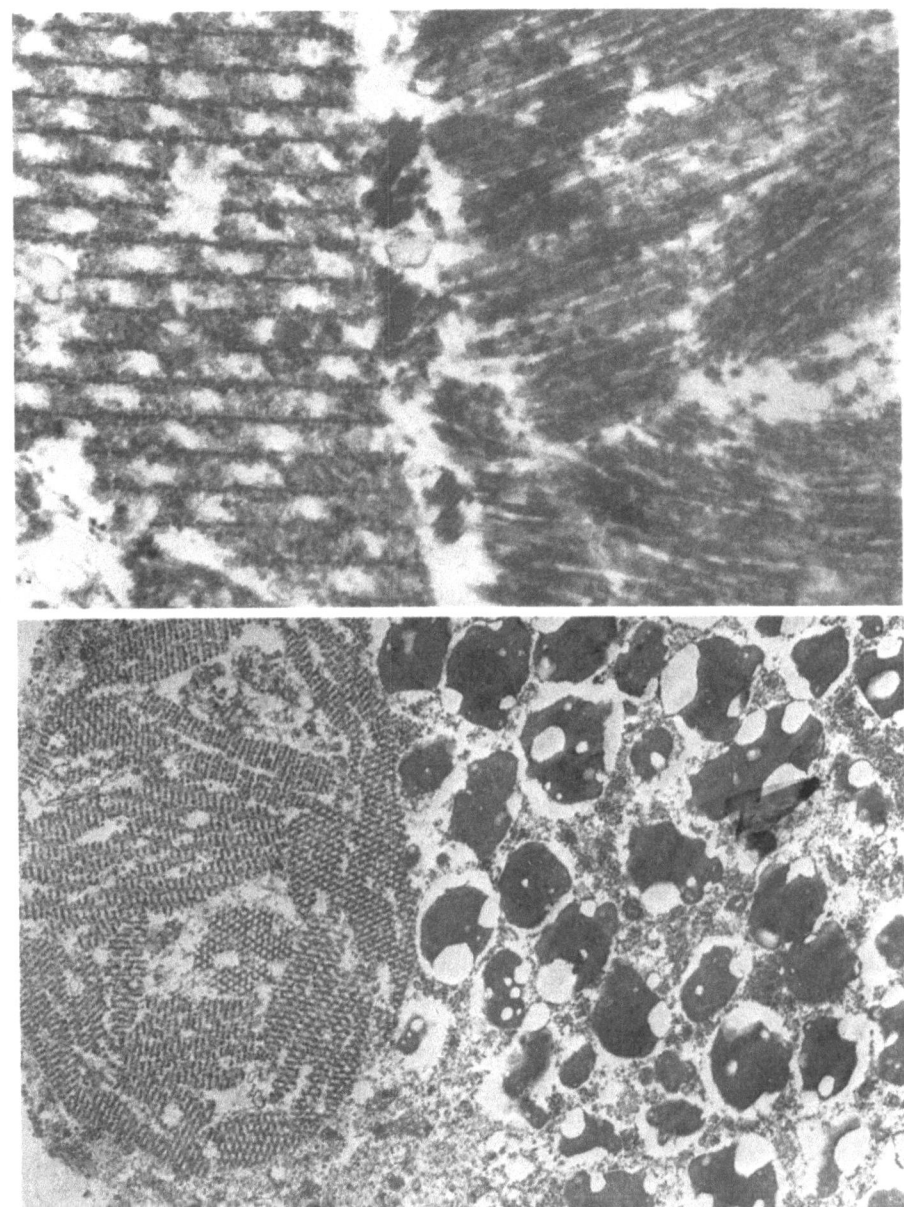

Abb. 78a–d. Neurolathyrismus (s. Text). **a** Eosinophile Einschlüsse im Zytoplasma von 2 Vorderhornzellen (Pfeile). **b** Filamentäre Aggregate im Zytoplasma einer Vorderhornzelle; links ein Lipofuszingranulum, rechts oben Anschnitt einer Nissl-Scholle. **c** Stärkere Vergrößerung der filamentären Aggregate (li.) und Schrägschnitt eines kristalloiden Einschlusses (re.). **d** Kristalloider Einschluß neben einer Ansammlung von Lipofuszingranula im Zytoplasma einer Vorderhornzelle. (Aus Hirano et al. 1976)

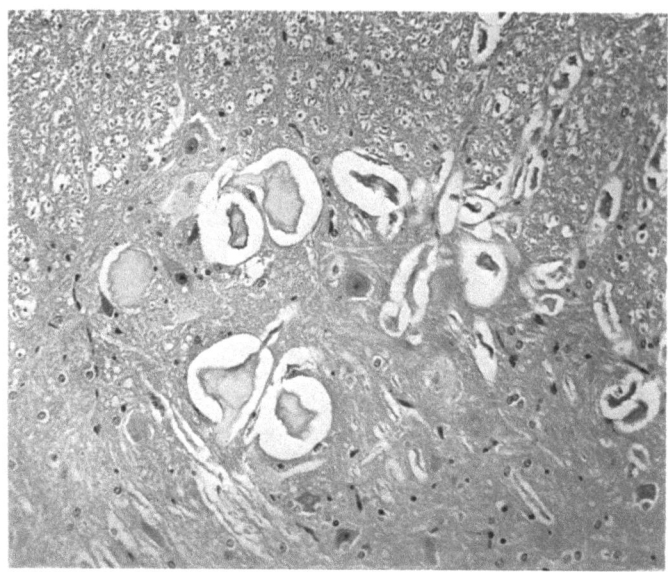

a

Abb. 79 a–c. Experimenteller Neurolathyrismus der Ratte. a Sog. ghost-cells (in der Mehrzahl geschwollene Axone) im Vorderhornareal des Lumbalmarkes. b Axonschwellung
mit filamentärer Hyperplasie und Ansammlungen verkümmerter Mitochondrien. c Vielfältig verflochtene, dicht gepackte Bündel von Neurofilamenten bei Verlust der Neurotubuli in einem geschwollenen Axon. (Aus ULE 1961)

hinteren Drittel. Die Nervenzellen der Spinalganglien zeigten verschiedentlich
degenerative Veränderungen mit Aktivierung der Hüllzellen, vereinzelt fanden
sich Hüllzellrestknötchen.

Über einen bemerkenswerten Befund berichten HIRANO et al. (1976) und
COHN et al. (1977) bei einem während des letzten Weltkrieges in einem ukrai-
nischen Zwangsarbeiterlager an Lathyrismus erkrankten Mann, der 29 Jahre
später an einem Herzinfarkt verstorben war. In jenem Lager waren damals
60% der 1400 Häftlinge an irreversiblen spastischen Paraparesen unterschiedlichen Schweregrades erkrankt, nachdem etwa 14 Wochen zuvor die Lagernah-
rung zu einem großen Teil auf Lathyrus sativus umgestellt worden war. – Bei
der Untersuchung des Rückenmarkes des erwähnten Patienten erwiesen sich
die Markfaserausfälle im Gebiet der Pyramidenseitenstrangbahnen und der
Gollschen Stränge in Höhe des Thorakalmarkes als recht diskret. Die motorischen Vorderhornzellen waren im wesentlichen erhalten und zeigten nur gelegentlich eine tigrolytische Schwellung mit randständiger Verlagerung des Kernes
an die Peripherie. Eine große Anzahl sonst normal aussehender Vorderhornzellen enthielt bis zu einige μ große eosinophile, rundliche bis ovale Zytoplasmaeinschlüsse (s. Abb. 78a), beschränkt auf das Perikaryon und meist umgeben
von einer größeren Lipofuszinanhäufung. In einer Zelle fanden sich auch hyaline
(kolloide) Einschlüsse.

Bei der elektronenmikroskopischen Untersuchung des entparaffinierten Materials konnten HIRANO et al. (1976) zwei verschiedene Zytoplasmaeinschlüsse
nachweisen: Einmal Aggregate aus Filamenten von 80–100 Å, angeordnet in
dünnen Bündeln (s. Abb. 78b u. 78c), zum anderen runde bis ovale kristalloide

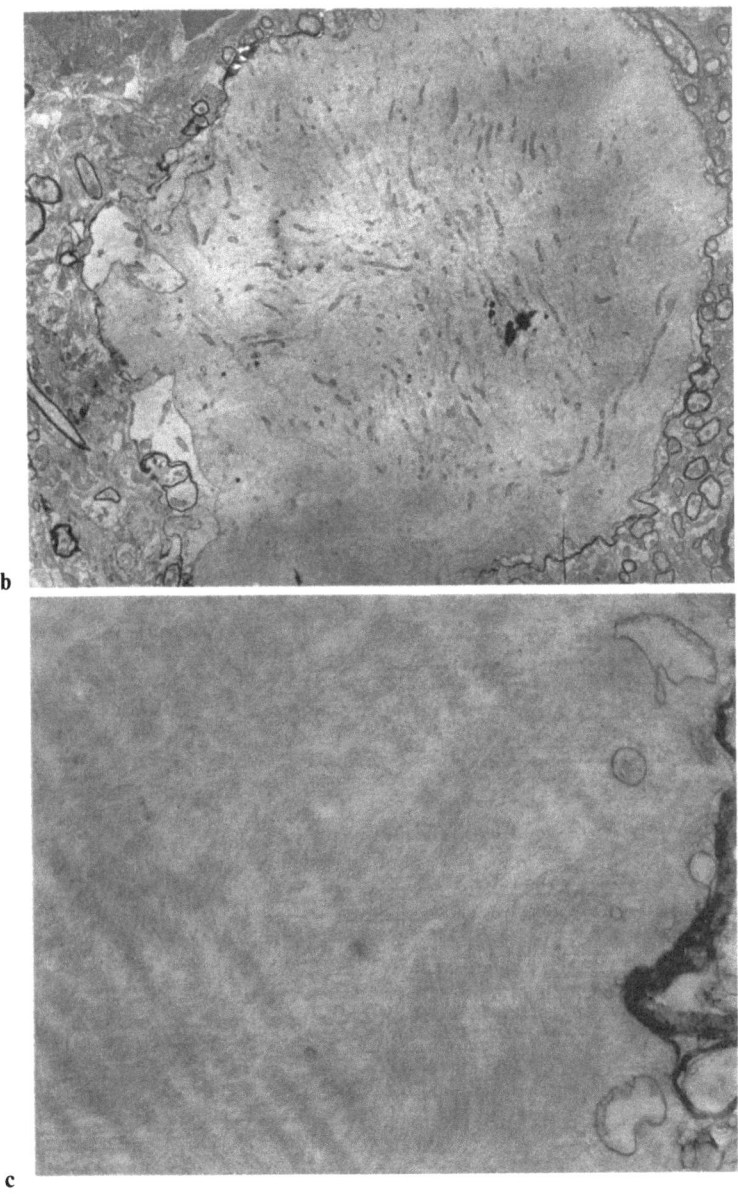

b

c

Abb. 79b, c

Strukturen ohne begrenzende Membran (Abb. 78c u. d). Beide Einschlüsse unterscheiden sich offensichtlich grundsätzlich von den stäbchenförmigen Hirano-Körperchen und den Bunina-Körperchen. Im Gegensatz zur filamentären Hyperplasie beim experimentellen Neurolathyrismus (s.w.u.) mit breiten Bündeln oder in mehr diffuser Anordnung, waren die filamentären Strukturen hier auf einen kleinen Abschnitt des Perikaryons begrenzt; sie erinnern am ehesten noch an die Befunde von SCHOCHET et al. (1970) bei den acidophilen Einschlüssen in melaninhaltigen Zellen der Substantia nigra in normalen Gehirnen. Auch die kristalloiden Strukturen wichen von den bisher bekannten Gebilden ähnlicher Art ab.

Die Bedeutung dieser filamentären und kristalloiden Einschlüsse, die immer zusammen und in der Nachbarschaft von Lipofuszinablagerungen im Perikaryon angetroffen wurden, ist unklar, sowohl im Hinblick auf die dem Neurolathyrismus zugrunde liegende pathobiochemische Störung als auch hinsichtlich einer etwaigen entwicklungsmäßigen Abhängigkeit voneinander. Allerdings sind auch beim *experimentellen Neurolathyrismus* Filamentanhäufungen – außer in den weit überwiegenden dystrophischen Axonschwellungen – im Perikaryon einzelner motorischer Vorderhornzellen nachweisbar (ULE 1962).

Injiziert man jungen Ratten das synthetische Lathyrogen bis-β-Zyanoäthylamin (IDPN) täglich in einer Dosis von 20 mg intraperitoneal, so stellt sich nach wenigen Tagen das schon erwähnte ECC-Syndrom ein: Erregungszustände mit choreiformer Bewegungsunruhe, Dreh- und Kreiselbewegungen und Jactatio capitis. Der Kopfeinstellreflex ist bei diesen Tieren aufgehoben und beim Schwimmtest gehen sie infolge unkoordinierter Bewegungen rasch unter. Die konventionelle histologische Untersuchung des zentralen und peripheren Nervensystems ist zu diesem Zeitpunkt, Ende der 2. Versuchswoche, noch unergiebig. Läßt man die Ratten jedoch etwas länger überleben, so macht sich in zunehmendem Maße eine schlaffe Paraparese der hinteren Extremitäten bemerkbar. Diesen Lähmungen entsprechen eigenartige, von HARTMANN u. LALICH (1958) als „ghost-cells" beschriebene Degenerationserscheinungen im Vorderhornareal der grauen Rückenmarksubstanz. Elektronenmikroskopische Untersuchungen zeigten dann, daß es sich weniger um Veränderungen an den Perikaryen als vielmehr an den Axonen handelt (ULE 1961, 1962), die durch Einlagerung von massenhaft filamentären Strukturen enorme Auftrebungen erfahren (s. Abb. 79). FASSKE (1963) konnte in den „ghost-cells" keine enzymnegativen Areale nachweisen, die als Zellkerne oder deren Reste interpretierbar waren. Die „filamentäre Hyperplasie" dieser Axone läßt nach den histochemischen Befunden an einen Proteinstoffwechselstörung mit Einlagerung von Eiweißkörpern denken, die aromatische Aminosäuren und Neuraminsäure enthalten (DIEZEL u. ULE 1963). Nach dem Ausfall der Sukzinodehydrogenase-Reaktion verfügen die „ghost-cells" noch über einen – wenn auch stark herabgesetzten – Energiestoffwechsel. CHOU und HARTMANN (1964) interpretierten die Axonschäden als Ausdruck der „Axostasis". Infolge Störung des langsamen axonalen Transportes kommt es über eine exzessive Anhäufung von Neurofilamenten in den proximalen Axonabschnitten bis hin zu den spinalen Wurzeln zur Auftreibung und Schwellung, in den distalen Abschnitten des peripheren Nerven dagegen zur Axonatrophie (CLARK et al. 1980). Auftretende Markscheidenuntergänge sind sekundärer Natur (GRIFFIN u. PRICE 1981). Auch CAVANAGH (1982), der experimentell die Filamentanhäufung in den Axonen und ihre Verlagerung in die Peripherie nach 2,5-Hexandiol-Vergiftung verfolgte, mißt für das Auftreten degenerativer Axonuntergänge Beeinträchtigungen rheologischer Abläufe durch paranodale Einschnürungen in Höhe der Ranvierschen Knoten eine wichtige Bedeutung zu.

Diese bevorzugt die initialen Axonsegmente betreffende „filamentäre Hyperplasie" stellt offenbar ein besonderes Schädigungsmuster des Neurons dar, das auch unter anderen toxischen Bedingungen auftreten kann, z.B. bei der Bleimyelopathie (s. S. 465), nach intrathekaler Applikation von Vincristin (s. S. 585) oder – experimentell und offenbar weitgehend beschränkt auf das Perikaryon der motorischen Vorderhornzelle im Rückenmark – nach 6-Aminonikotinamid (HORITA et al. 1978, 1980, 1981). Welche Beziehungen zwischen den Veränderungen beim experimentellen Neurolathyrismus durch IDPN und den humanpathologischen Befunden von HIRANO et al. (1976) an den motorischen Vorderhornzellen bestehen, läßt sich zur Zeit noch nicht beantworten. Die von HIRANO et al. (1976) beschriebenen kristallinen Einschlüsse wurden beim experimentellen Neurolathyrismus nicht beobachtet.

Literatur

Adiga, P.R., Rao, S.L.N., Sarma, P.S.: Some structural features and neurotoxic action of a compound from L. satirus seeds. Curr. Sci **32**, 153–155 (1963)

Aoki, K., Munõz-Martinez, E.J.: Quantitative changes in myelin proteins in a peripheral neuropathy caused by Tullidora (Karwinskia humboldtiana). J. Neurochem. **36**, 1–8 (1981)

Bachhuber, T.E., Lalich, J.J., Angevine, D.M., Schilling, E.D., Strong, F.M.: Lathyrus factor activity of β-aminopropionitrile and related compounds. Proc. Soc. exp. Biol. (N.Y.) **89**, 294–297 (1955)

Barrow, M.V., Simpson, C.F., Miller, E.J.: Lathyrism: a review. Quart. Rev. Biol. **49**, 101–128 (1974)

Bourgeois, C.H., Shank, R.C., Grossman, R.A., Johnson, D.O., Wooding, W.L., Chandavimol, P.: Acute aflatoxin B_1 toxicity in the macaque and its similarity to Reye's syndrome. Lab. Invest. **24**, 206–216 (1971)

Brady, M.E., Ritschel, W.A., Saelinger, D.A., Cacini, W., Patterson, A.J.: Animal model and pharmacokinetic interpretation in man. Int. J. Clin. Pharmacol. Biopharm. **17**, 12–17 (1979)

Braico, K.T., Humbert, J.R., Terplan, K.L.: Laetrile intoxication, report of a fatal case. New Engl. J. Med. **300**, 238–240 (1979)

Bramley, A., Goulding, R.: Laburnum poisoning. Brit. med. J. **283**, 1220–1221 (1981).

Buzzard, E.F., Greenfield, J.G.: Pathology of the nervous system. London: Constable and Company 1921

Calderon-Gonzalez, R., Rizzi-Hernandez, H.: Buckthorn polyneuropathy. New Engl. J. Med. **277**, 69–71 (1967)

Cantani, A.: Latirismo (Lathyrismus) illustrate de tre casi clinici. Il Morgagni **15**, 745–765 (1873)

Cares, R.M.: Alkaloid, antipyretics, analgesics, and other pharmaceuticals. In: Minckler, J. (ed.), Pathology of the Nervous System, pp. 1685–1691. New York: MacGraw-Hill Book Company 1971

Cavanagh, J.D.: Peripheral neuropathy caused by chemical agents. CRC Crit. Rev. Toxicol. **2**, 365–417 (1973)

Cavanagh, J.B.: The pattern of recovery of axons in the nervous system of rats following 2,5-hexanediol intoxication: A question of rheology? Neuropathol. appl. Neurobiol. **8**, 19–34 (1982)

Chou, S.-M., Hartmann, H.A.: Axonal lesions and waltzing syndrome after IDPN administration in rats. With a concept – „axostasis" Acta neuropath. (Berl.) **3**, 428–450 (1964)

Chou, S.-M., Hartmann, H.A.: Electron microscopy of focal neuroaxonal lesions produced by β,β-iminodipropionitrile (IDPN) in rats. 1. The advanced lesions. Acta neuropath. (Berl.) **4**, 590–603 (1965)

Clark, A.W., Griffin, J.W., Price, D.L.: The axonal pathology in chronic IDPN intoxication. J. Neuropath. exp. Neurol. **39**, 42–55 (1980)

Cohn, D.F., Streifler, M., Schuhman, E.: Das motorische Neuron im chronischen Lathyrismus. Nervenarzt **48**, 127–129 (1977)

Dasler, W.: Isolation of toxic crystals from sweet peas (Lathyrus odoratus). Science **120**, 307–308 (1954)

Diezel, P.B., Ule, G.: Histochemische Untersuchungen an den „ghost-cells" beim experimentellen Neurolathyrismus. Acta neuropath. (Berl.) **3**, 150–163 (1963)

Doerr, W., Rossner, J., Schreil, W.: Experimentelle Mesenchymschäden durch Lathyrus odoratus. Langenbecks Arch. klin. Chir. **294**, 426–449 (1960)

Dreyer, D.L., Arai, I., Bachman, C.D., Anderson, W.R. Jr., Smith, R.G., Daves, G.D. Jr.: Toxins causing noninflammatory paralytic neuronopathy. Isolation and structure elucidation. J. Amer. Chem. Soc. **97**, 4985–4990 (1975)

Fasske, E.: Enzymhistochemische Untersuchungen beim experimentellen Neurolathyrismus. Frankf. Z. Path. **72**, 419–427 (1963)

Filimonoff, I.N.: Zur pathologisch-anatomischen Charakteristik des Lathyrismus. Z. ges. Neurol. Psychiat. **105**, 76–92 (1926)

Frank, H.K.: Einführung in das Mykotoxinproblem. In: Reiss, J. (Hrsg.), Mykotoxine in Lebensmitteln, S. 3–9. Stuttgart: G. Fischer Verlag 1981

Fühner, H., Wirth, W., Hecht, C.: Medizinische Toxikologie. Stuttgart: Thieme-Verlag 1951

Fuller, J.G.: The Day of St. Anthony's Fire. New York: MacMillan 1968

Gardner, A.F., Sakiewicz, N.: A review of neurolathyrism including the Russian and Polish literature. Exp. Med. Surg. **21**, 164–191 (1963)

Geiger, B.J., Steenbock, H., Parsons, H.T.: Lathyrism in the rat. J. Nutr. **6**, 427–442 (1933)

Griffin, J.W., Price, D.L.: Demyelination in Experimental β,β'-Iminodipropionitrile and hexacarbon neuropathies. Evidence for an axonal influence. Lab. Invest. **45**, 130–141 (1981)

Hartmann, H.A., Lalich, J.J.: Lesions in the anterior motor horn cells of rats after administration of bis-β-cyanoethylamine. J. Neuropath. exp. Neurol. **17**, 298–304 (1958)

Hirano, A., Llena, J.F., Streifler, M., Cohn, D.F.: Anterior horn cell changes in a case of neurolathyrism. Acta neuropath. (Berl.) **35**, 277–283 (1976)

Hodge, H.C., Sterner, J.H.: Skin absorption of triorthocresyl phosphate as shown by radioactive phosphorus. J. Pharmacol. Exp. Ther. **79**, 225–234 (1943)

Horita, N., Oyanagi, S., Ishii, T., Izumiyama, Y.: Ultrastructure of 6-aminonicotinamide (6-AN)-induced lesions in the central nervous system of rats. I. Chromatolysis and other lesions in the cervical cord. Acta neuropath. (Berl.) **44**, 111–119 (1978)

Horita, N., Ishii, T., Izumiyama, Y.: Ultrastructure of 6-aminonicotinamide (6-AN)-induced lesions in the central nervous system of rats. II. Alterations of the nervous susceptibility with aging. Acta neuropath. (Berl.) **49**, 19–27 (1980)

Horita, N., Ishii, T., Izumiyama, Y.: Ultrastructure of 6-aminonicotinamide (6-AN)-induced lesions in the central nervous system of rats. III. Alterations of the spinal gray matter lesions with aging. Acta neuropath. (Berl.) **53**, 227–236 (1981)

Hruby, K., Lenz, K., Krausler, J.: Vergiftung mit Veratrum album (weißer Germer). Wien. Klin. Wschr. **93**, 517–519 (1981)

Hruska, R.E., Silbergeld, E.K.: Inhibition of neurotransmitter receptor binding by ergot derivatives. J. Neurosci. Res. **6**, 1–11 (1981)

Jervis, G.A., Kindwall, J.: Schilder's disease after ergotamine poisoning. Amer. J. Psychiat. **98**, 650–658 (1942)

Keogh, J.P., Pestronk, A., Wertheimer, D., Moreland, R.: An epidemic urinary retention caused by dimethylaminoproprionitrile. JAMA **243**, 746–749 (1980)

Kessler, A.: Lathyrismus. Mschr. Psychiat. Neurol. **113**, 345–375 (1947)

Kim, Y.H., Foo, M., Terry, R.D.: Cyanide encephalopathy following therapy with sodium nitroprusside – report of a case. Arch. Pathol. Lab. Med. **106**, 392–393 (1982)

König-Bersin, P., Waser, P.G., Langmann, H., Lichtensteiger, W.: Monoamines in the brain under the influence of muscimol and ibotenic acid, two psychoactive principles of Amanita muscaria. Psychopharmacol. **18**, 1–10 (1970)

Lakshmanan, J., Padmanaban, G.: Studies on the tissue and subcellular distribution of β-N-oxalyl-L-α, β-diaminoproprionic acid, the lathyrus sativus neurotoxin. J. Neurochem. **29**, 1121–1125 (1977)

Lalich, J.J.: Role of cyanoacetic acid in production of lathyrism in rats by β-aminopropionitrile. Science **128**, 206–207 (1958)

Leistner, L., Eckardt, Chr.: Schimmelpilze und Mykotoxine in Fleisch und Fleischerzeugnissen. In: Reiss, J. (Hrsg.), Mykotoxine in Lebensmitteln, S. 297–341. Stuttgart: G. Fischer-Verlag 1981

Leschke, E.: Die wichtigsten Vergiftungen, S. 189. München: Lehmann-Verlag, 1933

Liener, I.E.: Lathyrogen in Foods. Natl. Acad. Sci. Natl. Res. Counc. Publ. No. **1354**, 40–46 (1966)

Lincoff, G., Mitchell, D.H.: Toxic and Hallucinogenic Mushroom Poisoning. New York: Van Nostrand Reinhold 1977

Lipton, S.H., Lalich, J.J., Garbutt, J.T., Strong, F.M.: Identification of cyanoacetic acid as a urinary metabolite of β-aminopropionitrile. J. Amer. Chem. Soc. **80**, 6594–6596 (1958)

Mehta, T., Zarghami, N.S., Cusick, P.K., Parker, A.J., Haskell, B.: Tissue distribution and metabolism of the lathyrus sativus neurotoxin L-3-oxalylamino-2-amino-propionic acid in the squirrel monky. J. Neurochem. **27**, 1320–1331 (1976)

Mertens, H.G.: Zur Klinik des Lathyrismus. Nervenarzt **18**, 493–499 (1947)

Moeschlin, S.: Klinik und Therapie der Vergiftungen, 6. Aufl. Stuttgart: Thieme-Verlag 1980

Munro, L.C.: Naturally occurring toxicants in foods and their significance. Clin. Toxicol. **9**, 647–663 (1976)

Murti, V.V.S., Seshardi, T.R., Venkita-Subramanian, T.A.: Neurotoxic compounds of the seeds of Lathyrus sativus. Phytochem. **3**, 73–78 (1964)

Neugebauer, W.: Lathyrismus. Arch. Toxikol **19**, 215–223 (1961)

Niedermaier, K., Lang, E., Flügel, K.A.: Bedrohlicher Verlauf eines medizinischen Ergotismus. Münch. med. Wschr. **119**, 227–228 (1977)

Ononogbu, I.: The toxicity of cassava. Trends Biochem. Sci. **5**(9) X–XI (1980)

Opitz, K., Horstmann, M.: Nicotin. Dtsch. Ärztebl. **78**, 1869–1873 (1981)

Osuntokun, B.O.: An ataxic neuropathy in Nigeria: A clinical, biochemical and electrophysiological study. Brain **91**, 215–248 (1968)

Osuntokun, B.O., Aladetoyinbo, A., Adeuja, A.A.G.: Free-cyanide levels in tropical ataxic neuropathy. Lancet **1970 II**, 372–373

Paissios, C.S., Demopoulos, T.: Human lathyrism: A clinical and skeletal study. Clin. Orthop. **23**, 236–249 (1962)

Pentschew, A.: Intoxikationen. In: Henke, F., Lubarsch, O. (Hrsg.), Handbuch der speziellen pathologischen Anatomie und Histologie, Bd. XIII 12/B. Berlin: Springer 1958

Peterson, F., Haines, W.S., Webster, R.W.: Legal medicine and toxicology, Vol. 2. Philadelphia: W.B. Saunders Co. 1923

Petri, E.: Vergiftungen. In: Handbuch der speziellen pathologischen Anatomie u. Histologie, Bd. 10. Berlin: Springer-Verlag 1930

Pfeiffer, F., Betz H.: Solubilization of the glycine receptor from rat spinal cord. Brain Res. **226**, 273–279 (1981)

Pinnell, S.R., Martin, G.R.: The cross-linking of collagen and elastin: enzymatic conversion of lysine in peptide linkage to alpha aminoadipic-delta-semialdehyde (allysine) by an extract from bone. Proc. nat. Acad. Sci. (Wash.) **61**, 708–716 (1968)

Ramos-Alvarez, M., Bessudo, L., Sabin, A.B.: Paralytic syndromes associated with non-inflammatory cytoplasmic or nuclear neuropathy. Acute paralytic disease in Mexican children, neuropathologically distinguishable from Landry-Guillain-Barré syndrome. JAMA **207**, 1481–1492 (1969)

Rao, S.L.N.: Entry of β-oxalyl-L-α, β-diaminopropionic acid, the lathyrus sativus neurotoxin into the central nervous system of the adult rat, chick and the rhesus monkey. J. Neurochem. **30**, 1467–1470 (1978)

Rao, S.L.N., Adiga, P.R., Sarma, P.S.: The isolation and characterization of β-N-oxalyl-α, β-diaminopropionic acid: a neurotoxin from the seeds of Lathyrus sativus. Biochemistry **3**, 432–436 (1964)

Rao, S.L.N., Malathia, K., Sarna, P.S.: Lathyrism. World Rev. Nutr. Diet. **10**, 214–238 (1969)

Reiss, J.: Schädigungen beim Menschen durch Mykotoxine. In: Mykotoxine in Lebensmitteln, S. 199–222. Stuttgart: G. Fischer-Verlag 1981

Ressler, C.: Isolation and identification from common retch of the neurotoxin β-cyano-L-alaninea, a possible factor in neurolathyrism. J. Biol. Chem. **237**, 733–735 (1962)

Ressler, C., Redstone, P.A., Erenberg, R.H.: Isolation and identification of a neurotoxin factor from Lathyrus latifolius. Science **134**, 188–190 (1961)

Richter, A.M., Banker, V.P.: Carotid ergotism. A complication of migraine therapy. Radiology **106**, 339–340 (1973)

Rudra, M.N.: Toxic principle of lathyrus sativus. Nature (Lond.) **170**, 124–125 (1952)

Sachdev, S., Sachdev, J.C., Puri, D.: Morphological study in a case of lathyrism. J. Indian. med. Ass. **52**, 320–322 (1969)

Schilling, E.D., Strong, F.M.: Isolation, structure and synthesis of a lathyrus factor from L. odoratus. J. Amer. chem. Soc. 77, 2843–2845 (1955)

Schmiterlöw, C.G., Hansson, E., Anderson, G., Appelgren, L.-E., Hoffmann, P.C.: Distribution of nicotine in the central nervous system. Ann. N.Y. Acad. Sci. **142**, 2–14 (1967)

Schochet, S.S. Jr., Wyatt, R.B., McCormick, W.F.: Intracytoplasmic acidophilic granules in the substantia nigra. Arch. Neurol. (Chic.) **22**, 550–555 (1970)

Schuchardt, B.: Zur Geschichte und Casuistik des Lathyrismus. Deutsch. Arch. Klin. Med. **40**, 312–341 (1886–87)

Schulte, T.: Tödliche Vergiftung mit Eibennadeln (Taxus baccata). Arch. Toxikol. **34**, 153–158 (1975)

Selye, H.: Lathyrism. Rev. canad. Biol. **16**, 1–82 (1957)

Shank, R.C., Bourgeois, C.H., Keschamras, N., Chandavimol, P.: Aflatoxins in autopsy specimens from Thai children with an acute disease of unknown aetiology. Food Cosmet. Toxicol. **9**, 501–507 (1971)

Siegel, R.C., Pinnell, S.R., Martin, G.R.: Cross-linking of collagen and elastin. Properties of lysyl oxidase. Biochemistry **9**, 4486–4492 (1970)

Smith, A.G., Margolis, G.: Camphor poisoning; anatomical and pharmacological study; report of a fatal case; experimental investigation of protective action of barbiturate. Amer. J. Pathol. **30**, 857–869 (1954)

Starreveld, E., Hope, C.E.: Cicutoxin poisoning (water hemlock). Neurol. (Minneap.) **25**, 730–734 (1975)

Sterman, A.B., Schaumburg, H.H.: Neurotoxicity of selected drugs. In: Spencer, P.S., Schaumburg, H.H. (eds.), Experimental and clinical neurotoxicology, pp. 593–612. Baltimore: Williams & Wilkins 1980

Stockman, R.: Lathyrism. J. Pharmacol. exp. Ther. **37**, 43–53 (1929)

Streifler, M., Cohn, D.F.: Chronic central nervous system toxicity of the chickling pea (lathyrus sativus) Clin. Toxicol. **18**, 1513–1517 (1981)

Strong, F.M.: Lathyrism and odoratism. Nutrition Rev. **14**, 65–67 (1956)

Tanzer, M.L.: Experimental lathyrism: In: Intern. Rev. Conn. Tiss. Res. **3**, 91–112 (1965)

Thienes, C.H., Haley, T.J.: Clinical toxicology. Philadelphia: Lea & Febiger 1972

Thormann, A.: Cadmium-Bericht. Texte des Umweltbundesamtes (1), Berlin (1981)

Ueno, Y., Sato, N., Ishit, K., Sakai, S., Tsunada, H., Endomoto, M.: Biological and chemical detection of trichothecene mycotoxins of Fusaricum species. Appl. Microbiol. **25**, 699–704 (1973)

Ule, G.: Experimenteller Neurolathyrismus. Ver. dtsch. Ges. Path. **45**, 333–338 (1961)

Ule, G.: Zur Ultrastruktur der ghost-cells beim experimentellen Neurolathyrismus der Ratte. Z. Zellforsch. **56**, 130–142 (1962)

Walker, R.J., Woodruff, G.N., Kerkut, G.A.: The effect of ibotenic acid and muscinol on single neurons of the snail Helix aspersa. J. Comp. Gen. Pharmacol. **2**, 166–174 (1971)

Wawzonek, S., Ponseti, I.V., Sherpard, R.S., Wiedenmann, L.G.: Epiphyseal plate lesions, degenerative arthritis, and dissecting aneurysm of the aorta produced by amino-nitriles. Science **121**, 63–65 (1955)

Weaver, A.L., Spitteall, J.A. Jr.: Lathyrism. Mayo-Clin. Proc. **39**, 485–489 (1964)

Weller, R.O., Mitchell, J., Daves, G.D. Jr.: Buckthorn (Karwinskia humboldtiana) toxins. In: Spencer, P.S., Schaumburg, W.W. (eds.), Experimental and clinical neurotoxicology, pp. 336–347. Baltimore: Williams & Wilkins 1980

Widmann, H.: Ein Beitrag zum klinischen Bild der Colchizinvergiftung. Ärztl. Forsch. **2**, 457–460 (1948)

Widmann, H., Gruner, P.: Zur Klinik der Colchizinvergiftung, unter besonderer Berücksichtigung der Leukopoese. Z. klin. Med. **151**, 51–64 (1953)

Young, A.B., Snyder, S.H.: Strychnine binding associated with glycine receptors of the central nervous system. Proc. nat. Acad. Sci. (Wash.) **70**, 2832–2836 (1973)

F. Triorthokresylphosphat und weitere organische Synthetika mit neurotoxischer Wirkung

Von H. Berlet u. G. Ule

I. Triorthokresylphosphat (TOCP)

Triorthokresylphosphat (TOCP), eine farb- und geruchlose, ölige Flüssigkeit, ist ein Phenolderivat mit ausgeprägter und nahezu ausschließlicher Neurotoxizität. Zusammen mit seinen Steroisomeren und analogen Verbindungen (Triaryl-phosphat- oder gemischte Arylalkylphosphatester) wird es der Gruppe der Orga-

nophosphate (Insektizide) mit Anticholinesterase-Wirkung zugeordnet (NEU-
MANN u. HENSCHLER 1958; DE BRUIN 1976). TOCP findet heute vorwiegend
als Weichmacher für Nitrozellulosen und Polyvinylchlorid in der Kunststoffindustrie und als hochtemperaturbeständiges Schmiermittel Verwendung, daneben
auch als Zuschlag zu Lacken und Flugbenzin. Es sei hier neben den Insektiziden
(s. 645) wegen seiner andersartigen Verwendung und seines speziellen Wirkungsmechanismus gesondert betrachtet.

Die meisten Vergiftungsfälle gehen auf den Genuß von Nahrungsmitteln
zurück, die versehentlich mit dem Giftstoff versetzt oder zubereitet wurden (Zusammenfassung s. CREUTZFELDT u. ORZECHOWSKI 1941/43; SCHEID 1947). Epide-
mieartige Massenvergiftungen kamen erstmals in den Jahren 1929–1931 in den
Vereinigten Staaten, insbesondere in den Südstaaten, durch Ingwer-Fluidextrakt
bzw. Jamaika-Ingwerextrakt „Superior" vor (Ginger paralysis; HARRIS 1930;
BOWDEN et al. 1930; SMITH u. LILLIE 1931 u.a.). Die Noxe war eine Mischung
von Kresylphosphaten, mit der Ingwer zur Aromatisierung illegal gebrannten
Schnapses extrahiert wurde. 1959 traten in Marokko erneut zahlreiche schwere
Vergiftungsfälle als Folge einer irrtümlichen Verwendung von TOCP als Olivenöl auf (SMITH u. SPALDING 1959; SVENNILSON 1960; ALBERTINI et al. 1967).
Zu einer Vergiftung von etwa 70 Soldaten kam es Anfang der 40er Jahre in
der schweizerischen Armee, als TOCP-haltiges Maschinengewehröl mit Speiseöl
verwechselt und zum Backen von Brot verwendet wurde (MOESCHLIN 1980[1]).[2]

Diese Beispiele verdeutlichen nicht nur den üblichen Weg der Giftaufnahme
und Resorption dieses Stoffes, sondern auch die Tatsache, daß toxische Mengen
davon rasch aus dem Magen-Darm-Trakt resorbiert werden. Intoxikationen
infolge perkutaner Resorption hat HODGE (1943) erwähnt und tatsächlich sind
Vergiftungsfälle durch das Tragen von Kunstfasergewebe, das TOCP als Weichmacher enthielt, bekanntgeworden (BORGMANN 1952). Das Einatmen von TOCP
als Aerosol führte bei einem Militärpiloten zu akuten Vergiftungserscheinungen
mit Schwindel, Erbrechen, schweren neuromuskulären und koordinativen Störungen (MONTGOMERY et al. 1977) und bei Arbeitern, die lange Zeit Lacke mit

---

1 Nach einer nichtverbürgten Mediennachricht waren von diesen „Ölsoldaten" Ende
  1981 noch 59 am Leben
2 In Spanien sind neuerdings (1980–1982) zahlreiche Fälle einer Nahrungsmittelvergiftung aufgetreten, die epidemiologische und toxikologische Parallelen zu den Vergiftungen durch TOCP aufweisen. Es handelt sich um landesweit aufgetretene Erkrankungen
  nach dem Genuß von Speiseöl (Raps- bzw. Olivenöl). Die Erkrankung verläuft in
  2 Phasen. Die 1. Phase wird bestimmt durch eine akute interstitielle Pneumonie mit
  pulmonaler Insuffizienz. Fakultativ können Magen-Darmstörungen, kardiologische
  Symptome und Hauterscheinungen hinzutreten. In der 2. Phase dominieren myopathi-
  sche und polyneuropathische Symptome, im weiteren Verlauf dann u.U. auch extrapyramidale Störungen. Morphologisch sieht man im akuten Stadium ein hochgradiges
  Hirnödem, gelegentlich auch eine Hirnpurpura (hier besteht eine Parallele zum Stadium
  III der Paraquat-Vergiftung; s. S. 637). Der Befund am peripheren Nerven entspricht
  dem einer akuten Radikulopolyneuritis mit dichten lymphozytären Infiltraten, auch
  im Bereiche der Hirnnerven. Die Muskulatur zeigt zunächst das Bild einer akuten
  nekrotisierenden Myositis, später eine fortgeschrittene Atrophie. Von Fällen mit extrapyramidaler Symptomatik liegen bisher keine neuropathologischen Befunde vor. (Persönl. Mitt. Prof. Dr. Cervós-Navarro/Berlin.) Obwohl die genaue Ätiologie dieser Nahrungsmittelvergiftung noch nicht aufgeklärt ist, wird angenommen, daß es sich bei
  der Noxe um Reste von Denaturierungsmitteln (z.B. Anilid-Oleat) handeln könnte

einem Zuschlag von 2,5% TOCP mit Hilfe von Spritzpistolen verarbeitet hatten, zu den typischen neurologischen Symptomen (MICHAUD 1944, 1950). Schwere bis tödliche Vergiftungen mit ausgeprägten zerebralen Schädigungen wurden nach der Einnahme größerer Mengen von Apiol als Abortivum beobachtet (HAUPTMANN 1933; ALAJOUANINE et al. 1937; KATE 1956). Apiol, ein wasserunlösliches Benzolderivat, wird aus Petersilienöl gewonnen und durch den Zusatz von TOCP in Lösung gebracht.

Pathobiochemische Wirkungsmechanismen. Als Grundlagen der Neurotoxizität von TOCP auf molekularer Ebene gelten eine Einwirkung dieser Substanz oder seiner Metaboliten auf die echte Acetylcholinesterase und Pseudocholinesterase, die Biosynthese und Integrität von nervalen Membranstrukturen und auf eine sog. „neurotoxische" Esterase (NTE) (JOHNSON 1969, 1980a). Schon 1954 hat ALDRIDGE darauf hingewiesen, daß Organophosphate die Esterasen entweder direkt oder nach Biotransformation zu Hemmprodukten schädigen können und zahlreiche Untersuchungen haben in der Folgezeit Beweise dafür erbracht, daß TOCP in einem besonderen Reaktionsmechanismus die NTE schädigt (ALDRIDGE u. BARNES 1966; ALDRIDGE u. JOHNSON 1971; JOHNSON 1969). Die neurotoxische Esterase läßt sich von der Acetylcholinesterase abgrenzen und kann nach Hemmung anderer unspezifischer Cholinesterasen des Nervensystems durch Paraoxon (E 600) mit dem Substrat Phenylacetat bzw. Phenylvaleriat gemessen werden (JOHNSON 1977). Nach heutigen Vorstellungen reagiert TOCP zunächst direkt mit NTE im Sinne einer Phosphorylierung des Enzyms. Die Entwicklung der verzögerten Neurotoxizität ist an einen weiteren Reaktionsschritt gebunden, den JOHNSON (1980a) als „Altern" des Enzyms bezeichnet. Nachdem TOCP kovalent an die NTE gebunden wurde, geht die – zunächst unveränderte – katalytische Aktivität dieses Enzymproteins vorzeitig verloren. Bei diesem irreversiblen Schritt wird ein Substituent (Kresylrest) des gebundenen Organophosphates abgespalten und es entsteht eine freie, negativ geladene Phosphatgruppe. Diese so veränderte und nunmehr inaktive Esterase bleibt dennoch fest an die Membranstrukturen des Nervengewebes gebunden (JOHNSON 1980b). Weitere Einzelheiten konnten an den als Versuchstiere geeigneten Hühnern und Katzen aufgeklärt werden. Beim Huhn müssen mehr als 80% der NTE-Aktivität im Nervengewebe gehemmt sein, bevor es zur Entwicklung einer verzögerten Neurotoxizität kommt. Obwohl NTE eine Anzahl von katalytisch hemmenden Organophosphaten bindet, sind es nur TOCP und Diisopropylphosphofluoridat, die eine verzögerte Neurotoxizität auslösen, während andere Organophosphate (Paraoxon, Phosphonine) dem Versuchstier sogar einen Schutz gegenüber der neurotoxischen Wirkung von TOCP und anderen aktiven Substanzen aus dieser Gruppe verleihen (JOHNSON u. LAUWERYS 1969; JOHNSON 1970, Zusammenfassung bei ABOU-DONIA 1981). Dies unterstreicht die spezifische Toxizität von TOCP und die für seine Toxizität notwendigen Voraussetzungen einer nahezu vollständigen Hemmung des Enzyms bzw. Besetzung der Phosphatbindungsstellen. Die Versuche zeigen aber auch, daß die Esteraseaktivität dieses Proteins für den Strukturstoffwechsel von Nervengewebe nicht unerläßlich ist und es bleibt derzeit unklar, welche Vorgänge sich zwischen dem initialen Alternsprozeß der NTE und der schließlich distal einsetzenden Degeneration der Axone abspielen (ALDRIDGE 1981). Untersuchungen über das Vorkommen einer neurotoxischen Esterase beim Menschen und ihre Beeinträchtigung bei menschlichen Vergiftungsfällen haben bisher eine gute Übereinstimmung mit den tierexperimentellen Befunden erbracht (LOTTI u. JOHNSON 1980; JOHNSON 1980c).

    Angesichts dieser Ergebnisse haben die früheren Hypothesen zum Mechanismus der Toxizität von TOCP an Bedeutung verloren. Die Hemmung der Cholinesterase im Gewebe bzw. der Pseudocholinesterase im Serum durch TOCP (EARL u. THOMPSON 1952a, b; PICCOLI et al. 1962; HERN 1967; ROGER et al. 1964) ist im Gegensatz zur Wirkung der insektiziden Organophosphate nur gering ausgeprägt oder nicht nachweisbar. Gegen eine ursächliche Rolle der Cholinesterasehemmung für die verzögerte Neurotoxizität durch TOCP spricht auch die Tatsache, daß nur wenige Triarylphosphate, darunter Tri-o-Tolylphosphat, Tri-p-Äthylphenylphosphat, Triphenylphosphat, Tri-orthokresylphosphit und Trimethylphosphat, beim Versuchstier schlaffe Lähmungen hervorrufen (BONDY et al.

1960), während andere typische insektizide Organophosphate eine starke Hemmung der Cholinesterase ohne verzögerte Neurotoxizität bewirken (DE BRUIN 1976). Hingegen geht die ausgeprägte Neurotoxizität von Tri-Äthylphenolphosphat ohne Hemmung cholinerger Mechanismen und der Aktivität der echten Cholinesterasen im Gewebe einher (CAVANAGH u. HOLLAND 1961).

Eine besondere Bedeutung wurde in diesem Zusammenhang der Biotransformation von TOCP in der Leber beigemessen (ALDRIDGE 1954; CASIDA et al. 1963; ETO et al. 1962), bei der neben möglicherweise anderen Metaboliten Kresylsaligenin-Phosphat als Reaktionsprodukt mit hoher Hemmwirkung auf die Cholinesterase entsteht (CASIDA et al. 1963; ETO et al. 1962; POULSEN u. ALDRIDGE 1964), dem auch eine spezifische Neurotoxizität nachgesagt wird (BARON et al. 1962). Allerdings nimmt Nervengewebe diesen Metaboliten in vivo weder in nennenswerter Menge auf, noch ist es selbst zu einer derartigen Biotransformation von TOCP fähig (MORAZAIN u. ROSENBERG 1970).

Für die sekundär auftretende Myelinschädigung wird eine sowohl peripher als auch zentral ansetzende Störung des Phospholipidstoffwechsels in Betracht gezogen (ARIENTY et al. 1971). Zwar lag die Inkorporationsrate von ^{32}P in Phospholipide des Nervengewebes nach Vergiftung der Tiere mit TOCP im Normbereich (WEBSTER 1954), doch deutete eine Zunahme der Hydrolyserate des Phospholipide aus dem Nervus ischiadicus vergifteter Tiere durch Phospholipasen auf biophysikalische Veränderungen dieser Strukturelemente in Biomembranen hin (MORAZAIN u. ROSENBERG 1970). In vitro hemmt TOCP die Verwertung von Äthanolamin für die Biosynthese von Kephalinen (TAYLOR 1965). Dabei scheint eine spezifische Aufnahme des lipophilen TOCP in lipidreiche Strukturen des Nervengewebes von Bedeutung zu sein. Radioaktiv markiertes TOC^{32}P wird mit einer Geschwindigkeit in das Nervengewebe des Nervus ischiadicus und des Rückenmarkes eingebaut, die der von WEBSTER (1954) beobachteten normalen Einbaurate von ^{32}P bei spinalen und peripheren Nerven entspricht (BISCHOFF 1977). Auch autoradiographisch ließ sich ein Einbau von ^{32}P aus TOC^{32}P in spinale Nervenfasern und periphere Nerven, mit geringerer Intensität auch in die Motoneurone nachweisen. Die Ablagerung der Radioaktivität erfolgte vorzugsweise in Membranstrukturen und insbesondere in die Myelinscheide, ein möglicher Hinweis darauf, daß unverändertes TOCP in den Strukturstoffwechsel, insbesondere der Phospholipide, mit einbezogen werden könnte.

Der von ABOU-DONIA (1981) formulierten Arbeitshypothese zufolge vollzieht sich die formale Genese der morphologischen Veränderungen bei einer verzögerten Neurotoxizität durch Organophosphate in folgenden Schritten: Im Anfangsstadium der Intoxikation phosphorylieren Organophosphate gezielt und selektiv die aktiven Zentren axonaler „Zielproteine der Neurotoxizität" („neurotoxicity target proteins") struktureller und funktioneller Art, die an der Bereitstellung und Nutzung von Energie für den normalen axonalen Transport beteiligt sind. Daraus resultiert eine umschriebene Unterbrechung des axonalen Transportes und eine Anhäufung von Mitochondrien, vorwiegend in den distalen Abschnitten des Axons. Aus zerfallenden Mitochondrien strömen Kalziumionen in das Axoplasma ein, wo sie im Kontakt mit der Axonmembran Kontrollmechanismen aufheben, über die Ionengradienten zwischen intra- und extrazellulären Kompartimenten gesteuert werden. Histopathologisch manifestieren sich diese Störungen in Gestalt einer fokalen Schwellung an den Internodien und einer Faserdegeneration, die sich zunächst in somatofugaler, dann aber auch in somatopetaler Richtung ausbreitet, wenn die Einwirkung des Nervengiftes weiter anhält.

Klinik. Im allgemeinen löst die akute Giftexposition in den ersten 3 Tagen unspezifische gastrointestinale Prodromalsymptome aus, die mit einer unmittelbaren Anticholinesterasewirkung von TOCP in Verbindung gebracht werden. Daran schließen sich nach einer Latenzzeit von 2–3 Wochen die ersten neurologischen Symptome unter dem Bild einer Polyneuropathie an. Diese „verzögerte Neurotoxizität" ist für diese Giftsubstanz charakteristisch. Beginnend mit Wadenschmerzen und nur gelegentlich mit kribbelnden Parästhesien treten zunächst symmetrische schlaffe Lähmungen insbesondere der unteren Extremitäten auf, die mit Faszikulieren einhergehen. Der Prozeß kann die Oberschenkel- und Beckenmuskulatur mit erfassen und sich in schweren Fällen bis zu einem Quadriple-gie-ähnlichen Bild fortentwickeln (BISCHOFF 1977). Die Sensibilität ist meist erhalten. Im weiteren Verlauf gesellen sich Pyramidenbahnzeichen hinzu; Nystagmus und Akkommodationsstörungen zeigen eine Beteiligung der Hirnnerven, Blasen- und Mastdarmstörungen die des autonomen Nervensystems an (GIBBELS 1980). Die Rückbildung der neurologischen Ausfälle erfolgt langsam, oft bleiben Peronäusschäden bestehen.

Das Auftreten einer akuten toxischen Psychose wurde in 2 Fällen beschrieben (SCHWAB 1948), akute zerebrale Symptome nach Inhalation eines TOCP-Aerosols beobachteten MONTGOMERY et al. (1977 s.o.).

Pathologische Anatomie. Bereits die klinische Symptomatologie weist darauf hin, daß außer dem peripheren motorischen Neuron auch das Pyramidenbahnsystem betroffen ist, und zwar um so stärker, je ausgeprägter die schlaffen Lähmungen sind, hinter denen im akuten Stadium die spastische Komponente zunächst verborgen bleibt (SCHEID 1947). Oberflächliche Ähnlichkeiten mit der amyotrophischen Lateralsklerose (ARING 1942) sind daher verständlich.

Morphologisch handelt es sich bei der Polyneuropathie nach TOCP-Vergiftung um eine vom axonalen Typus (CAVANAGH 1973). Sie betrifft vorzugsweise die dickkalibrigen und langen Markfasern und ist distal ausgeprägter als proximal. Auch sensible Fasern sind mit einbezogen. Das Rückenmark kann außer der Degeneration der Pyramidenbahnen auch eine Beteiligung der medialen Hinterstrangbahnen und der Kleinhirnseitenstrangbahnen aufweisen und erinnert dann an die Befunde bei Friedreichscher Ataxie. In den langen Bahnen ist die Degeneration nukleo-distal weiter fortgeschritten als proximal, die Pyramidenbahndegeneration daher lumbal deutlicher als zervikal, die Degeneration der aufsteigenden sensiblen Systeme dagegen umgekehrt, jedoch nicht auf die Medulla oblongata übergreifend (ARING 1942). An den Nervenzellen selbst werden pathologische Veränderungen vermißt, es finden sich lediglich die Zeichen der retrograden Zellveränderung, besonders an den motorischen Vorderhornzellen.

Diese morphologischen Aussagen stützen sich z.T. auf humanpathologische Befunde, im wesentlichen aber auf tierexperimentelle Ergebnisse (Übersicht bei CAVANAGH 1973). Selbst von größeren Massenvergiftungen (s. CREUTZFELDT u. ORZECHOWSKI 1941/43), auch der mit Tri-Aryl-Phosphat in Marokko im Jahre 1959 (v. ALBERTINI et al. 1967) liegen keine systematischen Obduktionsbefunde vor, lediglich fragmentarische Angaben von interkurrent verstorbenen Patienten, von denen in einem Fall eine beiderseitige Pyramidenbahndegeneration (WALTHARD 1967), im anderen eine Demyelinisation der motorischen Wurzeln (FATHAL 1967) erwähnt wird. Über Muskelbiopsiebefunde aus dieser Massenvergiftung berichten BYERS u. BROOKS (1967) und beschreiben neurogene Muskelatrophien mit regeneratorischen Phänomenen.

Etwas ausführlicher dokumentiert ist einer der 4 durch VONDERAHE (1931) veröffentlichten Fälle von Ginger-Paralyse. Die langen Bahnen des Rückenmarkes waren hier intakt geblieben, während in den 6 von SMITH und LILLIE (1931) erwähnten Fällen auch in der weißen Rückenmarksubstanz ein Markfaseruntergang vorlag. BOWDEN et al. (1930) beschreiben zusätzlich degenerative Nervenzellveränderungen im Zahnkern. Eine mehr summarische Darstellung klinischer und anatomischer Befunde mit Berücksichtigung der Strangbeteiligungen im Rückenmark bei Ginger-Paralyse stammt von ARING (1942), der für die Spätstadien der Intoxikation eine erhebliche und mit Lichtungseinengung einhergehende Wandfibrose von Arteriolen und Kapillaren in der Muskulatur, im peripheren Nerven und in den inneren Organen hervorhebt und deren Bedeutung für die Parenchymschäden diskutiert. – Über anatomische Befunde nach Einnahme des früher gelegentlich als Abortivum benutzten TOCP-haltigen Apiol berichteten ALAJOUANINE et al. (1937).

Einen wesentlichen Einblick in das Initialstadium dieser distalen Axondegeneration erbrachten tierexperimentelle elektronenmikroskopische Studien, die überwiegend an Hühnern durchgeführt wurden (Übersicht bei CAVANAGH 1973; BISCHOFF 1977). Die degenerativ-dystrophischen Veränderungen in den betroffenen Axonabschnitten beginnen mit einer Aggregation und Desintegration der Neurofilamente bei gleichzeitiger Anhäufung vesikulärer und tubulärer Profile, die im Sinne einer hypertrophischen Reaktion des endoplasmatischen Retikulums gedeutet wird (BISCHOFF 1977). Im weiteren Verlauf werden die axonalen Organellen durch unregelmäßige Muster granulären Materials ersetzt oder aufgelöst. In den langen Bahnen des Rückenmarkes ließen sich bei 10% der Fasern ähnliche Veränderungen nachweisen (s. auch BERESFORD u. GLEES 1963). Am eindrucksvollsten waren die Befunde an den axonalen Endformationen, und zwar an jenen vom S-Typ, die als exzitatorische Synapsen gelten. Die sphärischen Vesikel waren hier stark aufgetrieben und deformiert, während die präsynaptischen Bläschen der inhibitorischen Synapsen vom F-Typ keine derartigen Veränderungen boten. In funktioneller Hinsicht wird diese Diskrepanz als primärer Defekt exzitatorischer und Überwiegen inhibitorischer Einflüsse durch teilweise Deafferenzierung der motorischen Vorderhornzellen interpretiert, die selbst keine nennenswerten Veränderungen aufwiesen. Nach den ultrastrukturellen Befunden liegt die Annahme nahe, daß TOCP einen direkten Effekt auf axonale Strukturen und auf die Membranen bestimmter synaptischer Vesikel hat. Die Mechanismen des axonalen Transportes scheinen offensichtlich nicht betroffen zu sein (PLEASURE et al. 1969; s. jedoch S. 633).

II. Weitere organische, neurotoxische Synthetika

Acrylamid-Vergiftungen wurden erstmals in den frühen 50er Jahren bei Fabrikarbeitern, die in der Kunststoffindustrie beschäftigt waren, beobachtet (Übersicht bei LE QUESNE 1980). Das Vinylmonomer Acrylamid (Propenamid), eine gut wasserlösliche Substanz, die sowohl oral als auch kutan oder konjunktival bzw. auch über die Atemwege in den Organismus gelangen kann, wirkt schon in kleinsten Mengen stark neurotoxisch. Bei den meisten der bisher bekannt gewordenen Acrylamid-Intoxikationen wurde ein Hautkontakt und eine perkutane Resorption als Eintrittspforte für die Noxe nachgewiesen (SPENCER u. SCHAUMBURG 1974).

Manifestation und klinisches Bild dieser Intoxikationen hängen davon ab, wie rasch das Gift aufgenommen und im Körper angereichert wird. Die Verseuchung von Brunnenwasser mit Acrylamid (400 ppm) führte bei mehreren Mitgliedern einer Familie in Japan ungefähr einen Monat später zum Auftreten einer Enzephalopathie mit Verwirrung, Desorientiertheit, Gedächtnisstörungen und Halluzinationen (IGISU et al. 1975). Daneben bestand eine Ataxie, zu der

sich erst 2–3 Wochen nach der Erstmanifestation eine leichte periphere Neuropathie hinzugesellte. Typisch für die Ataxie war, daß sie sich auf die Stammmuskula-
tur beschränkte. Für leichtere, subakute Vergiftungen durch Acrylamid ist eine
sensomotorische Polyneuropathie mit distalem Taubheitsgefühl und Schwäche
charakteristisch (GARLAND u. PATTERSON 1967).

Acrylamid besitzt eine Doppelbindung und reagiert sehr gut mit Thiol-,
sowie Hydroxy- und Aminogruppen. Eine schlüssige Erklärung für die molekular pathologischen Wirkungsmechanismen von Acrylamid kann jedoch derzeit
noch nicht gegeben werden, wenngleich einige Angriffspunkte dieser Noxe im
zellulären Stoffwechsel belegt sind. Eine Wechselwirkung von Acrylamid mit
Eiweißen und nicht proteingebundenen SH-Gruppen wurde tierexperimentell
beobachtet (HASHIMOTO u. ALDRIDGE 1971), während der mitochondriale Energiestoffwechsel nicht beteiligt ist. SCHOENTAL und CAVANAGH (1977) nehmen
an, daß sich in vivo durch Oxidation von Acrylamid das reagible Epoxid bildet,
das normalerweise durch das Enzym Glutathion-Epoxid-Transferase entgiftet
wird. Da die Aktivität dieses Enzyms im Gehirn niedrig ist, soll sich das Epoxid
im nervalen Gewebe anreichern und z.B. Koenzym A irreversibel alkylieren.
Dieser Hypothese wird entgegengehalten, daß Acrylamid-Analoga und andere
Substanzen, die ebenfalls mit SH-Gruppen und insbesondere mit Glutathion
reagieren, zu einem ganz anderen neurotoxischen Schädigungsmuster führen
(EDWARDS 1975; HASHIMOTO u. ALDRIDGE 1971).

Histologische Untersuchungen über feingewebliche Veränderungen beim
Menschen liegen von Nervus-suralis-Biopsien vor, die $2^1/_2$ bzw. 8 Monate nach
Beendigung der Giftexposition während der Erholungsphase entnommen wurden (FULLERTON 1969). Es fanden sich Anzeichen einer axonalen Degeneration
und regenerierende Nervenfasern. Morphometrisch war die Zahl der großkalibrigen Fasern (>10 μm) am deutlichsten vermindert.

In Übereinstimmung mit den humanpathologischen Befunden ließ sich bei
der Ratte (FULLERTON u. BARNES 1966) und beim Pavian (HOPKINS 1970) die
selektive Verminderung der Nervenfasern mit größerem Durchmesser in den
distalen Abschnitten peripherer Nerven bestätigen. Elektronenmikroskopisch
bestehen die ersten durch Acrylamid hervorgerufenen Veränderungen in einer
Zunahme von Neurofilamenten im Axoplasma (PRINEAS 1969) der distalen Abschnitte peripherer Nerven. Acrylamid gilt als eine typische Modellsubstanz
für die Auslösung einer distal beginnenden axonalen Degeneration („dying
back"). Die Nervenendigungen der motorischen Endplatten waren deutlich
durch eine Anhäufung von Neurofilamenten aufgetrieben, die Zahl der Mitochondrien und synaptischen Bläschen vermindert. Eine genaue Sequenz der initialen Veränderungen durch Acrylamid bei der Katze haben SCHAUMBURG et al.
(1974) mit Hilfe der Elektronenmikroskopie aufgestellt. Die Läsionen beginnen
an den Nervenendigungen der Vater-Pacinischen-Körperchen der Pfotenballen
mit einem Verlust der polaren Axonfortsätze und des Axolemms. Gleichzeitig
wird das Axoplasma durch „Inner Core"-Zellen phagozytiert. Degenerationen
der primären annulusspiraligen Enden der Muskelspindeln, der sekundären
Muskelspindelendigungen und der Endigungen motorischer Nerven folgen. Vor
dem Einsetzen degenerativer Prozesse kam es in allen Formationen zu einer

Anhäufung von Neurofilamenten, die danach auch in präterminalen, nodalen und paranodalen Bereichen in Erscheinung treten.

Styrol, eine farblose Flüssigkeit, wird in der Kunststoffindustrie in großem Umfang als Ausgangsprodukt für die Herstellung von Kunststoffen verwendet. Vergiftungsfälle speziell durch Einatmen der stark reizenden Styroldämpfe beschränken sich deshalb auch auf den industriellen Bereich (HÄRKÖNEN 1978; SEPPÄLÄINEN 1978). Obwohl gelegentlich auch andere systemische Schädigungen durch Styrol beobachtet wurden, steht dessen Neurotoxizität ganz im Vordergrund. Sie äußert sich in Augenmuskelstörungen, psychomotorischem Leistungsverlust, Parästhesien an Fingern und Zehen und Schwäche der Gliedmaßen. Veränderungen des EEG mit Zunahme der Beta-Aktivität über dem zentralen und postzentralen Großhirnkortex wurden ebenfalls beobachtet (ROSEN et al. 1978). Die toxischen Wirkungsmechanismen von Styrol sind nicht bekannt, man vermutet jedoch, daß Styroloxid die Bildung intrazellulärer freier Radikale steigert (ROSEN et al. 1978).

Polybromierte Biphenyle sind Verbindungen, die als feuerhemmende Zusätze für thermoplastische Kunststoffe u.a. verwendet werden. Zu einer endemischen Nahrungsmittelvergiftung kam es 1973 unter der Bevölkerung von Michigan, USA, nachdem polybromierte Biphenyle versehentlich anstelle von Magnesiumoxid dem Futter für die landwirtschaftliche Tierhaltung zugesetzt worden waren. Diese Verbindungen sind sehr gut lipidlöslich und werden nahezu vollständig im Fettgewebe deponiert, bei Kühen zu einem großen Teil jedoch mit der fettreichen Milch ausgeschieden. Die Anreicherung beim Menschen erfolgte durch den Verzehr von Molkereiprodukten, Eiern und Fleisch von Schlachttieren. Von den betroffenen Personen wurden Müdigkeit, Sehstörungen, Konzentrationsschwäche und Gedächtnisstörungen, Reizbarkeit, Somnolenz und Taubheitsgefühl in den Gliedmaßen angegeben, die möglicherweise auf eine Beteiligung des ZNS bei dieser Intoxikation hinweisen. Obwohl elektrophysiologische Untersuchungen bei 40% der Fälle eine verlängerte Latenzperiode des Nervus suralis ergeben haben, gilt eine gezielte Neurotoxizität der polybromierten Biphenyle als nicht eindeutig gesichert (POLITIS et al. 1980; BROWN u. NIXON 1979). Auch bei Chemiearbeitern mit Biphenyl-Blutspiegeln, die sogar höher lagen als nach der alimentären Intoxikation, war nach einer neueren Untersuchung die Gedächtnisleistung in keiner Weise beeinträchtigt (BROWN et al. 1981).

Tetrachlorbiphenyl verursachte als Inhaltsstoff von Reisöl, das für die Zubereitung von Speisen verwendet wurde, 1968 bei 350 Japanern eine endemische Nahrungsmittelvergiftung (MURAI u. KUROIWA 1971), bei der es nach Hauterscheinungen vor allem zu einer peripheren, vorwiegend sensorischen Neuropathie kam. Experimentell zeigten Ratten nach einer Intoxikation mit Tetrachlorbiphenyl eine Amplitudensenkung des Muskelaktionspotentials und eine Verlängerung der Nervenleitgeschwindigkeit des Nervus ischiadicus (OGAWA 1971).

Paraquat (1,1'-Dimethyl-4,4'-dipyridinium-dichlorid, Gramoxone) ist ein Herbizid von toxikologischer Relevanz. Die akute Vergiftung nach peroraler Aufnahme (Giftmengen zwischen 4 mg/kg bis 10 mg/kg) verläuft in 3 Stadien und zumeist letal. Das 1. Stadium wird durch die lokalen Schleimhautverätzungen bestimmt, das 2. durch Leber- und Nierenschäden. Im 3. Stadium tritt die sich innerhalb weniger Tage akut entwickelnde Lungenfibrose („Paraquat-Lunge") in den Vordergrund, die über eine pulmonal bedingte Hypoxämie nach Tagen bis wenigen Wochen zum Tode führt. Das Gehirn wird meist als ödematös und blutreich beschrieben (CONNING et al. 1969; MASTERSON u. ROCHE 1970; v.d. HARDT u. CARDESA 1971). In einzelnen Fällen (LANZINGER et al. 1969) war es zu Mikroblutungen in der weißen Substanz gekommen im Sinne der Purpura cerebri (s. Abb. 80a). Mikroskopisch handelt es sich um Ringblutungen mit zentraler Nekrose, Gliazellsaum und spongiöser Randzone, in der z.T. noch ausgelaugte Erythrozyten zu erkennen sind (s. Abb. 80b).

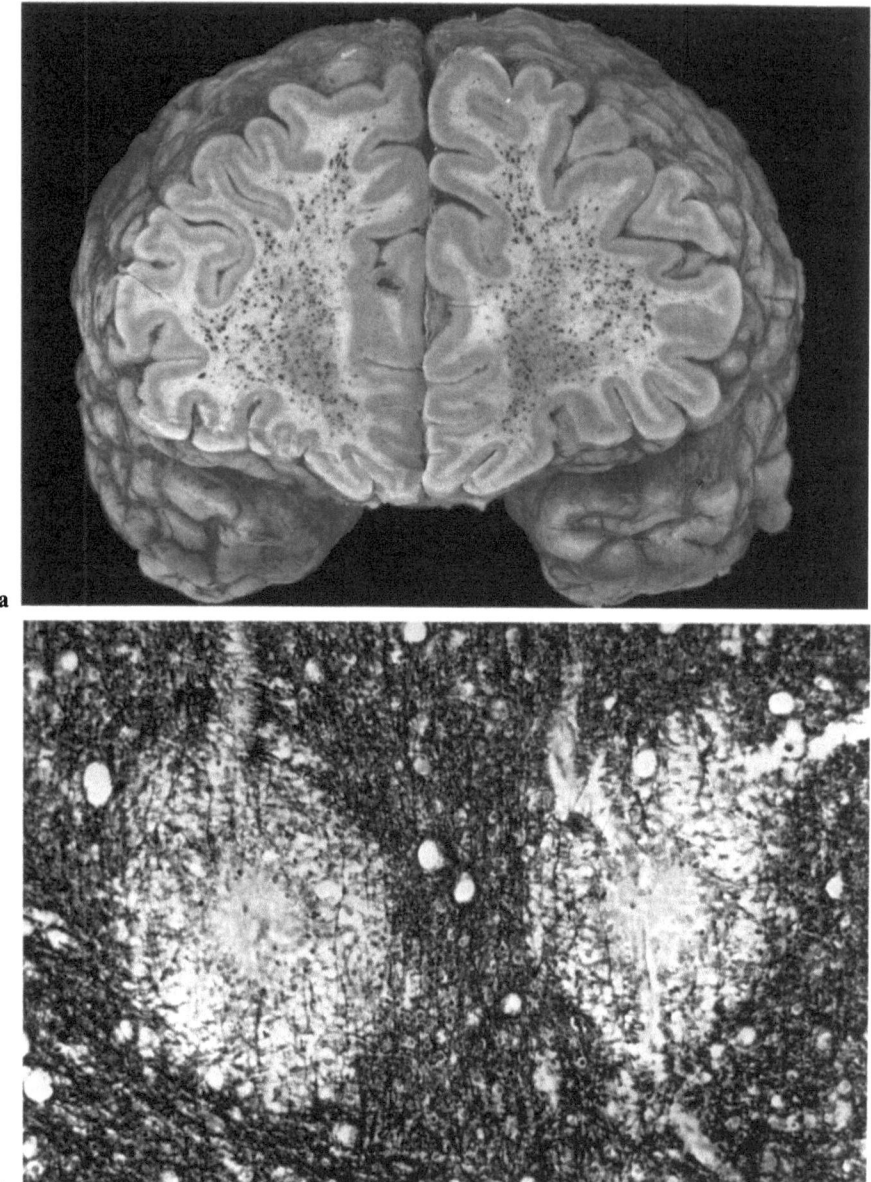

Abb. 80. a Purpura cerebri bei Paraquatvergiftung. Originalfoto von Prof. Dr. CORSELLIS/
Wickford. **b** Ringblutungen mit zentraler Nekrose, Gliawall und randständigem Saum
aus ausgelaugten Erythrocyten bei 8 Tage überlebter Paraquatvergiftung mit schon deutlicher interstitieller Lungenfibrose (LANZINGER et al. 1969) Klüver-Barrera × 130. **c** Gleicher Fall wie **b**. Feinsttropfige Ablagerung PAS-positiver Substanzen im Neuropil der
obersten Rindenschicht (s. Text) × 1000

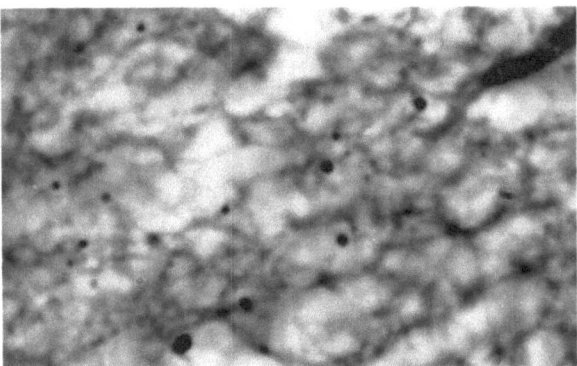

Abb. 80c

Veränderungen besonderer Art geben GRČEVIĆ et al. (1977) an. In zwei Fällen (49 und 45 Jahre alt) mit einer Überlebenszeit von 9 bzw. 11 Tagen, sahen sie licht- und elektronenmikroskopisch auffallende Anhäufungen von lipofuszinartigem Lipidmaterial nicht nur in den Nervenzellperikaryen, sondern auch in deren Fortsätzen, frei im Neuropil sowie in Kapillarwandendothelien und intramural. Daneben fanden sich retrograde Zellveränderungen in den subkortikalen Kerngebieten, Axonschwellungen an den Purkinje-Zellen und massenhaft Corpora amylacea. Die Autoren diskutieren eine Beziehung dieser Befunde zur Intoxikation und unterstreichen die Ähnlichkeit der Veränderungen an den zerebralen Kapillarwandendothelien mit denen der Lungenkapillaren. Wir haben lichtmikroskopisch in unseren beiden Paraquat-Fällen (64 und 72 Jahre alt) mit Überlebenszeiten von 2 bzw. 8 Tagen weder retrograde Zellveränderungen gefunden noch auffallende Anhäufungen von Corpora amylacea. Die lipophilen Nervenzellen zeigten zwar – begrenzt auf das Perikaryon – eine teils auch etwas stärkere Lipofuszineinlagerung, doch scheint sie uns über das Altersgemäße nicht hinauszugehen. Auch in der kortikalen Astroglia waren altersentsprechende Pigmentablagerungen zu erkennen, besonders deutlich bei der PAS-Färbung, während die von GRČEVIĆ et al. (1977) herausgestellte feinkörnige PAS-positive Bestäubung des Neuropils nur bei dem 64jährigen Patienten mit 8tägiger Überlebenszeit nachweisbar war (Abb. 80c). Da wir diese PAS-positiven feinkörnigen Einlagerungen im Neuropil auch sonst bei älteren Individuen gelegentlich gesehen haben, scheint es uns fraglich, ob zwischen diesen Befunden in unseren Fällen und der Paraquat-Intoxikation eine direkte Beziehung anzunehmen ist.

Lindan ist das γ-Stereoisomere des Hexachlorzyklohexans (HCH, Organochlorine), das primär als Insektizid verwendet wird (s. S. 414), aber auch als 1%ige Zubereitungen in der Dermatologie für die äußerliche Behandlung von Skabies und Pedikulose. Während bei sachgemäßer Anwendung diese Präparate nicht toxisch sind (KRAMER et al. 1980), führen Überdosierungen durch massive kutane Resorption oder orale Aufnahme, u.U. auch durch Einatmung von Aerosolen, zu einer akuten Intoxikation mit Mydriasis, Hyperglykämie, Zyanose, Atemnot sowie Bewußtseinsstörungen unterschiedlicher Ausprägung, Krampfanfällen und Herzversagen (TAYLOR et al. 1979). Die chronische Intoxikation verursacht vorwiegend neuropsychiatrische Ausfallserscheinungen in Form eines pseudoneurasthenischen Syndroms, aber auch neurologische Symptome. Bei einer tödlichen Vergiftung eines 5jährigen Mädchens nach Einnahme von 15 ml einer 30%igen Lösung von Lindan fand sich u.a. eine ausgedehnte Nekrose der kleinen Blutgefäße in Lungen, Nieren und Gehirn (VELVART u. MOESCHLIN 1980). Nicht immer ist kausal eine ausschließliche Zuordnung der Vergiftungserscheinungen auf Lindan möglich, da es sich oft um eine Mischexposition handelt, bei der eine Abgrenzung der Toxizität des HCH gegenüber anderen Lösungsmitteleffekten nicht einfach ist. Obwohl sich HCH in Pflanzen anreichert und auch über den Umweg der tierischen Nahrungskette, z.B. mit Molkereiprodukten, in den menschlichen Organismus gelangt, scheint es dadurch nicht zu einer chronischen Intoxikation zu kommen. Die bisher beim Menschen gemessenen Konzentrationen werden deshalb noch als duldbar betrachtet (FORTH 1980); zumindest konnten bisher keine Schädigungen durch chronische Exposition nachgewiesen werden.

2,4-Dichlorphenoxyessigsäure (2,4-D) ist ein wichtiger Vertreter von Herbiziden aus der Reihe der Phenoxykarbonsäuren. Die akute Vergiftung beginnt wenige Stunden nach der Giftaufnahme mit Kopfschmerzen und Antriebsverlust. Bei schweren Vergiftungen stellen sich dosisabhängig Bewußtseinsstörungen bis zum Koma ein. Schon nach einigen Stunden entwickelt sich evtl. eine symmetrische gemischte Polyneuropathie mit heftigen Spontanschmerzen. Weniger ausgeprägte Vergiftungssymptome beschreiben GOLDSTEIN et al. (1959) bei 3 Personen, die eine Woche nach Hautkontakt mit 2,4-D eine gemischte Polyneuropathie der Extremitäten entwickelten. Nach POLITIS et al. (1980) liegen bisher weder Untersuchungen über pathologische Veränderungen noch tierexperimentelle Studien zur Toxikologie von 2,4-D vor.

Das Rodentizid *Crimidin* (2-Chlor-4-(dimethylamino)-6-methylpyrimidin) verursacht nach einer Latenzzeit, in der zunächst gastrointestinale Symptome vorherrschen, generalisierte Muskelfaszikulationen, denen später psychomotorische Erregungszustände mit Bewußtseinstrübung und schließlich reizabhängig generalisierte tonisch-klonische Krampfanfälle folgen (KLIMMER 1964). Die Substanz selbst oder einer ihrer Metaboliten scheint als Vitamin-B_6-Antagonist zu wirken, denn Vitamin B_6 ist als spezifisches Antidot bekannt (KNUDSEN 1963).

Literatur

Abou-Donia, M.B.: Organophosphorus ester-induced delayed neurotoxicity. Annu. Rev. Pharmacol. Toxicol. **21**, 511–548 (1981)

Alajouanine, Th., Hornet, Th., Siguier, F., Eyraud, A.: Polynévrite tardive consécutive à l'ingestion d'apiol (un cas anatomo-clinique). Rev neurol. **67**, 740–746 (1937)

Albertini, A.v., Gross, D., Zinn, W.M.: Die Tri-Aryl-Phosphat-Vergiftung in Marokko 1959. Stuttgart: Georg-Thieme 1967

Aldridge, W.N.: Tricresylphosphate and cholinesterase. Biochem. J. **56**, 185–189 (1954)

Aldridge, W.N.: Organophosphorus compounds: molecular basis for their biological properties. Sci. Prog. **67**, 131–147 (1981)

Aldridge, W.N., Barnes, J.M.: Neurotoxic side effects of certain organophosphorus compounds. Proc. Europ. Soc. Study Drug Toxicity **8**, 162–168 (1967)

Aldridge, W.N., Johnson, M.K.: Side effects of organophosphorus compounds: delayed neurotoxicity. Bull. Wld Hlth Org. **44**, 259–263 (1971)

Arienti, G., Gaiti, A., De Medio, E., Giorgini, D., Porcellati, G.: Phospholipid exchange in central and peripheral nervous tissue membranes, and the effect of organo-phosphate-induced secondary myelin degeneration. Acta neurol. **26**, 246–249 (1971)

Aring, Ch.D.: The systemic nervous affinity of triorthocresyl phosphate (Jamaica ginger palsy). Brain **65**, 34–47 (1942)

Baron, R.L., Bennett, D.R., Casida, J.E.: Neurotoxic syndrome produced in chickens by a cyclic phosphate metabolite of tri-o-cresyl phosphate – a clinical and pathological study. Brit. J. Pharmacol. **18**, 465–474 (1962)

Beresford, W.A., Glees, P.: Degeneration in the long tracts of the cords of the chicken and cat after tri-ortho-cresyl phosphate poisoning. Acta neuropath. (Berl.) **3**, 108–118 (1963)

Bischoff, A.: The ultrastructure of tri-ortho-cresyl phosphate poisoning. I. Studies on myelin and axonal alterations in the sciatic nerve. Acta neuropath. (Berl.) 9, 158–174 (1967)

Bischoff, A.: Ultrastructure of tri-ortho-cresyl phosphate poisoning in the chicken. II. Studies on spinal cord alterations. Acta neuropath. (Berl.) 15, 142–155 (1970)

Bischoff, A.: Tri-Ortho-Cresyl Phosphate Neurotoxicity. In: Roizien, L., Shiraki, H., Grčević, N. (eds.), Neurotoxicology, Vol. 1, pp. 431–441. New York: Raven Press 1977

Bondy, H.F., Field, E.J., Worden, A.N., Hughes, J.P.W.: A study on the acute toxicity of the triaryl phosphates used as plasticizers. Brit. J. industr. Med. 17, 190–200 (1960)

Borgmann, W.: Die Vergiftung durch ortho-Trikresylphosphat unter besonderer Berücksichtigung der perkutanen Einwirkung. Med. Mschr. 281–284 (1952)

Bowden, D.T., Turley, L.A., Shoemaker, H.A.: The incidence of „Jake" paralysis in Oklahoma. Amer. J. publ. Hlth 20, 1179–1186 (1930)

Brown, G.G., Nixon, R.: Exposure to polybrominated biphenyls. Some effects on personality and cognitive functioning. JAMA 242, 523–527 (1979)

Brown, G.G., Preisman, R.C., Anderson, M.D., Nixon, R.K., Isbister, J.L., Price, H.A.: Memory performance of chemical workers exposed to polybrominated biphenyls. Science 212, 1413–1415 (1981)

Bruin, A. De: Biochemical toxicology of environmental agents, pp. 981–1031. Amsterdam: Elsevier/North-Holland Biomedical Press 1976

Byers, P., Brooks, D.: Histopathologie geschädigter Muskeln 18 Monate nach einer Vergiftungsperiode durch Triarylphosphate in Marokko: Eine Studie mittels Muskel-Biopsien. In: Albertini, A., Gross, D., Zinn, W.M. (Hrsg.), Die Tri-Aryl-Phosphat-Vergiftung in Marokko 1959, S. 46–53. Stuttgart: Thieme-Verlag 1967

Casida, J.E., Baron, R.L., Eto, M., Engel, J.L.: Potentiation and neurotoxicity induced by certain organophosphates. Biochem. Pharmacol. 12, 73–83 (1963)

Cavanagh, J.B.: Peripheral neuropathy caused by chemical agents. CRC Crit. Rev. Toxicol. 2, 365–417 (1973)

Cavanagh, J.B., Holland, P.: Localiziation of cholinesterases in the chicken nervous system and the problem of the selective neurotoxicity of organophosphorus compounds. Brit. J. Pharmacol. 16, 218–230 (1961)

Conning, D.M., Fletcher, K., Swan, A.A.B.: Paraquat and related bipyridyls. Brit. Med. Bull. 25, 245–249 (1969)

Creutzfeldt, H.G., Orzechowski, G.: Trikresylphosphat-Vergiftungen. Sammlung von Vergiftungsfällen 12, 147–162–C64– (1941/43)

Earl, C.J., Thompson, R.H.S.: Inhibitory action of tri-ortho-cresyl phosphate on cholinesterases. Brit. J. Pharmacol. 7, 261–269 (1952a)

Earl, C.J., Thompson, R.H.S.: Cholinesterase levels in the nervous system in tri-ortho-cresyl phosphate poisoning. Brit. J. Pharmacol. 7, 685–694 (1952b)

Edwards, P.M.: Distribution and metabolism of acrylamide and its neurotoxic analogs in rats. Biochem. Pharmacol. 24, 1277–1282 (1975)

Eto, M., Casida, J.E., Eto, T.: Hydroxylation and cyclization reactions involved in the metabolism of tri-ortho-cresyl phosphate. Biochem. Pharmacol. 11, 337–352 (1962)

Fathal, G.A.: Autoptische Befunde eines weiteren Opfers der marokkanischen Triarylphosphatvergiftung. In: Albertini, A. v., Gross, D., Zinn, W.M. (Hrsg.), Die Tri-Aryl-Phosphat-Vergiftung in Marokko 1959, S. 45. Stuttgart: Thieme-Verlag 1967

Forth, W.: Hexachlorcyclohexan-Gift in den Lebensmitteln. Dtsch. Ärzteblatt, 2169–2176 (1980)

Fullerton, P.M.: Electrophysiological and histological observations on peripheral nerves in acrylamide poisoning in man. J. Neurol. Neurosurg. Psychiat. 32, 186–192 (1969)

Fullerton, P.M., Barnes, J.M.: Peripheral neuropathy in rats produced by acrylamide. Brit. J. industr. Med. 23, 210–221 (1966)

Garland, T.O., Patterson, M.W.H.: Six cases of acrylamide poisoning. Brit. Med. J. 4, 134–138 (1967)

Gibbels, E.: Tabellarische Anleitung zur Differentialdiagnose der Polyneuropathien. Fortschr. Neurol. Psychiat. 48, 31–66 (1980)

Goldstein, N.P., Jones, P.H., Brown, J.R.: Peripheral neuropathy after exposure to an ester of dichlorophenoxyacetic acid. JAMA **171**, 1306–1309 (1959)

Grčević, N., Jadro-Santel, D., Jukic, S.: Cerebral changes in paraquat poisoning. In: Roizin, L., Shiraki, H., Grčević, N. (Hrsg.), Neurotoxicology, Vol. 1, pp. 469–484. New York: Raven Press 1977

Härkönen, H.: Styrene, its experimental and clinical toxicity. A review. Scand. J. Work Environ. Health **4**, 104–113 (1978)

Hardt, H.v.d., Cardesa, A.: Die histopathologischen Frühveränderungen nach Paraquat-Intoxikation. Klin. Wschr. **49**, 544–550 (1971)

Harris, S. Jr.: Jamaica ginger paralysis (peripheral polyneuritis). South. Med. J. **23**, 375–380 (1930)

Hashimoto, K., Aldridge, W.N.: Biochemical studies on acrylamide, a neurotoxic agent. Biochem. Pharmacol. **19**, 2591–2604 (1971)

Hauptmann, A.: Über Apiolvergiftung. Klin. Wschr. **12**, 166 (1933)

Hern, J.E.C.: Inhibition of true cholinesterase in TOCP poisoning with potentiation by „Tween 80". Nature **215**, 963 (1967)

Hopkins, A.P.: The effect of acrylamide on the peripheral nervous system of the baboon. J. Neurol. Neurosurg. Psychiat. **33**, 805–816 (1970)

Igisu, H., Goto, I., Kawamura, Y., Kato, M., Izumi, K., Kuroiwa, Y.: Acrylamide encephaloneuropathy due to well water pollution. J. Neurol. Neurosurg. Psychiat. **38**, 581–584 (1975)

Johnson, M.K.: The delayed neurotoxic effect of some organophosphorus compounds: Identification of the phosphorylation site as an esterase. Biochemistry J. **114**, 711–717 (1969)

Johnson, M.K.: Organophosphorus and other inhibitors of neurotoxic esterase and the development of delayed neurotoxicity in hens. Biochem. J. **120**, 523–531 (1970)

Johnson, M.K.: Improved assay of neurotoxic esterase for screening organophosphates for delayed neurotoxicity potential. Arch. Toxikol. **37**, 113–115 (1977)

Johnson, M.K.: The mechanism of delayed neuropathy caused by some organophosphorus esters: using the understanding to improve safety. J. Environ. Sci. Health, B **15**, 823–841 (1980a)

Johnson, M.K.: Irreversible phosphorylation of brain neurotoxic esterase. Monogr. neural Sci. **7**, 99–105 (1980b)

Johnson, M.K.: Neurotoxicity: Mechanisms explored and exploited. Nature (Lond.) **287**, 105–106 (1980c)

Johnson, M.K., Lauwerys, R.: Protection by some carbamates against the delayed neurotoxic effect of di-isoprophyl phosphorofluoridate. Nature (Lond.) **222**, 1066–1067 (1969)

Kate, H., Le Roux, A., Fiddes, F.S.: Death from apiol used as an abortifacient. Lancet **1956I**, 937–939

Klimmer, O.R.: Pflanzenschutz- und Schädlingsbekämpfungsmittel. Abriß einer Toxikologie und Therapie der Vergiftungen, S. 74. Hattingen: Hundt-Verlag 1964

Knudsen, E.: The toxicity of the rodenticide castrix (2-chloro-4-dimethylamino-6-methyl-pyrimidine) and the antidotal effect of vitamin B6. Acta pharmacol. (Kbh) **20**, 295–302 (1963)

Kramer, M.S., Hutchinson, T.A., Rudnick, S.A., Leventhal, J.M., Feinstein, A.R.: Operatonial criteria for adverse drug reactions in evaluating suspected toxicity of a popular scabicide. Clin. Pharmacol. Ther. **27**, 149–155 (1980)

Lanzinger, G., Ritz, E., Franz, H.E., Kuhn, H.M., Klein, H.: Akute interstitielle Lungenfibrose bei Paraquatvergiftung. Münch. Med. Wschr. I, 944–949 (1969)

Le Quesne, P.M.: Acrylamide. In: Spencer, P.S., Schaumburg H.H. (eds.), Experimental and Clinical Neurotoxicology, pp. 309–325. Baltimore: Williams & Wilkins 1980

Lotti, M., Johnson, M.K.: Neurotoxic esterase in human nervous tissue. J. Neurochem. **34**, 747–749 (1980)

Masterson, J.G., Roche, W.J.: Fatal Paraquat Poisoning. J. Irish med. Ass. **63**, 261–264 (1970)

Michaud, L.: Intoxication par le phosphate triorthocrésylique, examens histologiques. Bull. schweiz. Akad. med. Wiss. **6**, 125–129 (1950)

Michaud, L.: Zit. n. Moeschlin, S.: Klinik und Therapie der Vergiftungen. Stuttgart: Thieme 1980

Moeschlin, S.: Klinik und Therapie der Vergiftungen, 6. Aufl. Stuttgart: Thieme 1980

Montgomery, M.R., Wier, G.Th., Zieve, F.J., Anders, M.V.: Human intoxication following inhalation exposure to synthetic jet lubricating oil. Clin. Toxicol. 11, 423–426 (1977)

Morazain, R.C., Rosenberg, P.: Lipid changes in tri-o-cresylphosphate induced neuropathy. Toxicol. appl. Pharmacol. 16, 461–474 (1970)

Murai, Y., Kuroiwa, Y.: Peripheral neuropathy in chlorobiphenyl poisoning. Neurol. 21, 1173–1176 (1971)

Neumann, W., Henschler, D.: Beziehungen der Toxizität von Trikresylphosphaten zum Gehalt an Ortho-Kresol. Naturwissenschaften 11, 329–330 (1957)

Ogawa, M.: Electrophysiological and histological studies of experimental chlorobiphenyl poisoning. Fukuoka-IGAKU-ZASSHI. Acta Medicine 62, 74–78 (1971)

Piccoli, P., Ferrari, M., Daniele, E.: Acute experimental intoxication by tri-o-tolylphosphate. I. Behavior of serum and erythrocyte cholinesterase. Folia med. (Napoli) 45, 342–351 (1962)

Pleasure, D.E., Mishler, K.C., Engel, W.K.: Axonal transport of proteins in experimental neuropathies. Science 166, 524–527 (1969)

Politis, M.J., Schaumburg, H.H., Spencer, P.S.: Neurotoxicity of selected chemicals. In: Spencer, P.S., Schaumburg, H.H. (eds.), Experimental and clinical neurotoxicology, pp. 613–630. Baltimore: Williams & Wilkins 1980

Poulsen, E., Aldridge, N.: Studies on esterases in chicken central nervous system. Biochem. J. 90, 182–189 (1964)

Prineas, J.: The pathogenesis of dying-back polyneuropathies; II. An ultrastructural study of experimental acrylamide intoxication in the cat. J. Neuropath. exp. Neurol. 28, 598–621 (1969)

Roger, J.-C., Chambers, H., Casida, J.E.: Nicotinic acid analogs: Effect on response of chick embryos and hens to organophosphate toxicants. Science 144, 539–540 (1964)

Rosen, I., Haeger-Aronsen, S., Rehnström, S., Welinder, H.: Neurophysiological observations after chronic styrene exposure. Scand. J. Work Environ. Health 4, 184–194 (1978)

Schaumburg, H.H., Wisniewski, H.M., Spencer, P.S.: Ultrastructural studies of the dying-back process; I. Peripheral nerve terminal and axon degeneration in systemic acrylamide intoxication. J. Neuropath. exp. Neurol. 33, 260–284 (1974)

Scheid, W.: Über die Schädigungen durch Triorthokresylphosphat. Nervenarzt 18, 56–66 (1947)

Schoental, R., Cavanagh, J.B.: Mechanism involved in the „dying-back" process – an hypothesis implicating coenzymes. Neuropath. Appl. Neurobiol. 3, 145–157 (1977)

Schwab, H.: Psychische Störungen bei Triorthokresylphosphatvergiftungen. Dtsch. med. Wschr. 73, 124–125 (1948)

Seppaläinen, A.M.: Neurotoxicity of styrene in occupational and experimental exposure. Scand. J. Work Environ. Health 4, 181–183 (1978)

Smith, M.I., Lillie, R.D.: The histopathology of tri-ortho-cresyl phosphate poisoning. Arch. Neurol. Psychiat. (Chicago) 26, 976–992 (1931)

Smith, H.V., Spalding, J.M.K.: Outbreak of paralysis in Marocco due to orthocresyl phosphate poisoning. Lancet 1959 II, 1019–1021

Spencer, P.S., Schaumburg, H.H.: A review of acrylamide neurotoxicity. Part I. Properties, uses, and human exposure. Canad. J. Neurol. Sci. 1, 143–150 (1974a)

Spencer, P.S., Schaumburg, H.H.: A review of acrylamide neurotoxicity. Part II. Experimental animal neurotoxicity and pathologic mechanisms. Canad. J. Neurol. Sci. 1, 152–169 (1974b)

Svennilson, E.: Studies of tri-ortho-cresyl phosphate neuropathy. Marocco 1960. Acta Psychiat. scand. 150, 334–340 (1960)

Taylor, J.D.: The effect of tri-o-cresyl phosphate intoxication on phospholipid synthesis in cat spinal cord. Canad. J. Physiol. Pharmacol. 43, 715–721 (1965)

Taylor, J.R., Calabrese, V.P., Blanke, R.V.: Organochlorine and other insecticides. In: Vinken, P.J., Bruyn, G.W. (Hrsg.), Handbook of Clinical Neurology, Intoxications of the Nervous System, Vol. 36, Pt. I, 391. Amsterdam: North-Holland-Publishing Company 1979

Velvart, J., Moeschlin, S.: Insektizide. In: Moeschlin, S. (Hrsg.), Klinik und Therapie der Vergiftungen, S. 422–444, 6. Aufl. Stuttgart: Thieme-Verlag 1980

Vonderahe, A.R.: Pathologic changes in paralysis caused by drinking Jamaica ginger. Arch. Neurol. Psychiat. (Chicago) **25**, 29–43 (1931)

Walthard, B.: Histopathologische Befunde. In: Albertini, A.v., Gross, D., Zinn, W.M. (Hrsg.), Die Tri-Aryl-Phosphatvergiftung in Marokko, 1959. Stuttgart: Thieme-Verlag 1967

Webster, G.R.: The distribution and metabolism of phosphorus compounds in normal and demyelinating nervous tissue of the chicken. Biochem. J. **57**, 153–158 (1954)

G. Weitere Cholinesterase-Hemmer (Carbaminsäurederivate – Phosphorsäureester)

Von G. Quadbeck und G. Ule

Vorbemerkungen

Acetylcholin, das im Organismus aus Cholin und Acetyl-Koenzym-A mit Hilfe der Cholin-Acetyltransferase synthetisiert wird, ist als Überträgersubstanz der cholinergen Neurone im zentralen und peripheren Nervensystem weit verbreitet. Das ZNS von Insekten (Schmeißfliege) enthält in der Gewichtseinheit etwa 150mal soviel Acetylcholin wie das des Menschen (Matthies 1976).

Man hat nachweisen können, daß durch diesen Überträgerstoff die postsynaptische Membran für Na^+-Ionen durchlässig wird. An der motorischen Endplatte wird die Permeabilität auch für andere Ionen erhöht. Der erhöhte Ionenfluß an der postsynaptischen Membran hat ein exzitatorisches postsynaptisches Potential (EPSP) zur Folge. Ob Acetylcholin auch bei der Nervenleitung im Axon eine Rolle spielt, wie dies von Nachmansohn (1955, 1962) vermutet wurde, ist nach späteren Untersuchungen fraglich geworden (Feldberg 1957; Richter 1980). Durch hydrolytische Spaltung von Acetylcholin in Cholin und Essigsäure wird die Erregung unterbrochen. Für diese Hydrolyse ist die Acetylcholinesterase das wesentliche Ferment (Quastel 1962; Csillik 1969). Der Mechanismus der Bindung von Acetylcholin an das Ferment und seine Hydrolyse wurden verschiedentlich untersucht, ohne daß eine allgemein anerkannte Theorie bisher gefunden wurde (Wilson u. Altamirano 1956; Birks u. MacIntosh 1961; Csillik 1975; Koelle 1975). Die Konzentration an Acetylcholinesterase im ZNS ist nicht nur speziesabhängig, sondern zeigt auch Unterschiede in den einzelnen Hirnbereichen. Am höchsten ist sie im Striatum und am niedrigsten im Kleinhirn (Silver 1967; Matthies 1976). Neben der Acetylcholinesterase kommt im Organismus und auch im Nervensystem noch eine „Pseudocholinesterase" oder unspezifische Cholinesterase vor. Über ihre physiologische Bedeutung ist bisher nichts bekannt. Sie hat praktische Bedeutung für die Inaktivierung des als Muskelrelaxans eingesetzten Succinylcholins. Das genetisch bedingte Fehlen von Pseudocholinesterase führt bei den betroffenen Patienten zu einer nur sehr langsam abklingenden Muskelrelaxation. (SILVER 1967; TSCHIRREN 1967).

1. Cholinesterasehemmer als Insektizide

Der sehr hohe Gehalt von Acetylcholin im Nervensystem von Insekten läßt darauf schließen, daß bei diesen Tieren hohe Umsatzraten für die Biosynthese, die Freisetzung und die Inaktivierung von Acetylcholin vorkommen. Da die klassischen Hemmstoffe der Cholinesterasen Physostigmin (= Eserin) und Prostigmin (= Neostigmin) zur Gruppe der Carbamate gehören, wurden weitere lipidlösliche Carbamate auch als wirksame Insektizide entwickelt (LONG u. EVANS 1967; KLIMMER 1971). Die Toxizität der Carbamat-Insektizide ist recht unterschiedlich. Besonders toxisch ist Aldicarb (Temik). Die DL_{50} beträgt hiervon für die Ratte etwa 1 mg/kg. Diese Verbindung ist wie alle Insektizide dieser Reihe ein wirksamer Cholinesterasehemmer, durch den die esteratischen und anionischen Stellen des Fermentes blockiert werden (KLIMMER 1971; WIRTH et al. 1971). Aldicarb, das eine Thiomethylgruppe enthält, wird im Organismus oder auch in der Pflanze zu dem wesentlich toxischeren entsprechenden Sulfoxid oxydiert (HARVEY jr. 1975). Aber auch weniger toxische Carbamate können zu schweren Krankheitsbildern führen (BEST u. MURRAY 1962). Die als Insektizide eingesetzten Carbamate werden wegen ihrer Lipidlöslichkeit sehr gut perkutan resorbiert.

Das klinische Bild der Carbamatvergiftung entspricht weitgehend dem Vergiftungsbild durch insektizide Phosphorsäureester. Die toxischen Erscheinungen treten schneller ein, klingen aber, weil die Carbamatderivate im Organismus rasch abgebaut werden, schnell wieder ab. Daher kann an der Leiche die Diagnose einer Carbamatintoxikation nicht über eine Messung der Cholinesteraseaktivität gestellt werden (KLIMMER 1971). Im Gegensatz zu den Phosphorsäureestern führen die Carbamate, besonders wenn sie in höheren Konzentrationen einwirken, zu Reizerscheinungen an den Augen und den Atemwegen (MOESCHLIN 1980).

Eine wesentlich umfangreichere und vielseitigere Anwendung als die Carbamate haben die insektiziden Phosphorsäureester gefunden (SCHRADER 1963). Nach ihrer Anwendung kann man von „Kontaktinsektiziden" und von „Systeminsektiziden" sprechen. Die Kontaktinsektizide werden von den Insekten oft allein schon beim Berühren mit den Beinen aufgenommen und können so ihre Wirkung entfalten. Die Systeminsektizide werden von den Blättern oder den Wurzeln aufgenommen und so in der Pflanze verteilt. Sie sind dann einige Wochen gegen fressende und saugende Insekten wirksam. Der Hauptvertreter der Kontaktinsektizide ist Parathion, das unter einer Vielzahl von Bezeichnungen im Handel ist (z.B. E 605, Folidol). Diese Substanz hat als Mittel zum Mord oder zum Selbstmord eine erhebliche forensische Bedeutung erlangt. Als Insektizid wird sie entweder als wäßrige Emulsion gespritzt oder, adsorptiv an einen Staubträger gebunden, als Staub zur Anwendung gebracht. Oft werden diese Insektizide auch fungiziden Spritzbrühen beigegeben. Dieser Zusatz ist so allgemein üblich, daß er in der Anamnese nicht erwähnt wird. So konnten wir in einer gutachterlichen Stellungnahme bei einem Weinbauern, der während einer „Kupferspritzung" einen Herztod erlitten hatte, wahrscheinlich machen, daß dieser bei einer kardialen Vorbelastung durch das bei dieser Spritzung bei völliger Windstille eingeatmete Parathion einen Vagustod erlitten hatte.

Der Wirkungsmechanismus aller insektizider Phosphorsäureester ist in erster Linie in einer Hemmung der Acetylcholinesterase zu sehen (WIRTH 1954). Daneben werden auch andere Fermentsysteme, insbesondere die Pseudocholinesterase, betroffen, erst in höherer Konzentration Leberesterasen, Chymotrypsin, Trypsin, Milchlipase und andere Esterasen (WIRTH et al. 1971). Die Acetylcholinesterase wird im Gehirn und hier besonders im Stammhirn gehemmt (WIRTH 1956). Da an den Nervenendigungen laufend Acetylcholin gebildet bzw. freigesetzt wird, ohne daß es durch Hydrolyse inaktiviert werden kann, kommt es zu einer Acetylcholinvergiftung mit einem Tonusanstieg an allen cholinergischen Rezeptoren. Die Folge ist eine starke Reizung des parasympathischen Nervensystems. In gleicher Weise ist das ZNS betroffen und über die motorische Endplatte auch die Körpermuskulatur (WIRTH et al. 1971). Diese Reizung der Muskulatur kann bei längerem Anhalten auch zu nachweisbaren, morphologischen Schäden führen (DE REUCK u. WILLEMS 1975).

Die Aufnahme der Phosphorsäureester ist über die Atemwege möglich, erfolgt überwiegend aber durch perorale Aufnahme (MARESCH 1957). Die perkutane Aufnahme vollzieht sich relativ leicht, so daß auch hierdurch schwere Vergiftungen entstehen können. So beschreibt KOEFFLER (1958) den Fall eines Gärtners, der sich an den von Läusen befallenen Stellen seines Körpers mit Parathion kurz eingerieben hatte. Obwohl er das Gift unmittelbar danach mit Seifenwasser wieder entfernte, kam es innerhalb weniger Stunden zu schweren Vergiftungserscheinungen.

Das *klinische Bild* der Vergiftung ist vielseitig und abhängig von verschiedenen Faktoren. Es spielen die Art der Aufnahme, das Lebensalter und eine offensichtlich unterschiedliche Prädisposition hierbei eine wesentliche Rolle, nicht zuletzt auch das beteiligte Insektizid (NAMBA et al. 1971; MARESCH 1957; WIRTH et al. 1971; MOESCHLIN 1980; KLIMMER 1971).

Die Symptomatik der Phosphorsäureester-Vergiftungen läßt sich allein aus der Hemmung der Cholinesterase ableiten. Nach WIRTH et al. (1971) sind muskarinartige Symptome eine Folge der Wirkung auf die postganglionären cholinergischen Nervenelemente mit einer übermäßigen Reizung der Erfolgsorgane. Nikotinartige Symptome sind Folge einer Wirkung auf die vegetativen Ganglien und die motorischen Endplatten, die zuerst zu Erregung und später zu Lähmung führt. Die Wirkung im ZNS besteht in einer anfänglichen Erregung mit nachfolgender starker Hemmung. Die ersten Zeichen einer Vergiftung sind Anorexie und Nausea. Es folgen Abdominalkrämpfe, exzessives Schwitzen, Speichelfluß und vermehrter Tränenfluß. Zuweilen wird auch eine Miosis beobachtet. Bei stärkerer Exposition kommt es zu Diarrhöen, Tenesmen, unwillkürlichem Abgang von Stuhl und Urin, Blaßwerden der Haut, stecknadelkopfengen Pupillen, verschwommenem Sehen, exzessiver Bronchialsekretion, asthmaähnlicher Atmungserschwerung und Lungenödem mit Zyanose sowie zu generalisierten Mus-

kelzuckungen mit nachfolgender Schwäche der Muskulatur. Da auch die Atemmuskulatur hiervon betroffen ist, kann die Atmung so behindert sein, daß der
Tod eintritt (PRIBILLA 1954/55).

Wenn in suizidaler Absicht große Mengen von Parathion, dem hierfür meist
angewandten Phosphorsäureester, genommen werden, verläuft das Vergiftungsbild wesentlich schneller, keinesfalls aber blausäureähnlich (MARESCH 1957).
Die Latenzzeit zwischen peroraler Zufuhr von Parathion und Auftreten der
ersten Vergiftungssymptome soll mindestens 15 min betragen (MARESCH 1957).
GELDMACHER-MALLINCKRODT (1975) gibt eine Zeitspanne von 10 min bis 2 h
an. Wesentlich länger ist die Zeit bei perkutaner Resorption (KOEFFLER 1958;
GELDMACHER-MALLINCKRODT 1975). Durch die Möglichkeit, Vergiftungen
durch Phosphorsäureester mit Atropin oder durch Antidote, welche die Phosphorsäureester vom Ferment verdrängen (PAM = Pyridin-2-aldoxim-methyljo-
did; Toxogonin), zu behandeln, konnte auch bei schweren Vergiftungen ein
Überleben erreicht werden (KRÄNZLE 1954; V. CLARMANN 1963; ENGELHARD
u. ERDMANN 1963; ERDMANN 1966). Andererseits kann es so auch zu einem
protrahierten Verlauf der Vergiftung kommen, da die Ausscheidung bzw. der
Abbau der Gifte nur langsam erfolgt. In einem Fall trat die Atemlähmung
sogar erst nach einem therapiebedingten $6^1/_2$tägigen Intervall ein (HERKEL et al.
1968).

Pathologisch-anatomisch sind in den bisherigen einschlägigen Mitteilungen
über Carbamat- und Phosphorsäureester-Vergiftungen – abgesehen von einer
Zyanose und z.T. exzessiven Hyperämie der leptomeningealen und intrazerebra-
len Gefäße, die als direkte Phosphorsäureester-Wirkung aufgefaßt werden (MA-
RESCH 1957) sowie Hirnödem – keine besonderen Hirnveränderungen erwähnt
(DETTLING 1958; SCHWARZ 1958), obwohl klinisch psychische Störungen als
Intoxikationsfolge vorkommen. Auch wir haben nach Vergiftung mit Aldicarb
und mit Folidolöl lediglich eine massive, venös betonte Blutfülle der Hirngefäße
und Zeichen des Hirnödems gesehen; allerdings standen uns nur wenige kleine
Hirngewebsstücke zur mikroskopischen Untersuchung zur Verfügung.

Kommt es im Verlaufe der Intoxikation zum passageren Herz- und Atemstillstand und wird diese Situation am Respirator einige Tage überlebt, so können
die sekundären Hypoxidoseschäden trotz des dissoziierten Hirntodes als areaktive ischämische Parenchymnekrose noch gut zu erkennen sein (s. Abb. 81).

Bei chronischer Belastung mit Mipafox und mit Parathion (experimentell
auch nach Malathion und O-Äthyl-phenyl-p-nitrophenyl-thiophosphonat =
EPN) wurden schwere, an die Triorthokresylphosphat-Vergiftung erinnernde
Polyneuropathien beobachtet, z.T. mit Hirnnervenbeteiligung (BIDSTRUP et al.
1953; DURHAM et al. 1965; NAMBA et al. 1971; DE JAEGER et al. 1981). Sie scheinen aber sonst bei Vergiftung mit organophosphathaltigen Insektiziden selten
zu sein. Nach Intoxikation mit dem im Hopfenanbau verwendete Insektizid
Dimefox, das zwar nicht zu den Phosphorsäureestern zählt, aber als Cholin-
esterase-Hemmer wirkt, sind ebenfalls an die Tri-o-kresylphosphat-Vergiftung
erinnernde Dauerschäden beschrieben worden (WIRTH et al. 1971; KLIMMER 1971).

Tierexperimentell sahen HOWELL et al. (1970) bei Lämmern im Alter von
2 Tagen bis zu 1 Monat nach wiederholter intraperitonealer Injektion von Na-

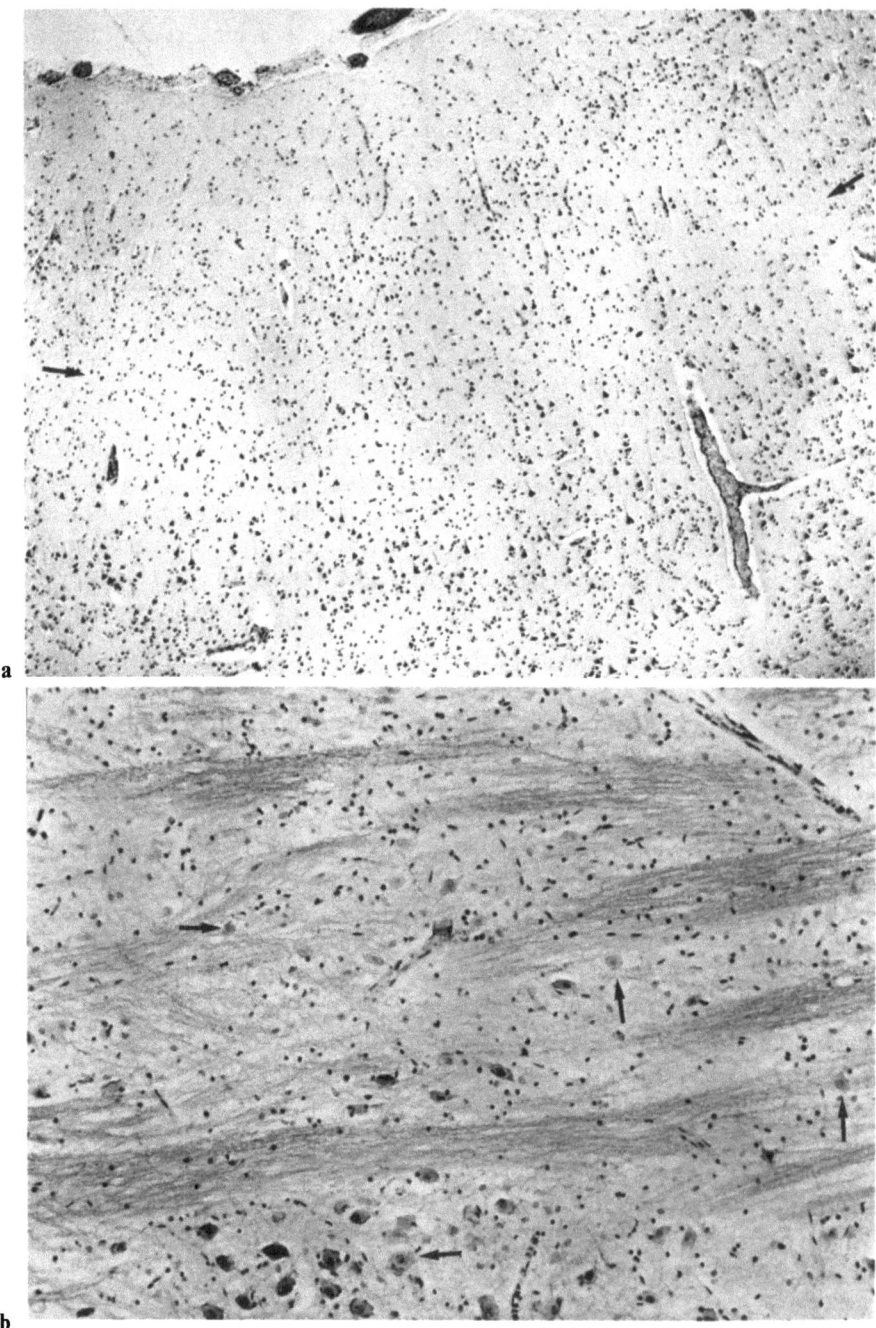

Abb. 81 a, b. Carbamat-Intoxikation (Suizid mit dem Präparat „Temik") mit rasch einge-
tretenem passagerem Atem- und Herzstillstand bei einer 34jährigen Frau, am Beatmungs-
gerät 3 Tage überlebt. Hochgradige hypoxische Nervenzellschäden ubiquitär in Großhirn,
Kleinhirn und Hirnstamm; dissoziierter Hirntod. **a** Pseudolaminäre areaktive ischämische
Nervenzellnekrosen (*Pfeil*) besonders in der III. Rindenschicht. Klüver-Barrera ×40.
b Ischämische Nervenzellnekrosen (*Pfeile*) in den Brückenfußkernen. Keine Gliareaktion.
Klüver-Barrera ×120

Diäthyldithiocarbamat (NDDC) in Phosphatpuffern erhöhte Kupferwerte in Leber und Rückenmark sowie im zentralen und peripheren Nervensystem licht- und elektronenmikroskopisch axonale Veränderungen, die sie mit den Befunden bei der spontanen neuroaxonalen Dystrophie des Menschen und den Veränderungen bei chronischem Vitamin-E-Mangel der Ratte vergleichen. KOZIK (1981) berichtet über Aktivitätsänderungen hydrolytischer Enzyme und über degenerative Nervenzellveränderungen bei Ratten nach Intoxikation mit Cynkotox (Zink-Salz des Diethyl-dithio-carbamat).

2. Chemische Kampfstoffe

Während des zweiten Weltkrieges wurden in England und in Deutschland chemische Kampfstoffe entwickelt, die hochwirksame Hemmstoffe der Cholinesterasen darstellten und die als Nervenkampfstoffe bezeichnet wurden. In England wurde DFP (Diisopropyl-fluor-phosphat) entwickelt. Dieses wird unter verschiedenen Handelsnamen (Fluostigmin, Diflupyl, Floropryl, Fluropryl, Neoglaucid) als Miotikum in der Augenheilkunde eingesetzt. Wesentlich gefährlicher ist das von G. SCHRADER entwickelte Tabun (Dimethylamido-zyanophosphorsäureäthylester), das auch als Trilon 81 oder Gelan bezeichnet wurde. Es ist bei der Ratte etwa 10mal toxischer, als DFP. Noch wesentlich toxischer als Tabun erwies sich Sarin (Methylphosphonsäure-fluor-isopropylester). Die Toxizität beträgt bei der Ratte etwa das 5-10fache der von Tabun. Sarin wird auch als Trilon 146 bezeichnet. Aus dem von G. SCHRADER entwickelten Sarin wurde auf Grund sterischer Überlegungen von R. KUHN und K. HENKEL (1944, unveröffentlicht) der analoge Pinakolylester („Soman") entwickelt, der sich als nochmals 5–10mal toxischer erwies. Infolge des auch bei Zimmertemperatur hohen Dampfdruckes dieser Verbindungen erfolgt die Resorption über die Atemwege, über die Haut und insbesondere über die Schleimhäute. Eigene Erfahrungen haben gezeigt, daß bei niedrigen Konzentrationen dieser Verbindungen in der Raumluft individuell charakteristisch zuerst entweder Atembeschwerden oder eine Miosis eintritt. Bei höheren Konzentrationen fällt dieser Unterschied weg. Im übrigen gleicht das klinische Bild weitgehend dem durch Insektizide hervorgerufenen. Ein nicht unwesentlicher Unterschied besteht nach eigenen Beobachtungen und nach unveröffentlichten Berichten aus dem damaligen Heereswaffenamt in einer viel ausgeprägteren Steigerung der Krampfbereitschaft, die in einen Status epilepticus übergehen kann. Zu der Wirkung von sehr kleinen perkutan aufgenommenen Sarinmengen berichtet MOESCHLIN (1980) über einen eindrucksvollen Fall. Nach einer perkutanen Aufnahme von max. 0,1 mg trat ein mehrere Stunden anhaltendes Vergiftungsbild auf, das erst nach etwa 3 Wochen sich langsam besserte, wobei noch ein allgemeiner Schwächezustand verblieb, der schließlich nach Monaten zurückging. Einen Eindruck von der Giftigkeit von Soman gibt ein Bericht des Heereswaffenamtes aus dem Jahr 1944. Ein Abteilungsleiter führte den Glasstopfen einer mit dieser Substanz gefüllten Flasche kurz unter der Nase vorbei, um den Geruch festzustellen. Er bot sofort schwere Vergiftungserscheinungen und erlitt trotz massiver Atropinbehandlung wenige Stunden nach dieser Intoxikation auf dem Heimweg einen generalisierten Krampfanfall. Erst 6 Wochen nach diesem Ereignis war er wieder arbeitsfähig.

Im Gegensatz zu den Insektiziden sind die Nervenkampfstoffe in der Regel im Organismus chemisch nicht direkt nachzuweisen. Der einzige Hinweis auf die Vergiftung ergibt sich aus der Bestimmung der Cholinesterase-Aktivität, die nach tödlichem Verlauf im Gehirn oder im Blut gemessen werden sollte. Da die Leber auch bei einer tödlichen Somanvergiftung ihre Cholinesterase-Aktivität sogar in vitro zu einem erheblichen Teil wiedergewinnt, ist dieses Organ für eine solche Untersuchung ungeeignet (QUADBECK 1944).

3. Zusammenstellung der Cholinesterase-Hemmer

Carbamate

Aldicarb
Chemische Bezeichnung:
2-Methyl-2-(methylthio)-propionaldehyd-O-(methylcarbamoyl)-oxim
Sonstige Bezeichnung:
Temik

Mercaptodimethur
Chemische Bezeichnung:
3,5-Dimethyl-S-methyl-thiophenyl-N-methylcarbamat
Andere Bezeichnungen:
Methiocarb, Mesurol

Propoxur
Chemische Bezeichnung:
2-Isopropoxyphenyl-n-methylcarbamat
Sonstige Bezeichnungen:
Aprocarb, Unden, Baygon

Carbaryl
Chemische Bezeichnung:
1-Naphthyl-N-methylcarbamat
Sonstige Bezeichnung:
Sevin

Phosphorsäureester und andere Phosphorsäurederivate

Dipterex
Chemische Bezeichnung:
0,0-Dimethyl-(1-hydroxy-2,2,2-trichloräthyl)-phosphonat
Andere Bezeichnungen:
Dylox, „Trichlorphon", Bayer L 13/59, Tugon, Neguvon

DDVP
Chemische Bezeichnung:
0,0-Dimethyl-0-(2,2-dichlor-vinyl)-phosphat

Andere Bezeichnungen:
Nuvan, Vapona, „Dichlorphos"

Forstenon
Chemische Bezeichnung:
0,0-Diäthyl-0-(2,2-dichlor-1-ß-chloräthoxy-vinyl)-phosphat
Andere Bezeichnung:
Fosfinon

Phosdrin
Chemische Bezeichnung:
0,0-Dimethyl-0-(1-carbomethoxy-1-propen-2-yl)-phosphat;   (0,0-Dimethyl)-[ß-oxy-crotonsäure-methylester]-phosphat

Phosphamidon
Chemische Bezeichnung:
0,0-Dimethyl-0-(1-chlor-1-N-diäthyl-carbaminyl-1-propen-2-yl)-phosphat
Andere Bezeichnungen:
Dimecron, Ciba, ML-97, OR-1191

TEPP
Chemische Bezeichnung:
Tetraäthyl-pyrophosphat
Andere Bezeichnungen:
Bladan, Killax, Mortopal, „Nifos T" (Monsanto Chem. Co.), Vapotone (California Spray Chem. Corp.), Tetron

Sulfotep
Chemische Bezeichnung:
Tetraäthyl-dithio-pyrophosphat
Andere Bezeichnungen:
Bayer E 393, „Dithione", Bladafum, ASP-47

NPD
Chemische Bezeichnung:
Tetra-n-propyl-dithio-pyrophosphat
Andere Bezeichnung:
E 8573

OMPA
Chemische Bezeichnung:
Bis-(dimethylamino)-phosphorsäure-anhydrid
Andere Bezeichnungen:
Pestox III, „Schradan", „Systam"

Fac 20
Chemische Bezeichnung:
0,0-Diäthyl-S-(N-isopropyl)-carbamyl-methyl-dithiophosphat
Andere Bezeichnung:
Amer. Cyanamid 18682

Malathion
Chemische Bezeichnung:
0,0-Dimethyl-S-(1,2-dicarbäthoxy-äthyl)-dithiophosphat
Andere Bezeichnungen:
Malathon; Präparat 4049 (ACC/USA); Karbofos

Dimefox
Chemische Bezeichnung:
N,N,N',N',-Tetramethyl-diamido-fluor-phosphin-oxid
Andere Bezeichnung:
Fluorphosphorsäure-bis-dimethylamid

Diazinon
Chemische Bezeichnung:
0,0-Diäthyl-0-(2-isopropyl-4-methyl-pyrimidyl-6)-thionophosphat
Andere Bezeichnungen:
G 24480 (J.R. Geigy AG.); Basudin; Exodin

Delnav
Chemische Bezeichnung:
2,3-p-Dioxan-S,S-bis-(0,0-diäthyl-thionophosphat)
Andere Bezeichnungen:
Hercules AC 528; Cooper PE 101, Sikaden, Ruphos (Australien) Dip-Tox (Brasilien), Quimofos (Argentinien), Dioxathion, Navadel

Endothion
Chemische Bezeichnung:
2-(0,0-Dimethyl-phosphoryl-thiolmethyl)-5-methoxy-pyron-4
Andere Bezeichnungen:
Phosphopyron, Exothion

Menazon
Chemische Bezeichnung:
0,0-Dimethyl-S-(4,6-diamino-1,3,5-triazin-2-yl-methyl)-dithiophosphat
Andere Bezeichnungen:
PP 175; Sayfos

Gusathion
Chemische Bezeichnung:
0,0-Dimethyl-S-(3,4-dihydro-4-oxo-1,2,3-benzotriazin-3-yl-methyl)-dithiophosphat

Andere Bezeichnungen:
Bayer 17147; Guthion; Gusathion-M

Asuntol
Chemische Bezeichnung:
0,0-Diäthyl-0-(3-chlor-4-methyl-cumarinyl-7)-thionophosphat
Andere Bezeichnungen:
Resitox, Muscatox, Co-Ral, Bayer 21/199, Coumaphos

Methyl-Parathion
Chemische Bezeichnung:
0,0-Dimethyl-0-(p-nitrophenyl)-thionophosphat
Andere Bezeichnungen:
Metacide, Nitrox, Folidol-M, Dalf

Parathion
Chemische Bezeichnung:
0,0-Diäthyl-0-(p-nitrophenyl)-thionophosphat
Andere Bezeichnungen:
E 605, Folidol, Niran, Genithion, Paraphos, Thiophos, Fosferno, SNP, NIUIF
100, DNTP, Alkron, Verbindung ACC 3422

Paraoxon
Chemische Bezeichnung:
0,0-Diäthyl-0-(p-nitrophenyl)-phosphat
Andere Bezeichnungen:
E 600; Mintacol (als Mioticum)

EPN
Chemische Bezeichnung:
0-Äthyl-0-p-nitrophenyl-phenyl-thionophosphonat
Andere Bezeichnung:
EPN-300

Chlorthion
Chemische Bezeichnung:
0,0-Dimethyl-0-(3-chlor-4-nitrophenyl)-thionophosphat
Andere Bezeichnung:
Bayer 22/190

Dicapthon
Chemische Bezeichnung:
0,0-Dimethyl-0-[2-chlor-4-nitrophenyl)-thionophosphat
Andere Bezeichnungen:
Isochlorthion; Insektizid ACC 4124

Ethion

Chemische Bezeichnung:

Bis-(0,0-diäthyl-thionophosphoryl)-dithiol-methan

Andere Bezeichnungen:

Nialate, Niagara 1240, Bayer S 1757, Diethion, Etilon, Methion, Tenathion, Ethicon

Amiton

Chemische Bezeichnung:

0,0-Diäthyl-S-(2-diäthylamino-äthyl)-thiolphosphat

Andere Bezeichnungen:

Tetram (Plant Protection Ltd./England), R 6199 (Chipman Chem. Co./USA), Inferno (Solplant/Italien), Metramac, R 5158 (ICI Ltd.)

Systox

Chemische Bezeichnung:

0,0-Diäthyl-0-2-(äthylmercapto)-äthyl-thionophosphat

Andere Bezeichnungen:

Demeton, Demeton-O bzw. Demeton-S, E 1059 (Farbenfabriken Bayer), Mercaptofos (UdSSR)

Metasystox

Chemische Bezeichnung:

0,0-Dimethyl-0-2-(äthylmercapto)-äthylthionophosphat

Andere Bezeichnungen:

Methyldemeton, Bayer 21/116

Disyston

Chemische Bezeichnung:

0,0-Diäthyl-S-2-(äthylmercapto)-äthyldithiophosphat

Andere Bezeichnungen:

Bayer 19639; Dithio-Systox; Thio-Demeton

Thimet

Chemische Bezeichnung:

0,0-Diäthyl-S-(äthylmercapto-methyl)-dithiophosphat

Andere Bezeichnungen:

Phorate, Versuchspräparat 3911 (ACC/USA); L 11/6 (Farbenfabriken Bayer)

Chemische Kampfstoffe

DFP

Chemische Bezeichnung:

0,0-Diisopropyl-fluor-phosphat

Tabun

Chemische Bezeichnung:

Dimethylamido-zyan-phosphorsäure-äthylester

Sonstige Bezeichnung:

Trilon 81

Sarin

Chemische Bezeichnung:

Methylphosphonsäure-fluor-isopropylester

Sonstige Bezeichnung:

Trilon 146

Soman

Chemische Bezeichnung:

Methylphosphonsäure-fluor-pinakolylester

Literatur

Best, E.M. jr., Murray, B.L.: Observations on workers exposed to sevin insecticide: a preliminary report. J. occup. Med. **4**, 507–517 (1962)

Bidtrup, P.L., Bonnell, J.A., Beckett, A.G.: Paralysis following poisoning by a new organic phosphorus insecticide (mipafox). Report on two cases. Brit. Med. J. **1**, 1068 (1953)

Birks, R., MacIntosh, F.C.: Acetylcholine metabolism of a sympathetic ganglion. Canad. J. Biochem. Physiol. **39**, 787–827 (1961)

v. Clarmann, M.: Richtlinien für die Behandlung akuter Alkylphosphatvergiftungen. Dtsch. med. Wschr. **88**, 2206–2207 (1963)

Crowley W.J. Jr., Johns, T.R.: Accidental malathion poisoning. Arch. Neurol. (Chicago) **14**, 611–616 (1966)

Csillik, B.: Acetylcholine. J. of Neuro-Visceral Relations Suppl. IX 187–211 (1969)

Csillik, B.: Synaptochemistry of acetylcholine metabolism in a cholinergic neuron. Int. Rev. Neurobiol. **18**, 69–140 (1975)

Dettling, J.: Zur Toxikologie neuerer Insektizide, speziell der Alkylphosphate beim Menschen. Bull. schweiz. Akad. med. Wiss. **14**, 36–45 (1958)

Durham, W.F., Gaines, T.B., Hayes, W.J. Jr.: Paralysis and related effect of certain organic phosphorus compounds. Arch. industr. Health **13**, 326 (1956)

Engelhard, H., Erdmann, W.D.: Ein neuer Reaktivator für durch Alkylphosphat gehemmte Acetylcholinesterase. Klin. Wschr. **41**, 525–527 (1963)

Erdmann, W.D.: Möglichkeiten und Grenzen der Behandlung von Vergiftungen mit sogenannten Nervenkampfstoffen. Wehrmedizin **4**, 150–157 (1966)

Feldberg, W.: Acetylcholine. In: Richter, D. (Hrsg.), Metabolism of the nervous system. London-New York-Paris-Los Angeles: Pergamon Press 1957

Geldmacher-Mallinckrodt, U.: Forensische Toxikologie. In: Mueller, B. (Hrsg.), Gerichtliche Medizin, 2. Aufl., Bd. II, S. 691–988. Berlin: Springer-Verlag 1975

Goldhammer, Y., Sarova-Pinhas, I., Braham, J.: Persistent coma and papilledema in parathion poisoning. Z. Neurol. **202**, 151–153 (1972)

Herkel, L., Oettel, P., Knolle, J., von Ungern-Sternberg, A., Schuster, H.P., Baum, P.P.: Beitrag zu Verlauf und Behandlung schwerer Alkylphosphatvergiftungen. Verh. dtsch. Ges. inn. Med. **74**, 873–876 (1968)

Howell, J.McC., Ishmael, J., Ewbank, R., Blakemore, W.F.: Changes in the central nervous system of lambs following the administration of sodium diethyldithiocarbamate. Acta neuropath. (Berl.) **15**, 197–207 (1970)

Jaeger, A.E.J. de, Weerden, T.W. van, Houthoff, H.J., Monchy, J.G.R. de: Polyneuropathy after massive exposure to parathion. Neurol. **31**, 603–605 (1981)

Klimmer, O.R.: Pflanzenschutz- und Schädlingsbekämpfungsmittel. Hattingen: Hundt Verlag 1971

Koeffler, H.: Akute E 605 Vergiftung durch percutane Giftaufnahme. Med. Klin. **53**, 749–751 (1958)

Koelle, G.B.: Microanatomy and pharmacology of cholinergic synapses. In: Tower, D.B. (ed.), The Nervous system, Vol. 1. New York: Ravens Press 1975

Kozik, M.B.: The activity of some hydrolytic enzymes in the brain after administration of „Cyntotox". Acta neuropath. (Berl.) Suppl. VII, 56–58 (1981)

Kränzle, H.J.: Zur Therapie der E 605-Vergiftungen. Dtsch. med. Wschr. **79**, 1756–1757 (1954)

Long, J.P., Evans, C.J.: Reversible inhibitors of cholinesterase. In: Burger, A. (ed.), Drugs affecting the peripheral nervous system, Vol. 1, pp. 365–379. New York: Marcel Dekker Inc. 1967

Maresch, W.: Die Vergiftung durch Phosphorsäureester (F 605, Parathion, Thiophos) Arch. Toxikol. **16**, 285–319 (1975)

Matthies, H.: Der synaptische Komplex. In: Biesold, D., Matthies, H. (Hrsg.), Neurobiologie, S. 247–305. Stuttgart-New York: Gustav Fischer Verlag 1976

Moeschlin, S.: Klinik und Therapie der Vergiftungen, S. 445 ff, 6. Aufl. Stuttgart: Thieme Verlag 1980

Nachmansohn, D.: Die Rolle des Acetylcholins in den Elementarvorgängen der Nervenleitung. Ergebn. Physiol. **48**, 575–683 (1955)

Nachmansohn, D.: Chemical and molecular basis of nerve activity. In: Elliot, K.A.C., Page, I.H., Quastel, J.H. (ed.), Neurochemistry, 2. Aufl., pp. 522–557. Springfield, Ill.: Charles C. Thomas Publishers 1962

Petry, H.: Polyneuritis durch E 605. Zit. nach Namba, T., Nolte, C.T., Jackrel, J., Grob, D.: Poisoning due to organophosphate insecticides. JAMA **50**, 475–492 (1971)

Petty, C.S.: Organic phosphate insecticide poisoning. Residual effects in two cases. Amer. J. Med. **24**, 467–470 (1958)

Pribilla, O.: Vergiftung mit E 605. Arch. Toxikol. **15**, 210–284 (1954/55)

Quadbeck, G.: Untersuchungen über Ester. Inaug. Dissert. Heidelberg (1944)

Quastel, J.H.: Acetylcholine distribution and synthesis in the central nervous system. In: Elliot, K.A.C., Page, I.H., Quastel, J.H. (ed.), Neurochemistry, 2. Aufl., pp. 431–451. Springfield Ill.: Charles C. Thomas Publishers 1962

De Reuck, J., Willems, J.: Acute parathion poisoning: myopathic changes in the diaphragma. J. Neurol. **208**, 309–314 (1975)

Richter, D.: Neurochemistry. In: Kisker, K.P., Meyer, J.E., Müller, C., Strömgren, E. (Hrsg.), Psychiatrie der Gegenwart, Bd. I, 2, 1–64. Berlin-Heidelberg-New York: Springer-Verlag 1980

Schrader, G.: Die Entwicklung neuer insektizider Phosphorsäureester. 3. Aufl. Weinheim: Verlag Chemie 1963

Schwarz, F.: Diskussionsbemerkung. Bull. Schweiz. Akad. Med. Wiss. **14**, 45–46 (1958)

Silver, A.: Cholinesterases of the central nervous system with special reference to the cerebellum. Int. Rev. Neurobiol. **10**, 57–109 (1967)

Tschirren, B.: Der Narkosezwischenfall. Bern: Verlag Hans Huber 1967

Wilson, I.B., Altamirano, M.: Action of tertiary and quaternary nitrogen derivatives upon the acetylcholine receptor. In: Korey, S.R., Nurnberger, J.I. (Hrsg.), Neurochemistry, S. 155–168. New York: Paul P. Hoeber Inc. 1956

Wirth, W.: Zur Pharmakologie der insektiziden Phosphorsäureester. Dtsch. med. Wschr. **79**, 1205–1208 (1954)

Wirth, W.: Zum Nachweis der E 605-Intoxikation. Untersuchung der Cholinesterase-Aktivität im Hirn. Arch. Toxikol. **12**, 125–128 (1956)

Wirth, W., Hecht, G., Gloxhuber, Ch.: Toxikologie Fibel, 2. Aufl. Stuttgart: Thieme Verlag 1971

Viertes Kapitel

Die physikalischen Schäden des ZNS und seiner Hüllen

Von H.P. SCHMITT

A. Schäden durch technische Elektrizität und Blitzschlag

I. Einleitung

Unfälle durch elektrischen Strom, sowohl als häusliche wie auch als betriebliche Unfälle, sind häufige Ereignisse. Durch die Verbreitung des elektrischen Stromes als hauptsächliche Energiequelle in privaten und wirtschaftlichen Bereichen ist keine Personengruppe von der Bedrohung durch Stromunfälle ausgeschlossen. Die Berufsgenossenschaft der Feinmechanik und Elektrotechnik in Köln erhält jährlich Kenntnis von etwa 4000 Elektrounfällen in gewerblichen Betrieben, wobei von diesen etwa 100 tödlich enden. Mit fortschreitendem Lebensalter nimmt der Anteil der tödlichen Verläufe deutlich zu. In 70% der erfaßten gewerblichen Stromunfälle treten mittelschwere bis schwere Verletzungen, meist in Form von Verbrennungen und von Verblitzungen der Augen, auf (vgl. Tabelle 1 unten).

Grundsätzlich wichtig ist die Unterscheidung zwischen der Einwirkung von *Gleichstrom, Wechselstrom* und *statisch elektrischen Feldern,* da sich unterschiedliche Folgen für einen biologischen Organismus ergeben können, oder zumindest das Dosis-Wirkungsverhältnis verschieden ist. Zum grundsätzlichen Verständnis der später zu erörternden Folgen der Einwirkungen technischer Elektrizität auf das Nervensystem ist es wichtig, sich einige wesentliche allgemeine physikalische Fakten zu vergegenwärtigen.

II. Allgemeine physikalische Vorbemerkungen

Wesentlich mitentscheidend für Art und Ausmaß der Schädigung durch elektrischen Strom ist, ob es sich um einen *Stromfluß durch den Körper* oder um den *Überschlag einer Hochspannung* bzw. die *Einwirkung eines Lichtbogens oder Flammenbogens* handelt. Im 1. Falle ist sowohl mit *unmittelbaren* Auswirkungen des Stromes auf den Zellstoffwechsel und die Reizleitung, -bildung und -verarbeitung, als auch mit *thermischen Schäden* zu rechnen, während im 2. und 3. Falle die Folgen der Hitzeeinwirkung, die sich nicht wesentlich von Verbrennungen aus anderer Ursache unterscheiden, ganz im Vordergrund stehen.

Tabelle 1. Innerhalb von 4 Jahren (1967–1970) von der Berufsgenossenschaft der Feinmechanik und Elektrotechnik registrierte elektrische Unfälle[a]

	Anzahl der Unfälle	Anteil der Unfälle am Gesamtunfallgeschehen (%)	Anteil der tödlichen Unfälle am Unfallgeschehen jeweils eines Spannungsbereiches (%)
Niederspannung	9 531 (244)	91,6 (63,4)	2,6
Hochspannung	874 (141)	8,4 (36,6)	16,2
Summe	10 405 (385)	100 (100)	3,7

Art der Stromeinwirkung	Unfälle			
	insgesamt		tödlich	
	Anzahl	Anteil (%)	Anzahl	Anteil (%)
Durchströmung	5 714	55,8	343	88,9
Lichtbogen	4 470	43,7	36	9,3
Durchströmung und Lichtbogen	50	0,5	7	1,8
Summe	10 234	100	386	100

Art der Verletzung	Anzahl der Unfälle	Anteil am Unfallgeschehen[b] (%)	Anteil der tödlichen Unfälle[c] (%)
Strommarken	2 026 (158)	18,4 (36,8)	7,8
Verbrennungen 1., 2. und 3. Grades	7 158 (222)	65,0 (51,6)	3,1
Verblitzung der Augen	540 (0)	4,9 (0)	0
Sekundärverletzungen	1 290 (50)	11,7 (11,6)	3,9
Summe	11 014 (430)	100 (100)	3,9

[a] Aus dem freundlicherweise von Herrn Dr. Ing. D. Kieback überlassenen Auswertungsbericht des Institut zur Erforschung elektrischer Unfälle der BG Köln (1971)
[b] Bezugswert: Gesamtzahl der Unfälle je Spalte
[c] Bezugswert: Gesamtzahl der Unfälle je Zeile
(Die Ziffern in runden Klammern bedeuten den Anteil der Unfälle mit tödlichem Ausgang)

Der Aufenthalt in statischen magnetischen, elektrischen und elektromagnetischen Feldern, bzw. deren Einwirkung, hat im wesentlichen Auswirkungen auf die elektrische Aktivität des Nervensystems und führt zu Veränderungen, die medizinisch vor allem neurophysiologisch-heuristisch, diagnostisch und therapeutisch von Bedeutung sein können (vgl. BECKER 1974; LOTT u. McCAIN 1973; SHEPPARD u. EISENBUD 1977; s. auch S. 757).

1. Stromfluß durch den Körper

Für Art und Schwere der Schädigung durch elektrischen Strom sind folgende physikalische Parameter entscheidend: *Stromspannung* (U), *Stromstärke* (I) und *Widerstand* (R), die durch das Ohmsche Gesetz I = U/R miteinander verbunden sind; ferner sind von Bedeutung die *Stromart* (Gleichstrom, Wechselstrom, Drehstrom), der *Stromweg, die Dauer des Stromflusses,* die *Stromdichte* und die *Frequenz* bei Wechsel- und Drehströmen (bei Haushaltsstrom 50 Hz) (vgl. KOEPPEN 1953; KOEPPEN u. PANSE 1955). Nach KOEPPEN (1933a, b, 1953) und KOEPPEN u. PANSE (1955) ist die im Körper wirksam werdende *Stromstärke* ausschlaggebend für die Folgen am Organismus (vgl. ALVENSLEBEN 1925). Bei der üblichen Netzspannung von 220 V und einem Widerstand von 1000 Ohm (Ω) fließt z.B. ein Strom mit der Stärke von 22 Milliampère (mA), gleich 0,22 A. Bei der meist konstanten Stromspannung spielt somit für Schäden einer Stromwirkung auf den Organismus der *Widerstand* des Körpers insgesamt (Körperwiderstand) von mindestens 550 Ω und der Widerstand an der Übertrittsstelle des Stromes (Übergangswiderstand) eine entscheidende Rolle. Während der *Körperwiderstand* als weitgehend konstant angesehen werden kann, ist der *Übergangswiderstand* variabel, je nach der Art und Isolierfähigkeit des Materials zwischen Körper und Stromquelle bzw. zwischen Körper und Erde (Masse).

Der Widerstand der einzelnen Gewebe des Körpers ist recht unterschiedlich; den höchsten Widerstand hat die Haut (ca. 10000 Ω/cm^2) (KOEPPEN 1953), den geringsten das Subkutangewebe mit ca. 100 Ω/cm^2. Daher können die Folgen einer Stromeinwirkung im subkutanen Gewebe wesentlich ausgebreiteter sein, als an der Haut. Der unterschiedliche Widerstand der einzelnen Organe und Gewebe bedingt das bunte Muster und den variablen Intensitätsgrad von Schädigungen (BORUTTAU 1916), den JAEGER (1921) mit der treffenden Bezeichnung „Pleiomorphie" der Stromverletzung belegte.

Der jeweilige Zustand der Haut als Übergangswiderstand im Augenblick der Kontaktnahme mit einer Stromquelle ist von großer Bedeutung für die Auswirkungen: Bei Schweißnässe z.B. sinkt der Übergangswiderstand rapide, während er in Abhängigkeit vom Verhornungsgrad wesentlich über den oben genannten Richtwert ansteigen kann (KOEPPEN 1949, 1953; KOEPPEN u. PANSE 1955). Wird die Haut vom Strom durchschlagen, was bei Spannungen über 1000 V meist der Fall ist, so sinkt der Übergangswiderstand ab, so daß jetzt, bei unveränderter Netzspannung, eine höhere Stromstärke wirksam wird. Bei Kontaktnahme mit dem Kopf bedingt die Behaarung eine wesentliche Widerstandserhöhung.

Ferner ist der Widerstand temperaturabhängig; d.h., mit steigender Temperatur wächst der Widerstand, was im gegebenen Zusammenhang vor allem für die Übergangswiderstände gilt, während die Temperatur der widerstandbildenden Gewebe ja wenig variiert.

Die effektive Spannung, die im Organismus bei Kontakt mit einem Leiter und Ableitung zur Erde wirksam wird, errechnet sich bei Kontakt mit zweiphasigem Wechselstrom aus der Spannung des Leiters dividiert durch $\sqrt{2}$ $\left(\frac{U}{\sqrt{2}}\right)$, bei dreiphasigem Drehstrom aus Leiterspannung durch $\sqrt{3}$. Gegen *Gleichstrom* weist die Haut einen höheren Widerstand auf als gegen Wechselstrom; gegen *niederfrequente* Wechselströme wiederum einen höheren als gegen *hochfrequente.* Zahlreiche Tierversuche haben gezeigt, daß Wechselstrom insgesamt gefährlicher ist als Gleichstrom; zur Erzielung der gleichen Wirkung sind bei Gleichstrom höhere Stromstärken erforderlich als bei Wechselstrom (KOEPPEN 1953). Wechselstrom erzeugt den gefährlichen *Muskeltetanus,* der das „Klebenbleiben" an der Stromquelle bewirkt (vgl. PANSE 1975, Abb. 4). In Reizversuchen am Hypothalamus der Katze konnte HUNSPERGER (1969) feststellen, daß bei Reizung des Gehirnes mit mittelfrequentem Wechselstrom (20000 Hz) die Impedanz des Gewebes niedriger lag als bei Reizung mit repetierten Gleichstromimpulsen. Dieser Effekt ließ auf eine Abnahme des Polarisationswiderstandes der Membranstrukturen durch Wechselstromreizung im Vergleich zum Gleichstrom schließen. Der Wechselstrom wirkt auf die Gewebe wie schnell aufeinanderfolgende Gleichstromstöße wechselnder Richtung, wobei jede Periode zweimal einen Öffnungs- und Schließungsreiz verursacht. Da die *Reizschwelle* der Gewebe mit der Frequenz des Wechselstromes ansteigt, haben hochfrequente Wechselströme keine Reizwirkung, weil die Reizschwelle, z.B. des nervösen Gewebes, nicht mehr erreicht wird. Es entsteht am Orte der Stromeinwirkung nur noch *Stromwärme* (Joulsche Wärme), die eine Verwendung hochfrequenter Wechselströme als Diathermieströme (100000 Hz und mehr) möglich macht. Die Stromwärme entsteht dadurch, daß die durch das Spannungsgefälle zwischen den Polen beschleunigten Ladungsträger bei Aufprall auf ein Hindernis (Widerstand) ihre kinetische Energie abgeben, die sich in Wärme umwandelt. Daraus wird die Abhängigkeit der Joulschen Wärme auch von der Höhe des Widerstandes verständlich. Die Joulsche Wärme (Q), die ein Strom entwickelt, läßt sich berechnen aus $Q = I^2 \cdot R \cdot t$, wobei für Wechselstrom $I^2 = I_0^2 \cdot \sin \omega t$ (Stromstärke), (R) der Widerstand, (t) die Zeit ist, in der eine Elektrizitätsmenge durch einen Leiter fließt ($\omega = 2\pi/T$ wobei $1/T$ die Frequenz (f) des Wechselstromes ist). Die Dimension von (Q) ist Watt/sec.

Die eminente Bedeutung der Variabilität des Körperwiderstandes und der Übergangswiderstände für die so erstaunlich unterschiedlichen Verläufe von Stromunfällen (Tod bei 30 V Spannung, BORUTTAU 1916–1918, Überleben von Kontakten mit Hochspannungen von einigen 10000 V) wird aus einer Mitteilung von WELZ (1940) ersichtlich: 6 junge Männer zogen bei der Aufrichtung eines Leitungsmastes gleichzeitig an einem Drahtseil; dabei kam es zu einem Kontakt des Seiles mit der 15000 V führenden Stromleitung, wobei die im Nebenschluß Körper – Erde wirksam werdende Spannung 8670 V betrug. Zwei der Männer wurden sofort getötet, die restlichen 4 überlebten mit Brandmarken an den Händen. Entgegen der Interpretation des Autors muß man dieses unterschiedliche Verhalten wohl auf Verschiedenheiten der Körper- und Übergangswiderstände zurückführen, z.B. unterschiedliche Nässe, Dicke, Verschwielung der Haut der Hände, unterschiedliches Schuhwerk, vielleicht verschiedene Standorte, wozu der Autor selbst nur ungenügende Angaben macht.

Auch die *Größe der Berührungsfläche* bei der Kontaktnahme mit einer Stromquelle ist ausschlaggebend für die Auswirkungen des *Stromflusses,* da die Größe des Widerstandes reziprok der Größe der Berührungsfläche korreliert ist. Während die kurze Berührung einer Stromquelle mit dem Finger harmlos sein kann, ist eine breitflächige Berührung der gleichen Quelle bei unveränderten physikalischen Ausgangsbedingungen u.U. tödlich. Daraus ergibt sich die außerordentliche Gefährlichkeit der Verwendung von Elektroheizkörpern oder ungesicherten Stromquellen in Baderäumen; bei Einstieg in eine wassergefüllte Wanne reichen schon 30 V Spannung (BORUTTAU 1917) oder 90 V (JELLINEK 1927) aus, um den Tod herbeizuführen – ein häufig sich wiederholendes Ereignis im häuslichen Bereiche (s. CARNIER 1972). Nach dem technischen Sprachgebrauch unterscheidet man bezüglich der Stromspannung bei Wechselstrom zwischen *Kleinspannungen* bis 65 V, die als relativ ungefährlich gelten (KOEPPEN 1953; KOEPPEN u. PANSE 1955; TSCHOCHNER 1954; siehe dagegen BORUTTAU 1916–1918; JELLINEK 1927; KARTAGENER 1936), *Niederspannungen* bis 1000 V, die vorwiegend Herzschädigungen hervorrufen (KOEPPEN 1953) und *Hochspannungen* bis 100000 V und mehr, bei denen thermische Verletzungen und Schäden dominieren (KOEPPEN 1953). Im Tierversuch fand KOEPPEN (1933a) Hautveränderungen an den Elektrodenanlagestellen schon ab 20 V Spannung. Weitere bestimmende Faktoren der Stromwirkung sind der *Stromweg,* die *Dauer des Stromflusses* und die *Stromdichte.* Der Effekt der großen Hitzeentwicklung bei hoher Stromdichte wird im chirurgischen Bereiche zur *Elektrokauterisierung* genutzt. Die *Stromdichte* (j) ist definiert als Quotient aus der Stromstärke (I) in einem Leiterquerschnitt (q) und dem Querschnitt selbst ($j = I/q$). Wenn man den Leiterquerschnitt bei konstanter Stromstärke verkleinert, z.B. auf die Spitze einer Nadel oder die Schneide eines Messers, so wird die Stromdichte so groß, daß an der Kontaktstelle mit dem Leiter eine starke Wärmeentwicklung stattfindet; diese kann zur Verkochung des Gewebes genutzt werden.

Der *Stromweg* (Abb. 1) entscheidet darüber, welche Gewebe bzw. Organe in den Bereich einer Stromeinwirkung geraten (vgl. ALEXANDER 1942; ALEXANDER u. WEEKS 1941). Er läßt sich meist leicht an den *Strommarken* der Haut rekonstruieren. Befindet sich die Stromeintrittsstelle z.B. am rechten Arm, die Austrittsstelle am rechten oder linken Fuß, so liegen Herz und Gehirn nicht unmittelbar im Bereich des Stromflusses und Schäden treten infolge der sehr geringen Spannungen zwischen diesen Organen nicht oder nur in geringerem Ausmaße ein als bei Stromfluß vom rechten zum linken Arm

Abhängigkeit des Körperinnenwiderstandes und des Herzstromfaktors vom Stromweg

Stromweg Hand-Hand

$Z_{ges} = Z_T + Z_T = 2\,Z_T$ (100%)

Herzstromfaktor $k_H = 0,4$

Stromweg Hand-Rumpf-Füße

$Z_{ges} = Z_T + \dfrac{Z_T \cdot Z_T}{Z_T + Z_T} = 1,5\,Z_T$ (75%)

Herzstromfaktor $k_H = 0,8$ (re. Hand)

Stromweg Hände-Rumpf-Füße

$Z_{ges} = \dfrac{Z_T \cdot Z_T}{Z_T + Z_T} + \dfrac{Z_T \cdot Z_T}{Z_T + Z_T} = 1\,Z_T$ (50%)

Herzstromfaktor $k_H = 1,0$

Stromweg Hand-Brust

$Z_{ges} = Z_T$ (50%)

Herzstromfaktor $k_H = \begin{matrix} 1,3 \text{ re. Hand} \\ 1,5 \text{ li. Hand} \end{matrix}$

Stromweg Hände-Brust

$Z_{ges} = \dfrac{Z_T \cdot Z_T}{Z_T + Z_T} = \dfrac{Z_T}{2}$ (25%)

Herzstromfaktor $k_H = 1,1$

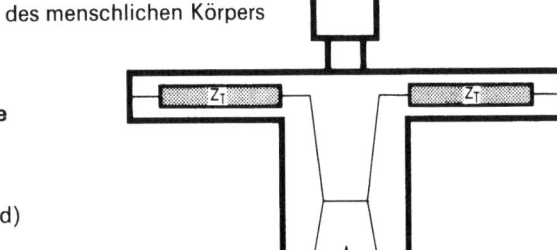

Widerstandsersatzschaltbild des menschlichen Körpers

Z_T = Teilinnenwiderstand des menschlichen Körpers [Ω]

Z_{ges} = Gesamtinnenwiderstand [Ω]
Z_{ges} für Stromweg Hand-Hand $= 1200\ \Omega = 100\%$

Äquivalentstrom: $I_H = \dfrac{U}{Z_{ges}} \cdot k_H$

k_H = Herzstromfaktor nach Sam

Äquivalentstrom I_H bei einer Berührungsspannung von 220 V und $Z_T = 600\ \Omega$ (nur Körperinnenwiderstand berücksichtigt)

Durchströmungsart	Querdurch-strömung	Längsdurch-strömung	Längsdurchströmung „Verkürzter Stromweg"	
Stromweg	Hand-Hand	re. Hand-Rumpf-Füße	re. Hand-Brust	Hände-Brust
Äquivalent-Strom $I_H = \dfrac{U}{Z_{ges}} \cdot k_H$	73,4 mA	195,6 mA	476 mA	807 mA

Abb. 1. Bedeutung des Stromweges für die Folgen bei Elektrounfällen: Die Abb. zeigt die Überlegungen zur und Berechnungen der Gefährdung des Menschen bei elektrischer Teildurchströmung. Durch eine Multiplikation des für eine Teildurchströmung errechneten Stromes I mit dem Herzstromfaktor K_H (SAM 1966/1967) wird eine vom Stromweg abhängige Teildurchströmung auf eine wirkungsgleiche Längsdurchströmung bei Stromweg „linke Hand – linker Fuß" zurückgeführt (BG-Bericht, Köln 1971)

oder vom Kopf zu den Beinen. Dies konnte KOEPPEN (1953) in Tierversuchen nachweisen. KOEPPEN fordert für die praktische Begutachtung sogar, daß der Strom seinen Weg über ein Organ genommen haben muß, damit man eine elektrische Schädigung (z.B. des Herzens oder des Gehirns) anerkennen kann. Bei direktem Stromangriff am Herzen genügen bereits minimale Stromstärken, um einen Herzstillstand hervorzurufen; so z.B. Stromstärken von 1–10 mA bei Herzschrittmachern, die für eine Parasystolie durch „Interferenzdissoziation" ausreichen, wenn der Impuls in die vulnerable Phase des Herzmuskels (= relative Refraktärphase) fällt (s. SCHMITT 1971). Auch für das Gehirn und das Rückenmark ist in der Regel die Lage im Stromweg zu fordern, wenn die noch zu behandelnden Spätfolgen gutachterlich anerkannt werden sollen (KOEPPEN 1953). Die für den Stromweg an der Ein- und Austrittsstelle charakteristischen Strommarken sind z.T. *spezifisch-elektrische Schäden* (JELLINEK 1938), z.T. *thermische Schäden*. In ihrer Ausprägung und ihrem Auftreten sind die Strommarken sehr variabel. Ein gutes Dokument für die geringe morphologisch faßbare Schädigung des Gehirns, wenn es nicht im Stromweg liegt, ist der von JELLINEK u. POLLAK (1934) geschilderte Fall eines 23jährigen, der trotz langdauernder Hochspannungseinwirkung über den linken Unterarm und Austritt über den Rumpf bei schweren Verbrennungen nicht einmal das Bewußtsein verlor und am Gehirn nur Befunde von zweifelhaftem Wert bot (s.S. 666ff.). Die später noch zu erörternden Befunde von HEIDRICH et al. (1965) (s.S. 672) zwingen hier allerdings zu Einschränkungen.

Die *Dauer des Stromflusses* ist wesentlich mitbestimmend für die Entstehung der Joulschen Wärme und damit für das Ausmaß von Thermoschäden.

Die *Leitung des Stromes* kann grundsätzlich *atomar* (durch Elektronen) und *molekular* (durch Ionen) erfolgen; in den metallischen Leitern erfolgt die Leitung durch Elektronenfluß, während z.B. in Lösungen von Säuren, Basen und Salzen Ionen als Ladungsträger auftreten. Die wäßrigen Lösungen bzw. die in ihnen gelösten Stoffe zerfallen in Ionen (elektrolytische Dissoziation), die bei Anlegen einer Spannung zu den ihrer Ladung entgegengesetzten Elektroden wandern. Beim Stromfluß durch den menschlichen Körper treten vorwiegend, analog der wäßrigen Salzlösung, Ionen als Ladungsträger auf. Vor allem beim Gleichstrom kommt es zu einer Polarisation der Elektrolyte und zu Ionenverschiebungen in Richtung auf den jeweils entgegengesetzten Spannungspol. Die negativen Anionen geben dabei an der Anode Elektronen ab, die positiven Kationen dagegen nehmen von der Kathode kommende Elektronen auf, wodurch sie, wie die Anionen, neutralisiert werden. Der menschliche Körper verhält sich physikalisch wie eine wäßrige oder kolloidale Lösung, (vgl. ALEXANDER 1942) d.h., die Leitung des Stromes im menschlichen Körper ist eine ausschließlich elektrolytische. Gleichstromstärken von 5 mA sind in diesem Sinne bereits schädlich für den menschlichen Organismus (WESTPHAL 1970). Die Hautveränderungen im Elektrodengebiet, in Tierversuchen schon bei 20 V Gleichstromspannung, deutete KOEPPEN (1933a) ebenfalls als Elektrolysewirkung, wobei er unter Berufung auf andere Untersucher (nicht zitiert) glaubt, daß Gleichstrom dem üblichen Wechselstrom mit einer Frequenz von 50 Hz in der Wirkung „quasi" gleichzusetzen sei. Die bei der Elektrolyse entstehenden Atome können neue chemische Reaktionen eingehen, und z.B. Wasserstoffgas bilden. Auch der Wechselstrom entfaltet eine elektrolytische Wirkung allerdings geringeren Ausmaßes als der Gleichstrom, da die einzelnen Phasen wie Gleichstromstöße wirken; dabei kommt es infolge des raschen periodischen Wechsels der Phasen zu einem Gleichrichtereffekt (KOEPPEN 1953). Die dissoziative Wirkung nimmt mit zunehmender Frequenz des Wechselstromes ab, da die Ionen dem schnellen Polwechsel immer weniger folgen können.

Im Rahmen der elektrolytischen Dissoziation können sich bei Stromeinwirkung im Gewebe auch neue chemische Verbindungen, z.B. Metallsalze mit dem Elektrodenmaterial bilden (s. CARNIER 1972; JELLINEK 1927, 1932; SCHRADER 1932; SHERWOOD u. TIMIRAS 1974). Die dissoziative Wirkung bzw. die im Elektrolyten abgeschiedene Stoffmenge hängt nur von der hindurchgegangenen Elektrizitätsmenge ab, die durch die Dauer des Stromflusses bestimmt wird.

2. Überschlag einer elektrischen Spannung

Das bekannteste Beispiel für einen *Spannungsüberschlag* ist der *Blitzschlag*. Gerade dieser zeigt recht eindrucksvoll, daß keineswegs allein die Höhe der Spannung und die bei konstantem Körperwiderstand gegebene Stromstärke sondern auch der Stromweg mit Eintritt- und Austrittspunkt entscheidend für das Ausmaß der Folgen sind. Es wäre sonst kaum vorstellbar, daß ein Blitzschlag bei Spannungen von bis zu 10^9 V und Stromstärken von $2-10^4$ A überlebt werden und ohne äußere Schäden oder nur mit schweren Verbrennungen und/oder Abriß von Gliedmaßen einhergehen kann (Tabelle 2).

PANSE (in KOEPPEN u. PANSE 1955) meint, der Blitz sei ein Phänomen vergleichbar dem Durchschlag eines Kondensators, wobei es sich um eine elektrische Feldwirkung und nicht um die Einwirkung „strömender" Elektrizität handele. So erklärt er das häufige Fehlen von Strommarken (vgl. dagegen BACH 1950). Nach DYNKIEWICZ (1930) sind von etwa 4000 jährlichen Blitzschlägen ca. 1000 tödlich.

Unfälle mit Spannungsüberschlag ereignen sich häufig durch zu starke Annäherung an eine Hochspannungsleitung, wobei gerade hier der Kopf oft die Stromeintrittspforte bildet, und somit eine Schädigung des Gehirns und seiner Hüllen im Vordergrund steht. Aber auch in der Industrie, wo elektrische Flammbögen, z.B. zur Herstellung von Karbid, benutzt werden, können sich Unfälle ereignen.

Dem Spannungsüberschlag liegen folgende physikalischen Vorgänge zu Grunde: Bei Stromleitern mit einem kleinen Krümmungsradius oder Spitzen kann es infolge der großen elektrischen Feldstärke durch Stromionisation der den Leiter umgebenden Gase zu einer sog. Spitzenentladung des Leiters kommen. Im Gegensatz zu den kleinen Elektrizitätsmengen und somit relativ schwachen Strömen bei der Spitzenentladung, die sich schon bei Spannungen von 1000–1500 V ereignen kann, gehen bei der *Funkenentladung* schlagartig größere Elektrizitätsmengen bei sehr hohen Spannungen von einem auf den anderen Leiter über, so z.B., wenn ein breitflächiger (menschlicher) Körper in die Nähe einer Hochspannungsleitung mit ihrem kleinen Krümmungsradius bei Spannungen von 100000–300000 V gerät. Liegt in der Bahn des Funkens bei der Funkenentladung ein

Tabelle 2. Unfälle durch Blitzschlag. (In den Jahren 1967–1970 von der Berufsgenossenschaft der Feinmechanik und Elektrotechnik in Köln registrierte Blitzschlagunfälle. Aus: „Elektrische Unfälle", Inst. z. Erforsch. elektr. Unfälle der BG)

8 Personen wurden vom Blitz getroffen. Alle überlebten.

Folgende Schädigungen durch den Blitzschlag wurden angegeben:

Schock	in 1 Fall
Beginn	sofort
Dauer	bis 1 h
Strommarken	in 1 Fall
Verbrennungen	in 2 Fällen
Strommarken und Verbrennungen	in 3 Fällen
Verbrennungen bis 1% der Körperoberfläche	in 4 Fällen
Verbrennungen bis 5% der Körperoberfläche	in 1 Fall
Sekundärverletzungen	in 1 Fall
Herzschmerzen	in 1 Fall
Parästhesien, Lähmungserscheinungen	in 1 Fall
Krampfgefühl	in 1 Fall
Übelkeit	in 1 Fall

In keinem Fall wurden Atem- und Kreislaufstillstand, Bewußtlosigkeit, Erinnerungsstörungen, pathologischer Urinbefund, Nervosität, vermehrte Reizbarkeit, Konzentrationsmangel, Angst und Kopfschmerzen angegeben, der Blutdruck war in allen Fällen normal

Dielektrikum (Nichtleiter oder schlechter Leiter) so kann dieses durchschlagen werden, z.B. die Haut oder der Knochen, die beide schlechte Leiter sind. *Lichtbögen* entstehen zwischen 2 Kohleelektroden, an denen eine Spannung von mindestens 10 V anliegen muß, wenn man diese in Kontakt bringt und dann langsam auseinander zieht. Durch die Erwärmung der Elektroden werden an der Anode Elektronen frei, die im zwischengelegenen Gas, z.B. Luft, wiederum Elektronen und positive Ionen erzeugen; diese halten durch den Aufprall auf die Elektroden deren hohe Temperaturen aufrecht. Die im Lichtbogen auftretenden Temperaturen können 4000–50000° C (!) betragen. Daraus wird klar, daß im Vordergrund der Schäden am Organismus die unmittelbaren und mittelbaren Folgen thermischer Einwirkungen stehen. Als mittelbare Folgen sind z.B. die Explosionswirkungen der bei den hohen Temperaturen schlagartig verdampfenden Körperflüssigkeiten und der aus organischem Material entstehenden chemischen Verbindungen, z.B. Ozon, anzusehen. Es kann so zu Sprengungen der Schädelkapsel oder von Gelenken (s.S. 687ff.) kommen.

Bei Kontaktnahme mit hochgespannten Strömen wird der Betroffene oft weggeschleudert, wodurch es zu Stürzen aus der Höhe, z.B. von Montagepodesten, kommt. Daraus resultieren sekundäre Verletzungen.

3. Statische elektrische Felder

Statische elektrische Felder bestehen in der Umgebung von elektrischen Ladungen in Form von Kraftfeldern, etwa zwischen den Platten eines aufgeladenen Kondensators, aber auch in der Umgebung einer jeden elektrischen Stromquelle. Die elektrische Feldstärke ist definiert als $E = F/Q$, wobei (F) und (E) gerichtete Größen (Vektoren) sind; (F) ist die Kraft, welche die Ladung (Q) erfährt; die Ladung (Q) ist die für ein elektrisches Feld charakteristische Körpereigenschaft des in dem Feld befindlichen Körpers.

III. Folgen der Einwirkung von technischer Elektrizität und Blitzschlag auf den Organismus

Die Folgen der Einwirkung technischer Elektrizität bestehen allgemein in

1. *Störungen auf molekularer Ebene,* z.B. des Elektrolytmilieus der Gewebe und Körpersäfte (Ionenverschiebung) oder der biophysikalischen Eigenschaften (Pyroelektrizität, s.S. 677ff.), mit Folgen auch am Nervensystem (Störungen der Reizleitung, -bildung, -verarbeitung) und an den Gefäßen (Permeabilitätsänderungen – Ödembildung, s.S. 672ff.) und vielleicht auch späteren degenerativen Veränderungen (?) am nervösen Parenchym;
2. *unmittelbaren thermischen Schäden* durch den einwirkenden Strom (Joulsche Wärme);
3. *mittelbaren (sekundären) mechanischen oder toxisch bedingten Schäden* z.B. durch Explosionswirkung verdampfender Körperflüssigkeiten (s.S. 687ff.) oder sich bildender Gase, Sturzverletzungen nach Stromschlag, Folgen der elektrisch ausgelösten Blutdrucksteigerung (s.S. 666, 671), Intoxikation aus Verbrennungsgebieten, Crush-Syndrom etc.

Die Auswirkungen statischer elektrischer, magnetischer oder elektromagnetischer Felder (CHIZĒNKOVA 1967a–c; DOLINA u. NECSTRUEVA 1967; GAVALAS et al. 1970; IAKOLEVA 1968; LOTT u. MCCAIN 1973; LUND 1947; PETELINA u.

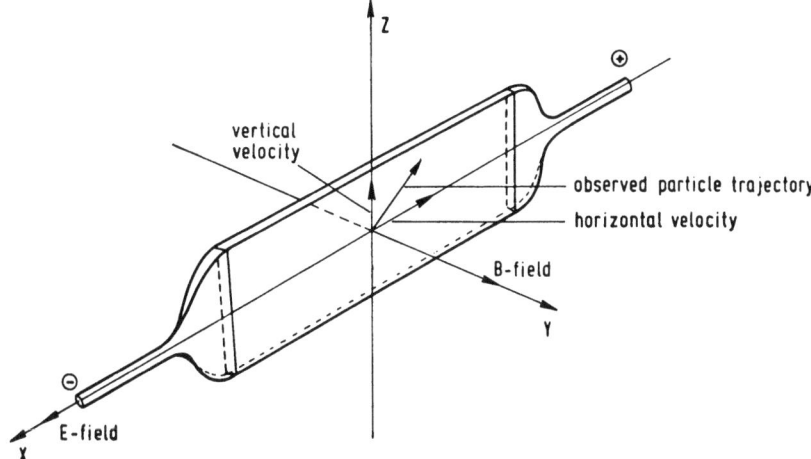

Abb. 2. Ablenkung von in einer Elektrolytlösung suspendierten Partikeln durch magnetische und elektrische Felder: Orientierung des magnetischen ($\vec{B}$) und elektrischen ($\vec{E}$) Feldes zur Elektrophoresekammer. Der Ursprungspunkt des Koordinatensystems liegt im Zentrum der Kammer. (Aus GUNTER et al. 1978)

BURDO 1972) bestehen vorwiegend in einer Störung der elektrischen Spontanaktivität des Nervensystems mit Verhaltensstörungen und Beeinträchtigung des Wohlbefindens oder auch Ausschaltung des Bewußtseins und der Schmerzleitung. BLANCHI et al. (1973) konnten zeigen, daß sowohl unter Einwirkung elektrischer Felder von 50 Hz für 30 Min, wie auch durch elektromagnetische und magnetische Felder EEG-Veränderungen zu erzeugen sind, die durch das Auftreten von Wellen mit langsamer Frequenz und hoher Amplitude, kurzzeitigen Synchronisationen der Spontanaktivität und einen Anstieg der Zahl der Spindeln gekennzeichnet sind.

Neuere Versuchsergebnisse (GUNTER et al. 1978) haben gezeigt, daß in einer Elektrolytlösung suspendierte Partikel durch kreuzende magnetische und elektrische Felder in der elektrophoretischen Wanderung abgelenkt werden (Abb. 2). Dieses *„magneto-elektrophoretische Streaming"* halten die Autoren für einen wesentlichen Mechanismus bei der Orientierung von Tieren innerhalb des geomagnetischen Feldes. Gleichermaßen könnte man in diesen biophysikalischen Vorgängen einen Grundmechanismus für die Entstehung von Abweichungen oder Störungen der Zellfunktion mit den erörterten Auswirkungen vermuten.

Auf die möglichen Schäden durch Hochfrequenzwellen wird im Kapitel der Schäden durch strahlende Energie ausführlicher eingegangen (s.S. 757).

1. Schädigungsbereiche in Abhängigkeit von der Stromstärke

Die Einwirkungsfolgen technischer Elektrizität auf den Körper lassen sich in Abhängigkeit von der Stromstärke grundsätzlich in 4 Bereiche gliedern (KOEPPEN 1942, 1953; KOEPPEN u. PANSE 1955):

Bereich I bis ca. 25 mA: Beginn von der Wahrnehmbarkeit des Stroms bis zu dem Zustand, daß ein selbständiges Lösen vom Kontakt nicht mehr möglich ist. Gewöhnlich kein Einfluß auf die Herzschlagfolge und das Reizleitungssystem (ausgenommen die Parasystolie, s.S. 662);

Bereich II 25–80 mA: Noch ertragbare Stromstärke, Blutdrucksteigerung, Herzunregelmäßigkeiten; über 50 mA u.U. bereits Bewußtlosigkeit;

Bereich III 80–3000 mA: Bewußtlosigkeit, Herzkammerflimmern;

Bereich IV über 3000 mA: Blutdrucksteigerung, reversibler Herzstillstand, Arrhythmien, Lungenblähung, in der Regel Bewußtlosigkeit.

Die einzelnen Bereiche können sich überlappen. WEGELIN (1935) war der Auffassung, daß Schäden am Gehirn und Rückenmark nur dann entstehen, wenn sie unmittelbar vom Strom getroffen werden, ein Beweis für die Bedeutung, die dem Stromweg für die Verteilung von Folgeschäden (s.S. 660) beigemessen wird.

2. Schäden des Zentralnervensystems und seiner Hüllen

a) Problematik akuter und konsekutiver „elektrotraumatischer" Schäden

Im Zusammenhang mit der Verifizierung und Deutung struktureller Veränderungen an den zentralnervösen Strukturen sind in den umfangreichen Auseinandersetzungen der früheren Jahre zahlreiche Irrwege beschritten worden. So hat vor allem das Studium einzelner Unglücksfälle ohne das Korrelat des Tierversuches zu vielen Fehldeutungen geführt, indem das zufällige Zusammentreffen schicksalhafter Befunde oder Erkrankungen mit Stromunfällen zu kausaler Verknüpfung verleitete. JELLINEK u. POLLAK (1934) z.B. deuteten intramurale und diffuse Pseudokalkablagerungen in Pallidumgefäßen bei einem 23jährigen Stromverunfallten als Folge der Einwirkung des elektrischen Stromes, obwohl der Tod bereits 1 Tag nach dem Unfall eintrat, und daher eine solche Kausalbeziehung zeitlich kaum denkbar ist. Zudem treten Pseudokalkablagerungen in Gefäßen des Globus pallidus als sog. „idiopathische" Veränderungen (vgl. ULE u. KOLKMANN 1972) auf. Ebenso wurden Gliareaktionen und Neuronophagien auf die Einwirkung des elektrischen Stromes bezogen, obwohl es sich um Personen handelte, bei denen der Tod unmittelbar im Zusammenhang mit dem Stromschlag oder kurze Zeit später eingetreten und somit die Zeit für die Ausbildung derartiger Reaktionen kaum gegeben war (vgl. auch WEGELIN 1935). Wie die Untersuchung von 6 Gehirnen nach Stromschlag plötzlich Verstorbener durch HALLERVORDEN (zit. b. KOEPPEN 1942, 1953) aus dem Koeppenschen Untersuchungsgut zeigen, ist gegenüber Nervenzellveränderungen nach Stromeinwirkung, wie sie verschiedentlich beschrieben wurden (z.B. JELLINEK u. POLLAK 1934; JENNY 1945; KAWAMURA 1921; LANGWORTHY 1932), äußerste Skepsis angebracht (vgl. auch BOEMKE 1934 u. WEGELIN 1935), da sie nicht von postmortalen und bearbeitungsbedingten Artefakten zu unterscheiden sind. FISH (1895) sah im Rückenmark nach starker Elektrisierung vakuoläre Veränderungen der Vorderhornzellen, die später nie mehr bestätigt wurden. Die von JELLINEK (1903) ohne genauere Lokalisationsangabe im Halsmark abgebildeten „Zellveränderungen" (Fig. 35 des Zitats) entsprechen z.B. dem Normalbefund der Zellen der Clarke-Stillingschen Säule und der Seitenhörner.

Die umfangreichen Tierversuche von KOEPPEN (1953) schienen den endgültigen Nachweis erbracht zu haben, daß eine „spezifische Einwirkung des elektrischen Stromes auf das nervöse Parenchym aus den pathologisch-anatomischen Befunden nicht erweisbar" ist (in: KOEPPEN 1953, S. 129). Das schließt die Existenz spezifischer Störungen aber noch nicht aus (s.S. 677 ff.). So muß man grundsätzlich mit LINCK (1939) in Rechnung stellen, daß durch die elektrolytische Wirkung des Stromes, z.B. über Veränderungen der H-Ionenkonzentration (s.S. 662), Störungen der Permeabilität der Zellmembran und des Wasserhaushaltes der Zelle hervorgerufen werden können, die auf die Zellfunktion entscheidende Auswirkungen haben. Ob in ihrem Gefolge allerdings degenerative Schäden, beispielsweise im Sinne einer „elektrotraumatischen Encephalomyelose" (LINCK 1939; LÖWENSTEIN u. MENDEL 1932) auftreten können, ist bislang aus Tierversuchen nicht erwiesen.

Die Gefahr der Assoziation zufällig zusammentreffender Ereignisse in kausaler Beziehung bei der Betrachtung einzelner Stromunfälle wird aus der Deutung eines Falles von typischer amyotrophischer Lateralsklerose als „elektrotraumatische Encephalomyelose" durch LINCK (1939) deutlich. Auch die Beobachtungen von HEGGLIN (1940) und HYSLOP (1946) sind sicher Beispiele für eine ALS in zufälligem Zusammentreffen mit einem Elektrotrauma (vgl. PANSE in KOEPPEN u. PANSE 1955). Es ist schwer vorstellbar, daß eine diffuse Einwirkung auf das ZNS, wie sie ein elektrischer Stromschlag darstellt, eine so streng systembezogene Degeneration wie die ALS auslösen sollte. Außerdem ist KOEPPEN (1953) durchaus zu folgen, wenn er meint, eine ALS müsse im Falle einer Kausalbeziehung zum Stromschlag wesentlich häufiger auftreten, da ähnliche Stromschläge, wie sie im Linckschen Falle erfolgten, bei Elektromonteuren recht häufige Ereignisse sind.
    Schwer zu bewerten ist in diesem Zusammenhang die Beobachtung von HOEHL (1906): Ein 6jähriger Junge entwickelte 15 Monate nach einem Stromschlag mit 220 V Wechselstrom neurologische Störungen, u.a. mit spastischer Paraparese. Obwohl die klinische Diagnose ALS lautete, kann man angesichts des jugendlichen Alters und des ungewöhnlichen Ausbreitungsmusters mit Beginn in dem Arm, mit dem der Stromkontakt erfolgt war, nur schwer der Deutung HOEHLS widerstehen, daß diese Erscheinungen in kausalem Zusammenhang mit dem Stromunfall standen. Dann würde es sich allerdings nicht mehr um eine typische ALS handeln.
    Kausale Fehldeutungen betrafen in 23 von KOEPPEN (1953) gesammelten Fällen auch schicksalhafte neurologische Erkrankungen wie Meningitis purulenta, progressive Paralyse, Tabes dorsalis, Halbseitenlähmungen nach Hirnembolie (bei Vitium cordis!) und multiple Sklerose. Schließlich wurden sogar Fälle von Bürgerscher Krankheit als Stromunfallfolgen angesehen (vgl. KOEPPEN 1949). Auch Schilderungen von „elektrotraumatischem" Parkinsonismus (GROSSMANN 1926; KARTAGENER 1936; LANGWORTHY 1932; PANSE 1930) ist mit großer Zurückhaltung zu begegnen. Ein 52jähriger Patient (LANGWORTHY 1932) entwickelte 3 Wochen nach Blitzschlag mit typischer Blitzlähmung (s.S. 669) ein parkinsonistisches Bild mit Ruhetremor; bei einer 37jährigen Patientin LANGWORTHYS (1936) schwand der „elektrotraumatische" Parkinsonismus, der sich 2 Jahre nach dem Blitzschlag entwickelt hatte, nach Auszahlung der Versicherungssumme.
    GRÜN (1932) glaubte eine 7 Jahre nach Elektrounfall manifest gewordene Syringomyelie mit dem Elektrotrauma in kausale Beziehung bringen zu können.
    Skepsis ist, so kann man zusammenfassend feststellen, generell gegenüber allen Systemdegenerationen im Zusammenhang mit Elektrounfällen hinsichtlich einer ursächlichen Verknüpfung angebracht, da es, wie bereits oben für die ALS ausgeführt, auch unter der Annahme von Schäden im molekularen Bereiche nur schwer vorstellbar wäre, daß der elektrische Strom bestimmte Zellgruppen oder Bahnsysteme selektiv treffen sollte.

b) Elektrotraumatische Frühveränderungen

α) Klinische Symptome („Immediatstörungen")

Klinische Frühsymptome und -folgen des elektrischen Stromschlages, besonders nach Starkstromeinwirkung und Blitzschlag ohne sonstige Verletzungen, sind: Bewußtlosigkeit, Reflexverluste oder -störungen, Hemi-, Tera- oder Paraparesen und -paralysen je nach Stromweg, Kribbelparästhesien, Hyperästhesien, generalisierte Muskelschmerzen und, in 28,5% der Fälle (POSNER 1973) neuropsychische Symptome wie Kopfschmerz, innere Unruhe, Erregung und erhöhte Erregbarkeit, Schlaflosigkeit, Inappetenz, allgemeine Körperschwäche und Arbeitsunlust infolge mangelnder Belastbarkeit (vgl. auch Tabelle 3). JELLINEK (1927) und BIEMOND (1928) beobachteten ein rückbildungsfähiges Hornersyndrom. Die genannten Symptome sind inkonstant und in der überwiegenden

Tabelle 3. Neurologische und psychische Störungen mit Beginn, Stärke und Verlauf in Abhängigkeit von Stromart/Spannung. (Aus: „Folgen elektrischer Unfälle". Inst. z. Erforsch. elektr. Unf., BG der Feinmechanik u. Elektrotechnik, Köln 1973)

Neurologische und psychische Störungen	GN (% von 505)		GH (% von 69)		WN (% von 6894)		WH (% von 592)	
	Anzahl	(%)	Anzahl	(%)	Anzahl	(%)	Anzahl	(%)
Kribbeln u. Krampfgefühl	28	5,5	6	8,7	531	7,7	38	6,4
Schmerzen	22	4,4	5	7,3	471	6,8	35	5,9
sofortiger Beginn [a]	35	6,9	10	14,5	859	12,5	70	11,8
starke Beschwerden [a]	12	2,4	6	8,7	236	3,4	34	5,7
Kopfschmerzen	17	3,4	1	1,5	375	5,5	33	5,6
Schwindel	20	4,0	7	10,1	383	5,6	27	4,6
Schwäche	1	0,2	1	1,5	91	1,3	–	–
Übelkeit	9	1,8	–	–	107	1,6	9	1,5
sofortiger Beginn [b]	28	5,5	5	7,3	488	7,1	29	4,9
starke Beschwerden [b]	5	1,0	–	–	74	1,1	11	1,9
schwache Beschwerden [b]	7	1,4	1	1,5	84	1,2	4	0,7
Nervosität	14	2,8	5	7,3	304	4,4	27	4,6
Reizbarkeit	1	0,2	–	–	18	0,3	–	–
Konzentrationsmangel	1	0,2	–	–	17	0,2	4	0,7
starke Beschwerden [c]	1	0,2	–	–	32	0,5	8	1,3
schwache Beschwerden [c]	2	0,4	–	–	20	0,3	1	0,2
Verlauf zugen. [c]	1	0,2	–	–	11	0,2	3	0,5
Angst, Todesangst	6	1,2	1	1,5	93	1,4	9	1,5
Angst vor Strom	4	0,8	1	1,5	49	0,7	1	0,2
starke Beschwerden [d]	2	0,4	–	–	69	1,0	10	1,7
Verlauf zugen. [d]	3	0,6	–	–	16	0,2	5	0,8

[a] Kribbeln, Krampfgefühl, Schmerzen
[b] Schwindel, Schwäche, Übelkeit
[c] Nervosität, Reizbarkeit, Konzentrationsmangel
[d] Angst, Angst vor Strom, Kopfschmerzen

Die Prozentzahlen beziehen sich jeweils auf die Gesamtzahl der Unfälle einer Stromart/Spannungsgruppe

G = Gleichstrom, W = Wechselstrom, N = Niederspannung, H = Hochspannung

Tabelle 4. Beginn der neurologischen Symptome. (Aus: „Folgen elektrischer Unfälle". Inst. z. Erforsch. elektr. Unfälle, BG der Feinmechanik und Elektrotechnik, Köln 1973)

Beginn neurologischer Symptome	Kribbeln (% von 361)		Krampf-gefühl (% von 362)		Schmer-zen (% von 653)		Schwindel (% von 554)		Schwäche (% von 112)		Übelkeit (% von 152)	
	An-zahl	(%)	An-zahl	(%)	An-zahl	(%)	An-zahl	(%)	An-zahl	(%)	An-zahl	(%)
sofort	270	74,6	284	78,3	440	67,2	403	72,8	75	67,0	114	74,9
bis 10 min	5	1,4	−	−	3	0,5	10	1,8	2	1,8	2	1,3
bis 20 min	−	−	−	−	2	0,3	−	−	−	−	3	2,0
bis 30 min	−	−	2	0,6	3	0,5	5	0,9	−	−	−	−
bis 1 h	1	0,3	−	−	1	0,2	1	0,2	−	−	3	2,0
bis 2 h	4	1,2	−	−	7	1,1	−	−	−	−	1	0,7
bis 4 h	−	−	2	0,6	2	0,3	1	0,2	−	−	1	0,7
bis 12 h	2	0,6	1	0,3	6	0,9	3	0,5	−	−	1	0,7
mehr als 12 h	5	1,4	3	0,9	9	1,4	11	2,0	2	1,8	2	1,3
fehlende Angaben	74	20,5	70	19,3	180	27,6	120	21,6	33	29,4	25	16,4
Summe	361	100,0	362	100,0	653	100,0	554	100,0	112	100,0	152	100,0

Tabelle 5. Dauer der neurologischen Symptome

Neurologische Symptome	bis 6 h		mehr als 6 h		fehlende Angaben		Summe	
	Anzahl	(%)	Anzahl	(%)	Anzahl	(%)	Anzahl	(%)
Kribbeln	50	13,8	12	3,3	299	82,9	361	100,0
Krampfgefühl	72	20,0	7	1,9	283	78,1	362	100,0
Schmerzen	20	3,1	13	2,0	620	94,9	653	100,0
Schwindel	184	33,2	31	5,6	339	61,2	554	100,0
Schwäche	24	21,4	5	4,5	83	74,1	112	100,0
Übelkeit	68	44,7	5	3,3	79	52,0	152	100,0

Zahl der Fälle voll reversibel; PANSE (1930, 1975) bezeichnet sie als *Immediatstörungen*. Die unterschiedlich lang anhaltende, meist kurze Bewußtlosigkeit, die Ähnlichkeiten mit der Galvanonarkose (s.S. 678) hat, soll besonders auch für den überlebten Blitzschlag typisch sein (s. dagegen Tabelle 2!). Gleiches gilt für die temporären Lähmungserscheinungen, die auch als „Blitzlähmungen" (PANSE 1930) bezeichnet wurden. LANGWORTHY u. KOUWENHOVEN (1932) konnten Immediatlähmungen bei der Ratte experimentell erzeugen. Die akuten Lähmungserscheinungen sind streng abzugrenzen gegen die Spätlähmungen nach Stromeinwirkung (s.S. 678ff.), die meist erst im Intervall auftreten. Einen Überblick über Beginn, Dauer, Verlauf und Abhängigkeit von Stromart und Spannung der neurologischen Frühsymptome geben die, auf einem ungewöhnlich großen Material von 9934 Fällen basierenden Tabellen 3–6 aus der Statistik der Berufsgenossenschaft der Feinmechanik und Elektrotechnik in Köln. Be-

Tabelle 6. Verlauf der neurologischen und psychischen Störungen. (Aus: „Folgen elektrischer Unfälle". Inst. z. Erforsch. elektr. Unfälle, BG der Feinmechanik u. Elektrotechnik, Köln 1973)

Neurologische und psychische Störungen	zugenommen		abgenommen		unverändert		fehlende Angaben		Summe	
	Anzahl	(%)	Anzahl	(%)	Anzahl	(%)	Anzahl	(%)	Anzahl	(%)
Kribbeln	5	1,4	237	65,7	24	6,6	95	26,3	361	100,0
Krampfgefühl	23	6,4	269	74,3	34	9,4	36	9,9	362	100,0
Schmerzen	14	2,1	416	63,7	67	10,3	156	23,9	653	100,0
Kopfschmerzen	16	3,2	360	70,1	83	16,2	54	10,5	513	100,0
Schwindel	10	1,8	431	77,8	44	8,0	69	12,4	554	100,0
Schwäche	–	–	89	79,5	2	1,8	21	18,7	112	100,0
Übelkeit	1	0,7	127	83,5	5	3,3	19	12,5	152	100,0
Nervosität	17	4,0	318	74,6	53	12,5	38	8,9	426	100,0
Reizbarkeit	2	8,0	18	72,0	2	8,0	3	12,0	25	100,0
Konzentrationsmangel	–	–	23	82,1	4	14,3	1	3,6	28	100,0
Angst, Todesangst	5	3,9	108	84,4	9	7,0	6	4,7	128	100,0
Angst vor Strom	4	5,9	52	76,5	7	10,3	5	7,3	68	100,0

wußtlosigkeit, die in den Tabellen nicht berücksichtigt ist, trat in 7,6% (= 752 Fällen) für eine Dauer bis 5 min (= 60,5%), selten bis 30 min (= 18,3%) ein (Tabelle 4–6).

β) Blutungen

Morphologische Frühveränderungen des ZNS bei Elektrotraumen bestehen in einer venösen Hyperämie des Gehirns und des Rückenmarkes, die mit unterschiedlich ausgeprägten Blutungen, häufig als Diapedesisblutungen, seltener als Rhexisblutungen, einhergehen kann. Auf die Variabilität des Befundes von Blutungen weist bereits SCHMIDT (1910) ausdrücklich hin. (In eigenen Untersuchungen von 3 Gehirnen zur Schlachtung mit 220 V Wechselstrom bei Elektrodensitz im Genick betäubter Schweine konnten wir in keinem der Fälle Blutungen nachweisen, vgl. auch NIEBERLE 1934.) Kleine Blutungen, die i. allg. als Diapedesisblutungen angesehen werden (JELLINEK u. POLLAK 1934 u.a.), finden sich, nach den Beschreibungen in der Literatur, vorwiegend in der Umgebung des 3. Ventrikels, am Boden der Rautengrube, in den Vorderhörnern verschiedener Rückenmarksabschnitte und gelegentlich auch in der Hirnrinde, hier bevorzugt an der Mark-Rindengrenze (JELLINEK 1903, 1927, 1932, 1934; JELLINEK u. POLLAK 1934; KAWAMURA 1921; KOEPPEN 1933a, 1953; KOEPPEN u. PANSE 1955; KRATTER 1896; LANGWORTHY 1932; LANGWORTHY u. KOUWENHOVEN 1932; SCHMIDT 1910; URQUARDT 1927; WERNER 1923; ZOLOTOVA u. ZINKIN 1936). Abgesehen von den Beobachtungen JELLINEKS (1932) wurden die ausgedehntesten petechialen Blutungen im Sinne einer Purpura des Markes in einem Falle nach therapeutischem Elektroschock von SCHULTE u. DREYER (1950) beschrieben.

Schon Kawamura (1921) schilderte eine, allerdings kleine Blutung in der Medulla oblongata als Folge einer mikroskopisch nachweisbaren Gefäßruptur; ähnliche lokalisierte Blutungen sahen auch Hassin (1933), Jellinek (1903), Langworthy u. Kouwenhoven (1932) und Piacentino et al. (1972). Schridde (1925) betont, er habe bei seinen Untersuchungen (37 Fälle) nie zentrale Blutungen gesehen (vgl. Boemke 1934); der einwirkende Strom von 120–150 V Spannung hatte allerdings immer den Weg Hand–Fuß genommen, so daß, wie Schridde selbst bemerkt, das Gehirn nicht im Stromweg lag. Morgan u. Amor (1928), Jellinek (1932), Langworthy (1932) und Langworthy u. Kouwenhoven (1932) beschrieben in Tierversuchen ausgedehntere subdurale und subarachnoidale Blutungen und Hämatome, intrameningeale Blutungen sowie Blutungen in das Ventrikelsystem nach Stromeinwirkung, und zwar nach Wechselstrom häufiger als nach Gleichstrom (Langworthy u. Kouwenhoven 1932). Sandrock (1912) und Gubler (1926) sahen ein subdurales Hämatom nach elektrischer Schädelverbrennung. In den Versuchen von Langworthy u. Kouwenhoven (1932) war eine blutige Tamponade des 4. Ventrikels bei einigen Tieren wahrscheinlich die Todesursache. Andere Autoren schätzten Stammhirnblutungen der beschriebenen Art in ihrer Bedeutung für den Todeseintritt gering ein. Im Falle von Morgan u. Amor (1928) war der Tod nach Stromschlag (220 V) mit unbekannt langem Kontakt im 6stündigen Intervall, offenbar infolge einer Subduralblutung bei multiplen Petechien im Kortex und einem partiellen Hämatozephalus mit Tamponade der Seitenventrikel eingetreten.

Die von Alexander u. Löwenbach (1944) beschriebenen spastischen Gefäßveränderungen, die geradezu den Stromweg kennzeichnen sollten, konnte Koeppen (1953) in seinen Tierversuchen nicht bestätigen. Demgegenüber glaubte Koeppen (1953) ableiten zu können, daß es sich bei den zerebralen und intrakraniellen Blutungen nicht um Folgen spezifischer strombedingter Schäden am Gefäßsystem und auch nicht um Beeinflussungen der Gefäße im Sinne des Rickerschen Stufengesetz (Panse 1925, 1930) handelt, sondern um Folgen einer durch Muskelkrampf ausgelösten Blutdrucksteigerung, die nachweisbar war. Nach Kurarisierung war in den Tierversuchen eine solche nicht mehr auslösbar und auch Blutungen blieben aus. Da das Ausmaß der Blutdrucksteigerung der Höhe der wirksam werdenden Stromstärke und der Dauer des Stromflusses direkt korreliert war, schien auch der Befund von Blutungen quantitativ abhängig von diesen Parametern. Koeppen (1953) sieht dementsprechend die Blutungen als sekundäre Erscheinungen und Nebenbefunde (vgl. auch Boemke 1934).

Auch die Augen werden von der venösen Blutfülle und gelegentlich von Blutungen betroffen (Pfahl 1908). Stets voll rückbildungsfähige, vorübergehende Sehstörungen sind auf ein nachweisbares Papillenödem zu beziehen.

Zolotowa u. Zinkin (1936) beobachteten nach der Tötung von Hunden durch elektrischen Strom Veränderungen, die sie denen nach Hitzschlag oder Sonnenstich gleichsetzten. Neben Blutungen fanden sich Gewebszerreißungen in den Meningen und im Gehirn sowie Gefäßrupturen. Stets sollen die Befunde, trotz unterschiedlichem Stromdurchgang, in der Medulla oblongata und im Rückenmark am stärksten ausgeprägt gewesen sein. Zum Zeitpunkt des Todes betrug die Temperatur im Gehirn 51,5 °C, was, zusammen mit der Befundzuordnung der Autoren, die Annahme rechtfertigt, daß es sich um Auswirkungen der Joulschen Wärme handelte. Ähnliche Befunde hat Hassin (1933) an den Gehirnen elektrisch Hingerichteter gesehen. Bei solchen morphologischen Folgen des elektrischen Stromes ist die extreme Expositionsweise (Elektrokution!) zu berücksichtigen.

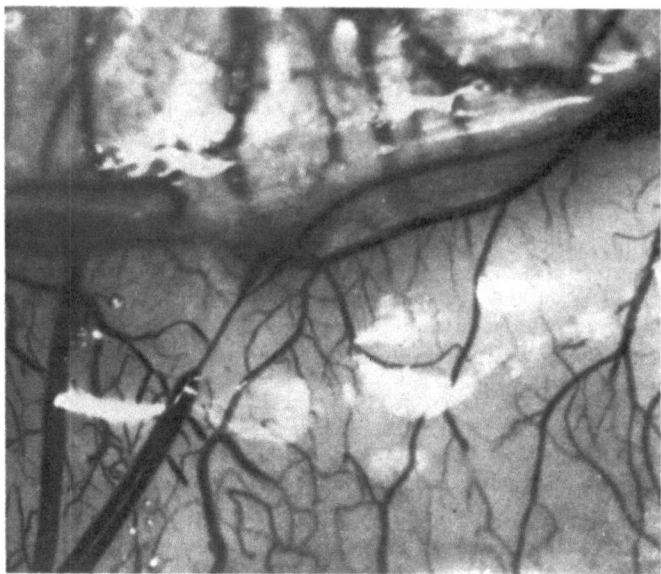

Abb. 3. Intravital beobachteter segmentaler Spasmus einer pialen Arterie etwa 5 min nach Elektrokrampfbehandlung der Katze. (MATAKAS et al. 1977)

γ) Das elektrotraumatische Hirnödem

Über das Auftreten eines Hirnödems nach Stromeinwirkung ist den umfangreichen Tierversuchen von KOEPPEN (1933 a, b, 1949, 1953) und KOEPPEN u. PANSE (1955) wenig zu entnehmen. Der Autor sah gelegentlich einzelne Infiltratzellen im Gefäßbereich, die er für unbedeutend hielt. Mitteilungen von SCHMIDT (1910) und WELZ (1940) legen indes nahe, solche Befunde als Ausdruck einer Schrankenstörung der Gefäße nach Stromschlag anzusehen. In bezug auf das Auftreten eines akuten Hirnödems im Gefolge der Stromeinwirkung sprechen die Befunde zahlreicher anderer Autoren eine eindeutigere Sprache (HOEHL 1906; JELLINEK 1927, 1932, 1934; BIEMOND 1928; SCHNEIDER 1929; JELLINEK u. POLLAK 1934; MEUSER 1935; PHOTAKIS u. LIBERATO 1938; LEWINSKI 1939; WELZ 1940; CAMPELL 1944; BACH 1950; ZEMAN 1955; HEIDRICH et al. 1965).

Der experimentell von HEIDRICH et al. (1959 a, b, 1965) durch elektrische Reizung erzeugten hydrozephalen Ventrikelerweiterung bei Katzen und Hunden ging stets ein eiweißreiches Ödem voraus; im Liquor fand sich eine Albuminerhöhung. Solche Ödeme waren offenbar auch durch Fernwirkung zu erzeugen, d.h., bei Lage des Gehirnes außerhalb des Stromweges. Die Autoren konnten am freigelegten Gehirn in vivo wahrscheinlich machen, daß es sich um Folgen eines direkten Stromangriffes am Gefäßsystem handelte. ECHLIN (1942) und ALEXANDER u. LÖWENBACH (1944) hatten in bestimmten Stromstärkebereichen Gefäßspasmen (Abb. 3–5) beobachten können, die sich allerdings stets an den Stromweg gehalten haben sollen. Nach starker Reizung hielten die Spasmen über Stunden an. Während ZEMAN (1955) die Deutung solcher Befunde als primäre Stromfolgen ablehnt und sie eher als elektrokrampfbedingt ansieht, sprechen die Versuche von HEIDRICH et al. (1965, 1973) und HEIDRICH (1976) im Sinne einer primären Gefäßwirkung des Stromes, was neuerlich durch MATAKAS et al. (1977) bestätigt wurde.

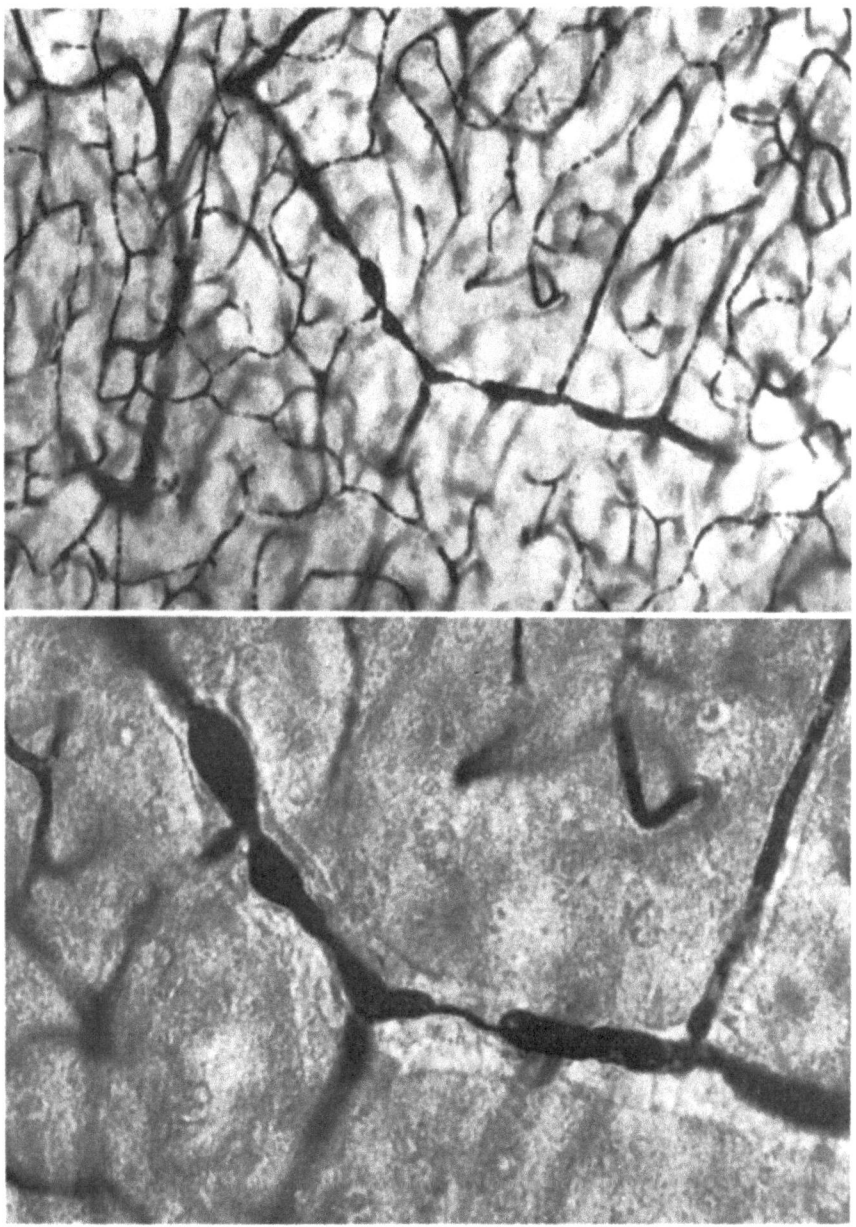

Abb. 4. Gefrierschnitt des Großhirnkortex der Katze nach Elektroschock: Die größten Gefäße zeigen zahlreiche segmentale Spasmen und Konstriktionen. Kapillaren sind diskontinuierlich mit Karbonsuspension angefüllt als Folge der Anwesenheit von Erythrozyten. Es finden sich jedoch keine Veränderungen im Durchmesser. (Aus MATAKAS et al. 1977)

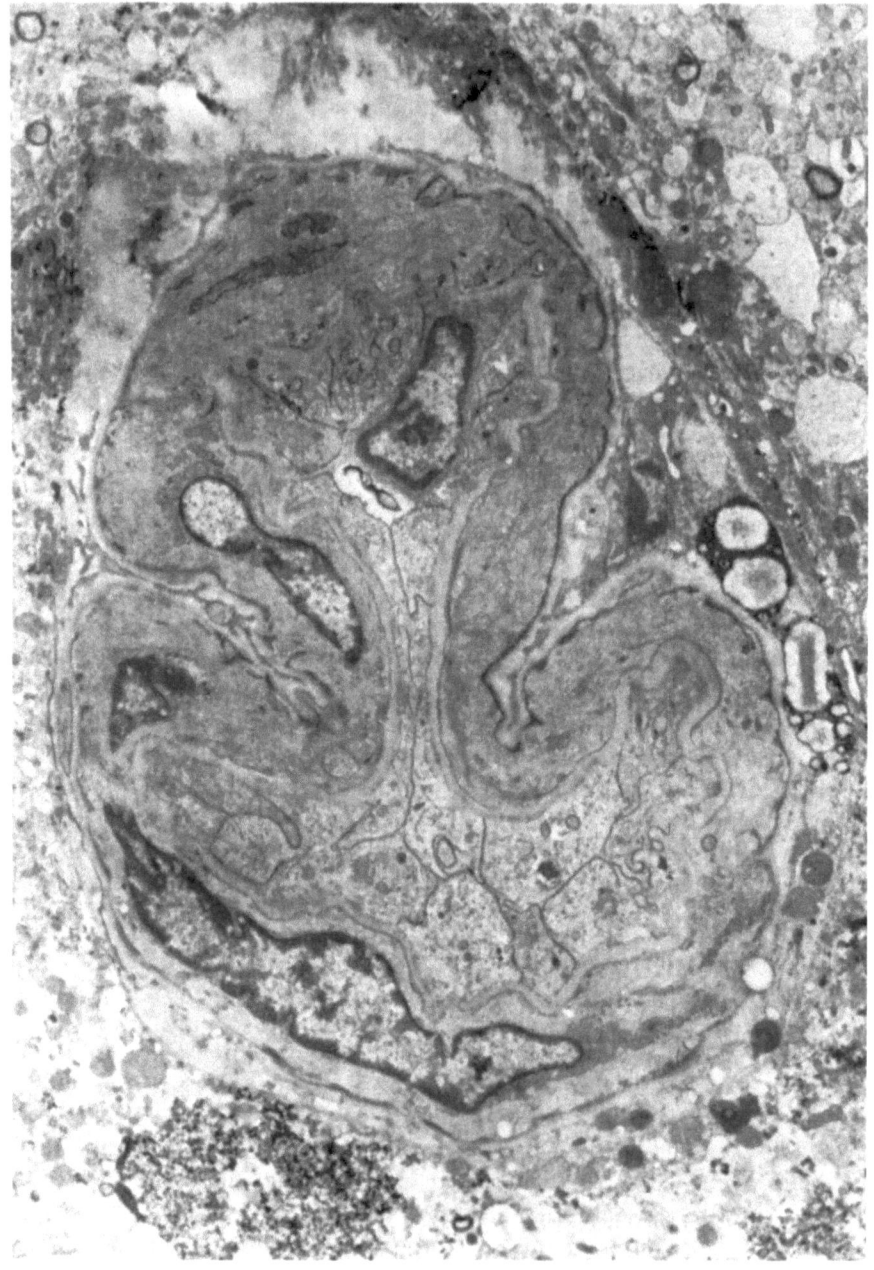

Abb. 5. Elektronenmikroskopische Aufnahme einer spastischen kortikalen Arteriole. Das Lumen ist kollabiert, die Muskelzellen zeigen eine irreguläre Konstriktionsweise. ×6000. (Aus Matakas et al. 1977)

Das Fehlen von morphologischen Schäden an den Gefäßen (KOEPPEN 1953 u. WESTERGAARD et al. 1978) und der gelegentliche Nachweis im Tierexperiment, daß die oft beschriebenen Hirnblutungen und das Ödem mechanisch durch Blutdrucksteigerung entstehen können, schließen die Entstehung von Permeabilitätsstörungen der Gefäße als Stromfolge mit Sero- und Plasmadiapedese im Sinne der „serösen Entzündung" EPPINGERS (1935, 1949) und mancherorts auch Erythro- und Leukodiapedesen nicht sicher aus (SCHMIDT 1910; PANSE 1930; vgl. auch JELLINEK u. POLLAK 1934; WELZ 1940; HEIDRICH et al. 1965, 1973).

Interessanterweise beschrieben schon JELLINEK u. POLLAK (1934) mikroskopisch Gefäßveränderungen im Sinne der „Dyshorie". WELZ (1940) fand bei einem jungen Mann, der nach einem Stromschlag von 8670 V wirksamer Stromspannung verstorben war, ein ausgeprägtes akutes Hirnödem mit schütteren perivaskulären Rundzellinfiltraten in herdförmiger Anordnung, neben einer ausgeprägten Serodiapedese, Befunde, die er im Sinne RICKERS (1913) als Ausdruck *lokaler* Zirkulationsstörungen des Gehirns bei Vasomotorenbeeinflussung interpretierte. Daß nach schädigenden Einflüssen auf das Gehirn regional sehr unterschiedliche Durchblutungsänderungen eintreten können, haben zahlreiche Untersuchungen der letzten Jahren (LASSEN et al. 1963, 1969; LASSEN 1966; FIESCHI et al. 1969; GOBIET et al. 1975; ZSCHOCKE 1975) gezeigt. Über die Rolle der Rickerschen Gefäßnerven für die Entstehung des „vasogenen" Hirnödems ist der Streit bis heute nicht beigelegt, obwohl die Existenz zerebraler Gefäßnerven durch neuere morphologische und kreislaufexperimentelle Untersuchungen (CERVOS-NAVARRO et al. 1974; LANGFITT u. KASSELL 1968; MITCHELL u. HARRIS 1981) bestätigt wird.

Im Bereiche der Extremitäten beschrieben JAEGER (1921), PIETRUSKY (1931), UNTERDORFER u. LEDERER (1975) u.a. nach Elektrounfällen ein schnell aufschließendes Ödem im Extremitätenbereich, das JAEGER (1921) als „elektrisches" Ödem bezeichnete und damit auf eine spezifische Stromwirkung bezog. WERNICKE (1905) beobachtete ein derartiges Ödem an Kopf und Hals. Die Beobachtungen von HEIDRICH et al. (1965) (s.o.) scheinen seine Existenz auch am Gehirn zu bestätigen.

Auch wenn man der Annahme einer direkten Einwirkung des Stromes auf die Gefäße folgt, so entsteht ein Hirnödem nach Elektrounfällen mit schweren Verletzungen sicher häufig im Gefolge von Verbrennungen und des Schocks, und ist dann als mittelbares oder sekundäres Ödem anzusehen. Zur gutachterlichen Anerkennung eines Hirnödems und seiner möglichen Auswirkungen als Folge eines Stromschlages erscheint es nach den vorangegangenen Ausführungen nicht erforderlich, daß der Stromweg das Gehirn einbezogen hat (vgl. auch HEIDRICH 1976; PANSE 1975). Sicher ist in den meisten Fällen der Tod nach Elektrounfällen auf ein Herzversagen, z.T. durch Kammerflimmern, zurückzuführen (BORUTTAU 1918a; JELLINEK 1932; KOEPPEN 1933b, 1953; FERRIS et al. 1936; KARTAGENER 1936; KOEPPEN u. PANSE 1955; BLEIFELD et al. 1972; POSNER 1973 u.a.) (Tabelle 7); aber auch die Möglichkeit eines zentralen Todes durch ein akutes Hirnödem (s. WELZ 1940), besonders bei Begünstigung durch vorbestehende Einengung des Reichardtschen Komplementärraumes (SCHMITT 1972), ist durchaus in Rechnung zu stellen.

Das häufige Auftreten akuter zentralnervöser und vegetativer Folgeerscheinungen nach Stromschlag (s. Tabelle 3), die auch KOEPPEN (1953) bei 196 von 261 Personen beobachtete und als Stromunfallfolgen wertete, weist u.E. darauf hin, daß zumindest mit temporären, vielleicht auch gelegentlich mit dauerhaften Störungen im molekularen Bereiche der Zelle (s.S. 677) durch Stromeinwirkung gerechnet werden muß (vgl. Tabelle 6,

Tabelle 7. Tödliche Unfälle. (Beantwortung der Frage in 1,8 bzw. 1,7%.) 182 Elektrounfälle = 1,8% von 9934 waren tödlich. (Aus: „Folgen elektrischer Unfälle". Inst. z. Erforsch. elektr. Unfälle der BG der Feinmechanik u. Elektrotechnik, Köln 1973)

Wodurch verstarb der Patient? (Beantwortung der Frage in 1,8%)	
an Herzstillstand verstarben angeblich	125 Pers. = 68,8% von 182
an Herzkammerflimmern verstarben angeblich	26 Pers. = 14,3% von 182
an äußeren Verbrennungen	22 Pers. = 12,1% von 182
an inneren Verletzungen	4 Pers. = 2,2% von 182
an Tetanus	1 Pers. = 0,5% von 182
nach Atemstillstand	1 Pers. = 0,5% von 182
nach Krampfanfall	1 Pers. = 0,5% von 182
fehlende Angaben	2 Pers. = 1,1% von 182

(In 83,1% der Todesfälle = 1,5% aller Unfälle war also ein akuter Herztod die Todesursache. In 16 der 22 Todesfälle durch äußere Verbrennung = 72,8% (= 8,8% von 182) führte Nierenversagen zum Tod)

Spalte 3). Dabei würden sich solche Eingriffe ins Molekulargefüge sicher nicht nur auf Nervengewebe und Glia beschränken, sondern auch am Gefäßapparat, u.U. nachhaltig, wirksam werden. Daraus lassen sich gedankliche Verbindungen zu dem allgemeinpathologischen Konzept RÖSSLES (1933) von der erworbenen veränderten Reaktionsweise (Pathergie) knüpfen, nach der „durchgemachte Reizungen eine veränderte Reaktionslage allgemeiner Einstellung, nämlich z.B. erhöhte Reaktionsfähigkeit auf ähnliche oder ganz andersartige Reizungen hinterlassen" können sollen. JACOB (1957) hat diese Vorstellung auf den neuropathologischen Bereich übertragen und spricht von der Möglichkeit einer erworbenen angiopathischen Reaktionslage. Er glaubt, daß „alle zentralnervösen Prozesse, die während der akuten Erkrankung mit Schrankenstörungen an der Gefäßwand einhergehen, hin und wieder einmal zu persistierenden Wandschäden und Funktionsschwächen der Hirngefäße führen können".

Im Sinne dieser grundsätzlichen Auffassung läßt sich vielleicht der von STURM (1941) klinisch mitgeteilte Fall eines Monteurs deuten, der etwa 1 min unter Stromeinwirkung bei 380 V Spannung stand und noch nach Abklingen der Immediatstörungen und Entlassung aus der Klinik zu Hause intervalläre Kopfschmerzen und rezidivierende Zusammenbrüche erlitt. Noch deutlicher werden die Verhältnisse bei einem von PANSE (in KOEPPEN u. PANSE 1955) beschriebenen Fall eines 51jährigen Mannes, der nach einem Stromschlag von 220-380 V (Stromweg Hand-Hand) mit 2tägiger Bewußtseinstrübung im Intervall von 2 Monaten Kopfschmerzen mit Zeichen einer Hirndrucksteigerung entwickelte und bei der Lumbalpunktion einen Liquordruck von 500 mm H_2O aufwies. Es könnte sich in diesem Falle durchaus um eine „Nacherkrankung" im Sinne JACOBS (1957) gehandelt haben.

Man kann die neuropsychischen Folgen (s.S. 668) eines Elektrounfalles sicher nicht ausschließlich als die Reaktionsweise einer Person mit psychopathischer Grundveranlagung auf den Stromunfall ansehen, wenngleich die Warnung KOEPPENS (1953) berechtigt erscheint, durch unbedachte Äußerungen gegenüber zu begutachtenden Betroffenen Rentenneurosen zu fördern. NEUBER (1914) erkannte den Zusammenhang zwischen neuropsychischen Störungen und einem voraufgegangenen Stromunfall in einzelnen Fällen mit überzeugenden Argumenten an. Individuelle, psychokonstitutionelle Besonderheiten können nachhaltige psychische Reaktionen auf ein Elektrotrauma sicher begünstigen.

δ) Strombedingte Veränderungen auf molekularer Ebene

Nicht selten werden Einwände gegen die Annahme strombedingter Veränderungen im Molekularbereiche als Erklärung morphologisch nicht faßbarer Störungen aus der Tatsache abgeleitet, daß aus therapeutischen Gründen verabreichte Elektroschocks mit nicht unerheblichen Stromstärken i. allg. keine Dauerschäden hinterlassen (vgl. dagegen SCHULTE u. DREYER 1950; QUANDT u. SOMMER 1966). Demgegenüber könnte man aber gerade aus den mit der Elektroschocktherapie erzielten Änderungen psychiatrischer Zustände auf temporäre oder dauerhafte funktionelle Änderungen mit Korrelat im molekularen Bereiche der zentralnervösen Strukturen schließen. Solche Auswirkungen auf molekularer bzw. auf Stoffwechselebene der Zelle werden durch die Tierversuche von QUANDT u. SOMMER (1966) wahrscheinlich gemacht. Im Rahmen wiederholter Elektrokrämpfe, analog den therapeutischen Krämpfen beim Menschen, mit 210 V, 350 mA und 0,7 s Flußdauer, konnten die Untersucher bereits nach 2 Krämpfen (2–3 Krämpfe wurden pro Woche verabreicht) leichte akute Nervenzellschwellungen beobachten. Schon nach 4 Krämpfen traten Schichtverwerfungen in der Hirnrinde auf; nach 10 Krämpfen war die normale Rindenschichtung bereits vollständig aufgehoben. Parallel zu den Nervenzelluntergängen entwickelte sich eine reaktiv-reparative Gliose. Die topographischen Schwerpunkte der Nervenzellveränderungen entsprachen streng der Lage der Zellen zum Stromdurchgangsgebiet: Bei bifrontaler Elektrodenlage waren die Schäden fronto-temporal massiert, fehlten dagegen okzipital und zerebellar. Bei Elektrodenlage am Hinterkopf waren sie demgegenüber okzipital und zerebellar konzentriert. Die Autoren konnten nachweisen, daß nicht die Joulsche Wärme für die Zellveränderungen ursächlich war und vermuteten daher zelluläre Stoffwechselstörungen mit Schädigung des Redoxsystems, die sich im Laufe der rezidivierenden Krampfbehandlung potenzieren. Auch in den Untersuchungen von ALEXANDER et al. (1944) waren die mit Stromstärken ab 1 800 mA erzeugten Nervenzellschädigungen streng an den Weg des Stromes gebunden. Die Autoren schlossen ebenfalls auf Störungen der Zelle im Molekularbereich.

In ausgedehnten Untersuchungen an Affengehirnen fanden RICHTER et al. (1972) nach intermittierender Dauerapplikation von Wechselstrom zwischen 7 und 11 mA bis zu 1 h Stromeinwirkung pro Tag und insgesamt 10stündiger Reizung elektronenmikroskopisch keine Veränderungen am nervösen Parenchym. Die Untersuchungen sind jedoch Unfällen oder Elektroschocks mit Niederfrequenzströmen mittlerer oder hoher Spannung, bei denen Stromstärken von einigen 100 mA und mehr wirksam werden, nicht vergleichbar. SIEGESMUND et al. (1969) sahen dagegen nach Applikation diffuser Rechteckströme ultrastrukturell in den kortikalen Synapsen eine numerische Zunahme der präsynaptischen Vesikeln woraus sie die Schlußfolgerung zogen, daß der Strom die synaptische Übertragung beeinträchtige mit der Folge eines präsynaptischen Vesikelstaus.

Eine morphologisch nicht verifizierbare, funktionell u.U. jedoch sehr erhebliche spezifische Beeinflussung zentralnervöser Strukturen durch fließende Ströme, statische elektrische, magnetische und elektromagnetische Felder, ist, abgesehen von den diskutierten Möglichkeiten, noch auf einer physikalisch grundsätzlich anderen Basis, über die *pyroelektrischen Eigenschaften,* die auch organische Systeme besitzen, möglich. Als Pyroelektrizität von Molekülen und Molekülkomplexen wird deren Dipolwirkung durch gleichsinnige Ausrichtung ihrer elektrischen Ladungen bezeichnet. Die pyroelektrischen Eigenschaften sind außer durch mechanische und thermische Einwirkung auch durch elektrische Ströme und -kraftfelder der erwähnten Art beeinflußbar (piezoelektrischer Effekt). ATHENSTAEDT (1974) konnte nachweisen, daß auch das Nervengewebe aller Vertebraten pyroelektrische Eigenschaften, die lange Zeit nur von kristallinen anorganischen Stoffen bekannt waren, besitzt. Danach ist das gesamte Rückenmark biophysikalisch ein elektrischer Dipol mit negativem Pol kranial und positivem Pol kaudal. Ein in Längsrichtung durch das Rückenmark fließender Strom vermag im Tierversuch, je nach Fließrichtung des Stromes durch den Dipol, einerseits eine Galvanonarkose (elektrisch induzierter Narkosezustand), andererseits das Gegenteil, eine galvanische (elektrisch induzierte) Exzitation auszulösen. Auch einzelne Zellen, z.B. Rezeptoren, sind auf piezoelektrischer Basis beeinflußbar (ATHENSTAEDT 1974). Die Erforschung dieser als „Neuromagnetismus" zusammengefaßten Phänomene (BURTON 1972) ist insgesamt noch zu wenig fortgeschritten, um bereits gezielte Schlußfolgerungen auf mögliche Auswirkungen eines elektrischen Stromschlages auf die elektrische Integrität von Nervenzellen auch nur annähernd zu gestatten. Die geringen Feld- und Stromstärken, mit denen man z.Zt. experimentiert, sind auch keineswegs einem nieder- oder hochgespannten elektrischen Strom, wie er bei einem Unfall durch den Körper fließt, ohne weiteres vergleichbar. Immerhin deuten die bisher bekannten Tatsachen darauf hin, daß mit elektrischem Strom grundsätzlich temporäre, vielleicht auch länger andauernde oder persistierende Veränderungen des ZNS ohne (zunächst) nachweisbares morphologisches Korrelat zu erzielen sind. Die grundsätzliche Ablehnung spezifisch-elektrischer Wirkungen auf das ZNS (KOEPPEN u. PANSE 1955) kann nach den heute vorliegenden Erkenntnissen nicht mehr aufrecht erhalten werden, wenn auch die Auswirkungen eines Stromschlages unter den erörterten Gesichtspunkten noch nicht physikalisch konkret im Einzelfalle abzuschätzen sind. Phänomene wie Bewußtlosigkeit oder anhaltende Erregung nach Stromunfall und Blitzschlag könnten ihre Erklärung durchaus in der Beeinflussung der pyroelektrischen Eigenschaften zentralnervöser Strukturen finden (s. aber auch S. 665; GUNTER et al. 1978).

c) Spätfolgen elektrischer Stromeinwirkung

α) „Spinalatrophische" Erkrankungen („elektrotraumatische Spinalatrophie")

Als Spätfolgen elektrischer Stromeinwirkung wurden vor allem von PANSE (1930, 1975), „spinalatrophische" Erkrankungen herausgestellt. Es handelt sich um Lähmungserscheinungen, die entweder im fließenden Übergang zu den elektrischen Frühschäden (Immediatstörungen) oder im Intervall von Wochen bis Monaten zum Unfall auftreten und zu einem Muskelschwund, wechselweise begleitet von Sensibilitäts- und vasoneurotischen Störungen, führen sollen. BINGEL (1936) und SCHEIFFARTH (1940) beschreiben zusätzlich ausgeprägte vegetative Symptome. JELLINEK (1932) berichtet über 4, ECKERSTRÖM (1940) über 2 weitere Beobachtungen derartiger Späterkrankungen. Das längste Intervall – 7 Jahre zum Unfall – bot ein von WIECHMANN (1937) mitgeteilter Fall.

Aus dem neurologischen Bild ist eine Schädigung des Rückenmarkes als wahrscheinlich anzunehmen. Da das Unfallereignis meist Leute in einem Alter betrifft (s. Abb. 6), in dem auch schicksalhafte spastische Spinalparesen und -paralysen ihren Häufigkeitsgipfel haben, besteht im Einzelfalle die Gefahr der fälschlichen Annahme einer Kausalbeziehung zum Stromschlag.

Oft bilden sich die intervallär auftretenden Ausfallserscheinungen nach Monaten und Jahren zurück. PANSE (in KOEPPEN u. PANSE 1955) schildert aber auch progrediente Verläufe (S. 290 d. Zitats). Aus seinen eigenen Beobachtungen und einer Zusammenstellung von Fällen der Literatur glaubt er ableiten zu können, daß die Rückbildungstendenz mit zunehmendem freiem Intervall zwischen Unfall und Lähmungserscheinungen geringer wird. Der Sitz der vermuteten Läsion im Rückenmark ist immer streng dem Stromdurchgang korreliert (s. KOEPPEN u. PANSE 1955). KOEPPEN (1948, 1949, 1953) und KOEPPEN u. PANSE (1955) sind der Ansicht, daß es sich bei den Schäden um eine spezifisch-elektrische Wirkung des Stromes handeln müsse, ohne daß thermische Einflüsse ur-

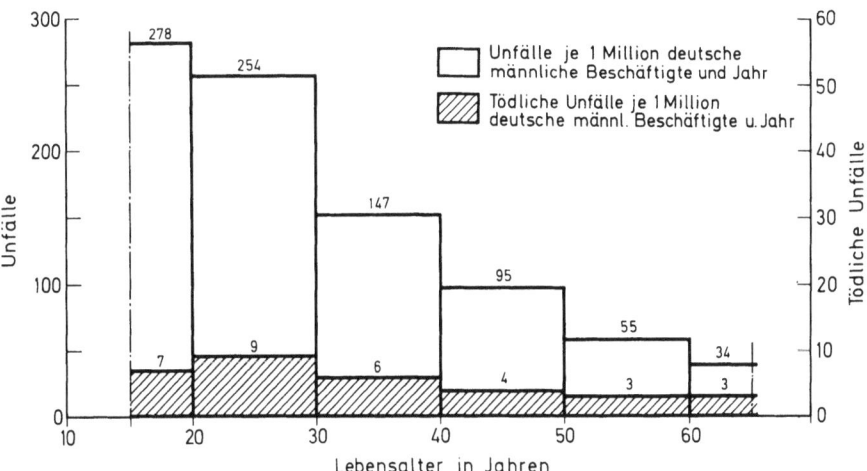

Abb. 6. Aufschlüsselung aus einem Kollektiv von rund 10000 bei der BG registrierten Stromunfällen

sächlich eine Rolle spielen. Es soll sich dabei aber nicht um eine Wirkung auf die Nervenzelle selbst, sondern auf das Gefäßsystem mit vasoneurotischen Störungen handeln (PANSE 1930, 1975).

An 5 Beobachtungen (2% des gesamten Untersuchungsgutes) konnte KOEPPEN (1953) in Übereinstimmung mit PANSE feststellen, daß die Spätlähmungen ausschließlich nach Unfällen mit niedergespannten Wechselströmen auftreten. In einem der 5 Fälle war allerdings eine thermische Einwirkung nicht sicher auszuschließen. PANSE (1930) konnte einem Kollektiv von 20 Beobachtungen aus der Literatur 9 eigene Beobachtungen von „elektrotraumatischer Spinalatrophie", die er als Nacherkrankungen bezeichnete, hinzufügen (vgl. auch PANSE 1975).

Ein von ADLER-MÖNNICH (1938) beschriebener Fall von anfallsartigen, wechselseitigen schlaffen Hemiparalysen mit heftigen Schmerzen und vorübergehender Bewußtlosigkeit, zeigt die Problematik der kausalen Zuordnung solcher Erscheinungen zu einem Elektrounfall; bei dem Betroffenen fand sich eine positive Wassermannsche Reaktion; es handelte sich offenbar um sensible Jacksonanfälle mit vasomotorischen Störungen, deren Beziehungen zu einem voraufgegangenen Elektrotrauma recht zweifelhaft bleiben. JELLINEK (1927) beschrieb einen 32jährigen Monteur, bei dem sich 3 Wochen nach der Elektrisierung (Hand-Hand) Lähmungserscheinungen mit Sensibilitätsstörungen in den Armen und eine Umfangsverminderung im Arm-Schulterbereich einstellten; später soll eine vollständige Rückbildung erfolgt sein. Zwei von ECKERSTRÖM (1940) beschriebene Fälle hielt KOEPPEN (1942) für hypothetisch und sprach ihnen lediglich einen gewissen Wert im Sinne der Anregung zur Beschäftigung mit der Problematik zu.

Trotz der in einigen Fällen klinisch überzeugenden Darstellungen von Fällen elektrotraumatischer Spinalerkrankung (PANSE 1930, 1975; KOEPPEN u. PANSE 1955) handelt es sich um bis heute morphologisch ungeklärte Zustände, die nur aus dem Zusammentreffen von Unfallereignis und neurologischen Sympto-

Tabelle 8. Rückenmarksschädigungen nach Stromunfällen. (Aus GERHARD u. SPANCKEN 1972)

Klinisch	Morphologisch
I. Reversible, spinal-atrophische Folge- zustände 69 Fälle (PANSE) Schlaffe Paresen, Muskelatrophien in einer oder mehrerer Extremitäten Ströme niedriger Spannung < 1 000 V	keine Befunde
II. Progrediente spinal-atrophische Folge- zustände a) 13 Fälle (PANSE) „ähnlich der ALS" b) 3 Fälle (PANSE) „ähnlich der progres siven spinalen Muskelatrophie" Ströme hoher und niedriger Spannung	2 Fälle: mikroskopisch „wie ALS" (BÜTTIKER, LINCK 1926, 1939) 1 Fall: mikroskopische Hämorrhagien und „retikulierte Gewebsmas- sen um zentrale Gefäße" (KARNOSH 1932)
III. Spastische Spinalerkrankungen 15 Fälle Spastik, ataktische Störungen, geringe Sensi- bilitätsausfälle. Verlauf regressiv bis stationär Ströme hoher Spannung > 1 000 V	1 Fall: Entmarkung. Hinter- und Sei- tenstränge im gesamten RM. Unregelmäßige Gliose, Astro- geringe Nz-Ausfälle (GERHARD u. SPANCKEN 1971)
IV. Experimentelle Befunde a) 1 000 V. Kaninchen. Nach 3 Wochen Paraparese hintere Extremitäten. Bla- sen- und Mastdarmlähmung. Sensibili- tätsausfälle, fehlende Reflexe (JELLINEK 1902) b) 220 V. Katze. Nach 24 Tagen: Spinale Atrophie, Parese (KÓMAR u. KÓMAR 1966)	a) Tabesähnliche Veränderungen des Lendenmarks. Degeneration der Sei- tenstränge im Brustmark b) Hämorrhagien der grauen Substanz, chronische perivaskuläre Entzün- dung

men in Gutachtensfällen abgeleitet wurden. Eine verläßliche autoptische Nachuntersuchung derartiger Fälle ist kaum erfolgt (vgl. Tabelle 8). Aus pathologisch-anatomischer Sicht bleibt daher eine erhebliche Unsicherheit in bezug auf
die Einstufung der beschriebenen Krankheitsbilder, zumal ein von DOHMEN
(1940) autoptisch nachuntersuchter Fall sich histologisch in eine entzündliche
Rückenmarkserkrankung auflöste.

Aufgrund von Beispielfällen mit fließendem Übergang von den Frühsymptomen zu
den Spätfolgen (KOEPPEN 1953) scheint, trotz der morphologischen Unsicherheit, zumindest die Vermutung gerechtfertigt, daß primäre Schäden zentralnervöser Strukturen auf
molekularer Ebene sich in wenigen Fällen nicht normalisieren, sondern im Laufe der
Zeit zu einem langsamen Untergang von geschädigten Nervenzellen oder Markfasern
führen. Der Befund chronisch-degenerativer Veränderungen der motorischen Vorderhornzellen (SPANCKEN u. GERHARD 1971 bzw. GERHARD u. SPANCKEN 1972) in einem
Fall von spastischer Spinalparalyse (s.S. 681) wurde von den Autoren allerdings vaso-
zirkulatorisch interpretiert. Die häufige Rückbildungsfähigkeit der beobachteten Lähmungen mit zweifelsfreiem spinalem Sitz wäre vielleicht dadurch zu erklären, daß Vorderhornzellen im Sinne der akuten Ganglienzellerkrankung geschädigt werden, die das rückbildungsfähige Stadium nicht verläßt (vgl. auch KOEPPEN u. PANSE 1955, S. 128).

Mit einer elektrisch induzierten Störung der motorischen Endplatten der Muskulatur nach Art der Myasthenia gravis (UNTERDORFER u. LEDERER 1975) sollte man ohne eindeutige Befunde den Begriff der „spinalatrophischen" Erkrankungen auf keinen Fall in Zusammenhang bringen. Man kann lediglich mit HEIDRICH (1960) von einem elektrotraumatischen myasthenischen Syndrom oder einer myasthenischen Reaktion sprechen. Aufgrund der Tatsache, daß sich in zahlreichen Fällen von elektrotraumatischer Spinalerkrankung die Symptomatik vollständig zurückgebildet hat (PANSE 1930), scheint die Namensgebung „Spinalatrophie" zumindest für den größeren Teil der Fälle unglücklich. Solange kein solcher Fall morphologisch eindeutig abgeklärt ist, und man nicht sicher sein kann, was sich hinter der intervallär auftretenden, oft reversiblen Umfangverminderung im Extremitätenbereich verbirgt, sollte vorsichtiger von Spinalerkrankung anstatt von Atrophie gesprochen werden.

β) Spastische Spinalparalysen

Innerhalb der intervallären zentralnervösen Späterkrankungen nach Stromschlag, hat PANSE (in KOEPPEN u. PANSE 1955) weitere Formen abgegrenzt, die durch spastische Lähmungen in Abständen von Monaten zum Elektrounfall gekennzeichnet sind. PANSE bezeichnete sie als spastische Spinalparalysen. Der Strom war in solchen Fällen bei Stromweg Kopf–Fuß oft durch das gesamte Rückenmark geflossen oder er hatte, nach Kontakt mit dem Rücken, nur Teile des Rückenmarkes einbezogen, wobei z.T. auch unmittelbare Hitzeeinwirkung durch lokale Verbrennung als Schädigungsursache in Frage kam. In Beobachtungen von ALEXANDER (1942) hatte der Strom den Weg Fuß–Fuß mit „Schleife" über das Sakralmark genommen. Gegenüber den „Spinalatrophien" handelt es sich bei den spastischen Spinalparalysen stets um Folgen von Unfällen mit Hochspannungen über 1000 V. KOEPPEN u. PANSE (1955) glaubten in diesen Fällen an eine Entstehung der Schäden durch Joulsche Wärme (vgl. auch SCHUMACHER 1908; ZANGGER 1910; PANSE 1930). Über den ersten und einzigen bisher pathologisch-anatomisch nachuntersuchten Fall von elektrotraumatischer Spinalparalyse wurde von SPANCKEN u. GERHARD (1971) vor der Arbeitsgemeinschaft nordrheinwestfälischer Pathologen und später von GERHARD u. SPANCKEN (1972) in der Acta neuropathologica berichtet. Es handelt sich um einen 65 Jahre alt gewordenen Mann, der im Alter von 61 Jahren bei Kontakt mit einer 110 kV-Hochspannungsleitung und Stromweg Kopf–Hals–Beine, mit Ausbildung eines Flammenbogens, ausgedehnte Verbrennungen erlitten hatte und längere Zeit bewußtlos gewesen war. Bereits 4 Tage nach dem Unfall traten eine Blasen-Mastdarmlähmung und eine Parese des rechten Beines auf. In den folgenden Monaten entwickelte sich eine Spastik der Beine und der Mann starb schließlich an den Folgen eines Hochdruckleidens durch rezidivierende Nierenentzündungen als Lähmungsfolge.

Morphologisch fand sich eine symmetrische, auf Hinter- und Hinterseitenstränge konzentrierte, aber auch andere Systeme einbeziehende unsystematische Entmarkung. Im Lendenmark wurde ein Vorderhornzellausfall deutlich; darüber hinaus fanden sich kaum Nervenzellveränderungen. In den Hintersträngen und den Hinterstrangkernen bestand eine Gliose (Abb. 7, 8).

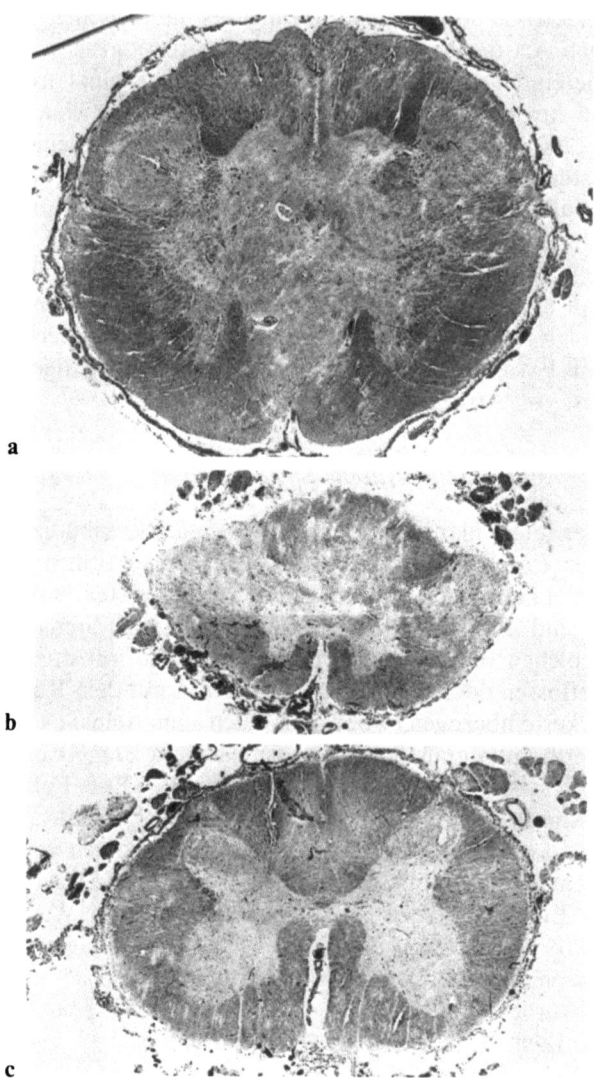

Abb. 7a–c. Caudale Medulla oblongata und Rückenmark in einem Fall von „spastischer Spinalparalyse" nach Starkstromunfall mit Längsdurchströmung des Körpers. **a–c** Symmetrische Entmarkungen mit Schwerpunkt in den Hinter- und Hinterseitensträngen, wobei die Veränderungen im Thorakal- **b** und Lumbalmark **c** am deutlichsten ausgeprägt sind. (Markscheidenpräparate mit Luxol-fast-blue; Originalpräparate zur Reproduktion überlassen von Frau Prof. Dr. L. GERHARD, Essen)

Erschwert wird die Interpretation der Spanckenschen Befunde durch die Tatsache, daß der Betroffene sich nach dem Unfall wegen der schweren Verbrennungen in einem Schockzustand befunden hat, so daß die Durchblutungsverhältnisse von Hirn und Rückenmark zu diesem Zeitpunkt nicht sicher abzuschätzen sind. Wegen des zwar schwerpunktsmäßig Hinter- und Hinterseitenstränge einbeziehenden, sonst aber unsystematischen Verteilungsmusters der Läsionen

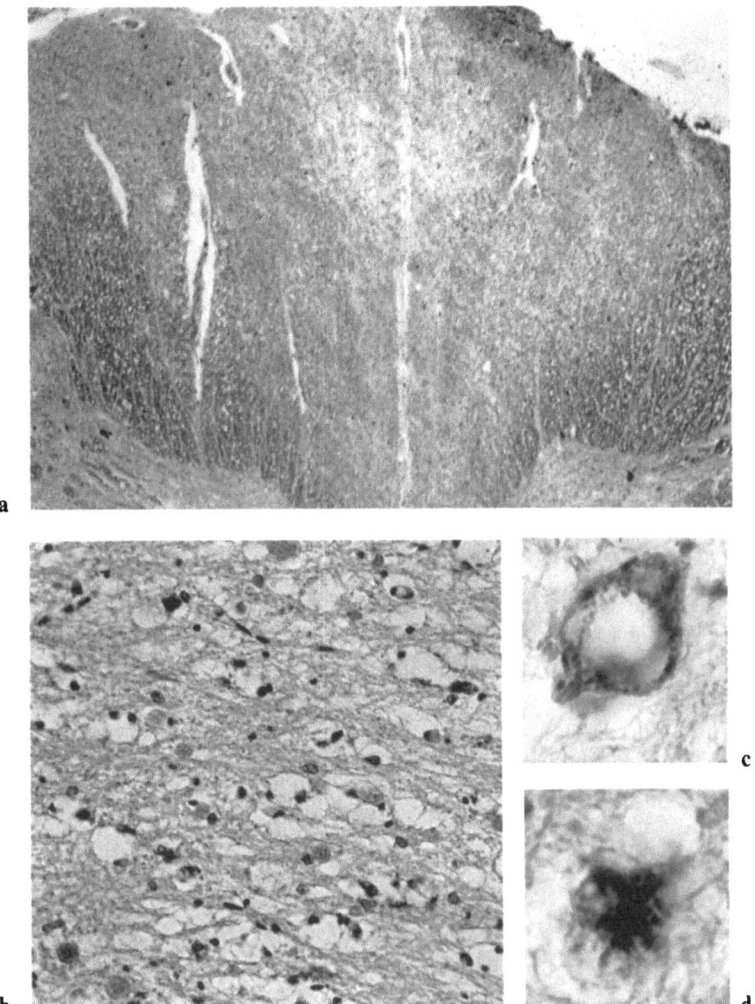

Abb. 8. a Ausschnittvergrößerung aus dem Hinterstrangareal des Halsmark-Medullaüberganges; nur in den Randabschnitten rechts und links noch regelrechte Bemarkung bei hochgradiger Entmarkung des Gollschen und teilweise des Burdachschen Stranges. **b** Spongiose und einzelne Corpora amylacea im Hinterhorn. **c, d** Vakuoläre Degeneration und Schrumpfung motorischer Vorderhornzellen des gleichen Querschnittes. (Färbung nach Klüver-Barrera; Originalpräparate von Frau Prof. Dr. L. GERHARD, Essen)

glauben GERHARD u. SPANCKEN (1972) allerdings an eine „spezifische Wärmeschädigung des Gewebes und der Gefäße", mit einer Ödemschädigung des Rükkenmarkes durch die primäre Läsion der Gefäße.

Ob der beschriebene Fall Allgemeingültigkeit für die Schädigungsform bei spastischen Spinalparalysen besitzt, muß infolge der sehr komplexen Situation offen bleiben, zumal tierexperimentelle Befunde zum Problem der Spinalparalyse zu spärlich geblieben und zudem im Ergebnis uneinheitlich sind (JELLINEK 1902, KÓMAR u. KOMAR 1966; vgl. Tabelle 8).

γ) Epileptische Anfälle

Epileptische Anfälle als Spätfolgen nach Elektrounfällen wurden verschiedentlich beschrieben und gutachterlich anerkannt (BRATZ 1906; PFAHL 1908; JOLLY 1912). PANSE (1930), der verschiedene Fälle aus der Literatur zusammenstellte, weist jedoch darauf hin (S. 64 d. Zit.), daß bis zum Zeitpunkte seiner Monographie noch nie eine Epilepsie sicher auf ein vorangegangenes Elektrotrauma zu beziehen war. Verläßliche Beobachtungen über Hirnnarben nach Elektrounfall als Ausgangspunkt für epileptische Anfälle lagen ebenfalls nicht vor.

DE MENDONCA (1942) erkannte den Zusammenhang zwischen Epilepsie und Elektrotrauma in einem Fall an; der Abstand zwischen Unfall und Manifestation der Epilepsie betrug 3 Monate; dem elektrischen Schlag war eine 40minütige Bewußtlosigkeit gefolgt. Der Autor glaubte an eine vasomotorische Hirnschädigung. BRATZ (1906) schildert einen 20jährigen Mann, der einen Stromschlag mit einer Leiterspannung von 500 V erlitt und im Laufe von 2 Jahren epileptische Anfälle zeigte. Neben der Auslösung diskutiert BRATZ auch die Verschlimmerung einer Epilepsie durch Stromeinwirkung. Bei einem 52jährigen Mann soll sich während 27 Jahren nach einem Hochspannungsunfall mit Leiterkontakt an der linken Stirnseite ein linksbetontes, progredientes Frontalhirnsyndrom mit epileptischen Anfällen entwickelt haben (URBÁNEK 1967).

Interessanterweise stellte bereits JOLLY (1912) anhand einer als elektrotraumatisch interpretierten Epilepsie die Hypothese auf, der elektrische Strom könne im Gehirn „derartige materielle Veränderungen" setzen, auf die in vivo sonst nichts hinweise, die aber für die Entstehung der Epilepsie verantwortlich wären. Die experimentelle Auslösbarkeit epileptischer Anfälle im Tierversuch und aus therapeutischen Gründen beim Menschen (vgl. SMALL et al. 1970) mit elektrischem Strom könnten ihm recht geben. JELLINEK (1927) vermochte bei Katzen nur mit Hilfe von Wechselstrom unmittelbar epileptische Krämpfe auszulösen; mit Gleichstrom gelang dies erst, wenn der Strom durch einen Unterbrecher „zerhackt" wurde.

δ) Augen-Schäden

JELLINEK (1927) erwähnt Nacherkrankungen der Augen, u.a. mit Chorioretinitis und Sehnervenatrophie nach Stromunfällen (vgl. auch BRATZ 1906; TAHER 1970; GEERAETS u. NOONEY 1973).

ε) Der elektrotraumatische Hydrozephalus

Ein Hydrozephalus als Spätfolge nach Einwirkung elektrischer Energie auf das Gehirn wurde erstmals von BACH (1950) am Falle eines 38jährigen Mannes, der 2 Jahre vor seiner ersten Begutachtung einen Blitzschlag erlitten hatte, beschrieben. Der Mann hatte 40 m vom Blitzeinschlag entfernt gestanden und war vermutlich durch einen von der Einschlagstelle abgesprungenen Teil des Blitzes getroffen worden. Äußere Verletzungszeichen bestanden bei der Begutachtung nur in einer kleinen alten Narbe am Kopf. Nach initialer Bewußtlosigkeit für etwa 2 h und nachfolgender Desorientiertheit, Somnolenz und aphasischen Störungen, Unbeweglichkeit der Extremitäten (Blitzlähmung) und Kribbelparästhesien, hatte er sich in der Folgezeit zunehmend psychisch verändert, war leicht erregbar und ermüdbar, desinteressiert und menschenfeindlich. Oft litt er unter heftigen Kopfschmerzen. Radiologisch zeigte sich ein Hydrocephalus internus ohne Zeichen einer Hirndrucksteigerung im Sinne eines Hydrocephalus internus e vacuo. BACH (1950) nahm an, daß der Entwicklung dieses Hydrozephalus ein eiweißreiches Ödem vorausgegangen sein müsse. Eine Entstehung durch Joulsche Wärme hielt er für unwahrscheinlich. Er betrachtete den Hydrozephalus als eine dem posttraumatischen Hydrozephalus nach mechanischer Gewalteinwirkung vergleichbare Sonderform (vgl. auch DANNHORN 1937; HASSIN 1933) – eine Ansicht, die von HEIDRICH (1954) anhand weiterer Beobachtungen von Hydrozephalus nach Elektrounfall, bei denen er ebenfalls ein eiweißreiches Ödem als Ausgangspunkt postulierte, geteilt wurde.

In einer Reihe von Tierexperimenten (HEIDRICH 1955, 1960; HEIDRICH et al. 1959, 1965) ließ sich bei Katzen und Hunden durch Elektrisierung mit 250 V und 0,3 A eine signifikante Ventrikelerweiterung erzeugen, wobei initial stets ein Hirnödem auftrat. Die oberflächlichen Hirngefäße boten am freigelegten Gehirn nach Reizung Spasmen (vgl. Abb. 3–5). Die Gefäßwirkung war sowohl durch zerebrale wie auch durch periphere Elektrisierung von Pfote zu Pfote, im letzteren Falle mit höheren Stromstärken, auszulösen. Der elektrotraumatische Hydrozephalus wäre nach diesen Befunden als Spätfolge einer spezifischelektrischen Gefäßwirkung anzusehen (HEIDRICH et al. 1965; HEIDRICH 1976).

ζ) Schädigung hypothalamischer Strukturen

Ob eine rapide eintretende Gewichtsabnahme nach einem Elektrounfall, die STURM (1941) und JELLINEK (1932) in 2 Fällen beobachteten, auf eine dauerhafte Schädigung hypothalamischer Strukturen bezogen werden darf, ist sehr fragwürdig. Immerhin zeigen moderne Untersuchungen (CLEARY 1973), daß elektrische Wellen und Hochfrequenzströme Einfluß auf den Hypothalamus und von diesem abhängige Funktionen nehmen können (vgl. auch KAWAKAMI et al. 1973; FINK u. AIYER 1974). HERRERO (1969) konnte durch Einwirkung von Radiofrequenzstrom auf den ventromedialen Hypothalamus eine Obesitas und andere endokrine Störungen hervorrufen. Dennoch sind solche experimentellen Ergebnisse nur schwer auf Stromunfälle beim Menschen zu übertragen, zumal morphologische Schäden im Hypothalamus bislang nicht berichtet sind.

d) Thermische Schäden durch Joulsche Wärme

In einer statistischen Auswertung von 11 014 Stromunfällen durch das Institut zur Erforschung elektrischer Unfälle der Berufsgenossenschaft der Feinmechanik und Elektrotechnik in Köln, traten in 65% der Fälle Verbrennungen 1. bis 3. Grades und in 18,4% Strommarken auf. Verbrennungen stellen damit die bei weitem häufigste alle Verletzungsarten bei Elektrounfällen (s. Tabelle 1 unten).

In Tierversuchen zeigte sich, daß bei Elektrodenlage am Kopf z.B. der gebräuchliche Wechselstrom von 220 V, und auch höhere Spannungen, keine Schäden durch Joulsche Wärme im Gehirn hervorriefen (KOEPPEN 1953). Erst bei Spannungen ab 4000 V und Stromstärken von 16 A traten Schäden auf, die einer Wärmeentwicklung zuzuschreiben waren. KOEPPEN (1953) konnte rechnerisch ermitteln, daß bei einer Durchströmung des

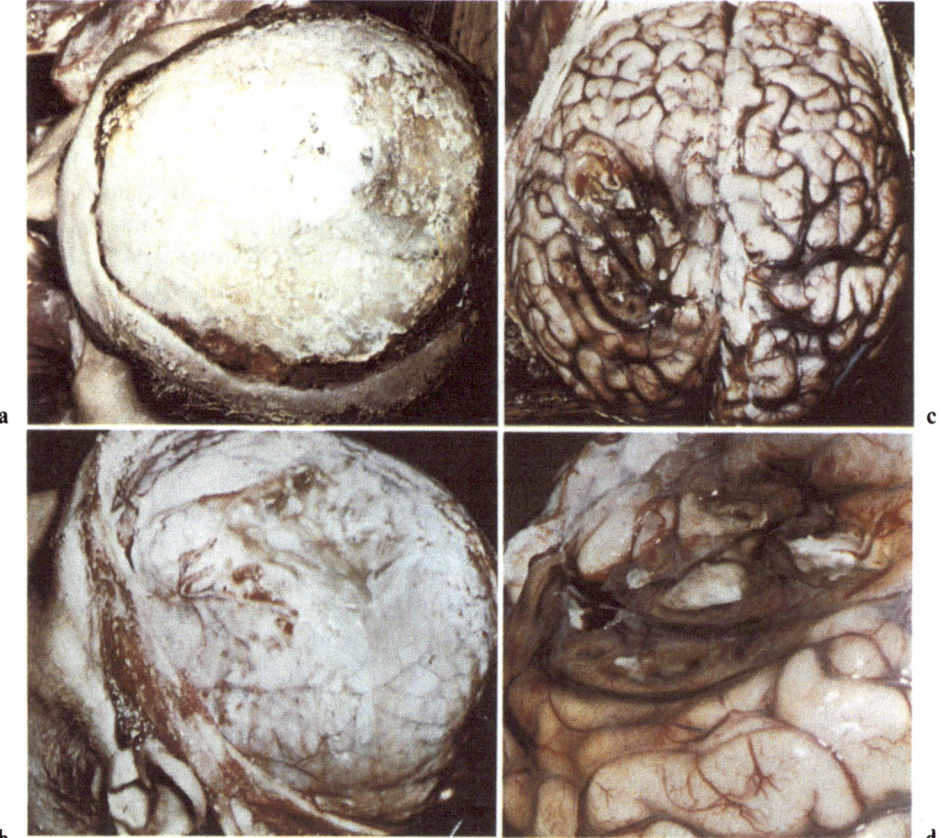

Abb. 9a–d. Elektrische Schädel- und Gehirnverbrennung nach Kopfkontakt mit einem Hochspannungsleiter. **a** Skalpierung und typische perlweiße Kalzinierung der Tabula externa der Schädelkalotte. **b** Defekt der Dura unterhalb der Kontaktstelle. **c, d** Hirnverbrennung mit Verkochung des Gewebes, petechialen Blutungen in der Rinde und Gefäßhyperämie (Stase). (Aus seinem Archiv freundlicherweise überlassen von Herrn Prof. Dr. G. DOTZAUER, emerit. Direktor des Institutes für Rechtsmedizin der Universität Köln)

Kopfes mit dem gebräuchlichen Wechselstrom bei 22 s Flußdauer eine Temperaturerhöhung im Gehirn von 1,8 °C eintritt.

Thermische Schäden des Zentralnervensystems treten in der Praxis bei Unfällen mit Starkstrom, mit und ohne Funkenüberschlag, und im Lichtbogen auf. SCHRIDDE (1926) unterschied in Berücksichtigung der häufig zum Tode führenden Verbrennungen zwischen elektrischem Verbrennungstod und elektrischem Stromtod. Die Morphologie der elektrothermischen Schäden unterscheidet sich nicht grundsätzlich von der bei Verbrennungen in der offenen Flamme. Sie wird daher hier nur kurz behandelt. Hochspannungsverletzungen durch unmittelbare Einwirkungen des Stromes treten im Bereiche des ZNS vorwiegend nach Kontakten des Kopfes mit Stromleitern auf (Abb. 9). Ein solcher Unfallmechanismus ereignet sich häufig bei Reparaturen an Fahrdrahtleitungen und Strom-

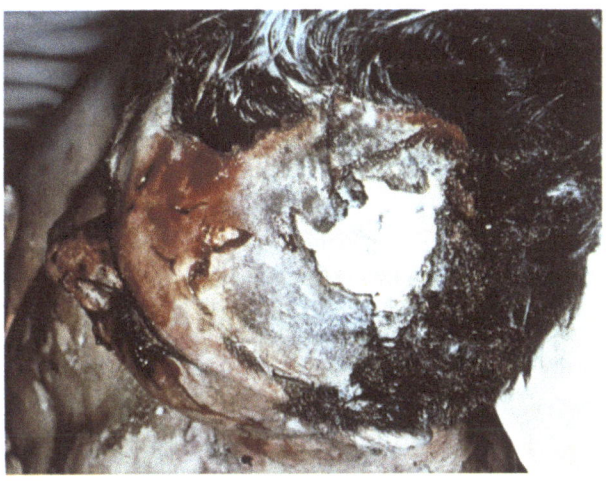

Abb. 10. Ausriß eines großen Hautstückes aus der Kopfschwarte nach Kopfkontakt mit einem Hochspannungsleiter. Beachte die Kalzinierung des Knochens unter dem Kopfschwartendefekt. (Originalaufnahme Prof. Dr. G. DOTZAUER, Köln)

abnehmern von Elektrofahrzeugen. In 14 von 102 Fällen mit elektrischer Verbrennung (SCHRIDDE 1926), befand sich die Stromeintrittsstelle am Kopf (vgl. auch JAEGER 1921). Diese Unfallart ist formal, nicht jedoch in der morphologischen Konsequenz vom Funkenüberschlag bei Annäherung an eine Hochspannungsleitung zu unterscheiden.

Wie zahlreiche Fallbeschreibungen der Literatur zeigen (JELLINEK 1903, 1927, 1932; LANGER 1914; BORUTTAU 1918b; JAEGER 1921; GUBLER 1926; RANZI et al. 1927; LANGWORTHY 1936; KOEPPEN 1953), kommt es bei Kontakt mit Hochspannungsleitern und bei Funkenüberschlag zu schweren Verbrennungen und mitunter zu sehr ausgedehnten Defektbildungen des Gehirns und seiner Hüllen (Abb. 10), die trotz beeindruckenden Ausmaßes (s. KOEPPEN 1953, S. 601), erstaunlicherweise überlebt werden können (vgl. auch ARZT 1910; CHIARI 1910; SALTYKOW 1910).

Am Schädelknochen entstehen, neben Ascheprodukten, phosphorsaure Kalkperlen (JELLINEK 1927); der Schädelknochen wird kalziniert (Abb. 9a, 10). Für die großen Defektbildungen an Schädel und Gehirn bei Unfällen mit tödlichem Ausgang können die thermischen Einflüsse nicht immer alleine verantwortlich gemacht werden. Die beim Kontakt mit dem Stromleiter auch freigesetzte kinetische Energie dürfte zusätzlich für die Schäden verantwortlich sein. Ferner kann durch die infolge der hohen Temperaturen ausgelöste schlagartige Verdampfung der Liquor- und Gewebsflüssigkeit eine Explosionswirkung mit Sprengung der Schädelkalotte hervorgerufen werden (vgl. auch FRITZ 1940). Erst kürzlich hat DOTZAUER (1974) auf die Entstehung von Duraeinrissen und Hirnprolapsen durch die explosionsartige Verdampfung erneut hingewiesen. In leichteren Fällen mit geringerer Hitzeentwicklung kann eine „seröse Meningitis" resultieren, die mit Liquordrucksteigerung einhergeht (KOEPPEN 1953). SAND-

ROCK (1912) und GUBLER (1926) beschreiben Subduralblutungen nach Schädel-
verbrennungen durch elektrischen Strom.

Bei Lage von Rückenmarksabschnitten im Stromweg, z.B. bei Stromfluß
Hand–Hand, durch beide Beine oder bei Stromkontakt mit dem Rücken, können Zerstörungen des Rückenmarkes mit kompletten Querschnittslähmungen
resultieren.

Auf dem Boden der durch Hitzekoagulation und Verbrennung bedingten
Schäden am Gehirn, die von oberflächlichen Hirnwunden (Abb. 9c, d) bis zu
ausgedehnten Zerstörungen reichen, können sich, vor allem bei offenen Verletzungen, seltener auch bei gedeckten (vgl. RANZI et al. 1927), Infektionen des
Gehirns und der Hirnhäute entwickeln. Die Rolle von Hirn-Duranarben, die
auf dieser Basis entstehen, als Ausgangspunkte für Rindenepilepsien, ist umstritten (PANSE 1930).

Neben neurologischen Symptomen in Abhängigkeit von den oft groben Hirnzerstö-
rungen, zeigen Überlebende von Starkstromunfällen auch die bereits auf S. 688 besprochenen vegetativen und psychischen Störungen, die den neurologischen Defektsymptomen
an Intensität und subjektiver Beeinträchtigung wenig nachstehen und mitunter an eine
Hirnstammschädigung denken lassen. KOEPPEN (1944, 1949, 1953) kritisiert jedoch heftig
die nach seiner Meinung zu freizügige Annahme von Stammhirnbeteiligungen durch
STURM (1941) und VEIL u. STURM (1942) bei verschiedenartigen vegetativen Symptomen
und endokrinen Störungen, ohne daß die Charakteristika des voraufgegangenen Elektro-
traumas dazu berechtigen. Andererseits schildert KOEPPEN (1949, 1953) selbst klinische
Fälle mit ausgeprägten vegetativen Störungen, bei denen eine Hirnstamm- und Rücken-
marksdurchströmung sicher stattgefunden hatte. LINDENMAYER u. PAPPENHEIM (1973) beschreiben einen akinetischen Mutismus nach Stromunfall. PANSE (in KOEPPEN u. PANSE
1955) hält elektrotraumatische Störungen im vegetativen Bereich als Folgen thermischer
Einwirkungen (s.S. 129 d. Zitats) für möglich. Wie die Beobachtung einer 19jährigen
Frau mit anhaltenden Hirnnervenausfällen nach Stromdurchgang von Hand zu Hand
nahelegt (HEIDRICH 1960), muß man mit Einwirkungen auf pontine, bulbäre und Mittel-
hirnstrukturen vielleicht sogar dann rechnen, wenn der Strom nicht den Weg durch die
Körperachse (Kopf–Fuß) genommen hat (vgl. auch PANSE 1930, S. 31). Die von HEID-
RICH et al. (1965) in Tierversuchen beobachteten Gefäßveränderungen nach Stromeinwir-
kung könnten in solchen Fällen statt der Joulschen Wärme wirksam geworden sein.
Dies scheinen auch die mitunter nach Stromeinwirkung beschriebenen Hirnstammblutun-
gen (s.S. 670) zu bestätigen.

Die Wärme innerhalb des Hirngewebes nimmt mit zunehmender Entfernung
von einer Diathermieelektrode sehr schnell ab (WATKINS 1965). Bei Applikation
von Hochfrequenzstrom über eine Nadelelektrode mit Temperaturen an der
Elektrodenspitze von 62–64 °C für 30–100 s Dauer, fanden sich Gewebs- und
Nervenzellnekrosen bis in 2 mm Entfernung von der Elektrodenspitze. In 6 mm
Abstand von der Elektrode betrug die Temperatur des Hirngewebes nur noch
40 °C; Schäden fehlten. WOLF u. DICARA (1969) und DICARA et al. (1974) konnten durch stereotaktische Koagulation mit Anodenstrom an umschriebenen Läsionen im Nucleus caudatus und im Hypothalamus die Entwicklung elektrother-
mischer Nekrosen und ihre Heilung mikroskopisch verfolgen (Abb. 11): 1 h
nach der thermischen Einwirkung fand sich ein Nekroseherd aus lockerem,
azellulärem Gewebsschutt, umgeben von einem inneren Saum dicht zusammen-
gedrängter Neurogliazellen mit Erythrozyten aus Gefäßrupturen und Resten
von lytischen Neuronen. Nach außen schloß sich eine spongiöse Auflockerungszone an, in deren Umgebung die Nervenzellen nur leichte Schäden zeigten.

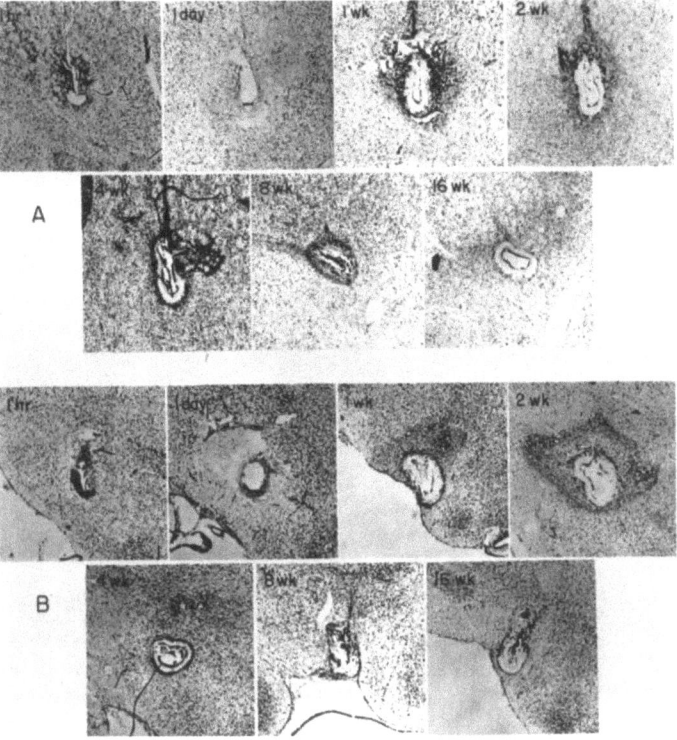

Abb. 11A, B. Stereotaktische Elektrokoagulation in der grauen Substanz der Stammganglien (weiße Substanz s. zum Vergleich Abb. 22–24 im Kap. „Termische Schäden"): Schnitte nahe dem Zentrum einer kleinen Läsion (0,8 mA) im Ncl. caudatus **A** und Hypothalamus **B** zum jeweiligen Überlebenszeitpunkt. Die Bildbeispiele wurden durch zufällige Auswahl an der jeweiligen Stelle aus zwei Gehirnen bestimmt (Cresylviolettfärbung, × 15). (Aus WOLF et al. 1969)

Nach 24 h befanden sich die Neurone der äußeren Zone in einem unterschiedlich weit fortgeschrittenen Zustand der Verflüssigung und des Zerfalls. Der Gewebsschutt im Zentrum war bereits weitgehend abgeräumt und eine leukozytäre Reaktion stellte sich ein. Nach 2 Wochen grenzte ein dichter Gliasaum die reaktive Zone ab; die zentrale Defektzone war bereits narbig geschrumpft.

CREDÉ hatte ähnliche Beobachtungen schon im Jahre 1939 an wesentlich ausgedehnteren thermischen Koagulationsnekrosen des Gehirns gemacht und grundsätzliche Unterschiede in der Beseitigung dieser Nekrosen gegenüber ischämischen Nekrosen hervorgehoben. Im Vergleich zur ischämischen Nekrose erweist sich die Koagulationsnekrose als erheblich abraumresistenter und ruft keine der ischämischen Nekrose vergleichbare Fettkörnchenzellreaktion hervor. Die Koagulationsnekrosen wurden in den Untersuchungen CREDÉS vielmehr in Schaumzellgranulome umgewandelt und können im Endeffekt zu Hirnnarben führen.

Nach Elektrokauterisierung des Gehirns bei Operationen, z.B. Tumorextirpationen, treten in Hirn- und Tumorgewebe markante rhythmische Zellanordnungen in fischzugartigen Strängen auf (Abb. 12). ZÜLCH (1940) bezeichnete

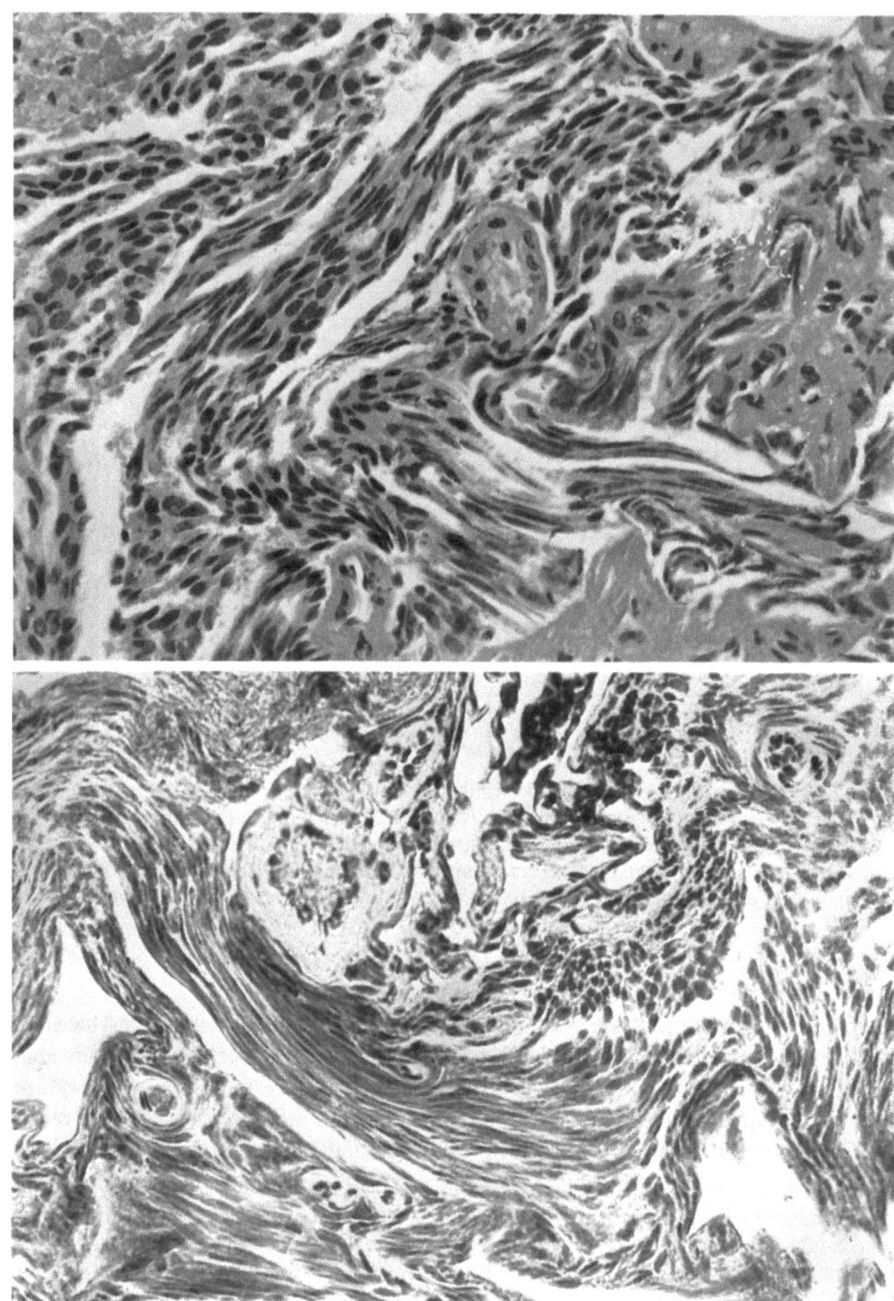

a

b

Abb. 12a, b. Typische „Stromschleifen" der Zellkerne in einer mit dem Elektromesser extirpierten Karzinommetastase des Gehirns. **a** Mäßiggradige Ausprägung mit noch gut erkennbaren länglich-oval verzogenen Kernen. **b** Die Kerne sind zu langen Bändern ausgezogen und kaum noch als solche zu identifizieren; Cave Verwechslung mit fusiformem Tumorwachstum

diese charakteristischen Bilder als Stromschleifen. Sie entsprechen den bereits von Kawamura (1921) und Jellinek (1938) an den Strommarken der Haut als spezifisch-elektrisch herausgestellten Gewebsveränderungen.

e) Sekundäre Verletzungen und Krankheitszustände nach Stromunfällen

Die sekundären Schäden durch Elektrounfälle sollen nur kurz besprochen werden, da es sich um unspezifische Folgeschäden handelt, die in anderen Kapiteln dieses Werkes dargestellt werden.

Unter den 11 040 Unfällen durch technische Elektrizität, die von der Berufsgenossenschaft der *Feinmechanik* und *Elektrotechnik* in Köln ausgewertet wurden, traten Sekundärverletzungen in ca. 12% der Fälle auf (s. Tabelle 1). Bei Unfällen mit Starkstrom dauert der Kontakt mit dem Stromleiter meist nur Bruchteile von Sekunden, da durch die Freisetzung großer kinetischer Energien (Stromarbeit) der Betroffene von der Stromquelle weggeschleudert wird. Bei Stürzen von Montagepodesten können schwere Schädel-Hirntraumen mit allen in diesem Zusammenhang möglichen Folgezuständen entstehen (vgl. Boruttau 1918b). Auch Wundinfektionen gehören zu den Sekundärfolgen, z.B. in 15% der überlebten Starkstromunfälle bei Panse (1930). Jellinek (1934) wies jedoch auf die vergleichsweise geringe Infektionsneigung elektrischer Verbrennungen zu anderen offenen Wunden hin. In einem Falle Jaegers (1921) entwickelte sich nach einer Schädelverletzung durch Starkstrom mit Knochennekrosen im Hirnschädel ein Hirnabszeß (vgl. auch Panse 1930). Ranzi et al. (1927) fanden 9 Tage nach einem Stromunfall mit ausgedehnter Weichteil- und Knochenverbrennung einen kommunizierenden epi- und subduralen Abszeß mit lokaler Meningoenzephalitis.

Bei der Beurteilung der Zusammenhangsfrage zwischen einer Meningitis purulenta und einem Elektrotrauma ist große Vorsicht geboten, wie 2 beispielhafte Fälle von Koeppen u. Panse (1955) mit zufälligem Zusammentreffen beider Ereignisse verdeutlichen.

Die Vernarbung von Schäden am Gehirn und seinen Häuten kann zur Arachnitis adhaesiva führen (vgl. Foerster 1929).

Vereinzelt wird in der Literatur über Thrombosen großer Hirnschlagadern (A. basilaris, A. carotis interna) mit Tod im Intervall von Tagen bis Monaten zum Stromunfall berichtet (Haase u. Luhan 1959; Lindenmayer u. Pappenheimer 1973). Ob es sich dabei tatsächlich um die Folgen einer elektrisch hervorgerufenen Gefäß(media)nekrose handelt (Jaffé et al. 1929a, b) oder um die Auswirkungen temporärer zerebraler Blutstromverlangsamung (Hämostase) nach Herzrhythmus- oder zirkulatorischen Störungen bei intrakranieller Raumforderung, ist aus der komplizierten Situation der beschriebenen Fälle schwer zu entscheiden.

Im Rahmen der extremen Muskelanspannung während des Stromflusses können Wirbelfrakturen und andere Knochenverletzungen entstehen (Jaeger 1921; Löwenthal 1926; Panse 1930; Schilf 1930; Jellinek 1932; Sturm 1941; Gertsman 1974 u.a.), die mechanische Verletzungen zentralnervöser Strukturen, insbesondere des Rückenmarkes, nach sich ziehen. Wirbelfrakturen sind auch eine gefürchtete Komplikation beim therapeutischen Elektroschock.

Durch einen größeren Anfall von Autotoxinen, einmal aus den Verbrennungsgebieten, zum anderen aus mechanisch geschädigten Muskeln (Faserrupturen und -nekrosen bei elektrischem Tetanus) kann es zum akuten Nierenversagen (Crush-Syndrom) kommen. Die in der Skelettmuskulatur bei elektrischem Stromfluß u.U. auftretenden Parenchymschäden wurden von SCHMIDT (1910) erstmals anhand ausgeprägter Nageottscher Bänder in den Muskelfasern nachgewiesen.

f) Elektrotrauma und Hirntumor

An der Frage der Beziehung zwischen Schädel-Hirntraumen und Hirntumoren hat sich in der Vergangenheit eine lebhafte Diskussion entzündet, die bei ZÜLCH (1956) resumiert ist. In diesen Diskussionen handelte es sich fast ausnahmslos um den Zusammenhang zwischen Tumoren und mechanischen Traumen (vgl. WALSH et al. 1969). In bezug auf das grundsätzliche Problem, wie man sich einen Zusammenhang zwischen Trauma und Hirntumor vorstellen soll, meint ZÜLCH (1956), daß Folgen von Narbenbildungen nach Hirnwunden, besonders bei lang hingezogener Abheilung und Regeneratbildung um Fremdkörper (Metallteile, Granatsplitter, Gazetupfer), als Boden für eine Tumorentstehung ernsthaft in Betracht zu ziehen seien. Er warnt jedoch vor der Verwechslung proliferativer Astrogliareaktionen, die in jedem Hirnnarbengebiet auftreten können, mit Tumoren. Grundsätzlich steht die Überlegung ZÜLCHS im Einklang mit dem allgemein bekannten Narbenkarzinom der Lunge, das sich auf dem Boden einer postinfektiösen Narbe (Tuberkulose) entwickeln kann. BENEKE (1926, 1932, 1933), der sich besonders mit der Zusammenhangsfrage auseinandergesetzt hat glaubte, daß auf den Hirnschädel einwirkende Kräfte, zu denen er auch elektrische Traumen zählte, ursächlich für Blastombildungen des Gehirns, des Rückenmarkes und deren Häute in Frage kämen. Nimmt man Narben und Fremdkörper, um die sich ein Fremdkörpergranulom entwickelt, als Boden für eine mögliche Tumorentstehung an, was 2 eindrucksvolle Fälle von REINHARDT (1928) und SCHMIDT u. JAQUET (1963) glaubhaft machen, so sind diese Voraussetzungen natürlich auch bei Elektrotraumen gegeben, in deren Rahmen es einmal durch Verbrennungen, zum anderen durch Einsprengung von Knochenteilchen oder Metallteilchen und -ionen des Leiters zu granulomatösen Entzündungen und Narbenbildungen kommen kann. Dennoch scheint bislang der von BENEKE (1926, 1932) beschriebene Fall eines „elektrotraumatischen" Hirntumors in der Literatur einzigartig dazustehen. ZÜLCH (1956) nimmt zu diesem Fall speziell nicht Stellung und erwähnt auch keine Zusammenhangsdiskussionen mit Elektrotraumen. Der großen Datenspeicheranlage des Deutschen Krebsforschungszentrums konnten wir ebenfalls keine weiteren Mitteilungen oder Diskussionen zu diesem Thema entnehmen. Der Fall, den BENEKE 1926 und 1932 schilderte, zeigt ohne weitere Erörterung, wie sehr man in der Beurteilung eines Zusammenhanges zwischen Elektrotrauma und Hirntumor autosuggestiven Momenten zum Opfer fallen kann: Ein Bergmann, etwas schwächlich gebaut und zu schwerer Arbeit „eigentlich wenig geeignet", erlitt mit 37 Jahren einen Elektrounfall. Mit einer Eisenkette, die er über der Schulter trug, berührte er eine freiliegende Kraftleitung und erhielt einen elektrischen Schlag aus einer Anlage von ca. 500 V. Nach Augenzeugenberichten hatte keine Berührung mit den Händen stattgefunden, seine Kleidung war allerdings durchnäßt gewesen. Brandwunden oder Strommarken fanden sich nicht. Der Betroffene stürzte in die Knie und klagte über Kopfschmerzen. Einige Zeit mußte er sich erholen, arbeitete dann aber weiter. Keine Immediatlähmungen oder sonstige Symptome. 14 Tage später Übelkeit und Kopfschmerzen, Arbeitsunfähigkeit. Am 52. Tag nach dem Ereignis Exitus. Bei der Sektion fand sich ein „walnußgroßer Knoten im Kleinhirn (Oberwurm)", bei dem es sich um ein „kleinzelliges, offenbar dem Kleinhirngewebe entstammendes Sarkom" (Medulloblastom? Spongioblastom?) handelte. Ferner bestand ein Hydrocephalus internus, den BENEKE (1932) jedoch nicht auf den Tumor bezog, da der Hydrozephalus chronisch sei und der Tumor schneller gewachsen sein müsse.

Trotz der ablehnenden Haltung zweier Gegengutachter blieb BENEKE bei der Überzeugung, daß ein Zusammenhang möglich sei („Noch heute würde ich diesen Fall nicht viel anders beurteilen können als vor 20 Jahren" – BENEKE 1932).

Literatur

Adler-Mönnich, J.: Über ungewöhnliche Folgezustände nach einem elektrischen Unfall. Wien. med. Wschr. **88**, 265 (1938)

Alexander, L.: Electric injuries of the nervous system. Arch. Neurol. Psychiat. (Chic.) **47**, 179 (1942)

Alexander, L., Weeks, A.W.: Electric shock: Importance of path, distribution, and density of current in determining symptoms and pathology. Amer. J. Path. **17**, 601 (1941)

Alexander, L., Löwenbach, H.: Experimental studies on electroshock-treatment: the intracerebral vascular reaction as an indicator of the path of the current and threshold of early changes within the brain tissue. J. Neuropath. exp. Neurol. **3**, 139 (1944)

Alvensleben, K.: Elektrische Unfälle und deren Folgen. Dtsch. med. Wschr. **51**, 1009 (1925)

Andrianov, I.U.N., Broun, G.R. Ilínskii, O.B.: An electrophysiologic study of the central neurons of the skate electroreceptor system. (russ.) Neirofiziologiia **6**, 59 (1974)

Arzt, L.: (Diskussion zum Vortrag von M.B. Schmidt) Verh. dtsch. Ges. Path. **14**, 225 (1910)

Athenstaedt, H.: Pyroelectric and piezoelectric properties of vertebrates. Ann. N.Y. Acad. Sci. **238**, 68 (1974)

Bach, W.: Hirnorganische Dauerfolgen nach Verletzung durch Blitzschlag. Nervenarzt **21**, 16 (1950)

Becker, R.O.: The basic biological data transmission and control system influenced by electrical forces. Ann. N.Y. Acad. Sci. **238**, 236 (1974)

Beneke, R.: Traumen und Gehirn. Verh. dtsch. Ges. Path. 21 441 (1926)

Beneke, R.: Klinische und anatomische Beiträge zur traumatischen Ätiologie der Geschwülste des Zentralnervensystems und seiner Häute. Ergebn. allg. Path. **26**, 893 (1932)

Beneke, R.: Noch einmal Trauma und Gliom. Mschr. Unfallhlk. **40**, 505 (1933)

Biemond, A.: Halfzijdige Hersenzwelling na electrisch ongeval. Nederl. Tijdschr. Geneesk. **72**, 182 (1928)

Bingel, K.: Zur Klinik und Pathogenese neurologischer Krankheitsbilder nach Blitzschlagverletzung. Dtsch. Z. Nervenheilk. **141**, 97 (1936)

Blanchi, D., Cedrini, L., Ceria, F., Meda, E., Re, G.G.: Exposure of mammalians to strong 50 Hz electric fields. 2. Effects on heart's and brain's electrical activity. Arch. Fisiol. **70**, 33 (1973)

Bleifeld, W., Effert, S., Heinrich, K.W., Merx, W., Meyer, J.: EKG-Befunde nach Stromunfällen. Med. Bericht Inst. Erforsch. elektr. Unf., Köln 1972

Boemke, F.: Künstliche histologische Veränderungen des Gehirns und Rückenmarkes. Virch. Arch. path. Anat. **293**, 180 (1934)

Borruttau, H.: Der Tod durch Elektrizität, Verhütung der Unfälle durch Starkstrom und Wiederbelebung durch elektrischen Strom Verunglückter. Berl. klin. Wschr. **53**, 912 (1916)

Boruttau, H.: Todesfälle durch therapeutische Wechselstromanwendung und deren Verhütung. Dtsch. med. Wschr. **43**, 808 (1917)

Boruttau, H.: Über Wiederbelebung bei Herzkammerflimmern mit besonderer Rücksicht auf Narkose- und Starkstromunfälle. Dtsch. med. Wschr. **44**, 849 (1918a)

Boruttau, H.: Der Mechanismus des Todes durch elektrischen Starkstrom und die Rettungsfrage. Aufgrund eines amtlichen Materials von 1190 elektrischen Unfällen. Vjschr. gerichtl. Med. **55**, 1 (1918b)

Bratz, Optikusatrophie und Chorioretinitis nach elektrischem Schlag. Auslösung bzw. Verschlimmerung von Epilepsie. Ärztl. Sachverständ. Zeitung **3**, 45 (1906)

Büttiker, s.b. Panse: Klinische Elektropathologie. Stuttgart: Thieme 1955

Burton, C.: Neuromagnetics – an experimental and clinical tool. CRC. Crit. Rev. Bioeng. **1**, 273 (1972)

Campbell, R.: Über Blitzverletzungen. Helv. med. Acta **11**, 529 (1944)

Carnier, S.: Zwei Todesfälle durch elektrischen Strom mit ungewöhnlichen Befunden. Beitr. gerichtl. Med. **29**, 335 (1972)

Cervós-Navarro, J., Matakas, F.: Electron microscopic evidence for innervation of intracerebral arterioles in the cat. Neurology **24**, 282 (1974)

Chiari, H.: (Diskussion zum Vortrag von M.B. Schmidt) Verh. dtsch. Ges. Path. **14**, 225 (1910)

Chizhenkova, R.A.: Electrical reaction of the cortex of the rabbit brain to various electromagnetic fields (in Russian) Zh. VYSSH Nerv. Deiat. Pavlov **17** 1083 (1967a)

Chizhenkova, R.A.: Potentials of the rabbit brain during exposure to an electromagnetic field (in Russian) Fiziol. Zh. SSSR Sechenov **53**, 514 (1967b)

Chizhenkova, R.A.: The role of various brain structures in the electroencephalographic reactions of rabbits to a constant magnetic field and electromagnetic fields of ultra and super high-frequency. (in Russian) Zh. VYSSH Nerv. Deiat. Pavlov **17**, 313 (1967c)

Cleary, S.F.: Uncertainties in the evaluation of the biological effects of microwaves and radiofrequency radiation. Health Phys. **25** 387 (1973)

Credé, H.: Beitrag zur Frage der Koagulationsnekrose im Zentralnervensystem. Z. Neurol. **166**, 719 (1939)

Critchley, M.: The effects of lightning with a special reference to the nervous system. Bristol med.-chir. J. **49**, 285 (1932)

Dannhorn, G.: Über Schädigungen des Nervensystems durch Blitzschlag. Veröff. Volksgesundh.-dienst **48**, 703 (1937)

Dicara, L.V., Weaver, L., Wolf, G.: Comparison of DC and RF for lesioning white and grey matter. Physiol. Behav. **12**, 1087 (1974)

Dohmen, A.: Hirnschädigung durch elektrischen Strom oder organisches nichttraumatisches Hirnleiden? Arch. Psychiat. Nervenkrh. **112**, 284 (1940)

Dolina, L.A., Necstrueva, V.S.: On reactions of the central nervous system to the action of a direct (galvanic) current (an experimental-morphological study) (in Russian). Vop. Kurort. Fizioter. **32**, (1967)

Dotzauer, G.: Zum Problem des sogenannten Brandhämatoms. Z. Rechtsmed. **75**, 21 (1974)

Dotzauer, G., Naeve, W.: Der postmortale Liquordruck. Dtsch. Z. gerichtl. Med. **52**, 273 (1961)

Dynkiewicz, H.: Ein Fall von Parese einer Extremität nach Blitzschlag. Lek. wojsk. **16**, 23 (1930)

Echlin, F.A.: Vasospasm and focal cerebral ischemia. Arch. Neurol Psychiat. **47**, 77 (1942)

Eckerström, St.: Elektrisk skada såsom orsak till encephalopathi. Nord. Med. (Stockh.) **102**, 1229 (1940)

Eppinger, H.: Die seröse Entzündung. Wien: Springer 1935

Eppinger, H.: Die Permeabilitätspathologie. Wien: Springer 1949

Ferris, L.P., King, B.G., Spence, P.W., Williams, H.B.: Effect of electric shock on the heart. N.Y. Electr. Engeneering 1936, p. 498

Fieschi, C., Agnoli, A., Battistini, N., Nardini, M., Prencipe, M.: Cerebral vasomotor control and CSF pH in metabolic and respiratory coma. In: M. Brock, C. Fieschi, D.H. Ingvar, N.A. Lassen, K. Schürmann (eds): Cerebral Blood Flow. Berlin-Heidelberg-New York: Springer 1969

Fink, G., Aiyer, M.S.: Gonadotrophin secretion after electrical stimulation of the preoptic area during the oestrous cycle of the rat. J. Endocrin. **62**, 589 (1974)

Fish, P.A.: The action of strong currents of electricity upon nerve cells. Proc. Amer. Micr. Soc. **17**, 180 (1895)

Foerster, O.: Die traumatischen Läsionen des Rückenmarkes auf Grund der Kriegserfahrungen. In: V. Lewandowsky (Hrsg.), Handbuch der Neurologie, Erg.-Bd., Teil 2, Abschn. 4, Berlin: Springer 1929

Fritz, E.: Eigenartige Befunde bei Einwirkungen elektrischen Stromes gegen den Schädel. Dtsch. Z. gerichtl. Med. **34**, 177 (1940)

Gavalas, R.J., Walter, D.O., Hamer, J., Adey, W.R.: Effect of low-level, low-frequency electric fields on EEG and behavior in Macaca nemestrina. Brain Res. **18**, 491 (1970)

Geeraets, W.J., Nooney, T.W. jr.: Retinal injury due to electric current? A clinical study. Ann. Ophpthalmol. **5**, 265 (1973)

Gerhard, L., Spancken, E.: Chronische Rückenmarksschädigung nach Starkstrom-Unfall. Acta neuropath. (Berl.) **20**, 357–362 (1972)

Gertsman, V.L.: Vertebral body fractures in electric injuries (russ.). Vestn. Khir. **112**, 80 (1974)

Gobiet, W., Piaszek, L., Schuhmacher, W.: Entwicklung und zeitlicher Ablauf von hypoxischen Störungen der Blut-Hirnschranke. 26. Tgg. Dtsch. Ges. Neurochir., 1.–3. Mai, Heidelberg 1975

Grossmann, R.: Organisch-neurologische Syndrome nach Elektrotrauma. Schweiz. Arch. Neurol. **58**, 1 (1926)

Grün, R.: Zur Kenntnis organischer Folgeerscheinungen nach Einwirkung von Elektrizität. Dtsch. med. Wschr. **58**, 1479 (1932)

Gubler, E.: Zur Kasuistik der tödlichen elektrischen Schädelverbrennung. Dtsch. Z. gerichtl. Med. **8**, 406 (1926)

Gunter, R.C., Bamberger, S., Valet, G., Crossin, M., Ruhenstroth-Bauer, G.: The trajectories of particles suspended in electrolytes under the influence of crossed electric and magnetic fields. Possible explanation of the sensitivity of organisms to magnetic fields. Biophys. Struct. Mechanism **4**, 87–95 (1978)

Haase, E., Luhan, J.: Delayed and prolonged coma after accidental exposure to high-voltage electric current. Arch. Neurol. (Chic.) **1**, 195 (1959)

Hassin, G.B.: Changes in the brain in legal electrocution. Arch. Neurol. Psychiat. (Chic.) **30**, 1046 (1933)

Hegglin, R.: Über eine unter dem Bilde der amyotrophischen Lateralsklerose verlaufende Rückenmarksschädigung nach elektrischem Trauma. Z. Unfallmed. (Zürich) **34**, 134 (1940)

Heidrich, R.: Elektrotraumatischer Hydrocephalus. Psychiat. Neurol. Med. Psychol. **6**, 93 (1954)

Heidrich, R.: Experimentelles zum elektrotraumatischen Hydrocephalus. Psychiat. Neurol. Med. Psychol. **8**, 239 (1955)

Heidrich, R.: Myasthenisches Syndrom nach Elektrounfall. Elektromedizin **5**, 203 (1960)

Heidrich, R.: Intrazerebrale Messung elektrischer Spannungen nach peripherem Elektrotrauma. Schweiz. Arch. Neurol., Neurochir., Psychiat. **119**, 325–331 (1976)

Heidrich, R., Scheffler, J., Schreiber, H.: Hydrocephalus nach Elektrotrauma. Elektromedizin **4**, 104 (1959a)

Heidrich, R., Scheffler, J., Schreiber, H.: Weiteres zum Problem des elektrotraumatischen Hydrocephalus. Psychiat. Neurol. Med. Psychol. **11**, 33 (1959b)

Heidrich, R., Leder, H., Palm, K.: Experimentelle Studie über das Verhalten der Hirngefäße unter Einwirkung des elektrischen Stromes. Dtsch. Z. Nervenheilk. **187**, 317 (1965)

Heidrich, R., Klagge, E., Koch, K., Leder, H.: Experimentelle Studie über das Verhalten der Hirngefäße unter der Einwirkung des elektrischen Stromes. Dtsch. Z. Nervenheilk. **187**, 317–326 (1973)

Herrero, S.: Radio-frequency-current and direct current lesions in the ventromedial hypothalamus. Amer. J. Physiol. **217**, 403 (1969)

Hoehl: Zur Kasuistik des elektrischen Traumas. Münch. med. Wschr. **53**, 1276 (1906)

Hunsperger, R.: Die asynchrone und lokal umschriebene Reizwirkung von Mittelfrequenzdauerströmen im Hypothalamus der Katze. Ein Beitrag zur Methodik der Hirnreizung. Exp. Brain. Res. **9**, 164 (1969)

Hyslop, G.H.: Symposion on scientific proof and relations of law and medicine; effects of electrical injuries with particular reference to nervous system. Occup. Med. **1**, 199 (1946)

Iakoleva, M.I., Shliafer, T.P., Tsvetkova, I.P.: Conditioned cardiac reflexes and the functional and morphological state of cortical neurons under the action of electromagnetic fields of superhigh radiofrequencies (russ.). Zh. VYSSH Nerv. Deiat. Pavlov **18**, 973 (1968)

Jacob, H.: Das Zentralnervensystem bei Infektionen, Intoxikationen und anderen Allgemein- und Organerkrankungen. Allgemeines über seine Anteilnahme mit degenerativen Veränderungen, entzündlichen und zirkulatorischen Reaktionen. In: O. Lubarsch, F. Henke, R. Rössle (Hrsg.), Handbuch der speziellen pathologischen Anatomie und Histologie XIII/2 A, S. 688. Berlin-Göttingen-Heidelberg: Springer 1957

Jaeger, H.: Über Starkstromverletzungen. Schweiz. med. Wschr. **2**, 1250 (1921)

Jaffé, R.H., Willis, D., Bachem, A.: Effect of electric currents on arteries; histologic study. Arch. Path. (Chic.) **7**, 244 (1929a)

Jaffé, R.H., Willis, D., Bachem, A.: Über die nach elektrischen Gefäßwandschädigungen auftretenden Heilungsvorgänge. Zbl. allg. Path. **44**, 241 (1929b)

Jellinek, S.: Histologische Veränderungen im menschlichen und tierischen Nervensystem, teils als Blitz-, teils als elektrische Starkstromwirkung. Arch. Path Anat. **170**, 56–99 (1902)

Jellinek, S.: Elektropathologie. Die Erkrankungen durch Blitzschlag und elektrischen Starkstrom. Stuttgart: Ferd. Enke 1903

Jellinek, S.: Der elektrische Unfall. Leipzig-Wien: Franz Deuticke 1927

Jellinek, S.: Elektrische Verletzungen. Leipzig: Joh. Ambros. Bart 1932

Jellinek, S.: Klinik und Histopathologie der elektrischen Verletzungen. Med. Welt **8**, 177 (1934)

Jellinek, S.: Spezifische elektrische Zellveränderungen in geometrischer Gestaltung. Virch. Arch. path. Anat. **301**, 28 (1938)

Jellinek, S., Pollak, E.: Über Veränderungen des Zentralnervensystems durch Starkstromverletzungen. Virch. Arch. path. Anat. **293**, 165 (1934)

Jenny, F.: Der elektrische Unfall als pathologisch-anatomisches, klinisches und unfallmedizinisches Problem. Bern: Huber 1945

Jolly, P.: Epilepsie nach Unfall durch elektrischen Starkstrom. Münch. med. Wschr. **14**, 1433 (1912)

Karnosh, s.b. Panse: Klinische Elektropathologie. Stuttgart: Thieme 1955

Kartagener, M.: Spätschäden am Herzen nach elektrischen Unfällen. Schweiz. med. Wschr. **17**, 13 (1936)

Kawakami, M., Terasawa, E., Kumura, F., Wakabayashi, K.: Modulating effect of limbic structures on gonadotropin release. Neuroendocrinology **12**, 1 (1973)

Kawamura, J.: Elektropathologische Histologie. Virch. Arch. path. Anat. **231**, 570 (1921)

Koeppen, S.: Elektrizitätsstärken im Tierexperiment mit besonderer Berücksichtigung des elektrischen Todes. Virch. Arch. path. Anat. **290**, 460 (1933a)

Koeppen, S.: Zur Frage der Todesursache beim elektrischen Unfall. Münch. med. Wschr. **80**, 1815 (1933b)

Koeppen, S.: Erkrankungen der inneren Organe nach elektrischen Unfällen. Hefte zur Unfallheilk. **34**, Berlin: Springer 1942

Koeppen, S.: Die Erkrankungen des Zentralnervensystems nach elektrischen Einflüssen, zugleich ein Beitrag zur Stammhirnpathologie. Dtsch. Arch. klin. Med. **192**, 81 (1944)

Koeppen, S.: Neurologische Erkrankungen nach elektrischen Unfällen. Vegetatives System – Stammhirn. Z. Unfallmed (Zürich) **41**, 120 (1948)

Koeppen, S.: Erkrankungen der inneren Organe nach elektrischen Unfällen. Mschr. Unfallheilk. **52**, 289 (1949)

Koeppen, S.: Erkrankungen der inneren Organe und des Nervensystems nach elektrischen Unfällen. Hefte zur Unfallheilk. **34**, Berlin-Göttingen-Heidelberg: Springer 1953

Koeppen, S., Panse, F.: Klinische Elektropathologie. Stuttgart: Georg Thieme 1955

Kómar, J., Kómar, G.: Paralysie spinale atrophiante due au traumatisme electrique du chat. Schweiz. Arch. Tierheilk. **108**, 325 (1966)

Kratter, J.: Der Tod durch Elektrizität. Wien: Springer 1896

Langer, G.: Über Schädelverletzungen durch elektrische Ströme. Bruns' Beitr. **90**, 179 (1914)

Langfitt, T.W., Kassell, N.F.: A neurogenic factor in the control of the cerebral circulation. In: W.H. Bain, A.M. Harper (eds.) Blood flow through organs and tissues, Edinburgh: Churchill Livingstone & Co. 1968

Langworthy, O.R.: Necrosis of the spinal cord produced by electrical injuries. Bull. Johns Hopkins Hosp. **51**, 210 (1932)

Langworthy, O.R.: Neurological abnormalities produced by electricity. J. nerv. Dis. **84**, 13 (1936)

Langworthy, O.R., Kouwenhoven, W.B.: Abnormalities produced in the central nervous system by electric injuries. J. exp. Med. **51**, 943 (1930)

Langworthy, O.R., Kouwenhoven, W.B.: Injuries produced by contact with electric circuits. Amer. J. Hyg. **16**, 625 (1932)

Lassen, N.A.: Luxury perfusion. The luxury perfusion syndrome and its possible relation to the acute metabolic acidosis localized within the brain. Lancet **2**, 1113 (1966)

Lassen, N.A., Paulson, O.B.: Partial cerebral vasoparalysis in patients with apoplexia: Dissociation between carbondioxide responsiveness and autoregulation. In: M. Brock, C. Fieschi, D.H. Ingvar, N.A. Lassen, K. Schürmann (eds.) Cerebral Blood Flow. Berlin-Heidelberg-New York: Springer 1969

Lassen, N.A., Høedt-Rasmussen, K., Sorensen, C.S., Skinhøj, E., Cronquist, S., Bodforss, B., Ingvar, D.H.: Regional cerebral blood flow in man determined by a radioactive inert gas (Krypton 85). Neurology (Minneap.) **13**, 719 (1963)

Lewinski, W.: Tod durch elektrischen Schwachstrom. Czas. lek. Lódž **2**, 208 (1939)

Linck, K.: Zur Frage der Schädigung des Nervensystems durch technische Elektrizität. Beitr. path. Anat. **102**, 119 (1939)

Lindenmayer, J.P., Pappenheim, E.: A case of accidental electrocution. A clinical pathological report. Psychiatr. Q. **47**, 218 (1973)

Löwenstein, K., Mendel, K.: Hirnschäden durch elektrische Einwirkung. Elektrotraumatische Encephalomyelosen. Dtsch. Z. Nervenhlk. **125**, 211 (1932)

Löwenthal, S.: Die Gefahren elektrischer Wasserbäder. Med. Klin. **22**, 1641 (1926)

Lott, J.R., McCain, H.B.: Some effects of continuous and pulsating electric fields on brain wave activity in rats. Int. J. Biometeorol. **17**, 221 (1973)

Lund, E.J.: Bioelectric fields and growth. Austin, Texas: The University of Texas Press 1947

Matakas, F., Cervos-Navarro, J., Roggendorf, W., Christmann, U., Sasaki, S.: Spastic constriction of cerebral vessels after electric convulsive treatment. Arch. Psychiat. Nervenkrh. **224**, 1 (1977)

Mendonca de, U.: Epilepsie após eletroplessao. Arg. Assist. psichopat. S. Paulo **7**, 205 (1942)

Meuser, L.: Zur Kenntnis der Liquordrucksteigerung nach elektrischen Schädigungen (Starkstromeinwirkung, Blitzschlag). Inaug.-Diss., Bonn 1935

Mitchell, J., Harris, M.: The catecholaminergic nerve supply to small intracerebral vessels following a cold injury to the mouse cortex. Acta neuropathol. (Berl.) **53**, 275–280 (1981)

Morgan, J.G., Amor, A.J.: A case of electrocution. With notes on the clinical value of lobeline. Lancet **1**, 756 (1928)

Neuber, C.: Über Neurosen nach elektrischen Unfällen. Arch. Psychiat. **54**, 949 (1914)

Nieberle, K.: Bericht über die in Leipzig ausgeführten pathologisch-anatomischen und histologischen Untersuchungen, betreffend die Betäubung von gesunden Rindern und Kälbern mit elektrischen Strömen. Im Auftrage d. Reichs- und Preuß. Ministeriums d. Inneren IV g, 936/34 I b., Pathologisch-anatomische und histologische Untersuchungen. 1934

Panse, F.: Über Schädigungen des Nervensystems durch Blitzschlag. Mschr. Psychiat. **59**, 323 (1925)

Panse, F.: Schädigungen des Nervensystems durch technische Elektrizität. Basel: Karger 1930

Panse, F.: Electrical trauma. In: P.J. Vinken, G.W. Bruyn, R. Braakman (eds.) Handbook of Clin. Neurol., Vol. 23/1, pp. 683–729, Amsterdam: North-Holland Pbl. Co. 1975

Petelina, V.V., Burdo, T.D.: Effect of a static electric field on different brain areas and their interaction (russ.). Fiziol. Zh. SSSR **58**, 673 (1972)

Peters, G.: Über Gehirnveränderungen nach tödlichem Blitzschlag. Zitiert bei Panse in Koeppen u. Panse, Stuttgart: G. Thieme 1955

Pfahl, Erfahrungen über Verletzungen durch Blitz und Elektrizität. Dtsch. med. Wschr. **34**, 1267 (1908)

Photakis, P., Liberato, S.N.: Anatomische Befunde bei 5 Fällen von Schädigung durch den elektrischen Strom. Zbl. allgem. Path. **69**, 277 (1938)

Piacentino, H., Bonnet, E.F., Pedace, E.A.: Death due to electric current. Macroscopic and microscopic study of the rhombencephalon. Medico-legal value (span.). Zacchia **8**, 77 (1972)

Pietrusky, F.: Der elektrische Unfall in Landwirtschaftlichen Betrieben. Dtsch. Z. gerichtl. Med. **16**, 313 (1931)

Posner, G.: Folgen elektrischer Unfälle. Med. Berichte Inst. z. Erforschung elektr. Unfälle, Köln 1973

Quandt, J., Sommer, H.: Zur Frage der Hirngewebsschädigungen nach elektrischer Krampfbehandlung. Fortschr. Neurol. Psychiat. **34**, 513 (1966)

Ranzi, E., Mayr, L., Oberhammer, K.: Über Starkstromverletzung am Schädel. Dtsch. Z. Chir. **200**, 36 (1927)

Reinhardt, G.: Trauma, Fremdkörper, Hirngeschwulst. Münch. med. Wschr. **75**, 399 (1928)

Richter, W.R., Zouhar, R.L., Tatsuno, J., Smith, R.H., Cullen, S.C.: Electron microscopy of the Macaca mulata brain after repeated applications of electric current. Anesthesiology **36**, 374 (1972)

Ricker, G.: Die Entstehung der pathologisch-anatomischen Befunde nach Hirnerschütterung in Abhängigkeit vom Gefäßnervensystem des Hirnes. Virch. Arch. path. Anat. **226**, 180 (1919)

Rössle, R.: Allergie und Pathergie. Klin. Wschr. **12**, 574 (1933)

Saltykow, S.: (Diskussion zum Vortrag von M.B. Schmidt) Verh. dtsch. Ges. Path. **14** 225 (1910)

Sam, U.: Untersuchungen über die elektrische Gefährdung des Menschen bei Teildurchströmungen. Elektromedizin **11**, 193 (1966) u. 12, 29 (1967)

Sandrock, W.: Ein Fall von elektrischer Starkstromverletzung mit tödlichem Ausgang. Münch. med. Wschr. **59**, 2618 (1912)

Schneider, P.: Über das innere Geschehen beim Sterben durch elektrischen Strom. Wien. med. Wschr. **1929**, 53

Scheiffarth, F.: Neuropathologische Syndrome nach Elektrotrauma. Zugleich ein Beitrag zum Problem der Spätschädigungen. Dtsch. Z. Nervenheilk. **151**, 153 (1940)

Schilf, E.: Ungewöhnliche Folgen eines elektrischen Unfalls. Mschr. Unfallheilk. **37**, 156 (1930)

Schmidt, H., Jaquet, G.-H.: Meningeomentstehung um Fremdkörper. Zbl. Neurochir. **24**, 65 (1963)

Schmidt, M.B.: Über Starkstromverletzungen. Verh. dtsch. Ges. Path. **14**, 218 (1910)

Schmitt, H.P.: Die verkehrsmedizinische Bedeutung der Schrittmachertherapie. Z. Allgemeinmed. **47**, 1121 (1971)

Schmitt, H.P.: Die Bedeutung der chronischen intrakraniellen Raumbeengung für die Ätiologie „ungeklärter" plötzlicher Todesfälle. Beitr. gerichtl. Med. **29**, 294 (1972)

Schrader, G.: Experimentelle Untersuchungen zur Histologie elektrischer Hautschädigungen durch niedergespannten Gleich- und Wechselstrom. Jena: Gustav Fischer 1932

Schridde, H.: Der elektrische Stromtod. Pathologisch-anatomische Untersuchungen. Klin. Wschr. **4**, 2143 (1925)

Schridde, H.: Die Stromeintrittstelle beim elektrischen Stromtod. Dtsch. med. Wschr. **52**, 1607 (1926)

Schridde, H.: Elektrische Verletzungen und Kreislauf. Verh. dtsch. Ges. Kreislaufforsch. **9**, 160 (1936)

Schulte, W.R., Dreyer, R.: Eine cerebrale tödliche Komplikation nach Elektroschock. Nervenarzt **21**, 175 (1950)

Schumacher, E.D.: Unfälle durch elektrische Starkströme. Wiesbaden: Bergmann 1908

Schwarz, F.: Die durch elektrischen Strom bedingten Veränderungen am menschlichen Körper. In: F. Büchner, E. Letterer, F. Roulet (Hrsg.) Handbuch der allgemeinen Pathologie, Bd. X, S. 331, Berlin-Heidelberg-New York: Springer 1960

Sheppard, A.R., Eisenbud, M.: Biological effects of electric and magnetic fields of extremely low frequency. New York: New York University Press 1977

Sherwood, N.M., Timiras, P.S.: Comparison of direct current and radio-frequency-current lesions in the rostral hypothalamus with respect to sexual maturation in the female rat. Endocrinology **94**, 1275 (1974)

Siegesmund, K.A., Sances, A. jr., Larson, S.J.: Effects of electroanesthesia on synaptic ultrastructure. J. Neurol. Sci. **9**, 89 (1969)

Small, J.G., Small, I.F., Perez, H.C., Sharpley, P.: Electroencephalographic and neurophysiological studies of electrically induced seizures. J. Nerv. Ment. Dis. **150**, 479 (1970)

Spancken, E., Gerhard, L.: Spätschädigung des Rückenmarkes nach Starkstromunfall. Zbl. allgem. Path. **114**, 605 (1971) (Ref. Müller)

Sturm, A.: Ein Beitrag zur Klinik des elektrischen Unfalls. (Wirbelbruch, kardialer Schenkelblock, striäre Hypertonie nach Starkstromverletzung). Klin. Wschr. **20**, 906 (1941)

Taher, Z.: Injuries of the cornea. Bull. ophthalmol. Soc. Egypt. **63**, 1 (1970)

Tschochner, H.: Unfälle und Schäden durch Elektrizität. Leipzig: Akad. Verlagsgesellsch., Geest u. Portig K.G. 1954

Ule, G., Kolkmann, F.-W.: Pathologische Anatomie des Hirngefäßsystems. In: H. Gänshirt (Hrsg.) Der Hirnkreislauf, S. 106, Stuttgart: Georg Thieme 1972

Unterdorfer, H., Lederer, B.: Elektrotraumatische Muskelnekrosen nach Unfällen mit niedergespanntem Wechselstrom. Mschr. Unfallheilk. **78**, 333 (1975)

Urbánek, K.: A case contributing to the problem of late traumatic electric shock encephalopathy. Cesk. Neurol. **30**, 145 (1967)

Urquhardt, R.W.J.: Experimental electric shock. J. Industr. Hyg. **9**, 140 (1927)

Veil, W.H., Sturm, A.: Die Pathologie des Stammhirns und ihre vegetativen klinischen Bilder als Erkenntnis und Grundlage der Unfallbegutachtung innerer Krankheiten. Jena: Gustav Fischer 1942, S. 28, 318, 321, 421

Walsh, J., Gye, R., Connelley, T.J.: Meningioma: A late complication of head injury. Med. J. Austr. **1**, 906 (1969)

Watkins, E.S.: Heat gains in brain during electrocoagulative lesions. J. Neurosurg. **23**, 319 (1965)

Wegelin, C.: Die pathologische Anatomie der elektrischen Unfälle. VII. Congr. intern. des Accidents et des Maladies du Travail. Rapports **1**, 167 (1935)

Welz, A.: Starkstromtod und Hirntod. Virch. Arch. path. Anat. **305**, 646 (1940)

Werner, A.H.: Death by Electricity. N.Y. med. J. med. Rec. **118**, 498 (1923)

Wernicke, C.: Obergutachten über die Verletzung einer Telefonistin durch Starkstrom. Mschr. Psychiat. Neurol. **17–18**, (Erg.-hefte) 1 (1905)

Westergaard, E., Hertz, M.M., Bolwig, T.G.: Increased permeability to horseradish pero-
    xidase across cerebral vessels, evoked by electrically induced seizures in the rat. Acta
    neuropath. (Berl.) **41**, 73 (1978)
Westphal, W.H.: Physik. Berlin-Heidelberg-New York: Springer, 25./26. Aufl. 1970,
    S. 434
Wichmann, B.: Cholesterin-Vermehrung als Liquor-Syndrom nach elektrischen Unfällen.
    Zbl. Neurol. **157**, 698 (1937)
Wolf, G., Dicara, L.V.: Progressive morphologic changes in electrolytic brain lesions.
    Exp. Neurol. **23**, 529 (1969)
Zangger, H.: Über elektrische Unfälle. Corr.-bl. Schweiz. Ärzte **1910**, 20
Zeman, W.: Elektrische Schädigungen und Veränderungen durch ionisierende Strahlen.
    In: O. Lubarsch, F. Henke, R. Rössle (Hrsg.), Handb. der spez. pathol. Anat. Histol.,
    Bd. XIII/3, S. 327f., Berlin-Göttingen-Heidelberg: Springer 1955
Zolotowa, N.A., Zinkin, A.M.: Pathologisch-anatomische Veränderungen des Zentral-
    nervensystems bei Schädigungen durch den elektrischen Strom. Experimentell mor-
    phologische Studie. Sov. Psichonevr. **12**, 99 (1936) (Ref. Zbl. Neurol. **82**, 542)
Zschocke, S.: Aktivierung eines corticalen Krampffokus unter Hypoxie: O_2-Mangeleffekt
    oder Folge der hypoxisch induzierten Gewebsacidose? 26. Tgg. Dtsch. Ges. Neuro-
    chir., 1.–3. Mai, Heidelberg 1975
Zülch, K.-J.: Über die morphologischen Folgen der Anwendung elektrischen Stromes
    zum Schneiden und Koagulieren des Hirn- und Geschwulstgewebes. Dtsch. Z. Nerven-
    heilk. **151**, 141 (1940)
Zülch, K.-J.: Pathologische Anatomie der raumbeengenden intrakraniellen Prozesse. In:
    H. Olivecrona, W. Tönnis (Hrsg.), Handbuch der Neurochirurgie, Bd. III, S. 38, Ber-
    lin-Göttingen-Heidelberg: Springer 1956

B. Thermische Schäden

I. Hitzeschäden

1. Verbrennungsschäden

Bei Verbrennungen I. bis III. Grades, die überlebt werden, oder bei denen
der Tod im Intervall eintritt, wird das zentrale Nervensystem infolge seines
guten Schutzes durch die knöchernen Hüllen nicht primär durch die Hitzeeinwirkung in Mitleidenschaft gezogen, wenn man von den elektrischen Verbrennungen des Kopfes (s.S. 685), die einen Sonderfall darstellen, absieht. Erst im Rahmen der später folgenden Schockentwicklung, der Autointoxikation aus dem
Verbrennungsgebiet und der Gegenregulation des Organismus kann das Gehirn
sekundäre Schäden erleiden, die je nach Ausmaß zum *Frühtod* innerhalb von
2 Tagen, zum *Spättod* im längeren Intervall oder zu Dauerschäden bei Überleben
führen können.

Nur bei Verbrennungen IV. Grades, d.h. akut-tödlicher Verbrennung bis
zur Verkohlung, wird das Gehirn unmittelbar durch die Hitzeeinwirkung geschädigt, wobei es allerdings auch nach längerem Aufenthalt einer Leiche im
Brandherd oft noch vergleichsweise gut erhalten und feingeweblichen Untersu-

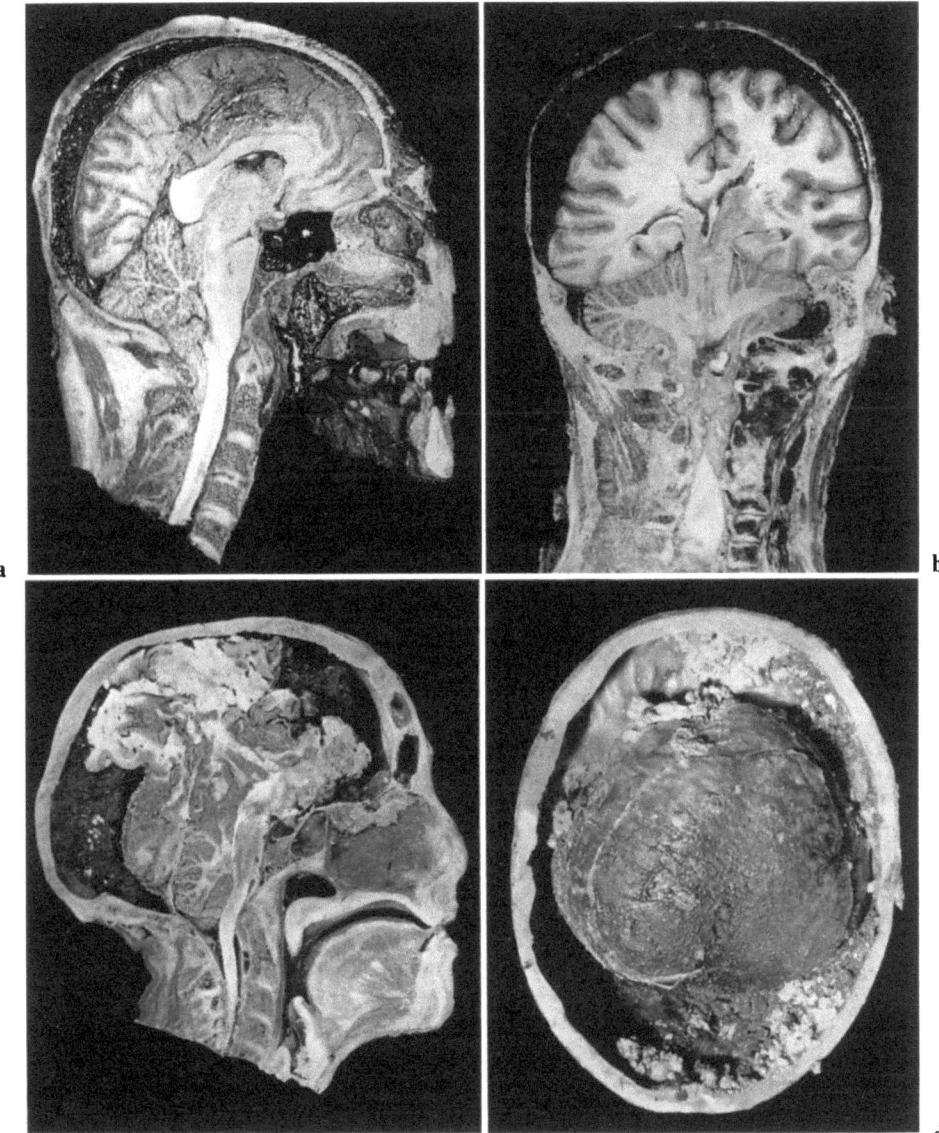

Abb. 13a–d. Veränderungen des Gehirns und seiner Hüllen durch Verbrennung IV. Grad des nach längerem Aufenthalt der Leiche im Brandherd. **a–c** Typische epidurale Brandhämatome nach Schrumpfung des Gehirns infolge Hitzekoagulation und Flüssigkeitsausschwitzung. Ruptur der Dura mater mit pilzförmigem Prolaps von Hirnsubstanz in den mit Brandhämatom gefüllten Epiduralraum. „Puppengehirn" in **d**. (Originalaufnahmen von Herrn Prof. Dr. G. DOTZAUER, emerit. Direktor des Institutes für Rechtsmedizin der Universität Köln)

chungen in bestimmtem Umfange zugänglich sein kann (JASTROWITZ 1880; WEI-
MANN 1928; DOTZAUER u. JACOB 1952). Der bei Verbrennungen IV. Grades
am Gehirn sich abspielende Vorgang besteht im wesentlichen in einer *Hitzedenaturierung* der Eiweiße (Hitzekoagulation) und einer Ausschwitzung und Verdampfung der Gewebsflüssigkeit in die Schädelhöhle. Beide Vorgänge führen
in Abhängigkeit von der Dauer des Aufenthaltes der Leiche im Brandherd und
der Intensität der Hitzeeinwirkung zu einer wechselnd starken Schrumpfung
des Gehirns, die in Extremfällen zu der vergleichenden Bezeichnung „*Puppenhirne*" Anlaß gab (Abb. 13d, 14). Die ausgeschwitzte Gewebsflüssigkeit, die
auch Blutbestandteile aus infolge der Hitzeeinwirkung rupturierten Gefäßen
und venösen Sinus enthält, sammelt sich in vielen Fällen im erweiterten perienzephalen Raum zu den charakteristischen extraduralen oder kommunizierenden
Brandhämatomen (Abb. 13a–c).

Nach zeitlichen Gesichtspunkten gliedert JACOB (1955) in Anlehnung an
FELIX MARCHAND (Zit. u. JACOB 1955) die Verbrennungen mit tödlichem Ausgang in

1. *akuten oder perakuten Verbrennungstod*, der während der oder im unmittelbaren Anschluß an die Verbrennung (in diesem Falle 4. Grades) eintritt,

2. *Frühtod nach Verbrennung* mit Todeseintritt innerhalb von 2 Tagen und

3. *Spättod nach Verbrennung* im zeitlichen Abstand von mehreren Tagen
bis Wochen. Bei überlebten schweren Verbrennungen können Langzeitfolgen
im Sinne einer *postkombustionellen Enzephalopathie* (KRUSE 1928; HUSCHKE
1956; ULE et al. 1960) resultieren. Der akute Verbrennungstod tritt i. allg. nicht
als Folge der Hitzeeinwirkung auf das Gehirn ein, sondern er wird vielmehr
verursacht durch die Hypoxie als Resultat des Sauerstoffverbrauches im Brandherd (hypoxische Hypoxidose) und/oder durch die Aufnahme von Kohlenmonoxyd, vor allem bei Schwelbränden, mit der Atemluft (hypoxämische Hypoxidose).

a) Morphologische Veränderungen des Gehirns

α) Bei akutem Verbrennungstod

Im Zusammenhang mit akutem Verbrennungstod, bei Verbleiben der Leiche
im Brandherd, steht vor allem der forensische Aspekt der Trennung vitaler,
supravitaler und postmortaler Veränderungen im Vordergrund des Interesses,
da sich dem Gerichtspathologen nicht selten die Frage stellt, ob der an einer
Brandstelle Gefundene als Lebender in die Flammen geriet oder ob er zum
Zeitpunkt der Brandentstehung bereits tot war (Unfall, Mordbrand oder Lei-
chenverbrennung?). Obwohl diese Frage in erster Linie an den Befunden anderer
Körperorgane und aus der Untersuchung des Blutes geklärt wird, spielten auch
die Veränderungen des Gehirns und besonders die später noch zu besprechenden
epiduralen Brandhämatome in der Vergangenheit eine größere Rolle; erst kürzlich wurden sie von DOTZAUER (1974) erneut diskutiert.

Bei langem Aufenthalt im Brandherd oder bei sehr intensiver Hitzeeinwirkung (Feuersturm) kommt es durch Verdampfung von Gewebsflüssigkeit und
Hitzedenaturierung zunächst zu einem speckigen, wie gekochten Aussehen

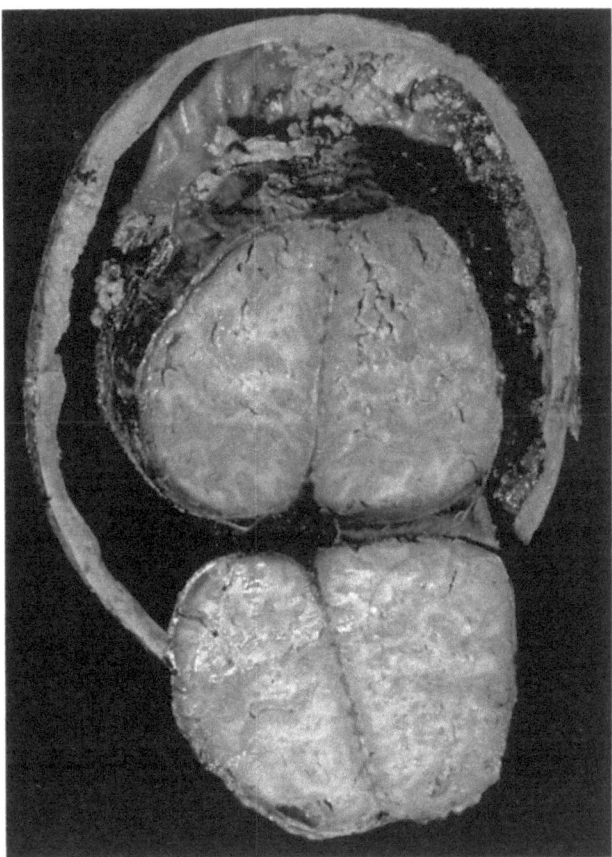

Abb. 14. Horizontalschnitt nach Déjerine durch das „Puppengehirn" in Abb. 1 d: „Quellungsschrumpfung" (vgl. DOTZAUER u. JACOB 1952); durch Imbibition mit zerflossenem Fett bei gleichzeitiger Austrockung und Verkleinerung durch Flüssigkeitsausschwitzung und -verdampfung wirkt das Gehirn, an dem Rinde und Mark noch erstaunlich gut differenzierbar sind, wie verquollen, bei vollständiger Nivellierung des Windungsreliefs. (S. Nr. 875/70, Originalaufnahme Prof. Dr. G. DOTZAUER, emerit. Institut für Rechtsmedizin der Universität Köln)

(DOTZAUER u. JACOB 1952) und schließlich zur Austrockung und Schrumpfung des Gehirns. Die Austrockung kann in Extremfällen bis zum staubförmigen Zerfall des Organs fortschreiten, wobei der Gerichtsmediziner als „Zermürbungspunkt" den Punkt bezeichnet, an dem in Abhängigkeit von Temperatur und Zeit, eine völlige Wasserfreiheit des Organs erreicht ist (vgl. KLEIN 1975). Durch die Gewebsschrumpfung entstehen die typischen „Puppenhirne" (GRAEFF 1948), die Gewichte um 295–125 g besitzen können. Die Hirnsubstanz ist bei diesen Gehirnen durch Imbibierung mit zerflossenem Fett lehmartig mürbe, trocken und brüchig (Abb. 14), und histologisch definierbare Strukturen sind oft nicht mehr nachzuweisen (JACOB 1955). In weniger gravierenden Fällen lassen sich feingewebliche Untersuchungen jedoch noch mit einem gewissen Erfolg durchführen. Die Schrumpfung des Gehirns geht mit einer inneren Substanzverquellung einher, ein Zustand, für den DOTZAUER u. JACOB (1952) den Begriff der *Quellungsschrumpfung* des Gehirns prägten. Trotz der starken Flüssigkeitsverluste gleicht die makroskopische Beschaffenheit der weißen Substanz dem Zustand bei Hirnödem, und die Windungsfurchen sind vollständig verstrichen.

An einem Untersuchungsgut von Brandopfern mit geringen Schrumpfungs- und Trocknungserscheinungen des Gehirns sind DOTZAUER u. JACOB (1952) der Frage der Trennung zwischen intravitalen, supravitalen und postmortalen Veränderungen nachgegangen. (Bezüglich älterer Literatur sei auf die ausführlichen Darstellungen von JACOB (1955) hingewiesen; neuere Untersuchungen zu diesem Problem sind uns nicht bekanntgeworden.) Die Autoren weisen darauf hin, daß man bereits theoretisch auf eine sekundäre Umgestaltung der primär vitalen Veränderungen durch die postmortal weiter angreifende Hitze schließen kann, da meist der Verstorbene noch über den Zeitpunkt des Todeseintritts hinaus der Temperatureinwirkung ausgesetzt ist.

Bei der Untersuchung von 4 Brandopfern mit ausgeprägten Verbrennungen 4. Grades und längerem Aufenthalt der Leichen im Brandherd standen mikroskopisch an den nur wenig geschrumpften Gehirnen Veränderungen der Gefäße, ihres Inhaltes und der perivaskulären Strukturen im Vordergrund. Der Aufenthalt im Brandherd hatte zwischen 50 min und 5 h betragen; dabei handelte es sich z.T. um Schwelbrände. Die Gefäßwände der größeren und mittleren Gefäße wiesen in den ausgeprägtesten Verbrennungsfällen eindrucksvolle Mediaverquellungen mit Strukturschwund und Verdickung der Einzelfaszikel auf. Während in der Intima die Kerne neben Verformungen und hyperchromatischer Schrumpfung eine charakteristische Radiärstellung zum Gefäßlumen aufwiesen, lagen sie in der Adventitia wirr durcheinander (Abb. 15a–c). Bei den kleineren Gefäßen hatte sich eine Wandschrumpfung mit Kernverdichtung eingestellt. Die Adventitiae der größeren und mittleren Gefäße waren in der Silberimprägnation besonders gut zu sehen, waren faszikulär transsudativ aufgesplittert und zeigten eine Verquellung der einzelnen Bindegewebsfaszikel. Der eigentliche Virchow-Robinsche Raum stellte sich demzufolge oft schlecht dar; im adventitiellen Maschenwerk fanden sich Neutralfette eingelagert. Die Glia-Piamembran war stellenweise verdickt, die Astrozytenfüße hydropisch geschwollen und ebenfalls strahlenkranzartig radiär ausgerichtet und elongiert. In der Umgebung der perivasalen Transsudatzone fand sich ein ein- oder mehrreihiger Saum von Astrogliazellen mit pyknotischen hyperchromatischen Kernen, während innerhalb der perivaskulären Zone ein vollständiger Markscheidenschwund mit floride Abbaustadien eingetreten war. Die Axone waren erheblich dezimiert. Intravasale Koagulationsvorgänge wurden durch Siegmund-Schindlersche Fibrinkugeln angezeigt. Das nervöse Parenchym ließ starke Veränderungen vorwiegend in der Nissl-Färbung erkennen, wobei die Nervenzellen sich durch eine Hypochromasie infolge einer Schwellung mit Verlust der Tigroidsubstanz auszeichneten; die Zellkerne blieben mehr oder minder gut darstellbar, zeigten jedoch auch Schwellungserscheinungen. Nur in den Purkinje-Zellen waren noch staubförmige Reste von Nissl-Substanz zu erkennen. Die Glia bot ähnliche Befunde, während die Myeloarchitektonik außerhalb der besprochenen perivaskulären Zonen unbeeinflußt erschien oder erst bei stärkerer Verkochung des Großhirns in den Übergangszonen Schäden zeigte. Im verquollenen subarachnoidalen Maschenwerk fanden sich in der Nissl-Färbung metachromatische feinkörnige Substanzen. In anderen untersuchten Fällen zeigte die Hirnrinde zytoarchitektonische Besonderheiten in Form herdförmiger Säulenstellung der Nerven- und Gliazellen mit längsovaler Elongation.

Die Gefäß- und Parenchymveränderungen schwankten in der Intensität der Ausprägung erheblich, wobei auch in einem Falle fortgeschrittener Verkohlung das Gehirn erstaunlich wenig geschädigt war. Die Autoren nehmen an, daß die im Vordergrund der histologischen Symptomatik stehenden Veränderungen der Gefäße und ihrer nächsten Umgebung sowohl intravital als auch postmortal entstehen können, wobei die intravitale

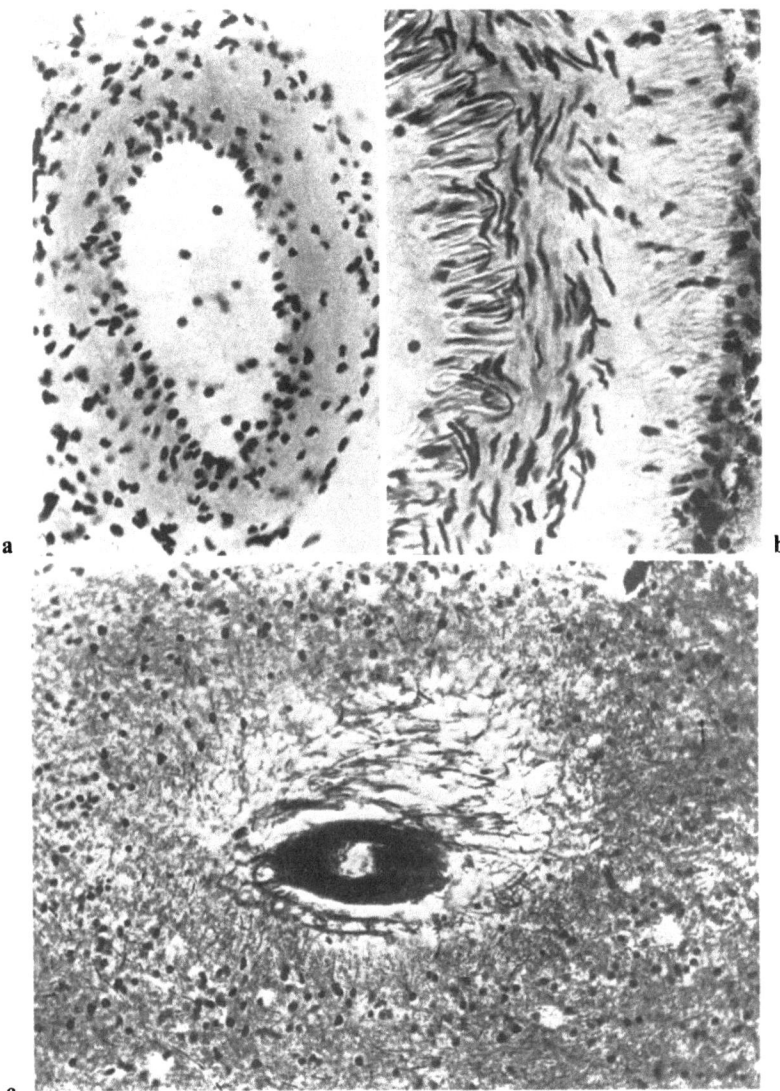

Abb. 15 a–c. Gefäßwandveränderungen im Gehirn nach Tod durch Verbrennung mit etwa 5stündigem Aufenthalt der Leiche im Brandherd: **a, b** Elongation und Kernverformung mit Radiärstellung im Bereiche der Intima und Adventitia. Quellung und Strukturverlust der Media; erhebliche Kernschrumpfungen und -segmentierungen; dichtes Aneinanderrücken der Elastikalamellen. **c** Verdichtung und Überimprägnation der Intima-Media-Zonen. Aufspleißung des Virchow-Robinschen Raumes, zellfreie perivasale Mantelzonen mit angrenzendem Gliazellsaum (Bielschowsky-Präparat). (Aus DOTZAUER u. JACOB 1952)

Komponente in einem initialen Ödem mit perivaskulären Transsudationsmechanismen zu bestehen scheint. Für eine forensische Differenzierung sind die Gefäßveränderungen wegen der Zweifelhaftigkeit ihrer Entstehung wenig geeignet; bessere Indikatoren für intravitale Abläufe scheinen eher die Siegmund-Schindlerschen intravasalen Fibrinkugeln (vgl. Abb. 16, 17) als Ausdruck eines aktiven, intravitalen Gerinnungsvorganges zu sein.

β) Veränderungen beim Frühtod nach Verbrennung

Auch die Schilderung und Befundauswertung an Frühtodesfällen nach Verbrennung in der älteren Literatur wurden bereits von JACOB (1955) ausführlich dargestellt und sollen hier nur zusammengefaßt werden; eine ergänzende Untersuchung aus neuerer Zeit an 50 nach schweren Verbrennungen zwischen 1 und 114 Tagen verstorbenen Kindern und Jugendlichen legte UNTERHARNSCHEIDT (1971) vor.

Mit der ausgeprägten klinischen Symptomatik, die in Bewußtseinstrübung bis zu tiefem Sopor, Erbrechen, Kopfschmerzen, deliranten Erscheinungen und Krämpfen besteht, gehen morphologische Veränderungen des Gehirns einher, die vor allem in einer veränderten Blutzirkulation (HAGEDORN et al. 1975) und Steigerung der Gefäßpermeabilität mit der Folge eines im Stundenintervall auftretenden Hirnödems („seröse Entzündung") bestehen. Es handelt sich bei diesen Vorgängen sowohl um toxische Gefäßschädigungen als auch um Folgen reaktiver Maßnahmen des Organismus, die nicht organspezifisch sind; daß autotoxische Noxen neben kreislaufdynamischen Störungen bei der Schädigung der Gefäßwand einen entscheidenden Einfluß haben, wird durch die Untersuchungen von ROSENTHAL (1959), HOLDER u. JOGAN (1971), SCHOENENBERG et al. (1972) und HAGEDORN et al. (1975) nahegelegt.

Die Untersuchungen von ROSENTHAL (1959) zeigten, daß es sich bei den unmittelbar aus den Verbrennungsgebieten stammenden toxischen Substanzen nicht um Histamin, Bradykinin, Adenylverbindungen oder Salze handelt, die ebenfalls bei der Verbrennung für die allgemeine Steigerung der Gefäßpermeabilität eine, wenn auch kurzfristige Rolle spielen (vgl. KOSLOWSKI 1963), sondern um Peptide, Polynukleotide, Hexosen und Pentosen, die das „Verbrennungstoxin" (ROSENTHAL 1959) stellen. Diese Stoffe dürften, abgesehen von freigesetzten proteolytischen Fermenten, im wesentlichen aus Bausteinen des Eiweißabbaus im Schädigungsgebiet, die nicht schnell genug eliminiert werden können, entstehen. Hypoxische Schäden auf histotoxischer Basis am Gefäßendothel können bei starker Hitzeeinwirkung mit Todesfolge in den Überlegungen über die Ursachen der Schrankenstörung ebenfalls nicht außer acht gelassen werden, wenn man berücksichtigt, daß die Zytochrome der zellulären Atmungskette bereits bei 52 °C inaktiviert werden (KOSLOWSKI 1963). Eine Freisetzung von Enzymen aus den Verbrennungsbezirken der Körperoberfläche ließ sich nicht sichern (LAING u. BARTON 1966).

Der pathogenetisch grundlegende Vorgang der Transsudation intravasaler Substanzen in das Gewebe auf der Basis einer Gefäßschrankenstörung als Ausgangspunkt für die nachfolgenden Parenchymschäden des Gehirns ist identisch mit der „serösen Entzündung" oder „Albuminurie ins Gewebe" von H. EPPINGER (1935, 1949). Die stets zu beobachtende starke Hyperämie des Gehirns ist Ausdruck der Reaktion der steuernden Thermozentren auf die massive Hitzeeinwirkung.

Die Extravasation kann von eiweißarmem Transsudat über eiweißreiche plasmatische Massen bis zur Erythro- und Leukodiapedese (Abb. 17a, 18, 19) alle Schweregrade, je nach Intensität der Gefäßschädigung, annehmen. Sie unterscheidet sich im Wesen nicht von gleichartigen Veränderungen, die durch andere schädigende Einflüsse ausgelöst werden können und ist somit morphologisch unspezifisch. Charakteristisch sind die intravasalen Thrombenbildungen und Fibrinkugeln in der Endstrombahn (Abb. 16, 17), die nach neueren Untersuchungen in anderem Zusammenhang als Ausdruck des abgelaufenen Schockge-

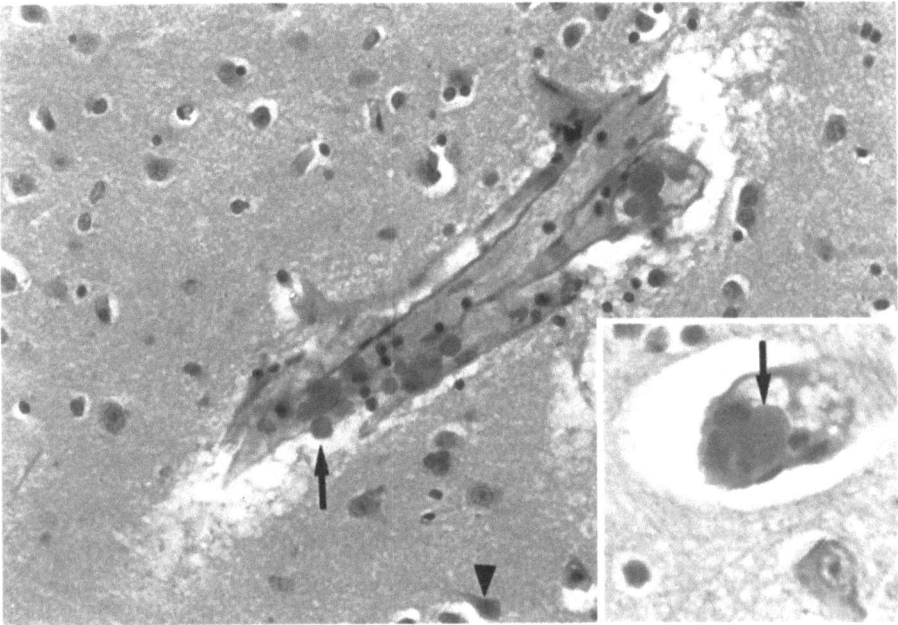

Abb. 16. Siegmund-Schindlersche Fibrinkugeln (*Pfeile*) als Schockäquivalente in der terminalen Strombahn bei 3 Tage überlebter Verbrennung III. Grades von 42% der Körperoberfläche (weibl., 48 J., S. Nr. 1104/75). Beachte die perivaskuläre, transsudative, spongiöse Gewebsauflockerung, die Kernpyknosen der Oligodendroglia und die ischämischen Nervenzellveränderungen (*Pfeilspitze*). In der Einschaltung unten rechts chromatolytische, geschwollene Nervenzellen (PAS-Färbung)

schehens anzusehen sind. Die morphologischen Geschehnisse des Verbrennungsschocks wurden von HAGEDORN et al. (1975) vitalmikroskopisch an Kaninchen dargestellt. Die plasmatischen Infiltrationen führen im Gewebe zu Strukturschädigungen, vor allem perivasal zu einer spongiösen Gewebsauflockerung (Abb. 17, 18) und zu einer progressiven Gliareaktion mit Gliasaumbildungen. Zusätzlich treten auch Schäden an der Glia selbst auf. Im Gefäßbereich kommt es zu Ansammlungen von Fettsubstanzen, die durch proliferierte Adventitialzellen phagozytiert werden. Die Gefäßwände sind mehr oder minder stark geschädigt und zeigen Veränderungen, die als Initialstadien der im vorigen Abschnitt beschriebenen Gefäßschäden angesehen werden können (DOTZAUER u. JACOB 1952; JACOB 1955) (Abb. 17a, 19); sie gehen mit Endothelschwellungen, Radiärstellung der Kerne und einem Gefäßwandödem einher. Im Bereiche gelegentlich bis zur Nekrose gehender Wandveränderungen der Gefäße entstehen auch ausgedehnte Hirnblutungen (UNTERHARNSCHEIDT 1971). Häufig beschrieben (JACOB 1955) wurden als Frühveränderung perivaskuläre Pigmentkörper aus Lipofuszin und Hämosiderin (ZINCK 1940; UNTERHARNSCHEIDT 1971). Zur Frage der diffuse Veränderungen am nervösen Parenchym, die von JACOB (1955) noch als umstritten bezeichnet wurden, hat die Untersuchung von UNTERHARNSCHEIDT (1971) einen klärenden Beitrag geliefert. Bei den untersuchten 50 Fällen

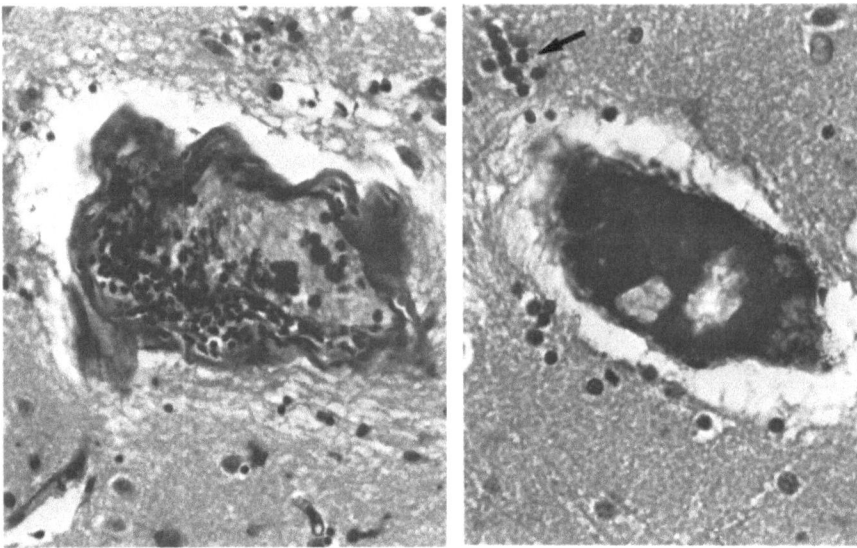

a   b

Abb. 17a, b. Endstrombahngefäße der zentralen Griseae nach 10 h überlebter Verbrennung III. Grades (S. 118/76, weibl., 36 J.). **a** Rubrostatisches Gefäß mit Fibrinkugeln; Aufsplitterung der Adventitia mit lymphozytärer Wandinfiltration sowie Serodiapedese und perivaskulär-transsudative Gewebsauflockerung. **b** Mit Siegmund-Schindlerschen Kugeln nahezu austamponierte und dilatierte Venolenlichtung; ödematöse Entfaltung der Heldschen Gliakammern mit beginnender Gliasaumbildung (*Pfeil* sog. Gänsemarschglia, Scholz)

traten Nervenzellschrumpfungen und Abblassungen auf (s. auch Abb. 16), deren vitale Natur durch Astrogliaproliferation belegt wurde. Jacob (1955) erwähnt auch Ganglienzellschwellungen im Sinne der „akuten Zellerkrankung" von Nissl. In späteren Stadien fand Unterharnscheidt (1971) starke hypoxische Schäden der Purkinje-Zellen, ähnlich den Beschreibungen beim Hitzschlag (s.S. 718). Die Nervenzellschäden resultieren aus der schon bei leichteren Verbrennungen laborklinisch nachweisbaren hypoxischen Stoffwechsellage des Organismus, die sich in schweren Verbrennungsfällen in einer Laktazidämie mit metabolischer Azidose als Folge der Schocksymptomatik äußert (Ulmer et al. 1968).

In der ödemgeschädigten Marksubstanz können Pseudokalkausfällungen innerhalb kurzer Zeit auftreten.

γ) Veränderungen beim Spättod nach Verbrennung

Die in der Spätphase auftretenden morphologisch faßbaren Schäden am Gehirn gleichen im wesentlichen denen der Frühphase und werden ebenfalls von den Störungen am Gefäßapparat mit ihren Folgen, insbesondere dem länger anhaltenden Ödem, bestimmt. Progressive Gewebsreaktionen, d.h. Glia- und Adventitialzellproliferationen, treten stärker in Erscheinung. In den Blutungsbezirken der Hirnrinde entstehen Vernarbungen. Die Gefäße zeigen einen Status

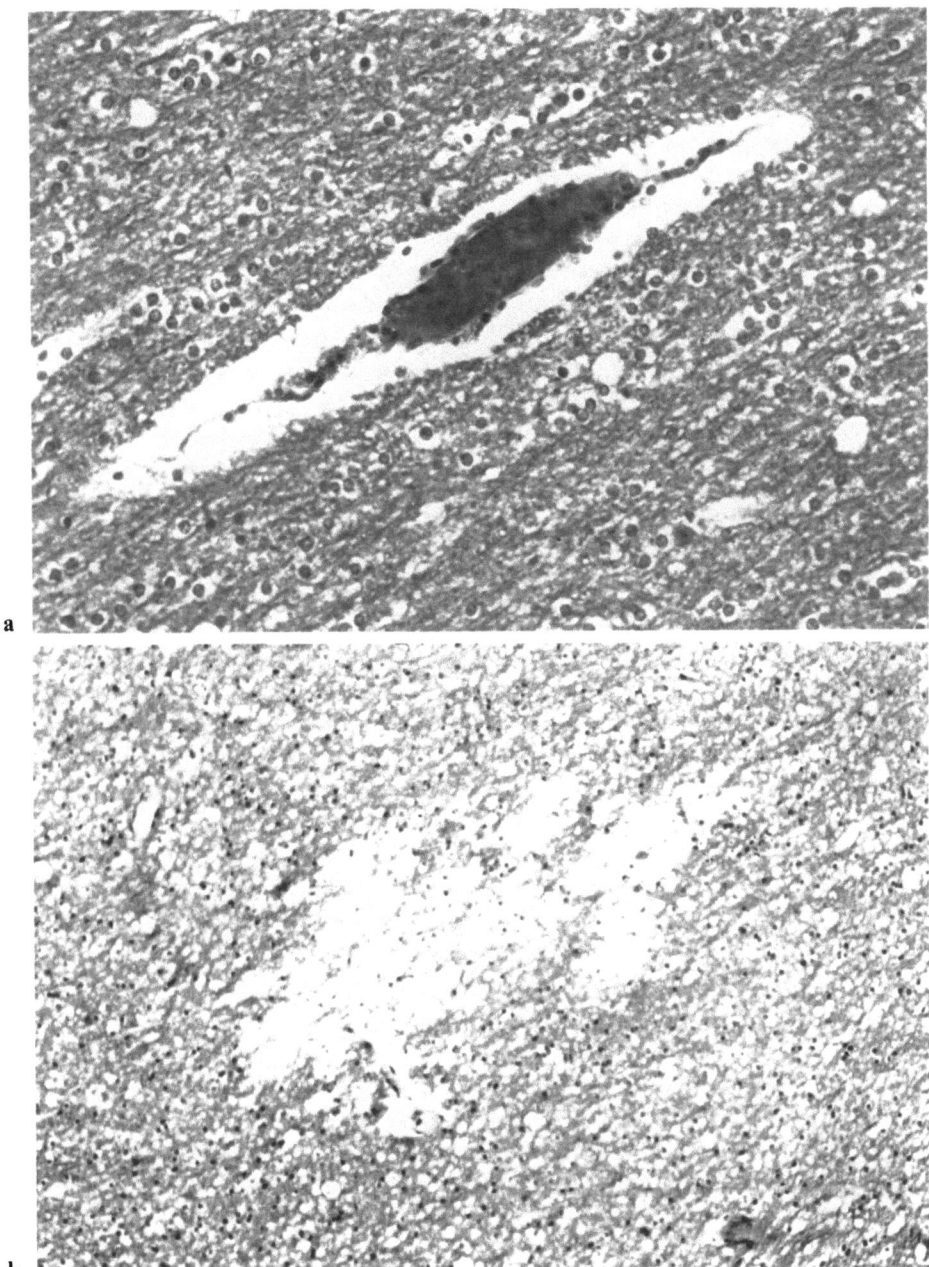

Abb. 18a, b. Massives Hirnödem mit Status spongiosus, Schwellung der teils progressiv
a, teils regressiv veränderten, kernpyknotischen **b** Oligodendroglia nach 3 Tage überlebter
Verbrennung III. Grades. In **b** Ödemseen mit grober Spongiose (S. 1104/75)

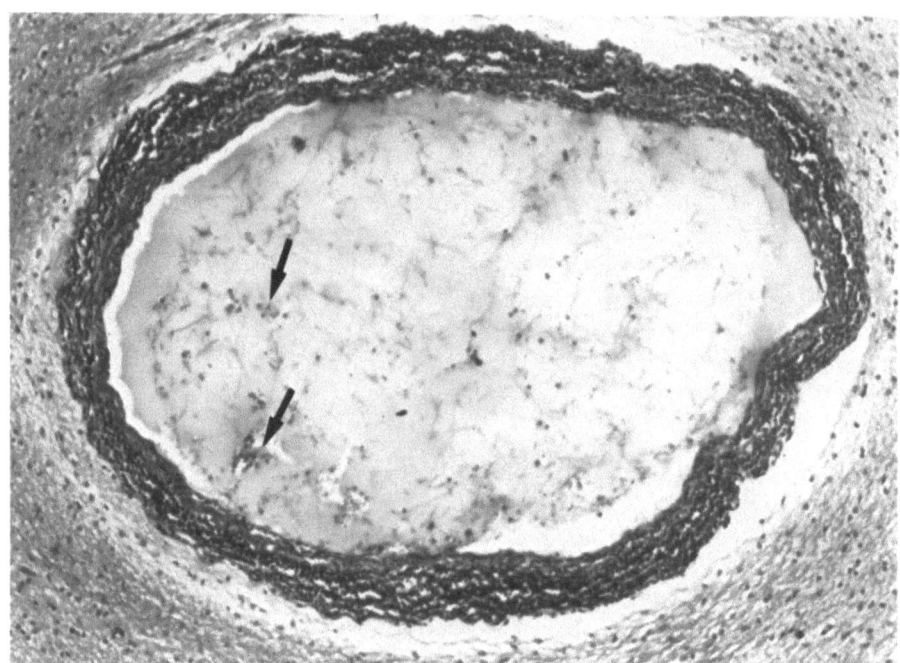

Abb. 19. Vene im Bereiche des Striatumkopfes (ventrikelnah) mit Plasmastase, einigen agglutinierten Plättchen (*Pfeile*) und einer dichten lymphozytären Infiltration der aufgesplitterten Gefäßwand als Ausdruck der schweren Schrankenstörung nach 10 h überlebter Verbrennung (S. 118/76)

cribrosus als Folge der perivasalen Transsudation mit Entmarkung im frühen Stadium (UNTERHARNSCHEIDT 1971). Der Todeseintritt wird meist von anderen, extrazerebralen Faktoren, z.B. dem allgemeinen Schockgeschehen, dem Nierenversagen bei schwerer autotoxischer Tubulusschädigung oder entzündlichen Komplikationen, bestimmt. Im Rahmen dieser Ereignisse, begünstigt durch die Veränderungen am Gefäßapparat, können sich am Gehirn weitere, mittelbare Kreislaufschäden manifestieren. Komplizierende Entzündungen des Gehirns beobachtete UNTERHARNSCHEIDT (1971) in 4–8% der Fälle in Form von Pilzinfektionen. Interessanterweise gingen im Tierversuch experimentelle allergische Enzephalitiden immer im Bereiche von lokalen Hitzeschäden an, die älter als 2 Tage waren. Dabei spielt eine Beeinflussung durch nicht näher bekannte lokale Gewebsbesonderheiten im Verbrennungsgebiet eine Rolle (LEVINE u. HOENING 1968).

δ) Spätveränderungen bei Überleben (postkombustionelle Enzephalopathie)

Zentralnervöse Defektzustände nach überlebter, ausgedehnter Verbrennung sind seit langem klinisch bekannt (KRUSE 1928; ROTH 1941; SCHACHTER 1950) und wurden als *postkombustionelle Enzephalopathie* aufgefaßt. Diese Krank-

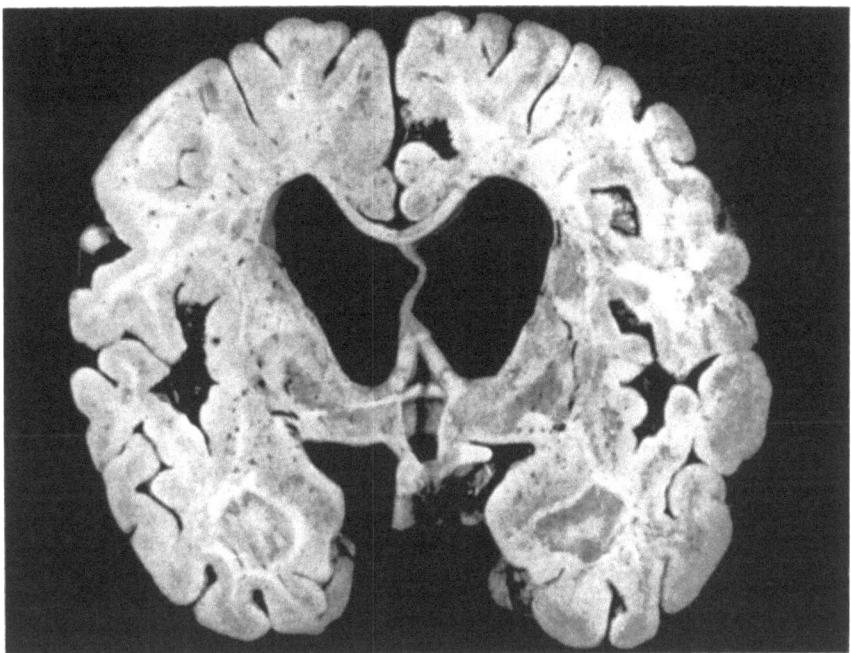

Abb. 20. Gehirn eines 5jährigen Kindes mit Hydrocephalus internus (e vacuo) bei post-kombustioneller Enzephalopathie nach Verbrühung von einem Sechstel der Körperober-fläche im Alter von 3 Jahren. Hochgradige Idiotie. (Originalabbildung aus ULE u. DOOSE 1960)

heitsform scheint vorzugsweise das Kindesalter zu betreffen, wenngleich unverkennbare Ähnlichkeiten mit dem elektrotraumatischen Hydrozephalus von BACH (1950) (s.S. 684), der ebenfalls als Ödemfolge aufzufassen ist, nahelegen, daß eine solche Folgeerkrankung auch beim Erwachsenen entstehen kann. Die erste und bislang einzige pathologisch-anatomische Beschreibung eines Falles von Spätenzephalopathie nach Verbrennung legten ULE u. DOOSE (1960) bei einem 5jährigen Kind mit einer großflächigen Verbrühung von etwa einem Sechstel der Körperoberfläche vor. Dem klinischen Defektsyndrom mit hochgradiger Idiotie und extrapyramidalen Hyperkinesen, in welches das akute zerebrale Krankheitsbild nach Verbrennung übergegangen war, lagen ein Hydrocephalus internus mit Markatrophie (Abb. 20) und sekundärer Pyramidenbahndegeneration sowie vernarbte Parenchymdefekte im Corpus striatum, der Großhirnrinde und im Zahnkern, geringer auch im Globus pallidus der Zona ganglionaris des Kleinhirns und den unteren Oliven zugrunde. Im atrophischen Großhirnmark fand sich, im Gegensatz zum Streifenhügel, keine nennenswerte Fasergliose (Abb. 21). Ein greifbarer Gefäßschaden war nicht zu verifizieren. Die Markatrophie führten die Autoren auf ein Hirnödem im Anschluß an die Verbrühung zurück, die Parenchymausfälle in den Stammganglien boten indes ein Mischbild aus oligämischer und hypoxämischer Hypoxydose, wobei der Schwerpunkt auf dem ersteren Verteilungsmuster lag.

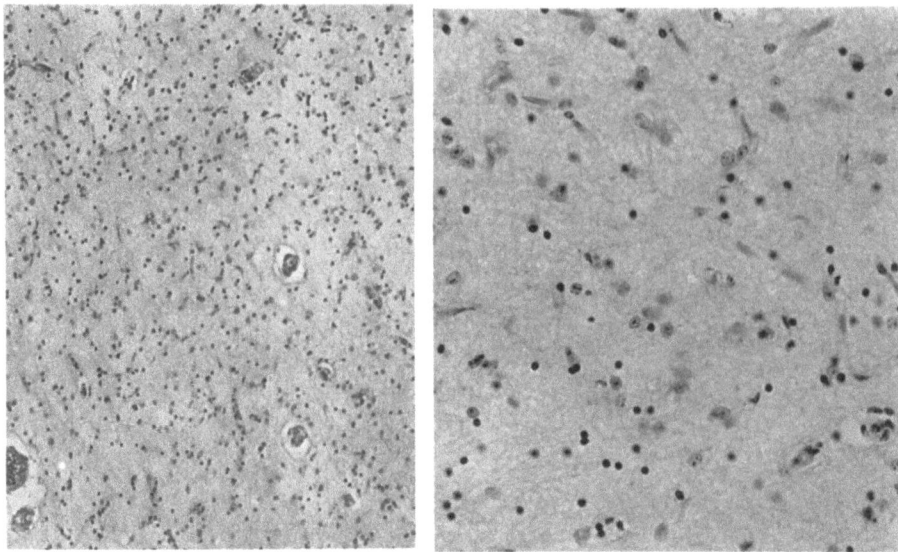

Abb. 21. Ausschnitt aus dem Striatum (Putamen) des Falles in Abb. 20: Die großen und kleinen Ganglienzellen fehlen fast vollständig. Die astrozytäre Glia ist gewuchert, die Kapillaren treten stärker hervor. (Aufnahmen aus einem von Prof. Dr. G. ULE freundlicherweise überlassenen Originalschnitt) (links × 100, rechts × 250)

An seinem Material von Früh- und Spättodesfällen konnte UNTERHARN-SCHEIDT (1971) zeigen, daß nahezu alle schweren Verbrennungen von diffusen Hirndauerschäden gefolgt sind, die sich mit leistungspsychologischen Methoden erfassen lassen.

ε) Lokale Hitzekoagulation

Im Rahmen moderner therapeutischer Maßnahmen werden in zunehmendem Maße artefizielle Thermokoagulationen in umschriebenen Abschnitten des Zentralnervensystems vorgenommen – i. allg. zur Ausschaltung neuralgischer Dauerschmerzen oder als Palliativmaßnahme bei schweren Schmerzzuständen im Zusammenhang mit Malignomen. Koagulationen werden vor allem in den spinothalamischen Bahnen auf der Ebene des oberen Zervikalmarkes (Chordotomie), im Thalamus und im Bereiche des Trigeminus bzw. des Ganglion Gasseri vorgenommen. Allmählich wird allerdings die Gewebszerstörung durch Thermokoagulation von der *Stimulation* über implantierte Dauerelektroden verdrängt (vgl. STOCK et al. 1979), wobei elektrophysikalische Eigenschaften des ZNS, die im Kapitel „Schäden durch technische Elektrizität" abgehandelt sind (s.S. 677), nutzbar gemacht werden. So dürften die Methoden der groben Zerstörung von zentralnervösem Gewebe in der Zukunft durch diese eleganteren „unblutigen" Verfahren ersetzt werden, zumal Bedenken gegen die Implantation von Dauerelektroden ins Gehirn durch morphologische und elektrophysiologische Untersuchungen ausgeräumt werden konnten (STOCK et al. 1979).

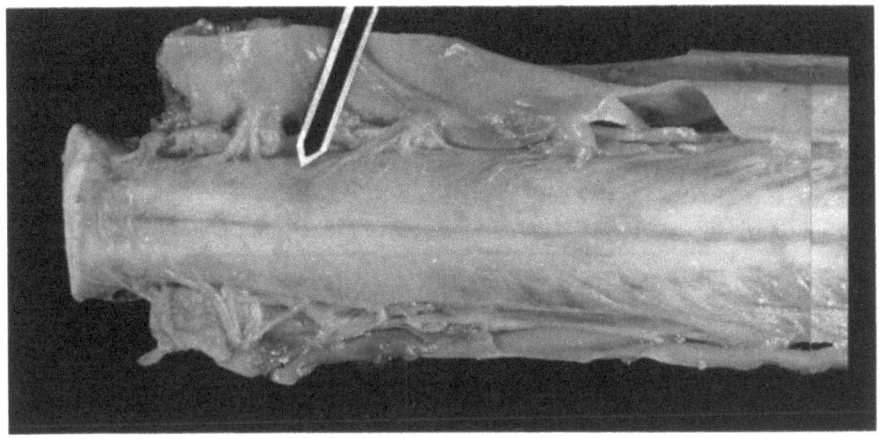

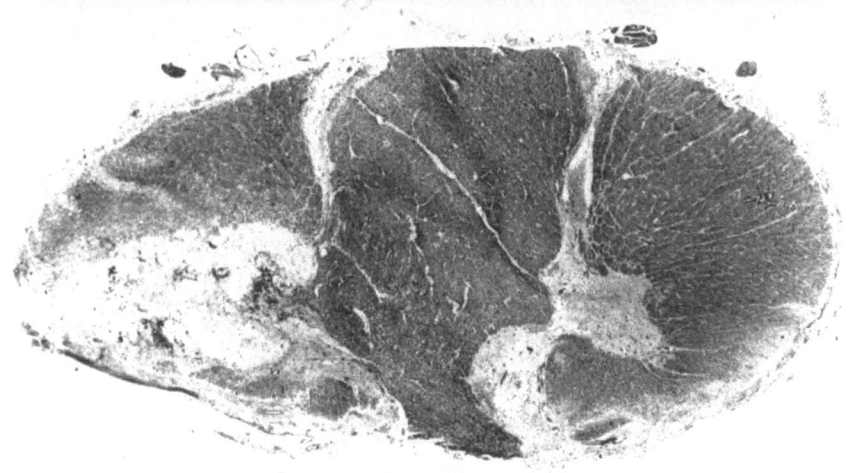

Abb. 22. Zustand nach 2maliger Thermokoagulation des linken Vorderseitenstranges wegen unerträglicher Dauerschmerzen bei metastasierendem Bronchialkarzinom (Koagulation 3 Wochen und 2 Tage vor dem Tode). *Oben:* Einstichstelle der Thermoelektrode im oberen Halsmark (*Pfeil*). *Unten:* Übersicht über C 1/2 mit der Koagulationsnekrose. Der Rückenmarksquerschnitt ist durch den Eingriff und die Gewebsschrumpfung im Koagulationsgebiet stark verzogen. (Markscheidenpräparat nach Klüver-Barrera, S. 1129/75)

Bis dahin ist der Pathologe und Neuropathologe jedoch noch gelegentlich vor die Aufgabe der morphologischen Analyse von Therapieschäden der besprochenen Art gestellt, weshalb hier noch einige knappe Anmerkungen zu den typischen Veränderungen nach Hitzekoagulation angefügt werden sollen.

Es handelt sich um herdförmige Koagulationsnekrosen in grauer und weißer Substanz, die sich kaum von denjenigen im Frühstadium eines intervallären Strahlenschadens (s.S. 797) unterscheiden. Es fehlt lediglich die markante dyshorische Gefäßerkrankung mit plasmatischer Wandinfiltration und Extravasation ins Gewebe, die allerdings auch beim intervallären Strahlenschaden in recht

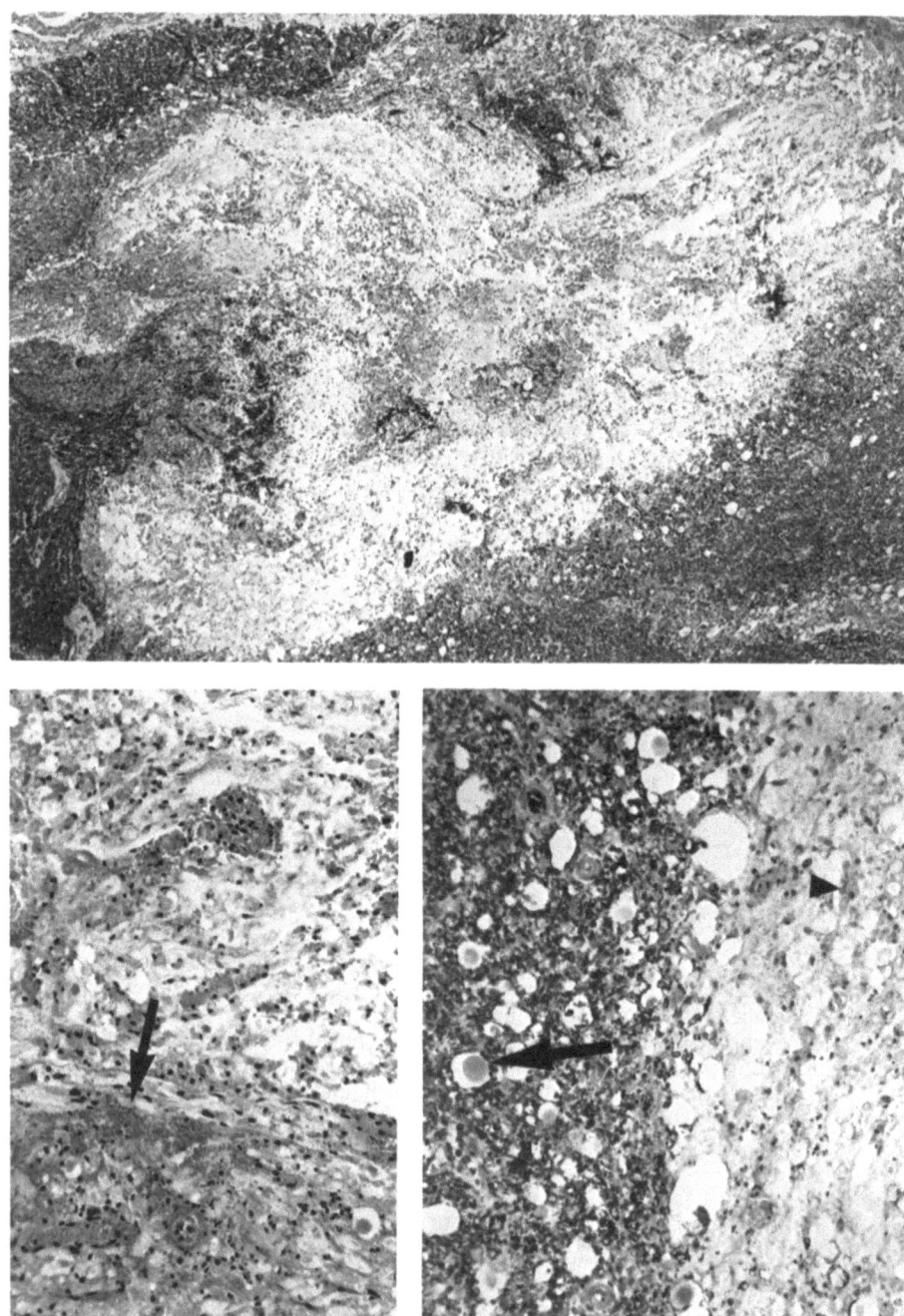

Abb. 23. a Übersichtsvergrößerung der Koagulationsnekrose aus Abb. 22. **b** Vakuoläre und retraktionsbedingte Dissoziation des nekrotischen Gewebsmaterials mit spärlichen Gefäßproliferaten und frischen petechialen Blutungen (*Pfeil*). **c** Randzone der Nekrose mit Übergangszone zum Gesunden, in der zahlreiche Axondegenerate (*Pfeil*) imponieren. Beachte die geringe Fettkörnchenzellreaktion (*Pfeilspitze*) selbst in der Randzone der Nekrose. (Färbung Klüver-Barrera)

variabler Weise in Erscheinung tritt und an bestimmte Schädigungsformen der Gefäßwand gebunden ist (s.S. 786).

Bei den nicht seltenen *Chordotomien* findet man nach geglücktem Eingriff im Intervall von etwa 21 Tagen (Abb. 22–24) einen einseitigen, scharf begrenzten Verkochungsherd im Vorderseitenstrangareal des oberen Halsmarkes, der Teile des benachbarten Vorderhornes einbeziehen kann (Abb. 22, 23a). Mikroskopisch ist die zentrale Nekrosezone durch mehr oder minder amorphes, in den Färbungen mit basischen Farbstoffen und Luxol-fast-blue hypochromatisches, sonst acidophiles Gewebsmaterial von wechselnd starker vakuolärer Auflockerung und schrumpfungsbedingter Retraktion gekennzeichnet. Es finden sich Markscheidentrümmer, manchmal noch leidlich identifizierbare Axondegenerate und reichlich Zellschutt mit zerfallenen und pyknotisch-hyperchromatischen Gliakernen (Abb. 23). Aus restierenden wandnekrotischen und rubrostatischen Gefäßen ergießen sich rezidivierend diapedetische und rhektische Blutungen (Abb. 23b) in die Nekrose. Auffallend gering ist, wie für Koagulationsnekrosen nicht ungewöhnlich, die zelluläre Abraumreaktion, wiewohl auch reaktive Gefäß- und Gliaproliferationen nur in den Randzonen stärker in Erscheinung treten, von wo aus sie offenbar schwer ins Innere der größerflächigen Nekrose vorzudringen vermögen. Vom Gesunden ist die zentrale Nekrose durch eine schmale Übergangszone mit Markscheidenschwellungen, Gliaproliferation und zahlreichen axonalen Retraktionskugeln (Abb. 23c) deutlich abgesetzt. Das weitere Schicksal solcher Nekrosen, welches natürlich sehr vom Sitz (graue oder weiße Substanz) und von der Ausdehnung letzterer abhängt, ist in den Kapiteln „Schäden durch strahlende Energie" (s.S. 795) und „Schäden durch technische Elektrizität" (s.S. 689) abgehandelt.

Im Ganglion Gasseri findet man überraschenderweise mitunter auch dann durchgreifende frische Nervenzellveränderungen, wenn die Koagulation nicht unmittelbar im Ganglion, sondern an einem abführenden Trigeminusast durchgeführt wurde. In dem in Abb. 24 dargestellten, bislang einmaligen Falle dürften vaskuläre Mechanismen für die Entstehung der Nervenzellschäden wahrscheinlich ausscheiden, da der Patient bereits $6^{1}/_{2}$ h nach der Koagulation des N. mandibularis wegen anhaltender Neuralgien an einem Herzversagen verstarb und die Manifestationszeit für Nervenzellschäden der gezeigten Art (Abb. 24) etwas zu kurz sein dürfte. Möglicherweise spielen hier noch eine Fernwirkung der Wärme oder auch elektrische Einwirkungen in das Molekulargefüge der Nervenzellen (s.S. 676) eine ausschlaggebende Rolle.

Nur am Rande sei abschließend die wieder zunehmende Bedeutung der Hyperthermiebehandlung von malignen Tumoren, speziell Gliomen, über stereotaktische Dauerelektroden, bei der allerdings keine Thermokoagulation des Tumors vorgenommen wird, erwähnt. Der schon bei relativ geringen Temperaturerhöhungen eintretenden Inaktivierung der Zytochrome der Tumorzellen scheint in diesem Zusammenhang eine Bedeutung zuzukommen (s.S. 706).

b) Morphologische Veränderungen der Hirnhüllen

Der *Schädel* erleidet beim Flammentod je nach Intensität und Dauer der Hitzeeinwirkung Verkohlungen, die bis zur Auflösung von Knochensubstanz und Umwandlung zu phosphorsaurem Kalk fortschreiten können. Bei dieser Kalzinierung erhält der Knochen ein weißliches, perlartiges Aussehen (Abb. 9a) und wird sehr brüchig. Als Folge der intrakraniellen Wasserverdampfung mit Druckentwicklung, wie auch der starken Trocknung und Materialschrumpfung, kann der Schädel Berstungen erleiden, die Anlaß zu Verwechslungen mit intravital entstandenen Frakturen nach Gewalteinwirkung geben können (DOTZAUER 1974).

Mit der Schrumpfung des Gehirns bei der Hitzeentwicklung schrumpft auch die *Dura mater*, wobei es, wie am Schädelknochen, zu Einrissen kommen kann (Abb. 13c). Im Rahmen der starken Hyperämie und der Gefäßschädigung als Reaktion auf die Ver-

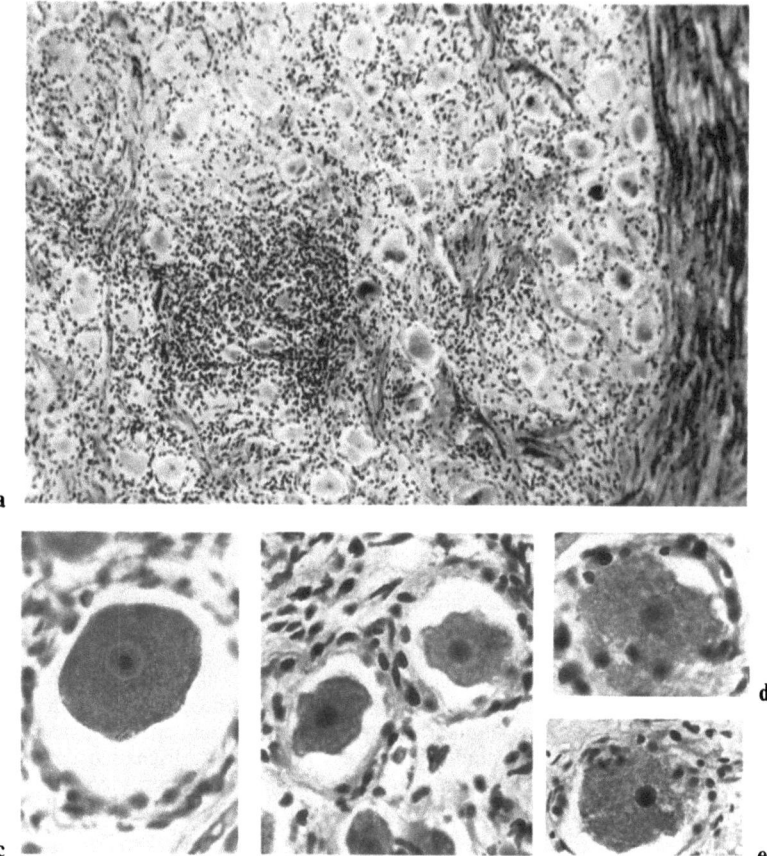

Abb. 24a–e. Nervenzellschäden im Ganglion Gasseri $6^1/_2$ h nach Thermokoagulation des III. Trigeminusastes mit 60–65 °C (männl. 70 J., Trigeminusneuralgie). **a** Herdförmige starke Abblassung der Ganglienzellen nach Art von Geisterzellen und schütteres granulozytäres Leukozyteninfiltrat. **b–e** Ganglienzellschäden von der Tigrolyse und Schwellung **b** bis zur Schrumpfung **c** und vakuolären Degeneration **d, e.** (Klüver-Barrera, S. 801/77)

brennung entstehen in manchen Fällen Blutungen in die weichen Hirnhäute. Diese intravitalen Blutungen werden bei akutem Flammentod mit Verbleiben der Leiche im Brandherd von supravitalen und postmortalen Extravasationen überdeckt.

c) Das „Brandhämatom"

Auf die erwähnten Extravasationen in den erweiterten perienzephalen Raum wurde erstmals von HÖLDER (1860) und später von STRASSMANN (1898) aufmerksam gemacht. Entsprechend ihrer hauptsächlichen Lokalisation im Epiduralraum werden sie als *epidurale* oder *extradurale Brandhämatome* bezeichnet. Es handelt sich um dickflüssige, lackartig beschaffene, hell- bis schwarz-rote oder auch, je nach Trocknungsgrad, krümelige, mit geschmolzenem Gewebsfett durchmischte Massen, die außer dem Epiduralraum auch alle anderen Komplementärräume einschließlich der Hirnventrikel ausfüllen können (DOTZAUER 1974; KLEIN 1975). Sie stammen aus den Diploe- und Brückenvenen sowie aus den venösen Blutleitern und entstehen durch Ausschwitzung oder Durazerreißung (s. Abb. 13a–c). Auch bei hochgradig ausgekohlten Brandtorsen ist in diesen „Hämatomen" u.U. ein Alkoholnachweis zu forensischen Zwecken (Verkehrsunfälle mit Verbrennen der Insassen im Fahrzeug) noch möglich. In der Vergangenheit hat sich um die Brandhämatome eine intensive Diskussion entwickelt, deren Zentralpunkt die Frage der intravitalen oder postmortalen Entstehung und somit des forensischen Beweiswertes bildete (HABERDA 1900; v. HOROSZKIEWICZ u. LEERS 1906; MARTINI 1906; HARBITZ 1913; REUTER 1919; JACOB 1955). Erst kürzlich ist DOTZAUER (1974) erneut dem Problem nachgegangen. Aufgrund der Befunde mit holoptischen Präparationsmethoden an 23 Brandhämatomen unter 86 untersuchten schweren Verbrennungsfällen konstatiert der Autor, daß es sich eindeutig um Folgen postmortaler Hitzeeinwirkung handelt. Es scheint daher angebracht, künftig von *Pseudohämatomen* zu sprechen. JACOB (1955) räumt allerdings die Möglichkeit einer zumindest teilweisen intravitalen (agonalen) Entstehung ein, wofür auch die von REUTER (1919) festgestellten Extravasate an Stellen außerhalb der unmittelbaren Flammeneinwirkung sprechen könnten.

2. Schäden durch innere Überwärmung

Thermische Schäden des Gehirns können auch durch endogene Überwärmung entstehen. Zweckmäßigerweise unterscheidet man, analog LEITHEAD et al. (1964), nach den pathophysiologischen Grundmechanismen, zwischen *Hitzekollaps, Hitzschlag, Hitzeerschöpfung* (heat-exhaustion) und *Hitzekrämpfen*. Andere Einteilungen (KUTZ 1959) weichen davon nur unwesentlich ab. Pathomorphologische Befunde am Gehirn treten am häufigsten beim Hitzschlag mit seinem oft tödlichen Ausgang auf.

a) Hitzekollaps

Die Trennung zwischen Hitzekollaps und Hitzschlag wird in der Literatur nicht immer konsequent nach den hier gegebenen Definitionen durchgeführt, so daß auch auf Fälle mit den pathophysiologischen Merkmalen des Hitzschlages gelegentlich die Bezeichnung Hitzekollaps angewandt wurde (SCHÜRMANN 1938; GOLD 1960 u. a.). Die vorliegende Einteilung folgt dem heute überwiegend üblichen Gebrauch (vgl. LEITHEAD u. LIND 1964).

Der *Hitzekollaps* entsteht als Folge eines endogenen Wärmestaus, meist bei arbeitsbedingter vermehrter Wärmeproduktion und einer gleichzeitigen Behinderung der Wärmeabgabe. Dispositionelle und konstitutionelle Momente haben für die Entwicklung eines Hitzekollaps zusätzliche Bedeutung, so daß erhebliche individuelle Unterschiede in der diesbezüglichen Reaktivität bestehen (SCHÜRMANN 1938; LEITHEAD u. LIND 1964). Die klassischen Beispiele für einen Hitzekollaps hat immer wieder die Wehrmachtspathologie geliefert: Auf langen anstrengenden Märschen mit vollem Gepäck und die Wärmeabgabe durch Verdunstung behindernder Marschkleidung, unter intensiver Sonneneinstrahlung oder klimatischer Schwüle, tritt häufig der typische Hitzekollaps auf. Durch den permanenten Wärmestau kommt es im Stadium der Dekompensation zu einer plötzlichen, schlagartigen Eröffnung der peripheren Strombahn mit „Versacken" des Blutes in der Peripherie und zentraler Hypovolämie. Die Thermoregulationszentren sind dabei primär nicht gestört.

b) Hitzschlag

Der Hitzschlag ist bedingt durch ein Versagen der dienzephalen Regulationszentren bei exo- und endogener Hyperthermie, wobei Einflüsse von Bakterien- oder sonstigen Toxinen auf die zentralnervösen Regulatoren wirksam sein können (GILAT et al. 1963; SHIBOLET et al. 1967). Im Falle der malignen Hyperthermien oder Hyperpyrexien mit Temperaturen über 42–44,8 °C (höchste uns bekanntgewordene gemessene Körpertemperatur) tritt meist innerhalb kurzer Zeit der Tod ein; sind die hyperthermischen Temperaturspitzen einmal erreicht und die ersten Schockzeichen manifestiert, so gelingt es meist trotz aller möglichen Intensivmaßnahmen nicht, den Tod zu verhindern, wie das Beispiel der malignen Hyperpyrexie auf muskulärer Basis, die als Narkosezwischenfall auftritt, zeigt (GJÄNGSTÖ 1971; GORDON et al. 1973; RELTON et al. 1973 u.a.). Neben den narkoseinduzierten Hyperthermien können maligne Hyperpyrexien auch bei Infektionen mit Bakteriämie und Sepsis, Thyreotoxikosen, Phäochromozytom, Fettembolie, Intoxikation, allergischen Reaktionen oder aus zerebralen Ursachen bei primären hypothalamischen Schäden (z.B. Traumen) entstehen.

c) Hitzeerschöpfung

Der Hitzeerschöpfung (heat-exhaustion) liegt pathophysiologisch eine Dehydratation bei langem Arbeiten in der Hitze und zu geringer Flüssigkeitszufuhr oder ein Salzmangel zugrunde (LADELL 1957). Es kommt zu einer Bluteindickung mit Elektrolytabfall im Serum. Der Urin ist chloridfrei. Muskelkrämpfe können auftreten. Extremstes Beispiel der Hitzeerschöpfung ist der Dehydrierungstod in der Wüste (LEITHEAD u. LIND 1964). Zur Hitzeerschöpfung durch Salzmangel kommt es bei starkem Schwitzen und Flüssigkeitsausgleich durch Wasser ohne gleichzeitige Kochsalzzufuhr. Der „gemischten Dehydratation" liegt ein Wasser- und Kochsalzmangel zugrunde.

d) Hitzekrämpfe

Hitzekrämpfe werden ausgelöst durch einen extrem starken Verlust an Kochsalz mit dem Schweiß bei langdauernder exzessiver Transpiration ohne Kochsalzzufuhr mit dem Trinkwasser. Die Osmolarität des Extrazellularraumes wird vermindert, wodurch es zum Wassereinstrom in die Zellen kommen kann. In Extremfällen ist auch der NaCl-Gehalt im Blutplasma meßbar erniedrigt (KOSLOWSKI u. KRAUSE 1970). Die Krämpfe sind muskuläre Krämpfe als Folge einer osmotischen Hydratation der Muskelzellen, begünstigt durch schwere Arbeit. Hitzeerschöpfung und Hitzekrämpfe sind häufig miteinander gekoppelt und stellen sich als „gemischte Dehydratation" (LADELL 1957) dar. Auch im Rahmen der zentralen Hyperpyrexie können bei Kleinkindern Krämpfe, die sog. „Fieberkrämpfe", auftreten, deren Entstehung durch chronische Veränderung der Volumenrelation zwischen Gehirn und Schädelinnenraum begünstigt wird (FANCONI u. GROB 1935). Die sog. *Insolation* oder der *Sonnenstich* werden im Kap. „Schäden durch strahlende Energie" abgehandelt (s.S. 760). Die früher viel diskutierte Sonderstellung der Insolation (vgl. WEINER u. HORNE 1958) wird heute allgemein abgelehnt; wahrscheinlich handelt es sich um eine lokale Überwärmung des Gehirns mit den charakteristischen Folgen des Hitzschlages und nicht um eine spezifische Strahlenwirkung (s. Diskussion auf S. 760ff.).

e) Pathomorphologie

Um die Schäden des zentralen Nervensystems durch endogene Wärmewirkung, vor allem beim Hitzschlag, ist in der Vergangenheit eine reichhaltige klinische und pathologisch-anatomische Literatur entstanden, die bei JACOB (1955) zusammengefaßt ist. Das grundsätzliche pathomorphologische Substrat der wohlbekannten klinischen zentralnervösen Erscheinungen sind, wie bei der offenen Verbrennung, kreislaufbedingte Schäden. Im Vordergrund steht das Schockgeschehen (GOLD 1960; SHIBOLET et al. 1967) mit seinen Folgen. Schrankenstörungen der Gefäße und intravasale Gerinnung mit Zirkulationsstörungen in der Endstrombahn bestimmen das morphologische Bild im Gehirn ebenso wie in anderen Organen. Es tritt auch hier eine „seröse Entzündung" mit Ödembildung und plasmatischer oder korpuskulärer Extravasation, je nach Grad der Permeabilitätsstörung, auf. Die Gerinnungsstörung begünstigt die Entstehung intrazerebraler und intrakranieller Blutungen (vgl. SHIBOLET et al. 1967). Die Bedeutung des Schockgeschehens für die Häufigkeit und Ausdehnung intrakranieller Blutungen zeigt ein Vergleich mit den präfinalen Blutdruckwerten bei Hitzschlagfällen mit tödlichem Ausgang (MALAMUD et al. 1946). Auch SOHAL et al. (1968) fassen das gesamte Syndrom des Hitzschlags als eine Koagulopathie auf, die durch elektronenmikroskopisch nachweisbare thermische Endothelschäden (BURGER u. FUHRMANN 1964) ausgelöst werden soll. Die Gewebsschäden entstehen vorwiegend auf der Basis thrombotischer Gefäßverschlüsse und der plasmatischen Insudation des Gewebes. Die Gerinnungsstörung ist klinisch nachweisbar (SHIBOLET et al. 1967). Auffallenderweise korreliert die Blutungshäufigkeit nicht mit dem Grad der Hyperämie des Gehirns (MALAMUD et al. 1946).

Bei zahlreichen Todesfällen durch spontane oder therapeutisch induzierte Hyperpyrexie ergab die Untersuchung des Gehirns eine besondere elektive Schädigungsbereitschaft der Purkinje-Zellen (MALAMUD et al. 1946; Gore u. ISAACSON 1949; KRAINER 1949; SHIBOLET et al. 1967 u.a.), wobei sich die Zellschäden schon nach weniger als 24 h morphologisch manifestieren. Jenseits von 24 h war die Degeneration der Purkinje-Zellen in den meisten Fällen bereits nahezu komplett und auf alle Kleinhirnregionen ohne Bevorzugung ausgedehnt. Der Nucleus dentatus war gleichermaßen geschädigt (MALAMUD et al. 1946). Schon STEWART (1918) hatte in einem Fall von Hitzschlag erstmals klinisch eine ausgeprägte zerebellare Symptomatik beschrieben. Auch im Großhirnkortex, in den Stammganglien und im Hirnstamm traten in den Fällen von GORE u. ISAACSON (1949) fokal-disseminierte hypoxische Nervenzellschäden, allerdings in weit geringerem Umfange als im Kleinhirn auf. MALAMUD et al. (1946) beschreiben Nervenzellschädigungen in verschiedenen Regionen des Großhirns, die z.T. das Bild der schweren Zellerkrankung mit vakuolärer Schwellung, Karyorhexien und -lysen, z.T. das Bild der akuten Zellerkrankung mit Übergang in Schrumpfung zeigten. Nie war eine ausgeprägte Gliareaktion im Großhirnkortex zu verzeichnen. Vorzugslokalisationen petechialer Blutungen waren die Wand der rostralen Abschnitte des 3. Ventrikels, der Balken, die periventrikulären Zonen und der Bereich der Mark-Rindengrenze.

In den bereits im Jahre 1914 von OMOROKOW unter der Leitung von ALZHEIMER durchgeführten Überhitzungsversuchen an Kaninchen, die in einem Thermostaten bei guter Ventilation auf eine Körpertemperatur von 43 °C gebracht wurden, waren vergleichbare Schäden am zentralen Nervensystem zu Tage getreten. Die akute Ganglienzellerkrankung NISSLS trat häufiger in Erscheinung als die schwere; an Gliazellen fand sich, entgegen den Befunden von GORE u. ISAACSON (1949), eine vakuoläre Degeneration, Schwellung und amöboide Umwandlung; die Nervenfasern boten Zerfallserscheinungen. Hyperämie der Gefäße und Schwellungen der Kapillarendothelien waren von größeren oder kleineren Blutungen begleitet. Wenn die Tiere nicht akut starben, boten sie klinisch Krämpfe und Lähmungserscheinungen. CHRISTIANSEN u. KVAMME (1969) fanden bei der Erwärmung von Hirngewebszellen und Mitochondrienfraktionen derselben in vitro auf 45 °C als primäre Effekte der Wärmewirkung eine Inhibition des Elektronentransports und eine Entkoppelung der oxydativen Phosphorylierung. Wärmebedingte Membranschäden der Zellorganellen bedingten eine Ausschwemmung von Zytochrom-C in das umgebende Zellmedium.

In einer interessanten Untersuchung von HARTLEY et al. (1974) ließen sich durch eine Dauerexposition schwangerer Schafe von 9 h täglich in einer hyperthermen Umgebung von 44 °C während der letzten zwei Drittel der Schwangerschaft im gehäuften Maße Mikrenzephalien (44%) und Markporenzephalien (75%) bei den Nachkommen hervorrufen. Im gleichen Sinne sehen MILLER et al. (1978) eine maternale Hyperthermie als mögliche Ursache von Anenzephalie an. Schon im vergangenen Jahrhundert hat man durch Bebrütung von Hühnereiern unter Hyperthermiebedingungen (39–41 °C) dysraphische Mißbildungen erzeugen können (vgl. KOLLMANN 1893).

II. Kälteschäden

1. Schäden bei allgemeiner Unterkühlung

Kälte bzw. Unterkühlung toleriert der menschliche Organismus besser als Überwärmung (GAGGE u. HERRINGTON 1947). Wiederbelebung nach natürlicher Unterkühlung gelang in verschiedenen Fällen noch nach Absinken der Rektaltemperatur auf 24 °C (MÜLLER 1949). Der bei Ausschaltung der zentralen Steuerung durch Narkose oder Rauschmittel mit absinkender Körpertemperatur exponentiell abnehmende O_2-Verbrauch sowie stärkere Verschiebungen von Elektrolyten und Wasser charakterisieren die Stoffwechselwirkung der Unterkühlung (BRENDEL et al. 1958, 1966a, b; BLAIR 1964).

Der Kohlenhydratstoffwechsel ist herabgesetzt, die Insulinwirksamkeit vermindert; es kann zur Hyperglykämie kommen (CASSIDY et al. 1925). Die am erniedrigten O_2-Verbrauch ablesbare Stoffwechseleinschränkung bei Hypothermie, von der die Natur bei winterschlafenden Tieren Gebrauch macht, läßt sich in Form der künstlichen Hibernisation für langwierige operative Eingriffe anästhesiologisch ausnutzen. Unterhalb von 35 °C rektaler Temperatur spricht man von Hypothermie. Bei 30–28 °C beträgt der O_2-Verbrauch nur noch 50%, bei 25 °C nur noch 33% und unter 10 °C nur noch 4–11% der Norm (KOSLOWSKI u. KRAUSE 1970).

Bei ungeschütztem Aufenthalt in der Kälte werden zunächst die Hautgefäße enggestellt; die Haut wird anämisch, ihre Temperatur sinkt ab. Innere Organe und Gehirn sind demgegenüber strotzend hyperämisch (Zentralisation), die Zirkulation wird verlangsamt (MÜLLER 1949). Durch eine Steigerung der Stoffwechselvorgänge mit Wärmebildung versucht der Organismus die Kerntemperatur aufrechtzuerhalten (Phase der Kompensation – BÜCHNER 1962). Die Kompensationsphase ist von einer starken Aktivitätssteigerung der endokrinen Organe begleitet (MÜLLER et al. 1943; Zenow 1944).

Dauert die Kälteeinwirkung an, ohne daß die körpereigene Wärmeproduktion einen genügenden Ausgleich schaffen kann, so sinkt mit der Bluttemperatur allmählich auch die Temperatur der „Mittelschicht" (KOSLOWSKI u. KRAUSE 1970) und des Körperkerns ab (Phase der Dekompensation – BÜCHNER 1962). Das durch konvulsive Kontraktionen der Skelettmuskulatur als Notreaktion ausgelöste Kältezittern kann vorzeitig zu einem völligen energetischen Zusammenbruch der Stoffwechselfunktionen mit der Unfähigkeit zur weiteren eigenen Wärmeproduktion und dem Tod in der Herzinsuffizienz führen. Bei rapider Senkung der Eigentemperatur (akuter Temperatursturz) treten die regulativen Stoffwechselmechanismen nicht in Aktion (BÜCHNER 1962), da die Regulationszentren gelähmt sind, noch ehe sie wirksam werden können. Der Effekt der akuten Hypothermie gleicht dem einer Narkose; unterhalb von 28 °C schwindet das Bewußtsein; ab 20 °C erlischt die kortikale Spontanaktivität des Gehirns (WHITE 1972), die Funktion der wärmeregulierenden Zentren wird eingeschränkt, die Körperreflexe erlöschen und schließlich sistiert die Atmung (Lähmungsphase nach GROSSE-BROCKHOFF u. SCHOEDEL 1943). Die mit sinkender Temperatur ab 10 °C zunehmende Kälteschwellung des Gehirns (BRENDEL et al. 1966a, b; REULEN et al. 1966, 1970) bildet einen die Überlebenszeit limitierenden Faktor. Körperliche Erschöpfung vor einer Kälteexposition (z.B. beim Bergsteigen) beschleunigt die Auskühlung; ebenso wird der Kältetod durch Intoxikation, z.B. durch alkoholgenuß, gefördert. Der Alkohol bewirkt einmal eine Weitstellung der Hautgefäße, wodurch der Wärmeverlust beschleunigt wird, zum anderen lähmt er die Thermoregulationszentren (MÜLLER 1949) und verändert die Kälteempfindung. Erfrieren unter Alkoholeinfluß stehender Menschen, die in der kalten Jahreszeit im Freien kollabieren, ist kein seltenes Ereignis.

Die Kältetoleranz ist individuell recht verschieden und hängt, abgesehen von äußeren Bedingungen (Kleidung und Feuchtigkeitsgehalt der Luft) vor allem von konstitutionellen Faktoren wie Dicke des Unterhautfettgewebes, Energiereserve, Relation von Körperoberfläche zu Körpervolumen u.a. ab. Episodische Hypothermien mit Störungen der peripheren Regulation können auch aus endogener Ursache bei Störungen im Hypothalamus entstehen (FOX et al. 1970).

Wie bei den Schäden durch Verbrennung empfiehlt sich eine Einteilung der Schäden des Zentralnervensystems bei allgemeiner Unterkühlung in a) *Schäden bei perakutem oder akutem Kältetod,* b) *Schäden bei Tod nach langdauernder Unterkühlung* und c) *Spätschäden des Gehirns infolge vorübergehender Kälteeinwirkung* (JACOB 1955).

Die Möglichkeiten der Entstehung von Schäden am nervösen Parenchym im Rahmen der akuten Erfrierung wurden bereits von JACOB (1955) ausführlich diskutiert; Berichte über histologische Untersuchungen des Gehirns bei allgemeiner Unterkühlung sind auch bis zum Zeitpunkt der vorliegenden Zusammenstellung selten geblieben. Trotz vieler Hinweise auf die Rolle einer Hypoxie bei der Unterkühlung (BÖTTCHER 1944; BÜCHNER 1962; PETERS 1970) konnten entsprechende Nervenzellveränderungen nie festgestellt werden.

Dies mag vielleicht einmal daran liegen, daß der Tod bei der akuten Erfrierung schneller eintritt, als sich hypoxische Schäden morphologisch manifestieren; zum anderen muß man berücksichtigen, daß bei der Unterkühlung, wie oben beschrieben, der O_2-Verbrauch der Nervenzellen, bei eingeschränkter Versorgung, ebenfalls erniedrigt ist. Die Nervenzellfunktion erlischt mehr auf der Basis einer kältebedingt sistierenden Funktion als durch ein Mißverhältnis zwischen O_2-Bedarf und Angebot. Dem scheinen die Befunde an anderen Organen des Körpers (Herz, Leber, Nieren) mit degenerativen Veränderungen wie Verfettung und vakuolärer Degeneration (MÜLLER et al. 1943) zu widersprechen. Möglich wäre allerdings, daß es sich bei diesen Schäden nicht um reine Sauerstoffmangelschäden, sondern um die Folge einer energetischen Insuffizienz als Resultat der extremen Stoffwechselaktivierung in der Kompensationsphase handelt, an welcher die Zellen des nervösen Parenchyms nicht teilnehmen. Außerdem traten diese Schäden erst bei Erfrierungen im zeitlichen Intervall von 2 bis 8 Tagen, nicht beim akuten Kältetod innerhalb von Stunden auf. In allgemeiner Unterkühlungsnarkose und Perfusion des Gehirns mit einer auf 0 °C abgekühlten Kochsalzlösung für 6 min überstand das Gehirn von Versuchstieren eine 1stündige totale Ischämie ohne funktionelle oder morphologische Schäden (WOLFSON et al. 1965; ICOZ u. WOLFSON 1966). Lokale Abkühlung des Gehirns auf 16 °C unter extrakorporaler Zirkulation führte nicht einmal zu meßbaren Veränderungen der Enzymaktivität (HECKERS u. GERCKEN 1974).

Erst bei zu schneller Wiedererwärmung, bei welcher der O_2-Bedarf je nach Art der Durchführung der Retemperierung bis auf das Doppelte ansteigen kann (BLAIR 1964), und das O_2-Angebot noch nicht ausreicht, um den erhöhten Bedarf zu decken, kann man mit hypoxischen Schäden rechnen.

So blieben in den Untersuchungen von PETERS (1970) an den von MÜLLER et al. (1943) mitgeteilten Todesfällen nach Unterkühlung in Seenot Hyperämie und Ödem die einzigen *Befunde* am ZNS. Ein Hirnödem, das sich auf die graue Substanz des Gehirns beschränkte, trat in Auskühlungsversuchen an Ratten und Hunden ab 10° C Kerntemperatur und darunter auf. Ihm waren starke Elektrolytverschiebungen mit Natriumanreicherung und Kaliumverlust in der Ödemflüssigkeit bei umgekehrtem Verhalten im Blut korreliert. Eine Kältelähmung der aktiven Transportmechanismen der Zellen für Kationen scheint die Ursache für die intrazelluläre Kälteödembildung zu sein, von deren Ausmaß die Wiederbelebbarkeit der ausgekühlten Tiere abhängt (BRENDEL et al. 1966a, b; MESSMER et al. 1966; REULEN et al. 1966, 1970). Nach Wiedererwärmung der Tiere nehmen die Elektrolytverschiebungen und die Wasserverlagerungen zunächst zu, um sich dann erst im Verlaufe von 12 h wieder zu normalisieren. Interessanterweise entwickelten Winterschläfer im Versuch eine Kälteschwellung des Gehirns bei 0° C Kerntemperatur nur im Sommer, nie dagegen im Winter (BRENDEL et al. 1966b). Manche Untersucher haben im Zusammenhang mit akutem Erfrierungstod auch Blutungen des Gehirns im Sinne einer *Kältehirnpurpura* (JACOB 1955; PETERS 1970) und vakuoläre Veränderungen an Ganglienzellen beschrieben. Eine eigenartige, allerdings unspezifische Veränderung der Neurofibrillen in Nervenzellen winterschlafender Tiere (grobe Bündelung der Neurofibrillen), die bereits von RAYMON Y CAJAL und TELLO (zit. b. JACOB 1955) entdeckt wurde, diskutiert JACOB (1955).

Stärker als die bisher beschriebenen Schäden sind die, welche im Rahmen länger andauernder Unterkühlung mit protrahiertem Todeseintritt an den Folgen der energetischen Insuffizienz das Gehirn treffen können. Aus den Beschreibungen von REWERTS zit. JACOB (1955) Hirnödeme, massive Hyperämie und Blutungen auf der Basis ausgeprägter Gefäßwandschäden, die teilweise in der Brücke und der Umgebung des 3. Ventrikels lokalisiert waren, als Ursache der oft apoplektiform auftretenden klinischen Symptomatik wie Kälteblödsinn, Kälteblindheit, Herdsymptome, vegetative Störungen und extrapyramidale Symptome. Das Spektrum klinischer Erscheinungen und die morphologischen Veränderungen rechtfertigen den Begriff der *Kälteenzephalopathie*.

Über Spätschäden am Gehirn nach überlebter Unterkühlung sind uns auch derzeit keine gesicherten Untersuchungen bekannt; ob die von SIEGMUND (1942) und M. STAEMMLER (1944) in lokalen Erfrierungszonen beobachteten sekundären angiitischen Intimaproliferationen (Endarteriitis obliterans) an Venen und Arterien auch im Gehirn vorkommen (vgl. JACOB 1955), muß nach wie vor dahingestellt bleiben. M. STAEMMLER (1944) und SIEGMUND (1942) hatten solche Veränderungen in der Umgebung lokaler Erfrierungsbezirke bzw. bei Kältegangrän beschrieben.

JACOB (1955) weist auf die Möglichkeit der Begünstigung oder Auslösung andersartiger zentralnervöser Erkrankungen durch ein Kältetrauma hin.

2. Schäden als Folge lokaler Unterkühlung

a) Entstehung und Pathophysiologie

Das Interesse an Klinik und Morphologie der lokalen Kälteschäden hat vor allem durch die Entwicklung der modernen Kryochirurgie wesentlich zugenommen.

Unter heutigen Gesichtspunkten ist zu unterscheiden zwischen lokaler Erfrierung bei protrahierter oder rezidivierter Kälteexposition, die in der Regel die Akren oder die peripheren Körperabschnitte betrifft und der zu therapeutischen oder experimentellen Zwecken gesetzten, akuten lokalen, Erfrierung im Sinne einer Gewebetieffrierung mit Kryomessern, -platten oder -sonden. Bei der akuten lokalen Tieffrierung tritt die Unterkühlung der betroffenen Gewebsabschnitte so schnell ein, daß reaktive und regulative Mechanismen während der Kälteeinwirkung nur in den Kollateralzonen und erst nach Wiedererwärmung im Schädigungsgebiet zur Geltung kommen; die lokalen Gewebszerstörungen am Orte der Kälteeinwirkung beruhen, neben hypoxischen Einflüssen bei der Wiedererwärmung, vor allem primär auf der Eiskristallbildung und der Gefriertrocknung des Gewebes (BALTHASAR 1957). Weiterhin kommen Änderungen der Elektrolytkonzentration, pH-Verschiebungen und Dehydratation des molekularen Wassers als Ursache primärer Kältedenaturierung in Frage (LOVELOCK 1957; MERYMAN 1966).

Das allgemeinpathologische Geschehen bei der lokalen protrahierten Erfrierung im Extremitätenbereich mit dem Resultat einer Kältenekrose (Kältegangrän) ist am besten gekennzeichnet durch die Formulierung von SIEGMUND (1942), wonach sich die örtlichen Kälteschäden „als ein Problem der Blutströmung in einem durch Erstickungsstoffwechsel vorher geschädigten Gewebsbezirk und als eine Frage der gegenseitigen Beeinflussung von Blut und Gewebe im Sinne der akuten thrombontischen Angiopathie" darstellen.

So ist das Erfrieren im Extremitätenbereich bei andauernder Kälteexposition eine Folge der kälteinduzierten vasozirkulatorischen Störungen, die mit der peripheren Vasokonstriktion der Arterien, geringer auch der Venen (H.J. STAEMMLER 1944) und der Hämostase mit ihren Folgen im Kapillargebiete zusammenhängen und die Periode der Kälteeinwirkung überdauern. Sie sind Ausdruck einer extremen Hypoxie (M. STAEMMLER 1944; H.J. STAEMMLER 1944; BÖTTCHER 1944; BÜCHNER 1962). M. STAEMMLER (1944) konnte in der Umgebung von Gangrängebieten auch chronische Gefäßveränderungen im Sinne einer Endarteriitis obliterans feststellen, die das Gebiet der Demarkation weit überschritten. An den peripheren Nerven traten starke degenerative Veränderungen mit Markscheidenzerfall und Axonuntergang auf; am Skelettmuskel resultierten Atrophien.

Lokale Kälteschäden am Zentralennervensystem haben im Rahmen der Kryochirurgie und der mit ihr zusammenhängenden experimentellen Tätigkeit in den letzten Jahren sehr an Bedeutung gewonnen (COUPER 1963, 1968; MIYAZAKI et al. 1963). Dabei hat sich die Kryonekrose mit dem nachfolgenden lokalen Kälteödem u.a. als bestes Standardmodell zum Studium des vasogenen Ödems erwiesen (KLATZO 1967). Aus der inzwischen umfangreichen Literatur zu diesem Gebiet sollen hier nur die wichtigsten Ergebnisse zusammengefaßt werden.

b) Pathomorphologie der lokalen Kälteschäden des ZNS

Lokale Kälteeinwirkungen über Kryosonden mit Temperaturen von -180 und -196 °C für 20–30 s erzeugen im Hirnkortex (Abb. 25), wie auch im Mark und in den Stammganglien, scharf umschriebene Nekrosen, die bereits $^1/_2$ h (BLAKEMORE 1969) bzw. 4–24 h (BREINING et al. 1974a) nach der Kälteeinwirkung deutlich ausgeprägt sind (Abb. 26a). Ausdehnung und Form derartiger Nekrosen hängen von der Temperatur und der Dauer der Kälteeinwirkung ab (KLATZO et al. 1958; BLAKEMORE 1969; LIEBALDT u. SPULER 1970; BREINING

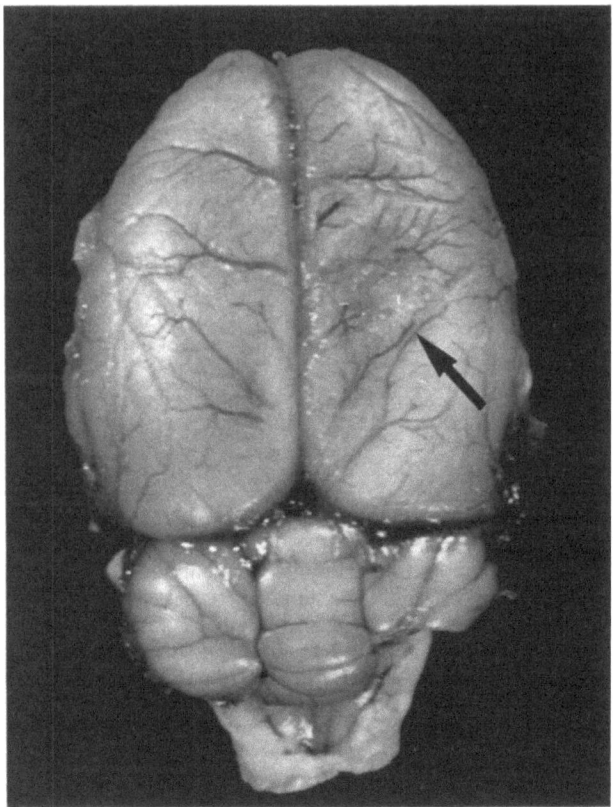

Abb. 25. Kryonekrose (*Pfeil*) im Kortex der Ratte $2^1/_2$ Tage nach lokaler Tiefgefrierung bei -186 °C für 30 s. (Originalaufnahme freundlicherweise überlassen von Prof. Dr. H. BREINING, Chefarzt des Pathologischen Institutes der Knappschaft, Essen-Steele)

et al. 1974a). Erste Anzeichen des Nervenzellunterganges finden sich schon 2 min nach Kälteeinwirkung (HEIPERTZ 1970). Schon nach 24 h stellt sich eine leukozytäre Demarkation, nach 48 h eine ausgeprägte Gliose in der Umgebung der Nekrose ein (BREINING et al. 1974a) (Abb. 26b, c). BLAKEMORE (1969) konnte 3 Zonen im kortikalen Nekrosebereich abgrenzen: die eigentliche Nekrosezone, eine Intermediärzone und eine Basalzone. In der Nekrosezone sind frühzeitig hyaline Gefäßwandveränderungen zu erkennen; der Parenchymverlust ist praktisch total. Eine besondere Resistenz der vaskulären und glialen Basalmembranen im Nekrosegebiet im Vergleich zu allen anderen zellulären und membranösen Strukturen beobachteten BLINZINGER u. MATSUSHIMA (1969). Ein spongiöser Randwall grenzt die Nekrose gegen die Intermediärzone ab, die sich durch innerhalb der ersten 24 h zunehmende Nervenzellschrumpfungen (Abb. 14) und eine Rarefizierung des Neuropils auszeichnet. Die Basalzone bildet den Übergang in das gesunde Gewebe mit Neuronschädigungen auf elektronenmikroskopischem Niveau.

Diese Zoneneinteilung deckt sich hinsichtlich der Zuordnung der morphologischen Veränderungen weitgehend mit der von LIEBALDT u. SPULER (1970). So rechnen diese Autoren den ödematösen Randwall schon der Randzone (Zone 3 = Ödemzone) zu. Als Zwischenzone (Nekrobiosezone) grenzen sie eine an die Totalnekrose anschließende partialnekrotische Zone mit Ganglienzellschwund, Markscheidenzerfall und Gewebseinrissen ab. In den äußeren Abschnitten der Randzone, die den Übergang zum normalen Gewebe bilden, fanden die Untersucher eine starke Kapillarhyperämie mit perivaskulären Blutaustritten, später auch Leukodiapedesen und Makrophagen. Der Vorgang der Resorption und Reparation der Kälteschäden endet, wie bei anderen kortikalen Schädigungen, in der zystischen Reinigung (Abb. 26d) (WENNERSTRAND et al. 1967; CAPPEL 1976; BREINING et al. 1977). In der unmittelbaren Umgebung der Nekrose sind etwa 2 Monate nach Setzen der Kälteläsion Remyelinierungsvorgänge an Axonen nachweisbar, die in enger Beziehung zu einer intensiven reparativen Astrogliose stehen (ESTABLE-PUIG u. ESTABLE-PUIG 1972).

Verschiedene Untersucher (KLATZO et al. 1958, 1965; BAKAY u. HAQUE 1964; BAKAY 1965; BEKS et al. 1965; BLINDERMAN u. MARKHAM 1965; GO et al. 1967; HEIPERTZ 1970; REULEN et al. 1971 u.a.) konnten den Austritt von eiweißreichem Exsudat aus Gefäßen der Nekrosezone beobachten und als Glykoprotein (BLAKEMORE 1969) identifizieren, das sich auf pinozytotischem Wege über die Endothelzellen (BAKER et al. 1971) und durch Spaltbildungen zwischen den Astrozytenfüßen sowie in der vaskulären Basalmembran im Extrazellularraum des die Nekrose umgebenden Kortex bis in die sonst weniger geschädigte Basalzone und darüber hinaus ausbreitet. In der Molekularschicht verlief die Propagation des Exsudates in einigen Versuchen selektiv laminär (BAKER et al. 1971). Diese Feststellung der Ausbreitung des plasmatischen Exsudats widerspricht den früheren Auffassungen, das Rindenödem sei stets intrazellulär in den Astrozytenfüßen lokalisiert.

BLAKEMORE (1969) und BAKER et al. (1971) konnten zeigen, daß die Astrozyten nicht primär von den austretenden Plasmaproteinen passiert werden. Astrozytenschwellungen beobachtete BLAKEMORE (1969, 1971) entgegen früheren Untersuchern (TORACK et al. 1959; LEE u. BAKAY 1966 u.a.) erst sekundär, wobei verschiedene Umstände darauf hindeuteten, daß diese Schwellung durch Eindringen von Flüssigkeit aus dem Extrazellularraum in die Astrozyten unter Eindickung des Exsudates zustande kommt; ein Einfluß des Sauerstoffmangels, der an den Nervenzellveränderungen der Intermediärzone deutlich wurde, war allerdings für die Astrozytenschwellung nicht immer letztlich sicher auszuschließen (BLAKEMORE 1969).

Die in der Intermediärzone gelegenen Astrozyten werden von der Schwellung in einem solchen Ausmaße betroffen, daß sie über eine Klasmatodendrose (amöboide Schwellung) zugrundegehen und später phagozytiert werden. Mit zunehmender Entfernung vom Nekroseherd ist die Schwellung normalerweise reversibel und bildet sich zwischen dem 4. und 12. Tag nach Setzen der Läsion zurück (BLAKEMORE 1971).

Wie die Markierung mit Evans-Blau zeigt, entstehen plasmatische Extravasate nur im Nekrosegebiet und sind infolge der extrazellulären Ausbreitung zunächst vorwiegend in der Kollateralzone, nach 24–48 h auch im gesamten homolateralen Mark (KLATZO et al. 1958; RASMUSSEN u. KLATZO 1969; BAKER et al. 1971) ausgebreitet. Auch dorthin schiebt sich das Exsudat entlang der Gefäßschiene und über den Extrazellulärraum vor (LEE u. BAKAY 1960; GO et al. 1967, 1969). Im Mark selbst ist keine abnorme Gefäßpermeabilität nachweisbar. Stammganglien und Capsula interna bleiben frei. Ein Übergreifen des Ödems auf die kontralaterale Hemisphäre findet nicht statt (KLATZO et al. 1958; RASMUSSEN u. KLATZO 1969).

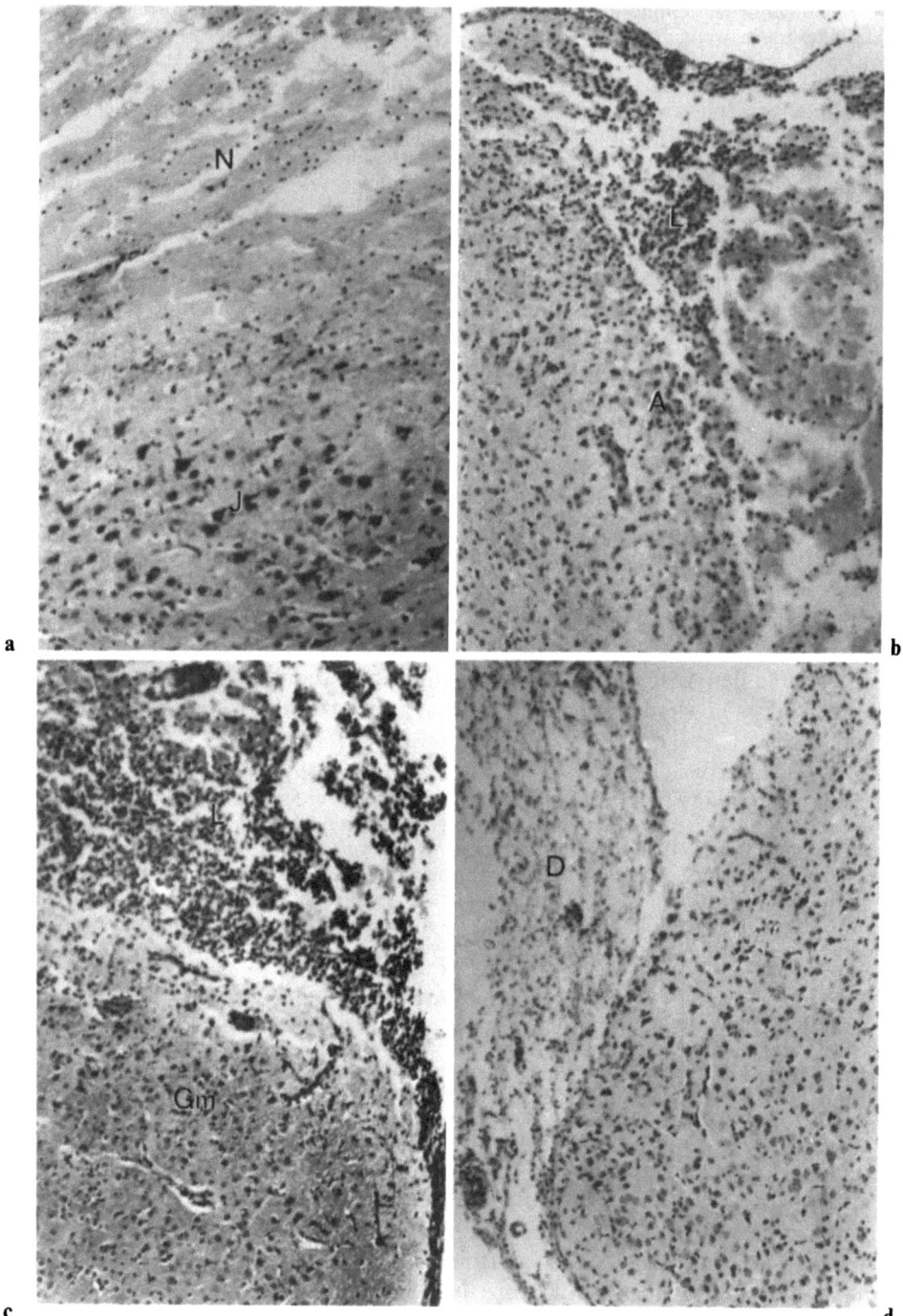

Schon 24 h nach Entstehung der Kälteläsion belief sich im Hundekortex die Zunahme der extrazellulären Flüssigkeit auf 10–15% der Norm und erreichte im Mark eine Zunahme um 27% (FENSKE et al. 1973). Von Kälteläsionen, die primär im Mark gesetzt werden, breitet sich das eiweißreiche Ödem stärker in die Umgebung aus als vom Kortex her (BLINDERMAN 1965). Die Bereitschaft zur Entwicklung eines Kälteödems scheint regional unterschiedlich; so erwies sich in den Affenversuchen von CLASEN et al. (1962) der Gyrus praecentralis eher als ödembereit als der Gyrus postcentralis. In den den Kälteläsionen unmittelbar benachbarten Markabschnitten können Markscheidendestruktionen und Pyknosen der Oligodendroglia auftreten (BLAKEMORE 1969). Hypernatriämie vermag das Kälteödem erheblich zu verstärken, während eine Hyponatriämie es unbeeinflußt läßt; dies hängt mit der Schädigung der Blut-Hirn-Schranke im Nekrosegebiet zusammen (GO et al. 1972, 1973).

Im Subarachnoidalraum findet, ebenfalls von der Kälteläsionsstelle aus, eine Ausbreitung plasmatischer Extravasate der pialen Gefäße statt (BLAKEMORE 1969; BAKER et al. 1971 u.a.).

Das ins Gehirn ausgetretene Plasma wird vor allem durch Mikrogliazellen auf pinozytotischem Wege, z.T. sicher auch durch hämatogene Phagozyten abgeräumt (BLAKEMORE 1972). Schon 4 Tage nach Setzen der Kälteläsion kehrt der erweiterte Extrazellulärraum allmählich zur Norm zurück (BLAKEMORE 1971). Schon 36 h nach Entstehen der Kälteläsion ist die Störung der Blut-Hirn-Schranke bereits wieder auf 10% ihres Maximalwertes zurückgegangen (HERRMANN u. NEUENFELDT 1972). In der ödematisierten Marksubstanz treten erhebliche Aktivitätsänderungen der Enzyme ein, wobei die Alpha-Glyzero-Phosphatdehydrogenase und Glukose-6-Phosphat-Dehydrogenase in ihrer Aktivität gesteigert, die Laktat-Dehydrogenase und die Diphosphopyridin-Nukleotid-Diaphorase vermindert sind. Im Liquor ist die Laktat-Dehydrogenase, offenbar durch eine Ausschwemmung aus der ödemgeschädigten Hemisphäre, um das 10fache gesteigert (RASMUSSEN u. KLATZO 1969).

Neuere Untersuchungen über die kapilläre Revaskularisierung der Kryonekrosen des Kortex bei Mäusen (MITCHELL et al. 1978) zeigten, daß während der 2.–3. Woche nach Setzen der Nekrose sowohl von der Pia mater wie auch vom umgebenden Hirngewebe her Kapillaren in die Nekrose einsprossen, die entweder von Piazellamellen mit Kollagenbündeln oder von Astrozytenausläufern eingehüllt sind. Nach diesen Untersuchungen hat es den Anschein, als bildeten die Astrozyten die Leitschiene für die vom Hirngewebe her in die Nekrose einsprossenden Gefäße.

Wie sich an verschiedenen parenchymatösen Organen in hunderten von Tierversuchen und bei kryochirurgischen Eingriffen am Menschen zeigen ließ (BREINING et al. 1972;

◁ **Abb. 26. a** Kryonekrose im Rattenkortex 12 h nach lokaler Tiefgefrierung bei −186° C für 30 s. Oben: Nekrosezone (N) mit subtotalem Zelluntergang und Desintegration des Neuropil; unten: Intermediärzone (J) mit hyperchromatischen geschrumpften Nervenzellen. **b** Randbezirke der Kryonekrose in Abb. 25 u. 26: 2 Tage nach Gefrierung leukozytäre Demarkation (L) und hypertrophische Astrogliose (A). **c** Randzone der Kryonekrose 3 Tage nach Gefrierung: Intensive leukozytäre Demarkation (L) und gliös-mesenchymale Reaktion (Gm) in der Randzone. **d** Kryonekrose des Rattenkortex 10 Tage nach Tiefgefrierung: Beginnende zystische Reinigung mit Defektbildung (D). (Originalaufnahmen Prof. Dr. H. BREINING)

1974a, b, c), entsteht im Nekrosegebiet unter der extremen Kälteeinwirkung eine totale Hämostase, die ausgedehntere Blutungen, zumindest während des Eingriffes, verhindert. Darin liegt nach Ansicht von BREINING et al. (1974a) ein großer Vorteil des kryochirurgischen Vorgehens (vgl. auch CAPPEL 1976). Genauere Analysen der Zirkulationsverhältnisse mit Clearance-Methoden und mit der Stereomikroskopie ergaben im Nekrosegebiet für wenige Minuten nach Einfrieren bei −180 °C (30–90 s) und Wiederauftauen noch eine normale, dann jedoch bis zum völligen Erliegen nach 47 min ständig abnehmende Durchblutung. Reaktions- und Regulationsfähigkeit der Durchblutung waren, im Gegensatz zur Randzone, in welcher die Durchblutung nach initialer Hyperämie bei Gefäßdilatation erst im Verlaufe der 47minütigen Beobachtungszeit zum Erliegen kam, von Anbeginn an aufgehoben. Der Zirkulationsstop in der Randzone war von Erythrozytenaggregationen begleitet (HEIPERTZ 1968, 1970). Nach Gefrierung bei geschlossenem Schädel bleibt die reaktive Hyperämie in der Randzone aus (CHRIST 1972).

Abgesehen vom örtlichen Kälteschaden sinken der arterielle Mitteldruck und der Perfusionsdruck des Gehirns innerhalb von 90 min nach lokalem Kältereiz durch den geschlossenen Schädel ab, während der intrakranielle Druck infolge des aufschießenden, zunächst lokalen, dann sich ins Mark ausbreitenden Ödems ansteigt (vgl. auch CLASEN et al. 1953), mit dem Effekt einer zum Wassergehalt des Gewebes umgekehrt proportionalen Reduktion der regionalen Hirndurchblutung (FREY et al. 1973). Zwischen geschädigter und ungeschädigter Hemisphäre entsteht dabei ein Druckgradient, der bis zu 13 mm Hg zugunsten der geschädigten Seite betragen kann. Dieser Gradient scheint die treibende Kraft für die Propagation des Ödems zu sein (REULEN u. KREYSCH 1973). Neben den Zeichen der Massenverschiebung des Gehirns (BEKS et al. 1965; CHRIST 1972) läßt sich der steigende Druck an einer zunehmenden Stauungspapille beobachten (CLASEN et al. 1953); die Drucksteigerung kann bis zur Enthirnungsstarre gehen (BEKS et al. 1965).

Trotz der initialen Hämostase, die bei der lokalen Kälteeinwirkung im betroffenen Gebiete entsteht, geht bei kryochirurgischen Eingriffen am Gehirn eine Gefahr von Blutungen aus, die sich, im Anschluß an die Hämostase, bei Wiedererwärmung, ausbilden können. So mahnen LIEBALDT u. GERLACH (1971) zur Zurückhaltung bezüglich des Einsatzes von Kryoverfahren in der Stereotaxie, da sie überraschend ausgedehnte Permeabilitätsstörungen mit Blutaustritten ins Gewebe an Hirn- und Rückenmark nach Temperaturen zwischen 0 und −30 °C und −30 bis −180 °C fanden. WENNERSTRAND et al. (1967) sahen starke Gewebsblutungen im Nekrosegebiet nur bei Temperaturen zwischen −50 und −160 °C bei Gefrierzeiten von 30–120 s. Zwischen 0 und −50 °C traten keine oder nur minimale Hämorrhagien auf. Nur in 3 Fällen griffen die Blutungen auch auf das umgebende Gewebe über; in einem Fall handelte es sich um eine profuse Blutung. BALTHASAR (1957) sah bei Katzen, die lokale Erfrierungen der Hirnoberfläche mit −40 bis −50 °C erlitten hatten, 2mal unblutige und 5mal leichte, lokalisierte, hämorrhagische Nekrosen. BEKS et al. (1965) und GO et al. (1967) vermerken lokalisierte perivaskuläre Blutungen schon bei lokalen Kälteschäden zwischen −20 und −29 °C.

Das Verhalten der Blutgerinnung beim Kälteödem wurde von ZIMMERMANN et al. (1974) an Kaninchen untersucht. Innerhalb der ersten 30 min nach der Läsion stellten die Untersucher in den Hirngefäßen eine Hypokoagulabilität fest, die nach 60 min in eine Hyperkoagulabilität umschlug. 12 h später trat erneut eine Hypokoagulabilität ein. Interessanterweise ergaben zytometrische Untersuchungen an Endothel-, Glia- und Nervenzellen zunehmende Veränderungen (Vergrößerung des Durchmessers der Kerne, der zytoplasmatischen Strukturen und der perikapillären Gliafüße) im Kortex der kontralateralen, nicht unmittelbar geschädigten Hemisphäre, welche die Autoren einer vasogenen Fernwirkung auf dem Wege der lokalen Beeinflussung der Blutgerinnung zuschreiben. Dieser erstaunliche Befund deckt sich mit den Feststellungen von HANNA et al. (1973), die nach Setzen standardisierter epileptogener Kältenekrosen im sensorimotorischen Kortex die intervalläre Ausbildung sekundärer Krampfherde auf der kontralateralen Seite ohne histologisch nachweisbare Zellveränderungen beobachteten. Diese Projektion zur kontralateralen Seite erwies sich als abhängig von der Tiefe der Primärläsion in der Hirnrinde. Die Autoren glauben, daß sie durch über den Balken kreuzende Axondegenerationen zustande kommt. Ohne sich dessen offenbar bewußt zu sein, leisten HANNA et al. (1973) mit diesen Feststellungen einen wichtigen modernen Beitrag zu dem sehr alten, bereits von FRANZ NISSL (vgl. JACOB 1957) dargestellten und eingehend diskutierten, allgemein-neuropathologischen Problem der „Feldausweitung" bzw. „konsekutiven Irradiation" (JACOB 1957) herdförmiger zentralnervöser Schädigungen. Man versteht darunter die Mitbeteiligung außerhalb der neuronalen Projektionsfelder einer Schädigung gelegenen nervösen Parenchyms an der Degeneration. Mit ihrer Schlußfolgerung bezüglich einer kreuzenden Axondegeneration stützen HANNA et al. (1973) die bereits von BECKER (1952) vertretene Auffassung, daß auch diese Vorgänge retrograden oder transneuronalen Degenerationsmechanismen zuzuordnen seien – eine Auffassung, die bis heute noch des eindeutigen Beweises bedarf.

Die morphologischen Schäden am *Rückenmark* sind denen am Gehirn prinzipiell vergleichbar; im Vordergrund stehen Markscheiden- und Axonzerfall neben leichteren Nervenzellschäden in der grauen Substanz und in den Spinalganglien. Schadensausmaß und Ausdehnung der Kältenekrosen erwiesen sich auch am Rückenmark als im wesentlichen abhängig von Temperaturtiefe und Einwirkungszeit (LIEBALDT u. GERLACH 1971).

Literatur

Bach, W.: Hirnorganische Dauerfolgen nach Verletzung durch Blitzschlag. Nervenarzt **21**, 16 (1950)

Bakay, L.: The movement of electrolytes and albumin in different Types of cerebral edema. In: E.D.P. de Robertis, R. Carrea (eds.) Progress in Brain Research, Vol. 15, Biology of Neuroglia, S. 155, Amsterdam: Elsevier PBl. (1965)

Bakay, L., Haque, I.: Morphological and chemical studies in cerebral edema. I. Cold induced edema. J. Neuropath. exp. Neurol. **23**, 393 (1964)

Baker, R.N., Cancilla, P.A., Pollock, P.S., Frommes, S.P.: The movement of exogenous protein in experimental cerebral edema. An electron microscopic study after freeze-injury. J. Neuropath. exp. Neurol. **30**, 668 (1971)

Balthasar, K.: Gezielte Kälteschäden in der Großhirnrinde der Katze. Dtsch. Z. Nervenhlk. **176**, 173 (1957)

Becker, H.: Retrograde und transneuronale Degeneration der Neurone. In: Akademie der Wissenschaften und der Literatur, Abhdl. d. Math.-Naturw. Kl. Nr. 10, Wiesbaden: Franz Steiner Verlag (1952)

Beks, J.W.F., Ter Weeme, C.A., Ebels, E.J., Walter, W.G., Wassenaar, J.S.: Increase in intraventricular pressure in cold induced cerebral oedema. Acta Physiol. Pharmacol. Neel. **13**, 317 (1965)

Blair, E.: Clinical hypothermia. New York: Mc Graw-Hill 1964

Blakemore, W.F.: The fate of escaped plasma protein after thermal necrosis of the rat brain: An electron microscope study. J. Neuropath. exp. Neurol. **28**, 139 (1969)

Blakemore, W.F.: The ultrastructural appearance of astrocytes following thermal lesions of the rat cortex. J. Neurol. Sci. **12**, 319 (1971)

Blakemore, W.F.: Microglial reactions following thermal necrosis of the rat cortex: An electron microscopic study. Acta Neuropath. (Berl.) **21**, 11 (1972)

Blinderman, E.E., Markham, Ch.H.: Fluorescein studies of cerebral edema produced by the cryogenic probe. J. Neurosurg. **23**, 38 (1965)

Blinzinger, K., Matsushima, A.P.: High structural stability of vascular and glial basement membranes in areas of total brain tissue necrosis. Experientia **25**, 976 (1969)

Böttcher, H.: Experimentelle Untersuchungen über örtliche Erfrierungen durch lang-dauernde Einwirkung geringer Kältegrade. Virch. Arch. path. Anat. **312**, 464 (1944)

Breining, H., Helpap, B., Lymbropoulos, S.: Local tissue freezing and its healing in liver and kidney. German med. monthl. II, 118 (1972)

Breining, H., Helpap, B., Lymbropoulos, S.: Cell damage and wound healing process following cryonecrosis in various organs. Min. Med. **65**, 3662 (1974a)

Breining, H., Helpap, B., Minderjahn, A., Lymbropoulos, S.: Histological and autoradio-graphic findings in cryonecrosis of the liver and kidney. Cryobiology **11**, 519 (1974b)

Breining, H., Helpap, B., Minderjahn, A., Lymbropoulos, S.: The parenchymal reaction of the kidney after local freezing. Urological Res. **2** 29 (1974c)

Breining, H., Helpap, B., Cappel, S., Sturm, K.W., Lymbropoulos, S.: Morphologische Befunde am Rattengehirn nach lokaler Vereisung. Acta neuropath. (Berl.) **37**, 137–140 (1977)

Brendel, W., Albers, C., Usinger, W.: Der Kreislauf in Hypothermie. Pflüg. Arch. Physiol. **266**, 341 (1958)

Brendel, W., Müller, Ch., Reulen, H.J., Messmer, K.: Elektrolytveränderungen in tiefer Hypothermie. II. Beziehungen zur klinischen und biologischen Überlebenszeit. Pflüg. Arch. Physiol. **288**, 220 (1966a)

Brendel, W., Reulen, H.J., Aigner, P., Messmer, K.: Elektrolytveränderungen in tiefer Hypothermie. IV. Die Kälteschwellung des Gehirns beim Winterschläfer. Pflüg. Arch. Physiol. **292**, 83 (1966b)

Büchner, F.: Die Kälte. In: Allgemeine Pathologie, S. 517, München-Berlin: Urban & Schwarzenberg, 4. Aufl. (1962)

Burger, F.J., Fuhrmann, F.A.: Evidence of injuries of tissues after hyperthermia. Amer. J. Physiol. **206**, 1062 (1964)

Cappel, S.: Die Reaktion des Rattengehirns nach lokaler Vereisung. Histologische und autoradiographische Untersuchungen. Inaug.-Diss. Aachen (1976)

Cassidy, G.J., Dworkin, S., Finney, W.H.: Insulin and the mechanism of hibernation. Amer. J. Physiol. **73** 417 (1925)

Christ, R.: Die Veränderung der globalen Hirndurchblutung bei der Katze nach Kälte-schädigung der Hirnrinde bei geschlossenem Schädel. Inaug.-Diss., Mainz (1972)

Christiansen, E.N., Kvamme, E.: Effects of thermal treatment on mitochondria of brain, liver and ascites cells. Acta Physiol. Scand. **76**, 472 (1969)

Clasen, R.A., Brown, D.V.L., Leavitt, S., Haas, G.M.: The production by liquid nitrogen of acute closed cerebral lesions. Surg., Gynecol., Obstet. **96**, 605 (1953)

Clasen, R.A., Cooke, P.M., Pandolfi, S., Boyd, D., Raimondi, A.J.: Experimental cerebral edema produced by focal freezing. I. An anatomical study utilizing vital dye techni-ques. J. Neuropath. exp. Neurol. **21**, 579 (1962)

Cooper, J.S.: Cryogenic surgery: A new method of destruction or extirpation of benign or malignant tissues. New Engl. J. Med. **268**, 743 (1963)

Cooper, J.S.: Cryothalamectomy – Surgical technique. In: Cryosurgery, S. 187f., Spring-field, Ill.: Charles Thomas Pbl. (1968)

Dotzauer, G.: Zum Problem des sogenannten Brandhämatoms. Z. Rechtsmed. **75**, 21 (1974)

Dotzauer, G., Jacob, H.: Über Hirnschäden unter akutem Verbrennungstod. Dtsch. Z. gerichtl. Med. **41**, 129 (1952)

Eppinger, H.: Die seröse Entzündung. Wien: J. Springer (1935)

Eppinger, H.: Die Permeabilitätspathologie. Wien: J. Springer (1949)

Estable-Puig, J.F., de Estable-Puig, R.F.: Paralesional reparative remyelination after chronic local cold injury of the cerebral cortex. Exp. Neurol. **35**, 239 (1972)

Fanconi, G., Grob, M.: Die klinische und forensische Bedeutung der Impressiones digita-tae des Schädeldaches. Festschr. Zangger **2**, 681 (1935)

Fenske, A., Samii, M., Reulen, H.J., Hey, O.: Extracellular space and electrolyte distribu-tion in cortex and white matter of dog brain in cold induced oedema. Acta Neurochir. (Wien) **28**, 81 (1973)

Fox, R.H., Davies, T.W., Marsh, F.P., Ulrich, H.: Hypothermia in a young man with an anterior hypothalamic lesion. Lancet **2**, 185 (1970)

Frei, H.J., Wallenfang, T., Poell, W., Reulen, H.J., Schubert, R., Brock, M.: Regional cerebral blood flow and regional metabolism in cold induced oedema. Acta Neurochir. (Wien) **29**, 15 (1973)

Gagge, A.P., Herrington, L.L.: Physiologic effects of heat. Ann. Rev. Physiol. **9**, 409 (1947)

Gilat, T., Shibolet, S., Sohar, E.: The mechanism of heat stroke. J. trop. Med. Hyg. **66**, 204 (1963)

Gjängstö, H.: Die maligne Hyperpyrexie: eine ernsthafte Narkosekomplikation. Anaesthesist **20**, 299 (1971)

Go, K.G., Ebels, E.J., Beks, J.W., Ter Weeme, C.A.: The spreading of cerebral edema from a cold injury in cats. Psychiatria, Neurologia, Neurochirurgia **70**, 403 (1967)

Go, K.G., Woudenberg, F., van Woldring, M.G., Ebels, E.J., Beks, J.W., Smeets, E.H.: The penetration of 14 C-urea and 3 H-water into the rat brain with cold-induced cerebral oedema. Histological and autoradiographic study of the oedema. The effect of urovert. J. Neurol. Sci. **16**, 209 (1972)

Go, K.G., Woudenberg, F., van de Lange, W.E., Sluiter, W.J.: The influence of saline-loading on cold-induced cerebral oedema in the rat. J. Neurol. Sci. **16**, 209 (1972)

Go, K.G., van de Lange, W.E., Sluiter, W.J., Woudenberg, F., Ebels, E.J., Blaauw, E.H.: The influence of salt-free solutions on cold-induced cerebral oedema. A chemical and morphological study in the rat. J. Neurol. Sci. **18**, 323 (1973)

Gold, J.: Development of heat pyrexia. J. Amer. med. Ass. **173**, 1175 (1960)

Gordon, R.A., Britt, B.A., Kalow, W.: Malignant Hyperthermia. Springfield, Ill.: Charles Thomas Pbl. (1973)

Gore, U., Isaacson, N.H.: The pathology of hyperpyrexia. Observations at autopsy in 17 cases of fever therapy. Amer. J. Path. **25**, 1029 (1949)

Graeff, S.: Tod im Luftangriff. Hamburg: H.H. Nölke (1948)

Grosse-Brockhoff, F., Schoedel, W.: Das Bild der akuten Unterkühlung im Tierexperiment. Naunyn-Schmiedebergs Arch. exp. Path. Pharmakol. **201**, 417 u. 443 (1943)

Haberda, A.: Über das Vorkommen von epiduralen Blutextravasaten in verbrannten Leichen. Friedreich's Blätter **51**, 81 (1900)

Hagedorn, M., Pfrime, B., Mittermayer, Ch., Sandritter, W.: Intravitale und pathologisch-anatomische Beobachtungen beim Verbrennungsschock des Kaninchens. Beitr. Path. **155**, 398 (1975)

Hanna, G.R., Stalmaster, R.M.: Cortical epileptic lesions produced by freezing. Neurology (Minneap.) **23**, 918 (1973)

Harbitz, F.: Eigentümliche Befunde bei Verbrennungen (Mordbrand). Vjschr. gerichtl. Med., Dritte Folge **45**, 34 (1913)

Hartley, W.J., Alexander, G., Edward, M.J.: Brain cavitation and microencephaly in lambs exposed to prenatal hyperthermia. Teratology **9**, 299 (1974)

Heckers, H., Gercken, G.: Brain metabolism at low temperatures. J. Neurochem. **23**, 503 (1974)

Heipertz, R.: The effects of local cortical freezing on RCBF in the cat. Preliminary report. Scand. J. Clin. Lab. Invest. **22**, Suppl. 102:14:D (1968)

Heipertz, R.: Die Veränderungen der örtlichen Hirndurchblutung bei gezielten Kälteschäden an der Großhirnrinde der Katze. Inaug.-Diss., Mainz (1970)

Herrmann, H.D., Neuenfeldt, D.: Development and regression of a disturbance of the blood-brain barrier and of edema in tissue surrounding a circumscribed cold lesion. Exp. Neurol. **34**, 115 (1972)

Hölder, H.: Sektion der drei am 21. Februar v. J. in Stuttgart verbrannten Personen. Korrespondenz-Bl. d. Württ.-ärztl. Vereins **30**, 241 (1860)

Holder, J.A., Jogan, M.: Enhanced survival in burned mice treated with antiserum prepared against normal and burned skin. J. Trauma **11**, 1041 (1971)

Horoszkiewicz, St. von, Leers, O.: Über die Entstehungsweise des epiduralen Blutextravasates in verbrannten Leichen. Vjschr. gerichtl. Med., Dritte Folge **32**, 265 (1906)

Icoz, M.V., Wolfson, S.K. jr.: Tolerance to total ischemia in dogs after cold blood or cold physiologic saline perfusion of the brain. Surg. Forum **17**, 403 (1966)

Jacob, H.: Wärme- und Kälteschädigungen des Zentralnervensystems. In: O. Lubarsch,

F. Henke, R. Rössle (Hrsg.). Handbuch der speziellen pathologischen Anatomie und Histologie, Bd. XII/3, Berlin-Göttingen-Heidelberg: Springer (1955)

Jacob, H.: Sekundäre, retrograde und transsynaptische Degeneration. Übersprungsreaktionen. In: Lubarsch, O., Henke, F., Rössle, R. (Hrsg.) Handbuch der speziellen pathologischen Anatomie und Histologie, XIII/1 A, S. 311–313. Berlin-Göttingen-Heidelberg: Springer (1957)

Jastrowitz, M.: Über den Tod durch Verbrennungen vom gerichtsärztlichen Standpunkt aus. Vjschr. gerichtl. Med., Dritte Folge **32**, 1 (1880)

Klatzko, I.: Presidential address: Neuropathological aspects of brain edema. J. Neuropath. exp. Neurol. **26**, 1 (1967)

Klatzo, I., Piraux, A., Laskowski, E.: The relationship betwen edema, blood-brain barrier, and tissue elements in local brain injury. J. Neuropath. exp. Neurol. **17**, 548 (1958)

Klatzo, I., Wisniewski, H., Smith, D.E.: Observations on penetration of serum proteins into the central nervous system. In: E.D.P. de Roberts, R. Carrea (eds.) Progress in Brain Research, Vol. 15, Biology of the Neuroglia, S. 73, Amsterdam: Elsevier Pbl. (1965)

Klein, H.: Körperschäden und Tod durch Hitze. In: B. Mueller (Hrsg.) Gerichtliche Medizin, S. 504, Berlin-Heidelberg-New York: Springer, 2. Aufl. (1975)

Kollmann, J.: Über spina bifida und Canalis neurentericus. In: Verhandlungen der Anatomischen Gesellschaft a. d. siebten Versammlung in Göttingen, 21.–24. Mai 1893. Anat. Anz. Suppl. zu Bd. VIII, 134 (1893)

Koslowski, L.: Die Verbrennungskrankheit. Dtsch. med. Wschr. **88**, 233 (1963)

Koslowski, L., Krause, F.: Kälte und Wärme. In: W. Siegenthaler (Hrsg.) Klinische Pathophysiologie, S. 970, Stuttgart: Georg Thieme (1970)

Krainer, L.: Lamellar atrophy of the Purkinje cells following heat stroke. Arch. Neurol. Psychiat. **61**, 441 (1949)

Kruse, F.: Enzephalitis und Amaurose nach Verbrennung. Dtsch. med. Wschr. **54**, 1039 (1928)

Kutz, H.-E.: Hitzeschäden. Z. Tropenmed. Parasit. **10**, 178 (1959)

Ladell, W.S.S.: Disorders due to heat. Trans. roy. Soc. trop. Med. Hyg. **51**, 189 (1957)

Laing, J.E., Barton, G.M.G.: Serum enzyme levels in burned patients. In: A.B. Wallace, A.W. Wilkinson (eds.) Intern. Congr. Res. Burns, 2nd, Edinburgh 1965, Edinburgh: Livingstone (1966)

Lee, J.C., Bakay, L.: Ultrastructural changes in the edematous central nervous system. II. Cold-induced edema. Arch. Neurol. (Chic.) **14**, 36 (1966)

Leithead, C.S., Lind, A.R.: Heat stress and heat disorders. London: Cassell (1964)

Levine, S., Hoening, E.M.: Induced localization of allergic adrenalitis and encephalomyelitis at sites of thermal injury. J. Immun. **100**, 1310 (1968)

Liebaldt, G.P., Gerlach, I.: Tierexperimentelle Untersuchungen zur Frage pathologisch-anatomischer und permeabilitätspathologischer Veränderungen nach Kälteeinwirkung auf das Kaninchenrückenmark. Neurochirurgia **14**, 138 (1971)

Liebaldt, G.P., Spuler, H.: Pathologisch-anatomische und permeabilitätspathologische Befunde am Kaninchengehirn nach extremer Kälteeinwirkung. Neurochirurgia **13**, 11 (1970)

Lovelock, J.E.: The denaturation of lipid-protein complexes as a cause of damage by freezing. Proc. roy. Soc. Path. **147**, 427 (1957)

Malamud, N., Haymaker, W., Custer, P.R.: Heat stroke. A clinico-pathologic study of 125 fatal cases. Milit. Surg. **99**, 397 (1946)

Martini, H.: Über einen Fall von epiduralem Bluterguß in einer verbrannten Leiche. Vjschr. gerichtl. Med. **32**, 273 (1906)

Meryman, H.T.: Cryobiology. London-New York: Academic Press (1966)

Messmer, K.: Brendel, W., Reulen, H.J., Nordmann, K.J.: Elektrolytveränderungen in tiefer Hypothermie. III. Beziehungen zur biologischen Überlebenszeit bei künstlichem Kreislauf. Pflüg. Arch. Physiol. **288**, 240 (1966)

Miller, P., Smith, D.W., Shepard, Th.H.: Maternal hyperthermia as a possible cause of anencephaly. Lancet **1**, 519 (1978)

Mitchell, J., Weller, R.O., Evans, H.: Capillary regneration following thermal lesions in the mouse cerebral cortex. An ultrastructural study. Acta neuropath. (Berl.) **44**, 167 (1978)

Miyazaki, Y., Ervin, F.R., Siegfried, J., Richardson, E.P., Mark, V.H.: Localized cooling in the central nervous system. Arch. Neurol. (Chic.) **9**, 392 (1963)

Müller, E., Rotter, W., Carow, G., Kloos, K.F.: Über Untersuchungsergebnisse bei Todesfällen nach allgemeiner Unterkühlung des Menschen in Seenot. Beitr. path. Anat. **108**, 551 (1943)

Müller, R.: Hygiene, München-Berlin: Urban & Schwarzenberg, 4. Aufl., S. 19f. (1949)

Omorokow, L.: Über den Einfluß hoher Temperaturen auf das Zentralnervensystem des Kaninchens. In: F. Nissl, A. Alzheimer (Hrsg.) Histologische und histopathologische Arbeiten, Bd. VI, Jena: G. Fischer, S. 1f. (1914)

Peters, G.: Kälteschäden. In: Klinische Neuropathologie, Stuttgart: Georg Thieme, 2. Aufl., S. 401 (1970)

Rasmussen, L.E., Klatzo, I.: Protein and enzyme changes in cold injury edema. Acta Neuropath. (Berl.) **13**, 12 (1969)

Relton, J.E., Britt, B.A., Steward, D.J.: Malignant hyperpyrexia. Brit. J. Anaesth. **45**, 269 (1973)

Reulen, H.J., Aigner, P., Brendel, W., Messmer, K.: Elektrolytveränderungen in tiefer Hypothermie. I. Die Wirkung akuter Auskühlung bis 0 °C und Wiedererwärmung. Pflüg. Arch. Physiol. **288**, 197 (1966)

Reulen, H.J., Kreysch, H.G.: Measurement of brain tissue pressure in cold induced cerebral oedema. Acta Neurochir. (Wien) **29**, 29 (1973)

Reulen, H.J., Steude, U., Brendel, W., Hilber, C., Prusiner, S.: Energetische Störung des Kationentransports als Ursache des intrazellulären Hirnödems. Acta Neurochir. (Wien) **22**, 129 (1970)

Reulen, H.J., Samil, M., Fenske, A., Hey, O. Hase, U.: Energy metabolism, fluids and electrolyte distribution in cold injury oedema. In: Head Injuries, Edinburgh-London: Churchill Livingstone, S. 232f. (1971)

Reuter, F.: Kasuistische, experimentelle und kritische Beiträge zur Lehre von der Entstehung der epiduralen Blutextravasate in verkohlten Leichen. Beitr. gerichtl. Med. **3**, 123 (1919)

Rosenthal, S.M.: Substances released from burned skin following thermal injury. "Burn toxin". Surgery **46**, 932 (1959)

Roth, N.: Encephalopathy due to burns; report of case. Arch. Neurol. Psychiat. (Chic.) **45**, 980 (1941)

Schachter, M.: Encéphalopathies et troubles caractériels à la suite des brûlures chez l'enfant. Acta psychiatr. neurol. (Københ.) **25**, 285 (1950)

Schoenenberg, G.A., Allgöwer, M., Cueni, L.B., Eppenberger, U., Staedtler, K.E.: Isolation, biological and antigenic properties of a specific toxin formed in thermally altered mouse skin. Europ. J. clin. Invest. **2**, 154 (1972)

Schürmann, P.: Der Hitzschlag im Lichte der Kollapsforschung. Veröff. Heeressanitätswesen **105**, 218 (1938)

Shibolet, S., Coll, R., Gilat, T., Sohar, E. Heatstroke: Its clinical picture and mechanism in 36 cases. Quant. J. Med. **144**, 525 (1967)

Siegmund, H.: Zur Pathogenese und Pathologie von örtlichen Kälteschädigungen. Münch. Med. Wschr. **89**, 827 (1942)

Sohal, R.S., Chien Sun, S., Colcolough, H.L., Burch, G.E.: Heat stroke. An electron microscopic study of endothelial cell damage and disseminated vascular coagulation. Arch. int. Med. **122**, 43 (1968)

Staemmler, H.J.: Die Entwicklung der Stase in der terminalen Strombahn bei Anwendung von Kältereizen. Virch. Arch. path. Anat. **312**, 437 (1944)

Staemmler, M.: Über anatomische Folgeerscheinungen örtlicher Erfrierungen. Virch. Arch. path. Anat. **312**, 501 (1944)

Stewart, R.M.: On the occurrence of a cerebellar syndrome following heat stroke. Rev. Neurol. **16**, 78 (1918)

Stock, G., Sturm, V., Schmitt, H.P., Schlör, K.H.: The influence of chronic electrical deep-brain stimulation on electrical responsiveness and morphology of the stimulated tissue. Acta neurochir. (Wien) (1979)

Strassmann, F.: Über ein neues Zeichen des Verbrennungstodes. Z. med. Beamte, 15. Hauptversammlung (1898)

Torack, R.M., Terry, R.D., Zimmerman, H.M.: The fine structure of cerebral fluid accumulation. I. Swelling secondary to cold injury. Amer. J. Path. 35, 1135 (1959)

Ule, G., Doose, H.: Zur pathologischen Anatomie der Hirndauerschäden nach Verbrennung (postkombustionelle Encephalopathie). Arch. Kinderheilk. 161, 156 (1960)

Ulmer, W.T., Rehn, J., Rasche, B., Müller, F.: Entwicklung, Ursache und Bedeutung der hypoxischen Stoffwechsellage nach Verbrennung. Klin. Wschr. 46, 945 (1968)

Unterharnscheidt, F.J.: Morphologische Befunde am ZNS bei Verbrennungen. 2. Tag. d. Vereinig. Dtsch. plast. Chirurgen, Ludwigshafen, 23.–25. Sept. (1971)

Weimann, W.: Histologische Hirnbefunde bei Exhumierungen. Dtsch. Z. gerichtl. Med. 11, 391 (1928)

Weiner, J.S., Horne, G.O.: A classification of heat illness. Brit. med. J. 1, 1533 (1958)

Wennerstrand, J., del Corral-Gutierrez, J.F., Sarby, B.: Histologic and volumetric study of intracerebral cold lesions. Acta Neurol. Scand. 43, 451 (1967)

White, R.J.: Modification in primate cerebral circulation and electrical activity with profound hypothermia. Cryobiology 9, 383 (1972)

Wolfson, S.K. jr., Inouye, W.Y., Kaviaman, A., Icoz, M.V., Parkins, W.M.: Preferential cerebral hypothermia for circulatory arrest. Surgery 57, 846 (1965)

Zenow, Z.I.: Über Veränderungen im endokrinen System bei experimenteller örtlicher Erfrierung. Virch. Arch. path. Anat. 312, 486 (1944)

Zimmermann, P., Gagel, C., Zimmermann, H., Müller, I.: Kälteinduzierte Ödem- und Nekroseentwicklung im Parietalcortex von Kaninchen. Acta Neuropath. (Berl.) 29, 157 (1974)

Zinck, K.H.: Pathologische Anatomie der Verbrennung. Jena: G. Fischer (1940)

C. Schäden durch strahlende Energie

I. Einleitung

Alles organische Leben auf dieser Erde ist ständig und überall in Kontakt mit strahlender Energie und ihren Einflüssen auf die spezifischen Lebensvorgänge (s. LAZARUS 1927). Da diese Lebensvorgänge selbst durch *quantenmechanische Zustandsänderungen* der atomaren Bindungen im molekularen Bereiche gesteuert werden (JORDAN 1938, 1957; WESTPHAL 1970, S. 619), vermag strahlende Energie einen Einfluß auf die Existenz und die Äußerungsformen organischen Lebens zu nehmen. Ob dieser Einfluß positiv, negativ oder inert ist, hängt wesentlich von den physikalischen Bedingungen der Strahleneinwirkung ab.

II. Physikalische Grundlagen

Grundsätzlich unterscheidet man physikalisch zwischen *Wellenstrahlung* und *Korpuskular- oder Teilchenstrahlung,* obwohl diese Unterscheidung unter Gesichtspunkten der theoretischen Quantenphysik keine grundsätzliche ist; sie hängt lediglich davon ab, mit welchem physikalischen Modell (Wellenmodell, Quantenmodell = Modell des korpuskelartigen Lichtquants) die strahlende Energie am besten zu beschreiben ist. Das *Wellenmodell* beschreibt die *Ausbreitungsform* einer strahlenden Energie, während deren *Entstehung* und *Vernichtung* durch das Modell korpuskulärer Quanten (Photonen) beschrieben wird. Dieser *Dualismus* gilt sowohl für das *Licht,* wie auch die *Materie* (Elektronen, Elementarteilchen), die sich nach *de Broglie* einmal wie Teilchen, ein andermal, in Abhängigkeit von den Versuchsbedingungen, wie Wellen (Materiewellen) verhält. Der fließende Übergang zwischen beiden Strahlungsformen zeigt sich im Bereiche der noch zu erörternden *Gammastrahlung,* die, obwohl elektromagnetische Wellenstrahlung, infolge ihrer kurzen Wellenlänge durch das Quantenmodell besser beschrieben wird als durch das Wellenmodell.

Dennoch ist es zweckmäßig, die oben getroffene Einteilung aus didaktischen Gründen vorzunehmen, da so eine schematische Abgrenzung der noch im physikalischen Sinne als Licht bezeichneten Strahlung von der *atomaren* Teilchen- oder Korpuskularstrahlung gegeben ist, wobei zwischen beiden als Bindeglied die Gammastrahlung steht. Diese Unterteilung erleichtert das Verständnis und die systematische Abhandlung der Strahlenwirkung.

Die Tabelle 9 gibt eine Übersicht über das Spektrum der *Wellenstrahlung* mit ihren wesentlichsten physikalischen Kenngrößen (Wellenlänge und Frequenz). In Tabelle 10 sind die atomaren *Teilchenstrahlungen* und ihre Sonderformen zusammengefaßt.

Tabelle 9. Physikalische Kenngrößen der Wellenstrahlung (Wellenlänge und Frequenz)

Strahlenart	Wellenlänge in m	Frequenz in Hz
Wechselstrom	$18 \cdot 10^6$ bis $1{,}5 \cdot 10^6$	16 bis $2 \cdot 10^2$
Niederfrequenzwellen (Tonfrequenzwellen)	$> 3 \cdot 10^4$	bis 10^4
Lang- und Mittelwellen	$\approx 10^2$ bis 10^1	$\approx 3 \cdot 10^6$ bis $3 \cdot 10^7$
Ultrakurzwellen (auch Radar-Wellen)	≈ 10 bis 1	$\approx 3 \cdot 10^7$ bis $3 \cdot 10^8$
Mikrowellen	< 1 bis $3 \cdot 10^{-4}$	bis $3 \cdot 10^{12}$
Ultrarotlicht (Wärmestrahlung)	$3 \cdot 10^{-4}$ bis $7{,}5 \cdot 10^{-7}$	10^{12} bis $4 \cdot 10^{14}$
sichtbares Licht (auch Laser)	$7{,}5 \cdot 10^{-7}$ bis $3{,}65 \cdot 10^{-7}$	$4 \cdot 10^{14}$ bis $8{,}2 \cdot 10^{14}$
Ultraviolettes Licht	$3{,}65 \cdot 10^{-7}$ bis $3 \cdot 10^{-9}$	$8{,}2 \cdot 10^{14}$ bis 10^{17}
Röntgenstrahlen einschließlich künstliche Gammastrahlen	$3 \cdot 10^{-8}$ bis $3 \cdot 10^{-14}$	10^{16} bis 10^{22}
natürliche Gammastrahlen	$3 \cdot 10^{-10}$ bis $4{,}66 \cdot 10^{-13}$	10^{18} bis 10^{21}
sekundäre kosmische Strahlen	$3 \cdot 10^{-14}$ bis $3 \cdot 10^{-17}$	bis 10^{25}

Tabelle 10. Physikalische Kenngrößen der Korpuskularstrahlung (bei natürlicher Radioaktivität)[a]

Strahlen-art	Wesen der Strahlung	Masse in g	Geschwindigkeit in cm · sec^{-1}	kinetische Energie in MeV[b]
Alpha-Strahlen	schnelle Heliumkerne ($^{2}_{4}$He)[c] mit zwei positiven Elementarladungen	$6{,}64 \cdot 10^{-24}$	$1{,}5 \cdot 10^{9}$ bis $2{,}25 \cdot 10^{9}$ (= 5–7,5% der Lichtgeschwindigkeit)	4,6 bis 10,4
Beta-Strahlen a) Beta^{-}: b) Beta^{+}:	meist sehr schnelle Elementarladungen Elektronen Positronen (=Antielektronen)	$0{,}91083 \cdot 10^{-27}$	von kleinen Geschwindigkeiten bis $2{,}97 \cdot 10^{10}$ (99% der Lichtgeschwindigkeit)	bis 12
Protonen-strahlen	Wasserstoffkerne mit 1 positiven Elementarladung	$1{,}67239 \cdot 10^{-24}$	–	$0{,}938 \cdot 10^{3}$
Neutronen-strahlen	entstehen nur im Reaktor bei künstlichen Kernumwandlungen	$1{,}67470 \cdot 10^{-24}$	(hängt vom Vorgang im Reaktor ab)	$0{,}939 \cdot 10^{3}$
(K-Strahlen)	Quantenenergie inform eines Lichtquants, das beim „Verschlucken" eines eigenen Elektrons im Atomkern entsteht	–	Lichtgeschwindigkeit	–
primäre kosmische Strahlen	gemischte Elementarteilchen	verschieden	verschieden	bis 10^{16}

[a] Zusammengestellt nach WESTPHAL (1970)
[b] MeV = Mega-Elektronenvolt; 1 eV $= 4{,}45 \cdot 10^{-26}$ kWh
[c] $^{A}_{Z}$He bedeutet Heliumkern mit A (4) Nukleonen und Z (2) Protonen; A–Z gibt die Anzahl (2) der Neutronen

1. Wellenstrahlung

Im Frequenzbereich von ca. 10^{4}–10^{12} Hz spricht man von Hochfrequenz- oder auch von Radiowellen. Die Beeinflussungsmöglichkeiten durch Wellen dieses Frequenzbereiches wurden bereits im Kapitel „Schäden durch technische Elektrizität" (s.S. 664) angedeutet. Sie werden später noch eingehender behandelt.

Die *ultrarote Strahlung* ist eine *Wärmestrahlung*, die ihre Entstehung der Temperatur eines Körpers verdankt. Sie vermag sich auch im Vakuum auszubreiten; d.h., auch wenn die Möglichkeit zur Wärmeleitung fehlt, findet eine Wärmeübertragung zwischen zwei räumlich voneinander getrennten, unterschiedlich warmen Körpern (durch Strahlung) statt. Die auf einen Körper fallende Strahlungsenergie wird absorbiert und in kinetische Molekularenergie umgesetzt.

Das *sichtbare Licht* ist eine aus verschiedenen Wellen eines Frequenzspektrums von $4 \cdot 10^{14}$ bis $8{,}2 \cdot 10^{14}$ Hz zusammengesetzte Strahlung, die für das menschliche Auge empfänglich ist. Im *physikalischen* Sinne umfaßt der Begriff Licht jedoch das gesamte Strahlenspektrum von Ultrarotlicht bis zur kosmischen Strahlung; d.h., auch *Röntgenstrahlen* sind z.B. Lichtstrahlen. Die kleinste strahlende Energieeinheit des Lichtes ist das *Licht-*

quant (Photon), welches korpuskuläre Eigenschaften hat, und dessen Masse über die Einsteinsche Relativitätsformel

$$E = m \cdot c_0^2$$

(c_0 = Vakuumlichtgeschwindigkeit) prinzipiell mit seiner Energie ($h\nu$) verbunden ist. Die Lichtquanten bewegen sich mit Lichtgeschwindigkeit. Lichtquanten aus absorbiertem Licht können in einem Stoffgemisch ihre Energie zu chemischen Reaktionen abgeben. Nach Einstein erfolgt die Absorption stets in *einzelnen Lichtquanten durch einzelne Moleküle (Äquivalenzgesetz)*. Mit abnehmender Wellenlänge (λ) (= zunehmender Frequenz, da $\lambda = \frac{c_0}{f}$) nimmt diese *photochemische* Wirkung des Lichtes zu, weshalb z.B. UV-Licht und Röntgenstrahlen schneller zu Veränderungen in einem organischen System führen als sichtbares und ultrarotes Licht.

Röntgenstrahlen entstehen dann, wenn schnell bewegte Elektronen eines Kathodenstrahls auf ein Hindernis (fester Körper) fallen; sie werden daher auch als *Bremsstrahlen* bezeichnet. Im Gegensatz zum sichtbaren Licht vermögen Röntgenstrahlen alle Stoffe zu durchdringen, wobei die Durchdringungsfähigkeit einmal von der Dichte des Stoffes abhängt; dies erlaubt ihre Verwendung zur Darstellung inhomogener Körper als Absorptionsbilder. Die Durchdringungsfähigkeit von Röntgenstrahlen steigt aber auch reziprok zu ihrer Wellenlänge. Deshalb spricht man bei *kurzwelligeren, durchdringungsfähigeren* Röntgenstrahlen von *harten*, bei *langwelligeren* von *weichen* Strahlen. Mit speziellen Elektronenbeschleunigern (Betatron) kann man äußerst kurzwellige Röntgenstrahlen erzeugen (sog. künstliche Gammastrahlen), die in das Wellen- und Frequenzspektrum von natürlichen Gammastrahlen und sekundären kosmischen Strahlen reichen (s. Tabelle 1). In Gasen können Röntgenstrahlen eine *ionisierende* Wirkung (s.S. 741) ausüben; außerdem vermögen sie, stärker als das sichtbare oder UV-Licht, chemische Wirkungen zu entfalten (s.S. 743).

Die *Energiedosis* der Röntgenstrahlen (dies gilt aber auch für die anderen, noch zu besprechenden ionisierenden Strahlen) wird definiert als Quotient aus der Strahlungsenergie, die in einer Volumeneinheit einer durchstrahlten Masse absorbiert wird, und der Masse selbst; die Einheit ist 1 *rad* (r) = 10^{-2} J kg^{-2} = 10^2 erg g^{-1} = $6{,}24 \cdot 10^{13}$ eVg^{-1} = 10^{-2} Ws (Wattsekunden) pro kg. Die *Ionendosis* ist gleich dem Quotienten aus der Summe der Ladungen aller in einem Volumenelement erzeugten Ionen eines Vorzeichens und dessen Masse; die Einheit ist 1 *Röntgen* (R) = $2{,}58 \cdot 10^{-4}$ As kg^{-1} (As = C = elektronischer Fluß = Ladung). Beide Einheiten, rad und R, sind international im Gebrauch[1]. *Gammastrahlen* entstehen (abgesehen von den oben angesprochenen künstlichen Gammastrahlen) natürlicherweise als sehr energiereiche Lichtquanten (Gammaquanten) beim radioaktiven Zerfall von instabilen *Nukliden* (= Isotopen) (s.S. 738). Abgesehen von ihrer Korpuskularstrahlung können bestimmte radioaktive *Isotope* auch Energie in Form von Gammastrahlen abgeben. Die Gammastrahlen entstehen grundsätzlich dort, wo Materie auf Antimaterie trifft, so z.B. ein *Elektron* auf sein *Antielektron* (= Positron, s.S. 739). Bei der Vereinigung von Elektron und Positron entsteht nur eine sehr kurzlebige, wasserstoffatomartige Verbindung (Positronium), die nach 10^{-7} s zerstrahlt, wobei sich die Energieäquivalente ihrer Massen in Gammastrahlen verwandeln. Aber auch Energie, die ein Atomkern durch Teilchenbeschuß aufgenommen hat, wodurch er *angeregt* wurde, kann er in Form von Gammaquanten abstrahlen. (Die Anregung kann z.B. durch α-Teilchen, siehe unten, aber auch durch β-Teilchen erfolgen). Die Gammastrahlung beim radioaktiven Zerfall von Isotopen entsteht, wenn ausgeschleuderte α-Teilchen (siehe unten) den Kern des Isotops auf Kosten ihrer eigenen Energie anregen und dieser bei Rückkehr in seinen *energetischen Grundzustand* die überschüssige Energie als Gammaquanten abgibt.

Die *sekundäre kosmische Strahlung* entsteht, wenn die *primäre kosmische Strahlung* (siehe unten) auf die Atmosphäre trifft und dort vorhandene Moleküle und Atome in *Elementarteilchen* zerschlägt. Dabei können außer den elementaren Bausteinen der Atome

---

1 Für Röntgen-, Gamma- und Elektronenstrahlen gilt: 1 rad (Absorptionsdosis) entspricht 1 R (Energiedosis). Neue Maßeinheit: 1 gy (Gray) = 1 J/kg $\cong$ 100 rad

(Elektronen, Protonen und Neutronen) auch andere Elementarteilchen entstehen; so z.B. Positronen, die alleine nicht beständig sind und sofort mit überall vorhandenen Elektronen *zerstrahlen* (siehe oben). Andere Elementarteilchen der sekundären kosmischen Strahlung, deren bisher mehr als 100 nachgewiesen sind (FORD 1966), können positiv, negativ oder auch neutral sein; sie entstehen aus atomaren Kernumwandlungen, wobei zu jedem Teilchen ein Antiteilchen entsteht, die wiederum beim Aufeinandertreffen in Gammaquanten zerstrahlen können.

Die *primäre kosmische Strahlung* ist zusammengesetzt aus extrem energiereichen Teilchen, die komplexer Genese sind. So besteht die primäre kosmische Strahlung aus einer galaktischen, einer extragalaktischen und einer solaren Komponente, in denen vor allem Wasserstoff- und Heliumkerne mit astronomischen Energien bis zu 10^{16} MeV (Megaelektronenvolt) eine Rolle spielen. Diese Teilchen sind so energiereich, daß sie beim Auftreffen auf Atomkerne diese zur vollständigen Verdampfung in Protonen, Neutronen und Deuteronen (Kerne des schweren Wasserstoffs), Helium- und andere leichte Kerne bringen können. Wir stehen ständig unter dem Einfluß der kosmischen Strahlung; daß trotz ihrer verheerenden Wirkung auf der Erde Leben möglich ist, verdankt diese der ausgezeichneten abschirmenden Wirkung der Atmosphäre (van Allenscher Strahlungsgürtel) und des Magnetfeldes der Erde (Magnetosphäre). So bleibt die kosmische Strahlung auf der Erde weit unterhalb der für Organismen schädigenden Dosis.

2. Teilchenstrahlung

a) Grundbegriffe

Vor der Besprechung der Teilchenstrahlung müssen kurz einige Begriffe, die mit der Struktur des Atomkernes zusammenhängen, erörtert werden. *Elektronen* sind negativgeladene, *beständige* Teilchen, die aus der Atomhülle stammen. *Protonen* sind positivgeladene Bausteine des Atomkerns; sie sind die einzigen allein *beständigen* positiven Elementarladungen (Wasserstoffkerne). Die *Protonenzahl eines Kerns* ist identisch mit der Zahl seiner positiven Elementarladungen. *Positronen* sind dagegen *unbeständige* positiv geladene Elementarteilchen, die immer nur zugleich mit einem Elektron auf Kosten der Energie eines schnellen Teilchens oder eines energiereichen Lichtquants entstehen können. Sie sind die *positiven Antiteilchen* (Antielektronen) der Elektronen und besitzen die gleiche Masse wie diese. Sie resultieren immer aus der Umwandlung von Protonen in Neutronen. Mit Elektronen zusammen bilden sie das Positronium, das innerhalb von 10^{-7} s zerstrahlt und die *Vernichtungsstrahlung* bildet. *Neutronen* sind elektrisch neutrale Teilchen, deren Masse nur wenig größer ist als die der Protonen. Neutronen und Protonen können sich ineinander umwandeln; bei diesem Übergang wird entweder ein Elektron gebildet, oder es verschwindet ein Positron und umgekehrt. Protonen und Neutronen sind nur *verschiedene Zustände des gleichen Teilchens*. Während das freie Proton *stabil* ist, ist das freie Neutron *instabil;* es zerfällt innerhalb von 13 min in ein Proton und ein Elektron. Neutronen entstehen durch Kernbeschuß mit α-Teilchen, sehr schnellen Elektronen, schnellen Protonen und Deuteronen (Kerne des schweren Wasserstoffs) im Rahmen von Kernreaktionen in Reaktoren. Beim Auftreffen von schnellen Neutronen auf Atomkerne entstehen sekundäre Gammastrahlen.

Protonen und Neutronen, aus denen ein Atomkern aufgebaut ist, bezeichnet man als *Nukleonen*. Die Zugehörigkeit eines Atomkerns zu einem Element wird allein bestimmt durch die Anzahl an Protonen. Je nach ihrer Anzahl von Neutronen können Atome des gleichen Elements sehr unterschiedliche Massen und damit auch physikalische Eigenschaften haben. Atomkerne mit gleicher Anzahl an Protonen, aber unterschiedlicher Anzahl von Neutronen, nennt man *Nuklide; Isotopen* sind die verschiedenen Nuklide eines Elements. Durch die Angabe der Zahl der Nukleonen (A) und der Protonen (Z) sind die Isotopen eines Elements ausreichend gekennzeichnet (z.B. Wasserstoff $^1_1$H oder schweres Wasser $^2_1$H = Deuterium oder $^3_1$H = Tritium). A−Z = *Anzahl der Neutronen* eines Kerns. Die verschiedenen Nuklide eines Elements können stabil oder instabil sein. Die quantenmechanischen Kräfte, welche die Bindung der Kernbestandteile aneinander bewirken, gestatten nur ganz bestimmte stabile Konstellationen, die von einem instabilen Nuklid in jedem Falle angestrebt und durch Kernumwandlung erreicht werden. Bei diesen Kernumwandlungen kommt es zur Ausstoßung von Elementarteilchen aus den Kernen; diese können α- oder β-Teilchen sein, die als schnelle Korpuskeln die Teilchenstrahlung bilden. Instabile, radioaktive Nuklide kommen in der Natur vor, z.B. als Uran ($^{238}_{92}$U, $^{235}_{92}$U), Radium ($^{226}_{88}$Ra), Thorium ($^{232}_{90}$Th) und andere, wobei diese die stufenweisen Zerfallsprodukte des $^{238}_{92}$U, $^{232}_{90}$Th und $^{235}_{92}$U sind. Als Endprodukte des Zerfalls natürlicher radioaktiver Nuklide treten verschiedene stabile Bleinuklide auf. Außer den natürlichen instabilen Nukliden lassen sich solche künstlich durch Kernumwandlung oder -spaltung erzeugen. Ein medizinisch wichtiges instabiles Nuklid des Kobalt ist das $^{60}_{27}$Co, ein Produkt künstlicher Kernspaltung; es findet in der *Kobaltbombe* therapeutische Verwendung.

b) α-Strahlen

Zerfallende Isotope, so z.B. die natürlichen instabilen Nuklide (z.B. Radium), stoßen beim radioaktiven Zerfall positive Ladungen in Form *schneller Heliumkerne* ($^{4}_{2}$He) mit zwei positiven Elementarladungen aus. Die kinetische Energie dieser α-Teilchen ist sehr groß (s. Tabelle 10), so daß ihre Durchstrahlungsfähigkeit und ionisierende Wirkung sehr erheblich ist. Sie sind zu therapeutischen Zwecken wegen ihrer großen Nebenwirkungen kaum nutzbar.

c) β-Strahlen

α) Primäre β-Strahlen

Andere instabile Nuklide vollziehen ihre Kernumwandlung, indem sie am Kern gebildete Elektronen ausschleudern, die als primäre Strahlung wegfliegen. Die Geschwindigkeit dieser β-Teilchen kann von sehr geringen Größenordnungen bis nahe an die Lichtgeschwindigkeit heranreichen. Die ionisierende Wirkung von β-Strahlen ist wesentlich geringer als die von α-Strahlen. Bei Ausschleuderung von negativ-geladenen Elektronen spricht man von β^-(Minus)-Strahlen, bei Ausschleuderung von Antielektronen (Positronen) von β^+(Plus)-Strahlen. Im Prinzip entstehen die β-Strahlen durch Umwandlung von Protonen in Neutronen (siehe oben) und umgekehrt. Jede Atomart sendet mit wenigen Ausnahmen nur *eine* Art von Teilchenstrahlung (α oder β), zu der Gammastrahlung, wie oben erörtert (s.S. 738) hinzu kommen kann. Die Kernumwandlung radioaktiver Nuklide (in bezug auf die Art der Umwandlung) wird charakterisiert durch die radioaktiven *Verschiebungssätze* (vgl. WESTPHAL 1970). In der therapeutischen Anwendung haben Elektronenstrahlen bestimmte, vor allem technische Vorteile vor anderen Strahlungen (SCHULZ et al. 1963).

β) Sekundäre β-Strahlen

Die sekundäre β-Strahlung ist keine Kernstrahlung, da sie durch die Freisetzung von Elektronen aus der Schale der Atomkerne entsteht.

d) Neutronenstrahlen

Neutronenstrahlung entsteht z.B. bei künstlichen Kernumwandlungen im Reaktor. Sie ist biologisch besonders gefährlich, da die Neutronen sehr schnell (energiereich) sind und sich als *instabile* Elementarteilchen sofort in Protonen umwandeln, wobei sie entweder Elektronen abgeben oder Positronen aufnehmen. Dabei kommt es u.a. auch zu *Paarbildungen* (s.S. 741), die das zusätzliche Auftreten von Gammastrahlen bedingt. Neutronenstrahlen werden heute in zunehmendem Maße zu Forschungszwecken und therapeutisch eingesetzt, so daß auch durch ihre Anwendung bereits Schäden beim Menschen bekannt wurden (vgl. MacGregor 1976; Parker et al. 1976).

e) Protonenstrahlen

entstehen bei der Umwandlung der physikalisch instabilen Neutronen durch Absto-ßung eines Elektrons oder Aufnahme eines Positrons. Als positive Elementarladung (Was-serstoffkerne) sind Protonen beständig. Fokussierte Protonenstrahlen werden vor allem zur Behandlung von Hypophysentumoren erfolgreich eingesetzt (Braunstein u. Loriaux 1971; Dawson u. Dingman 1970; Kjellberg et al. 1971; Lawrence et al. 1970).

f) Laser-Strahlen

Abschließend noch eine kurze Bemerkung zum LASER-Strahl: Durch die therapeuti-sche Nutzung dieser Strahlenform ist sie auch für die Besprechung von schädigenden Auswirkungen relevant. Der LASER-Strahl gehört in die Wellenlängenbereiche des sicht-baren Lichtes; er entsteht durch die *Bündelung kohärenter, verstärkter Lichtwellen.* Ein solcher Lichtwellenverstärker (LASER = *l*ight *a*mplification by *s*timulated *e*mission of *r*adiation) arbeitet auf der Basis der *stimulierten Emission.* Bei dieser wird die *energetische Anregbarkeit* von Atomen durch Lichtwellen und die Möglichkeit der synchronen Abru-fung der von den angeregten Atomkernen kurzfristig gespeicherten Energie ausgenutzt. Durch die *Bündelung* des verstärkten Lichtes erhält ein LASER-Strahl eine enorme Ener-giestromdichte, die im Weg des Strahls gelegene Stoffe, z.B. Metalle, schlagartig verdamp-fen läßt. Dies kann man u.a. für therapeutische Zwecke nutzbar machen (vgl. Goldman 1967).

Aus dem medizinisch-diagnostischen und therapeutischen Bereich kommen von den aufgeführten Strahlungen vor allem folgende für die Besprechung in Frage: Röntgenstrahlen, Gammastrahlen (aus Radium oder $^{60}_{27}Co$; Kobalt-bombe), β-Strahlen (Betatron), LASER-Strahlen und UV-Licht, wobei der Kon-takt mit letzterem einmal durch die natürliche Sonnenstrahlung, zum anderen durch die häufige Verwendung zur Raumsterilisation im medizinischen Bereich (Operationssäle, Laboratorien) zustande kommt. Die restlichen Strahlenformen treten vor allem im experimentellen Bereich auf, so daß mit ihnen nur eine stark selektionierte Gruppe von Personen in Berührung kommen kann, die be-sonderen Kontrollmaßnahmen unterliegt. Schäden durch diese Strahlen sind daher selten, es sei denn, daß sie, wie neuerdings geplant, bei kriegerischen Auseinandersetzungen zum Einsatz kommen (Neutronenbombe!).

III. Biologie der Strahlenwirkung

1. Energieübertragung und -absorption

Mit der Erforschung der biologischen Wirkung von ionisierenden Strahlen befaßt sich die Forschungsrichtung der molekularen Strahlenbiologie. Ihr Ziel ist es, die Auswir-kungen von Strahlen im molekularen Bereiche biologischer Organismen in ihren einzelnen Schritten bis zur Entstehung eines makroskopisch erkennbaren Effekts zu analysieren. Ihre Ergebnisse sind daher die Grundlagen für das Verständnis der in den späteren

Kapiteln zu behandelnden speziellen Schäden. Deshalb betreffen die nachfolgenden *allgemeinen* Ausführungen bereits die grundsätzlichen Schädigungen, die in allen Organen und Geweben des menschlichen Organismus prinzipiell in der gleichen Weise auftreten und die molekularen Grundprozesse für die morphologisch faßbaren Schäden nach „Verstärkerwirkung" (JORDAN 1938, 1957) bilden. Unter der *ionisierenden Wirkung von Strahlen* versteht man ganz allgemein die Freisetzung von Elektronen entweder aus den Atomschalen oder dem Kern, wie z.B. bei der Kernumwandlung von Neutronen in Protonen und umgekehrt. Die abgelösten Elektronen bezeichnet man als Sekundärelektronen. Diese können bei genügender kinetischer Energie weitere Ionisationen vornehmen. Das Endprodukt einer Ionisation sind immer Ionenpaare, da nie ein geladenes Elementarteilchen ohne sein Antiteilchen auftreten kann. Sekundärelektronen mit hohen Energien (über 1000 eV oder 1 keV) werden als δ-Strahlen bezeichnet (selten!). (Mit der Freisetzung von Elektronen sind fortan definitionsgemäß auch die Antielektronen = Positronen gemeint.) Die Freisetzung von Elektronen geschieht aus Molekülen, Atomen und Atomkernen unter Absorption und Ausnutzung der Energie der einfallenden Strahlen. Ionisierende Wirkung haben die Röntgen-, Gamma- und die besprochenen Korpuskularstrahlen (s.S. 738).

Für die Ablösung von Sekundärelektronen durch ionisierende Strahlen kommen zwei Mechanismen in Frage (vgl. FANO 1952, 1954): 1. Ablösung durch *Stoß-Wechselwirkung*. Dabei erhält das Leuchtelektron der Atomschalen von einem sehr nahe vorbeifliegenden Teilchen der Strahlung einen Impuls, der die Ablösearbeit des Elektrons so weit überschreitet, daß dieses aus dem Atom oder Molekül ausgeschleudert wird. 2. Bei der *Streif-Wechselwirkung* wirkt das weiter entfernt vorbeifliegende Teilchen nur über sein elektrostatisches Feld auf das Atom oder Molekül und bewirkt eine Anregung oder die Ablösung eines Elektrons. Die Streif-Wechselwirkung ist nach FANO (1952) in den meisten Fällen 8–10mal so häufig wie die Stoß-Wechselwirkung.

Die Ionisation darf nicht verwechselt werden mit der im Kap. „Elektrische Schäden" besprochenen elektrolytischen Dissoziation; bei dieser sind die entstehenden Ionen geladene, dissoziierte Molekülanteile, während es sich bei der Ionisation durch Strahlen um elektrisch geladene Elementarteilchen handelt.

Energieübertragung: Das Auftreten einer biologischen Wirkung von Strahlenenergie hängt nur von der absorbierten, nicht von der transmittierten Energiemenge ab. Bei Röntgen- und Gammastrahlen kann die Energie der Lichtquanten über drei verschiedene Wege auf das bestrahlte Objekt übertragen werden:
1. Übergang der gesamten Energie eines Quants auf ein Elektron (Photoeffekt).
2. Übertragung eines Teils der Quantenenergie auf ein Elektron unter Verringerung der Energie des Quants (Compton-Effekt).
3. Bildung eines Elektronen- und Positronenpaares (Paarbildung nach DIRAC). Die Paarbildung tritt nur auf bei Quantenenergien von über 1 MeV (Megaelektronenvolt). Die entstandenen Positronen zerstrahlen zu Gammaquanten (vgl. S. 737).

Der Eintritt der einzelnen Absorptionsvorgänge hängt zum einen von der Quantenenergie, zum anderen von der Kernladungszahl Z (= Zahl der Protonen) des Atoms, mit dem das Quant zusammentrifft, ab. Mit steigender Kernladungszahl dominieren Photo- und Paarbildungseffekt.

Da die Lebensvorgänge im molekularen Bereich von quantenmechanischen Kräften beherrscht werden (vgl. auch DESSAUER 1964), genügt u.U. *ein* Eingriff in dieses Gefüge, ebenfalls auf Quantenebene, um das gesamte System funktionell zu mutieren. D.h., das Auftreffen *eines* Quants an entscheidender Stelle im Molekül kann für eine durchgreifende Änderung des gesamten Molekulargefüges, die sich im mehr oder minder langen Intervall manifestiert, genügen. Ist die Veränderung mit der Gesamtfunktion des Systems auf die Dauer nicht vereinbar, so bricht das System in *kausaler* Konsequenz (Reaktionskette) als Folge eines *zufälligen* Ereignisses (Quantensprung) zusammen. Im Schema der Abb. 28 ist ein solcher Ablauf verdeutlicht. Nach JORDAN (1938, 1957) „müssen Organismen, physikalisch gesprochen, den Charakter von *Verstärkeranordnungen* besitzen, welche mikrophysikalische Einzelentscheidungen in makrophysikalische Großvorgänge umsetzen" (Verstärkertheorie der Organismen).

a) Molekularbiologische Abläufe

Die Effekte, die eine ionisierende Strahlung im molekularen Bereich von Organismen erzielen kann, lassen sich allgemein zusammenfassen als:

1. *Störungen im Bereiche der Zellkernsubstanz* (vgl. auch OEHLERT 1967) mit Verlust der Replikationsfähigkeit der DNS, Zerschlagung von Chromosomen mit dem Ergebnis der Auslösung von Mutationen und von abnormen Zellwachstum (Teratogenese und Karzinogenese, Mitosehemmung);
2. *Inaktivierung von Enzymen mit der Folge* der Störung wichtiger Stoffwechselabläufe, Erzeugung freier Bindungsradikale oder -valenzen an Molekülen und Atomen (vgl. KOCH u. MÖNING 1967) und schließlich *Abtötung von Zellen oder Organismen* durch eine völlige Zerstörung ihres organischen Molekulargefüges.

Für die Frage der Entstehung, der zeitlichen Manifestation und des Ausmaßes eines Strahlenschadens ist die wirksame Dosis absorbierter ionisierender Strahlen ausschlaggebend. Sie wird graphisch als Dosis-Effekt-Kurve (ZIMMER 1960) dargestellt (Abb. 27). Die Kurve zeigt, daß die Abtötung von Organismen durch Strahlen nicht, wie bei Giften, von einer Schwellendosis abhängt, unterhalb derer die Organismen überleben und oberhalb derer sie absterben, sondern in Form flacher hyperboler oder sigmoider Funktionen verläuft (Abb. 27).

Schon bei geringen Dosen sterben Organismen, wobei der prozentuale Anteil an Überlebenden einer bestrahlten Population kontinuierlich mit steigender Dosis abnimmt. Dabei verhält sich das *einzelne* komplexe organische Individuum (z.B. eine Zelle) hinsichtlich der Beeinflußbarkeit durch Strahlen noch ähnlich der durch Gift: Unterhalb einer Schwellendosis überlebt es, oberhalb der Schwellendosis stirbt es ab, unabhängig von der innerhalb dieser beiden Bereiche variierenden Intensität der Strahlung.

Die Dosis-Wirkungs-Kurve kommt dadurch zustande, daß infolge der unterschiedlichen Strahlenempfindlichkeit der hochentwickelten Organismen einerseits und der höheren Trefferwahrscheinlichkeit (s.S. 744) bei höherer Dosis andererseits die *statistische* Zahl der abgetöteten Individuen steigt. Im molekularen Bereich, z.B. der Gene, bestimmt dagegen nur noch die Trefferwahrscheinlichkeit das Geschehen, die mit steigender Strahlendosis zunimmt und mit ihr der Anteil mutierter Strukturen. Eine Variabilität der Strahlenempfindlichkeit besteht im molekularen Bereich nicht mehr (JORDAN 1957); wenn ein Energiequant trifft, erzielt es den maximal möglichen Effekt.

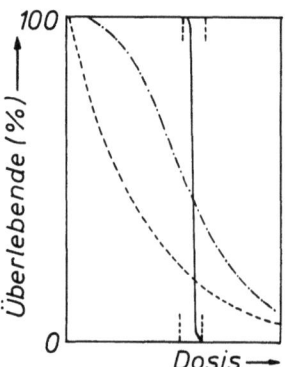

Abb. 27. Vergleichende schematische Darstellung der Dosis-Wirkungs-Kurven für die Wirkung von Giften und Strahlen. (Nach ZIMMER 1960.) (– – –) und (– · – · –), Strahlenwirkung; (————), Giftwirkung. (Neuzeichnung vom Verf.)

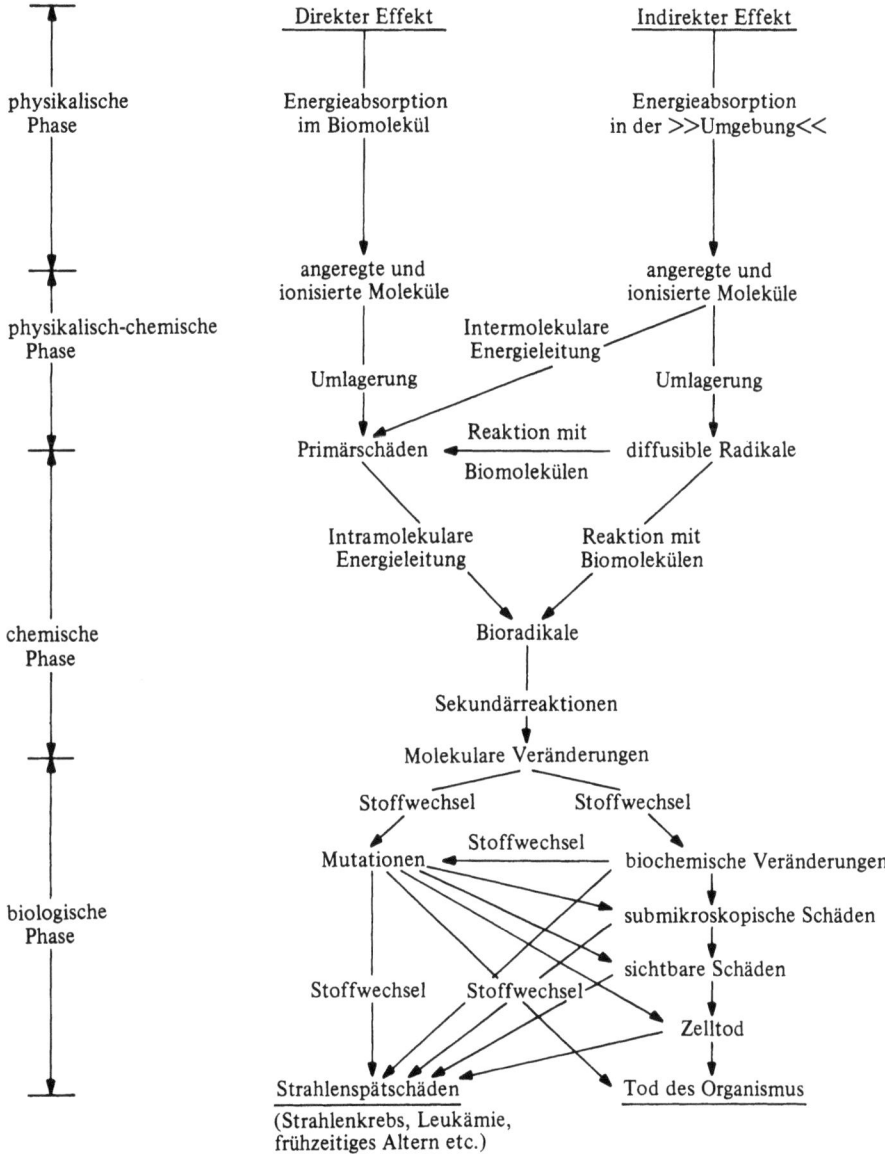

Abb. 28. Die zeitlichen Phasen der Strahlenwirkung. (Aus DERTINGER-JUNG 1969, nach R.L. PLATZMAN)

PLATZMAN (1958, 1962) hat die Wirkung der ionisierenden Strahlen in einem biologischen System in 4 Phasen unterteilt (s. Abb. 28).

1. Die *physikalische Phase* beinhaltet die Energieabsorption im bestrahlten Objekt, wobei die Atome der molekularen Strukturen entweder elektronisch *angeregt,* oder *ionisiert* werden. Ob ein Atom durch ein einfallendes Strahlenteilchen angeregt oder ionisiert wird, hängt von der Energie des Teilchens

bzw. von dem von ihm übertragenen Teil seiner Energie ab (vgl. S. 741). Ionisation erfordert eine höhere Energie als Anregung.

Unter Anregung eines Atoms versteht man dabei die Überführung auf eine höhere Energiestufe durch Absorption von Energiequanten aus Licht oder Elementarteilchen, aus der das Atom nach einer bestimmten Verweildauer wieder in den Grundzustand zurückkehrt. Die Anregung entsteht durch Translation von Elektronen aus einer Schale niederer in eine solche höherer Ordnung, was mit einer Energieabsorption verbunden ist. Die angeregten Atome sind äußerst reaktionsfähig. So kann in einem Gemisch aus (durch Licht) angeregten Wasserstoff- und Chloratomen unter explosionsartiger Reaktion Chlorwasserstoff (HCl) entstehen.

2. In der *physiko-chemischen Phase* reagieren die sehr instabilen ionisierten Atome und Moleküle, sowie freigesetzte Elementarteilchen sofort weiter, wobei sie sich durch Eingehen neuer atomarer oder molekularer Bindungen stabilisieren.
3. In der *chemischen Phase* können die so entstandenen Stabilisate neue chemische Verbindungen eingehen, die dann in der 4. Phase zum Tragen kommen.
4. In der *biologischen Phase* führen die veränderten Moleküle und neuen chemischen Verbindungen über Veränderungen der Stoffwechselsituation zu letztendlich sichtbaren Schäden an den Zellen und ihren Organellen, was schließlich zum Tod des Organismus oder zu „Spätschäden" führt.

Während die ersten 3 Phasen in milliardenstel bis millionstel Bruchteilen von Sekunden ablaufen, und daher technisch schwer zu analysieren sind, kann die biologische Phase bis zu vielen Jahren dauern.

Für die Modifikation der „prämolekularen" Veränderungen der beiden ersten Phasen spielen die Stoffwechselleistungen des geschädigten Systems eine außerordentliche, für die wissenschaftliche Analyse komplizierende Rolle (DERTINGER u. JUNG 1969). Hieraus resultiert die spezielle Strahlensensibilität eines Systems.

b) Treffertheorie der Strahlenwirkung und Energieübertragung

Die Absorption strahlender Energie erfolgt nach der Quantentheorie des Lichtes, die ja auch auf elementare Quanten übertragbar ist (s.S. 735), durch Quantensprünge. So können die elementaren Gebilde, die Strahlung absorbieren, ihren Energiezustand nicht *stetig* ändern, wie das die klassische Physik fordert, sondern die Energieübertragung erfolgt *unstet* – wie EINSTEIN erkannte, in Form „winziger Energiepakete" (Lichtquanten = Photonen). Die Energieübertragung bei der Absorption erfolgt durch sprunghaften stufenweisen Wechsel der energietragenden Gebilde von einem Zustand höherer Energie in einen solchen niederer. Dabei können nie mehrere Stufen gleichzeitig übersprungen werden, sondern die Übertragung findet *diskret*, d.h., in einzelnen Elementarakten statt.

Mathematisch wird demzufolge die biologische Strahlenwirkung als ein *stochastischer Prozeß* (vgl. HUG u. KELLERER 1966) aufgefaßt; d.h., sie ist Folge einer Kette *zufälliger* Ereignisse, die den mathematischen Wahrscheinlichkeitsgesetzen folgen. (Stochastik ist die Lehre von den zufälligen Ereignissen.) Dies entspricht der allgemeinen Erkenntnis der Physik, daß quantenmechanische Vorgänge, um die es sich bei der Energieübertragung handelt, nicht mehr dem Kausalitätsprinzip der klassischen Physik gehorchen, sondern sich nur noch, als den Gesetzen des Zufalls unterworfene Vorgänge, wahrscheinlichkeitstheoretisch beschreiben lassen (Indeterminismus).

Trefferwahrscheinlichkeit bedeutet in diesem Zusammenhang die Wahrscheinlichkeit, mit der ein Elementarteilchen oder Lichtquant der einfallenden Strahlung in einem Molekül oder Atom des bestrahlten Stoffes unter Abgabe eines Teils seiner Energie eine Ionisation hervorruft. Dies ist wiederum von zahlreichen, zufallsbestimmten Variationsursachen abhängig. Die Treffertheorie versucht, die Wahrscheinlichkeit, mit der ein Treffer eintritt, zu erfassen. Sie „basiert auf der Annahme, daß ionisierende Strahlen in zellulären und subzellulären Einheiten kritische Ereignisse auslösen, die sog. Treffer" (HUG u. KELLERER 1966). Sie hat dabei aber nicht nur die Stochastik der Strahlenwirkung, sondern auch die modifizierenden Zufallsfaktoren von seiten des bestrahlten biologischen Systems zu berücksichtigen (z.B. die Reaktivität und Kompensationsfähigkeit des Systems in Abhängigkeit von der Stoffwechselleistung u.a.), die in die spätere Ursache-Wirkungskette eingreifen. HUG u. KELLERER sprechen daher von einer „Stochastik der vitalen Prozesse", die neben der Stochastik der Strahlenwirkung, für die Effektivität einer Bestrahlung im biologischen System von entscheidender Bedeutung ist. Da die vitalen Prozesse aber von System zu System so außerordentlich variabel sind und ihre Variabilität mit steigender Komplizität des Systems zunimmt, ist es nicht möglich, für kompliziertere biologische Organismen ein allgemeingültiges stochastisches Treffermodell zu entwickeln.

Das Verständnis dieser grundsätzlichen Zusammenhänge ist im gegebenen Rahmen deshalb von so großer Bedeutung, da hieraus erst die sonst so schwer verständliche unsystematische Verteilung von Schäden und deren variable Ausprägung an unmittelbar benachbarten Strukturen, wie dies im 2. Teil der Abhandlung verdeutlicht werden wird, zu verstehen ist. Verständlich werden diese Phänomene erst, wenn man sich vergegenwärtigt, daß sie ihre Entstehung einer Summe von zufälligen Ereignissen verdanken, die ihrerseits dann zu einer Kausalkette von Stoffwechselabläufen führen.

Für die Auswirkungen energiereicher Strahlen im molekularen Bereich ist wichtig, daß auf molekularer Ebene alle Arten von ionisierenden Strahlen *qualitativ* die gleiche Wirkung haben. Für die Abschätzung der *Wirkung* einer bestimmten Strahlendosis im biologischen Objekt ist die *Anzahl der Treffer pro Volumeneinheit* des bestrahlten Objektes ausschlaggebend. Treffer sind, nach der oben gegebenen Definition, die Teilchen, die eine Ionisation im Objekt auslösen, was wiederum davon abhängt, ob sie die dazu erforderliche Energie besitzen. Aus mathematischen Überlegungen ergibt sich, daß man den *Trefferbereich* auf den sog. *Wirkungsquerschnitt* zurückführen kann, der sich wiederum verhält wie der geometrische Querschnitt eines bestrahlten Objektes. Ein Molekül ist somit umso strahlenempfindlicher, je größer es ist (Trefferbereichstheorie) (vgl. DERTINGER u. JUNG 1969). Daraus wird die noch zu besprechende Bevorzugung der Kernsäuren und Enzyme als Trefferbereiche in der Zelle verständlich.

Die Effektivität einer Strahlung im biologischen Bereich ergibt sich aus ihrer Energiedosis (rad), multipliziert mit einer Kenngröße, die als *relative biologische Wirksamkeit* (RBW) bezeichnet wird. Der RBW-Faktor wird ermittelt, indem man die jeweilige Strahlung in ihrer Effektivität auf die gleiche Einheit einer Vergleichsstrahlung (meist Gammastrahlung) bezieht.

Für Säugetierzellen gilt, daß ihre Strahlenempfindlichkeit direkt proportional ihrem Gehalt an Nukleinsäuren zunimmt (KAPLAN u. MOSES 1964).

Die biologische Wirksamkeit einer Strahlung hängt ab von der *Ionisationsdichte*, d.h. der Zahl an Ionisationsereignissen pro Wegstrecke eines durch einen Körper laufenden Strahlenteilchens. Der *lineare Energietransfer* (LET) bestimmt die Ionisationsdichte. Er bezeichnet die Teilchenenergie, die ein Teilchen pro μ seiner Bahn auf das Objekt abgibt. Der LET ist für die verschiedenen Strahlenarten recht unterschiedlich (vgl. auch ZIRKLE 1954).

2. Spezielle Schädigungen biologischer Systeme durch ionisierende Strahlen

a) Effekte im Bereich einfacher Moleküle

Die wohl bedeutsamste Schädigung durch strahlende Energie im tierischen Organismus ergibt sich auf der Ebene einfacher Moleküle aus der Radiolyse des Wassers (WALLACH 1972), da der tierische Organismus sich durch einen hohen Wassergehalt auszeich-

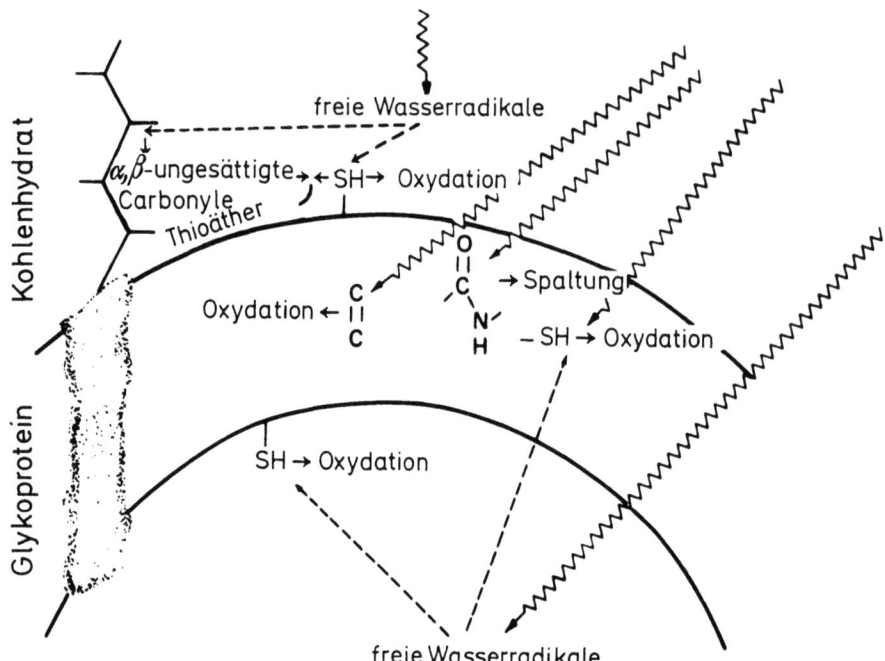

Abb. 29. Schema der radiosensiblen Abschnitte auf und innerhalb der Plasmamembran. Die Abbildung zeigt sowohl die direkten Treffer der ionisierenden Strahlung (〰〰〰), wie auch die Angriffspunkte der freien Radikale aus der Radiolyse des Wassers (---). Da die Membran ein kondensiertes System darstellt, muß man annehmen, daß sie in stärkerem Maße als gewöhnlich für direkte Treffer empfänglich ist. Peptide, -CH = CH-Gruppen und -SH-Gruppen sind die Zielpunkte der Wahl für direkte Treffer. Freie Wasserradikale können die Kohlenhydrate der Membran, -SH-Gruppen und -CH = CH-Bindungen, oxydieren. Die Zerschlagung der ersteren, die zu α, β-ungesättigten Carbonylen führt, kann die Entstehung von Thioäthern mit oberflächlich lokalisierten -SH-Gruppen bewirken. (Aus WALLACH 1972)

net. Dies trifft besonders auf das Gehirn zu, das im Säuglingsalter zu 87–90%, beim Erwachsenen zu etwa 80% aus Wasser besteht (BLINKOV u. GLEZER 1968).

Im *direkten* Effekt der Strahlenenergie werden Wassermoleküle ionisiert: $H_2O \rightarrow H_2O^+ + 1\,e^-$.

Im Rahmen dessen, was man als *indirekte* Wirkung bezeichnet, können $\dot{O}H$ und $\dot{H}$-Radikale entstehen, die mit Molekülen und Ionisaten weiter reagieren:

$$H_2O^+ \rightarrow O\dot{H} + H^+;\ 1\,e^- + H_2O \rightarrow OH^- + \dot{H}\ \text{etc.}$$

(vgl. DERTINGER u. JUNG 1969; WALLACH 1972).

Die O$\dot{\text{H}}$-Radikale reagieren bevorzugt mit den Aminosäuren Tryptophan, Phenylalanin, Histidin, Zystein und Zystin (vgl. STREFFER 1969, S. 15). An Zell- und Mitochondrienmembranen können durch Reaktion mit Sulfhydril-(SH)-Gruppen (s. Abb. 29) u.U. langzeitige Schrankenstörungen entstehen, die zu Verlusten an K-Ionen und Anreicherung von Na-Ionen in der Zelle führen (AVELLONE et al. 1968 b; CARREGAL u. CRAVIOTO 1970; RINK u. BERGEDER 1968; SUTHERLAND u. PIHL 1968; WALLACH 1972; WILES 1966).

Als Ausdruck einer solchen Elektrolytverschiebung fanden MORGENROTH (1967) und MORGENROTH et al. (1973) elektronenmikroskopisch als erste Frühreaktion der Zellorganellen eine Schwellung und vakuoläre Degeneration der Mitochondrien, die meist mit einem Aufbruch endete. Auch endoplasmatisches Retikulum und Golgi-Apparat zeigten ein gleichartiges Verhalten. Der Zellkern bot neben einer Kernwandhyperchromatose eine perlschnurartige Schwellung der Kernmembran. Oft war mit der Schwellung der Zellorganellen der Zelluntergang verbunden. Diese Veränderungen waren unabhängig von der Strahlenqualität und betrafen differenzierte und undifferenzierte Zellen gleichermaßen. Eine zusammenfassende Übersicht über derartige und ähnliche ultrastrukturelle Befunde gibt KLUG (1965).

Die schweren Elektrolytstörungen nach Membranschäden durch Bestrahlung werden als das wesentliche Moment für den Strahlentod (s.S. 784) angesehen. Verschiedene Autoren (z.B. BACQ u. ALEXANDER 1966) halten allerdings die Freisetzung von Enzymen für die entscheidende primäre Störung. Bei der Radiolyse des Wassers entsteht u.a. auch, im Rahmen der Sekundärreaktionen, Wasserstoffperoxyd (H_2O_2), welches als Radiotoxin sehr wirksam ist und u.a. die Zellatmung stört (WARBURG 1964).

Schließlich können auch die bei der Ionisation freigesetzten Elektronen in durch Hydratation (e_{aq}^-) stabilisierter Form über weite Strecken diffundieren und loco alieno mit Biomolekülen, die ursprünglich keinen Treffer erhalten haben, reagieren. Auf diese Weise, durch die größere indirekte Wirkung, werden in wäßrigen Lösungen Fermente, z.B. Ribonukleasen, durch die gleiche Strahlendosis stärker inaktiviert als im trockenen Zustand. Bei der Bestrahlung von DNS, Kohlenwasserstoffen, Proteinen, Aminosäuren und Nukleinsäuren entstehen Wasserstoffatome, die sich zu molekularem Wasserstoffgas verbinden können. Sie reagieren aber auch mit ungeschädigten Biomolekülen, in der Hauptsache durch Anlagerung an Doppelbindungen oder durch Entzug von Wasserstoff (vgl. DERTINGER u. JUNG 1969).

b) Effekte im Bereich komplexer Moleküle

Histo- und biochemische Veränderungen auf molekularer Ebene im Gehirn und deren Folgen: Das Ausmaß der charakteristischen histochemischen und biochemischen Veränderungen, die den strahleninduzierten Zellschäden vorgeschaltet sind, variiert im Zentralnervensystem innerhalb der einzelnen Zellarten in Abhängigkeit von der Strahlendosis (PRUSZOWSKI et al. 1968). Zusammenfassend lassen sich die Störungen charakterisieren als

1. *Aktivitätsänderungen von Enzymen* (s.S. 748); betroffen sind NADasen, AT-Pasen, saure und alkalische Phosphatasen, Catepsin-Typ-C-Esterasen, Glutamatdehydrogenase und -synthetase und Succinatdehydrogenase;
2. *Akkumulation von diesen Enzymen abhängiger Substanzen,* vor allem Glykogen und Glykoproteide u.a. (s.S. 749);
3. *Veränderungen im Nukleinsäure- und Proteingehalt* des Gewebes;
4. *Veränderungen der Neurolipidsynthese;*
5. *Erhöhung des Gehaltes an Neurotransmittersubstanzen,* und
6. *Elektrolytverschiebungen.*
   (SAMORAJSKI et al. 1964, 1970; FRANKE u. LIERSE 1965a, LIERSE et al. 1965; CAZZULLO et al. 1967; CÉRVOS-NAVARRO 1967; LIERSE u. FRANKE 1967; AVELLONE et al. 1968a; DE VELLIS 1968; KOMESU u. HALEY 1968; NOAMAN et al. 1968; ORDY et al. 1968; PRUSZOWSKI et al. 1968; CAPALNA u. STEFAN 1969; COHAN u. FORD 1969; KOZIK 1969b; MERITS u. CAIN 1969; MILKO 1969; OSTENDA u. RENKAWEK 1969; VASCULESCU et al. 1969–1973; DAHLSTROEM et al. 1970; IBRAHIM et al. 1970; VASULESCU u. PAPILIAN 1970; DIAZ BORGES u. DRUJAN 1971; HAULIC et al. 1971; ADLARD u. DOBBING 1972; GHIZARI 1972; KIRSCH et al. 1972; PAUSESCU et al. 1972, 1973; BOERESCU

et al. 1973; George u. Eapen 1973; Kolomiitseva u. Vasilyev 1973; Tsuya 1973; Drsata u. Hais 1974; El-Koshef 1974; Kocmierska-Grodzka et al. 1974; Miline et al. 1974).

An Purkinje-Zellen fand Kozik (1969a) Unterschiede der Veränderungen des Enzymmusters nach strahleninduzierter homogenisierender Zellerkrankung im Vergleich zu den Enzymveränderungen unter ischämischen oder hypoxischen Bedingungen. Den Enzym- und Kernsäureveränderungen waren dauerhafte EEG-Störungen, sowie Störungen des Verhaltens, des Gedächtnisses und der Lernfähigkeit assoziiert (Ordy et al. 1968; Ingersoll et al. 1970; Loh-Seng-Tsai u. Chandler 1971; Nelson u. Wagner 1973). Eine besondere Vermittlerrolle des Hippocampus für Verhaltensstörungen nach Bestrahlung stellten Miller et al. (1971) und Popova u. Shliafer (1968) heraus. Diese Veränderungen des Verhaltens, z.B. des Fluchtgebarens, ließen sich bemerkenswerterweise mit Hilfe intraperitonealer Injektionen von Hirnbrei bestrahlter Tiere auf gesunde Tiere übertragen (Fjerdingstad 1972; Levan et al. 1970). Vielleicht kann man hierin eine Parallele zu den von anderen Autoren gefundenen Änderungen der Neurotransmitteraktivitäten im bestrahlten Hirngewebe sehen. In einer umfassenden Studie zu den Spätfolgen einer Strahlentherapie intrakranieller Tumoren bei Kindern konnte Jones (1979) u.a. Veränderungen der Lernfähigkeit auch beim Menschen nachweisen. Hierfür könnte der Anfälligkeit des Hippocampus gegenüber ionisierender Strahlung (Guéneau et al. 1979) eine besondere Bedeutung zukommen (vgl. auch Brizzee et al. 1980).

α) Enzyme

Im makromolekularen Bereich ist eine der wichtigsten Folgen der Einwirkung ionisierender Strahlen die bereits oben angedeutete Inaktivierung von Enzymen. Diese Wirkung auf die Enzyme ist die Ursache für die meisten der später erörterten sekundären Änderungen von Stoffwechselabläufen, die in zahlreichen Tierexperimenten herausgearbeitet wurden.

Eine Inaktivierung kann eintreten durch
1. primär, durch die Strahlung erzeugte *Radikalbildungen,*
2. *Veränderungen der Primärstruktur* durch Abbau von Aminosäuren,
3. *Denaturierung,* d.h. Veränderungen der Sekundärstruktur durch Auffaltung der Moleküle. Dabei werden infolge intramolekularer Energieleitung und -umlagerung nur bestimmte Aminosäuren an bestimmten Prädilektionsstellen des Moleküls zerstört (vgl. Dertinger u. Jung 1969; Streffer 1969).

Neben der unmittelbaren strahlenbedingten Inaktivierung von Enzymen, die wegen ihres großen Wirkungsquerschnittes (s.S. 745) bevorzugte Trefferbereiche sind, wurden in Tierexperimenten aber auch, oft gleichzeitig im gleichen oder in anderen Organen, *Aktivitätszunahmen* von Enzymen gemessen, die geeignet waren, durch Abbau von Nucleinsäuren und Proteinen zur Degeneration von Organen zu führen (Streffer 1969).

Pikulev u. Polyakova (1967) und Savitskii u. Tsubulskii (1967) fanden die Aktivität der *Transaminasen* in Gehirn und Rückenmark von Ratten schon 1–3 Tage nach Ganzkörperbestrahlung mit geringen Dosen (z.B. 100 R) wesentlich erniedrigt. Demgegenüber war in anderen Tierexperimenten die Aktivität zahlreicher Enzyme des Gehirns in der Frühphase (6–24 h) nach Bestrahlung erhöht, während sie im weiteren Verlaufe von Tagen wieder zur Norm zurückkehrte oder gar in eine verminderte Aktivität überging (Kozik 1969b, 1972; Krompecher et al. 1974; Palaschenko u. Potemkina 1970). Betroffen waren vor allem die NAD- und NADP-Diaphorase, die Alpha- und Beta-Glyzerophosphat-Dehydrogenase (KOZIK 1969b), die Zytochromoxydase (KROMPECHER et al. 1974) und die **Succinat**-Oxydoreduktase (PALASCHENKO et al. 1970), deren Aktivität sich erst im Verlaufe von 12 Tagen normalisierte. HAMBERGER et al. (1970) konnte nach 300 R Röntgenbestrahlung in isolierten Nervenzellen des Gehirns von Albinokaninchen in der Frühphase während der ersten 24 h p. irr. eine markante Zunahme der **succinat**abhängigen Zellatmung feststellen, die sich im Laufe von 10 Tagen normalisierte. Die Neurogliazellen zeigten diese Reaktion erst 1 Woche p. irr. Markiertes Leukin wurde von den Mitochondrien der Neurone vermehrt inkorporiert. In den Versuchen von KROMPECHER et al. (1974) waren gleichzeitig in anderen Organen die Enzymaktivitäten vermindert, woraus sich ablesen läßt, daß es sich bei den Aktivitätszunahmen im Gehirn nicht um primär strahlenbedingte Veränderungen an den Enzymen handelt, sondern um einen reaktiven Vorgang, den KROMPECHER et al. (1974) als Manifestation einer „neuralen Alarmreaktion" sehen.

Grundsätzlich muß man festhalten, daß die *Aktivierung* von Enzymen nach Bestrahlung von Organismen auf einer Stoffwechselreaktion beruht, d.h., sie wird nur durch die Strahlenwirkung auf bestimmte Steuerungszentren (s.S. 752) induziert, ohne daß eine unmittelbare Einwirkung der Strahlen auf die Enzyme ursächlich wäre.

β) Glykogen

Wesentlich beeinflußt durch Bestrahlung wird der Glykogenstoffwechsel, dessen Veränderungen STREFFER (1969, S. 96) für die ausgeprägtesten des Säugetierstoffwechsels hält.

Nach Ganzkörperbestrahlung von 500–5000 R wurde in der Leber verschiedener Säuger ein Anstieg des Glukose- und Glykogengehaltes festgestellt (ORD u. STOCKEN 1961; KUZIN 1964; BERNDT u. GAUMERT 1966). LIERSE (1971/1972) und LIERSE et al. (1965) fanden bei Meerschweinchen 24 h p. irr. Glykogen- und Mukopolysaccharidvermehrungen in Glia- und Nervenzellen des Groß- und Kleinhirns nach Einzelbestrahlungen des Gehirns mit Dosen von 100–4000 R. Die regionale Verteilung der betroffenen Zellen hing von der Dosis ab; nach Höchstdosen waren solche Glia- und Nervenzellen über die gesamte Hirnrinde und das Mark verteilt. Bei dieser Beeinflussung handelt es sich nicht um eine direkte oder im physiko-chemischen Sinne indirekte Strahlenwirkung, sondern um einen Effekt, der zu den typischen mittelbaren Reaktionen eines Organismus auf eine Strahleneinwirkung gehört, wie z.B. auch eine erhöhte Kortikosteroidausschüttung (Streß!). Ursache der Glykogenanreicherung könnte eine stoffwechselreaktiv verminderte Glykolyse (MAAS et al. 1963; RATHGEN et al. 1956, 1958) sein.

Die mittelbare (stoffwechselbedingte) Natur dieser Vorgänge zeigt sich im Modellversuch z.B. daran, daß in Hefekolonien nach Bestrahlung die aerobe Glykolyse noch unbeeinflußt funktionierte, wenn die Zellteilung bereits inhibiert war (ECKSTEIN et al. 1966). Citratzyklus und Atmungskette gelten als recht strahlenresistent. Die oxydative Phosphorylierung kann teilweise entkoppelt werden. Elektronenmikroskopisch findet sich dann eine Schwellung der Mitochondrien.

γ) Kernsäuren und hochmolekulare Proteine

Von größtem Einfluß auf Fortpflanzung und Existenz biologischer Organismen sind die Schädigungen der Kernsäuren DNS und RNS durch Strahlen

Eine Schädigung der DNS kann auf verschiedene Weise erfolgen:
1. An verschiedenen Stellen im Molekül können, wie bereits an den Enzymen dargestellt, freie Radikalbildungen auftreten, die in sekundäre Reaktionen eintreten und zu Desaminierungen, Dehydroxylierungen, Brüchen der Basen-Zuckerbindungen, Oxydation des Zuckers oder Freisetzung von Phosphatgruppen führen (vgl. DERTINGER u. JUNG 1969; STREFFER 1969).

2. Durch *Zerstörung der Wasserstoffbindungen* tritt eine Denaturierung des Moleküls ein, d.h., eine Auftrennung der beiden Stränge der Doppelhelix. Diese Auftrennung kann unvollständig sein.
3. *Basenzerstörung* und hydrolytische *Spaltung der DNS-Zucker,* die zu Brüchen in den Polynukleotidketten (Degradierung) führen (vgl. SWINGLE u. COLE 1968).
4. *Intermolekulare Vernetzungen* schließlich bedingen Aggregationen zwischen einzelnen DNS-Molekülen, was deren Matrizenfunktion behindert.

Die strahlenbedingten Schäden an der DNS müssen nicht zwangsläufig zum völligen Verlust der Matrizenfunktion führen; sie können durch Repairprozesse ganz oder teilweise ausgeglichen werden.

Die strahlenbedingte Degradierung der DNS soll nicht auf einem strahlenchemischen Prozeß beruhen, sondern durch Endonukleasen betrieben werden (STREFFER 1969).

Die beschriebenen Schädigungsarten gelten gleichermaßen und sinngemäß für die RNS und Polypeptidketten, deren Empfindlichkeit allerdings nicht ganz die der DNS erreicht. Die vergleichsweise geringste Strahlenempfindlichkeit zeigen die Zellproteine.

Eine Abnahme des DNS-Gehaltes im Gehirn von Ratten nach Ganzkörperbestrahlung konnte in verschiedenen Untersuchungen nachgewiesen werden (CASTER et al. 1958; KOBAYASHI 1970). Die Versuche ließen allerdings keinen Rückschluß darauf zu, welcher Zelltyp für diese Veränderungen verantwortlich war (Oligodendroglia? vgl. COTTIER 1961). PELC (1969) fand einen starken Abfall der Inkorporation von DNS-Präkusoren gegenüber der Norm in ausdifferenzierten, nicht mehr teilungsfähigen Zellen nach einer Einzeldosis von Röntgenstrahlen.

Die Zerstörungen im Bereich der Kernsäuren haben vielfach ein *Kernödem* mit scholligem Zerfall der Kerne zur Folge OEHLERT 1967).

c) Effekte auf zellulärer Ebene

Die Reaktion lebender Zellen auf eine Bestrahlung ist, da es sich bereits um höher organisierte Systeme mit Stoffwechselleistungen handelt, ein *Summationseffekt,* der aufgrund der oben erörterten Schäden auf molekularer Ebene und deren Sekundäreffekten, sowie der restitutiven Stoffwechselleistungen der Zellen mit unterschiedlicher zeitlicher Latenz eintritt (vgl. auch ALEKSANDROV 1965). Die Strahleneffekte an den Zellen können zum überwiegenden Teil auf eine Schädigung der DNS zurückgeführt werden (SWINGLE u. COLE 1968). Die Folgen sind: Inhibition der Enzyminduktion, Verzögerung der DNS-Synthese und der Mitose, chromosomale Aberrationen (CARLSON 1954; KAUFMAN 1954; MULLER 1958 u.a.), somatische Mutationen (auch Kanzerogenese), vorzeitige Alterungseffekte auf Zellniveau, und Aktivierung latenter Viren.

Chromosomale Aberrationen, die für Weiterentwicklung und Fortpflanzung tierischer Organismen von ausschlaggebender Bedeutung sind, können schon mit geringen Strahlendosen von 50–75 R entstehen (vgl. KREBS 1968; BERTIN-CHAMPS et al. 1978). Ist die Zerstörung im Bereich der Kernsäuren und Kernenzyme massiv, so tritt im weiteren Verlaufe durch Teilungsstörungen irgendwann der „mitotische Tod" der Zelle ein, so z.B. nach Doppelbrüchen und Basenschäden in der DNS.

Andererseits können durch Zellmutation vermindert oder auch verstärkt lebensfähige Individuen entstehen, wobei „negative" Mutanten entweder nach einigen Teilungen oder im Laufe längerer Zeiträume degenerieren oder aufgrund ungünstigerer Selektionseigenschaften im Konkurrenzkampf unterliegen, während „positive" Mutanten auf Kosten und unter Abtötung der gesunden Konkurrenten ein explosionsartiges Wachstum entfalten können (Tumoren!). So besteht einmal die Möglichkeit, gesunde Zellen so zu mutieren, daß sie sich im Gewebsverband der normalen Zelle als Tumorzellen verhalten (vgl. FÜRTH u. LORENZ 1954) und zum anderen, Geschwulstzellen mit Hilfe der vernichtenden Wirkung ionisierender Strahlen abzutöten.

α) Sensibilisierungsstoffe und Temperatureffekt

Sensibilisierungsstoffe sind Substanzen, welche die Strahlenempfindlichkeit erhöhen – ein Effekt, der sich medizinisch-therapeutisch nutzen läßt (MESSERSCHMIDT et al. 1968).

Sensibilisierend wirkt auch eine Temperaturerhöhung (HOLTHUSEN 1921). Man bezeichnet dies als *Temperatureffekt*.

β) Schutzstoffe

Dies sind dagegen Stoffe, welche die Strahlensensibilität verringern und damit medizinische Relevanz zur Prophylaxe oder Therapie von Strahlenschäden erlangen. Substanzen mit Schutzwirkung sind vor allem *Aminosäuren* wie Zystein, Zystin, Glutaminsäure und deren Dekarboxylierungsprodukte wie Zysteamin, Glutathion, Zystamin u.a. (RÉVÉSZ u. MODIG 1966; MODIG u. REVESZ 1967; DERTINGER u. JUNG 1969; STREFFER 1969; STREFFER u. FLÜGEL 1972; SREBRO 1970, 1971; TANASE et al. 1970, 1971 u.a.).

Ein bivalentes Verhalten zeigt in diesem Zusammenhang der Sauerstoff: Während er bei Bestrahlungsversuchen an Makromolekülen im wäßrigen Milieu als Elektronenfänger teilweise eine Schutzwirkung entfaltete, wirkte er im trockenen Milieu sensibilisierend (Sauerstoffeffekt) (vgl. DERTINGER u. JUNG 1969, S. 111; ALPER u. HOWARD-FLANDERS 1956; BRUSTAD 1966).

Dem scheint die empirische Erfahrungstatsache entgegenzustehen, daß Sauerstoff im tierischen und menschlichen Organismus trotz des hohen Wassergehaltes der Gewebe, die Radiosensibilität erhöht (vgl. STENDER 1967; STREFFER 1969). Die Diskrepanz zwischen dem in vitro Experiment an Makromolekülen und der Situation der O_2-Wirkung in einem Organismus wird jedoch verständlich, wenn man berücksichtigt, daß der Sauerstoff im Organismus Stoffwechselaktivität und Proliferationskinetik der Gewebe erhöht und damit zu einer Steigerung der Radiosensibilität führt. Seiner im in vitro Experiment positiven Funktion als Radikalfänger dürfte er im Organismus schon wegen seiner Bindung in Stoffwechselvorgängen weitgehend beraubt sein. Ferner gibt es Hinweise dafür, daß die strahleninduzierte Peroxydation von Lipiden (s.S. 790) in Anwesenheit von Sauerstoff verstärkt abläuft (WALLACH 1972). Nach GILES (1952) erhöht Sauerstoff schließlich auch auf indirektem Wege über chemische Reaktionen mit Produkten der Radiolyse des Wassers (Bildung von H_2O_2) die Zahl der Chromosomenbrüche in einem Zellkern.

Nach neueren Angaben soll Superoxyd-Dismutase durch ionisierende Strahlen ausgelöste Schäden verringern (PETKAU 1979).

d) Schädigung von Säugerorganismen

In umfangreichen Bestrahlungsversuchen hat sich herausgestellt, daß die Strahlensensibilität lebender Organismen in der aufsteigenden phylogenetischen Reihe vom Einzeller bis zu den Säugetieren zunimmt. Innerhalb der Säugetierreihe ist die Sensibilität gegenüber ionisierenden Strahlen artspezifisch unterschiedlich (vgl. z.B. VOGEL 1959). Die tödliche Strahlendosis für 80–100% der Individuen liegt bei Ganzkörperbestrahlung, wie aus nuklearen Katastrophen-

fällen bekannt, für den Menschen zwischen 500–800 rad Einzeldosis (vgl. auch
ALLEN u. CARSTENS 1968; KREBS 1968). Der Tod tritt nach diesen Dosen innerhalb von weniger als 2 Monaten ein. Über 800–5000 rad (letaler Bereich) beträgt
die Letalitätsquote 90–100% innerhalb von 2 Wochen. Über 5000 rad tritt der
Tod innerhalb von 2 Tagen durch Hirnödem und Atemlähmung ein (vgl. auch
BEIER u. DÖRNER 1960). Expositionen über 10^5 rad führen sofort zum Tod
(s.S. 784).

Die bei einem hochkomplizierten tierischen Organismus eintretenden Strahlenschäden bilden den Gesamteffekt einer *Summe* von Einzelvorgängen, die teils
strahlenbedingt, teils stoffwechselbedingt sind. Die Analyse der Einzelvorgänge
ist dabei extrem schwierig, z.T. unmöglich, weshalb die Strahlenbiologie mit
einfachen Modellen arbeitet (z.B. Viren, Phagen, Bakterien).

α) Störungen der Neurosekretion durch Strahlen

Beispielhaft für die stoffwechselmäßigen Reaktionsmöglichkeiten eines tierischen Organismus zur Abmilderung oder Kompensation einer Strahlenwirkung sind die Veränderungen in den neurosekretorischen Systemen, die durch
Bestrahlung hervorgerufen werden. Sie sind kein spezifischer Strahleneffekt, sondern eine Folge des durch die Bestrahlung hervorgerufenen Stresses.

Verschiedene Untersucher fanden nach Ganzkörperbestrahlung eine prompte Aus-
schüttung der Neurosekrete der supraoptischen und paraventrikulären Kerne und des
Hypophysenhinterlappens, wobei sich periodische Wechsel zwischen Aktivitätssteigerung
und -abnahme der neurosekretorischen Zellen über Zeiträume bis zu 1 Monat ergaben
(BACQ u. ALEXANDER 1966; HEJDUKOVIC u. DUCHESNE 1966; VOITKEVICH 1967; SLEBOD-
ZINSKI u. SREBO 1969; SREBRO et al. 1970; LACH u. SRERO 1972; LACH et al. 1973; MISCA-
LENCU u. ZAHARIA 1972; CZECHOWICZ 1973). Auch morphologisch traten teils reversible,
funktionsbedingte Veränderungen, teils irreversible Schädigungen von Zellorganellen an
den Zellen auf (SATHYANESAN u. CHAVIN 1966; BIERNAT et al. 1968; HRISTIČ u. PANTIC
1974). Die Schwellendosis für Reaktionen des Systems konnte bei 200 R ermittelt werden
(HEYDUKOVIC et al. 1966). Dabei spielte es keine Rolle, ob Ganzkörper- oder Kopfbestrahlung durchgeführt wurde.

Die Veränderungen im neurosekretorischen System des Hypothalamus hatten meßbare Rückwirkungen auf die endokrinen Organe (DRAZNIN et al. 1969; SHIMIZU et al.
1973), wobei das NNR-System die stärkste Reaktion zeigte.

Daß diese Reaktionen des hypothalamisch-hypophysären Systems Antworten auf
die durch die Bestrahlung hervorgerufene allgemeine Streßsituation sind, ohne spezifischen Bezug zur Bestrahlung, zeigen Versuche, in denen gleichartige Neurosekretentlee-
rungen und Zellaktivierungen auch durch Durst- und Lichtstreß bei Ratten hervorgerufen
werden konnten (PROKSOVA u. MEITNER 1972).

Strahlenbedingte Störungen der hypothalamischen Zentren ließen sich bei
Lage des Dienzephalons im Bestrahlungsfeld bei 26 Patienten mit bitemporaler
Bestrahlung zur Behandlung von Hauterkrankungen noch nach 8–10 Jahren
aufgrund typischer klinischer Zeichen nachweisen (DOMSHLAK et al. 1968). Unmittelbare Strahlenschädigungen bzw. -nekrosen in Hypothalamus und Hypophyse wurden nach Bestrahlung von Hypophysentumoren und Kraniopharyn-
geomen, Gliomen, Tumoren der oberen Nasennebenhöhlen und anderen Tumoren des Schädels beschrieben (KRAMER 1968; PARKER et al. 1976; vgl. HILDE-
BRAND 1978, S. 75). Die häufigste Folge der Hypophysenschädigung bestand
in einer Störung der Wachstumshormonsekretion (HILDEBRAND 1978, S. 76).

β) Tumorbestrahlung und strahlenbedingte Karzinogenese

Vernichtung von Tumoren. Abgesehen vom vielfältigen diagnostischen Einsatz ionisierender Strahlen und radioaktiver Isotope (vgl. BEIER u. DÖRNER 1960), wird der schädigende Effekt von Wellen- und Korpuskulaturstrahlen vor allem therapeutisch zur Bestrahlung von Tumoren exogen, und endogen mit inkorporierten Isotopen (vgl. SMITHERS 1951), ausgenutzt; dabei liegen positive und negative Wirkungen nahe beeinander. Während man einerseits mit Strahlen Tumorzellen abtöten kann, kann man andererseits mit ihnen Tumorwachstum erzeugen oder verschlimmern (vgl. TANSLEY u. WILSON 1947; FÜRTH u. LORENZ 1954; MULLER 1954a, b; NETSKY et al. 1956; ZÜLCH 1960, 1963, 1969; OPPENHEIMER 1969). ZÜLCH (1963) spricht von der „Gefahr der Malignisierung" durch Bestrahlung (vgl. auch Abb. 30, 31). In der Tumorbekämpfung finden vor allem Röntgenstrahlen, γ-Strahlen des Radiums und des ^{60}Co-Kobaltnuklids, und β-Strahlen mit beschleunigten Elektronen Anwendung. (In zunehmendem Umfange gelangen auch Neutronenstrahlen bei der Tumorbekämpfung zum Einsatz. α-Strahlen werden wegen ihrer starken Nebenwirkungen kaum verwandt).

Bei der Bestrahlung von Tumoren ist besonders die Tatsache von Nutzen, daß Tumorzellen gegenüber normalen Körperzellen häufig eine gesteigerte Strahlensensibilität besitzen. Es gibt allerdings auch ausgesprochen strahlenrefraktäre Tumortypen (vgl. ZÜLCH 1963). Die Strahlenempfindlichkeit steigt normalerweise mit der Zahl der Mitosen. Von dieser Regel gibt es allerdings Ausnahmen. Ferner kann man mit sensibilisierenden Substanzen (s.S. 751) die Strahlenempfindlichkeit von Tumoren erheblich steigern (MESSERSCHMIDT u. OEHLERT 1968). Durch Fraktionierung der Strahlendosis und spezielle Auslegungen der Bestrahlungsgeräte wird die Gefahr für die gesunden Gewebe bei der Tumorbestrahlung weiter verringert; dennoch kommt es gelegentlich zu Schäden benachbarter Strukturen, die meist zu einer erheblichen Schmälerung des am Tumor erzielten Therapieerfolges führen. Das Zentralnervensystem gerät dann in spezielle Gefahr, wenn entweder Tumoren oder Tumormetastasen des Gehirns und des Rückenmarkes selbst oder solche in benachbarter Lage zum ZNS (Kopf, Wirbelsäule) bestrahlt werden müssen. Den Einfluß verschiedener Bestrahlungsrhythmen auf Tumor- und Normalgewebe haben EICHHORN et al. (1972) und LESSEL et al. (1973) untersucht. Zu den bevorzugt mit Strahlen behandelten oder auch nachbehandelten Primärtumoren des Gehirns gehören die Glioblastome und die Medulloblastome des Kindes- und Jugendalters (BLOOM et al. 1969; GUTJAHR u. KUTZNER 1975; KUTTIG 1974; GERSTNER et al. 1977). Unter den generalisierten neoplastischen Erkrankungen mit Einbeziehung des ZNS, die einer Strahlentherapie zugänglich sind, dominieren die Erkrankungen des Blutes und des retikulo-endothelialen Systems (Leukosen, Lymphome und der Morbus Hodgkin), wobei wiederum, besonders hinsichtlich guter Erfolge der Strahlentherapie, das Kindesalter bevorzugt ist (FREEMAN 1974; GROBE et al. 1973; HARMS 1974; HEILMANN u. MAAS 1973; HUSTU et al. 1973; JONES 1974; McINTOSH u. PEARSO 1973; PINKEL 1971; SIMONE et al. 1972; SIMONE u. PINKEL 1973). Eine besondere Gefährdung für das Halsmark besteht bei Bestrahlung von Tumoren des Ösophagus (SMITHERS et al. 1943). Daß trotz der häufigen Tumorbestrahlungen strahlenbedingte Sekundärschäden am ZNS selten sind (vgl. ZEMAN 1949) ist z.T. durch die, verglichen mit anderen Organen, relativ hohe Strahlentoleranz des gesunden zentralnervösen Gewebes bedingt. Abgesehen von der äußeren Fernbestrahlung kann ein Tumor auch endogen mit radioaktiven Isotopen bestrahlt werden. Diese Therapieform kommt hauptsächlich bei Schilddrüsentumoren zum Tragen. Auch sie kann zur Verstrahlung benachbarter gesunder Gewebe führen.

In letzter Zeit gewinnt die stereotaktische Curie-Therapie bestimmter Tumorformen mit lokaler Implantation strahlenden Materials in den Tumor zunehmend an Bedeutung.

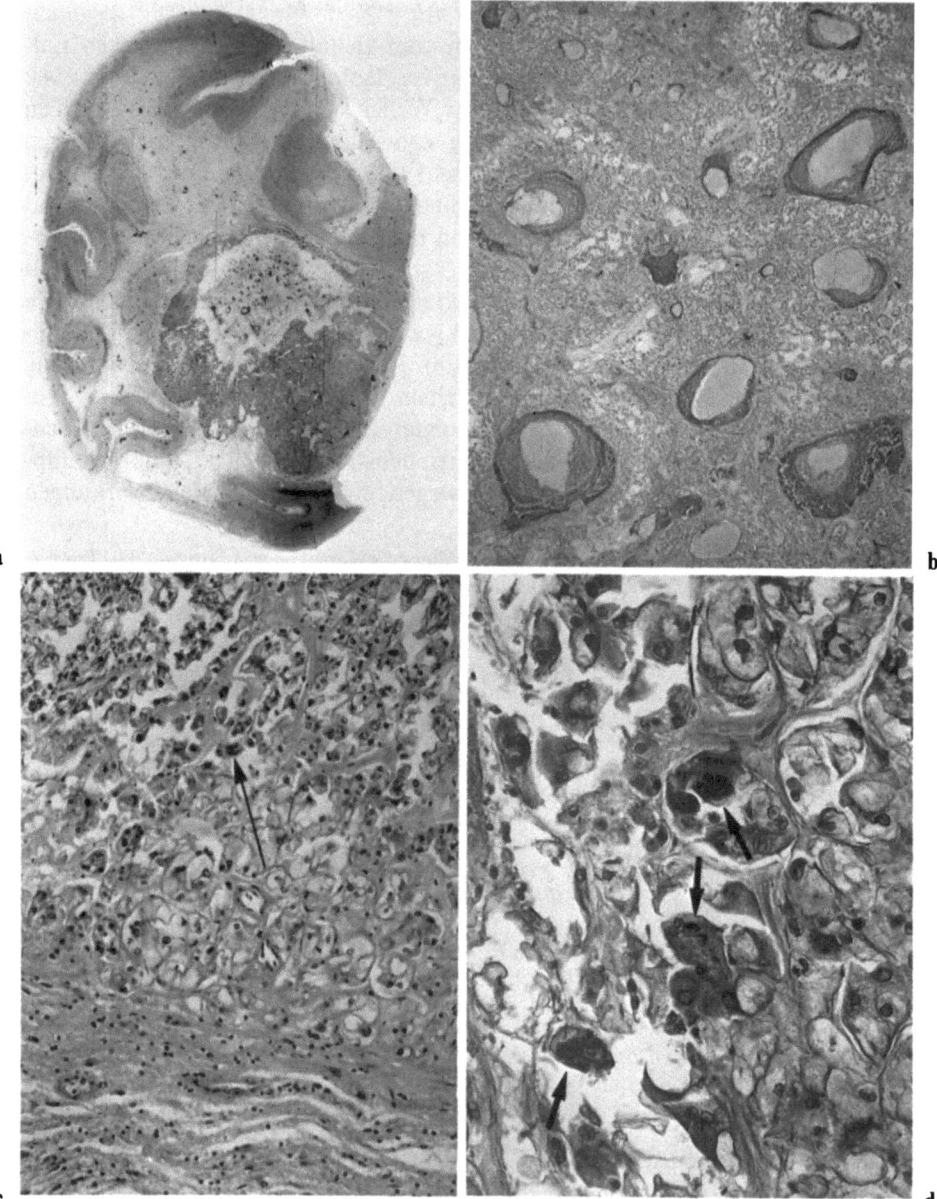

Abb. 30. a Bestrahlte parietookzipitale Metastase eines hypernephroiden Karzinoms (Klü-ver-Barrera). b Strahlennekrose im Zentrum des Tumors mit typischer Hyalinofibrose und plasmatischer Infiltration der Gefäßwände („dyshorische Gefäßerkrankung", s.S. 797). c Randzone mit weiterem Wachstum des Tumors; dabei Auftreten gesteigerter Zell- und Kernatypien (*Pfeile*) mit Bildung mehrkerniger Riesenzellen d; deutliche Zu-nahme der malignen Zellkriterien gegenüber dem Primärtumor (b PAS, c u. d HE)

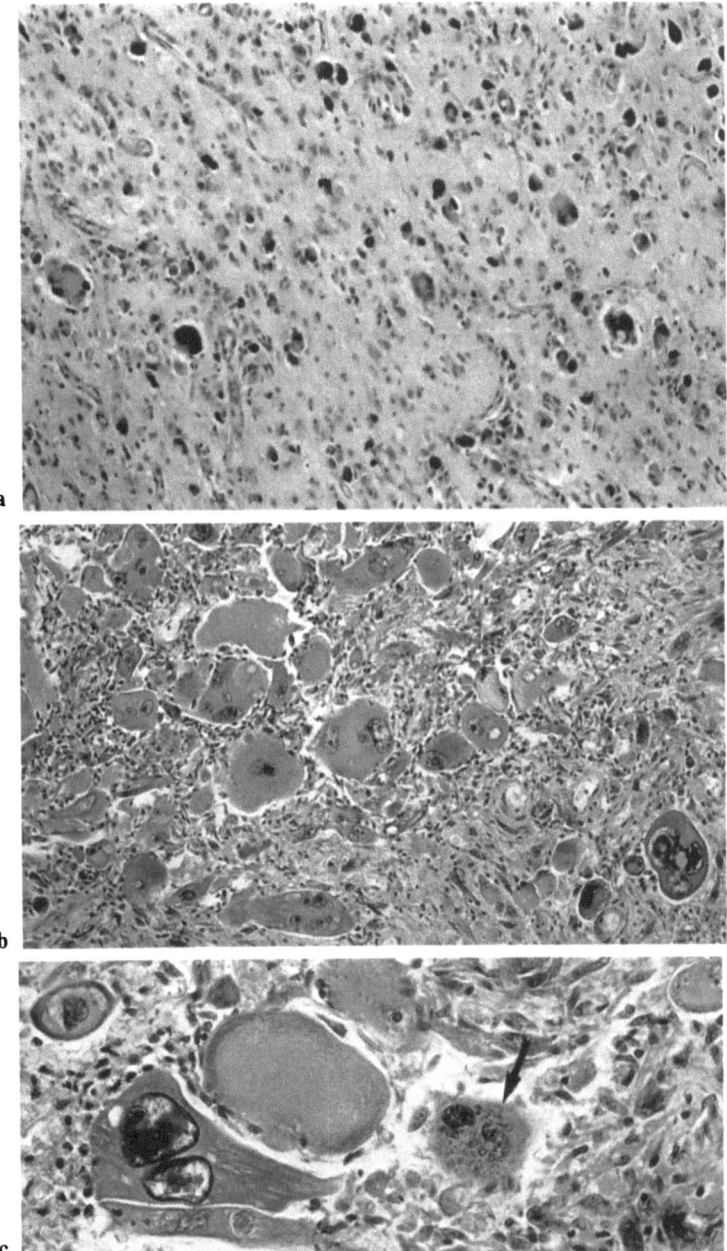

Abb. 31a–c. Strahlentransformierte Abschnitte in einem Glioblastom mit Auftreten hyperchromatischer Riesenkerne **a** und ein- bis mehrkerniger Monstrezellen **b, c**; beachte die bizarren Kernformen mit dem großen, einschlußkörperchenähnlichen Nukleoli. Manche Zellen sind vollgestopft mit „zertrümmerten" Kernen (*Pfeil*). (HE; vgl. auch GERST-NER et al. 1977)

Hirnmetastasen extrakranieller Tumoren konnten in einigen Fällen durch Bestrahlung so vollständig eliminiert werden, daß bis zum Tode keine weiteren bzw. keine Rezidive der bestrahlten Metastasen auftraten. CAIRNCROSS et al. (1979) empfehlen daher bei nicht-moribunden Patienten in jedem Falle die Bestrahlung von Metastasen des Gehirns.

Strahleninduzierte Tumoren. Über Tumoren des Gehirns und seiner Hüllen, die im Zusammenhang mit Bestrahlungen nach jahrelangen Latenzzeiten entstanden sein sollen, wurde verschiedentlich berichtet. Im Vordergrund stehen *Meningeome* (BELLER et al. 1972; FREIRING u. FOER 1968; KYLE 1963; MUNK et al. 1969), die in insgesamt 23 Fällen auf eine lange Jahre vorausgegangene Kopfbestrahlung zurückgeführt wurden. Fibrosarkome der harten Hirnhaut wurden 5mal beobachtet (MANN et al. 1953; NOETZLI u. MALAMUD 1962; RUSSEL et al. 1963; SCHRANTZ u. ARAOZ 1972; ZÜLCH 1956, 1969). In einem von HUSTU et al. (1973) berichteten Fall handelte es sich um ein Retikulumzellsarkom, während der Tumor bei einem 5jährigen Kind nach Bestrahlung der Kopfhaut mit 2000 R noch einem Meningeom, allerdings mit mäßigen Zeichen einer malignen Entartung, entsprach (HORANYI 1965). In fast allen Fällen waren die Anlässe zur Bestrahlung maligne Primärtumoren gewesen. THOMPSON et al. (1972) beobachteten ein mesenchymales Sarkom der Kieferhöhle 10 Jahre post radiationem bei einem Kind, das im Alter von 3 Monaten wegen eines Retinoblastoms bestrahlt worden war. Während bei den berichteten Meningeomen die Latenzzeit bis zur Manifestation im Mittel etwa 25 Jahre (12–45 Jahre) betrug, war sie bei den Sarkomen wesentlich kürzer: 7,4 Jahre im Durchschnitt, bei einer Streubreite von 5–12 Jahren.

In Einzelfällen mit derart langen Intervallen zwischen Radiatio und Tumorentwicklung ist ein letzter Zweifel hinsichtlich zufälliger Koinzidenzen nie auszuräumen. Auch MUNK et al. (1969) und BELLER et al. (1972), die über 5 und 16 Beobachtungen verfügten, haben leider keine statistischen Vergleiche zu den spontanen Häufigkeiten gleichartiger Tumoren im entsprechenden Lebensalter angestellt. Im Fall eines Keilbeinmeningeoms von KYLE et al. (1963), das 24 Jahre nach einer Ventrikulographie mit Thoriumdioxyd aufgetreten war, konnten die Autoren das Isotop im Tumor selbst noch nachweisen, wodurch die Glaubhaftigkeit eines Zusammenhanges evident wird. Im Tierversuch wurden Sarkome der Hirnhäute und Meningeome nach Ganzkörperbestrahlung unter 1000 rad nicht beobachtet: statt dessen fanden ROSS et al. (1959) unter 100 Ratten, die eine Dosis von 620 R erhalten hatten, in 2 Fällen 30 Tage p. irr. *maligne Tumoren des Gehirns,* die sie nicht näher definierten. In anderen Organen traten Tumoren wesentlich häufiger auf. HAYMAKER et al. (1972) beobachteten bei 3 von 10 Affen, die eine Ganzkörperbestrahlung von 600 und 800 rad 3–5 Jahre überlebt hatten, ein *Glioblastoma multiforme,* wobei diese Frequenz statistisch eindeutig höher lag, als die des spontanen Auftretens solcher Tumoren bei Affen. Bei 3 von KEMPER et al. (1977) bei Macaca mulatta nach 1500 rad Kopfbestrahlung beobachteten Glioblastomen betrug das Intervall zur Bestrahlung nur 2 Jahre. Neuerdings haben GUTJAHR u. DIETRICH (1979) anhand einer Studie an 141 wegen Tumoren verschiedenster Art behandelter Kinder auf das Risiko einer Späterkrankung an einem wahrscheinlich behandlungsbedingten Zweittumor aufmerksam gemacht. Ein Kind erkrankte 7 Jahre nach Bestrahlung und zytostatischer Behandlung eines suprasellären Tumors (wahrscheinlich Kraniopharyngeom) an einem rechts temporoparietalen Glioblastom. Die von COPPENGER u. BROWN (1965) erwähnten beiden metastasierenden Tumoren unter 25 mit 50 R täglich während der Embryonalzeit bestrahlten Ratten wurden leider nach Lokalisation und feingeweblichem Befund nicht klassifiziert. Der statistische Hinweis von HAYMAKER et al. (1972) und nicht zuletzt das häufigere Vorkommen von extrakraniellen Tumoren nach Bestrahlung von Retinoblastomen (Jensen u. Miller 1971; Sagerman et al. 1969) und nach Thoriumdioxyd-Applikation (Fabrikant et al. 1964) rechtfertigen die Annahme eines Zusammenhanges für die oben geschilderten intrakraniellen Tumoren trotz der diskutierten Unsicherheiten ebenfalls. Auch unter den extrakraniellen Tumoren dominierten Sarkome, insbesondere Osteosarkome und embryonale Sarkome (vgl. Berg u. Lindgren 1958 und Jensen u. Miller 1971). Für die intrakraniellen Tumoren durch Bestrahlung gelten sicher einmal die bereits im Zusammenhang mit elektrischen Schäden (s.S. 692) besprochenen Überlegungen hinsichtlich einer Entstehung auf dem Boden chronisch-entzündlicher Reaktionen und Vernarbungen. Immerhin gehören akute und chronisch-entzündliche Veränderungen der Meningen zu den häufigsten Frühfolgen einer Kopfbestrahlung (Arnold et al. 1954a, b; Davidoff et al. 1938). Andererseits müssen aber spezifische Strahleneffekte auf die Zelle, besonders bei den bösartigen Tumoren, bevorzugt in Rechnung gestellt werden (Abb. 31). Die früher erörterten Schäden der DNS (s.S. 749) sind in diesem Zusammenhang von Bedeutung. Aufgrund ihrer Untersuchungen über den DNS-Repair kamen Lieberman u. Forbes (1973) zu der Schlußfolgerung, einigen Systemen des Repairs eine wichtige oder gar die entscheidende Rolle in der neoplastischen Transformation gesunder Zellen zuzuschreiben. Die Frage, ob nach der Bestrahlung eines Zellsystems komplette Erholung, Erholung mit geänderter Funktion einschließlich neoplastischer Entartung oder Zelltod eintritt, hängt von der Art und dem Ausmaß des Verhältnisses zwischen Zerstörung und Repair der DNS ab. Wenn man weiter berücksichtigt, daß in den umfangreichen Versuchen von Lieberman u. Forbes (1973) Fibroblastenkerne und Endothelzellen der Gefäße, auch des Gehirns, speziell durch ihre matrix-unabhängige DNS-Synthese (Repair) eine besondere DNS-Schädigung anzeigten, so wird hieraus vielleicht die Bevorzugung mesenchymaler Tumoren der Schädelhöhle nach Bestrahlung verständlich. Die Körner- und Purkinje-Zellen des Kleinhirns zeigten z.B. keinen DNS-Repair.

3. Schäden durch nichtionisierende Strahlen

a) Schäden durch Radio- und Mikrowellen

Auf Beeinflussungen des ZNS durch Radiowellen und elektromagnetische Felder wurde bereits im Kap. „Schäden durch technische Elektrizität" (s.S. 664) kurz eingegangen; es sollen hier nur noch einige ergänzende Angaben hinzugefügt werden, soweit sie strahlende Energie betreffen. Radiohochfrequenzwellen (UHF) und Mikrowellen haben keine ionisierende Wirkung; ihre Interaktion mit biologischen Strukturen geschieht durch molekulare Vibration und Rotation, wodurch Wärme entsteht (Cleary 1970). Dauerschäden des ZNS sind durch Radio- und Mikrowellen nicht zu erwarten, wie die ständige Exposition des Menschen gegenüber Radiofrequenzwellen zeigt, solange die Energie der Wellen und die Einwirkungsdauer nicht zu stärkerer Erwärmung mit der Auslösung thermischer Schäden ausreichen. Die Erwärmung organischer Gewebe durch Mikrowellen ist durch ihre Nutzbarmachung in Mikrowellenherden allgemein bekannt. Die Schwelle für irreversible Gewebsschäden, auch des Gehirns, wie Koagulationen, Degenerationen und Blutungen, wird ab einer Energie von 100 mW/cm^2 angesetzt; demgemäß verbieten internationale Schutzbestimmungen eine Exposition gegenüber mehr als 10 mW/cm^2 im industriellen Bereich (10facher Sicherheitsfaktor).

Bei der Einwirkung von Radarwellen auf das Gehirn von Tieren fanden Bertharion et al. (1971) starke Veränderungen der kortikalen elektrischen Spontanaktivität im EEG. Sie führten diese z.T. auf eine direkte Beeinflussung des Kortex, z.T. auf eine indirekte Beeinflussung des letzteren über Aktivierungen der Formatio reticularis zurück. Wichtig-

ste Folgen der Hochfrequenzeinwirkung waren frontal wie okzipital ableitbare par-
oxysmale Krampfentladungen, die eigenartigerweise nach 24stündiger Exposition abklan-
gen, um nach 48 h erneut in Erscheinung zu treten. Die Autoren vermuteten eine elektrische Engrammbildung im Rattenkortex durch längere Exposition mit einschneidenden
Veränderungen im Verhalten der Tiere.

Nach Auffassung westlicher Autoren (MICHAELSON 1971) dominieren unter
den Schäden durch Mikrowellen die Folgen des thermischen Stresses. Vor allem
östliche, aber auch einzelne westliche Untersucher diskutieren demgegenüber
auch nicht-thermische, spezifische Mikrowellenschäden am nervösen Parenchym
auf molekularer und zellulärer Ebene schon bei niederen Energien (NYROP 1946;
OSIPOV 1965; LIVSHITS 1957; VEDELWEJN 1968; HELLER u. TEIXEIRA-PINTO 1959;
GRIGORIAN 1969; KHOLODOV 1962 u.a.; BARANSKI 1972; vgl. auch Referat von
DODGE 1969).

HELLER u. TEIXEIRA-PINTO (1959) konnten in Einzellern mit Hochfrequenzwellen von
27 MHz chromosomale Aberrationen wie lineare Kettenbrüche, Pseudochiasmata, amito-
tische Teilungen, Brückenbildungen und Irregularitäten der chromosomalen Hüllsubstanz
hervorrufen; dabei war nachweisbar kein thermischer Effekt im Spiel. LYSTSOV et al.
(1965) fanden dagegen bei Bacterium subtilis nur thermische Effekte, während NYROP
(1946) in einem elektromagnetischen Feld von 20 MHz mit Frequenzmodulationen um
10–100 kHz Bakterien inaktivieren konnten, ohne daß ein thermischer Effekt im Spiele
war. LIVSHITS (1957) und KHOLODOV (1962) beobachteten als Ausdruck einer Einwirkung
von UHF-Wellen auf das ZNS Reflex- sowie vegetative und EEG-Störungen, die sämtlich
reversibel waren. Lediglich an den Synapsen des Nervus vagus traten strukturelle Störungen auf. Die Autoren sprachen sich für nichtthermische, spezifische Effekte aus. CLEARY
(1970) vermutet, daß bei Dauerexposition auch mit kanzerogener Wirkung zu rechnen
ist. Die Änderungen der intrazerebralen Konzentration des Neurotransmitters γ-Amino-
butrylsäure (GABA) nach Mikrowellenexposition waren nicht eindeutig (ALDERMAN u.
SHELLENBERGER 1974).

Die Ergebnisse verschiedener der genannten Autoren wurden von westlicher Seite
bislang nicht immer bestätigt (CLEARY 1970, 1973) und ihre Glaubwürdigkeit wird durch
mangelnde statistische Auswertung und lückenhafte, oft nicht überprüfbare methodische
Voraussetzungen stark beeinträchtigt (s. MICHAELSON 1971; MICHAELSON u. DODGE 1971).
Die beschriebenen neurologischen Störungen, die oben bereits angedeutet wurden und
sich im wesentlichen durch das EEG erfassen lassen, sind nach bisherigen Erfahrungen
(abgesehen von den thermischen Schäden) rein funktioneller Natur und voll reversibel.

Mit CLEARY (1970, 1973) kann man nach Sichtung der Literatur nur feststellen, daß über die Frage der Existenz nichtthermischer Effekte von Hochfrequenzwellen auf biologisches Gewebe bis heute noch große Unsicherheit besteht.
Die Erforschung der Wirkung von Radiofrequenz- und Mikrowellen auf das
ZNS ist noch in vollem Fluß (vgl. KOENIG et al. 1981). Wahrscheinlich wird
die Zukunft zahlreiche der zur Zeit noch offenen Fragen klären, und Unsicherheiten bezüglich der bislang vorliegenden Befunde beseitigen.

b) Schäden durch ultraviolettes Licht und solare Strahlung

Ultraviolettes Licht oder UV-Strahlung hat keine ionisierende Wirkung; die
Effektivität an biologischen Organismen beruht auf atomarer Anregung über
den Photoeffekt (s.S. 741). Dennoch gleicht die Wirkung von UV-Strahlung
auf biologische Moleküle und Zellen der der ionisierenden Strahlung in vielen,
wenn auch nicht in allen Punkten. Die Inaktivierung von Enzymen und die

Schädigung von Nukleinsäuren mit Induktion mutagener Veränderungen ist auch bei UV-Bestrahlung ausgeprägt. Brüche der Polynukleotidstränge sind seltener. Stark zerstört werden durch UV-Licht vor allem Pyrimidinbasen, geringer auch Purinbasen, wobei es zu einer Dimerbildung kommt, die bei ionisierenden Strahlen nicht zu beobachten sein soll. Es entstehen dabei Zyklobutanderivate. Durch die Addition von Wasser an die 5,6-Doppelbindungen der Pyrimidinbasen entstehen Derivate des 6-Hydroxy-Dihydro-Pyrimidinsystems. Während die Dimerisierung die Reduplikation der DNS behindert, scheint die Wasseraddition an die 5,6-Doppelbindungen die Ursache der UV-induzierten Mutationen zu sein (FAHR 1969; vgl. auch LEHMANN 1976).

Fibroblastenkerne und Gefäßwandzellen (Endothelkerne) zeigen gegenüber UV-Strahlen, ebenso wie gegenüber ionisierenden Strahlen, eine besondere Sensibilität, die LIEBERMAN u. FORBES (1973) z.B. am tierischen Kleinhirn mit $2\,000\,J\,m^{-2}$ UV-Strahlung nachweisen konnten. Die Körner- und Purkinje-Zellen des Kleinhirns zeigten keinen Effekt.

Die schädigende Wirkung der UV-Strahlen ist allgemein bekannt durch die Verwendung zur Sterilisation von Nahrungsmitteln und Arbeitsräumen (Laboratorien, Operationssäle etc.).

MIQUEL u. HAYMAKER (1967) haben das durch UV-Bestrahlung am freiliegenden Gehirn induzierte Hirnödem nach 30minütiger Exposition an Ratten und Katzen untersucht. Das Ödem trat lokal, am Orte der Straleneinwirkung und der späteren Nekrose, 1 h nach Bestrahlung auf und erreichte nach 24 h sein größtes Ausmaß unter Einbeziehung der gesamten Hemisphäre. Ähnliche Ergebnisse erzielten neuerdings FERSZT et al. (1978) an Katzen. Eine Farbstoffpenetration war auch nach 24 h nur im Bestrahlungsfeld nachweisbar, in dem sich eine Nekrose entwickelt hatte. Schon 3 h p. irr. war das Ödem von der grauen auf die weiße Substanz übergegangen. Nach insgesamt 3–4 Tagen klang es ab. Die Astrozyten in der Umgebung des Bestrahlungsfeldes zeigten eine progressive Reaktion mit Hypertrophie und Glykogenakkumulation sowohl im Perikaryon wie auch in den Fortsätzen. Neben gleichen Frühveränderungen, die in den späten zell- und gefäßproliferativen Reparationsphasen von entsprechenden Enzymaktivitätszunahmen (vor allem der ATPase) begleitet waren, fanden RUBINSTEIN et al. (1971) bei Beobachtungszeiten von insgesamt 1 Jahr nach 6–12 Monaten eine Fasergliose mit Vernarbung des kortikalen Bestrahlungsfeldes und Verdickungen sowie Aufknäuelungen der kapillären Basalmembranen. Stellenweise war der Extrazellularraum des Markes noch erweitert.

Bei dem durch lokale Bestrahlung mit UV-Licht ausgelösten Ödem, welches sich von der Schädigungsstelle in die gesamte Hemisphäre hinein ausbreitet, handelt es sich offenbar um ein *direktes,* durch die Strahlung über Schäden an der Gefäßwand induziertes Ödem. Bei großflächiger Straleneinwirkung auf den Körper, bei Überhitzung und Insolation, ist das aufschießende Ödem indes ein *indirektes,* bzw. sekundäres, wie bereits im Kapitel „Thermische Schäden" abgehandelt (s.S. 706).

Aus Untersuchungen mit ionisierenden Strahlen ist bekannt, daß hypothalamische Zentren über reaktive Änderungen der Blut-Hirn-Schranke auf den Einfluß eines schädigenden aktinischen Reizes antworten können (vgl. KUZOVKOV et al. 1971). In dem in diesem Zusammenhang oft gebrauchten Begriffe der „serösen Entzündung" (EPPINGER 1935, 1949) kommt die Reaktivität des exsudativen Geschehens zum Ausdruck, wenn man mit RÖSSLE (1923, 1934) in jeder Entzündung einen „Ausdruck des Lebens" im Sinne einer Defensivreaktion des Organismus auf einen schädigenden Reiz, gleich wie immer geartet, sieht. ZÜLCH (1952, 1967) spricht in diesem Zusammenhang vom *exsudativen Ödem* und grenzt dieses z.B. gegen das einfache hämodynamische Ödem ab. Die am Beginn der Veränderungen stehende Störung der Blut-Hirn-Schranke („Dyshorie") kann ein Ausmaß erreichen, das auch fibrinöse und korpuskuläre Exsudation gestattet und in einer interstitiellen serösen und fibrinösen Entzündung der Gefäßwand mit obstruktiver endangiitischer Endothelproliferation gipfelt (vgl. QUANDT 1949).

Im Unterschied zur ionisierenden Strahlung hat UV-Licht nicht nur einen destruktiven Effekt, sondern es vermag auch enzymatische Reaktivierungsprozesse einzuleiten, welche z.B. letale Schäden an DNS-Molekülen (auch nach Entstehung durch ionisierende Strahlen) reparieren (vgl. AVERBECK 1976). Dies konnte in Versuchen mit T-Phagen und Viren gezeigt werden (vgl. DERTINGER u. JUNG 1969). Die Eliminierung strahlenbedingter Schäden bis zu max. 20% (SAUERBIER 1964) durch UV-Strahlen geschieht über die Zufuhr eines zweiten Energiequants bei wiederholter Bestrahlung. Man spricht in diesem Zusammenhang von *UV-Reaktivierung*.

Besonders reich an ultraviolettem Licht aller Wellenlängen ist die *Sonnenstrahlung*. Während ihre gefährlichen kurzwelligen Anteile, die einen Bestandteil der primären kosmischen Strahlung bilden, weitgehend von der Atmosphäre (van Allenscher Strahlungsgürtel) und der Magnetosphäre abgeschirmt werden, trifft dies für bestimmte Bereiche der UV-Strahlung nur teilweise, für die langwellige Ultrarotstrahlung kaum zu; mit zunehmender Höhe wird der Anteil kurzwelliger UV-Strahlung und auch der überaus durchdringungsfähigen kosmischen Teilchenstrahlung größer, was aus den starken biologischen Schäden durch Sonneneinwirkung im Gebirge deutlich wird. Pro Kilometer Höhe steigt die Intensität der UV-Strahlung um 15%, die der kosmischen Hochenergiestrahlung um das 17fache gegenüber Meeresniveau (PETROPOULOS u. TIMIRAS 1974).

Abgesehen von den sekundären Veränderungen, die das ZNS im Rahmen schwerer Verbrennungen durch Sonnenbestrahlung der Haut erfahren kann, interessieren hier besonders die wahrscheinlich auf die Ultrarotkomponente des Sonnenlichtes zurückzuführenden Schäden des Gehirns, die man volkstümlich als „Sonnenstich" oder *Insolation* bezeichnet. Die UV-Strahlen werden bereits in den obersten Hautschichten absorbiert und dringen nicht bis zum Gehirn durch (MÜLLER 1949; KOSLOWSKI u. KRAUSE 1970).

Die „Insolation" ist trotz morphologischer Gemeinsamkeiten nicht gleichzusetzen mit dem Hitzekollaps (s.S. 719), der im wesentlichen durch eine schlagartige Eröffnung der peripheren Strombahn nach langdauernder Hitzeeinwirkung und Behinderung der Wärmeabgabe (Wärmestau) entsteht (MÜLLER 1949; SCHÜRMANN 1938). Durch das „Versacken" eines großen Blutvolumens in der Kreislaufperipherie kommt es dabei zu einer zentralen Hypovolämie (Hitzeschock). Beim Sonnenstich spielt dagegen eine lang andauernde Strahleneinwirkung auf den unbedeckten Kopf die dominierende Rolle. KUTZ (1959), KLEIN (1975) und KRAUSE u. KOSLOWSKI u. KRAUSE (1970) glauben, daß der Sonnenstich allein aufgrund einer lokalen Erwärmung des Gehirns um 1,5–2,5° C durch die langwelligen Wärmestrahlen, welche die Hirnhüllen weitgehend ungehindert zu durchdringen vermögen, entsteht. MÜLLER (1949) betonte dagegen, eine Überhitzung des Schädels und seines Inhaltes sei für die Entstehung der Insolation nicht erforderlich. Untersuchungen über die Wirkung der in der Höhe rasch zunehmenden kosmischen Strahlung auf das Zentralnervensystem stecken noch in den Anfängen (HAYMAKER et al. 1970). Wenn die Insolation allein über einen Wärmeeffekt zustande kommt (KUTZ 1959), so ist sie pathophysiologisch mit der Hyperpyrexie (s.S. 718) gleichzusetzen.

Gleichwohl bilden auch hier Schäden am Gefäßendothel eine wesentliche Grundlage für die krankhaften Veränderungen am Gehirn und seinen Hüllen. Eine spezielle „chemische" Wirkung der Strahlen auf das Gehirn, wie sie RÖMER (1915) postulierte, wird nach den getroffenen Feststellungen zumindest unwahrscheinlich, obwohl Fallberichte wie die von DUUS (1940) und LEONHARD (1939) eine solche Auffassung zu stützen scheinen. Bemerkenswert ist dabei die Feststellung von LEONHARD (1939), daß beim Sonnenstich die akute Symptomatik meist ein zeitliches Intervall von Stunden zur Sonneneinwirkung, ohne Prodromi, auftritt. Dies wäre auf der Basis einer Überwärmung schwer zu erklären, da man dann, wie bei der Hyperpyrexie, die Folgesymptome auf der Höhe des Temperaturanstiegs und nicht erst einige Stunden später erwarten würde. Demgegenüber entspricht der Symptomeintritt im Intervall den Erfahrungen mit der Strahlenwirkung, die Frühveränderungen erst einige Zeit nach der Exposition zeitigt, da die morphologischen Folgen eine Anlaufzeit benötigen. Im Falle QUANDTS (1949) ist aus der Anamnese nicht klar ersichtlich, ob es sich um eine Insolation oder einen Hitzekollaps nach langer Sonnenexposition gehandelt hat. Die schwere Endarteriitis obliterans, die später zum Tode führte, könnte für eine Gefäßschädigung durch Strahlen sprechen.

Neben der Sero- und Plasmadiapedese können, je nach Ausmaß der Gefäßschädigung, bei der Insolation auch Erythro- und Leukodiapedesen mit petechialen Blutungen auftreten (LAHL 1974). SCHWAB (1925) beschrieb eine ausgeprägte Purpura der weißen Substanz. BÜCHNER (1962) bezeichnete diese Purpura des Gehirns als *hämorrhagische Enzephalitis,* was in Anbetracht ihrer Entstehung auf der Basis einer Schrankenstörung (vgl. QUANDT 1949) kaum berechtigt ist. Der pathologische Zustand bei der Insolation wurde früher als *seröse Entzündung* des Gehirns aufgefaßt, wobei die Diapedesis, wie oben ausgeführt, über die „Albuminurie ins Gewebe" (EPPINGER 1935, 1949) hinausgehen kann. RÖMER (1915) schlug bereits die Benennung *Meningoencephalitis solaris* für das Krankheitsbild nach Insolation vor.

Zu Hämatombildungen kommt es bei Insolation selten und nur in ausgeprägten Fällen durch sekundäre Gefäßrupturen im Rahmen der Hyperämie. SONNENFELD (1926) verglich einen solchen Zustand im Bereiche der harten Hirnhaut mit einer „*Pachymeningitis haemorrhagica interna*". In der Pachymeninx können ferner Einrisse, wie bei der Verbrennung (s.S. 715) eintreten.

Todesursache, oder Ursache deliranter Erscheinungen (Hitzedelir) und Bewußtlosigkeit in leichteren Fällen, ist die intrakranielle Drucksteigerung infolge des aufschießenden Hirnödems. Kopfschmerzen, Stauungspapille mit Sehstörungen, Erbrechen und Atemstörungen kennzeichnen die intrakranielle Raumforderung klinisch. Die allgemeine klinische Symptomatik kann von nervösen Störungen (VOLLHORN 1939; LAHL 1974), zu denen auch das *Hitzedelir* gehört, geprägt sein. Sie ist meist voll reversibel. Im Gefolge der intra- und extrazerebralen Blutungen können aber auch persistierende *Herdsymptome* wie Halbseitenlähmungen, motorische Aphasie, Fokalepilepsien und ein okklusiver Hydrozephalus internus entstehen (vgl. RÖMER 1915; SCHMIDT 1940). STERN (1933) beschrieb ein *Aneurysma dissecans,* welches die Aa. cerebri posteriores, die Aa. cerebelli anteriores, den vorderen Abschnitt der A. basilaris und die linke A. chorioidea anterior einbezog, bei einem 24jährigen Mann, der nach halbtägiger körperlicher Arbeit in der Sonne im zeitlichen Intervall von Stunden ad exitum kam.

Die Schäden am nervösen Parenchym, vor allem dem Kortex unterscheiden sich nicht wesentlich von denen bei Hyperthermie und Verbrennung (s.S. 704, 718). SCHWAB (1925) fand bei einem extremer Sonneneinwirkung im Hochgebirge auf den unbehaarten Kopf ausgesetzten Manne nach präfinaler 24stündiger Bewußtlosigkeit akute Nervenzellschwellungen.

Ultrarotes Licht: Im Zusammenhang mit der Insolation wurde auf die Schäden durch langwelliges Licht bereits eingegangen. In normalen Dosisbereichen verursacht ultrarotes Licht im tierischen Organismus kaum Schäden; die Toleranzbreite gegenüber Ultrarotlicht ist sehr groß. Erst bei übernormal hohen Dosen und langen Expositionszeiten konnten OSINTSEVA et al. (1969) eine allgemeine Hyperämie der inneren Organe und funktionelle Störungen bei Ratten und Mäusen erzeugen. Am Auge vermögen ultrarote Strahlen einen Strahlenstar hervorzurufen.

c) Schäden durch Laser-Strahlen

Die Erforschung der biologischen Wirkung und Anwendbarkeit von Laser-Strahlen (s.S. 740) befindet sich im vollen Fluß und birgt noch eine Anzahl ungelöster Probleme. Die Aktionsweise von Laser-Strahlen in biologischen Geweben beruht auf *thermischen* Wirkungen oder elastischen Druck- und Stoßwellenphänomenen sowie Änderungen elektromagnetischer Felder. Die Produktion von Ultra- und Hyperschallwellen im Gewebe durch Laser-Strahlen führt zu Gewebs- und Zellschäden.

HAYES et al. (1967) fanden Schädelfrakturen und Sutursprengungen nach Einwirkung energiereicher fokussierter Laser-Strahlen auf den intakten Schädel von Versuchstieren. Auch chemische Reaktionen können induziert werden (GOLDMAN 1967). Im Gegensatz zu ultraviolettem Licht erwiesen sich Enzyme und Nukleinsäuren (DNS, RNS) weitgehend resistent gegenüber Laser-Strahlen. Lediglich die Peroxydase konnte mit Laser-Strahlen inaktiviert werden. ROUNDS et al. (1968) konnten nachweisen, daß mit Laser-Strahlen, die auf die Absorptionscharakteristika des Zielobjektes abgestimmt sind, auf molekularer Ebene eine selektive Schädigung von Zellkomponenten erzielt werden kann. Mit einem Grünlichtlaser erreichten sie in Zellkulturen eine Hemmung der Zytochrome mit dem Resultat einer Abnahme der Zellatmung. GOLDMAN (1967) weist darauf hin, daß Laser-Strahlen eine *Permeabilitätssteigerung der Gefäße* bewirken können. Das perifokale Hirnödem im Kortex nach umschriebener Nekrose durch Laser-Strahl (LAMPERT u. Fox 1966) unterschied sich nicht von dem aus anderen Ursachen (vgl. ULE 1967; ULE et al. 1962). In der unmittelbaren Umgebung der Nekrose fand sich ein Hydrops der Astrozytenfortsätze ohne Ausweitung der Interzellularräume. Im Zentrum der Nekrose waren die Gefäße rupturiert und vor der Bestrahlung intravenös injiziertes Thorotrast trat in die Nekrose aus. Durch die Enge der Interzellularräume war seine Diffusion zwar begrenzt, jedoch nicht völlig aufgehoben. In den weiten Extrazellularräumen des allgemein ödematösen Markes fand sich bei intakten Gefäßen kein Thorotrast. In den Astrozytenperikarien war eine Akkumulation von Glykogen nachzuweisen.

Nur ca. 20% der Energie eines auf den intakten Kopf gerichteten Laser-Strahls werden auf den Kortex übertragen (Fox et al. zit. b.; FINE et al. 1965; HAYES et al. 1967). Bei genügender Intensität des Laser-Strahls bleibt es beim Auftreffen auf den intakten Schädel von Versuchstieren nicht bei fokalen Nekrosen mit reversiblem Ödem, sondern es kommt zu subduralen, subarachnoidalen und intrazerebralen Blutungen und zu Gewebszerstörungen, in manchen Fällen auch zu rasanten intrakraniellen Drucksteigerungen durch explosionsartige Verdampfung der Gewebsflüssigkeit, woran die Tiere sterben (EARLE et al. 1965; FINE et al. 1965; FINE u. KLEIN 1964; HAYES et al. 1967; JAENISCH et al. 1967; ZEMAN 1965). EARLE et al. (1965) glauben aufgrund ihrer Versuche, daß ein fokussierter Laser-Strahl bis zu einer Energie von 40 Joule, der auf den menschlichen Kopf trifft, noch keine Schäden am Gehirn verursacht.

Der zell- und gewebsschädigende Effekt der Laser-Strahlen läßt sich zu mikrochirurgischen Zwecken verwenden. Die heute bekannteste Anwendungsform ist die Behandlung der Amotio retinae. Auch zur Oberflächentherapie von Melanomen läßt sich der Laser gut einsetzen, wobei hier eine Berücksichtigung des Absorptionsspektrums des Melanins von besonderem Vorteil ist. Die besondere, in ihrer Entstehung noch ungeklärte Wirkung der Laser-Strahlen auf die inneren Schichten der Gefäßwand verspricht für die Zukunft eine erfolgreiche Anwendung in Bereiche der Gefäßchirurgie und bei der Behandlung von Angiomen. Für die zukünftige Anwendung in der Neurochirurgie eignet sich der Laser-Strahl besonders deshalb, weil die mit ihm gesetzten Gewebsschäden streng auf den Fokus des Strahls begrenzt und daher exakt kontrollierbar und dosierbar sind. GOLD-

MAN (1967) berichtet über 48 Thalamotomien bei Affen mit Laser-Strahlen, bei denen sich die unterschiedliche Resistenz von grauer und weißer Substanz ausgezeichnet bewährte. Die innere Kapsel wurde bei diesen Eingriffen entgegen der grauen Substanz des Thalamus nicht geschädigt! Die graue Substanz des Gehirns hat sich in zahlreichen Versuchen (vgl. GOLDMAN 1967) als wesentlich empfindlicher gegenüber Laser-Strahlen erwiesen als die weiße; besonders schädigungsanfällig waren die Nervenzellen, unter ihnen wiederum die Betzschen Riesenzellen. Astrozyten waren vergleichsweise resistent; ihre reparative Funktion war allerdings nach Laser-Bestrahlung verzögert. Besonders geschädigt waren auch im ZNS nach Laser-Einwirkung die Blutgefäße, die ausgeprägte Zerstörungen mit Blutungen und intravasalen Thromben zeigten.

Durch Zusatz von Farbpigmenten, die auf die Frequenz des Laser-Strahls abgestimmt sind, läßt sich der Strahleneffekt wesentlich erhöhen. Injiziert man die Farbstoffe in Gefäße eines bestimmten Gebietes, so kann man mit sehr energieschwachen Laser-Strahlen, die das nichtpigmentierte Gewebe noch nicht schädigen, in diesen Gefäßprovinzen selektive Strahleneffekte erzielen. Der Einsatz von Laser-Strahlen, in der Neurochirurgie unter Ausnutzung der geschilderten Eigenschaften, befindet sich z.T. noch im experimentellen Stadium. Neuere Erfahrungen und Ergebnisse des Einsatzes von CO_2- und Neodynium-YAG-Lasern bei neurochirurgischen Eingriffen, einschließlich licht- und elektronenmikroskopischer Untersuchungen, haben ASCHER et al. (1978), OBERBAUER et al. (1979) und WALTER u. ASCHER (1982) mitgeteilt. Bei Verwendung dieser Laser-Typen ergaben sich vor allem folgende Vorteile gegenüber konventionellen chirurgischen Eingriffen: 1. Keine direkte Berührung des Hirngewebes („Non-touching"-Technik). 2. Praktisch keine Blutungen. 3. Glatte, eng umschriebene Gewebsdefekte im Zentrum des Fokus, mit einer schmalen koagulationsnekrotischen Randzone in der unmittelbaren Umgebung des Defektes ohne weitere Ausdehnung ins Nachbargewebe. Eine Zusammenfassung des derzeitigen Standes geben DIENSTL u. FISCHER (1981).

IV. Schäden des ZNS durch ionisierende Strahlen

1. Entwicklungsschäden

a) Embryonale Schäden

Das *Ausmaß* einer Schädigung des embryonalen zentralen Nervensystems und seiner Hüllen hängt, neben zahlreichen, kaum überschaubaren Variationsursachen auf molekularer und zellulärer Ebene, vor allem von der *Strahlendosis* und der *Applikationsform* ab (vgl. BRIZZEE et al. 1967; BRIZZEE u. BRANNON 1972a; MILLER u. BLOT 1972; SAEBISCH 1971); wie auch beim Erwachsenengehirn ist der Effekt einer Einzeldosis wirksamer als fraktionierte Dosen von der gleichen Endgröße (JACOBS u. BRIZZEE 1966).

Demgegenüber wird die *Art* des induzierten Schadens bestimmt durch den *Zeitpunkt* der Applikation während der Embryonalperiode, d.h. von der *teratogenetischen Terminationsperiode* (E. SCHWALBE 1911). Findet die Strahlenexposition des Keimlings in der frühen Embryonalperiode, der *Morphogenese* (= Organanlage), statt, führt dies zu groben Organfehlbildungen, fällt sie dagegen in die späte Embryonalzeit, d.h. die Phase der *Histogenese,* so resultieren feinstrukturelle Fehlorganisationen und quantitative Abweichungen bei zunächst regelrecht angelegten Organen. Die durch die energiereiche Strahlung hervorgerufenen Schäden haben nichts Strahlenspezifisches, sondern sie gleichen grundsätzlich denen, die auch durch chemische Gifte oder Sauerstoffmangel (BADTKE et al. 1959; RÜBSAAMEN 1955) hervorzurufen sind. So konnte man z.B. experimentell durch Zusatz von Lithiumchlorid und Änderung der Sulfationenkonzentration des Meerwassers bei Amphibienembryonen Mißbildungen an Kopf, Gehirn und den Sinnesorganen erzeugen (CLARA 1949) ähnlich denen nach Röntgenbestrahlung (RUGH 1954). STARCK (1965) betont, daß für Mißbildungen des Kopfes primäre Organisatorstörungen ursächlich sein müßten. Entscheidend sind die Eingriffe störender Faktoren in das äußerst komplizierte System von Induktion und Selbstdifferenzierung, wobei erstere auch jenseits der Morphogenese die Differenzierungsabläufe in der Histogenese steuert (KÜHN 1961). Daher ist vielleicht auch in der histogenetischen Phase noch ein Teil der Differenzierungs- und Migrationsstörungen durch Eingriffe der Strahlen in Induktionsvorgänge bedingt.

Da die einzelnen Differenzierungsschritte in allen Phasen der Embryogenese gengesteuert sind, sind auch die bereits ausführlich erörterten strahleninduzierten Schäden am DNS-Molekül eine mögliche Ausgangsbasis für Störungen der induktionsabhängigen Differenzierung, die ihr Informationsmuster aus einer *Selektion auf Chromosomenebene* erhält, derart, ,,daß die Einzelinformationen bald gehemmt, bald freigegeben werden" (GROSSER u. ORTMANN 1970). Solche Schäden des Genmaterials können auch bereits in der Keimzelle durch Strahlenexposition der Eltern eingetreten sein, so daß sie schon zur Befruchtung mitgebracht werden.

α) Kopf, Achsenskelett und Gehirn

Bestrahlungsversuche an Tieren in der pränatalen Entwicklungsphase, unter genetischen und teratologischen Fragestellungen, wurden bereits frühzeitig in der 1. Hälfte dieses Jahrhunderts durchgeführt, so z.B. von BAILEY u. BAGG (1923) und BAGG u. LITTLE (1924), deren Versuche zur Entstehung von Mäusemutanten mit bevorzugten Anomalien im Bereiche des ZNS und seiner Hüllen führten. Die große Bedeutung gerade dieser Rassen als Modelle für die Interpretation bestimmter Mißbildungen des Gehirns, des Kopfes und der Extremitäten beim Menschen wurden erst wesentlich später entdeckt. Auch WRIGHT (1934) konnte an Hunderten von Meerschweinchen Kopfmißbildungen erzeugen. KAVEN (1938) zeigte in Bestrahlungsversuchen an schwangeren Mäusen, daß der Zeitpunkt für die Entstehung von Kopfmißbildungen zwischen dem 8. und 13. Gestationstag liegt. Bei Bestrahlung am 7. Tag resultierte eine starke letale Wirkung mit Resorption der Feten; am 8. Tag entstanden Hirnhernien, extrakranielle Enzephalien (Exenzephalien), am 12.–13. Tag Hydrozephalie. Nach Bestrahlung am 18.–19. Tag der Gestation ließen sich in der Hauptsache Katarakte erzeugen. OSTERTAG (1939) wies anhand dieser Untersuchungsergebnisse auf parallele Fehlbildungen beim Menschen hin, die hinsichtlich der teratogenetischen Terminationsphase entsprechenden Stadien der Mäuseversuche korreliert sind. Die Ergebnisse KAVENs (1938a, b) an Mäusen stimmten im Zeitplan der Mißbildungsentstehung mit den von BADTKE et al. (1959) an Kaninchen mit Sauerstoffmangel erzeugten überein. DEKABAN (1968) leitete aus der Untersuchung von 26 Kindern mit schweren Mißbildungszuständen nach Bestrahlung der Mütter während der Schwangerschaft folgende Terminationsphasen ab: Dosen bis 250 R, die einen menschlichen Embryo von der 2.–3. Gestationswoche treffen, erzeugen keine nennenswerten Mißbildungen bei den Individuen, die bis zur Geburt überleben. Man muß allerdings dabei Absterben und Resorption zahlreicher Früchte bei Bestrahlung in diesem Zeitraum berücksichtigen. Bei Bestrahlungen während der 4. und 11. Schwangerschaftswoche entstehen schwere Mißbildungen zahlreicher Organe (am Kopf wie oben beschrieben); während der 11. und 16. Schwangerschaftswoche können dagegen nur noch leichte Veränderungen an den Augen (Mikrophthalmus, Pigmentdegeneration der Retina, Katarakt) und am Skelett resultieren, im Verein mit verzögertem Wachstum, Mikrozephalie und geistiger Retardierung, die eine recht häufige Folge ist (vgl. auch LAMY et al. 1943). Radiatio zwischen 16. und 20. Woche führte nur noch zu leichten Graden von Mikrozephalie, geistiger Retardierung und Wachstumsverzögerung. Diese Ergebnisse wurden von MURAKAMI (1972) bestätigt.

In den 50er und frühen 60er Jahren führten HICKS und seine Mitarbeiter (HICKS 1953, 1958; HICKS et al. 1952, 1961, 1966; DRISCOLL et al. 1963) zahlreiche systematische Bestrahlungsversuche an schwangeren Ratten mit Strahleneinzeldosen von 150–400 R durch. Auch hier stellten sich nach Radiatio während der ersten 8 Tage der Gestation keine Fehlbildungen ein, allerdings starben zahlreiche Feten ab, oftmals ein ganzer Wurf nach Einzeldosen von 400 R (HICKS 1953, vgl. auch DEKABAN 1969). Nach Bestrahlung am 9. Tag traten Anenzephalie, Arhinenzephalie, Dysrhaphien (vgl. DEKABAN 1969) und multiple Kopfdefekte auf, Bestrahlung am 10., 11. und 12. Tag führte zu Enzephalozelen, kraniozerebralen Defekten mit Hydrozephalus (vgl. DEKABAN 1969), Aquäduktstenosen (11. Tag) und Mikrozephalie (vgl. SCHLOTE u. OSTERTAG 1975). Vom 13.–16. Tag resultierten schwere zerebrale und striatale Fehlbildungen mit einer abnormen „bizarren" Zytoarchitektonik in Striatum, Hippokampus, Kortex und Anteilen der Nervi olfactorii und des Riechhirns (BRIZZEE et al. 1967). Vom 9.–19. Tag fand sich nach Radiatio stets eine Balkenaplasie; Skelett- und Augenfehlbildungen (Mikrophthalmie) stellten sich nach Bestrahlung zwischen dem 9. und 14. Tag ein. Bestrahlte man während des letzten Drittels der Schwangerschaft an aufeinanderfolgenden Tagen, so nahmen die schweren Defektbildungen sukzessive mit Annäherung an den Geburtstermin ab; es dominierten schließlich die sekundären, histogenetischen Differenzierungsstörungen (vgl. auch BERRY u. EAYERS 1966) und Untergewichtigkeit der Tiere sowie ihrer Gehirne (COPPENGER u. BROWN 1965).

Das *Zerebellum* zeigte zunehmende Schäden, wenn die Bestrahlung kurz vor der Geburt oder in der Postnatalperiode durchgeführt wurde (HICKS 1953). Nach Bestrahlung ab dem 19. Gestationstag waren die Tiere i. allg. und das ZNS im besonderen stets untergewichtig, was während der späteren extrauterinen Entwicklung nie ausgeglichen wurde (DEKABAN 1969; MARTIN 1971; JACOBS u. BRIZZEE 1966; BRIZZEE 1967b; SCHLOTE u. OSTERTAG 1975).

Aus seinen systematischen Untersuchungen entwickelte HICKS (1953) einen Zeitplan der strahleninduzierten Mißbildungen bei der Ratte (Abb. 32), der, wie oben ausgeführt, in entsprechend größeren Intervallen, auf den Menschen übertragbar ist (DEKABAN 1968; DRISCOLL et al. 1963; MILLER 1972). Die Ergebnisse von HICKS (1953) wurden hinsichtlich der schweren Folgen bei Radiatio am 9.–11. Tag durch die Untersuchungen zahlreicher anderer Autoren bestätigt (KAMEYAMA et al. 1972; KAMEYAMA u. HOSHINO 1970; MURAKAMI 1967; MURAKAMI et al 1970a, b; ROIZIN et al. 1962; RUGH u. GRUPP 1960; RUGH u. VAN DYKE 1964; RUSSEL u. RUSSEL 1952; WILSON u. JORDAN 1953).

Schon OSTERTAG (1939) wies darauf hin, daß die Auswirkungen einer Bestrahlung während der Schwangerschaft sich erst mit Verzögerungen von Tagen manifestieren. Bei Bestrahlung am 8. Gestationstag fand er eine makroskopische Evidenz der Schäden ab dem 15. Tag.

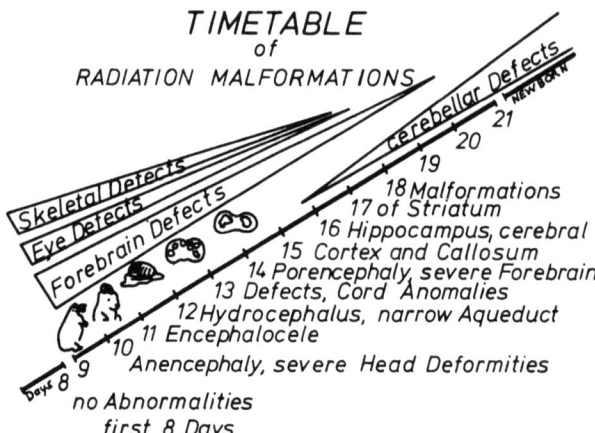

Abb. 32. Zeitplan der strahleninduzierten Mißbildungen bei Bestrahlung in der Embryonalzeit. (Originalabbildung aus Hicks 1953, neugezeichnet vom Verf.)

Zahlreiche Untersucher waren in der Folgezeit um eine exaktere Analyse der molekularchemischen, zytologischen und histologischen Veränderungen in zeitlicher Abhängigkeit vom Bestrahlungszeitpunkt bemüht. Schon die am Beginn des Strahlenschadens stehenden physiko-chemischen und chemischen Abläufe bedürfen einer Entwicklungszeit von Stunden, um methodisch faßbar zu werden. Die frühesten Veränderungen auf zellulärer Ebene nach Bestrahlung verifizierten LEITH u. SCHILLING (1972), indem sie eine Hemmung der normalen Reaggregationsneigung von dissoziierten Zellfraktionen der embryonalen Hemisphäre in Nährlösung nachwiesen. Sie schlossen daraus auf eine strahlenbedingte Zerstörung für die Reaggregation wichtiger molekularer Strukturen. Bei Bestrahlung von Ratten am 14. Gestationstag mit 150 – 160 R zeigten die DNS-synthetisierenden Zellen eine Abnahme um 70% innerhalb der ersten 5 h p. irr., die von einer Abnahme der Mitosehäufigkeit bis 48 h p. irr. begleitet war (WEGNER u. MECKING 1969); 2–24 h nach Radiatio am 18. Gestationstag war im Gehirn nur noch eine Verminderung der Nukleinsäuren (der DNS um 30%) und der Proteine nachzuweisen, die sich erst durch einen DNS-Repair bis zum 63. postnatalen Tag wieder erholte (WEGNER u. MECKING 1969; MARTIN 1971). An eindrucksvollen Transplantationsversuchen mit Embryonen von Amblystoma punctatum im Neurulastadium konnten RUGH u. VAN DYKE (1964) zeigen, daß strahlengeschädigte Neuroblasten des Transplantates, die sämtlich sofort oder im Laufe der weiteren Entwicklung nach einigen abnormen Mitoseversuchen abstarben, auf die normalen Neuroblasten der nichtbestrahlten Larven keinen direkten schädigenden Einfluß im Sinne einer toxischen Wirkung ausübten. Wohl aber hemmten sie die Proliferation und die ontogenetische Migration so lange, wie sie nicht vollständig aus dem Matrixverband eliminiert waren. War die Elimination bis zum Abschluß der Neurogenese nicht erfolgt, so resultierten in den betroffenen Abschnitten Defekte, z.B. massive Kopfanomalien.

HICKS et al. (1961) fanden nach Bestrahlung von Rattenfeten mit 200 R Einzeldosen am 12. und 13. Gestationstag innerhalb von 20 min p. irr. keine Abweichung des Zellverhaltens im Gehirn; nach 2–4 h verringerte sich die Zahl der Mitosen und eine größere Anzahl von neuroblastischen Zellen zeigten degenerative Veränderungen (Einzelzellnekrosen), welche sich in der Frühphase ultrastrukturell in Störungen der Feinstruktur des Zellkerns, der Kernmembran, des Ergastoplasmas, des Golgi-Komplexes und der Mitochondrien ausdrückten. Im Zytoplasma traten vermehrt lysosomale Vesikeln auf (ROIZIN et al. 1962). Die vor der Bestrahlung radioaktiv markierten Matrixzellen ließen erst 24 h p. irr. zunehmende Anzahl von Nekrosen erkennen. Die Autoren (HICKS et al. 1961) schlossen daraus auf eine relative Radiosensibilität der Zellen in der Synthesephase. Die

Zellkinetik nach Bestrahlung wurde von WEGNER (1969) und WEGNER u. MECKING (1969) autoradiographisch genauer analysiert; dabei zeigte sich bereits 2–5 h p. irr. am 9. und 11. Gestationstag ein Absinken der DNS-Syntheserate, die bis 24 h p. irr. anhielt und insgesamt 3 Teilphasen der embryonalen Zellgeneration hemmte. Die Zahl der Mitosen war insgesamt 6 Tage lang reduziert. Dabei kam es nach einigen Stunden zunächst noch einmal zu einer Angleichung der DNS-Syntheserate an die Kontrollwerte, offenbar durch eine Synchronisierung der ungeschädigten Zellen und dann nach 24–48 h zu einem bis 9 Tage anhaltenden Abfall. Aus den Untersuchungen schlossen die Autoren auf einen Eingriff der Strahlung einmal in der präsynthetischen G_1-Phase und in der prämitotischen G_2-Phase. Unter Berücksichtigung ähnlicher Ergebnisse von HICKS u. D'AMATO (1966) besteht kein Zweifel, daß eine Radiosensibilität in sämtlichen Teilungsphasen der frühembryonalen Gewebszellen besteht. OEHLERT (1967) kam allerdings zu dem Ergebnis, daß die Zelle in der G_1-Phase die geringste Strahlensensibilität aufweist, solange sie in dieser Generationszeit verharrt. Erst wenn sie in die weiteren, der Zellteilung vorgeschalteten Phasen eintritt, wird der Strahlenschaden manifest in Form von Mitosestörungen und Kernzerfall. Daher wird die Strahlensensibilität einer Zellpopulation umso größer sein, je kürzer die G_1-Phase und je größer die Proliferationsaktivität ist.

Schon mit einer Einzeldosis von 150 R werden zahlreiche Neuroblasten der subependymären Matrix und solche auf der Wanderung zerstört (HICKS 1953). Die nichtgeschädigten Neuroblasten proliferieren innerhalb von 24–48 h unter einer deutlichen Zunahme der Mitosefrequenz (XAVIER-MORATO u. RODRIGUES CORREIRA 1970) und bilden Rosetten und primitive Neuralkanäle, die von rapide proliferierenden neuroektodermalen Zellen ausgekleidet werden und von breiten Säumen neuroblastischer Zellen umlagert sind. Die Ependymzellen zeigen jetzt eine zylindrische Form mit einer Vermehrung sekretorischer Vesikel und einem Mitoseschub (XAVIER-MORATO u. RODRIGUES CORREIRA 1970). In dem in seiner Zellarchitektonik im Laufe der weiteren Entwicklung schwer gestörten Striatum und im Hippokampus entstehen schließlich von Ependym ausgekleidete Höhlen nach Art zentraler Porenzephalien (HICKS 1953). Subependymäre Invaginationen und kavitäre Einsenkungen sowie Zerreißungen des Ependyms, die später in großen Defektbildungen resultierten, fanden auch BRIZZEE u. BRANNON 1972; ROIZIN et al. 1962; JACOBS u. BRIZZEE (1966) und XAVIER-MORATO u. RODRIGUES CORREIRA (1970). Als charakteristischstes Zeichen des Strahlenschadens sind die von mehreren Autoren beschriebenen Rosettenbildungen innerhalb von 48 h in der subependymären Matrix anzusehen, die ein Regenerationsphänomen darstellen (BRIZZEE u. BRANNON 1972; HICKS 1953, 1958; JACOBS u. BRIZZEE 1966; ROIZIN et al. 1962; XAVIER-MORATO u. RODRIGUES CORREIRA 1970). BERRY u. EAYERS (1966) weisen darauf hin, daß trotz der ausgeprägten Reparationsprozesse die ependymäre Matrix die Fähigkeit einer weiterhin normalen histogenetischen Steuerung der zellulären Differenzierungsprozesse verloren hat. Daraus ergeben sich Störungen der Zytoarchitektonik in den basalen Griseae und im Kortex mit Verminderung der Neuronendichte (BRIZZEE 1967; BRIZZEE u. BRANNON 1972; DEKABAN 1969; JACOBS u. BRIZZEE 1966). Auch die Gliadichte ist vermindert (BRIZZEE 1967).

Die Zellausfälle der periventrikulären Matrix und des primordialen Kortex resultieren oft in einer hydrozephalen Ventrikelerweiterung. Nach Bestrahlung von Mäusen am 10. und 12. Gestationstag fand DEKABAN (1969) in späteren Entwicklungsphasen ausgeprägte Zellheterotopien, die bei Radiatio am 10. und 11. Tag in der Subependymärschicht, am 12. Tag in der weißen Substanz und am 14. Tag im Kortex am stärksten ausgeprägt waren. An diesen Effekten läßt sich die Migration der Neuroblasten von der Subependymärregion zum Primordialkortex zeitlich exakt rekonstruieren. 17 Tage nach einer Einzeldosis von 150 R am 13. Gestationstag hatte im Gehirn von Rattenembryonen der Primordialkortex die mediale Wand des Gehirns noch nicht erreicht, während er an den lateralen und dorsalen Wänden abschnittweise vorhanden war (JACOBS u. BRIZZEE 1966). Anzeichen einer Schichtendifferenzierung waren nicht erkennbar. Aufgrund der starken Migrationshemmung waren Ependym und subependymäre Matrixschicht noch nicht abgegrenzt. Am 20. Tag nach Radiatio fehlte die sekundäre Rindenschichtung noch immer; die Zellen waren stark desorganisiert, und es zeichneten sich Sklerosierungen ab. Nach Bestrahlung am 17.–31. Gestationstag waren im Kortex erwachsener Tiere, besonders in den Schichten Vb, VIa und VIb, anormale Konfigurationen der Nervenzellen zu beobachten (BERRY u. EAYERS 1966). Der Verlauf der Dendriten wich von der Norm ab, und zahlreiche Dendriten zeigten eine Wachstumsunterbrechung. Bei Bestrahlung am 17. Gestationstag waren apikale Dendriten selten, am 19.–21. Tag neigten sie zur Verzweigung und verliefen teilweise parallel zur Oberfläche; ihre Dichte war kaum verändert, ihre Anzahl und die Zahl ihrer Verzweigungen nur gering gegenüber der Norm vermindert. Bei der Untersuchung von Rattengehirnen, die am 13,5. Gestationstag mit 130 R bestrahlt worden waren, zeigten Neurone und Neuroglia 250 Tage post partum eine Verminderung der Nisslsubstanz und des Lipofuszins in den lipophilen Nervenzellen. Eine Veränderung der Feulgenpositiven Kernsubstanzen fand sich nicht. In der III. und VI. Schicht war die Zahl der Neurone und der Gliazellen besonders auffallend vermindert. Die Struktur der Blutgefäße war normal; in einigen Rindenabschnitten fand sich sogar eine Zunahme der Kapillardichte. MORGENROTH jr. (1967) konnte an anderen Organen zeigen, daß der strahlenbedingten Zellschädigung eine Kapillarsprossung mit Schlingenbildung zeitlich korreliert ist.

Diese Befunde an erwachsenen Tieren stützen die Annahme einer strahleninduzierten vorzeitigen Zellalterung im Sinne der Altersdegeneration der Neurone (vgl. ANDREW 1959), die auch SCHLOTE u. OSTERTAG (1975) und BRIZZEE (1973) aus ihren Untersuchungen ableiten.

Eine Zunahme des Lipofuszingehaltes der Neurone des Großhirnkortex nach pränataler Bestrahlung mit 90 R, als Ausdruck einer strahleninduzierten vorzeitigen Zellalterung, war indes nicht nachweisbar (BRIZZEE u. CANCILLA 1972).

GEETS (1968) konnte wahrscheinlich machen, daß den in seinen Beobachtungen morphologisch vergleichsweise zum Kleinhirn geringgradigen Veränderungen in der neuronalen Struktur des Großhirnkortex Störungen in der Entwicklung der elektrischen Spontanaktivität korreliert sind. Bei 24 von 28 Kindern, deren Mütter während der Schwangerschaft bestrahlt worden waren, traten epileptische Anfälle mit intervallären EEG-Störungen auf (GEETS 1972).

Den morphologischen Veränderungen nach intrauteriner Bestrahlung waren auch histochemische und biochemische Veränderungen korreliert; so war die Entwicklung der Acetylcholinesterase und der Carboanhydrase gestört (NAIR u. BAU 1969). Hinsichtlich der Carboanhydrase ergab sich dabei ein auffallender Geschlechtsdimorphismus, in dem ihre Entwicklung bei weiblichen Tieren, im Gegensatz zu den männlichen in Medulla oblongata und Medulla spinalis leicht beschleunigt war. Eine durch Bestrahlung mit 150 R am 18. Schwangerschaftstag induzierte markante Depression der sRNS-Aminoacyl-Synthease hatte eine starke Abnahme der Aminosäure- und Proteinsynthese im wachsenden Gehirn zur Folge (WENDER et al. 1970); andere Enzyme wie die Phosphatasen und die Buturylthiocholinesterase in myelinisierten Fasern zeigten keine Strahlenreaktion; wohl fehlte allerdings in späteren Stadien der sonst übliche entwicklungsmäßige Anstieg des letzeren Fermentes (WENDER et al. 1971) in der interfaszikulären Oligodendroglia. Auch die Gewebsatmung, sowohl die aerobe wie die anaerobe Glykolyse, erlitten eine Fehlentwicklung (OWSIANOWSKI 1969) und waren während der extrauterinen Entwicklung vor allem in der grauen Substanz reduziert.

Den Angaben von HICKS (1953) folgend erleidet das *Kleinhirn* seine ausgeprägtesten zellulären Strahlenschäden erst bei unmittelbarer pränataler oder

Halbseitige Röntgenbestrahlung des Uterus trächtiger Mäuse

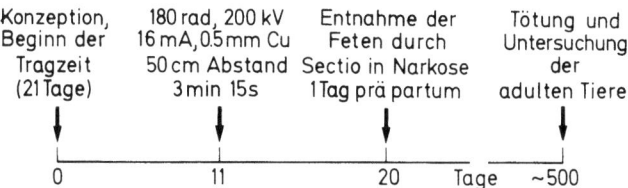

Versuchsablauf:

Konzeption, Beginn der Tragzeit (21 Tage)	180 rad, 200 kV 16 mA, 0,5 mm Cu 50 cm Abstand 3 min 15 s	Entnahme der Feten durch Sectio in Narkose 1 Tag prä partum	Tötung und Untersuchung der adulten Tiere
0	11	20 Tage	~500

Schnitt in Höhe Chiasma opticum

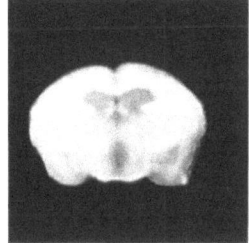 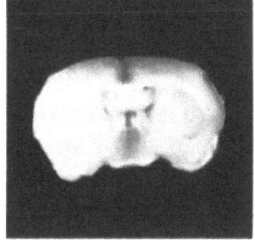

Schnitt in Höhe Tractus opticus

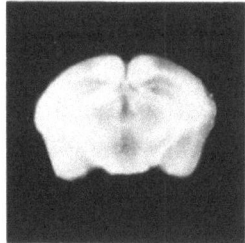 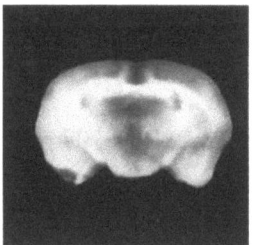

Kleinschnittfläche (Horizontalschnitt)

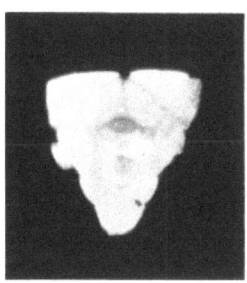 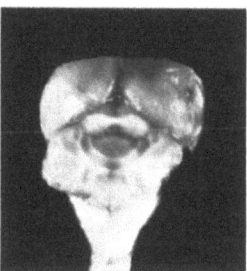

Abb. 33. Übersicht zum Versuchsablauf (*oben*) und Größenvergleich der Gehirne bestrahlter und nichtbestrahlter Tiere (*unten*): Wurfgeschwister; links 357e, bestrahlt am 11. Fetaltage mit 180 rad, untersucht am 510. Lebenstage. Hirngewicht 0,42 g; rechts 357A (nicht bestrahlt), Hirngewicht 0,61 g. (Originalzeichnung und -abbildung von Herrn Prof. Dr. W. SCHLOTE, Tübingen)

postnataler Bestrahlung (s.S. 765 ff.). DRISCOLL et al. (1963) fanden bei einem 16 Wochen alten menschlichen Feten von 15 cm SSL, der 24 h nach einer Radiumbestrahlung der Mutter mit insgesamt 3 900 rad (fetaler Kopf ungefähr 430–770 rad) aus therapeutischen Gründen, durch Hysterektomie entbunden wurde, trotz ausgeprägter Zellzerstörungen im primordialen Kortex in der zellulären Anlage des Zerebellums nur minimale Schäden. Bei einem älteren Feten von 22 Wochen und 21 cm SSL nach Radiumtherapie der Mutter (fetaler Kopf ungefähr 1 600 rad) zeigte die bereits entwickelte superfizielle Körnerzellschicht stärkere Zellausfälle.

SCHLOTE u. OSTERTAG (1975) untersuchten das Kleinhirn von Mäusen, die am 11. Fetaltag eine Röntgenbestrahlung erhalten hatten 1–1$^1/_2$ Jahre post partum licht- und elektronenmikroskopisch. Die Tiere hatten in vivo motorische Unsicherheiten, Ataxie und ein abnormes Reflexverhalten gezeigt. Die Hirngewichte, auch des Kleinhirns, waren deutlich gegenüber der Norm vermindert (Abb. 33); die Molekularschicht des Zerebellums war planimetrisch um 24% reduziert, die Körnerzellschicht um 31% (Abb. 34). In der Purkinje-Zellschicht fand sich eine Reduktion der Neurone um 37,5% im Vergleich zu den Kontrollgehirnen. Zahlreiche der restierenden Zellen waren verkleinert (Abb. 34c). Die Zelldichte in der Körnerzellschicht schien vermehrt, was jedoch auf eine Schrumpfung der Zwischenräume, die sonst von den synapsenreichen Glomeruli globosi cerebellosi eingenommen werden, zurückzuführen war. Elektronenmikroskopisch zeigten die verkleinerten Purkinje-Zellen oft ein ungeordnetes Organellenmuster. In den Axonen fanden sich ungewöhnliche tubuläre Strukturen des endoplasmatischen Retikulums (Abb. 35a), während in den Dendriten oft die Mikrotubuli fehlten. Die letzteren zeigten lokale Aufhellungen, Zisternenschwellungen, lokale Häufungen von Mitochondrien und Zisternenstapel (Abb. 35b). In der Peripherie der Purkinje-Zellen lagen oft rundliche Einschlüsse mit radiär angeordneten Filamenten, die an Sphäroide beim Morbus Pick erinnerten. In den Glomeruli globosi cerebellosi war die Zahl an Synapsen vermindert; die Korb- und Sternzellen zeigten Zeichen langsam ablaufender degenerativer Veränderungen (Abb. 36). Die Unregelmäßigkeiten der Organellen in Zellen und Zellfortsätzen interpretieren SCHLOTE u. OSTERTAG (1975) als Ausdruck einer *gestörten Baustoffsynthese.* Den in der Fetalperiode angelegten, langsam progredienten Degenerationsprozeß, der erst nach der Ausreifung der Zelle manifest wird, betrachten die Autoren als typischen strahleninduzierten Alterungsprozeß.

Berücksichtigt man, daß den Hirnzellen von einigen Untersuchern die Fähigkeit des Repair zugesprochen wird (BRIZZEE u. BRANNON 1972; Martin 1971; Wheeler u. LETT 1972) und sie durch einen hohen Gehalt an Zystein, Zysteamin, Glutathion und Katalasen (MÜLLER, s.b. STENDER 1968; SREBRO 1970, 1971), sog. Schutzstoffen (s.S. 751), in der Lage sein sollen, die bei der Radiolyse des Wassers anfallenden Radiotoxine (z.B. Peroxyde) weitgehend zu neutralisieren, so kann man vermuten, daß die längere Zeit postnatal beobachteten Zellverluste und -schäden nur einen Teil der tatsächlich zum Zeitpunkte der Bestrahlung und Tage später aufgetretenen mittelbaren und unmittelbaren Strahlenwirkung widerspiegeln.

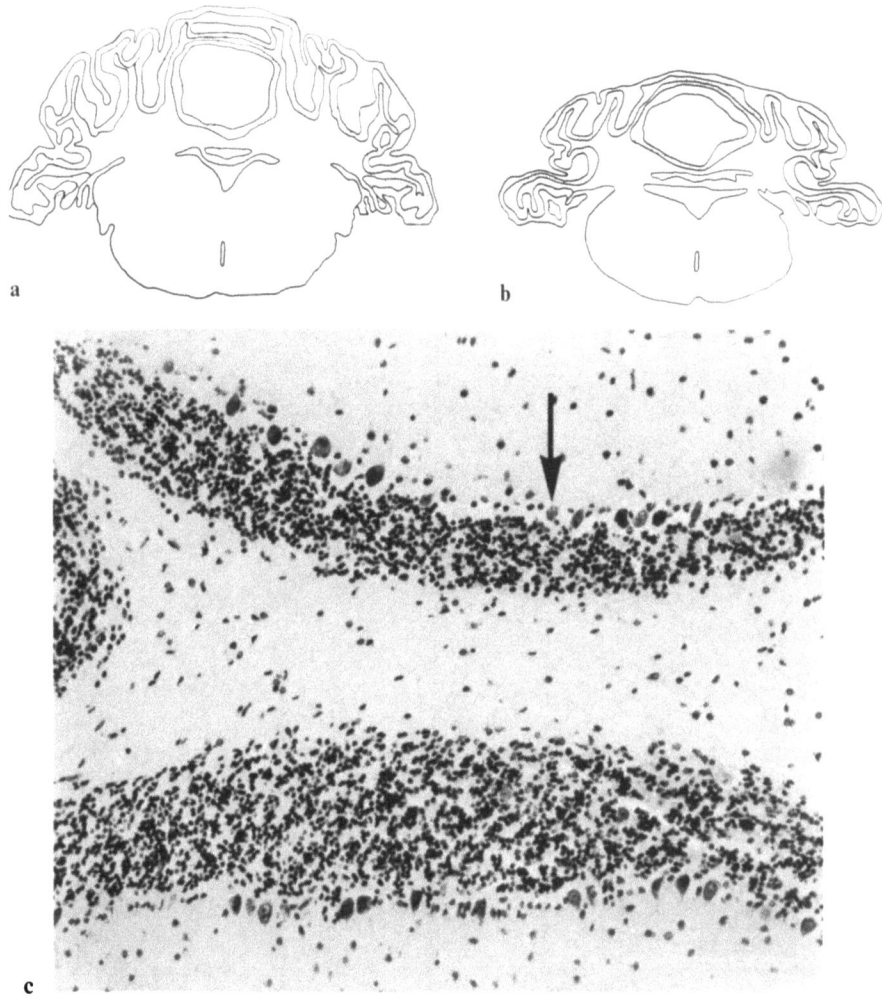

Abb. 34a–c. Camera-lucida-Umrißzeichnungen von Horizontalschnitten durch Kleinhirn und Hirnstamm (Höhe Aquädukt) eines nicht bestrahlten **a** und eines bestrahlten Tieres **b** gleichen Alters. Der Größenunterschied ist deutlich. *Punktiert:* Körnerschicht der Kleinhirnrinde. 20:1. **c** Kleinhirnrinde des in **b** dargestellten bestrahlten mikrozephalen Tieres. Disseminierter Ausfall der Purkinje-Zellen. Zahlreiche verkleinerte, degenerierende Zellen (*Pfeil*). Kresylviolett 130:1. (Prof. Dr. W. SCHLOTE, Tübingen)

β) Dosisabhängigkeit der Schäden

Wie einleitend bemerkt, hängt das *Ausmaß* einer embryonalen Strahlenschädigung von der Strahlendosis und dem Modus der Applikation ab. Wurde die Strahlendosis von 150 R beispielsweise auf mehrere Teildosen innerhalb von 12 h verteilt, so nahmen die gravierenden Schäden der Einzeldosis rapide ab und zwar kontinuierlich mit zunehmenden Intervallen zwischen 2 Dosisfraktionen von 1–12 h (BRIZZEE et al. 1967; BRIZZEE u. BRANNON 1972; JACOBS u. BRIZZEE 1966; RUGH u. GRUPP 1960). DEKABAN (1969)

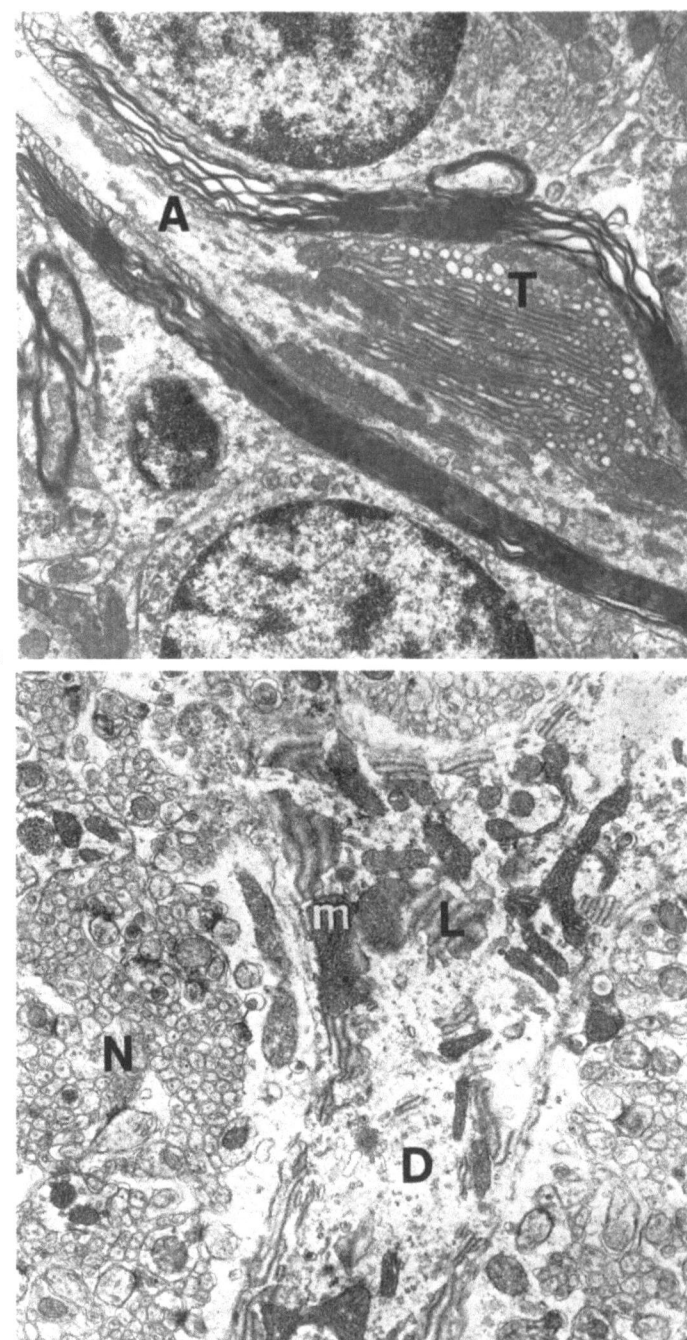

a

b

Abb. 35a, b. Elektronenmikroskopische Aufnahmen von der Kleinhirnrinde eines bestrahlten, mikrozephalen, ausgewachsenen Tieres (Alter: 1,5 Jahre). **a** Multitubuläre Formationen des endoplasmatischen Retikulums (*T*) in einem Axon (*A*) einer markhaltigen
Faser in der Körnerschicht. Neg. Nr. 5961.15000:1. **b** Herdförmige Häufung von Lamel-
lenstapeln (*L*) und Mitochondrien (*m*) in einem Purkinjezell-Dendriten (*D*). Neuropil
der Molekularschicht unauffällig (*N*). Neg.Nr. 5970.15000:1. (Prof. Dr. W. Schlote,
Tübingen)

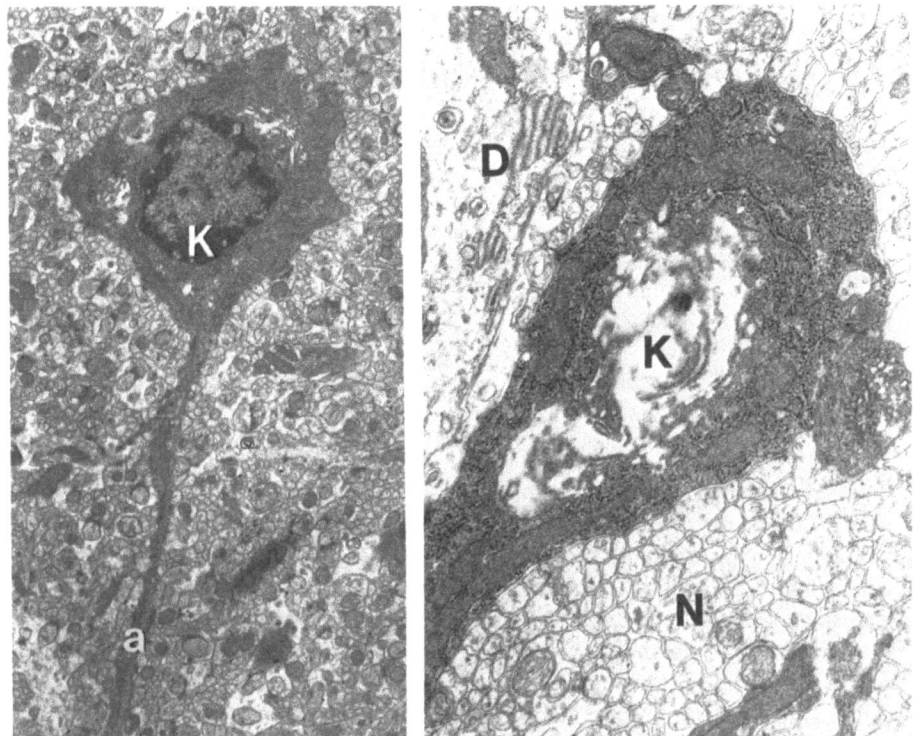

Abb. 36a, b. Elektronenmikroskopische Aufnahmen aus der Kleinhirnrinde eines bestrahlten, mikrozephalen, ausgewachsenen Tieres (Alter: 1,5 Jahre). **a** Degenerativ veränderte, dunkle Korbzelle (*K*) mit langem Axon **a** in der Molekularschicht. Neg.Nr. 5964.10450:1. **b** Elektive Degeneration einer Korbzelle (*K*) bei stärkerer Vergrößerung. Beginnende Zytolyse. Umgebendes Neuropil (*N*) und Purkinjezell-Dendrit (*D*) unauffällig. Neg.Nr. 5861.27000:1. (Prof. Dr. W. SCHLOTE, Tübingen)

demonstrierte an seinem Kollektiv von 876 bestrahlten Mäuseembryonen, daß verschiedene funktionelle Regionen des Gehirns unterschiedlich strahlensensibel sind. Bei einer Dosis von 200 R X-Strahlen erwiesen sich das Dienzephalon, Teile des limbischen Kortex und das Riechhirn mit Olfaktorius als strahlenresistenter denn andere Hirnabschnitte. Auch hing die Sensibilität vom Bestrahlungstag ab: Bei Radiatio am 10.–12. Tag waren Hippokampus und basale Ganglien relativ weniger strahlensensibel, während der Neo- und Mesokortex um diese Zeit die größte Sensibilität aufwiesen und später resistenter waren. Schon mit minimalen Einzeldosen von 25 und 50 R, am 15.–18. Gestationstag verabreicht, konnten KAMEYAMA u. HOSHINO (1968) bei Mäusen starke Abweichungen in der Zytoarchitektonik des sensorimotorischen Kortex erzeugen, die am 20. bis 30. Tag post partum am deutlichsten in Erscheinung traten (vgl. auch MURAKAMI et al. 1970b). Im Verlaufe der weiteren Entwicklung wurden diese Anomalien jedoch weitgehend normalisiert. Funktionelle Störungen der Nervenzellen des Kortex nach pränataler Röntgenbestrahlung mit einer Reduktion der elektrischen Spontanaktivität ließen sich indes noch länger nachweisen (SHLIAFER 1967; GEETS 1968).

Auch RUSSELL u. RUSSELL (1952) hatten in Tierversuchen schon ab 25 R embryonale Hirnschäden erzeugen können.

Bei einer Untersuchung von mikrozephalen Nachkommen strahlengeschädigter Personen aus Hiroshima und Nagasaki fanden MILLER u. BLOT (1972), daß bei einer Exposition vor der 18. Schwangerschaftswoche schon 10–19 rad atomarer Strahlung in Hiroshima Mikrozephalien hervorgerufen hatten. Die Autoren führten dies auf einen hohen Anteil an Neutronen in der Strahlung zurück. In Nagasaki fanden sich keine Mikrozephalien unter 150 rad, doch sollen dort die Strahlungsverhältnisse andere gewesen sein als in Hiroshima. In allen Fällen war die Mikrozephalie mit geistiger Retardierung verbunden. Das Ausmaß der Störungen korrelierte mit einer Zunahme der Strahlendosis (Nähe zum Kern der nuklearen Explosion). Eine zusammenfassende schematische Darstellung der Schäden des embryonalen Gehirns in Abhängigkeit von der Dosis und dem Bestrahlungszeitpunkt hat Tsuya (1970b) erarbeitet.

Die Syntheserate der DNS in sich entwickelnden Nervenzellen des Mäusegehirns wird durch geringe Einzeldosen von Röntgenstrahlung (60 R) am 11., 12. und 13. Gestationstag nicht gehemmt, und auch Zellnekrosen bleiben aus (Saebisch 1971). Fraktionierte Einzeldosen bis zu 150 und 200 R hatten noch keinen nachweisbaren Effekt. Die Annahme eines Toleranzlimits für Störungen der DNS-Synthese durch Strahlen erscheint damit gerechtfertigt.

γ) Rückenmark

Untersuchungen des Rückenmarkes nach Bestrahlung in der Fetalzeit und deren Einfluß auf die Histogenese sind kaum durchgeführt worden. Die Entwicklung der motorischen Vorderhornzellen nach Bestrahlung schwangerer Mäuse mit 50 R ^{60}Co-Gammastrahlen am 11.–14. Gestationstag wurde von Flanagan (1969) untersucht. In einer Vorstudie hatte die Autorin zunächst ermittelt, daß sich normalerweise nur etwa ein Viertel der am 11. Gestationstag vorhandenen Blasten am 14. Tag zu Vorderhornneuronen differenzieren, während der Rest zugrunde geht. Nach Bestrahlung stieg die Zahl der in Differenzierung begriffenen Zellen um nahezu 100%, bevor die übliche Degeneration der nicht weiter differenzierenden Blasten einsetzte. Die Zahl der untergehenden Zellen stieg dabei absolut um den Betrag der strahlengeschädigten an, während sie, gemessen an der erhöhten Differenzierungsrate, prozentual gleich blieb. Die Autorin schloß aus diesem Verhalten, daß der strahleninduzierten Degeneration stets eine Phase gesteigerter Differenzierung vorausgeht.

b) Postnatale Schäden

In der postnatalen Entwicklungszeit ist die Verteilung von Strahlenschäden und strahleninduzierten Entwicklungsstörungen eine andere als in der embryonalen. Gemäß der grundlegenden Erkenntnis, die sich aus allen ausgewerteten Untersuchungen ableiten läßt, daß germinativ und proliferativ aktive und migratorische Blasteme die höchste Strahlensensibilität aufweisen, während ausdifferenzierte Zellen weitgehend strahlenrefraktär sind (vgl. Altman et al. 1968), werden die topographischen Unterschiede der Radiosensitivität auch in der Postnatalzeit verständlich. So ist bei Strahlenexposition pränatal und nach der Geburt das *Kleinhirn* das bei weitem am stärksten geschädigte Organ und innerhalb des Kleinhirns sind es wiederum bestimmte Abschnitte, die primär betroffen werden. Dies vereinbart sich mit der Tatsache, daß die Kleinhirnentwicklung, bzw. seine Histogenese, erst perinatal und in der weiteren Wachstumszeit, vor allem unter dem Reiz der statomotorischen Entwicklung, stattfindet, und somit das Kleinhirn als postnatal differenzierungsaktives Organ eine stärkere Radiosensitivität besitzt als der zu diesem Zeitpunkt schon topisch weitgehend ausdifferenzierte Großhirnkortex.

α) Kleinhirn

Infolge dieser Prävalenz der Kleinhirnschädigung haben sich die Untersuchungen über Strahlenschäden in der Postnatalzeit im wesentlichen auf das Kleinhirn konzentriert (RUTTLOFF et al. 1964 u.a.; ALTMAN et al. 1968, 1969, 1971; KOROGODINA et al. 1969a, b; DOBBING et al. 1970; EBELS 1970), während Großhirn (D'AMATO u. HICKS 1965; RICHTER 1968; BABBEL et al. 1973; GAERTNER et al. 1973) und Rückenmark (GILMORE 1963a, b, 1967, 1969, 1971, GILMORE u. DUNCAN 1968) nur spärlich berücksichtigt sind. Das Ausmaß eines Strahlenschadens, sowohl unmittelbar wie auch für die weitere Entwicklung, hängt auch in der postnatalen Wachstumsphase noch in der Hauptsache von zwei Faktoren ab: *Bestrahlungszeitpunkt* und *Strahlendosis*. In den hochsensitiven Phasen reichen schon geringe Strahlendosen von 10 R (D'AMATO u. HICKS 1965) für Zellschädigungen aus (Abb. 37–40), während in späteren Entwicklungsphasen auch wesentlich höhere Dosen, etwa bis 85 R (PHEMISTER et al. 1969a) nur geringe Schäden setzen. Mit zunehmendem Alter nimmt das Schädigungsausmaß einer Bestrahlung ab (EBELS 1970). Entsprechend der histogenetischen Differenzierung des Kleinhirns ist die sensibelste Zellschicht die primitive superfiziale Körnerzellschicht, von der die Entwicklung der Rindenstrukturen ausgeht. Den erstaunlich geringsten Effekt zeigen die Purkinje-Zellen, die substantiell nur wenig oder nicht geschädigt werden, jedoch, infolge der fehlenden oder verzögerten Differenzierung der übrigen Schichten, offenbar ihre Orientierung bei der Migration verloren haben und in Heterotopien über die Kleinhirnrinde verstreut liegen (Abb. 40) (ALTMAN et al. 1971; ALTMAN u. ANDERSON 1972; EBELS 1970; GAERTNER et al. 1973; KOROGODINA et al. 1969; PHEMISTER et al. 1969b; RUTTLOFF et al. 1964; HOPEWELL 1974). Ihr Dendritenwachstum erwies sich auch nach Ausfall aller Granularzellen durch Bestrahlung als weitgehend autonom, jedoch in hohem Maße ungeordnet (ALTMAN u. ANDERSON 1972). Die stärksten Störungen der Purkinje-Zellen selbst waren bei intrauteriner Bestrahlung am 18. Tag der schwangeren Ratte zu erzielen (MULAREK 1968). Auch die früher zitierten Befunde von SCHLOTE u. OSTERTAG (1975) (s.S. 770) an den Purkinje-Zellen stammten von Tieren, die bereits pränatal bestrahlt worden waren.

Die meisten Untersuchungen wurden mit niedrigen Strahlendosen von 200–400 R durchgeführt, da in diesem Spektrum die Schäden schon ausgeprägt sind, jedoch noch nicht so total wie bei höheren Dosen, so daß Verlaufsuntersuchungen bis zu den erwachsenen Tieren, die den besten Überblick über das Schädigungs- und Reparationsverhalten geben, möglich sind.

RUTTLOFF et al. (1964) setzte Mäuseneugeborene am Tag der Geburt einer 800 R Ganzkörperbestrahlung aus und fand bereits 4 h p. irr. zahlreiche Kernpyknosen und Karyoklasien vorwiegend in der superfizialen, geringer auch in der inneren Körnerzellschicht (vgl. Abb. 37[1]). In der Lamina granularis superficialis überlebten nur wenige Zellen. Ab dem 3. Tag p. irr. zeigte sich bereits eine deutliche Entwicklungshemmung in Form einer mangelhaften Lobulierung der Kleinhirnoberfläche, die auch im weiteren Verlauf nur langsam vorankam. Bis zum Erwachsenenalter blieb das Kleinhirn insgesamt

---

1 Eigene unveröffentlichte Untersuchungen

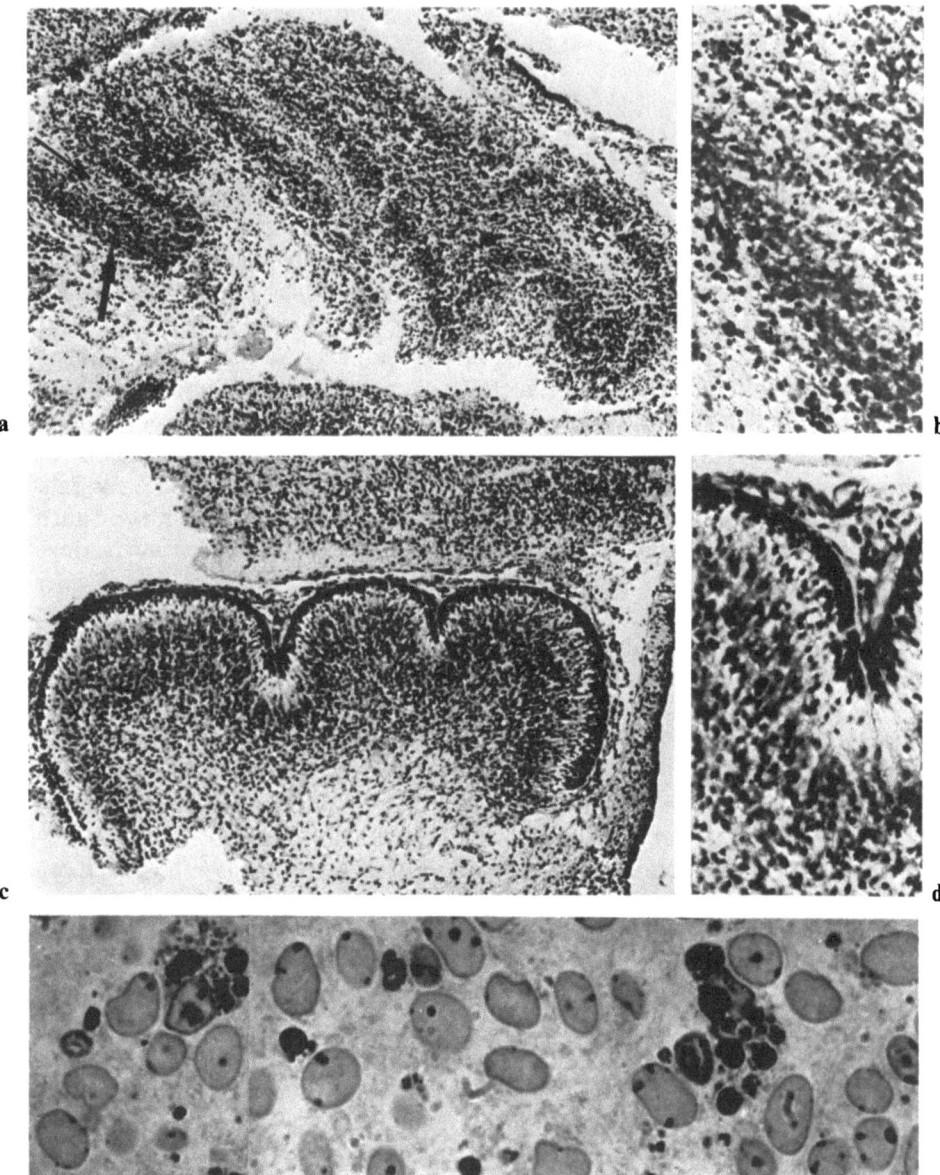

Abb. 37a–e. Kleinhirn der neugeborenen Ratte nach 600 R (50 R/sec) Röntgenorthovolt Ganzkörperbestrahlung unmittelbar nach der Geburt der Tiere: Befund 24 h p. irr. **a, b**; die superfiziale Körnerzellschicht ist an der Oberfläche vollständig zerstört, in den Windungstälern (*Pfeil*) dagegen noch z.T. erhalten; die Schichtung der Kleinhirnrinde ist nur noch andeutungsweise erkennbar **a**. Das Kleinhirn ist insgesamt strukturell stark desorganisiert (vgl. unten). Die meisten Körnerzellen zeigen Karyopyknosen und -klasien **b** sowie eine Hyperchromasie der Kerne. **c, d** Kleinhirn eines gleichaltrigen, nicht bestrahlten Tieres. Ein nennenswerter Größenunterschied der Kleinhirne bei bestrahlten und nicht bestrahlten Tieren besteht zu diesem Zeitpunkt noch nicht. **e** Semidünnschnitt mit zahlreichen zusammengesinterten hyperchromatischen (basophilen) Kernen und Kerntrümmern, die als dunkle Klumpen imponieren. Daneben viele „nackte" strukturlose und geschwollene Körnerzellkerne

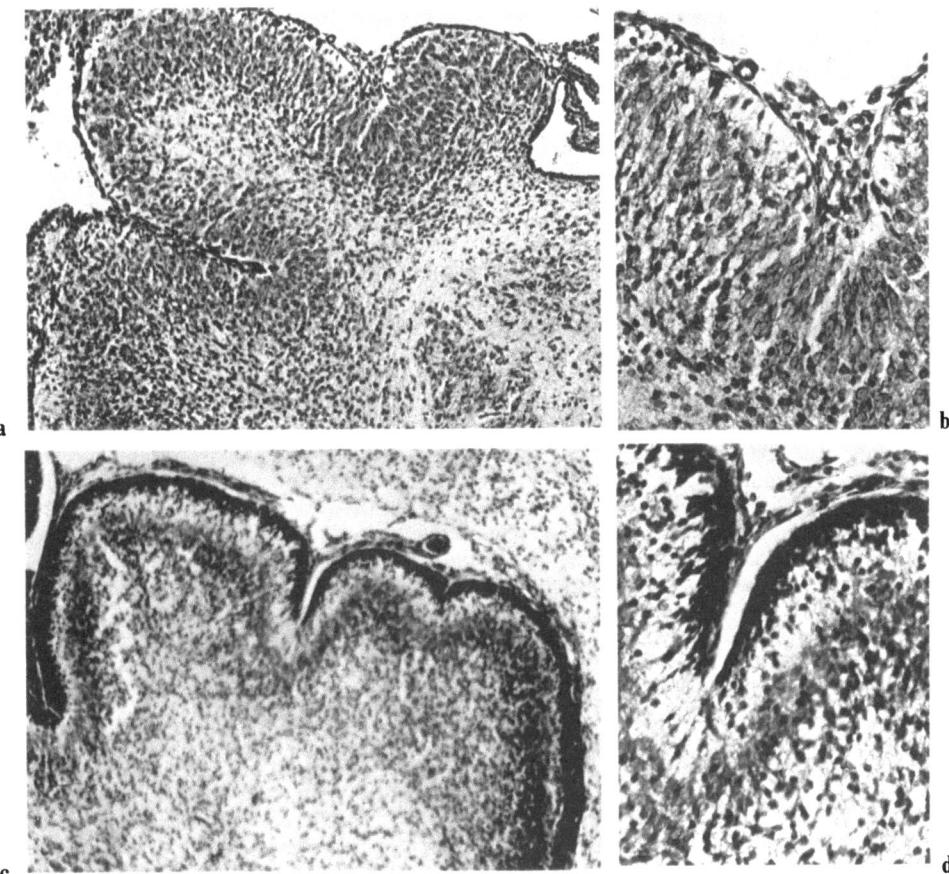

Abb. 38a–d. Befund 72 h p. irr.: Die superfiziale Körnerzellschicht ist vollständig defekt, die innere noch lückenhaft erhalten; lediglich die Purkinje-Zellen bzw. deren Vorstufen sind noch ungeschädigt **a, b. c, d** Normales Vergleichstier (die superfiziale Körnerzellschicht stellt sich wegen der Schnittdicke als dunkles Band dar)

untergewichtig, in Versuchen von DOBBING et al. (1970) nach gleichen Dosen bis zu 61% der Norm. Die Histogenese des Kleinhirnkortex blieb, trotz vom 5. Tag an beginnender Reaktivierung und nicht oder nicht total geschädigten Matrixzellen mit Repopulation der äußeren Körnerzellschicht, insgesamt unzulänglich und war stark verzögert (vgl. Abb. 38–40). Die ersten Zeichen einer erneuten Auswanderung von Zellen aus der reparierten superfizialen Zellschicht fanden sich 2 Wochen p. irr.

In den Versuchen von KOROGODINA et al. (1969a, b, vgl. auch ALTMAN et al. 1969) die wir in ähnlicher Versuchsanordnung nachvollzogen (Abb. 37–40) zeigte sich, daß nach niedrigen Strahlendosen von 200–600 R am 5. postnatalen Tag im Rattenkleinhirn Zellverluste der äußeren Körnerzellschicht bis zu 60% in den nachfolgenden Tagen und Wochen noch vollständig *quantitativ* kompensiert werden konnten; *qualitativ* blieben viele Zellen jedoch geschädigt. Mit steigender Dosis wurde die Zahl der intakten superfizialen Körnerzellen geringer, bis auf 10% der Norm nach 600 R, bei Untersuchung 6–24 h p. irr. Selbst nach 200 R waren es nur 20%. Auch das Wiedereinsetzen der Teilungsfähigkeit der Zellen nach Radiatio war von der Dosis abhängig und das teilungsfreie Intervall wuchs mit zunehmender Einzeldosis. Unter den im Rahmen der Reparation auftretenden

Mitosen fanden sich zahlreiche aberrante Formen (vgl. RICHTER 1968), die anzeigten, daß nicht alle zunächst überlebenden Zellen weiterhin normal teilungsfähig waren. Zellen, die eine Bestrahlung überlebt hatten, erwiesen sich bei wiederholten Bestrahlungen als äußerst resistent. Dies stimmt mit der allgemeinen Beobachtung von TAENZER u. KROKOWSKI (1968) überein. Auch CHAPUT u. BERARDO (1974) stellten nach supraletalen Strahlendosen eine erhöhte Radioresistenz überlebender Hirngewebsanteile fest, die möglicherweise auf einer Aktivierung zellulärer Repairmechanismen beruht (HOWARD u. COWIE 1976).

Die Reinigung der geschädigten äußeren Granularzellschicht vom Zellschutt war in den Untersuchungen von KOROGODINA et al. (1969a, b) nach etwa 4 Tagen p. irr. vollzogen. Es resultierten starke Lücken in der Zellschicht und vakuoläre Veränderungen an der Grenze zur Molekularschicht (PHEMISTER et al. 1969b), und die Regeneration verlief zunächst in Form von Bildung kleiner Proliferationsherde aus der restierenden Matrix (vgl. PHEMISTER et al. 1969a). Während nach 200 R 10 Tage p. irr. die Körnerzellschicht oft schon voll regeneriert war, blieben nach 400 und 600 R steigende Defizite der Zellzahl und eine mit steigender Dosis gravierendere persistierende Störung der Zytoarchitektonik (vgl. Abb. 40). PHEMISTER et al. (1969b) quantifizierten die Schäden der einzelnen Kleinhirnrindenschichten genauer und fanden nach 325 R ^{60}Co-Gamma-Bestrahlung von 2 Tage alten Hundejungen am 2. Tag p. irr. eine Breitenreduktion der äußeren Körnerzellschicht um 80–90% der Norm. Flocculus und Paraflocculus waren geringer betroffen. Am 10. Tag hatte sich die Schichtbreite schon wieder um das Dreifache des Ausgangswertes erholt und am 30. Tag entsprach die Schichtdicke wieder der Norm bei nicht bestrahlten Tieren zu einem früheren Zeitpunkt, während diese am 30. Tag schon keine äußere Körnerzellschicht mehr besaßen. Daran zeigte sich deutlich der verlangsamte Ablauf der Histogenese bei bestrahlten Tieren. Die innere Körnerzellschicht war ebenfalls in den frühen Phasen nach der Bestrahlung in der Breite stark reduziert und auch ihre Entwicklung und die nie vollständige Erholung waren weiterhin verzögert. Im Kleinhirnmark fanden sich keine Schäden am Myelin; lediglich herdförmige spongiöse Auflockerungen, die nach der Beschreibung der Autoren Buscaino-Schollen ähneln, waren zu beobachten. In Versuchsreihen der gleichen Autoren (PHEMISTER et al. 1969a) traten Schäden am Kleinhirn bei Bestrahlung am 2. Tag post partum erst oberhalb von 170 R auf. Nach 325 R imponierten bei Untersuchung 70 Tage p. irr. im wesentlichen herdförmige Zellücken in der Körnerzellschicht bei ektopischen Nestern und schlecht geordneten Reihen von Körnerzellen in der Molekularschicht. Die Purkinje-Zellen hatten in keiner der Versuchsreihen (PHEMISTER et al. 1969a, b) merklich gelitten. Sogar nach lokaler Bestrahlung des Kleinhirns mit 500 und 1000 R (EBELS 1970; GAERTNER et al. 1973) waren die Purkinje-Zellen nicht affiziert, sondern zeigten nach 30 Tagen p. irr. lediglich Heterotopien, während Körner-, Korb- und Sternzellen vollständig fehlten und die Bergmann-Glia stark geschädigt war. Die Dendriten der Purkinje-Zellen waren gelegentlich breiter als normal und aufgehellt; nach Bestrahlung am 11. postnatalen Tag erwies sich das Perikaryon verstärkt glykogenhaltig. Trotz ihrer Fehlorientierung bildeten die Purkinje-Zellen viele normale Synapsen, hauptsächlich mit Kletterfasern, aber auch atypische Synapsen mit Glia-Fasern (ALTMAN u. ANDERSON 1973).

Mit bestimmten Bestrahlungsschemata gelang es ALTMAN (1973a, b) die Regeneration der äußeren Körnerzellen gezielt zu hemmen. Es entstanden dann ebenfalls Körnerzellheterotopien in der Molekularschicht. Die Versuche gestatteten wesentliche Aufschlüsse über die Synapsenbildung der Körnerzellen mit den Moosfasern und die Orientierung der Parallelfasern in der Molekularschicht während der Kleinhirnentwicklung.

Abb. 39a–d. Befund 144 h p. irr.: Im wachstumsmäßig stark retardierten Kleinhirn sind ▷ in der Rinde nur Purkinje-Zellen vorhanden **a–c.** In **d** Kleinhirn eines 6 Tage alten Vergleichstieres: Bei gleicher Vergrößerung (×100) sind nur knapp 3 Windungen im Bild, während bei bestrahlten Tieren **a, b** noch der größte Teil der Sagittalschnittfläche des Kleinhirns ins Bild paßt

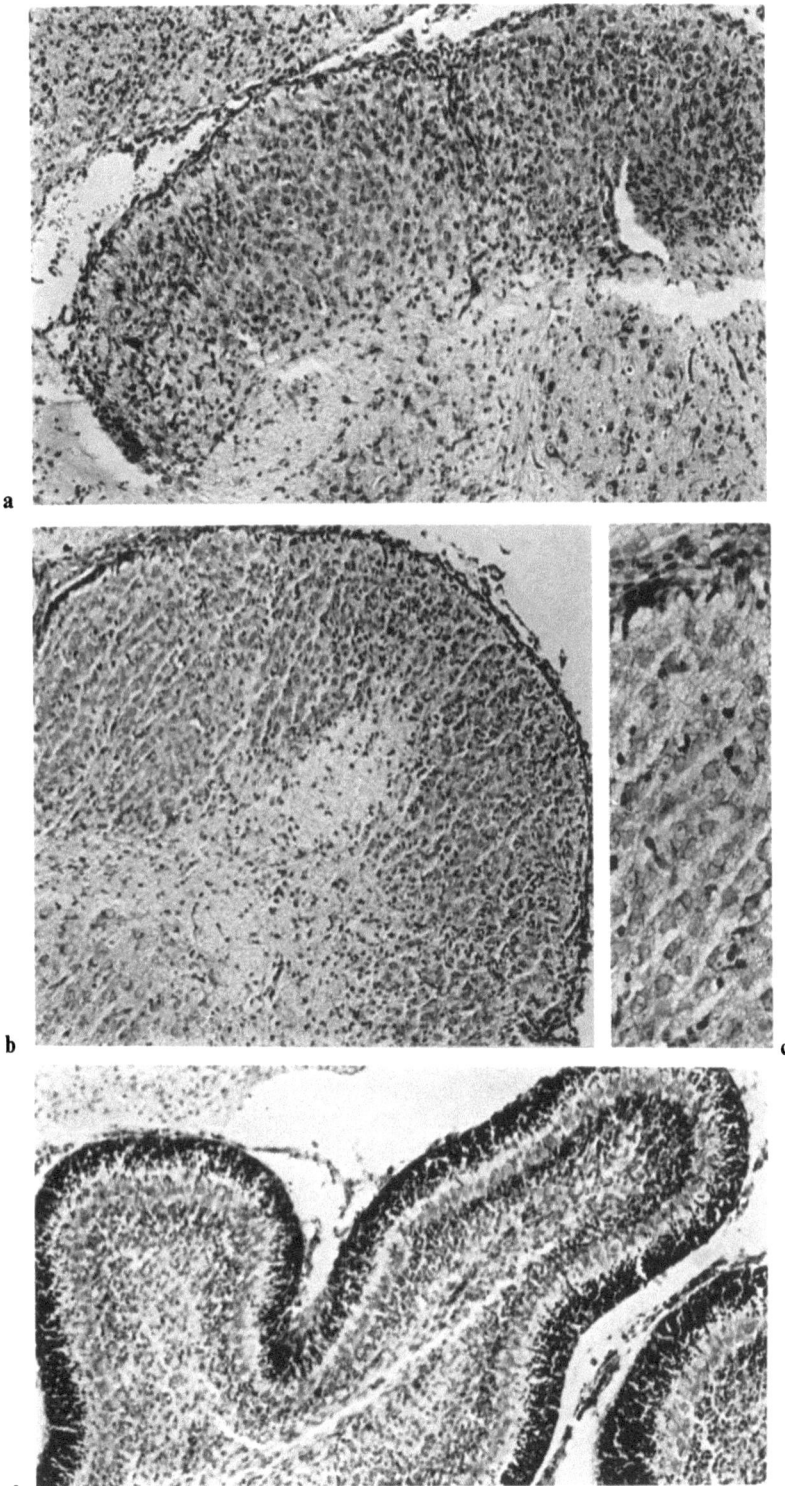

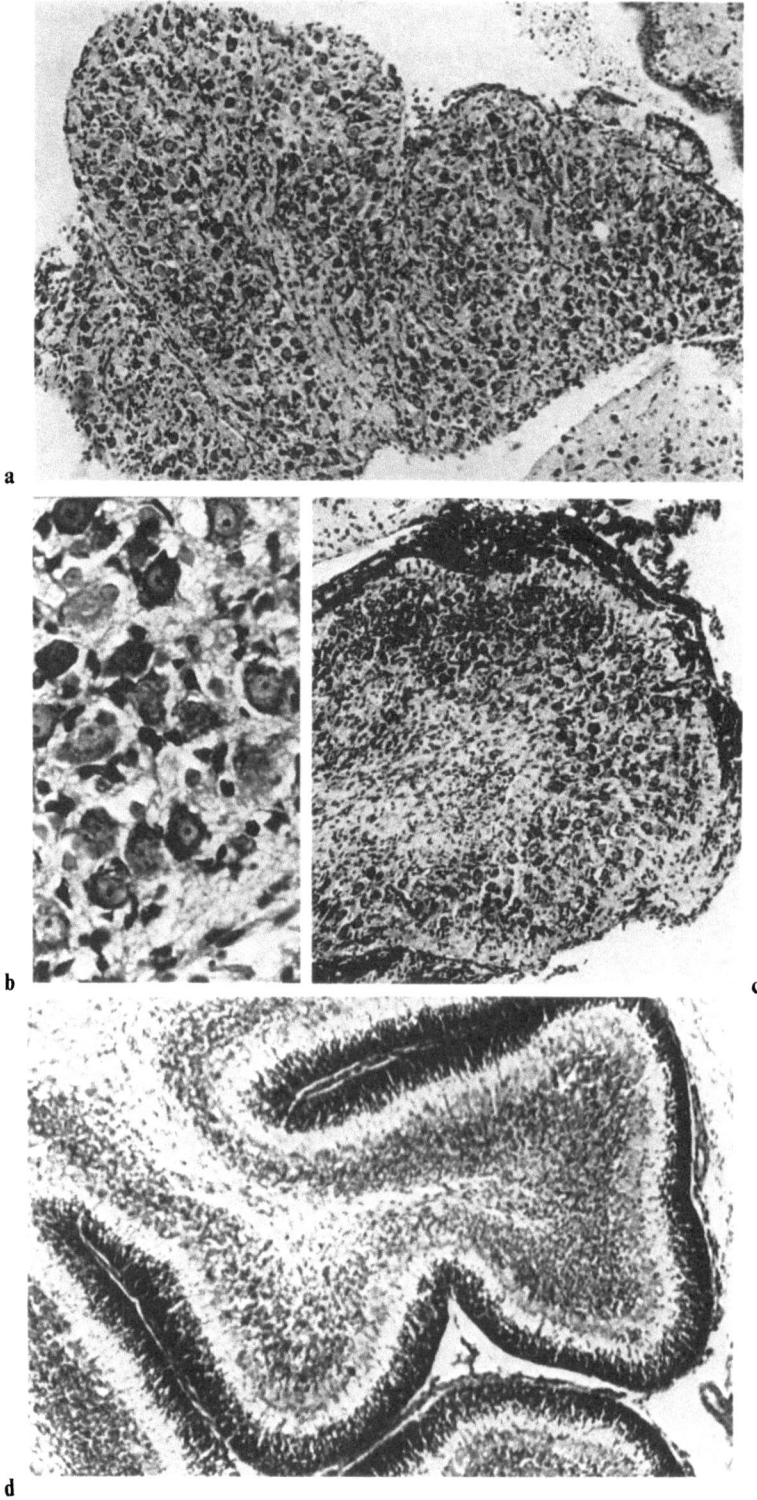

VALCANA et al. (1974) stellten nach 500 R Ganzkörperbestrahlung im Kleinhirn neugeborener Ratten vom 1.–100. Tag p. irr. in Kleinhirnhomogenisaten in allen *Subfraktionen* eine Zunahme der Aktivität der cholinergischen Enzyme fest; in der *Gesamtbilanz* war ihre Aktivität im Zerebellum, in Übereinstimmung mit OSTENDA u. RENKAWEK (1969), jedoch vermindert, da die Strahlendepression nicht-cholinerger Neurone insgesamt geringer ist als die cholinerger. Bei selektiver Ausschaltung der Körnerzellen durch bestimmte Bestrahlungsrhythmen ergaben sich markante Änderungen des gesamten Proteinmusters (MALLET et al. 1974). Besonders die Aminosäuren zeigten veränderte, meist erniedrigte Werte (VALCANA et al. 1972).

ALTMAN et al. (1968) glauben aufgrund ihrer Untersuchungen sagen zu können, daß die zum Zelltod führende Störung nach Bestrahlung mit niederen Dosen (200 R) eher eine Störung des zellulären Mechanismus, der die Migration steuert, als ein Schaden der DNS sein müsse. Dies ergibt sich aus der Feststellung, daß die radiosensiblen Zellen auf der Wanderung befindliche und prämigratorische Zellen waren, gleich ob in der Mitosephase oder nicht. DOBBING et al. (1970) weisen darauf hin, daß die Ergebnisse der Tierversuche auf entsprechende Phasen der menschlichen Säuglingsentwicklung übertragbar sind.

β) Großhirn

Die Auswirkungen postnataler Bestrahlung auf das Großhirn untersuchten D'AMATO u. HICKS (1965) an Ratten, BABBEL et al. (1973) und GAERTNER et al. (1973) an Meerschweinchen. In der Perinatalzeit fanden D'AMATO u. HICKS (1965) die Neurone der 2.–5. Schicht am stärksten radiosensibel. Schon nach 10 R war die Differenzierung der Zellkerne, der Nissl-Substanz und die Entwicklung der Dendriten gestört. Schon 2–3 Tage post partum zeitigten auch verdoppelte und verdreifachte Dosen kaum noch Abweichungen. Mit höheren Strahlendosen (500 und 1000 R) auf den Kopf am Tage der Geburt erzielten GAERTNER et al. (1973) eine totale Zersprengung der 2. Schicht und Kernpyknosen mit Verdichtung des Perikaryons und Schrumpfung in Neuronen der tieferen Schichten. Auch Astrozyten und Oligodendrogliazellen waren geschädigt (schaumig degeneriert und phyknotisch), vor allem im Balken und im Mark. Mit zunehmendem Alter bei der Bestrahlung sank das Schadensausmaß ab. Einzelne Hirnabschnitte zeigten in Abhängigkeit vom Entwicklungsalter variierende, lokal unterschiedliche Strahlensensibilität; als empfindlichste Abschnitte erwiesen sich, abgesehen vom Kleinhirn, der frontale Kortex und die Ammonshornregionen, während Stammganglien, Thalamus, Mittelhirn und Medulla oblongata eine höhere Strahlenresistenz zeigten (BABBEL et al. 1973; GAERTNER et al. 1973).

◁ **Abb. 40a–d.** Befund 288 h p. irr.: Die inzwischen stattlich ausgereiften Purkinje-Zellen **b** liegen in regelloser Unordnung verstreut und erscheinen relativ, infolge der erheblichen sonstigen Wachstumshemmung des Kleinhirns, vermehrt; in **a** paßt bei 100facher Vergrößerung noch immer fast der gesamte Sagittalschnitt ins Bild; in **c** (anderes Tier) ist die superfiziale Körnerzellschicht z.T. erhalten bzw. regeneriert. Ansonsten bietet sich ein gleichartiges Bild wie in **a**, bei gleicher Wachstumsverzögerung. Beim gleichaltrigen Vergleichstier **d** hat das Kleinhirn schon eine beachtliche Größe erreicht und ist weitgehend ausdifferenziert (× 100; **a–d** Färbungen nach Klüver-Barrera)

BABBEL et al. (1973) geben für die einzelnen Areale und Strukturen Vulnerabilitätsgrenzen an, die von denen des Erwachsenengehirns z.T. noch erheblich abweichen. Die Strahlensensibilität korreliert mit den kritischen Phasen der postnatalen Hirnentwicklung.

Für die Pyramidenzellen des Ammonshorns der Ratte fanden BAYER u. ALTMAN (1974) die höchste Strahlenvulnerabilität unmittelbar pränatal; sie sank postnatal rasch ab. Später fanden sich nach Bestrahlung vorwiegend Veränderungen der funktionellen Aktivität der Hippokampusneurone (POPOVA u. SHLIAFER 1968). Die Körnerzellen der Fascia dentata erwiesen sich in der 2. Postnatalwoche als maximal strahlensensibel, wobei diese Sensibilität nur langsam bis ins Erwachsenenalter absank; auch dort zeigten sich nach 200 R noch einzelne Zellpyknosen. Eine strahleninduzierte Agenesie der hippokampalen Körnerzellen führte bei Ratten zu einer Abnahme der Lernfähigkeit für bestimmte bedingte Reflexmuster (BRUNNER et al. 1974). Auch die strahlenbedingten Schäden des Kleinhirns hatten im Verlaufe der weiteren Entwicklung der Tiere Störungen des Verhaltens, der motorischen Entwicklung, der Emotionalität und der Lernfähigkeit zur Folge (ALTMAN et al. 1971; ANDERSON u. ALTMAN 1972; BRUNNER u. ALTMAN 1973; WALLACE u. ALTMAN 1970a, b; WALLACE et al. 1972).

Die Wachstumsverzögerungen und *Störungen des Pubertätseintritts,* die einige Autoren nach Bestrahlung des Kopfes wachsender Tiere erhielten (MARTINO-VITCH et al. 1968; MOSIER u. JANSONS 1970; SHERWOOD u. TIMIRIAS 1974) sind auf Störungen des Hypophysen-Zwischenhirnsystems auf der Basis von Schäden im Hypothalamusbereich (MOSIER u. JANSONS 1970) zurückzuführen und, wie man seit einigen Jahren weiß, auch für den Menschen relevant (RICHARDS 1980) (s. auch S. 752).

Aufgrund ihrer Befunde 2 bis 22 Jahre nach einer Bestrahlung maligner Hirntumoren (Medulloblastom, Glioblastom, Retinoblastom) im Kindesalter in 4 Fällen warnen PAINTER et al. (1975) vor einem leichtfertigen therapeutischen Einsatz ionisierender Strahlen bei Tumoren, die dies nicht unbedingt erfordern. In den beobachteten Fällen waren mit langer zeitlicher Latenz schwere vasogene neurologische Schäden aufgetreten; im Falle eines 29jährigen Mannes fand sich 22 Jahre nach der Bestrahlung mit hohen Dosen eine ungewöhnlich ausgeprägte generalisierte Zerebralarteriensklerose, die bezüglich ihres Ausmaßes an den Stellen der größten Strahleneinwirkung (supraklinoidaler Teil der Arteria carotis interna und abgangsnahe Abschnitte der Aa. cerebri anteriores und mediae) alle anderen betroffenen Gefäßprovinzen weit übertrafen. Über einen thrombotischen Verschluß der großen Halsschlagadern und der linken Vertebralarterie 51 Jahre nach Bestrahlung von Halslymphknoten im Kindesalter berichteten LIEGL et al. (1975).

γ) Rückenmark

Nach lokalisierter Bestrahlung des Rückenmarkes von 3 Tage alten Ratten mit 4000 R Röntgenstrahlen beobachtete GILMORE (1963b, 1969) einen markanten Verlust an Neuroglia mit Inhibition der Myelinogenese, einzelnen Nervenzellzerstörungen und Gewebsnekrosen, in grauer und weißer Substanz, die am 19. Tag p. irr. Zeichen einer resorptiv-reparativen Gliose mit Phagozytose und zystische Einschmelzungen aufwiesen (GILMORE u. ARRINGTON 1967). Die Kerne der Neurogliazellen, welche die Radiatio überstanden hatten, zeigten starke Unregelmäßigkeiten in Größe, Gestalt und Chromatingehalt. Auch fanden sich

Chromatolysen. Nach 2000 R war der Verlust der Neuroglia nur vorübergehender Natur; es kam in der Folgezeit zu einer vollständigen Restitution der Neuroglia mit einer normalen, lediglich zeitlich verspäteten Myelinogenese. Diese Differenzen führt die Autorin auf unterschiedliche Reaktionen der Blutgefäße des Rückenmarkes zurück. Während 15 Tage p. irr. mit 2000 R nur eine Reduktion der Zahl an Kapillaren festzustellen war, fanden sich nach 4000 R bleibende oder gar progrediente schwere Gefäßschäden: Außer dem recht erheblichen zahlenmäßigen Verlust an Gefäßen zeigten die verbliebenen eine Dilatation (Vasoparalyse), Wandnekrosen mit Endothelschwellungen und petechiale Blutungen in grauer und weißer Substanz. Die Schäden waren immer streng auf das Bestrahlungsfeld lokalisiert; erst 10 Wochen p. irr. fanden sich bei einigen Tieren neurologische Zeichen einer Strangdegeneration. Die hauptsächlichen neurologischen Ausfälle, welche die Tiere im späteren Verlauf nach der Bestrahlung entwickelten, waren schlaffe Paralysen der Hinterläufe und viszerale Störungen; die motorischen Vorderhornzellen boten vergleichsweise zur Symptomatik morphologisch wenig adäquate Schäden (GILLMORE 1963a). Auch die Entwicklung der neurologischen Symptomatik war stark abhängig vom Bestrahlungszeitpunkt: Nach Radiatio am 1. bis 3. Lebenstag fand sie sich bei 70%, am 10. Tag bei 38,7% und am 15. Tag bei 16,6% der Tiere.

Abgesehen von den Gewebsschäden beobachteten GILMORE (1967, 1971) und GILMORE u. ARRINGTON (1967) sowie GILMORE u. DUNCAN (1968) erstmals und bislang nicht wieder beschrieben *intramedulläre Schwannzellproliferationen,* die sich vorwiegend in den dorsalen Rückenmarksabschnitten, seltener auch ventralwärts fanden. Nach 15–19 Tagen p. irr. im Alter von 3 Tagen waren solche Proliferate als konstanter Befund bei allen Tieren anzutreffen. Aufgrund von Studien der Kinetik dieser Zellen mit ^{3}H-Thymidin konnten die Autoren zeigen, daß es sich um proliferationstüchtige Lemmoblasten handelte, die wahrscheinlich von den hinteren Wurzeln eingewandert waren und reparative Funktionen ausübten. Sie bildeten Proliferate mit reichlich Retikulinfasern und begannen 25 Tage p. irr. mit der Myelinisierung von ortsständigen Axonen. Das gebildete Myelin entsprach färberisch dem peripheren Myelin. Manchmal füllten die Proliferate die gesamten dorsalen Strangareale aus. In ausgeprägten Fällen waren die Zellen auch zirkulär um Nervenzellen angeordnet, die sie mit einer dichten Kapsel aus Retikulinfasern umscheideten (GILMORE 1973).

2. Schäden des ZNS bei erwachsenen Individuen

a) Schäden des Gehirns

Die Schäden, die eine ionisierende Strahlung am reifen Gehirn von Tier und Mensch hervorruft, muß man formal unterteilen in 1. *primäre* Schäden durch direkte oder indirekte Strahlenwirkung (s.S. 746) im molekularen und atomaren Bereiche, die sich sofort oder im weiteren Verlauf manifestieren können; 2. *sekundäre* Schäden, die einmal durch veränderte Reaktionen des Organismus als allgemeine Antwort auf den entstandenen Schaden anzusehen sind, wobei die Art der schadenauslösenden Noxe und der Schadensentstehung keine spezielle Rolle spielen (allgemeine Kreislaufreaktionen, sekundäre Permeabilitätsstörungen der Gefäße, Thrombosen, Thrombozytopenien und deren Folgen, Resorptions- und Reparationsprozesse, Verbrennungsfolgen etc.); zum anderen fallen hierunter Folgeschäden eines primär strahlenbedingten Schadens, so z.B. die Auswirkungen lokaler Kreislaufstörungen nach strahleninduzierter Gefäßveränderung.

Aus der Sicht der molekularen Strahlenbiologie stellt der an einem komplexen tierischen Organismus manifeste Strahlenschaden ein *Bilanzeffekt* aus allen Primär- und Sekundärschäden einschließlich der reparatorischen, regeneratorischen und kompensatorischen Leistungen des Organismus dar, so daß es im Einzelfalle nur schwer möglich sein wird, primäre und sekundäre Auswirkungen einer Strahlenabsorption vom morphologischen Äußerungsbild her zu trennen. Dies und viele Unklarheiten in bezug auf die Abläufe im molekularen Bereich nach Einwirkung einer ionisierenden Strahlung sind für die über zwei Generationen geführten und bis heute nicht beendeten Kontroversen um die Deutung der Folgen ionisierender Strahlen am ZNS verantwortlich. Auch die nachfolgende Befundgliederung kann daher die oben getroffene formale Einteilung nicht immer konsequent beibehalten, vor allem bei den Spätschäden, bei denen sich nach langem Intervall primäre und sekundäre Störungen oft untrennbar überlagern. Die wichtigsten analytischen Erkenntnisse rühren auch für die zu besprechenden Schäden aus den zahlreichen Tierversuchen, die bei vorsichtiger Übertragung auf den Menschen in wesentlichen Punkten eine Klärung der bei diesem erhobenen Befunde bringen.

α) Strahlentod, Strahlenblitztod, akute Strahlennekrose

Setzt man tierische Organismen einer *Ganzkörperbestrahlung* von mehr als 10 000 rad aus, so tritt innerhalb von Stunden der Tod (Strahlentod) unter den Zeichen des zentralen Versagens ein (KREBS 1968; TSUYA 1970a, b u.a.). Schon ab etwa 1 000 rad dominieren die Schäden des zentralen Nervensystems (vgl. KRABBENHOFT 1955; SOROKINA 1959 u.a.), über 5 000 rad werden sie für den letalen Ausgang bestimmend. Mit 12 000 rad und mehr bestrahlte Kaninchen zeigten präfinal Übererregbarkeit, Krämpfe, Haltungsanomalien, Hyperkinesen und Torsionsdyskinesien als Ausdruck der schweren zentralnervösen Schädigung (KREBS 1968); Ratten boten zudem als Symptome Apathie, Ataxie, Reflexstörungen und Desorientiertheit (CHAPUT u. KOVACIC 1970; CHAPUT u. ZEMAN 1973; THORP u. JOUNG 1971). Die Symptome waren gekoppelt mit einem Anstieg des inhibitorischen Neurotransmitters Gamma-Aminobutrylsäure (GABA).

Erhöht man die Strahlendosis auf Werte im Bereich einiger 10^5 rad, so tritt ein Blitztod (Strahlenblitztod) ein (KREBS 1968). Die Schädigung der Zellen auf molekularer Ebene ist dann so stark, daß ein schlagartiger Funktionsverlust resultiert und organismische Gegenregulationen nicht mehr möglich sind. Eine Selektivität der Schädigung (siehe unten) tritt nicht auf; alles organische Material wird schlagartig zerstrahlt.

Wenn auch durch moderne Untersuchungen die frühere Auffassung, das zentralnervöse Parenchym sei hochgradig strahlenrefraktär (SALZMANN 1923; SCHOLZ 1934; COTTIER 1961 u.a.), erhebliche Einschränkungen erfahren hat, so wird doch, im Vergleich zu anderen Organen und Geweben (z.B. dem retikulo-endothelialen System) bei Ganzkörperbestrahlung das ZNS erst wesentlich später und bei höheren Expositionen betroffen. Dies liegt nicht nur an einer

Tabelle 11. Veränderungen des Zentralnervensystems bezogen auf Einzelgewebsdosen von 23 MeV-Röntgenstrahlen. (Nach ARNOLD et al. 1954b)

Dosis 1. 23 MeV-Strahlen 2. 250 kV-Strahlen[a]	Akute Effekte 1 Tag bis 4 Wochen	Intermediäre Effekte 1–4 Monate	Späte Effekte 5 Monate und länger
7000–14000 rad 4200– 8400 rad	Akute Nekrose		
5000– 7000 rad 3000– 4200 rad	Akute Entzündung, Hämorrhagien, Par- tialnekrosen, Ödem	partielle Restitution	intervalläre Strahlennekrose
3000– 5000 rad 1800– 3000 rad	Akute Entzündung Hämorrhagien, Ödem	vollständige Erholung	intervalläre[b] Strahlennekrose
4500– 3000 rad 900– 1800 rad	Akute Entzündung	vollständige Erholung	intervalläre[b] Strahlennekrose

[a] Unter Berücksichtigung der biologischen Effektivität umgerechnet
[b] Selektivität für Myelin

primär geringeren Strahlenempfindlichkeit der Hirnzellen, sondern wahrscheinlich auch an guten Fähigkeiten des zentralnervösen Gewebes, anfallende Radiotoxine zu neutralisieren. An früherer Stelle erwähnt wurde bereits der hohe Gehalt an Glutaminsäure und Katalasen (vgl. auch MÜLLER, s.b. STENDER 1968), die eine Neutralisation der gefährlichen, bei der Radiolyse des Wassers entstehenden Peroxyde vornehmen können. Die Transformation der Glutaminsäure nach Bestrahlung wurde von JOVANOVIĆ u. CORDIC (1967) an Mäusegehirnen mit Hilfe radioaktiver Markierung verfolgt.

ARNOLD et al. (1954a, b und ARNOLD u. BAILEY (1954) haben in systematischen lokalen Bestrahlungsversuchen an Anthropoiden mit harten Röntgenstrahlen von 23 MeV aus einem Betatron die Reaktion des Hirngewebes bis hinunter zu Dosen von 900 rad untersucht (s. Tabelle 11). Über 7000 rad fand sich keine Selektivität des Hirngewebes bezüglich der Strahlenschäden; graue und weiße Substanzen waren gleichermaßen schwer geschädigt und zeigten eine *akute Strahlennekrose*, die nach bifrontaler Durchstrahlung, auf den Strahlengang beschränkt, den Folgen einer fronto-basalen Lobotomie glichen. Zwischen 5000–7000 rad traten akute Schäden auf (s. unten), mit partiellen Nekrosen; die Schäden waren z.T. reversibel. 6–8 Monate später auftretende akute neurologische Symptome als Folge massiver Veränderungen des Markes zeigten für diesen Dosisbereich bereits eine selektive Sensibilität des Markes an, die sich bei niedrigeren Dosen durch Minderung der akuten Ausfälle und im verlängerten Intervall auftretende Markschäden andeutete. Auch die Spätnekrosen waren auf das Bestrahlungsfeld begrenzt. In den niedrigsten Dosisbereichen trat die selektive Schädigung des Markes (Myelins) durch Fehlen primärer Nervenzellschäden der grauen Substanz am deutlichsten hervor. FRANKE u. LIERSE (1965a, b) konnten erst ab 3000 rad Kopfbestrahlung vereinzelte Nekrosen von Glia- und Nervenzellen nachweisen. Neuere Untersuchungen von KEMPER et al. (1977) und O'NEILL et al. (1977) bestätigen diese alten Ergebnisse in den wesentlichen Punkten.

β) Frühveränderungen

Bestrahlungsversuche mit konventionellen Strahlenarten wurden an einer größeren Anzahl verschiedener Tierspezies durchgeführt (Amphibien, Mäusen, Ratten, Katzen, Hunden, Meerschweinchen, Affen). Dabei fanden sich Artunterschiede in bezug auf die Radiosensibilität des Gehirns; so waren die akuten Erscheinungen nach niedrigen Bestrahlungsdosen beispielsweise bei Affen (CÉRVOS-NAVARRO 1967) geringer, als bei anderen Spezies; dennoch sind die gefundenen Schäden qualitativ bei allen untersuchten Tieren gleich, auch in ihrer Dosisabhängigkeit; Unterschiede sind lediglich quantitativer Natur.

Nach hohen Dosen über 10000 R treten akute Gewebsnekrosen mit Blutungen in allen bestrahlten Gehirnabschnitten auf; KOZIK (1972) beobachtete jedoch auch nach 40000 R Einzeldosis auf das Rattengehirn 16–18 h p. irr. bei schwerster allgemeiner Schädigung regionale Unterschiede im Schadensausmaß. Dies drückte sich besonders auch im Verhalten der Enzyme aus. Einige Dehydrogenasen waren durch starke generalisierte Aktivitätsverluste ausgezeichnet, während die Glukose-6-Phosphat-Dehydrogenase in Groß- und Kleinhirn eine starke Aktivitätszunahme, mitunter auch in Nervenzellen, die sonst keine derartigen Enzymaktivitäten besaßen, erfuhr; ausgenommen waren die Körnerzellen des Kleinhirns. Die Nervenzellen aller Hirnregionen boten die Zeichen der akuten Schwellung, der schweren Zellerkrankung und der Schrumpfung. In den Versuchen von ARNOLD u. BAILEY (1954) und ARNOLD et al. (1954a, b) waren die niederen Dosisbereiche von 7000–5000 R und darunter in der Frühphase von akuten, reaktiv-entzündlichen Infiltrationen, Hirnödem, Hämorrhagien und Myelinschäden geprägt. Schwere klinische Erscheinungen wie Tetraplegie mit Hyperreflexie, generalisierte Krampfanfälle und Bewußtseinstrübungen waren den morphologischen Schäden korreliert. Sie klangen jedoch nach einem Maximum am 3.–4. Tag p. irr. bis zur Normalisierung im Verlaufe von Wochen ab. In der Übertragung auf den Menschen glaubten ARNOLD u. BAILEY (1954) und ARNOLD et al. (1954a, b), daß das *akute Strahlensyndrom* (Kopfschmerz, Nausea, Erbrechen) einmal durch die akute entzündliche Reaktion mit Hirnödem und zum anderen auch die Ausbreitung der entzündlichen Reaktion über das Bestrahlungsgebiet hinaus im Sinne einer akuten perifokalen *Meningoenzephalitis* zustande käme, eine Anschauung, die von anderen Autoren geteilt wurde. DAVIDOFF et al. (1938) beschrieben Hirn-Meninx-Adhäsionen als Narbenzustände nach Kopfhautbestrahlung im Gefolge der lokalen serösen Meningoenzephalitis. In den operativ nachbehandelten Fällen von BOELLAARD u. JACOBY (1962) spielten diese ebenfalls eine Rolle. Ferner erwähnen SCHOLZ (1934), WACHOWSKI u. CHENAULT (1945) u.a. chronische Meningitien nach Kopfbestrahlung.

Die Befunde von ARNOLD et al. (1954) wurden in zahlreichen Untersuchungen bestätigt und in Entstehung, Ausmaß und Ablauf detalierter herausgearbeitet:

Gefäße. Blutungen aus Gefäßrupturen im Bestrahlungsfeld treten erst oberhalb von 1000 R auf (LIERSE et al. 1965; LIERSE u. FRANKE 1967). Die von COTTIER (1961) schon nach 600 R Ganzkörperbestrahlung bei Mäusen gefundenen Hirn- und Meningealblutungen waren sekundärer Natur und auf Thrombozytopenie und Sepsis zurückzuführen.

Im Vordergrund der Strahlenschädigung in niederen und mittleren Dosisbereichen (100–5000 R) stehen die Veränderungen an den Kapillaren und kleinen Gefäßen mit Störungen der Blut-Hirn-Schranke (CLEMENTE u. HOLST 1954; ARNOLD et al. 1954; SCHETTLER u. SHEALY 1970; TANABE 1969).

Die Veränderungen der Blutgefäße und des Kreislaufs nach Bestrahlung wurden von REINHOLD et al. (1974) in monographischer Form zusammenfassend dargestellt. Die Schädigung der Gefäße äußert sich zuerst in der Ausbildung eines Hirnödems, welches sich computertomographisch fassen läßt (O'NEILL et al. 1977) und in zellulären Diapedesen im Sinne entzündlicher Infiltrate innerhalb weniger Stunden nach der Bestrahlung. Als Folge der Ödembildung sinkt das spezifische Gewicht des Gehirns ab (LEITH u. SCHILLING 1972). Geschwindigkeit und Massivität der Ausbildung dieser akuten Erscheinungen hängen von der Höhe der Strahlendosis ab. Früheste Erscheinung als Ausdruck einer Gefäßschädigung war in verschiedenen Untersuchungen eine verstärkte Pinozytoseaktivität und Zytopempsis der Kapillarendothelien (FRANKE u. LIERSE 1965a, b, 1967; LIERSE u. FRANKE 1967; CÉRVOS-NAVARRO 1964, 1967; YAMANO 1969; VOITKEVICH u. DEDON 1968). Als Minimaldosis für eine Steigerung der Pinozytose an den Endothelien fanden LIERSE u. FRANKE (1967) beim Meerschweinchen 100 R. Die Zunahme der Pinozytose ging der Schwellung der Astrozytenfüße um einige Zeit voraus; 1 h p. irr. mit 100 R Strahlendosis zeigten diese noch keine Veränderungen. Mit Zunahme der Pinozytose im Endothel im weiteren Verlauf trat eine Erweiterung des endoplasmatischen Retikulums in den Perizyten der Gefäße auf. Nach einer Dosis von 500 R verliefen die geschilderten Vorgänge bereits wesentlich beschleunigter und nach 9 Tagen fand sich eine Schwellung der perikapillären Astrozytenfortsätze. Nach 1000 R trat der Hydrops der Astrozytenfüße schon nach 1 h p. irr. ein. Bei weiterer Erhöhung der Dosis auf 2000–4000 R stellten sich gleichzeitig Blutungen (vgl. auch SCHOLZ 1934) und eine markante Schwellung der Endothelkerne ein. Nach 500 R Strahlendosis waren solche Veränderungen erst 6 Monate p. irr. nachzuweisen gewesen. LIERSE u. FRANKE (1967) stellten weiter fest, daß vor einer Ruptur der Kapillaren die Membran der perikapillären Astrozytenfortsätze birst und es in dem sich entwickelnden großen Extrazellularraum zu Ansammlungen geschädigter Zellorganellen wie Golgi-Strukturen, Vesikeln des endoplasmatischen Retikulums und geschwollenen Mitochondrien kommt. Bei der Kapillarruptur rissen nur die Endothelverbindungen, während die Zellen selbst intakt blieben. Diese Befunde stimmen mit denen von VOITKEVICH (1968) und CAZZULLO et al. (1967) überein. Die letztgenannten Autoren fanden eine ödematöse Frühveränderung ebenfalls nur ab 900–1000 R aufwärts. Sie konnten 3 Formen der Ödemausbreitung in den Gehirnen der bestrahlten Kaninchen abgrenzen: a) ein perivaskuläres, auf die Virchow-Robinschen Räume beschränktes Ödem, b) ein perivaskuläres Ödem mit Infiltration des umgebenden Parenchyms und c) ein perivaskuläres Ödem mit einzelnen Ödemherden in der Gefäßumgebung. Die Myelinscheiden waren auch bei diffuser Infiltration (b) nach 1–6 h p. irr. noch nicht geschädigt. Nach 2700 R Kopfbestrahlung trat bei Affen (CÉRVOS-NAVARRO 1967, 1969a, b, 1970) das Ödem innerhalb von 6 h p. irr. auf und führte zu einer Zunahme des freien Wassergehaltes des Gehirns um 5%. Während der ersten 30 h p. irr. nahm die Weite des Extrazellularraumes in regional unterschiedlichem Ausmaß mit Anstieg des Wassergehaltes zu. Nach 48 h erreichte sie ihr Maximum. Nach 6 Tagen fand eine Rückbildung des Ödems statt, die in erster Linie auf eine fuktionelle Leistung des Kapillarendothels zurückzuführen war. Die Entwicklung des Ödems im Kapillarbereich ging mit einer Trennung der vaskulären und glialen Basalmembran einher. VOITKEVICH u. DEDON (1968) beobachteten auch eine Aufsplitterung der Basalmembranen. Erst nach 30 Tagen trat eine intrazelluläre Verlagerung der Flüssigkeit mit Zellschwellung und Erweiterung des ER in Gliazellen, geringer auch in Nervenzellen ein. OLSSON et al. (1975) beobachteten auch einen unmittelbaren Durchtritt markierter Ödemflüssigkeit zwischen den Astrozytenfüßen hindurch in den Interzellularraum. Vor einer Ödembildung nach Bestrahlung mit 1000–5000 R nahm der Gehalt des Gewebes an *gebundenem* Wasser unmittelbar nach der Bestrahlung zunächst ab und zeigte auch innerhalb von 72 h keine Rückkehr zur Norm. SUZUKI (1972) sah hierin einen Ausdruck physiko-chemischer Strahlenwirkung im Sinne der Radiolyse. In den Bestrahlungsversuchen von PITCOCK (1962) zeigte sich bei Ratten 6 h nach 15 000 R Ganzkörperbestrahlung die erste Schwellung der Astrozytenfüße, die nach 48 h von einer Schwellung des gesamten Astrozyten gefolgt war. Applizierte man radioaktives Blei (^{210}Pb) (THOMAS et al. 1972) intraperitoneal, so reicherte sich dieses zunächst in den Gefäßendothelien, erst später in den Astrozytenfüßen an. Erst 72 h post injectionem hatte die intraendotheliale Bleiablagerung ein Ödem zur Folge.

MIQUEL u. HAYMAKER (1967) erzeugten mit Hilfe von α-Strahlen, die mit einer Dosisleistung von 24 000 rad/min. appliziert wurden, lokale Nekrosen im Großhirnkortex mit zunächst perifokalem Ödem, das später auf das Marklager übergriff und zu einer Schwellung der gesamten bestrahlten Hemisphäre führte. Eine erhöhte Gefäßpermeabilität für vor der Radiatio verabreichte Tracersubstanzen war jedoch stets nur im Bereiche des Bestrahlungsfeldes gegeben. Die Störungen der Blut-Hirn-Schranke durch ionisierende Strahlen konnten auch neurophysiologisch durch Studien der zerebralen Durchblutung erfaßt werden. KEYEUX (1974) glaubte für die Änderungen der Gefäßpermeabilität und der Blut-Hirn-Schranke strahlenbedingte Störungen der Transportmechanismen mit Beeinträchtigung des Elektrolyt- und Wasserhaushaltes verantwortlich machen zu können. Die Untersuchungen anderer Autoren (SUTHERLAND u. PIHL 1968; vgl. auch STREFFER 1969) sprechen jedoch gegen eine solche Annahme. Vielmehr ist es offenbar die Reaktionen freier Radikale aus der Radiolyse des Wassers mit Sulfhydrilgruppen der Zellmembranen (vgl. S. 746) und die Bildung von Lipidperoxyden, die den Membranschaden bewirken. SREBRO et al. (1972 b) konnten in periventrikulären Gliazellen „dense bodies" mit zahlreichen Thiolgruppen nachweisen, die eine starke Peroxydasereaktion zeigten. Es handelte sich nach Meinung der Autoren um abgefangene Radiotoxine des organischen Peroxydtyps. Schon 7 Tage p. irr. mit 3000–4000 R fand sich paraventrikulär auch eine Zunahme an Zellen mit zysteinreichen Peroxysomen (SREBRO 1970, 1971; SREBRO et al. 1972 a), worin man eine Reaktion auf den reichlichen Anfall organischer Peroxyde sehen kann (vgl. auch TANASE et al. 1970, 1971). Auf die Schutzfunktion des Zysteins wurde bereits an anderer Stelle eingegangen (s.S. 751).

Die Reaktion der *Blut-Liquor-Schranke* auf ionisierende Strahlen untersuchte WENDE (1967). Er fand, daß schon ab 800 R eine Störung dieser Schranke eintrat, die sich bei 1 500 R erheblich steigerte. Am Rückenmark genügten schon 400 R zur Erzielung eines Effektes. Röntgenstrahlen und ^{60}Co-Gamma-Strahlen verhielten sich hinsichtlich der Effektivität gleich. Nach Tumorbestrahlungen bei Kindern bis zu 2400 R fand HARMS (1974) Zeichen eines vermehrten Albumin- und Globulinübertritts in den Liquor; zytologische Zeichen einer meningealen Infiltration waren dabei nie nachzuweisen. Die Veränderungen des Eiweißgehaltes erwiesen sich allerdings nicht als signifikant gegenüber Kontrollgruppen, so daß die Autoren letztlich in Frage stellen, ob eine Kopfbestrahlung die Proteinzusammensetzung des Liquors überhaupt verändern kann. GROMAKOVSKAIA (1967) fand schon nach minimalen Röntgendosen von 25 R eine Veränderung der Sensibilität der Blut-Hirn-Schranke gegenüber Histamin und Acetylcholin, wobei nervale Steuerungsmechanismen eine Rolle spielten.

Die *klinischen Frühreaktionen* auf eine Bestrahlung, das akute Strahlensyndrom (Strahlenkrankheit) ist im wesentlichen Folge des Hirnödems. Das Strahlensyndrom besteht in den Auswirkungen einer ödembedingten intrakraniellen Drucksteigerung mit Kopfschmerzen, Schwindel, Erbrechen; evtl. fokalen Krampfanfällen und Einklemmungserscheinungen (vgl. VAN BOGAERT u. HERMANNE 1948 u.a.).

Im zeitlichen Intervall von mehreren Tagen bis Monaten nach einer Bestrahlung können sich als Ausdruck der Gefäßschädigung Teleangiektasien der kleineren Gefäße, hauptsächlich in der weißen Substanz herausbilden (HASSLER 1970; HARIRI et al. 1972).

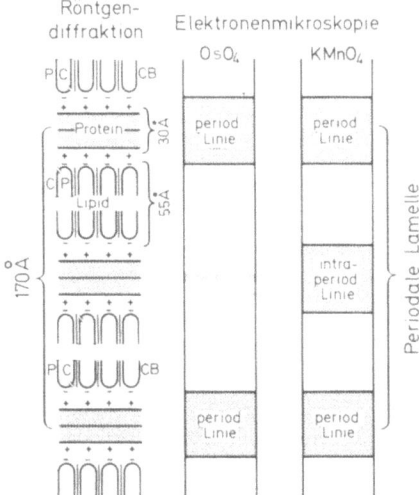

Abb. 41. Schematischer Aufbau der Myelinscheide nach Ergebnissen mit Hilfe der Röntgenbeugung und aus elektronenoptischen Untersuchungen. Die Lipidmembranen sind durch oberflächliche Proteinmembranen gegeneinander abgeschirmt. (Aus ADAMS u. DAVISON 1965)

Gliazellen und nervöses Parenchym. Zellveränderungen der Glia und des nervösen Parenchyms als direkte Strahlenfolgen stehen hinter den Störungen der Blut-Hirnschranke in der Frühphase nach Radiatio bei weitem zurück. Morphologisch finden sie sich nach Röntgenbestrahlung in ausgeprägterer Form in höheren Dosisbereichen ab 1000 R. Mit steigender Strahlendosis verkürzt sich die Zeit ihres Auftretens (AFRA et al. 1961, FRANKE u. LIERSE 1965b); nach niederen Dosen unter 1000 R treten sie erst in längeren Zeitabständen zur Radiatio und in quantitativ geringem Ausmaße ein (SOROKINA 1959; VASCULESCU et al. 1969, 1973; VASCULESCU u. PAPILIAN 1970).

Die stärksten Gliaschäden beobachteten ARNOLD u. BAILEY (1954) nach Einzeldosen zwischen 3000 und 5000 R harter Röntgenstrahlen. Die Nervenzellen waren wesentlich resistenter. BROWNSON et al. (1963) fanden erste diskrete Oligodendrogliaveränderungen aber bereits nach 150 R, was die große Spielbreite der Schädigungsbereitschaft zeigt. Nach Hochenergiebestrahlung mit 120 und 660 MeV Protonen und schnellen Neutronen fanden sich massive Glia- und Ependymzellzerstörungen schon nach 6–8 h p. irr. (GAIDAMAKIN 1970). In allen Versuchen erwies sich die Glia, vor allem die Oligodendroglia, gefolgt von der Astroglia (HAGER et al. 1962), als strahlenempfindlicher denn die Nervenzellen, an denen bleibende Schäden, z.B. in Versuchen von TÖNNIS et al. (1959) erst bei 20000 rad γ-Strahlen, auftraten.

In Abhängigkeit von der Schädigungsbereitschaft der Oligodendroglia darf zu einem Teil auch die Strahlenanfälligkeit des Myelins gesehen werden, obgleich in der Frühphase sicher auch direkte Strahlenschäden des Myelins mit Demyelinisierung von Nervenfasern im Mark angenommen werden müssen, da die Strahlensensibilität der Markscheiden größer als die der Oligodendroglia ist (BIBIKOVA 1959). Dies wird verständlich, wenn man berücksichtigt, daß die Markscheiden Protein-Lipoidstrukturen sind (Abb. 41) (ADAMS u. DAVISON

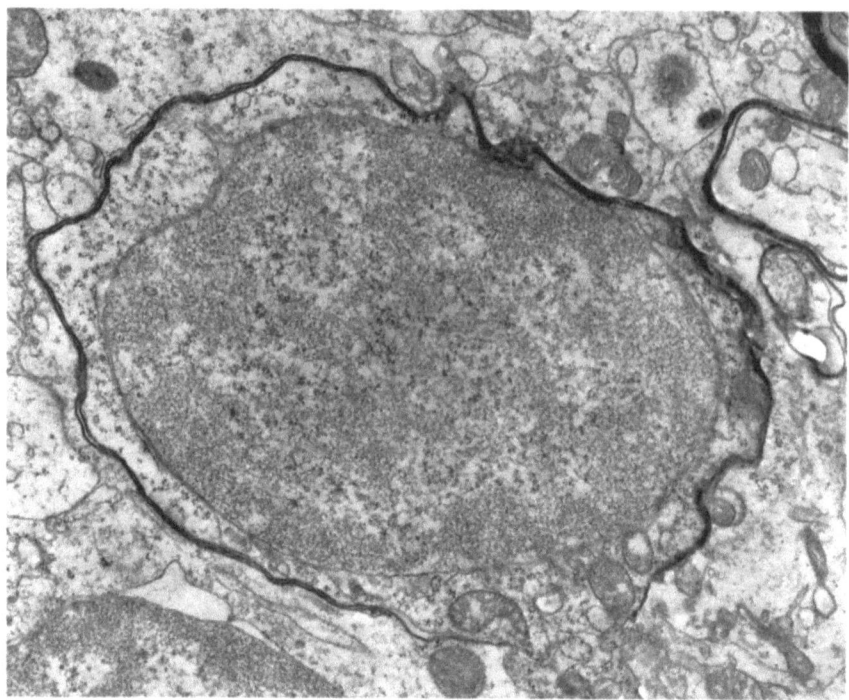

Abb. 42. Mononukleäre Zelle beim Schälvorgang der Demyelinisierung während der Latenzphase. 750 R konventionelle Röntgenstrahlen, 6 Mon p. irr., Meerschweinchen, Kleinhirn, OSO₄, Bleioxyd, × 21 000. (Originalaufnahme und Befund von Prof. Dr. W. LIERSE, Hamburg)

1965; NORTON 1972; DEBUCH 1975; KIES 1975 u.a.), die von reichlich extrazellulärer Flüssigkeit umspült werden. Besonders infolge ihrer großen Oberfläche dürften sie daher verstärkt dem Angriff freier Wasserradikalen und sekundärer Reaktionsprodukte aus der Radiolyse des Wassers (Lipidperoxydation!) ausgesetzt sein. FRANKE u. LIERSE (1967) und LIERSE (1972) beschreiben Markscheidenveränderungen in der Frühphase als Folge einer Ödemschädigung, die mit einer Separierung der Marklamellen von der sog. äußeren Lippe der Markscheide und von den Schmidt-Lantermannschen Einkerbungen aus in der intraperiodalen Linie einhergeht. Nach LIERSE (1972) sind auch mononukleäre Elemente aktiv am Markscheidenabbau nach Bestrahlung beteiligt (Abb. 42). Schrumpfung von Markscheiden als Bestrahlungsfolge ist dagegen eine seltenere Schädigungsform.

FRANKE u. LIERSE (1967) beobachteten schon nach 750–1000 R konventioneller Strahlen Verdichtungen des Zytoplasmas markbildender *Oligodendrogliazellen,* welche sie ebenfalls für den Ausgangspunkt einer Zellschädigung mit der Folge einer Separierung und Zerstörung von Markscheiden ansahen.

Massive Veränderungen der Glia, teils progressiver, teils regressiver Natur beobachteten CAVENESS et al. (1968) und ROIZIN et al. (1968a) bei Langzeituntersuchungen an bestrahlten Affen. Progressive Astrogliareaktionen traten vorwiegend in der Randzone von

Strahlennekrosen 4 Tage nach fokaler Schädigung des Kortex mit energiereichen α-Strahlen in Form einer Vermehrung fibrillärer Astrozyten auf (MIQUEL u. HAYMAKER 1967). In den regressiv veränderten Gliazellen sah man submikroskopisch vermehrt polymorphe Lysosomen mit starker Variation der lysosomalen Matrix. Zahlreiche Mitochondrien zeichneten sich durch abnormes elektronendichtes Material aus und häufig fand sich eine Erweiterung der Zisternen des Ergastoplasmas.

In den Untersuchungen von BRIZZEE (1973) über die Alterung von Glia- und Nervenzellen nach minimaler Dauerbestrahlung an erwachsenen Ratten stellten sich nur geringfügige Änderungen der Neuronendichte in bestimmten Abschnitten des Kortex ein; in Astrozytenfortsätzen fanden sich elektronenmikroskopisch vermehrte Glykogengranula.

An *Gliazellen* und *Nervenzellen* reichen die beschriebenen Veränderungen von solchen leichteren Grades wie Schwellung, Chromatolyse, Verklumpung der Neurofibrillen und der Nisslsubstanz, Kernschwellungen und Kernwandhyperchromatosen über Zell- und Kernschrumpfungen oder -vakuolisierungen bis zur Zytoplasmazerstörung mit Karyolyse oder Karyorhexis im Sinne einer homogenisierenden Zellerkrankung (FRANKE u. LIERSE 1965a, b, 1967; GEREBETZOFF u. HERNE 1949; HAGER et al. 1962; HARIRI et al. 1972; HICKS u. MONTGOMERY 1952; KOZIK 1969a, b; LIERSE 1972; LIERSE et al. 1965; LIERSE u. FRANKE, 1967; MIQUEL u. HAYMAKER 1967; PRUSZOWSKI et al. 1968; SAMORAJSKI et al. 1964, 1970; SOROKINA 1959). SCHOLZ et al. (1959) beschrieben in Bestrahlungsversuchen an Hunden eine eigenartige Veränderung an Vorderhornneuronen des Rückenmarkes, die sie als „Skelettierung" der Nissl-Substanz bezeichneten und die man als Ausdruck einer langsam verlaufenden, primär durch den Strahleninsult hervorgerufenen Störung des Nukleoproteidstoffwechsels ansehen kann (vgl. DIHLMANN 1960). Reversible Störungen der Proteinsynthese fanden OLKOWSKI (1971) und OLKOWSKI et al. (1972a, b) schon nach 600 R Ganzkörperbestrahlung.

In den Versuchen von VASCULESCU et al. (1969, 1973) und VASCULESCU u. PAPILLAN (1970) waren die schon nach 50 R aufgetretenen geringfügigen Nervenzellreizungen voll reversibel, wobei sich ein biphasischer Verlauf der Schädigungszeichen bei längerer Beobachtungsdauer erwies: 1 Woche nach der Exposition fanden die Untersucher akute Nervenzellschwellungen bei intaktem Kern, der bei mittelgradiger Chromatolyse des Zytoplasmas auch exzentrisch liegen konnte. 6 Wochen p. irr. traten diese Veränderungen erneut auf, um nach 22 Wochen vollständig wieder abzuklingen. Mit den Phasen der akuten Zellschwellung war eine passagere Abnahme der zytoplasmatischen RNS bei erhaltener Kern-RNS verknüpft. Die Autoren weisen ausdrücklich darauf hin, daß die Zellveränderungen nicht mit zirkulatorischen Störungen oder Gefäßveränderungen in Beziehung gebracht werden konnten; sie waren offenbar eine unmittelbare Strahlenfolge.

Mit höheren Strahlendosen über 10000 R konnten verschiedene Untersucher irreversible degenerative *Nervenzellschäden* und erhebliche Störungen der Nervenzellschichtung im Großhirnkortex hervorrufen. Während trotz der Nervenzellschwellung die Synapsen zunächst intakt blieben (SAMORAJSKI et al. 1970), fanden sich in den Synapsen stärker geschädigter Nervenzellen eindrucksvolle submikroskopische Veränderungen in Form einer verstärkten Variation der Größe, Gestalt, Verteilung und Osmophilie der synaptischen Vesikeln, die auch Zerreißungen aufweisen konnten (CAVENESS et al. 1968; ROIZIN et al. 1968a). Erste ultrastrukturelle Veränderungen der synaptischen Vesikeln traten nach 350 R Röntgenbestrahlung 72 h p. irr. auf (ROIZIN u. SHADE 1968b). Im Nervenzellkörper selbst bildeten Schäden submikroskopischer Strukturen wie Zell- und

Kernmembranen, endoplasmatisches Retikulum, Golgi-Komplex und Mitochondrien die Basis und Vorläufer der lichtmikroskopischen Veränderungen. COHAN et al. (1973) beobachteten allerdings nur eine vergleichsweise geringe Abnahme der mitochondrialen Atmung nach Bestrahlung des Gehirns in bestimmten Dosisbereichen, die im scharfen Gegensatz zur ausgiebigen Störung der Mitochondrienfunktion anderer Organe steht. Die Autoren schließen daraus auf eine relative Radioresistenz der Membranen der Hirnmitochondrien durch eine geringere strahlenbedingte Peroxydation. Über die Strahlensensibilität der Axone ist, im Gegensatz zu den Markscheiden, noch wenig bekannt, und die Ergebnisse der wenigen Studien in dieser Richtung sind kontrovers (WALLACH 1972).

Kleinhirn und Hirnstamm. Bei der Bestrahlung des erwachsenen *Kleinhirns* mit hohen Dosen (2000–7500 R) traten bevorzugt *Körnerzellnekrosen* erheblichen Ausmaßes auf (ALVORD u. BRACE 1957; BROWNSON et al. 1963; TREIP u. DIVITA 1966), hinter denen die Schäden der Purkinje-Zellen bei weitem zurückstanden (PRUSZOWSKI et al. 1968; TREIP u. DIVITA 1966). Nach massiven Dosen von 15000 R Gamma-Strahlen konnte VOGEL (1959) einen stereotypen Ablauf der Körnerzellveränderungen nachweisen, der in einer initialen Schrumpfung des Kerns mit Aggregation von Kernchromatin, Zähnelung und Fältelung der Kernmembran sowie einer Expansion des Zytoplasmas mit Mitochondrienschwellung bestand. Aus den Befunden schloß der Autor auf einen strahleninduzierten Flüssigkeitsübertritt aus dem Zellkern und aus dem Extrazellularraum in das Zytoplasma als Folge einer Hypertonizität des Zytoplasmas. Diese Befunde entsprechen den biochemisch nachweisbaren strahlenbedingten Membranstörungen an Zellen und Zellorganellen (vgl. S. 750).

Aus akuten Störungen der lumbalen Extensor- und Flexorreflexe nach Bestrahlung von Kleinhirn und Medulla oblongata schlossen OLSON u. BARNES (1970) auf eine Beteiligung der langen Bahnen, über welche die vorgeschaltete Steuerung dieser Reflexe durch Kleinhirn und Hirnstamm läuft. HALLEN et al. (1969) wiesen nach Hirnstammbestrahlung in den großen Zellen der Deitersschen Kerne ab 3000 R stärkere funktionelle Störungen, die ihr Korrelat in Nukleinsäure-, Enzym- und Elektrolytstörungen hatten, nach. Eine vollständige Normalisierung der aufgetretenen Kaliumverluste der Zellen kam im Beobachtungszeitraum bis 20 Tage p. irr. nicht zustande.

DE ESTABLE-PUIG u. DE ESTABLE-PUIG (1970a, 1971) fanden heraus, daß man mit Hilfe hoher Röntgendosen von 20000 R auf den Kopf bei Ratten fast selektiv die innere Granularzellschicht der *Bulbus olfactorius* ausschalten kann und somit ein brauchbares experimentelles Modell zum Studium der kurzen Neuronverbindung gewinnt. Sitz der Synapsen und der synaptischen Vesikel dieser Interneurone konnten nach 24 h ausgezeichnet identifiziert werden. In der plexiformen Schicht fanden sich degenerierende Endigungen vom elektronendichten Typ im Kontakt mit Ramifikationen der akzessorischen dendritischen Äste der Mitralzellen. Die synaptischen Endigungen zeigten Veränderungen, die von einer leichten Vermehrung der synaptischen Vesikel und Mitochondrienschwellungen bzw. -aufbrüchen bis zu extremer elektronenoptischer Verdichtung des gesamten Synapsensackes reichten. Ähnliche selektive Ausschaltungsversuche nahmen die Autoren auch am Kleinhirn vor (DE ESTABLE-PUIG u. DE ESTABLE-PUIG 1970b).

Epiphyse. Die Wirkung ionisierender Strahlen auf die *Epiphyse* 3 Monate alter Ratten nach 2500 R hat BOSTELMANN (1968) bis 7 Tage p. irr. verfolgt. Am Anfang imponierten vor allem feinstrukturelle Veränderungen der Zellkerne der Pineozyten, die sich in einer Hydratation des Karyoplasmas mit Umordnung der chromosomalen Substanz äußerten. Im weiteren Verlauf trat eine erhebliche Hypertrophie der Kerne ein, deren Membranen multiple Invaginationen zeigten; die Nukleolen waren vermehrt und vergrößert. Eine progrediente Destruktion des Ergastoplasmas und Ribosomenverluste, Verminderung der Mitochondrien und Zunahme der Zahl der Lysosomen waren mit einer deutlichen Aktivitätsabnahme aller Enzyme und einer Lipoidentspeicherung der Pineozyten verbunden. In der Entlipoidisierung sah der Autor den Ausdruck einer hormonalen Entspeicherung.

Plexus chorioideus und Ependym. Nach Instillation von Radiogold in die Liquorräume bei Hunden mit *experimentellem Hydrozephalus* fanden RISH u. MEACHAM (1967) und WEISS et al. (1972) eine anhaltende Abnahme der Liquorproduktion mit Spontanstillstand oder Umkehr des progredienten Hydrozephalus. Pathologische Gewebsveränderungen 7 Wochen nach Applikation des Goldnuklids waren selektiv auf den Plexus chorioideus beschränkt. Es fand sich eine ausgedehnte Nekrose des Plexus, in dem RISH u. MEACHAM (1967) das radioaktive Gold nachweisen konnten. Bei normalen Hunden verursachte es keine adäquaten Schäden, während bei hydrozephalen Hunden auch normales Gold im Plexus gespeichert wurde. Trotz Diffusion des radioaktiven Goldes in die subependymären Abschnitte der Hemisphären (WEISS et al. 1972) traten am Ependym keine Schäden auf. Dagegen beobachteten MECKLENBURG et al. (1974) rasterelektronenmikroskopisch nach temporaler Radiatio mit intervallären fraktionierten Herddosen von 5800 und 4800 rad nach Operation eines Glioblastoms eine Verminderung der Zilien des Ependyms, die sie für die Liquordynamik als bedeutsam betrachteten.

Erholung nach Bestrahlung. Die Erholung des Kortex nach einer subletalen Strahlendosis läßt sich an der Restitution der biologischen Aktivität, die auch in den Untersuchungen von PIL u. JOVLEV (1971) p. irr. gestört war, darstellen (ELINER et al. 1974). Unmittelbar nach Bestrahlung des Gehirns von Affen mit 1000 und 2000 rad ^{60}Co-Gamma-Strahlen nimmt die elektrische Spontanaktivität des Kortex bis zum völligen Erliegen ab, erholt sich indes innerhalb weniger Minuten (BRUNER 1974). EL-KOSHEF (1974) zeigte, daß diesen Änderungen der kortikalen Spontanaktivität Änderungen der GABA und der Glutaminsäure korreliert waren. EEG-Veränderungen und die evozierte elektrische Aktivität des Kortex sind die sensibelsten Indikatoren für einen Strahleneffekt, und sie treten bereits ab 10, 20–50 R Strahlenbelastung in Erscheinung (BETETTO 1970; CARSTEN et al. 1970; TSUYA 1970a; LAGET et al. 1971; MINAMISAWA et al. 1971, 1973). Bei tumorbestrahlten Patienten ruft schon die Hälfte der üblichen Strahlendosen EEG-Veränderungen hervor (HAKANSSON et al. 1969).

γ) Subakute (strahleninduzierte) Leukoenzephalopathie

Eine *subakute progressive Leukoenzephalopathie* beobachteten PRICE u. JAMIESON (1975) bei 13 von 231 Kindern, die wegen einer akuten Lymphoblastenleukämie kombiniert mit Strahlen und Zytostatika behandelt worden waren. Im gleichen Jahr beschrieben RUBINSTEIN et al. (1975a, b) gleichartige Beobachtungen in 4 Fällen von akuter Lymphoblastenleukämie und 1 Fall von Burkitt-Lymphom, die Dreifachbehandlung mit Bestrahlung und intrathekaler Applikation von Zytostatika und Kortikosteroiden erhalten hatten. Die progredienten, zum Tode führenden Veränderungen bestehen in multifokalen Nekrosen vom koagulativen Typ, die sich in scheinbar zufälliger Verteilung unter Konfluenz im gesamten telenzephalen Marklager ausbreiten. In einem Falle war das Centrum semiovale beiderseits symmetrisch betroffen. Der nekrotisierende Prozeß ist einmal gekennzeichnet durch eine starke Demyelinisierung, wobei entzündliche Reaktionen völlig fehlen und Makrophagen nur relativ spärlich in Erscheinung treten. Die Gewebskontinuität bleibt dabei gewahrt. Perifolak findet sich eine starke spongiöse Gewebsauflockerung und nur eine mäßige bis stärkere progressive Astrogliareaktion.

Mit Oligodendrogliaverlusten und Markscheidenabbau in den Herden und ihrer Umgebung gehen ferner beachtliche Axonschäden (Axonschwellungen und -verluste) einher, welche die Autoren als ein frühes Charakteristikum der nekrotisierenden Strahlen-Leukoenzephalopathie ansehen. Fibrinoide Gefäßnekrosen sind dagegen selten (RUBINSTEIN et al. 1975a). Die Autoren nehmen an, daß für diese prozeßhaften, akut während oder unmittelbar nach der Bestrahlung aufgetretenen schweren Krankheitsbilder eine Ausbreitung der Chemotherapeutika im Gehirn nach Schädigung der Hirn-Liquor-Schranke durch die Bestrahlung verantwortlich ist. Diese jüngsten Befunde von PRICE u. JAMIESON (1975) und RUBINSTEIN et al. (1975a, b) rücken das Votum von SLOWITZ (1969) für eine kombinierte Therapie von Hirntumoren mit Strahlen und Chemotherapeutika in ein neues Licht und geben Anlaß, dieses Konzept generell zu überdenken (s.a. S. 575).

Erst kürzlich haben HANEFELD et al. (1980) die möglichen schweren Nebenwirkungen auf das ZNS bei kombinierter zytostatischer und Strahlentherapie kindlichen Lymphoblastenleukämie aus eigener 10jähriger Erfahrung und anhand der Literaturberichte resumiert (s. auch BLEYER u. GRIFFIN 1980).

Schon 1 Jahr vor den Berichten von PRICE u. JAMIESON sowie RUBINSTEIN hatten FREEMAN (1974) nach Gehirn- und JONES (1974) nach Rückenmarksbestrahlung bei Kindern auf akute, allerdings passagere neurologische Störungen hingewiesen, deren Kardinalsymptome am Gehirn eine über 7 Tage anhaltende Somnolenz mit Anorexie und abnormer Erregbarkeit, am Rückenmark passagere sensible und motorische Ausfälle sind. FREEMAN (1974) sprach von einer *postirradiativen Enzephalopathie* und nahm, wie JONES (1974) für die akute *Strahlenmyelopathie* eine vorübergehende Hemmung der Myelinisierung an, von der nach FREEMAN (1974) als Ursache des „Somnolenzsyndroms" die Formatio reticularis als spätmyelinisierender Abschnitt des Gehirns bevorzugt betroffen sein soll. Stellt man die früher zitierten Untersuchungen von GILMORE (1963b, 1967, 1969, 1971) in Rechnung, die am Rückenmark wachsender Ratten nach Bestrahlung eine Inhibition der Myelinogenese im Gefolge von Schädigungen der Oligodendroglia nachweisen konnten (s.S. 782), so besitzen die Vermutungen von FREEMAN (1974) und JONES (1974) zumindest einige Wahrscheinlichkeit.

δ) Schutzwirkungen

Im Abschnitt „Biologie der Strahlenwirkung" wurde bereits auf einige grundsätzliche Charakteristika von Strahlenschutzstoffen und deren Wirkprinzipien eingegangen (s.S. 751). Es sollen deshalb hier nur noch einige Untersuchungsergebnisse bezüglich einer Strahlenschutzwirkung bestimmter Stoffgruppen und Pharmaka angeführt werden. So konnten mit Aescin (Reparil), Reserpin, Betametason, Cysteamin und Barbituraten das akute Schadensausmaß einer Bestrahlung am Gehirn stark gemildert oder gar, bei geringem Umfang, behoben werden (ALVORD u. BRACE 1957; GIORDANO u. JVERNIZZI 1968; HARIRI et al. 1972; HASSLER 1970; HAGEN 1972; RUGH 1954). Bei Kaninchen, die vor der Bestrahlung Aescin oder Betametason erhalten hatten, traten die sonst registrierten akuten EEG-Veränderungen und Krampfanfälle nicht auf; auch die feingeweblichen Störungen an Gefäßen, Glia und nervösem Parenchym blieben aus (GIORDANO u. JVERNIZZI 1968). Die ausgezeichnete Schutzwirkung von Cysteamin (HASSLER 1970) beruht einmal auf einer bevorzugten Reaktion der Sulfhydrilgruppen mit radiolytischen Wasserradikalen, vielleicht auch auf einem zusätzlichen Restitutionsschutz (s.S. 746) (vgl. DERTINGER u. JUNG 1969, S. 95). Über die Wirkungsweise der Barbiturate (ALVORD u. BRACE 1957) werden keine Angaben gemacht. RIOTTE et al. (1968) konnten umgekehrt feststellen, daß eine Bestrahlung die Latenzzeit einer Barbituratnarkose erheblich verkürzt

Trotz der in strahlenbiologischen Experimenten an Makromolekülen (s.S. 751) nachgewiesenen Schutzfunktionen des Sauerstoffs als Radikalfänger, wirkt er im Gewebe sensibilisierend. So fanden HOPEWELL u. WRIGHT (1969) bei 7 Tage alten Ratten, die mit Dosen von 100–1000 R bestrahlt wurden, eine erhebliche Verschlimmerung der Gewebsschäden am Gehirn mit einem Faktor 2 nach Exposition in einer 300% ($= 3$ atü) Sauerstoffatmosphäre. Bei niedrigen O_2-Spannungen (7, 20, 100%) waren Differenzen zu den Kontrolltieren nicht signifikant.

Nach neueren Befunden von PETKAN (1979) verringert Superoxyd-Dismutase durch Röntgenstrahlen ausgelöste Schäden. KUZOVKOV et al. (1971) konnten durch elektrische Reizungen im hinteren Hypothalamusareal eine sog. Schutzzone ermitteln, nach deren Reizung die Strahlenkrankheit erheblich später auftrat. Die Aktivierung dieser Schutzzone wirkte auf das intrazerebrale Elektrolytmilieu durch eine Veränderung der aktiven Funktion der Blut-Hirn-Schranke. Reizungen des Thalamus ergaben keinen vergleichbaren Schutzeffekt, während über die Formatio reticularis des Mittelhirns mit wesentlich höheren Reizströmen ein solcher ebenfalls zu erzielen war.

ε) Reparation von Strahlenschäden

Die Reparation lokaler Strahlennekrosen wurde von einigen Untersuchern an lokalen, aus stereotaktischen Gründen (MAIER et al. 1967) oder bei der „Strahlenresektion" von Tumoren (NIELSEN et al. 1972) gesetzten, scharf umschriebenen Gewebsschäden verfolgt. Die Nekrosen waren mit harten Gamma-Mikrostrahlen (WENNERSTRAND u. UNGERSTED 1970), Hochenergieprotonen (ANDERSSON et al. 1970; MAIR et al. 1967; NIELSEN et al. 1972) und Deuteronenstrahlen (SAMORAJSKI et al. 1964, 1970) gesetzt worden.

Bereits im Jahre 1927 hatte CREUTZFELD u. HALBERSTÄDTER (1927) Kaninchen Thorium-X-Stäbchen von 0,25–0,5 cm Länge (Energie 0,5 MeV) ins Gehirn implantiert. Schon am 4. Tag nach der Implantation war ein schmaler Saum von Hirngewebe in der Umgebung der Stäbchen verödet. Nach 8 Tagen entwickelte sich von der Nekrose zum gesunden Gewebe eine Übergangszone mit Körnchenzellen und um diese herum ein Gürtel von progressiver Glia und Mesenchym. Nach 22 Tagen war die Wirkung der Stäbchen auf das Gewebe erloschen, und es fand sich ein Verödungsherd von 1,5–2 mm um die Stäbchen. In der unmittelbaren Nähe der Stifte lagen Zell- und Kerntrümmer. Nach 62 Tagen waren die Herde entweder erweicht oder vernarbt. Nie entwickelte sich ein vollständiger Leukozytenwall. Nur in einem Falle waren innige Blutungen aufgetreten. Diese Befunde aus dem Jahre 1927 werden durch die oben erwähnten modernen Untersuchungen voll bestätigt und nur in einigen Punkten durch längere Beobachtungsdauern ergänzt. In den durch Hochenergieprotonen erzeugten, wie ausgestanzten Herden im Hirngewebe nahe dem Chiasma opticum, von nur wenigen Millimetern Durchmesser, finden sich noch nach 18–25 Monaten im Randgebiet, nach zystischer Reinigung des Zentrums, einige Makrophagen, Astrozytenproliferate, diskrete Rundzellwälle und eine Vermehrung ektatischer und hyperämischer Gefäße. Nach 26 Monaten sind noch eine Fibrose der Gefäßwände, eine Randgliose mit piloiden Astrozyten und Verkalkungen nachzuweisen. Nach 39 Monaten sind die Herde von einer Fasergliose abgenarbt; in der Peripherie der Gliafaserzone liegen intakte Nervenzellen. Tumorartige Veränderungen im Narbengebiet treten nicht auf.

DIEHLMANN et al. (1961) weisen auf die Bedeutung der Kapillarsprossung für die Reparation von Strahlennekrosen hin. Bei therapeutischer Bestrahlung gilt es daher, Streustrahlung, welche die in der näheren Umgebung des Feldes gelegenen Kapillaren schädigt, sorgsam zu vermeiden, um eine Heilung und Abnarbung der Strahlennekrose zu gewährleisten. Dies war bei den scharf umgrenzten fokalen Schäden, die KURKOVSKII u. SMIRNOV (1972) mit schnellen Elektronen an Kaninchenhirnen setzten, gewährleistet, so daß in der Randzone der Nekrosen nach Monaten intensive gliöse-mesenchymale Reaktionen auftraten.

ζ) Strahlenspätschäden des Gehirns

In den bisherigen Erörterungen wurde bereits an verschiedenen Stellen deutlich, daß Strahlenschäden des Nervensystems – und dies gilt auch für andere Organe und Gewebe – sich im Bereiche niedriger Strahlendosen (bis etwa 10^4 rad) mit zeitlicher Verzögerung zum Bestrahlungszeitpunkt manifestieren. Dabei verkürzt sich das *klinisch* stumme Interval, bzw. die Latenzphase (s.u.) mit steigender Strahlendosis, wobei auch (s.S. 827) die Selektivität der Schädigungsbereitschaft verschiedener Gewebskomponenten oberhalb der genannten Grenze zunehmend schwindet. Je nach Höhe und Applikationsweise der Strahlendosis kann sich das stumme Intervall von Tagen und Wochen über Monate bis zu vielen Jahren erstrecken. In der schwächsten Form führt die durch eine Strahlenabsorption ausgelöste quantenmechanische Änderung im molekularen Bereich der Zellen nach „Verstärkerwirkung" (JORDAN 1938) zur vorzeitigen Alterung des Systems (vgl. S. 750).

Die Latenzphase. Während man, offenbar in der Annahme fehlender morphologischer Veränderungen im klinisch stummen Intervall bis zur Manifestation der intervallären Strahlenschäden, der Übergangsphase wenig Aufmerksamkeit geschenkt hat, sind die Fallberichte über manifeste Schäden und Ergebnisse aus ihrer experimentellen Erzeugung bereits sehr zahlreich. Nur BUCHHOLTZ (1967), CÉRVOS-NAVARRO (1964), LIERSE et al. (1970) und ZEMAN (1963) befaßten sich unseres Wissens bislang mit den geweblichen Veränderungen im klinisch stummen Intervall. LIERSE u. FRANKE (1970) konnten zeigen, daß diese *klinische Latenzphase* morphologisch keineswegs „stumm" ist.

Nach Kopfbestrahlung mit 100–4000 R, wobei sich 100–750 R als die Prädilektionsspanne für die selektiv im Mark gelegenen Spätschäden erwies, sahen die Autoren innerhalb von 1–12 Monaten p. irr. zunächst elektronenmikroskopisch eine Transformation der in der Frühphase nur geschwollenen Mitochondrien der Astrozyten zu Lysosomen. Ferner fanden sich Phagolysosomen mit Lipoideinschlüssen in den Fortsätzen als Ausdruck eines intraplasmatischen Myelinabbaus. Durch beide Vorgänge wurde die phasenhafte Aktivierung der sauren Phosphatasen erklärt. Auch die Zahl der Ribosomen in den Astrozyten war merklich erhöht. Im Rahmen einer latenten Zellinsuffizienz traten in Astrozyten und Nervenzellen fibrilläre und granuläre Elemente auf, wobei gleichzeitig die Fibrillenbildung der Astrozyten mangelhaft war. Die Markscheiden ließen fokale Demyelinisierungen erkennen, die durch mononukleäre Elemente, möglicherweise aus den Gefäßen (vgl. auch LIERSE 1972 und Abb. 42), betrieben wurden. Die Endothelzellen der Kapillaren waren teils geschwollen, teils geschrumpft und enthielten fibrinoide Einschlüsse. CÉRVOS-NAVARRO (1964) fand im gleichen Beobachtungszeitraum auch die zytopemptischen Bläschen in den Endothelzellen vermehrt und zudem zahlreiche multivesikuläre Körper innerhalb der Endothelwand der Kapillaren. Die kapillären Basalmembranen waren verbreitert, und zwar bevorzugt in dem Zwischenraum, der die endotheleigene von der astrozyteneigenen Basalmembran trennt. Der Autor sah in diesen Veränderungen den Ausdruck einer Erhöhung der Permeabilität der Hirnkapillaren im monatelangen Abstand zur Bestrahlung. Die von CÉRVOS-NAVARRO (1964) in einem Zeitraum von 1–3 Monaten p. irr. festgestellten Verdickungen der kapillären Basalmembranen betreffen offenbar nur Kapillaren in der Randzone von Strahlennekrosen (MCDONALD u. HAYES 1967). An strahlengeschädigten Kapillaren, die abseits von Nekroseherden lagen, tritt indes nur eine Aufsplitterung ohne Verdickung ein; die Endothelien und Adventitialzellen waren in den Untersuchungen von MCDONALD et al. (1968) ödematös geschwollen und auch diese Autoren heben eine Zunahme intrazytoplasmatischer Vakuolen und Einschlüsse in den Endothelzellen hervor.

Ein wesentliches Charakteristikum der Strahlenspätschäden, die starke Proliferation der Astroglia auch in nicht unmittelbar von Nekrosen betroffenen Gebieten, ist bereits in der Frühphase, schon wenige Wochen nach Bestrahlung, nachweisbar, erreicht jedoch erst innerhalb von Monaten ihr Maximum (BROWNSON et al. 1972).

Strahlenspätschäden mit früher Manifestation. Unter Berücksichtigung moderner tierexperimenteller Untersuchungen und Fallbeschreibungen muß man gegenüber früheren Darstellungen die Strahlenspätschäden in „frühe" Spätschäden mit einer klinisch stummen Latenzzeit von einigen Monaten bis zu 2 Jahren des Auftretens von neurologischen Symptomen, und „späte" Spätschäden mit Latenzzeiten von über 2 Jahren bis zu 8 Jahren und mehr (LAMPERT u. DAVIS 1964; ZÜLCH 1963) einteilen; die angloamerikanische Literatur spricht von „early" and „late" delayed reactions (LAMPERT u. DAVIS 1964). Diese Zeitgrenzen sind nicht willkürlich gesetzt, denn die Spätschäden mit Manifestationen vor Ablauf von etwa 2 Jahren unterscheiden sich morphologisch in der Regel erheblich von denen mit Manifestationen nach etwa 2jährigem Intervall und später; die Übergänge zwischen beiden Formen im phänotypischen Bild sind allerdings fließend, zumal auch der Überlebenszeit eine bedeutende Rolle für das Schadensbild zukommt (s.S. 827). Unter diesem Aspekt müssen z.B. die von SCHOLZ u. HSÜ (1938) beschriebenen beiden Fällen mit $1^1/_2$jähriger Latenz vom morphologischen Aspekt bereits zu den späten Spätschäden, im Gegensatz zu den Ergebnissen der Hundeversuche von SCHOLZ (1934), gerechnet werden. Mit zunehmender Häufung von Fallbeschreibungen „früher" Spätschäden und Erfahrungen im Tierexperiment muß die ursprünglich von SCHOLZ (1934) und SCHOLZ u. HSÜ (1938, 1959) geprägte, vielfach übernommene (VAN BOGAERT u. HERMANNE 1948; FOLTZ et al. 1953) Auffassung von der sekundären Natur der Gewebsveränderungen in Abhängigkeit von dominierenden primären chronisch-progredienten Gefäßschäden revidiert werden und neueren, allerdings noch wenig einheitlichen, Entstehungshypothesen des Strahlenspätschadens Platz machen, wofür auch die noch folgenden Befunde an strahlengeschädigten Rückenmärkern sprechen. Wir werden darauf später (Kap. V; S. 825) eingehen.

Schon 1934 hatte SCHOLZ bei Hundeversuchen nach Kopfbestrahlung im Abstand von $^1/_4$–$^1/_2$ Jahr und später, im Anschluß an ein unauffälliges Intervall, chronisch-fortschreitende Veränderungen an zahlreichen kleinen Hirngefäßen und Kapillaren im Sinne von Fibrose, Hyalinose und endarteriitischen Erscheinungen, die z.T. auch Gefäße außerhalb des Bestrahlungsfeldes einbezogen, beobachtet. Die schweren Schäden des nervösen Parenchyms, insbesondere multiple Marknekrosen mit Blutungen, führte er allein auf die Gefäßveränderungen zurück und erachtete sie als „zirkulatorische" (dyshorische) Schäden im Sinne plasmatischer Infiltrationsnekrosen.
Dabei stellte SCHOLZ aber ausdrücklich fest (s.S. 782 des Zitats): „Inwieweit nun dieser langsam sich vollziehende Umbau der Gefäßwand mit dem akuten Vorgang der Hirngewebsnekrose in Zusammenhang gebracht werden kann, ist aus dem histologischen Präparat alleine kaum zu erschließen. Sicher ist er nicht der unmittelbare Anlaß dazu." Eine primäre, strahlenbedingte Schädigung des nervösen Parenchyms lehnte er ab.
Die beiden 4 Jahre später mit HSÜ (SCHOLZ u. HSÜ 1938) veröffentlichten menschlichen Fälle von Strahlenspätschäden des Markes bei Schizophrenen nach etwa $1^1/_2$ Jahren Latenz mit schweren Gefäßwandfibrosen und Ablagerung intramuraler und perimuraler homogener, hyaliner, kongorot positiver Substanzen, sowie die zahlreichen fokalen Gewebsnekrosen, schienen ihm recht zu geben. MARKIEWICZ (1935) schloß sich aufgrund

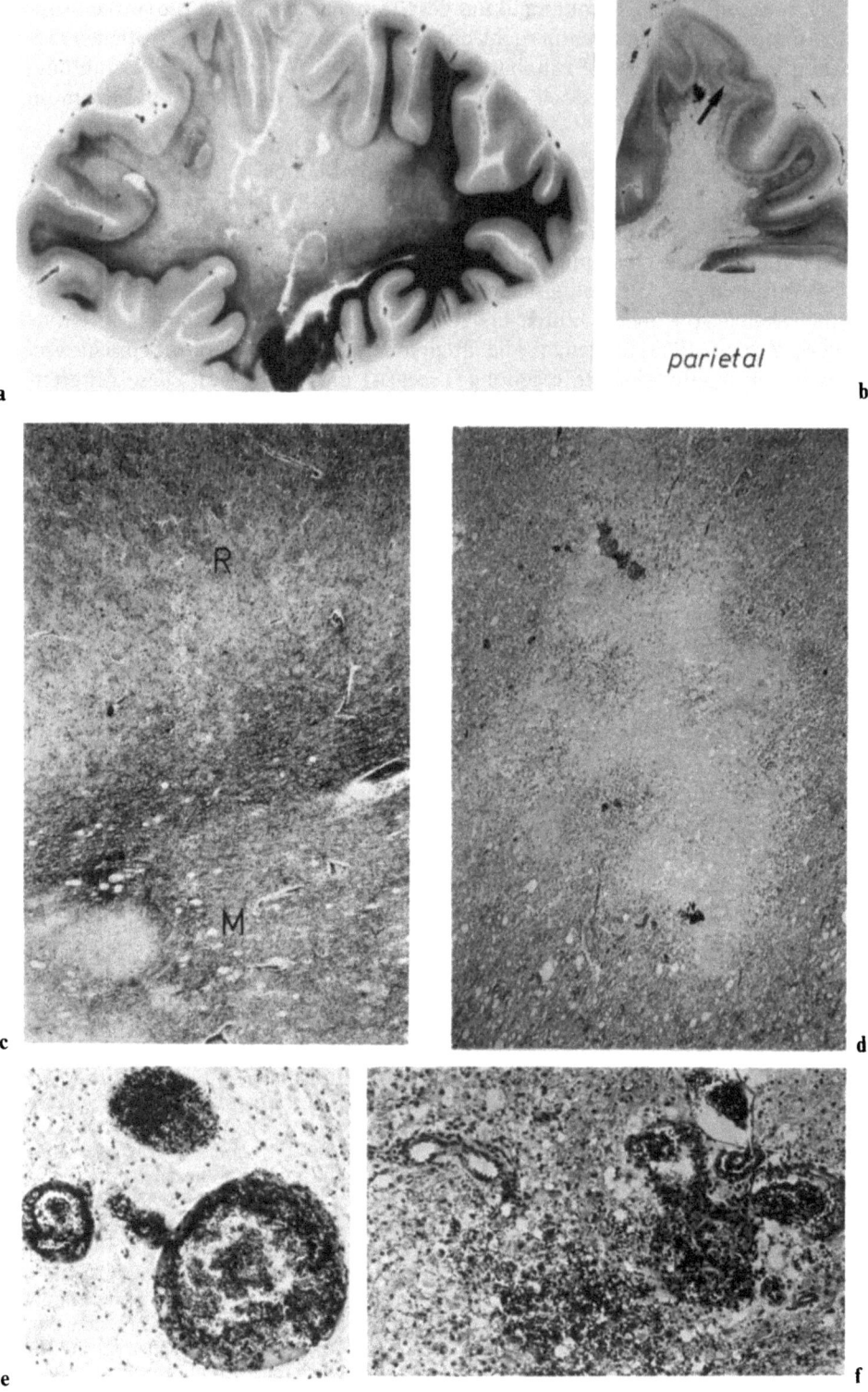

parietal

eines Falles mit ähnlich schweren Gefäßwandveränderungen (nach 7jährigem Intervall) der Scholzschen Auffassung von der „zirkulatorischen" bzw. dysorischen Natur der Nekrosen auf der Basis der Gefäßinsuffizienz an und lehnte ebenfalls eine primäre strahlenbedingte Gewebsschädigung ab. O'Connel et al. (1937) widersprachen indes bereits 2 Jahre später dieser Auffassung und betonten, daß Röntgenstrahlen degenerative Schäden sowohl am nervösen Parenchym und an der Neuroglia als auch an den Gefäßen setzen können, ohne daß die Gefäße primär für die Gewebsschäden verantwortlich sein müßten.

An der Amyloidnatur der plasmatischen Gefäßwandinfiltrate und innergeweblichen Extravasate kamen in der Folgezeit mit Häufung der Beobachtungen von intervallären Strahlenschäden in zunehmendem Maße Zweifel auf (vgl. Kahr 1956), wie auch wir nur in einzelnen unserer Fälle (Schmitt 1979) eine Kongophilie der Ablagerungen nachweisen konnten. In einem Falle fanden sich ausgedehnte nicht-kongophile homogene Eiweißmassen.

Gelegentlich beschriebene Pseudokalkablagerungen im Gefäßbereich im Zusammenhang mit den strahleninduzierten Gefäßwandveränderungen (Crompton u. Layton 1961; Boellaard et al. 1962; Zülch 1963, vgl. auch Dihlmann 1960) sprechen ebenfalls dagegen, daß es sich bei den Extravasaten stets um Amyloid handelt.

Nach den Untersuchungsergebnissen von Alpers u. Pancoast (1933), O'Connel et al. (1937), Wachowski u. Chenauli (1945), Kindt (1953), Köhn u. Schlungbaum (1958), Crompton u. Layton (1961), Bailey 1962, Almquist et al. (1964), Lampert et al. (1959; Lampert u. Davis 1964), Harder (1965), Monro u. Mair (1968), Becher et al. (1969), Dodson (1971), Schiffter et al. (1971), Brownson et al. (1972), Lierse (1972), Jellinger (1972), Husain et al. (1976) und anderen besteht an der Existenz einer Frühmanifestation des Strahlenspätschadens ohne Dominanz der Gefäßveränderungen, die zwar in gewissem Umfange vorhanden sind, jedoch das Schadensausmaß nicht immer zu erklären vermögen, nur wenig Zweifel (vgl. auch Schümmelfeder 1962) (Abb. 43, 44). In den Fällen von Wachowski u. Chenault (1945) mit kurzen Intervallen von wenigen Monaten bis zu fast 2 Jahren spielten, wie aus der Schilderung der Autoren zu entnehmen ist, trotz massiver *Demyelinisierungsschäden* mit freien intrazellulären, peri- und intravaskulären Neutralfettansammlungen die Strahlenschäden der Gefäße eine geringe Rolle, verglichen mit denen bei den „späten" Spätschäden (vgl. Fischer u. Holfelder 1930; Scholz u. Hsü 1938;

◁ **Abb. 43a–f.** Ausgedehnte intervalläre Strahlenzephalopathie der linken Großhirnhemisphäre im Anschluß an die Nachbestrahlung eines operierten, beginnend maligne entartenden Astrozytoms (S. 6/76; 5580 und 5540 rad 42 MeV-Photonen HD auf 2 rechts und links parietale Bestrahlungsfelder; Intervall bis zum Beginn der ersten Symptome 6 Monate; Überlebenszeit $1^1/_2$ Jahre). Beachte die krasse Selektivität des Markes **a** bei gut erhaltener Rinde. In den unteren Rindenschichten **c** findet sich in der Nachbarschaft der am stärksten betroffenen Markstrahlen **b** eine Art ödematöser Randwall, wobei die Neurone überwiegend gut erhalten sind (**c**, Ausschnitt von **b** bei *Pfeil*). Es handelt sich nicht um den Typ einer pseudolaminären Nekrose der unteren Rindenschichten wie bei Hypoxämie! Die Marknekrosen reichen bis dicht an die Hirnrinde, ohne die Mark-Rindengrenze zu überschreiten **c** *R*, Rinde; *M* Mark. **d** Kleinfleckige, nahezu areaktive Koagulationsnekrose im zentralen Marklager; vereinzelte Diapedesisblutungen **e, f** bei insgesamt wenig ins Auge fallenden, zum Gewebsbefund diskordanten Gefäßwandveränderungen; keine kongophile Wanddegeneration

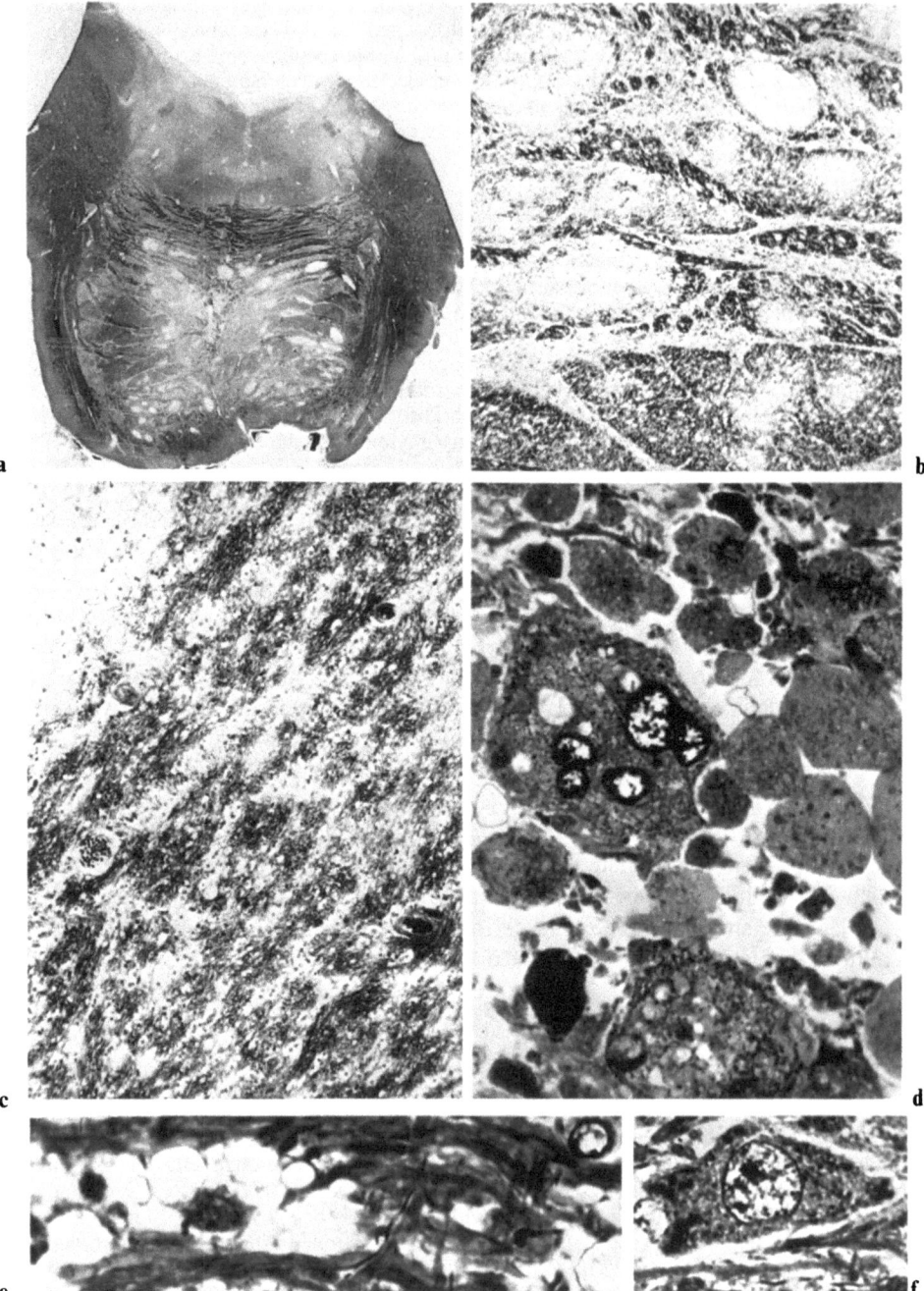

Abb. 44a–f. Ausgedehnter „früher" intervallärer Strahlenschaden im Brückenfuß nach Bestrahlung eines eosinophilen Hypophysenandenoms über ein frontales Pendelfeld von 4×4 cm; GHD 1973/74 4066 rad 42 MeV-Photonen in 19 Sitzungen zu je 214 rad ED und 1975/1976 4000 rad in 20 Sitzungen (weibl., 63 Jahre, S. Nr. 307/76; Exitus 2 Monate nach letzter Bestrahlung – seit längerer Zeit (?) „wacklige Beine" und schließlich Fremdab-

KALBFLEISCH 1947; BOELLAARD u. JACOBI 1962; HENSELL et al. 1969; JELLINGER 1972). Auch ARNOLD et al. (1954a, b) und ARNOLD u. BAILEY (1954) hatten in ihren Affenversuchen bei den nach 6–8 Monaten eintretenden Spätschäden keine adäquaten Gefäßveränderungen beobachten können. In den von MONRO u. MAIR (1968) beschriebenen Fällen mit kurzen Latenzzeiten lag trotz Entmarkungen und Verlusten an Oligodendroglia nur eine gesteigerte Gefäßdichte ohne nennenswerte Gefäßwandveränderungen vor. Auch beobachteten die Autoren, wie bereits LAMPERT et al. (1959), HARDER (1965) und später BECHER et al. (1969), die Bildung abnormer, grotesker Makrogliaformen innerhalb der recht variabel ausgeprägten perifokalen Astrogliaproliferate, die malignen Tumorzellen (ZÜLCH et al. 1971; HUSAIN et al. 1976) glichen. Berücksichtigt man die experimentell begründete Vermutung von NOETZEL u. ROX (1964), daß Astrozyten möglicherweise aus fortentwickelter Oligodendroglia entstehen, so könnte es auch durchaus möglich sein, daß die grotesken Makrogliaformen (die wir in keinem unserer Fälle beobachten konnten) geschädigter Oligodendroglia entstammen, die ihre Entwicklung zur Astroglia in atypischer Weise fortgesetzt hat. Ob die großen, monozytären Myelinophagen LIERSES (1972) (Abb. 698) mit diesen Zellen übereinstimmen, geht aus den Interpretationen des Autors nicht hervor. Zumindest legen diese Zellformen den Verdacht nahe, daß es sich bei den frühen Spätschäden um eine progressive Insuffizienz strahlengeschädigter Glia mit Zusammenbruch der von dieser funktionell und nutritiv abhängigen Myelinscheiden, oder um den Ausdruck einer autoaggressiven Reaktion auf das zerfallene Myelin als Antigen (LAMPERT et al. 1959; ZÜLCH et al. 1971) handeln könnte, eine Vermutung, die MARKIEWICZ bereits im Jahre 1935 aussprach. Schon ARNOLD u. BAILEY (1954) und in jüngster Zeit GERSTNER et al. (1977) haben wahrscheinlich machen können, daß solche glialen Riesen- oder Monstrezellen unmittelbar durch die Bestrahlung induziert werden können (vgl. Abb. 31). Daß die Markscheidenuntergänge indes nicht allein in Abhängigkeit von Schädigungen der Oligodendroglia gesehen werden können, haben wir an früherer Stelle schon ausgeführt und begründet (vgl. S. 789ff). Immerhin sprächen die von manchen Autoren geschilderten Ausartungen mit Übergang in eine prozeßhafte selbständige Entmarkungskrankheit und Übergriff auch auf die nichtbestrahlten Hirnabschnitte (BECHER et al. 1969; ZÜLCH 1960, 1969; ZÜLCH et al. 1971) für die Interpretation als Autoaggressionskrankheit; die Hypothese würde zudem zur Selektivität des Markes passen (ZÜLCH 1960; ZÜLCH et al. 1971).

Nach jüngst veröffentlichten Untersuchungsergebnissen fand sich noch 3 Jahre nach Implantation von Yttrium-90-Stäbchen in das Gehirn von Affen

---

hängigkeit beim Gehen). a–c Herdförmig-disseminierte, teils totale, teils partielle Koagulationsnekrosen in den Faserbahnanteilen des Brückenfußes. Die Brückenfußneurone f sind oft noch erstaunlich gut intakt (Selektivität der weißen Substanz!) (Klüver-Barrera, × 20). d Makrophagenaggregationen und Gewebsdebris im Zentrum eines kompletten Nekrosebezirkes (Semidünn, × 800). e Spongiöse Demyelinisierung und regressive Gliakernveränderungen: Links oben ein struktureloser hyperchromatischer Oligodendrogliakern; oben rechts ein Lochkern mit Kernwandhyperchromatose (Semidünn, × 800)

eine fortschreitende Demyelinisierung, obwohl die Halbwertszeit des Yttrium-90 nur 64,4 h (!) beträgt. Die Untersucher halten einen radiochemischen Schaden der Oligodendroglia für die treibende Kraft der Demyelinisierung (CSANDA et al. 1978).

In neuerer Zeit betonte HAYMAKER (1968) aufgrund von Ergebnissen aus Affenversuchen erneut die führende Rolle des Gefäßschadens, den er schon in sonst noch unauffälligen Gehirnen fand, auch für die frühe Spätnekrose (vgl. auch ZEMAN 1949). Auch die Bestätigung weiterer Beobachtungen von Spätnekrosen mit schweren Gefäßveränderungen (PENNYBAKER u. RUSSELL 1948) in Bestrahlungsversuchen an Kaninchen durch RUSSELL et al. (1949), bei denen histologisch fibrinoide Gefäßwandnekrosen mit Fibrose und obliterierenden Thromben im Vordergrund standen, schienen für eine überragende pathogenetische Rolle der Gefäßschäden zu sprechen. VOLK et al. (1972) interpretierten ihre Beobachtung eines typischen „frühen" Röntgenspätschadens der Medulla oblongata mit Wallenberg-Syndrom noch völlig im Sinne der vaskulären Genese über eine plasmatische Infiltrationsnekrose auf dyshorischer Basis analog SCHOLZ (1934). Dennoch steht auch in diesem Fall, den wir nachuntersuchten (SCHMITT 1979), der Gefäßschaden insgesamt quantitativ hinter der Massivität der Nekrose zurück (Abb. 45) und hat bei weitem nicht das Ausmaß der Gefäßveränderungen des „späten" Spätschadens (s. unten) erreicht. Vor allem fehlten plasmatische Gewebsinfiltrate. Für kleinere akzessorische Koagulationsnekrosen und spongiöse Demyelinisierungsherde in der homolateralen Seite des Brückenfußes schließlich hielten die Autoren eine vaskuläre Entstehung *nicht* für wahrscheinlich und zogen eine direkte Strahlenschädigung mit autoaggressiven Mechanismen analog ZÜLCH (1969) in Erwägung. Eine grundsätzlich andere Erklärung für dieses Nebeneinander substantiell verschiedener Schädigungsformen im gleichen Falle werden wir später diskutieren (s.S. 828). Sie besitzt eine größere Wahrscheinlichkeit und ist für die Hypothese der allgemeinen Pathogenese der intervallären Strahlenschäden von Bedeutung.

ZÜLCH (1969) schloß sich der Auffassung von HAYMAKER (1968) insofern an, als er die Permeabilitätsstörung der Gefäße als einen basalen Prozeß ansah, der über den Austritt gewebsfeindlicher Substanzen zur Gewebsschädigung mit Markscheidenuntergang führe. Im Gegensatz zu Scholz (1934) hielt er jedoch kreislaufbedingte Sekundärnekrosen im Zusammenhang mit der Gefäßumwandlung und Paramyloidausschwitzung für wenig wahrscheinlich, da sie die Selektivität des Markes nicht zu erklären vermögen. TSUYA (1970a, b) hält sowohl einen wesentlichen Einfluß der Gefäßveränderungen für den Gewebsschaden als auch eine direkte Strahlenschädigung des Gewebes für erwiesen, eine Auffassung, der wir uns auf der Basis eigener Befunde und Überlegungen anschließen möchten (vgl. S. 825ff.). Ferner sprechen auch die Ergebnisse von WAKISAKA et al. (1978) in diesem Sinne.

Schließlich eröffnet die vaskuläre Interpretation der frühen Spätnekrose prinzipiell auch die Möglichkeit, die Spätnekrosen als Ödemkrankheit des Markes zu deuten, wie dies BOELLAARD u. JACOBY (1962) angesichts ihrer untersuchten 6 Fälle mit teils kurzen (16 Monate), teils langen (8 Jahre) Intervallen und neuerdings wieder GODWIN-AUSTEN et al. (1975) tun. Die Autoren prägten den Begriff des „Spätödems" als Ausgangspunkt für den Spätschaden. Dieser Auffassung widerspricht ZÜLCH (1969) jedoch entschieden, da man das Ausmaß der Gewebsschäden nicht alleine auf ein Ödem zurückführen könne. Die elektronenmikroskopischen Befunde von FRANKE u. LIERSE (1967) und LIERSE (1972) (s.S. 790), die eine, nach Meinung der Autoren, ödembedingte intraperiodale Aufspaltung der Marklamellen als Beginn der Markscheidendegeneration beschrieben, könnten demgegenüber die Auffassung von BOELLAARD u. JACOBY (1962) stützen. Der Theorie des reinen vaskulären Schadens steht die Selektivität des Markes mit den Ausfällen der Oligodendroglia und der makrogliösen Entartungen entge-

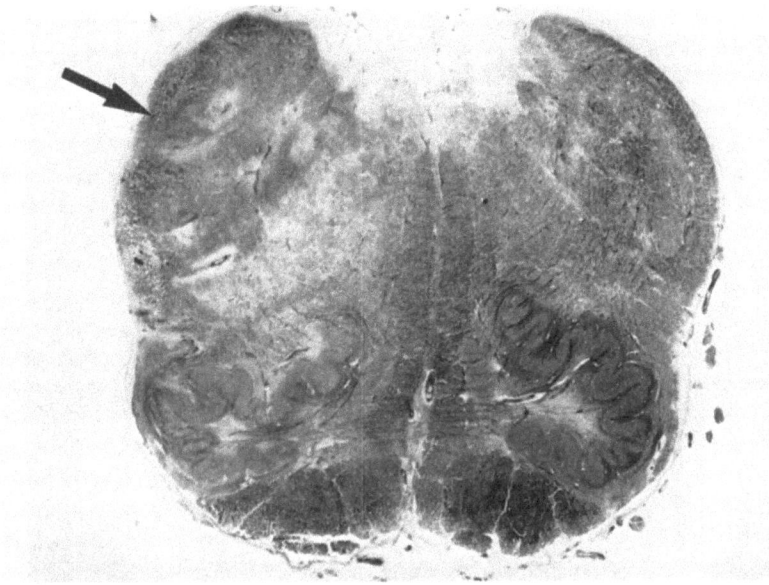

a

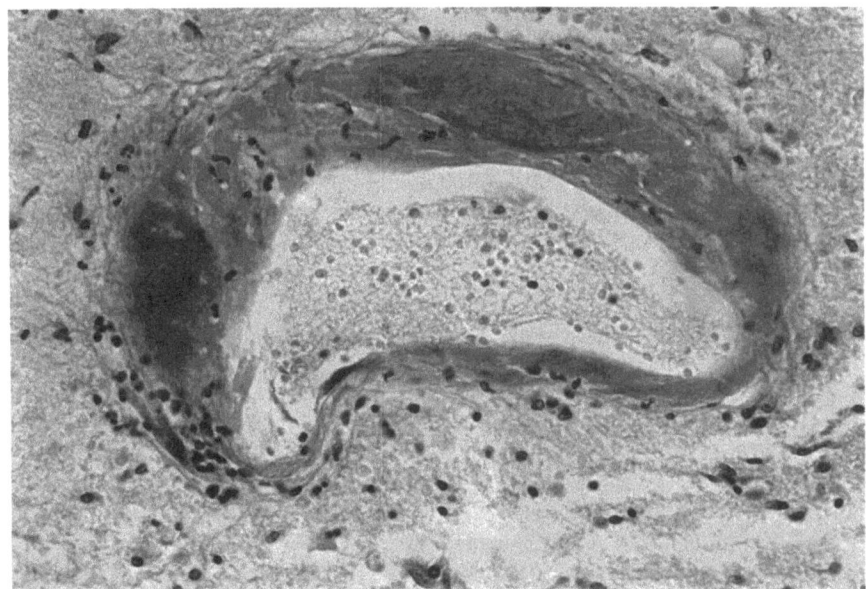

b

Abb. 45a, b. Intervallärer Röntgenschaden in der Medulla oblongata (S. 1428/71) nach Bestrahlung eines Chemodektomes des Glomus jugulare **a**. (weibl., 60 Jahre, 2 Bestrahlungsserien mit 60-CO-Gammastrahlen in einem Zeitraum von $4^1/_2$ Monaten; GHD 9100 rad; errechnete Dosis für die betroffene Oblongataseite 6000–8000 rad; Intervall 7 Monate, Überlebenszeit 13 Monate). Dorsolaterale Nekrose in der Medulla oblongata (*Pfeil*) in der Lokalisation einer ischämischen Enzephalomalazie nach Verschluß der A. cerebelli inferior posterior (Wallenberg-Syndrom, vgl. VOLK et al. 1972). Einzelne Gefäße in der Koagulationsnekrose zeigen kongophile plasmatische Wandinfiltrate bei unterschiedlich ausgeprägter Hyalinofibrose **b**; keine plasmatische Infiltration des Gewebes

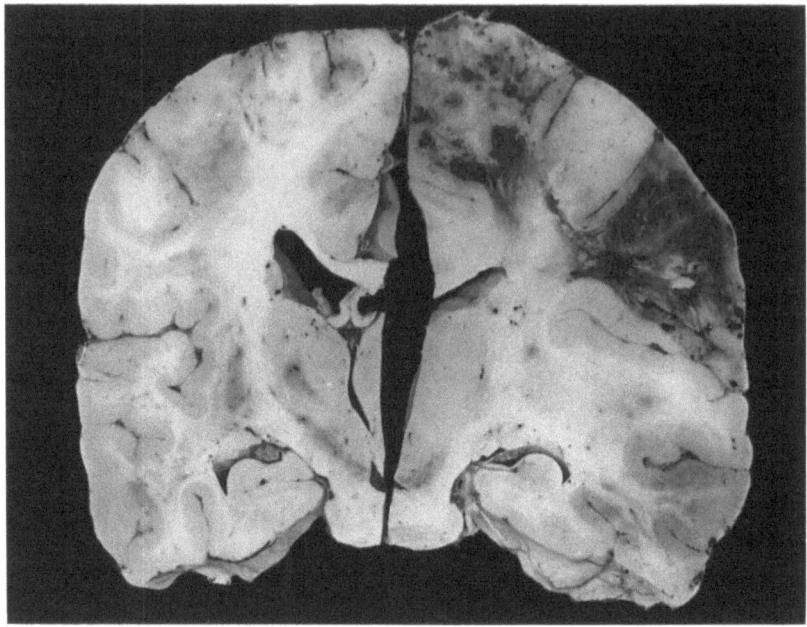

Abb. 46. „Späte" intervalläre Strahlennekrose im Großhirn einer 19 Jahre alt gewordenen Patientin, die wegen klinischen Verdachts auf ein rechts-zentroparietales Gliom und vermuteter Rezidive über einen Zeitraum von $4^1/_2$ Jahren in 7 Serien von je 2400–9000 R insgesamt 40 700 R Orthovolt-Röntgenstrahlen erhalten hatte (Anfang der 50er Jahre!). Teilweise sekundär-hämorrhagische multifokale Strahlennekrosen mit Schwerpunkt im Mark. Latenzzeit bis zum Beginn der ersten klinischen Symptome (die für Rezidive gehalten wurden) 5 Monate zur ersten Bestrahlungsserie. (Vgl. Beck-Thierfelder 1967)

gen (Zülch et al. 1971), da sonst auch die vaskulär viel besser ausgestattete Hirnrinde mit der Anoxieempfindlichkeit ihres nervösen Parenchyms stärker beteiligt sein sollte.

Strahlenspätschäden mit später Manifestation. Bei diesen Formen des Spätschadens mit mehr als 2jähriger Latenzzeit handelt es sich um den klassischen, schon von Fischer u. Holfelder (1930) herausgestellten und von Markiewicz (1935), Cocchi (1957), Scholz u. Hsü (1938), Zeman (1949), Lowenberg-Scharenberg u. Bassetti (1950), Zülch (1960), Boellaard u. Jacoby (1962), Lampert u. Davis (1964), Marra u. Giuffrè (1968), Hensell et al. (1969) und anderen beschriebenen Schädigungstyp. Er ist in erster Linie gekennzeichnet durch *schwerste Veränderungen der mittleren bis kleinen Gefäße und der Kapillaren* in grauer Substanz und Marklager, wobei es zu fibrinoiden Wandnekrosen, fettiger Degeneration, Hyalinose, Fibrose und intramuraler Ablagerung makroskopisch fischfleischartiger plasmatischer Substanzen (Fischer u. Holfelder 1930) kommt, die mitunter kongophil sind und auch ins perivaskuläre Gewebe austreten können (Abb. 46, 47). Auch endangiitische obliterierende Endothelproliferationen werden beobachtet (vgl. z.B. Dugger et al. 1954). Ferner finden sich multifokale Nekrosen, meist im Mark, seltener in der Rinde, von unter-

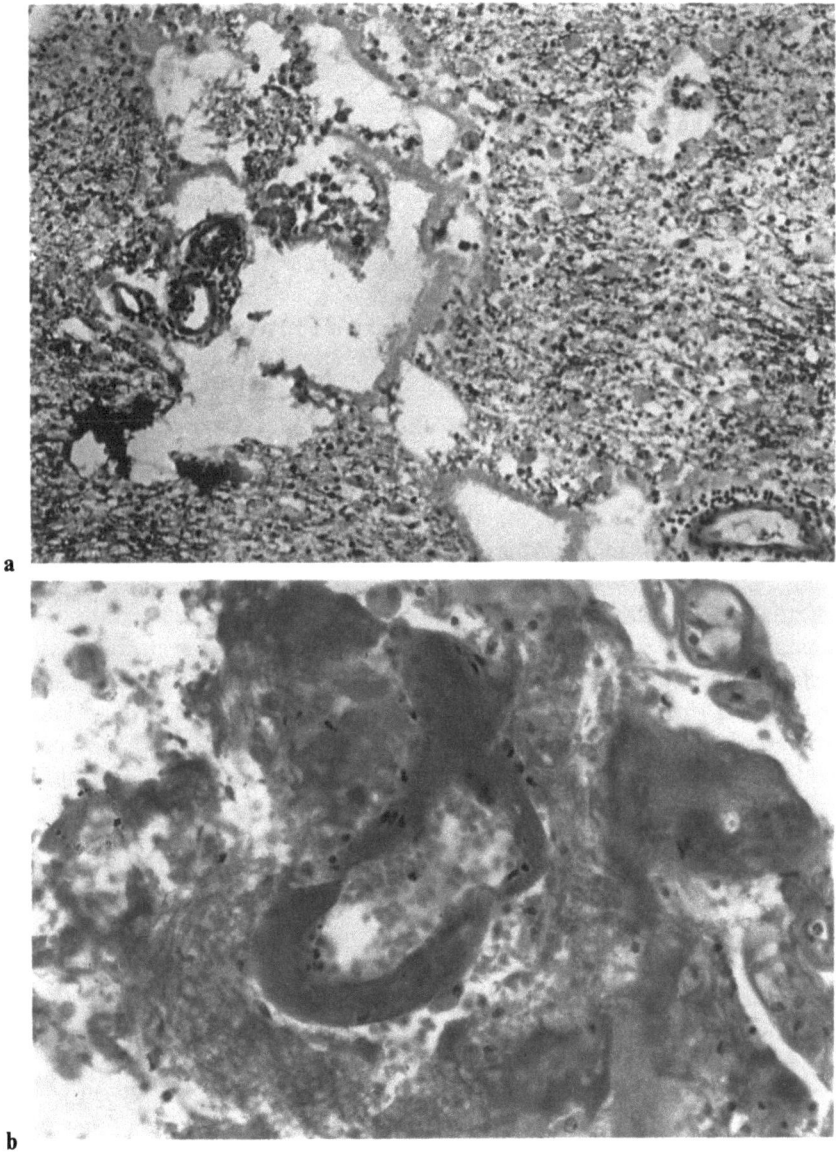

Abb. 47a, b. Gleicher Fall wie Abb. 46; **a** Zystisch gereinigte Nekrose mit amyloiden plasmatischen Extravasaten und reichlich hypertrophischer (gemästeter) Astroglia. **b** Mit Amyloid insudiertes, wandnekrotisches Gefäß (dyshorische Gefäßerkrankung) und amyloide Extravasationen ins nekrotische Gewebe

schiedlicher Ausdehnung und Alter, gelegentlich mit älteren Blutungen (Abb. 46). Sie können, je nach Alter, noch floriden Markscheidenabbau mit reichlich Mikroglia und Fettkörnchenzellreaktion im Herd (seltener) und in seiner Randzone (häufiger), sowie perivaskulär zeigen, oder auch bereits zystisch gereinigt und unterschiedlich stark gliös vernarbt sein. Pseudokalkablagerungen und echte Verkalkungen können in Gefäßwänden und Nekrosen des geschädigten Gewebes auftreten (KÖHN u. SCHLUNGBAUM 1958, W. MÜLLER 1975). Die perifokale Gliareaktion ist oft, ebenso wie die Abräum- und Reparationsaktivität gering (MARKIEWICZ 1935 u.a.) bzw. *verzögert,* woraus man auf eine strahlenbedingte Insuffizienz der gliös-mesenchymalen Elemente schließen kann. Über lange Zeiträume erholt sich die Glia allerdings und zeigt dann überschießende Reaktionen, wie auch die bindegewebige Vernarbung der Herde außergewöhnlich stark ist (vgl. ARNOLD u. BAILEY 1954). Nekrosen treten einmal im Bereiche der kolloidalen Infiltration des Gewebes im Gefäßbereich, aber auch unabhängig davon auf.

Zahlreiche Untersucher haben auf die lokale Progressivität des spätnekrotischen Prozesses hingewiesen, der, wie oben bereits ausgeführt (s.S. 801), sogar in eine autonome, progressive Strahlenenzephalopathie ausarten kann (MARKIEWICZ 1935; BECHER et al. 1969; HARDER 1965; SCHIFFTER et al. 1971; ZÜLCH 1956, 1960, 1969; ZÜLCH et al. 1971). Das aus den Gefäßen ausgetretene Amyloid kann die zystischen Hohlräume älterer Nekrosen teilweise ausfüllen (Abb. 47 oben), und es erweist sich als nicht abräumbar; dadurch können histologische Bilder einer Fremdkörperreaktion entstehen (MARKIEWICZ 1935). Das Bild der Gefäße (Abb. 47 unten) entspricht der *dyshorischen Gefäßerkrankung* von SCHÜRMANN u. MacMAHON (1933), welche die Erstbeschreiber auf ein gewebsfeindliches Verhalten in die Gefäßwand aufgrund eines Permeabilitätsschadens eingedrungenen Blutplasmas zurückführten. MARKIEWICZ (1937) sprach von *kolloider Degeneration* der Gefäßwand, die bei verschiedenen Krankheiten vorkommen kann und nicht strahlenspezifisch ist. Nach diesem Autor beruht die kolloide Umwandlung auf kolloidchemischen Fällungs- oder Gerinnungsvorgängen in der Gefäßwand als Folge des „Aufeinanderwirkens zweier oder mehrerer Stoffe", und ist der amyloiden Degeneration in anderen Organen vergleichbar. Diese *kolloide Degeneration* ist nach MARKIEWICZ (1937) streng zu trennen von der Koagulationsnekrose schlechthin. Die „Fällungsreaktion" kann sich auch über die Gefäßwand hinaus ins Gewebe fortsetzen, tritt dort jedoch nie ohne gleichzeitige Gefäßveränderungen auf, was MARKIEWICZ (1937) als Beweis dafür ansah, daß der eine der beiden reagierenden Faktoren in der Gefäßwand enthalten sein müsse. Heute weiß man, daß das Amyloid von Mesenchymzellen der Gefäßwand aufgrund eines in diesen Fällen strahlenbedingt fehlerhaften Zellstoffwechsels gebildet wird.

Im Gewebe entsteht in Folge des Übergreifens der kolloiden Substanzen eine sog. plasmatische Infiltrationsnekrose. Es ist verständlich, daß bei derart schweren Gefäßveränderungen, die allerdings erst nach langen Entwicklungszeiträumen auftreten, das Bild der Parenchymausfälle wesentlich von der Insuffizienz der Gefäße geprägt und von sekundären zirkulatorischen Schäden im Sinne der Dyshorie, wie auch durch trombotische oder proliferative Gefäßverschlüsse und deren Auswirkungen, beherrscht wird. *Primäre* strahlenbedingte Parenchymschäden des Markes können so von massiven Sekundärschäden durchaus verdeckt werden, was ihre Existenz jedoch nicht ausschließt – wir kommen darauf zurück (s.S. 828).

Stärkere Beteiligung der Hirnrinde am Schadensausmaß finden sich vor allem in Fällen, in denen die Kopfhaut wegen Hauttumoren etc. bestrahlt wurde,

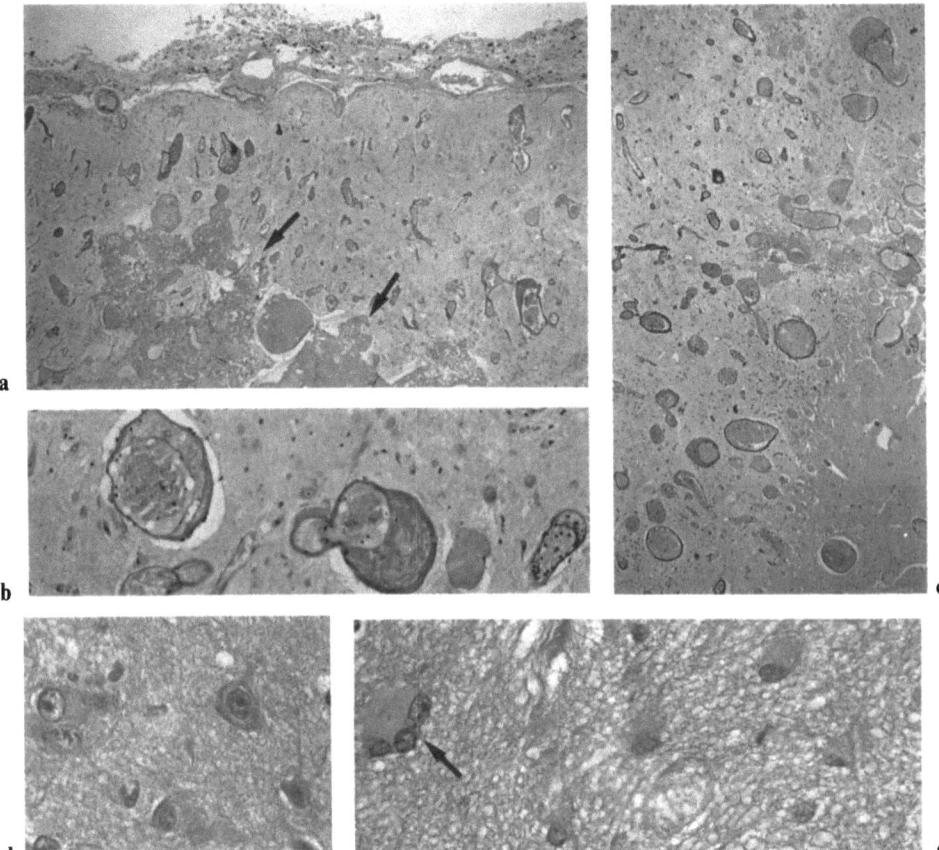

Abb. 48a–e. Intervalläre Strahlennekrose in der linken Postzentralregion (männl., 55 Jahre) mit Schwerpunkt in der Hirnrinde, 21 Jahre nach Bestrahlung eines Melanoms der Kopfhaut mit 10000 rad konventioneller Strahlung. **a** Übersicht mit dyshorischer Gefäßerkrankung und Extravasation PAS-positiver, aber Kongo-rot-negativer plasmatischer Massen (*Pfeil*) mit denen auch die ektatischen Gefäße in **b, c** imprägniert sind. Beachte die angiomatös anmutenden Teleangiektasien in **c**. Als Ausdruck der Strahlenresistenz des nervösen Parenchyms finden sich zwischen den stark veränderten Gefäßen z.T. ausgezeichnet erhaltene Nervenzellen **d**. Auch die üblicherweise bei Strahlenschädigung auftretende hypertrophische Astroglia fehlt nicht **e**; z.T. sind mehrkernige „groteske" Gliaformen zu finden (*Pfeil*). (Neurochirurgisches Exzisat eines vermeintlichen „zystischen" Tumors; E. 32540/78)

der Strahlenfokus also an der Kopfaußenfläche lag (Abb. 48a). Die dabei gefundenen Veränderungen des nervösen Parenchyms sind aber nicht als primäre Strahlenschädigung der Nervenzellen, deren Vulnerabilitätsgrenze weit über den zur Diskussion stehenden Strahlendosen liegt (s.S. 791, 827), sondern als Folgen der vaskulären und glialen Insuffizienz zu sehen (DUGGER et al. 1954; WHITE 1975). Zudem müssen auch retrograde Zellveränderungen bedacht werden, wenn, wie in einigen Fällen (BECHER et al. 1969; W. MÜLLER 1975) zur Markscheidendegeneration auch massive Axonzerstörungen hinzutreten.

ZÜLCH et al. (1971) weisen darauf hin, daß die späten Strahlennekrosen mit ihren Gefäßveränderungen, abgesehen von den selteneren autonomen prozeßhaften Verläufen, lange Zeit weitgehend auf das Bestrahlungsfeld begrenzt bleiben und daher zur Verhinderung lokaler Ausweitung und zusätzlicher klinischer Folgen operativ entfernt werden können (Abb. 48 u. BOELLAARD u. JACOBY 1962). Mitunter imitieren sie klinisch Tumorrezidive (s. z.B. DUGGER et al. 1954; GHATAK u. WHITE 1969; EYSTER et al. 1974).

Beispielhaft für die Verselbständigung eines Strahlenspätschadens im Sinne einer autonomen progressiven Entmarkungskrankheit scheint der von MALAMUD et al. (1954) mitgeteilte Fall einer 37jährigen Frau zu sein, die im Intervall von 21 Monaten p. irr. mit 2650 bzw. 2750 rad *HD* auf 2 okzipitoparietale Felder einen Strahlenspätschaden entwickelte, der in einer totalen Entmarkung beider Hemisphären unter Einbeziehung des Balkens gipfelte. Die U-Fasern blieben bemerkenswerterweise, wie bei den Leukodystrophien, verschont, und es entwickelte sich auch eine den Leukodystrophien adäquat starke anisomorphe Fasergliose.

Bei Bestrahlung des Halses und Kopfes können gelegentlich auch große Gefäße, z.B. die A. carotis und andere, geschädigt werden. Es treten dabei hyalinofibrotische Wandverdickungen mit Zerstörung der Lamina elastica interna und thrombotische Verschlüsse mit ischämischen Infarkten in den nachgeschalteten Versorgungsarealen mit neurologischen Herdsymptomen auf. HILDEBRAND (1978) hat 8 derartige Fälle aus der Literatur tabellarisch zusammengefaßt. Die aplizierten Strahlendosen lagen über 5000 rad; die Latenzzeiten betrugen zwischen 11 Monaten und 27 Jahren.

Die massiven Spätschäden des Gehirns nach intrakavitärer Bestrahlung mit ^{60}Co-Perlen (AFRA et al. 1965) unterscheiden sich pathologisch-anatomisch nicht grundsätzlich von den durch externe Bestrahlung hervorgerufenen.

η) Klinische Auswirkungen der intervallären Strahlenspätschäden

Die *klinischen Auswirkungen* der Strahlenspätnekrosen des Gehirns sind, wenn sie auftreten, unspezifisch und werden häufig von der Symptomatik der Sekundärfolgen überdeckt. In Fällen mit Hirndrucksteigerung unter dem Bilde des Pseudotumor cerebri (BERNASCONI et al. 1967; MARRA u. GIUFFRE 1968; SASABE 1968; ZÜLCH 1960, 1969) ist auch eine Verwechselung mit einem Tumorrezidiv (vgl. BECK-THIERFELDER 1967; VOLK et al. 1972 u. Abb. 47) möglich, und die Fehleinschätzung löst dann u.U. eine Nachbestrahlung statt der vielleicht möglichen operativen Beseitigung des Nekroseherdes aus. Im Rahmen von Spätschäden des Gehirns fanden KRAMER u. MICHAELSON (1972) in Tierversuchen Störungen der Augen- und motorischen Reflexe, generelle Hyperkinesen, generalisierte und fokale Aktivitätssteigerungen der elektrischen Spontanaktivität mit vermehrten Spikewellen, höhervoltiger Aktivität und Rhythmusinstabilität sowie eine zunehmende Narkoseintoleranz. Die Autoren sprechen von einem Syndrom der *Spätenzephalopathie*. Die gleichzeitig festgestellten EKG-Veränderungen deuten die Autoren als Ausdruck einer subklinischen, langsam progredienten Kardiomyopathie, die als Folge autonomer Imbalance oder Hyperaktivität angesehen wird. Eine langsame Progression der zentralnervösen Veränderungen halten die Autoren durchaus für wahrscheinlich.

In den mitgeteilten Fällen von Strahlenspätnekrosen beim Menschen mit klinisch-neurologischen Störungen ist das Bild sehr bunt; es finden sich enzephalitisartige Symptome, wie Wesensveränderung und abnormes Verhalten (BECHER et al. 1969), Verwirrtheit, Lethargie, Somnolenz, Bewußtseinsverlust (SCHMITT 1979, Fälle 1 und 2; CROMPTON u. LAYTON 1961; MARKIEWICZ 1935), delirante Zustände und Korsakow-Psychosen (SCHIFFTER et al. 1971); allgemeine Hirndrucksymptome mit Sehverschlechterung bis zur Amaurose (Stauungspapille), Kopfschmerzen, Vertigo, Nausea, Erbrechen, Reflexsteigerungen, Atemstörungen (MARKIEWICZ 1935; CROMPTON u. LAYTON 1961; BECHER et al. 1969; ALMQUIST et al. 1964) und schließlich Herdsymptome wie Hemiparesen, Parästhesien,

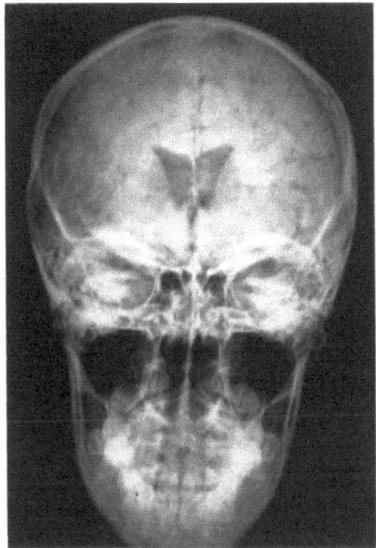 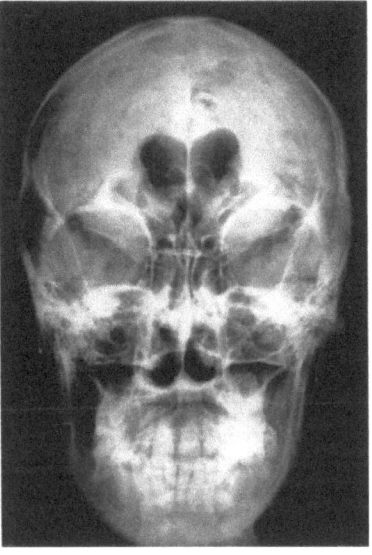

a   b

Abb. 49a, b. Gleicher Fall wie Abb. 46: Hydrocephalus internus e vacuo **b** 3 Jahre nach
4maliger Röntgenbestrahlung des Kopfes mit bis dahin 22600 R GD. **a** PEG vor Beginn
der Bestrahlung. (Vgl. BECK-THIERFELDER 1967 und ULE u. KOLKMANN 1972)

motorische Aphasie, Hirnnervenausfälle und fokale Krampfanfälle mit schweren EEG-
Veränderungen (BECHER et al. 1969) u.a. Pneumenzephalographisch läßt sich gelegentlich
ein Hydrocephalus internus e vacuo nachweisen (Abb. 49).

Für die Differentialdiagnose eines „Strahlenspätschadens" des Gehirns hat die axiale
Computertomographie (CAT), zusammen mit neueren Möglichkeiten der Dosimetrie,
besondere Bedeutung gewonnen (DECK 1980; MIKHAEL 1980).

ϑ) Dosisabhängigkeit der Strahlenspätschäden

Für die praktische Anwendung ionisierender Strahlen im therapeutischen Bereich
wie auch für die pathologisch-anatomische Begutachtung ist es außerordentlich wichtig
zu wissen, wo die Toleranzgrenze des ZNS für Strahlen liegt und ab wann man mit
der Entwicklung eines Spätschadens rechnen muß. Frühere Autoren (SCHOLZ 1934;
SCHOLZ u. HSÜ 1938; WACHOWSKI u. CHENAULT 1945; BOELLAARD u. JACOBY 1962 u.a.)
waren nach den ersten schlechten Erfahrungen mit der Bestrahlung von Hirntumoren,
vor allem wegen der früher infolge fehlender Meßmöglichkeiten oft viel zu hohen und
ungenau applizierten Strahlendosen (vgl. KAPLAN 1941; WACHOWSKI u. CHENAULT 1945;
BRANDENBURG u. MAURER 1954), sehr skeptisch in bezug auf die Indikation zur Bestrahlung von Tumoren geworden. Dies drückt sich noch eindrucksvoll in der Empfehlung
von BOELLAARD u. JACOBY (1962) aus, Tumoren nur dann überhaupt nachzubestrahlen,
wenn die Überlebenschance ohnehin nicht höher als 3 Jahre anzusetzen ist. Mit Hilfe
modernerer Verfahren und nicht zuletzt auch dank präziserer technischer Meßvorrichtun-
gen, die eine exakte Dosierung gestatten, hat sich dieser Pessimismus gegenüber der
Strahlentherapie von Tumoren des ZNS gemäßigt; die beschriebenen und zitierten Fälle
akuter oder intervallärer Schäden bleiben auf das Gros der Bestrahlungen gesehen Ausnahmen. Heute wird die Strenge der Indikationsstellung vielmehr durch die *Art* des Hirntumors geboten (GERHARD et al. 1975). Vor allem die eindrucksvollen Erfolge mit der
Bestrahlung von Medulloblastomen im Kindesalter (vgl. KUTTIG 1974 u.a.), haben zu
einem völligen Wandel in der prognostischen Einschätzung dieser biologisch äußerst bös-

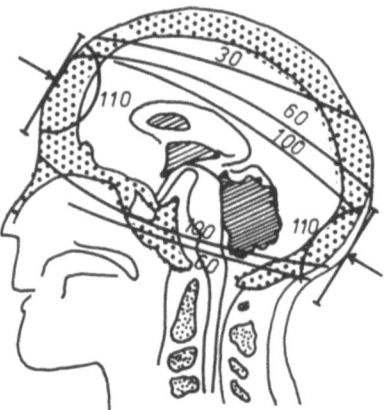

Abb. 50. Dosisverteilung bei Kobalt-60-Therapie des Gehirns. (Aus KUTTIG 1974; neugezeichnet; (——) Isodosenlinien in rad)

artigen Tumoren geführt und bestätigen den Wert der Strahlentherapie auch über die
oben zitierten engen Indikationsgrenzen hinaus.

Für die Wirkung einer ionisierenden Strahlung auf das ZNS sind, neben zahlreichen
biologischen Faktoren des bestrahlten Gewebes, die individuell sehr variabel sein können,
vor allem die technischen Größen *Dosis, Dosisleistung* (Dosis pro Zeiteinheit) und der
lineare Energietransfer (LET, vgl. S. 746) ausschlaggebend. Dosismessungen der effektiven
Photonenenergie im Hirngewebe für unterschiedlich energiereiche Röntgenstrahlen wurden von MAILLIE et al. (1972) angegeben. Da die relative biologische Wirksamkeit (RBW,
vgl. S. 746) mit dem LET ansteigt, und dieser für verschiedene Strahlenarten sehr unterschiedlich ist, spielt auch die Art der angewandten Strahlung für die Quantität einer
Gewebsschädigung eine außerordentliche Rolle. Da weiterhin die Energieabsorption eines
Körpers, der von einer Strahlung durchdrungen wird, statistischen Gesetzmäßigkeiten
gehorcht (s.S. 745), hängt das Schadensausmaß neben der Art der verwandten Strahlung
vor allem von der applizierten Gesamtdosis ab. Auch die Latenzzeit bis zum Eintritt
eines Spätschadens zeigt eine Dosisabhängigkeit, wobei sie mit steigenden Strahlendosen
abnimmt (vgl. ZEMAN 1963). Die Abb. 50 zeigt die Dosisverteilung für eine lokale Kopfbestrahlung beim Medulloblastom mit ^{60}Co-Gamma-Strahlen bei Teletherapie in frontaler
und okzipitaler Feldlage nach KUTTIG (1974, vgl. auch HERBIG et al. 1971). Man sieht,
daß die Dosis (in Prozent der Ausgangsdosis) in der Umgebung des Strahlendurchganges
rasch abfällt, so daß das umgebende Gewebe nur geringen Belastungen ausgesetzt ist.
Experimentelle Untersuchungen und die Erfahrung haben gezeigt, daß bei Fraktionierung
einer erwünschten Gesamtdosis in Teildosen, die in bestimmten zeitlichen Abständen
appliziert werden, die Strahlenschädigung des gesunden Gewebes erheblich vermindert
werden kann (BERG u. LINDGREN 1958). Dies liegt einmal an der geringeren Trefferwahrscheinlichkeit bei fraktionierten Dosen, zum anderen daran, daß den Reparations- und
Regenerationsmechanismen zwischen den einzelnen Bestrahlungen Zeit eingeräumt wird.
Aber auch bei fraktionierten Dosen ist die letztendliche Gesamtdosis nicht unbegrenzt
hoch anzusetzen, wie z.B. der auf S. 804, Abb. 46 beschriebene Fall der 19jährigen Patientin zeigt, die in 7 Bestrahlungsserien innerhalb von 7 Jahren insgesamt 40 700 R Röntgenstrahlen erhalten und einen Intervallärschaden entwickelt hatte.

Die Abhängigkeit der Gewebstoleranzgrenze von der Zeit innerhalb derer die Enddo-
sis erreicht wird, gibt das Diagramm von LINDGREN (1958) (Abb. 51) für das Gehirn
wieder; es zeigt eine lineare Dosis-Zeit-Beziehung. Oberhalb der Linie a tritt eine Schädigung sicher ein, oberhalb der Linie b muß in Einzelfällen mit einer Schädigung gerechnet
werden. Nach KUTTIG (1974) ist für Kinder die Toleranzgrenze um 20% niedriger anzusetzen; sie sollte eine Gesamtdosis von 4500–5000 rad in 6 Wochen nicht übersteigen. VE-

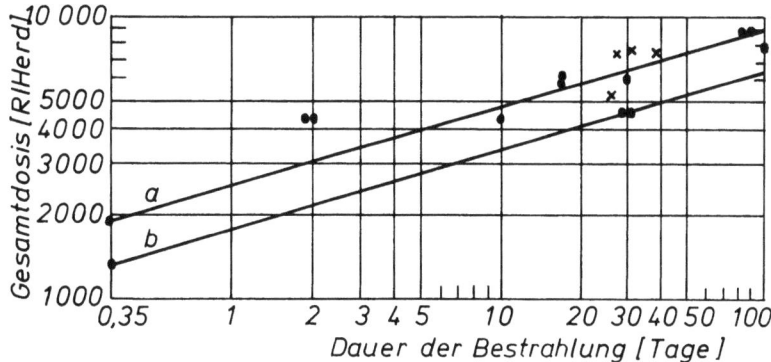

Abb. 51 a, b. Toleranzgrenzen der Strahlenbelastung für das Gehirn in Abhängigkeit von der Fraktionierung. (Nach LINDGREN 1958) **a** Grenze, oberhalb derer sicher Strahlenschäden auftreten; **b** Grenze, oberhalb derer in Einzelfällen bereits mit Schäden gerechnet werden muß

RITY (1968), KUHLENDAHL (1972) und SCHUSTER u. THOMAS (1972) weisen darauf hin, daß eine genaue Festlegung der Toleranzgrenzen nicht möglich ist, was aus den außerordentlich variablen Bedingungen von seiten des bestrahlten Organismus, die einen Strahleneffekt erheblich modifizieren können, ersichtlich wird. Diese Variabilität der individuellen biologischen Situation vermag auch das Auftreten von Strahlenspätschäden weit unterhalb der experimentell ermittelten Toleranzgrenzen in Einzelfällen (z.B. FOLTZ et al. 1953) zu erklären. Es sei nur an die Bedeutung der O_2-Spannung im Gewebe und sensibilitätssteigernde Wirkung von Hochdruckerkrankungen erinnert. VERITY (1968) empfiehlt beim Erwachsenen eine Dosisrate von 900 rad pro Woche in 4 bis 6 Fraktionen nicht zu überschreiten und die Gesamtdosis nicht höher als 6000 rad anzusetzen. Die Toleranzgrenzen des Hirnstammes und des Hypothalamus liegen niedriger als die des Groß- und Kleinhirns (ARNOLD et al. 1954a; SCHUSTER u. THOMAS 1972), so daß hier schon früher Spätschädigungen auftreten. Dies ist sicher vor allem auf den hohen Gehalt des Hirnstammes an myelinhaltigen Fasern zurückzuführen (HOLDORFF u. SCHIFFTER 1971).

Daß man auch innerhalb der therapeutischen Dosen mit dem gelegentlichen Auftreten von Strahlenschäden rechnen muß, ließ sich in Bestrahlungsversuchen an Affen zeigen (NAKAGAKI et al. 1976).

b) Schäden des Rückenmarkes

Strahlenschäden des Rückenmarkes, vor allem die später noch zu erörternden „Spätschäden", stehen seit den ersten Berichten von AHLBOM (1941) im Brennpunkt des Interesses an den Strahlenschäden des Zentralnervensystems überhaupt. Hinsichtlich der Selektivität der weißen Substanz verhalten sich die Strahlenschäden des Rückenmarkes prinzipiell ebenso, wie die des Gehirns.

α) Allgemeine Einteilung

Mit REAGAN et al. (1968) lassen sich unter klinischen Gesichtspunkten die Strahlenschäden des Rückenmarkes generell in 4 Gruppen einteilen:

1. *Benigne Formen,* die im kurzen Intervall von 3–4 Monaten (JONES 1964) auftreten, als charakteristischstes Merkmal ein positives Lhermittesches Zeichen (elektrische Parästhesien bei Kopfbeugung) haben und sich bis max. 1 Jahr

p. irr. vollständig wieder zurückbilden. Nur in insgesamt 2 Fällen (vgl. REAGAN
et al. 1968; EYSTER u. WILSON 1970) entwickelte sich erst später eine permanente
Strahlenmyelopathie. Diese Form der Schädigung wird häufig als *transitorische
Strahlenmyelopathie* oder *-myelitis* bezeichnet. Sie ist von der ebenfalls in kurzen
Intervallen auftretenden „frühen" Form des Rückenmarkspätschadens, der pro-
gressiv ist, streng abzugrenzen.

2. *Schäden nach Art des „lower motor neuron disease"* (spinale Muskelatrophie), die in reinen motorischen Ausfällen durch Schädigung der motorischen
Vorderhornzellen bestehen. Sie traten in Intervallen von 4–64 Monaten (MAIER
et al. 1969) auf. Für den Menschen sind sie wegen ihres seltenen Vorkommens
von geringerer Bedeutung und wurden bislang nur von FRIEDMAN (1954),
GREENFIELD et al. (1948) und MAIER et al. (1969) nach Bestrahlung von Hodentumoren mit lumbaler Rückenmarksaffektion beschrieben. Die von ZETT et al.
(1968) geschilderten Fälle scheinen ebenfalls in diese Gruppe zu gehören. Nach
Experimenten an Affen (MCLAURIN et al. 1955) hat es den Anschein, als wenn
vaskuläre Veränderungen mit Gefäßverschlüssen durch obliterierende Intima-
proliferation für die Ausfälle verantwortlich seien. Die Möglichkeit einer primären Strahlenschädigung der motorischen Vorderhornzellen kann wegen der hohen Strahlentoleranz dieser Zellen kaum in Betracht gezogen werden (s.S. 791).
Demgegenüber machte neuerdings HOLDORFF (1978) darauf aufmerksam, daß
strahlenbedingte Beinplexus- und Kaudawurzelläsionen nach Bestrahlung pa-
raaortaler Lymphknoten mit mindestens 4000 rad in 4 Wochen Syndrome vom
rein motorischen Typ hervorzurufen vermögen.

3. Die 3. Form der Strahlenschädigung des Rückenmarkes, die durch schlagartig im Intervall von Stunden bis Tagen auftretende Para- oder Tetraplegien
mit raschem Fortschreiten bis zu inkompletter Querschnittslähmung führt, ist
für den Menschen wenig relevant, da sie nur nach übertherapeutischen Strahlendosen, wie sie im Tierexperiment appliziert werden, auftritt. Sie wird auf einen
ischämischen Infarkt des Rückenmarkes durch massive Gefäßschäden zurückgeführt (vgl. EYSTER u. WILSON 1970).

4. Der 4. Schädigungstyp umfaßt die wichtigste, am meisten beschriebene
und diskutierte Form, die *chronisch-progressive Strahlenmyelopathie* mit durch-
schnittlichem Intervall von 1–3 Jahren p. irr. bis zum Auftreten der ersten Symptome (SEITZ u. KAHN 1961; WACHTLER 1962). Morphologisches Substrat des
charakteristischen aber nicht spezifischen klinischen Syndroms ist die „*Strahlenspätnekrose*" des Rückenmarkes, die, wie die „Spätnekrosen" des Gehirns in
90% der Fälle ein lokal-progredientes Verhalten zeigt. Nach pathologisch-anatomischen Kriterien muß man auch hier, wie am Gehirn (s.S. 797), zwei Formen
abgrenzen, die sich hinsichtlich der Latenzzeit wie auch der Pathogenese des
Schadens voneinander zu unterscheiden scheinen: Die *„frühe" Strahlenspätnekrose* mit kurzem Intervall und die *„späte" Strahlenspätnekrose* mit langem
Intervall bis zum Auftreten erster Symptome (vgl. JELLINGER u. STURM 1971).
An den frühen Formen der Rückenmarksspätnekrose tritt die Problematik der
rein vaskulären Interpretation der Strahlenspätschäden überhaupt (vgl. S. 797ff.)
wiederum deutlich zu Tage.

Für die Entstehung der Strahlenschäden des Rückenmarkes kommen, wie
am Gehirn, grundsätzlich 3 Möglichkeiten in Betracht:

1. Direkte Zell- und Parenchymschädigung (Nervenzellen, Glia und Markscheiden) mit Nekrose, vakuolärer Degeneration und abnormen Teilungsvor-
gängen der Glia (DAVIDOFF et al. 1938; ARNOLD u. BAILEY 1954; MALAMUD
et al. 1954; ZEMAN 1966a; WARREN et al. 1968).

2. Vaskuläre Schäden mit Endothelschwellung und -proliferation, Degeneration der Lamina elastica interna und Medianekrosen mit Ödembildung und
plasmatischer Infiltration der Gefäßwand und des Gewebes (MCLAURIN et al.
1955; ITABASHI et al. 1957; LAMPE 1958; KRISTENSSON et al. 1967; PALMER 1972
u.a., vgl. S. 817, 819).

3. Autoaggressive Antigen-Antikörper-Reaktion (ROSE 1958; LAMPERT et al.
1959 u.a., vgl. S. 806). PALLIS et al. (1961) halten eine Idiosynkrasie in einigen
Fällen von unterhalb der angenommenen Toleranzdosis aufgetretenen Rückenmarksschäden für einen wesentlichen auslösenden Faktor.

β) Transitorische Strahlenmyelopathie (-myelitis)

Diese Form der Myelopathie mit dem Kardinalsymptom eines positiven
Lhermitteschen Zeichens und Parästhesien (Prickeln) in den Beinen wurde zuerst
von BODEN (1948) in 4 Fällen erwähnt und ist die häufigste Form der Strahlenschädigung des Rückenmarkes mit nahezu stets benignem Verlauf (JONES 1964;
SINNER 1964; LEHMANN et al. 1968; VERITY 1968; FISHMAN 1975). Von JONES
(1964) wurden 7 solcher Fälle eingehend beschrieben. Der Autor führt die passagere neurologische Symptomatik auf Störungen der besonders radiosensiblen
Oligodendroglia zurück, worin ihm die Ergebnisse der Tierversuche von GIL-
MORE (1963b, 1969, vgl. S. 782) rechtzugeben scheinen. Das positive Lhermitte-
sche Zeichen zeigt organische Veränderungen der zervikalen sensorischen Neuriten im Sinne einer Störung der Myelinscheiden als Folge der Oligodendrogliade-
pression an. Wie GILMORE (1963b, 1964, 1969) nachweisen konnte, ist ein solcher
Gliaschaden bis zu einer bestimmten Strahlendosis reversibel, womit sich auch
die Rückläufigkeit der transitorischen Symptomatik erklären könnte. In enzymhistochemischen Untersuchungen an Katzen fanden DVORETSKI u. REVA (1968),
daß bereits innerhalb von 5 Tagen nach einer Einzeldosis von 1200 rad lokaler
Rückenmarksbestrahlung eine signifikante Abnahme der Phosphorylierung und
des oxydativen Stoffwechsels in grauer und weißer Substanz eintrat, wobei die
Phosphorylierung stärker betroffen war. Ultrastrukturelle Frühveränderungen
der Motoneurone der Vorderhörner und der Synapsen der spinalen Reflexbögen,
die sich vor allem als Membranschäden der Mitochondrien, des Ergastoplasmas
und der synaptischen Vesikeln darstellten, traten in den Versuchen von CARRE-
GAL u. CRAVIOTO (1970) erst nach Herddosen von 7080–16400 R gelegentlich
und von 42950–63620 R regelmäßig auf.

Eine Symptomatik, wie sie die Strahlenspätschäden des Rückenmarkes auszeichnet, tritt bei der transitorischen Strahlenmyelopathie niemals auf.

γ) Die chronisch-progrediente Strahlenmyelopathie

Klinik. Die Differentialdiagnose eines Strahlenspätschadens des Rückenmarkes
ist schwierig, da einmal das lange Intervall bis zum Auftreten der ersten Sympto-

me und die meist langsame Progredienz bis zur Querschnittslähmung, die gelegentlich auch einmal abrupt auftreten kann (SCHMIDT u. MÜLLER 1968; EYSTER u. WILSON 1970), vor allem eine Verwechselung mit intraspinalen Tumoren oder Tumormetastasen nahelegen (MARTY u. MINCKLER 1973; FRÖSCHER et al. 1975), u.U. mit der Konsequenz einer Zweitbestrahlung (HELD et al. 1964; FRÖSCHER et al. 1975). Auch in einem eigenen Beobachtungsfall (SCHMITT 1979) war in der Annahme einer Tumorinfiltration das betroffene Gebiet noch einmal nachbestrahlt worden.

Ein von OESER u. ZÜLCH (1972, 1974) diskutierter Fall demonstriert beispielhaft die Schwierigkeiten, die in bezug auf die Feststellung eines Strahlenspätschadens des Rückenmarkes in gutachterlichem Zusammenhang auftreten können: Bei einem Mann, der wegen eines zirkulären Rückenmarkstumors bestrahlt worden war, trat in einem Intervall von $1^1/_2$ Jahren nach der Bestrahlung eine langsam progrediente Querschnittssymptomatik auf. Es entstanden rechtliche Streitigkeiten wegen einer Anerkennung der Querschnittslähmung als Strahlenspätschaden. 14 Jahre nach der Bestrahlung konnte durch Autopsie eine Strahlenspätnekrose des Markes ausgeschlossen werden; die Querschnittslähmung war durch zirkuläre fibrotische Einschnürungen im Rahmen der Vernarbung entstanden.

Zur Diagnose eines Strahlenspätschadens des Rückenmarkes müssen nach REGAN et al. (1968) folgende Kriterien erfüllt sein: 1. Es muß die Bestrahlung eines malignen Tumors mit Lage des Rückenmarkes im Bestrahlungsfeld vorausgegangen sein; 2. Die klinische Lokalisation des betroffenen Segmentes muß mit der Lage des Bestrahlungsfeldes übereinstimmen; 3. Mit Hilfe aller diagnostischen Möglichkeiten und aufgrund des klinischen Verlaufes muß ein intraspinaler Tumor ausgeschlossen sein. Diese letzte Voraussetzung ist meist nur schwer zu erfüllen.

Die ausschlaggebenden technischen Faktoren für den Eintritt eines Strahlenspätschadens haben MAIER et al. (1969) zusammengefaßt: Länge oder Volumen des bestrahlten Rückenmarksabschnittes, Dosishöhe pro Fraktion, Zahl der Fraktionen, Zeitspanne zwischen den einzelnen Fraktionen, Totaldosis und Gesamtzeit.

Die wichtigsten *klinischen Symptome* des Strahlenspätschadens, geordnet nach der Reihenfolge ihres Auftretens, sind: Taubheit in distalen Extremitätenabschnitten (Finger, Zehen) und am Rumpf, Parästhesien, Hypästhesien, Harn- und Stuhlentleerungsstörungen, teils in Form von Inkontinenz, teils als Verhaltung, Potenzstörungen (STEVENSON u. ECKHARDT 1945), lanzierende Schmerzen, Störungen der Tiefensensibilität, motorische Schäden bis zur Gehunfähigkeit, spastische Para- oder Tetraparesen und -paralysen, seltener auch Hemiparesen (KRISTENSSON et al. 1967; ZETT et al. 1968); in den meisten Fällen resultiert nach anfänglicher Dominanz der sensorischen Störungen schließlich ein Brown-Séquard-Syndrom, welches sich häufig bis zum inkompletten oder kompletten Querschnittssyndrom fortentwickelt (AHLBOM 1941, SMITHERS et al. 1943; STEVENSON u. ECKHARDT 1945; BODEN 1948; JACOBSSON 1951; ITABASHI et al. 1957; SEITZ u. KAHN 1961; ALAJOUANINE et al. 1961; FRANKE 1963; VERJAAL 1964; WEINGARTEN u. WACHTLER 1964; BRENK et al. 1968; KRISTENSSON et al. 1967; REAGAN et al. 1968; LEHMANN et al. 1968; EYSTER u. WILSON 1970; LIERSE 1972; PALMER 1972; PHILIPPS u. BUSCHKE 1969; YAAR et al. 1973; BUSSE et al. 1975). Eine Dysphagie bei Hals-Brust-Bestrahlung ist ein häufiges Frühzeichen einer Direktaffektion des Ösophagus durch die Bestrahlung (EYSTER u. WILSON 1970); auch ein Horner-Syndrom kann bei Halsbestrahlungen auftreten. FRÖSCHER et al. 1975, beobachteten in einem Falle eines 56 Jahre alten Mannes im Rahmen eines mit 4–5monatiger Latenz manifestierten Strahlenspätschadens nach inkomplettem thorakalem Querschnitt des späteren Übergang in ein organisches Psychosyndrom mit Verwirrtheit und paranoid-halluzinatorischen Zuständen.

Vor dem Manifestwerden klinischer Symptome lassen sich vielfach bereits subklinische Zeichen einer Strahlenschädigung des Rückenmarkes in Form einer Abnahme der spinalen, somatosensorischen Leitgeschwindigkeit nachweisen (DORFMAN et al. 1981).

Der klinischen Symptomatik ist die morphologische Vorzugslokalisation der Strahlenspätschäden des Rückenmarkes in den Seiten- und Hintersträngen korreliert; als zusätzlicher Faktor für Progredienz und Ausweitung der Symptomatik kommt bei Rückenmarksschäden noch die ante- und retrograde Degeneration, stärker als beim Gehirn, hinzu. Die Liquoruntersuchungen bieten diagnostisch beim Strahlenspätschaden des Rückenmarkes keine charakteristischen Hinweise.

Frequenz und Lokalisation. Die Frequenz der Strahlenspätschäden des Rückenmarkes wird in neueren Zusammenstellungen und statistischen Auswertungen zwischen 1 und 5% der Bestrahlungsfälle mit Lage des Rückenmarkes im Bestrahlungsfeld angegeben (BUSSE et al. 1975 – 4%; COY et al. 1969 – 2,1%; FLETCHER u. MILLION 1965 – 3,5%; MAIER et al. 1969 – 4,4%; PALMER 1972 – 2,5%; PHILLIPS u. BUSCHKE 1969 – 2%; SMITHERS et al. 1943 – 1,5%; WACHTLER 1962 – 1–5%)[1]. In einzelnen Statistiken erreichen die Strahlenspätschäden auch Häufigkeiten von 9, 10 und 12,5% (V.D. BRENK et al. 1968; FRIEDMAN 1954; LOCKSMITH u. POWERS 1968). Dabei spielen die unterschiedliche Art der bestrahlten Malignome und die häufig vom Tumor „geforderten" höheren Strahlendosen, aber auch die geringere Gesamtfrequenz der Beobachtungen mit höherer Stichprobenunsicherheit, eine Rolle. LOCKSMITH u. POWERS (1968) nahmen die hohe Zahl von 12,5% Rückenmarkspätschäden zum Anlaß einer Änderung des Therapieschemas. Aus der im Rahmen dieses Kapitels ausgewerteten Literatur konnte der Verfasser eine Zahl von etwa 270 beschriebenen Fällen später Strahlenmyelopathie insgesamt entnehmen. Bei diesen Häufigkeitsangaben muß man berücksichtigen, daß die Frequenz der Beobachtung von Strahlenspätschäden auch stark von dem Beobachtungszeitraum nach der Strahlentherapie abhängt. Viele Patienten sterben vor Ablauf der Manifestationszeit für einen Strahlenspätschäden an ihrem Grund- oder an Folgeleiden, wodurch die Häufigkeit der präsumptiven Strahlenspätschäden sicher weit über der realen Beobachtungshäufigkeit läge.

Dreiviertel aller Strahlenspätschäden sind im Halsmark lokalisiert (AHLBOM 1941; STEVENSON u. ECKHARDT 1945; BODEN 1948; JACOBSON 1951; MAHLAMUD et al. 1954; ITABASHI et al. 1957; MOLIN u. SOURANDER 1957; ALAJOUANINE et al. 1959, 1961; SEBEK et al. 1959; SCHEIDEGGER 1960; SEITZ u. KAHN 1961; WACHTLER 1962; FRANKE 1963; HELD et al. 1964; WEINGARTEN u. WACHTLER 1964; VAETH 1965; BALDUS 1966; KRISTENSSON et al. 1967; RASKIND 1967; V.D. BRENK et al. 1968; HUNG 1968; LEHMANN et al. 1968; REAGAN et al. 1968; Schmidt u. MÜLLER 1968; PLEYM-SOLHEIM 1970; JELLINGER u. STURM 1971; PALMER 1972; MARTY u. MINCKLER 1973; YAAR et al. 1973).

Häufig ist auch das *Thorakalmark* betroffen (SMITHERS et al. 1943; WATSON u. BURKELL 1959; DYNES u. SMEDAL 1960; SCHÜMMELFEDER 1960; PALLIS et al.

---

1 Die Prozentwerte wurden z.T. vom Verfasser aus den Angaben der Autoren berechnet

1961; FISHER 1964; SINNER 1964; VERJAAL 1964; WEINGARTEN u. WACHTLER
1964; FERRERO u. OBARRIO 1965; VAETH 1965; ATKINS u. TRETTER 1966; RAS-
KIND 1967; LOCKSMITH u. POWERS 1968; REAGAN et al. 1968; COY et al. 1969;
PHILLIPS u. BUSCHKE 1969; CASTAIGNE et al. 1970; EYSTER u. WILSON 1970;
TSUYA 1970a, b; COY u. DOLMAN 1971; JELLINGER u. STURM 1971; PALMER
1972; YAAR et al. 1973; NOETZEL u. WEBER 1974; BUSSE et al. 1975; FRÖSCHER
et al. 1975), während ein *thorakolumbaler* (MAIER et al. 1969) und *lumbaler* Sitz
der Schädigung nur in wenigen Fällen berichtet wurden (FLETCHER u. MILLION
1965; FRIEDMAN 1954; GREENFIELD u. STARK 1948; PALMER 1972); bei den letztgenannten handelte es sich um Bestrahlungen von Hodentumoren.

Die Vorzugslokalisation im Hals- und Thorakalmark hat nichts mit einer stärkeren
Strahlensensibilität dieser Abschnitte zu tun, sondern sie hängt einmal mit der bevorzugten Bestrahlung von Tumoren des Hals-Brust-Mediastinalbereiches, zum anderen mit
den meist höheren Dosen bei Bestrahlung von Tumoren im Halsbereich gegenüber denen
anderer Regionen zusammen. Im Halsbereich handelt es sich im wesentlichen um maligne
Tumoren des Nasopharyngealraumes, des Kehlkopfes und um dort lokalisierte Lymph-
knotenmetastasen.

Pathomorphologie. Die morphologischen Befunde der sog. Strahlenspätschädigung des Rückenmarkes sind formal-pathologisch identisch mit denen des
Gehirns und bieten die gleichen Probleme hinsichtlich der pathogenetischen
Deutung, die in der vorausgegangenen Diskussion der „Spätenzephalopathie"
bereits anklangen. Besonderheiten treten im Rückenmark durch die Sekundär-
veränderungen in den langen Bahnen (Wallersche auf- und absteigende Degeneration) in *klinisch* stärker relevantem Maße als am Gehirn hinzu. In der Literatur
wird bei den Läsionen des Rückenmarkes mit Querschnittscharakter eine stärkere Beteiligung der grauen Substanz hervorgehoben, die nicht nur auf Fälle
mit sekundärem ischämischem Infarkt bei Gefäßverschluß zutreffen soll (HELD
et al. 1964; McLAURIN et al. 1955; WARREN et al. 1968; KRISTENSSON et al.
1969). Wie die Befunde in unseren Beobachtungen (SCHMITT 1979) nahelegen,
führen in solchen Fällen offenbar schwerste Strahlenschäden der Stützgewebe
(Glia) zum vollständigen geweblichen Zusammenbruch, in den dann die graue
Substanz mehr oder minder passiv einbezogen wird, wie die z.T. noch vergleichsweise gut erhaltenen, völlig desintegrierten motorischen Vorderhornzellen in
solchen Fällen zeigen (Abb. 52, 53). Wie bereits für die Strahlenschäden des
Gehirns ausgeführt, ist auch für das Rückenmark aufgrund zahlreicher differie-
render Befunde in der Literatur eine Aufteilung in „frühe Spätschäden" mit
kürzerer Latenz von Monaten bis zur ersten Manifestation von Symptomen
und „späten Spätschäden" mit einer bis mehrere Jahre langen Latenz notwendig.
In einem Fall von MAIER et al. (1969) hatte die Latenzphase 13 Jahre betragen
– der Schaden wurde dann noch 6 Jahre überlebt.

Frühe Manifestation. Während bei den „Spätschäden" mit früher Manifestation und kurzer Überlebenszeit Gefäßveränderungen vollständig fehlten oder
inadäquat zum Gewebsbefund ausgeprägt waren (McLAURIN et al. 1955; ITA-
BASHI et al. 1957; INNES u. CARSTEN 1961, 1962; WARREN et al. 1968; PHILLIPS
u. BUSCHKE 1969 – Fall 2; JELLINGER u. STURM 1971), stehen sie in Fällen
mit später Manifestation meist im Vordergrund (vgl. Abb. 54).

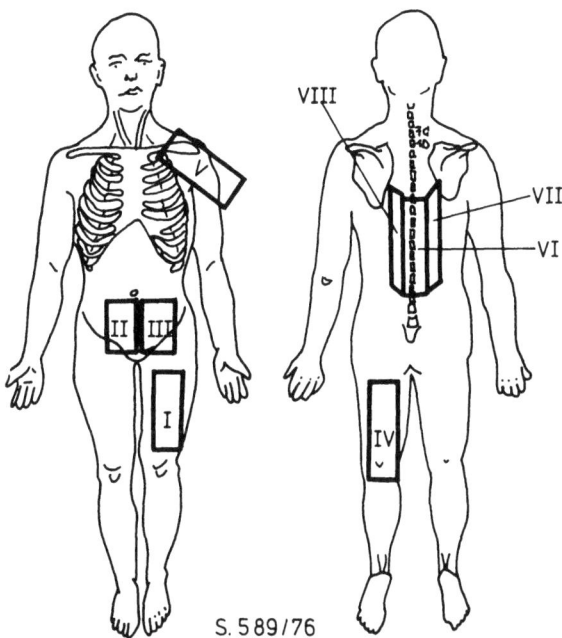

Abb. 52. Bestrahlungsschema einer 51 Jahre alt gewordenen Frau mit metastasierendem Mammakarzinom

In Anlehnung an die tierexperimentellen Befunde von INNES u. CARSTEN (1961, 1962), die in Versuchen an Ratten und Affen eine *spongiöse Demyelinisierung* mit Auftreten von Axonkugeln und eine Reduktion der Oligodendroglia als charakteristisches morphologisches Substrat der „frühen" Form der „Spätschädigung" herausstellten, interpretieren auch JELLINGER u. STURM (1971) einige ihrer Fälle mit kurzer Latenzphase histologisch als derartige typische Frühformen. Dabei heben die Autoren ausdrücklich das Fehlen von Gefäßveränderungen und Exsudationen hervor; herdförmige spongiöse Gewebsauflockerungen in den Hinter- und Seitensträngen, ähnlich wie in Abb. 54, waren begleitet von Markscheidenabbau, Axonschwellungen und von Frühstadien der Wallerschen Degeneration. Makrophagen fanden sich nur spärlich, die Oligodendroglia war vermindert, während die Astroglia eine leichte Hyperplasie zeigte.

Diese Befunde decken sich in vielen Punkten mit denen der eigenen Beobachtungen in den partialnekrotischen Bezirken. Wie später noch ausgeführt werden wird, spielt nicht nur der Zeitraum bis zur Erstmanifestation, sondern auch die Überlebenszeit für Qualität und Quantität der Gewebsveränderungen eine entscheidende Rolle.

Späte Manifestation. Bei den Schäden, die sich nach jahrelangem Intervall manifestieren oder die jahrelang überlebt werden, stehen die Blutgefäße mit ihren klassischen dyshorischen Wandveränderungen – Degeneration der Tunica elastica interna, Medianekrose, kolloidale Fällung plasmatischer, oft kongophiler Substanzen in der Gefäßwand und im Gewebe und ausgeprägte Adventitialfi-

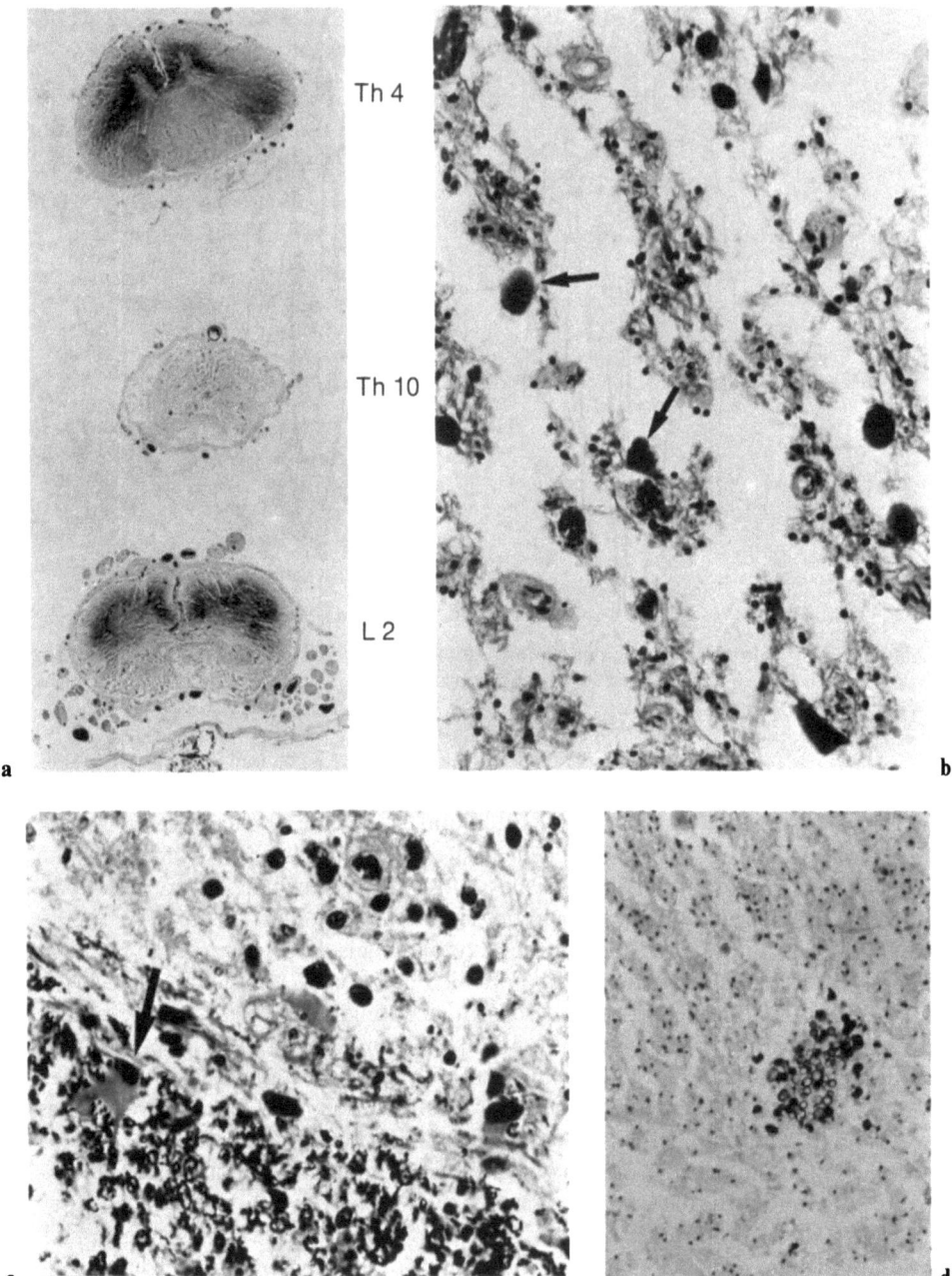

Abb. 53a–d. Gleicher Fall wie in Abb. 52. Intervalläre Strahlenmyelopathie (Latenz ca. 7 Mon. p. irr., Überlebenszeit ca. 14 Mon; S. 589/76). **a** Drei Rückenmarksquerschnitte mit unterschiedlicher Ausprägung des Schadens: In Th 4 Randlichtung und vorwiegende Schädigung der Hinterstränge; bei Th 10 eine Totalnekrose mit kompletter Malazie des Segmentes; im Lendenmark ausgeprägte Randlichtung und malazische Totalnekrose im Hinter- und Hinterseitenstrangbereich. Beachte die wohlerhaltenen Vorderhörner! **b** Ausschnitt aus Th 10 mit einzelnen motorischen Vorderhornzellen, die, geschrumpft und

brose – meist im Vordergrund der Schädigung (vgl. Abb. 47 unten). Oft scheinen sie jedoch nicht ausreichend, das gesamte Schädigungsausmaß hinreichend zu erklären. Zwischen frühen und späten Formen gibt es dabei fließende Übergänge im Gefäßbild, die von Kapillarproliferation, Schlingen- und Teleangiektasiebildung (KRISTENSSON et al. 1967; NOETZEL u. WEBER 1974) über leichte bis zu schweren plasmatischen Wandverquellungen reichen. Plasmatische Gewebsinfiltrationen fehlten, wie in zweien unserer Fälle auch in Beobachtungen der Literatur (HELD et al. 1964).

Elektronenmikroskopische Untersuchungen ergaben, daß trotz intensiver Kollageneinlagerungen in die aufgesplittete Basalmembran der Gefäße bei der strahleninduzierten Kapillarfibrose stets eine strenge Trennung von neuroektodermalem und mesenchymalem Gewebe gewahrt bleibt, indem sich die Basalmembran doppelt (ULE 1969; ULE u. KOLKMANN 1972, S. 100).

Die Bestrahlungsversuche an Rhesusaffen von McLAURIN et al (1955) haben gezeigt, daß auch bereits in frühen Stadien, allerdings nach sehr hohen Strahlendosen (bis 38000 rad!), die Spinalarterien und ihre meningealen Äste exzessive, obturierende Intimaproliferationen, ähnlich einer Heubnerschen Begleitangiitis, entwickeln können, die dann, abgesehen von direkten Totalnekrosen und Gewebszerreißungen, zur ischämischen Myelomalazie führen. SCHÜMMELFEDER (1960) fand solche Veränderungen der Intima in den kleinen Arterien und Arteriolen der Meningen bei einer Strahlenspätschädigung mit $2^1/_2$jähriger Latenz und abruptem Auftreten eines Querschnittssyndroms. Die Dosis bei der Bestrahlung eines Bronchialkarzinoms hatte 19600 R in 23 Tagen betragen. Der Autor weist auf die Ähnlichkeit des Gewebsbildes mit einem Rückenmarksinfarkt hin. In einem von SCHEIDEGGER (1960) berichteten Fall fanden sich endarteriitische Proliferate schon nach einer Gesamtdosis von 7200 R. Auch bei therapeutischen Strahlenschäden mit jahrzehntelanger Latenz können in den geschädigten mittleren und kleinen Gefäßen Thrombosen (TSUYA 1970a, b) und Verschlüsse durch PAS-positives, hyalines Material (MARTY u. MINCKLER 1973; PALMER 1972) eintreten, und die dann abrupt auftretenden inkompletten oder kompletten Querschnittssyndrome auf der Basis eines Rückenmarksinfarktes hervorrufen.

Die „späte" Strahlenspätschädigung des Rückenmarkes zeichnet sich, wie die des Gehirns, durch auf das Bestrahlungsfeld lokalisierte, multiple, teils konfluierende, scharf begrenzte Nekrosezonen mit verdämmerndem Zellmaterial und Kerntrümmern, diffusen und perivaskulären Blutungen und amorphem Debris aus. Bevorzugt betroffen sind Hinter- und Seitenstränge, geringer auch die Vorderstränge (LEHMANN et al. 1968; GODWIN-AUSTEN u. HOWELL 1975). Auch eine Einbeziehung der grauen Substanz in die Schädigungen kommt nicht selten vor (McLAURIN et al. 1955; MOLIN u. SOURANDER 1957; SCHEIDEGGER 1960; HELD et al. 1964; KRISTENSSON et al. 1967; LEHMANN et al. 1968; PHILLIPS u. BUSCHKE 1969; NOETZEL u. WEBER 1974), ist aber sekundär.

Neben homogenisierenden Vorderhornzellnekrosen finden sich auch retrograde Zellveränderungen mit Tigrolyse und exzentrischer Kernverlagerung an den Zellrand nach

---

hyperchromatisch, völlig desintegriert in der zystisch transformierten Nekrose „schwimmen" (*Pfeile*); beachte das Fehlen von Gitterzellen! c Randzone der Totalnekrose im Hinterstrangfeld von Th 4 mit auffallend schwacher Gliareaktion; (*Pfeil*) einzelne „amöboide" hypertrophische Astrozyten und pyknotische, homogene und hyperchromatische Gliakerne in der Nekrose. d An einzelnen Stellen Ablagerungen kristalliner Konkremente in der Nekrose

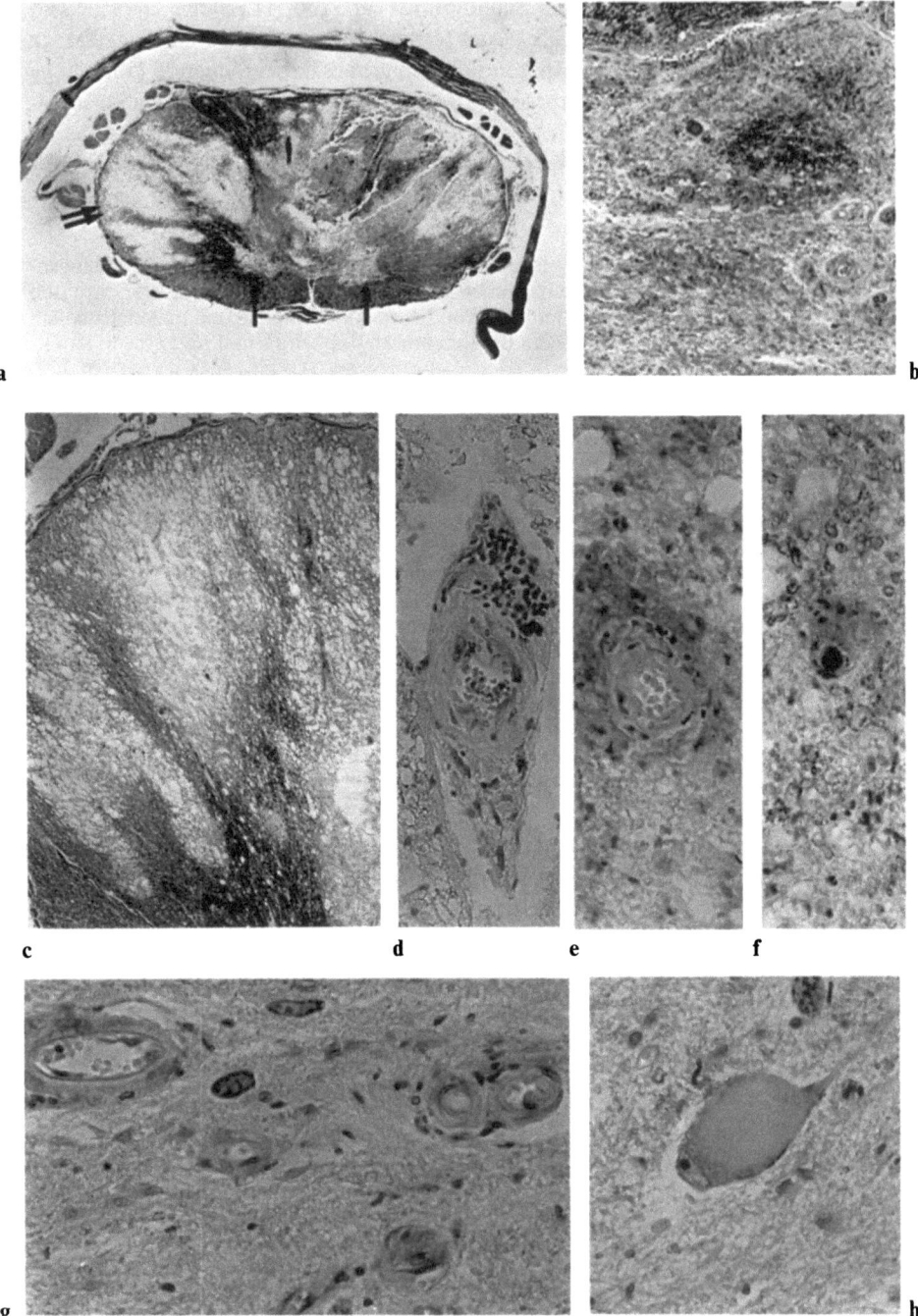

Abb. 54a–h. Intervalläre Strahlenmyelopathie bei einem 37 Jahre alt gewordenen Mann mit Morbus Hodgkin und WS-Infiltration. 5049 rad GHD 60-Co-Gammastrahlung auf ein mediastinales und dorsales Stehfeld. Latenzphase 10 Mon. p. irr.; Tod 11 Mon. p. irr. (S. Nr. 302/74): Ausgedehnte Total- und spongiöse Partialnekrosen in den Hinter-, Hinterseiten- und Vorderseitensträngen des Rückenmarkes (**a** Intumnescentia cervicalis) bei

Unterbrechung der Neuriten im Nekrosegebiet (Abb. 54h). Im Beginn der Entwicklung des Spätschadens zeigen die Gefäße gelegentlich perimurale Rundzellinfiltrate (SCHMIDT u. MÜLLER 1968), wobei jedoch die zellulär-entzündlichen Erscheinungen ebenso wie die Abraumreaktion durch Gitterzellen und die Progression marginaler Astroglia oft auffallend schwach ist (MOLIN u. SOURANDER 1957; ALAJOUANINE et al. 1961; ZÜLCH 1963; VERJAAL 1964; SCHMIDT u. MÜLLER 1968; PHILLIPS u. BUSCHKE 1969; JELLINGER u. STURM 1971; NOETZEL 1974) (vgl. S. 806). Nur bei unvollständigen Nekrosen sieht man meist intensivere gliös-mesenchymale Reaktionen mit Fettkörnchenzellen und manchmal tumorartige Astrogliaproliferationen (ZÜLCH 1963) in der Randzone der Nekrosen. Perifokal findet sich die typische ödematöse spongiöse Auflockerungszone, in deren Vakuolen, wie auch in Gewebsspalten nach nekrotischem Zerfall der betroffenen Areale, plasmatische Substanz abgelagert sein kann (SCHMIDT u. MÜLLER 1968).

Auffallend, wenn auch in der Literatur bislang nicht gewürdigt, ist eine meist sehr ausgeprägte Randlichtung des Rückenmarkes im Sinne einer zirkumvallären Total- und Partialnekrose der Randabschnitte (Abb. 55). Wir konnten dieses Phänomen in allen unseren Fällen nachweisen (SCHMITT 1979). Sie ging erheblich über das Ausmaß der oft zu beobachtenden uncharakteristischen spongiösen Randlichtung hinaus.

Die weichen Rückenmarkshäute fallen bei der Strahlenspätnekrose schon makroskopisch durch eine meist exzessive Leptomeningofibrose auf; der betroffene Rückenmarksabschnitt ist zusammengefallen und stark verschmälert. Immer sind die Schäden im wesentlichen auf das Bestrahlungsfeld beschränkt.

Zusammenfassend sind die Strahlenspätschäden des Zentralnervensystems durch folgende typischen (aber keineswegs spezifischen und daher ohne Kenntnis der Vorgeschichte nicht sicher pathognostischen) Veränderungen charakterisiert:

1. Multiple, konfluierende, unsystematisch auf das Bestrahlungsfeld und seine nächste Umgebung lokalisierte, scharf begrenzte *Partial- und Totalnekrosen* (Koagulationsnekrosen) der weißen Substanz bei guter Erhaltung oder sekundärer Mitschädigung der grauen Substanz (im Gehirn nur bei oberflächennaher Bestrahlung, z.B. von Kopfhautprozessen). *Beginn* in der Regel mit *spongiöser Demyelinisierung* (Markscheidenschwellung und -zerfall mit Zeichen der Axonschädigung, Oligodendrogliauntergang und -kernpyknosen).

2. *Astrogliaproliferation* mit Auftreten hypertrophischer (gemästeter) Astroglia

3. *Makrophagen- bzw. Fettkörnchenzellreaktion* in den Randabschnitten (oft inadäquat und/oder verzögert).

4. *Degeneration und Hyalinofibrose der Gefäßwände,* zunächst und vorwiegend der Kapillaren und kleinkalibrigen, später auch der großkalibrigen Gefäße;

---

gut erhaltenen Vorderhörnern (*Pfeile*); frische Blutung in der linken Clarke-Stillingschen Säule b; c Ausschnitt aus a bei (*Pfeile*). Spongiöse Partialnekrose des Markes. Die Gefäßwandveränderungen in den Nekrosebezirken sind quantitativ gering, dies vor allem in der Partialnekrose c; ansonsten mitunter eine Hyalinofibrose der Wand d, e, die sich auch an Gefäßen der grauen Substanz, z.B. der gut erhaltenen Vorderhörner g findet. Die motorischen Vorderhornzellen bieten nur gelegentlich das Bild der retrograden Zellveränderung h. Vereinzelte intravasale fibrinoide Koazervate f sind Ausdruck eines präfinal abgelaufenen Schocks

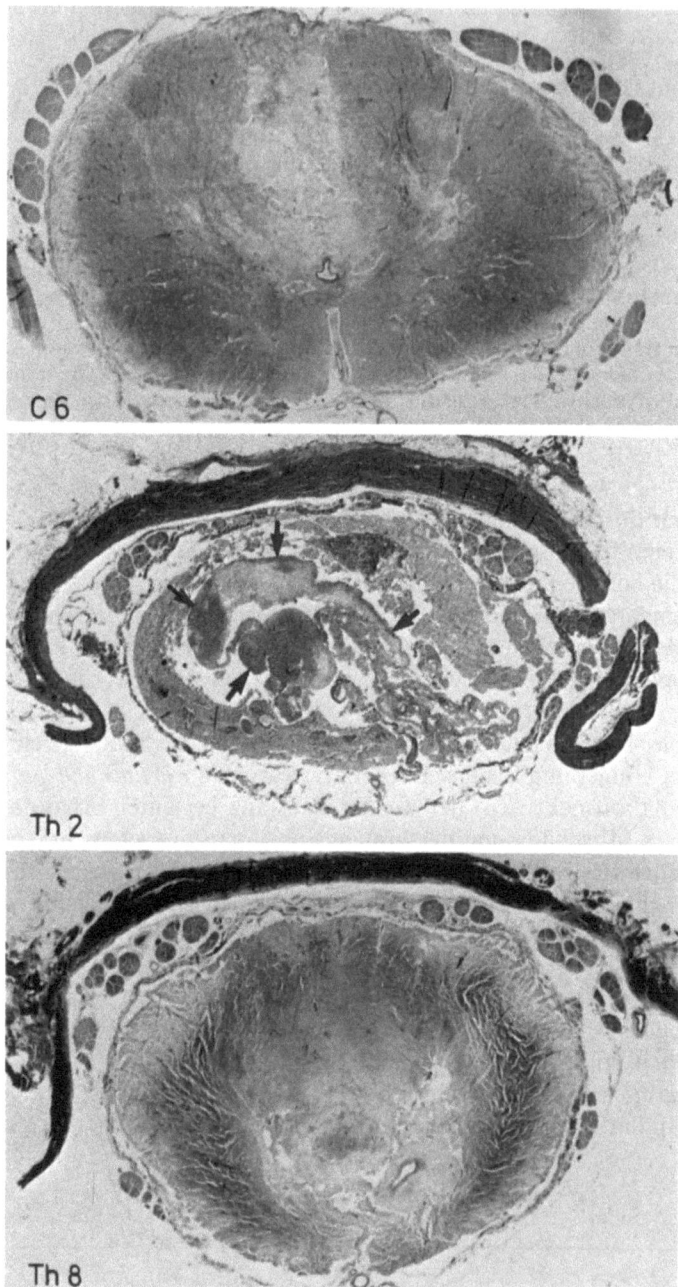

Abb. 55. Intervalläre Strahlenmyelopathie bei einem 22 Jahre alt gewordenen Mann mit
Morbus Hodgkin (in 3 Serien über mehrere Jahre mehr als 9000 rad HD konventionelle
X-Strahlen; Latenz ca. $5^{1}/_{2}$ Mon., Überlebenszeit ca. $4^{1}/_{4}$ Jahre): Querschnitte ober-
und unterhalb des Läsionsschwerpunktes mit starker „Randlichtung" der weißen Rücken-
markssubstanz (zirkumvalläre Nekrose). Von Th 2 bis Th 4 vollständige Zerstörung des
Rückenmarkes (*Pfeile*, ältere Blutung)

typische Zeichen der „dyshorischen Gefäßerkrankung" mit Ödembildung. Medianekrosen und Degeneration der Tunica elastica interna der Gefäße. *Teleangiektasien.*

5. *Plasmatische*, teils kongophile (amyloide), teils nichtkongophile *Infiltration der Gefäßwände*, oft gefolgt von

6. *Plasmatischer Infiltration des Gewebes* mit „kolloider Degeneration" (MARKIEWICZ 1937) – 5 und 6 meist erst nach jahrelangen Intervallen!

7. *Blutungen* in das Nekrosegebiet.

8. *Endangiopathische* (endothelproliferative) und/oder komplizierende *thrombotische Gefäßverschlüsse* mit ischämischen Infarkten.

9. *Verkalkungen* in den Nekrosen (inkonstant).

10. *Leptomeningofibrose* (vor allem bei Strahlenmyelopathie).

11. Autoagressiver autonomisierter Markdegenerationsprozeß mit Auftreten tumorartiger, grotesker Makroglia (selten).

Dosisabhängigkeit und Toleranzgrenzen. Die Rückenmarksschäden sind in bezug auf Entstehung und Ausmaß wie die des Gehirns dosisabhängig (vgl. S. 809). Dies gilt auch für die Dauer der Latenzzeit bis zur Manifestation (SCHOLZ et al. 1962). Für das Rückenmark werden niedrigere Toleranzgrenzen bezüglich der Wahrscheinlichkeit des Eintrittes einer Spätnekrose angegeben als für das Gehirn. Im Laufe der Jahre sind die Toleranzgrenzen gegenüber früheren Angaben gesenkt worden, da sich immer wieder auch unterhalb der ursprünglich angegebenen Grenzen Spätnekrosen einstellten. Während z.B. FLETCHER u. MAC COMB (1962) noch 5000 rad in 5 Wochen und ATKINS u. TRETTER (1966) 4750 rad in 25 Fraktionen über 25 Tage als oberste Toleranzgrenze nannten, hatte BODEN (1948) bereits 3500 rad in 17 Tagen oder 4300 rad in 42 Tagen vorgeschlagen (vgl. SCHINZ 1964; MAIER et al. 1969; COY et al. 1969; LOCKSMITH et al. 1968 u.a.). BALDUS (1966) glaubt aufgrund von Ergebnissen, die BREIT (1966) an Hunden und Kaninchen gewonnen hatte, man müsse die Toleranzgrenze niedriger, bei etwa 2000 rad Gesamtdosis, ansetzen. VERITY (1968) sprach sich für eine Senkung der wöchentlichen Maximalrate von bis dahin 1200 rad auf 800–900 rad pro Woche aus. Für Kinder gibt KUTTIG (1974) die Toleranzgrenze mit 2000–2500 rad Gesamtdosis in 6 Wochen an.

Der Technik der fraktionierten Bestrahlung kommt, abgesehen von der Einräumung einer Erholungslatenz für das bestrahlte Gewebe, die Tatsache entgegen, daß das normale Gewebe eine höhere Erholungsfähigkeit besitzt, als die Tumorzellen (LESSEL et al. 1973). Dabei verhält sich das Tumorgewebe wie „Mausergewebe", dem mehrere niedrige Dosisfraktionen mehr schaden als wenige hohe Einzeldosen (EICHHORN et al. 1972). ZWICKER et al. (1971) weisen darauf hin, daß eine Pendelbestrahlung gegenüber einer Stehfeldbestrahlung von einem ventralen und einem dorsalen Feld eine geringere Rückenmarksbelastung bedingt. Das Isodosenschema in Abb. 56 nach KUTTIG (1974) zeigt die Dosisverteilung im Rückenmark und seiner Umgebung bei Pendelbestrahlung mit Telekobalt. Bei Konvergenzbestrahlung läßt sich die Strahlenbelastung des Halsmarkes ebenfalls erheblich reduzieren (BETTENHÄUSER 1964).

Hyperbarer Sauerstoff und Strahlensensibilität. Hyperbarer Sauerstoff vermag zwar die Strahlensensibilität eines Tumors zu erhöhen (CHURCHILL-DAVIDSON 1966a, b; CHURCHILL-DAVIDSON et al. 1966; ZEMAN 1966b; v.D. BRENK et al. 1968; COY u. DOLMAN 1971), senkt aber gleichzeitig die Toleranzschwelle des normalen Gewebes so erheblich (HOPEWELL u. WRIGHT 1969), daß Bestrahlungen unter hyperbarem Sauerstoff sich kaum bewährt haben. ZEMAN (1966b) konnte in Affenversuchen nachweisen, daß eine Verdreifachung der O_2-Spannung einen Anstieg der Strahlensensibilität um einen Faktor 1,15 verursacht. Daraus ließ sich gleichzeitig ableiten, daß der Sauerstoffeffekt alleine nicht für die regional unterschiedliche Strahlensensibilität des zentralnervösen Gewebes verantlich ist.

Arterielle Hypertonie und Strahlensensibilität. Arterielle Hypertension erhöht ebenfalls das Risiko eines Strahlenspätschadens recht erheblich (ASSCHER u. ANSON 1962; ZEMAN

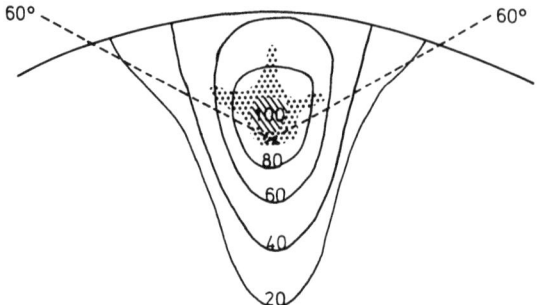

Abb. 56. Dosisverteilung im Rückenmark bei Kobalt-60-Pendelbestrahlung. (Aus KUTTIG 1974)

1966c; WRIGHT 1969; HOPEWELL u. WRIGHT 1970; JENKIN 1972). Hypertone Ratten entwickelten 25–270 Tage p. irr. schon nach lokalen Dosen von 1500–3000 R fokale vaskuläre Nekrosen und Nekrosen des nervösen Parenchyms. Solche und andere Faktoren, die im Abschnitt „Biologie des Strahlenschadens" aufgeführt wurden (s.S. 740), machen die Schwankungsbreite der individuellen Strahlensensibilität recht groß, was die mitunter unterhalb der konventionellen Toleranzgrenzen auftretenden Spätschäden deutlich machen (vgl. JELLINGER u. STURM 1971; BROWN et al. 1980). Wie aus Mitteilungen von RUBINSTEIN et al. (1975a, b) PRICE u. JAMIESON (1975) und BLEYER u. GRIFFIN (1980) hervorgeht, können simultan oder auch im Anschluß an eine Strahlentherapie verabreichte Zytostatika zu schweren prozeßhaften degenerativen Markerkrankungen des Gehirns führen (s.S. 793). Die strahlengeschädigte Blut-Hirnschranke begünstigt eine Ausbreitung der Chemotherapeutika im zentralnervösen Gewebe. In einem im Institut für Neuropathologie der Universität Heidelberg im Jahre 1974 beobachteten Fall (Abb. 55) einer Strahlenspätnekrose des oberen Thorakalmarkes mit einem kurzen Intervall von $5^1/_2$ Monaten bis zu den ersten Symptomen und einer Überlebenszeit von 4 Jahren könnte einer zwischen zwei aufeinanderfolgenden Bestrahlungsserien durchgeführten und im Anschluß an die letzte Serie weitergeführten Endoxantherapie eine verschlimmernde Wirkung zugekommen sein. Der Rückenmarksschaden war ungewöhnlich ausgeprägt und ging mit einer vollständigen Zerstörung in den Segmenten Th 2 bis Th 4 einher.

Wegen eines Morbus Hodgkin hatte der 22 Jahre alt gewordene Patient zunächst im Abstand von 2 Monaten zwei Bestrahlungsserien erhalten, wobei die Dosis der ersten uns unbekannt blieb. Bei der zweiten Serie waren 2mal 3000 R auf ein supraklavikuläres und ein etwas tiefer gelegenes ventro-dorsales Feld innerhalb von 17 Tagen appliziert worden. Wegen des Verdachts auf eine Tumorinfiltration nach Auftreten eines kompletten Querschnittssyndroms waren schließlich nochmals 3000 R Gammastrahlen auf das obere Thorakalmark verabreicht worden. Dazwischen war mit Endoxan therapiert worden.

In einem von NOETZEL u. WEBER (1974) mitgeteilten ähnlichen Fall war auch eine Strahlentherapie in Kombination mit Endoxangaben durchgeführt worden.

Das immer wieder beobachtete Auftreten von Spätschäden innerhalb zunächst für unbedenklich gehaltener therapeutischer Bereiche der Strahlenbelastung, nicht zuletzt auch in Abhängigkeit von der Änderung der angewandten Strahlenarten, hat zu oftmals wiederholten Überprüfungen und Neuberechnungen der Toleranzgrenzen und der Definition neuer Dosisdimensionen, welche die Fraktionierung und den Applikationszeitraum berücksichtigen, geführt. Es würde den vorgegebenen Rahmen sprengen, auf diese noch in ständigem Fluß befindlichen Neuerungen der Dosisberechnung einzugehen. Eine gute zusammenfassende Übersicht gibt die Arbeit von JELLINGER (1977), die aber auch bereits wieder in einigen Punkten durch neuere Entwicklungen ergänzungsbedürftig geworden ist.

Die Analysen von GILBERT u. KAGAN (1980) und KAGAN et al. (1980) legen nahe, daß zwischen Gehirn und Rückenmark keine Unterschiede bezüglich der Radiosensitivität bestehen, obwohl die größere klinische Häufigkeit von Rückenmarksspätschäden zur Annahme einer unterschiedlichen Strahlentoleranz verleiten. Für diese Differenz sind andere Faktoren wie Häufigkeit der Bestrahlung und konstanteres Auftreten von klinischen Symptomen bei den Rückenmarksschäden verantwortlich.

V. Pathogenese der Strahlenspätschäden des ZNS

Die vorausgegangenen Ausführungen lassen die gesamte Problematik der Interpretation der Strahlenspätschäden deutlich werden. Sieht man das Problem auf dem heutigen Stand des strahlenbiologischen Wissens unter Berücksichtigung der an früherer Stelle getroffenen Feststellungen über direkte und indirekte Schädigung von Membranen und Enzymen einerseits (s.S. 747 ff.) und der Nukleinsäuren, insbesondere der DNS mit den Möglichkeiten des falschen oder unvollständigen Repairs (WHEELER u. LETT 1972; ABBONDANDOLO et al. 1976) als Ursache mutativer Aberrationen andererseits, so ist eine einheitlichere Deutung der sog. Spätschäden und ihrer zellulären Besonderheiten durchaus möglich.

Mutierte Zellen mit strahlengeschädigter DNS können erst im Verlaufe weiterer Teilungen zunehmend aufgrund ihres Kernsäuredefektes und eines demzufolge fehlgesteuerten Zellstoffwechsels (vgl. auch ZEMAN 1963, 1966a, 1968) insuffizient werden oder neoplastisch entarten, was einem Verlust ihrer normalen Funktion gleichkommt. Es bedarf dabei eines bestimmten Zeitraumes mit wiederholten mitotischen Teilungen, damit der Insuffizienzgrad primär nicht letal sondern mutativ geschädigter Zellen sich bis zum völligen funktionellen Zusammenbruch der Zelle selbst und von ihr abhängiger Strukturen (Markscheiden!) entwickelt hat. Ein mutagener Schaden der Kernsäuren kann sich daher nur an Gewebsbestandteilen manifestieren, die noch Teilungen durchführen. Betroffen ist deshalb nicht das teilungsunfähige nervöse Parenchym, sondern die besonders mauserungsaktiven Endothelzellen der Gefäße (NOETZEL u. ROX 1964), die Mesenchymzellen der Gefäßwand, wie aus zahlreichen Versuchen an anderen Organen bekannt, und die noch, wenn auch in geringerem Umfange, teilungs- und fortentwicklungsfähige, nach Bestrahlung allerdings oft inaktivierte (CAVANAGH et al. 1971) Neuroglia (vgl. auch ZEMAN 1964, 1968), die von mutagenen Schäden somit selektiv betroffen werden.

Abgesehen von derartigen, sich im Verlaufe weiterer Zellteilungen zunehmend auswirkenden *mutagenen* Schäden der Kernsäuren können direkte oder indirekte (radiolytische) Dauerschäden an Membranen der Zellen des Kerns und der Zellorganellen, sowie Schäden der Membran- und Zellenzyme, je nach Umfang des Schadens und der Stoffwechselaktivität der Zellen zu einem kurz- oder langfristigen, intervallär sich manifestierenden Ausfall der Zellfunktion mit allmählichem Zell- oder Markscheidenuntergang führen. Ist es doch nicht der zufällige physikalische Vorgang der Absorption eines Energiequants an einer bestimmten Stelle innerhalb eines komplexen Systems wie die Zelle oder die Markscheide, der den Zusammenbruch des Systems auslöst – dieser müßte ja dann unmittelbar erfolgen, was nur bei extrem hohen Strahlenbelastungen der Fall ist (Strahlenblitztod, s.S. 784). Vielmehr ist es das Zusammenspiel der zahlreichen Komponenten des Systems mit seinen Stoffwechselleistungen, welches schließlich, nach dem *primären Anstoß* durch den physikalischen Vorgang der Energieabsorption zum biologischen Effekt, d.h., dem allmählichen Funktionsausfall mit Gewebsuntergang führt (vgl. HUG u. KELLERER 1966). Die äußerst komplizierten und experimentell bislang nur unvollständig erfaßten Abläufe sind in der Abb. 28 zusammengefaßt.

Die Dosisabhängigkeit der Geschwindigkeit, mit der sich strahleninduzierte Zellschäden manifestieren, zeigen z.B. die auf S. 790 zitierten Versuche von LIERSE u. FRANKE (1967), in denen mit sinkender Strahlendosis die Latenzzeiten bis zum Auftreten von objektivierbaren Veränderungen an Gefäßwandzellen auf die Größenordnung von Monaten anwuchsen.

Die Reihenfolge in bezug auf das Ausmaß der Schädigung einzelner Zellorganellen durch die Lipidperoxydation als ein wesentlicher Vorgang im Zusammenhang mit der Radiolyse des Wassers gibt STREFFER (1969) mit Kern < Mitochondrien < Lysosomen < Mikrosomen an (vgl. auch WALLACH, 1972, S. 148).

Nun haben die früheren Ausführungen gezeigt, daß sich bezüglich der Radiosensibilität der einzelnen Komponenten des ZNS ein markantes Gefälle ergibt (Abb. 57). Die bei weitem radiosensibelsten Strukturen sind die Markscheiden, gefolgt von Gefäßwandzellen (Endothelien, Parizyten, Fibroblasten, Mikroglia?), Oligodendroglia, Astroglia und schließlich, erst in weitem Abstand bzw. hohen Dosisbereichen, von den Nervenzellen und Axonen.

Dieses Gefälle erklärt die Möglichkeit einer *selektiven* Schädigung einzelner Komponenten. Eine Markscheidenschädigung kann so bereits manifestiert sein, wenn die Dosis noch nicht ausreicht, um die Gefäßzellen so zu schädigen, daß sich überhaupt oder zumindest im gleichen Überlebenszeitraum manifestierte Gefäßveränderungen herausbilden können. Trotz der größeren Radiosensibilität der Gefäßwandzellen gegenüber der Oligodendroglia dauert es doch offenbar meist recht lange (Jahre), bis sich *die* gravierenden Veränderungen der *gesamten* Gefäßwand herausgebildet haben, die nötig sind, um ausgedehntere vasogene Konsekutivschäden auf dyshorischer Basis (plasmatische Infiltration und kolloide Degeneration) zu verursachen. So ist es durchaus denkbar, daß sich auch unmittelbar strahlenbedingte degenerative Schäden an der Oligodendroglia, obwohl diese strahlenresistenter ist als die Gefäßwandzellen, morphologisch früher einstellen, als die gravierenden Schäden der Gefäßwand als *Ganzes*. Daraus ließe sich die aus zahlreichen Beobachtungen und experimentellen Untersuchungen oft evidente Dissoziation des Schädigungsmusters von Gewebe und Gefäßen, mit ausgedehnten Markschäden und Oligodendrogliaverlusten ohne adäquaten Gefäßbefund, verständlich machen.

Grundsätzlich kann die gleiche Strahlendosis aufgrund der unterschiedlichen Strahlensensibilität der einzelnen Gewebskomponenten zu einer *zeitlichen Dissoziation* in der Manifestation der Schäden an den verschiedenen Zellen und Strukturen führen.

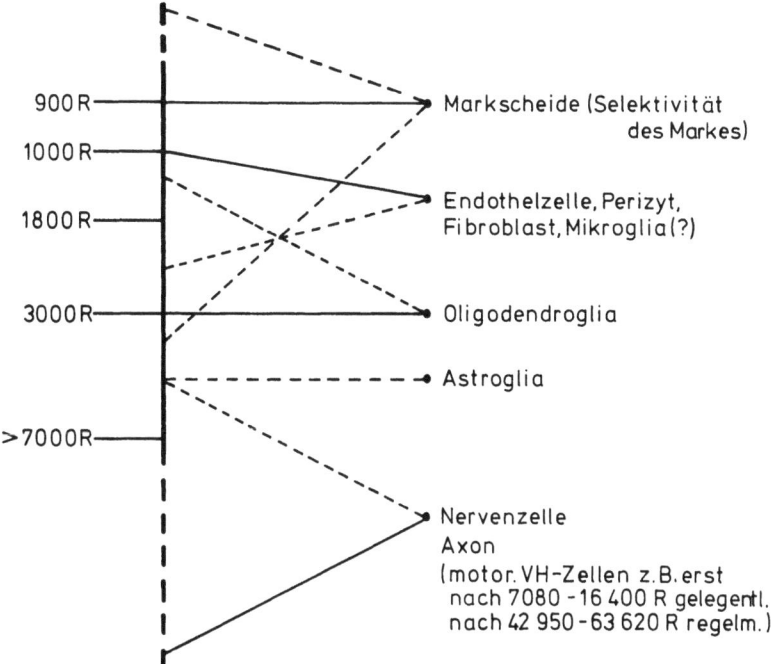

Abb. 57. Strahlensensibilität der Hirnstrukturen nach Einzeldosen konventioneller Strahlen

Je ausgeprägter die primäre Strahlenschädigung von Markscheiden und Glia, um so kürzer das Intervall bis zum Auftreten klinischer Symptome, und umso größer die Diskrepanz zwischen Gewebs- und Gefäßbefund, *wenn der Überlebenszeitraum zur Manifestation massiver Gefäßschäden nicht ausreichte.* Je länger der Betroffene die Strahlenschädigung nach dem ersten klinischen Hinweis überlebt, je stärker treten massive Gefäßwandschäden hinzu und das Gewebsbild mischt sich im Sinne eines Summationseffektes (Abb. 58) u.U. so weit, daß eine Trennung zwischen primär strahlenbedingten und sekundären vasogenen Gewebsschäden (Infiltrationsnekrosen, ischämische Nekrosen, Ödemschädigung) an den Schwerpunkten des Strahlenschadens nicht mehr möglich ist. Mitunter fällt aber doch auf, daß die Ausdehnung der Parenchymverödung nicht mit dem Umfang der Gefäßveränderungen und der plasmatischen Gewebsinfiltration übereinstimmt.

Zwischen den beiden Extremen – reiner Parenchymschaden ohne Gefäßbefund auf der einen (INNES u. CARSTEN 1961, 1962), und durch vaskuläre Schäden beherrschtes Gewebsbild auf der anderen Seite (z.B. MARKIEWICZ 1935) – liegen fließende Übergangsbilder (z.B. SCHÜMMELFEDER 1960; GRAHAM et al. 1971). Die *Dauer des Überlebens*, gerechnet von der Erstmanifestation des Schadens, ist wesentlich mitentscheidend für seine Qualität und Quantität, und nicht alleine das Intervall von der Bestrahlung bis zum Auftreten der ersten Symptome, wie bislang in der Literatur meist hervorgehoben.

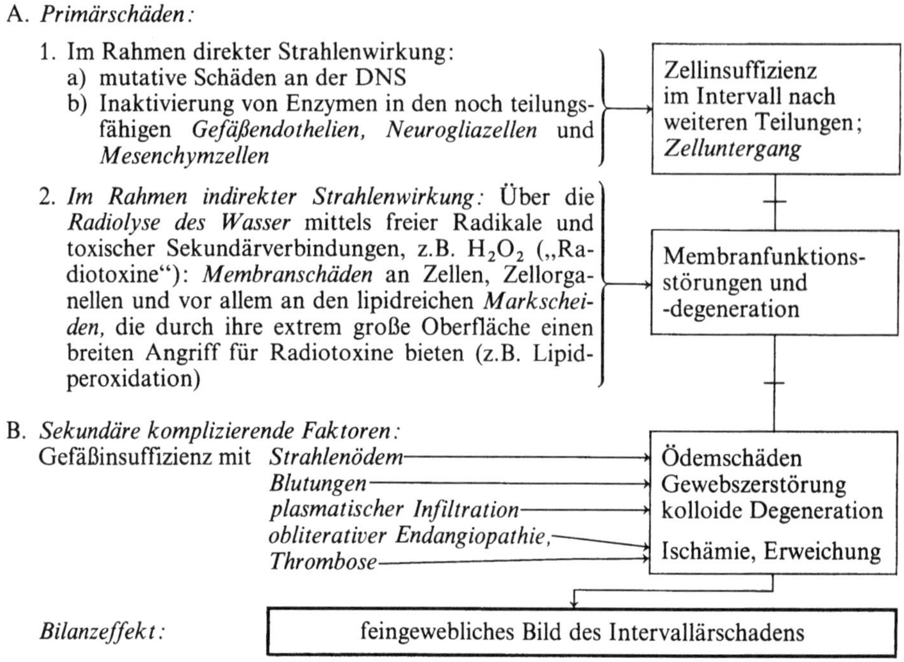

A. *Primärschäden:*

1. Im Rahmen direkter Strahlenwirkung:
   a) mutative Schäden an der DNS
   b) Inaktivierung von Enzymen in den noch teilungsfähigen *Gefäßendothelien, Neurogliazellen* und *Mesenchymzellen*

> Zellinsuffizienz im Intervall nach weiteren Teilungen; *Zelluntergang*

2. *Im Rahmen indirekter Strahlenwirkung:* Über die *Radiolyse des Wasser* mittels freier Radikale und toxischer Sekundärverbindungen, z.B. H_2O_2 („Radiotoxine"): *Membranschäden* an Zellen, Zellorganellen und vor allem an den lipidreichen *Markscheiden,* die durch ihre extrem große Oberfläche einen breiten Angriff für Radiotoxine bieten (z.B. Lipidperoxidation)

> Membranfunktionsstörungen und -degeneration

B. *Sekundäre komplizierende Faktoren:*
Gefäßinsuffizienz mit *Strahlenödem* ⟶ Ödemschäden
Blutungen ⟶ Gewebszerstörung
plasmatischer Infiltration ⟶ kolloide Degeneration
obliterativer Endangiopathie,
Thrombose ⟶ Ischämie, Erweichung

Bilanzeffekt: feingewebliches Bild des Intervallärschadens

Abb. 58. Der intervalläre Strahlenschaden („Strahlenspätschaden") als Summationseffekt oder Bilanzeffekt primärer und sekundärer Bestrahlungsfolgen

Fälle, in denen ganz offensichtlich Partialnekrosen ohne Gefäßveränderungen neben Totalnekrosen mit ausgeprägten Gefäßwandschäden stehen, wie in verschiedenen unserer Beobachtungen und in dem von VOLK et al. (1972) mitgeteilten Fall, lassen sich nur über eine Selektivität der Schädigungsbereitschaft verschiedener Gewebskomponenten interpretieren. In dem zitierten Fall einer 60 Jahre alt gewordenen Frau, die wegen eines Chemodektoms des Glomus jugulare im Halsbereich zwei Bestrahlungsserien (^{60}Co-Gamma) erhielt, reichte im Hauptbestrahlungsfeld die später errechnete Strahlenbelastung von 6000–8000 rad für eine Schädigung von Markscheiden, Oligodendroglia und Gefäßwandzellen aus, wobei sich innerhalb des Überlebenszeitraumes von 13 Monaten auch bereits plasmatische kongophile Gefäßwanddegenerationen in gewissem Umfange ausbilden konnten.

Im „Streustrahlungsbereich", der benachbarten Brücke, war das Gewebe wesentlich geringerer Strahlenbelastung ausgesetzt, die aber offensichtlich ausreichte um Markscheiden und Oligodendroglia unmittelbar zu schädigen, während die Einwirkung auf die Gefäßwandzellen nicht ausreichte, um im gegebenen Überlebenszeitraum zu entsprechenden Gefäßveränderungen zu führen. Ein solches Nebeneinander von unterschiedlich ausgeprägten Nekrosen, wie wir es selbst bei einigen Fällen beobachteten (SCHMITT 1979), wäre auf rein vaskulärer Basis nicht zu erklären (s.u.).

Die über mehr als eine Generation fixierte Auffassung einer ausschließlich vaskulären Entstehung des intervallären Strahlenschadens wird verständlich, wenn man die Erstbeschreibungen, anhand derer diese Meinung entstand, betrachtet.

Bei den von FISCHER u. HOLFELDER (1930) und MARKIEWICZ (1935) mitgeteilten Fällen der ersten beobachteten Intervallschäden des Gehirns nach Bestrahlungen im Kopfbereich, mit ausgeprägter amyloider Degeneration der Gefäßwände und umfangreicher plasmatischer Gewebsinfiltration mit kolloider Degeneration, handelte es sich um Fälle mit mehrjährigen Intervallen (7 Jahre im Falle MARKIEWICZS) und jahrelanger Überlebenszeit nach klinischer Manifestation des Schadens. Angesichts der massiven Gefäßbefunde läßt sich die Interpretation als vaskulärer Schaden nachvollziehen. Schon seit den 30er Jahren sind bis heute allerdings zahlreiche andersartige Beobachtungen mit dem Befund ausgedehnter Gewebsschäden ohne adäquate Gefäßveränderungen keine Seltenheit mehr, ja sogar bereits im Tierversuch reproduziert (INNES u. CARSTEN 1961, 1962), so daß die sich seit langem anbahnende Revision der alten, einseitig vaskulären Interpretation der Strahlenschäden längstens an der Zeit ist.

Daß sich die Auffassung von der zumindest zum wesentlichen Teil *unmittelbar strahlenbedingten* Genese der Strahlenspätschäden noch nicht allseitig durchzusetzen vermag, zeigt eine Publikation von GODWIN-AUSTEN et al. (1975), die wiederum die vaskuläre Genese propagiert, ohne daß die Argumentation zu überzeugen vermöchte: So soll nach den Autoren eine durch eiweißreiches Ödem bedingte Gefäßkompression Ursache einer Ischämie mit der Folge fokaler Nekrosen und Mängelernährung des Myelins sein.

Bei ausgeprägtem Hirnödem aus anderen Ursachen als Radiatio (z.B. Traumen) kommt es nicht zu vergleichbaren Nekrosen in der weißen Substanz; zudem sind Koagulationsnekrosen, um die es sich in der Regel handelt, nicht der Typ der Nekrose bei Ischämie. Nicht einmal in den seltenen Fällen einer posttraumatischen Enzephalopathie auf dem Boden fortschreitender Entmarkung der Hemisphärenmarklager, für die eine Ödemwirkung diskutiert wird, kommt es zu Bildern, die denen bei der Strahlenenzephalopathie oder -myelopathie vergleichbar sind. Das schließt nicht aus, daß ein Strahlenödem sekundär, begünstigt durch einen unmittelbar strahleninduzierten Membranschaden an den Markscheiden und Gliazellen, komplizierend wirksam wird.

Hyaline proteinreiche Plasmamassen konnten wir in eigenen Beobachtungen (SCHMITT 1979) nicht in dem von GODWIN-AUSTEN et al. (1975) beschriebenen Umfange in den spongiösen Demyelinisierungsherden feststellen.

Die Annahme einer ödembedingten Entstehung der Strahlenspätschäden könnte zudem das Nebeneinander unterschiedlich ausgeprägter Nekrosen (s. Abb. 54) im gleichen Bestrahlungsareal nicht erklären. Aus den früher zitierten Untersuchungen von MIQUEL u. HAYMAKER (1967) mit lokaler UV-Bestrahlung des Gehirns und aus der Erfahrung mit der lokalen Kältenekrose des Gehirns (s.S. 725) weiß man, daß ein aus einem lokalen Schädigungsbezirk austretendes plasmatisches Transsudat sich gleichmäßig in die Umgebung und ggf. über das gesamte Marklager ausbreitet. Eine landkartenförmige Anordnung unterschiedlich ausgeprägter Schädigungsbezirke, wie sie bei den Strahlenspätschäden zu beobachten ist, wäre danach nicht zu verstehen. Sie ist nur erklärlich durch ein unterschiedliches Ausmaß einer unmittelbaren Strahlenschädigung des Gewebes in unmittelbar benachbarten Gewebsarealen. Bei konstanten physikalischen Bestrahlungsbedingungen ist dies nur durch individuelle Besonderheiten, d.h., die Interferenz „vitaler Prozesse" (HUG u. KELLERER 1966) oder den „tissue reaction factor" von MIKHAEL (1980), zu erklären.

Entgegen der von GODWIN-AUSTEN et al. (1975) erneut geltend gemachten vaskulären Genese kommt HOPEWELL (1979) aufgrund einer Übersichtsstudie, unabhängig von den vorangegangenen Ausführungen, die bereits in der Habilitationsschrift des Autors aus dem Jahre 1976 (vgl. SCHMITT 1979) entwickelt wurden, zu einer annähernd gleichen Auffassung bezügl. der Interpretation der Genese der intervallären Strahlenschäden. Auch HOPEWELL (1979) hält eine Überlagerung von direkten glialen und vaskulären Schädigungsfolgen für entscheidend, wobei die Entwicklung der vaskulären Schäden eine längere Manifestationszeit benötigt.

Um die unter den erörterten Gesichtspunkten notwendig gewordene, sprachlich unglückliche Trennung in „frühe" und „späte" Strahlenspätschäden zu überwinden scheint es sinnvoll, künftig von *„intervallären" Strahlenschäden* zu sprechen, womit man sich hinsichtlich zeitlicher Terminierung offen verhält.

1. Virale Genese

Auf der Basis elektronenmikroskopischer, gewebskultureller und immunologischer Untersuchungen haben CAVENESS et al. (1974) auf dem VII. Internationalen Kongreß für Neuropathologie in Budapest eine neue Hypothese für die Genese der intervallären Strahlenschäden des ZNS entworfen: Wochen nach Bestrahlung von Rhesusaffen fanden sie starke Endothelproliferationen der Kapillaren, die an eine neoplastische Veränderung erinnerten. Schon DYNES u. SMEDAL (1960) hatten unter 10 Fällen von Strahlenmyelopathie bizarr geformte Fibroblasten und Endothelzellen beschrieben. Elektronenmikroskopisch fanden CAVENESS et al. (1974) „reticulotubuläre" Strukturen und einzelne ungewöhnliche Tubuli, die mit groben Profilen behaftet waren, in den Endothelzellen.

Diese Phänomene interpretierten sie als zelluläre Reaktion, entweder auf Viren oder auf ein immunologisches Agens. Sie stellten folgende Hypothesen auf:

a) Die zelluläre Umgebung wird durch die Bestrahlung so verändert, daß der Boden für die Aktivierung eines bis dahin inaktiven Agens geschaffen ist;

b) ein virusähnliches Agens entsteht durch die Strahlenwirkung aus einer Abweichung des Kernsäuremetabolismus;

c) ein Gastvirus wird so modifiziert, daß seine normale Virulenz im Laufe der Zeit gesteigert wird.

Ob diese Hypothese sich durchsetzen wird, scheint fraglich. Auch sie vermag nicht in hinlänglichem Maße die Selektivität des Markes zu erklären, da bei bevorzugtem Befall der Endothelien wiederum die an Gefäßen viel reichhaltigere graue Substanz stärker betroffen sein sollte.

Ferner können die von den Autoren im Bild gezeigten intrazellulären parakristallinen Strukturen keineswegs zweifelsfrei als virale Partikel angesehen werden; sie werden auch als Antigenantikörperkomplexe beobachtet, was die Autoren in der Diskussion konzidierten. Schließlich können parakristalline Strukturen auch bei der Degradation hochmolekularer Zelleiweiße auftreten, wie man es aus anderem Zusammenhang kennt (vgl. PODLUBNAYA u. KALAMAROVA 1969; KATSURA u. NODA 1973 an Muskelzellen).

„Virale" Strukturen, wie wir sie in Oligodendrogliakernen in einem Fall mit multifokalen Strahlennekrosen des Gehirns (SCHMITT 1979, S. 706) selbst beobachteten (Abb. 59), sind wahrscheinlich ein Zufallsbefund, wobei es sich eher um abnorm reduplizierte DNS-Fäden nach falschem Repair, als um Viren

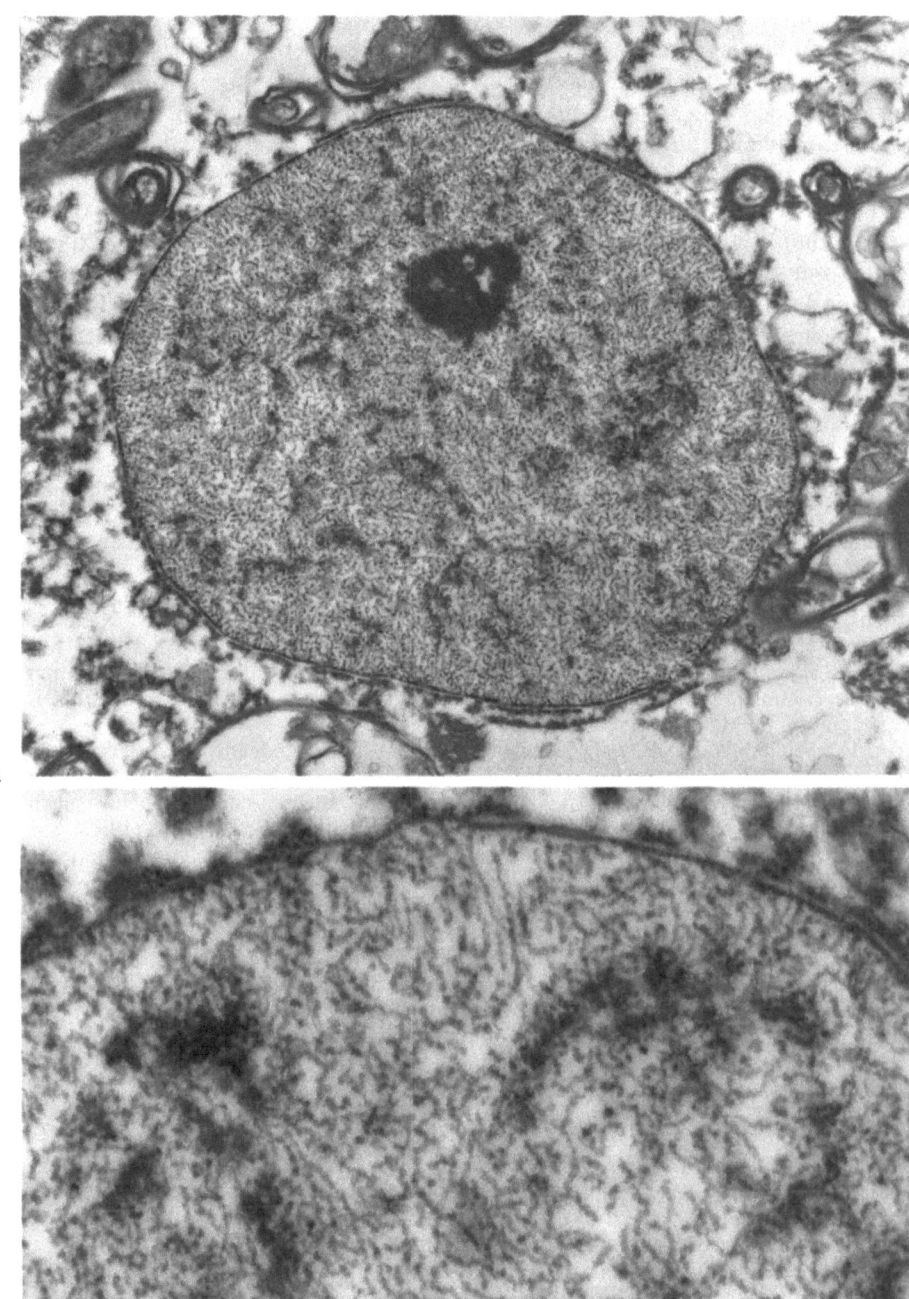

Abb. 59a, b. „Virusartige" Partikel in Oligodendrogliakernen aus der unmittelbaren Nachbarschaft spongiöser Markzerfallsherde in einem Fall mit multifokalen Strahlennekrosen des Gehirns (s. SCHMITT 1979, S. 706). Grundkrankheit: Lymphosarkom. (**a** ×3200, **b** ×39000; Aufnahmen Dr. B. VOLK, Inst. f. Neuropathologie, Heidelberg)

handeln könnte. Ähnliche Befunde wurden kürzlich bei anderen, völlig verschiedenen Krankheitsprozessen des Gehirns (Multiple Sklerose, Rabies, Mannosidose, metachromatische Leukodystrophie, Aneurysmen und ischämische Infarkte) erhoben (HAYANO et al. 1976). Bei Nachuntersuchungen an weiteren unserer Strahlenfälle fanden wir diese Strukturen nicht mehr, wohl aber gelegentlich in stark geschädigten superfizialen Körnerzellen des Kleinhirns neonatal mit 600 R Orthovolt-Röntgenstrahlen bestrahlter Ratten, 48 h nach der Exposition, in ähnlicher Form. WESTERGAARD u. MARCKER (1976) konnten in Experimenten mit Eukaryonten zeigen, daß es während der ersten Phase der DNS-Synthese nach einer Bestrahlung zu einer Akkumulation von Intermediärformen der nukleären DNS kommt. Möglicherweise entsprechen unsere Kernbilder solchen Zustandsformen.

Literatur

Abbondandolo, A., Barale, R., Baroncelli, S., Bonatti, St., Bronzetti, G., Camellini, A., Corti, C., Loprieno, N., Mazzaccaro, A., Nieri, R., Rossi, A.M.: Radiation-induced mutagenesis and mechanisms of repair in the yeast, Schizosaccharomyces pombe. In: J. Kiefer (Ed.) Radiation and Cellular Control Processes, p. 159, Berlin-Heidelberg-New York: Springer (1976)

Adams, C.W.M., Davison, A.N.: The myelin sheath. In: Adams, C.W.M. (Ed.) Neurohistochemistry. Amsterdam-London-New York: Elsevier Pbl. Co. (1965)

Adlard, B.P., Dobbing, J.: Permanent changes in the activity and subcellular Distribution of acetylcholinesterase and lactate dehydrogenase in adult rat cerebellum after X-irradiation in infancy. Exp. Neurol. **35**, 547 (1972)

Afra, D., Müller, W., Wilcke, O.: Die Frühwirkung ionisierender Strahlen (^{60}Co) auf das menschliche Gehirn. Strahlenther. **116**, 231 (1961)

Afra, D., Müller, W., Wilcke, O.: Spätveränderungen am menschlichen Gehirn nach intraoperativer Einlage von Co^{60}-Perlen. Acta neuropathol. (Berl.) **4**, 299 (1965)

Ahlbom, H.E.: The results of radiotherapy of hypopharyngeal cancer at the Radiumhemmet, Stockholm, 1930 to 1939. Acta Radiol. **22**, 155 (1941)

Alajouanine, Th., Castaigne, P., Graveleau, J.: Un cas de myélopathie cervicale post-radiotherapique. Bull. Soc. méd. Hôp. Paris **75**, 239 (1959)

Alajouanine, Th., Lhermitte, F., Cambier, J., Gauthier, J.C.: Les lésions post-radiothérapiques tardives du systéme nerveaux central. (A propos d'une observatin anatomo-clinique de myelopathie cervicale) Revue Neurol. **105**, 9 (1961)

Alderman, J.L., Shellenberger, M.K.: Gamma-aminobutyric acid (GABA) in the rat brain: Re-evaluation of sampling procedures and the post-mortem increase. J. Neurochem. **22**, 937 (1974)

Aleksandrov, S.N.: Die Pathogenese der Spätfolgen der Strahlenbehandlung. Radiobiol., Radiother. **6**, 511 (1965)

Allen, J.R., Carstens, L.A.: Response of Saimiri Sciureus monkeys to total body X-irradiation: Clinical signs and pathologic changes. Amer. J. Vet. Res. **29**, 2179 (1968)

Almquist, S., Dahlgren, S., Notter, G., Sundbom, L.: Brain necrosis after irradiation of the hypophysis in Cushing's disease. Acta Radiol. (Stockh.) N.S. **2**, 179 (1964)

Alper, T., Howard-Flanders, P.: Role of oxygen in modifying the radiosensitivity of E. coli B. Nature (Lond.) **178**, 978 (1956)

Alpers, B.J., Pancoast, H.K.: The effect of irradiation on normal and neoplastic brain tissue. Amer. J. Cancer **17**, 7 (1933)

Altman, J.: Experimental reorganization of the cerebellar cortex. 3. Regeneration of the external germinal layer and granule cell ectopia. J. Comp. Neurol. **149**, 153 (1973a)

Altman, J.: Experimental reorganization of the cerebellar cortex. IV. Parallel fibre reorientation following regeneration of the external germinal layer. J. Comp. Neurol. **149**, 181 (1973b)

Altman, J., Anderson, W.J.: Irradiation of the cerebellum in infant rats with low-level X-ray: Histological and cytological effects during infancy and adulthood. Exp. Neurol. **30**, 492 (1971)

Altman, J., Anderson, W.J.: Experimental reorganization of the cerebellar cortex. I. Morphological effects of elimination of all microneurons with prolonged X-irradiation started at birth. J. Comp. Neurol. **146**, 355 (1972)

Altman, J., Anderson, W.J.: Experimental reorganization of the cerebellar cortex. II. Effects of elimination of most microneurons with prolonged X-irradiation started at four days. J. Comp. Neurol. **149**, 123 (1973)

Altman, J., Anderson, W.J., Wright, K.A.: Differential radiosensitivity of stationary and migratory primitive cells in the brains of infant rats. Exp. Neurol. **22**, 52 (1968)

Altman, J., Anderson, W.J., Wright, K.: Reconstitution of the external granular layer of the cerebellar cortex in infant rats after low-level X-irradiation. Anat. Rec. **163**, 453 (1969)

Altman, J., Anderson, W.J., Strop, M.: Retardation of cerebellar and motor development by focal X-irradiation during infancy. Physiol. Behav. **7**, 143 (1971)

Alvord, E.C., Brace, K.C.: X-ray induced pyknoses of cerebellar granule cells in Guinea pigs and its supression by barbiturate anesthesia. J. Neuropath. exp. Neurol. **16**, 3 (1957)

Andersson, B., Larsson, B., Leksell, L., Mair, W., Rexed, B., Sourander, R., Wennerstrand, J.: Histopathology of late local radiolesions in the goat brain. Acta Radiol. (Ther.) (Stockh.) **9**, 385 (1970)

Anderson, W.J., Altman, J.: Retardation of cerebellar and motor development in rats by focal X-irradiation beginning at four days. Physiol. Behav. 57 (1972)

Andrew, W.: The reality age differences in nervous tissue. J. Geront. **14**, 259 (1959)

Arnold, A., Bailey, P.: Alterations in the glial cells following irradiation of the brain in primates. Arch. Path. (Chic.) **57**, 383 (1954)

Arnold, A., Bailey, P., Harvey, R.A.: Intolerance of the primate brain stem and hypothalamus to conventional and high energy radiations. Neurology (Minn.) **4**, 575 (1954a)

Arnold, A., Bailey, P., Harvey, R.A., Haas, L.L., Laughlin, J.S.: Changes in the C.N.S. following irradiation with 23-MeV X-rays from the Betatron. Radiol. **62**, 37 (1954b)

Ascher, P.W., Ingolitsch, E., Walter, G., Oberbauer, R.W.: Ultrastructural findings in CNS tissue with CO_2 Laser. Laser Surg. **2**, 81 (1978)

Asscher, A.W., Anson, S.G.: Arterial hypertension and irradiation damage to the nervous system. Lancet **2**, 1343 (1962)

Atkins, H.L., Tretter, P.: Time-dose considerations in radiation myelopathy. Acta Radiol. (Ther.) (Stockh.) **5**, 79 (1966)

Avellone, S., Ortolani, E.A., Zagami, M.T.: Azione delle radiazioni sul sistema nervoso centrale. VIII. Modificazioni del contenuto in acetilcolina. Bull. Soc. Ital. Biol. Sper. **44**, 1843 (1968a)

Avellone, S., Ortolani, E.A., Zagami, M.T., Rampolla, V.: Azione delle radiazioni sul sistema nervoso centrale. IX. Variazioni della concentrazione di Na^+ e K^+. Bull. Soc. Ital. Biol. Sper. **44**, 1845 (1968b)

Averbeck, D.: Repair of damage induced by near ultraviolet light plus furocumarin in Saccharomyces cerevisiae. In: J. Kiefer (Ed.) Radiation and Cellular Control Processes, p. 139, Berlin-Heidelberg-New York: Springer (1976)

Babbel, D., Lierse, W., Franke, H.D.: Die Vulnerabilität des Meerschweinchengehirns gegenüber konventionellen Röntgenstrahlen während der Postnatalzeit. Strahlentherapie **145**, 325 (1973)

Bacq, Z.M., Alexander, P.: Fundamentals in radiobiology. New York-Toronto-Paris-Frankfurt: Pergamon Press, 2nd ed. (1966)

Badtke, G., Degenhardt, K.H., Lund, O.E.: Tierexperimenteller Beitrag zur Aetiologie und Pathogenese kraniofacialer Dysplasien. Z. Anat. Entwickl.-Gesch. **121**, 71 (1959)

Bagg, H.J., Little, C.C.: Hereditary structural defects in the descendants of mice exposed to Roentgen ray irradiation. Amer. J. Anat. **33**, 119–146 (1924)

Bailey, H., Bagg, H.J.: Effects of irradiation on fetal development. Amer. J. Obset. Gynecol. **5**, 3 (1923)

Bailey, O.T.: Basic problems of histopathology of radiation of the central nervous system. In: T.J. Haley, R.S. Snider (eds.) Response of the nervous system to ionizing radiation. First Intern. Sympos. pp 165–189, London-New York: Academic Press (1962)

Baldus, S.: Über Spätschäden am Rückenmark nach Bestrahlung von Tumoren im Kopf-und Halsbereich. Z. Laryngol. Rhinol., Otol. **45**, 123 (1966)

Baranski, S.: Histological and histochemical effect of microwave irradiation on the central nervous system of rabbits and guinea pigs. Am. J. Phys. Med. **51**, 182 (1972)

Basset, R.C., Löwenberg, K.: Focal amyloid degeneration of the brain following X-ray therapy. J. Neuropath. exp. Neurol. **7**, 101 (1948)

Bayer, S.A., Altman, J.: Hippocampal development in the rat: Cytogenesis and morphogenesis examined with autoradiography and low-level X-irradiation. J. Comp. Neurol. **158**, 55 (1974)

Becher, M., Dietzmann, K., Koch, R.D.: Ein Beitrag zur Röntgenspätnekrose. Zbl. allgem. Path. **112**, 482 (1969)

Beck-Thierfelder, M.: Klinisch-anatomische Betrachtungen zu einem Fall von Röntgen-Spätschäden des Zentralnervensystems. Inaug.-Diss., Heidelberg (1967)

Beier, W., Dörner, E.: Isotopen- und Strahlenfibel für den Arzt. Leipzig: VEB Georg Thieme, 3. Aufl. (1960)

Beller, A.J., Feinsod, M., Sahar, A.: The possible relationship between small dose irradiation to the scalp and intracranial meningiomas. Neurochirurgia **15**, 135 (1972)

Berg, N.O., Lindgren, M.: Time-dose relationship and morphology of delayed radiation lesion of the brain in rabbits. Acta Radiol. (Stockh.) Suppl. **167**, 1 (1958)

Bernasconi, V., Giovanelli, M., Perria, C., Woldi, E.: La radionecrosi cerebrale tardiva ad evoluzione pseudo-tumorale. Minerva Neurochir. **11**, 28 (1967)

Berndt, J., Gaumert, R.: Zur Störung des Kohlenhydratstoffwechsels nach Bestrahlung: Einfluß einer Ganzkörperbestrahlung auf den Gehalt an Intermediärprodukten der Glykolyse in der Mäuseleber. Int. J. Radiat. Biol. **11**, 593 (1966)

Berry, M., Eayers, J.T.: Te effects of X-irradiation on the development of the cerebral cortex. J. Anat. **100**, 707 (1966)

Bertharion, G., Servantie, B., Joly, R.: Etude de l'action d'un rayonnement electromagnetique de très haute fréquence (Radar) sur le système nerveux central du rat blanc. Modifications electrocorticographiques. Compt. Rend. Soc. Biol. (Paris) **165**, 1928 (1971)

Bertinchamps, A.J., Hüttermann, J., Köhnlein, W., Téoule R.: Effects of ionizing radiation on DNA. Physical, chemical and Biological aspects. Berlin-Heidelberg-New York: Springer (1978)

Betetto, M.: Vergleichende elektroencephalographische und histologische Untersuchungen nach Röntgenbestrahlung des Kaninchengehirns. Acta med. Yugosl. **24**, 301 (1970)

Bettenhäuser, K.: Zur Strahlenbelastung des Halsmarkes bei der Strahlentherapie des Larynxkarzinomes. Radiobiolog. Radiother. **5**, 429 (1964)

Bibikova, A.F.: Demyelinization of the nerve fibers in the central nervous system caused by total ionizing irradiation of the animal. Arch. Path. (Moskova) **21**, 19 (1959)

Biernat, B., Lierse, W., Franke, H.D.: Die Reaktion des neurosekretorischen Zwischenhirn-Hypophysensystems beim Meerschweinchen nach Röntgenbestrahlung (200 KV). Z. Zellforsch. **90**, 447 (1968)

Bleyer, W.A., Griffin, Th.W.: White matter necrosis, mineralizing microangiopathy, and intellectual abilities in survivors of childhood leukemia: associations with central nervous system irradiation and methotrexate therapy. In: H.A. Gilbert, A.R. Kagan (Hrsg.) Radiation Damage to the Nervous System, S. 155. New York: Raven Press (1980)

Blinkow, S.M., Glezer, J.J.: Das Zentralnervensystem in Zahlen und Tabellen, S. 128. Jena: VEB Gustav Fischer (1968)

Bloom, H.J., Wallace, E.N., Henk, J.M.: The treatment and prognosis of medulloblastoma in children. A study of 82 veryfied cases. Amer. J. Roentgen. **105**, 43 (1969)

Boden, G.: Radiation myelitis of the cervical spinal cord. Brit. J. Radiol. **21**, 464 (1948)

Boellaard, J.W., Jacoby, W.: Röntgenspätschäden des Gehirns. Acta Neurochir. **10**, 533 (1962)

Boerescu, J., Gheorghe, N., Stefan, M.: Modifications biochimiques du cerveau de rat irradie aux rayons X (DL 100). Rev. Roum. Physiol. **10**, 479 (1973)

van Bogaert, L., Hermanne, J.: Aspects cliniques et pathologiques des radionécroses cérébrales chez l'homme. Ann. Méd. **49**, 14 (1948)

Bostelmann, W.: Der Einfluß einer hochdosierten Röntgenbestrahlung auf die Feinstruktur der Epiphysis cerebri der Ratte. Zbl. allgem. Path. **111**, 78 (1968)

Brandenburg, W., Maurer, H.J.: Zur Entstehung der Hirngewebsschädigung durch Röntgenstrahlen. Strahlentherapie **95**, 432 (1954)

Braunstein, G.D., Loriaux, D.L.: Proton-beam therapy. New Engl. J. Med. **284**, 332–333 (1971)

Breit, A.: Die Strahlentoleranz des Rückenmarkes. In: Dtsch. Röntgenkongress 1965, Teil B, Sonderband zur Strahlentherapie **62**, 77 (1966)

Brenk van den, H.A.S., Richter, W., Hurley, R.H.: Radiosensitivity of the human oxygenated cervical spinal cord based on analysis of 357 cases receiving 4 MeV X-rays in hyperbaric oxygen. Brit. J. Radiol. **41**, 205 (1968)

Brizzee, K.R.: Quantitative biological studies on delayed effects of prenatal X-irradiation in rat cerebral cortex. J. Neuropath. exp. Neurol. **26**, 584 (1967)

Brizzee, K.R.: Quantitative histological studies on aging changes in cerebral cortex of Rhesus monkey and albino rat with notes on effects of prolonged low-dose ionizing irradiation in the rat. Prog. Brain Res. **40**, 141 (1973)

Brizzee, K.R., Brannon, R.B.: Cell recovery in foetal brain after ionizing radiation. Int. J. Radiat. Biol. **21**, 375 (1972)

Brizzee, K.R., Cancilla, P.A.: Differential accumulation of lipofuscin pigment in cerebral cortex of rat. A quantitative and morphological study with age after prenatal X-irradiation. Gerontologia **18**, 1 (1972)

Brizzee, K.R., Jacobs, L.A., Bench, C.J.: Histologic effects of total-body X-irradiation in various dose fraction patterns of fetal cerebral hemisphere. Radiat. Res. **31**, 415 (1967)

Brizzee, K.R., Ordy, J.M., Kaack, M.B., Beavers, T.: Effect of prenatal ionizing radiation on the visual cortex and hippocampus of newborn squirrel monkeys. J. Neuropath. exp. Neurol. **39**, 523 (1980)

Brown, W.J., Kagan, A.R.: Comparison of myelopathy associated with megavoltage irradiation and remote cancer. In: H.A. Gilbert, A.R. Kagan (Hrsg.) Radiation Damage to the Nervous System, S. 191. New York: Raven Press (1980)

Brownson, R.H., Suter, D.B., Diller, D.A.: Acute brain damage induced by low dosage x-irradiation. Neurology (Minneap.) **13**, 181 (1963)

Brownson, R.H., Ingersoll, E.H., Carsten, A.L.: Fine structure of bilateral radionecrosis in the dorsal hippocampus. Acta Neuropath. (Berlin) **21**, 87 (1972)

Bruner, A.: Effects of 60 Co on electrical self-stimulation of the brain and blood pressure in monkeys. Aerosp. Med. **45**, 1058 (1974)

Brunner, R.L., Altman, J.: Locomotor deficits in adult rats with moderate to massive retardation of cerebellar development during infancy. Behav. Biol. **9**, 169 (1973)

Brunner, R.L., Haggbloom, S.J., Gazzara, R.A.: Effects of hippocampal X-irradiation-produced granule cell agenesis on instrumental runway performance in rats. Physiol. Behav. **13**, 485 (1974)

Brustad, T.: The effects of radical scavengers on the radiosensitivity of lysozyme in dilute aqueous solutions of varying pH. Radiat. Res. **27**, 456 (1966)

Buchholtz, C.: Neuroethiologische Untersuchungen an Calopteryx splendens Harr. (Odonata) nach Röntgenbestrahlung des Zentralnervensystems. Z. Zellforsch. **82**, 282 (1967)

Büchner, F.: Allgemeine Pathologie. München: Urban & Schwarzenberg, 4. Aufl. (1962)

Busse, O., Wieland, C., Egge, M.: Strahlenspätschäden des Thorakalmarks nach Tele-gamma-Bestrahlung im Thoraxbereich. Med. Klin. **70**, 385 (1975)

Cairncross, J.G., Chernik, N.L., Kim, J.-H., Posner, J.B.: Sterilisation of cerebral metastases by radiation therapy. Neurology (Minn.) **29**, 1195 (1979)

Capalna, S., Stefan, M.: Catalase activity in various rat tissues after X-ray irradiation, LD 50. Rev. Roum. Physiol. **6**, 75 (1969)

Carlson, J.G.: Immediate effects on division, morphology, and viability of the cell. In: A. Hollaender (ed.) Radiation Biology, Vol. I, pp. 763, New-York-Toronto-London: McGraw-Hill Co., Inc. (1954)

Carregal, E.J., Cravioto, H.: Acute effects of X-radiation on spinal cord motoneurons. A functional and ultrastructural study in the cat. Bull. Los Angeles Neurol. Soc. **35**, 89 (1970)

Carsten, A.L., Caveness, W.F., Roizin, L., Machek, J.: Bilateral depression in photic-evoked response as a late effect of unilateral visual cortex X-irradiations. Brain Res. **20**, 389 (1970)

Castaigne, P., Cambier, J., Escourolle, R., Lechevallier, B., Tancer, G., Lhullier, M.: Les myélopathies post-radiotherapiques au cours de la maladie de Hodgkin. Rev. Neurol. **123**, 369 (1970)

Caster, W.O., Redgate, E.S., Armstrong, W.D.: Changes in the central nervous system after 700 r total-body-irradiation. Radiat. Res. **8**, 92 (1958)

Cavanagh, J.B., Hopewell, J.W., Chen, F.C.: Effects of 60 Co radiation on the cellular responses in degenerating dorsal columns in the rat spinal cord. Acta Neuropath. (Berlin) **19**, 318 (1971)

Caveness, W.F., Carsten, A.L., Roizin, L., Schadé, J.P.: Pathogenesis of X-radiation effects in monkey cerebral cortex. Brain Res. (Amsterd.) **7**, 1 (1968)

Caveness, W.F., Kemper, Th.L., Vernon, K.L.: Is an infectious agent involved in the delayed effects of C.N.S. irradiation? VIII Int. Congr. of Neuropathology, 1.–7. Sept., Budapest (Abstracts pp. 49–51) (1974)

Cazzullo, C.L., Giordano, P.L., Ivernizzi, G.: Histological and histochemical aspects of the early effects of Roentgen irradiation in the nervous system of rabbits. In: I. Klatzo, F. Seitelberger (eds.) Brain Edema. Proc. Sympos. Sept. 11–13, Vienna 1965, pp. 645, New York Inc.: Springer (1967)

Cervós-Navarro, J.: Elektronmikroskopische Befunde an den Capillaren des Kaninchengehirns nach der Einwirkung ionisierender Strahlen. Arch. Psychiat. Nervenkrh. **205**, 204 (1964)

Cervós-Navarro, J.: Brain edema due to ionizing radiation. In: I. Klatzo, F. Seitelberger (eds.) Brain Edema. Proc. Sympos. Sept. 11–13., Vienna 1965, p. 632, New York Inc.: Springer (1967)

Cervós-Navarro, J.: Acute changes of the CNS caused by the effect of ionizing rays; study of edema. Acta Neurol. (Napoli) **24**, 307 (1969)

Cervós-Navarro, J.: Der zeitliche Ablauf des akuten Bestrahlungsödems im Gehirn. Acta Neurochir. (Wien) **22**, 43 (1970)

Cervós-Navarro, J., Bergeder, H.D., Serra, J.P.: Ultraestructura de la sustancia blanca del cerebro de mond, en el edema agudo provocado por la aplicaicon local de rayos X. Arch. Fund. Roux Ocefa **3**, 133 (1969)

Chaput, R.L., Berardo, P.A.: Increased brain radioresistance after supralethal irradiation. Med. Phys. **1**, 148 (1974)

Chaput, R.L., Kovacic, R.T.: Miniature pig performance after fractionated supralethal doses of ionizing radiation. Radiat. Res. **44**, 807 (1970)

Chaput, R.L., Zeman, G.H.: Gamma-aminobutyric acid metabolism early in the postirradiation response of the rat. J. Neurochem. **21**, 1027 (1973)

Churchill-Davidson, I.: The oxygen effect in radiotherapy. Oncologia (Basel) **20**, Suppl. 18 (1966a)

Churchill-Davidson, I.: Therapeutic use of hyperbaric oxygen. Ann. Roy. Coll. Surg. Eng. **39**, 164 (1966b)

Churchill-Davidson, I., Forster, C.A., Wiernik, G.: The place of oxygen in radiotherapy. Brit. J. Radiol. **39**, 321 (1966)

Clara, M.: Entwicklungsgeschichte des Menschen. (S. 75 u. 104) Heidelberg: Quelle u. Meyer, 4. Aufl. (1949)

Cleary, S.F.: Considerations in the evaluation of the biological effects of exposure to microwave radiation. Amer. Industr. Hyg. Ass. J. **31**, 52 (1970)

Cleary, S.F.: Uncertainties in the evaluation of the biological effects of microwave and radiofrequency radiation. Health Phys. **25**, 387 (1973)

Clemente, C.D., Holst, E.A.: Pathological changes in neurons, neuroglia, and blood-brain barrier induced by x-irradiation of heads of monkeys. Arch. Neurol. Psychiat. (Chic.) **71**, 66 (1954)

Cocchi, U.: Gewebsveränderungen infolge Strahlenbehandlung von Hirn- und Rückenmarkstumoren. III. Congr. Intern. Neuropath., Acta med. belg. S. 219 (1957)

Cohan, S.L., Ford, D.H.: The effect of neonatal X-irradiation on the accumulation of (3H) by the central nervous system of the rat following injection of (3H)-5-uridine. Acta Neurol. Scand. **45**, 53 (1969)

Cohan, S.L., Abbott, J.R., Catravas, G.N.: The effect of ionizing radiation upon mitochondria of the central nervous system. J. Neurochem. **20**, 1555 (1973)

Cohen, L.: A cell population kinetic model for fractionated radiation therapy. I. Normal tissues. Radiology **101**, 419 (1971)

Coppenger, C.J., Brown, S.O.: Postnatal manifestations in albino rats continuously irradiated during prenatal development. Texas Rep. Biol. Med. **23**, 45 (1965)

Cottier, H. Strahlenbedingte Lebensverkürzung. Berlin-Heidelberg-New York: Springer (1961)

Coy, P., Dolman, C.L.: Radiation myelopathy in relation to oxygen level. Brit. J. Radiol. **44**, 705 (1971)

Coy, P., Baker, S., Dolman, C.L.: Progressive myelopathy due to radiation. Canad. med. Ass. J. **100**, 1129 (1969)

Creutzfeld, H.G., Halberstädter, F.: Über die Wirkung radioaktiver Substanzen auf das Zentralnervensystem von Kaninchen. Zbl. Neurol. Psychiat. **45**, 281 (1927)

Crompton, M.R., Layton, D.D.: Delayed radionecrosis of the brain following therapeutic X-radiation of the pituitary. Brain **84**, 85 (1961)

Csanda, E., Komoly, S., Szücs, A., Auguszt, A.: Light and elektron microscopic study of Yttrium-90 induced early and late delayed demyelination. VIIIth Intern. Congr. Neuropathol, Washington D.C. 24–29 September, Abstr. No. 68, p. 603 (1978)

Czechowicz, K.: Studies on the effects of X-rays on the neurosecretory system of white mice. Zool. poloniae **22**, 135 (1973)

Dahlstroem, A., Haeggendahl, J., Rosengren, B.: The effect of Roentgen irradiation on momoamine containing neurons in the rat brain. Acta Radiol. (Ther.) (Stockh.) **12**, 191 (1970)

D'Amato, C.J., Hicks, S.P.: Effects of low-levels of ionizing radiation on the developing cerebral cortex of the rat. Neurology (Minn.) **15**, 1104 (1965)

Darwin, Ch.: On the origin of species by means of natural selection or the preservation of favoured races in the struggle for life. (1859) London: Grant Richards (1902)

Davidoff, L.M., Dyke, C.G., Elsberg, C.A., Tarlov, J.M.: Effect of radiation applied directly to brain and spinal cord; experimental investigations on Macacus Rhesus monkeys. Radiology **31**, 451 (1938)

Dawson, D., Dingman, J.F.: Hazards of proton-beam pituitary irradiation. New Engl. J. Med. **282**, 1434 (1970)

Debuch, H.: Chemical development of myelin. 1st. Intern. Workshop on Myelin Biol., Cologne 30. Sept.–1. Okt. (1975)

Deck, M.D.F.: Imaging techniques in the diagnosis of radiation damage to the central nervous system. In: H.A. Gilbert, A.R. Kagan (Hrsg.) Radiation Damge to the Nervous System, S. 197. New York: Raven Press (1980)

Dedov, J.J.: The ultrastructure of neurosecretory cells of the supraoptic nucleus of the rat in radiation injury. (russ.) Vestn. Acad. Med. Nauk. SSSR **22**, 38 (1967)

Dekaban, A.S.: Abnormalities in children exposed to X-radiation during various stages of gestation; tentative timetable of radiation injury to the human fetus. Part. I. J. Nucl. Med. **9**, 471 (1968)

Dekaban, A.S.: Effects of X-radiation on mouse fetus during gestation. Emphasis on distribution of cerebral lesions, Part II. J. Nucl. Med. **10**, 68 (1969)

Dertinger, H., Jung, H.: Molekulare Strahlenbiologie. Heidelberger Taschenbücher, Bd. 57/58. Berlin-Heidelberg-New York: Springer (1969)

Dessauer, F.: Quantenbiologie. 2. Aufl. herausgegeben und ergänzt von K. Sommer-meyer. Berlin-Göttingen-Heidelberg: Springer (1964)

Diaz-Borges, J.M., Drujan, B.D.: The effects of Gamma-irradiation upon monoamine oxidase activity. Radiat. Res. **45**, 589 (1971)

Dienstl, K., Fischer, P.L. (Hrsg.): Der Laser. Grundlagen und klinische Anwendung. Berlin-Heidelberg-New York: Springer (1981)

Dihlmann, W.: Zur Morphologie, Theorie und Problematik der Strahlenschäden im Zentralnervensystem. Strahlenther. **112**, 567 (1960)

Dihlmann, W., Liebaldt, G., Undeutsch, W.: Die Kapillaraussprossung als Regenerationsprinzip bei örtlichen Strahlenschäden. Strahlenther. **114**, 552 (1961)

Dobbing, J., Hopewell, J.W., Lynch, A., Sands, J.: Vulnerability of developing brain. I. Some lasting effects of X-irradiation. Exp. Neurol. **28**, 442 (1970)

Dodge, C.: A review of clinical manifestations of microwave exposure to the CNS. Sympos. biolog. effects a. health implications of microwave irradiation, Richmond, Virginia, Sept. (1969)

Dodson, R.F.: Electron microscopic observations of rat medullary reticular tissue after short-term, whole body Gamma irradiation. Acta Neuropath. (Berlin) **17**, 353 (1971)

Domshlak, M.P., Tereschenko, N., Raevskaia, S.A., Ziuzin, I.K.: Remote results of irradiation of the mid-brain in man (russ.) Med. Radiol. (Moskva) **13**, 19 (1968)

Dorfman, L.J., Donaldson, S.S., Gupta, P.R., Bosley, Th.M.: Subclinical radiation myelopathy in humans. Neurology (Minn.) **31**, 67 (1981)

Draznin, N.M., Bril, E.E., Livshits, I.B., Marmianova, L.I.A., Radiuk, K.A.: Some problems of the effect of irradiation of the diencephalo-hypophyseal region in the pathological state on the endocrine glands (russ.) Probl. Endokr. (Moskva) **15**, 33 (1969)

Driscoll, S.G., Hicks, S.P., Copenhaver, E.H., Easterday, C.L.: Acute radiation injury in two human fetuses. Arch. Path. (Chic.) **76**, 113 (1963)

Drsata, J., Hais, I.M. Letter: Aromatic amino acid decarboxylase activity of rat brain and its parts following exposure to ionizing radiation. Radiat. Res. **59**, 724 (1974)

Dugger, G.S., Stratford, J.G., Bouchard, J.: Necrosis of brain following roentgen irradiation. Amer. J. Roentgen. **72**, 953 (1954)

Duus, P.: Zur Frage des reinen Sonnenstichs ohne Überhitzung. Münch. med. Wschr. **87**, 639 (1940)

Dvoretski, I.A.I., Reva, A.D.: Oxidative phosphorylation in the spinal cord of intact and irradiated animals (russ.) Ukr. Biokhim. Zh. **40**, 508 (1968)

Dynes, J.B., Smedal, M.J.: Radiation myelitis. Amer. J. Roentgenol. **83**, 78 (1960)

Earle, K.M., Carpenter, S., Roessmann, U., Ross, M.A., Hayes, J.R., Zeitler, E.: Central nervous system effects of laser radiation. Fed. Proc. **24**, Suppl. 14, 129 (1965)

Ebels, E.J.: The influence of age upon the effect of early postnatal X-irradiation on the development of the cerebellar cortex in rats. Acta Neuropath. (Berlin) **15**, 298 (1970)

Eckstein, H., Paduch, V., Hilz, H.: Teilungssynchronisierte Hefezellen. II. Enzymsynthese nach Hemmung der Zellteilung durch Röntgenstrahlen. Biochem. Z. **344**, 435 (1966)

Edelwejn, Z.: An attempt evaluation of the functional state of the cerebral synapses in rabbits exposed to the chronic action of microwaves (poln.) Acta Physiol. Pol. **19**, 897 (1968)

Eichhorn, H.J., Lessel, A., Rotte, K.H.: Einfluß verschiedener Bestrahlungsrhythmen auf Tumor- und Normalgewebe in vivo. Strahlentherapie **143**, 614 (1972)

Eliner, G.I., Stepanov, A.I., Filatov, P.P.: Dynamics of postradiation recovery after X-ray irradiation of the body within a wide range of nonlethal doses. Radiobiologiia **14**, 618 (1974)

El-Koshef, H.S.: Relation between the electrical activity and free amino acid level of the brain of white rats after total-body X-irradiation. (russ.) Radiobiologiia **14**, 710 (1974)

Eppinger, H.: Die seröse Entzündung. Wien: Springer (1935)

Eppinger, H.: Die Permeabilitätspathologie. Wien: Springer (1949)

de Estable-Puig, R.F., Estable-Puig, J.F.: Differential neuronal radiosensitivity as a tool for the study of short connections. Experientia **26**, 1250 (1970a) de Estable-Puig, R.F., Estable-Puig, J.F.: Cerebellar synaptic degeneration by X-rays. Brain Res. **21**, 289 (1970b)

de Estable-Puig, R.F., Estable-Puig, J.F.: Cell response of the olfactory bulb to ionizing radiation injury. An electron microscopical study. Acta Neuropathol. (Berlin) **17**, 287 (1971)

Eyster, E.F., Wilson, Ch.B.: Radiation myelopathy. J. Neurosurg. **32**, 414 (1970)

Eyster, E.F., Nielsen, S.L., Sheline, G.E., Wilson, C.B.: Cerebral radiation necrosis simulating a brain tumor. J. Neurosurg. **39**, 267 (1974)

Fabrikant, J.J., Dickson, R.J., Fetter, B.F.: Mechanisms of radiation carcinogenesis at the clinical level. Brit. J. Cancer **18**, 459 (1964)

Fahr, E.: Chemische Untersuchungen über die molekularen Ursachen biologischer Strahlenschäden. Angew. Chemie **81**, 581 (1969)

Fano, U.: Secondary electrons: Average energy loss per ionization. In: J.J. Nickson (ed.): Symposium on Radiobiology, p. 13, New York: John Wiley & Sons (1952)

Fano, U.: Principles of radiological physics. In: A. Hollaender (ed.) Radiation Biology I, p. 1, New York: McGraw-Hill, 1st Ed. (1954)

Feiring, E.H., Foer, W.H.: Meningioma following radium therapy. Case report. J. Neurosurg. **29**, 192 (1968)

Ferrero, R.G.A., Obarrio, J.M.: Myelopathy following teletherapy with radioactive cobalt. J. neurol. Sci. **2**, 446 (1965)

Ferszt, R., Neu, S., Cervós-Navarro, J., Sperner, J.: The spreading of focal brain edema induced by ultraviolet irradiation. Acta neuropath. (Berl.) **42**, 223 (1978)

Fine, S., Klein, E.: Effects of pulsed Laser on forehead in mice. Life Science **3**, 199 (1964)

Fine, S., Klein, E., Nowak, W., Scott, R.E., Laor, Y., Simpson, L., Crissey, J., Donoghue, J., Derr, V.E.: Interaction of Laser radiation with biologic systems. I. Studies on interaction with tissue. Fed. Proc. **24**, Suppl. 14, 35 (1965)

Fischer, A.W., Holfelder, H.: Lokales Amyloid im Gehirn. Eine Spätfolge von Röntgenbestrahlung. Dtsch. Z. Chir. **227**, 475 (1930)

Fisher, E.: Røntgenlaesion af medulla spinalis. Kost oversigt over røntgenlaesioner af centralnervesystemet. Ugeskr. Laeg. **126**, 1368 (1964)

Fishman, R.A.: Reactions to radiation therapy. New Engl. J. Med. **293**, 669 (1975)

Fjerdingstad, E.J.: Chemical transfer of radiation induced avoidance. A replication. Scand. J. Psychol. **13**, 145 (1972)

Flanagan, A.E.: Differentiation and degeneration in the motor horn of the foetal mouse. J. Morph. **129**, 281 (1969)

Fletcher, G.A., Mac Comb, W.S.: Radiation therapy in the management of cancers of the oral cavity and oropharynx. Springfield, Ill.: Charles Thomas Pbl. (1962)

Fletcher, G.A., Million, R.R.: Malignant tumors of the nasopharynx. Amer. J. Röntgenol. **93**, 44 (1965)

Foltz, E.L., Holyoke, J.B., Hey, H.L.: Brain necrosis following X-ray therapy. J. Neurosurg. **10**, 423 (1953)

Ford, K.W.: Die Welt der Elementarteilchen. Heidelberger Taschenbücher, Bd. 9, Berlin-Heidelberg-New York: Springer (1966)

Fox, J.L., Hayes, J.R., Green, R.C., Stein, M.N.: The effects of Laser radiation on intracranial structures. Zit. b. Fine et al. (1965)

Franck, J., Platzmann, R.L.: Physical principles underlying photochemical, radiation-chemical, and radiobiological reactions. In: A. Hollaender (ed.) Radiation Biology I, p. 191, New York-Toronto-London: McGraw-Hill Co., Inc. (1954)

Franke, H.: Die Strahlenempfindlichkeit des menschlichen Rückenmarkes. Fortschr. Med. **81**, 345 (1963)

Franke, H., Lierse, W.: Ultrastrukturelle Strahlenreaktionen am Meerschweinchengehirn. In: Strahlenbehandlung und Strahlenbiologie (Sonderbände zur Strahlentherapie, Bd. 62). Dtsch. Röntgenkongreß 1965, Teil B, München-Berlin-Wien: Urban & Schwarzenberg (1965a)

Franke, H., Lierse, W.: Elektronenmikroskopische Untersuchungen über Hirnveränderungen des Meerschweinchens nach Röntgenbestrahlung. Fortschr. Röntgenstr. **102**, 78 (1965b)

Franke, H., Lierse, W.: Ultrastrukturelle Frühveränderungen an Gliazellen und Markscheiden im Rattenhirn nach Röntgenbestrahlung. Fortschr. Röntgenstr. **107**, 415 (1967)

Freeman, J.E.: Neurological involvement in the lymphomas and leukemias. Radiotherapy. Proc. Roy. Soc. Med. **67**, 985 (1974)

Friedman, M., Calculated risks of radiation injury of normal tissues in treatment of cancer of the testis. Proc. 2nd National Cancer Conf., New York, Amer. Cancer Soc. **1**, 390 (1954)

Fröscher, W., Müller, J., Vaher-Matiar, H.: Ein Beitrag zur Strahlenmyelopathie. Nervenarzt **46**, 391 (1975)

Fürth, J., Lorenz, E.: Carcinogenesis by ionizing radiations. In: A. Hollaender (ed.) Radiation Biology I, p. 1145, New York-Toronto-London: McGraw-Hill Co., Inc. (1954)

Gaertner, U., Lierse, W., Franke, H.: Die Strahlenschädigung des Gehirns (Ratte) während der Postnatalzeit. Strahlentherapie **145**, 308 (1973)

Gaidamakin, N.A.: Early pathomorphological changes in animal brains with whole-body irradiation by high-energy protons and fast neutrons (in Russian) Radiobiologiia **10**, 892 (1970)

Gedigk, P., Totović, V.: Amyloidose. In: M. Eder, P. Gedigk (Hrsg.) Lehrbuch der allgemeinen Pathologie und pathologischen Anatomie, S. 51 f., Berlin-Heidelberg-New York: Springer (1974)

Geets, W.: Possible influence of pre-natal irradiation on the development of cerebral electrical activity in man. Electroenceph. Clin. Neurophysiol. **25**, 417 (1968)

Geets, W.: L'irradiation prénatale, facteur etiologique possible de l'epilepsie. Acta Neurol. Belg. **72**, 230 (1972)

George, K.C., Eapen, J.: Effect of X-irradiation on esterases of tissues of house lizard. Indian J. Exp. Biol. **11**, 76 (1973)

Gerebetzoff, M.A., Hervé, A.: Modification précoce et passagère de l'oligodendroglie après application des rayons X sur les pattes postérieures du lapin. Compt. Rend. Séance Soc. Biol. (Paris) **143**, 880 (1949)

Gerhard, L., Kuhlendahl, H., Miltz, H., Nau, K.H.: Strahlentherapie und Strahlenschäden. Tag. Verein. Dtsch. Neuropathol., Köln (1975)

Gerstner, L., Jellinger, K., Heiss, W-D., Wöber, G.: Morphological changes in anaplastic gliomas treated with radiation and chemotherapy. Acta Neurochir. **36**, 117 (1977)

Ghatak, N.R., White, B.E.: Delayed radiation necrosis of the hypothalamus. Report of a case simulating recurrent craniopharyngeoma. Arch. Neurol. (Chic.) **21**, 425 (1969)

Ghizari, E., L'effet des radiations ionisantes sur l'activité de la glucose-6-phosphate-dehydrogenase. Rev. Roum. Physiol. **9**, 63 (1972)

Gilbert, H.A., Kagan, A.R.: Spinal cord injury: an introductory note. In: H.A. Gilbert, A.R. Kagan (Hrsg.) Radiation Damage to the Nervous System, S. 181. New York: Raven Press (1980)

Giles jr., N.H.: Recent evidence on the mechanism of chromosome aberration production by ionizing radiation. In: J.J. Nickson (ed.) Sympos. on Radiation Biology. The basic aspects of radiation effects on living cells, p. 267, New York: John Wiley & Sons, Inc. (1952)

Gilmore, S.A.: The effects of X-irradiation on the spinal cords of neonatal rats. I. Neurological observations. J. Neuropath. exp. Neurol. **22**, 285 (1963a)

Gilmore, S.A.: The effects of X-irradiation on the spinal cords of neonatal rats. II. Histological observations. J. Neuropath. exp. Neurol. **22**, 294 (1963b)

Gilmore, S.A.: Responses of neonatal rat spinal cords to high energy protons. Acta Radiol. (Ther.) (Stockh.) **2**, 81 (1964)

Gilmore, S.A.: Changes in cells and myelin in the spinal cord following X-irradiation. Anat. Rec. **157**, 247 (Abstr.) (1967)

Gilmore, S.A.: Alterations in blood vessels in X-irradiated spinal cords of young rats. Anat. Rec. **163**, 89 (1969)

Gilmore, S.A.: Autoradiographic studies of intramedullary Schwann cells in irradiated spinal cords of immature rats. Anat. Rec. **171**, 517 (1971)

Gilmore, S.A.: Long-terme effects of ionizing radiation on the rat spinal cord: Intramedullary connective tissue formation. Amer. J. Anat. **137**, 1 (1973)

Gilmore, S.A., Arrington, R.W.: Effects of X-rays on the maturing nervous system. Further studies with a preliminary study of vascular alterations. Neurology (Minn.) **17**, 1059 (1967)

Gilmore, S.A., Duncan, D.: On the presence of peripheral-like nervous and connective tissue within irradiated spinal cord. Anat. Rec. **160**, 675 (1968)

Giordano, P.L., Ivernizzi, G.: Tierexperimentelle Untersuchungen über die Wirkung niedriger Röntgendosen auf das Zentralnervensystem und Strahlenschutzversuche mit Arzneimitteln. Arzneimittelforsch. **18**, 1417 (1968)

Godwin-Austen, R.B., Howell, D.A., Worthington, B.: Observations on radiation myelopathy. Brain **98**, 557 (1975)

Goldman, L.: Biomedical aspects of the Laser. Berlin-Heidelberg-New York: Springer (1967)

Graham, E.S., Farrer, D.N., Carsten, A.L., Roizin, L.: Decrements in the visual acuity of the rhesus monkeys (Macaca mulatta) as a delayed effect of occipital cortex irradiation. Radiat. Res. **45**, 373 (1971)

Greenfield, M.M., Stark, M.F.: Post-irradiation neuropathy. Amer. J. Roentgenol. **60**, 617 (1948)

Grigorian, D.G.: Proteins of the brain and blood serum of animals subjected to the effect of microwaves. Vop. Kurort. Fizioter. **34**, 510 (1969)

Grobe, H., Schnepper, E., Schellong, G.: Erfahrungsbericht über die Behandlung kindlicher Leukosen mit ZNS-Bestrahlung und kombinierter Cytostatica-Medikation. Fortschr. Röntgenstr. Nuclearmed. Suppl., S. 181 (1973)

Gromakovskaia, M.M.: Role of nervous mechanisms in the appearance of a higher sensitivity of the hemato-encephalic barrier to histamine and acetylcholine after the effects of small doses of X-radiation. Radiobiologiia **7**, 893 (1967)

Grosser, O., Ortmann, R.: Grundriß der Entwicklungsgeschichte des Menschen. Berlin-Heidelberg-New York: Springer, 7. Aufl., S. 26 (1970)

Guéneau, G., Drouet, J., Privat, A., Court, L.: Differential radiosensitivity of neurons and neuroglia of the hippocampus in the adult rabbit. Acta neuropath. (Berl.) **48**, 199 (1979)

Gutjahr, P., Dietrich, E.: Risiko zweiter maligner Neoplasien nach erfolgreicher Tumorbehandlung im Kindesalter. Dtsch. med. Wschr. **104**, 969 (1979)

Gutjahr, P., Kutzner, J.: Kombinierte Radio-Chemotherapie des Zentralnervensystems bei malignen Neoplasien im Kindesalter. Dtsch. med. Wschr. **100**, 1651 (1975)

Hagen, U.: Therapie des Strahlenschadens. Med. Klin. **67**, 693 (1972)

Hager, H., Hirschberger, W., Breit, A.: Electron microscope observations on X-irradiated central nervous system of the Syrian hamster. In: T.J. Haley, R.S. Snider (Eds.) Response of the nervous system to ionizing radiation, p. 261, New York: Academic Press (1962)

Hajdukovic, S., Duchesne, P.Y.: Réaction neurosécrétrice de l'hypothalamus à divers types d'exposition au rayonnement X. Compt. Rend. Séanc. Soc. Biol. (Paris) **160**, 1971 (1966)

Håkansson, C.H., Lindgren, M., Sulg, I.A.: EEG effects of postoperative irradiation treatment of brain tumours. Acta Radiol (Ther.) (Stockh.) **8**, 301 (1969)

Hallén, O., Hamberger, A., Rosengren, B., Roeckert, H.: Quantitative studies on the radiosensitivity of single cells in the nervous tissue. Acta Radiol. (Ther.) (Stockh.) **8**, 5 (1969)

Hamberger, A., Blomstrand, C., Rosengren, B.: Effect of X-irradiation on respiration and protein synthesis in neuronal and neuroglia cell fractions. Exp. Neurol. **26**, 509 (1970)

Hanefeld, F., Riehm, H.: Therapy of acute lymphoblastic leukemia in childhood: Effects on the nervous system. Neuropädiatrie **11**, 3 (1980)

Harder, W.A.: Zur pathologischen Anatomie und Pathogenese des Röntgenspätscha-dens des Zentralnervensystems. Untersuchungen am Kaninchen. Inaug.-Diss. Köln (1965)

Hariri, N.I., Aksu, Y., Falakali, S., Tuncer, O.I.: Attempt to modify the ionizing radiation induced histopathologic effects on the central nervous system by reserpine administra-tion. Acta Radiol. (Ther.) (Stockh.) **11**, 341 (1972)

Harms, O.: Changes of the protein composition of the cerebro spinal fluid in childhood acute leukemia. Z. Kinderheilk. **118**, 97 (1974)

Hassler, O.: Modifying effects of cysteamine on experimental radiation lesions of the brain. Acta Radiol. (Ther.) (Stockh.) **9**, 369 (1970)

Haulic, A.A., Trandafirescu, M., Ababei, L.: Changes in glutamic acid and glutamine metabolism in the rat brain after whole body X-irradiation. J. Neurochem. **18**, 2447 (1971)

Hayano, M., Sung, J.H., Mastri, A.R.: "Paramyxovirus-like" intranuclear inclusions occurring in the nervous system in diverse unrelated conditions. J. Neuropath. exp. Neurol. **35**, 287 (1976)

Hayes, J.R., Fox, J.L., Stern, M.N.: The effects of Laser radiation on the central nervous system. I. Preliminary studies. J. Neuropath. exp. Neurol. **26**, 250 (1967)

Haymaker, W.: Delayed radionecrosis of the brain in monkeys. J. Neuropath. exp. Neurol. **27**, 118 (1968)

Haymaker, W., Bailey, O.T., Benton, E.V., Vogel, F.S., Zeman, W.: Brain study in balloon-borne monkeys exposed to cosmic rays. Aerosp. Med. **41**, 989 (1970)

Haymaker, W., Rubinstein, L.J., Miquel, J.: Brain tumors in irradiated monkeys. Acta Neuropath. (Berlin) **20**, 267 (1972)

Heilmann, H.P., Maas, B.: ZNS-Bestrahlung bei akuten Leukosen im Rahmen der Thera-pie des ersten Schubes. Fortschr. Röntgenstr. Nuclearmed. Suppl. 183 (1973)

Held, F., Panther, W., Schröter, P.: Strahlenschäden am Halsmark nach therapeutischer Malignombestrahlung. Radiobiol. Radiother. **5**, 419 (1964)

Heller, J.H., Teixeira-Pinto, A.A.: A new physical method of creating chromosomal aberrations. Nature **183**, 905 (1959)

Hensell, V., Gerhard, L., Heinzler, F.: Strahlenschäden des Hirns nach Tumorbestrah-lung. Acta Neurochir. **20**, 228 (1969)

Herbig, W., Kuttig, H., Schnabel, K.: Möglichkeiten und Dosisverteilung bei Elektronen-therapie und kombinierter Elektronen- und Röntgentherapie von Gehirntumoren. Strahlentherapie **142**, 412 (1971)

Herrero, S.: Radio-frequency-current and direct-currentlesions in the ventromedial hy-pothalamus. Amer. J. Physiol. **217**, 403 (1969)

Hicks, S.P.: Developmental malformations produced by radiation; timetable of their development. Amer. J. Roentgenol. **69**, 272 (1953)

Hicks, S.P.: Radiation as an experimental tool in mammalian developmental neurology. Physiol. Rev. **38**, 337 (1958)

Hicks, S.P., D'Amato, C.J.: Effects of ionizing radiation. In: D.H.M. Woollam (ed.) Advances in Teratology I, 6, p. 192, Cambridge: University Press (1966)

Hicks, S.P., Montgomery, P.O.B.: Effects of acute radiation on the adult mammalian central nervous system. Proc. Soc. exp. Biol. (N.Y.) **80**, 15 (1952)

Hicks, S.P., D'Amato, J., Coy, M.A., O'Brien, E.D., Thursten, J.M., Joftes, D.L.: Migrat-ing cells in the developing nervous system studied by their radiosensitivity and triated thymidine uptake. Sympos. on fundamental aspects of radiosensitivity, Brookhaven National Laboratory Upton, N.Y., Office of Technical Services, Department of Com-merce, Washington D.C., p. 246 (1961)

Hildebrand, J.: Lesions of the nervous system in cancer patients. In: Monograph Series of the European Organization for Research on Treatment of Cancer, Vol. 5. New York: Raven Press (1978)

Holdorff, B.: Beinplexus- und Kaudawurzelläsionen durch ionisierende Strahlen. Akt. neurol. **5**, 23 (1978)

Holdorff, B., Schiffter, R.: Strahlenspätnekrose des Hirnstammes, einschließlich Hypo-thalamus nach Bestrahlung mit ultraharten Röntgenstrahlen und schnellen Elek-tronen. Acta Neurochir. **25**, 37 (1971)

Holthusen, H.: Beitrag zur Biologie der Strahlenwirkung. Pflügers Archiv Physiol. **187**, 1 (1921)

Hopewell, J.W.: The permanent long-term effects of postnatal X-irradiation on the rat cerebellum. Acta Neuropath. (Berlin) **27**, 163 (1974)

Hopewell, J.W.: Late radiation damage to the central nervous system: a radiobiological interpretation. Neuropath. appl. Neurobiol. **5**, 329 (1979)

Hopewell, J.W., Wright, E.A.: A demonstration of the oxygen effect in irradiated brain. Intern. J. Radiat. Biol. **16**, 593 (1969)

Hopewell, J.W., Wright, E.A.: The nature of latent cerebral irradiation damage and its modification by hypertension. Brit. J. Radiol. **43**, 161 (1970)

Horányi, B.: Röntgen-besurgárzás hatására keletkezett meningeoma gynermeken. Magy. Radiol. **17**, 1 (1965)

Howard, A., Cowie, F.G.: Over-repair in Closterium: Increased radioresistance caused by an earlier exposure to radiation. In: J. Kiefer (ed.) Radiation and Cellular Control Processes, p. 188, Berlin-Heidelberg-New York: Springer (1976)

Hristić, M., Pantić, V.: Hypothalamic nuclei of rats after head irradiation and adrenocortical hormone treatment. Int. J. Radiat. Biol. **26**, 147 (1974)

Hug, O., Kellerer, A.M.: Stochastik der Strahlenwirkung. Berlin-Heidelberg-New York: Springer (1966)

Hung, T.-P.: Myelopathy following radiotherapy of nasopharyngeal carcinoma. Proc. Aust. Ass. Neurol. **5**, 421 (1968)

Husain, M.M., Garcia, J.H.: Cerebral "radiation necrosis": Vascular and glial features. Acta Neuropath. (Berl.) **36**, 381 (1976)

Hustu, H.O., Aur, R.J., Verzosa, M.S., Simone, J.V., Pinkel, D.: Prevention of central nervous system leukemia by irradiation. Cancer **32**, 585 (1973)

Ibrahim, M.Z., Atlan, H., Miquel, J., Castellani, P.: Synthetic and hydrolytic enzymes of glycogen in the normal and the irradiated rat brain. Radiat. Res. **43**, 341 (1970)

Ingersoll, E.H., Brownson, R.H., Carsten, A.L.: Morphologic and functional response in the rat following fore brain X-irradiation. IV. Intern. Congr. Radiat. Res., Proceedings, Evian (1970)

Innes, J.R.M., Carsten, A.: Demyelination or malacic myelopathy. Arch. Neurol. (Chic.) **4**, 190 (1961)

Innes, J.R.M., Carsten, A.: A demyelinating or malacic myelopathy and myelo-degeneration. Delayed effects of localized X-irradiation in experimental rats and monkeys. In: T.H.J. Hally, R.S. Snider (eds.) Response of the Nervous System to Ionizing Radiation. p. 233, New York-London: Academic Press (1962)

Itabashi, H.H., Bebin, J., DeJong, R.N.: Postirradiation cervical myelopathy. Neurology (Minn.) **7**, 844 (1957)

Jacobs, L.A., Brizzee, K.R.: Effect of total-body X-irradiation in simple and fractionated doses on developing cerebral cortex in rat foetus. Nature (Lond.) **210**, 31 (1966)

Jacobson, F.: Carcinoma of the hypopharynx. A clinical study of 322 cases, treated at Radiumhemmet, from 1939 to 1947. Acta Radiol. **35**, 1 (1951)

Jaenisch, W., Altrock, H., Dietz, W.: Die Wirkung von Laserstrahlen auf das freigelegte Großhirn von Versuchstieren. Zbl. allg. Path. **110**, 458 (1967)

Jellinger, K.: „Frühe" Strahlenspätschäden des Zentralnervensystems. Verh. Dtsch. Path. Ges. **56**, 457 (1972)

Jellinger, K.: Human central nervous system lesions following radiation therapy. Zbl. Neurochir. **38**, 199 (1977)

Jellinger, K., Sturm, K.W.: Delayed radiation myelopathy in man. Report of twelve necropsy cases. J. Neurol. Sci. **14**, 389 (1971)

Jenkin, R.D.: Blood pressure as a factor in radiotherapy. Mod. Trends Radiother. 157 (1972)

Jensen, R.D., Miller, R.W.: Retinoblastoma: Epidemiologic characteristics. New Engl. J. Med. **285** (1971)

Jones, A.: Transient radiation myelopathy (with reference to Lhermitte's sign of electrical paraesthesia). Brit. J. Radiol. **37**, 727 (1964)

Jones, A.: Neurological involvement in the lymphomas and leukemias. Radiotherapy. Proc. Roy. Soc. Med. **67**, 981 (1974)

Jones, P.M.: Late effects of X-ray therapy in children with intracranial tumours. Neuropädiatrie **10**, Suppl. 434 (Abstract) (1979)

Jordan, P.: Verstärkertheorie der Organismen in ihrem gegenwärtigen Stand. Naturwissenschaften **26**, 537 (1938)

Jordan, P.: Begriff und Umgrenzung der Quantenbiologie. In: Das Bild der modernen Physik, S. 36, Berlin: Ullstein 171, (1957)

Jovanović, M., Cordić, A.: Transformation of labelled glutamic acid in the brain tissue of an irradiated mouse. Strahlentherapie **134**, 533 (1967)

Jung, H., Kürzinger, K.: Zur biologischen Wirksamkeit elastischer Kernstöße. 3. Einwirkung von langsamen Protonen auf infektiöse DNS des Bakteriophagen phi X 174. Z. Naturforsch. **24 B**, 328 (1969)

Kagan, A.R., Wollin, M., Gilbert, H.A., Nussbaum, H., Hintz, B.L., Rao, A., Chan, P.Y.M.: Comparison of the tolerance of the brain and spinal cord to injury by radiation. In: H.A. Gilbert, A.R. Kagan (Hrsg.) Radiation Damage to the Nervous System, S. 183. New York: Raven Press (1980)

Kahr, H.: Zur Kenntnis des anatomischen Bildes und des Entstehungsmechanismus der Strahlenencephalopathie. Radiol. Austriaca **9**, 159 (1956)

Kalbfleisch, H.H.: Spätveränderungen im menschlichen Gehirn nach intensiver Röntgenbestrahlung des Kopfes. Strahlentherapie **76**, 584 (1947)

Kameyama, Y., Hoshino, K.: Influence of low-dose X-radiation on the development and growth of the brain. Developmental disturbance of the cerebral cortex in the mouse due to intrauterine exposure to radiation. Ann. Rep. Res. Inst. Environ. Med. Nagoya Univ. **16**, 43 (1968)

Kameyama, Y., Hoshino, K.: Long-term pathological effects of prenatal X-radiation on the developing brain and postnatal manifestation of hydrocephalus in the mouse. Annu. Rep. Res. Inst. Environ. Med. Nagoya Univ. **18**, 49 (1970)

Kameyama, Y., Hayashi, Y., Hoshino, K.: Long-term pathological effects of prenatal X-radiation on the developing brain – Abnormal vascularity in the brain mantle of X-ray induced microcephaly of the mouse. Annu. Rep. Res. Inst. Environ. Med. Nagoya Univ. **19**, 75 (1972)

Kaplan, H.S., Moses, L.E.: Biological complexity and radiosensitivity. Science **145**, 21 (1964)

Kaplan, J.J.: Irradiation of brain tumors at Bellevue Hospital, 1924–1939. Radiology **36**, 588 (1941)

Katsura, J., Noda, H.: Structure and polymorphism light meromyosin aggregates. J. Biochem. **73**, 257 (1973)

Kaufman, B.P.: Chromosome aberrations induced in animal cells by ionizing radiations. In: A. Hollaender (ed.) Radiation Biology I, p. 627, New York-Toronto-London: McGraw-Hill Co., Inc. (1954)

Kaven, A.: Das Auftreten von Gehirnmißbildungen nach Röntgenbestrahlung von Mäuseembryonen. Z. menschl. Vererb.- u. Konstit.-Lehre **22**, 247 (1938)

Kemper, Th.L., O'Neill, R.R., Caveness, W.F.: Effects of single dose super voltage whole brain radiation in Macaca mulatta. J. Neuropath. exp. Neurol. **36**, 916 (1977)

Keyeux, A.: The influence of radiation on blood vessels and circulation. Chapter IX. Blood flow and permeability in the central nervous system. Curr. Top. Radiat. Res. **10**, 135 (1974)

Kholodov, Y.A.: The effects of electromagnetic fields on the central nervous system (in Russian) Priroda **4**, 104 (1962)

Kies, M.W.: Basis proteins of central and peripheral myelin: biologic activity and structure. 1st. Intern. Workshop on Myelin Biol., Cologne 30. Sept.–1. Okt. (1975)

Kindt, Ph.-H.: Röntgenspätschäden nach Bestrahlung medianer Halsgewächse. Arch. Psychiat. Neurol. **191**, 55 (1953)

Kirsch, W.M., Schulz, D., Fuchs, E., Nakane, P.: Effect of ionizing radiation on nuclear energy transduction in normal and neoplastic glia. A quantitative cytochemical investigation. Acta Radiol. (Ther.) (Stockh.) **11**, 349 (1972)

Kjellberg, R.N., Klimav, B.: Proton-beam therapy. New Engl. J. Med. **284**, 333 (1971)

Klein, H.: Körperschäden und Tod durch Hitze. In: B. Mueller (Hrsg.) Gerichtliche Medizin, S. 504, Berlin-Heidelberg-New York: Springer, 2. Aufl. (1975)

Klug, H.: Über die Möglichkeit elektronenmikroskopischer Erfassung zellulärer Strahlenschäden. Dtsch. Gesundheitswes., Z. Med. **20**, 2203 (1965)

Kobayashi, J.: Radiosensitivity of mammalian cells. IV. Change of DNA content in nuclei of rat somatic cells after irradiation. Tokushima J. Exp. Med. **17**, 47 (1970)

Koch, R., Möning, H.: Zur Bedeutung der Molekülkonfiguration für die Entstehung eines Strahlenschadens. In: Strahlenschutz in Forschung und Praxis, Bd. 7, S. 135, Freiburg i.Br.: Rombach (1967)

Kocmierska-Grodzka, D., Gerber, G.B., Decock, J.P.: Sialic acid and neuraminidase after whole body irradiation of rats. Acta Radiol. (Ther.) (Stockh.) **13**, 57 (1974)

Köhn, K., Schlungbaum, W.: Ein Beitrag zur Kenntnis der frühkindlichen Strahlenencephalopathie. Strahlentherapie **107**, 556 (1958)

Koenig, H.L., Krueger, A.P., Lang, S., Soenning, W.: Biologic effects of environmental electromagnetism. In: K.E. Schaefer (Hrsg.) Topics in environmental Physiology and Medicine. Berlin-Heidelberg-New York: Springer (1981)

Kolomiitseva, I.K., Vasilyev, A.V.: Phospholipid and cholesterol metabolism in the brains of rats following exposure to ionizing radiation. (in Russian) Radiobiologiia **13**, 335 (1973)

Komesu, N., Haley, T.J.: Lack of effect of X-irradiation on brain 5-hydroxytryptamine concentrations. Proc. West Pharmacol. Soc. **11**, 77 (1968)

Korogodina, J.V., Nesterenko, V.S., Dubrovina, V.M.: Über die Wirkung ionisierender Strahlen auf die sich entwickelnde Kleinhirnrinde der Ratten. Radiobiol. Radiother. **10**, 227 (1969a)

Korogodina, J.V., Glotov, N.V., Dubrovina, V.M.: Effect of ionizing radiation on cells of various components of the developing cerebellar cortex in the rat (in Russian) Radiobiologiia **9**, 742 (1969b)

Koslowski, L., Krause, F.: Kälte und Wärme. In: W. Siegenthaler (Hrsg.) Klinische Pathophysiologie, S. 970, Stuttgart: G. Thieme (1970)

Kozik, M.: Histochemistry of Purkinje cells in experimental homogenization necrosis. Path. Europ. **4**, 122 (1969a)

Kozik, M.: The effect of a large dose of ionizing radiation on dehydrogenase activity in the rat brain. Folia histochim. cytochim. (Krakow) **7**, 163 (1969b)

Kozik, M.: Effect of large doses of ionizing radiation on the activity of some enzymes in the rat brain. Exp. Pathol. (Jena) **6**, 257 (1972)

Krabbenhoft, K.L.: Radiation injury of the central nervous system. Amer. J. Roentgenol. **73**, 850 (1955)

Kramer, M.W., Michaelson, S.M.: Late pathophysiologic changes in head X-irradiated dogs; review and clinical correlations. Radiat. Res. **49**, 563 (1972)

Kramer, S.: The hazards of therapeutic irradiation of the central nervous system. Clin. Neurosurg. **15**, 301 (1968)

Krebs, A.: Strahlenbiologie. Berlin-Heidelberg-New York: Springer (1968)

Kristensson, K., Molin, B., Sourander, P.: Delayed radiation lesions of the human spinal cord. Acta Neuropath. (Berlin) **9**, 34 (1967)

Krompecher, T., Krompecher-Kiss, E., Jona, G.: Untersuchungen über die Cytochrom-Oxydase-Aktivität verschiedener Rattenorgane nach 200 rad Ganzkörper-60Co-Bestrahlung. Strahlentherapie **147**, 432 (1974)

Kühn, A.: Grundriß der allgemeinen Zoologie. S. 258 Stuttgart: Georg Thieme, 14. Aufl. (1961)

Kuhlendahl, H.: Indikationsabgrenzung: Operative und Strahlenbehandlung. Fortschr. Röntgenstr. Nuclearmed., Suppl. 79 (1972)

Kurkovskii, V.P., Smirnov, R.V.: Morphological changes in rabbit's brain following fractional irradiation of the head by rapid electrons. (in Russian) Arkh. Anat. Gistol. Embriol. **62**, 58 (1972)

Kuttig, H.: Strahlentherapie der Tumoren des Zentralnervensystems im Kindesalter. Strahlentherapie **147**, 333 (1974)

Kurtz, H.-E.: Hitzeschäden. Z. Tropenmed. Parasit. **10**, 178 (1959)

Kuzin, A.M.: Radiation biochemistry. Israel Program for Scientific Translations LTD (1964)

Kuzovkov, A.G., Mozzhukhin, A.S., Petelina, V.V.: Role of the brain internal media in the mechanism of the protective reaction during irradiation. (russ.) Radiobiologiia **11**, 239 (1971)

Kyle, R.H., Oler, A., Lasser, E.G., Rosomoff, H.L.: Meningioma induced by Thorium dioxide. New Engl. J. Med. **268**, 80 (1963)

Lach, H., Srebro, Z.: Diurnal rythm of neurosecretory activity in normal and X-ray irradiated mice. Acta Biol. Acad. Sci. Hung. **23**, 1 (1972)

Lach, H., Srebro, Z., Krawczyk, S.: The influence of low-energy X-irradiation on neurosecretory activity in the hypothalamus of mice. Folia Biol. (Krakow) **21**, 313 (1973)

Laget, P., Kuentz-Desroches, M., Court, L.: Effets d'une irradiation céphalique de 1000 rads sur l'activité bioélectrique corticale du jeune lapin. Compt. Rend. Soc. Biol. (Paris) **165**, 1840 (1971)

Lahl, R.: Hirngefäße und Insolation. In: H.A.F. Schulze (Hrsg.) Zerebrovaskuläre Insuffizienz. Sammlung zwangloser Anhandlungen aus dem Gebiete der Psychiatrie und Neurologie, H. 45, Jena: VEB Gustav Fischer (1974)

Lampe, J.: Radiation tolerance of the central nervous system. In: R. Buschke (ed.) Progress in Radiation Therapy. New York: Grune & Stratton, Inc. (1958)

Lampert, P., Tom, M.J., Rider, W.D.: Disseminated demyelination of brain following Co⁶⁰ (Gamma) radiation. Arch. Path. (Cic.) **68**, 322 (1959)

Lampert, P.W., Davis, R.L.: Delayed effects of radiation on the human central nervous system – 'early' and 'late' delayed reactions. Neurology (Minn.) **14**, 912 (1964)

Lampert, P.W., Fox, J.L.: Cerebral edema after Laser radiation. J. Neuropath. exp. Neurol. **25**, 531 (1966)

Lamy, M., Jammet, M.L., Pognan, C., Schweisguth, O.: Nanisme microcéphalique chez un enfant exposé à l'action du radium au troisième mois de la vie intra-utérine. Bull. Soc. med. Hôp. Paris III 59, 35 (1943)

Lawrence, J.H., Tobias, C.A., Linfoot, J.A., Born, J.C., Lyman, J.T., Chong, C.Y., Manongain, E., Wei, W.C.: Successful treatment of acromegaly – Metabolic and clinical studies in 145 patients. J. Clin. Endocrinol. Metabol. **31**, 180 (1970)

Lazarus, P.: Handbuch der gesamten Strahlenheilkunde. München: Bergmann (1927)

Lehmann, A.R.: Postreplication repair of DNA in mammalian cells: A discussion of the mechanisms and biological importance. In: J. Kiefer (ed.) Radiation and Cellular Control Processes, p. 147, Berlin-Heidelberg-New York: Springer (1976)

Lehmann, W., Zett, W., Neumeister, K.: Bestrahlungsfolgen am Halsmark nach Röntgentherapie von Tumoren in der Zervikalregion. I. Klinische Untersuchungen. Radiobiol. Radiother. **9**, 435 (1968)

Leith, J.G., Gaugl, J.F.: Changes in the specific gravity of rabbit brain after high doses of X-irradiation. Intern. J. Radiat. Biol. **21**, 573 (1972)

Leith, J.T., Schilling, W.A.: Effects of ionizing radiation on the reaggregation of embryonic mouse brain cells. Intern. J. Radiat. Biol. **22**, 389 (1972)

Leonhard, K.: Die Gefahr des reinen Sonnenstichs ohne Überhitzung im Hochgebirge. Münch. med. Wschr. **86**, 174 (1939)

Lessel, A., Eichhorn, H.J., Rotte, K.H.: Einfluß verschiedener Bestrahlungsrhythmen auf Tumor- und Normalgewebe in vivo. Radiobiol. Radiother. **14**, 129 (1973)

Levan, H., Hebron, D.L., Moos, W.S., Mason, H.C.: Induction of post-irradiation conditioned avoidance behavior by intraperitoneal injection of brain tissues. Experientia **26**, 648 (1970)

Lieberman, M.W., Forbes, P.D.: Demonstration of DNA repair in normal and neoplastic tissues after treatment with proximate chemical carcinogens and ultraviolet radiation. Nature (New Biol.) **241**, 199 (1973)

Liegl, O., Lange-Cosack, H., v. Waechter, R., Kammer, G., Krückenmeyer, K.: Spätfolgen einer Strahlenüberdosis am Hals durch doppelseitigen Verschluß der großen Halsschlagadern. Akt. Neurol. **2**, 252 (1975)

Lierse, W.: Glycogen accumulations and 3 H glucose utilisation following X-irradiation, hyperbaric oxygenation and administration of vasodilator drugs. Eur. Neurol. **9**, 88 (1971–1972)

Lierse, W.: Die Entmarkung im Zentralnervensystem durch ionisierende Strahlen. Image (La Roche) **48**, 2 (1972)

Lierse, W., Franke, H.: Effects of X-irradiation on Guinea pig brain. In: I. Klatzo, F. Seitelberger (eds.) Brain Edema, Proc. Sympos. Sept. 11.–13., Vienna 1965, p. 639, New York: Springer (1967)

Lierse, W., Franke, H.: Ultrastrukturelle Veränderungen am Gehirn des Meerschweinchens und der Ratte während der Latenzzeit der Strahlenreaktion. Fortschr. Röntgenstr. **112**, 151 (1970)

Lierse, W., Gritz, K., Franke, H.: Histochemischer Nachweis von Glykogen und Mukopolysacchariden im Gehirn des Meerschweinchens nach Röntgenbestrahlung. Fortschr. Röntgenstr. **103**, 612 (1965)

Lindgren, M.: On tolerance of brain tissue and radiosensitivity on brain tumours to irradiation. Acta Radiol. (Stockh.) Suppl. **170**, 1 (1958)

Livshits, N.N.: The role of the nervous system in reactions to UHF electromagnetic fields. (in Russian) Biofizika **2**, 372 (1957)

Locksmith, J.P., Powers, W.E.: Permanent radiation myelopathy. Amer. J. Roentgenol. **102**, 916 (1968)

Loh-Seng-Tsai, Chandler, F.: Effects of cranial X-irradiation upon one trial reversal learning in white rats. Psychol. Rep. **29**, 1327 (1971)

Lowenberg-Scharenberg, K., Bassett, R.C.: Amyloid degeneration of the human brain following x-ray therapy. J. Neuropath. exp. Neurol. **9**, 93 (1950)

Lystsov, V.N., Frank-Kamenetskii, D.A., Shehedrina, M.V.: Effect of centimeter radiowaves on vegetative cells, spores, and transforming DNA. (in Russian) Biofizika **10**, 114 (1965)

Maass, H., Schmack, W., Opoku, S.: Gehalt an Glykolyse-Zwischenstoffen, Diphosphopyridinnucleotid, Adenosintriphosphat, Brenztraubensäure und anorganischem Phosphat in bestrahlten Tumorzellen nach Brenztraubensäure-Zusatz. Z. Krebsforsch. **65**, 261 (1963)

MacGregor, B.J.L.: Radiation myelopathy and fast neutron therapy. Brit. Neuropath. Soc. Proc. 11–12 Dec. 1975, Ref. in: Neuropath. appl. Neurobiol. **2**, 163 (1976)

Maier, J.G., Perry, R.H., Saylor, W., Sulak, M.H.: Radiation myelitis of the dorsolumbar spinal cord. Radiology **93**, 153 (1969)

Maillie, H.D., Krecidlo, L., Mermagen, H.: The major organ dosimetry of the rat exposed to four X-ray energies. Health Phys. **22**, 79 (1972)

Mair, W., Rexed, B., Sourander, P.: Histology of the surgical radiolesions in the human brain as produced by high energy protons. Radiat. Res., Suppl. **7**, 384 (1967)

Malamud, N., Boldrey, E.B., Welch, W.K., Tadell, E.J.: Necrosis of brain and spinal cord following X-ray therapy. J. Neurosurg. **11**, 353 (1954)

Mallet, J., Huchet, M., Shelanski, M., Changeux, J.P.: Protein differences associated with the absence of granule cells in the cerebella from the mutant weaver mouse and from X-irradiated rat. FEBS Lett. **46**, 243 (1974)

Mann, J., Yates, P.L., Ainslie, J.P.: Unusual case of double primary orbital tumor. Brit. J. Ophthal. **37**, 758 (1953)

Markiewicz, T.: Über Spätschädigungen des menschlichen Gehirns durch Röntgenstrahlen. Z. Neurol. Psychiat. **152**, 548 (1935)

Markiewicz, T.: Zur Frage der „kolloiden" Degeneration und ähnlicher Vorgänge im Zentralnervensystem. Z. Neurol. Psychiat. **159**, 53 (1937)

Marra, A., Giuffrè, R.: Late cerebral radionecrosis. Europ. Neurol. **1**, (1968)

Martin, P.G.: Effect of exposure and exposure-rate (-Radiation) on the brain of the prenatal rat. Int. J. Radiat. Biol. **20**, 547 (1971)

Martinovitch, P.N., Ivanišević, O.K., Martinović, J.V.: The effect on the onset of puberty of whole body irradiation of infant female rats with and without hypothalamic lesions. Experientia **24**, 839 (1968)

Marty, R., Minckler, D.S.: Radiation myelitis simulating tumor. Arch. Neurol. (Chic.) **29**, 352 (1973)

McDonald, L.W., Hayes, T.L.: The role of capillaries in the pathogenesis of delayed radionecrosis of brain. UCRL-17481. US Aec. Univ. Calif. Radiat. Lab. (Berkeley) 154 (1967)

McIntosh, S., Pearson, H.A. Editorial: Treatment of childhood leukemia. J. Pediatr. **83**, 889 (1973)

McLaurin, R.L., Bailey, O.T., Harsch, G.R., Ingram, F.D.: The effects of gamma and roentgen radiation on the intact spinal cord of the monkey. Amer. J. Roentgenol. **73**, 827 (1955)

Mecklenburg, C. von, Håkansson, C.H., Lindgren, M.: Effects of irradiation on the cilia of the sylvian aqueduct. A. scanning electron microscopic investigation. Acta Radiol. (Ther.) (Stockh.) **13**, 232 (1974)

Merits, I., Cain, J.: Rapid loss of labeled DNA from rat brain due to radiation damage. Biochim. Biophys. Acta **174**, 315 (1969)

Messerschmidt, O., Oehlert, W.: Untersuchungen über Kombinationsschäden. 10. Histopathologische Untersuchungen an Mäusen nach Ganzkörperbestrahlung in Kombination mit offenen Hautwunden. Strahlentherapie **136**, 229 (1968)

Michaelsøn, S.M.: Biomedical aspects of microwave exposure. Am. Ind. Hyg. Ass. J. **32**, 338 (1971)

Michaelsøn, S.M., Dodge, C.H.: Soviet views on the biological effects of microwaves – an analysis. Health Phys. **21**, 108 (1971)

Mikhael, M.A.: Dosimetric considerations in the diagnosis of radiation necrosis of the brain. In: H.A. Gilbert, A.R. Kagan (Hrsg.) Radiation Damage to the Nervous System, S. 59. New York: Raven Press (1980)

Miline, R.: Biological effects of solar radiation on animals. Their histophysiological functions in the neuroendocrine system. Prog. Biometeorol. **1**, 365 (1974)

Miline, R., Devećerski, V., Dedić, M., Miline, J.: Changes of subcommissural organ in irradiation syndrome. Endocrinol. Exp. (Bratisl.) **8**, 299 (1974)

Milko, V.I.: Changes in cholinergic regulation under the effect of small doses of incorporated radioactive substances. (in Russian). Fiziol. Zh. (Kiev) **15**, 797 (1969)

Miller, C.R., Elkins, R.L., Peacock, L.J.: Disruption of a radiation-induced preference shift by hippocampal lesions. Physiol. Behav. **7**, 283 (1971)

Miller, R.W., Blot, W.J.: Small head size after in-utero exposure to atomic radiation. Lancet **1**, 784 (1972)

Minamisawa, T., Tsuchiya, T., Eto, H., Yamamoto, G.: Changes in the averaged evoked potentials (AEP) of the patients with brain tumors during therapeutic X-irradiation. (in Japanese) Nippon Acta Radiol. **30**, 141 (1971)

Minamisawa, T., Tsuchiya, T., Eto, H.: Electrocorticographic changes in the rabbit during and after fractionated X-irradiation. J. Radiat. Res. (Tokyo) **14**, 136 (1973)

Miquel, J., Haymaker, W.: Brain edema induced by particle and ultraviolet radiation. In: I. Klatzo, F. Seitelberger (eds.) Brain Edema. Proc. Sympos. Sept. 11–13, Vienna, 1965, p. 615, New York: Springer (1967)

Miscalencu, D., Zaharia, F.: Evolution of supraoptical and paraventricular nuclei (SON and PVN) after X-rays irradiation and subsequent thiamine treatment in white rats. Radiobiol. Radiother. (Berlin) **13**, 593 (1972)

Modig, H.G., Révész, L.: Non-protein sulphydryl and glutathione content of Ehrlich ascites tumor cells after treatment with the radioprotectors AET, cysteamine and glutathione. Int. J. Radiat. Biol. **13**, 469 (1967)

Molin, B., Sourander, P.: Rückenmarkschaden nach Strahlenbehandlung. Zbl. allgem. Path. **96**, 427 (1957)

Monro, P., Mair, W.G.P.: Radiation effects on the human central nervous system 14 weeks after X-radiation. Acta Neuropath. (Berlin) **11**, 267 (1968)

Morgenroth, K. jr.: Der Strahlenschaden der Zelle im elektronenmikroskopischen Bild. Dtsch. zahnärztl. Z. **22**, 153 (1967)

Morgenroth, K. jr., Verhagen, A., Simons, F.K.: Veränderungen in der Leber nach Radiogoldtherapie. Strahlentherapie **145**, 282 (1973)

Mosier, H.D., Jansons, R.A.: Pituitary content of somatotropin, gonadotropin, and thyrotropin in rats with stunted linear growth following head X-irradiation. Proc. Soc. exp. Biol. Med. **218**, 23 (1968)

Mosier, H.D., Jansons, R.A.: Effect of X-irradiation of selected areas of the head of the newborn rat on growth. Radiat. Res. **43**, 92 (1970)

Müller, R.: Hygiene. München: Urban & Schwarzenberg, 4. Aufl., S. 19 (1949)

Müller, W.: Untersuchungen zur Strahlenschädigung des Zentralnervensystems. Neuropath. Pol. **8**, 349 (1975)

Mularek, O.: Cytometrical investigations of neurocytes nuclei in the brains of neonatal rats exposed to X-ray irradiation during various periods of fetal life. Radiobiol. Radiother. (Berlin) **9**, 495 (1968)

Muller, H.J.: The nature of the genetic effects produced by radiation. In: A. Hollaender (ed.) Radiation Biology I, p. 351, New York-Toronto-London: McGraw-Hill, Co. Inc. (1954a)

Muller, H.J.: The manner of production of mutations by radiation. In: A. Hollaender (ed.) Radiation Biology I, p. 475, New York-Toronto-London: McGraw-Hill, Co., Inc. (1954b)

Muller, H.J.: General survey of mutational effects of radiation. In: W.D. Claus (ed.) Radiation Biology and Medicine, USA Mass.: Addison-Wesley Publ. Co., Inc. (1958)

Munk, J., Peyser, E., Gruszkiewicz, J.: Radiation induced intracranial meningiomas. Clin. Radiol. **20**, 90 (1969)

Murakami, U.: Developmental abnormalities due to external ionizing radiations. Acta Path. Jap. **17**, 351 (1967)

Murakami, U.: Irradiation of ionizing radiations and malformation of the brain. (in Japanese) Adv. Neirol. Sci. (Tokyo) **16**, 330 (1972)

Murakami, U., Kameyama, Y., Hoshino, K.: Radiation effect to prenatal development. Annu. Rep. Res. Inst. Environ. Med. Nagoya Univ. **18**, 58 (1970a)

Murakami, U., Kameyama, Y., Hoshino, K.: Mechanisms for the differential radiosensitivity of immature brain tissue: Development of hydrocephalus and allied conditions. Annu. Rep. Res. Inst. Environ. Med. Nagoya Univ. **18**, 56 (1970b)

Nair, V., Bau, D.: Effects of prenatal X-irradiation on the ontogenesis of acetylcholinesterase and carbonic anhydrase in rat central nervous system. Brain Rs. **16**, 383 (1969)

Nakagaki, H., Branhart, G., Kemper, T.L., Caveness, W.F.: Monkey brain damage from radiation in the therapeutic range. J. Neurosurg. **44**, 3 (1976)

Nelson, L. jr., Wagner, F.H.: Effects of sublethal, cerebral X-irradiation on movement. Activity and homerange patterns of black-tailed jackrabbits. Health Phys. **25**, 507 (1973)

Netsky, M.G., Shapiro, J., Hoffman, M., Corsentino, B., Freid, J.R., Zimmerman, H.M.: The effects of single doses of Roentgen radiation on experimentally induced gliomas: with critical review of the effects of Roentgen radiation on gliomas in man. Amer. J. Roentgenol. **76**, 351 (1956)

Nielsen, S.L., Kjellberg, R.N., Asbury, A.K., Koehler, A.M.: Neuropathologic effects of proton-beam irradiation in man. II. Evaluation after pituitary irradiation. Acta Neuropath. (Berlin) **21**, 76 (1972)

Noaman, M., Hamdy, M.K., Caster, W.O.: Effect of gamma irradiation and radioprotectors on alkaline phosphatase and ATPase. Proc. Soc. Exp. Biol. Med. **129**, 782 (1968)

Noetzel, H., Rox, J.: Autoradiographische Untersuchungen über Zellteilung und Zellentwicklung im Gehirn der erwachsenen Maus und des erwachsenen Rhesusaffen nach Injektion von radioaktivem Thymidin. Acta Neuropath. (Berlin) 3, 326 (1964)

Noetzel, H., Weber, M.: Querschnittslähmung als Folge einer Strahlenspätschädigung des Rückenmarkes. Med. Welt **25**, 189 (1974)

Noetzli, M., Malamud, N.: Post irradiation fibrosarcoma of the brain. Cancer **15**, 617 (1962)

Norton, W.T.: Myelin. In: R.W. Albers, G.J. Siegel, R. Katzman, B.W. Agranoff (eds.) Basic Neurochemistry, p. 365 Boston: Little, Brown & Co. (1972)

Nyrop, J.E.: Specific effect of high-frequency electric current on biological objects. Nature **157**, 51 (1946)

Oberbauer, R.W., Ascher, P.W., Ingolitsch, E., Walter, G.: Interaction of CO_2-Laser with nervous tissue. Laser Surg. **3**, 128 (1979)

O'Connell, J.E.A., Brunschwig, A.: Observations on the roentgen treatment of intracranial gliomata with especial reference to the effects of irradiation upon the surrounding brain. Brain **60**, 230 (1937)

Oehlert, W.: Zur Histopathologie des Strahlenschadens. In: Strahlenschutz in Forschung und Praxis, Bd. 7, S. 201, Freiburg i.Br.: Rombach (1967)

Oeser, H., Zülch, K.J.: Spinale Strahlenspätnekrose mit Querschnittssyndrom – Eine Fehlbegutachtung. Fortschr. Röntgenstr. Nuklearmed. Suppl. 81 (1972)

Oeser, H., Zülch, K.J.: Spinale Strahlenspätnekrose mit Querschnittssyndrom: Eine Fehlbegutachtung? Strahlentherapie **148**, 303 (1974)

Olkowski, Z.: Autoradiographic studies on 14C-leucine incorporation into motor neurons of the spinal cord of X-irradiated mice. Amer. J. Anat. **132**, 393 (1971a)

Olkowski, Z.: Cytospectrophotometric studies of DNA in neurones and glia of the spinal cord of mice after whole-body X-irradiation. Strahlentherapie **142**, 706 (1971b)

Olkowski, Z.: Radioautographic studies on the (3 H) uridine incorporation into the motor neurons of the spinal cord of X-irradiated mice. Radiat. Res. **51**, 280 (1972)

Olkowski, Z., Manocha, S.L., Bourne, G.H.: Response of motorneurons of the spinal cord to gamma radiation – A cytochemical study. Strahlentherapie **143**, 202 (1972)

Olson, K.E., Barnes, C.D.: The effect of brain stem irradiation on descendent systems to the spinal cord. Radiat. Res. **44**, 404 (1970)

Olsson, Y., Klatzo, I., Carsten, A.: The effect of acute radiation injury on the permeability and ultrastructure of intracerebral capillaries. Neuropath. appl. Neurobiol. **1**, 59 (1975)

O'Neill, R.R., Wakisaka, S., Malamut, B.L.: Computer assisted tomography of focal cerebral radiation necrosis in the monkey. J. Neuropath. exp. Neurol. **39**, 950 (1977)

Oppenheimer, D.R.: The effect of irradiation on a medulloblastoma. J. Neurol. Neurosurg. Psychiat. **32**, 94 (1969)

Ord, M.G., Stocken, L.A. In: M. Erra, A. Forssberg (eds.) Mechanisms in Radiobiology. Vol. 1, p. 259, New York-London: Academic Press (1961)

Ordy, J.M., Brizzee, K.R. (eds.) Neurobiology of aging. In: Advances in Behavioral Biology, Vol. 16. New York-London: Plenum Press (1975)

Ordy, J.M., Samorajski, T., Horrocks, L.A., Zeman, W., Curtis, H.J.: Changes in memory, electrophysiology, neurochemistry and neuronal ultrastructure after deuteron irradiation of the brain in C57BL-10 mice. J. Neurochem. **15**, 1245 (1968)

Ordy, J.M., Samorajski, T., Hershberger, T.J., Curtis, H.J.: Life-shortening by deuteron irradiation of the brain in C57BL-10 female mice. J. Gerontol. **26**, 194 (1971)

Osintseva, V.P., Gubernski, I., Iud Bonashevskaia, T.I., Zubets, A.M., Airapetian, E.A.: Morphological and histochemical changes in the organism of animals exposed to infrared radiation (in Russian) Gig. Sanit. **34**, 16 (1969)

Osipov, Y.A.: Occupational hygiene and the effects of radiofrequency fields on workers (in Russian) Leningrad: Izd. Meditsina, S. 104 (1965)

Ostenda, M., Renkawek, K.: The changes of localization of acetylcholinesterase (ACHE) and butyrylcholinesterase (BCHE) activity in maturing rat cerebellum after gamma-irradiation (Co 60). Folia Histochem. Cytochem. (Krakow) **7**, 63 (1969)

Ostertag, B.: Neuere Untersuchungen zur erbbiologischen Bewertung angeborener Miß- und Fehlbildungen. Verh. Dtsch. Path. Ges. **31**, 293 (1939)

Owsianowski, M.: Effect of prenatal X-irradiation on respiration and glycolysis of the brain in ontogenic development. Neuropat. Pol. **VII**, 343 (1969)

Painter, M.J., Chutorian, A.M., Hilal, S.K.: Cerebrovasculopathy following irradiation in childhood. Neurology (Minn.) **25**, 189 (1975)

Palaschenko, L.D., Potemkina, S.: The cytochemistry of succinate oxidoreductase in various regions of the mouse brain following total X-radiation. Radiobiologiia **10**, 18 (1970)

Pallis, Ch.A., Louis, S., Morgan, R.L.: Radiation myelopathy. Brain **84**, 460 (1961)

Palmer, J.J.: Radiation myelopathy. Brain **95**, 109 (1972)

Parker, R.G., Berry, H.C., Gerdes, A.J.: Fast neutron beam radiotherapy of glioma multiforme. Amer. J. Roentgenol. **127**, 331 (1976)

Pausescu, E., Paun, C., Chirvasie, R., Teodosiu, T.: Effects of total exposure to Cobalt-60 Gamma-radiation on cerebral energy producing and transferring systems. Strahlentherapie **144**, 370 (1972)

Pausescu, E., Chirvasie, R., Teodosiu, T., Lugojan, R., Muntiu, M.: Early effects of 60 Gamma-radiation on cerebral catecholamines, serotonin and related compounds. Strahlentherapie **145**, 76 (1973)

Pelc, S.R.: Effect of 300 R X-rays on incorporation of 3H-thymidine in non-dividing differentiated cells. Int. J. Radiat. Biol. **15**, 175 (1969)

Pennybaker, J., Russel, D.S.: Necrosis of the brain due to radiation therapy. J. Neurol., Neurosurg., Psychiat. **11**, 183 (1948)

Petkau, A.: Radiation protection by superoxide dismutase. Photochem. Photobiol. **28**, 765 (1979)

Petropoulos, E.A., Timiras, P.S.: Biological effects of high altitude as related to increased solar radiation. Temperature fluctuations and reduced partial pressure of oxygen. Prog. Biometeorol. **1**, 295 (1974)

Phemister, R.D., Shively, J.N., Young, S.: The effects of gamma irradiation on the postnatally developing canine cerebellar cortex. I. Effects of single sublethal exposures. J. Neuropath. exp. Neurol. **28**, 119 (1969a)

Phemister, R.D., Shively, J.N., Young, S.: The effects of gamma irradiation on the postnatally developing canine cerebellar cortex. II. Sequential histogenesis of radiation-induced changes. J. Neuropath. exp. Neurol. **28**, 128 (1969b)

Phillips, Th.L., Buschke, F.: Radiation tolerance of the thoracic spinal cord. Amer. J. Roentgenol. **105**, 659 (1969)

Pikulev, A.T., Polyakova, Z.J.: Changes in activities of glutamate-alanine and glutamate-asparagine aminotransferases in the central nervous system and skeletal muscle in X-ray irradiation (in Russian) Vopr. Med. Khim. **13**, 25 (1967) Ref. Chem. Abstr. **66**, 82894u (1967)

Pil, B.N., Iovlev, B.V.: Change in brain bioelectrical activity in patients with arachnoiditis under the effects of radiotherapy. (russ.) Med. Radiol. (Moskva) **16**, 29 (1971)

Pinkel, D.: Five-year follow-up of "total therapy" of childhood lymphocytic leukemia. J. Amer. Med. Ass. **216**, 648 (1971)

Pitcock, J.A.: An electron microscopic study of acute radiation injury to the rat brain. Lab. Invest. **11**, 32 (1962)

Platzman, R.L.: The physical and chemical basis of mechanisms in radiation biology. In: W.D. Claus (ed.) Radiation Biology and Medicine, p. 15, USA-Mass.: Addison Wesley Publ. Co., Inc. (1958)

Platzman, R.L.: Superexcited states of molecules, and the primary action of ionizing radiation. The Vortex (N.Y.) **23**, 372 (1962)

Pleym-Solheim, Ø.: Radiation damage in medulla spinalis. (in Swedish) Nor. Med. **84**, 1634 (1970)

Podlubnaya, Z.A., Kalamkarova, M.B.: Polymorphism of the light meromyosin crystallization. J. Mol. Biol. **46**, 591 (1969)

Popova, L.A., Shliafer, T.P.: The effect of roentgen irradiation on the functional activity of isolated neurons of the hippocampus. (in Russian) Dolk. Akad. Nauk. SSSR **180**, 758 (1968)

Price, R.A., Jamieson, P.A.: The central nervous system in childhood leukemia. II. Subacute leukoencephalopathy. Cancer **35**, 306 (1975)

Prokšova, E.G., Meitner, E.R.: Veränderungen der Neurosekretmenge unter experimentellen Bedingungen. Anat. Anz. **132**, 315 (1972)

Pruszkowski, V., Lierse, W., Franke, H.: Histochemische und ultrastrukturelle Frühveränderungen des Meerschweinchengehirns nach Bestrahlung mit 17 MeV-Betastrahlen. Acta Neuropath. (Berlin) **11**, 338 (1968)

Quandt, J.: Über eine akut verlaufende Endarteriitis obliterans der Hirngefäße. Virch. Arch. path. Anat. **316**, 575 (1949)

Raskind, R.: Central nervous system damage after radiation therapy. Inter. Surg. **48**, 430 (1967)

Rathgen, G.H., Maass, H.: Untersuchungen zur strahleninduzierten Glykolysehemmung: Enzymaktivitäten in bestrahlten Yoshida-Ascites-Sarkomzellen. Naturwissenschaften **45**, 393 (1958)

Rathgen, G.H., Höhne, G., Kunkel, H.A., Maass, H.: Die strahleninduzierten Veränderungen des Kohlenhydratstoffwechsels von Yoshida-Ascites-Sarkomzellen. Klin. Wschr. **34**, 1094 (1956)

Reagan, Th.J., Thomas, J.E., Colby, M.Y.: Chronic progressive radiation myelopathy. Its clinical aspects and differential diagnosis. J. Amer. med. Ass. **203**, 106 (1968)

Reinhold, H.S., Jovanović, D., Keyeux, A., Maisin, J.R., Dunjić, A.: The influence of radiation on blood vessels and circulation. Current Top. Radiat. Res. **10**, 1 (1974)

Révész, L., Modig, H.: Effect of X-irradiation on the cellular sulfhydryl content. Ann. Med. Exp. Fenn. **44**, 333 (1966)

Richards, G.E.: Effects of irradiation on the hypothalamic and pituitary regions. In: H.A. Gilbert, A.R. Kagan (Hrsg.) Radiation Damage to the Nervous System, S. 175. New York: Raven Press (1980)

Richter, W.: Der Einfluß von Röntgen-Strahlen auf die regenerativen Vorgänge im Gehirn von Amblystoma mexicanum. Z. Mikr. Anat. Forsch. **79**, 316 (1968)

Rink, H., Bergeder, H.-D.: Über den Einfluß strahleninduzierter Elektrolytverschiebungen auf den Stoffwechsel. I. Untersuchung am Enzym Koazetokinase in Hefe. Strahlentherapie **135**, 345 (1968)

Riotte, M., Cier, A., Gleizes, J., Maigrot, J.C.: Sur les effets centraux d'une irradiation X. Modification du temps de latence á la narcose par le phenobarbital chez la souris irradiée. Compt. Rend. Soc. Biol. (Paris) **162**, 135 (1968)

Rish, B.L., Meacham, W.F.: Experimental study of the intraventricular instillation of radioactive gold. J. Neurosurg. **27**, 15 (1967)

Römer, C.: Über die Pathogenese des Sonnenstiches. Mschr. Psychiat. **37**, 104 (1915)

Rössle, R.: Referat über Entzündung. Verh. dtsch. Ges. Path. **19**, 18 (1923)

Rössle, R.: Über wenig beachtete Formen der Entzündung von Parenchymen und ihre Beziehung zu Organsklerosen. Verh. dtsch. Ges. Path. **27**, 152 (1934)

Roizin, L., Shade, J.P.: Pathogenesis of X-irradiation effects in the monkey cerebral cortex. Brain Res. **7**, 87 (1968)

Roizin, L., Rugh, R., Kaufman, M.S.: Neuropathologic investigations of X-irradiated embryo rat brain. J. Neuropath. exp. Neurol. **21**, 219 (1962)

Roizin, L., Machek, J., Liu, J.C., Cavaness, W.C., Carsten, A.L.: The vasculo-circulatory factor in the central nervous system pathogenesis of the X-ray postirradiation effects. Trans. Amer. Neurol. Ass. **93**, 270 (1968)

Rose, R.G.: The influence of ionizing radiations on the penetration of sodium into the central nervous system. Int. J. appl. Radiat. Isotopes **4**, 50 (1958)

Ross, O.A., Keep, P., Moritz, A.R.: The cancerogenic potential of thermal injury in the skin of whole-body irradiated rats. Arch. Path. (Chic.) **67**, 211 (1959)

Rounds, D.E., Olson, R.S., Johnson, F.M.: The effect of the Laser on cellular respiration. Z. Zellforsch. **87**, 193 (1968)

Rubinstein, L.J., Herman, M.M., Miquel, J., Weibel, J.: The short- and long-term effects of ultraviolet irradiation on the exposed cat cerebrum. Light-microscopic, enzymehistochemical and fine-structural observations. J. Neurol. Sci. **13**, 351 (1971)

Rubinstein, L.J., Herman, M.M., Long, T.F., Wilbur, J.R.: Disseminated necrotizing leukoencephalopathy: A complication of treated central nervous system leukemia and lymphoma. Cancer **35**, 291 (1975a)

Rubinstein, L.J., Herman, M.M., Long, T.F., Wilbur, J.R.: Leukoencephalopathy following combined therapy of central nervous system leukemia and lymphoma. Acta Neuropath. (Berlin) Suppl. VI, 251 (1975b)

Rübsaamen, H.: Mißbildungen durch Sauerstoffmangel im Experiment und in der menschlichen Pathologie. Naturwissenschaften **42**, 319 (1955)

Rugh, R.: The effect of ionizing radiation on amphibian development. J. Cell. Comp. Physiol. **43**, Suppl. 1, 39 (1954)

Rugh, R., Dyke, R., van: The fate and effect of X-irradiated neuroblasts (presumptive neural ectoderm) in a normal environment. J. exp. Zool. **157**, 197 (1964)

Rugh, R., Grupp, E.: Fractionated X-radiation of the mammalian embryo and congenital anomalies. Amer. J. Roentgenol. **84**, 125 (1960)

Russell, D.B., Russell, W.L.: Radiation hazards to the embryo and fetus Radiology **58**, 369 (1952)

Russell, D.S., Wilson, W.C., Transley, K.: Experimental radio-necrosis of brain in rabbits. J. Neurol., Neurosurg., Psychiat. **12**, 187 (1949)

Russell, D.S., Rubinstein, L.J., Lumbsden, C.E.: Sarcomas following therapeutic irradiation. In: Pathology of tumours of the nervous system. London: Edward Arnold (Pbl.) LTD, 2nd ed. (1963)

Ruttloff, H., Friese, R., Täufel, K.: Die postnatale Genese der Kleinhirndefekte der röntgenbestrahlten Hausmaus (Mus musculus domesticus Rutty 1772). Naturwissenschaften **51**, 162 (1964)

Saebisch, R.: Proliferationsdynamik des embryonalen Mäusegehirns nach fraktionierter Bestrahlung. Autoradiographische Untersuchung, Virch. Arch. Abt. B (Zellforsch.) **8**, 50 (1971)

Sagerman, R.H., Cassady, J.R., Tretter, P., Elsworth, R.M.: Radiation induced neoplasia following external beam therapy for children with retinoblastoma. Amer. J. Roentgenol. **105**, 529 (1969)

Salzmann, F.: Die Röntgenbehandlung innerer Krankheiten. In: Lehmanns medizinische Lehrbücher, Bd. IV. München: Lehmanns Verlag, S. 264 (1923)

Samorajski, T., Zeman, W., Ordy, J.M.: Histochemistry of particle microbeam lesions in the brain of the mouse. J. Neuropath. exp. Neurol. **23**, 264 (1964)

Samorajski, T., Rolsten, C., Curtis, H.J.: Changes in neurochemistry and neuronal morphology after exposure of the mouse brain to lethal levels of focal irradiation. Anat. Rec. **168**, 203 (1970)

Sasabe, T.L.: Delayed radionecrosis similar to a large mass in one hemisphere after radiotherapy for a pituitary tumor. Case report. Med. J. Osaka Univ. **19**, 71 (1968)

Sathyanesan, A.G., Chavin, W.: Effect of whole-body irradiation on the preoptico-hypophyseal neurosecretory system and the hypophysis of the goldfish Carassius auratus L. Radiat. Res. **29**, 100 (1966)

Sauerbier, W.: Host cell reactivation of Gamma-rayaed T 1. Biochim. Biophys. Res. Comm. **17**, 46 (1964)

Savitskii, I.V., Tsubulskii, V.V.: Izmeneniia aktionosti nekotorykh aminotransferaz u krolikov pri sovmestnom vozdeistvii rentgenovykh luchei i embitola. Vopr. Med. Khim. **13**, 364 (1967), Ref. in: Chem. Abstr. **67**, 97476d (1967)

Scheidegger, S.: Spätschädigung des Rückenmarkes bei Röntgenbestrahlung. Radiol. Clin. **29**, 65 (1960)

Schettler, T., Shealy, C.N.: Experimental selective alteration of blood-brain barrier by X-irradiation. J. Neurosurg. **32**, 89 (1970)

Schiffter, R., Holdorff, B., Schifter-Retzlaw, J., Friedrich, D.: Über die chronisch-progrediente Strahlenencephalopathie nach Bestrahlung des „retroorbitalen Raumes". Fortschr. Neurol. Psychiat. **39**, 377 (1971)

Schinz, H.R.: Strahlenschäden des Rückenmarkes. Dtsch. med. Wschr. **89**, 796 (1964)

Schlote, W., Ostertag, B.: Strukturmuster des Kleinhirns nach pränataler Röntgenbestrahlung. Vortrag wiss. Veranst. d. med. Fachbereiche d. Univ. Tübingen, 14. April (1975)

Schmidt, G.: Die Folgen des „Sonnenstichs" am Zentralnervensystem. Dtsch. Z. Nervenheilk. **151**, 146 (1940)

Schmidt, H., Müller, K.: Strahlenspätschäden des Cervicalmarkes nach Röntgenbestrahlung eines Zungenkarzinoms. Strahlentherapie **138**, 176 (1968)

Schmitt, H.P.: Akute und intervalläre Strahlenschäden des Zentralnervensystems. Morphologische Analyse der sogen. Spätschäden vor dem Hintergrunde der Wechselwirkung ionisierender Strahlen mit biologischen Systemen. Habil.-Schrift, Heidelberg

1976; In Sitzungsberichte der Heidelberger Akad. d. Wissensch., Math.-naturw. Kl., 1. Abhandl., Springer (1979)

Scholz, W.: Experimentelle Untersuchungen über die Einwirkung von Röntgenstrahlung auf das reife Gehirn. Z. Neurol. Psychiat. **150**, 765 (1934)

Scholz, W., Hsü, Y.K.: Late damage from Roentgen irradiation of human brain. Arch. Neurol. Psychiat. **40**, 928 (1938)

Scholz, W., Ducho, E.G., Breit, A.: Experimentelle Röntgenspätschäden am Rückenmark des erwachsenen Kaninchens. Ein weiterer Beitrag zur Wirkungsweise ionisierender Strahlen auf das zentralnervöse Gewebe. Psychiat. Neurol. jap. **61**, 417 (1959)

Scholz, W., Schlote, W., Hirschberger, W.: Morphological effect of repeated low dosage and single high dosage application of X-irradiation on the central nervous system. In: T.H.J. Haley, R.S. Snider (eds.) Response of the Nervous System to Ionizing Radiation, p. 211, New York-London: Academic Press (1962)

Schrantz, J.L., Araoz, C.A.: Radiation induced meningeal fibrosarcoma. Arch. Path. **93**, 26 (1972)

Schryver, A., de, Ljundgren, J.G., Bşaryd, I.: Pituitary function in long-term survival after radiation therapy of nasopharyngeal tumours. Acta Radiol. (Ther.) (Stockh.) **12**, 497 (1973)

Schümmelfeder, N.: Beitrag zur Pathologie der Strahlenschädigung des Rückenmarkes. Zbl. allgem. Path. **100**, 360 (1960)

Schümmelfeder, N.: Die experimentelle Strahlenschädigung des Zentralnervensystems. Ergebn. allgem. Path. path. Anat. **42**, 34 (1962)

Schürmann, P.: Der Hitzschlag im Lichte der Kollapsforschung. Veröff. Heeressanitätswesen **105**, 218 (1938)

Schürmann, P., MacMahon, H.E.: Die maligne Nephrosklerose, zugleich ein Beitrag zur Frage der Bedeutung der Blutgewebsschranke. Virch. Arch. path. Anat. **291**, 47 (1933)

Schultz, R.J., Schulz, S., Botstein, C.: Clinical and physical aspects of electron beam therapy. Radiology **80**, 301 (1963)

Schuster, R., Thomas, J.: Strahleninduzierte Veränderungen des Hirngewebes nach Bestrahlungsbehandlung intrakranieller Geschwulstprozesse. Fortschr. Röntgenstr. Nuklearmed. Suppl. 78 (1972)

Schwab, W.: Über Hirnveränderungen bei Sonnenstich. Schweiz. med. Wschr. **6**, 33 (1925)

Schwalbe, E.: Mißbildungen. In: L. Aschoff (Hrsg.) Pathologische Anatomie, Bd. 1 Allgemeine Ätiologie, Allgemeine Pathologische Anatomie. Jena: Fischer, 2. Aufl., S. 291 (1911)

Sebek, A., Rubes, R., Vendik, H.: Über Spätveränderungen am Rückenmark nach der wegen eines Larynx-Carcinoms vorgenommenen Strahlentherapie. Strahlentherapie **108**, 567 (1959)

Seitz, D., Kahn, H.: Zur klinischen Differentialdiagnose spinaler Röntgenspätschäden und intramedullären Geschwulstabsiedlungen. Dtsch. Z. Nervenheilk. **182**, 155 (1961)

Sherwood, N.M., Timirias, P.S.: Comparison of direct-current and radio-frequency-current lesions in the rostral hypothalamus with respect to sexual maturation in the female rat. Endocrinology **94**, 1275 (1974)

Shimizu, T., Mieno, M., Yamashita, K.: Responses of the hypothalamic-pituitary-adrenal and -gonadal system to head X-radiation. Tohoku J. Exp. Med. **109**, 155 (1973)

Shliafer, T.P.: The functional state of cells in the brain cortex of prenatally irradiated rats. (in Russian) Dolk. Acad. Nauk. SSSR **175** 502 (1967)

Simone, J., Pinkel, D.: Rationale and results of combination chemotherapy and central nervous system irradiation in acute lymphocytic leukemia. Bibl. Haematol. **39**, 1068 (1973)

Simone, J., Aur, R.J., Pinkel, D.: "Total therapy" studies of acute lymphocytic leukemia in children. Current results and prospects for cure. Cancer **30**, 1488 (1972)

Sinner, W.: Strahlenschäden des Rückenmarkes. Strahlentherapie **125**, 219 (1964)

Slebodzinski, A., Srebro, Z.: The course of radiation disease in hyper- and hypothyreotic rats. Folia Biol. (Krakow) **17**, 145 (1969)

Slowitz, F.: Histological investigations of brain tumours treated by combined therapy. Minerva Neurochir. **13**, 260 (1969)

Smith, K.C.: Aging, carcinogenesis, and radiation biology. The role of nucleic and addition reactions. New York-London: Plenum Press (1976)

Smithers, D.W.: Some varied applications of radioactive isotopes to the localization and treatment of tumours. Acta Radiol. **35**, 49 (1951)

Smithers, D.W., Clarkson, J.R., Strong, J.A.: The roentgen treatment of cancer of the esophagus. Amer. J. Roentgenol. **49**, 606 (1943)

Sonnenfeld, A.: Zur Ätiologie der Pachymeningitis haemorrhagica interna. Med. Klin. 656 (1926)

Sorokina, M.J.: Morphological changes in the cerebellum nerve cells of white mice at general and local X-irradiation. Citologijya (Moskva) **1**, 374 (1959)

Srebro, Z.: The ependyma, the cystein-rich complex-containing periventricular glia, and the subfornical organ in normal and X-irradiated rats and mice. Folia Biol. (Krakow) **18**, 327 (1970)

Srebro, Z.: X-ray induced increase in number of cysteine-rich periventricular glial cells in the rat brain. Experientia **27**, 945 (1971)

Srebro, Z., Lach, H.: X-ray and UV-induced increase in number of cysteine-rich periventricular glial cells in the brains of rats and mice. Acta Biol. Acad. Sci. Hung. **23**, 145 (1972a)

Srebro, Z., Lach, H., Szirmai, E.: A novel aspect of the response of the central nervous system to irradiation: The peroxidase-positive glia. Radiat. Res. **50**, 65 (1972b)

Srebro, Z., Slebodzinski, A., Szirmai, E.: Radiation disease in hypo- and hyperthyreotic rats. Agressology **11**, 343 (1970)

Starck, D.: Embryologie, S. 144, Stuttgart: Georg Thieme, 2. Aufl. (1965)

Stender, H.St.: (Rundtischgespräch) Über die Probleme der Strahlenbehandlung der Hirngeschwülste. Nach einem Sympos. am 10. u. 11. Febr., Hannover 1967, Hrsg. E. Trostdorf, Stuttgart: Georg Thieme (1968)

Stern, K.: Über Kreislaufstörungen im Gehirn bei Wandeinrissen in extracerebralen Arterien. Zugleich ein Beitrag zur Pathologie des Hitzschlages. Z. Neurol. Psychiat. **148**, 55 (1933)

Stevenson, L.D., Eckhardt, R.E.: Myelomalacia of the cervical portion of the spinal cord, probably the result of roentgen therapy. Arch. Path. (Chic.) **39**, 109 (1945)

Streffer, C.: Strahlen-Biochemie. In: Heidelberger Taschenbücher, Bd. 59/60, Berlin-Heidelberg-New York: Springer (1969)

Streffer, C., Flügel, M.: Die Steigerung der Strahlenresistenz von Mäusen nach der intracerebralen Injektion von 5-Hydroxytryptamin. Biophysik 342 (1972)

Sutherland, R.M., Pihl, A.: Repair of radiation damage to erythrocyte membranes. The reduction of radiation-induced disulfide groups. Radiat. Res. **34**, 300 (1968)

Suzuki, T.: An experimental study on the effect of ionizing radiation on the water content of the brain. (in Japanese) Nippon Acta Radiol. **32**, 63 (1972)

Swingle, K.F., Cole, L.J.: Early effects of ionizing radiations on nucleic acids. In: M. Ebert, A. Howard (eds.) Current topics in radiation research, Vol. 4, p. 191, Amsterdam: North-Holl. Pbl. (1968)

Taenzer, V., Krokowski, E.: Acquired radioresistance following whole body irradiation. Acta Radiol. (Ther.) (Stockh.) **7**, 88 (1968)

Tanabe, M.: Effects of ionizing radiations on central nervous system. Nippon Acta Radiol. **29**, 633 (1969)

Tanase, I., Gheorghe, N., Ciontescu, L.: Effet des radiations ionisantes sur les lipides complexes du cerveau et l'action protectrice de la cystéine. Rev. Roum. Physiol. **7**, 155 (1970)

Tanase, I., Strungaru, A., Gheorghe, N., Ciontescu, L.: Alterations métaboliques induites par gamma-irradiation et l'action de la cystéine et du produit PCF 9. Rev. Roum. Physiol. **8** 333 (1971)

Tansley, K., Wilson, C.W.: Irradiation of experimental cerebral tumours: experimental production of brain tumours in mice; some observations on effect of X-radiation on experimental gliomata in mice. Radiology **49**, 62 (1947)

Thomas, J.A., Dallenbach, F.D., Manorama, Th.: The distribution of radioactive lead (^{210}Pb) in the cerebellum of developing rats. J. Path. Bact. **109**, 45 (1972)

Thompson, R.W., Small, R.C., Stein, J.J.: Treatment of retinoblastoma. Amer. J. Roentgenol. **114**, 16 (1972)

Thorp, J.W., Young, R.W.: Monkey performance after partial body irradiation. Aerosp. Med. **42**, 503 (1971)

Tönnis, W., Müller, W., Wilcke, O., Maurer, W.: Experimentelle Untersuchungen über die Wirkung von Co^{60}-Gammastrahlung auf das Hirn bei verschiedenen Dosen und Überlebenszeiten. Strahlentherapie **108**, 23 (1959)

Tsuya, A.: Effect of irradiation on the central nervous system. Jap. J. Cancer Clin. **16**, 658 (1970a)

Tsuya, A.: Nervous system and radiation – special reference to several expositions. (in Japanese) Rinsho Hosha **15**, 717 (1970b)

Tsuya, A.: Effects of irradiation on the central nervous system (in Japanese) Nippon Acta Radiol. **33**, 925 (1973)

Ule, G.: Ultrastrukturelle Befunde bei verschiedenen Formen des Hirnödems. Stuttgart: Georg Thieme (1967)

Ule, G.: Pathologisch-anatomische Aspekte zerebraler Durchblutungsstörungen. Bull. Schweiz. Akad. Med. Wiss. **24**, 440 (1969)

Ule, G., Kolkmann, F.-W.: Pathologische Anatomie des Hirngefäßsystems: Hirngefäßveränderungen nach Röntgenbestrahlung. In: H. Gänshirt (Hrsg.) Der Hirnkreislauf, S. 47, Stuttgart: Georg Thieme (1972)

Vaeth, J.M.: Radiation induced myelitis. In: F. Buschke (ed.) Progress in Radiation Therapy, Vol. III, p. 16, New York: Grune & Stratton Inc. (1965)

Valcana, T., Hudson, D., Timiras, P.S.: Effects of X-irradiation on the content of amino acids in the developing rat cerebellum. J. Neurochem. **19**, 2229 (1972)

Valcana, T., Liao, C., Timiras, P.S.: Effects of X-radiation on the subcellular distribution of cholinergic enzymes in the developing rat cerebellum. Brain Res. **73**, 105 (1974)

Vasculescu, T., Papilian, V.V.: Die Wirkung der kleinen Dosen von Röntgenstrahlen auf das Zentralnervensystem. Radiobiol. Radiother. (Berlin) **11**, 629 (1970)

Vasculescu, T., Papilian, V.V., Nicoara, Z., Kovács, M.: Influence of low-dose X-rays on the CNS. Role of the compound factor „dosagedistance". The two-phage character of the dynamics of CNS changes in rabbits (1966) following irradiation using 50 R (X-radiation). Radiobiol. Radiother. (Berlin) **10**, 451 (1969)

Vasculescu, T., Pasculescu, G., Papilian, V., Serban, I., Rusu, M.: The effect of low X-ray doses on the central nervous system (author's transl.). Radiobiol. Radiother. (Berlin) **14**, 407 (1973)

Vellis, J. de, Glycolysis in rat brain tissue slices following neonatal head X-irradiation: Relation of regional differences to the LDH:GPDH ratio. J. Neurochem. **15**, 1057 (1968)

Verity, G.L.: Tissue tolerance: Central nervous system. Radiology **91**, 1221 (1968)

Verjaal, A.: Röntgenmyelopathie. Nederl. Tijdschr. Geneesk. **108**, 1123 (1964), Ref. in: Zbl. Neurol. Psychiat. **178**, 274 (1964)

Vogel, F.S.: Changes in the fine structure of cerebellar neurons following ionizing radiation. J. Neuropath. exp. Neurol. **18**, 580 (1959)

Voitkevich, A.A.: Neuroendocrine disintegration in radiation sickness syndrome. (in Russian) Vestn. Akad. Med. Nauk. SSSR **22**, 5 (1967)

Voitkevich, A.A., Dedov, J.J.: Reaction of ultrastructure of blood capillaries to total body irradiation. Arch. patol. (Moskva) **30**, 13 (1968)

Volk, B., Busse, O., Brusis, T.: Wallenberg-Syndrom bei Röntgen-Spätschädigung der Medulla oblongata. Nervenarzt **51**, 373 (1972)

Vollhorn: Zur Frage der durch Insolation hervorgerufenen psychisch-nervösen Störungen. Dtsch. Militärarzt **4**, 128 (1939)

Wachowski, T.J., Chenault, H.: Degenerative effects of large doses of Roentgen rays on the human brain. Radiology **45**, 227 (1945)

Wachtler, F.: Über Schädigungen im zervikalen Abschnitt des Rückenmarkes nach therapeutischen Röntgenbestrahlungen in der Halsregion. Strahlentherapie **119**, 97 (1962)

Wakisaka, S., O'Neil, R., Kemper, T., Caveness, W.: Effects of devided dose 6,000 rads 20 MeV whole brain radiation in adult macaca mulatta. VIIIth Intern. Congr. Neuropath., Washington D.C., 24–29 September, Abstr. No. 374, p. 705 (1978)

Wallace, R.B., Altman, J.: Behavioral effects of neonatal irradiation of the cerebellum. I. Qualitative observations in infant and adolescent rats. Dev. Psychobiol. **2**, 257 (1970a)

Wallace, R.B., Altman, J.: Behavioral effects of neonatal irradiation of the cerebellum. II. Quantitative studies in young-adult and adult rats. Dev. Psychobiol. **2**, 266 (1970b)

Wallace, R.B., Daniels, C.E., Altman, J.: Behavioral effects of neonatal irradiation of the cerebellum. III. Qualitative observations in aged rats. Dev. Psychobiol. **5**, 35 (1972)

Wallach, D.F.H.: The plasma membrane: Dynamic perspectives, genetics and pathology. In: Heidelberg Science Library, Vol. 18, p. 145, New York-Heidelberg-Berlin: Springer (1972)

Walter, G.F., Ascher, P.W.: Histologische Ergebnisse des neurochirurgischen Laser-Einsatzes am zentralen und peripheren Nervensystem. Vortrag a.d. Jahrestagung d. Österreich. Ges. f. Neuropathologie, Wien 22. April 1982. Zbl. allg. Pathol. (Autoreferat im Druck)

Warburg, O.: The mechanism of biological X-rays action. Naturwissenschaften **51**, 373 (1964)

Warren, Sh., Kury, G., Chute, R.N.: Histopathological studies of the spinal cord of parabiont rats subjected to supralethal total-body irradiations. Radiation Res. **35**, 527 (1968)

Watson, T.A., Burkell, C.C.: Five year-results of betatron X-ray therapy. Brit. J. Radiol. **32**, 143 (1959)

Wegner, G.: Entstehungsmechanismus strahleninduzierter Gehirnmißbildungen bei der Ratte (autoradiographische Untersuchung). Strahlentherapie **138**, 496 (1969)

Wegner, G., Mecking, H.: Autoradiographische Untersuchungen der DNS-Neubildung in Gehirnanlagen nach einmaliger Röntgenbestrahlung später Embryonal- und Fetalstadien der Ratte. Z. Ges. Exp. Med. **149**, 2 (1969)

Weingarten, U., Wachtler, F.: Über Schädigungen des Halsmarkes nach Röntgenbestrahlung. Wien. Z. Nervenheilk. **21**, 203 (1964)

Weiss, M.H., Nulsen, F.E., Kaufman, B.: Control of hydrocephalus by intraventricular radioactive colloid. Acta Radiol. (Diagn.) (Stockh.) **13**, 615 (1972)

Wende, S.: Tierexperimentelle Untersuchungen über die Strahlenschädigung der Blut-Liquor-Schranke. Strahlentherapie **134**, 529 (1967)

Wender, M., Zgorzalewicz, B.: Activation of amino acids following prenatal K-irradiation in the developing rabbit brain. Folia Biol. (Krakow) **18**, 343 (1970)

Wender, M., Kozik, M., Owsianowski, M.: The effect of ionizing radiation on enzyme activity in the neuroglia of the developing rabbit brain. Folia Histochem. Cytochem. (Krakow) **19**, 299 (1971)

Wennerstrand, J., Ungerstedt, U.: Cerebral radiosurgery. II. An anatomical study of gamma radiolesions. Acta Chir. Scand. **136**, 133 (1970)

Westergaard, O., Marcker, K.A.: Accumulation of replicative DNA intermediates in response to damage of DNA in Tetrahymena pyriformis. In: J. Kiefer (ed.) Radiation and Cellular Control Processes, p. 162, Berlin-Heidelberg-New York: Springer (1976)

Westphal, W.H.: Physik 25./26. Aufl. Berlin-Heidelberg-New York: Springer (1970)

Wheeler, K.T., Lett, J.T.: Formation and rejoining of DNA strand breaks in irradiated neurons: In vivo. Radiat. Res. **52**, 59 (1972)

White, D.C.: An atlas of radiation histopathology. Chapter 12: Brain and spinal cord. Springfield, Virginia: Technical Information Center, Office of Public Affairs, U.S. Energy Research and Development Administration, p. 207 (1975)

Wills, E.D.: The effect of irradiation on sub-cellular components. Metal ion transport in mitochondria. Int. J. Radiat. Biol. **11**, 517 (1966)

Wilson, J.G., Jordan, B.: Effects of irradiation on embryonic development. Amer. J. Anat. **92**, 153 (1953)

Wright, E.A.: Effects of radiation on the central nervous system. Brit. J. Radiol. **42**, 799 (1969)

Wright, S.: Genetics of abnormal growth in the guinea pig. Cold Spring Harb. Sympos. quant. Biol. **2**, 137 (1934)

Xavier-Morato, M.J., Rodrigues Correia, M.J.: La différenciation de rosettes dans le système nerveux central chez l'embryon de poulet sounis á l'action des rayons X. Compt. Rend. Soc. Biol. (Paris) **164**, 218 (1970)

Yaar, J., Herishann, Y., Lavy, S.: Radiation myelopathy. Europ. Neurol. **10**, 83 (1973)

Yamano, K.: Electron microscopic studies on the effect of ionizing radiation on the central nervous tissue. (in Japanese) Nippon Acta Radiol. **29**, 597 (1969)

Zeman, W.: Zur Frage der Röntgenstrahlenwirkung am tumorkranken Gehirn. Arch. Psychiat. Nervenkrh. **182**, 713 (1949)

Zeman, W.: Disturbances of nucleic acid metabolism preceding delayed radionecrosis of nervous tissue. Proc. nat. Acad. Sci. (Wash.) **50**, 626 (1963)

Zeman, W.: Strahlenschäden des Nervensystems. Arch. Psychiat. Nervenkrh. **206**, 185 (1964)

Zeman, W.: Discussion of Earle et al.: Central nervous system effects of Laser radiation. J. Neuropath. exp. Neurol. **24**, 164 (1965)

Zeman, W.: Pathogenesis of radiolesions in the mature central nervous system. On: 5th Intern. Congr. Neuropath. 1965, F. Luthy, A. Bischoff (eds.) Amsterdam: Excerpta Medica Found. (1966a)

Zeman, W.: Oxygenation effect and selectivity of radiolesions in the mammalian neuroaxis. Acta Radiol. (Ther.) (Stockh.) **5**, 204 (1966b)

Zeman, W.: Zur Pathogenese der Strahlenspätschädigung des Rückenmarkes. Dtsch. Röntgenkongreß 1965, Teil B, Strahlenbehandlung und Strahlenbiologie, Sonderband zur Strahlentherapie **62**, 68, München: Urban & Schwarzenberg (1966c)

Zeman, W.: The effects of atomic radiations. In: J. Minckler (ed.) Pathology of the Nervous System, Vol. 1, p. 864, New York-Toronto-Sydney-London: McGraw-Hill Co., Inc. (1968)

Zett, W., Lehmann, W., Neumeister, K.: Bestrahlungsfolgen am Halsmark nach Röntgentherapie von Tumoren in der Zervikalregion. Radiobiol. Radiother. (Berlin) **9**, 445 (1968)

Zimmer, K.G.: Studien zur quantitativen Strahlenbiologie. Mainz: Verlag Akademie d. Wissensch. u.d. Literatur (1960)

Zirkle, R.E.: The radiobiological importance of linear energy transfer. In: A. Hollaender (ed.) Radiation Biology I, p. 315, New York-Toronto-London: McGraw-Hill Co., Inc. (1954)

Zülch, K.J.: Hirnödem, Hirnschwellung, Hirndruck. Zbl. Neurochir. **12**, 174 u. 365 (1952)

Zülch, K.J.: Pathologische Anatomie der raumbeengenden intrakraniellen Prozesse. In: H. Olivecrona, W. Tönnis (Hrsg.) Handbuch der Neurochirurgie, Bd. III, S. 492, Berlin-Göttingen-Heidelberg: Springer (1956)

Zülch, K.J.: Über Strahlensensibilität der Hirngeschwülste und die sogenannte Strahlenspätnekrose des Gehirns. Dtsch. med. Wschr. **85**, 293 (1960)

Zülch, K.J.: Morphologische Veränderungen an Geschwülsten nach Bestrahlung und Schädigungsmöglichkeiten am normalen Gehirn. Strahlenforsch. u. Strahlenbehandl. **4**, 47 (1963)

Zülch, K.J.: Neuropathological aspects and histological criteria of brain edema and brain swelling. In: I. Klatzo, F. Seitelberger (eds.) Brain Edema, p. 95, New York: Springer (1967)

Zülch, K.J.: Roentgensensitivity of cerebral tumours and so-called late irradiation necrosis of the brain. Acta Radiol. (Stockh.) **8**, 92 (1969)

Zülch, K.J., Harder, W.A., Lechtape-Grüther, H.: Zur Pathogenese der Strahlenspätnekrose aufgrund experimenteller und humanpathologischer Beobachtungen. 52. Tagung Dtsch. Röntgengesellsch. 20.–22. Mai, Düsseldorf (1971)

Zwicker, H., Felix, R., Thelen, M.: Lungen- und Rückenmarksbelastung bei Stehfeld- und Pendelbestrahlung des Ösophaguskarzinoms mit Kobalt-60-Gammastrahlen. Strahlentherapie **142**, 403 (1971)

D. Schäden durch Ultraschall

I. Vorbemerkungen

Zu den Schäden durch Druckwellen oder sog. Schockwellen wird im Kap. „Traumatische Schädigungen des Gehirns" Stellung genommen werden (s.Bd. III). Sie bedürfen hier keiner weiteren Erörterung. Auch die Innenohrschädigungen durch intensive Schalleinwirkung (Knalltraumen, vgl. PFANDER 1975) werden an anderer Stelle dieses Werkes behandelt.

Somit verbleibt im vorliegenden thematischen Rahmen die Erörterung der Schäden des ZNS durch Ultraschall. In Frequenzbereichen bis 10 MHz, bei geringen Energien, wird er vor allem in der medizinischen Diagnostik eingesetzt. Früher wurde er auch therapeutisch angewandt. In der Diagnostik hat sich der Ultraschall gerade in den letzten Jahren ein breites Anwendungsfeld erobert und sich als wichtige Alternative zur Röntgendiagnostik, insbesondere der axialen Computertomographie auf verschiedenen Gebieten, bewährt. In den dabei verwandten *niederen* Frequenzbereichen und Energien ist er harmlos. Schäden im Zusammenhang mit seiner diagnostischen Anwendung sind nicht bekannt geworden und nach neueren WHO-Empfehlungen bis zu Energien von 100 mW cm^{-2} auch nicht zu erwarten.

Demgegenüber sind seine früher zeitweise propagierten therapeutischen Einsatzmöglichkeiten bei neuropsychiatrischen Erkrankungen (vgl. z.B. DUSSIK 1949; POHLMANN 1951; HEYCK 1952; LINDSTRÖM 1954; MEYERS et al. 1959; NELSON et al. 1959; GORDON 1964 u.a.) heute nahezu vergessen. So werden frontale Lobotomien zur Schmerzausschaltung nicht mehr vorgenommen und auch um die Behandlung der Multiplen Sklerose, der Syringomyelie (DUSSIK 1949), des Morbus Ménière sowie extrapyramidalmotorischer Dyskinesien mit Ultraschall ist es still geworden. Die früher verschiedentlich behaupteten Erfolge bei Schizophrenien, Epilepsie und progressiver Paralyse konnten in gezielten Überprüfungen nicht bestätigt werden (HEYCK 1952).

In anderen Fachgebieten der Medizin haben sich dagegen neue therapeutische Einsatzmöglichkeiten für den Ultraschall ergeben, wobei der Vorzug seiner guten Fokussierbarkeit, welche die Setzung eng umschriebener Läsionen erlaubt, genutzt wird.

Bei Anwendung von Ultraschall in den oben angegebenen Dimensionen zur Diagnostik, und bei Einzelimpulsen mit Impulsdauern in der Größenordnung von Millisekunden, treten Gewebeschäden nicht auf. Am Gehirn sind solche Schäden im wesentlichen aus Tierversuchen mit langen Beschallungszeiträumen von Minutenlänge und von den Lobotomien mit Ultraschall (NELSON et al. 1959) bekannt.

II. Wirkungsweise des Ultraschalls

Gewebsläsionen durch Ultraschall können auf verschiedenem Wege entstehen (NEWELL 1963). Die hervorragende Rolle spielen mechanische und thermische Einflüsse; manche Autoren diskutieren darüber hinaus Entgasungseffekte durch Flüssigkeitsverdampfung (DOGNON u. BIANCANI 1938; LYNN u. PUTNAM 1944; BARTH et al. 1949; POND 1970). Der Eintritt von Schäden hängt von den Faktoren *Wellenlänge* bzw. *Frequenz, Intensität* und *Expositionszeit* ab.

Hohe Frequenzen sind wirkungsvoller als niedere (HEYCK 1952), wobei ab 1 MHz die Wirkung nicht mehr zu-, ab 3,5 MHz sogar wieder abnimmt (TAYLOR u. POND 1972). Die hoch frequenten Wellen erzeugen im Gewebe Vibrationen (WULFF et al. 1951), die einmal zu mechanischen Zerreißungen und Schäden im molekularen Bereiche (SCHMID 1949), zum anderen durch Umsetzung der kinetischen Wellenenergie in molekulare Wärmeenergie zu thermischen Schäden und zur Induktion chemischer Reaktionen führen können. Das Molekulargefüge kann bei geeigneter Dosierung des Ultraschalls gestört sein, ohne daß der Zelle selbst nennenswerte Schäden anzusehen sind. Auf derartigen Eingriffen in die molekulare Struktur scheint auch die von v. CORONINI u. LASSMANN (1948) nachgewiesene Intensivierung der Silberimprägnierbarkeit des Nervengewebes nach dosierter Ultrabeschallung zu beruhen. Die Anwendung von Ultraschall zur Zertrümmerung von Blasensteinen in der Urologie („Lithotripsie") zeigt einmal, welch starke Zerstörungskraft Ultraschallwellen besitzen können; zum anderen wird an der völligen Harmlosigkeit in bezug auf die Blasenwand bei einer Steinzertrümmerung deutlich, daß die Elastizität des beschallten Gewebes ein weiterer wichtiger Faktor für die Entfaltung einer schädigenden Wirkung ist.

Daß nicht allein thermische Einflüsse (HEYCK 1952) für die Ultraschallschäden an zentralnervösem Gewebe verantwortlich sind, zeigen Versuche, in denen mit fraktionierter Beschallung unter Vermeidung von Wärmebildung im Gewebe gleichartige Zell- und Strukturschäden erreicht werden können, wie mit kontinuierlicher Schallanwendung (WOEBER 1949; WALL et al. 1951; BUSNEL et al. 1953). So läßt sich auch an bestimmten Nekroseformen nach Ultraschalleinwirkung eindeutig der mechanische Effekt ablesen (TAYLOR u. POND 1970). Bei kontinuierlicher Beschallung treten Schäden allerdings schneller ein. So wird man BARTH et al. (1949) beipflichten müssen, daß i.allg. mehrere Grundvorgänge für die Schäden durch Ultraschall verantwortlich sein dürften.

III. Klinik und Morphologie der Ultraschallschäden am Zentralnervensystem

Beschallt man zentralnervöses Gewebe (Gehirn und Rückenmark) mit hochenergetischem, fokussiertem Ultraschall, so entstehen scharf begrenzte, im Kortex oberflächliche, mulden- oder keilförmige, kuppenständige Zerstörungsherde (Abb. 60–62), deren Spitze gegen das subkortikale Marklager zeigt (LYNN u. PUTNAM 1944; LEONHARDT 1949; ASTRÖM et al. 1961), und die sich von Kontusionsherden klassischer Prägung nach mechanischen Traumen kaum unterscheiden (PETERS 1949a–c). Sie berechtigen zur Annahme einer Kavitationswirkung des Ultraschalls (KELLER 1949; PETERS 1959a, b, 1955).

Bei kurzen Beschallungszeiten können die Nekrosen unter der Größe des Strahlenfokus bleiben, bei langen Beschallungsdauern liegen sie bedeutend darüber (ASTRÖM et al. 1961). Ihre Ausdehnung in Abhängigkeit von der Dosierung des Ultraschalls läßt sich in gewissen Grenzen gut voraussagen. Nur bei großen, über das Areal des Fokus durch thermische Fortleitung hinausgehenden Nekrosen, zeigt sich eine zweizonale Gliederung der sonst scharf demarkierten Koagulationsherde, wobei die periphere Zone sich durch eine graduell geringere Strukturschädigung entsprechend dem Intensitätsgradienten des Ultraschalls auszeichnet (ASTRÖM et al. 1961).

In Abhängigkeit von den beschallten Gehirn- und Rückenmarksabschnitten sind fest umrissene neurologische Ausfallserscheinungen zu erzeugen; bei Beschallung der Okzipitalregion treten Blindheit, des motorischen Kortex kontralaterale motorische Monopare-

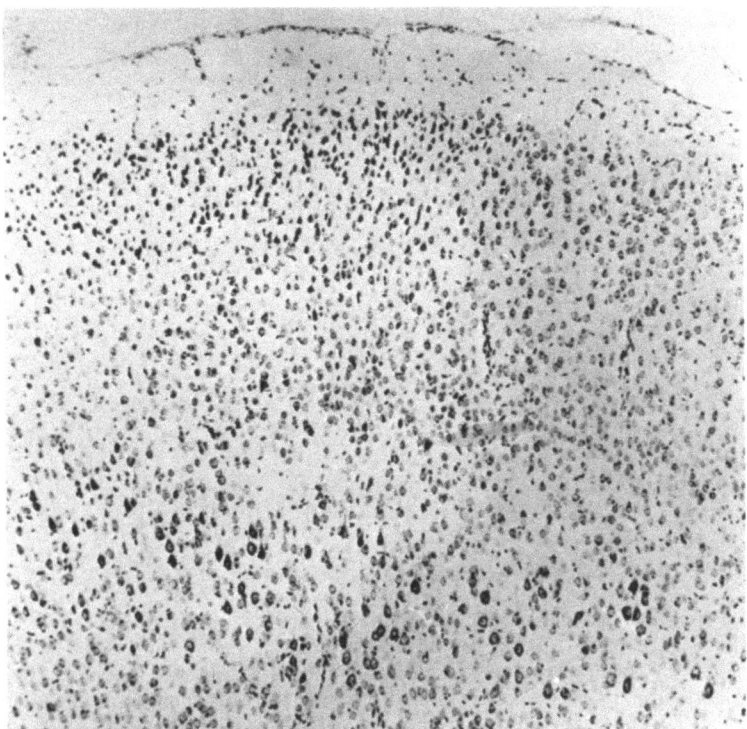

Abb. 60. Beginnende Herdbildung im Rattenkortex 3 Tage nach Ultraschalleinwirkung (1 200 kHz, 2 W cm⁻² für 4 min. Nervenzellschrumpfungen in der äußeren Körnerzellschicht und in der 5. Rindenschicht. (Diese und die folgenden Abb. entstammen den Untersuchungen von H. HEYCK und W. HÖPKER. Sie wurden freundlicherweise von Herrn Dr. med. habil. W. HÖPKER aus seinem Archivmaterial von 1952 zur Verfügung gestellt)

sen, des Zerebellums Ataxie und des Rückenmarkes meist schlaffe Paralysen, seltener schlaffe oder spastische Paresen, bei lumbaler Applikation auch Blasenlähmungen mit Inkontinenz auf (LYNN u. PUTNAM 1944; WOEBER 1949; WALL et al. 1951). Beschallungen des Dienzephalons können Atemstörungen und Blutdrucksteigerungen auslösen (CICARDO 1951). Je nach der Intensität der Beschallung können die Störungen reversibel, teilreversibel oder irreversibel sein (LYNN u. PUTNAM 1944; FRY et al. 1958). Bei Meerschweinchen traten auch passagere Krampfanfälle auf, die sich nach Unterbrechung der Beschallung normalisierten (LEONHARDT 1949). Viele Versuchstiere starben an einer zentralen Lähmung nach der Beschallung (WOEBER 1949; HEYCK 1952).

Die klinischen Erscheinungen gründen sich auf einen streng im Beschallungsgebiet lokalisierten Zerfall zentralnervöser Strukturen wie Nervenzellen, Markscheiden und Axone. Die Axone scheinen dabei die sensibelsten Strukturen zu sein (BARNARD et al. 1955). Während im Beschallungsareal je nach Intensität die Strukturausfälle subtotal bis total sind, treten in den Randzonen der Läsionen vakuoläre Auflockerungen des Neuropils, Markscheidenschwellungen und unterschiedliche Stadien der Nervenzelldegeneration auf (LEONHARDT 1949; PETERS 1949a–c; HEYCK 1952; HEYCK u. HÖPKER 1952, BOWSHER 1957). Die im

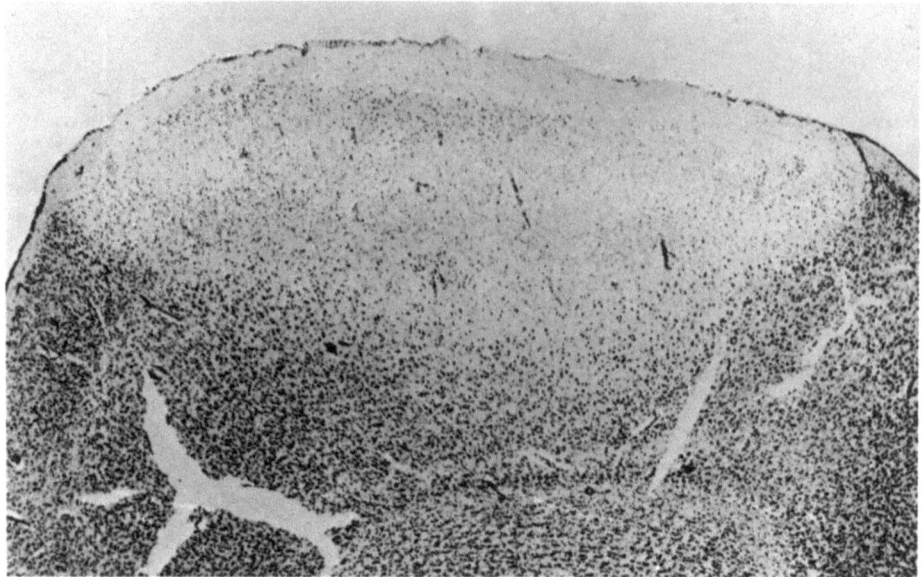

Abb. 61. Frischer, muldenförmiger, tiefgreifender Schädigungsherd des Großhirnkortex der Ratte, 5 Tage nach fokussierter Ultraschalleinwirkung (1200 kHz, 4 W cm^{-2} für 2 min). Totaler Ausfall der 3. und 5. Schicht, während die 2. und 4. Schicht (Körnerzellen!) noch erkennbar sind (stärkere Vulnerabilität der Pyramidenzellen). Die Gefäße sind unversehrt. (Originalabb. von HEYCK u. HÖPKER 1952)

Vordergrund stehenden, für den Ultraschall nicht spezifischen Ganglienzellschäden, reichen von der akuten achromatischen Zellschwellung über Schrumpfung von Zytoplasma und Kern bis zur teilweisen monströsen vakuolären Degeneration, an deren Ende der Zelluntergang steht (Abb. 62). Die Frühveränderungen wie Chromatolyse und Schrumpfung sind noch bis zu einem gewissen Grade reversibel (HEYCK u. HÖPKER 1952). Bei Beschallungsversuchen an Ratten mit steigenden Intensitäten und variierter Einwirkungsdauer stellten HEYCK u. HÖPKER (1952) auch für den Ultraschall eine sehr unterschiedliche Vulnerabilität (Pathoklise) verschiedener Nervenzelltypen und Regionen der grauen Substanz fest. Die Nervenzellschäden treten häufig sofort nach Beschallung auf und sind bereits 10 min später lichtmikroskopisch nachweisbar (HEYCK 1952). PETERS (1949c) beobachtete sie dagegen erst nach einem Intervall von 12 h. Die Art des experimentellen Vorgehens spielt für derartige Unterschiede im zeitlichen Ablauf der Schadensentstehung und -entwicklung eine entscheidende Rolle. Glia und Gefäßmesenchym leiden im Vergleich zum nervösen Parenchym weniger oder gar nicht (PETERS 1949a, b; BOWSHER 1957; ASTRÖM et al. 1961; vgl. dagegen LEONHARDT 1949), so daß sich bei längerer Überlebenszeit gliös-mesenchymale Reaktionen im gehörigen Umfange entwickeln können. Der Grad der Schädigung der einzelnen Gewebsstrukturen hängt natürlich wiederum wesentlich von Intensität und Einwirkungsdauer der Beschallung ab; so kann man bei geeigneten Dosierungen einerseits alle im Beschallungsbereich gelegenen Zel-

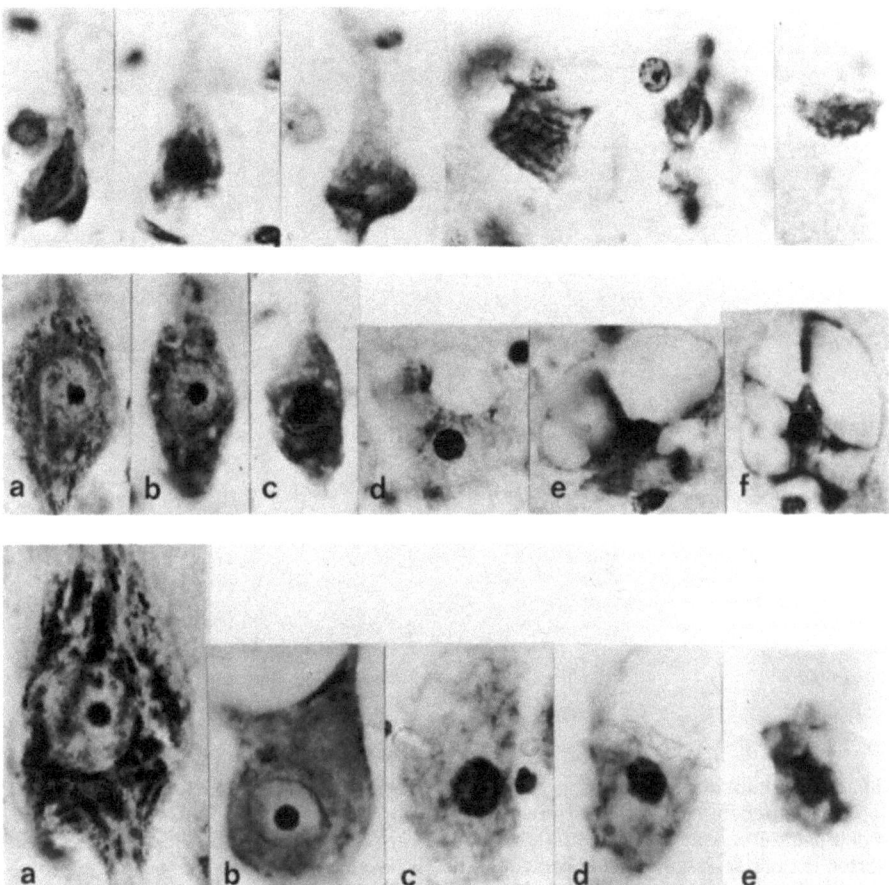

Abb. 62a–f. Nervenzellveränderungen nach Ultraschalleinwirkung: *Oben:* Frühveränderungen der großen Pyramidenzellen der 5. Schicht (1 200 kHz, 4 W cm^{-2} für 2 min, – Befund nach 24 h); Schrumpfung, Hyperchromasie des Kerns mit Verlust der Bläschenstruktur und Anfärbung der Fortsätze mit Auftreten feiner Vakuolen. Mitte: Nervenzellschäden am Nucleus dentatus in der Reihenfolge ihrer Entwicklung: **a** normale Zelle; **b, c** Schrumpfung von Zelle und Kern, der in **d** nur noch einen Bruchteil seiner Ausgangsgröße aufweist; **d–f** vakuoläre Degeneration mit monströser Auftreibung der Zellen. *Unten:* Schädigungsablauf an den motorischen Vorderhornzellen des Rückenmarkes: **a** normales Motoneuron; **b** leichte Schrumpfung mit Chromatolyse und Verkleinerung des Kerns; **c, d** hochgradige Kernschrumpfung und vakuoläre Dissoziation als Zytoplasma (Bild der „schweren Zellerkrankung" *Nissls*); **e** Schwund der Zelle. (HEYCK u. HÖPKER 1952)

len und Strukturen zerstören, andererseits aber auch, z.B. im Rückenmark, große Nervenzellen selektiv, unter Verschonung der kleineren, der Glia und der Gefäßwandzellen, ausschalten (WALL et al. 1951).

Im kurzen Intervall von Stunden nach der Schädigung treten die auch sonst, bei anderen Schädigungsarten üblichen leukozytären Reaktionen im Randgebiet der Nekrosen auf. Ödembildung und Blutungen sah PETERS (1949a–c) in der

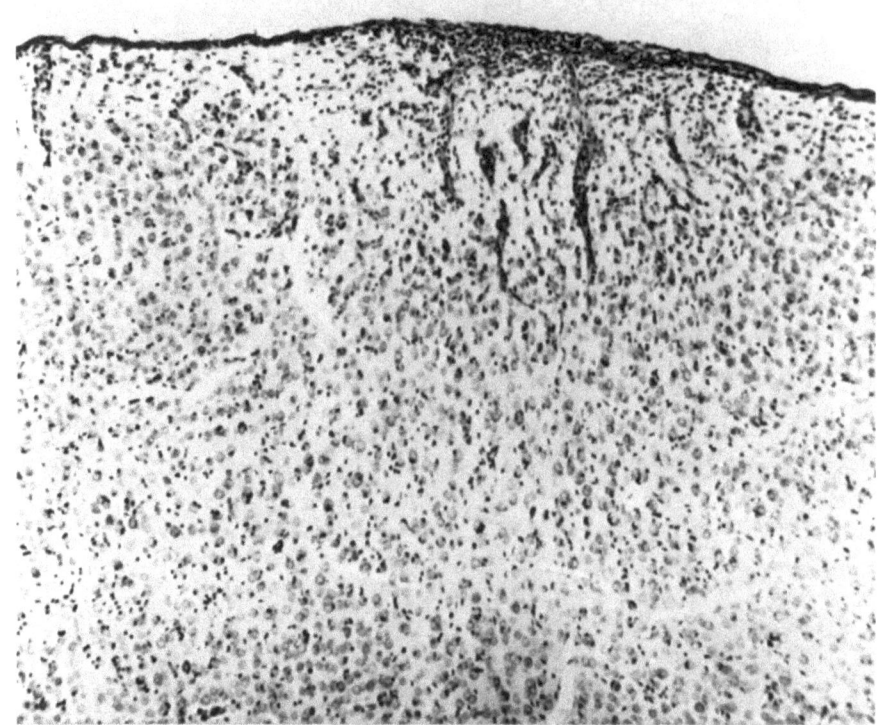

Abb. 63. Stadium der Abnarbung von Ultraschalläsionen des Kortex: Etwa 40 Tage alter Herd im Rattencortex nach US-Einwirkung (1 200 kHz, 4 W cm^{-2} für 2 min). Der Herd ist deutlich durch eine mesenchymale Organisationsreaktion, die von der leukozytär infiltrierten Pia mater ausgeht, gekennzeichnet. Die Nervenzellen haben sich bis zum unmittelbaren Randgebiet der Nekrose wieder vollständig erholt. (HEYCK u. HÖPKER 1952)

Frühphase nach Beschallung nicht, während LYNN u. PUTNAM (1944) über eine lokale Ödembildung in den von ihnen erzeugten oberflächlichen Rindenzerstörungsherden berichten. PETERS (1949c) fand Diapedesisblutungen ab der 6. Stunde, in einer späteren Untersuchungsreihe (1955) auch schon 55 min nach Beschallung. Die Grenzwertintensität für das Auftreten von Blutungen im Rückenmark durch Ultraschall liegt bei etwa 25 W cm^{-2} (TAYLOR et al. 1972), bei Frequenzen von 1 MHz. LEONHARDT (1949), BAKAY et al. (1956) u.a. konnten die Erzeugung von Störungen der Blut-Hirn-Schranke durch Ultraschall mit Hilfe von Farbstoffinjektionen nachweisen. In leichteren Fällen erzeugt Ultraschall nur eine Gewebshyperämie. Ein zusätzlicher Reizeffekt auf die reparative, gliös-mesenchymale Reaktion im Schädigungsbereich, den man aus der Ultraschallwirkung theoretisch ableiten könnte, ließ sich experimentell nicht verifizieren (PETERS 1949a).

Das im Strahlengang bei Ultrabeschallung gelegene Ependym wird wahrscheinlich mechanisch geschädigt; es entstehen Ependymaufbrüche (NELSON et al. 1959).

Die Abnarbung der Nekroseherde (Abb. 63) erstreckt sich, je nach Ausdehnung, über einen Zeitraum bis zu 4 Monaten (ASTRÖM et al. 1961). Zu einer Verflüssigung kommt es dabei, im Unterschied zu den sonst so ähnlichen Kontusionsherden in den Koagulationsnekrosen, nicht (NELSON et al. 1959; ÅSTRÖM et al. 1961); das Endstadium der Heilung besteht in einer mehr oder minder aufgelockerten Narbe aus einem leeren Netzwerk von vasogenen Bindegewebsfasern und Gliafasern (NELSON et al. 1959). Der Gewebsschutt wird duch einsprossende Gefäße resorbiert. HEYCK u. HÖPKER (1952) fanden die von der Pia ausgehende mesenchymale Organisation vor der gliösen Deckung dominierend. Spätschäden, wie sie nach ionisierender Bestrahlung zu finden sind, treten im Gefolge einer Ultraschalleinwirkung nie auf.

Zur Erzeugung von Ultraschalläsionen sind in der grauen Substanz des Gehirns höhere Energien erforderlich als in der weißen (FRY et al. 1957; ASTRÖM et al. 1961). Auch werden die Ultraschallschäden bei gleichen technischen Bedingungen mit zunehmender Reifung des Gehirns ausgedehnter (YOUNG u. LELE 1964); bei neugeborenen Tieren sind sie wesentlich geringer als bei älteren.

Literatur

Åström, K.E., Bell, E., Ballantine, H.T. jr., Heidensleben, E.: An experimental neuropathological study of the effects of high frequency focused ultrasound on the brain of the cat. J. Neuropath. exp. Neurol. 20, 484 (1961)

Bakay, L., Hueter, T.F., Ballantine, H.T. jr., Sosa, D.: Ultrasonically produced changes in the blood-brain barrier. Arch. Neurol. Psychiat. 76, 457 (1956)

Barnard, J.W., Fry, W.J., Fry, F.J., Krumins, R.F.: Effects of high intensity ultrasound on the central nervous system of the cat. J. Comp. Neurol. 193, 459 (1955)

Barth, G., Pätzold, J., Wachsmann, T.: Über den Wirkungsmechanismus biologischer Ultraschallreaktionen. Strahlenther. 80, 305 (1949)

Bowsher, D.: Effect of high-intensity focused ultrasound on nerve cells in spinal cord of mouse. Arch. Neurol. Psychiat. 78, 377 (1957)

Busnel, R.G., Gligorievíc, J., Chauchard, P., Mazoue, H.: Mise en évidence des effects spécifiques non thermiques dans l'action nerveuse des ultrasons. Compt. Rend. Acad. Sci. (Paris) 236, 1684 (1953)

Cicardo, V.H.: Effects des ultra-sons sur le diencéphale. Compt. Rend. Soc. Biol. (Paris) 145, 1708 (1951)

Coronini, C., von, Lassmann, G.: Intensivierung der Silberimprägnation des Nervengewebes durch Ultraschall. Mikroskopie 3, 310 (1948)

Dognon, A., Biancani, E.H.: Chaleur et ultra-sons. Rev. physiothér. 14, 280 (1938)

Dussik, K.: Ultraschallanwendung in der Diagnostik und Therapie der Erkrankungen des zentralen Nervensystems. In: K. Matthes, W. Rech, K.H. Woeber (Hrsg.) Der Ultraschall in der Medizin, S. 283, Zürich: Hirzel Verlag (1949)

Fry, W.J., Brennan, J.F., Barnard, J.W.: Histological study of changes produced by ultrasound in the grey and white matter of the central nervous system. Washington: American Institute of Biological Sciences, Vol. 3 (1957)

Fry, F.J., Ades, H.W., Fry, W.J.: Production of reversible changes in the central nervous system by ultrasound. Science 127, 83 (1958)

Gordon, D.: Ultrasound as a diagnostic and surgical tool. In: Intern. Sympos. Roy. College of Surgeons, London, December 5-6, 1962. Edinburgh: Livingstone (1964)

Heyck, H.: Ultraschall und Zentralnervensystem; Ergebnisse experimentell-pathologischer, electroencephalographischer und klinischer Untersuchungen. Schweiz. med. Wschr. 82, 97 (1952)

Heyck, H., Höpker, W.: Hirnveränderungen bei der Ratte nach Ultraschall. Mschr. Psychiat. **123**, 42 (1952)

Keller, H.: Ein Beitrag zum Wesen der Kavitation. In: K. Matthes, W. Rech, K.H. Woeber (Hrsg.) Der Ultraschall in der Medizin, S. 75, Zürich: Hirzel (1949)

Leonhardt, H.: Untersuchungen über die Einwirkung von Ultraschall auf das Gehirn. Med. Kli. **44**, 1162 (1949)

Lindström, P.A.: Prefrontal ultrasonic irradiation. A substitute for lobotomy. Arch. Neurol. Psychiat. **72**, 399 (1954)

Lynn, J.G., Putnam, J.: Histology of cerebral fissions produced by focused ultrasound. Amer. J. Path. **20**, 637 (1944)

Meyers, R., Fry, W.J., Fry, F.J., Dreyer, L.L., Schultz, D.F., Noyes, R.F.: Early experiences with ultrasonic irradiation of the pallidofugal and nigral complexes in hyperkinetic and hypertonic disorders. J. Neurosurg. **16**, 32 (1959)

Nelson, E., Lindström P.A., Haymaker, W.: Pathological effects of ultrasound on the human brain. A study of 25 cases in which ultrasonic irradiation was used as a lobotomy procedure. J. Neuropath. exp. Neurol. **18**, 489 (1959)

Newell, J.A.: Ultrasonics in Medicine. Phys. Med. Biol. **8**, 241 (1963)

Peters, G.: Die Wirkung der Ultraschallwellen auf das Zentralnervensystem. Strahlentherapie **79**, 653 (1949a)

Peters, G.: Morphologische Untersuchungen über die Wirkung von Ultraschallwellen auf das Zentralnervensystem. Fortschr. Neurol. Psychiat. **17**, 85 (1949b)

Peters, G.: Ultraschallwirkung auf das Nervensystem. In: K. Matthes, W. Rech, K.H. Woeber (Hrsg.) Der Ultraschall in der Medizin, S. 166, Zürich: Hirzel (1949c)

Peters, G.: Schädigungen des Zentralnervensystems durch Ultraschall. In: O. Lubarsch, F. Henke, R. Rössle, (Hrsg.) Handbuch der speziellen pathologischen Anatomie und Histologie, Bd. XIII/3, Berlin-Göttingen-Heidelberg: Springer (1955)

Pfander, F.: Das Knalltrauma. Berlin-Heidelberg-New York: Springer (1975)

Pohlmann, R.: Die Ultraschalltherapie. Bern: Huber (1951)

Pond, J.B.: The role of heat in the production of ultrasonic focal lesions. J. acoust. Soc. Amer. **47**, 1607 (1970)

Schmid, G.: Abbau von Makromolekeln durch Ultraschall. In: K. Matthes, W. Rch, K.H. Woeber (Hrsg.) Der Ultraschall in der Medizin, S. 55, Zürich: Hirzel (1949)

Taylor, K.J.W., Pond, Y.B.: The effects of ultrasound of varying frequencies on rat liver. J. Path. **100**, 287 (1970)

Taylor, K.J.W., Pond, J.B.: Experimental ultrasonic injury and safety limits in its use. Acta Radiol. Diagn. (Stockh.) **13**, 743 (1972)

Wall, P.D., Fry, W.J., Stephens, R., Tucker, D., Lettvin, J.Y.: Changes produced in the central nervous system by ultrasound. Science **114**, 686 (1951)

Woeber, K.H.: Über das Auftreten von Schädigungen am Zentralnervensystem der Ratte durch Ultraschallwellen. Strahlentherapie **79**, 643 (1949)

Wulff, V.J., Fry, W.J., Tucker, D., Fry, F.J., Melton, C.: Effects of ultrasonic vibrations on nerve tissue. Proc. Soc. Exp. Biol. Med. **76**, 361 (1951)

Young, G.F., Lele, P.P.: Focal lesions in the brain of growing rabbits produced by focused ultrasound. Exp. Neurol. **9**, 502 (1964)

E. Schäden durch Änderung des Umgebungsdruckes (Barotrauma, Dysbarismus)

I. Schäden durch Überdruck und schnelle Dekompression

1. Dekompressions-, Druckfall- oder Caissonkrankheit

Schäden und Erkrankungen, die in unmittelbarer Konsequenz von Änderungen des Umgebungsdruckes entstehen, werden heute vielfach unter dem Begriff *Barotrauma* (DENNY et al. 1964) oder *Dysbarismus* (vgl. ELLIOTT et al. 1974a, b) zusammengefaßt. Die wichtigste Erkrankungsform ist die durch zu schnelle Dekompression hervorgerufene Druckfallkrankheit („Dysbarie"), die schon Anfang des 19. Jahrhunderts, mit dem Beginn der Industrialisierung und der mit dieser verbundenen großen Tunnel- und Brückenbauten, eine bedeutende Rolle spielte (CLARK 1870; HELLER et al. 1895; BORNSTEIN u. PLATE 1912). Sie hat heute keineswegs an Aktualität verloren. Im industriellen und professionellen Bereich ist sie zwar durch spezielle technische Einrichtungen (Dekompressionskammern) und strenge Überwachungsmaßnahmen weitgehend gebannt, oder auf leichtere Zwischenfälle beschränkt (SEALEY 1969; BEHNKE 1970 u.a.). Mit der ständig steigenden Zahl an Sporttauchern, die STRAUSS u. PROCKOP (1973) allein in den USA auf 2 Millionen und TRENSE (1970) in der BRD auf über 20000 schätzten, nimmt sie seit einigen Jahren sowohl zahlenmäßig wie auch in bezug auf die Schwere des Krankheitsbildes stetig wieder zu (DEWEY 1962; MÄNNCHE 1968a, b). Gerade das autonome Tauchen mit Atemgeräten („scuba"-diving = *s*elf-*c*ontrolled *u*nderwater *b*reathing *a*pparatus), das heutzutage nahezu jedem Interessierten zugänglich ist und den Abstieg in größere Tiefen gestattet, birgt in vermehrtem Maße die Gefahr der Entstehung bleibender gesundheitlicher Schäden oder tödlicher Unfälle (MÄNNCHE 1968a, b) durch zu rasches Auftauchen ohne Einhaltung der vorgeschriebenen Auftauch- und Unterwasser-Dekompressionszeiten (Abb. 64). Im Jahre 1969 gab MILES den Anteil der Dekompressionstraumen mit 33% der ständig steigenden Zahl an Unfällen beim autonomen Tauchen an, wobei Fahrlässigkeit, ungenügende theoretische Kenntnis der Gefahren, Mißachtung der Dekompressionsvorschriften und mangelndes Training die hauptsächlichen Unfallursachen sind (MILES 1964, 1969). Daß neben dem weit verbreiteten Tauchsport auch von neueren therapeutischen Methoden der Überdruckbehandlung die Gefahr der tödlichen Dekompressionskrankheit ausgeht, zeigen Berichte von RICHTER u. LÖBLICH (1978, 1980): 5 Patienten kamen durch einen technischen Fehler mit plötzlichem Druckabfall in einer therapeutisch eingesetzten Überdruckkammer ums Leben.

a) Pathophysiologie der Dekompressionskrankheit

Eine Dekompression, d.h. ein schneller Wechsel von einem Milieu höheren in ein solches niederen Druckes, kann grundsätzlich auf zwei verschiedene Wei-

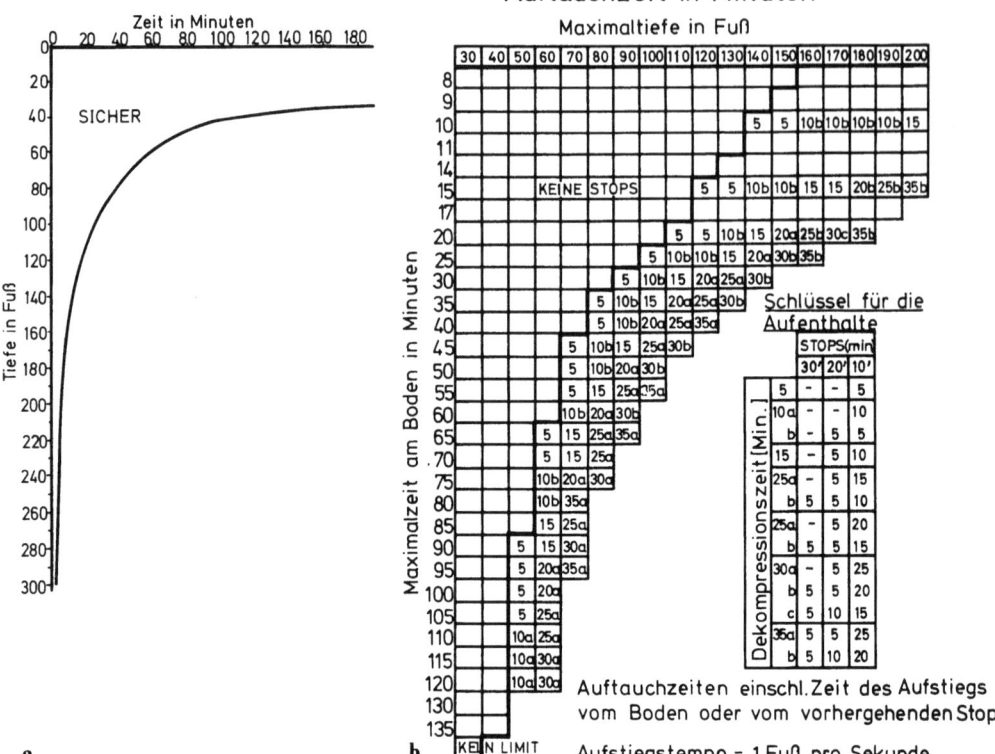

Abb. 64. a Grenze, innerhalb derer ein Auftauchen ohne Einhaltung von Dekompressions-zeiten möglich ist. **b** In der Praxis am häufigsten verwendete Dekompressionstabelle, welche die Verweildauer in bestimmten Tauchtiefen in Abhängigkeit von Tauchtiefe und Tauchzeit darstellt (10 Fuß = ca 3 m). (Aus MILES 1969)

sen erfolgen, die hinsichtlich der praktischen, klinischen und pathoanatomischen Konsequenzen gewisse quantitative Unterschiede bieten:

1. Dekompression von übernormalhohem (hyperbarem) Druck auf Atmosphä-rendruck („Caissonkrankheit"),
2. Dekompression von normalem Atmosphärendruck auf ein niedrigeres Druckniveau durch (simulierten) Aufstieg in die Höhe („subatmosphärische" Dekompression, s. FRYER 1962).

Die erste Form der Dekompression ist die häufigere und praktisch relevante, die zweite spielt nur in der Luft- und Raumfahrtmedizin, vorwiegend experimen-tell, in Versuchen in der Unterdruckkammer, eine Rolle, da ein Aufstieg in die Höhe normalerweise, auch bei Höhenflügen, kaum so schnell und unter Bedingungen erfolgt, die eine der Caissonkrankheit vergleichbare Situation schaffen würden. Im Rahmen von Unglücksfällen in der Zivilluftfahrt, vor allem bei künftigen Überschallflügen in extremen Höhen, und im Zusammenhang mit der Raumfahrt, erlangt allerdings auch die subatmosphärische Dekompres-sion zunehmende Bedeutung, z.B. bei dem gefürchteten akzidentiellen Druckab-

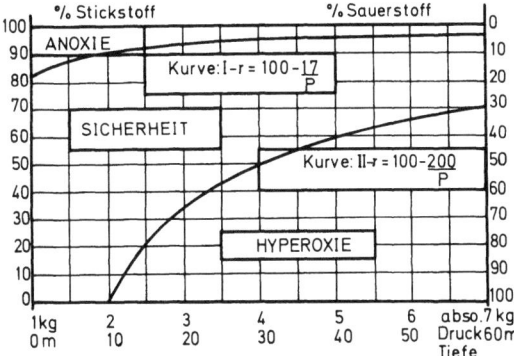

Abb. 65. Die Toxizität des Atemgases variiert beim Tauchen mit dem Druck, unter dem die Gasmischung eingeatmet wird, wobei die Teildrucke der Gaskomponenten eine Rolle spielen. Die Graphik stellt die Partialdrucke für Sauerstoff und Stickstoff für Tauchtiefen bis 60 m dar (in kg/m^2). (Aus CAILLE 1969)

fall in der Passagierkabine von Verkehrsflugzeugen (GAUME 1970) durch Materialfehler oder technische Mängel (HALE u. WILLIAMS 1968a, b; ALLEN u. BEARD 1969; BRIERLEY u. NICHOLSON 1969a, b; EDEL et al. 1969; MAIO et al. 1969; v. BECKH 1970).

Beim Tauchen steigt der (hydrostatische) Druck, der auf dem menschlichen Körper lastet, proportional zur Wassertiefe an. Der Gesamtdruck entspricht jeweils der Summe aus dem Gewicht der Flüssigkeitssäule und dem darüber lastenden Druck (Luftdruck). Je 10 m Wassertiefe steigt der Gesamtdruck um 1 Atmosphäre (atm), so daß er in 10 m Wassertiefe bereits 2 Atmosphären (atm) beträgt. Die Druckerhöhung bedingt eine proportional stärkere Lösung der Atemgase im Blut und im Gewebe, wobei die gelöste Menge wiederum dem Partialdruck der Gase in der Atemluft proportional ist (Abb. 65). Da Stickstoff mit 79% den Hauptanteil der in der Atemluft vermischten Gase stellt, steigt vor allem der Anteil an gelöstem Stickstoff, geringer auch der an Sauerstoff und CO_2 an. Der vermehrte Übertritt von Gasen ins Blut und in das Gewebe nimmt solange zu, bis sich zwischen Atemgas und gelöstem Gas ein neues Gleichgewicht eingestellt hat. Je höher der Druck und damit die Menge in Lösung gehenden Gases, umso größer ist die Spanne bis zur Einstellung des neuen Gleichgewichtes. Während die Konzentration an gelöstem Sauerstoff und CO_2 durch Verbrauch im Gewebe und Eiweißbindung verringert wird, verhält sich der Stickstoff inert und erfährt keine Konzentrationsänderung. Es tritt daher in der Hauptsache eine Übersättigung von Blut, Gewebe und Körperflüssigkeit mit Stickstoff ein. Da der Stickstoff eine pharmakologische Wirkung hat, ist es nicht gleichgültig, wie hoch sein gelöster Anteil im Blute und in den Geweben ist; ab einer bestimmten Konzentration, die jenseits von 30–40 m (SEUSING u. DRUBE 1962), 50–60 m (SEEMANN 1968) in etwa 100 m Tauchtiefe (KYLSTRA 1969) erreicht wird, tritt ein Tiefenrausch mit Euphorie, Denk- und Koordinationsstörungen ein (STRAUSS u. PROKKOP 1973). SEUSING et al. (1962) messen allerdings der Kohlensäureanreicherung für die Entstehung des Tiefenrausches die hauptsächliche Bedeutung bei. Mit einem Übergang des Tiefenrausches in eine Stickstoffnarkose ist ab 200 m Tauchtiefe (= + 20 atm Druck) zu rechnen (BÜHLMANN 1967). Bei Unterschreiten von etwa 90 m Tauchtiefe (BÜHLMANN 1967; SEEMANN 1968) besteht zusätzlich die Gefahr der Sauerstoffvergiftung (Oxydose) mit epileptiformen Krämpfen und Bewußtseinsverlust. Durch die genannten Komplikationsmöglichkeiten sind dem Tieftauchen natürliche Grenzen gesetzt, die nur durch eine veränderte Zusammensetzung der Atemluft, z.B. durch ein Sauerstoff-Edelgasgemisch, umgangen werden können (MILES 1969; SCHREINER 1969). Aber auch bei der Anwendung derartiger Atemgasgemischte treten bei Tauchtiefen zwischen 270 und 365 m im Caisson neurologische Erscheinungen bis zu Kontaktverlust mit der Umwelt und Somnolenz, begleitet von erheblichen Normabweichungen im EEG auf (BRAUER et al. 1970). Schon bei 6 atü Überdruck sind Veränderungen der Reflexaktivität der motorischen Vorderhornzellen und der Erregbarkeit des neuromuskulären Apparates nachweisbar (SYROVEGIN 1973).

Die Menge an Stickstoff und die Latenz bis zur Erreichung des neuen Sättigungsgleichgewichtes in Blut und Gewebe hängen nach den vorangegangenen Ausführungen wesentlich von den physikalischen Faktoren Tauchtiefe und Tauchzeit ab. Während einer bestimmten Latenzzeit in der Anreicherung gelöster Atemgase in Blut und Gewebe ist ein sofortiges Auftauchen noch ohne krankhafte Folgen möglich. Die Abb. 64a gibt die maximale Verweildauer in Abhängigkeit von der Tauchtiefe an, nach der ein sofortiges Auftauchen ohne Schädigung möglich ist. Man sieht, daß die Tauchzeiten, nach denen noch keine Einhaltung bestimmter Dekompressionszeiten nötig ist, mit zunehmender Tauchtiefe kürzer werden. Bei Überschreiten der angegebenen Verweildauern unter Wasser muß die Rückkehr zur Oberfläche stufenweise unter Einhaltung von Dekompressionszeiten in bestimmten Tiefen erfolgen (Abb. 64b), damit der vermehrt gelöste Stickstoff entsprechend dem verringerten Druck langsam wieder in den gasförmigen Zustand übergehen und über die Lungen abgeraucht werden kann. Die notwendigen Dekompressionszeiten wurden erstmals 1907 von HALDANE (s. HALDANE 1935) berechnet. Heute stehen jedem Taucher Dekompressionstabellen zur Verfügung, nach denen er sich zur Vermeidung von Dekompressionsunfällen richten muß (vgl. auch MÄNNCHE 1968a). Erfolgt aus äußeren Umständen nach Überschreiten der Tauchzeiten ein sofortiges Auftauchen, so muß die Dekompression in einer dafür vorgesehenen Dekompressionskammer nachgeholt werden.

Die Abgabe des gelösten Stickstoffes erfolgt verhältnismäßig langsam, so daß z.B. eine schadlose Dekompression aus 1 000 ft (300 m) Tauchtiefe bereits 2–3 Tage benötigen würde (SCHREINER 1969). Daraus wird verständlich, daß bei wiederholten Tauchvorgängen ohne genügendes Intervall bis zur restlosen Elimination allen überschüssigen gelösten Gases die Gefahr einer Additionswirkung mit Zunahme des Risikos einer Dekompressionskrankheit gegeben ist (GRIFFITHS et al. 1971)

Außer von den zitierten physikalischen Faktoren hängt die Erreichung des Sättigungsgleichgewichtes für den in Lösung gehenden Stickstoff von der Art des Gewebes, seiner Durchblutungsgröße und seiner Affinität zum Stickstoff ab. Im Gehirn erfolgt durch die rasche Durchblutung die Sättigung innerhalb von etwa 10 min; in bradytrophen Geweben kann sie Stunden in Anspruch nehmen (STRAUSS u. PROCKOP 1973). Gleiches gilt für die Stickstoffabgabe bei Rückkehr auf Normaldruck. Im Fettgewebe geht, ob seiner hohen Affinität, besonders viel Stickstoff in Lösung, was offenbar für die erhöhte Anfälligkeit zur Entwicklung einer Dekompressionskrankheit bei Fettleibigkeit mitverantwortlich ist (ANTOPOL et al. 1966; CHRYSSANTHOU et al. 1971).

Erfolgt die Dekompression nach einem Tauchvorgang zu schnell, so kehren die im Überschuß gelösten Gase bereits im Gewebe und in der Blutbahn in den gasförmigen Zustand zurück, ehe über die Lungen ein Ausgleich erfolgen kann. Die Gasblasenbildung (s. Abb. 68b) beginnt ab einer 2,2-fachen Übersättigung des Gewebes mit Stickstoff (vgl. HENN 1962). In Gelatine kann man die Blasenbildung unmittelbar experimentell beobachten (STRAUSS u. KUNKLE 1974); mit Hilfe von Ultraschall (Doppler-Effekt) lassen die Blasen sich intravasal nachweisen und auf ihrem Transportweg verfolgen (MACKAY 1970). Da der Sauerstoff im Gewebe verbraucht, oder im Falle des Überschusses an das Hämoglobin des venösen Blutes gebunden wird, hat er für die Gasblasenbildung keine Bedeutung; ebenso kann die überschüssige Kohlensäure im venösen Blut selektiv gebunden, zur Lunge transportiert und dort abgeraucht werden, so daß auch ihr für die Gasblasenbildung keine Bedeutung zukommt (v. MURALT 1954). Für die Entstehung der Gasblasen bleibt so letztlich nur der Stickstoff. Bei der subatmosphärischen Dekompression kann zudem eine vermehrte Bildung von Wasserdampf eine Rolle spielen.

Die intrazellulär, extrazellulär (interstitiell) und intravaskulär (in Kapillaren, Venen, Arterien und Lymphgefäßen) formierten Gasblasen (vgl. BUCKLES 1968; ARTURSON u. GROTTE 1969, 1971; STRAUSS u. PROCKOP 1973) können auf unterschiedliche Weise pathologische Effekte hervorrufen: Intrazellulär kommt es zur Schwellung der Substrukturen und Zellorganellen bis zur Berstung, extrazellulär treten Gewebsverdrängungen, -deformationen und -zerreißungen ein; die intravasal entstehenden Gasblasen können einmal durch Gefäßverlegungen, zum anderen durch noch zu besprechende rheologische Veränderungen, Störungen der Blutzirkulation hervorrufen (END 1938; CARSON 1942; FULTON 1951; NIMS 1951; SOLODKOV 1965; BUCKLES 1968; SPENCER u. CAMPBELL 1968; BEHNKE 1971).

Ob bei der intravasalen Gasblasenbildung, wie bei der Luftembolie, arterielle Embolien entstehen können, ist umstritten; es hat den Anschein, als wenn sich die intravasale Gasblasenbildung, begünstigt durch langsame Strömungsgeschwindigkeit und geringen Druck, vorwiegend in Venen und Kapillaren abspielte (v. MURALT 1954; SLAGER 1968; HALLENBECK et al. 1975). WAGNER (1945) u.a. beobachteten die Gasblasenbildung intra vitam allerdings auch in Arterien. KYLSTRA et al. (1968) vermuten aufgrund von in vitro Versuchen, daß auch eine osmotische Wirkung von dem im Gewebe gelösten Stickstoff ausgeht und einen vermehrten Wassereinstrom ins Gewebe bewirkt. Die intravaskulär entstehenden Blasen werden vermehrt und vergrößert durch solche, die im Fettgewebe gebildet und in das venöse System eingepreßt werden (HAYMAKER u. JOHNSTON 1955; BEHNKE 1971).

Für die Entstehung von Schäden spielen einmal die Blasengröße und zum anderen die Durchblutungsgröße eines Organs oder Gewebes eine entscheidende Rolle (VAN LIEW u. HLASTALA 1970). HILLS (1970) konnte nachweisen, daß entgegen der bisherigen Auffassung, nicht das alleinige Auftreten von Gasblasen im übersättigten Gewebe und in der Blutbahn zur Dekompressionskrankheit führt, sondern daß vielmehr die *Menge* an gebildetem Gas den Ausschlag gibt. Gasblasen treten im Rahmen einer Dekompression auch dann auf, wenn sich keine Dekompressionskrankheit entwickelt (BEHNKE 1971). In Tierversuchen war bereits kurz nach Auftreten der ersten Gasblasen im Gefäßsystem ein bedeutender Anstieg des systolischen und diastolischen Druckes in der Arteria pulmonalis auf 54 zu 32 mmHg zu verzeichnen. Im Minutenabstand stieg auch der zentrale venöse Druck und mit ihm der Liquordruck, der sein Maximum von 524 mm H_2O_2 durchschnittlich nach 7 min erreichte (BOVE et al. 1974).

Seit längerem hat man erkannt, daß eine Gasblasenembolie oder auch die lokale Gasblasenentstehung im Gewebe nicht alle Erscheinungen und Vorgänge bei der Dekompressionskrankheit zu erklären vermögen. Ein wesentlicher zusätzlicher Faktor in der Genese der Caissonkrankheit und ihrer Symptome sind die in schweren Fällen auftretenden Störungen der Mikrozirkulation mit disseminierter intravasaler Gerinnung (s. Abb. 66).

Wie bei der Luftembolie (s.S. 883) führt die intravasale Gasblasenbildung zum normovolämischen Schock mit einer signifikanten Erniedrigung der Pulsfrequenz (LEITHOFF et al. 1972) und des Herzminutenvolumens (ADEBAHR 1949, 1954, 1972). Durch Veränderung der elektrokinetischen Oberflächenaktivität, die für die Aufrechterhaltung der normalen Blutsuspension notwendig ist, bewirken die Gasblasen Störungen der Sekundär- und Tertiärstruktur der Proteine, die Bildung von Lipidemboli und eine Aktivierung des Gerinnungssystems mit disseminierten intravasalen Gerinnungsvorgängen (PHILP et al. 1967; MORETTI 1970; LEE u. HAIRSTON 1971; HALLENBECK et al. 1973; ELLIOTT et al. 1974a, b; RICHTER u. LÖBLICH 1978). Nach Auftreten der Gasblasen kommt es sehr schnell zur Thrombozyten- und Erythrozytenaggregation und auch Leukozyten sammeln sich recht schnell in einer Art Fremdkörperreaktion an der Oberfläche der Gasblasen an (WAGNER 1945; ADEBAHR 1949, 1954, 1972; HEIMBECKER et al. 1968; PHILP et al. 1967, 1969; CLARK et al. 1969; HOLLAND 1969; ADEBAHR u. STAAK 1969; JACEY et al. 1974; MARTIN 1974; STOLTZ et al. 1974). Die Minderung der Thrombozytenzahl im Blut belief sich bei schneller Dekompression im Tierversuch auf 24–32% (PHILP et al. 1967). Die gesteigerten Gerinnungsvorgänge drücken sich in einer nachweisbaren Abnahme des Prothrombin und der Faktoren V und VII aus (HARTMANN 1961a). Die Rekalzifizierungszeit des Blutes ist verlängert. Die Bildung von Fibrin setzt erst später ein und ist im Vergleich zur Thrombo-, Leuko- und Erythrozytenaggregation gering, wenn der Tod frühzeitig nach der Gasblasenbildung eintritt (ADEBAHR 1972) (Abb. 66). Die agglutinierten Blutkörperchen werden schnell in die Peripherie verschleppt und führen mit Gasbla-

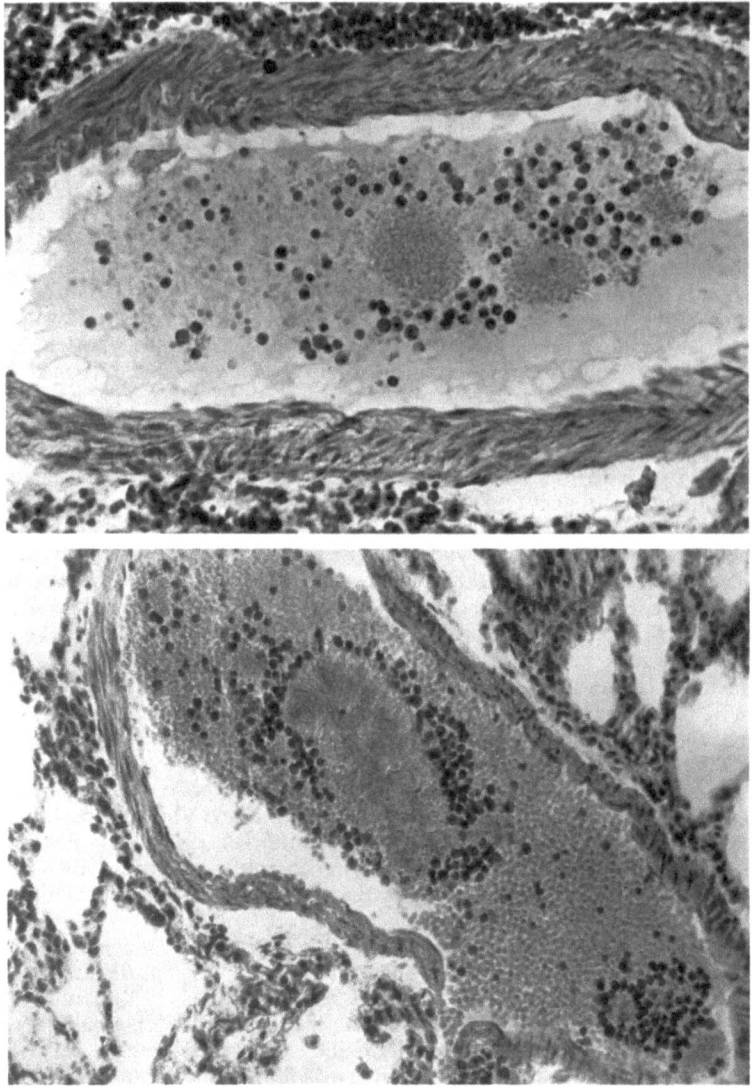

Abb. 66. Intravasale Entmischung nach Luftinjektion im Tierexperiment (Kaninchen). *Oben:* Plasmastase mit Thrombozytenaggregaten, Leukozyten und Erythrozyten. *Unten:* Perirubrostase mit Thrombozytenaggregaten, die von Leukozyten umsäumt werden. (Lungengefäße 40 min nach Luftinjektion in die Ohrvene; Aus ADEBAHR u. STAAK 1969; Originalaufnahmen freundlicherweise überlassen von Herrn Prof. Dr. G. ADEBAHR, Direktor des Institutes für Rechtsmedizin, Essen)

sen, Plättchen und Lipidtropfen (PHILP et al. 1967) zu einer Verlegung der Endstrombahn. Anstieg des kapillären Perfusionsdruckes und Verlangsamung der Blutströmungsgeschwindigkeit (Stase) in der Peripherie bewirken eine Hypoxie und Azidose mit plasmatischen Extravasationen, die über eine Abnahme des zirkulierenden Plasmavolumens zu Hämokonzentration (WELLS et al. 1971) und weiterer Verschlechterung der Hämodynamik führen.

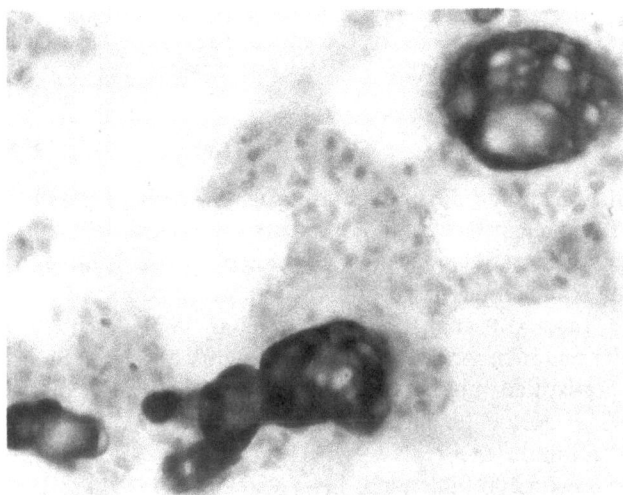

Abb. 67. Pulmonale Fettemboli mit intravaskulären Gasblasen bei der Ratte nach Drucksturzversuch. (Originalaufnahmen von Herrn Prof. Dr. R. HENN, Direktor des Institutes für Rechtsmedizin der Universität Innsbruck)

Wird dieser Circulus vitiosus nicht schnell genug therapeutisch durchbrochen, so kann das Schockgeschehen irreversibel perpetuieren. Strombahngebiete mit besonders langsamer Blutströmung werden von der Hämostase mit ihren Folgen bevorzugt betroffen (HARTMANN 1961a). Hierzu zählen insbesondere die venösen Gefäßplexus. Die Störung der venösen Drainage führt zu hämorrhagischen Infarzierungen in den abhängigen Geweben – ein Mechanismus, der für die Ausbildung der Rückenmarksschäden eine besondere Rolle zu spielen scheint (HALLENBECK et al. 1975, s.S. 876).

Über die zusätzliche Bedeutung von Fettembolien für die Pathogenese der Dekompressionskrankheit (HAYMAKER 1957; HAYMAKER u. DAVIDSON 1950; RAIT 1959; PIOCH 1961; HENN 1962; FRYER 1962) ist aus den Darstellungen der Literatur noch kein einheitliches Bild zu gewinnen. Im Rahmen der Störungen der Blutsuspension durch die intravasale Blasenbildung entstehen auch Lipidansammlungen aus instabilen Lipiden, die aus der Leber freigesetzt werden sollen (PAULEY et al. 1970; ELLIOTT et al. 1974a, b) und über die Lunge oder ein offenes Foramen ovale ins arterielle System embolisieren können (s. auch Abb. 70). Ferner wird die Freisetzung von Fetten aus der Subkutis und dem Knochenmark diskutiert (PIOCH 1961; HENN 1962; COCKETT u. NAKAMURA 1964). Andererseits ließen sich Fettembolien im Tierversuch in der Unterdruckkammer bei schneller Dekompression auf 30000–60000 Fuß (ft) Höhe (9000–18000 m) nicht einmal bei Hyperlipidämie der Tiere erzeugen (REIDBORD 1967). Dabei muß man jedoch berücksichtigen, daß eine Dekompression von Norm- auf Unterdruck nicht ohne weiteres einer solchen von Über- auf Normdruck experimentell vergleichbar ist (s.S. 880). Aber auch in Kompressions-Dekompressions-Versuchen mit fettleibigen Mäusen spielten Fettembolien keine nachweisbare Rolle für die Genese des Dekompressionssyndroms (KALBERER jr. 1969). HEIN u. WÜNSCHE (s. bei HENN 1962) konnten indes unter bestimmten Versuchsbedingungen in der Unterdruckkammer bei Tieren Fettembolien erzeugen (Abb. 67); dies gelang nur bei Steiggeschwindigkeiten von 2000 und 6000 m/min und erreichten Höhen über 14000 m. Bei höheren Steiggeschwindigkeiten traten keine Fettembolien auf.

Anzeichen für eine begünstigende Wirkung eines die glatte Muskulatur beeinflussenden Faktors (SMAF = smooth muscle acting factor) aus der Lunge auf die Entwicklung der Dekompressionskrankheit ergaben sich in Versuchen mit Mäusen (CHRYSSANTHOU et al. 1971). Die starke allgemeine Streßwirkung einer schnellen Dekompression läßt sich u.a. in einer erhöhten Ausscheidung von Katecholaminen im Urin nachweisen (HALE et al. 1968; HALE u. WILLIAMS 1968a, b). Daher stellt Tauchen bei bestehenden Vorerkrankungen ein besonderes Risiko dar.

b) Morphologie der ZNS-Schäden bei Dekompressionskrankheit

Unter den Folgen der Gasblasenbildung in Geweben, Gefäßen und Gelenkhöhlen bei zu schnellem Druckfall (vgl. auch RICHTER u. LÖBLICH 1980) stehen neben den Schäden am Skelettsystem, einschließlich des Schädels, in Form akuter aseptischer Knochennekrosen und chronischer Arthropathien (JÄGER 1967; COBURN 1970; LEHMANN et al. 1970; MIRRA et al. 1974; STUTZER 1974; TORISU et al. 1974) die Schäden des Zentralnervensystems an erster Stelle. Sie werden in größeren Statistiken mit 33–35% (ein Drittel der Fälle) beziffert (SEUSING u. DRUBE 1962; ALNOR et al. 1964; RIVERA 1964; SLARK 1964). In Tierversuchen erreichten sie mitunter mehr als 80% (HALLENBECK et al. 1975). RÓZSAHEGYI (1967) fand in 85 von 100 Fällen und LEHMANN et al. (1970) bei 23 Nachuntersuchungen in allen Fällen neurologische Symptome (vgl. Tabelle 12, 13). Auffallend ist dabei die für die Druckfallkrankheit charakteristische Bevorzugung des Rückenmarkes und hier wieder der Thorakal- und oberen Lumbalregion. Para-

Tabelle 12, 13. Neurologische Schäden bei Berufstauchern als Folge von Dekompressionsunfällen. (Nach LEHMANN et al. 1970)

Tabelle 12. Daten der 23 Taucher

	Alter (Jahre)	Berufsjahre	Gesamtzahl der Unfälle	Letzter Unfall vor Jahren	Tauchtiefe bei Unfall (m)	Tauchzeit bei Unfall (h)
A	67	12	1	15	18	1
B	65	42	3	11	25	2
C	65	16	1	17	31	1
D	64	31	2	7	12	2
E	63	26	1	16	29	2
F	62	34	2	7	17	5
G	59	19	1	12	22	5
H	59	24	3	9	25	2
I	58	11	3	16	20	3
J	57	19	1	14	40	4
K	57	19	4	14	26	4
L	56	18	1	13	15	3
M	56	19	3	16	25	2
N	54	30	2	12	16	4
O	52	13	1	15	22	1
P	49	8	1	12	12	3
Q	48	2 Mon.	1	12	15	3
R	48	6	1	17	30	4
S	47	30	2	12	36	1,5
T	46	20	2	13	55	2
U	45	19	3	4	15	5
V	33	2	1	5	18	5
W	31	3 Mon.	1	5	22	4

plegien oder -paralysen mit ihren häufig zum Tode führenden Sekundärfolgen waren schon im vergangenen Jahrhundert bei Perlen- und Schwammtauchern als Folge zu schnellen Auftauchens gefürchtet (LeMericourt 1869; Catsaras 1888–1890; Blick 1909).

Vor der Entwicklung der Dekompressionskammern betrug die Zahl akuter Todesfälle an der Caissonkrankheit oft bis zu 25% (Thorne 1941). Unter 88 Dekompressionsunfällen der US-Navy mit ZNS-Beteiligung war die Schädigung in 77% im *Rückenmark* lokalisiert (Hallenbeck et al. 1975). Haymaker (1957) gibt eine *zerebrale* Beteiligung mit 10% an, während in den Tierversuchen von Hallenbeck et al. (1975) bei keinem der neurologisch geschädigten Hunde Groß- oder Kleinhirn Sitz der Störungen war. Nur bei 2 von 29 Versuchstieren war der Hirnstamm betroffen.

Diese auffallende Bevorzugung des Rückenmarkes in der Lokalisation der zentralnervösen Schäden läßt sich nicht einfach, entsprechend der alten Auffassung, auf der Basis einer arteriellen Embolisation erklären, da sonst das Gehirn mit seiner wesentlich größeren Durchblutungsrate das am häufigsten geschädigte Organ sein müßte. Schon Haymaker u. Johnston (1955) glaubten, daß Störungen des venösen Abflusses im Bereich des Rückenmarkes die Embolisation in spinale Präkapillaren und Arteriolen erleichtern müsse, wobei Haymaker (1957) aber noch die Auffassung vertritt, daß die Ischämie die basale Störung des

Tabelle 13. Häufigkeit neurologischer Symptome bei 23 Tauchern und 23 Kontrollpersonen

	Taucher		Kontrollen	
Störung motorischer Hirnnerven	13		4	
Fazialisparese		11		4
Hypoglossusparese		3		2
Gaumensegelabweichung		6		–
Blickrichtungsnystagmus	15		3	
Fallneigung beim Romberg	9		5	
Blindgangabweichung	9		4	
Schwerhörigkeit	13		6	
Anosmie	5		2	
Pupillenstörungen	6		1	
Anisokorie		5		1
Entrundung		2		–
Störung der Lichtreaktion		3		–
Störung der Konvergenzreaktion		3		–
Amaurot. Pupillenstarre		1		–
Ataxie	12		5	
Seitendifferente Sehnenreflexe	10		4	
Störung der Bauchhautreflexe	7		2	
Spast. Finger- und Zehenzeichen	6		1	
Störung der Tiefensensibilität	17		7	
Störung der Vibrationsempfindung		15		7
Störung des Zahlenerkennens		9		–
Störung der Lageempfindung		1		–
Blasenmastdarmstörung	5		–	
Impotenz	6		–	

ZNS darstelle. Die Untersuchungen von Elliott et al. (1974a), Hallenbeck (1976) und Hallenbeck et al. (1975) haben indes eine andere, auf die Besonderheiten des venösen Abflusses zielende Deutung der Rückenmarksbevorzugung erbracht. Dominierende Schäden in diesen Versuchen waren hämorrhagische Infarzierungen des Rückenmarkes mit ausschließender Lokalisation in der weißen Substanz, als Folge einer Unterbrechung des venösen Abflusses auf der Ebene der epiduralen Venenplexus (Abb. 68). Bei 20 von 25 Versuchstieren waren die Blutungen bereits makroskopisch erkennbar, verteilten sich jeweils über mehrere Segmente und reichten bei stärkster Ausprägung bis zu Subarachnoidalblutungen. Sie fanden sich auch im epiduralen Fett. Nur in 5 Fällen waren sie auf mikroskopische Dimensionen begrenzt und betrafen die perivaskulären Zonen.

Die Kinematographie der epiduralen Venen während der Dekompressionsphase zeigte als Ursache der Hämorrhagien regional wechselnde Stauungszustände mit Hämostase, Gefäßobstruktion durch kleine Thromben und statische oder bewegliche Füllungsdefekte durch Gasblasen (Abb. 68a). Die Bevorzugung der epiduralen Venenplexus in bezug auf die beschriebenen Störungen erklären die Autoren mit den anatomischen und hämodynamischen Besonderheiten dieser Gefäßprovinz und ihrem schon physiologischerweise langsamen und staseanfälligen Blutstrom in einem weiten, geflechtartigen Gefäßbett, in dem durch die zahlreichen segmentalen Zuflüsse auch die Stromrichtungen ständig interferieren. Pfropft sich nun die Blockade einer für die Drainage kritischen Radikularvene auf die generalisierten rheologischen Störungen der Mikrozirkulation bei der Druckfallkrankheit (Wells et al. 1971) auf, so ist die Voraussetzung für die Entstehung einer hämorrhagischen Infarzierung gegeben. Diese schließt das zusätzliche Auftreten fokaler ischämischer Nekrosen (Abb. 69) durch Embolisation und lokale Gasblasenformation (Haymaker (1957) nicht aus.

Dieser Auffassung von Hallenbeck et al. (1975) und Hallenbeck (1976) wurde von anderen entschieden widersprochen (Palmer et al. 1976), und die arterielle Genese der Schäden erneut betont, wobei aber von 24 dekompressionsgeschädigten Tieren (Ziegen) dieser Versuchsreihe nur 2 akute Schäden in der grauen Substanz des Rückenmarkes entwickelten. Mit der Bevorzugung der weißen Substanz des Rückenmarkes in bezug auf Schäden, die nur ausnahmsweise einmal primär die graue Substanz betreffen können (Haymaker 1957), korrespondiert die Kenntnis, daß auch die im Gewebe entstehenden Gasblasen auf die weiße Substanz beschränkt bleiben (Haymaker 1957). Der Grund dafür scheint die große Affinität des Stickstoffs zu Fetten oder lipoiden Strukturen

---

Abb. 68a, b. Experimentelle Dekompressionskrankheit beim Hund. **a** Gerinnsel („clotted ▷ EVVS") im intraspinalen epiduralen venösen System nach Eröffnung des Spinalkanals („Cut Lamina") und Entfernung des Rückenmarkes. Die dunklen Abschnitte beiderseits der Wirbelsäule sind die durchtrennten paravertebralen Muskeln. **b** Kinematographisches Bild von einem spinalen epiduralen Sinus, der durch eine Anzahl von unterschiedlich großen Stickstoffblasen in schaumigem Blut komplett verschlossen ist. Zur Zeit der Aufnahme bot das Tier Zeichen der Rückenmarksschädigung. (Originalaufnahmen überlassen von Dr. J.M. Hallenbeck; vgl. auch Hallenbeck 1976 und Hallenbeck et al. 1975)

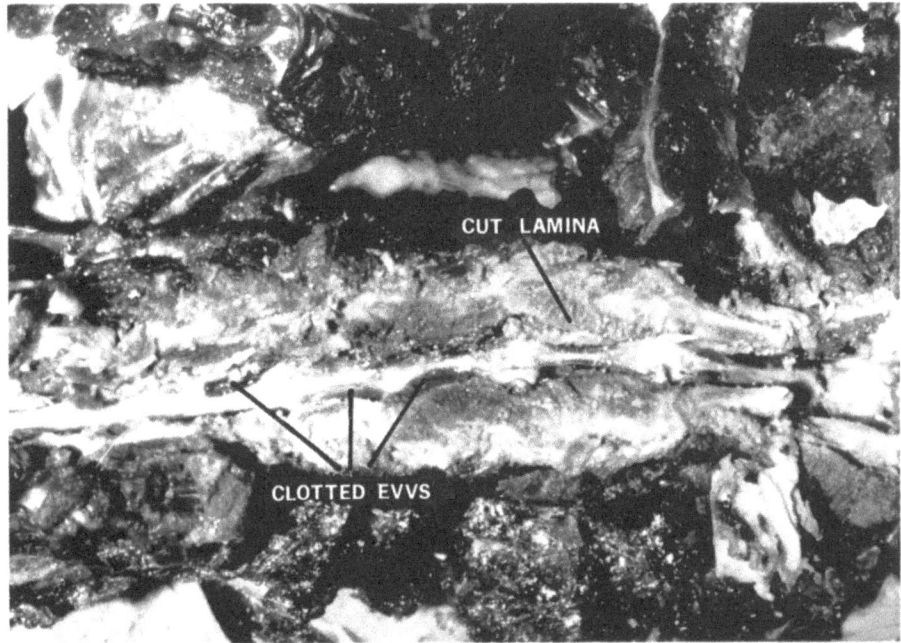

a

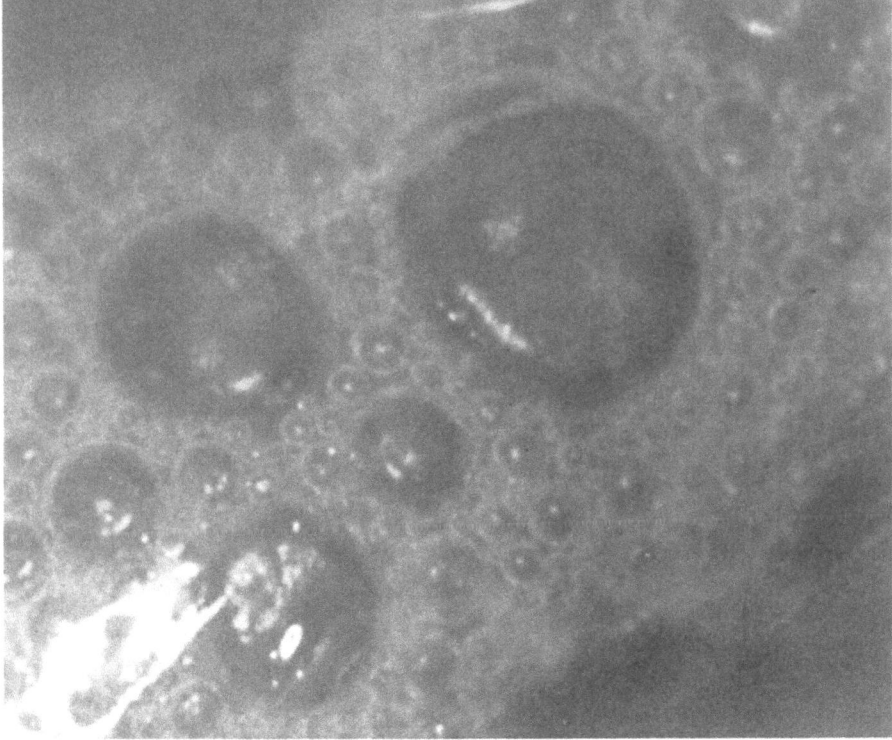

b

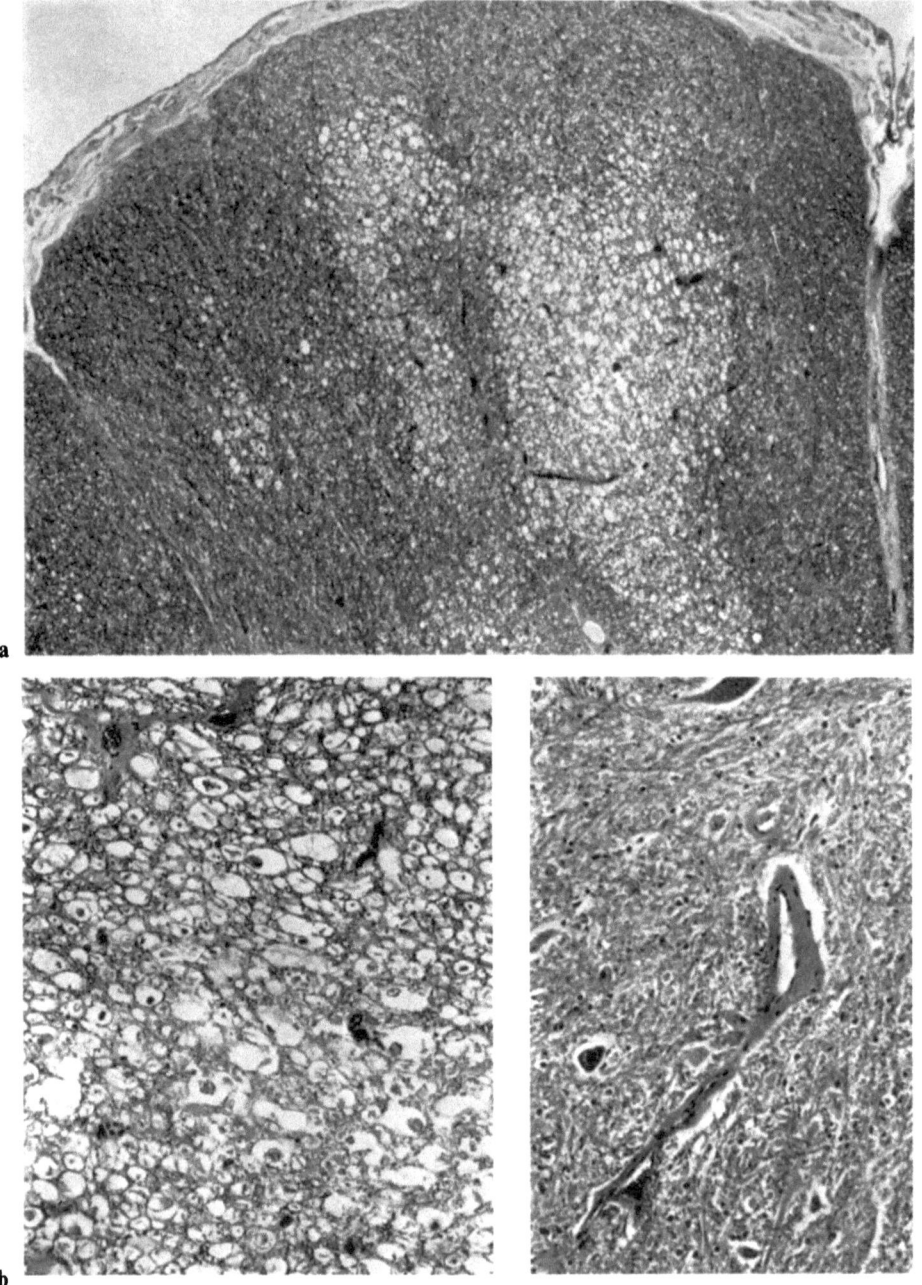

Abb. 69a–c. Dekompressionsschäden am Rückenmark der Ziege. **a** 24 h alter Infarkt mit fokalem Ödem und spongiöser Demyelinisierung; **b** Ausschnittvergrößerung von **a** mit ödematösen Axonauftreibungen; **c** perivaskuläres proteinreiches Ödem in der grauen Substanz. (Aus PALMER et al. 1976)

zu sein, in denen der Stickstoff bei Überdruck im größten Umfange (5,2mal so stark wie im Blut – QUINCKE 1910; BJURSTEDT u. SEVERIN 1948) in Lösung geht, und deren Stickstoffclearance bei Dekompression zudem aus verschiedenen Ursachen verzögert verläuft (ALNOR u. HERGERT 1964). HAYMAKER (1957) postuliert zurecht, daß die lokale Gasblasenformation in der weißen Substanz die Ursache der Prävalenz im geweblichen Schädigungsmuster sein muß.

Der Lipoidreichtum der weißen Substanz des Rückenmarkes übersteigt den des Großhirnmarkes (BRANTE 1949); weiterhin verläuft durch die wesentlich geringere Gefäßversorgung respektive Durchblutung des Rückenmarkes gegenüber dem Gehirn auch dessen Stickstoffclearance langsamer als die des Gehirns, was im Falle der zu schnellen Dekompression ebenfalls die Gasblasenbildung in der weißen Substanz des Rückenmarks begünstigt. Die gleichen Verhältnisse gelten in bezug auf die Selektivität der weißen Substanz generell: Je besser die Gefäßversorgung, umso schneller die Stickstoffsättigung und rückläufig auch die Stickstoffclearance, je schlechter die Gefäßausstattung, umso langsamer erfolgen beide Vorgänge. Mit speziellen Methoden läßt sich die extravasale Gasblasenbildung in lipidreichen Geweben nachweisen (GERSH u. CATCHPOLE 1951).

Die Ödembildung, die neben ischämischen und hämorrhagischen Nekrosen das pathomorphologische Bild abrundet, beruht sicher zu einem maßgeblichen Teil auf dem Schockgeschehen mit der Schrankenstörung der Gefäße (s.S. 871); nicht auszuschließen ist jedoch als zusätzlicher Faktor der bereits erwähnte vermehrte Wassereinstrom ins Gewebe auf osmotischer Basis (KYLSTRA et al. 1968). ARTURSON u. GROTTE (1969, 1971) konnten zudem eine mechanische Obstruktion der Lymphwege durch Gasblasen als Faktor für die Ödemgenese wahrscheinlich machen.

Das Ausmaß der Schädigung und der Folgesymptome bei einem Dekompressionsunfall ist außerordentlich variabel und hängt neben einer individuellen Suszeptibilität (HILLS 1968; SEALEY 1969; BEHNKE 1970, 1971) von der Druckhöhe, der Expositionszeit unter Wasser und der Geschwindigkeit des Druckfalles ab. Die individuelle Variabilität, in erster Linie bestimmt durch Faktoren wie Fettleibigkeit, geringe physische Kondition, Alter und Überanstrengung während des Tauchens (DEWEY 1962), macht eine Voraussage des Schädigungsausmaßes auf der Basis der physikalischen Gegebenheiten unmöglich.

c) Klinische Symptomatik

Die Latenzzeit bis zur Erstmanifestation von Symptomen im Rahmen der Dekompressionskrankheit ist umso kürzer, je steiler der Druckfall (v. MURALT 1954). Bei 935 Dekompressionsunfällen traten in 54,7% schon innerhalb der ersten Stunde nach dem Auftauchen Symptome auf, innerhalb von 12 h zeigten bereits 92,8% Symptome (RIVERA 1964).

Neben den häufigsten und frühesten Symptomen wie Hautprickeln, Atem-, Glieder- und Gelenkschmerzen („Bends") (VAN DER AUE et al. 1947; DEWEY 1962; BEHNKE 1970; MORETTI et al. 1970) treten, entsprechend der prävalierenden Schädigung des Rückenmarkes, Lähmungserscheinungen mit sensibler Beteiligung ganz in den Vordergrund (HAYMAKER 1957; FRUCTUS u. RICCI 1970; MORETTI et al. 1970; BEHNKE 1971; HALLENBECK et al. 1975; NIX et al. 1980). HAYMAKER (1957) differenziert 3 Gruppen der Rückenmarksbeteiligung:

1. Bevorzugung der Seitenstränge als häufigste Form mit Mono-, Para- oder Tetraplegien, Schmerzen, Anästhesie, Parästhesien,

2. kombinierte Seiten- und Hinterstrangbeteiligung, die zusätzlich zu den genannten Symptomen Ataxie und Tiefensensibilitätsstörungen bedingt, und

3. vorwiegende Hinterstrangbeteiligung als seltenste Manifestationsform.

Bei allen 3 Arten treten massive Störungen der vegetativen Funktionen (Harn- und Stuhlentleerung, Potenz, genitale Reflexmechanismen) auf.

LEHMANN et al. (1970) fanden bei einer Nachuntersuchung von 23 Tauchern mit zeitlich lange zurückliegenden, häufig wiederholten Dekompressionsunfällen, zusätzliche Störungen von seiten kaudaler Hirnnerven (Fazialisparese, Hypoglossusparese, Gaumensegelabweichungen) in gehäuftem Maße (s. Tabelle 13).

Tritt der Tod nicht akut im Verlaufe des Schockgeschehens nach zu schneller Dekompression ein, so sind die Sekundärfolgen der Lähmungen, vor allem aufsteigende Infektionen, oft die das Leben terminierenden Faktoren (BLICK 1909). Die selteneren zerebralen Manifestationen bestehen hauptsächlich in Sehstörungen (Flimmerskotome), Hemiparese, Bewußtseinsverlust und Vertigo durch Innenohrschädigung oder Vestibulariskernschädigungen (SLARK 1964; RÓZSAHEGYI 1967; ELINSKY u. ROGOZINA 1968; LEHMANN et al. 1970; MORETTI et al. 1970; LANG et al. 1971; STRAUSS u. PROCKOP 1973; TJERNSTRÖM 1974; DE VOS et al. 1974). Zerebrale Hämorrhagien sollen gelegentlich beobachtet worden sein (HAYMAKER 1957). LEHMANN et al. (1970) heben, wie RÓZSAHEGYI u. SOÓS (1956) und RÓZSAHEGYI (1980), als besonderes Merkmal der persistierenden neurologischen Störungen nach Caisson-Unfällen ihre multifokale Ausbreitung (multifokales Syndrom) hervor. Bei diesem Ausbreitungsmodus treten auch Hirnstammsymptome und bulbopontozerebellare Läsionen auf (RÓZSAHEGYI u. SOÓS 1956; ELINSKY u. ROGOZINA 1968). EEG-Veränderungen konnten LEHMANN et al. (1970) bei keinem ihrer nachuntersuchten Fälle nachweisen. Wesentlich für die versicherungsrechtliche Begutachtung scheint die Feststellung, daß 2 Jahre nach einem Dekompressionsunfall noch bestehende neurologische Ausfälle als Dauerschäden anzusehen sind.

Die sekundär-chronische Enzephalomyelopathie, die RÓZSAHEGYI und SOÓS (1956) bei einigen von 126 untersuchten Caissonarbeitern abgrenzen zu können glaubten, bleibt in ihrer Existenz unsicher (LEHMANN et al. 1970) und ist pathogenetisch schwer zu deuten. ELINSKY u. ROGOZINA (1968) berichten über Formes frustes der zerebralen Manifestation der Dekompressionskrankheit, die durch die Entwicklung von persistierenden Schäden nach einer bestimmten Latenzzeit gekennzeichnet waren.

Die Dekompressionsunfälle, besonders diejenigen mit zentralnervöser Beteiligung, erfordern eine möglichst schnelle Therapie, die im wesentlichen in einer Rekompression in der Unterdruckkammer, intermittierender hyperbarer Sauerstoffbeatmung und in Schockbekämpfungsmaßnahmen besteht. Die Rekompression mit anschließender stufenweiser Dekompression in der Druckkammer holt den unter Wasser versäumten Dekompressionsvorgang nach. Hierzu sind spezielle Therapieschemata ausgearbeitet worden (SLARK 1964; VAN GENDEREN u. WAITE 1968; MORETTI u. FONTANESI 1968; HOLLAND 1969; CAMPBELL u. SPENCER 1969; BENNETT u. BROCK 1969; RICCI u. FRUCTUS 1969; ADEBAHR 1971; LAMY u. HANQUET 1973; STRAUSS u. PROCKOP 1973; LORENZONI u. SEEMANN 1980). Bei rechtzeitig einsetzender Therapie sind die sonst u.U. folgenschweren neurologischen Schäden häufig zu vermeiden.

Neuere Ergebnisse und Erkenntnisse auf dem Gesamtgebiete der Tauchmedizin, unter Berücksichtigung von Pathologie, Physiologie, Klinik, Prävention und Therapie, wurden 1980 in einem Kongreßbericht zu diesem Thema zusammengefaßt (GERSTENBRAND et al. 1980).

d) Dekompression von Norm- auf Unterdruck
(„subatmosphärische Dekompression")

Durch diese Form des Druckfalls, wie er in der Unterdruckkammer als Aufstieg in große Höhen simuliert werden kann (subatmosphärische Dekompression, s. FRYER 1962), sind prinzipiell die gleichen Veränderungen zu erzeugen wie durch die Dekompression nach Tauchvorgängen, speziell dann, wenn die

Dekompression auf Höhenunterdruck explosionsartig erfolgt (DUNN et al. 1965; CASEY et al. 1966; BRIERLEY u. NICHOLSON 1969a, b; DAVIS et al. 1971).

Als Schwelle für das Auftreten einer Dekompressionskrankheit bei Höhenaufstieg werden 8000 m angesehen. Dies entspricht einer Dekompression aus einer Tauchtiefe von nur 18,6 m (= 2,86 atü) (v. MURALT 1954). Unter 9000 m (30000 ft) sollen Symptome allerdings selten auftreten (FRYER 1962). Bei Versuchen mit simuliertem Druckabfall in der Passagierkabine von Überschallflugzeugen zeigte sich, daß bei Druckverhältnissen entsprechend 10000–36000 ft (3000–11000 m) und einer Expositionszeit, die 8 min nicht überschritt, die elektrische Spontanaktivität des Kortex erhalten bleibt und morphologische Schäden nicht auftreten (BRIERLEY u. NICHOLSON 1969b). Gasblasenbildungen und Blutvolumenverschiebungen in Richtung auf den kleinen Kreislauf sind durch Dekompression auf Höhendruck sogar bei toten Tieren zu erzeugen (LEITHOFF et al. 1972). Jedoch sind neurologische Störungen und morphologische Schäden am ZNS bei in vivo Versuchen recht selten (etwa 0,1–0,28%) (HAYMAKER 1957; HAYMAKER u. DAVIDSON 1950; BEHNKE 1971), was wahrscheinlich darauf beruht, daß die Gasblasenbildung aus der unter normalem Atmosphärendruck gelösten Gasmenge nach der Dekompression nicht die erforderliche Schwelle für die Entstehung pathologischer Gewebsveränderungen erreicht. Beim Abstieg in größere Wassertiefen steigt ja zunächst die Menge an gelöstem Atemgas erheblich über die bei Atmosphärendruck an, so daß nach der schnellen Dekompression eine Übersättigung von Blut und Gewebe mit Atemgas entsteht, wie sie bei Dekompression von Norm- auf Unterdruck nur unter extremen Bedingungen erreicht werden kann.

Bei den 5 von HAYMAKER u. DAVIDSON (1950) mitgeteilten Todesfällen in der Unterdruckkammer bei simulierten Höhen von 9000–12000 m handelte es sich um Fälle von Dekompressionskrankheit, bei denen ein Schockgeschehen offenbar wesentlich an der Entstehung der zentralnervösen Schäden beteiligt war. Dies scheint auch für die meisten anderen mitgeteilten Fälle zu gelten (FREYER 1962, 1964). Im ersten, im Schrifttum bekanntgewordenen Falle aus dem Jahre 1938 erlitt ein amerikanischer Physiologe im Selbstversuch bei einer Dekompression auf 35000 ft (= 10500 m) Höhe eine Paraplegie. Im Tierversuch mit Hunden trat unter 7 Tieren bei gleichartigen Versuchsbedingungen nach explosionsartiger Dekompression einmal eine Paralyse der Extremitäten auf, der morphologisch ein Erweichungsherd im Halsmark und weitere fleckförmige Entmarkungsherde in unsysthematischer Anordnung im gesamten Rückenmark zugrunde lagen. Der selektive Markbefall deutete auf die Entstehung der Schäden durch innergewebliche Gasblasenbildung hin (DUNN et al. 1965; CASEY et al. 1966).

Die bei derartigen Versuchen gelegentlich beschriebenen Schäden im Gehirn sind sicher nur zu einem Teil auf Gasblasenbildung und -embolie zurückzuführen; Veränderungen der Hämodynamik und Anoxie, welcher die Tiere minutenlang während der Dekompression ausgesetzt waren, müssen als zusätzliche Schädigungsfaktoren berücksichtigt werden (BRIERLEY u. NICHOLSON 1969a). Dies legen vor allem Beobachtungen von epileptischen Anfällen (DAVIS et al. 1971) und eine bevorzugte Lokalisation morphologischer Schäden in den vaskulären Grenzzonen von Hirnrinde und -mark (BRIERLEY u. NICHOLSON 1969a) und, meist diskrete, akute Purkinje-Zellerkrankungen mit Schwellung, Chromatolyse, vakuolärer Degeneration bei diskreten Zellausfällen nahe (CASEY et al. 1966). *Fokale Gewebsnekrosen* ohne Beziehung zu den Gefäßen in Capsula

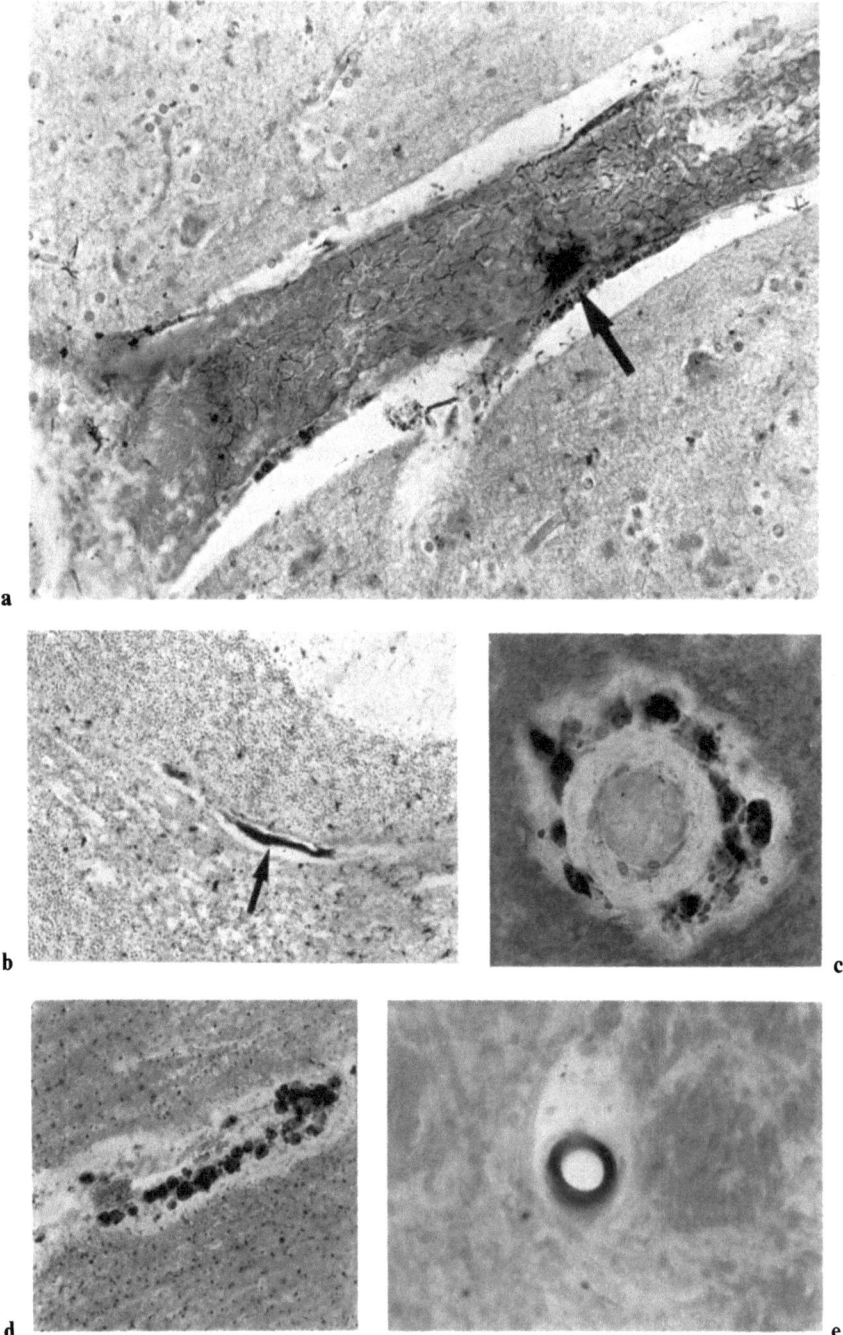

Abb. 70a–e. Hirnbefunde bei zwei in der Unterdruckkammer bei Dekompression auf
ein Höhenniveau von mehr als 14000 m tödlich verunglückten jungen Männer (vgl. HENN
1962). **a** Intravasales, der Gefäßwand anliegendes Neutralfett (*Pfeil*) in einem gestauten
Gefäß (Stase). Beachte die feintropfige Einlagerung sudanophiler Substanzen in das an
den Fetttropfen angrenzende Endothel (Sudan III, ×300 orig. Vergr., Fall 194/56); **b**

interna Mittelhirn und Kleinhirnfuß (CASEY et al. 1966) weisen dagegen auf die zusätzlichen Auswirkungen innergeweblicher Gasblasenbildung hin. Bei elektronenmikroskopischer Untersuchung der geschädigten Purkinje-Zellen sahen BOWMAN et al. (1969) überraschend zahlreiche sarkoplasmatische Lamellarkörper im Perikaryon als einen konstanten Befund. HENN (1962) berichtet über Tod an zerebraler Fettembolie bei 2 jungen Männern, die unbefugt in einer Unterdruckkammer eine Dekompression auf 14000 m innerhalb von etwa 20 min vornahmen (Abb. 70 a–e). HÖÖK (1958) beschrieb nach subatmosphärischer Dekompression in einem Falle ein Spinalis anterior-Syndrom.

Bedeutsam für die unterschiedlichen Effekte der Dekompression nach Tauchvorgängen einerseits und Höhendekompression andererseits ist u.a. die Tatsache, daß beim Auftauchen die Gasexpansion zunächst groß ist und dann zunehmend kleiner wird, während sie beim Höhenaufstieg zunächst klein ist und mit zunehmender Höhe größer wird (V. MURALT 1954). Auch Unterschiede wie Arbeitsleistung, Temperatur, Feuchtigkeit und Aufenthaltsdauer dürfen bei der Deutung der Unterschiede nicht unberücksichtigt bleiben.

Neben der Gasblasenentwicklung im Sinne der Caissonkrankheit spielen bei der explosionsartigen subatmosphärischen Dekompression auch pulmonale Barotraumen mit Luftembolie (s.u.) eine Rolle für die Entstehung gesundheitlicher Schäden (DUNN et al. 1965) – ein Mechanismus, der u.E. besonders bei zerebralen Symptomen und Schäden als pathogenetischer Ausgangspunkt diskutiert werden muß.

Beim Aufstieg in extreme Höhen besteht die Gefahr des Siedens der Körperflüssigkeiten mit vermehrter Wasserdampfbildung durch die starke Siedepunktserniedrigung. Dieses Phänomen wird als *Ebullismus* bezeichnet (vgl. SLAGER 1968).

2. Luftembolie

a) Luftembolie bei Dekompression

Auf eine weitere, schon seit langem bekannte Schädigungsmöglichkeit durch zu schnelles Auftauchen, die oft nicht bedacht oder wegen gewisser Ähnlichkeiten mit der Caissonkrankheit mit dieser verwechselt wird, haben in letzter Zeit u.a. DEWEY (1962), MILES (1962, 1964), SEEMANN u. WANDEL (1967), OKALYI (1969), WALLER (1970), ZANNINI (1970), JOST (1980), BAUERMEISTER (1980) und UNTERDORFER (1980) erneut hingewiesen. Wenn unter erhöhtem Druck Luft eingeatmet wird, so steigt durch die Kompression des Atemgases die aufgenommene Gasmenge in der Lunge an. Bei schnellem Auftauchen dehnt sich das Gas entsprechend dem sinkenden Druck wieder aus, wodurch sich sein Volumen

---

Gefäßausguß mit embolischem Neutralfett (*Pfeil*) in der Körnerschicht des Kleinhirns (Sudan III, × 100); **c** Periarterielle Fettansammlung um eine Rindenarteriole (Sudan III, × 250); **d** Perivenöse Fettansammlungen (× 110); **e** Fettembolus mit zentraler Gasblase in der unteren Medulla oblongata (× 250). (Originalaufnahmen von Herrn Prof. Dr. R. HENN, Institut für Rechtsmedizin, Innsbruck)

über die Kapazität der Lunge hinaus vergrößern kann. Ist der Abstrom der überschüssigen Menge an Atemgas behindert, z.B. durch einen reflektorischen Glottiskrampf oder bewußtes Atemanhalten beim Auftauchen, so kommt es zu einer akuten Lungenblähung (Volumen pulmonum auctum) mit Dehnung der Alveolarsepten, die bei entsprechendem Ausmaß durch Alveolarzerreißung zum akuten Lungenemphysem, zum Pneumothorax und zum Mediastinal- und Suprasternalemphysem führen kann (vgl. RÖSSLE 1947). Dieser Mechanismus ist ein typisches Beispiel für ein *positives Barotrauma* mit unmittelbarer mechanischer Gewebszerstörung infolge Druckänderung. Schon ein intraalveolärer Überdruck von 50–80 mmHg soll ausreichen, um einen Luftübertritt in die Blutbahn mit der Folge einer Luftembolie zu bewirken (HARTMANN 1961c).

Drei derartige (überlebte) Fälle von Überdruckschädigung der Atemorgane sind bereits nach Auftauchen aus 6–9 m Wassertiefe berichtet (MILES 1962, 1964), obwohl besondere Gefährdungen in der Regel erst ab 10 m Tauchtiefe gegeben sind (SEEMANN u. WANDEL 1967). Schon bei genügender Dehnung der Alveolen, erst recht aber bei Zerreißungen, kann Luft in die Blutbahn eingepreßt werden, was in etwa 50% der Fälle (SEEMANN u. WANDEL 1967) zur Luftembolie führt. HOFFHEINZ (1933) bezeichnete diese Form des Gasübertritts in die Lungenkapillaren als „Diffusionsembolie". In 2 Beobachtungen von FRUCTUS u. RICCI (1970) scheinen Valsalvasche Preßversuche unter Wasser für den Gasübertritt mit nachfolgenden neurologischen Symptomen von seiten des Rückenmarks verantwortlich gewesen zu sein. Der von MENKIN u. SCHWARTZMAN (1977) mitgeteilte Fall (Nr. 3) scheint ebenfalls ein typisches Barotrauma mit zerebraler Luftembolie gewesen zu sein. Unter 101 tödlichen Tauchunfällen spielte 28mal die Luftembolie eine Rolle (STRAUSS u. PROCKOP 1973). Nach einer Angabe von DEWEY (1962) rangierte diese Form des Taucherunfalls in der Häufigkeitsskala unter Unfällen bei der US-Navy zwischen 1955 und 1960 an zweiter Stelle, noch vor der Dekompressionskrankheit (vgl. auch INGVAR et al. 1973). Für die pathologisch-anatomische Praxis ist die Feststellung SCHOENMAKKERS' (1950b) zu berücksichtigen, daß auch intrakranielle Prozesse mit Drucksteigerung akute Lungenblähungen mit interstitiellem Emphysem hervorzurufen vermögen. Akute Lungenblähung und Emphysem sind daher kein allein beweiskräftiges Indiz für eine Luftembolie als Todesursache.

b) Luftembolie aus anderen Ursachen

Zur Luftembolie kommt es grundsätzlich bei Eintritt einer genügenden Menge von Luft in einem kurzen Zeitraum in das Gefäßsystem; Vorzugslokalisationen für den Lufteintritt sind die unter Sog stehenden venösen Sinus des Kopfes (GENZMER 1877; CLAIRMONT 1910; EBERLE 1921; GOLD 1924; DOENSCH 1933; HOFFHEINZ 1933; GOYANES 1934; OSTERTAG u. VON STRENGE 1949), die großen Halsvenen und der gravide Uterus, über dessen ausgedehntes Gefäßbett bei Plazentarablösung unter der Geburt aus natürlichen Krankheitsursachen oder durch artifizielle Manipulationen (Abtreibung) Luft in das venöse System gelangen kann. Lufteintritt in das arterielle System ist gefährlicher, da schon geringere Luftmengen unmittelbar zur zerebralen Embolie führen, während die Luft vom venösen System aus zunächst das rechte Herz und die Lunge passieren muß und demzufolge wesentlich seltener eine zerebrale Luftembolie verursacht. Das Gefäßnetz der Lunge ist nur für Luftblasen bis 40 μ Größe passierbar (vgl. MÄNNCHE 1968a); deshalb bleibt Luft aus dem venösen System größtenteils in der Lunge stecken und führt dort zu Obstruktionen. Nur bei offenem Foramen ovale oder Durchtritt genügend kleiner Luftblasen über das arteriovenöse Shuntsystem oder die Kapillaren der Lunge ruft Luft aus dem venösen System eine zerebrale Luftembolie mit oft stundenlangem Intervall bis zum Auftreten einer Symptomatik (MEESSEN u. STOCHDORPH 1957) hervor. Die Luftansammlung im rechten Herzen kann bei einer Menge von 100–150 ml und mehr durch Schaumbildung *mit der Blutflüssigkeit* im Ventrikel und Vorhof (s. RÖSSLE 1944) zum Rechtsherzversagen durch plötzlichen venösen Druckanstieg führen.

Arterielle Luftembolien können vorwiegend bei Explosionen mit Überdruckverletzung der Lunge, bei Keuchhusten aus gleicher Ursache, bei Unfällen mit offenen Lungenverletzungen und bei Lungenoperationen mit Eröffnung von Lungenvenen oder Operationen am offenen Herzen mit dem Oxygenator entstehen (vgl. z.B. MENKIN u. SCHWARTZMAN 1977). Auch bei der arteriellen Luftembolie sind für den Frühtod meist mechanische Wirkungen mit Linksherzversagen oder Luftembolien der Herzkranzschlagadern verantwortlich. Zerebrale Symptome treten im, wenn auch meist kurzen, Intervall auf.

c) Pathophysiologie und -morphologie der Luftembolie

Der Effekt von Luftblasen im Gefäßsystem auf die Blutgerinnung (ADEBAHR 1949, 1954, 1972; LEE u. HAIRSTON 1971 u.a.) und die schockauslösende Wirkung wurden bereits bei der Abhandlung der Pathophysiologie der Caissonkrankheit ausführlich erörtert (s.S. 867). Im Unterschied zur Verteilung der Schäden im ZNS bei der Druckfallkrankheit ist bei der Luftembolie, gemäß der statistischen Wahrscheinlichkeit, nach der Durchblutungsgröße das Gehirn, und hier wiederum der Kortex, bevorzugtes Zielorgan. Da die Luftblasen nur über das Gefäßsystem ins Gehirn gelangen, ohne daß, wie bei der Caissonkrankheit, eine Gasblasenbildung im Gewebe selbst stattfindet, ist die primäre Schädigungsform der ischämische Infarkt, der in multifokaler Verteilung, bevorzugt in den Griseae auftritt (Abb. 71). Neben der mechanischen Obstruktion der Gefäße spielen neurovaskuläre Reaktionen mit Gefäßkonstriktion (vgl. CHASE 1934; HAYMAKER 1957) und Gefäßdilatation mit Plasma- und Rubrostase eine Rolle bei der Pathogenese der zentralnervösen Schäden.

Wie bei der Fettembolie soll der Nachweis von Luftemboli im Gefäßbett des Plexus choriodeus am ehesten gelingen (TEDESCHI 1970). Intra vitam kann der Augenhintergrundsbefund diagnostisch weiterhelfen, wo man durch Luftbläschen unterbrochene Blutsäulen in den Gefäßen der Retina beobachtet. RÖSSLE (1944, 1948) beschreibt die Unterbrechung der Blutsäule durch Luftblasen schon makroskopisch an den pialen Gefäßen des Gehirns. Einen solchen Befund kann man jedoch häufig an Leichenhirnen auch ohne abgelaufene Luftembolie, bei sonstigen natürlichen Todesursachen, beobachten. Eine postmortale intravasale Gasblasenbildung kann hier zu Fehlschlüssen verleiten! Retraktionsphänomene bei Fixierung und Einbettung können auch mikroskopisch Luftblasen vortäuschen (RÖSSLE 1948, ADEBAHR 1954). Nach RÖSSLE (1948) kann der mikroskopische Nachweis einer Luftembolie in Hirngefäßen nur als gesichert gelten, wenn echte Unterbrechungen der Blutsäule in Kapillaren und Präkapillaren mit „kugeligen" oder „würstchenartigen" Lücken und einer Zusammendrängung und Geldrollenanordnung der Erythrozyten mit meniskusartiger Eindellung der die Bläschen berührenden Erythrozyten vorliegen (Abb. 72). Durchtritte von Luftblasen durch die Gefäßwand kleiner Arterien und Blähung der Virchow-Robinschen Räume und der Heldschen Gliakammern der Kapillaren (s.u.) sind nach RÖSSLES Auffassung ebenfalls beweisend (Abb. 73). Die genannten Kriterien sind von anderer Seite jedoch zu Recht immer wieder in Zweifel gezogen worden, so daß nach wie vor der mikroskopische Nachweis einer Luftembolie des Gehirns als sehr schwierig und unsicher gelten muß (s. MEESSEN u. STOCHDORPH 1957).

Ausgeprägte gewebliche Veränderungen am Gehirn nach Luftembolie bedürfen in der Regel einer Entwicklungszeit von Stunden; tritt der Tod durch Herz-

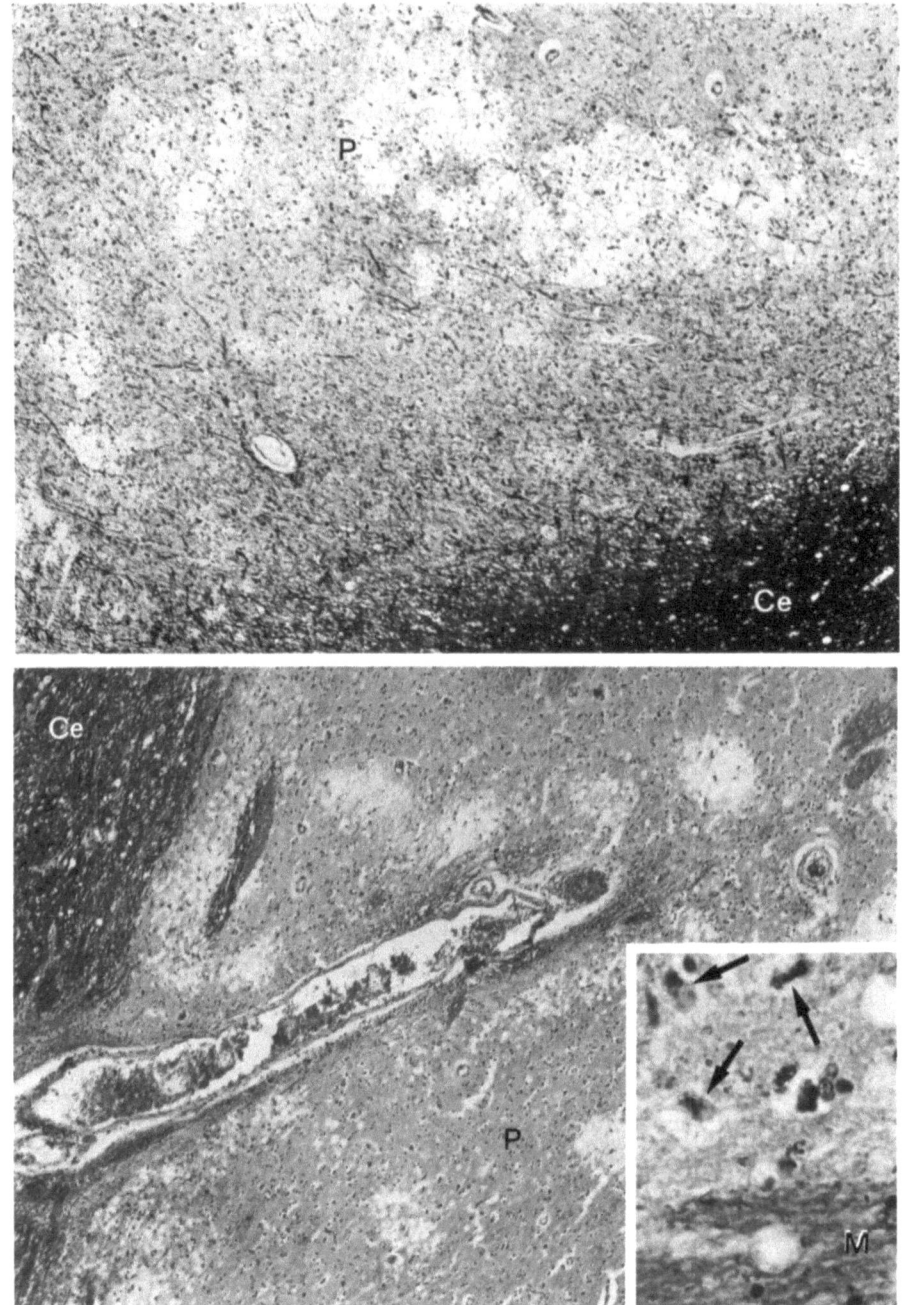

Abb. 71a–c. Zerebrale Luftembolie nach Larynxoperation mit Neck-Dissection (männl., 52 Jahre, S.-Nr. 542/75; Asystolie am Ende der Operation; nach Resuszitation mit Elektroschock Bewußtlosigkeit und zentrale Temperaturen): Ausgedehnte frische, herdförmige, ischämische Enzephalomalazie. **a** Grenze von Putamen (*P*) und Capsula externa (*Ce*) mit Status spongiosus (ödematöser Randwall) bei ischämischer Schädigung des ner-

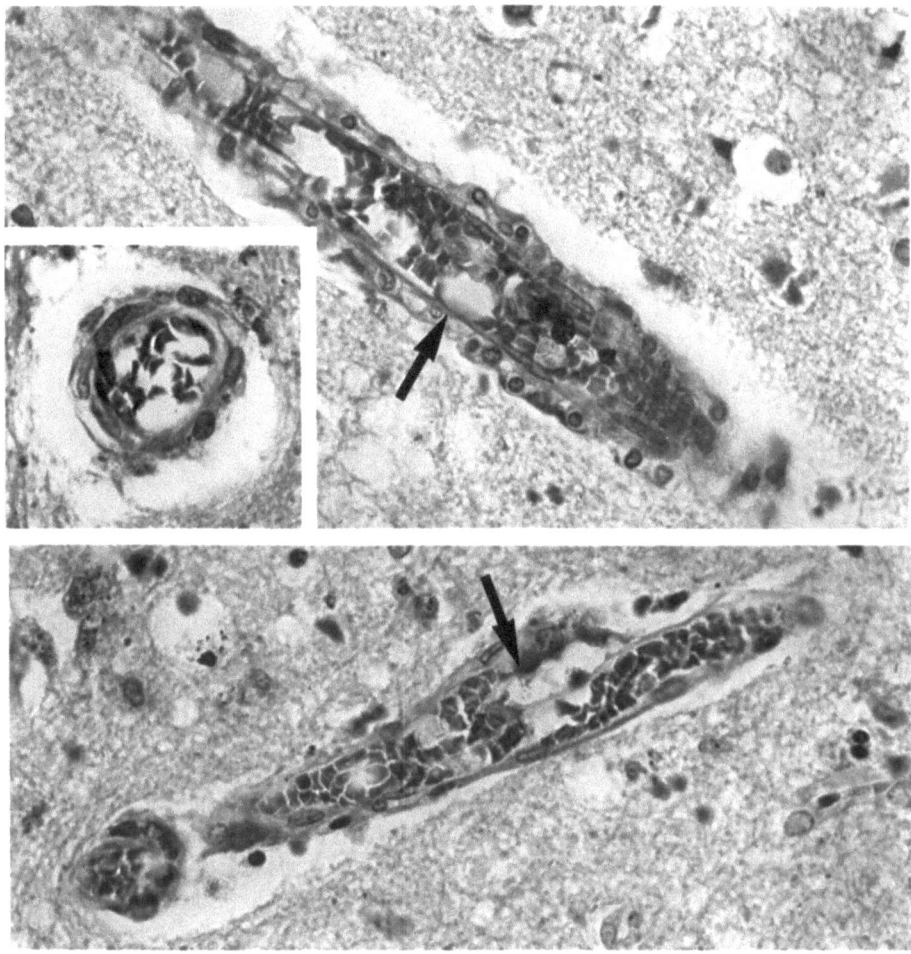

Abb. 72: Luftblasen (*Pfeil*) in Kapillaren bei zerebraler Luftembolie (gleicher Fall wie in Abb. 71); beachte die sichelförmige Gestalt der Erythrozyten in der Einschaltung links oben und die geldrollenförmige Anordnung oben und unten. (Zur Problematik solcher Befunde s. Text S. 885)

vösen Parenchyms mit Zellschrumpfung, Tigrolyse und Kernhyperchromasie. b Herdförmige Ödemseen in der grauen Substanz (teils metachromatisch) mit Spongiose des Neuropil, ähnlich Buscaino-Schollen, hier jedoch sicher intravital transsudativ bedingt. c Ausschnittvergrößerung von der Mark- (*M*) Striatumgrenze mit ischämischen Nervenzellveränderungen (*Pfeile*) und Karyopyknosen der Oligodendroglia im Mark. Beachte die Erweiterung der Obersteinerschen Räume um die geschrumpften Nervenzellen als Zeichen der Wasserabgabe des Perikaryons an das umgebende Neuropil. (Schwellung der „perizellulären Hosen" COLMANT)

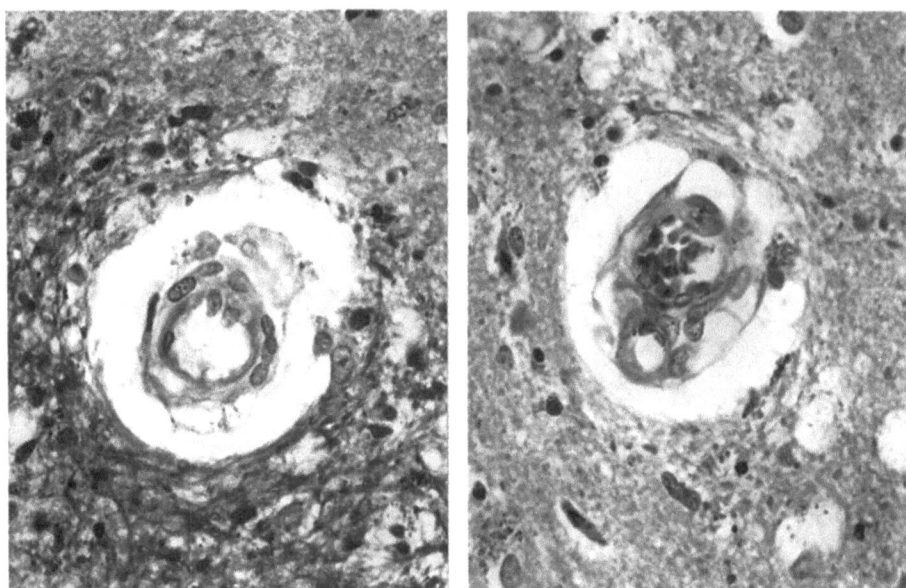

Abb. 73. „Emphysem der Gefäßscheide" (Rössle 1944) bei zerebraler Luftembolie (gleicher Fall wie in Abb. 71). Erläuterungen und zur Problematik solcher Befunde s. Text S. 885

stillstand sehr schnell ein, so beschränken sich die morphologischen Veränderungen vorwiegend auf Gefäßreaktionen mit venösen Plasmastasen, perivenösen Erythrodiapedesen und auf Gefäßkollapse, die Chase (1934) schon bei Todeseintritt 5 min nach der Embolie sah. Die häufiger in der Rinde und den Meningen, seltener im Mark lokalisierten, kleinfleckigen Blutungen (Schoenmackers 1950a; Janssen 1967 u.a.) stehen offenbar nicht immer in einer topographischen Abhängigkeit von den durch Luftemboli verschlossenen Gefäßen (Neubürger 1925; Rössle 1944, 1948). Sie sind, wie für andere Embolieformen, so auch für die Luftembolie typisch, jedoch nicht obligat (Rössle 1948). Meist kommt es zum Austritt von Luft und Plasma durch die nekrotische Gefäßwand mit perikapillären und periarteriolären Ansammlungen von Luft-Plasmagemischen oder Luftblähung der kapillären Gliakammern und der Virchow-Robinschen Räume, die Rössle (1944) treffend als „Emphysem der Gefäßscheide" bezeichnete (Abb. 73). Ähnliche Befunde können jedoch auch durch Artefakte oder auf andere Weise entstehen, so daß sie alleine nicht für eine Luftembolie beweisend sind. Bei längerem Überleben oder auch bei langer postmortaler Liegezeit wird der intravasale Luftnachweis extrem schwierig oder gar unmöglich, da die Luft vom Gewebe resorbiert wird. Im übrigen unterscheiden sich die Ausfälle bei Luftembolie von denen durch feste Embolisate wie Fett oder Thromben durch die Rückbildungsfähigkeit der Symptome im Falle des Überlebens. Kleinere Luftembolien können sich sogar auf passagere neurologische Störungen beschränken.

Daß zusätzlich zu der Gefäßobstruktion mikrothrombotischen Vorgängen in der Endstrombahn eine pathogenetische Bedeutung zukommt, zeigen die intravasalen Fibringerinnsel (JANSSEN 1967) und die schon von RÖSSLE (1944) nachgewiesenen Thrombozytenaggregate in den durch Rubrostasen gekennzeichneten Gefäßen (vgl. Abb. 66). Das in frühere Erörterungen kaum einbezogene Schockgeschen mag vielleicht für das häufige Fehlen einer unmittelbaren örtlichen Beziehung zwischen dem Auftreten von Luft in Gefäßen und den Blutungen, wie es RÖSSLE (1948) z.B. in einem Fall von arterieller Luftembolie nach Ausräumung eines Myxochondrosarkoms des Halses mit 36stündiger Überlebenszeit herausstellte, die Erklärung bieten.

Bezüglich der Schäden am nervösen Parenchym der Hirnrinde, die von leichten akuten ischämischen Ganglienzellveränderungen (Tigrolyse) bis zu ausgeprägten herdförmigen Erbleichungen schon nach 24stündiger Überlebenszeit (RÖSSLE 1948) mit späterer gliöser Vernarbung reichen (SPIELMEYER 1913; RÖSSLE 1944) glaubte NEUBÜRGER (1925) eine Schichtbezogenheit feststellen zu können; er beobachtete die Schäden vor allem in der 3. und 4. Hirnrindenschicht, andere Untersucher fanden dagegen die 2. und 3. Schicht betroffen (vgl. RÖSSLE 1944). SCHOENMACKERS (1950a) gibt erste Anzeichen von Zellnekrosen im Gegensatz zu RÖSSLE (1944, 1948) schon nach 4minütiger Überlebenszeit im Tierversuch an. Nach wenigen Stunden sah er bereits Leukozyteninfiltrate und Gliamobilisationen in ausgedehnteren Nekrosebezirken.

Während RÖSSLE (1944) in seinen Beobachtungen ein ausgeprägtes Marködem herausstreicht, sehen DANIS u. WILLMAN (1963) das zerebrale Ödem bei Luftembolie aufgrund ihrer Untersuchungen an Hunden als untergeordneten pathogenetischen Faktor in der akuten Phase der Luftembolie an. Gleichzeitig mit der Entwicklung der Nekrosen fanden sie indes einen Anstieg des Serotoninspiegels im Groß- und Kleinhirn, der im Thalamus besonders ausgeprägt war. Inwieweit die Freisetzung von Serotonin aus den geschädigten Thrombozyten im Rahmen der Plättchenaggregationen hierfür verantwortlich zeichnet (PHILP u. GOWDEY 1969), bleibt jedoch offen.

Die klinisch-neurologischen Symptome bei arterieller zerebraler Luftembolie treten im Gegensatz zur Dekompressionskrankheit akut auf und bestehen im wesentlichen aus generalisierten und fokalen Krämpfen, Sehstörungen bis zur Erblindung, Paresen, Reflexsteigerungen, Nystagmus und Zwangsbewegungen. Wie bei den selteneren zerebralen Manifestationen der Dekompressionskrankheit deutet auch hier die Buntheit und Variabilität der Symptomatik im Einzelfalle auf ein multifokales Schädigungsmuster, welches durch zufällige Faktoren geprägt wird.

3. Schäden durch verminderten Atmosphärendruck (Berg- oder Höhenkrankheit)

a) Akute Schäden bei Aufstieg in große Höhen

Beim Aufstieg in große Höhen sinkt mit abnehmendem Luftdruck der Sauerstoffpartialdruck in der Atemluft (Hypoxie) mit der Folge einer mangelnden Sauerstoffversorgung des Gewebes und Abnahme der Zellatmung (Hypoxidose). Dies bedeutet Einschränkung der Zellfunktion, von welcher die Zellen des Organismus mit der höchsten Stoffwechselleistung, so z.B. die Nervenzellen, als erste und in stärkstem Umfange betroffen werden. Die akute Hypoxie führt zu charakteristischen Umstellungsreaktionen (v. MURALT 1954) mit Beschleunigung der Atmung und des Kreislaufes, sowie einer Erniedrigung der Körpertemperatur proportional zur Hypoxie, wodurch bis 3500 m Höhe eine Kompensation erreicht werden kann. Darüber hinaus beginnt bei schnellem Aufstieg die Berg- oder Höhenkrankheit (v. MURALT 1954). Von manchen Autoren wird der Begriff „Bergkrankheit" nur für die bei Höhenaufenthalt eintretende langsame Verlaufsform der Höhenkrankheit (= chronische H.) benutzt.

Die Erhöhung der Atemfrequenz bedeutet eine vermehrte Abgabe von Kohlendioxyd und damit eine Abnahme der CO_2-Spannung im Blut (Hypokapnie). Erreicht der Sauerstoffmangel in der Atemluft schließlich ein Ausmaß, welches zum allmählichen funktionellen Zusammenbruch der die Atmung und den Kreislauf regulierenden Zentren führt, so nehmen Atem- und Herztätigkeit rapide ab, was eine weitere extreme Verstärkung der bereits bestehenden Hypoxydose zur Folge hat. In Form eines Circulus vitiosus schaukelt sich das Wechselspiel zwischen Ursache und Wirkung in Minuten- oder Sekundenschnelle bis zum Sistieren von Atmung und Kreislauf, dem akuten Höhentod, auf. Durch die freibleibende Atmung und CO_2-Abgabe tritt beim Höhentod charakteristischerweise kein Erstickungsgefühl auf, so daß Bewußtseinsverlust und Tod vom Betroffenen unbemerkt und ohne Abwehrreaktionen eintreten.

Empfindliche Parameter für die Beurteilung der Auswirkungen der Hypoxie in großer Höhe sind die Eigenreflexe (STRUGHOLD 1939). Bis zu 2500 m bleiben sie unverändert; ab 2500–5000 m tritt eine Reflexabschwächung ein, die über 5000 m (Störungsschwelle) in eine Steigerung der Reflexe umschlägt, wobei die Reflextätigkeit aber noch koordiniert bleibt. Ab 8000 m (kritische Schwelle des O_2-Mangels) geht die Reflexsteigerung in ein unkoordiniertes Krampfgeschehen über, das schließlich ab 10000 m einer zentralen Lähmung weicht. Diese ist nur noch innerhalb einer kurzen Frist durch O_2-Gabe reversibel; beim Überschreiten der Frist (letale Schwelle) tritt auch bei O_2-Gabe der Tod ein (Abb. 74).

Neurologisch ist die reine Hypoxie (Höhen- oder Bergkrankheit) gekennzeichnet durch Veränderungen höchster zerebraler Funktionen: Störungen der Konzentrations- und Merkfähigkeit, der Sehfunktion, des Schreibens, des Antriebs und der Sprache, vergesellschaftet mit einer Euphorie und Stimulation vegetativer Funktionen gehen dem Bewußtseinsverlust und schließlich irreversiblem zentralem Funktionsausfall voran. Innerhalb einer Wiederbelebungszeit, die für verschiedene Hirnregionen unterschiedlich lang ist, sind die zugrundeliegenden Störungen des Zellstoffwechsels und damit verbundene strukturelle Veränderungen des nervösen Parenchyms noch reversibel. Die unterschiedliche Vulnerabilität einzelner Hirnregionen in Korrelation mit ihrer phylogenetischen Wertigkeit ermöglicht Teilwiederbelebungen mit einer Funktionsdissoziation auf verschiedenen Stufen der zentralnervösen Tätigkeit.

Verkürzt wird die Wiederbelebungszeit durch komplizierende Faktoren wie Anstieg der Blutviskosität, Schock, vasomotorische Störungen und Ödem mit intrakranieller Drucksteigerung, venöser Abflußbehinderung und Gewebsasphyxie (HAYMAKER u. STRUGHOLD 1957; HIRSCH et al. 1964; LANGFITT et al. 1965; CHIANG et al. 1968; CANTU et al. 1969). Dies zeigen moderne Tierexperimente, die Teilwiederbelebungen des Großhirns nach reiner Ischämie bei offener venöser Drainage, entgegen den früheren Angaben von 8–10 min (OPITZ u. SCHNEIDER 1950), bis zu einer Zeitdauer von 1 h ermöglichten (HIRSCH et al. 1968; MÜLLER et al. 1970; HOSSMANN u. SATO 1970a, b).

Morphologisch entspricht die Verteilung der Schäden am nervösen Parenchym den Regionen, die auch die frühesten Funktionsverluste aufweisen. Retina, Großhirnkortex einschließlich Hippocampus, Striatum und Pallidum, sowie die Purkinje-Zellschicht des Kleinhirns, besitzen die größte Vulnerabilität. So sind Sehstörungen oft die ersten Symptome der Hypoxie. Zwei Grundmechanismen,

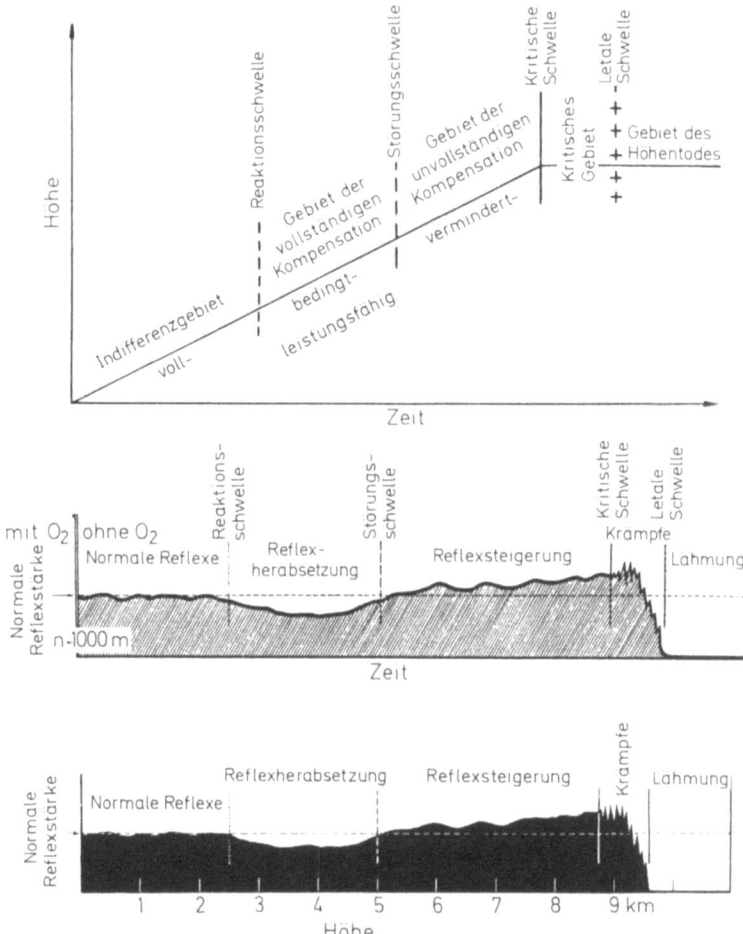

Abb. 74. Physiologische Probleme und Verhaltensweisen beim Höhenaufstieg. *Oben:* Gliederung der biologischen Höhenwirkung im Höhenaufstiegsversuch nach quantitativen und praktischen Gesichtspunkten (Wirkungsschwellen). *Mitte:* Die Reflexstärke nach Unterbrechung der Sauerstoffatmung in großen Höhenlagen. *Unten:* Schematische Darstellung des Reflexverhaltens im Höhenaufstiegsversuch bei kontinuierlichem Aufstieg. Steiggeschwindigkeit etwa 500 m/min. Die kritische Schwelle ist willkürlich zwischen 8000 und 9000 m angenommen. (Aus Strughold 1939)

deren Einflüsse sich mischen, sind für die Parenchymschäden verantwortlich; einmal die reine Hypoxie, zum anderen die Ischämie, die auf dem Boden hypoxieinduzierter Vasomotorenstörungen zustande kommt (Haymaker u. Strughold 1957). Morphologisch drücken sich beide Einflüsse durch eine Überlagerung laminärer Nervenzellschädigungen und fokaler ischämischer Veränderungen aus. Komplette Erweichungen unter Einbeziehung aller Zell- und Gewebselemente bei akuter Hypoxie nach Höhenaufstieg sind selten; häufigste Schädigungsform der reinen Hypoxie ist die elektive Nekrose des nervösen Parenchyms. Schädigung der Astrozyten mit Bildung nackter Gliakerne und partieller Erweichung bei Uberleben der Mikroglia und des Gefäßmesenchyms, sowie Schädigungen von Markfasern zeigen den zusätzlichen Einfluß des hypoxischen Ödems an, das bei Fällen von akutem Hypoxietod gewöhnlich nachweisbar ist (HAYMAKER u. STRUGHOLD 1957). Die Zell- und Gewebsschäden bedürfen keiner eingehenderen Darstellung, da sie im Kap. „Kreislaufschäden" abgehandelt werden.

Das Ausmaß morphologisch nachweisbarer Schäden ist abhängig von der Zeitdauer des Bestehens der Hypoxie und der postmortalen Liegezeit bis zur Unterbrechung der nekrobiotischen Vorgänge durch die Fixierung. Dabei zeigt sich, daß je länger die Hypoxie intra vitam bestanden hat, die morphologischen Nervenzellveränderungen umso geringer werden, da die postmortal weiter ablaufenden destruktiven Prozesse von der Aktivität der intrazellulären Enzyme abhängig sind (LINDENBERG u. NOELL 1952). Diese erschöpfen sich aber um so mehr, je länger der hypoxische Zustand angedauert hat.

b) Schäden bei chronischer Höhenexposition im Gebirge

Bei dauerhaftem Wechsel in ein Höhenklima folgt der charakteristischen Umstellungsreaktion in der akuten Phase eine Anpassungsreaktion (V. MURALT 1954), die in erster Linie durch eine Verschiebung des Säure-Basenhaushaltes gekennzeichnet ist. Bei längerem Aufenthalt tritt eine Zunahme des zirkulierenden Blutvolumens mit Polyglobulie hinzu. Die Kapillarisierung der parenchymatösen Organe wird gesteigert. Neben dem geringeren Sauerstoffgehalt der Luft treten bei Aufenthalt in einem Höhenklima weitere Stressoren auf (veränderter Feuchtigkeitsgehalt der Luft, Änderungen der Umgebungstemperatur, erhöhte Strahlungsintensität und verminderte Gravitation; vgl. V. MURALT 1954; PETROPOULOS u. TIMIRAS 1974), an welche der Organismus sich anpassen muß und die ebenfalls zu Schäden führen können. Alle diese Faktoren stehen neben ihrer Einzelwirkung in einer Wechselbeziehung bezüglich ihres Einflusses auf den Organismus: So verringert konstante Kälteeinwirkung bei Sauerstoffmangel die Toleranzbreite des Körpers gegenüber beiden Einflüssen (HALE 1969), da durch eine stärkere Bindung des Sauerstoffs an das Hämoglobin und einen gesteigerten Stoffwechsel bei herabgesetzter Temperatur die Sauerstoffmangelversorgung der Gewebe zunimmt. Bei erhöhter Temperatur ist dagegen die Freisetzung des Sauerstoffs vom Hämoglobin erleichtert, so daß die Sauerstoffversorgung des Gewebes günstiger und damit der Effekt der Hypoxie gemildert wird (BAKER 1969). Eine Übersicht über die unterschiedlichen Einflüsse eines Höhenklimas auf den Organismus geben PETROPOULOS et al. (1974). Die Autoren betonen, daß es fragwürdig ist, die Auswirkungen eines Höhenaufenthaltes, wie in vielen früheren Abhandlungen, nur auf eine reduzierte Sauerstoffspannung zu beziehen, weshalb auch Experimente mit reiner Hypoxie oder Asphyxie keineswegs repräsentativ für die Effekte einer andauernden Höhenexposition sein könnten. Weiter spielen individuelle Faktoren, welche die Anpassungsfähigkeit an ein Höhenklima bestimmen, eine entscheidende Rolle für das Auftreten von Schäden.

Bis zu einer Höhe von 8000 m kann die Anpassungsreaktion bei langsamer Akklimatisation den Sauerstoffmangel noch kompensieren (V. MURALT 1954).

Dies zeigen besonders eindrucksvoll die im Jahre 1975 und später durchgeführten Bergbesteigungen im Himalaja, bei denen Bergsteiger in entsprechendem Trainingszustand ohne Sauerstoffgeräte Höhen über 8000 m erstiegen (s. MESSNER 1978).

Trotz der von PETROPOULOS u. TIMIRAS (1974) geäußerten Bedenken hinsichtlich der Vergleichbarkeit experimenteller Ergebnisse, stammen die insgesamt spärlichen Kenntnisse über Schäden des zentralnervösen Gewebes bei andauernder Höhenexposition aus Experimenten an Mensch und Tier in der Unterdruckkammer mit simulierter Höhe durch Senkung des Atmosphärendruckes. Die Ergebnisse sind, je nach Versuchsanordnung, recht variabel und weisen artspezifische Unterschiede auf. Insgesamt läßt sich feststellen, daß starke Hypoxie in großer Höhe (ab 5000 m aufwärts, v. MURALT 1954) sowohl nervöses Parenchym wie auch Glia beeinflußt, während eine mäßige Hypoxie (ab 2500 m aufwärts) keine Gewebsveränderungen hervorruft. Die Grenze, bis zu der eine vollständige und dauerhafte Höhenanpassung mit Leben in Siedlungen möglich ist, wird um 5300 m (McFARLAND 1937) angegeben. Bei der Berg- oder Höhenkrankheit in mittleren Höhen (Hochgebirge) wird zwischen akuten, subakuten und chronischen Verläufen unterschieden.

In simulierten Höhen von 9000 m traten nach längerem Aufenthalt bei bestimmten Tierspezies disseminierte herdförmige Nervenzelldegenerationen und eine Proliferation von Astro- und Mikroglia ein (MORRISON 1946; JENSEN et al. 1948). GARVEY et al. (1969) beobachteten fleckförmige Entmarkungen im Rückenmark von Affen nach 28tägiger Exposition. Hier lagen offenbar nicht nur reine Hypoxidoseeffekte vor, sondern Veränderungen der Hämodynamik im Rahmen der Anpassungsreaktion, wie einleitend angedeutet, und Ödembildung dürften eine zusätzliche Rolle gespielt haben. So traten in den Untersuchungen von GARVEY et al. (1969) tatsächlich auch intrazerebrale Thrombosen als Zeichen der veränderten Hämodynamik und Blutungen auf.

Funktionelle Störungen der geistigen Aktivität mit EEG-Veränderungen setzen bereits wesentlich früher und bei geringeren Höhen ein, sind aber voll reversibel. Die Erregbarkeit der Formatio reticularis ist gesteigert (ANAND 1964), was sich in einer Senkung der Krampfschwelle ausdrückt. Beim Menschen treten morphologische Schäden des Zentralnervensystems bei langsamer Höhenexposition bis 5300 m gewöhnlich nicht auf; funktionelle und metabolische Störungen in individuell unterschiedlichem Ausmaß (je nach der Anpassungsfähigkeit) sind indes häufiger und zwingen mitunter zum Abbruch des Höhenaufenthaltes (Höhenunverträglichkeit). Die Formen der Bergkrankheit mit langsamem Verlauf (ab 2500–5000 m) zeichnen sich durch charakteristische Symptome wie Kopfschmerzen, Schlafstörungen, Anfangsblässe, später Zyanose, Schweißausbruch, Tachykardie, Übelkeit, Erbrechen, im Beginn Euphorie, später Apathie, Enophthalmus als Zeichen des plötzlichen Verfalls und schließlich durch Kreislaufkollaps aus; eine Trübung des Sensoriums kann bis zu Delirien gehen (v. MURALT 1954). Wird die Situation des Höhenaufenthaltes durch akute körperliche Anstrengung verschärft, so können in seltenen Fällen auch neurologische Dauerschäden auftreten. Rechtzeitige Sauerstoffbeatmung oder Verbringen des Bergkranken in eine geringere Höhe vermögen den Übergang in Dauerschäden zu verhindern, wie ein eindrucksvoller Fallbericht von FITCH (1964) verdeutlicht. Morphologische Untersuchungen an Todesfällen sind uns nicht bekanntgeworden.

Literatur

Adebahr, G.: Experimentelle Studien über Luftembolie unter Berücksichtigung der cerebralen Form. Inaug.-Diss., Köln (1949)

Adebahr, G.: Beobachtungen und experimentelle Untersuchungen zum anatomischen Nachweis der Luftembolie. Zbl. allgem. Path. path. Anat. **92**, 53 (1954)

Adebahr, G.: Zur Frage der Therapie bei Dekompressionskrankheit und bei Luftembolie. Z. Rechtsmed. **68**, 225 (1971)

Adebahr, G.: Morphologische Schockäquivalente bei Luftembolie, Taucherunfall und Dekompressionskrankheit. Beitr. gerichtl. Med. **29**, 87 (1972)

Adebahr, G., Staak, M.: Morphologischer Beitrag zur Verbrauchscoagulopathie bei Luftembolie. Virch. Arch. A. path. Anat. **346**, 224 (1969)

Allen, T.H., Beard, S.E.: Decompression sickness in simulated "zoom" flights. J. Appl. Physiol. **26**, 182 (1969)

Alnor, P.C., Hergert, R., Seusing, J.: Drucklufterkrankung. München: Joh. Ambros. Barth (1964)

Anand, B.K.: Neurophysiological problems at high altitudes. Indan J. Physiol. Pharmacol. **8**, 40 (1964)

Antopol, W.S., Kooperstein, S., Sugaar, S.: The use of genetically obese mice for the study of decompression sickness. Anat. Rec. **136**, 156 (1960)

Arturson, G., Grotte, G.: The transport of macromolecules across the blood-lymph barrier following decompression from high pressure atmospheres. Bibl. Anat. **10**, 234 (1969)

Arturson, G., Grotte, G.: Mechanism of edema formation in experimental decompression sickness. Aerospace Med. **42**, 58 (1971)

Aue, O.E. van der, Duffner, G.J., Behnke, A.R.T.: Treatment of decompression sickness: analysis of one hundred and thirteen cases. J. industr. Hyg. **29**, 359 (1947)

Baker, P.T.: Human adaptation to high altitude. Science **163**, 1149 (1969)

Bauermeister, W.: Das positive Barotrauma der Lunge mit Luftembolie bei Notaufstiegsübungen. In: F. Gerstenbrand, E. Lorenzoni, K. Seemann (Hrsg.) Tauchmedizin, S. 202, Hannover: Schlütersche Verlagsanstalt (1980)

Beckh, H.J. von: Protection against accidental decompression by compartmentalization of spacecraft and aircraft. Aerospace Med. **41**, 143 (1970)

Behnke, A.R.: Medical aspects of pressurized tunnel operations. J. occup. Med. **12**, 101 (1970)

Behnke, A.R.: Decompression sickness: Advances and interpretations. Aerospace Med. **42**, 255 (1971)

Bennet, P.B., Brock, A.J.: Action of selected drugs on decompression sickness in rats. Aerospace Med. 607 (1969)

Bjurstedt, H., Severin, G.: Prevention of decompression sickness and nitrogen narcosis by use of hydrogen as substitute for nitrogen (Arne Zetterström method for deep-sea diving). Milit. Surg. **103**, 107 (1948)

Blick, G.: Notes on divers paralysis. Brit. med. J. I, 1796 (1909)

Bornstein, A., Plate, E.: Über chronische Gelenkveränderungen, entstanden durch Presslufterkrankung. Fortschr. Röntgenstr. **18**, 197 (1912)

Bove, A.A., Hallenbeck, J.M., Elliott, D.H.: Circulatory responses to venous air embolism and decompression sickness in dogs. Undersea Biomed. Res. **1**, 207 (1974)

Bowman, R.W., Cooke, J.P., Casey, H.W.: Electron microscopy of canine cerebellar Purkinje cells after rapid decompression to a near-vacuum. Aerospace Med. **40**, 869 (1969)

Brante, G.: Studies on lipids in the nervous system with special reference to quantitative chemical determination and topical distribution. Acta physiol. Scand. (Stockh.) **18**, Suppl. 63, (1949)

Brauer, R.W., Dimov, S., Fructus, X., Fructus, P., Gosset, A., Naquet, R.: Neurological and electrographic high pressure syndrome. Electroenceph. Clin. Neurophysiol. **28**, 646 (1970)

Brierley, J.B., Nicholson, A.N.: Neuropathological correlates of neurological impairment following prolonged decompression. Aerospace Med. **40**, 148 (1969a)

Brierley, J.B., Nicholson, A.N.: Neurological study of simulated decompression in supersonic transport aircraft. Aerospace Med. **40**, 830 (1969b)

Buckles, R.G.: The physics of bubble formation and growth. Aerospace Med. **39**, 1062 (1968)

Bühlmann, A.A.: Zur Pathophysiologie des Tauchens. Z. Unfallmed. Berufskrh. **60**, 227 (1967)

Caille, E.J.: Physiologie und Psychologie des Tauchens. Docum. Geigy: "Nautilus" **6**, 2 (1969)

Campbell, S.D., Spencer, M.P.: Pharmacologic agents in the prevention of decompression sickness. J. occup. Med. **11**, 252 (1969)

Cantu, R.C., DiGiacinto, G., Dixon, J.: Hypotension: A major factor limiting recovery from cerebral ischemia. J. surg. Res. **9**, 525 (1969)

Carson, L.D.: Critical evaluation and recent investigation of phenomena of aeroembolism. U.S. Navy med. Bull. **40**, 284 (1942)

Casey, H.W., Bancroft, R.W., Cooke, J.P.: Residual pathologic changes in the central nervous system of a dog following rapid decompression to 1 mmHg. Aerospace Med. **37**, 713 (1966)

Catsaras, M.: Récherches cliniques et expérimentales sur les accidents survenant par l'emploi des scaphandres. Arch. Neurol. **16**, 145, 346, **17**, 22, 225, **18**, 80, 207, **19**, 48 (1888–1890)

Chase, W.H.: Anatomical and experimental observations on air embolism. Surg., Gynec., Obstet. **54**, 569 (1934)

Chiang, J., Kowada, M., Ames III, A., Wright, R.L., Majno, G.: Cerebral ischemia. III. Vascular changes. Amer. J. Path. **52**, 455 (1968)

Chryssanthou, C., Teidner, F., Antopol, W.: Studies on dysbarism: IV. Production and prevention of decompression sickness in "non-susceptible" animals. Aerospace Med. **42**, 864 (1971)

Clairmont, P.: Zur Behandlung der Luftaspiration. Langenbecks Arch. klin. Chir. **92**, 1092 (1910)

Clark, E.A.: Effects of increased atmospheric pressure upon the human body: With a report of thirty-five cases brought to City Hospital from the caisson of the St. Louis and Illinois bridge. Med. Arch. St. Louis **5**, 1, 300 (1870)

Clark, M.L., Philip, R.B., Gowdey, C.W.: Changes in platelets and lipids in experimental aeroembolism and bends. Aerospace Med. **40**, 1094 (1969)

Coburn, K.R.: Preliminary investigation of bone change as a result of exposure to reduced atmospheric pressure. Aerospace Med. **41**, 188 (1970)

Cockett, A.T.K., Nakamura, R.M.: Newer concepts in the pathophysiology of experimental dysbarism – decompression sickness. Amer. Surgeon **30**, 447 (1964)

Danis, R.K., Willman, V.L.: Cerebral air embolism effects on brain water and serotonin content. Surg. Forum **14**, 63 (1963)

Davis, J.C., Tager, R., Polkovitz, H.P., Workman, R.D.: Neurological decompression sickness: Report of two cases at minimal altitudes with subsequent seizures. Aerospace Med. **42**, 85 (1971)

Denny, M.K., Glas, W.W.: Experimental studies in barotrauma. J. Trauma **4**, 791 (1964)

Dewey, A.W.: Decompression sickness, an emerging recreational hazard. New Engl. J. Med. **267**, 759 (1962)

Doench, O.: Luftembolie bei Verletzung des Sinus longitudinalis. Zbl. Chir. **60**, 486 (1933)

Dunn, J.E., Bancroft, R.W., Haymaker, W., Foft, J.W.: Experimental animal decompressions to less than 2 mm Hg absolute (pathologic effects). Aerospace Med. **36**, 1 (1965)

Eberle, D.: Zur Diagnose und Therapie der extraduralen Hämatome. Dtsch. med. Wschr. **47**, 213 (1921)

Edel, P.O., Carroll, J.J., Honaker, R.W., Beckman, E.L.: Interval at sea-level pressure required to prevent decompression sickness in humans who fly in commecial aircraft after diving. Aerospace. Med. **40**, 1105 (1969)

Elinsky I, M.P., Rogozina, V.I.: Cerebral disorders in decompression sickness (in Russian) Gig. Tr. Prof. Zabol. **12**, 16 (1968)

Elliott, D.H., Hallenbeck, J.M., Bove, A.A.: Venous infarction of the spinal cord in decompression sickness. J. Roy. Nav. Med. Serv. **60**, 66 (1974a)

Elliott, D.H., Hallenbeck, J.M., Bove, A.A.: Acute decompression sickness. Lancet **2**, 1193 (1974b)

End, E.: Use of new equipment and helium gas in world record dive. J. industr. Hyg. **20**, 511 (1938)

Fitch, R.F.: Mountain sickness. A cerebral form. Ann. intern. Med. **60**, 871 (1964)

Fructus, X., Ricci, G.C.: Problemi fisiopatologici generali e neuro-psichiatrici dell'iperbarismo subaqueo. V. Reflexions sur deux cas de maladie de la decompression. Riv. Neurobiol. **16**, 87 (1970)

Fryer, D.J.: Pathological findings in fatal sub-atmospheric decompression sickness. Medicine Science and the law **2**, 110 (1962)

Fryer, D.J.: Decompression sickness at 18.500 feet: A case history with comment. Aerospace Med. **35**, 479 (1964)

Fulton, J.F.: Decompression sickness. Philadelphia: W.B. Saunders Co (1951)

Garvey, M.B., Dennis, L.H., Hildebrandt, P.K., Conrad, M.E.: Hypobaric erythraemia: Pathology and coagulation studies. Brit. J. Haemat. **17**, 275 (1969)

Gaume, J.G.: Factors influencing the times of safe unconsciousness (TSU) for commercial Jet passengers following cabin decompression. Aerospace Med. **41**, 382 (1970)

Genderen, L. van, Waite, C.L.: Evaluation of the rapid recompression-high pressure oxygenation approach to the treatment of traumatic cerebral air embolism. Aerospace Med. **39**, 709 (1968)

Genzmer, A.: Extirpation eines faustgroßen Fungus durae matris, tödlich verlaufen durch Lufteintritt in den geöffneten Sinus longitudinalis. Langenbecks Arch. klin. Chir. **21**, 664 (1877)

Gersh, J., Catchpole, H.R.: Decompression sickness: Physical factors and pathologic consequences. In: J.F. Fulton (Ed.): Decompression Sickness, Cap. VI. Philadelphia: W.B. Saunders Co. (1951)

Gerstenbrand, F., Lorenzoni, E., Seemann, K. (Hrsg.): Tauchmedizin. Pathologie, Physiologie, Klinik, Prävention, Therapie. Hannover: Schlütersche Verlagsanstalt (1980)

Gold, E.: Ependymom am Boden der Rautengrube und cerebrale Luftembolie mit protrahiertem Verlauf. Arb. neurol. Inst. Wien **25**, 2/3 (1924)

Goyanes, J.: Sobre las embolias de aire y grasa y su importancia quirúrgica. Acta Soc. Madr. **3**, 179 (1934)

Griffiths, H.B., Miller, K.W., Paton, W.D., Smith, E.B.: On the role of separated gas in decompression procedures. Proc. Roy. Soc. Lond. (Biol.) **178**, 389 (1971)

Haldane, J.S.: Respiration. Oxford: University Press, 2. Aufl. (1935)

Hale, H.B.: Cross adaptation. Environm. Res. **2**, 423 (1969)

Hale, H.B., Williams, E.W.: Endocrine-metabolic response to sequential decompression during simulated orbital flight. Aerospace Med. **39** 1175 (1968a)

Hale, H.B., Williams, E.W.: Nitrogen and helium as factors affecting decompression stress severity. Aerospace Med. **39**, 1178 (1968b)

Hale, H.B., Ellis, J.P., Williams, E.W.: Decompression stress in simulated orbital flight. Aerospace Med. **39**, 1171 (1968)

Hallenbeck, J.M.: Cinephotomicrography of dog spinal vessels during cord-damaging decompression sickness. Neurology (Minn.) **26**, 190 (1976)

Hallenbeck,, J.M., Bove, A.A., Moquin, R.B., Elliott, D.H.: Accelerated coagulation of whole blood and cell-free plasma by bubbling in-vitro. Aerospace Med. **44**, 712 (1973)

Hallenbeck, J.M., Bove, A.A., Elliott, D.H.: Mechanisms underlying spinal cord damage in decompression sickness. Neurology (Minn.) **25**, 308 (1975)

Hart, G.B.: Treatment of decompression illness and air embolism with hyperbaric oxygen. Aerospace Med. **45**, 1190 (1974)

Hartmann, H.: Tierexperimentelle Dekompressionsversuche. Intern. Z. angew. Physiol. **18**, 435 (1961a)

Hartmann, H.: Blutgerinnungsuntersuchungen nach Dekompression. Intern. Z. angew. Physiol. **18** 439 (1961 b)

Hartmann, H.: Druckfallkrankheit und intravasale Gasblasen. Intern. Z. angew. Physiol. **19**, 67 (1961 c)

Haymaker, W.: Decompression sickness. In: O. Lubarsch, F. Henke, R. Rössle (Hrsg.) Handbuch der speziellen pathologischen Anatomie und Histologie, Bd. XIII/1 B, Berlin-Göttingen-Heidelberg: Springer (1957)

Haymaker, W., Davidson, C.: Fatalities resulting from exposure to simulated high altitudes in decompression chambers: A clinicopathologic study of five cases. J. Neuropath. exp. Neurol. **9**, 29 (1950)

Haymaker, W., Johnston, A.D.: Pathology of decompression sickness. Milit. Med. **117**, 285 (1955)

Haymaker, W., Strughold, H.: Atmospheric hypoxidosis. In: O. Lubarsch, F. Henke, R. Rössle (Hrsg.) Handbuch der pathologischen Anatomie und Histologie, Bd. XIII/1 B, S. 1673, Berlin-Göttingen-Heidelberg: Springer (1957)

Heimbecker, R.O., Lemire, G., Chen, C.H., Koven, L., Leask, D., Drucker, W.R.: The role of gas embolism in decompression sickness – a new look at "the bends". Surgery **64**, 264 (1968)

Heller, R., Mager, W., von Schrötter, H.: Vorläufige Mitteilung über Caissonarbeiter. Wien. klin. Wschr. 475 (1895)

Henn, R.: Gehirnbefunde nach Tod in der Unterdruckkammer. Mschr. Unfallheilk. **65**, 437 (1962)

Hills, B.A.: The variation in susceptibility to decompression sickness. Intern. J. Biometeor. **12**, 343 (1968)

Hills, B.A.: Limited supersaturation versus phase equilibration in predicting the occurrence of decompression sickness. Clin. Sci. **38**, 251 (1970)

Hirsch, H., Breuer, M., Künzel, H.P., Marx, E., Sachweh, D.: Über die Bildung von Thrombozytenaggregaten und die Änderung des Hämatokrits durch komplette Gehirnischämie. Dtsch. Z. Nervenheilk. **186**, 58 (1964)

Hirsch, H., Scholl, H., Dickmans, H.A., Eisolt, J., Mann, H., Krankenhagen, B.: Über corticale Gleichspannung nach Überschreiten der Wiederbelebungszeit des Gehirns. Pflüg. Arch. Physiol. **301**, 351 (1968)

Höök, O.: Dysbarism manifested by anterior spinal artery syndrome. J. Aviat. Med. **29**, 540 (1958)

Hoffheinz, S.: Die Luft- und Fettembolie. In: Neue Deutsche Chirurgie Bd. 55, Stuttgart: Ferdinand Enke (1933)

Holland, J.A.: Discussion of disseminated intravascular coagulation in decompression sickness. SMRL Report No. 585. US Naval Submar. Med. Cent. 1–12 (1969)

Hossmann, K.-A., Sato, K.: Recovery of neuronal function after prolonged cerebral ischemia. Science **168**, 375 (1970a)

Hossmann, K.-A., Sato, K.: The effect of ischemia on sensorimotor cortex of cat. Electrophysiological, biochemical and electron microscopical observations. Z. Neurol. **198**, 33 (1970b)

Ingvar, D.H., Adolfson, J., Lindemark, C.: Cerebral air embolism during training of submarine personnel in free Europe: An electroencephalographic study. Aerospace Med. **44**, 628 (1973)

Jacey, M., Hadden, R.O., Tappan, D.V.: Hemostatic alterations following severe dysbaric stress. Aerospace Med. **45**, 1062 (1974)

Jaeger, M.: Clinique et therapeutique des accidents de plongees. Z. Unfallmed. Berufskrh. **60**, 238 (1967)

Janssen, W.: Zur Pathogenese und forensischen Bewertung von Hirnblutungen nach cerebraler Luftembolie. Dtsch. Z. gerichtl. Med. **61**, 62 (1967)

Jensen, A.V., Beeber, R.F., Windle, W.F.: Changes in brain structure and memory after intermittent exposure to simulated altitude of 30.000 feet. Arch. Neurol. Psychiat. **60**, 221 (1948)

Jost, U.: Ein Tauchunfall mit neurologischen Ausfällen, die nicht einer Dekompressionskrankheit zuzuordnen sind. In: F. Gerstenbrand, E. Lorenzoni, K. Seemann (Hrsg.) Tauchmedizin, S. 198, Hannover: Schlütersche Verlagsanstalt (1980)

Kalberer, J.T. jr.: Dysbarism: Role of fat embolization to the lung. Aerospace Med. **40**, 1068 (1969)

Kylstra, J.A.: Können Lungen wie Kiemen atmen? Documenta Geigy „Nautilus" **6**, 7 (1969)

Kylstra, J.A., Longmuir, J.S., Grace, M.: Dysbarism: Osmosis caused by dissolved gas? Science **161**, 289 (1968)

Lamy, M.L., Hanquet, M.M.: Modern aspects of treatment of decompression sickness. Acta Anaesthesiol. Belg. **24**, 215 (1973)

Lang, J., Rózsahegyi, J., Tarn'Oczy, T.: Kochleovestibuläre Befunde bei Caissonarbeitern. Monatschr. Ohrenheilk., Laryngorhinol. **105**, 9 (1971)

Langfitt, T.W., Weinstein, J.D., Kassell, N.F.: Cerebral vasomotor paralysis produced by intracranial hypertension. Neurology (Minn.) **15**, 622 (1965)

Lee, W.H., Hairston, P.: Structural effects on blood proteins at the gas-blood interface. Fed. Proc. **30**, 1615 (1971)

Lehmann, H.J., Held, K., Werner, G.: Neurologische Folgezustände der Taucherkrankheit. (Beitrag zur Frage einer sekundär-chronischen Encephalomyelopathie bei Tauchern). Nervenarzt **41**, 189 (1970)

Leithoff, H., Gostomzyk, J.G., Daacke, H.: Untersuchungen zur vitalen Reaktion bei explosiver Dekompression. Beitr. gerichtl. Med. **29**, 113 (Autoref.) (1972)

Liew, H.D. van, Hlastala, M.P.: Influence of bubble size and blood perfusion on absorption of gas bubbles in tissues. US Air Force Sch. Aerospace Med. 249 (1970)

Lindenberg, R., Noell, W.: Über die Abhängigkeit der postmortalen Gestalt der Astrocyten von prämortalem, bioelektrisch kontrolliertem Sauerstoffmangel. Dtsch. Z. Nervenheilk. **168**, 499 (1952)

Lorenzoni, E., Seemann, K.: Das Dekompressionstrauma. Neurologische Symptomatik – Druckkammerbehandlung. In: F. Gerstenbrand, E. Lorenzoni, K. Seemann (Hrsg.) Tauchmedizin, S. 207, Hannover: Schlütersche Verlagsanstalt (1980)

Mackay, R.S.: Ultrasonic imaging decompression sickness studies. Phys. Med. Biol. **15**, 175 (1970)

Männche, K.H.: Caissonkrankheit. Zur Geschichte, Physiopathologie und Klinik der Dekompressionskrankheit. Mschr. Unfallheilk. **71**, 509 (1968a)

Männche, K.H.: Die Caissonkrankheit – Auch für Sporttaucher eine Gefahr. Med. Welt. **28**, 1605 (1968b)

Maio, D.A., Allen, T.H., Bancroft, R.W.: Decompression sickness in simulated Apollo space-cabins. Aerospace Med. **40**, 1114 (1969)

Martin, K.J.: The normal dive and its sequelae. J. Nav. Med. Serv. **60**, 55 (1974)

McFarland, R.A.: Psycho-physiological studies at high altitude in Andes; effects of rapid ascents by aeroplane and train. J. Comp. Psychol. **23**, 191 (1937)

Meessen, H., Stochdorph, O.: Die Fett- und Luftembolie des Gehirns. In: O. Lubarsch, F. Henke, R. Rössle (Hrsg.) Handbuch der pathologischen Anatomie und Histologie. Bd. XIII/1 B, S. 1420, Berlin-Göttingen-Heidelberg: Springer (1957)

Menkin, M., Schwartzman, R.J.: Cerebral air embolism. Report of five cases and review of the literature. Arch. Neurol. (Chic.) **34**, 168 (1977)

leMéricourt, R. de, Considerations sur l'hygiène des pêcheurs d'éponges. Ann. Hyg. (Paris) **31**, 274 (1869)

Messner, R.: Gipfelsturm ohne Maske. GEO (7) 26–49 (1978)

Miles, St.: Unter Water Medicine. London: Staples Press (1962)

Miles, St.: One hundred and sixty-five diving accidents. J. Roy. Nav. Med. Soc. **50**, 129 (1964)

Miles, St.: Dekompressionsunfälle. Documenta Geigy "Neutilus" **6**, 6 (1969)

Mirra, J.M., Bullough, P.G., Marcove, R.C., Jacobs, B., Huvos, A.G.: Malignant fibrous histiocytoma and osteosarcoma in association with bone infarcts; Report of four cases, two in caisson workers. J. Bone Joint Surg. Am. **56**, 932 (1974)

Moretti, G.: Nuovi orientamenti sulla fisiopathogenesis della malattia da decompressione. Ann. Med. Nav. (Roma) **75**, 641 (1970)

Moretti, G., Fontanesi, S.: Ricerche sperimentali su schemi di trattamento della malattia da decompressione. Ann. Med. Nav. (Roma) **73**, 303 (1968)

Moretti, G., Fontanesi, S., Ghittoni, L.: Indagine Statistica su una serie die 103 casi di malattia da decompressione verificatisi nel periodo compreso tra il 1958 ed il 1969. Ann. Med. Nav. (ROMA) **75**, 365 (1970)

Morrison, L.R.: Histopathologic effect of anoxia on the central nervous system. Arch. Neurol. Psychiat. **55**, 1 (1946)

Müller, U., Hinzen, D.H., Sobotka, P., Genert, E., Lang, R., Hirsch, H.: Energiestoffwechsel und evozierte Potentiale der Hirnrinde nach kompletter Ischämie. Pflüg. Arch. Physiol. **316**, R 77 (1970)

Muralt, A. von: Krankheiten durch verminderten Luftdruck und Sauerstoffmangel. In: (Hrsg.) Handbuch der inneren Medizin, 4. Aufl., Bd. VI, 2. Teil, S. 285, Berlin-Göttingen-Heidelberg: Springer (1954)

Neubürger, K.: Über cerebrale Fett- und Luftembolie. (Nebst Bemerkungen zur Frage der Schichterkrankungen der Großhirnrinde und der Pathogenese der Keuchhusteneklampsie der Kinder). Z. Neurol. **95**, 278 (1925)

Nims, L.F.: Physical theory of decompression sickness. In: J.F. Fulton (ed.) National Research Council, Committee on Medical Sciences. Decompression Sickness: Caisson sickness, diver's and flyer's bends and related syndromes. Philadelphia: W.B. Saunders Co. (1951)

Nix, W.A., Nadjmi, M., Hopf, H.C., Ritter, G.: Hemi- und paraplegische Syndrome bei Dekompressionsunfall. In: F. Gerstenbrand, E. Lorenzoni, K. Seemann (Hrsg.) Tauchmedizin, S. 159, Hannover: Schlütersche Verlagsanstalt (1980)

Okalyi, Z.: Occupational mortality and morbidity among divers in the torres straits. Med. J. Australia **1**, 1239 (1969)

Opitz, E., Schneider, M.: Über die Sauerstoffversorgung des Gehirns und den Mechanismus von Mangelwirkungen. Ergebn. Physiol. **46**, 126 (1950)

Ostertag, B., Strenge, W. von: Tödliche Luftembolie anläßlich Trepanation bei Folgezuständen frühkindlicher Meningitis. Arch. Psychiat. Nervenkrh. **181**, 463 (1949)

Palmer, A.C., Blakemore, W.F., Greenwood, A.G.: Neuropathology of experimental decompression sickness (dysbarism) in the goat. Neuropath. appl. Neurobiol. **2**, 145 (1976)

Pauley, S.M., Cockett, A.T.: Role of lipids in decompression sickness. Aerospace Med. **41**, 56 (1970)

Petropoulos, E.A., Timiras, P.S.: Biological effects of high altitude as related to increased solar radiation, temperature fluctuations and reduced partial pressure of oxygen. Prog. Biometeorol. **1**, 295 (1974)

Philp, R.B., Gowdey, C.W.: Platelets as an etiological factor in experimental decompression sickness. J. occup. Med. **11**, 257 (1969)

Philp, R.B., Gowdey, C.W., Prasad, M.: Changes in blood lipid concentration and cell counts following depression sickness in rats and the influence of dietary lipid. Canad. J. Physiol. Pharmacol. **45**, 1047 (1967)

Pioch, W.: Beobachtungen bei Unterdruck-Höhentod. Dtsch. Z. gerichtl. Med. **51**, 420 (1961)

Quincke, H.: Experimentelles über Luftdruckerkrankungen. Naunyn-Schmiedebergs Arch. exp. Path. Pharmacol. **62**, 464 (1910)

Rait, W.L.: The aetiology of post-decompression shock in aircrewmen. US Armed Forces Med. J. **10**, 790 (1959)

Reidbord, H.E.: Hypoxie decompression and fat embolism. Proc. Soc. exp. Biol. Med. **125**, 9 (1967)

Ricci, G.C., Fructus, X.: Problemi neuropsichiatrici dell'iperbarismo subaqueo. 3. Nouvelles conceptions physio-pathogeniques et approche de nouvelles possibilitées therapeutiques concernant la maladie de la dé compression a l'air. (Rapport preliminaire). Riv. Neurobiol. **15**, 330 (1969)

Richter, K., Löblich, H.J.: Letale Dekompressionskrankheit nach therapeutischer Überdruckbehandlung. Z. Rechtsmed. **81**, 45–61 (1978)

Richter, K., Löblich, H.J.: Histomorphologische und elektronenoptische Befunde bei letaler Dekompressionskrankheit. In: F. Gerstenbrand, E. Lorenzoni, K. Seemann (Hrsg.) Tauchmedizin, S. 1, Hannover: Schlütersche Verlagsanstalt (1980)

Rivera, J.C.: Decompression sickness among divers: An analysis of 935 cases. Milit. Med. **129**, 314 (1964)

Rössle, R.: Über die Luftembolie der Capillaren des großen und kleinen Kreislaufs. Virch. Arch. Path. Anat. **313**, 1 (1944)

Rössle, R.: Ursachen und Folgen der arteriellen Luftembolie des großen Kreislaufs. Virch. Arch. Path. Anat. **314**, 511 (1947)

Rössle, R.: Über die ersten Veränderungen des menschlichen Gehirns nach arterieller Luftembolie. Virch. Arch. Path. Anat. **315**, 461 (1948)

Rózsahegyi, J.: Neurological damage following decompression. Proceed. of an Intern. Working Party: Decompression of compressed workers in civil engeneering, held at the CIBA Foundation, London, 1965, S. 127, New Castle: McCallum Oriel Press (1967)

Rózsahegyi, J.: Dauerschäden des Zentralnervensystems, Ohres, Herzmuskels und Skeletts nach manifesten oder latenten Dekompressionstraumen. In: F. Gerstenbrand, E. Lorenzoni, K. Seemann (Hrsg.) Tauchmedizin, S. 135, Hannover: Schlütersche Verlagsanstalt (1980)

Rózsahegyi, J., Soós, J.: Caissonkrankheit und ZNS. In: Sammlung Arbeitsmedizin, Heft 30, Leipzig: Joh. Ambros. Barth (1956)

Schlegel, H.: Drucklufterkrankungen aus der Sicht der SUVA. Z. Unfall med. Berufskrh. **60**, 257 (1967)

Schoenmackers, J.: Die Folgen intrakardialer Injektionen kleiner Luftmengen im Kaninchenversuch. Virch. Arch. Path. Anat. **318**, 48 (1950a)

Schoenmackers, J.: Die akute Luftblähung und das interstitielle Emphysem bei intrakraniellen Prozessen. Virch. Arch. path. Anat. **318**, 61 (1950b)

Schreiner, H.R.: Advances in decompression research. J. Occup. Med. **11**, 229 (1969)

Sealey, J.L.: Safe exit from the hyperbaric environment. Medical Experience with pressurized tunnel operations. J. Occup. Med. **11**, 273 (1969)

Seemann, K.: Diagnose und Differentialdiagnose der Taucherkrankheiten. Münch. med. Wschr. **110**, 1793 (1968)

Seemann, K., Wandel, A.: Der Taucherunfall mit Überdehnung der Lunge und Luftembolie. Münch. med. Wschr. **109**, 2168 (1967)

Seusing, J., Drube, H.Ch.: Der Tiefenrausch und andere Gefahren des Tauchens. Dtsch. med. Wschr. **87**, 2580 (1962)

Slager, U.: Pressure. In: Minckler, J. (ed.) Pathology of the nervous system, vol. 1, p. 976, New York-Toronto-Sydney-London: McGraw-Hill (1968)

Slark, A.G.: Treatment of 137 cases of decompression sickness. J. Roy. Nav. Med. Serv. **50**, 219 (1964)

Solodkov, A.S.: Pathologic changes in viscera of animals exposed to high atmospheric pressures. Fed. Proc. (Transl. Suppl.) **24**, 951 (1965)

Spencer, M.P., Campbell, S.D.: Development of bubbles in venous and arterial blood during hyperbaric decompression. Bull. Mason Clin. **22**, 26 (1968)

Spielmeyer, W.: Über die anatomischen Folgen der Luftembolie im Gehirn. 30. Kongreß innere Medizin, Wiesbaden (1913)

Stoltz, J.F., Broussolle, B., Hyacinthe, R., Alexandre, P., Mainart, G., Larcan, A., Streiff, F.: Modifications des plaquettes sanguines au cours des accidents de decompression. Acta Haematol. (Basel) **51**, 275 (1974)

Strauss, R.H., Prockop, L.D.: Decompression sickness among scuba divers. J. Amer. Med. Assoc. **223**, 637 (1973)

Strauss, R.H., Kunkle, T.D.: Isobaric bubble growth: A consequence of altering atmospheric gas. Science **186**, 443 (1974)

Strughold, H.: Die medizinischen Probleme in der Substratosphäre. Dtsch. med. Wschr. **65**, 281 (1939)

Stutzer, H. Letter: Bone necrosis in tunnel workers. Lancet **2**, 530 (1974)

Syrovegin, A.V.: The effect of increased atmospheric pressure on the excitability of the human neuromotor apparatus. (in Russian) Biull. Eksp. Biol. Med. **75**, 23 (1973)

Tedeschi, C.G.: Air embolism. In: C.G. Tedeschi (ed.) Neuropathology Methods and Diagnosis, p. 319, Boston: Little, Brown & Co., 1st. ed. (1970)

Thorne, I.J.: Caisson disease. A study based on three hundred cases observed at the Queens-Midtown-Tunnel project, 1938. J. Amer. med. Assoc. **117**, 585 (1941)

Tjernstrom, O.: Further studies on alternobaric vertigo. Posture and passive equilibration of middle ear pressure. Acta Otolaryngol. (Stockh.) **78**, 221 (1974)

Torisu, T., Kamo, H., Kawatobi, M., Hayashi, H., Izuya, K.: Bone lesions in chronic decompression sickness. Jap. J. Clin. Radiol. **19**, 273 (1974)

Trense, E.: Technische und ärztliche Probleme bei einem Taucherunfall. Zbl. Arbeitsmed. **20**, 69 (1970)

Unterdorfer, H.: Zur Morphologie des tödlichen Tauchzwischenfalls als Folge eines akuten positiven Barotraumas der Lunge. In: F. Gerstenbrand, E. Lorenzoni, K. Seemann (Hrsg.) Tauchmedizin, S. 14, Hannover: Schlütersche Verlagsanstalt (1980)

Vos, J. de, Melon, J., Lamy, M.: A propos d'un cas de barotraumatisme cochleaire chez un plongeur. Acta Otorhinolaryngol. Belg. **28**, 338 (1974)

Wagner, C.E.: Observations of gas bubbles in pial vessels of cats following rapid decompression from high pressure atmospheres. J. Neurophysiol. **8**, 29 (1945)

Waller, S.O.: Autopsy features in scuba diving fatalities. Med. J. Australia 1106 (1970)

Wells, C.H., Bond, T.R., Guest, M.M., Barnhart, C.C.: Rheologic impairment of the microcirculation during decompression sickness. Microvasc. Res. **3**, 162 (1971)

Zannini, D.: Considerazioni etiopatogenetiche sulle forme neurologiche di aeroembolismo disbarico. Minerva Med. **61**, 4152 (1970)

Sachverzeichnis

Die *kursiven* Seitenzahlen verweisen auf die Seiten, auf denen das betreffende Stichwort
ausführlich behandelt wird

.

Pathologie des Nervensystems I

Durchblutungsstörungen und Gefäßerkrankungen des Zentralnervensystems

Von J. Cervos-Navarro, H. Schneider
Redigiert von G. Ule

1980. 263 Abbildungen in 374 Einzeldarstellungen, 4 Tabellen. XXI, 665 Seiten
(Spezielle pathologische Anatomie, Band 13, Teil 1)
Gebunden DM 320,-. Subskriptionspreis: Gebunden DM 256,- (Subskriptionspreis gilt bei Abnahme des Gesamtwerkes). ISBN 3-540-09788-0

Inhaltsübersicht:
Gefäßerkrankungen und Durchblutungsstörungen des Gehirns: Allgemeine Vorbemerkungen. Störungen der Mikrozirkulation. Störungen der Makrozirkulation. – Kreislaufstörungen und Gefäßprozesse des Rückenmarks. – Sachverzeichnis.

Der 1. Teilband bringt eine ausführliche, der eminenten klinischen Bedeutung und Häufigkeit gerecht werdende Darstellung der Gefäßerkrankungen und Durchblutungsstörungen des Gehirns durch J. Cervos-Navarro/Berlin, der sich als einer der Initiatoren und aktiven Mitgestalter der internationalen Berliner Erwin-Riesch-Symposien in den letzten Jahren mit diesem Gebiet sehr intensiv beschäftigt hat. Erstmalig in einer systematischen Übersicht werden hier die Störungen der Mikrozirkulation mit Beeinträchtigung des Stoffaustausches in der terminalen Strombahn und die der Makrozirkulation mit den Folgen für Zufuhr, Verteilung und Abfluß des Blutes aus morphologischer Sicht umfassend dargestellt.
Die entsprechenden Erkrankungsformen im Bereich des Rückenmarks werden in einem gesonderten Abschnitt von H. Schneider/Berlin abgehandelt, der durch eigene Untersuchungen mit dieser Thematik bereits seit längerem vertraut ist. Die getrennte Darstellung erschien in Anbetracht der strukturellen Eigentümlichkeiten und der hämodynamischen Besonderheiten des Rückenmarkes sinnvoll, zumal die in den letzten Jahren erheblich verfeinerte klinische Diagnostik der vaskulären Myelopathien zusätzliche Fragen aufwirft.
Beide Beiträge vermitteln so unter Einbeziehung neuester Erkenntnisse der Pathophysiologie einen Überblick über den aktuellen Stand der Pathomorphologie cerebrospinaler Durchblutungsstörungen und Gefäßerkrankungen mit ihren Folgen, von der Makroskopie bis hin zur Elektronenmikroskopie.
Mit diesem Teilband wird der direkte Bezug zur Klinik hergestellt.

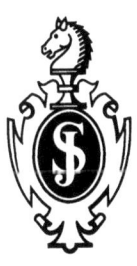

Springer-Verlag
Berlin
Heidelberg
New York

J. M. Schröder

Pathologie der Muskulatur

1982. 190 Abbildungen in 582 Einzeldarstellungen,
18 Tabellen, 1 Falttafel. XXIII, 813 Seiten
(Spezielle pathologische Anatomie, Band 15)
Gebunden DM 660,-.
Vorbestellpreis/Subskriptionspreis: Gebunden DM 528,-.
(Der Vorbestellpreis gilt nach Erscheinen weiter als Subs-
kriptionspreis bei Verpflichtung zur Abnahme aller Bände
des Handbuchs)
ISBN 3-540-11069-9

Inhaltsübersicht:
Einleitung. – Normale Skelettmuskulatur. – Allgemeine
pathologische Reaktionen der Skelettmuskulatur. –
Spezielle pathologische Anatomie der Skelettmuskulatur.
– Literatur. – Sachverzeichnis.

In diesem Band werden neueste Untersuchungsergebnisse zur Entwicklung und Normalstruktur sowie vor
allem zur Nosologie und Morphologie sämtlicher pathologischer Veränderungen der quergestreiften, willkürlich
innervierten Muskulatur beschrieben. Dabei werden die
bis heute bekannt gewordenen pathologischen Reaktionsformen des Muskels aufgezeigt und das Vorkommen der
verschiedenen Reaktionsformen bei den einzelnen Krankheiten im Hinblick auf ihre diagnostische Bedeutung
dargelegt. Die meisten der mehr als 400 bekannten Krankheitsbilder, bei denen die Muskulatur primär erkrankt
oder sekundär mitbetroffen ist, lassen sich heute mit
subtilen licht- und elektronenmikroskopischen bzw. histochemischen Methoden diagnostizieren oder wenigstens
krankheitsgruppenmäßig zuordnen. Eine solche differenzierte morphologische Diagnostik wird in diesem Hand-
buchband angestrebt, wobei auch die klinische Symptomatik eines jeden Krankheitsbildes zur besseren Verstän-
digung zwischen Klinikern und Morphologen ausführlich
dargelegt ist. Mit über 2700, hauptsächlich aktuellen Lite-
raturzitaten und durch mehrere in diesem Band enthaltene Erstbeschreibungen soll der Anschluß an die vorwiegend englischsprachige Originalliteratur vermittelt und zu
intensiver myologischer Forschung angeregt werden.
Dieser Band ist für den klinisch tätigen Arzt wie den
Neurologen, Pädiater, Internisten oder Rheumatologen
und für den Morphologen wie den Neuropathologen,
Pathologen oder morphologisch ausgebildeten Kliniker
ein hervorragendes Nachschlagewerk über die Fortschritte
in der Myopathologie.

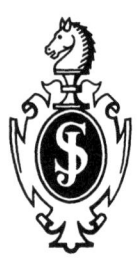
Springer-Verlag
Berlin
Heidelberg
New York

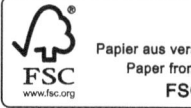